I0032980

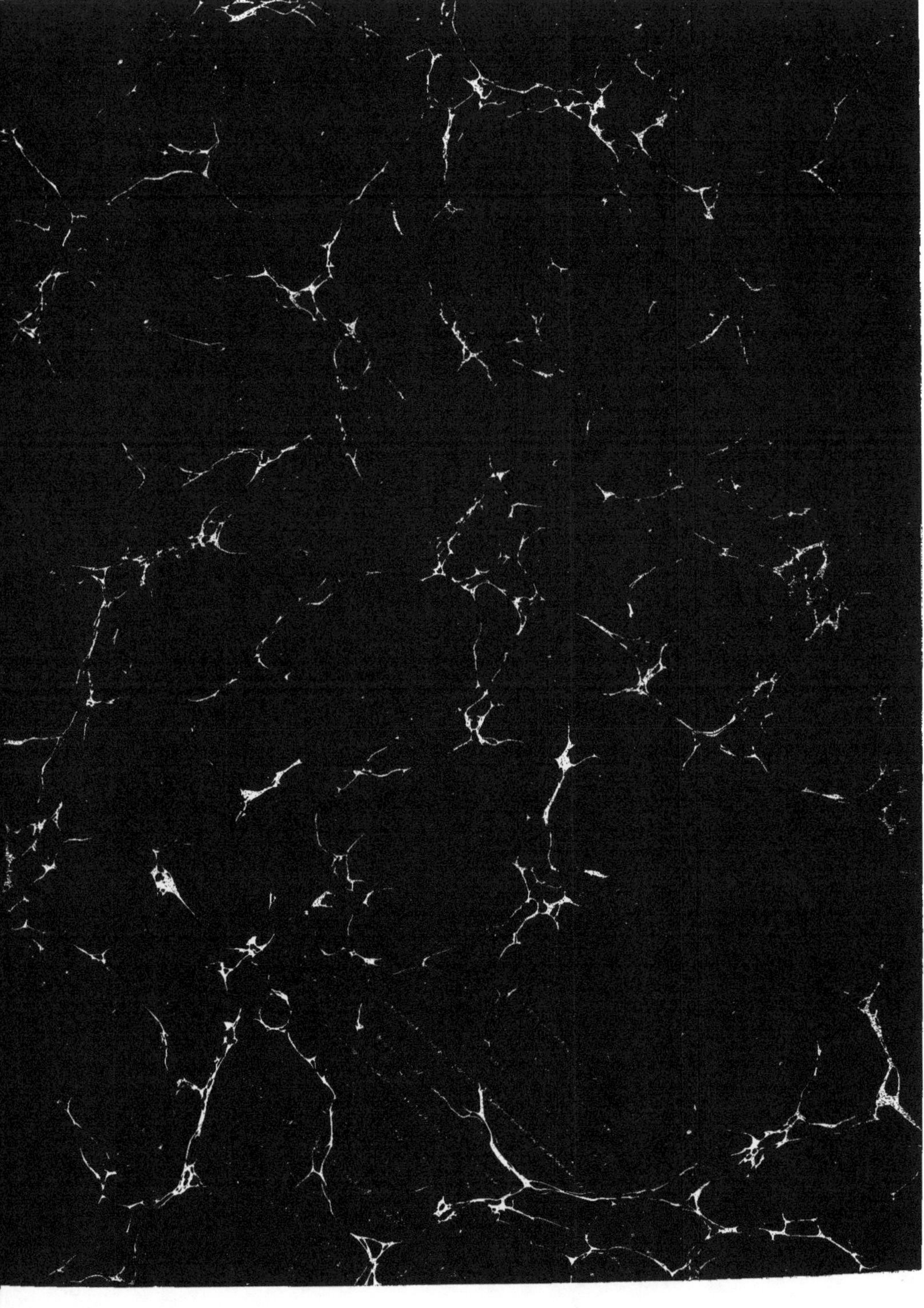

TRAITÉ COMPLET

DE

L'ANATOMIE DE L'HOMME

COMPRENANT

LA MÉDECINE OPÉRATOIRE,

PAR

LE DOCTEUR J. M. BOURGERY,

AVEC PLANCHES LITHOGRAPHIÉES D'APRÈS NATURE

PAR N. H. JACOB.

OUVRAGE DIVISÉ EN QUATRE PARTIES :

ANATOMIE DESCRIPTIVE,
ANATOMIE CHIRURGICALE,

ANATOMIE GÉNÉRALE,
ANATOMIE PHILOSOPHIQUE

ANATOME SOLA EST QUÆ DEI VIAS ET RELICTA,
UT MOSES AIT, VESTIGIA, SPECULATUR ET NOVIT.
M. A. SEVERIN.

TOME SEPTIÈME.

MÉDECINE OPÉRATOIRE.

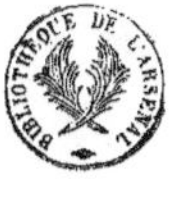

PARIS
C. A. DELAUNAY, ÉDITEUR.
LIBRAIRIE ANATOMIQUE, RUE DE L'ÉCOLE-DE-MÉDECINE, N° 13.
IMPRIMÉ CHEZ PAUL RENOUARD, RUE GARANCIÈRE, N. 5.
1840.

OPÉRATIONS SPÉCIALES

QUI SE PRATIQUENT SUR DES ORGANES COMPLEXES OU SPÉCIAUX.

CHIRURGIE OPÉRATOIRE

DES ORGANES SITUÉS A LA FACE.

Les opérations qui ont leur siége à la face se rapportent aux organes des sens. Renfermés à part dans autant de cavités osseuses dont la symétrique agglomération compose le squelette de la face, ces appareils, isolés les uns des autres et de l'ensemble, comme autant de petits organismes, offrent, par leurs ouvertures au dehors, autant de voies accessibles pour les manœuvres opératoires. La structure complexe et si variée de ces appareils, la texture et les propriétés si différentes des nombreux tissus qui les composent, toutes conditions nécessitées par les fonctions spéciales des organes des sens, expliquent le nombre considérable et l'extrême variété des maladies dont ils sont le siége. Comme conséquence, ces maladies à leur tour et la haute importance des fonctions sensoriales, qu'elles entravent, font entrevoir la multiplicité des indications à remplir pour leur guérison, multiplicité encore augmentée par l'imperfection des théories et, trop souvent, par la stérile abondance des moyens que l'art met en usage. Il en résulte que la thérapeutique des organes des sens forme une fraction considérable de la chirurgie opératoire. Vu le nombre immense des détails, sous le double aspect historique et dogmatique, elle offre d'un coup-d'œil, dans un cadre restreint, tout l'intérêt philosophique qui peut ressortir de la partie opératoire de la chirurgie. Scientifiquement, il n'est pas seulement curieux, il est aussi fort utile de parcourir à travers les âges la série des tentatives dont l'indication était fondée sur les doctrines physiologiques dominantes à chaque époque. On y suit, dans ses phases, l'art de guérir; on y apprend à dégager la théorie de la routine, à discerner le vrai du faux, à saisir, dans un essai mal compris, le germe d'une application plus heureuse; enfin on n'est point exposé à reproduire de nouveau et à prôner comme infaillible un moyen qu'une expérience suffisante a déjà condamné. Au point de vue pratique, c'est à juger la valeur de l'indication elle-même que l'on doit s'attacher. On en déduit alors avec facilité les procédés vraiment efficaces, et il ne s'agit plus que de choisir entre ces procédés celui qui, d'après les résultats statistiques les mieux avérés, offre, pour chaque cas partiel, le plus d'avantages et le moins d'inconvéniens. C'est d'après cette méthode que nous comptons procéder.

OPÉRATIONS QUI SE PRATIQUENT SUR L'ŒIL.

L'œil, le plus complexe des organes des sens, est par cela même sujet à un plus grand nombre de maladies, dont beaucoup exigent le secours des opérations. Les unes et les autres se rangent en quatre genres, suivant qu'elles ont pour siége : 1° l'appareil lacrymal; 2° les organes protecteurs de l'œil; 3° le globe oculaire; 4° l'orbite osseux et l'ensemble des parties qu'il renferme.

ORGANES DE L'APPAREIL LACRYMAL.

ANATOMIE OPÉRATOIRE (1).

L'appareil lacrymal se compose de toutes les parties qui con-

(1) Planche 1, fig. 1 et 1 bis; et aussi fig. 2 et 3.

courent à la sécrétion des larmes au devant du globe oculaire, à leur circulation entre les replis de la conjonctive, et à leur expulsion par l'aquéduc qui les transporte dans les fosses nasales.

Jusqu'à présent on n'avait considéré comme appartenant aux voies lacrymales, que deux genres d'organes; en haut et en dehors la glande lacrymale, en dedans le canal d'excrétion, séparés l'un de l'autre par la surface de la conjonctive. En réalité le repli de la conjonctive à double surface oculo-palpébrale ne saurait être séparé des voies lacrymales, puisque c'est pour lubrifier cette surface elle-même que les larmes sont sécrétées, et que le canal d'excrétion, qui, à l'opposé de tous les autres, commence sur une surface libre, n'a d'autre objet que de prévenir le larmoiement qui aurait nui à la vision. Quoi qu'il en soit, s'il en faut croire M. Rognetta (Cours d'Ophthalmologie — 1839), les organes qui appartiennent à l'appareil lacrymal seraient beaucoup plus nombreux qu'on ne l'aurait cru jusqu'à ce jour. D'après ce savant chirurgien, les larmes seraient un fluide composé dont la glande lacrymale ne fournirait qu'une portion. A l'appui de son assertion, il cite plus de vingt exemples d'extirpation de la glande lacrymale chez l'homme, pratiquées par MM. Mackensie, Middlemore, Todd, O'Beirne, Travers, Lawrence, J. Cloquet, où les larmes, après guérison, auraient continué à être sécrétées en abondance. Les autres sources du fluide lacrymal seraient les glandes de Méibomius, la caroncule, la conjonctive elle-même, et surtout la cornée qui donnerait issue à l'humeur aqueuse, assertion inattendue et fort singulière, mais que l'auteur affirme être prouvée expérimentalement.

Ainsi généralisées, les voies lacrymales se composent de deux portions coudées à angle droit, l'une horizontale ou oculaire, l'autre verticale ou nasale.

Portion oculaire. Elle se compose des organes suivans : 1° la *glande lacrymale*, située entre le globe de l'œil et le bord osseux de l'orbite à son angle externe et supérieur; elle verse son fluide par huit ou dix orifices sur la conjonctive; 2° les *glandules de Méibomius* disposées parallèlement en séries linéaires sur les cartilages tarses, et qui versent leurs produits à la base des cils sur les bords palpébraux; 3° la *caroncule lacrymale*, petit amas de follicules encastré à l'angle interne de l'œil entre les conduits lacrymaux; 4° la double surface palpébrale et oculaire de la *conjonctive*, surface muqueuse évidemment sécrétoire, à laquelle s'ajouterait la *cornée* considérée, par hypothèse, comme surface exhalante par M. Rognetta.

Portion nasale. Formée par le canal d'excrétion, c'est celle qui offre le plus d'intérêt au point de vue de la médecine opératoire. Elle se compose de deux parties : 1° les *conduits lacrymaux* situés à l'angle interne de l'œil dont ils continuent la direction horizontale; 2° un grand conduit vertical composé de deux parties : à la région oculaire, le réservoir ou *sac lacrymal* dans lequel s'ouvrent presque à angle droit les conduits lacrymaux; et à la région nasale le *canal* du même nom qui fait suite au sac lacrymal, et qui s'ouvre lui-même dans la fosse nasale correspondante sous le cornet inférieur.

Conduits lacrymaux. Situés à l'angle interne de l'œil, écartés en dehors, convergens en dedans de manière à renfermer dans leur écartement la caroncule lacrymale; tous deux sont obliques, le supérieur descendant, l'inférieur ascendant, et formés par un canal fibreux que tapisse au dedans la muqueuse oculaire. Chacun d'eux s'ouvre par un orifice capillaire : le *point lacrymal*, à l'extrémité du bord palpébral correspondant, dans l'angle qu'il forme avec le bord cutané de la caroncule, se dirige d'abord obliquement, soit en haut, soit en bas, à une profondeur de deux millimètres, puis se coude à un angle d'environ cent degrés, et devient rectiligne dans une longueur d'environ huit millimètres en longeant le bord correspondant de la caroncule; tous deux viennent s'ouvrir, juxtaposés au point de convergence, au milieu de la paroi interne du sac lacrymal. Dans tout ce trajet les conduits lacrymaux sont recouverts par l'orbiculaire et la peau. Tous ces détails sont très importans pour l'injection et le cathétérisme des conduits lacrymaux.

2° *Sac lacrymal.* Cavité ovalaire ou oblongue de haut en bas, avec une inclinaison en dehors et un peu en arrière, formée dans le squelette par la gouttière lacrymale à laquelle concourent en dedans et en arrière l'os unguis, en dedans et en avant l'apophyse montante de l'os maxillaire. Cette apophyse descendant en dehors pour former le bord osseux inférieur de l'orbite, constitue au devant et au tiers inférieur du sac lacrymal un renflement osseux, dit le *tubercule lacrymal*, dont le relief sert d'indice au doigt indicateur pour guider le bistouri dans la ponction du sac. Derrière le tubercule lacrymal se continue la gouttière osseuse qui se termine à la rencontre du plancher maxillaire de l'orbite, où cette gouttière, fermée en dedans par le plancher et l'os unguis, avec ou sans interposition du petit os lacrymal accidentel, change son nom en celui de *canal nasal.* Dans sa texture et ses rapports, le sac lacrymal est formé de deux membranes, muqueuse et fibreuse. Cette dernière, épaissie en dehors et en avant où elle forme le sac, se fixe au pourtour osseux sur l'apophyse montante de l'os maxillaire, et sur la crête saillante de l'os unguis. En avant, le sac lacrymal est protégé par le tendon de l'orbiculaire qui croise perpendiculairement sa direction et le partage en deux moitiés inégales. La supérieure logée entre la gouttière osseuse et la caroncule lacrymale, et fortifiée par l'expansion du tendon de l'orbiculaire, est plus résistante; l'inférieure, triangulaire, limitée entre le tendon et le tubercule lacrymal, et recouverte seulement par quelques fibres charnues et la peau, se prête davantage à la distension : aussi est-ce en ce point que se développe ordinairement la tumeur lacrymale. Toutefois quand le sac est gonflé en entier, la tumeur est oblongue et bilobée par l'étranglement mitoyen que forme le tendon de l'orbiculaire.

3° *Canal nasal.* Il fait suite au sac lacrymal au-dessous du plancher de l'orbite, où le conduit ostéo-fibreux se transforme en un canal osseux, inextensible, formé dans la paroi externe et antérieure par l'os maxillaire supérieur, et, dans la paroi inférieure et interne, par une lamelle du cornet inférieur au-dessous duquel il s'ouvre dans le méat inférieur des fosses nasales. A l'intérieur, le canal osseux est tapissé par son périoste que double la membrane muqueuse oculo-nasale.

Quant à la résistance de sa portion squelette, elle n'est considérable qu'au devant du canal nasal, dans la portion formée par la branche montante de l'os maxillaire : dans le reste du trajet, les os papyracés, soit, pour le sac lacrymal, l'os unguis; soit pour le canal nasal, en dedans, la lame du cornet inférieur, et en dehors la cloison du sinus maxillaire, se brisent avec facilité par la moindre pression, et occasionnent de fausses routes. Le seul moyen de les éviter, est de connaître minutieusement le trajet et les diamètres du conduit lacrymo-nasal.

Dans son ensemble, ce conduit est dirigé de haut en bas, mais avec une double inclinaison, sur le plan vertical, de vingt à vingt-cinq degrés d'avant en arrière, et de dix à douze degrés de dedans en dehors. Sa longueur est de trois centimètres dont le sac et le canal forment à peu près exactement chacun la moitié. Le diamètre, avec les parties molles, est, pour le sac, d'environ quatre millimètres; pour le canal, de trois millimètres à ses extrémités et de deux seulement à sa partie moyenne, point le plus rétréci : en sorte que le canal est comme formé de deux petits cônes adossés par leurs sommets tronqués. Incurvé sur sa longueur, sa convexité est en avant et en dehors; son orifice supérieur ou lacrymal est incliné en avant et en dedans vers le sac, et l'inférieur ou nasal évasé un peu en arrière. Toutes ces considérations sont d'une grande importance pour diriger l'instrument dans l'incision et le cathétérisme des voies lacrymales.

TUMEUR ET FISTULE LACRYMALES.

Historique. Aucune maladie ne prouve mieux l'opiniâtreté des efforts et l'impuissance de l'art que la tumeur et la fistule lacrymales. Après l'emploi de moyens si nombreux et si variés, encore aujourd'hui il faut bien avouer qu'aucun ne remplit le but; la maladie, quel que soit le genre de traitement, étant sujette à récidiver. Il en est toujours ainsi. L'abondance des moyens ne prouve que leur imperfection : on n'invente pas tant de méthodes quand on en possède une seule véritablement curative.

On sait que les Alexandrins s'occupaient du traitement de la fistule lacrymale; mais on n'a aucune notion précise sur les résultats qu'ils en obtenaient. C'est dans Celse, au commencement de notre ère, que l'on trouve les premiers témoignages certains de la méthode ancienne, dont il a hérité, qu'il a pratiquée lui-même et transmise à Archigènes, et que l'on retrouve après plusieurs siècles dans Aétius et Paul d'Égine. Elle consiste dans l'emploi des caustiques et la perforation de l'os unguis avec le fer rouge.

Au dixième siècle, les Arabes imaginent des moyens plus doux. Rhazès traite la tumeur lacrymale par la compression et des frictions et précède Anel dans l'emploi d'injections résolutives ou styptiques, qu'il pratique avec une petite canule. Avicennes précède Méjean en introduisant par la fistule un fil porté par une sonde.

A la renaissance, Montagnana (1565) insiste sur les guérisons qu'il obtient par un traitement général dépuratif. Dans le même temps, Vésale, mais surtout G. Fallope, éclairent, par l'anatomie, l'étiologie et le traitement de la fistule lacrymale, et ce dernier prescrit de suivre la voie naturelle. Mais son conseil n'est pas suivi par ses contemporains J. de Vigo, Franco et A. Paré, qui continuent de perforer l'os unguis.

A la fin du règne de Louis XIV, Verdier et Dionis rappellent l'usage de la compression et Stahl invente un instrument à cet effet. Bientôt Anel (1710) renouvelle et perfectionne la méthode par injection. Enfin J.-L. Petit, comme créateur de la méthode par incision et dilatation, vient faire une révolution qui sera suivie, jusqu'à ce jour, avec des modifications variées dans la manière de dilater le canal, soit par des mèches (Méjean), des canules (Foubert, Pellier) ou des tiges métalliques (Ware, Scarpa). Ici se terminent les indications originales dont les nombreux détails d'application se retrouvent plus loin sous chaque désignation spéciale.

ENGOUEMENT, TUMEUR LACRYMALE.

Lorsqu'un engorgement avec ou sans tumeur empêche l'absorption des larmes, les moyens d'y obvier sont : l'injection, le cathétérisme et la compression dont il sera parlé plus loin.

INJECTIONS.

Procédé d'Anel (pl. 4, fig. 3). L'instrument usité est la seringue d'Anel (pl. 2, n° 5) garnie de son ajutage à tube capillaire(b). Le malade assis en face d'une fenêtre bien éclairée, le chirurgien s'empare de la seringue, tenue de la main droite entre le pouce et le médius appliqués sur un cercle métallique qui leur sert de point d'appui; l'indicateur, passé dans l'anneau, dirige le piston. Les manœuvres ultérieures varient suivant que l'on agit sur l'un ou l'autre point lacrymal.

1° *Injection par le point lacrymal inférieur.* En précepte, le chirurgien devant être ambidextre pour toutes les opérations des yeux, la seringue doit être tenue de la main gauche pour l'œil droit et de la main droite pour l'œil gauche. Toutefois cette opération est facile à faire également sur les deux yeux et sur les deux paupières, la seringue tenue de la main droite. Le doigt indicateur de la main qui est libre déprime la peau en regard du tubercule lacrymal pour renverser et offrir en dehors le point lacrymal. Tout étant disposé, appuyer, par les deux derniers doigts, au-dessous de l'arcade sourcilière, la main qui tient la seringue, insinuer le tube capillaire dans l'orifice du point lacrymal à une profondeur de deux millimètres, dans une direction oblique de haut en bas et un peu d'avant en arrière, puis, arrivé au fond de la coudure du canal, incliner en bas le tube de l'instrument pour lui faire prendre, au delà de l'angle, la direction ascendante du conduit lacrymal, et faire glisser encore au-delà le tube d'un millimètre, de manière à diminuer, sinon détruire, la coudure du conduit; injecter alors avec lenteur par l'abaissement ménagé du piston. Quelques chirurgiens prescrivent de faire glisser le tube jusque dans le sac lacrymal, ce qui revient à une longueur de neuf millimètres: manœuvre trop irritante et inutile. Le passage de l'injection dans les fosses nasales et au-delà, dans le pharynx, est la preuve de la perméabilité des voies lacrymales.

2° *Injection par le point lacrymal supérieur.* Relever la paupière supérieure avec le pouce de la main qui est libre, les doigts appuyés sur le front. Offrir obliquement le bec du tube, la main qui opère appuyée par les deux derniers doigts au-dessous de la pommette. Insinuer le tube dans le point lacrymal supérieur et terminer comme il a été dit précédemment; mais avec une inclinaison inverse, vu la direction descendante du conduit.

L'injection par le point lacrymal inférieur est presque la seule usitée. Ce n'est que dans le cas où elle offre un obstacle que l'on a recours à l'autre.

CATHÉTÉRISME.

Pratiqué sans incision préalable, il a pour objet de désobstruer les voies lacrymales. On l'opère de haut en bas par le point lacrymal inférieur (méthode d'Anel) ou de bas en haut par la narine et le canal nasal (méthode de Laforest).

1° *Cathétérisme par le point lacrymal supérieur.*

Procédé d'Anel. L'opérateur placé derrière le malade, dont la tête est renversée, déjette la paupière et insinue par le conduit lacrymal le stylet filiforme boutonné d'Anel (pl. 2, fig. 6), suit obliquement la direction du conduit lacrymal en tendant la peau vers la racine du nez, puis parvenu dans le sac lacrymal relève le stylet pour lui donner une direction verticale et plonge avec lenteur en glissant sur la paroi interne du sac et inclinant autant que possible le bouton au dehors pour suivre le trajet du canal nasal, de manière à glisser avec lenteur jusque dans la fosse nasale. Cette manœuvre est longue et difficile, le bouton du stylet tendant à s'engager dans la membrane muqueuse qu'il pousse au-devant de lui. Il est aujourd'hui inusité comme moyen de frayer la voie aux injections, motif pour lequel Anel l'avait imaginé; mais on l'a conservé néanmoins comme manœuvre préparatoire pour le procédé de Méjean.

2° *Cathétérisme par le canal nasal.*

Imaginé par Bianchi, indiqué par Lafaye, il constitue la *méthode de Laforest* d'après le nom du chirurgien qui a inventé le procédé et les instrumens pour le mettre en pratique. L'objet particulier de cette méthode, applicable aux diverses maladies du canal lacrymo-nasal, est de faire pénétrer les instrumens de désobstruction, sondes, algalies, etc., dans l'intérieur du conduit sans avoir recours à l'incision préalable. Remise en honneur dans ces derniers temps, cette voie de cathétérisme est aujourd'hui employée pour satisfaire à des indications très variées.

Considérations anatomiques. Le cathétérisme de Laforest exige, au point de vue de l'anatomie, quelques explications préalables. Dans cette méthode, l'instrument, qui pénètre par la narine dans le méat inférieur des fosses nasales, doit entrer de bas en haut par l'orifice inférieur du canal, parcourir son étendue et déboucher à l'angle interne de l'œil dans le sac lacrymal. Ces préliminaires posés, sur un sujet adulte, d'avant en arrière, de la commissure postérieure de la narine au point situé au-dessous de l'orifice du canal nasal, la longueur sur le plancher du méat inférieur des fosses nasales est d'environ vingt-cinq millimètres; en ligne verticale, du fond de la gouttière muqueuse du méat à l'orifice du canal nasal, la hauteur est d'environ vingt millimètres. Au-dessus, le canal lui-même, long de quinze millimètres, se dirige en haut, en dehors et en avant, comme nous l'avons exprimé plus haut. Un peu dilaté à son orifice sous le cornet inférieur, il se rétrécit à sa partie moyenne pour se dilater de nouveau vers le sac lacrymal. Ainsi tout instrument dirigé par cette voie doit pénétrer d'une longueur d'environ cinq centimètres, et présenter une incurvation calculée pour contourner l'angle, d'environ quatre-vingts degrés, ouvert en avant, que forme l'axe du canal nasal avec le plan du méat inférieur.

Procédé de Laforest (pl. 3, fig. 1, 2 et 2 bis; et pl. 1, fig. 1, 2 et 3). L'instrument est une petite sonde en argent (pl. 2, n° 7) dont la courbe spéciale doit être très précise. Un manche en bois introduit dans le tube sert à le diriger. Quelques chirurgiens prescrivent de prendre une position différente pour agir d'une seule main des deux côtés; nous trouvons plus commode de changer de main en conservant la même position, l'habitude rendant ce cathétérisme aussi facile et aussi prompt de la main gauche que de la main droite.

Le malade assis, la tête un peu relevée et fixée par un aide, le manche de la sonde étant tenu entre le pouce et l'indicateur, le médius appuyé au-dessous de la pommette, présenter horizontalement le bec de la sonde à l'ouverture de la narine, sa convexité tournée vers la cloison (pl. 3, fig. 2 et 2 bis) sur laquelle on la fait glisser d'avant en arrière (n° 1); la sonde ayant pénétré jusqu'au fond de sa courbure, dont la longueur équivaut à la profondeur où est le canal (25 millimètres), incliner doucement en haut le manche de l'instrument, suivant un arc de quarante-cinq degrés, en le faisant un peu basculer en avant sur la pulpe du médius, de manière à ce qu'il couvre obliquement, au point de vue du chirurgien, le milieu de l'arcade sourcilière. Par ce mouvement, le bec de la sonde, du plancher des fosses nasales a remonté le long de la gouttière externe et correspond alors sous le cornet, à l'orifice inférieur du canal nasal, le sommet de sa convexité reposant sur le contour maxillaire de l'échancrure nasale (n° 2). Parvenu à ce point, le bec de l'instrument, s'il est engagé dans l'orifice, doit être libre à son sommet et contenu dans son contour; abaisser alors avec douceur le manche de l'instrument que l'on fait basculer sur le pouce, suivant un plan étendu de la caroncule lacrymale au bord externe de la première dent incisive du côté opposé. Si l'extrémité de la sonde est véritablement engagée dans le canal et que la cavité en soit libre, le bec dans ce mouvement doit remonter avec la plus grande facilité le long du canal lui-même; dès qu'il l'a franchi, la tension de la peau qu'il détermine, au-devant du sac lacrymal, au-dessous et un peu en-dedans de la caroncule, arrête le manche de l'instrument en regard de la première dent incisive supérieure opposée.

Si la sonde est d'une courbure convenable et le sujet bien conformé, le cathétérisme doit se pratiquer du premier coup en suivant avec précision la manœuvre indiquée. La seule difficulté est dans les deux mouvemens de bascule. Dans le premier, si la sonde est trop engagée, le bec s'insinue en arrière de l'orifice sous le cornet inférieur, où il est arrêté dans un repli de la membrane muqueuse; le mieux est de recommencer la manœuvre. Toutefois, en abaissant et reculant un peu le bec de l'instrument, on parvient quelquefois à trouver le canal. Le second mouvement de bascule n'est pas moins important. si l'inclinaison n'est pas assez forte, on pique contre la paroi du sinus maxillaire; si, au contraire, on dépasse la direction de la première incisive, il est à craindre que le bec ne perce la lamelle du cornet inférieur ou l'os unguis.

La sonde introduite, Laforest s'en servait pour pratiquer les injections, et la fixait en position par un fil passé dans le pavillon; plus tard il y substituait une sonde flexible ou une algalie qu'il laissait à demeure dans le canal.

Procédé de M. Gensoul (pl. 3, fig. 3, 3 bis). Cet habile chirurgien a imaginé, pour le cathétérisme nasal, un instrument dont l'usage est plus facile que celui de la sonde de Laforest. Pour en approprier l'extrémité à la forme même du canal, il l'a confectionné d'après un moule de ce conduit; mais la difficulté resterait s'il ne lui avait donné une courbure, à angle d'environ cent degrés, qui facilite son introduction par le méat inférieur, par un mouvement de bascule facile et prompt.

Deux instrumens correspondent aux deux temps d'un même traitement: un cathéter (pl. 2, fig. 8) destiné à frayer la voie, et une sonde flexible (fig. 9) portée sur un mandrin porte-caustique. Cette sonde est graduée, afin de pouvoir toujours apprécier la profondeur à laquelle a pénétré l'instrument. Cet appareil, destiné au traitement par cautérisation, peut également servir pour les injections et la dilatation.

Procédé opératoire. L'instrument tenu comme une plume à écrire (pl. 3, fig. 3, n° 1), par la main de l'opérateur opposée à la narine du malade, est présenté d'abord un peu obliquement, le bec de son extrémité horizontale appuyé sur la cloison. Par un quart de rotation du manche, l'extrémité glisse d'arrière en avant sur la cloison et le plancher du méat inférieur. Le manche alors est presque vertical en bas, mais avec une inclinaison au devant de la dent canine inférieure (n° 1), tandis que le bec est placé dans la gouttière externe du méat sous le cornet inférieur. Élevant alors le manche en-dehors jusqu'à un arc de cercle de quatre-vingts degrés (de 1 en 2), le bec, qui a glissé de bas en haut sur la paroi externe, répond à l'orifice inférieur du canal nasal; alors, par un mouvement de bascule de haut en bas, de dehors en dedans et d'avant en arrière, le manche, devenu horizontal, correspond au plan de la première incisive supérieure du côté opposé (n° 3), et le bec, qui a remonté en sens inverse la courbure du canal, vient faire saillie sous la peau dans le sac lacrymal. Rien de si rapide que ce procédé, dont, avec un peu d'habitude, les trois mouvemens se succèdent sans hésitation.

Les autres instrumens du cathétérisme par la méthode de Laforest, analogues aux deux précédens pour la manœuvre, n'exigent point de description spéciale : telle est la sonde avec mandrin explorateur de M. Serres d'Uzès, qui réunit les courbures de celles de Laforest et de M. Gensoul; telle aussi la sonde à dard de M. Manec, qui n'est que celle de M. Gensoul.

FISTULE LACRYMALE.

On entend sous ce nom la perforation par ulcération de la tumeur lacrymale trop distendue qui donne issue à l'extérieur aux larmes plus ou moins mélangées de mucosités purulentes. Cette maladie, dans le premier temps, est simple, et causée seulement par une phlegmasie des membranes du conduit lacrymo-nasal qui donne lieu à une obstruction susceptible encore de se guérir sans opération. Mais, si elle est déjà très ancienne, la phlegmasie s'accompagne d'épaississement avec induration des membranes, d'où résultent le rétrécissement ou même l'oblitération du conduit, et dans les cas plus graves la carie des divers os, mais plus fréquemment de l'unguis. A ces divers états correspondent plusieurs indications comprenant elles-mêmes un plus ou moins grand nombre de procédés, qui s'emploient isolément ou se succèdent à divers temps d'un même traitement; ce sont : la compression, la dilatation, la cautérisation, la formation d'un canal artificiel.

COMPRESSION.

Réservée pour les cas les plus simples, la compression est temporaire ou permanente. Temporaire, on peut l'exercer avec le doigt ou une petite compresse graduée sur la tumeur après en avoir fait évacuer le liquide, ou par le point lacrymal inférieur, ou par le canal encore perméable. Permanente, elle s'applique également sur la tumeur affaissée ou sur la fistule simple à l'aide d'une compresse graduée, d'une petite pelote sur laquelle appuie un ressort d'acier, ou, ce qui est plus simple, de la pelote qui sert à la compression des petites artères de la face. La compression a de bons effets, combinée avec les injections et les antiphlogistiques; mais, comme elle ne porte que sur le sac lacrymal, elle n'est efficace qu'autant que l'affection du canal nasal est légère. On peut néanmoins combiner son emploi avec celui des moyens qui agissent sur le canal nasal par la méthode de Laforest.

DILATATION.

L'objet de cette méthode est d'obtenir, par une compression permanente de dedans en dehors, le retrait des membranes tuméfiées, sauf, suivant le cas et le procédé, à favoriser cette action par l'emploi des antiphlogistiques et des divers topiques. La dilatation du canal s'obtient par des corps étangers; elle présente trois modifications d'après le mode d'introduction, la nature et la durée du séjour du corps dilatant: 1° corps étranger introduit par les orifices naturels; 2° corps étranger introduit par un orifice accidentel resté béant; 3° corps étranger laissé à demeure en faisant cicatriser l'orifice d'entrée accidentel.

1° *Dilatation par les orifices naturels.*

Deux voies se présentent : 1° en haut, le point lacrymal supérieur moins éloigné que son congénère de la direction ultérieure des voies lacrymales; 2° en bas, l'orifice nasal du canal. La première méthode est celle de Méjean, la seconde est celle de Laforest.

Méthode de Méjean (pl. 4, fig. 2). Applicable seulement aux cas où la tumeur lacrymale, encore intacte, n'offre point d'orifice, elle a été imaginée par son auteur comme un perfectionnement du procédé d'Anel dont il empruntait le cathétérisme. Armé d'un stylet filiforme, percé à son extrémité d'un œillet garni d'un fil, Méjean pratiquait, comme Anel, le cathétérisme par le point lacrymal supérieur, allait saisir dans les fosses nasales le fil du stylet, y attachait un petit séton, et, remontant le stylet en sens inverse du trajet parcouru, ramenait en haut le fil, et avec lui, dans le canal nasal, le séton garni à son extrémité inférieure d'un autre fil qui servait à le retirer à volonté par en bas, pour renouveler la mèche et en augmenter le volume. Ce procédé difficile, irritant surtout pour le point lacrymal, est aujourd'hui complètement inusité.

Modifications. Plusieurs chirurgiens ont essayé de modifier le procédé de Méjean; mais les moyens qu'ils ont imaginés n'offrent sur ce dernier aucun avantage réel, ajoutent à ses difficultés, et n'empêchent pas ses inconvéniens.— *Palucci* substituait au stylet une petite canule d'or très mince dont la cavité devait donner passage à une corde à boyau très déliée qui remplaçait le fil conducteur de la mèche. Ce moyen, plus compliqué, est encore moins exécutable. — *Cabanis* de Genève, pour dégager le stylet de Méjean du méat inférieur, avait inventé un instrument à deux branches terminé par deux petites palettes criblées de trous et glissant l'une sur l'autre, entre lesquelles il essayait de retenir le stylet. Cet instrument incommode et trop volumineux est parfaitement inutile. — *M. Care* substituait au séton de Méjean une mèche de soie écrue formée de plusieurs brins. Ce procédé, qui a été mis en usage par A. Dubois, a pour but d'éviter l'excoriation du point lacrymal, objet qu'il ne remplit pas, et il est insuffisant pour la dilatation du canal.

MÉTHODE DE LAFOREST. — Plusieurs procédés lui sont applicables : *Procédé et traitement de Laforest.* Le cathétérisme étant effectué comme il a été dit plus haut, au lieu que pour la désobstruction Laforest se contentait de pratiquer des injections avec la sonde d'argent; pour la dilatation, il insinuait dans le canal nasal une sonde pleine qu'il laissait à demeure pour frayer la voie. La sonde devenue mobile par le retrait des parois, résultat de la sécrétion déterminée par le corps étranger, Laforest remplaçait l'algalie par une sonde creuse, flexible, introduite avec un mandrin qu'il fixait à demeure par un fil passé dans l'anneau de son pavillon, et dont il se servait pour pratiquer les injections. C'est le mode de traitement usité par *M. Vésigné*. Seulement ce chirurgien augmente graduellement le volume de la sonde de gomme élastique, qu'il parvient à porter jusqu'à deux millimètres, diamètre normal du canal lui-même. Pour maintenir la sonde permanente et éviter les tâtonnemens et les difficultés d'introduction d'une sonde plus grosse, *M. Malgaigne* propose d'insinuer dans sa cavité un mandrin sur lequel on la ferait glisser pour la retirer, et qui servirait en sens inverse de conducteur à une autre sonde.

Il est évident que, sauf les modifications à apporter au cathétérisme, le même mode de traitement peut être employé avec le cathéter et la sonde de *M. Gensoul* ou la sonde de *M. Serres d'Uzès*.

2° *Dilatation par un orifice accidentel resté béant.*

Méthode de J.-L. Petit. Ce chirurgien est le premier qui ait rendu populaire, par sa pratique, l'idée de rétablir la voie naturelle des larmes au lieu d'en créer une nouvelle, et c'est également lui qui a formulé, sinon conçu, le moyen d'y parvenir par incision.

Procédé et traitement de J.-L. Petit (pl. 4, fig. 1). L'incision ou ponction se rattachant au nom de J.-L. Petit, c'est ici le lieu d'en décrire le procédé mais tel qu'on le pratique perfectionné de nos jours.

Le malade est assis en face du jour la tête appuyée sur la poitrine d'un aide dont la main, qui correspond au côté inverse de l'opération, pose sur le front, tandis que l'autre appuie par la pulpe des doigts sur le contour externe de l'orbite pour tendre les paupières en dehors et faire saillir le tendon de l'orbiculaire. Assis ou debout en face du malade, armé du petit bistouri cannelé (pl. 2, fig. 16) tenu, comme une plume à écrire, de la main droite pour l'œil gauche et vice versa, le point d'appui pris avec les deux derniers doigts au-dessus de l'arcade orbitaire (fig. 1, b.), le chirurgien applique la pulpe du doigt indicateur de la main qui est libre au bas de l'angle interne, pour reconnaître par le toucher, au-dessous de la saillie visible du muscle orbiculaire, le relief formé sous la peau par le tubercule lacrymal. Entre l'ongle et le tendon, de haut en bas, en dehors de la crête lacrymale de l'apophyse montante et en dedans de la paupière, se trouve inscrit un petit espace rhomboïdal dont l'incision doit tracer la diagonale. Ces dispositions prises, le chirurgien abaisse, au milieu de cet espace, la pointe de l'instrument guidé par l'ongle de l'indicateur, le dos tourné en dedans, vers le nez, et le tranchant en dehors, et plonge d'abord, presque directement d'arrière en avant et un peu de dehors en dedans, pour la ponction de la peau et du muscle orbiculaire, jusqu'à une profondeur d'environ trois millimètres. La pointe arrivée dans le sac lacrymal, par un mouvement rapide sur les doigts qui forment point d'appui, en traçant un arc de cercle qui élève le manche de bas en haut et de dehors en dedans, le bistouri se trouve amené au devant de la racine du sourcil suivant une ligne qui, de ce point, passe en dehors de l'aile du nez. Cette ligne, qui indique le trajet ultérieur du conduit lacrymo-nasal, est inclinée de vingt degrés d'avant en arrière; elle doit former, avec le plan vertical, un angle de dix degrés ouvert en bas et s'entrecroiserait sur ce plan avec une pareille ligne du côté opposé, non pas, comme on l'a dit, à vingt-sept, mais environ à cinquante-quatre millimètres au-dessus de la fosse nasale. Cette position étant assurée, il ne reste plus qu'à plonger directement la lame sans changer sa double direction. Elle entre sans difficulté dans le canal et se trouve arrêtée d'elle-même. En tout cas, il est inutile de la faire pénétrer de plus de dix à douze millimètres.

L'incision avec ponction du canal nasal, telle que nous venons de la décrire, est le premier temps des procédés par incision. J.-L. Petit, en même temps qu'il retirait le bistouri, glissait sur sa rainure une sonde cannelée qu'il introduisait avec la pression nécessaire jusque dans la fosse nasale, pour frayer la voie, et introduisait à la place une bougie conique de cire, renflée à son extrémité, sortant par la plaie et fixée par un fil. La bougie était renouvelée comme tous les corps dilatans.

Modifications. Pouteau seul a modifié l'incision de J.-L. Petit dans le but d'éviter la petite difformité de la cicatrice cutanée. Tous les autres procédés empruntent l'incision de J.-L. Petit comme un premier temps de la méthode opératoire de Méjean.

Incision de Pouteau. Elle ne diffère que par son siège entre la caroncule lacrymale et le bord correspondant de la paupière inférieure. Seulement, pour atteindre dans le sac, il faut tirer préalablement l'angle interne en dedans, la paupière en bas, et incliner un peu la pointe du bistouri dans la moyenne des deux directions. L'incision de Pouteau, qui transporte à l'angle interne de l'œil la difformité qu'il voulait éviter à la peau, et détermine en outre l'irritation inutile et dangereuse de la conjonctive, n'a jamais été accueillie.

Procédé de Lecat. Le premier il a combiné l'incision de Petit avec la méthode de Méjean en se servant de la plaie pour introduire une corde à boyau laissée à demeure.

Procédé de Desault. Après l'incision et la désobstruction par la sonde cannelée, introduire par la plaie dans le canal un stylet cylindrique servant de conducteur à une canule d'argent (pl. 2, fig. 20); le stylet retiré, se servir de la cavité de la sonde pour faire descendre un fil, comme dans le procédé de Méjean, et se conduire pour le reste comme ce dernier auteur. — *Boyer*, pour guider la descente du fil dans la canule, se servait d'un petit stylet analogue à celui de Méjean.

Procédé de Pamard. Pour rendre plus facile l'extraction du fil par le nez, Pamard d'Avignon et Giraud imaginèrent d'avoir recours à un petit ressort d'acier. Pamard, dont le nom a prévalu, a un peu modifié la canule de Desault, qu'il a légèrement courbée pour l'adapter à la forme du canal. On l'introduit sur un mandrin (pl. 2, fig. 15). La canule en place, on fait glisser par sa cavité le stylet boutonné à une extrémité, aiguillé à l'autre pour recevoir le fil. Parvenu dans la fosse nasale, le stylet, par son ressort, vient s'offrir au dehors, où il est facile à dégager. Il est aisé alors de ramener le fil porte mèche. Ce procédé a trouvé de nombreux adhérens; toutefois Boyer aimait autant celui de Desault, dont il se servait à la Charité, tandis que M. Roux employait celui de Pamard.

Procédé de Jurine. Il ne différait que pour la ponction pratiquée par un petit trocart en or dans le but de faire la plaie plus petite. La canule remplaçant celle de Pamard servait à guider le stylet de ce chirurgien.

Procédé de MM. Sanson et Bégin. En tant que d'employer la méthode de Méjean et pour la simplifier, ces chirurgiens ont proposé avec raison de faire immédiatement descendre le fil par la sonde cannelée dans son passage après l'incision.

Procédé de Scarpa. Le chirurgien de Pavie employait préalablement la mèche de Méjean enduite de précipité rouge ou de nitrate d'argent pour cautériser et déterger le canal nasal; puis, comme moyen permanent de dilatation, il y substituait une tige de plomb légèrement conique (pl. 2, fig. 25) terminée par une tête articulée qui recouvrait au dehors la plaie fistuleuse. Ce clou, retiré de temps à autre, était nettoyé et réintroduit, après une injection d'eau tiède, dans les voies lacrymales. Le traitement dure jusqu'à ce que la sécrétion purulente soit supprimée et que le cours des larmes soit rétabli entre les tiges métalliques et les parois du canal. Mais la guérison par ce procédé exige huit à dix mois et même plus. *A. Dubois* faisait un fréquent usage du clou en plomb, mais celui dont il se servait était recourbé et d'une seule pièce. — Le procédé de *M. Ware*, vanté en Angleterre et en Amérique, n'est autre que celui de Scarpa, le corps étranger étant une tige d'argent au lieu de plomb.

3° *Dilatation par un corps étranger à demeure, la plaie cicatrisée.*

Ce mode de dilatation consiste à introduire dans le canal nasal par la plaie extérieure, et à l'aide d'un mandrin, une canule d'or ou d'argent qu'on abandonne ensuite dans sa position, en faisant cicatriser immédiatement la plaie extérieure. Ce mode de traitement est le plus rapide, les larmes passant immédiatement par la cavité de la canule, et la plaie, pratiquée seulement pour faire la ponction et introduire le corps étranger, étant réunie immédiatement comme celle d'une saignée. Les liquides retrouvant une voie pour être versés dans les fosses nasales, il n'y a plus à craindre ni l'épiphora, ni une nouvelle tumeur lacrymale, et avec le temps, des semaines, des mois et même des années, la tuméfaction des membranes diminuant peu à peu par le fait de la pression permanente, la canule devient vacillante dans le canal élargi, et finit par tomber dans les fosses nasales. C'est précisément pour empêcher une chute trop prématurée, qu'ont été imaginées les diverses modifications apportées à la forme de l'instrument.

C'est à Foubert que l'on rapporte l'emploi de la canule à demeure comme moyen usuel. L'instrument de Foubert, long de vingt-cinq millimètres, était conique et légèrement évasé en bec de cuillère à son extrémité supérieure. L'auteur lui avait dû un assez grand nombre de succès, et cependant ce mode de traitement ayant été vivement blâmé par Louis, très influent dans sa qualité de secrétaire de l'Académie de Chirurgie, était tombé en désuétude, lorsque en 1783 il fut renouvelé par Pellier, qui s'en disait l'inventeur. Longue seulement de deux centimètres, évasée en bourrelet à son extrémité supérieure, et terminée en bec de cuillère à son extrémité inférieure, la canule de Pellier présentait un renflement mitoyen destiné à la fixer dans son lieu, sans qu'elle pût ni monter ni descendre. De nombreux succès ont justifié l'emploi de cette canule. M. Distel rapporte le fait d'un malade chez lequel une canule de ferblanc est restée quarante ans : un autre en portait une d'argent depuis quinze ans. A Strasbourg, ce mode de traitement n'a jamais cessé d'être usité avec avantage; Marshall s'en servait en Angleterre, Himly et Reisinger en Allemagne, et cependant il était complètement oublié dans l'école de Paris, lorsqu'il y fut remis en honneur par Dupuytren. Aucun traitement de la fistule lacrymale ne compte peut-être des succès aussi nombreux que la canule à demeure entre les mains du grand chirurgien de l'Hôtel-Dieu. Cependant sa canule (pl. 2, fig. 21), lisse, conique, légèrement incurvée, et qui n'offre qu'un bourrelet supérieur cannelé en dedans, est sujette à remonter, devient promptement vacillante et tombe dans les fosses nasales avant le temps. C'est pour obvier à cet inconvénient, que plusieurs chirurgiens ont augmenté les inégalités de la canule. Ainsi M. Brachet de Lyon y ajoute un second renflement inférieur, M. Taddei, suivi par M. Malgaigne, revient à la canule de Pellier; enfin M. Gerdy emploie une canule conique (fig. 24), simulant par sa forme six petits cônes dégradans et emboîtés.

Procédé de Dupuytren. Pour la manœuvre opératoire, nous décrivons le procédé formulé par Dupuytren et également usité quelle que soit la forme de la canule qu'on emploie. Les instrumens nécessaires sont : 1° la canule d'or ou d'argent longue de vingt à vingt-deux millimètres, et offrant, pour son diamètre, quatre millimètres à son bourrelet, trois millimètres à l'extrémité supérieure de la tige, et un millimètre et demi à son extrémité inférieure dont l'ouverture en biseau est placée sur la concavité; 2° un mandrin d'acier (fig. 17), coudé à angle de cent vingt-cinq degrés, qui sert de conducteur à la canule; 3° le bistouri à lame effilée (fig. 16).

La ponction avec le bistouri étant pratiquée comme il a été dit plus haut, et la lame de l'instrument engagée dans le canal nasal (procédé de J.-L. Petit), s'assurer, par un léger mouvement de vacillation imprimé au manche, que l'instrument n'a pas fait fausse route; puis retirant un peu la lame en haut, et l'inclinant en arrière pour laisser un orifice à l'angle interne, de l'autre main, armée du mandrin qui porte la canule, en faire glisser le bec par l'orifice de la plaie dans la rainure du bistouri, et, sans quitter cette rainure, retirer peu à peu la lame à mesure que par une pression médiocre on enfonce le mandrin. Le bistouri retiré de la plaie, le tiers de la canule seulement étant encore au dehors, continuer de la faire descendre jusqu'à ce que le bourrelet, qui a pénétré dans le sac lacrymal, affleure l'orifice supérieur du canal nasal. La canule étant en position, presser, avec l'extrémité unguéale du pouce de la main qui est libre, en arrière du tubercule lacrymal, afin de dégager le mandrin sans soulever la canule. On fait alors moucher le malade avec force et on lui fait chasser l'air des fosses nasales, la bouche étant fermée. L'issue de quelques gouttes de sang par la narine correspondante, ou d'un peu de sang spumeux et mêlé d'air par la plaie, indique que l'opération a réussi. Si ces phénomènes n'avaient pas lieu, c'est que l'on aurait fait fausse route, ou que la canule serait trop enfoncée ou mal dirigée. Dans le premier cas, il faudrait recommencer l'opération; dans le second, remonter un peu la canule ou en changer la direction. Enfin, l'opération étant terminée, on ferme la petite plaie avec une mouche de taffetas gommé, et le malade peut immédiatement se livrer à ses occupations habituelles : le cours des larmes est rétabli; le malade n'éprouve, après quelques heures, aucune gêne; la plaie est cicatrisée le lendemain.

Aucun procédé n'est plus rapide, plus facile à exécuter et ne donne d'aussi bons résultats, la guérison étant ordinairement obtenue en vingt-quatre heures. D'après les registres de l'Hôtel-Dieu, la moyenne, sur un nombre immense de malades opérés pendant une longue suite d'années, donnerait trois guérisons sur quatre opérations; résultat fort beau, même en défalquant la part d'exagération ordinaire dans ces sortes de comptes-rendus. Nous avons nous-mêmes été témoin d'un grand nombre de succès par ce procédé. Toutefois il faut admettre, comme dans toutes les méthodes, les cas de récidive, dont la proportion néanmoins doit être moindre avec la canule en raison de la pression exacte et long-temps continuée qu'elle exerce.

Malgré les succès éclatans obtenus par Dupuytren, on a fait à son procédé quelques objections qu'il est bon de faire connaître. 1° On ne peut s'en servir quand le canal, mal conformé, offre des coudures vicieuses. Cette objection, qui doit être prévue à l'avance par le chirurgien d'après l'inspection des parties, est commune aux divers modes de traitement où il s'agit d'introduire un corps étranger quelconque dans le canal nasal. 2° Il arrive parfois que la canule est mal engagée. Ce cas n'arrive que par la maladresse du chirurgien, qui aura fait avec le bistouri une fausse route suivie par la canule. Sans parler du fait déplorable où la voie a été tracée dans les chairs en avant de l'os maxillaire, si dans la ponction du canal, soit avec le bistouri, soit avec le mandrin, on a incliné trop en dedans ou trop en arrière, on a pu rompre, dans le premier cas, l'os unguis et la lamelle du cornet inférieur, et, dans le second, la cloison du sinus maxillaire; mais alors le changement de direction et la résistance ont dû avertir de l'accident qui est survenu. Delpech cite un fait analogue, où la canule avait traversé la voûte palatine. Une troisième circonstance est celle où le bec de la canule s'est insinué par déchirure sous les membranes. Dans tous ces cas il convient de retirer la canule, ce que l'on opère avec le mandrin bifide de Dupuytren (pl. 2, fig. 18), ou le stylet à hameçon de M. Jules Cloquet (fig. 19); et il faudrait ultérieurement recommencer l'opération. 3° La plaie cicatrisée, la canule devient vacillante, et, si elle ne tombe pas d'elle-même dans les fosses nasales, ou bien elle remonte vers le sac lacrymal, ou elle se place plus ou moins obliquement et barre en quelque sorte le canal sans donner issue aux fluides. Parfois aussi, comme l'a observé M. Maunoir, elle s'engoue par les mucosités ou par la poudre de tabac. Dans tous ces cas il est convenable de l'extraire. M. Darcet rapporte vingt-sept cas où cette nouvelle opération a été indispensable. La nécessité éventuelle de l'extraction est fâcheuse sans doute, mais elle est très rare proportionnellement au nombre immense de faits où la canule est tombée d'elle-même dans les fosses nasales; et cet inconvénient, qu'il faut avouer, n'équivaut pas néanmoins à ceux des autres procédés. Au reste, si on ne peut toujours prévenir l'introduction de substances étrangères, du moins, avant qu'elles s'épaississent jusqu'à faire obstacle, on doit essayer de désobstruer par les injections et le cathétérisme d'Anel. 4° Enfin, quant aux inconvéniens tirés du volume de la canule, le chirurgien aurait dû, avant l'opération, le proportionner au diamètre du canal; une canule trop grosse devant tendre à remonter, tandis qu'une trop étroite doit descendre trop tôt ou prendre une direction vicieuse. Toutefois, le déplacement prématuré de la canule accuse l'imperfection de la forme que lui a donnée Dupuytren. C'est pour y remédier que l'on a modifié plus récemment la canule en y ajoutant de nouveaux renflemens; mais en cas d'extraction nécessaire, comme il y aurait de l'inconvénient à ce qu'ils fussent trop multipliés, la canule de Pellier, adoptée par M. Malgaigne, nous paraît préférable aux autres. 4° Enfin plusieurs chirurgiens reprochent au procédé de Dupuytren d'attaquer trop brusquement les surfaces enflammées d'un canal retréci. Ainsi M. Jules Cloquet, avant d'introduire la canule, fait usage de mèches pendant quelques jours; et M. Malgaigne, après avoir incisé la tumeur comme un simple abcès, force le rétrécissement et maintient des sondes graduées pendant trois jours après lesquels la canule est introduite et la plaie refermée.

CAUTÉRISATION.

Pratiquée par les anciens et par les Arabes, seulement comme moyen général de traitement des trajets fistuleux, mais en fait inappliquée par les modernes et seulement à peine indiquée par Heister comme moyen de dilatation et de désobstruction, la cautérisation n'a été constituée qu'en 1822 par M. Harveng comme une nouvelle méthode opératoire à l'imitation du procédé de Ducamp pour les rétrécissemens de l'urètre. Une fois livrée au domaine public, cette idée a atteint promptement une grande perfection, quant aux manœuvres, surtout par les travaux de M. Gensoul. Toutefois, en théorie, est-ce une bonne méthode que la cautérisation qui n'agit qu'en détruisant, à une profondeur plus ou moins considérable, des tissus à l'état de phlegmasie chronique dont on peut presque toujours obtenir la résolution par d'autres moyens? Évidemment la cautérisation ne fait qu'ajouter une nouvelle cause d'irritation, outre les lenteurs du procédé et l'embarras causé dans les voies lacrymales par les escarres et les produits de sécrétion auxquels elle donne lieu. De l'avis expérimenté de la plupart des chirurgiens, c'est donc par une analogie mal fondée, au point de vue pathologique, que l'on a pu assimiler en thérapeutique les voies lacrymales au canal de l'urètre, les fongosités et les productions charnues de diverse nature, qui motivent généralement l'emploi de la cautérisation dans le second cas, ne se rencontrant presque jamais dans le premier.

La cautérisation a été employée par deux voies: 1° de haut en bas, par l'incision de J.-L. Petit; 2° de bas en haut, par l'orifice inférieur du canal nasal.

1° *Cautérisation par la plaie.*

Procédé de M. Harveng. Une petite canule conductrice introduite dans le canal nasal, ce chirurgien porte par sa cavité soit un stylet rougi à blanc, soit une mèche ou un fil métallique enduit de nitrate d'argent, et touche avec l'un ou l'autre cautère les points rétrécis du canal nasal. Les accidens inflammatoires traités comme à l'ordinaire, l'opération est réitérée à plusieurs fois. — *Modification de M. Deslandes.* La voie dans le canal nasal étant frayée par un mandrin, introduire un instrument de même forme garni sur les faces opposées de deux rainures verticales, parallèles, emplies de nitrate d'argent fondu, et cautériser avec cette tige par un mouvement de torsion sur son axe.

2° *Cautérisation de bas en haut.*

Elle s'exerce de deux manières empruntées de Méjean et de Laforest.

Procédé de M. Bermond. Le fil de Méjean amené au dehors, ayant servi préalablement à prendre avec une mèche enduite de cire l'empreinte du canal nasal, dans une seconde manœuvre M. Bermond s'en sert pour faire remonter une mèche composée de quelques brins de charpie et enduite d'une pâte caustique dans le point qui doit correspondre au rétrécissement. Ce procédé, d'un emploi peu sûr en lui-même, réunit en outre, aux accidens communs de la cautérisation, toutes les difficultés et les inconvéniens du procédé de Méjean.

Procédé de M. Gensoul. Les instrumens sont ceux dont nous avons parlé plus haut à propos du cathétérisme par la méthode de Laforest: 1° le cathéter (pl. 2, fig. 8) pour frayer la voie; et 2° la sonde graduée (fig. 9), garnie de son mandrin porte-caustique. Plusieurs centaines de malades ont été opérés par ce procédé, pour le plus grand nombre avec un succès plus ou moins complet ou durable; pour les autres sans aucun avantage: or, disons-le pourtant, en fait de cautérisation, là où il n'y a point d'avantage il y a toujours un inconvénient. Au reste, tout balancé, d'après ses résultats en masse, le procédé de M. Gensoul doit être admis avec la canule de Dupuytren et la tige de plomb de Scarpa, au nombre des moyens les plus efficaces de désobstruction du canal nasal. Mais, au reste, à part la cautérisation pour laquelle ils ont été inventés, même en ne tenant compte que de l'appareil instrumental, considéré au point de vue du cathétérisme pour la désobstruction, les injections et la dilatation du canal nasal par la méthode de Laforest, on devrait encore de la reconnaissance à M. Gensoul pour la facilité avec laquelle on arrive dans le canal avec ses instrumens dont l'extrémité est calquée sur un moule obtenu avec l'alliage de Darcet.

FORMATION D'UN CANAL ARTIFICIEL.

Cette méthode, la plus ancienne, était généralement usitée avant que l'anatomie eût démontré la structure des voies lacrymales. Dans l'antiquité, Archigènes perçait l'os unguis avec un foret pour tracer une voie par les fosses nasales. Celse employait dans le même but le cautère actuel. Les Arabes n'ont pas connu d'autre moyen; mais déjà, à la fin du moyen-âge, Guillaume de Salicet et Jean de Vigo n'employaient le feu qu'autant que l'os lui-même était malade, de manière à satisfaire à la fois à une double indication. Réhabilitée par Woolhouse, cette méthode est restée dans les temps modernes comme une ressource dernière pour pratiquer un canal artificiel dans l'absence du canal naturel, ou lorsque ce dernier est oblitéré par une exostose.

Trois sous-méthodes ont été imaginées pour pratiquer une route artificielle: 1° par l'os unguis; c'est la méthode ancienne reproduite par Woolhouse: 2° par le sinus maxillaire; moyen déjà usité et surtout fréquemment pratiqué par accident, quand l'opérateur fait fausse route dans la ponction du canal, mais converti en un procédé régulier par M. Pécot et M. Laugier: 3° sinon par le canal lui-même oblitéré, du moins dans la direction qui en rapproche le plus; c'est la sous-méthode de Wathen.

1° *Trajet artificiel à travers l'os unguis.*

Procédé de Woolhouse. Faire au grand angle de l'œil une incision semi-circulaire, qui ouvre largement le sac lacrymal. Après deux ou trois jours, quand la plaie, maintenue écartée par de la charpie, n'est plus saignante, enfoncer une tige pointue de haut en bas, de dehors en dedans et d'avant en arrière, à la partie inférieure de la gouttière lacrymale; puis y introduire une canule conique, temporaire, que l'on remplace par une canule d'or, étranglée à sa partie moyenne, sur laquelle on fait cicatriser la plaie. L'incision de Woolhouse, qui coupe le tendon de l'orbiculaire, et la vaste plaie qui en résulte ont immédiatement été condamnés, mais sa méthode néanmoins a trouvé des imitateurs.

Modifications: 1° *Saint-Yves*, revenant au procédé des anciens, perforait, au travers d'une simple piqûre, l'os unguis avec le cautère actuel. 2° *Lacharrière, Dionis, Wiseman*, employaient le même procédé, mais en se servant d'une canule infundibuliforme pour diriger le cautère. 3° *Monro, Schobinger* et *Boudou* perforaient l'os unguis avec un trocart, et *Ravaton* avec un bec de plume. Mais ces divers moyens, à part le cautère actuel, n'agissent qu'en fracturant et ne peuvent produire nettement une perte de substance par l'ablation d'un disque de l'os. C'est ce qu'avait cru obtenir *Hunter* à l'aide d'une canule emporte-pièce qui devait prendre son point d'appui sur une plaque de corne introduite par les fosses nasales. Mais l'embarras, le danger et même l'impossibilité de cette dernière manœuvre, l'ont fait abandonner. 4° *Scarpa* et *M. Bouchet* ont renouvelé le procédé de Saint-Yves et de Dionis en cautérisant à travers une canule. Celle dont se servait Scarpa est la canule à manche de Roger de Parme, renouvelée par Manoury et employée aussi par Desault. 5° Enfin *M. Nicod* avait réuni, mais sans utilité réelle, en un seul procédé, la perforation avec le trocart et la cautérisation avec le fer chaud.

Quelle que soit la valeur de la méthode elle-même, l'objet que l'on se propose quant aux divers procédés est d'obtenir une perte de substance autant que possible sans fracture. Aucun n'y réussit complétement. La seule manière d'y parvenir serait de faire usage d'un petit trépan emporte-pièce plus fort mais semblable à l'ingénieux instrument imaginé par M. Fabrizj de Modène pour la perforation de la membrane du tympan. Néanmoins, la perforation obtenue, il serait encore douteux que les végétations des membranes ne vinssent pas fermer l'orifice. En dernier résultat, quel que soit le moyen dont on ait fait usage pour entretenir pendant un long temps l'orifice, soit une mèche, une tente ou une canule étranglée à double dilatation, telle que celles de Woolhouse, Platner et Lecat, la récidive est venue presque toujours rendre inutile une opération douloureuse, compliquée et qui, par la longueur du traitement, donne lieu à des cicatrices difformes. Toutefois, le cas échéant, la perforation suivant le moyen que nous proposons, au moins comme une tentative, aurait l'avantage de pouvoir être faite de suite après l'incision, que l'on refermerait immédiatement comme dans le procédé de canule à demeure de Dupuytren; et, en enlevant un disque osseux d'une largeur suffisante, elle offrirait, pour une guérison définitive, des garanties bien plus probables qu'aucun des procédés que nous venons d'énumérer.

2° *Trajet artificiel à travers l'os maxillaire.*

Procédé de M. Pécot. Guidé par un fait accidentel de perforation de la cloison du sinus maxillaire par la canule portée sur son mandrin, M. Pécot a proposé, dans les cas où l'on éprouve de l'obstacle à rétablir le trajet du canal nasal, de prendre nettement le parti de perforer avec le mandrin la cloison externe et postérieure du canal nasal, de manière à pénétrer dans le sinus maxillaire, et de laisser la canule à demeure dans l'ouverture faite à l'os.

Procédé de M. Laugier (pl. 4, fig. 5). Au lieu du mandrin porte-canule, M. Laugier emploie un trocart à tige coudée (pl. 2. fig. 26), le fait glisser par l'incision sur la rainure du bistouri, la pointe en bas, le sommet de la coudure en haut et en dedans, puis, dès que cette pointe a glissé dans le canal, la force à perforer la paroi du sinus maxillaire par un mouvement de bascule qui élève le manche obliquement en haut vers le milieu de la suture frontale. Avant de retirer l'instrument, il élargit la plaie de l'os par quelques mouvemens de va et vient.

La perforation du sinus maxillaire n'a encore qu'une valeur de proposition non sanctionnée par l'expérience. Rien ne prouve que les larmes pourraient couler librement et sans inconvénient par le sinus maxillaire. Cette opération, en outre, donne lieu à une fracture dont il est difficile de limiter l'étendue; elle exige le séjour d'une canule hors de portée, et en cas d'esquille ou de carie il serait très difficile de porter remède à une maladie située aussi profondément. Tous ces motifs militent contre cette perforation : mieux vaut certainement celle de l'os unguis, déjà longuement éprouvée dans ses effets, facile à pratiquer méthodiquement et sans fracture, surtout par l'instrument que nous avons indiqué, et dont la situation permet une nouvelle opération en cas d'insuccès.

3° *Trajet artificiel dans la direction du canal naturel.*

Procédé de Dupuytren. Dans un cas d'imperforation du canal nasal, Dupuytren conçut, après Wathen, l'idée de percer, au travers des os, un conduit artificiel suivant la direction connue du canal nasal. Un foret, introduit à travers l'incision cutanée, lui servit à pratiquer l'opération. Le canal obtenu, il y introduisit, comme à l'ordinaire, sa canule, sur laquelle il fit cicatriser la plaie. Aucun accident n'est survenu. — Pour un cas qui lui a paru semblable, M. Malgaigne a pratiqué la perforation avec le mandrin porte-canule et, retirant l'instrument, s'en est servi pour introduire la canule de Pellier. L'opération a réussi; seulement, en raison du peu de résistance de l'instrument perforateur, on se demande s'il y avait bien oblitération osseuse.

OBLITÉRATION DES CONDUITS LACRYMAUX.

Elle est quelquefois congéniale, mais plus fréquemment acquise par suite d'une inflammation long-temps prolongée des bords palpébraux. Elle est complète ou incomplète, suivant que l'oblitération intéresse le canal lacrymal en son entier ou seulement l'orifice du point lacrymal.

1° *L'imperforation* des points lacrymaux par une pellicule est ordinairement congéniale. Il suffit, à l'exemple de Heister, de percer la pellicule avec une aiguille, et d'empêcher la réunion par le séjour d'un fil métallique ou végétal. Au besoin, s'il se présente quelques fongosités, on les déprimerait avec une tige fine enduite de nitrate d'argent.

2° *L'oblitération* des deux conduits lacrymaux est ordinairement congéniale; celle qui est acquise n'affecte ordinairement que le conduit lacrymal inférieur. Divers procédés ont été mis en usage pour y remédier. Dans un cas d'oblitération double *J.-L. Petit* a rétabli par l'introduction d'un fil d'or très mince le trajet du conduit lacrymal inférieur, et a laissé le fil à demeure jusqu'à ce que le trajet lui ait paru assuré. Le malade a guéri sans larmoiement, quoique le conduit lacrymal supérieur fût resté oblitéré. — Plusieurs praticiens ont proposé, si l'on ne retrouve pas le trajet du conduit, de pratiquer un canal artificiel du bord palpébral au sac lacrymal. *Pellier* employait ce moyen en perforant de dehors en dedans, du bord palpébral vers le sac, et réussit à obtenir la perméabilité du nouveau canal à l'aide de simples injections. *Monro* a proposé d'inciser le sac et de perforer les tissus avec une aiguille de dedans en dehors, ou de l'intérieur du sac vers le bord palpébral. Cette incision et l'irritation du sac, à laquelle elle donne lieu, sont complétement inutiles. *M. Malgaigne* propose, dans la même intention, de se servir de la sonde nasale à dard, inventée par M. Manec pour faciliter le passage du séton. Ce moyen, qui évite l'incision, est plus rationnel que celui de Monro; seulement il resterait le doute qu'avec un dard élastique porté au loin dans l'épaisseur des parties, à l'extrémité d'une sonde, le chirurgien fût parfaitement sûr de tracer un trajet suivant la direction convenable. Le procédé de Pellier, qui agit de dehors en dedans, nous paraît donc encore le meilleur.

APPRÉCIATION.

En récapitulant, au point de vue des indications à remplir, les nombreux procédés imaginés pour le traitement de la tumeur et de la fistule lacrymales, il est important de déterminer par l'expérience quel est le meilleur moyen à employer pour chaque cas déterminé. 1° Pour la tumeur lacrymale avec simple engouement du canal nasal, il suffit des injections aidées au besoin du cathétérisme par la méthode de Laforest. Sous ce rapport le cathéter et la sonde de M. Gensoul nous paraissent les meilleurs et ceux dont l'emploi est le plus facile. 2° Pour la fistule lacrymale, le traitement doit varier suivant les complications. S'il n'y a qu'obstruction et rétrécissement du canal nasal, trois méthodes de dilatation se présentent. Les mèches, tentes, etc., empruntées du procédé de Méjean, causent l'ulcération des points et des conduits lacrymaux. Si l'on opère après incision, le traitement s'assimile au clou de Scarpa et au stylet de Ware: ces derniers semblent préférables par l'expérience, ils rétablissent mieux la voie; mais l'une et l'autre forme de traitement exigent un temps considérable, des mois, une année et plus; ils nécessitent une fistule permanente, donnent lieu à des fongosités, et produisent toujours une cicatrice plus ou moins difforme. La canule à demeure, de préférence celle de Pellier, par le procédé de Dupuytren, justifiée par un nombre de succès au moins égal à ceux du traitement par la mèche ou le clou de plomb, leur est évidemment préférable par l'instantanéité de la guérison. A la vérité, cette canule n'est pas sans inconvéniens. Nous avons vu qu'on est parfois obligé de l'extraire, ou qu'elle tombe prématurément; en outre on lui reproche d'être sujette à récidive, et M. Sichel, en particulier, a rassemblé nombre de faits de cette nature. Cette objection est fondée, sans doute, mais on peut l'adresser également aux autres procédés qui n'ont pas les mêmes avantages, la récidive étant l'inconvénient commun de tous les modes de traitement par dilatation des orifices ou des canaux naturels obstrués ou oblitérés. Enfin quant à la formation d'un canal artificiel, le procédé de Dupuytren, suivant le trajet normal, est préférable aux autres; mais dans le cas où il paraîtrait inapplicable, la perforation de l'os unguis perfectionnée nous paraît devoir rester dans la science.

ORGANES PROTECTEURS DE L'OEIL.

Les paupières, dans les diverses couches qui les composent, la peau, les cartilages tarses et la conjonctive, sont le siége d'un grand nombre de maladies que l'on traite par des opérations très variées. De ces maladies les unes affectent la paupière en totalité, les autres sont bornées à la conjonctive.

OPÉRATIONS QUI SE PRATIQUENT SUR LES PAUPIÈRES.

Les maladies des paupières qui donnent lieu à des opérations sont : l'*ectropion*, la *blépharoptose*, l'*entropion*, le *trichiasis*, les *adhérences* vicieuses des paupières, et les *tumeurs* de diverse nature.

ECTROPION.

L'ectropion ou renversement des paupières en dehors est produit par deux causes inverses : 1° la tuméfaction chronique par hypertrophie vasculaire de la conjonctive; c'est le cas le plus ordinaire ou l'ectropion proprement dit, l'épaississement de la conjonctive devant produire nécessairement le renversement de la paupière en dehors : 2° le raccourcissement de la peau par une cicatrice vicieuse; cas plus rare, mais où la perte de substance rend la guérison plus difficile.

Ectropion par tuméfaction de la conjonctive.

Le plus ordinairement borné à la paupière inférieure, mais quelquefois envahissant l'une et l'autre paupière, il force l'œil à rester entr'ouvert (*lagophthalmie* ou *œil de lièvre*), et cause par cela même une irritation habituelle de la conjonctive oculaire qui participe à l'état anévrismatique. Des moyens nombreux ont été employés pour y remédier. Quand la maladie n'est pas très ancienne, elle peut guérir par l'usage de divers topiques, les collyres secs et résolutifs, le calomel, les oxides de zinc et de bismuth porphyrisés, à parties égales, avec le sucre candi, dont on instille matin et soir une pincée sur la conjonctive. Saint-Yves, B. Bell, Scarpa ont employé avec succès la cautérisation avec le nitrate d'argent. Le cautère actuel lui-même, recommandé, au moyen âge, par G. de Salicet, a été employé une fois avec succès par M. J. Cloquet. Toutefois la cautérisation ne convient que lorsque la maladie est bornée à une portion de la conjonctive; l'opération au contraire est préférable quand la membrane est affectée dans toute son étendue.

Indication. Son objet est de diminuer le volume exubérant de la conjonctive à l'état d'hypertrophie vasculaire, et alors divers procédés ont été imaginés suivant que la conjonctive seule est tuméfiée ou que, par le progrès de la maladie, la peau et même le cartilage tarse ont subi un allongement. Dans le premier cas, on emploie l'excision simple de la conjonctive; dans le second, l'excision d'un lambeau de paupière, et d'une portion ou de la totalité du cartilage tarse.

Méthode ancienne. — *Excision de la conjonctive.* Indiquée par Hippocrate, décrite dans Aétius, rien de plus simple que cette opération. Le malade assis, la tête inclinée en arrière, la paupière fortement élevée ou abaissée suivant que l'on agit sur la supérieure ou l'inférieure, saisir, avec de bonnes pinces plates, un repli de la conjonctive suffisant pour ramener les cils à leur direction, sans en prendre un lambeau trop épais qui amènerait leur introversion ou renversement en dedans; puis, procédant de l'angle externe vers l'interne pour l'œil gauche, (pl. 5, fig. 2) ou en sens inverse pour l'œil droit, avec des ciseaux courbes sur le plat, exciser, dans toute la largeur de la paupière, un lambeau elliptique parallèle à son bord libre. L'opération terminée, pour le traitement consécutif se conduire comme dans l'ophthalmie ordinaire ou traumatique.

Méthode de M. Dieffenbach. — *Excision de la conjonctive au travers de la peau.* Applicable à l'une et l'autre paupière, ce procédé a pour objet, après l'excision de la conjonctive, de la fixer à la peau par une cicatrice commune, de manière à s'opposer à un nouvel allongement. En voici la manœuvre. Avec un bistouri droit, à lame étroite, faire aux tégumens, à quatre ou cinq millimètres du bord palpébral supérieur ou inférieur, une incision qui lui est parallèle et dont la longueur envahit les deux tiers de la paupière; l'incision doit se faire également de la main droite sur l'une ou l'autre paupière, ou l'un et l'autre œil, en procédant indifféremment de l'angle externe vers l'interne ou en sens inverse. La peau étant incisée, isoler un peu son bord palpébral, puis diviser le muscle orbiculaire et la conjonctive en regard, dans l'étendue de l'incision cutanée; saisir avec des pinces le bord palpébral de la conjonctive avec le cartilage tarse qui y adhère, attirer la membrane à l'extérieur, au travers de la plaie, en exciser une portion suffisante pour faire cesser le renversement, puis rapprocher les lèvres de la plaie avec interposition de la conjonctive et du bord du cartilage, et réunir le tout par de petites épingles maintenues par la suture entortillée. Les épingles, tordues en dehors, sont coupées près des fils. On les enlève du troisième au sixième jour. L'opération se pratique de la même manière sur l'une ou l'autre paupière (pl. 5, fig. 6 et 7). Après la guérison, la plaie ne donne lieu qu'à une cicatrice linéaire.

Excision partielle du cartilage tarse (procédé de Weller: pl. 5, fig. 3). Ayant remarqué que, dans l'ectropion ancien, le cartilage tarse éprouve un allongement, Weller, après l'excision de la conjonctive, enlève avec le bistouri ou les ciseaux, dans une étendue de quatre millimètres, la portion médiane du cartilage tarse, en ayant soin de ménager le bord palpébral. C'est ce procédé, où le cartilage tarse et la conjonctive sont intéressés, la peau étant intacte, qui nous paraît ressembler le plus à celui des anciens décrit dans Aétius et revendiqué en faveur d'Antylus.

Excision partielle de la paupière inférieure (pl. 5, fig. 4 et 5). (Procédé de M. Adams.) Publié en 1813 par cet oculiste anglais, suivant M. Martin il avait été imaginé par MM. Physick de Philadelphie et Bouchet de Lyon. Il consiste à rétrécir en masse la paupière inférieure en enlevant un lambeau triangulaire dont la base, de cinq à sept ou huit millimètres, correspond au bord palpébral et le sommet vers le globe oculaire, un peu au delà du bord inférieur du cartilage tarse; la longueur des côtés ayant de dix à douze millimètres. Il est préférable de pratiquer ce lambeau en dehors, à un demi-centimètre environ de l'angle externe. La paupière saisie avec une pince plate, la double incision se fait avec le bistouri; ou mieux, à chaque fois, d'un seul coup avec des ciseaux, comme l'a pratiqué M. Velpeau. Ce procédé a donné de bons résultats à ce chirurgien, à Béclard et à M. Roux.

Ectropion par rétrécissement de la peau (cicatrice vicieuse).

Blépharoplastique (pl. 6, fig. 1, 2, 3, 4). Lorsqu'une cicatrice vicieuse a déformé la paupière par rétrécissement de la peau, de manière que l'œil est maintenu irrégulièrement entr'ouvert, il n'y a d'autre moyen, pour y remédier, que la blépharoplastique comme la pratique M. Grœfe. Ordinairement, l'irritation chronique de la conjonctive au contact de l'air fournit d'autres indications; mais ce n'est que de la blépharoplastique elle-même que nous avons à nous occuper ici.

Le malade étant placé en position convenable, et le chirurgien en face de l'œil qu'il opère, circonscrire la cicatrice entre deux incisions que l'on prolonge un peu en ellipse, pour rendre la plaie plus régulière. Autant que possible, quelle que soit la paupière, supérieure ou inférieure, faire en sorte que l'incision la plus rapprochée du bord palpébral lui soit parallèle; disséquer la cicatrice de l'angle interne vers l'externe, c'est-à-dire du sommet vers la base du lambeau, puis, le lambeau cutané enlevé, écarter largement les lèvres de la plaie, de manière à rendre à la paupière la largeur convenable. La plaie étant disposée, procéder à la taille du lambeau. Il est convenable pour les paupières de suivre le procédé de M. Lallemand, c'est-à-dire qu'un des bords de la plaie du lambeau arrive sur celle de la paupière, tandis que l'autre bord est amené jusqu'à son niveau, le pédicule étant entre les deux. Pour la *paupière supérieure* (fig. 1 et 2), le lambeau est taillé en dehors sur la région fronto-temporale; comme il passe sur l'arcade sourcilière, il convient d'arracher les cils qui se produiraient sur la paupière nouvelle. Pour la *paupière inférieure* (fig. 3 et 4), le lambeau est taillé sur la région malaire. En thèse générale, l'angle le moins obtus entre la ligne médiane des deux plaies est le plus favorable; la torsion du pédicule étant d'autant moindre que les plaies sont moins éloignées du parallélisme. Le lambeau étant disséqué plus large et plus long que la plaie de deux à trois millimètres, on le fait glisser par une légère torsion de son pédicule sur la plaie qu'il doit recouvrir; c'est le bord interne libre qui s'adapte au bord palpébral pour l'une ou l'autre paupière.

Le lambeau mis en place, étancher le sang avec une éponge imbibée d'eau froide et réunir par des points de suture entortillée le sommet d'abord, puis le bord palpébral, et le bord opposé en dernier lieu. Les sutures sont faites avec de très petites épingles dont on redresse et on coupe au besoin les extrémités après leur application. Elles doivent être en assez grand nombre pour n'être écartées l'une de l'autre que de cinq à six millimètres. Il convient même d'en mettre un peu plus sur le bord périphérique ou le plus éloigné de la fente palpébrale, vu l'épaisseur croissante du muscle orbiculaire qui rend le tiraillement plus à craindre. Après deux jours enlever les sutures, que l'on remplace par des bandelettes agglutinatives; le lambeau adhère dans la huitaine, et la guérison est obtenue après quinze ou dix-huit jours.

L'ectropion guéri, la conjonctive, à l'état d'induration, motive fréquemment une excision partielle qui constitue ultérieurement une autre opération.

BLÉPHAROPTOSE (pl. 5, fig. 9, 10, 11, 12).

La chute de la paupière supérieure, déterminant l'occlusion forcée de l'œil, constitue une maladie très fâcheuse en ce qu'elle a les mêmes effets que la cécité, quoique le globe oculaire soit intact. Suivant ses causes, elle est traitée avec plus ou moins de succès par le secours de la chirurgie : imparfaitement guérissable dans le cas où elle dépend d'une paralysie complète du muscle élévateur de la paupière supérieure; elle est curable, au contraire, lorsqu'elle tient à un allongement considérable des tégumens de la paupière, quoique alors même il y ait diminution de la contractilité du muscle élévateur. Dans ce dernier cas, divers moyens sont employés suivant le degré de la maladie. Si elle est peu prononcée, on peut essayer d'abord d'obtenir le resserrement de la peau par l'emploi des astringens et des caustiques. Mais si l'œil est entièrement recouvert par une peau tombante, flasque et ridée, il vaut mieux avoir immédiatement recours à l'excision.

Procédé ordinaire (fig. 11 et 12). Saisir entre le médius et le pouce de la main gauche, ou mieux entre les mors d'une pince plate, un pli cutané parallèle au bord palpébral, et assez large pour que l'œil soit bien ouvert, et enlever ce pli d'un seul coup par la section faite avec des ciseaux droits. Pour plus de sûreté il vaut mieux, dans tous les cas, enlever un peu plus des tégumens qu'un peu moins. La section faite, absterger la plaie et attendre un peu, pour calmer l'hémorragie, puis réunir les lèvres de la plaie avec deux petites épingles fixées par la suture entortillée. M. Langenbeck enlève la suture après douze heures, M. Weller après dix-huit heures. On ne doit pas la laisser plus long-temps, pour éviter l'œdème phlegmoneux qui s'opposerait à la réunion. Scarpa n'appliquait aucune suture; M. Malgaigne se range à cette pratique, dont il a expérimenté les bons effets, et se contente de maintenir, abaissé sur la plaie, le muscle orbiculaire, par la pression de haut en bas, sur l'arcade sourcilière, d'une compresse graduée fixée par un tour de bande circulaire.

Procédé de M. Hunt (fig. 9 et 10). Dans le cas de paralysie de l'élévateur de la paupière supérieure, Morand et Anel avaient eu l'ingénieuse idée de faire suppléer ce muscle par l'attache sourcilière de l'occipito-frontal, en y fixant artificiellement la peau de la paupière elle-même. C'est la réalisation pratique de cette idée qui constitue le procédé de M. Hunt de Manchester.

Le sourcil rasé, avec le bistouri tenu en troisième position pratiquer, en regard de l'arcade sourcilière, une incision curviligne de même forme, égale en étendue à la fente palpébrale entre ses deux commissures. Cette première incision étant faite, en décrire, aux dépens des tégumens de la paupière, une seconde, à concavité supérieure, dont la courbe se prolonge d'autant plus inférieurement que la peau est plus surabondante. Les deux incisions réunies par leurs angles, enlever le lambeau cutané intermédiaire; puis absterger le sang, rapprocher les deux bords de la division et les maintenir accolés par trois points de suture entortillée. L'élévation forcée de la paupière entraîne une ouverture de l'œil proportionnée à la perte de substance et, après la cicatrice, la peau de la paupière elle-même adhérant à l'extrémité inférieure de l'occipito-frontal, la paupière se trouve relevée à volonté par l'action de ce muscle, en même temps qu'elle peut s'abaisser comme à l'ordinaire par la contraction de l'orbiculaire. On ne peut qu'applaudir à cette ingénieuse opération, qui, pour une maladie auparavant réputée incurable, amène, presque sans aucune difformité, une guérison plus ou moins complète.

ENTROPION.

L'entropion, ou renversement de la paupière en dedans, a pour effet l'irritation permanente de la conjonctive par les cils. De là deux indications : ramener le bord palpébral en dehors dans sa direction naturelle, ou détruire les bulbes ciliaires.

Retour de la paupière à sa direction.

Divers moyens sont employés suivant que la maladie est plus ou moins grave ou légère. Ce sont, dans l'ordre de leur complication, les bandelettes agglutinatives, les cathérétiques ou les caustiques; l'excision de la peau seule, ou accompagnée de la résection du cartilage tarse.

Bandelettes agglutinatives (pl. 5, fig. 8). Ce moyen ne convient que pour les cas les plus légers, où l'entropion, encore récent et accidentel, reconnaît pour cause la laxité de la peau qui succède à un œdème de la paupière. Rien de plus simple que ce procédé. Le sourcil étant rasé, relever la paupière supérieure et la maintenir en cet état par l'application de trois bandelettes agglutinatives divergentes qui remontent du bord palpébral sur le front; une quatrième bandelette, appliquée en travers sur la région sourcilière, maintient les trois premières. L'œil doit être ainsi maintenu ouvert artificiellement pendant l'espace de quinze à vingt jours, pour donner à la peau le temps de reprendre sa tonicité. On y aide même au besoin par quelques topiques astringens. Demours a guéri, avec ce procédé, un assez grand nombre de malades; et M. Velpeau, à son exemple, s'en est également servi avec avantage.

Cathérétiques et caustiques (procédé de Quadri). Nettoyer exactement la paupière et appliquer longitudinalement, sur la fente palpébrale, une bandelette agglutinative bien collante, pour empêcher tout liquide de s'insinuer entre les bords palpébraux; puis avec un petit pinceau en bois ou en filasse imbibé d'acide sulfurique ne faire que mouiller la peau dans une largeur de quatre à cinq millimètres au-dessus du bord palpébral, dans toute l'étendue des cils inclinés en dedans. Après huit à dix secondes de contact, essuyer la paupière avec soin et s'assurer de l'effet produit. Si la rétraction de la peau paraît suffisante pour corriger l'introversion de la paupière, l'effet désirable est obtenu. Dans le cas contraire, procéder à une nouvelle application en étendant la gouttelette un peu plus loin et un peu plus haut, pour intéresser une surface plus étendue de la peau, et nettoyer également après quelques secondes. On peut ainsi recommencer à trois ou quatre fois. Par prudence, il vaut mieux mettre plus de temps à intéresser une surface plus considérable et employer un acide moins concentré. Dès que la rétraction de la peau est suffisante, laver et essuyer, puis enlever la bandelette agglutinative. Les cils se trouvant redressés, les rassembler en cinq ou six petits faisceaux noués au sommet par des fils de soie et fixer ces fils sur le front par une bandelette agglutinative transversale. Quant à cette dernière manœuvre, comme il arrive souvent, ainsi que l'a remarqué Weller, que les cils abandonnent les fils au moindre clignotement, M. Malgaigne conseille plutôt de les coller par renversement sur la paupière elle-même avec un peu de glu. La bandelette agglutinative, appliquant les cils sur la paupière elle-même, remplirait le même effet.

Dans les cas les plus légers, les cathérétiques peuvent remplacer l'acide sulfurique ou les caustiques. Le cautère objectif, comme l'a employé Ware, peut avoir des effets trop graves pour que nous en recommandions l'emploi.

Excision de la peau. C'est la même opération que nous avons décrite plus haut, à propos de la blépharoptose; nous n'y reviendrons pas.

Excision du cartilage tarse (procédé de Saunders; pl. 7, fig. 2, 3). Introduire sous la paupière, entre elle et le globe de l'œil, la plaque de l'élévatoire en écaille; soulever la paupière, pour l'isoler de l'œil, et la faire tendre par un aide qui saisit le bord palpébral avec des pinces larges et plates. Inciser avec le bistouri un peu au-dessus des bulbes ciliaires, et parallèlement au bord palpébral, jusque sur le cartilage tarse. Disséquer, de bas en haut, en isolant le cartilage jusqu'à son bord sourcilier; le détacher en coupant l'attache de l'élévateur et de la conjonctive et, après l'avoir isolé à son bord supérieur et à ses extrémités, en faire la résection avec le bistouri ou des ciseaux, en prenant garde de ne point intéresser les bulbes ciliaires et surtout le conduit lacrymal.

L'intention de ce procédé est de diminuer la hauteur de la paupière en lui enlevant son point d'appui. L'auteur suppose qu'il n'y a point à craindre la paralysie de l'élévateur qui continuera de soulever la peau et la conjonctive. Mais, en supposant qu'il en soit ainsi, le procédé en lui-même doit-il être appliqué à une maladie aussi légère et amène-t-il un résultat proportionné aux désordres qu'il nécessite, nous ne le pensons pas, et du reste, la figure qu'il a donnée lui-même d'un œil prétendu guéri, beaucoup plus difforme que celui affecté d'un simple entropion, est peu faite pour encourager à faire usage de ce procédé.

Procédé de M. Guthrie (pl. 7, fig. 4 et 5). Avec le bistouri, ou mieux avec des ciseaux droits à pointes mousses, faire, à cinq millimètres de l'angle externe, une section perpendiculaire, de toute l'épaisseur de la paupière, à partir du bord palpébral, dans une longueur de dix à douze millimètres. Pratiquer ensuite une pareille incision vers l'angle interne de l'œil, un peu en dehors du point lacrymal. Entre ces deux incisions se trouve compris le cartilage tarse que l'objet de l'opérateur est de soustraire à l'action du muscle orbiculaire. L'opération amenée à ce point, s'assurer, en relevant la paupière, ou plutôt, le lambeau moyen, qu'il n'y a plus d'adhérences ou, s'il en existe, en faire la section. Laissant ensuite retomber le lambeau sur l'œil, examiner s'il reste encore une introversion du bord palpébral et, dans le cas où ce phénomène persiste, pratiquer une excision transversale intéressant la peau et le cartilage vers la base du lambeau. L'opération étant terminée, le bord palpébral du lambeau se trouve plus élevé que les extrémités adhérentes aux deux angles et ne fait plus suite avec elles. C'est dans ces rapports vicieux que sont réunies les parties par quatre anses de fil dont les bouts sont ramenés et fixés sur le front par des bandelettes agglutinatives.

La même observation, que nous avons faite au procédé précédent, s'applique à celui-ci. Le désordre est trop considérable et il semble même inutile. Comme en définitive, après les sections latérales perpendiculaires, il faut encore avoir recours à l'excision transversale, n'est-il pas clair qu'on peut se borner à cette excision comme pour la blépharoptose : l'effet produit est le même, la difformité est à peine visible et le bord palpébral est conservé intact?

TRICHIASIS ET DISTICHIASIS (pl. 7, fig. 4 et 5).

Destruction des bulbes ciliaires.

Le trichiasis consiste dans l'introversion partielle d'une petite étendue du bord palpébral, ou, sans introversion, dans la direction vicieuse en dedans d'un certain nombre de cils. Le distichiasis, ordinairement le résultat d'une disposition congéniale, consiste dans une multiplication accidentelle des cils formant une seconde ou une troisième rangée disposées plus ou moins irrégulièrement derrière la rangée normale du bord palpébral. Quelle que soit la cause de la direction vicieuse des cils et qu'il y ait ou non introversion du bord palpébral, l'indication de détruire les cils est la même. On y procède de la manière suivante.

Arrachement et cautérisation (procédé de M. Champesme). Arracher un à un les cils déviés avec des pinces épilatoires; renverser en dehors la paupière et l'isoler du globe de l'œil en la soulevant avec l'élévatoire en écaille, puis cautériser chaque bulbe en particulier avec un petit cautère à boule dont l'extrémité est filiforme.

Arrachement après incision (pl. 7, fig. 6). La paupière soulevée par l'élévatoire en écaille, comprendre la portion du bord palpébral qui renferme les cils déviés entre deux incisions verticales parallèles, de trois millimètres de longueur, qui n'intéressent que la peau. Réunir ces deux incisions par une autre transversale sur le bord même de la paupière et disséquer de bas en haut le petit lambeau cutané rectangulaire. Les bulbes des cils se trouvant ainsi mis à nu, les arracher isolément ou, s'il reste du doute, emporter par excision la gangue celluleuse qui les renferme. Enfin, comme une dernière précaution, dans la supposition de germes qui pourraient se développer, toucher avec un petit pinceau imbibé d'acide nitrique. Cette manœuvre, du reste, a l'inconvénient d'éloigner la cicatrisation.

Excision du bord palpébral (Schreger). Saisir et renverser avec des pinces la portion malade du bord palpébral et l'enlever d'un seul coup, dans une section demi-elliptique, avec des ciseaux courbes. Ce procédé, qui offre l'inconvénient d'une perte de substance du bord cutané palpébral, convient moins que le précédent.

Pour le *distichiasis* en particulier, comme il y a peu à craindre une nouvelle reproduction des cils développés accidentellement à travers la conjonctive, il suffit, pour qu'ils ne se reproduisent plus, d'en faire avec soin l'arrachement un à un.

ADHÉRENCE DES PAUPIÈRES (*ankyloblépharon*).

L'adhérence des paupières présente plusieurs variétés : 1° l'union simple des deux paupières est ordinairement congéniale et constitue l'imperforation de la fente palpébrale. Dans ce cas les parties sont accolées par une membrane mince qui laisse une ligne interciliaire indiquant le trajet suivant lequel doit se faire la division. Les paupières étant saisies et soulevées, pour les isoler du globe de l'œil, pratiquer une ponction dans l'angle qui doit former la commissure externe, puis glisser sous les paupières, à travers la piqûre, une sonde cannelée, recourbée suivant la convexité de l'œil, pour tendre en avant le voile membraneux. Dans la cannelure de la sonde on insinue la pointe d'un bistouri droit, à lame étroite, qui achève la section suivant la ligne interciliaire (pl. 6, fig. 5). L'opération terminée, pour empêcher une nouvelle adhérence de se former il faut maintenir l'écartement du bord palpébral. Le moyen le plus simple, et aussi le plus sûr, est de maintenir soulevée la paupière supérieure par des bandelettes agglutinatives, comme il a été dit plus haut à propos de l'entropion.

2° L'union des surfaces de la conjonctive à laquelle participe ou non une portion de la fente palpébrale est ordinairement acquise et le résultat d'une inflammation. Rien de plus simple que d'isoler par dissection les deux surfaces palpébrale et oculaire; mais il est presque impossible d'empêcher une nouvelle adhérence de se produire, l'art ne possédant aucun moyen de maintenir isolées les surfaces, et la sensibilité des parties ne permettant pas l'interposition d'un corps étranger.

TUMEURS DES PAUPIÈRES.

En pathologie chirurgicale, les tumeurs des paupières se distingueraient suivant leur nature et le tissu qu'elles affectent ou dans lequel elles se développent; et l'on en formerait ainsi plusieurs genres qui donneraient lieu à des considérations spéciales. Mais, au point de vue de la médecine opératoire, il faut considérer, sous la distinction commune de *tumeurs palpébrales*, toutes celles qui ont leur siége aux paupières, quels que soient leur nature et leur siége entre la peau et la conjonctive.

Les tumeurs palpébrales qui donnent lieu à des opérations sont de trois genres : *enkystées*, *cellulaires* et *cancéreuses*. Les deux premiers se rapportent plus particulièrement à la peau et au tissu cellulaire sous-jacent; l'autre intéresse ordinairement toute l'épaisseur des paupières, même sans en excepter la conjonctive.

TUMEURS ENKYSTÉES. Les kystes de diverse nature sont traités par l'excision ou l'incision aidée de la cautérisation.

EXCISION (pl. 6, fig. 9 et 10). Suivant la profondeur du kyste, on l'attaque ou par la surface de la peau, ou par celle de la conjonctive. Le dernier procédé est préférable, autant qu'on le peut, pour éviter une cicatrice.

1° *Excision par la peau* (pl. 6, fig. 9). Armé d'un bistouri convexe très fin, pratiquer une incision transversale plus longue d'un tiers que le grand diamètre du kyste, en évitant avec soin d'entamer sa surface, puis procéder à sa dissection ou à son énucléation, de manière à n'avoir plus qu'à le séparer en arrière. Le kyste enlevé en totalité, réunir par première intention.

2° *Excision par la conjonctive* (pl. 6, fig. 10). Renverser sur le doigt la paupière, dont le bord est saisi par les cils, ou, s'il est très mince, la faire maintenir renversée sur une sonde offerte parallèlement au bord palpébral; diviser la conjonctive par une incision transversale, saisir le kyste avec une pince ou une érigne, le disséquer et l'enlever en entier avec le bistouri en prenant garde de l'ouvrir.

INCISION AVEC CAUTÉRISATION (*procédé de Dupuytren*). La paupière renversée sur le doigt, de manière à faire saillir le kyste sous la conjonctive, diviser l'un et l'autre d'un seul coup de bistouri, évacuer les matières contenues dans l'intérieur du kyste et cautériser toute la surface de sa cavité avec un crayon de nitrate d'argent. La suppuration entraîne ultérieurement les débris du kyste, et la plaie guérit d'elle-même après la chute des escarres.

TUMEURS CELLULAIRES. Sous ce nom sont compris de petits noyaux indurés qui semblent le résultat d'une hypertrophie celluleuse, provoquée par diverses causes dont la plus commune, d'après M. Lisfranc, serait un orgeolet non suppuré. Ces bourrelets celluleux donnent lieu à une irritation chronique de la paupière et souvent à un petit abcès fistuleux qui s'ouvre à la surface de la conjonctive sur l'un des bords du cartilage tarse. Divers moyens ont été employés pour en obtenir la résolution : les *emplâtres fondans*, *l'acupuncture* (*Demours*), le *séton* pratiqué avec une aiguille qui traverse de part en part la tumeur et en provoque la suppuration (*Jacquemin*), enfin la *cautérisation* avec le nitrate d'argent (*Lisfranc*, *Caron du Villars*).

Procédé de M. Caron du Villars. La paupière étant renversée, sonder le trajet fistuleux avec le stylet de Méjean; si l'orifice est capillaire, l'élargir par une piqûre, puis introduire dans la fistule une sonde cannelée très fine, dont la gouttière est chargée de nitrate d'argent fondu. Cautériser pendant une minute le trajet fistuleux et la tumeur, retirer le porte-caustique et laver à l'eau froide. La suppuration et la séparation des escarres déterminent la fonte de la tumeur et la cicatrisation du trajet fistuleux; néanmoins si une première cautérisation avait été incomplète, on devrait en pratiquer une seconde.

TUMEURS CANCÉREUSES. On ne peut considérer ici, par rapport aux paupières, que les boutons cancroïdes commençans et de peu d'étendue, le cancer, une fois qu'il a envahi en surface et en profondeur, réclamant l'extirpation de l'œil en entier. La vive sensibilité de l'œil ne permettant pas d'employer la pâte arsenicale, les boutons cancroïdes des paupières ne peuvent être enlevés que par l'excision. Si la maladie, de quelques millimètres d'étendue, est tout-à-fait superficielle et bornée à la peau, on peut la soulever dans un pli et l'enlever d'un seul coup, par excision, avec le bistouri ou les ciseaux courbes sur le plat, sauf, par prudence, à cautériser légèrement la surface de la plaie. Mais si le cancer paraît avoir envahi dans l'épaisseur de la paupière, il faut le cerner dans un lambeau de paupière enlevé en totalité soit, au milieu de la paupière, par une double incision elliptique, soit, sur le bord palpébral, par une incision simple de même forme ou une double incision en V : les deux bords de l'incision double seront réunis par la suture entortillée.

OPÉRATIONS QUI SE PRATIQUENT SUR LA CONJONCTIVE.

Les maladies de la conjonctive qui réclament le secours des opérations sont les hypertrophies vasculaires et les diverses excroissances fongueuses ou érectiles, le pinguécula, l'encanthis, le pannus et le ptérygion, qui toutes donnent lieu à des excisions.

Excroissances, encanthis, pinguécula.

Les *excroissances* qui se présentent sur divers points de la conjonctive oculaire ou palpébrale ont pour premier élément le développement anévrismatique de petits vaisseaux sanguins. C'est le nom générique donné à des tumeurs de diverse nature, lorsqu'elles n'ont encore atteint qu'un petit volume. On en pratique l'excision, qui doit être suivie de la cautérisation, avec une tige métallique enduite de nitrate d'argent (pl. 6, fig. 12).

La *tumeur érectile* (pl. 5, fig. 1), le *fongus* et la *tumeur mélanique*, qui se développent sur la conjonctive, ne donnent lieu à des excisions qu'autant qu'elles sont encore à l'état rudimentaire. Par leurs caractères spécifiques, ces dégénérescences, abandonnées à elles-mêmes, sont, sur la conjonctive comme sur tout autre tissu, le germe de ces tumeurs redoutables qui envahissent l'œil en entier et la cavité de l'orbite.

Encanthis (pl. 6, fig. 11), c'est le nom générique du gonflement ou de l'hypertrophie de la caroncule lacrymale. C'est dans cette acception très étendue que Weller appelle également du nom d'encanthis l'inflammation et les diverses dégénérescences de la caroncule. M. Roguetta, restreignant cette dénomination à un état chronique ou d'hypernutrition, distingue l'encanthis en plusieurs variétés : l'*hypertrophique simple*, observé par Dupuytren et Monteggia; le *cystique*, formé par un kyste; le *mélanique* (Wardrop, Riberi), le *fongueux* (Scarpa) et le *cancéreux* (Demours), également susceptibles, par leur nature, d'atteindre un volume énorme; enfin le *lithique*, formé par des concrétions calcaires (Monteggia).

Le *pinguécula* (pl. 7, fig. 1, b) est une petite tumeur jaunâtre qui se développe dans la conjonctive scléroticale, de nature inconnue et dont le nom, emprunté de sa couleur, semble indiquer la présence de la graisse, quoiqu'elle n'en contienne pas.

Toutes ces maladies se traitent également par l'excision. Il est bien entendu que toutes celles qui peuvent acquérir un grand volume ne sont considérées ici, comme il a été dit plus haut, qu'à leur naissance. Le procédé d'excision est des plus simples : il consiste à saisir la tumeur avec des pinces et à en pratiquer soit l'excision avec des ciseaux droits ou courbes sur le plat, suivant la position de la tumeur; soit la dissection avec un petit bistouri. En raison de la nature maligne de la plupart de ces maladies, le pinguécula excepté; en principe général, pour prévenir une récidive, le chirurgien doit porter son attention à enlever exactement tout fragment de tissu douteux et, après l'excision, cautériser la surface saignante pour être plus certain de ne laisser aucun germe qui puisse repulluler.

Ptérygion. — Pannus.

Sous les noms de *ptérygion* et de *pannus* on comprend un état variqueux constitué par la dilatation des capillaires de la conjonctive. Comme caractère commun, l'un et l'autre sont formés par de petits vaisseaux qui, procédant de la gouttière oculo-palpébrale de la conjonctive comme base, envahissent, comme sommet, sur le centre de la cornée. Mais le ptérygion, de forme triangulaire, est borné au grand angle de l'œil, tandis que le pannus recouvre toute la surface de la conjonctive oculaire. Jusqu'à ces derniers temps, on n'admettait, entre ces deux maladies, que ces différences fondées sur le siége et l'étendue; mais, d'après les recherches les plus récentes des ophthalmologistes, les différences portent aussi sur la nature même de l'altération.

PTÉRYGION (planche 7, fig. 9). C'est une végétation membraneuse de forme triangulaire, épaisse et d'apparence charnue, située ordinairement au grand angle de l'œil, mais parfois sur d'autres points. Sur cent cinq ptérygions opérés par M. *Riberi*, cent occupaient l'angle interne, quatre l'angle externe, et un seul l'hémisphère supérieur. Le ptérygion renferme un épais lacis de vaisseaux variqueux convergens de l'angle interne de l'œil vers le centre de la cornée par un sommet unique ou bifide (*Beer*, *Weller*). Suivant M. *Sichel*, ces vaisseaux ne s'anastomosent pas entre eux : observation que nous avons trouvée fondée par la vérification faite sur le vivant au microscope. Toutefois, d'après *MM. Guthrie*, *Travers* et *Middlemore*, le ptérygion ne consiste pas seulement dans l'existence de ces vaisseaux et forme comme une membrane distincte par une sécrétion interstitielle dans le tissu de la conjonctive. Enfin, suivant M. *Rognetta*, le ptérygion, aux quatre extrémités des deux diamètres de l'œil, ne serait souvent autre chose que la carnification ou transformation musculaire du tendon aponévrotique de l'un des muscles droits de l'œil.

Trois méthodes opératoires ont été employées contre le ptérygion : l'excision, l'incision et la ligature; les deux dernières sont tombées en désuétude.

Excision (pl. 7, fig. 10). *Scarpa* saisissait le ptérygion avec des pinces, auprès de la conjonctive, le faisait rompre en tirant dessus légèrement, puis glissait dessous l'instrument. Il se contentait d'enlever le ptérygion sur la cornée et l'excisait un peu au delà de la circonférence de cette membrane. *Demours* glissait au-dessous, vers son milieu, une lancette à plat, le détachait de côté vers le sommet, l'excisait en dehors de la circonférence de la cornée et faisait quelques scarifications sur la base restante pour en faciliter l'atrophie. *M. Riberi* pince la base du triangle, qu'il fait craquer par déchirure comme Scarpa, la divise d'un coup de ciseau et, avec un bistouri fin, dissèque soigneusement le lambeau en entier en le relevant vers le sommet. *M. Middlemore* n'enlève le sommet qu'autant qu'il est très opaque; dans le cas contraire, pour ne pas irriter la cornée ou l'affaiblir, il arrête l'excision à sa circonférence.

Enfin *M. Rognetta* adopte un procédé mixte suivant l'étendue du ptérygion : s'il n'envahit pas encore sur la cornée, ou si le sommet sur cette membrane est encore demi-transparent, il le saisit, le fait craquer par déchirure comme Scarpa, et en excise une largeur avec des ciseaux courbes, comptant sur la suppuration pour l'atrophie de ce qui en reste. Au contraire, si le sommet cornéal du ptérygion est opaque; imitant avec un petit bistouri le procédé que Demours pratiquait avec la lancette, il pince le milieu du triangle, glisse la lame en dessous, la relève en coupant à trois millimètres de la circonférence de la cornée, puis dissèque exactement le lambeau sur le sommet de cette membrane. Si la base du ptérygion est très saillante; au lieu de l'abandonner comme Scarpa, ce qui expose à une récidive, il l'excise au contraire avec des ciseaux courbes, mais sans s'astreindre, comme M. Riberi, à une dissection minutieuse.

Pannus (pl. 7, fig. 11). C'est un état général de dilatation variqueuse de la conjonctive qui forme comme une sorte de voile vasculaire sur toute la surface de l'œil, du pourtour de la gouttière de réflexion de la conjonctive, comme circonférence, au sommet de la cornée comme centre; en sorte que cette membrane peut offrir tous les degrés intermédiaires entre la transparence et l'opacité, suivant le volume et l'épaisseur des vaisseaux qui la recouvrent. Néanmoins le pannus n'est pas toujours général : *Wardrop* et *Weller* en ont vu chacun un qui n'occupait que l'hémisphère inférieur. Une autre maladie, sans être le pannus, a les mêmes effets et peut réclamer le même traitement : c'est la *vascularité cornéale* qui succède aux kératites chroniques.

Excision (pl. 7, fig. 12). *Scarpa* saisissait avec des pinces les principaux troncs vasculaires, en faisait l'excision, circulairement à la cornée, dans une largeur de deux à trois millimètres et comptait sur l'atrophie pour la destruction des vaisseaux, au contour et sur la cornée, après les avoir interrompus au milieu de leur trajet. *M. Rognetta,* convaincu que la maladie, dans son état le plus avancé, peut être alimentée par des vaisseaux nouveaux venus de la profondeur de la cornée, conseille de pratiquer l'excision à la surface même de cette membrane, en la continuant, comme Scarpa, jusqu'à deux millimètres de la circonférence sur la conjonctive scléroticale.

GLOBE OCULAIRE.

OPÉRATIONS QUI SE PRATIQUENT SUR LES MILIEUX RÉFRINGENS.

Opérations qui ont pour siége la chambre antérieure.

Elles ont pour objet d'évacuer des liquides purulens dont l'opacité nuit à la vision dans les cas d'iritis et d'hydato-capsulite.

1° *Ponction de l'hydato-capsulite et de l'hypopion.* D'après *Wardrop, Lawrence* et *Middlemore,* l'inflammation de la membrane de l'humeur aqueuse peut être suivie d'une hydropisie des deux chambres, caractérisée, entre autres symptômes, par la proéminence exagérée et la demi-opacité de la cornée. Si l'inflammation aiguë donne lieu à un dépôt purulent, l'épanchement devient un *hypopion.* Ce dernier mot, dans l'état actuel de la science, est générique de tous les petits abcès qui s'ouvrent dans la cavité de la membrane séreuse oculaire, quel que soit le tissu d'où provienne la suppuration.

La ponction ne doit être pratiquée qu'autant que les accidens inflammatoires ont diminué d'intensité. Rien de plus simple que le procédé : il consiste dans une piqûre à la partie inférieure de la circonférence de la cornée (pl. 8, fig. 9). Si l'on soupçonne le liquide très épais, on pique avec une lancette (*Scarpa*) qui donne une ouverture assez large; si le liquide est aqueux, comme dans l'hydato-capsulite, une aiguille lancéolaire suffit (*Wardrop*).

CATARACTE.

On appelle cataracte l'opacité soit du cristallin, soit de sa capsule ou de tous les deux à-la-fois, d'où les trois grandes espèces de cataractes, *lenticulaire, capsulaire* et *capsulo-lenticulaire.* Une quatrième espèce est l'opacité du liquide capsulaire ou la cataracte *interstitielle.* Par extension, quelques auteurs nomment *cataracte hyaloïdienne* l'opacité de la membrane hyaloïde; d'autres, moins fondés, appliquent également la dénomination de cataracte aux diverses obturations de l'ouverture pupillaire par un dépôt accidentel de pus, de lymphe, de sang, etc., mais ces distinctions n'ont pas prévalu.

S'il est, en chirurgie, une opération qui satisfasse à-la-fois la raison du savant et l'instinct de l'artiste, la théorie et la pratique de l'art, c'est bien assurément l'opération de la cataracte. Certes celui-là fut heureusement inspiré, qui le premier, guidé par les vagues notions d'une science encore incertaine, comprit qu'une substance opaque dans l'œil pouvait être un obstacle à la vision, osa concevoir la possibilité de l'extraire et réussit enfin à restituer la vue à jamais éteinte. Un aperçu si juste méritait bien que le succès vint légitimer son ingénieuse hardiesse. Mais la variété des données accessoires qu'il suppose ne permet pas de croire qu'un problème aussi complexe ait pu se résoudre ainsi du premier jet. Comme toutes les idées vraiment fécondes, qui appartiennent un peu à tout le monde, et sont l'expression intellectuelle d'une époque ou, en d'autres termes, le résultat du travail de l'esprit humain dans son ensemble, plutôt que de celui d'aucun homme en particulier, l'ingénieuse opération de la cataracte paraît avoir être l'un de ces produits des efforts combinés d'un grand nombre de savans, l'un de ces résultats d'application de plusieurs sciences, qui surgissent tout-à-coup lorsqu'il n'y a plus qu'à les extraire d'un ensemble de connaissances suffisamment élaborées. Aussi, à ce point de vue philosophique, corroboré par des exemples si nombreux de nos jours, apparaît-il clairement que ce sont les idées scientifiques les plus générales, les idées abstraites et de pure science, celles qui semblent uniquement spéculatives, et pour jamais en dehors du domaine de l'utile, ce sont néanmoins, disons-nous, ces idées-mères qui, avec le temps, deviennent les plus fécondes, et dont la dispersion entre des esprits d'instincts divers se convertit en une source intarissable des applications les plus variées.

Peut-être l'opération de la cataracte se perd-elle dans la nuit des temps; pour nous, du moins, c'est encore dans la célèbre école d'Alexandrie, dans ce brillant foyer des lumières de l'antiquité grecque, que l'on trouve les premières notions sur la cataracte. Nous ignorons quelles étaient au juste les connaissances des Alexandrins sur la physique; mais il est difficile de croire que la théorie de l'optique ne fût pas déjà très avancée chez un peuple qui avait porté si loin les connaissances astronomiques. Quoi qu'il en soit, Galien signale à Alexandrie un certain Philoxène, qui, deux siècles avant notre ère, opérait avec succès la cataracte ; mais son procédé est resté dans l'oubli. A l'époque de Celse, déjà les idées sont plus précises : l'auteur romain attribue la cataracte à une humeur coagulée ou à une membrane derrière la pupille. A un demi-siècle de distance, Antyllus décrit l'abaissement. Bientôt Rufus d'Éphèse distingue l'opacité du cristallin de l'humeur placée devant. Ses indications sont si positives que les modernes ont pensé qu'il avait dû faire des autopsies. Enfin Paul d'Égine, en traitant, ex professo, de l'étiologie et du pronostic de la cataracte, ferme avec éclat la carrière de l'antiquité.

Les Arabes conservent les traditions et les connaissances des auteurs grecs et romains; mais au moyen âge, et jusqu'au 17e siècle, l'oubli des distinctions sur la nature de la cataracte entraîne celui des méthodes opératoires : le souvenir de l'extraction est perdu ; l'abaissement, seul conservé, est à peine soumis à des règles, et livré à des empiriques. C'est de plus haut que renaître la lumière. En 1604 Képler démontre que le cristallin n'est qu'un corps réfringent, utile mais non indispensable à la vision. Descartes, quelques années après, fixe les usages de la rétine. A partir de ces deux grands hommes, les idées fondamentales sont posées. En 1660 l'opacité du cristallin est prouvée; l'année 1707 voit reparaître l'extraction. Enfin par une suite de travaux partiels s'établissent les distinctions des diverses cataractes que précisent, vers 1750, Sharp et Z. Platner; et de ces formules naissent peu à peu les divers procédés usités de nos jours.

Caractères généraux[1].

Les diverses cataractes se singularisent par plusieurs qualités physiques qui établissent leurs variétés et servent d'indication pour le diagnostic, la convenance de l'opération et le choix de la méthode et du procédé. — 1° *Siége*. Sous ce rapport on distingue quatre genres de cataracte, *cristalline* ou *lenticulaire*, *capsulaire*, *capsulo-lenticulaire* et *interstitielle* ou *morganienne*; cette dernière produite exclusivement par l'opacité de l'humeur de Morgagni. — 2° *Consistance*. La cataracte est dure, molle ou liquide. La cristalline peut offrir l'un ou l'autre de ces trois caractères; la capsulaire, les deux premiers seulement: l'interstitielle est toujours liquide. L'extrême densité est le fait du cristallin. La cataracte prend différens noms suivant son aspect, sa composition chimique ou son volume. Ainsi la cataracte dure est dite siliqueuse, sèche, cornée, calcaire, osseuse, hypertrophiée, atrophiée, etc.; la cataracte molle, gélatineuse, gommeuse, crétacée; la cataracte liquide, hydatique, lactée, purulente. — 3° *Couleur*. La cataracte affecte cinq espèces de coloration, blanche, jaunâtre, verdâtre, noirâtre ou brune, dont chacune présente une foule de variétés suivant la nuance, l'éclat ou la matité, la transparence ou l'opacité. En général, les couleurs les plus claires annoncent plus d'opacité et coïncident avec une plus grande densité. Les plus sombres supposent, au contraire, plus de mollesse et de transparence. D'autres caractères moins importans tiennent à la présence ou à l'absence de stries, raies ou barres colorées. — 4° *Profondeur*. Un cercle d'ombre projeté par le bord pupillaire sur la cataracte indique que l'espace de la chambre postérieure est conservé. S'il manque, l'iris étant dans la position naturelle, c'est que l'appareil cristallinien, déplacé ou hypertrophié, s'applique immédiatement derrière l'iris. — 5° *Fixité*. Le cristallin est immobile dans l'état normal. Par la destruction incomplète ou complète de ses adhérences, la cataracte devient ou *branlante* ou *luxée*. C'est dans ce dernier cas que peut survenir son abaissement spontané.

[1] Voyez divers exemples de cas cités, pl. 8.

Circonstances qui influent sur le résultat de l'opération.

1° *Age*. La cataracte s'opère à tout âge, mais les chances sont plus favorables dans l'extrême jeunesse. En général la vision est d'autant plus nette, que l'opération a été faite sur un sujet plus jeune. Dès l'âge de 15 ans le succès n'est plus qu'incomplet (Saunders). Middlemore prescrit d'opérer du sixième au dix-huitième mois de la naissance; Lawrence, encore plus hardi, du premier au deuxième mois. Les chances de succès diminuent avec l'âge. Toutefois, le plus grand nombre de cataractes se rencontrant de 50 à 70 ans, l'âge avancé n'est point en lui-même une contre-indication suffisante. — 2° *Saison*. Pour cette opération, qui n'est point d'urgence, il faut préférer les saisons tempérées, le printemps ou l'automne. — 3° *Maturité*. Les anciens ophthalmologistes ont beaucoup subtilisé sur ce qu'ils nommaient maturité de la cataracte. On n'attache aujourd'hui aucun sens à ce mot. Toute cataracte est propre à être opérée lorsqu'il n'existe dans le moment aucune contre-indication. — 4° *Nombre*. La cataracte est simple ou double. Dans la cataracte double, toutes les circonstances, d'ailleurs, étant favorables, il y a indication formelle d'opérer. Si, au contraire, il n'y a cataracte que d'un côté, les avis se partagent. Toutefois, quoique l'art possède un certain nombre de succès dans ce cas, le plus grand nombre des chirurgiens se rangent du parti de la prudence en conseillant d'attendre, d'après ce précepte général de ne point pratiquer une opération qui n'est pas actuellement nécessaire. Ce conseil nous paraît devoir être suivi. Quand le malade voit encore d'un côté, pourquoi tenter une opération dont les suites peuvent être funestes, même pour l'œil sain, tandis que le meilleur résultat que l'on puisse espérer est la vision inégale des deux yeux?

Conditions de succès.

Elles se résument sous plusieurs chefs : 1° état sain de la rétine, prouvé par la contractilité de l'iris à l'approche d'une lumière; 2° transparence de la cornée, au moins dans une étendue suffisante en regard de l'ouverture pupillaire; 3° iris non adhérent, 4° absence de toute phlogose du globe oculaire dans les divers tissus, 5° état de santé général satisfaisant et absence de toute diathèse morbifique, 6° ancienneté suffisante de la cataracte pour être assuré qu'elle n'est plus le siége d'un travail aigu.

On opère la cataracte par trois méthodes : l'*abaissement*, l'*extraction* et la *méthode mixte*; les deux premières renferment plusieurs procédés.

PREMIÈRE MÉTHODE. — ABAISSEMENT.

Le mot *abaissement* renferme aujourd'hui, sous une acception générique, les nombreux procédés qui ont pour objet de déplacer ou de broyer avec une aiguille, dans l'intérieur de l'œil, le cristallin et sa capsule. A ces procédés se rapportent diverses manœuvres qui empruntent leurs dénominations spéciales du lieu d'introduction de l'aiguille, du mode d'action exercé sur le corps étranger, et du sens dans lequel il est déplacé.

A. *Introduction de l'aiguille.* Trois variétés : 1° par la sclérotique, *scléronyxis*; 2° par la cornée, *kératonyxis*; 3° par le corps vitré, *hyalonyxis* : cette dernière, qui indique la manière dont on attaque le cristallin en arrière par le corps vitré, n'est que le second temps d'une manœuvre où la sclérotique elle-même a été piquée. — B. *Action sur la cataracte.* Trois variétés : 1° incision simple de la capsule; 2° morcellement ou déchirure après l'abaissement; 3° broiement du cristallin lui-même (*cristallotriptie*). — C. *Sens du déplacement* : 1° de haut en bas (*depression*); 2° d'avant en arrière, en couchant le cristallin à plat (*réclinaison* ou *renversement*). Cette dernière n'est qu'un premier temps qui doit être suivi de la dépression. — Ces nombreuses dénominations ne jettent tant d'obscurité sur la plupart des descriptions, que parceque, dans les livres, on les présente souvent à tort comme des procédés; tandis qu'en réalité elles ne représentent que l'ensemble de manœuvres dont l'association variée constitue les procédés et les différencie.

Historique. La première notion de la méthode par abaissement remonte à Antyllus. Les Arabes, au rapport d'Avicennes, outre l'extraction, emploient un procédé mixte de kératomie suivie d'abaissement par l'aiguille. Au moyen âge (vers 1280) G. de Salicet, croyant que la cataracte est causée par une pellicule pupillaire, pratique exclusivement la dépression. Sa théorie et son procédé sont suivis par G. de Chaulieu et successivement par tous les chirurgiens de la renaissance. Toutefois, peu-à-peu de nouvelles observations s'ajoutent aux anciennes. Déjà A. Paré possède des notions plus précises et constate que la cataracte durcit avec l'âge. Franco se plaint que souvent la cataracte abaissée remonte. Mais ce n'est qu'un siècle et demi plus tard, après la réhabilitation de l'extraction, que Didier (1722) décrit positivement la cataracte secondaire. En 1710 Pourfour du Petit propose d'attaquer le cristallin en arrière. Suivant le témoignage de Ferrein, ce procédé, qui, de nos jours, est devenu la *hyalonyxis*, est pratiqué avec succès à Montpellier dès 1720. En 1722, Saint-Yves signale l'abaissement spontané du cristallin devenu opaque. Vers la même époque Rhaétus reconnaît que le cristallin peut rester transparent malgré une cataracte capsulaire, et Molyneux constate l'absorption du cristallin abaissé. Dans le cours du siècle dernier l'abaissement se formule dans ses manœuvres. En 1785 Wilburg imagine le renversement, auquel il attribue l'avantage de diminuer les chances de réascension du cristallin. Enfin Warner, par l'invention du broiement, complète l'ensemble des sous-procédés qui se rapportent à la méthode par abaissement.

Appareil. Il se compose des objets suivans : un serre-tête ou un bonnet, une bande roulée pour le fixer ou simplement un mouchoir de soie plié en triangle; un bandeau binocle en toile doublée d'un taffetas noir; une petite compresse fenêtrée en linge fin, qui doit isoler les yeux après l'opération, un plumasseau de charpie fine, ou du coton cardé, pour intercepter la lumière. Au lieu de ces bandages, M. Quadri préfère laisser l'œil libre et maintient seulement les paupières rapprochées par quelques petites bandelettes de taffetas d'Angleterre qui passent de l'une à l'autre.

Instrumens (pl. 2). On a beaucoup varié dans ces derniers temps la forme de l'aiguille à cataracte. Les plus usitées en France sont les aiguilles de *Dupuytren* et de *Scarpa*. L'aiguille de Scarpa, plus généralement préférée, est une tige fine d'acier, longue de trente-cinq à quarante millimètres, très légèrement conique, épaisse seulement d'un demi-millimètre dans la moitié de sa longueur vers la pointe. Celle-ci forme un petit dard ou fer de lance incurvé sur le plat à angle de cent degrés, plane sur la face convexe, et formant sur la face concave une arête légère qui lui donne de la prise et de la solidité. Cette arête constitue la différence avec l'aiguille de Dupuytren, qui est plane sur les deux faces et par cela même un peu faible. La tige est fixée dans un manche en ivoire; un point noir, sur la face qui correspond à la convexité, guide le chirurgien pour les manœuvres de la pointe. La chirurgie possède encore un grand nombre d'aiguilles à cataracte, celles de M. *Bretonneau* et de *Walter* peu différentes de celle de Scarpa; les aiguilles droites de *Beer* pour la *kératonyxis*, de *Hey* pour le broiement, et enfin diverses aiguilles de MM. *Græfe*, *Langenbeck*, *Himly* et *Schmidt*, modifiées pour divers usages. Une description de ces instrumens serait fastidieuse et inutile, le succès dépendant plutôt de l'habileté de l'opérateur que de l'aiguille dont il fait usage.

Pour la dépression les instrumens ont également varié. Lafaye employait à cet effet la curette de Daviel, et son exemple est suivi par MM. Gensoul et Roux; mais cette manœuvre exige préalablement une légère ouverture de la sclérotique avec le couteau à cataracte dans l'endroit où l'on plonge l'aiguille. Enfin Giorgi abaissait la cataracte avec le petit couteau de Cheselden pour la pupille artificielle.

Position du chirurgien et des aides. Le malade est assis ou couché; s'il est assis il vaut mieux que le chirurgien le soit également, placé vis-à-vis le malade dont il contient les genoux serrés entre les siens. Le mieux est que le malade soit couché, le tronc et la tête relevés par un plan incliné. Cette position, qui évite des déplacemens ultérieurs et donne moins à craindre l'issue de l'humeur aqueuse, est aussi plus commode pour le chirurgien, qui domine son malade et trouve mieux à appuyer le coude de la main qui agit. Cette position face à face de son malade est commune à toutes les opérations sur l'œil, lorsque le chirurgien est ambidextre. Dans le cas contraire, et s'il opère sur l'œil droit, le chirurgien, suivant le conseil de Scarpa et de Janin, doit se placer derrière la tête du malade, où il tient la place ordinaire d'un de ses aides. M. Malgaigne, qui ne veut pas que l'on se serve de la main gauche, recommande en précepte général cette position pour opérer toujours de la main droite sur l'œil droit; mais cet avis n'est point partagé par les autres chirurgiens. Enfin deux aides sont nécessaires : l'un, dans le cas ordinaire d'ambidextrie, placé en arrière du malade, l'autre placé de côté pour contenir les mouvemens.

Procédés opératoires.

Scléronyxis. — *Procédé ordinaire* (pl. 10, fig. 5 6, 7, 8, 9). Le malade et le chirurgien sont placés dans la situation indiquée, la face légèrement inclinée de manière que l'œil sur lequel on opère s'offre en premier plan. La paupière supérieure est relevée par l'indicateur ou mieux par l'indicateur et le médius d'un aide, la paupière inférieure abaissée par les mêmes doigts d'une des mains de l'opérateur. Tout étant disposé, saisir l'aiguille comme une plume à écrire entre le pouce et les deux premiers doigts de la main qui opère; prendre un point d'appui sur la pommette avec l'annulaire et le petit doigt, coucher l'instrument sur la joue et le présenter à l'œil un peu obliquement à angle de vingt-cinq à trente degrés avec le plan vertical. Dans cette position, la pointe de l'aiguille étant presque horizontale, sa convexité en haut, sa concavité en bas, ses tranchans tournés vers les deux angles de l'œil, l'offrir sur le point de la sclérotique correspondant à un millimètre au-dessous du plan horizontal de l'œil et à trois ou quatre millimètres du bord de la cornée (fig. 5, 8). A ce moment l'œil étant fixé par une pression instantanée, en accord, des doigts de l'aide et de l'opérateur, piquer nettement, mais sans brusquerie, l'épaisseur de la sclérotique. Lorsque la longueur de la courbure a pénétré, par un double mouvement combiné relever lentement et avec précaution, par la flexion des doigts, le manche en dehors suivant un arc d'environ soixante-dix degrés, et en même temps faire exécuter à l'aiguille, entre les doigts, un quart de rotation, de manière que sa convexité, qui était en bas, soit tournée en avant, ce dont on s'assure par le point noir du manche. Incliner alors un peu le manche en arrière pour faire saillir l'iris sur la courbure, et pouvoir glisser sans risque entre cette membrane et la face antérieure du cristallin. Continuer ce mouvement en direction horizontale jusqu'à ce que la pointe vienne se montrer au devant du cristallin dans l'ouverture pupillaire (fig. 6). Inciser alors, par une succession de petits mouvemens de bascule, d'abord la demi-circonférence interne de la capsule, puis sa face antérieure par deux lignes obliques, ascendante et descendante, en V; enfin la demi-circonférence externe en inclinant le manche en bas suivant un arc d'environ vingt degrés, de manière à remonter en sens inverse la tige dont la concavité s'applique en plein sur la courbe supérieure du cristallin, la pointe entamant sa circonférence (fig. 6 bis). Enfin, par un mouvement de bascule qui élève le manche de quarante-cinq à cinquante degrés avec une forte inclinaison en avant et en dedans, et abaisse la pointe du même angle et sous la même inclinaison en sens inverse, le cristallin est descendu suivant une courbe en bas en dehors et en arrière au-dessous du corps vitré (fig. 7 et 9). L'opération à ce point, maintenir le cristallin fixé par l'aiguille pendant vingt à trente secondes pour donner au corps vitré le temps de se mouler alentour et l'empêcher de remonter; puis dégager l'aiguille avec douceur et ménagement, sans secousses, par de légers mouvemens de rotation en sens inverse, et la relever avec lenteur par l'inclinaison du manche en bas et en arrière jusqu'à la direction horizontale; faire glisser l'instrument en dehors, la courbure en avant sur l'iris, pour ramener la pointe à la plaie de la sclérotique; redescendre le manche à l'obliquité qu'il avait à son entrée, et enfin dégager en avant la courbure de l'aiguille de la plaie.

D'après ce qui précède, l'opération se divise en cinq temps: 1° ponction de l'aiguille, la convexité en haut; 2° glissement horizontal au devant du cristallin, la convexité en avant; 3° division de la capsule cristalline par un mouvement circulaire; 4° détachement du cristallin et descension de cette lentille sous le corps vitré, c'est cette manœuvre opératoire qui constitue la *dépression*; 5° retraite de l'instrument en sens inverse du premier trajet parcouru.

C'est dans la succession régulière de ces cinq temps opératoires que consiste le procédé ordinaire et régulier tel que nous venons de le décrire. Toutefois les accidens, prévus ou imprévus, qui se présentent dans la marche de l'opération, entraînent de nombreuses modifications.

Ponction de l'aiguille. Les opinions s'accordent volontiers sur le point, déjà indiqué, où l'on doit piquer la sclérotique dans les divers procédés. Plus près de la cornée on pourrait blesser l'iris, plus loin on aurait peine à tourner la face antérieure du cristallin. Cette dernière modification n'offre d'avantages qu'autant qu'on veut attaquer ce corps par sa face postérieure, différence en quoi consistent les procédés de M. Bretonneau et de M. Malgaigne. Enfin plus bas on aurait de la peine à atteindre le contour supérieur du cristallin, et on risquerait de l'enfoncer directement en arrière dans le corps vitré. Plus haut on serait gêné, au contraire, pour porter assez bas la dépression.

Division de la capsule. Quelques chirurgiens négligent ce temps opératoire, et c'est à tort; la capsule intacte opposant une résistance que l'on a quelquefois de la peine à vaincre, et l'absorption du cristallin, entièrement enveloppé de la membrane, étant toujours plus longue et plus difficile. Mais, en outre, divers accidens peuvent se présenter. 1° Si la cataracte est molle ou liquide, condition qui doit avoir été prévue par le diagnostic, mais qui, du reste, est toujours facile à reconnaître au moment de la division, l'opération se trouve nécessairement modifiée : il n'y a plus lieu de songer à la dépression; c'est le cas de pratiquer le *broiement* en dispersant les fragmens de la cataracte et en les amenant dans la chambre antérieure, où on les confie au travail ultérieur de résorption. 2° Si la cataracte est capsulaire, l'objet essentiel, pour mettre la surface du cristallin en contact avec les liquides, est de diviser autant que possible la capsule par petits fragmens dont les uns, isolés, s'atrophient, et les autres, adhérens au contour, se recroquevillent en dégageant l'ouverture pupillaire. S'il existe des adhérences de la capsule à l'iris, on essaie de les détruire circulairement avec la pointe de l'instrument, toujours en démasquant l'ouverture de la pupille. Il se peut que, dans la manœuvre, le cristallin, franchissant cet orifice, tombe dans la chambre antérieure, circonstance qui met dans la nécessité de choisir entre trois partis à prendre : 1° à l'exemple de Dupuytren et de M. Lusardi, poursuivre avec l'aiguille le cristallin à travers la pupille, piquer dedans et le ramener dans la chambre postérieure, si c'est possible; 2° en cas contraire, le hacher en fragmens dans sa nouvelle position : manœuvre difficile et dangereuse en ce qu'elle expose à contondre ou blesser l'iris et la cornée; ou, ce qui est préférable, inciser la cornée et pratiquer l'extraction du cristallin; 3° enfin si le toucher de l'aiguille annonce que le cristallin est dur et ossifié, c'est-à-dire impropre à l'absorption, c'est le cas impérieux de changer l'opération commencée de l'abaissement en celle de l'extraction.

Descension du cristallin. Cette manœuvre n'est pas toujours opérée par dépression; nous avons vu que quelques chirurgiens y substituent la *réclinaison* ou le *renversement*. Toutefois cette modification n'est nettement motivée par aucune circonstance spéciale. Le cristallin étant abaissé dans son lieu, si, en retirant l'aiguille, on le voit remonter, il faut le saisir de nouveau, le replonger plus profondément sous le corps vitré, l'y maintenir fixé pendant quelques secondes de plus que la première fois, et redoubler de précaution dans le retrait de l'aiguille, pour ne point causer d'ébranlement. Enfin si, le cristallin abaissé, l'ouverture pupillaire est traversée par des lambeaux un peu considérables de la capsule opaque, on prescrit de les percer à leur base avec l'aiguille, de les enrouler autour, les déchirer, et les faire passer dans la chambre antérieure.

Procédés secondaires.

Un grand nombre de modifications au procédé principal ont été imaginées pour répondre à diverses idées théoriques. 1° Dans l'hypothèse que la capsule n'est jamais le siége de l'opacité, Petit le médecin imagina de pratiquer l'abaissement de la lentille cristalline revêtue du feuillet postérieur de la capsule, en laissant en place le feuillet antérieur dont il supposait que la convexité pouvait faire l'office de la lentille elle-même. Cette modification, reproduite après quelques années par Ferrein à titre d'inventeur, puis défendue par Henkel, Gunz, Gentil, Walbom, était retombée dans l'oubli; mais réhabilitée dans ces derniers temps par un oculiste ambulant, M. Bowen, pour les cas de cataracte purement capsulaire, elle forme la base de son procédé et de celui nouvellement publié par M. Malgaigne. 2° Dans la crainte de blesser la rétine par la dépression ordinaire, M. Bretonneau a songé à ouvrir largement les cellules hyaloïdiennes pour y enchâsser le cristallin; procédé qui doit partager avec celui de M. Bowen le nom de *hyalonyxis*. 3° M. Gensoul s'est proposé de pratiquer l'abaissement au travers d'une section de la sclérotique, procédé qui a reçu le nom de *scléroticotomie*. 4° Pott, Willburg, Schifferli ont prescrit, au lieu de la dépression simple, d'opérer le renversement du cristallin, procédé qui a reçu le nom de *réclinaison*. 5° Appuyé sur le fait de la prompte absorption du cristallin dégagé de sa capsule, Warner, et d'après lui Pott, avaient pensé que la dépression, ou l'abaissement proprement dit, manœuvre la plus délicate de l'opération, pouvait être évitée dans la plupart des cas, et qu'il suffisait, pour provoquer l'absorption du cristallin, de le morceler en fragmens ou même simplement de diviser sa membrane. Ce procédé constitue le *broiement*. MM. Adams et Parmi, renchérissant sur leurs devanciers, veulent qu'il soit applicable à tous les cas; mais ce précepte est rejeté avec raison par les chirurgiens. Le broiement, qui a pour objet d'éviter la lésion de la rétine, entraîne presque toujours celle de l'iris; et si l'absorption du cristallin tarde trop à se produire ou reste incomplète, il est toujours plus sûr que cette lentille soit placée en dehors de l'axe de la vision. 6° Enfin une dernière modification, qui n'est qu'une manœuvre accidentelle et non un procédé, est l'enlèvement du cristallin passé dans la chambre antérieure.

Procédé de Petit. L'aiguille insinuée dans l'œil, la faire glisser derrière le cristallin, et, par un mouvement de rotation, incliner le tranchant supérieur en arrière et en bas pour tracer une voie dans le corps vitré; ramener l'aiguille à la partie externe, inférieure et postérieure du cristallin; inciser la capsule, accrocher avec la pointe la lentille cristalline et l'abaisser en arrière et en bas dans le corps vitré.

Procédé de M. Bowen (*hyalonyxis*). Percer la sclérotique à neuf millimètres de la cornée, glisser l'aiguille en arrière et seulement jusqu'au contour externe et inférieur de la capsule, déchirer cette membrane, accrocher le cristallin et l'enfoncer en arrière, en bas et en dehors dans les cellules du corps vitré, l'instrument agissant à-la-fois comme un crochet et un levier. Dans aucun temps de cette opération le chirurgien ne doit voir la pointe de l'aiguille par la pupille.

Procédé de M. Malgaigne. Piquer la sclérotique dans le lieu ordinaire, mais la concavité de la pointe tournée en haut, et cette pointe elle-même dirigée de telle sorte qu'elle pénètre dans la partie postérieure et inférieure du cristallin; glisser légèrement l'aiguille en arrière afin de diviser la capsule qui donne la sensation très nette d'une résistance vaincue; puis, par un demi-tour de cercle exécuté dans l'humeur vitrée, ramener l'aiguille en haut, au-dessus du cristallin, de sorte que sa concavité regarde cette fois en bas. Suivant l'auteur il suffirait alors d'un simple mouvement de pression pour faire descendre le cristallin seul, par l'écartement des deux feuillets de la capsule qui s'accoleraient immédiatement dans leur lieu et s'opposeraient à la réascension.

Procédé de M. Bretonneau. L'aiguille insinuée dans l'œil, la faire glisser dans la direction de la face postérieure du cristallin; parvenu à un centimètre de profondeur, incliner la pointe en bas, en arrière et en dehors pour ouvrir largement les cellules hyaloïdiennes antérieures, ramener la convexité de l'aiguille en avant et en bas vers l'iris, puis, par un petit mouvement de rotation en bas, contourner le bord inférieur du cristallin pour amener la pointe au devant de la capsule, où elle apparaît dans l'ouverture pupillaire. Diviser le feuillet antérieur de cette membrane, embrasser le cristallin par la concavité de l'instrument, et le pousser par un mouvement de bascule régulier, en arrière, en bas et en dehors.

Procédé de M. Gensoul (*scléroticotomie*). Nous ne faisons que mentionner ce procédé éprouvé par MM. Gensoul et Roux, mais bientôt abandonné de l'un et de l'autre pour ses mauvais résultats.

Pratiquer une petite incision derrière l'iris à l'union de la sclérotique et de la cornée, introduire par la plaie une curette et la faire glisser au devant du cristallin que l'on abaisse ou déprime. En quelques mots, l'évacuation des humeurs de l'œil, la lésion du corps ciliaire, la non-division préalable de la capsule et l'abaissement incomplet, rendent raison de l'insuccès de ce procédé.

Réclinaison. L'opération commencée comme à l'ordinaire, après la division de la capsule antérieure appliquer l'aiguille près du bord supérieur du cristallin et presser légèrement d'avant en arrière, de manière à renverser cette lentille par un mouvement de bascule, d'où il résulte que sa face antérieure devient supérieure, et son bord inférieur antérieur (pl. 10, fig. 10). Cette manœuvre opérée, la cataracte continuerait à masquer l'ouverture pupillaire par son petit diamètre: aussi le dernier temps de l'opération consiste à l'abaisser en masse au-dessous du bord pupillaire. Mais comme, dans cette position, elle remonte inévitablement, Beer et Weller prescrivent de l'enfoncer dans l'épaisseur ou au-dessous du corps vitré. Ce précepte est sage; mais il en résulte que la réclinaison n'est qu'une manœuvre opératoire inutile, puisqu'elle doit être suivie de la dépression : outre que c'est le plus mauvais moyen d'opérer cette dernière que de faire cheminer la cataracte par son plus grand diamètre.

Discision ou broiement. Toute aiguille à cataracte peut servir; néanmoins, le cas prévu à l'avance, celles qui ressemblent le plus à un petit couteau, telles que les aiguilles de Hey ou de M. Lusardi, sont préférables. On peut attaquer la cataracte par ses deux faces antérieure ou postérieure; mais il est préférable d'agir en avant, où la profondeur est moindre et où le chirurgien voit ce qu'il fait. L'aiguille parvenue au centre de l'ouverture pupillaire, inciser par compartimens la capsule antérieure, puis, avec la pointe et l'un des tranchans, diviser d'abord le cristallin dans toute l'étendue de son diamètre; partager ensuite chacune des moitiés, et enfin attaquer chaque fragment en particulier pour les broyer, autant que possible, jusqu'à l'état de la plus extrême division. Enfin amener, avec l'aiguille, les noyaux qui restent dans la chambre antérieure.

Le broiement convient de préférence pour les cataractes molles, surtout chez les enfans. On ne le pratique guère par sclératonyxis qu'accidentellement, quand la nature de la cataracte n'a pas été reconnue à l'avance. Dans le cas contraire, l'indication est d'opérer par kératonyxis.

KÉRATONYXIS.

Le mot *kératonyxis* désigne cette variété de la méthode par abaissement, où l'on fait pénétrer l'aiguille par une piqûre de la cornée. La kératonyxis proprement dite n'exprime donc que la première manœuvre ou le premier temps opératoire; mais, par une extension motivée, cette dénomination s'applique à toute l'operation, le mode d'introduction de l'aiguille modifiant nécessairement les manœuvres ultérieures. La ponction pratiquée, ces manœuvres sont les mêmes que pour la sclératonyxis: le broiement, la réclinaison ou la dépression.

Indications. La kératonyxis s'applique exclusivement à tous les cas de cataracte molle, où il est impossible de songer à la dépression par scléralonyxis ou à l'extraction. Elle convient donc particulièrement chez les très jeunes enfans, où la cataracte est ordinairement diffluente. Son objet principal alors est le broiement, la dépression ne pouvant que disperser en arrière de l'iris l'humeur opaque dont l'absorption se fait plus promptement par la chambre antérieure; et l'extraction, qui ne serait en quelque sorte, dans ce cas, qu'une évacuation, exposant, sous la pression nécessaire, à vider l'œil, comme l'ont démontré Scarpa, Ware, Saunders, Gibson et M. Lusardi. Si l'œil est saillant, le sujet docile et peu irritable, il importe peu d'opérer le broiement, objet spécial de l'opération, par scléralonyxis ou kératonyxis. Mais si l'œil est enfoncé, très mobile et le sujet irritable, la kératonyxis est préférable. Enfin c'est dans les mêmes conditions et lorsqu'il est presque impossible de fixer l'œil immobile, que l'on peut choisir la kératonyxis pour l'abaissement de la cataracte lenticulaire.

Historique. Ce n'est que par erreur que les modernes se sont attribué l'invention de la kératonyxis, déjà connue des Arabes et dont on suit la trace à travers les âges jusqu'à nos jours. Avicennes cite les chirurgiens de son temps qui abaissaient le cristallin avec une aiguille au travers d'une piqûre de la cornée; Abulcasis dit avoir suivi cette méthode. Après plusieurs siècles d'oubli une tradition populaire réveille cette opération, et, au rapport de Manget, une femme anglaise l'emploie avec succès. Dans le cours du dix-huitième siècle, les faits se multiplient: Col de Villars, dans une thèse, vante beaucoup cette opération; Smith et bientôt après Taylor et Richter en font usage. En 1785 Beer l'a déjà pratiquée vingt-neuf fois. Enfin, livrée l'année suivante à la discussion publique par Gleize et Conradi, Demours la pratique en 1803, Reil lui donne le nom qu'elle porte, et, pendant une période de trente ans, elle est définitivement constituée comme une opération régulière par les efforts de Buchorn, Langenbeck, Walter, Wernecke, etc.

Lieu de la piqûre. Les manœuvres opératoires se pratiquant au travers de l'ouverture pupillaire, il importe encore plus dans la kératonyxis que dans tout autre procédé d'obtenir, par l'instillation préalable de la belladone, la dilatation de la pupille la plus considérable que possible. Encore, malgré cette précaution, est-il presque inévitable, dans les manœuvres, de contondre et de tirailler avec l'aiguille le bord pupillaire. Le lieu de la piqûre n'est pas indifférent. En principe général, la plaie devant être suivie d'une cicatrice, constituant un point opaque, il convient de ne point piquer en regard de l'ouverture pupillaire. Le précepte est de piquer par la périphérie de la cornée; mais seulement à trois millimètres de la sclérotique, pour que la pointe de l'aiguille n'aille pas blesser l'iris. Si la cornée est entièrement transparente, on doit préférer le segment inférieur ou inférieur et externe, l'aiguille, sur cet arc, en même temps qu'elle agit sur la cataracte, servant à fixer l'œil, outre que la cicatrice ultérieure ne peut nuire à la vision. Si la cornée est opaque dans une portion de son étendue; autant que les manœuvres n'en seraient pas trop gênées, c'est sur ce point que l'on appliquerait l'aiguille. Enfin, quelques chirurgiens attaquent la cornée par son centre: cette piqûre centrale facilite beaucoup les opérations ultérieures; mais l'opacité qu'elle détermine, au centre de l'axe visuel, doit la faire rejeter.

Instrumens. Les ophthalmologistes allemands ont préconisé différentes formes spéciales d'aiguilles droites, courbes, à pointes variées, plates ou pyramidales, avec ou sans crochet latéral (voy. pl. 2), propres, suivant leurs auteurs, à agir de diverses manières sur le cristallin. En France on a proscrit immédiatement toute aiguille droite, qui expose davantage à contondre le bord de l'iris, et on se contente de l'aiguille courbe ordinaire, surtout celle de Scarpa dont la courbure et les tranchans se prêtent à toutes les manœuvres.

Procédé opératoire. Les positions relatives du malade, du chirurgien et des aides étant prises comme il a été dit pour la scléralonyxis, avec la main droite, pour l'un ou l'autre œil, saisir l'aiguille, tenue comme une plume à écrire et sa tige soutenue par le doigt indicateur de la main gauche; en offrir la pointe perpendiculairement à la cornée, la concavité tournée vers l'axe de l'ouverture pupillaire quel que soit le point de la circonférence sur lequel on agit. Piquer alors la cornée, comme il a été dit, à trois millimètres de la sclérotique; dès que la pointe a traversé, incliner l'instrument, la concavité vers la cornée, la convexité vers l'iris, pour éviter de blesser cette membrane, et faire glisser la tige au travers de la chambre antérieure vers le centre de l'ouverture pupillaire. Arrivé au milieu de la capsule cristalline, la manœuvre diffère suivant que l'on doit pratiquer le broiement ou la dépression.

1° *Broiement.* Les préceptes sont les mêmes que par la scléralonyxis; les chirurgiens varient beaucoup les manœuvres pour la division. Au lieu de la section par diamètres décrite plus haut, d'autres conseillent la division par lignes verticales entrecoupées par des sections horizontales; d'autres encore une piqûre au centre suivie de mouvemens circulaires ou en spirale pour réduire l'organe en une pâte en s'avançant vers la circonférence. Cette dernière manœuvre convient si la cataracte est molle, et les autres lorsqu'elle offre un peu de consistance. Au reste, comme le fait observer avec raison M. Rognetta, chacun agit suivant le cas, et comme il peut. L'essentiel est de parvenir à réduire le cristallin en une pâte que l'on disperse dans la chambre antérieure, et à y faire passer les derniers fragmens que l'on déprime au-dessous du bord pupillaire.

2° *Dépression.* Si le cristallin est trouvé trop dur pour être divisé, c'est le cas de pratiquer l'abaissement. L'aiguille étant retournée, par un mouvement de demi-rotation, sa convexité vers la cornée, sa concavité vers la cataracte, diviser la capsule comme à l'ordinaire; la manœuvre ultérieure varie d'après le point sur lequel on a piqué la cornée. 1° *Piqûre en bas.* Remonter la pointe à la partie supérieure du cristallin, l'embrasser, et, portant le manche en dedans et autant qu'on le peut en haut, l'amener en sens inverse, par un mouvement de bascule, en dehors et en bas; mais il est évident, par le lieu de la piqûre, que c'est plutôt en dehors que peut être logé le cristallin. — 2° *Piqûre en dehors.* La dépression est ici la même que pour la scléronyxis. — 3° *Piqûre en haut et en dedans.* On conçoit que, dans cette situation, rien n'est plus facile que de diriger le cristallin d'abord en bas et en arrière; puis, à volonté, en dehors ou en dedans.

DEUXIÈME MÉTHODE. — EXTRACTION.

On appelle *extraction* l'opération par laquelle on fait sortir au dehors le cristallin, et sa capsule opaque, au travers d'une plaie faite soit à la cornée soit à la sclérotique. La première se nomme *kératomie*, et la seconde *scléroticotomie*. La kératomie, presque uniquement usitée, prend, suivant le lieu de la section cornéale, les désignations de *kératomie inférieure, supérieure* ou *oblique*, constituant autant de procédés. Mais, en outre, les manœuvres exercées sur la cataracte pour diviser la capsule, la saisir, extraire le cristallin, l'expulser en masse ou le morceler et l'extraire par lambeaux, etc., compliquent, suivant les cas, dans la pratique, la marche de l'opération, et, en théorie, donnent lieu à un grand nombre de modifications qui entremêlent les procédés généraux et jettent de l'obscurité sur les descriptions par la multiplicité des détails accidentels.

Historique. Il est supposable que l'extraction, comme l'abaissement, remonte pour le moins à l'école d'Alexandrie, où l'on sait que l'on opérait la cataracte avec succès. Si, au commencement du premier siècle, Celse décrit méthodiquement l'abaissement sans parler de l'extraction, rien ne prouve cependant que cette méthode n'existât pas encore, puisqu'à la fin du même siècle Antyllus décrit, avec les plus grands détails, l'extraction comme une chose du domaine public et bien connue. Son procédé consiste à inciser la cornée et à attirer au dehors la cataracte avec une aiguille fine. Cette méthode se maintient pendant plusieurs siècles. Rhazès la prescrit d'après un Grec inconnu nommé Lathyrion. Ali-Abbas, en parlant des deux méthodes, établit déjà les cas dans lesquels on doit préférer l'une à l'autre. La théorie erronée de G. de Salicet ayant fait prévaloir l'abaissement, il faut franchir tout l'intervalle du moyen-âge et de la renaissance et arriver jusqu'au milieu du dix-septième siècle pour retrouver l'extraction en honneur. Une tradition incertaine rapporte, vers 1660, à R. Lasnier, d'après Gassendi, ou à F. Quarré, suivant Rolfink, d'avoir assigné pour cause de la cataracte l'opacité du cristallin. Quoi qu'il en soit, c'est Rolfink lui-même et P. Borelli qui publièrent cette opinion que Brisseau et maître Jean ne tardèrent pas à prouver par l'autopsie cadavérique. En 1694, Freytag démontre également l'opacité de la membrane cristalline extraite avec une aiguille; enfin Pourfour du Petit, en 1707, et, dans la même année Saint-Yves pratiquent décidément la cataracte par incision de la cornée.

Mais la divergence dans les opinions théoriques maintient encore l'opinion en suspens, et c'est aux nombreux succès obtenus par Daviel que l'on doit d'avoir fixé définitivement la cataracte par extraction. Dans son Mémoire approuvé par l'Académie des Sciences, de 1745 à 1748, il témoigne de cent quatre-vingt-deux succès sur deux cent six cas d'opération. Toutefois l'appareil de Daviel, trop compliqué, allongeait inutilement les manœuvres. Un fer de lance pour ouvrir la cornée, une aiguille tranchante ou des ciseaux pour agrandir la plaie, une spatule d'or pour en écarter les lèvres, une aiguille de même métal pour ouvrir la capsule, et enfin une curette pour l'extraction du cristallin et de sa capsule, composaient tout un appareil qui devait être simplifié. C'est à ce but, qui ne diminue en rien la gloire de Daviel, que se rapportent en général les efforts des chirurgiens subséquens, parmi lesquels se distinguent Lafaye, Poyet et Béranger. Enfin Richter (1770), en proscrivant tous les instrumens et les manœuvres inutiles, et imaginant le couteau si commode qui porte son nom, a réduit l'opération au manuel indispensable, et formulé nettement le procédé suivi de nos jours. Peut-être même, pour être juste, faut-il dire que, sauf quelques modifications utiles dues à Wenzel, Beer, Scarpa, et à plusieurs ophthalmologistes de nos jours, en général les tentatives ultérieures, si nombreuses, des divers chirurgiens en Europe depuis soixante ans, n'ont plus fait que compliquer de nouveau un manuel opératoire que Richter avait convenablement simplifié.

Indications. L'extraction convient particulièrement pour toutes les variétés de cataracte dure, siliqueuse, cornée ou ossifiée, quel qu'en soit le siége, c'est-à-dire dans les conditions où il est supposable que l'absorption ne peut s'en faire. C'est surtout par cette considération de densité qu'elle est généralement préférable chez les vieillards. Les conditions qui en rendent le succès probable sont que la chambre antérieure soit large, l'œil parfaitement sain et parconséquent peu irritable.

Instrumens. La chirurgie a rejeté depuis long-temps tous les moyens mécaniques de fixer l'œil; les ophthalmostats de différentes formes n'ont pour ainsi dire jamais été employés. Il en est de même de la plupart des instrumens destinés à écarter, élever ou abaisser les paupières. Toutefois le cas échéant où les doigts ne suffiraient pas pour écarter les paupières, trois instrumens peuvent servir à cet effet: l'élévatoire annulaire de Bell (pl. 2, fig. 2), le trèfle de Pamard, ou, ce qui est préférable parcequ'il est plus simple, l'élévatoire en fil d'argent de Pellier (pl. 2, fig. 1). Prévenons toutefois que l'usage de ces instrumens est peu sûr, parcequ'ils ne peuvent que maintenir les paupières écartées; et que si l'on veut presser au point de fixer l'œil, on peut contondre et blesser sans être jamais certain de contenir cet organe comme avec le toucher mou et intelligent de l'extrémité des doigts.

Les instrumens essentiels sont: 1° le *couteau*, pour la section de la cornée ou *kératome*; 2° l'*aiguille, dard* ou *serpette*, pour la division de la capsule ou *kystitome*: ce dernier instrument n'est pas si essentiel qu'il ne puisse être suppléé par le précédent; 3° la *curette*, qui ordinairement appliquée à l'extrémité du kystitome ne forme avec lui qu'un même instrument; 4° comme prévoyance pour les cas exceptionnels, une pince fixe pour saisir les débris de la capsule, soit la pince-érigne double de Reisinger (pl. 2, fig. 54), soit toute autre plus simple et de forme ordinaire (pl. 2, fig. 34-37). Il existe un grand nombre de ces instrumens variables de formes et de dimensions; chaque chirurgien a eu, pour ainsi dire, son couteau et son kystitome pour l'extraction, comme son aiguille pour l'abaissement. Tels sont les couteaux en forme de lancette, de *Lafaye* et *Boyer*; triangulaires, de *Richter* et de *Beer*; elliptiques, de *Palucci, Wenzel, Siegerist*; lancéolaires, de *Beer*; à double tranchant, de *Jaeger*, etc. Telles sont aussi les diverses formes de kystitomes : en forme de serpette, de *Boyer*, ou en aiguille lancéolaire, de *Beer*, *Hey*, etc., qui reviennent à des aiguilles à cataracte. La plupart de ces instrumens sont inusités, les autres seront mentionnés en leur lieu avec le procédé auquel ils appartiennent.

Procédés opératoires.

La kératomie inférieure est la section ordinaire généralement usitée comme répondant à presque tous les cas.

KÉRATOMIE INFÉRIEURE (planche 9).

L'ouverture de la pupille étant préalablement dilatée autant que possible par la belladone, les positions respectives du malade, de l'opérateur et des aides comme il a été dit plus haut, l'opération se compose de trois temps : section de la cornée, division de la capsule, expulsion du cristallin et de sa capsule.

1° *Section du lambeau cornéal.* Saisir le couteau de Richter entre les trois premiers doigts de la main qui opère, et tenu horizontalement comme une plume à écrire, le tranchant en bas. Prendre, comme pour l'abaissement, un point d'appui en dehors de l'os de la pommette avec l'annulaire et le petit doigt. Présenter d'abord la pointe perpendiculairement à la surface courbe de la cornée à un ou deux millimètres en dedans de sa circonférence et au-dessus de son diamètre transversal. Piquer et traverser dans cette direction l'épaisseur de la membrane, et s'arrêter brusquement, pour ne pas piquer l'iris, dès que la pointe du couteau parvient dans la chambre antérieure. A ce moment coucher avec lenteur l'instrument en le rappelant suivant un arc de quarante à cinquante degrés en arrière et en dehors, jusqu'au parallélisme avec le plan de la cornée ; puis, par un mouvement continu et gradué d'extension des doigts fléchis, faire glisser horizontalement la lame, parallèle à l'iris, au travers de la chambre antérieure, jusqu'au point diamétralement opposé de la cornée, ou, en d'autres termes, à deux millimètres de la circonférence, à l'extrémité du diamètre. Arrivé à ce point, par un petit mouvement de rotation sur les articulations phalangiennes des doigts qui font point d'appui, incliner obliquement le manche en arrière vers la tempe. Par ce mouvement de bascule faire saillir la pointe en avant, piquer et traverser de nouveau la cornée, mais d'arrière en avant. La pointe ressortant au dehors (fig. 1), continuer avec lenteur et ménagement le même mouvement horizontal qui la porte vers l'angle interne de l'œil. A mesure que le couteau chemine, le tranchant en biseau taille de lui-même la cornée suivant deux arcs de cercle qui vont à la rencontre l'un de l'autre, mais dont l'externe vers le talon est toujours plus grand que l'interne vers la pointe. Si le mouvement est bien conduit, avec fermeté et sans secousses, et que l'œil reste immobile, le lambeau doit se tailler lui-même en un hémicycle régulier, concentrique à la circonférence de la cornée et partout à une distance de deux millimètres comme les piqûres d'entrée et de sortie. Lorsque le lambeau est presque entièrement taillé, préserver l'angle interne de l'œil de la piqûre de la pointe avec l'ongle de l'indicateur, et au besoin incliner un peu le manche en arrière, mais sans tirer et tendre en avant la cornée, pour ne point faire sortir toute l'humeur aqueuse ; enfin pour terminer la section sans ralentir le glissement du couteau, incliner un peu son tranchant en avant (fig. 2) pour obtenir une section plus directe. La section terminée, l'humeur aqueuse, qui déjà s'était écoulée en partie le long de la lame, achève de s'évacuer en entier. Laisser retomber alors la paupière supérieure et faire reposer pendant quelques instans l'œil, recouvert de ses paupières et au besoin d'une compresse molle et humide.

2° *Division de la capsule.* Après quelques secondes, qui ont pour objet de faire cesser l'état d'éréthisme de l'organe et l'émotion du malade, faire relever avec beaucoup de douceur la paupière supérieure, ou mieux la relever soi-même de la main qui est libre, soit avec le pouce seul, soit avec deux doigts agissant sur l'une et l'autre paupière, le pouce en bas, l'indicateur en haut. Saisir alors de la main qui opère le kystitome tenu comme une plume à écrire (fig. 3), l'insinuer avec douceur par son dos présenté obliquement avec un léger mouvement de rotation sous le lambeau de la cornée, ramener l'instrument en bas et faire glisser la lame à plat en remontant jusqu'au haut de l'ouverture pupillaire. Arrivé à ce point, par deux mouvemens latéraux et demi-circulaires de la pointe, le tranchant tourné en bas, à droite ou à gauche, inciser les deux demi-circonférences de la capsule cristalline, mais en touchant à peine, avec beaucoup de délicatesse, pour ne point refouler le cristallin, et en évitant aussi de piquer l'iris. Quelques opérateurs se bornent à cette incision circulaire de la capsule ; mais comme elle peut être incomplète et faire obstacle à l'extraction, le plus grand nombre, à l'exemple de Demours, divisent aussi la capsule antérieure en fragmens multipliés par des incisions verticales ou obliques entrecroisées.

3° *Expulsion de la cataracte.* La capsule détachée et divisée, il arrive souvent que, par le retrait des membranes d'enveloppe, le cristallin se présente de lui-même au dehors ou au moins passe dans la chambre antérieure ; mais le plus souvent il faut y aider par une double compression qui s'exécute de la manière suivante : avec le manche du couteau ou la tige de la curette appuyant horizontalement à plat, opérer par de légers mouvemens de rotation de l'instrument une pression lente et bien graduée sur la paupière supérieure, en arrière du plan auquel correspond le cristallin (fig. 4 et 5). En même temps, avec le doigt indicateur de l'autre main, presser légèrement sur la paupière inférieure, comme si le doigt devait s'insinuer entre l'œil et le plancher orbitaire. Sous la pression de haut en bas le cristallin s'incline sur son axe, son bord inférieur en avant, puis, la pression de bas en haut venant au secours, le bord inférieur du cristallin franchit le bord pupillaire de l'iris qui fuit en arrière (fig. 4), et la lentille elle-même tombe dans la chambre antérieure. Ordinairement une légère secousse indique que le cristallin franchit l'ouverture pupillaire. Les choses à ce point, la pression étant maintenue sur la paupière inférieure, et la tige de l'instrument glissant un peu en bas sur la paupière supérieure, la descension du cristallin continuant suivant une ligne courbe, cet organe soulève le lambeau cornéal par son bord antérieur : une nouvelle secousse plus forte que la première accompagne son expulsion ; et il vient tomber en dehors sur la paupière inférieure, ou sur l'ongle du doigt du chirurgien. S'il reste engagé entre les lèvres de la plaie, on l'enlève avec l'aiguille ou la curette ; et alors si la pupille est nette, l'opération est terminée. Mais souvent, au contraire, il reste dans l'aire de l'ouverture pupillaire, ou des fragmens du cristallin ou des lambeaux déchirés de la capsule soit libres et flottans, soit adhérens au contour. Les débris flottans doivent être amenés au dehors avec la curette, et les lambeaux adhérens saisis et enlevés avec des pinces fines (fig. 6).

Précautions et manœuvres complétives ou accidentelles. Diverses considérations se rattachent à l'ensemble des manœuvres pendant les trois temps de l'opération.

1° Le choix du couteau doit être calculé suivant la forme et les dimensions de l'œil. Le couteau de Richter modifié par Beer est en général le meilleur. Ses dimensions précises sont de former un angle de vingt degrés, le tranchant ayant une longueur de trois centimètres pour un centimètre de largeur, et un millimètre d'épaisseur au talon. Dans cette forme il coupe régulièrement la cornée en glissant. En thèse générale il est toujours préférable que le couteau soit plutôt trop large que trop étroit, trop court que trop long. La blessure de l'angle interne de l'œil, la division inégale de la cornée, et même la lésion de l'iris, sont presque inévitables avec un couteau étroit et très aigu.

2° Le lambeau cornéal doit être plutôt large que trop étroit, mais il ne doit pas dépasser les cinq huitièmes de la circonférence de la cornée; sous un arc plus grand la cornée reste long-temps flasque, la réunion est difficile, et quelquefois même le lambeau se mortifie (Maunoir). Il vaut mieux aussi que la piqûre d'entrée soit un peu au-dessus du diamètre transverse, le lambeau en étant plus grand et moins sujet à être soulevé par la paupière inférieure. Dans la section du lambeau il importe de se maintenir toujours à deux millimètres de la circonférence de la cornée: plus près de cette circonférence on risque de blesser l'iris; plus rapproché du centre, au contraire, l'ouverture de la plaie est souvent trop étroite.

3° Dans le passage du couteau devant l'iris, glisser rapidement au parallélisme de cette membrane, sans incliner le couteau, de manière à ce que son épaisseur croissante remplisse toujours la plaie, pour ne point laisser évacuer l'humeur aqueuse dont le refoulement empêche l'iris de se porter en avant. Toutefois si l'iris flottant se présente entre la cornée et le tranchant du couteau, arrêter brusquement la lame, mais sans reculer, et par une friction très douce, avec la pulpe de l'indicateur ou le dos de la curette, essayer de dégager la membrane qui ordinairement obéit et glisse en arrière.

4° Wenzel opérait la division de la capsule dans le même temps que l'incision, en portant pour un instant en arrière la pointe du couteau arrivée dans la chambre antérieure. Cette manœuvre, facile à pratiquer sur le cadavre, est inutilement dangereuse sur le vivant; elle a pu réussir fréquemment sous la main exercée de son auteur; mais, loin de faire règle, elle est considérée par les chirurgiens comme une vaniteuse imprudence qui expose mal-à-propos à l'évacuation prématurée de l'humeur aqueuse et à la lésion de l'iris, sans autre avantage que de supprimer le temps opératoire de la division de la capsule très inoffensif après la section de la cornée.

5° Pendant que la pointe du couteau se dirige vers le côté interne de la cornée, il arrive souvent que l'œil, fuyant l'action de l'instrument, s'enfonce en dedans et en haut ou en bas: il faut alors suspendre immédiatement, sans reculer l'instrument; prescrire au malade de regarder en sens contraire, attendre un instant, fixer l'œil de nouveau par une pression un peu plus forte de l'indicateur vers l'angle interne, et tâcher de pratiquer rapidement, par surprise, la seconde ponction de la cornée.

6° Dès que la pointe a pénétré du côté opposé, l'œil, étant fixé par le couteau, peut être moins comprimé par les doigts. Il importe de ne couper qu'en sciant, par la progression naturelle du tranchant, sans presser de haut en bas, de manière à achever la section sans secousses, cet accident pouvant faire brusquement vider l'œil. Si des mouvemens convulsifs de l'œil empêchent d'achever sans danger la section, suspendre quelques instans; et si le calme ne se rétablit pas, retirer le couteau, substituer à la kératomie le *broiement* du cristallin par la plaie d'entrée, et donner issue aux fragmens par la plaie de sortie, si on le peut, ou au moins les amener au devant de l'iris dans la chambre antérieure.

7° Si au moment où s'achève la section de la cornée une portion de l'humeur vitrée s'échappe au dehors sans le cristallin, abaisser rapidement la paupière supérieure, pour fermer la plaie, et laisser reposer l'œil quelques instans; puis relever doucement la paupière, et, comme la moindre pression pourrait faire vider l'œil, il vaut mieux aller saisir le cristallin, pour l'extraire, avec une érigne ou une pince fine, s'il est visible dans l'ouverture pupillaire, l'abandonner s'il est tombé complétement derrière l'iris ou l'y enfoncer davantage si son contour déborde l'ouverture pupillaire.

8° Parfois, malgré la pression convenable, le cristallin n'est point expulsé. Il s'agit de s'assurer de l'obstacle, qui peut tenir à plusieurs causes. Si la cataracte est encore en place, c'est que les adhérences de la capsule persisteraient; il faut les diviser de nouveau. Si l'organe est engagé dans l'ouverture pupillaire, c'est que cette dernière est trop étroite; il faut alors saisir le cristallin avec des pinces, dût-on même le diviser, et l'amener au dehors. S'il reste étranglé dans la section de la cornée trop étroite, accident assez commun dans les cas de section imparfaite, où elle a été taillée en un long biseau, il faut ou extraire le cristallin avec la curette ou les pinces, ou prolonger un peu la section de la cornée soit avec le couteau, le kystitome ou tout autre instrument tranchant de petite dimension.

9° Quant à l'humeur vitrée; si une petite portion s'en échappe en même temps que chemine le cristallin, c'est une raison pour modérer mais non encore pour abandonner absolument la pression qui doit expulser cette lentille. Toutefois l'opérateur doit agir alors avec beaucoup de ménagemens, tout prêt à pratiquer mécaniquement l'extraction plutôt que de risquer une évacuation trop considérable de l'humeur vitrée. A la vérité on connaît des cas nombreux où la sortie d'une certaine quantité de ce liquide a paru concourir plutôt que nuire au succès de l'opération. Chez beaucoup de malades la soustraction d'un quart, d'un tiers ou même d'une moitié de sa masse n'a eu également aucune suite fâcheuse, soit qu'il se reproduise, ou qu'il soit suppléé par l'humeur aqueuse; mais ces faits ne doivent diminuer en rien la circonspection du chirurgien, qui, dans les manœuvres, a toujours à craindre l'évacuation complète du corps vitré, inévitablement suivie de la perte de l'œil. Enfin, dans les cas rares où l'œil, à l'état turgide, semble indiquer une hypersécrétion de l'humeur vitrée; si rien ne s'en est écoulé, on conseille d'en faire échapper une petite portion en piquant avec une aiguille portée au travers de la pupille.

10° Reste le cas, très rare, où le cristallin extrait laisse voir une opacité persistante de l'ouverture pupillaire due non à un glaucome, mais au feuillet postérieur de la capsule cristalline. Morenheim et Beer conseillent d'en pratiquer la déchirure et l'extraction avec l'érigne fine: il serait bon, dans ce cas, de renverser la tête en arrière, pour éviter, par la direction de l'œil en haut, l'évacuation du corps vitré.

KÉRATOMIE OBLIQUE. — *Procédé de Wenzel* (pl. 9, fig. 9).

Ce procédé ne diffère du précédent que par l'inclinaison de la section cornéale et l'incision de la capsule dans le même temps.

Armé du couteau elliptique de Wenzel, tenu entre les trois premiers doigts mais incliné obliquement en haut à angle de quarante-cinq degrés avec le plan horizontal de l'œil, présenter perpendiculairement la pointe à la surface de la cornée au milieu de son quart de cercle externe et supérieur; piquer et glisser le couteau comme à l'ordinaire, mais dans une direction diagonale vers le milieu du quart interne et inférieur. Dès que la pointe arrive en regard du centre de l'ouverture pupillaire, l'incliner en arrière pour inciser la capsule; manœuvre, comme nous l'avons dit plus haut, difficile dans tous les procédés, l'instrument ne pouvant, sans élargir la plaie cornéale, parcourir que le quart de la circonférence capsulaire au-devant et au-dessous de la pointe. Quoi qu'il en soit, cette division pratiquée, continuer à faire glisser l'instrument, faire sortir, par la manœuvre ordinaire, la pointe en bas et en dedans, et achever la section par le glissement du couteau. Cette section, demi-circulaire comme la précédente, n'en diffère que par sa direction en diagonale au lieu d'être horizontale. Pour tout le reste, agir comme il a été dit à propos de la kératomie inférieure.

Kératomie supérieure (pl. 9, fig. 7 et 8).

La kératomie supérieure est la section du demi-cercle supérieur de la cornée. Pratiquée pour la première fois par Santarelli en 1785, puis par Wenzel, Richter, B. Bell, et successivement, comme un procédé exceptionnel, par MM. Lawrence, Green, Forlenza, Dupuytren, elle est adoptée comme méthode usuelle par M. Alexandre, de Londres, et par M. Jæger qui a inventé, pour cette opération, le kératotome à double tranchant auquel il a donné son nom.

Indications et avantages. Employée d'abord dans les cas d'opacité du demi-cercle inférieur de la cornée, condition désavantageuse pour la section et la cicatrisation ultérieures, elle est conseillée par Wenzel lorsque cette membrane, d'un très petit diamètre, oblige à une section qui dépasse la demi-circonférence. On la recommande aussi lorsque la cornée est très saillante et le corps vitré soupçonné de synchisis et enfin dans le cas d'ectropion sénile. En outre, applicable en elle-même à tous les cas de kératomie, son adoption comme procédé général par MM. Alexandre et Jæger est motivée par plusieurs avantages qui lui sont propres : diminuer la chance d'évacuation de l'humeur aqueuse, empêcher celle du corps vitré, enfin rendre impossible l'écartement du lambeau par l'action de la paupière.

Dispositions. L'appareil est le même que pour les procédés précédens. M. Jæger, seul, se sert à cet effet de son couteau spécial (pl. 2, fig. 40). Cette kératomie peut être pratiquée dans la position ordinaire, l'opérateur placé vis-à-vis de son malade, l'instrument tenu le tranchant en haut, de la main droite pour l'œil gauche et vice versa. Toutefois la plupart des chirurgiens préfèrent la position inverse. L'opérateur est placé derrière la tête du malade, soulevant avec les doigts de la main qui est libre la paupière supérieure, tandis qu'un aide, placé au devant de l'opéré, abaisse la paupière inférieure. L'instrument est tenu de la main droite pour l'œil droit, et vice versa, le tranchant en haut, le point d'appui pris avec les deux derniers doigts sur la tempe au-dessus de l'arcade zygomatique.

Procédé opératoire. Le malade et l'opérateur placés relativement comme il vient d'être dit, le kératotome offert le tranchant en haut, faire pénétrer la pointe du couteau perpendiculairement à l'axe de la cornée, un peu au-dessous de son diamètre transversal et à un ou deux millimètres de son insertion à la sclérotique; incliner aussitôt le manche du couteau en arrière, pour que sa pointe soit ramenée horizontalement et ne blesse pas l'iris. Dans cette direction, traverser, avec fermeté et sans secousses, la chambre antérieure, de manière à ressortir dans un point diamétralement opposé de la cornée en la perçant de l'intérieur à l'extérieur. Enfin, par la continuité de la marche du couteau, diviser un demi-segment supérieur de la cornée distant d'un à deux millimètres de la circonférence de la sclérotique. Ce premier temps étant achevé, on procède à la division de la capsule et à l'expulsion du cristallin comme dans les autres procédés de kératomie. Seulement pour l'exécution de ce temps dernier on exerce des pressions douces et modérées sur la paupière inférieure, qu'on abandonne à elle-même, tandis qu'on relève fortement la paupière supérieure pour qu'elle ne s'oppose pas à la sortie du cristallin.

La kératomie supérieure est indiquée lorsque la moitié inférieure de la cornée est opaque ou altérée d'une manière quelconque. Dans les autres cas, par ce procédé on a l'avantage de moins exposer à l'issue de l'humeur vitrée, et de rendre la cicatrice de la cornée plus prompte, moins visible et moins gênante pour la vision (B. Bell). On n'a pas à craindre le frottement du bord palpébral, ni des cils; les larmes coulent plus facilement et ne viennent pas irriter la plaie, qui se cicatrise très promptement et prévient la procidence de l'iris (Jæger). Toutefois la kératomie supérieure a des inconvéniens réels dans son exécution. La contraction convulsive des muscles, entraînant l'œil en haut et en dedans sous la paupière supérieure, rend souvent la section de la cornée très difficile et même dangereuse. Cette grande difficulté de l'incision cornéale rend cette opération inapplicable dans un grand nombre de cas, et doit la faire accepter seulement comme une méthode exceptionnelle.

Kératomie latérale (pl. 10, fig. 3, 4).

Kératomie-kystotritie de M. Furnari.

L'opération de M. Furnari, encore toute nouvelle, a besoin d'être expérimentée dans ses résultats par divers chirurgiens avant de pouvoir être considérée comme définitivement acquise à la pratique.

Les instrumens nécessaires sont : 1° Le kératotome à double lance de M. Furnari (pl. 10, fig. 1), qui consiste en une lance ordinaire terminée par une autre petite lance, de la forme d'une aiguille à cataracte, légèrement courbe et qui sert à inciser la capsule du cristallin, tandis que la grande lance incise la cornée; 2° le kystotriteur (pl. 10, fig. 2) formé d'une pince à double bascule montée sur un manche légèrement aplati dans lequel sont renfermés les deux points d'appui qui servent mutuellement à fermer la pince. Chacune des branches de la pince est terminée par une cuillère légèrement convexe et dentelée sur ses bords; ces deux cuillères servent à saisir le cristallin et sa capsule, à les écraser et à en extraire les fragmens : on a vu, dans l'explication de planche, que nous conseillions de remplacer le kystotriteur par une pince d'un usage plus commode.

Procédé opératoire. Le malade étant disposé comme pour les autres procédés de kératomie, faire relever la paupière supérieure par un aide tandis qu'on abaisse l'inférieure avec les doigts de la main qui reste libre; saisir de l'autre main le kératotome à double lance comme une plume à écrire ou, en d'autres termes, comme les autres couteaux à cataracte: en présenter verticalement et à plat la lance la plus petite formant le sommet de la lame à la cornée, au niveau de son diamètre transversal, à environ deux millimètres de son insertion à la sclérotique. Plonger l'instrument dans ce point et le faire glisser horizontalement dans la chambre antérieure, jusqu'à ce que l'extrémité de la petite lance soit arrivée au niveau du centre de la pupille. Alors l'incision pratiquée sur la cornée par la grande lance est assez étendue; il ne reste plus qu'à incliner la pointe de la petite lance en arrière pour attaquer la face antérieure du cristallin, en y pratiquant une incision en zigzag. Enfin, retirant le kératotome dans la même direction que celle qu'il a suivie en entrant, le premier temps de l'opération se trouve achevé. Introduire alors, par l'ouverture de la cornée, le kystotriteur fermé, ou la pince qui le remplace, et faire arriver l'instrument jusqu'au cristallin; parvenu dans ce point, le laisser ouvrir, saisir le corps opaque, et l'attirer par de légères tractions. Si la cataracte est molle, on en extrait ce que l'on peut; le reste est broyé sur place par la pression que l'on communique aux mors de la pince. Si le cristallin est dur, très volumineux, et qu'il ne puisse pas sortir par l'ouverture de la cornée, on le réduit par l'écrasement en plusieurs parcelles qu'on extrait isolément. S'il restait quelques petits fragmens, l'action absorbante de l'humeur aqueuse les détruirait en peu de temps.

Par ce procédé, suivant M. Furnari, on obtient une incision de la cornée toujours uniforme et d'une largeur toujours égale, parce qu'elle est faite par la ponction d'un instrument qui ne débride ni à droite ni à gauche. En outre, la petite étendue de la plaie cornéale prévient les procidences de l'iris, la perte de l'humeur vitrée, et l'introduction du bord palpébral dans la solution de continuité. Mais si une incision d'un petit diamètre a des avantages, elle a, suivant nous, le grave inconvénient de gêner les manœuvres du kystotriteur et de rendre impossible l'extraction du cristallin dans son entier. Le kératotome plus large que nous proposons (pl. 10, fig. 2 *bis*) a pour but de faire à la cornée une incision assez grande pour permettre l'issue facile du cristallin. Si cependant, dans certains cas exceptionnels, on devait en venir à broyer le corps opaque, le kystotriteur de M. Furnari nous paraîtrait trop faible; nous avons dû le remplacer par des pinces (pl. 10, fig. 4) dont les branches sont plus fortes, et qui, avec tous les avantages du kystotriteur, plus de puissance et un mécanisme beaucoup plus simple, offrent en outre la facilité de prendre un point d'appui.

Méthode mixte de M. Quadri.

C'est une combinaison de l'abaissement avec la kératonyxis. On procède à l'abaissement du cristallin comme à l'ordinaire, puis on fait pénétrer par la cornée une autre aiguille à laquelle sont jointes les petites pinces qui sont destinées à saisir les lambeaux de capsule, pour les détruire, ou à les attirer au dehors à travers la petite plaie de la cornée.

Appréciation des méthodes d'opérer la cataracte.

A l'occasion de chaque méthode, nous en avons posé les indications en appréciant les avantages et les inconvéniens qui lui sont propres; nous n'y reviendrons pas. De cet examen alternativement spécial et comparatif des diverses méthodes, il est résulté qu'aucune d'elles ne saurait exclure toutes les autres. Cependant, à cause de la facilité et de la rapidité de son exécution, l'abaissement doit être préféré comme méthode générale.

PUPILLE ARTIFICIELLE.

L'opération de la pupille artificielle consiste à créer, au travers de l'iris, une voie nouvelle aux rayons lumineux, lorsque leur émergence sur la rétine est interceptée soit par une oblitération de l'iris, soit par une opacité de la cornée, ou par des lésions combinées de ces deux parties.

Cette opération, toujours très délicate en elle-même, est, en outre, subordonnée à des lésions anatomico-pathologiques variables, et celles-ci peuvent coïncider avec d'autres affections accidentelles des tissus plus profonds (cristallin, corps vitré, rétine), d'abord inaperçues et souvent très complexes, qui empêchent de pouvoir calculer précisément les résultats de l'opération, et en rendent les chances fort incertaines.

Historique. L'origine de la pupille artificielle est toute moderne. Grecs, Latins, Arabes, chirurgiens de la renaissance, personne n'en fait mention. Il y a lieu de s'étonner, pourtant, que les anciens, qui avaient pu reconnaître assez exactement la nature et les effets de la cataracte et en imaginer les deux principales méthodes opératoires, n'aient pas eu l'idée, beaucoup plus simple, de perforer l'iris dans les cas d'oblitération congéniale de l'ouverture pupillaire. Quoi qu'il en soit, cette ingénieuse idée était réservée à l'Anglais Cheselden qui le premier conçut la possibilité d'établir la vision chez un aveugle-né par l'*incision* de l'iris, opération qu'il exécuta avec succès, en 1728, sur un jeune garçon de 14 ans, aux applaudissemens unanimes de l'Europe savante. Dès-lors une nouvelle impulsion est donnée à l'ophthalmologie opératoire. L'opération de Cheselden est répétée avec succès. Des recherches nombreuses sont faites sur l'anatomie de l'œil et en particulier de l'iris considéré dans sa structure contractile, dans ses rapports avec le cristallin et la cornée, et dans ses usages relativement à la vision. De ces nouvelles connaissances naît la méthode de l'*excision* entre les mains de Wenzel en 1780. L'excision de l'iris obtient bientôt et garde la prédominance sur l'incision jusqu'en 1801, où Scarpa, considérant la fragilité des adhérences du contour de l'iris avec le cercle ciliaire, en fait la base d'une troisième méthode par *décollement*. Enfin une quatrième méthode est l'*extension* de la pupille naturelle, imaginée naguère par M. Langenbeck. Tous les travaux ultérieurs n'ont plus fait que perfectionner ou combiner, suivant les cas, ces méthodes fondamentales, d'où dérivent tous les procédés actuellement en usage.

CAS D'INDICATION.

A. *Relativement à l'iris :* 1° l'absence congéniale de la pupille par persistance de la membrane pupillaire de Wackendorf; 2° l'occlusion accidentelle de la pupille, pouvant être le résultat de certaines productions anormales plastiques: telles que du pus, du sang, une lymphe coagulable, qui se déposent dans les chambres de l'œil à la suite d'ophthalmies internes violentes; 3° le prolapsus péripbérique de l'iris ou l'atrésie considérable de la pupille, avec déformation, conséquence très fréquente de l'iritis syphilitique (Weller). Dans tous ces cas la cornée peut conserver toute sa transparence, la cause de la cécité existant dans l'iris même.

B. *Relativement à la cornée* : 1° le ptérygion, 2° les taies diverses de la cornée, depuis le leucome simple jusqu'au leucome crétacé. Ces taies, tantôt petites et centrales, d'autres fois envahissant la moitié ou les deux tiers de la cornée, précisent le lieu d'élection, comme il sera indiqué plus loin, le chirurgien devant toujours faire coïncider la section de la cornée dans un lieu opaque avec celle de l'iris en regard d'un point où la cornée est transparente. Dans ce deuxième ordre de lésions l'obstacle à la vision siége sur la cornée au-devant de la pupille, qui peut conserver toute son intégrité.

C. *Relativement à l'iris et à la cornée.* Enfin les diverses altérations précitées peuvent non seulement se trouver réunies plusieurs à la fois sur un même individu, mais en outre offrir diverses complications : 1° l'effacement plus ou moins complet des chambres de l'œil, résultat d'adhérences de l'iris (*synéchie antérieure* ou *postérieure*); 2° l'aplatissement de la cornée, qui diminue proportionnellement la profondeur de la chambre antérieure; 3° la présence, souvent difficile à apprécier, d'une cataracte, qui, bien qu'elle ne soit pas une contre-indication, exigera néanmoins une double opération.

CONDITIONS DE SUCCÈS.

Tous les ophthalmologistes regardent comme indispensables les cinq conditions suivantes :

1° Que l'œil ne soit le siége d'aucune inflammation ni d'aucune altération organique profonde, telle que l'atrophie du globe oculaire, l'hydrophthalmie ou un état variqueux général;

2° Que la cornée soit diaphane, au moins dans une partie de son étendue : qu'elle ne présente pas de staphylome ni des cicatrices ou des déformations trop considérables, et que les milieux de la chambre antérieure, liquide et membranes, aient conservé leur transparence;

3° Surtout que la rétine ait conservé sa sensibilité, et que le malade distingue la nuit du jour et perçoive les gradations de la lumière;

4° Que les deux yeux soient inserviables, parce que, du côté opéré, la nouvelle pupille serait en désharmonie avec celle de l'œil opposé, et, quant à ce dernier, on exposerait le malade à perdre le peu de vue qui lui reste;

5° Enfin, que le malade jouisse d'une constitution saine et qu'il ne soit sous l'influence d'aucun vice dyscrasique.

Outre ces indications essentielles, il est d'autres considérations importantes auxquelles il faut avoir égard.

CIRCONSTANCES QUI INFLUENT SUR LE RÉSULTAT DE L'OPÉRATION.

Elles sont relatives à l'âge, à la saison, à l'état de simplicité ou de complication que présente la maladie.

1° *Age.* Weller recommande de ne pas opérer les très jeunes enfants; un âge avancé est également une condition défavorable, bien que chez les vieillards les inflammations consécutives de l'œil soient plus rares. C'est chez l'adulte que la pupille artificielle a réussi le plus souvent. — 2° *Saison.* Il faut, comme en général pour toutes les opérations sur les yeux, choisir une saison tempérée, le printemps ou l'automne. — 3° *Cas simples, lieu d'élection d'une nouvelle pupille, son étendue.* Lorsque la cornée est transparente dans tous les points, qu'elle n'est pas déformée, et que l'iris, exempt d'adhérences, laisse à l'opérateur le choix du lieu de la nouvelle pupille, il faut préférer le centre de l'iris. Mais si une tache centrale de la cornée s'y oppose, autant que le permettrait l'étendue de l'opacité on devrait choisir le lieu de l'opération dans l'ordre suivant : 1° l'hémisphère inférieur de l'iris, l'œil étant à peine recouvert par la paupière en ce sens; 2° l'angle interne de l'œil, qui entraîne moins de strabisme que l'angle externe; 3° l'hémisphère supérieur de l'iris, déjà moins avantageux vu la quantité de rayons lumineux perdus pour la vision; 4° enfin le lieu le moins favorable est l'angle externe de l'œil, qui conduit inévitablement au strabisme. Dans tous ces cas il faut, pour être serviable, que la nouvelle pupille offre au moins environ cinq à six millimètres d'étendue; au-dessous de cette largeur la vision est faible, au-dessus elle est confuse. — 5° *Cas compliqués.* Quand la cornée est opaque dans une grande partie de sa surface, c'est sur la partie opaque elle-même qu'il faut pratiquer la section; la cicatrisation y étant aussi prompte, outre que l'on évite de causer une nouvelle opacité. Pour l'iris, c'est le contraire: il faut, autant que possible, pratiquer l'ouverture pupillaire sur un point de cette membrane exempt d'altération (Weller). La synéchie antérieure ou postérieure, l'opacité du cristallin, ne sont pas des contre-indications; mais seulement, comme nous le verrons, elles influent d'une manière importante sur le choix de la méthode ou du procédé opératoire.

On distingue quatre méthodes pour former la pupille artificielle : l'incision, l'excision, le décollement et l'extension de la pupille naturelle.

PREMIÈRE MÉTHODE. — INCISION.

Corectomie (de κόρη, *pupille;* et τεμνειν, *couper*), *iridotomie* (de ἶρις et τεμνειν).

Imaginée par Cheselden, cette méthode a été surtout adoptée par Sharp, Adams, et modifiée successivement par Janin, Guérin, Beer, Maunoir, Jurine, Sprœgel, Meiners, Odhélius, Langenbeck, et M. Velpeau.

Procédés opératoires.

1° PROCÉDÉ DE CHESELDEN (pl. 11, fig. 1). L'instrument de Cheselden est une petite lame de couteau très mince, très aiguë, tranchante d'un seul côté, que supporterait l'extrémité d'une aiguille à cataracte.

Le malade disposé convenablement, le chirurgien et les aides placés comme pour l'abaissement du cristallin, l'opération se divise en trois temps.

Premier temps. Le couteau tenu comme une plume à écrire, le tranchant tourné en bas, prendre un point d'appui sur la pommette avec l'annulaire et le petit doigt, présenter obliquement la pointe de l'instrument et la plonger dans la sclérotique à deux millimètres en arrière de l'insertion de la cornée transparente. *Deuxième temps.* Glisser horizontalement le couteau à travers la chambre postérieure et parallèlement à l'iris jusqu'aux deux tiers postérieurs de cette membrane, où il faut s'arrêter. *Troisième temps.* Tourner le tranchant du couteau en avant contre l'iris; par un léger mouvement de bascule faire pénétrer sa pointe dans la chambre antérieure, et, par le même mouvement d'arrière en avant, achever, en retirant l'instrument, l'incision transversale de l'iris, qui doit avoir de cinq à sept millimètres de longueur et offre, pour dernier résultat, une pupille oblongue placée en travers de l'iris.

2° Procédé de Sharp et W. Adams (pl. 11, fig. 2). Ce procédé est exactement le même que celui de Cheselden, excepté qu'on incise l'iris de la chambre antérieure vers la chambre postérieure. Pour cela le tranchant du couteau dirigé en arrière, on l'insinue immédiatement à travers l'iris, dans la chambre antérieure, jusqu'à ce que la pointe soit arrivée à la réunion du tiers interne de cette cloison avec ses deux tiers externes; alors incliner l'instrument vers la chambre postérieure et achever, en le retirant, l'incision de l'iris d'avant en arrière.

3° Procédé de Janin (pl. 11, fig. 3). Deux modifications principales caractérisent ce procédé : 1° ouvrir la pupille artificielle en pénétrant dans la chambre antérieure par une ouverture préalable de la cornée; 2° inciser verticalement l'iris. L'incision sur la cornée n'appartient pas à Janin; Mauchart, avant lui, l'avait indiquée : Heuerma, qui l'adopta, la pratiquait avec une lancette ordinaire. Quoi qu'il en soit, le procédé de Janin se compose de deux temps distincts :

(a) *Incision de la cornée.* Elle se pratique, comme pour l'extraction du cristallin, à l'aide du couteau de Wenzel. L'auteur intéressait les deux tiers de la cornée. On l'a réduite, avec raison, à l'étendue nécessaire pour l'introduction des ciseaux. (b) *Section de l'iris.* Introduire à plat dans la chambre antérieure de petits ciseaux à pupille légèrement courbes et très fins, les ouvrir ensuite doucement, percer, à sa partie la plus déclive, l'iris avec la branche inférieure, qui est tranchante et pointue; l'insinuer, en remontant, derrière la face postérieure de cette membrane jusqu'à ce que la branche antérieure, qui est boutonnée, soit parvenue au niveau de l'insertion de la cornée à la sclérotique, puis enfin opérer d'un seul coup la section verticale de l'iris dans toute son étendue. Kortun, au lieu des ciseaux de Janin, préfère se servir du kératotome; il donne, du reste, la même direction à l'incision.

1° Procédé de Maunoir (pl. 11, fig. 4). Ce procédé n'est qu'un perfectionnement du précédent : au lieu de se borner à une seule incision de l'iris, on en pratique une seconde, divergente avec la première, de façon que les deux sections représentent la forme d'un V dont le sommet correspond au centre de l'iris. Par cette double incision les fibres rayonnantes de l'iris, admises par M. Maunoir, sont divisées deux fois, et il en résulte une pupille ovalaire qui a peu de tendance à s'oblitérer. Pour éviter l'incision de la cornée, M. Montain, dans ces cas, a proposé ses ciseaux-aiguilles, qui n'ont pas un avantage bien reconnu.

Lorsqu'une tache centrale de la cornée empêche la vision, Pellier avait proposé un procédé qui se rapproche beaucoup de celui de M. Maunoir : il consiste tout simplement à agrandir la pupille naturelle en la prenant pour point de départ d'une double incision divergente qu'il pratiquait sur la partie inférieure de l'iris jusqu'au ligament ciliaire.

Procédé de M. Velpeau (pl. 11, fig. 5). Ce n'est autre que le premier temps du procédé de Wenzel. Au moyen d'un petit couteau à double tranchant très aigu, analogue à une lancette à langue de serpent, pénétrer dans la cornée comme pour l'extraction : lorsque le couteau est arrivé dans la chambre antérieure, diriger avec précaution sa pointe en arrière, lui faire traverser l'iris, puis la ramener dans la chambre antérieure à travers la même membrane après un trajet de cinq à six millimètres. En continuant de glisser le couteau transversalement on achève l'opération en divisant du même coup l'iris et la cornée.

Toutes les modifications des procédés que nous venons de décrire ont pour but d'empêcher le resserrement ou l'oblitération de la nouvelle pupille par le recollement des lambeaux flottans de l'iris. W. Adams, en introduisant des parcelles de cristallin dans la plaie de l'iris, n'a pas été plus heureux dans ses résultats. C'est pour faire disparaître ce grave inconvénient de l'incision qu'on a proposé la méthode de l'excision.

SECONDE MÉTHODE. — EXCISION.

Corectomie (de κόρη, *pupille;* ἐκ, *de;* et τέμνειν), *iridectomie.*

Depuis Wenzel, regardé comme l'inventeur de l'excision (1780), Beer, Demours, Sabatier, Forlenza, Benedict et Gibson ont surtout cherché à perfectionner cette méthode.

1° Procédé de Wenzel (pl. 11, fig. 6). Ce procédé se compose de deux temps : l'incision de la cornée et de l'iris, puis l'excision du lambeau de l'iris.

1° *Incision de la cornée et de l'iris.* Ce premier temps, emprunté par M. Velpeau, nous est déjà connu. 2° *Excision du lambeau de l'iris.* A l'aide de petits ciseaux dont les deux pointes sont boutonnées, et qu'il introduit dans la chambre antérieure, Wenzel résèque vers sa base le lambeau de l'iris, dont il maintient fixé le sommet avec des pinces oculaires. On a pour résultat une ouverture avec perte de substance, qui offre toutes les chances possibles de ne pas se refermer.

3° Procédé de Guérin (pl. 11, fig. 7). D'après quelques auteurs Guérin aurait pratiqué son procédé antérieurement à Wenzel, auquel cas ce serait à lui qu'appartiendrait l'invention de la méthode. La cornée étant incisée comme à l'ordinaire, à l'aide du kératotome pratiquer deux sections sur l'iris, l'une verticale, l'autre transversale complétant une incision cruciale. Le troisième temps consiste, au moyen des ciseaux genouillés de Maunoir, à exciser les angles des quatre lambeaux.

3° Procédé de Gibson (pl. 11, fig. 8). Après l'incision préalable de la cornée et l'écoulement de l'humeur aqueuse, lorsque l'iris est libre d'adhérences elle se présente naturellement à l'ouverture de la cornée. M. Gibson alors exerce une légère pression sur l'œil, pour faire saillir cette membrane entre les lèvres de la plaie, et, avec de petits ciseaux très fins, courbes sur le plat et bien évidés, il excise tout ce qui dépasse en dehors de la cornée. Si des adhérences empêchent le prolapsus irien, M. Gibson attire, pour l'exciser, l'iris au dehors au moyen de la petite airigne de Beer. — Le *procédé de Beer* ne diffère de celui-ci que par l'ouverture de la cornée, à laquelle il ne donne que cinq millimètres d'étendue : il s'en sert pour attirer avec son petit crochet l'iris au dehors, et l'exciser dans une étendue suffisante.

Le *procédé de M. Walther* est intermédiaire de celui de Gibson à celui de Beer. L'auteur fait à la cornée une incision de sept millimètres et, à l'aide du crochet de Beer, il attire au dehors une portion de l'iris, qu'il excise.

TROISIÈME MÉTHODE. — DÉCOLLEMENT.

Corédialyse (διάλυσις, *séparation*), *iridodialysis.*

La corédialyse était connue avant Scarpa; au rapport d'Assalini, Buzzi de Milan la pratiquait en 1788. Néanmoins c'est aux travaux de Scarpa qu'on doit d'avoir généralisé cette opération et d'en avoir fait une méthode.

1° *Procédé de Scarpa* (pl. 11, fig. 9). Armé de l'aiguille à cataracte de Scarpa, la plonger par la sclérotique dans la chambre postérieure comme pour l'abaissement du cristallin; la diriger vers la partie supérieure et interne de la circonférence de l'iris, en tourner la concavité en avant, puis lui faire traverser l'iris, mais de manière que sa pointe ne fasse qu'apparaître dans la chambre antérieure pour ne pas léser la cornée: l'iris étant accrochée, peser légèrement sur cette membrane, de haut en bas et de dedans en dehors, de façon à détruire les adhérences au cercle ciliaire dans l'étendue d'environ six millimètres.

Par le procédé de Scarpa, il est très difficile de pratiquer le décollement de l'iris vers l'angle externe de l'œil; c'est pour obvier à cet inconvénient que Flajani, Himly, Beer et Buchorn ont recours à la modification suivante: ils introduisent l'aiguille par la chambre antérieure de l'œil en piquant la cornée; alors, suivant eux, il devient tout aussi facile de pratiquer la nouvelle pupille en dehors qu'en dedans, et en outre on n'est pas exposé à blesser le cristallin et à produire une cataracte consécutive.

2° *Procédé de Donegana* (pl. 11, fig. 10). Ce procédé réunit l'iridodialysis à l'iridotomie. *Premier temps:* avec une aiguille tranchante sur sa concavité, pratiquer le décollement à la manière de Scarpa. *Second temps:* inciser l'iris, après l'avoir décollé, de sa grande vers sa petite circonférence dans une étendue de quatre à cinq millimètres. L'intention de l'auteur est de prévenir ainsi le recollement de l'iris et l'oblitération de la nouvelle pupille, un des plus grands inconvéniens du procédé de Scarpa. Mais il nous paraît également douteux que le recollement puisse être évité et que l'incision de l'iris décollé soit elle-même, dans tous les cas, facilement pratiquée sans que la pression nécessaire augmente la déchirure.

3° *Procédé d'Assalini.* Pratiquer une incision à l'angle externe de la cornée; introduire dans la chambre antérieure des pinces fines et recourbées à l'aide desquelles on saisit l'iris à peu de distance de son bord ciliaire, puis en opérer le décollement par une traction modérée. Au lieu de pinces, Bonzel se sert d'un petit crochet analogue à celui de Beer.

4° *Procédé de Langenbeck* (pl. 11, fig. 13). Une très petite incision étant faite à la cornée, M. Langenbeck, au moyen d'un mince crochet renfermé dans une canule d'or, perce un des points de la circonférence de l'iris, décolle tout doucement cette membrane dans une étendue convenable, attire le sommet du lambeau et l'engage dans la plaie de la cornée où les adhérences qu'il ne tarde pas à contracter empêchent la nouvelle pupille de se refermer. M. Lusardi, pour obtenir le même résultat, emploie un crochet-aiguille qui suffit aux diverses manœuvres de l'opération.

Au reste, sans aller jusqu'à masquer par une nouvelle opacité l'orifice de la pupille artificielle, l'incision de la cornée doit être néanmoins assez rapprochée du lieu du décollement pour qu'on puisse y engager le lambeau de l'iris sans s'exposer à une traction trop forte qui entraînerait une déchirure.

MÉTHODE MIXTE. — EXCISION ET DÉCOLLEMENT.

Pour prévenir le recollement de l'iris, l'incision de la cornée étant faite préalablement dans une longueur suffisante, on peut, à l'aide de ciseaux fins introduits par l'ouverture de cette membrane, exciser une portion du lambeau décollé (pl. 11, fig. 2). C'est pour opérer d'un seul temps le décollement et l'excision qu'ont été imaginés, dans ces derniers temps, divers dards-érignes d'un mécanisme plus ou moins ingénieux (pl. 11, fig. 16, et pl. 2, fig. 55-59).

QUATRIÈME MÉTHODE. — EXTENSION DE LA PUPILLE NATURELLE (pl. 11, fig. 14).

Créé par M. Langenbeck pour un cas où la pupille normale était interceptée par une tache centrale de la cornée, cette méthode n'est rien autre chose qu'une application au bord pupillaire du procédé qu'il avait ajouté au décollement. Elle consiste à amener par tiraillement, dans une petite ouverture faite à la cornée, un des points de la circonférence pupillaire de l'iris. Par ce moyen on obtient une extension ou un déplacement de la pupille naturelle, la traction changeant la forme de son orifice de circulaire en ellipsoïde. Le bord pincé de la pupille, retenu d'abord par étranglement, ne tarde pas à être fixé définitivement par de solides adhérences.

APPRÉCIATION.

Nul procédé pris à part n'a une prédominance absolue sur tous les autres; chacun d'eux possède une valeur relative à certains cas déterminés. Leur appréciation ne saurait donc se séparer des indications qu'ils sont destinés à remplir.

A. *Incision.* Méthode généralement abandonnée: la propriété contractile de l'iris qui lui sert de base est improuvée par les faits. Que l'incision soit simple ou complexe; au lieu de se rétracter vers leur base, les lambeaux tendent au contraire à se rapprocher et à oblitérer peu à peu la nouvelle pupille. Lorsque le diaphragme oculaire présente des altérations de tissu (ce qu'on reconnaît à une décoloration du grand cercle de l'iris), l'incision est formellement contre-indiquée (Weller).

B. *Excision.* Préférable dans tous les cas simples. Mais si la cornée n'est transparente que dans une petite étendue, ou si l'iris a été le siége de phlegmasies prolongées, cette méthode réussit moins bien. L'inflammation tendant à se développer avec plus de violence sur ces tissus altérés, il peut en résulter l'opacité du reste de la cornée ou l'exudation trop abondante d'une lymphe plastique qui tend à oblitérer l'ouverture artificielle pratiquée à l'iris (Weller). De tous les procédés, celui de Gibson serait le plus rationnel si, par la traction forcée qu'il entraîne, il n'exposait trop fréquemment à la déchirure de l'iris. Le procédé de Wenzel, mais en diminuant l'incision de la cornée suivant la modification de M. Walther, nous paraît devoir être préféré.

C. *Décollement.* Exposant moins aux inflammations consécutives, cette méthode est spécialement indiquée toutes les fois que la cornée n'est transparente qu'en un point de sa circonférence ou lorsque l'iris est altéré (Weller). Le procédé de Scarpa est le plus avantageux lorsqu'il existe une opacité du cristallin, parce qu'il permet d'en opérer l'abaissement avec facilité. Dans les autres cas le procédé de M. Langenbeck mérite la préférence, en ayant soin, toutefois, de faire pénétrer le crochet sur un point opaque de la cornée (pl. 11, fig. 11).

D. *Extension de la pupille naturelle.* Opération très rationnelle : elle trouve son application exclusive dans les cas de taches centrales de la cornée avec intégrité de l'iris.

E. *Méthodes mixtes* (pl. 11, fig. 12). L'excision alliée au décollement offre des avantages incontestables; elle prévient le recollement de l'iris et les cataractes consécutives, auxquels expose le procédé de Scarpa. En supposant même que le cristallin fût altéré, il devient très facile de l'extraire par la nouvelle ouverture pupillaire (pl. 11, fig. 15).

MALADIES QUI AFFECTENT TOUTE LA MASSE OCULAIRE.

En général, quel que soit le tissu primitivement affecté, elles se résument dans le cancer ou les fongus qui envahissent bientôt toutes les parties situées dans l'orbite et en nécessitent l'extirpation en masse.

EXTIRPATION DE L'ŒIL.

Cette opération, dont on trouve la première description dans Bartisch, se pratique le plus ordinairement pour des cancers de l'œil ou de l'orbite.

Bartisch vidait l'orbite avec une espèce de cuillère tranchante, Fabrice de Hilden se servait d'un large bistouri à double tranchant et courbe sur le plat. Heister rejeta ces instrumens comme inutiles et peu commodes, et, à son exemple, on pratique encore aujourd'hui l'extirpation de l'œil avec un bistouri droit ordinaire, une érigne simple ou double pour fixer la tumeur, et des ciseaux courbes sur le plat pour couper son pédicule.

PROCÉDÉ ORDINAIRE. Le malade assis sur une chaise ou, mieux encore, couché dans son lit et ayant la tête très élevée, le chirurgien se place en face et du côté de l'œil affecté.

Premier temps. Avec les pinces de Museux ou une érigne simple, saisir solidement la tumeur dans le point où elle présente le plus de résistance; confier alors l'érigne à un aide pour prendre le bistouri, et diviser, d'un seul coup, l'angle palpébral externe jusqu'au niveau de l'arcade orbitaire externe du frontal : puis renverser chaque paupière en dehors, et la disséquer par sa face interne.

Second temps. Le bistouri tenu comme une plume à écrire, le plonger un peu au-dessus de l'angle interne de l'œil, afin de diviser d'abord les insertions des grand et petit obliques, puis faire parcourir à l'instrument la demi-circonférence inférieure de l'orbite en rasant aussi exactement que possible les os jusqu'aux environs du trou optique. Arrivé vers l'angle externe, reporter le bistouri vers l'angle interne, faire relever la paupière supérieure, et parcourir la demi-circonférence orbitaire supérieure en ayant soin d'enlever en même temps la glande lacrymale.

Troisième temps. L'œil ainsi détaché n'est plus supporté que par un mince pédicule formé par les tendons des quatre muscles droits et le nerf optique. Pour l'excision de ce pédicule, qu'on peut pratiquer indifféremment avec le bistouri ou des ciseaux courbes, les auteurs recommandent généralement de diriger l'instrument le long de la paroi interne de l'orbite, crainte de léser l'ethmoïde. Cependant Desault préférait arriver sur le pédicule par la paroi externe de l'orbite, qui est plus courte, plus oblique, plus commode et n'expose pas à pénétrer dans les fentes sphéno-maxillaire et sphénoïdale.

Pansement. On recherche avec soin, en introduisant le doigt, s'il n'est pas resté quelques parties altérées. Si la glande lacrymale n'a pas été enlevée, on la saisit aussitôt avec une érigne, ou une pince, et on en fait l'extraction. Pour arrêter l'hémorragie, la ligature de l'artère ophthalmique serait presque toujours impossible; et la cautérisation est dangereuse : heureusement l'enceinte formée par la cavité osseuse conique permet une compression efficace; il suffit donc de remplir l'orbite avec des boulettes de charpie saupoudrées de colophane. On recouvre le tout avec des plumasseaux de charpie : une compresse longuette, maintenue par le bandage monocle, complète l'appareil.

Si les paupières participaient à l'altération du globe oculaire, à l'exemple de Guérin on les circonscrirait préalablement par deux incisions semi-lunaires, et on les enlèverait du même coup avec la masse oculaire.

OPÉRATIONS QUI SE PRATIQUENT SUR L'APPAREIL DE L'AUDITION.

Contenu dans l'épaisseur de l'os temporal qui le protége, l'appareil de l'ouïe se compose de trois portions distinctes qui sont, de l'intérieur à l'extérieur et dans l'ordre de leur importance,

1° L'oreille interne ou labyrinthe,

2° L'oreille moyenne ou tympan,

3° L'oreille externe.

Les maladies du labyrinthe sont plus particulièrement du ressort de la médecine : l'oreille externe et l'oreille moyenne sont seules accessibles à la chirurgie opératoire.

ANATOMIE OPÉRATOIRE (pl. 13, fig. 1, 2, 3, 4). 1° OREILLE EXTERNE.

Pavillon. Espèce de cornet acoustique cartilagineux situé à l'extérieur, percé à son centre par l'orifice du conduit auriculaire; terminé inférieurement par le lobule dont la texture vasculaire favorise le développement de tumeurs érectiles. Sa grande souplesse en prévient les fractures, et son peu d'épaisseur en rend la suture très facile dans les plaies du pavillon. La peau qui le recouvre, fine, glabre, très adhérente à sa face externe, est lâche et mobile en arrière, où elle est doublée par un tissu cellulaire fin et lamelleux dans lequel rampent des vaisseaux et des nerfs nombreux : circonstance importante pour la dissection des lambeaux dans l'otoplastique.

Conduit auriculaire. Long de vingt à vingt-cinq millimètres, ellipsoïde à grand diamètre vertical. *Rapports :* en avant avec l'articulation de la mâchoire, dont les mouvemens lui impriment des changemens de forme (Richerand); en bas avec la glande parotide. *Direction* : incurvé suivant une double courbure en S, dont les sinuosités sont séparées par des éperons alternes. Cette courbure, qui intéresse toute la longueur du canal, se redresse, lorsqu'on tire le pavillon en haut et en avant, suffisamment pour permettre d'apercevoir la membrane du tympan dans le fond du conduit, condition favorable aux manœuvres opératoires. *Calibre*. D'un centimètre ou un peu plus à son extrémité externe; diminue progressivement jusqu'à cinq ou six millimètres à son extrémité interne, qui est coupée brusquement par la membrane du tympan : cette membrane est tendue obliquement de haut en bas et de dehors en dedans, disposition qui donne une plus grande longueur à la paroi inférieure qu'à la supérieure. *Circonscrit* par l'os temporal, et inflexible dans sa partie profonde, ce conduit est fibro-cartilagineux dans sa moitié externe, qui est susceptible de se laisser considérablement dilater par la présence de polypes, de corps étrangers, ou au moyen d'instrumens dirigés par l'art. La membrane qui le tapisse, fine, sensible, est douée d'une grande vascularité qui explique la fréquence de ses hémorragies et la prédispose aux inflammations ainsi qu'à toutes les altérations qui en dépendent. Elle renferme en outre une grande quantité de follicules cérumineux.

Oreille moyenne. Cavité intermédiaire de l'oreille interne au conduit auriculaire constitué par la caisse du tympan et sa membrane, la trompe d'Eustache et les cellules mastoïdiennes.

1° *Caisse du tympan*. Cavité ellipsoïde, verticale, aplatie de dehors en dedans. Elle présente en avant l'orifice de la trompe d'Eustache, qui la fait communiquer directement avec le pharynx; en dehors, la membrane du tympan, qui la sépare de l'oreille externe, met obstacle à l'introduction des corps étrangers venus par le conduit auriculaire, et limite les maladies de l'oreille moyenne dont les produits de sécrétion ont plus de tendance à s'écouler dans le pharynx. Ce n'est que lorsque cette cloison a été détruite ou ulcérée, que le pus ou les osselets de l'ouïe peuvent trouver une issue par le conduit auriculaire.

2° *Trompe d'Eustache*. Conduit inflexe, long d'environ cinquante-cinq millimètres, communiquant de la caisse du tympan à la partie supéreure et latérale du pharynx, suivant une direction oblique en bas, en dedans et en avant. Infundibuliforme, large de deux millimètres à ses deux extrémités, réduit à un seul millimètre dans sa partie moyenne, sa cavité est elliptique en travers. Son orifice pharyngien évasé, regardant en bas et en avant, répond à la face interne de l'apophyse ptérygoïde, à cinq ou six millimètres en arrière du méat moyen des fosses nasales. Cet orifice, distant de sept à huit centimètres de l'ouverture antérieure des narines, tombe sur la ligne nasale antéro-postérieure, de manière que cette ligne forme avec l'axe de la trompe un angle de 135 degrés un peu oblique en haut : double circonstance qui détermine la longueur et la coudure à donner aux cathéters de la trompe d'Eustache. Osseuse dans la moitié qui répond à la caisse, fibro-cartilagineuse dans la moitié pharyngienne, la trompe est de plus tapissée par une membrane muqueuse dont la turgescence inflammatoire est une cause fréquente d'obstruction de ce canal.

3° *Cellules mastoïdiennes*. Contenues dans le diploé de la portion mastoïdienne de l'os temporal, ces cellules forment une espèce de diverticulum à la cavité du tympan. Elles ne se développent pas avant trente ans; leur nombre va en augmentant avec l'âge. C'est sur leur communication avec la caisse qu'est fondée l'opération assez hasardeuse qui consiste à perforer ces cellules.

OPÉRATIONS QUI SE PRATIQUENT SUR L'OREILLE EXTERNE

1° PERFORATION DU LOBULE DE L'OREILLE (pl. 22, fig. 9).

Cette opération se pratique avec un emporte-pièce ou une espèce de trocart. Dans les deux cas, on commence par engourdir la sensibilité du lobule par de légères pressions entre le pouce et l'indicateur; puis on applique contre sa face postérieure un bouchon de liége, d'une résistance médiocre, destiné à faire opposition à la pression déterminée par l'instrument : on opère à droite de la main droite, *et vice versa*, en tenant le bouchon de l'autre main. L'emporte-pièce est une tige d'acier d'un millimètre et demi de diamètre reçue à l'une de ses extrémités dans un manche, et terminée à l'autre par un bord circulaire tranchant, avec un trou au centre, comme dans les clefs perforées. L'aiguille qui sert de trocart est d'or ou de platine et durcie par la trempe. Elle est également contenue dans un manche à l'une de ses extrémités. L'autre se termine en une pointe de forme conique. Jusqu'à deux lignes de cette pointe, elle est reçue dans une petite canule.

L'opération consiste, en présentant perpendiculairement sur la face antérieure du lobule l'extrémité libre de l'un ou l'autre instrument, à presser d'un coup sec comme dans toutes les ponctions. La force imprimée doit être assez grande pour que, l'épaisseur des parties étant immédiatement traversée, sa tige s'enfonce encore de l'autre côté dans l'épaisseur du bouchon. On abandonne alors ce dernier, puis, si l'on s'est servi de l'emporte-pièce, on retire avec une aiguille la petite portion de chair séparée par l'action du bord tranchant et contenue dans le trou dont la tige est perforée. On introduit dans ce trou l'extrémité d'un fil de plomb, et, retirant l'instrument en appuyant sur le fil pour qu'il n'abandonne pas son conducteur, on l'amène ainsi de l'autre côté. Si l'on a employé l'aiguille conique, la perforation des chairs étant terminée, on saisit en avant la canule et on retire la tige. La canule restant libre, on insinue le fil de plomb dans sa cavité, et on l'extrait lorsque le fil est parvenu de l'autre côté. Enfin, de quelque manière que l'on ait opéré, lorsque le fil est en place, on en contourne les extrémités pour empêcher qu'il ne se détache. Cette sorte de séton métallique, en s'opposant à la cicatrisation de la fistule, donne lieu à une légère suppuration, qui se supprime après quelque temps. A la longue un tissu cutané accidentel tapissant le court trajet fistuleux, l'ouverture demeure ensuite à jamais permanente.

2° EXCISION DU LOBULE.

Au rapport de M. Campbell, il se développe endémiquement dans l'Inde de petites tumeurs éléphantiasiques qui ont leur siége dans le lobule de l'oreille. Dans nos climats, les tumeurs les plus communes sont de nature fibreuse et surtout érectile. On en pratique l'ablation en les circonscrivant, au moyen de ciseaux, par deux incisions en V dont l'écartement est d'autant plus considérable que la tumeur a plus de volume. Si on a pour but de remédier à un simple vice de conformation du lobule, à l'exemple de Boyer on marque d'une ligne d'encre la limite de ce qu'on veut enlever, puis, à l'aide de ciseaux, on en pratique l'excision.

3° Otoplastique.

M. Dieffenbach a imaginé de réparer les pertes de substance du pavillon de l'oreille en empruntant des lambeaux de peau aux parties voisines.

Procédé de M. Dieffenbach. Tenté par lui avec succès dans un cas de perte de substance, siégeant à la partie postérieure du pavillon.

Le bord de l'oreille qui doit recevoir le lambeau ayant été régularisé et rafraîchi préalablement avec des ciseaux, armé du bistouri droit tailler le lambeau de peau en arrière vers l'apophyse mastoïde, le disséquer et par de simples tractions, sans tordre son pédicule, rapprocher son bord libre du bord saignant de l'oreille, de façon que la face cutanée du lambeau réponde à la face externe du pavillon, et que la surface saignante se trouve postérieure: alors procéder à la réunion au moyen d'une suture entrecoupée dont les points embrassent toute l'épaisseur de l'oreille ainsi que celle du lambeau. Pendant la cicatrisation il faut avoir soin de passer une bandelette de linge enduite de cérat au-dessous du lambeau pour empêcher ses adhérences aux parties voisines. Au bout de cinq ou six jours on enlève les fils, mais ce n'est qu'après quinze ou vingt jours qu'on peut, sans s'exposer à la gangrène, séparer le lambeau du crâne. On lui donne la forme convenable en lui conservant une largeur deux fois plus considérable que la perte de substance. Peu à peu ce lambeau se rétracte, se durcit et prend la forme d'un bourrelet dont la teinte est plus foncée que celle du pavillon.

L'otoplastique, qui, à part le danger commun à toutes les opérations sur la peau du crâne, ne remédie à une simple difformité qu'en en produisant deux autres, ne nous paraît, ni par son but ni par ses résultats, devoir être admise au nombre des opérations dont la pratique se justifie suffisamment; d'autant que, à notre sens, une portion d'oreille artificielle peut remplir le même objet tout aussi bien, pour ne pas dire mieux, et sans le moindre inconvénient.

4° Difformités du conduit auriculaire.

Les unes proviennent des os et sont incurables, les autres affectent les parties molles et peuvent résulter d'un resserrement des parois du canal ou de la présence d'une membrane qui en intercepte le calibre à la manière d'un diaphragme.

Quand l'imperfection de l'oreille est congéniale, il peut y avoir absence du conduit auditif; on s'en assure en plongeant la pointe d'un bistouri jusqu'à la profondeur de cinq ou six millimètres. Si on rencontre le canal on agrandit l'incision, que l'on maintient béante en y plaçant une canule ou tout autre corps dilatant. Après la cicatrisation, les parois de ce nouveau conduit conservent toujours de la tendance à revenir sur elles-mêmes. Pour obvier à cet inconvénient, on doit continuer pendant long-temps l'emploi des sondes; ou même laisser une canule à demeure, comme le propose Boyer.

Mais le plus communément l'oreille externe est fermée par un diaphragme membraneux. Si la membrane est peu profonde, on l'incise crucialement avec un bistouri pointu garni de linge jusqu'à deux millimètres de son extrémité; puis, avec des ciseaux fins, on résèque les lambeaux, que l'on soulève avec un petit crochet. Quelques auteurs proposent de perforer avec un trocart, et de déterminer la destruction des lambeaux avec les caustiques ou des corps dilatans; mais cette méthode ne vaut pas la première. Si la membrane est profondément située, F. d'Aquapendente repousse l'incision, ou la ponction, qui, suivant lui, exposent à pénétrer dans l'oreille moyenne, et a recours aux caustiques, dont le meilleur est sans contredit le nitrate d'argent employé par Leschevin. Dans tous ces cas on devra également avoir recours à l'emploi des corps dilatans long-temps prolongé.

5° Corps étrangers dans l'oreille.

Ce sont des insectes vivans ou des corps inertes d'un petit volume, de consistance et de nature variables.

A. *Insectes vivans.* Essayer d'abord de les saisir avec des pinces et de les extraire. Si l'on n'y parvient pas, introduire dans l'oreille de la laine ou du coton pour les enchevêtrer et les retirer; ou bien les engluer avec des stylets trempés dans la térébenthine, la glu ou la poix : enfin essayer de les attirer à l'extérieur en les alléchant, par du lait si c'est un perce-oreille; ou par de la viande, si ce sont des vers. Ce dernier moyen a réussi une fois dans les mains de M. H. Bérard. Si toutes ces tentatives ont été infructueuses, se résoudre à les tuer en versant dans le conduit auditif une décoction de fleurs de pêcher (Rhazès), de l'eau chaude, de l'huile d'amandes amères (Hameck); ou mieux encore, de l'essence de térébenthine.

B. *Corps inertes.* Les uns sont mous, comme du coton, du papier, des insectes morts, etc. On les extrait avec un petit crochet, ou un cure-oreille (pl. 13, fig. 6), que l'on insinue entre le corps étranger et les parois du canal. Quand on est arrivé au delà, on en opère l'extraction en relevant le manche de la curette et en la faisant agir comme un levier du premier genre. S'ils ont un trop grand volume on les divise avec un instrument étroit et peu tranchant, pour en extraire les morceaux isolément. Les corps durs sont déjà divisés en deux classes par Paul d'Égine : les uns hygrométriques, susceptibles de se gonfler dans le canal; les autres imperméables. Pour les extraire on fait incliner l'oreille au malade, et à l'aide de pinces on essaie de les saisir ou de les ébranler et, en quelque sorte, de les déchatonner du lieu qu'ils occupent, rien ensuite n'étant plus facile que d'en déterminer la sortie. Si cette première manœuvre ne suffit pas, on a recours à d'autres procédés.

1° *Procédé ordinaire* (pl. 13, fig. 11). L'oreille seulement lubrifiée avec de l'huile, maintenir solidement la tête du malade sur les genoux du chirurgien, et la renverser de manière à faire tomber la lumière dans le conduit auditif. Alors attirer le pavillon en haut et en arrière avec la main gauche, saisir de la main droite une curette (pl. 13, fig. 6), la glisser le long de la paroi inférieure du canal jusqu'au delà du corps étranger, puis abaisser le manche de la curette tandis que l'extrémité de sa tige, agissant comme un levier du premier genre, repousse le corps en haut et en dehors, et le chasse à l'extérieur. M. Malgaigne préfère suivre la paroi supérieure du conduit auditif, parce que, représentant le sommet d'une ellipse, elle laisse un intervalle pour le passage de la curette, surtout lorsqu'on a affaire à des corps durs et arrondis. Chez l'enfant, le grand diamètre du canal étant transversal, ce serait sur la paroi antérieure qu'il faudrait glisser la curette ou tout autre instrument. Lorsque le corps étranger est fragile, comme une fausse perle, il faut manœuvrer avec beaucoup de délicatesse, parce qu'en le brisant on pourrait blesser la membrane du tympan et produire de graves accidens (Boyer).

2° *Procédé de Paul d'Égine.* Lorsque le corps étranger s'est considérablement gonflé et que les tentatives pour l'extraire ont été sans succès, pratiquer derrière la conque une incision semi-lunaire afin de dilater le conduit et d'agir facilement sur le corps à extraire.

3° *Procédé de M. Mayor.* A l'aide d'une seringue ordinaire, pousser avec force des injections d'eau tiède dans le conduit auditif. Le liquide pénètre derrière le corps étranger et, s'accumulant entre lui et la membrane du tympan, il tend à en provoquer l'expulsion au dehors. Ce procédé est utile toutes les fois que le corps étranger a pénétré profondément, et qu'il n'offre pas un grand volume.

Lorsqu'on a affaire à du cérumen endurci, on le ramollit préalablement à l'aide d'injections avec de l'huile, de l'eau salée, ou de l'eau tiède; puis au moyen de la curette on extrait ce qui n'a pas été entraîné.

6° Polypes du conduit auditif.

On traite par la cautérisation, la ligature et l'excision les polypes peu éloignés de la conque, et par l'arrachement ceux qui siégent à une grande profondeur.

A. Ligature (pl. 12, fig. 8, 9). *Procédé ordinaire.* A l'aide de pinces ou d'un stylet, faire glisser un nœud coulant, ou l'anse d'un lien, jusque sur la racine du polype; lorsque le fil est convenablement placé, passer les deux bouts dans un serre-nœud et opérer la constriction.

Procédé de M. Fabrizj de Modène (pl. 12, fig. 3, 8, 9). L'appareil se compose de deux ou, au besoin, de trois canules en argent dont chacune contient un fil de métal qui fait anse en sortant d'une de ses extrémités et qui dépasse l'autre de quinze à vingt centimètres. Le malade étant disposé comme dans tous les autres procédés où l'on agit sur le conduit auditif, au moyen de l'une de ces canules introduire une première anse dans le conduit auditif, la faire glisser avec un stylet sur le polype, le plus près possible de son pédicule; en opérer la constriction en tirant les deux extrémités libres du fil, sur lesquelles on fait glisser la sonde, et en fixer les deux bouts au bouton qui termine le pavillon de l'instrument: tordre ensuite le pédicule de la tumeur en tournant la canule en même temps qu'on l'attire à soi. Cette première opération achevée, faire glisser sur cette canule à demeure l'anse de fil d'une seconde canule qu'on peut ainsi faire avancer plus près de la base du polype en tirant sur la première. Alors enlever celle qui est devenue inutile et continuer les torsions avec la seconde. Si la tumeur résiste et ne se laisse pas détacher, porter une troisième anse qui, destinée à rester en place, est formée avec du chanvre et portée dans une petite canule en plomb de deux millimètres d'épaisseur. Lorsque l'anse parvient à être placée sur la partie du pédicule la plus rapprochée des parois du conduit, retirer la seconde canule d'argent et serrer fortement le fil de chanvre en poussant la canule de plomb; puis, avec une forte pince, aplatir celle-ci sur le fil dans quelques millimètres de son étendue, en dedans du conduit auditif, pour maintenir ainsi cette dernière ligature: enfin couper la canule de plomb au niveau du méat auditif, et même, au besoin, pratiquer la section de la portion proéminente du polype, si elle est très considérable.

Ce procédé, plus parfait que tous les autres, a de plus le double avantage de rendre possible la ligature des polypes situés profondément, et de multiplier la ligature elle-même à différens temps.

B. Excision. Le polype étant accroché avec une érigne, l'attirer au dehors et pratiquer la section de son pédicule le plus loin possible au moyen de ciseaux légèrement recourbés (pl. 13, fig. 10).

C. Cautérisation. Applicable aux très petits polypes, elle doit le plus souvent être combinée avec l'excision. Le nitrate d'argent et le beurre d'antimoine sont préférables au fer rouge, qui ne serait pas sans danger.

D. Arrachement. Armé des tenettes de Dupuytren (pl. 13, fig. 8), les ouvrir modérément; engager leurs mors entre le polype et les parois du canal, en les insinuant aussi loin que possible: alors saisir solidement la tumeur, la faire tourner sur son axe, et en opérer l'arrachement moitié en tordant, moitié en tirant. L'hémorragie qui en résulte est très abondante; mais, comme elle a son siége dans un canal inextensible, elle cède facilement à la compression exercée de dedans en dehors par un bourdonnet ou une tente de charpie enduite de cérat. On arrache dans une seconde opération ce qui n'aurait pas été enlevé une première fois.

Opérations sur l'oreille moyenne.

1° *Perforation de la membrane du tympan.*

Mentionnée depuis fort long-temps, Sir A. Cooper est le premier qui l'ait tentée avec succès pour remédier à la surdité (1800, 1802).

On la pratique par la ponction, la trépanation ou la cautérisation.

1° Ponction. *Procédé de Sir A. Cooper.* Le malade étant disposé convenablement pour apercevoir autant que possible le fond du conduit auditif, saisir de la main droite un petit trocart courbe dont la pointe ne dépasse la canule que de trois millimètres; le tenir comme une plume à écrire, sa pointe tout-à-fait rentrée dans la canule: alors le diriger vers la partie antérieure et inférieure de la membrane tympanique, dans le but d'éviter le manche du marteau situé en arrière et en haut. Quand l'extrémité de la canule est en contact avec le tympan, pousser d'un coup sec la pointe du trocart et traverser ainsi cette membrane. L'ouverture qui en résulte suffit pour rendre immédiatement, dans le cas de succès, l'ouïe au malade, mais elle tend bientôt à s'oblitérer.

Procédé de M. Buchanan. Armé d'un trocart dont la pointe quadrangulaire demeure préalablement cachée dans sa canule, faire arriver l'extrémité de celle-ci en contact avec la partie antérieure et inférieure du tympan, comme dans le procédé d'A. Cooper, puis, par un coup brusque, faire pénétrer la pointe du trocart d'environ deux millimètres en même temps qu'on imprime à la tige des mouvemens de rotation en sens opposés. Le but de l'auteur est d'écarter ainsi les lèvres de la plaie pour la transformer en une ouverture permanente. Mais il est évident qu'aucune perte réelle de substance n'étant produite, rien ne s'oppose à la cicatrisation.

2° Trépanation. Imaginée par Himly, elle se pratique au

moyen d'un emporte-pièce modifié par M. Deleau et, plus récemment, par M. Fabrizj de Modène, qui l'a porté à la perfection.

Procédé de M. Deleau (pl. 12, fig. 10). Porter l'extrémité perforante de la tige de l'instrument sur la membrane du tympan, puis, par un demi-tour de rotation communiqué au levier, faire pénétrer le cône perforateur dans le tympan, qui se trouve ainsi accroché. Alors, ajoutant un autre demi-tour de rotation, la détente d'un ressort caché fait rentrer brusquement la tige en entraînant contre le tranchant de la canule la membrane tympanique, dont on doit enlever un disque de deux millimètres d'étendue. Au reste, nous avons dit, dans l'explication de planche, le peu de confiance qu'on doit avoir dans le mécanisme de cet instrument.

Procécé de M. Fabrizj de Modène (pl. 12, fig. 14). Nous connaissons déjà la structure et le mécanisme de l'ingénieux trépan auriculaire de M. Fabrizj (pl. 19, fig. 11, 12, 13). Voici la description de son procédé.

Saisir l'instrument avec la main droite, comme une plume à écrire, la pointe de la spirale dirigée en haut; le faire glisser obliquement en avant, le long de la paroi inférieure du conduit auditif, de manière à arriver vers la partie antérieure et inférieure du tympan, à environ un millimètre de sa circonférence: dès qu'on sent cette membrane, pousser légèrement jusqu'à ce que la résistance opposée aux canaux de la spirale avertisse que la pointe a traversé. Imprimer alors à tout l'instrument un mouvement de rotation d'un tour et demi, ce dont on est averti par la position des points tracés sur le manche. Fixer ensuite avec les doigts de la main gauche le manche, auquel fait suite la tige, et, avec les doigts de la main droite, faire exécuter à la canule seule un mouvement de rotation en sens inverse des tours que l'instrument dans son entier avait fait exécuter au fil spiroïde: ce fil, qui fixe le tympan, offre le point d'appui nécessaire; et la canule, dont le tranchant est très acéré, surmonte avec facilité la résistance que lui oppose cette membrane, de manière qu'il en reste, dans le fil spiral, un disque parfaitement circulaire de deux millimètres de diamètre.

Cette opération ainsi pratiquée offre une supériorité incontestable sur toutes les autres.

3° Cautérisation. *Procédé de M. Richerand.* Il consiste à détruire un point de la membrane tympanique à l'aide d'un crayon de nitrate d'argent: cette méthode est tombée dans l'oubli.

2° Cathétérisme de la trompe d'Eustache.

L'idée de désobstruer la trompe d'Eustache par le cathétérisme, ou en y poussant des injections, remonte à une époque fort éloignée. Très rarement usitée, cette opération a été remise en honneur par M. Deleau dans ces derniers temps.

On y parvient par trois voies: 1° la bouche; 2° la narine correspondante, 3° la narine opposée.

A. Première méthode. Due à Guyot, maître de postes à Versailles (1724), elle est généralement abandonnée à cause de ses difficultés.

B. Deuxième méthode. Imaginée par Cléland en 1741, adoptée par Ant. Petit, Douglas et Wathen, elle a reçu plusieurs perfectionnemens de nos jours.

Procédé ordinaire. Le chirurgien est placé devant le malade assis sur une chaise, et dont la tête est légèrement renversée et maintenue en arrière par des aides. Tout étant disposé, saisir de la main droite la sonde, huilée préalablement et tenue comme une plume à écrire, sa concavité tournée en bas et en dehors et sa convexité en haut et en dedans; l'introduire dans la narine correspondante, et la faire glisser rapidement sur le plancher des fosses nasales jusqu'à cinq ou six centimètres de profondeur. Des mouvemens involontaires de déglutition de la part du malade indiquent que l'on est arrivé sur le voile du palais. Relever aussitôt le bec de la sonde en dehors et en haut en imprimant un quart de rotation à la tige. Enfin insinuer, sans effort, l'instrument dans cette direction, sans abandonner la paroi externe de la fosse nasale, jusqu'à ce qu'on sente au toucher que le bec de la sonde s'engage dans le pavillon de la trompe.

Procédé de M. Deleau. Au lieu d'une sonde en argent, en prendre une en gomme élastique, de même forme, et soutenue par une mandrin en argent (pl. 12, fig. 4, 5). Tout étant disposé comme dans le procédé ordinaire, faire pénétrer le bec de la sonde jusqu'au pavillon de la trompe. Dès qu'il y est arrivé, pousser le mandrin, dont l'extrémité dépasse celle de la sonde, et l'introduire seul dans la partie la plus rétrécie du canal. Lorsqu'on juge le mandrin suffisamment avancé, on pousse la sonde sur lui pour la faire pénétrer à son tour dans la trompe. Alors on retire le mandrin et on place à l'extrémité externe de la sonde un pavillon en argent que l'on fixe à l'aile du nez par un fil métallique disposé en forme de pince (pl. 12, fig. 6).

Procédé de M. Gairal. Faire parvenir le bec de la sonde jusqu'à la base du voile du palais, comme dans le procédé ordinaire; puis, par un léger mouvement de rotation en haut et en dehors, remonter l'extrémité d'un quart de cercle, ce dont on est averti par des chiffres gravés sur les différentes faces du pavillon de la sonde: enfin le bec de l'instrument étant arrivé sur l'orifice de la trompe, le faire pénétrer avec douceur, en continuant d'incliner l'extrémité libre de la sonde en bas et en dedans pour insinuer l'autre extrémité en haut et en dehors, dans l'intérieur de la trompe.

Troisième méthode. Son invention toute moderne appartient à M. Deleau. Elle est spécialement indiquée toutes les fois que la narine correspondant à l'oreille malade est déformée ou oblitérée par une tumeur ou par une déviation de la cloison nasale.

La sonde dont on fait usage dans ce cas offre une courbure plus considérable que celle du cathéter ordinaire, et de plus son bec est légèrement recourbé du côté de sa convexité.

Tenue comme une plume à écrire, sa concavité tournée en bas et en dedans, on l'introduit par la narine opposée, en la faisant glisser le long du bord inférieur de la cloison nasale jusqu'à sa partie postérieure; alors on imprime un mouvement de rotation à l'instrument pour relever son extrémité derrière le vomer. Continuant à pousser la sonde dans cette direction, on parvient ainsi dans le pavillon de la trompe.

Quel que soit le procédé qu'on ait mis en usage, lorsqu'on a pénétré dans le conduit d'Eustache on y maintient la sonde, dont on se sert pour diriger des injections dans l'oreille moyenne. Les liquides médicamenteux sont injectés par le pavillon de la sonde à l'aide d'une seringue ordinaire. M. Deleau préfère les injections d'air; dans ce but, au lieu d'une seringue, il adapte à son instrument une bouteille de caoutchouc et, par une pression lente, il en exprime l'air, qui passe dans la cavité tympanique. Alors, appliquant son oreille sur celle du malade, il assure reconnaître si l'air pénètre dans la caisse, et en ressort à mesure, par un courant continu entre la sonde et les parois de la trompe.

CAUTÉRISATION.

Guidé par l'analogie avec les autres canaux muqueux, M. Velpeau propose la cautérisation avec le nitrate d'argent dans les cas d'obstruction de la trompe par un engorgement phlegmatique de sa membrane muqueuse. Mais cette opération n'a pas encore reçu la sanction de l'expérience.

PERFORATION DES CELLULES MASTOÏDIENNES.

Cette opération a été tentée dans les abcès de l'oreille moyenne avec épanchement de pus supposé dans les cellules mastoïdiennes. Mais, dans ce cas, si le pus ne peut être évacué par la trompe d'Eustache, la perforation du tympan est évidemment préférable à celle des cellules. Si cependant il existait des complications de carie ou de nécrose, on pourrait être autorisé à tenter la trépanation des cellules mastoïdiennes; dans tout autre cas elle doit être rejetée. Le lieu où correspondent les cellules les plus développées se trouve un peu en avant de l'apophyse mastoïde, à quatorze ou dix-huit millimètres de son sommet. L'opération consiste à pratiquer en ce point une incision cruciale ou en T, mettre à nu l'apophyse mastoïde et la perforer à l'aide d'un petit trépan. Lorsqu'on a pénétré dans les cellules auditives on évacue le liquide qu'elles contiennent, et on y pousse avec ménagement des injections qui doivent être répétées chaque jour jusqu'à guérison.

APPRÉCIATION GÉNÉRALE DES OPÉRATIONS SUR L'OREILLE MOYENNE.

Différentes causes peuvent rendre l'oreille moyenne impropre à transmettre les vibrations sonores jusqu'au bulbe auditif.

A. *L'oblitération de la trompe d'Eustache*, qui met obstacle à l'accès de l'air dans la caisse, empêche l'écoulement des sécrétions normales et s'oppose à l'expulsion, hors de cette cavité, de tous les produits morbides, solides ou liquides, qu'on y rencontre, tels que des épanchemens séreux ou purulens (Valsalva), du sang coagulé (Morgagni), du mucus épaissi semblable à de la substance caséeuse (Itard), etc.

B. Les *lésions qui font perdre à la cloison tympanique sa propriété de vibrer*. 1° L'épaississement congénial ou accidentel de cette membrane (Bartholin, Hoffman); 2° son ossification (Lœsecke et Pohl); 3° la luxation ou la carie des osselets de l'ouïe, 4° la paralysie de leurs muscles (Wibes, Chaussier, Wagner et Saissy): toutes circonstances qui, en détruisant le mécanisme des osselets, rendent impossible la tension du tympan et sa vibration aux ondes sonores.

Les cas qui réclament l'emploi des manœuvres opératoires sur l'oreille moyenne étant définis; pour convertir leur mode d'action en théorie et apprécier la valeur des moyens employés par l'art, il suffit de comparer l'oreille moyenne avec les autres cavités ou canaux muqueux et, spécialement, avec le canal nasal, où les analogies sont les plus saillantes. Deux intentions curatives principales se présentent: 1° *Rétablir les voies naturelles*. Vu l'occlusion du canal auriculaire externe par la membrane du tympan, le conduit normal de l'oreille moyenne est la trompe d'Eustache qui établit la communication de la caisse du tympan avec le pharynx. 2° *Établir une voie artificielle*. C'est à cette indication que répondent la trépanation de la membrane du tympan et la perforation des cellules mastoïdiennes.

RÉTABLISSEMENT DES VOIES NATURELLES. De même que pour le canal nasal, il comprend le cathétérisme, la dilatation, les injections et la cautérisation.

Cathétérisme. Au premier degré, s'il ne s'agit que de désobstruer la trompe d'Eustache, il suffit du simple stylet coudé à angle de 135° (pl. 1, fig. 2). Sa forme nous paraît plus convenable que celle donnée aux autres cathéters. En général le cathétérisme par la narine qui correspond à la trompe sur laquelle on opère doit être préféré. S'il y a resserrement ou oblitération de la fosse nasale, il faut, comme M. Deleau, pratiquer le cathétérisme par la narine opposée; mais alors la partie courbe du cathéter devrait être allongée proportionnellement, c'est-à-dire d'environ trois à quatre centimètres. Enfin, si cette manœuvre offrait trop de difficulté, c'est selon nous avec raison que M. Malgaigne donne le conseil d'avoir recours au procédé de Guyot, en guidant avec l'index le bec de l'instrument dans la bouche et reconnaissant avec l'extrémité du doigt le bourrelet formé par l'orifice dans lequel on fait glisser le bec de l'instrument tenu de l'autre main.

Dilatation. On l'opère par le séjour à demeure des sondes ou des bougies. Il faut distinguer les rétrécissemens placés dans la portion osseuse du conduit d'Eustache, d'avec ceux qui siégent dans la portion cartilagineuse. On n'obtient seulement que la dilatation de ce dernier.

Le procédé de M. Deleau doit être préféré, en ce qu'il offre l'avantage de pouvoir se servir du mandrin, qu'on laisse à demeure, comme d'un conducteur pour introduire des sondes dont on augmente graduellement le calibre.

Injections. Quelle que soit leur nature, c'est un moyen tout-à-fait inefficace dans les rétrécissemens; et quelquefois la source d'accidens les plus graves, dont les principaux sont: la douleur excessivement vive, susceptible de produire assez souvent le délire (Fabrizj); la compression de toutes les parties de l'oreille interne; enfin parfois même la rupture des membranes de la fenêtre ovale et de la fenêtre ronde, accident d'où résulte une surdité incurable. Du reste, même avec l'instrument de M. Deleau, qui est le plus parfait, il est très difficile de faire parvenir la substance injectée jusque dans le tympan. La muqueuse du conduit, se refoulant, forme un bourrelet obturateur au-devant du bec de la sonde. C'est donc par une illusion que quelques auteurs ont préconisé ce traitement comme inoffensif et très efficace, et qu'ils ont ainsi attribué à l'injection des effets qui n'étaient dus qu'à un simple cathétérisme.

Cautérisation. A priori, on conçoit que cette méthode combinée avec la dilatation puisse être employée avec succès contre les rétrécissemens dus à des indurations chroniques de la muqueuse. Reste à l'expérience de le prouver.

FORMATION DES VOIES ARTIFICIELLES. La perforation des cellules mastoïdiennes ne donne lieu qu'à une ouverture temporaire protiquée dans un but spécial. Reste donc la trépanation de la membrane du tympan. Les divers procédés qui n'ont d'autre effet que de donner lieu à une perforation sont insignifians, la cicatrisation ayant, après quelques jours, annulé le bénéfice de l'opération; il faut de toute nécessité enlever, comme avec un emporte-pièce, un disque de la membrane. Le procédé de M. Delcau a bien pour but ce résultat, mais il ne l'obtient que très imparfaitement. Celui de M. Fabrizj, au contraire, donne un résultat complet et ne laisse rien à desirer, d'autant que, comme il opère nettement sur une très petite surface, si, par exception, l'orifice pratiqué venait à se refermer, on peut toujours en former un nouveau.

OPÉRATIONS QUI SE PRATIQUENT SUR L'APPAREIL DE L'OLFACTION.

Beaucoup moins complexe que l'œil ou l'oreille, l'appareil olfactif se compose principalement des fosses nasales, s'ouvrant à l'extérieur par le nez, espèce de pavillon à double orifice.

Les maladies suivent cette division anatomique; et elles réclament des opérations différentes, suivant qu'elles siégent au nez proprement dit ou dans l'intérieur des fosses nasales.

Anatomie opératoire.

1° *Nez.*

Les deux os nasaux forment le squelette de la racine du nez; ils répondent de chaque côté aux apophyses montantes des os maxillaires supérieurs, et appuient en arrière sur la lame perpendiculaire de l'ethmoïde. Il en résulte que dans les fractures ou les enfoncemens des os du nez le choc se transmet directement aux gouttières ethmoïdales, qui peuvent elles-mêmes se briser et amener des accidens graves du côté du cerveau ou du côté des nerfs olfactifs. Si la fracture s'étend aux apophyses montantes, il se produira de même des désordres dans le canal nasal et par suite dans l'excrétion des larmes. La moitié inférieure du nez, qui est plus évasée, se compose de deux cartilages latéraux séparés par un troisième qui forme la cloison nasale: la souplesse et l'élasticité de ces cartilages préviennent le rapprochement ou l'occlusion des narines, un des plus grands inconvéniens des nez artificiels, comme nous le verrons plus tard. La peau assez épaisse et mobile en haut, mince et adhérente en bas, surtout sur les ailes du nez, ne présente jamais de graisse dans son tissu cellulaire et est comme criblée par des follicules sébacés, surtout inférieurement. Le réseau capillaire y est très développé, aussi très souvent y remarque-t-on différentes espèces de tumeurs érectiles: la grande vitalité de cette peau rend la cicatrisation très facile après les diverses opérations qu'on y pratique, et elle explique comment l'extrémité du nez, complétement séparée, a pu être réappliquée et se réunir très bien (Garengeot).

2° *Fosses nasales.*

Situées au-dessus de la bouche et séparées par une cloison verticale, les fosses nasales sont formées par des parois solides, non susceptibles de s'affaisser. Chacune d'elles représente donc une cavité béante s'ouvrant à l'extérieur par la narine antérieure, et communiquant avec le pharynx par la narine postérieure.

Narines antérieures. Orifices extérieurs du nez, ouverts en bas, longs de douze à quinze millimètres d'avant en arrière, larges de cinq à huit millimètres en travers; en raison de leur texture cartilagineuse, dilatables, extensibles, et pouvant être encore élargis au besoin par la section de l'aile du nez. La limite de leur extensibilité est déterminée par l'orifice osseux vertical qu'elles masquent et dont la largeur n'est que d'un centimètre entre la cloison et l'apophyse montante de l'os maxillaire, sauf le cas d'inclinaison anormale ou de destruction morbide ou artificielle de la cloison qui double l'aire de l'orifice. Chaque narine est circonscrite: en dehors par l'aile du nez, en dedans par la sous-cloison, en arrière par l'origine de la lèvre supérieure, et en avant par le lobe nasal. Il faut remarquer que la racine de la lèvre remonte plus haut que le plancher des fosses nasales, tandis que le lobe du nez se prolonge en avant et au-dessous; d'où résulte la direction de la narine en bas et un peu en dehors. Si par cette voie on veut porter des instrumens sur le plancher des fosses nasales, on devra donc les diriger d'abord en haut; puis, par un mouvement de bascule, on les ramènera au plan horizontal en relevant fortement le lobe du nez et en déprimant la racine de la lèvre supérieure.

Narines postérieures. Plus vastes que les narines antérieures, elles s'ouvrent, en arrière et un peu obliquement en bas, dans la partie supérieure du pharynx. Hautes de deux centimètres, larges de dix à douze millimètres, limitées entre la cloison du vomer et les apophyses ptérygoïdes, et par conséquent inextensibles, les narines postérieures représentent un parallélogramme à angles arrondis: leur forme et leurs diamètres doivent être pris en considération, dans les manœuvres chirurgicales, soit pour le tamponnement dans les hémorragies, soit pour la ligature ou l'arrachement des polypes.

Fosses nasales. Leur cavité plus élargie en bas, dans la direction des orifices, se rétrécit supérieurement. Elles offrent quatre parois: l'inférieure ou le plancher, la supérieure ou la voûte, l'interne ou la cloison, et enfin l'externe. La paroi inférieure représente une sorte de gouttière légèrement inclinée en arrière, longue d'environ six centimètres, et supportant par son bord postérieur le voile du palais, espèce de plancher mobile, qui, en se relevant, s'oppose à l'introduction des instrumens de la bouche dans les fosses nasales. Dans cette région la muqueuse est résistante, fibreuse, peu vasculaire, et douée d'une sensibilité très faible, circonstances qui rendent l'ulcération ou les polypes très rares. La cloison, en partie osseuse, en partie cartilagineuse, est quelquefois dejetée à droite ou à gauche, de manière à intercepter plus ou moins complétement la fosse nasale correspondante et à en imposer pour des tumeurs polypeuses ou d'autre nature. La grande sensibilité et la densité de la muqueuse qui recouvre cette région favorisent le développement des ulcérations syphilitiques et des polypes fibreux qui ont leur siége presque exclusif sur la cloison. La paroi supérieure ou la voûte, qui n'a pas plus de quatre à cinq millimètres de largeur, est dirigée obliquement en avant, où la voûte est formée par les os du nez. Dans sa partie moyenne elle est horizontale et répond aux gouttières ethmoïdales et à la lame criblée, dont la fragilité permettrait facilement à des instrumens mal dirigés de pénétrer dans le cerveau. Les polypes vésiculeux ont presque constamment leur siége dans cette partie, à cause de la finesse de la muqueuse qui la tapisse. En arrière la voûte s'incline en bas et aboutit directement à l'orifice des sinus sphénoïdaux. La paroi externe des fosses nasales, anfractueuse et beaucoup plus compliquée que les autres, est occupée par les trois cornets et les trois méats. Le méat inférieur, compris entre le plancher et le cornet inférieur, présente l'orifice du canal nasal, à la réunion de son tiers antérieur avec ses deux tiers postérieurs, à environ deux centimètres et demi de profondeur. Le méat moyen reçoit, en avant, l'orifice des cellules ethmoïdales antérieures et des sinus frontaux, et, un peu plus en arrière, l'orifice rétréci du sinus maxillaire distant de quatre centimètres de la narine antérieure. Le méat supérieur, plus profondément situé que les deux précédens, reçoit les cellules ethmoïdales postérieures et les sinus sphénoïdaux; de plus il présente, sur le squelette, le trou sphéno-palatin par où les polypes volumineux peuvent s'insinuer et venir saillir dans la fosse ptérygo-maxillaire, au-dessous du masseter. Toutes ces parties sont revêtues par la muqueuse plus rouge, molle, très vasculaire à la région supérieure, où elle devient plus spécialement, à cause de sa grande vitalité, le siége du coriza, des hémorragies, et des polypes saignans.

RHINOPLASTIQUE (*Anaplastie du nez*, Velpeau).

Le nez peut être détruit soit par des mutilations, soit par certains accidens imprévus, tels que la variole, la syphilis, le cancer, la congélation, les brûlures, etc. Il en résulte toujours pour le malade une difformité repoussante que la rhinoplastique a pour but d'effacer en faisant un autre nez.

Historique. L'usage, très ancien dans l'Inde, de couper le nez à certains criminels, fit naître, chez ce peuple, l'idée de refaire le nez pour soustraire les malheureux coupables à une note d'infamie qui les suivait partout. Les Indiens de la tribu des *Koomas* donnent la première méthode de rhinoplastique, qui consiste à former sur les tégumens voisins un lambeau convenable pour réparer la perte de substance de l'organe mutilé. Toutefois cette opération n'est pas connue des Latins. Galien et Celse parlent assez vaguement de l'art de raccoutrer le nez. Ce n'est que vers le quinzième siècle que la rhinoplastique est remise en honneur dans l'Italie, où Sixte-Quint fait revivre le châtiment des Indiens. La méthode des Italiens dérive manifestement de la méthode indienne, et elle n'en diffère que parce que le lambeau est taillé sur une région plus ou moins éloignée de celle qu'on a pour but de restaurer. Successivement perfectionnée par Franco, Bojano, Benedetti, Tagliacozzi, la rhinoplastique se range dès ce moment au nombre des opérations régulières : Vésale, Fallope, Read, Gourmelin, en font mention dans leurs ouvrages; Cortésius, Garengeot, Fioraventi, Prennaut, font connaître des observations de succès.

Enfin MM. Lynn, Carpue et Hutchison (1816) à Londres, fixent de nouveau l'attention sur la rhinoplastique et sur les avantages que la chirurgie peut en retirer. Bientôt MM. Græfe, Beck, Dieffenbach, en Allemagne; Delpech, Dupuytren, MM. Thomassin, Lisfranc, Blandin, en France; Travers, Liston, Green, en Angleterre, publient successivement les résultats de leurs tentatives et perfectionnent cette branche de l'autoplastique. Éclairée au foyer de cette large expérience, la rhinoplastique s'est enrichie d'une troisième méthode, dite méthode française, qui n'est qu'une application de la méthode indienne aux mutilations partielles du nez. La chirurgie a également abandonné sans retour les procédés de transplantation d'un nez ou d'un lambeau étranger, qui ne restent plus que comme un témoignage historique de la barbarie du peuple qui les mettait en usage.

RHINOPLASTIQUE PAR TRANSPOSITION.

1° *Méthode italienne.*

PROCÉDÉ DE TAGLIACOZZI (pl. 14, fig. 7). Ce procédé compose réellement deux opérations distinctes. La première consiste à tailler sur la peau du bras un lambeau triangulaire dont on a mesuré la largeur et calculé la position en conduisant la face antérieure du bras au-devant des narines. Le lambeau étant disséqué de haut en bas, c'est-à-dire de sa pointe vers la base qui doit rester adhérente, on l'abandonne à la cicatrisation, et on passe au-dessous de lui une bandelette de linge destinée à rapprocher les lèvres de la plaie et à prévenir le recollement du lambeau. Au bout de quelque temps on en vient à la seconde opération qui consiste à rafraîchir les bords du nez mutilé ainsi que ceux de la pièce tégumentaire du bras. Les bords saignans sont rapprochés au moyen de la suture entrecoupée, et on maintient le membre thoracique au-devant de la face à l'aide d'un bandage approprié. Lorsque la réunion s'est opérée, on sépare la base du lambeau; on la régularise pour simuler l'ouverture antérieure des narines, qu'on maintient soulevées avec de petits bourdonnets de charpie. Une autre variété de ce procédé consiste à pratiquer à l'avant-bras une incision dans laquelle on fixe les bords avivés du nez mutilé, pour les faire adhérer avec les bords de section de la peau; il ne s'agit plus alors que de former un lambeau triangulaire de chaque côté, pour les rapprocher sur la ligne médiane de manière à former le dos du nez.

PROCÉDÉ DE M. GRÆFE (pl. 14, fig. 7). C'est celui de Tagliacozzi modifié et réduit à un seul temps. Lorsqu'au moyen d'un bandage convenable le malade a contracté l'habitude de soutenir sans trop de fatigue le bras élevé au devant de la face, on prend sur le nez, à l'aide d'un patron de cuir ou de carton, la mesure du lambeau, qu'on taille sur la partie interne du bras, absolument comme dans le procédé de Tagliacozzi. Seulement M. Græfe lui donne, à cause de la rétraction, seize centimètres (six pouces) de longueur sur onze centimètres (quatre pouces) de largeur. Le lambeau disséqué jusqu'à sa base, et les contours du nez rafraîchis, on réunit leurs bords saignans par la suture entrecoupée, et on prévient l'affaissement du lambeau en introduisant des bourdonnets de charpie dans les narines. Au bout d'un temps qui varie de quatre à trente jours, la réunion doit être opérée. On enlève le bandage et on sépare le lambeau vers sa base, en l'abaissant vers la sous-cloison nasale; alors on le perce de deux ouvertures qui simulent l'orifice des narines et qu'on maintient béantes en y introduisant des bouts de sonde en gomme élastique jusqu'à guérison parfaite.

2° *Méthode indienne.*

PROCÉDÉ ORDINAIRE, *avec la peau du front* (pl. 14, fig. 1, 2,

3). On commence par simuler le nez qu'on veut remplacer avec du papier ou de la cire; on renverse ensuite ce patron en l'étalant sur le front, de manière à ce que sa pointe soit dirigée en bas. On marque la forme et la grandeur du lambeau avec de l'encre ou du nitrate d'argent, en ayant le soin de lui donner cinq millimètres de plus que le patron, sur tous les points de sa circonférence, afin d'éviter les inconvéniens de la rétraction. Après ces préparatifs il s'agit d'aviver les bords du nez et de tailler le lambeau sur le front, en le disséquant avec soin jusqu'à la racine du nez. Alors renverser de haut en bas le lambeau en tordant son pédicule, pour que la face cutanée se trouve en dehors; réunir par la suture les bords saignans du lambeau au contour du nez, puis maintenir l'ouverture des narines par de petits bourdonnets de charpie ou de petites compresses roulées en cylindre. Quand la cicatrisation est complète, les points de suture sont enlevés; et on divise le pédicule du lambeau avec un bistouri, en passant au-dessous de lui une sonde cannelée.

Procédé de Delpech. Les modifications qui caractérisent ce procédé sont les suivantes. 1° Tailler la base du lambeau frontal à trois pointes; afin d'obtenir sur le front trois plaies en A, plus faciles à rapprocher et à cicatriser qu'une large plaie à bords arrondis: le lambeau ensuite renversé comme dans le procédé ordinaire, on en découpe à volonté les trois pointes destinées à former les deux ailes et la cloison du nez. 2° Rejeter tous les agglutinatifs proposés par quelques auteurs et se servir exclusivement de la suture entortillée.

Procédé de M. Lisfranc. Le lambeau est taillé comme à l'ordinaire avec cette différence qu'on prolonge, sur la racine du nez, l'incision à gauche, cinq millimètres plus bas qu'à droite. Cette modification, en permettant d'abaisser le lambeau avec facilité, sans torsion ni froncement, a pour but d'en prévenir la gangrène par gêne de la circulation dans son pédicule, et dispense plus tard d'en faire la section. Une seconde modification consiste à faire sur le bord basique du lambeau, autour des ailes du nez et de la sous-cloison, une espèce d'ourlet rentré en dedans, large de deux à trois millimètres, et qui est fixé à l'aide de quelques points de suture. Par ce moyen le contour des narines est plus épais, plus résistant, et formé par un bord cutané moins disposé à s'irriter et à s'ulcérer que dans le procédé ordinaire, où il est constitué par un tissu de cicatrice. Enfin le nez est soutenu par des bourdonnets de charpie, et le reste de l'opération se pratique comme dans les autres procédés.

Procédé de M. Blandin. Au lieu de faire simplement la section du pédicule, on enlève la peau de la racine du nez, qui se trouve au-dessous de lui, pour la détordre et l'appliquer sur les os propres du nez, quand toutefois ils existent. Dans tous les autres points ce procédé est entièrement conforme à celui des Indiens.

Procédé de M. Velpeau. Avoir le soin, dans le renversement du lambeau frontal par le procédé ordinaire, de ne pas trop l'attirer en bas, afin de ne tordre que légèrement son pédicule. Lorsqu'ensuite l'agglutination est complète, couper très haut ce même pédicule, le redresser, le tailler en triangle à pointe supérieure, et lui creuser une échancrure dans la peau du front, où on le fixe à l'aide de quelques nouveaux points de suture. L'auteur veut obtenir ainsi une plus grande régularité de la racine du nez et prévenir en même temps la gêne de la circulation, qui résulte de la trop grande torsion du pédicule du lambeau.

Méthode française ou méthode de Celse.

Cette méthode a bien plutôt pour but de raccoutrer un nez mutilé que d'en former un nouveau. Or deux cas peuvent se présenter: tantôt il y a une perte de substance réelle, comprenant toute l'épaisseur des parois du nez; tantôt, à la suite de maladies syphilitiques ou scrofuleuses, les os seulement sont détruits et ont déterminé l'aplatissement du nez. De là deux procédés distincts dans la méthode française.

1° *Rhinoplastique par simple décollement de tissus.* Lorsque le nez est considérablement aplati, il convient, à l'exemple de M. Dieffenbach, de pratiquer sur ses parties latérales deux incisions verticales pénétrant jusqu'aux os et suivant les contours de la forme nasale. Il en résulte ainsi une bande de peau isolée ne tenant aux tégumens qu'en haut et en bas. Alors une troisième incision verticale, pratiquée sur la ligne moyenne, divise en deux cette portion cutanée médiane. Ce premier temps achevé, on procède à la dissection des deux lambeaux. Afin de pouvoir les soulever en avant, on détache également des os les parties limitrophes de la joue dans l'étendue de cinq ou six millimètres. Il ne s'agit plus que de rapprocher, à l'aide de la suture entrecoupée, ces différens lambeaux, qu'on maintient soulevés par des bourdonnets de charpie huilée placés dans les fosses nasales.

S'il existait sur un des côtés du nez une perte de substance très peu étendue, on pourrait encore, par le simple décollement, obtenir un lambeau suffisant pour en faire la restauration.

2° *Rhinoplastique par décollement composé.* Si avec la dissection simple des tissus, comme précédemment, on combine la section des lambeaux pour les déplacer avec plus de facilité, on obtient une méthode applicable à une foule de difformités.

Restauration de la sous-cloison du nez. A l'aide d'un bistouri à lame étroite, aviver ce qui reste de la sous-cloison; puis, suivant le procédé de M. Liston, tailler un lambeau convenable verticalement sur le milieu de la lèvre supérieure en n'intéressant que la moitié de son épaisseur. Procéder à la dissection du lambeau, et, pour rendre sa torsion de gauche à droite plus facile, faire remonter l'incision latérale du côté gauche un peu plus haut que celle du côté droit. Enfin mettre en contact avec le bord saignant de l'ancienne sous-cloison la face profonde du lambeau, dont on fixe l'extrémité à la pointe du nez au moyen de deux aiguilles. La plaie de la lèvre est ensuite réunie comme s'il s'agissait d'un simple bec de lièvre, et on maintient les narines ouvertes à l'aide de deux tampons de charpie.

Restauration de l'aile du nez. Lorsque l'aile du nez est entièrement détruite, on peut la réparer en empruntant un lambeau à la joue ou à la lèvre supérieure. Mais quand la perte de substance est très peu étendue et ne constitue pour ainsi dire qu'une légère échancrure sur l'aile du nez, M. Dieffenbach préfère régulariser simplement le contour des narines et masquer ainsi la difformité en opérant une nouvelle perte de substance au lieu de réparer l'ancienne.

VALEUR RELATIVE DES DIVERSES MÉTHODES DE RHINOPLASTIQUE.

La méthode italienne, moins douloureuse, offrant surtout l'avantage de ne laisser sur le front aucune cicatrice, est supérieure à toutes les autres, et doit être préférée toutes les fois que son application est possible.

Cependant, à cause de sa facilité d'exécution, la méthode indienne a généralement prévalu, et est aujourd'hui le plus souvent employée. Elle est indiquée quand les os du nez manquent, et quand la peau du front est saine (Græfe).

La méthode de Celse convient surtout, comme nous l'avons vu, pour les raccourcissemens du nez, et n'est applicable qu'aux déperditions de substance peu considérables.

Toutefois les circonstances qui réclament la rhinoplastique sont si différentes les unes des autres qu'on ne peut tracer aucun précepte exclusif, et qu'il devient souvent nécessaire de combiner les méthodes entre elles et d'improviser des modifications pour répondre aux différens cas qui se présentent.

TUMEURS DU NEZ.

Les tumeurs du nez qui réclament les secours de la médecine opératoire sont les tannes, les cancers, les éléphantiasiques, et les tumeurs érectiles. Relativement au procédé de leur extirpation, on doit distinguer ces tumeurs suivant qu'elles siégent sur le nez proprement dit ou dans l'épaisseur de la cloison.

Lorsqu'il s'agit d'une tumeur siégeant sur le nez, son ablation s'exécute de même que sur les autres parties du corps. Seulement il faut avoir soin, pendant la dissection des parties, d'introduire un doigt dans la narine, afin de diriger l'action du bistouri et d'éviter une perforation qui se transformerait plus tard, avec la plus grande facilité, en une fistule incurable.

Si la tumeur, primitivement développée dans la cloison, a écarté les cartilages des ailes du nez et est venue saillir sous la peau, on met en usage le procédé de M. Rigal, qui consiste à cerner la partie malade par deux incisions latérales, réunies en avant mais écartées en arrière et en dehors, en forme d'Y renversé. La dissection de la peau étant faite, il ne s'agit plus que de séparer avec précaution les deux cartilages nasaux pour arriver sur la cloison et pratiquer l'énucléation du reste de la tumeur.

OCCLUSION OU RESSERREMENT DES NARINES.

Les maladies susceptibles d'altérer la forme du nez peuvent oblitérer les narines, ou les rétrécir au point de gêner plus ou moins la respiration. Comme toutes les autres occlusions, on les traite par la dilatation, l'incision ou l'excision. Il faut remarquer seulement que rarement une seule de ces méthodes suffit, et qu'il convient le plus souvent de les combiner entre elles.

Pour les cas de simple resserrement, pratiquer, à l'aide du bistouri, plusieurs petites incisions en rayonnant sur le contour des narines. Si l'occlusion est complète, plonger un bistouri droit dans le lieu de la narine, former ainsi une fente antéro-postérieure, et en exciser les bords si on le juge convenable. Dans tous les cas maintenir les ouvertures béantes, jusqu'à parfaite cicatrisation, au moyen d'un bourdonnet de charpie, d'une canule ou d'une lame de plomb roulée en anneau aplati.

FOSSES NASALES.

Les opérations qui ont leur siége dans les fosses nasales ont pour objet l'extraction des corps étrangers, la suppression de l'hémorragie nasale et la cure des polypes.

EXTRACTION DES CORPS ÉTRANGERS.

Les fosses nasales, tapissées par de larges surfaces muqueuses inégales, remplies d'anfractuosités, et communiquant à l'extérieur par de larges ouvertures, contiennent fréquemment des corps étrangers, quelques-uns développés à l'intérieur, mais le plus grand nombre introduits accidentellement par les orifices naturels.

Les auteurs sont remplis de faits variés de l'une et l'autre nature. Parmi les corps étrangers naturels figurent des calculs, soit concrétions inorganiques, soit exostoses, mais sur la nature chimique et le développement desquels on n'a pas eu toujours des renseignemens suffisans. Wepfer a vu un calcul nasal dont une dent, la seule qui restât dans la bouche, formait la racine. Khern parle d'un calcul de la grosseur d'une noix. M. Græfe en a rencontré un chez un goutteux, et en a vu un autre qui s'était développé autour d'un noyau de cerise. Des corps étrangers d'un petit volume ont parfois aussi donné lieu à des excroissances polypeuses, soit un morceau de bois (Meckren) ou un pois (Renard-Dumoustier). Il n'est pas rare que de petites pierres soient introduites dans le nez par des enfans, soit accidentellement soit pour simuler une maladie; Deschamps cite un cas de cette nature, et nous en avons vu de semblables aux cliniques d'Ant. Dubois et de Dupuytren. Enfin il est arrivé qu'une sangsue a pénétré dans les fosses nasales et que, s'y étant fixée, elle a donné lieu à des hémorragies pendant trois semaines, avant que l'on soit parvenu à l'expulser : tel est le cas du pharmacien Lalouette, et tel un autre rapporté par Th. Etbrun. Dans ce dernier on ne parvint à débarrasser le malade que par une forte aspiration d'eau salée. Ce moyen, ou l'injection saline, et au besoin le bain de la fosse nasale, en bouchant préalablement par un tampon son orifice pharyngien, nous paraissent ce qu'il y a de plus convenable.

Pour l'extraction des corps étrangers d'un petit volume, M. Champion a employé un crochet en fil de fer dont les branches, à leur extrémité libre, étaient fixées dans un bouchon de liége. M. Velpeau est parvenu à extraire un petit caillou lisse, de la forme et du volume d'une amande, avec un stylet ordinaire, dont l'extrémité boutonnée était recourbée en crochet. Ce moyen simple pourrait suffire pour l'enlèvement de tout corps analogue, un pois, un haricot, un noyau de fruit, etc. Pour l'extraction d'un corps de plus grand volume, surtout s'il était inégal et anguleux, on se servirait de pinces à polypes, en prenant garde d'agir avec ménagement pour ne pas causer de fractures. Il suffit souvent de changer, par un simple déplacement, l'axe du grand diamètre du corps étranger, et de le faire correspondre à celui des méats, pour que l'extraction, jusque-là impossible, devienne tout à coup très facile. Enfin pour des insectes vivans il faudrait avoir recours à des injections de divers liquides, mais préférablement d'huile d'olive.

TAMPONNEMENT DES FOSSES NASALES (pl. 1, fig. 2).

L'hémorragie nasale, soit qu'elle ait pour cause une lésion traumatique ou une congestion sanguine, survient parfois avec tant d'abondance, et est sujette à des récidives si fréquentes, que l'on ne saurait trop se hâter de la faire cesser. Le moyen le plus efficace et le plus prompt est le tamponnement. En considérant son mode d'action, on voit que ce n'est pas au moyen d'une compression directe qu'il arrête les hémorragies; mais bien par l'obstruction des issues d'une cavité dans laquelle le sang, se trouvant renfermé, se coagule et s'oppose ainsi à une nouvelle émission du liquide.

Pour pratiquer ce tamponnement, on passe par la narine d'où vient le sang soit une sonde de Bellocq, soit une sonde de gomme élastique ou même une baleine. Si l'on a employé la sonde de Bellocq, on en fait sortir le bouton dans la bouche; et pour les autres instrumens, on va chercher avec les doigts leur extrémité au delà du voile du palais et on la ramène dans la bouche. Dans les deux cas on attache à l'extrémité buccale de l'instrument un gros fil ciré double, qui, par l'autre extrémité, est noué autour d'un fort bourdonnet de charpie; tirant ensuite sur l'extrémité de la sonde placée en dehors de la narine, on rappelle le fil jusqu'au point d'appliquer fortement le bourdonnet contre l'ouverture postérieure de la fosse nasale : séparant ensuite les deux fils sortis au dehors, on place dans leur écartement un bourdonnet semblable au premier; et l'on noue les fils par-dessus, de manière à boucher l'ouverture nasale antérieure comme on a déjà fait de l'autre. Si, ce qui est rare, le sang venait par les deux narines, on pratiquerait le tamponnement double. Enfin, dans les cas où, les tampons étant trop volumineux, le malade éprouverait de la difficulté à respirer par la bouche, on passerait les doigts dans le pharynx, et, repoussant en haut ces tampons, de manière à les aplatir contre l'ouverture nasale postérieure, on donnerait facilement à l'air un passage suffisant à travers l'isthme du gosier.

POLYPES.

On distingue les polypes du nez en : *vésiculaires*, *fibreux*, *charnus* et *fongueux*. Ces différences de texture entraînent, comme nous le verrons, certaines particularités pour le traitement de chacun d'eux.

Historique. Si on remonte à l'origine des moyens de traitement des polypes des fosses nasales, on peut se convaincre que les anciens non seulement connaissaient toutes les méthodes usitées de nos jours mais distinguaient encore avec précision les cas dans lesquels tel ou tel procédé mérite d'être préféré. Hippocrate trace le premier la distinction des polypes mous et des polypes durs; il décrit la *ligature* et la *cautérisation* pour les premiers, et détruit les seconds au moyen d'un fer rouge. L'école d'Alexandrie perfectionne ces deux méthodes; elle insiste principalement sur la cautérisation, et invente une foule de compositions caustiques et d'autres dessiccatives: d'où naît le traitement par *exsiccation* du polype. Plus tard le nombre des caustiques se multiplie encore, et la cautérisation est presque exclusivement mise en usage par Archigènes, Galien, Aétius, Alexandre de Tralles, et Jean Actuarius, qui vantent chacun une foule de remèdes cathérétiques. Cependant, à une époque un peu antérieure, Celse dit, incidemment, que le polype nasal peut être guéri par l'*excision*, au moyen de l'instrument tranchant. Enfin Paul d'Égine invente un instrument particulier, σπαθέον πολυπιον, muni, à l'une de ses extrémités, d'un ciseau destiné à exciser les polypes durs; car cet auteur réserve la cautérisation pour les polypes de mauvais caractère, et il décrit, du reste, la ligature comme elle est dans les livres hippocratiques. Les Arabes ajoutent peu à ce que les Grecs avaient enseigné, seulement Rhazès pratique l'*arrachement* du polype en passant une anse de fil autour de sa base : plus tard ce même chirurgien propose de *scier le polype* avec un fil garni de nœuds. Presque tous les écrivains du moyen âge se contentent de répéter ce qui se trouve dans les Grecs. Ce n'est qu'au seizième siècle que commence l'époque du perfectionnement. Aranzi invente une pince à longue branche pour l'arrachement. Fallope, à son tour, modifie heureusement la ligature; il imagine le serre-nœud et substitue un fil métallique aux fils de lin d'Hippocrate. Plus tard Brunus et Geeblin vantent les effets du *séton* et des exutoires, qui avaient déjà été conseillés par les Arabes et les anciens. Manne, chirurgien d'Avignon, propose de fendre le voile du palais, dans le cas où le polype est situé tellement en arrière qu'on ne peut l'atteindre ni par le nez ni par la bouche. Telles sont, à cette époque, toutes les méthodes de traitement des polypes introduites dans le domaine de la chirurgie, où quelques-unes seulement ont prévalu; car, si nous suivons leurs progrès jusqu'à nos jours, nous voyons Heister, Garengeot, Ledran, Sharp, Levret, Desault, Flajani, etc., perfectionner successivement la *cautérisation*, la *torsion*, l'*arrachement* et la *ligature*, à l'exclusion presque entière de l'*exsiccation*, du *séton* et de la *compression*, qui sont aujourd'hui complétement abandonnés.

CAUTÉRISATION. Les deux formes sous lesquelles on l'opère ont partagé, à divers temps, l'assentiment des chirurgiens. Après Hippocrate, qui se servait du cautère actuel, les médecins qui lui ont succédé dans l'antiquité paraissent avoir toujours préféré les caustiques. Philoxène avait recours à l'arsenic et aux acétate et sulfate de cuivre, Antipater au cinabre, Archigènes aux oxides de plomb, à la chaux vive et à la potasse. Au moyen âge, les Arabes reprennent le fer rouge, qu'ils appliquent fort mal à propos sur le front, croyant ainsi guérir les polypes; mais Roland de Parme, mieux inspiré, le porte sur le mal au travers d'une canule. A la renaissance, A. Paré fait usage des acides nitrique et sulfurique. Plus tard D. Sacchi et P. de Marchettis reviennent au cautère actuel, et, dans un cas, ce dernier en réitère l'application pendant vingt jours consécutifs. Dans le siècle dernier, Purmann, Richter et Acrel cautérisent avec un fil de fer rougi à blanc, introduit par une canule conductrice, garnie elle-même d'un linge mouillé. D'un autre côté Garengeot fait un fréquent usage de beurre d'antimoine, déjà anciennement connu. Avant de s'en servir il étale un emplâtre sur la surface correspondante de la fosse nasale, pour en empêcher l'érosion. Enfin, de nos jours, outre le chlorure d'antimoine et les acides concentrés, on a mis en usage les nitrates d'argent et de mercure.

Procédés opératoires.

1° *Caustiques et cathérétiques.* Pour toucher le polype ou sa racine avec les caustiques liquides, en imbiber une mèche ou tente de charpie en forme de pinceau, ou mieux un pinceau même, que l'on présente à l'extrémité d'un tube conducteur, afin de n'agir que sur la surface voulue. Après l'action opérée, laver et absterger, pour éteindre la substance corrosive, et l'empêcher de se répandre sur les parties saines au voisinage du polype. Cette application, qui doit être réitérée à plusieurs reprises, et, dans certains cas, l'a été chaque jour, pendant plusieurs semaines, montre tout le vice d'une méthode où l'irritation produite appelle l'inflammation sur les parties voisines, et tend, le plus souvent, à activer le développement du polype avec une intensité supérieure à la destruction opérée par le caustique.

Procédé de Jensch. Il a été publié, en 1827, par M. Wagner, qui est parvenu à l'arracher à son auteur, un obscur médicastre allemand, et assure en avoir retiré les effets les plus heureux et les plus prompts. Le caustique, évidemment très énergique, à en juger par sa composition, est formé d'un mélange de chlorure d'antimoine et de nitrate d'argent inbibé d'acide sulfurique. Pour s'en servir, le chirurgien armé d'une épingle longue et forte, dont la tête doit offrir le volume d'un gros pois, charge cette boule métallique de pâte caustique, et la porte immédiatement sur la partie saillante du polype. Une injection alumineuse a dû être faite une heure avant l'opération, et une autre injection semblable est faite une heure après. La cautérisation doit être récidivée après vingt-quatre heures d'intervalle. L'application est répétée ainsi deux fois au moins et cinq fois au plus, suivant le volume et la nature du polype. Lorsqu'il ne reste plus que quelques débris du pédicule, on se contente de les toucher avec le nitrate d'argent fondu. Après la destruction de la tumeur, les injections néanmoins seront continuées pendant deux mois; et, ajoute le narrateur, pour rendre au malade l'odorat dans son intégrité, on lui prescrit de faire usage, en guise de tabac, de la poudre de *napeta* (teucrium verum). Tel est le traitement de Jensch, que l'on recommande dans les ouvrages les plus modernes, d'après le témoignage de M. Wagner. Rien ne répugne à croire à son efficacité; toutefois, il n'est pas à notre connaissance que l'essai en ait encore été fait par les chirurgiens français.

2° *Cautère actuel.* Pour agir dans les fosses nasales, comme dans toutes les cavités profondes, afin de limiter l'action du calorique à la partie malade, on se sert d'un cautère droit, terminé par un long renflement olivaire, que l'on introduit au travers d'une canule non-conductrice de bois, ou mieux encore de carton imprégné de poussière de charbon, et environnée elle-même d'un linge mouillé. Mais, comme l'ouverture de la narine, naturellement très étroite, ne permet que difficilement l'exploration du polype et l'introduction des instrumens, il convient, préalablement, pour éviter une incision de l'aile du nez, d'élargir cet orifice, plusieurs jours avant l'opération, par l'emploi de corps dilatans; et lorsqu'on a obtenu un écartement désirable, de s'assurer, avec le *speculum nasi*, du volume, du siége et de la profondeur du polype, et de la possibilité d'y atteindre. Ces préliminaires, dans tous les cas, sont toujours indispensables, puisqu'ils servent à asseoir le diagnostic, et font juger si l'opération est praticable, ou, dans le cas contraire, de la méthode et du procédé opératoires qui doivent lui être préférés. Quant à la cautérisation par la bouche, pour les polypes saillans dans l'arrière-gorge, outre que leur situation permet plus facilement l'emploi des moyens mécaniques, on a renoncé à y appliquer le feu, à cause des accidens nerveux généraux auxquels donne lieu son application, d'après le témoignage de Sabatier corroboré par celui de plusieurs chirurgiens.

Excision. *Instrumens.* Nous avons vu que les anciens se servaient d'instrumens de section particuliers, en forme de spatule ou de ciseau. J. Fabrice employait une sorte de pince terminée par une double cuiller tranchante. Cet instrument, modifié par Glandorp, Horn et Solingen, a reçu l'approbation de Dionis, Percy et B. Bell, qui le croient utile lorsque le polype faisant saillie dans le pharynx, son pédicule peut être cerné sans trop de difficulté. Dans ces derniers temps, M. Wathely a réhabilité à cet usage le bistouri engainé ou syringotome. Néanmoins, à l'exemple de Sacchi, Ledran, Manne et Levret, les chirurgiens de nos jours, dans les cas rares où ils croient devoir traiter le polype par excision, se servent ou de ciseaux courbes sur le plat, à longues branches, ou du bistouri ordinaire boutonné, garni de linge jusqu'auprès de sa pointe, et, quant à la forme, droit, concave ou convexe, suivant la direction dans laquelle s'offre le polype, et la forme du trajet par lequel on peut y atteindre.

Procédé opératoire. Aller à la recherche du polype, le disposer préalablement, avec une sonde ou un stylet, de la manière la plus favorable pour en faciliter la préhension, puis le saisir aussi avant que l'on peut entre les mors de la tenette, ou avec une pince-érigne, et l'amener à portée de la vue pour en faciliter la section avec l'instrument tranchant. Si l'opération se fait par l'une des narines, c'est le cas de pratiquer l'excision avec un bistouri boutonné à lame étroite. Si, au contraire, on agit par la bouche, les longs ciseaux courbes sont préférables.

Procédé de M. Wathely. Ayant à opérer un polype très volumineux, dont la base offrait cinq centimètres et demi dans un sens, sur trois centimètres et demi dans l'autre, ce chirurgien glissa d'abord alentour une ligature dont il ramena les deux bouts au dehors; puis confiant l'un des bouts à un aide, il engagea l'autre dans une petite virole ajustée à l'extrémité d'un syringotome, et se servit de ce fil comme d'un conducteur pour faire glisser le tranchant engaîné jusque sur le pédicule de la tumeur, dont il put pratiquer l'excision en plusieurs fois.

Torsion. Cette manœuvre est employée seule ou combinée avec l'arrachement dont elle peut être considérée, en théorie, comme un mode, l'une et l'autre ayant pour objet la destruction du polype par rupture. Pour l'opérer, le malade étant assis, en face du jour, la tête renversée en arrière et soutenue par un aide, le chirurgien, avec le pouce et l'indicateur de la main gauche, écarte la narine, et insinue par l'orifice les mors fermés des tenettes droites. Parvenu sur la tumeur, il ouvre l'instrument pour y engager le polype et, s'en servant comme d'un conducteur, sans le lâcher, fait glisser les mors sur ses côtés, pour arriver au plus près du pédicule. Puis, fermant les tenettes avec une force proportionnée à la résistance du polype, il leur imprime, d'abord sans traction, un mouvement uniforme de tension, qui roule le pédicule en spirale. Tirant alors à soi, il amène au dehors la portion saisie de la tumeur déchirée à-la-fois par le double effet de la torsion et de l'arrachement. Il est rare que l'opération amène d'une première fois la totalité du polype. On recommence alors, autant de fois qu'il est nécessaire pour compléter l'extraction par fragmens.

Arrachement (pl. 15, fig. 1 et 2). Cette méthode, qui a également pour objet d'obtenir la destruction du polype par rupture, se confond très souvent avec la précédente: car, dans la pratique, quand une tumeur est saisie et que le chirurgien fait tous ses efforts pour l'extraire, toute manœuvre qui concourt à l'effet qu'il veut obtenir est raisonnable et légitime; et c'est moins son choix arbitraire que le volume et la résistance du polype, et le plus ou moins de liberté que donne l'espace pour agir, qui décide du nombre, de la combinaison et de la succession des divers mouvemens de torsion ou d'arrachement.

Historique, instrumens. L'arrachement, celle des méthodes qui est la plus employée, est aussi l'une des plus anciennes. Les fils d'Hippocrate, Thessalus et Dracon, le pratiquaient à l'aide d'un lien préalablement fixé sur le pédicule par une ligature. Rhazès, parmi les Arabes, a eu recours au même moyen. Au moyen-âge G. de Salicet employait déjà les pinces ou tenettes, A. Paré et F. d'Aquapendente se servaient de tenettes tranchantes; mais c'est à une époque beaucoup plus récente, à Dionis que l'on doit d'avoir précisé la forme et l'usage de ces instrumens. Néanmoins, pendant le cours du dernier siècle et jusqu'à nos jours, les chirurgiens ont beaucoup modifié le mécanisme des tenettes. Sharp démontra, par sa pratique, l'avantage des mors courbes; B. Bell, pour augmenter la force de préhension du polype, imagina de les percer d'une fente longitudinale propre à retenir le tissu qui s'y engage; enfin Richter, pour faciliter l'introduction des branches, les isola, en convertissant la tenette en forceps.

L'arrachement peut avoir lieu par trois procédés, à l'aide d'une ligature, avec les doigts, ou avec les tenettes. On le pratique par la narine antérieure, par la narine postérieure, ou par toutes les deux à-la-fois.

1° *Avec une ligature* (procédé de Théden). Ce n'est autre que le procédé des anciens. Voici en quoi il consiste : porter avec la pince à double anneau de Théden, ou de toute autre manière, autour de la tumeur, une forte ligature avec un cordonnet de soie, fixer la ligature par un serre-nœud ou autrement, amener le lien au dehors et s'en servir pour exercer des tractions sur le polype. Ce procédé, qui ne peut avoir de succès que sur les polypes durs, à pédicules étroits, a réussi à Vogel. Sir. A. Cooper en a fait également usage dans le but de prévenir l'hémorragie, mais il y a renoncé pour les tenettes.

2° *Avec les doigts* (procédé de Morand). D'une application exceptionnelle, ce procédé suppose également un polype dense à pédicule mince et d'un volume qui n'excède pas celui d'une noix. Pour le pratiquer, introduire le doigt indicateur de chaque main, l'un par la narine antérieure, l'autre par la narine postérieure, et par un mouvement combiné de va-et-vient des deux doigts, qui se chassent l'un à l'autre le polype d'avant en arrière et d'arrière en avant, ébranler, fatiguer et déchirer peu-à-peu son pédicule jusqu'à ce qu'il se rompe; puis l'extraire par l'une ou l'autre ouverture, suivant qu'il offre plus de facilité dans un sens que dans l'autre.

La manœuvre de l'introduction d'un doigt reçoit une application plus générale en la combinant, comme l'a souvent fait Dupuytren, avec l'emploi des tenettes, pour faciliter le chargement du polype et aider à la rupture de son pédicule par la pression du doigt en arrière de l'instrument.

3° *Par les tenettes* (procédé ordinaire).

Dispositions préparatoires. Si l'on doit opérer par la narine antérieure, pour faciliter les manœuvres et l'introduction des instrumens il est bon, quelques jours avant l'opération, de commencer par dilater la narine par l'emploi de corps dilatans, l'éponge, la racine de gentiane, etc. — *Instrumens et appareils.* Les instrumens les plus ordinaires sont les tenettes ou pinces à polypes, dont on doit disposer plusieurs paires pour tout cas échéant, à mors plats, denticulés ou fenêtrés, à branches fixes ou en forceps; les droites propres à opérer par la narine antérieure, et les courbes par la narine postérieure (pl. 19, fig. 1 à 10). En outre on doit avoir une érigne (fig. 28, 31), des pinces de Museux (fig. 37-39), des bistouris droits et boutonnés, des ciseaux plats et courbes; en outre, pour le cas d'hémorragie, un porte-caustique (fig. 12), de la charpie et des bourdonnets saupoudrés de colophane, et, en un mot, tout l'appareil pour le tamponnement des fosses nasales : enfin, pour les lavages, des serviettes, des alèzes, des cuvettes, de l'eau froide et chaude, etc.

Manuel opératoire. (a) *Par la narine antérieure* (pl. 15, fig. 1). Le malade est assis en face d'une fenêtre, la tête fixée sur la poitrine d'un aide, les mains contenues par un autre aide, qui les abandonne de temps à autre pour permettre au patient de se gargariser : l'opérateur est placé debout devant son malade. Tout étant disposé, écarter les narines avec le pouce et l'indicateur de la main gauche et y introduire les tenettes fermées; puis reconnaître par le toucher de l'instrument le siége, le volume et la direction du polype, ouvrir les pinces et saisir la tumeur le plus près possible de son pédicule. Attirer alors le polype à soi par un mouvement de traction combiné avec une demi-rotation, en procédant avec une lenteur graduée et une force proportionnée à la résistance que l'on éprouve. Si cette résistance est considérable, aider à la traction de l'instrument en le faisant basculer sur l'indicateur gauche à la manière d'un levier du premier genre. Dès que le polype, en s'allongeant, vient sortir au dehors de la narine, sans lâcher la première pince en glisser en dessous une seconde, pour saisir plus loin son pédicule, et, au besoin, faire succéder une troisième pince à la seconde. On parvient ainsi peu-à-peu à rompre la racine du polype ou à l'attirer à l'orifice de la narine, où on peut l'exciser si elle avait résisté, par son allongement, à tous les efforts de traction.

Si, dans ces manœuvres, le frottement déterminé par le volume trop considérable du polype cause une forte résistance, de telle sorte que la tumeur soit comme enclavée, deux manœuvres peuvent être employées : ou aide à la force de traction en fixant près de leur articulation, avec les doigts de la main gauche, les branches tenues par les doigts de la main droite, mode opératoire qui est surtout utile pour augmenter la fixité de l'instrument dans les mouvemens de torsion ; ou bien c'est le cas de porter par la bouche ou de faire porter par un aide le doigt indicateur par la narine postérieure, pour aider, autant qu'on peut y atteindre, à chasser le polype en avant. S'il se déchire par l'effet des manœuvres, il faut réitérer l'introduction des tenettes pour tâcher d'enlever toute la tumeur par fragmens. Dans le cas où l'étroitesse de la narine apporte un double obstacle et à l'introduction des tenettes et à la sortie d'un polype dur et très volumineux on se sert de la pince en forceps, dont les mors sont glissés l'un après l'autre; et, quant à l'autre point, sans lâcher les tenettes, que l'on fait tenir momentanément par un aide, on augmente l'écartement de la narine en pratiquant une incision, en dehors, dans le sillon labial de l'aile du nez, comme l'a fait Dupuytren dont l'exemple a été suivi avec succès par MM. Serre et Velpeau.

(b) *Par la narine postérieure* (pl. 15, fig. 2). Lorsqu'un polype situé en arrière fait saillie derrière le voile du palais, dans le pharynx, sa position rend plus facile l'extraction par la bouche. On emploie à cet effet des tenettes courbes dont les mors ont une longueur proportionnée à celle de la tumeur à saisir. L'instrument tenu de la main droite, le doigt indicateur gauche sert à-la-fois de guide et de point d'appui pour atteindre et saisir ce polype. Dans ce mode opératoire l'effort se réduit à une traction, la courbure des tenettes sur le côté ou sur le plat ne permettant pas d'exercer la torsion. Si le polype est assez volumineux pour brider le voile du palais, rétrécir l'isthme du pharynx et gêner la manœuvre opératoire, ou s'il s'implante assez avant dans les fosses nasales pour qu'il soit impossible d'en atteindre la racine avec les mors de la pince, on doit sans hésiter fendre le voile du palais à quelques millimètres de la luette, où les artères ont le moindre volume. Cette section facile à pratiquer, soit avec des ciseaux courbes, soit avec le bistouri boutonné droit ou concave, offre le double avantage de dégager le polype et de permettre de remonter beaucoup plus loin sur sa racine. Signalée par Hippocrate, prescrite par G. de Chaulieu et Garengeot, employée par Loyseau et Petit, c'est à tort qu'on l'attribue à Manne. Huermann, Morand, et tout récemment M. Velpeau, y ont eu recours également avec succès. Le débridement opéré, il est facile de saisir et d'arracher le polype, soit en entier, soit par fragmens, avec les pinces ou les doigts, ou de l'exciser avec les ciseaux, le bistouri ou les tenailles tranchantes de M. A. Severin.

(c) *Par les deux narines, nasale et pharyngée.* Enfin il se rencontre des circonstances où le polype, remplissant la fosse nasale et se moulant sur ses anfractuosités, pénètre, par des prolongemens, soit dans le sinus maxillaire (Velpeau), dans la fosse zygomatique et à travers le trou sphéno-palatin (Blandin, Cazenave), soit dans toutes les issues à-la-fois (Dupuytren), et même, par érosion et refoulement des os, se crée des voies nouvelles dans la fosse ptérygo-maxillaire (Del Græco), à la voûte palatine (Janson), dans l'intérieur de l'orbite et du crâne (Hoffmann), et en général dans toutes les directions. Pour ces cas embarrassans, et afin d'éviter la résection même de l'os maxillaire, comme dans le polype sarcomateux du sinus de cet os, vu l'impossibilité de saisir et d'ébranler une masse sertie ou, en quelque sorte, articulée dans la fosse nasale, on peut, à l'exemple de Dupuytren, auquel je l'ai vu pratiquer une fois, enlever préalablement par excision la portion moyenne du polype. A l'aide du vide obtenu il devient possible d'introduire les tenettes et d'extraire la tumeur par fragmens alternativement par l'une et l'autre narine. Dans un cas semblable, M. Chaumet de Bordeaux est parvenu également à extraire en entier un énorme polype en partie par la narine antérieure et en partie par la narine postérieure. En résumé, c'est en pareille circonstance que le chirurgien, s'inspirant de lui-même, est légitimé à emprunter un peu à chaque procédé, suivant l'objet à remplir, et à faire usage de tous les moyens.

Au reste, quel que soit le procédé d'arrachement auquel on ait recours, il est utile, pendant la durée des manœuvres, d'en suspendre le cours par intervalle, lorsque le malade est fatigué, pour absterger et laver la cavité nasale et la bouche, et donner le temps au malade de respirer et reprendre un peu de calme. En cas d'hémorragie, toute manœuvre doit être interrompue jusqu'à ce qu'on se soit rendu maître du cours du sang par tous les moyens. Cet accident et la syncope forcent même quelquefois à remettre la fin de l'opération à un autre jour.

LIGATURE. Cette méthode, aussi fréquemment employée que la précédente, a pour objet de déterminer la chute du polype par la striction circulaire d'un fil soit végétal soit métallique. La ligature est décrite dès la plus haute antiquité; mais elle ne figure encore chez les Grecs et les Arabes que comme un moyen auxiliaire de l'excision et de l'arrachement. A la renaissance, G. Fallope la pratiquait avec un fil de fer dont il portait, autour de la tumeur, l'anse dont les extrémités étaient renfermées dans une canule. Glandorp se servait d'une aiguille courbe percée d'un chas qu'il introduisait garnie d'un cordonnet de soie. Mais c'est à partir du siècle dernier que se sont multipliés les procédés de ligature; et cet élan s'est continué jusqu'à nos jours avec une telle complication dans le détail des manœuvres et sur-tout dans le nombre et l'emploi des instrumens qui en constituent les différences, qu'il est très difficile d'en offrir une exposition claire et méthodique.

Les manœuvres qui ont pour objet la ligature se composent de deux temps : mettre la ligature en place, et déterminer la constriction permanente du fil. La première se pratique avec les porte-ligatures, la seconde avec les serre-nœuds; quelques instrumens, par leur conformation, tels que les canules doubles empruntées de celle de Fallope, remplissent à-la-fois ces deux indications. Quoique ces deux temps classent pour ainsi dire les manœuvres en deux groupes analogues ou différens par le détail, nous les réunirons néanmoins à chaque procédé pour éviter ou les oublis ou les répétitions.

Procédés de Levret. — Premier procédé. L'anse d'un fil d'argent est glissée préalablement avec une sonde autour du polype, puis ses deux chefs sont passés au travers et fixés à l'extrémité d'un instrument composé de deux tubes parallèles soudés entre eux. C'est en réalité le procédé de Fallope, seulement avec une canule double. Ultérieurement Levret et Palucci ont employé une canule simple dont le bec était divisé en deux par une goupille. — *Second procédé.* Pour atteindre les polypes situés profondément Levret avait recours à un porte-ligature semblable à celui de Thèden, c'est-à-dire formé par une pince dont les branches se terminent par deux anneaux qui reçoivent le fil (pl. 19, fig. 24).

Procédé de Brasdor. Faire glisser dans la fosse nasale un fil d'argent recuit, ployé en double, de manière à offrir une anse libre en arrière dans le pharynx. Attacher à cette anse, par la bouche, un fil végétal, puis ramener les chefs du fil d'argent par la narine, et, avec l'indicateur glissé de bas en haut par la bouche, tâcher de gouverner l'anse métallique pour lui faire embrasser la racine du polype. Si la manœuvre manque son objet, rappeler l'anse métallique en arrière, en tirant sur le fil végétal laissé pendant au dehors de la bouche, et recommencer ainsi jusqu'à ce que le polype soit embrassé par l'anse. Dès qu'on y a réussi, glisser les chefs du fil d'argent dans un serre-nœud, les fixer à son extrémité et les tordre de manière à étrangler le pédicule du polype. Ce procédé, qui facilitait la préhension du polype par le jeu facile d'une anse rigide et inflexible, est très supérieur à ceux de Levret, et n'a été que très peu modifié par Desault et Ant. Dubois.

Sous-procédés imités de Brasdor. — Sous-procédé de Desault. Ce grand chirurgien a varié le procédé de Brasdor de plusieurs manières, dont voici la meilleure. Porter avec une bougie, ou mieux avec une sonde flexible, de la narine dans l'arrière-gorge, l'anse d'un fil dont les chefs enroulés autour du conducteur, si c'est une tige pleine, ou, ce qui est préférable, renfermés dans la cavité, si c'est un tube, appendent au dehors du nez. Dès que l'anse est visible sous le voile du palais, la saisir avec le doigt ou un crochet, l'amener à l'extérieur par la bouche, et y attacher, comme le faisait Brasdor, un fil destiné à la rappeler vers le pharynx à chaque tentative manquée. Tirer ensuite d'une main les chefs de la ligature restés dans les fosses nasales et, en suivant l'ascension de l'anse avec deux doigts de l'autre main portés dans la bouche, la maintenir écartée et la conduire, en doublant le voile du palais, aussi loin que l'on peut sur la racine du polype. Si cette manœuvre ne réussit pas, rappeler l'anse dans le pharynx, en tirant sur le fil resté dans la bouche, et recommencer jusqu'à ce que la racine du polype soit embrassée par la ligature. Dès qu'on y est parvenu, engager les deux extrémités libres de la ligature dans l'anneau serre-nœud (pl. 19, fig. 14), faire glisser celui-ci sur le pédicule du polype en tirant sur la ligature de manière à l'étrangler circulairement, fixer les fils tendus dans la fente de la plaque restée au dehors et maintenir cette dernière immobile en l'attachant par un lien au bonnet du malade. A mesure que la section s'opère, on en suit les progrès en augmentant chaque jour la striction; huit à dix jours suffisent ordinairement pour déterminer la chute du polype.

L'inconvénient du fil employé par Desault était de ne fournir qu'une anse molle et lâche, très difficile à guider et à maintenir écartée. *Boyer* y suppléait imparfaitement en employant au lieu de fil une corde à boyau. C'est surtout dans la modification apportée à cette partie de l'appareil que consiste le procédé suivant.

Sous-procédé d'Ant. Dubois (pl. 15 fig. 3). D'après ce qui précède, nous voyons que la principale difficulté de la ligature consiste à embrasser avec le lien le pédicule du polype. Le procédé d'Ant. Dubois, emprunté de ceux de Brasdor et Desault, présente, sous ce rapport, une légère amélioration, mais il est néanmoins bien loin de pouvoir rivaliser avec les porte-ligatures imaginés plus récemment. Toutefois, par cela même qu'il n'exige aucun instrument particulier et qu'on peut trouver partout les objets propres à le pratiquer, il est bon de le connaître en détail.

Un gros fil de chanvre fort et résistant ou un cordonnet de soie pour la ligature, deux autres fils dont l'un coloré, une sonde et un bout de sonde long de deux à huit centimètres, tels sont, avec le porte-nœud, les objets nécessaires.

Le bout de sonde flexible, destiné à maintenir écartée l'anse de ligature, est glissé au milieu du fil qui doit y servir; le fil de couleur est attaché à l'une de ses extrémités et l'autre fil au milieu, comme dans le procédé de Brasdor. Tout étant disposé, glisser la sonde par la narine dans la fosse nasale et aller en saisir l'extrémité sous le voile du palais pour l'amener dans la bouche; y attacher les deux chefs de la ligature et celui du fil coloré: en retirant à soi, on ramène de la bouche dans la fosse nasale, et par la narine, la sonde avec les trois fils qu'elle entraîne, puis on détache ces fils et on dépose le tube devenu inutile. Les trois fils pendant au dehors, en tirant dessus d'une main on remonte l'anse qu'ils forment à l'autre bout, avec son bout de sonde ou sa canule protectrice, de la bouche vers le voile du palais. A mesure que ce mouvement s'effectue, il s'agit, avec le doigt indicateur de l'autre main, de guider en arrière et au-dessus du voile du palais l'anse ouverte, pour lui faire embrasser le pédicule du polype. Dans cette manœuvre, le chef du fil coloré, au dehors de la narine, sert, coïncidemment avec le doigt en arrière, à faire glisser au besoin, dans un sens ou dans l'autre, la canule qui forme l'anse. Si l'on franchit le pédicule sans l'avoir embrassé, comme nous le savons déjà on rappelle l'anse vers le pharynx en tirant sur le fil attaché au milieu de la canule et dont le chef pend au-dessous par la bouche. Lorsqu'enfin, par la réitération des manœuvres, le polype se trouve embrassé, on coupe le chef de fil buccal, et, en tirant sur le fil coloré, on amène à l'extérieur, par la narine, en glissant sur l'un des chefs de la ligature, comme conducteur, la canule avec le fragment de fil buccal qu'elle entraîne. Enfin la ligature qui embrasse le polype restant seule en place, il ne s'agit plus que de glisser et fixer le serre-nœud comme nous l'avons indiqué précédemment.

Procédé de M. Rigaud. La manière de cerner le polype avec l'anse de la ligature, dans le procédé de Brasdor, laissait encore beaucoup à désirer; la sonde conductrice de Desault n'offre qu'une manœuvre difficile et incertaine, et la canule d'Ant. Dubois obéit mal et se déplace facilement dans un sens ou dans l'autre: M. Rigaud, en imaginant le premier, en 1829, un porte-ligature, a établi un progrès remarquable, et son exemple a été suivi avec empressement par tous les jeunes chirurgiens. L'instrument de M. Rigaud, qu'il appelle *polypodome,* se compose de trois tiges d'acier renfermées dans une canule, courbées en arc à leur bout libre, et susceptibles de s'avancer ou de reculer ensemble ou isolément. Leur extrémité est percée d'un petit anneau, dit œil-d'oiseau, formé de deux segmens élastiques séparés par une petite fente. Dans ces anneaux est passée à demeure l'anse de la ligature qu'ils déterminent par leur écartement. A l'aide d'une sonde de Bellocq glissée dans la fosse nasale comme pour le tamponnement, on va chercher les chefs de la ligature dans la bouche; dès qu'ils sont amenés au dehors de la narine, à mesure qu'on tire dessus on suit le mouvement avec le porte-ligature qui contourne le voile du palais et vient s'appliquer derrière la racine du polype. Parvenu à ce point, en tirant plus fort sur les chefs, le fil contenu dans les anneaux s'échappe par les fentes et vient embrasser circulairement le pédicule du polype. Rien de plus simple que ce mécanisme, qui manque rarement son effet.

Sous-procédés imités de M. Rigaud. Ce ne sont plus que des modifications fondées sur la conformation et le mécanisme d'instrumens au fond peu différens. Tous réunissent les mêmes conditions, sont courbés, terminés en disque et garnis de crochets ou de trous pour retenir au fond la ligature. M. *Félix Hatin* (1830) est le premier en date (pl. 15, fig. 4). Son instrument se compose de trois lames d'acier dont les deux latérales sont mobiles par un pas de vis sur la portion médiane, de manière que le porte-ligature peut être à volonté ouvert (pl. 19, fig. 20 *bis*) ou fermé (fig. 20). Cet instrument a eu sa faveur d'avoir été employé un grand nombre de fois par des chirurgiens distingués; mais il est évident aussi que les autres réussiraient également: l'avantage dans cette question étant dû à l'invention même d'un porte-ligature. Cet instrument, du reste, nous paraît offrir l'inconvénient d'être trop large à son extrémité, même étant fermé; de sorte qu'il ne peut franchir, au besoin, l'ouverture naso-pharyngée pour pénétrer dans la fosse nasale. Nous en dirons autant du disque du porte-ligature de M. *Leroy d'Étiolles* (fig. 23 et 23 *bis*). Celui de M. *Blandin*, dont les trois branches s'écartent et se rapprochent à volonté, nous paraît préférable sous ce rapport, l'instrument pouvant, ouvert, offrir toute la dilatation désirable (fig. 21), ou se réduire étant fermé (20 *bis*) à une étroitesse qui en permet partout l'introduction.

Une fois la ligature en place, le choix du *serre-nœud* n'est point à négliger. Il existe une grande variété de ces instrumens (fig. 14 à 19); mais le plus commode, sans contredit, est le serre-nœud en chapelet de Roderick ou de M. Mayor (fig. 17), que sa flexibilité rend susceptible de se prêter à toutes les combinaisons au travers de trajets irréguliers.

PRÉCAUTIONS DERNIÈRES. Quelle que soit la méthode à laquelle ou ait eu recours, torsion, arrachement ou ligature, après l'ablation ou la chute du polype on doit s'assurer du résultat obtenu. Si, bouchant la narine du côté sain, et faisant renifler le malade par la narine du côté malade, l'air paraît traverser avec facilité la fosse nasale, c'est un indice que l'opération a réussi à enlever la presque totalité de la racine, le seul résultat auquel on puisse prétendre; car il est impossible qu'il n'en reste pas quelques fragmens. Cette condition désavantageuse doit rendre le chirurgien circonspect à prédire une guérison définitive dont l'obtention est si rare, mais elle ne doit pas le décourager d'opérer; car si la répullulation est d'autant plus à craindre et d'autant plus prompte que les fragmens abandonnés sont plus considérables, on ne peut cependant se dissimuler que dans le cas même où il serait possible de ne laisser aucun rudiment du polype sa reproduction devrait encore être prévue sous l'action de la cause, presque toujours inconnue, qui en a primitivement amené le développement.

Appréciation des méthodes curatives des polypes des fosses nasales.

La *cautérisation*, dont les phases ont été si diverses, aurait besoin d'être encore expérimentée de nos jours, pour que l'on pût être à même d'en porter un jugement définitif. Ses difficultés la restreindront toujours aux points dont l'accès est le plus facile; mais, dans les cas où elle serait applicable, il semble, surtout si les résultats de M. Wagner se confirment, que, comme moyen auxiliaire, elle devrait servir mieux que tout autre moyen à détruire les racines du polype après l'emploi des autres méthodes. La *torsion* simple convient spécialement pour les polypes muqueux, très mous, qui se déchirent facilement en laissant leur racine, la partie la plus résistante. L'*excision* en elle-même est, en théorie, une méthode excellente, et, suivie de la cautérisation, elle serait la seule que l'on pût considérer comme véritablement curative; mais son emploi est borné aux cas où la racine du polype est accessible à la vue et au toucher par l'une ou l'autre narine, antérieure ou postérieure. L'*arrachement* et la *ligature* sont le plus généralement employés, en ce qu'ils s'appliquent à peu près à tous les cas : le premier pour les polypes voisins de la narine nasale, et la seconde pour ceux qui font saillie par la narine pharyngée. Ces deux méthodes, auxquelles il faut ajouter l'excision, s'appliquent aux polypes durs; mais, nous le répétons, pour que leur emploi pût être réellement curatif il serait à désirer que l'on y adjoignît la cautérisation.

Cathétérisme et perforation des sinus.

Anatomie opératoire des sinus frontal et maxillaire.

Annexés à chacune des fosses nasales, le sinus maxillaire et le sinus frontal correspondant sont ouverts par deux orifices béants, contigus et distincts, dans le méat moyen, au-dessous du cornet de ce nom, à quatre centimètres et demi (un pouce et demi) de l'ouverture antérieure des narines. Le voisinage de ces deux orifices nous explique comment un polype ou une autre tumeur développés dans ce point peuvent les comprimer et amener à la fois l'oblitération des deux sinus. L'orifice du sinus frontal regarde obliquement en haut et en avant, et se continue dans cette direction avec une espèce de canal infundibuliforme qui traverse les cellules ethmoïdales antérieures et qui peut-être serait susceptible du cathétérisme si l'occasion s'en présentait. L'orifice du sinus maxillaire regarde directement en dehors, et s'ouvre immédiatement dans la cavité du sinus; le contour de cette ouverture est constitué par la membrane muqueuse, qui rétrécit considérablement la vaste échancrure qu'on remarque sur le squelette. Tapissés par une continuation de la muqueuse pituitaire, nous concevons que les sinus frontaux et maxillaires puissent participer aux maladies des fosses nasales et réciproquement.

Sinus frontaux. D'autant plus développés que le sujet est plus avancé en âge, les sinus frontaux sont creusés dans l'apophyse orbitaire interne du frontal; ils se prolongent quelquefois assez loin dans le diploé de cet os, au point d'arriver, dans certains cas, jusqu'à l'apophyse orbitaire externe. Une cloison médiane, assez irrégulière et souvent incomplète, sépare les deux sinus. Ils sont accessibles par deux parois : mais l'antérieure ou *frontale*, qui recouvre la racine du sourcil, offre trop d'épaisseur; tandis que l'inférieure ou *orbitaire* permettrait, en raison de sa fragilité, de pénétrer facilement dans la cavité du sinus, si l'on n'avait à craindre la lésion de la branche frontale du nerf ophthalmique de Willis et du rameau artériel qui viennent se dégager par le trou sus-orbitaire.

Sinus maxillaire. Situé dans la mâchoire supérieure, le sinus maxillaire suit, dans son développement, les mêmes lois que les autres cavités olfactives. Au point de vue opératoire, on peut lui considérer quatre parois. 1° La paroi interne ou nasale, constituée par la face externe des fosses nasales, ne commence qu'à treize millimètres (six lignes) en arrière du rebord osseux de l'orifice nasal antérieur, au delà du canal nasal et de l'apophyse montante. Cette paroi, remarquable par son peu d'épaisseur, est divisée par le cornet inférieur en deux portions : l'une au-dessous, qui constitue le méat inférieur; l'autre au-dessus, qui forme le méat moyen au sommet duquel, comme nous l'avons vu, se rencontre l'ouverture du sinus maxillaire qui est comme cachée sous le cornet ethmoïdal. 2° La paroi supérieure ou orbitaire constitue le plancher de l'orbite ; elle offre peu de résistance, surtout en arrière, et est parcourue par les vaisseaux et nerfs sous-orbitaires. 3° La paroi externe ou génienne est plus étendue et offre une plus grande épaisseur que les deux précédentes; elle est divisée en deux portions par la racine de l'apophyse malaire : au-devant d'elle se trouve la fosse canine, qui correspond au point le plus aminci de la paroi, à treize millimètres environ (six lignes) au-dessus des deux petites molaires. 4° La paroi inférieure ou alvéolaire est très rétrécie et répond au bord alvéolaire de l'os; les deux alvéoles de la première et de la seconde grosses molaires, situées au point le plus déclive du sinus, pénètrent assez souvent dans sa cavité, dont la muqueuse seule les sépare.

Lorsque le sinus maxillaire est distendu par une tumeur ou par un kyste, les parois orbitaire et nasale se dévient les premières comme étant les plus minces : cette dernière peut aller jusqu'à repousser la cloison nasale de l'autre côté. Mais bientôt la paroi antérieure faisant saillie sous la joue, et la paroi inférieure envahissant la voûte palatine, participent également à la dilatation générale des sinus.

Perforation des sinus frontaux (pl. 16, fig. 5). Les abcès des sinus frontaux s'ouvrent facilement dans le nez; les polypes qui s'y développent quelquefois tendent naturellement à se porter dans les fosses nasales, où il devient alors possible de les saisir et de les extraire (Heister) : c'est donc seulement dans les cas où le sinus ne communique plus avec les narines, qu'il convient d'en pratiquer la perforation à l'aide d'une petite couronne de trépan ou d'un perforatif.

Lorsqu'il n'existe rien à l'extérieur qui indique d'ouvrir le sinus dans un point plutôt que dans un autre, il convient, suivant le conseil de M. Velpeau, de découvrir l'os au-dessous du sourcil, entre l'échancrure sus-orbitaire et la racine du nez; c'est dans ce point qu'on perforerait le frontal en dirigeant la petite couronne de trépan ou le perforatif de Desault en arrière, en haut et en dedans. Ce procédé, qu'on pourrait appeler procédé d'élection, nous paraît réunir tous les avantages : 1° on attaque le sinus par sa paroi la plus mince, et on obtient une ouverture placée au point le plus déclive de sa cavité; 2° on n'a pas à craindre la lésion des vaisseaux et nerfs sus-orbitaires.

Mais souvent il existe déjà des ouvertures fistuleuses qu'il suffit d'agrandir pour diriger des injections dans les sinus ou pour en extraire les corps étrangers qui s'y trouveraient retenus. C'est ainsi que, tout récemment, M. Bégin a opéré au Val-de-Grâce, chez un malade qui depuis long-temps portait une fistule de ce genre à la partie supérieure et interne de l'orbite.

Les ouvertures résultant de la perforation des sinus frontaux se transforment en fistules regardées comme incurables par beaucoup d'auteurs, à cause du passage de l'air du sinus dans les narines; cependant aujourd'hui un assez bon nombre de faits permettent d'espérer la cicatrisation de ces fistules à l'aide des procédés généraux d'autoplastique. Il est nécessaire toutefois, avant d'en venir là, de rétablir la communication entre le sinus et le nez, que nous avons supposé ne plus exister.

Cathétérisme du sinus maxillaire.

Cette opération est indiquée toutes les fois que le sinus maxillaire est distendu par une accumulation de liquide; c'est pour un fait de ce genre que Jourdain l'a pratiquée sur une femme chez laquelle avaient échoué plusieurs tentatives de perforation, à cause des vives douleurs qu'elles excitaient. A cet effet Jourdain employa une sonde creuse du calibre de celles qui servent à sonder le canal nasal, mais plus longue de cinq à six centimètres (deux pouces) et moins recourbée.

Procédé de Jourdain. La malade assise dans un fauteuil, et la tête maintenue renversée en arrière : l'opérateur introduisit la sonde dans la narine correspondant au côté affecté, porta la partie la plus déliée au-dessous du cornet moyen; et ayant senti dans ce point une espèce de repli formé par la membrane pituitaire, il éleva un peu le poignet en appuyant sur la paroi du sinus par laquelle il pénétra.

L'orifice naturel était en effet oblitéré comme cela arrive dans les cas de rétention. La sonde une fois introduite fut maintenue à demeure jusqu'au lendemain, et servit à faire écouler ce que contenait le sinus et en même temps à y diriger des injections appropriées. Alors le chirurgien l'enleva et fit moucher la malade, qui expulsa une grande quantité de mucus. On réitéra le cathétérisme et les injections jusqu'à la guérison, qui fut complète au bout de six semaines.

M. Malgaigne, se basant sur l'anatomie, propose un procédé plus régulier, qui consiste à diriger la sonde obliquement en haut, en arrière et au-dessous du cornet moyen, de manière à pénétrer à quatre centimètres et demi (un pouce et demi) environ de profondeur, et au niveau du pli supérieur de l'aile du nez. En glissant alors doucement le bec de la sonde sous le cornet moyen on arrive naturellement à l'orifice, et un mouvement de rotation achève de faire pénétrer la sonde dans le sinus. Mais remarquons que dans les cas de distension du sinus maxillaire son orifice est le plus souvent oblitéré, ou que la déviation de ses parois a détruit les rapports normaux des parties. Il est alors beaucoup plus simple et sans aucun inconvénient de pratiquer artificiellement une ouverture en poussant avec force le bec de la sonde à travers la muqueuse ou même à travers la lame osseuse peu résistante qui forme la paroi interne du sinus. Ce dernier cas rentre, comme nous le verrons, dans les procédés de perforation. Cependant s'il était possible de distinguer la présence de vers ou d'insectes dans l'antre d'Hyghmore, on pourrait tenter de les expulser ou de les dissoudre par des injections; et alors le procédé de M. Malgaigne trouverait une heureuse application.

Perforation du sinus maxillaire.

Les hydropisies, les abcès, les fongus, les tumeurs fibreuses ou carcinomateuses, les polypes, la nécrose et la carie, telles sont les maladies qui réclament le plus ordinairement la perforation du sinus maxillaire. On peut l'attaquer par ses quatre parois, et on y parvient par la bouche, par le nez ou par la joue.

Par la bouche.

1° *Perforation des alvéoles (méthode de Meibomius)* (pl. 16, fig. 6). Attribuée à tort à Meibomius, puisque long-temps avant lui Zwinger l'avait mise en pratique pour guérir une carie de l'os maxillaire, cette méthode a depuis été perfectionnée par Huermann, Richter et Desault. L'opération consiste à extraire une ou plusieurs dents, et à pénétrer dans le sinus à travers l'alvéole à l'aide du trocart de Richter ou du trépan perforatif de Desault. Dans le cas d'ouverture insuffisante, Zwinger a dilaté l'alvéole avec l'éponge préparée. Vanuessen ne parvint à extraire un polype qu'après avoir agrandi plusieurs alvéoles à l'aide du fer rouge. Si l'on veut empêcher l'ouverture de se fermer, afin de réitérer les injections dans le sinus, B. Bell place dans l'alvéole un bouchon de bois pour prévenir l'introduction de parcelles d'alimens; Huermann veut, au contraire, qu'on y place une petite canule à demeure.

Les auteurs varient beaucoup sur le choix de la dent à extraire. Juncker conseille d'arracher la première ou la deuxième molaire; Cheselden préfère la troisième ou la quatrième : Bordenave, remarquant que toutes les molaires, à l'exception de la première, correspondent au sinus, en conclut que lorsqu'il y a une dent molaire cariée, c'est celle-là qu'il faut arracher; et que si elles sont toutes également saines, c'est la troisième qu'il convient d'extraire. M. Malgaigne choisit la seconde petite molaire comme plus près du sinus que la première et servant moins à la mastication que les deux autres. Pour les quatre dernières molaires on doit faire agir le perforatif directement de bas en haut, tandis qu'il sera nécessaire de l'incliner un peu en haut et en arrière pour la première.

La méthode de Meibomius, offrant l'avantage de pratiquer l'ouverture sur la paroi la plus déclive du sinus, doit être préférée dans les cas d'hydropisie ou d'abcès, et lorsque le sinus n'est pas trop déformé.

2° *Perforation de la paroi externe (méthode Lamorier)* (pl. 16, fig. 7). Il s'agit de pénétrer dans le sinus maxillaire immédiatement au-dessous de l'apophyse jugale, entre la pommette et la troisième dent molaire. Pour cela, un aide tire l'angle labial en arrière et en haut au moyen d'un crochet mousse ou tout simplement avec le doigt. Il suffit alors d'inciser la membrane fibro-muqueuse qui recouvre la mâchoire au fond de la rainure maxillo-labiale; avec une tréphine ou un fort scalpel à pointe solide on perfore l'os, dont on agrandit ensuite l'ouverture autant qu'on le juge convenable.

Desault préfère attaquer le sinus par la fosse canine, où la paroi est plus mince. Au lieu du trocart, du perforatif ou de la tréphine, il est plus simple, comme dans le cas précédent, de se servir d'un fort scalpel fixé sur son manche. L'opérateur, ayant dénudé l'os par une incision préalable au-dessus de la gencive, fait pénétrer son scalpel en le tournant quatre ou cinq fois sur son axe, pour donner à l'ouverture une étendue suffisante. On termine alors en y plaçant une tente de charpie.

Lorsque les dents sont saines, ce procédé peut remplacer avec avantage la perforation des alvéoles; mais il lui devient incontestablement préférable si l'on a affaire à des polypes ou à des fongus qui ont fortement distendu le sinus maxillaire. En effet, on a la possibilité de faire une large ouverture, dirigée d'avant en arrière, avec perte de substance. Si cette échancrure ne suffisait pas pour extraire la tumeur, Dupuytren conseille d'y joindre une autre incision verticale étendue jusque vers la base de l'orbite en longeant l'apophyse montante de l'os maxillaire. Du reste, dans ces cas on s'inspirerait principalement des conditions anatomico-pathologiques qui se rencontreraient.

3° *Perforation de la voûte palatine* (*méthode de Callisen*). Cette méthode ne convient que lorsqu'on reconnaît la fluctuation à la voûte palatine; elle serait en effet sans résultat si le sinus avait conservé ses rapports normaux. Il suffit, à l'aide d'un bistouri, de pratiquer une ouverture dans le point le plus saillant de la tumeur.

Mais le plus souvent il existe une fistule buccale qu'il suffira d'agrandir. C'est dans un cas semblable que *Ruffel* eut l'idée d'introduire par l'orifice fistuleux un trocart qu'il fit sortir au-dessus de la gencive, afin de pouvoir passer un séton par cette double ouverture.

Weinhold emploie également la méthode du séton; mais son procédé diffère en ce qu'il ouvre d'abord le sinus par la fosse canine, puis, dirigeant son instrument obliquement en bas et en dehors, il le pousse dans cette direction à travers la voûte palatine qu'il traverse ainsi de haut en bas. Il ne reste plus alors qu'à passer une mèche dans ces deux ouvertures, à l'aide d'une aiguille courbe.

Par la narine.

Gooch imagina de perforer le sinus maxillaire par sa face nasale chez une malade qui n'avait plus de dents molaires. Un heureux succès couronna sa tentative. Cette méthode peut être employée comme exceptionnelle dans certains cas d'oblitération simple, sans distension du sinus; mais, hors ces cas, la difficulté qu'on éprouve d'agir dans une fosse nasale rétrécie doit la faire abandonner.

Par la joue.

Molinetti pénétra dans l'antre d'Hyghmore, qui était le siége d'un abcès, en pratiquant une incision cruciale à la joue. Le succès qu'il obtint a engagé depuis quelques chirurgiens à suivre son exemple. Néanmoins on comprend qu'une pareille méthode doive être complétement rejetée, puisqu'on peut toujours la remplacer par une autre plus simple et qui ne laissera pas des cicatrices indélébiles sur le visage. Tout au plus pourrait-on recourir au procédé de Molinetti s'il existait à la joue une ouverture fistuleuse qui communiquât avec le sinus maxillaire.

OPÉRATIONS QUI SE PRATIQUENT SUR LES ORGANES DE LA GUSTATION.

L'appareil complexe de la gustation, constitué par la bouche et ses annexes, est formé par des organes si nombreux, de structure si différente, et dont, par cela même, les maladies et les opérations qu'elles nécessitent sont si variées, qu'en médecine opératoire, comme en physiologie, il se décompose naturellement en quatre sous-divisions : les appareils labio-génien et salivaire, la langue et le voile du palais.

APPAREIL LABIO-GÉNIEN.

HYPERTROPHIE DES LÈVRES.

Cette affection, considérée comme une simple augmentation de volume, sans altération de texture, n'est point une maladie mais seulement un vice de conformation parfois gênant et toujours difforme, ou au moins d'un effet désagréable. Elle se présente à plusieurs degrés qui entraînent des modifications dans le procédé opératoire commun, l'excision.

1° Bourrelet muqueux. Sorte de bosselure ou de tubercule rougeâtre, simple, bifide ou trifide; d'autres fois, par la réunion des lobes, sous forme d'une saillie transversale qui se retourne en avant et dans le rire se tend, par l'écartement des commissures, sur la saillie des dents incisives. Presque toujours congénial, situé sur le plan moyen vertical où il semble accuser un excès de nutrition dans la suture des deux moitiés latérales; susceptible néanmoins de se développer accidentellement sous l'action d'une cause mécanique habituelle, comme chez les personnes qui donnent du cor. Son siége le plus ordinaire est la lèvre supérieure; parfois il affecte aussi les deux lèvres à-la-fois, et plus rarement l'inférieure seule. L'excision de ce bourrelet pratiquée d'abord par Boyer, M. Roux et Dupuytren, l'a été depuis par un grand nombre de chirurgiens.

Procédé opératoire. La tête est maintenue soulevée par un aide placé en arrière du malade et qui, saisissant la commissure, retourne la lèvre, la muqueuse en avant, en l'élevant pour la supérieure et l'abaissant pour l'inférieure. Le chirurgien, debout en face, saisit, dans la plus grande surface que possible, le bourrelet avec des pinces larges ou entre les doigts et, agissant dans le sens de son plus grand diamètre, soit vertical, soit horizontal, en pratique l'excision d'un seul coup avec le bistouri droit ou mieux avec des ciseaux courbes sur le plat. Ordinairement la plaie se cicatrise d'elle-même en quelques jours.

Modification de M. Velpeau. Témoin de retards de trois semaines à un mois apportés dans certains cas à la cicatrisation, suivant son opinion par la présence des glandules hypertrophiées qui tendent à suppurer, M. Velpeau propose de forcer à la réunion immédiate : après avoir saisi le bourrelet muqueux, il en traverse la base avec trois ou quatre fils, pratique l'excision et fait la ligature des fils, qu'il n'enlève que le second ou le troisième jour.

2° Gonflement de la lèvre supérieure. Cette espèce d'hypertrophie, signe ordinaire d'une disposition scrofuleuse, acquiert quelquefois un volume considérable. Anatomiquement cette altération est causée par l'épaississement d'un tissu cellulaire séreux, l'amincissement des muscles et le gonflement des glandules et de la muqueuse labiale. L'excision de la lèvre supérieure, imaginée en 1826 par M. Paillard qui l'a pratiquée trois fois avec succès, a réussi également à MM. Marjolin, Belmas, et à divers chirurgiens.

Procédé opératoire. L'excision peut être pratiquée avec des positions relatives différentes du malade, du chirurgien et de l'aide.

1° Dans le procédé de M. *Paillard* le malade est assis sur une chaise basse, la tête appuyée sur la poitrine du chirurgien debout derrière lui ; un aide saisit entre le pouce et l'indicateur la commissure labiale droite, qu'il soulève et tire en avant tandis que le chirurgien, saisissant de la main gauche la commissure correspondante, commence son excision de gauche à droite.

2° Dans le procédé décrit par M. *Velpeau* le chirurgien est debout devant le malade, dont la tête est maintenue renversée en arrière sur la poitrine d'un aide ; ce dernier contient la commissure gauche, tandis que l'opérateur, saisissant la commissure droite, se dispose à opérer de droite à gauche.

Au reste quel que soit le point de départ résultant des positions prises, l'incision devant régner parallèlement au bord labial à distance d'un centimètre et demi, il s'agit de l'étendre de l'une à l'autre commissure, puis de disséquer le lambeau en arrière, vers la gouttière labio-gingivale, dans une étendue proportionnée à la perte de substance nécessaire pour rétablir une conformation désirable ; enfin, de couper horizontalement la base du lambeau avec le bistouri ou les ciseaux. Dans le premier moment, l'hémorragie est très abondante ; mais, comme elle ne se produit qu'en nappe par de très petits vaisseaux, elle ne tarde pas à s'arrêter d'elle-même par la rétraction des chairs coupées. Il n'y a lieu à aucun pansement : la plaie, lubrifiée par la salive, se déterge d'elle-même ; et la cicatrisation, en rappelant la lèvre en bas et en dedans, ne tarde pas à la constituer dans ses dimensions naturelles.

Atrésie et rétrécissement de l'orifice buccal. — 1° *Atrésie.* L'imperforation congéniale de la bouche est un vice de conformation très rare, mais dont on cite néanmoins des exemples : Haller et Schenkius en citent plusieurs ; Desgenettes en a vu un sur un fœtus de sept mois. En outre cette infirmité peut être le résultat d'une réunion anormale des lèvres après des ulcérations, surtout pour cause de brûlure : tel est le cas d'un meunier, rapporté par Horstius ; tels sont également ceux des malades opérés avec succès par Buchner et Percy.

Procédé opératoire. Armé d'un bistouri aigu, ponctionner avec précaution au milieu de la ligne qui correspond au trajet de la fente naturelle de la bouche fermée. Dès que la pointe a pénétré, substituer au bistouri et glisser par la piqûre l'une des lames de ciseaux droits, forts et bien évidés ; puis, par deux incisions faites carrément, de l'un et de l'autre côté de l'orifice, pratiquer une fente buccale d'une longueur convenable. Dans les cas d'atrésie congéniale il est supposable que, la réunion n'ayant lieu que par la peau, rien ne serait plus facile que cette incision, en ayant soin de reconnaître préalablement la ligne de jonction des deux lèvres.

2° *Coarctation.* Dans cette affection, comme, en général, dans toutes les cicatrices vicieuses, on observe une tendance opiniâtre de la réunion à s'opérer de nouveau malgré tous les efforts du chirurgien. Cet accident s'est renouvelé trois fois chez le malade de Horstius, et celui dont l'observation est rapportée par Bondi n'a pas été plus heureux. A la vérité Demarque cite des cas où l'orifice buccal artificiel s'est conservé. Toutefois, dans la crainte d'un insuccès, le chirurgien, au lieu d'une simple incision, fera mieux d'opérer une perte de substance. Le procédé de M. Dieffenbach satisfait à cette indication et y ajoute une nouvelle condition avantageuse en recouvrant la surface saignante avec la muqueuse, qui donne toute sécurité contre une réunion anormale. Nous allons décrire ce procédé qui pourrait être appliqué avec avantage à l'oblitération complète, même lorsqu'elle est congéniale.

Procédé de M. Dieffenbach. Les positions relatives du malade, du chirurgien et de son aide, étant les mêmes que nous avons indiquées ci-dessus, introduire le doigt indicateur gauche dans la bouche, puis soulever et tendre avec ce doigt la joue droite ; si l'orifice était trop étroit pour permettre l'introduction du doigt, on y substituerait un gorgeret : alors la main droite armée d'une paire de ciseaux plats et très aigus, en insinuer, d'arrière en avant, l'une des pointes un peu au-dessus de la commissure anormale et faire glisser la lame à plat entre la muqueuse et la couche musculaire jusqu'au point où l'on doit transporter la commissure, retourner le tranchant de la lame en avant et diviser tout ce qui se trouve compris entre les mors de l'instrument. Cette première section pratiquée, en opérer parallèlement une seconde, un peu au-dessous du niveau de la lèvre inférieure, de manière à circonscrire un étroit lambeau horizontal qui doit former la perte de substance, et que l'on détache par une incision curviligne qui formera une nouvelle commissure. Dès que ce premier temps est effectué du côté droit, pratiquer également une double section avec enlèvement de lambeau du côté gauche. Ces lambeaux rectangulaires ne doivent avoir qu'une largeur de six à huit millimètres. L'opération étant amenée à ce point, la fente buccale est formée, au milieu, par l'ancien orifice et, sur les côtés, par la perte de substance qui a succédé à l'enlèvement des deux petit lambeaux dermo-musculaires en forme de bandelettes. L'abaissement de la mâchoire inférieure devenu possible produit l'ouverture de cet orifice buccal artificiel avec écartement des deux plaies latérales, dont l'intervalle est fermé toutefois par la membrane muqueuse, fortement tendue, que l'on a laissée intacte. Isoler alors cette membrane sur les bords des incisions, dans l'étendue de cinq millimètres, pour en rendre l'extension plus facile, et la fendre horizontalement de chaque côté jusqu'à pareille distance de l'angle de la plaie qui doit former la nouvelle commissure.

L'opération terminée, les plaies soigneusement abstergées, il s'agit de se servir de la membrane muqueuse, isolée, pour en revêtir de chaque côté les surfaces saignantes, de manière à recomposer deux lèvres et une commissure, comme dans l'état naturel. Saisissant alors l'un des quatre lambeaux on attire la portion de muqueuse correspondante dont les rapports ne changent point, la surface buccale, devenue labiale, continuant de rester extérieure ou tégumentaire, et, après avoir enveloppé la surface de section du lambeau, on l'affronte avec la peau et on l'y maintient fixée par un nombre suffisant de petites sutures entrecoupées ou entortillées. On continue ainsi sur le bord adjacent, puis sur la commissure intermédiaire; et on répète la même manœuvre du côté opposé.

Intérieurement, pour combattre le gonflement inflammatoire, M. Dieffenbach a recours aux applications froides. La réunion s'opère par première intention : les fils et les aiguilles peuvent être enlevés du deuxième au quatrième jour.

Modifications. M. *Campbell,* qui a fait usage de ce procédé, a employé, au lieu de ciseaux, un bistouri aigu, à lame étroite, qu'il glisse à part sous la muqueuse et dont il retourne le tranchant en avant pour faire ressortir la pointe la première. — M. *Serres* de Montpellier divise en regard l'une de l'autre la membrane muqueuse et la peau; mais il nous semble qu'en agissant ainsi il perd le principal avantage du procédé original, c'est-à-dire d'éviter la difformité en recomposant des lèvres revêtues par une membrane muqueuse.

BEC-DE-LIÈVRE (pl. 18).

On appelle de ce nom la division de part en part de l'une des lèvres à partir de son bord libre. Cette difformité est congéniale ou acquise. Celle qui survient accidentellement après la naissance s'offre indifféremment à l'une ou l'autre lèvre; le bec-de-lièvre congénial, au contraire, occupe invariablement la lèvre supérieure, et c'est de l'aspect qu'il présente qu'il a emprunté son nom. Tantôt cette maladie n'intéresse que l'épaisseur même de la lèvre soit d'un seul côté en dehors du *philtrum* ou *sillon médian sous-nasal,* c'est le *bec-de-lièvre simple,* ou des deux côtés, c'est le *bec-de-lièvre double;* tantôt à la division dermo-musculaire se joint celle de la portion correspondante du squelette : c'est le *bec-de-lièvre compliqué* qui se rencontre soit avec l'écartement simple des os maxillaires (fig. 9) ou avec l'interposition médiane d'un tubercule osseux sous-nasal qui supporte les dents incisives et même canines. En théorie Blumembach, Meckel et Béclard ont pensé que le bec-de-lièvre devait être considéré comme un arrêt de développement. Selon eux, à l'état embryonnaire dans l'homme comme à l'état permanent dans la plupart des mammifères il existe deux os incisifs et par conséquent dans le squelette une fente médiane et deux latérales. C'est ce mode de division persistant après la naissance, soit seulement dans l'épaisseur de la lèvre, soit dans le squelette avec écartement de la voûte palatine, qui constituerait le bec-de-lièvre. Déjà on sent que cette théorie ne rend pas raison de la forme du tubercule sous-nasal toujours unique et qui devrait cependant se trouver fréquemment divisé en deux; mais en outre, à l'examen de l'état embryonnaire, M. Velpeau et M. Cruveilhier ont trouvé que les lèvres, dès qu'elles commencent à poindre, paraissent entières, et qu'à aucun âge fœtal elles ne sont formées de deux, trois ou quatre pièces. Il en résulte, d'après ces anatomistes, que le bec-de-lièvre doit être considéré comme une maladie fœtale, opinion qui rendrait compte de la forme et de la direction irrégulière du tubercule incisif et de la manière bizarre dont les dents s'y trouvent fréquemment implantées.

BEC-DE-LIÈVRE SIMPLE (fig. 8, 9, 10).

HISTORIQUE. *Avivement.* Quoique cette difformité ait été bien connue des anciens, et que rien n'autorise à penser qu'elle ait été moins commune de leur temps que de nos jours, il ne paraît pas cependant qu'ils aient attaché une grande importance à la guérir. Celse n'en parle que succinctement, mais assez néanmoins pour en fixer la théorie. Déjà on le voit préoccupé d'obtenir la réunion des parties divisées par l'avivement de leurs bords avec l'instrument tranchant. Abdul-Kasem y procède par la cautérisation avec le fer chaud; mais Rhazès, qui se montre ici le successeur des Latins, a recours à l'excision. A travers le moyen âge aucune amélioration n'est introduite, et ce n'est qu'à la renaissance que l'opération du bec-de-lièvre est régularisée par Franco et A. Paré. A partir du seizième siècle la cautérisation et l'excision continuent d'être pratiquées. Différens caustiques ont été employés pour aviver les deux lèvres. Thévenin employait le beurre d'antimoine, et Hunter le nitrate d'argent. On conçoit que la destruction causée par les caustiques devait donner lieu à des cicatrices difformes qui en ont fait abandonner l'usage. Plus récemment, comme dernier essai de cette méthode, Chopart produisait l'inflammation des deux bords adjacens avec des bandelettes épispastiques; mais aujourd'hui ces divers moyens sont complétement abandonnés.

L'excision, seule méthode en usage, se pratique avec deux sortes d'instrumens : le bistouri et les ciseaux. L'usage du bistouri est plus ancien; adopté par Séverin, il a été préconisé dans le siècle dernier par Louis, et plus récemment par Percy. Ses partisans affirmaient qu'il produit avec moins de douleur une section plus nette et moins disposée à suppurer. Par opposition ils reprochaient aux ciseaux d'agir plutôt en pressant qu'en sciant, et par cela même de contondre les tissus et de donner lieu à une plaie en dos d'âne, ou à double plan oblique, peu favorable à la réunion immédiate. Cette objection a été résolue par Bell, qui, en opérant d'une manière différente les deux côtés d'un bec-de-lièvre double, a prouvé que la douleur était moindre et la réunion linéaire plus parfaite en employant les ciseaux. Au reste, dans le siècle dernier la plupart des chirurgiens opéraient indifféremment de l'une et l'autre manière; mais, grâce aux efforts de Van Horne, de Lombard et surtout de Desault, les ciseaux, qui offrent l'avantage de produire d'un seul coup une section nette sans avoir besoin de point d'appui, ont généralement prévalu. Desault avait fait fabriquer à cet usage de forts ciseaux à longues branches et à lames courtes qui portent mal à propos le nom de A. Dubois (fig. 11).

Réunion. L'objet de l'opération étant de guérir une simple difformité, tous les efforts du chirurgien ont tendu à obtenir la cicatrice la moins visible et l'aspect des parties le moins désagréable après l'opération; aussi pour y parvenir a-t-on eu recours à tous les moyens de contention : bandages, agglutinatifs, agrafes, pinces, sutures, etc., employés seuls ou combinés dans leurs effets en si grand nombre et avec des complications si multipliées que l'historique détaillé en serait interminable. Et comme il arrive généralement, lorsque l'esprit s'est épuisé à la recherche de moyens complexes, on arrive dans la pratique à obtenir les meilleurs résultats par le moyen le plus simple, qui se trouve presque toujours aussi le plus anciennement connu.

1° *Suture.* On sait que Celse cousait la plaie; mais on ignore comment la suture était pratiquée. Les Arabes paraissent avoir employé celle du *pelletier.* Heuermann, Ollenroth, Dros ont employé la *suture entrecoupée;* Lassus également en a fait usage pour ne pas laisser, dit-il, de tige inflexible dans la plaie : mais on sait par expérience combien cette appréhension est peu fondée. A diverses époques on a fait usage de la *suture encheville*, et le procédé nouveau de M. Mayor n'a en réalité pas d'autre objet. La *suture entortillée*, la plus rationnelle et la plus efficace, est à peu près aujourd'hui le seul moyen de réunion usité. A. Paré est le premier qui en donne une description précise; son procédé, qui consiste à introduire d'une lèvre dans l'autre des aiguilles qu'il fixe avec un fil contourné en huit de chiffre, est encore celui mis actuellement en usage. La forme et la nature des aiguilles ont beaucoup varié. Paré employait des aiguilles d'acier triangulaires, Fabrice d'Aquapendente des aiguilles rondes flexibles dont il recourbait les extrémités en avant pour ne point tirailler les chairs. C'est dans le même but que Dionis a fait usage d'aiguilles courbes. Heister, pour diminuer le volume du corps étranger, a de même employé des aiguilles très fines qu'il introduisait avec un autre instrument. J.-L. Petit, pour éviter l'oxidation, a recours à des aiguilles d'argent, et Ledran à des aiguilles d'or; mais, comme ces métaux manquent de la rigidité nécessaire pour traverser, Sharp et Desault font adapter à l'aiguille d'argent un dard en acier pour en faciliter le passage. C'est cette dernière forme qui a prévalu; toutefois, à l'exemple de La Faye, qui se servait de fortes épingles en laiton, beaucoup de chirurgiens aujourd'hui ont recours à cet instrument très simple et dont la pointe pénètre facilement avec la précaution préalable de l'aplatir et d'en évider les bords en fer de lance.

2° *Agglutinatifs.* C'est, après la suture, le moyen le plus usité. Sylvius l'employait seul; Purmann et Wedel le combinaient avec le bandage. Louis insiste sur l'usage de ces moyens dans l'opinion erronée qu'il professait que la division étant toujours sans perte de substance, les parties molles étaient aussi toujours assez abondantes pour permettre le rapprochement sans suture. Evers a pu obtenir quelques succès avec les agglutinatifs seuls; toutefois la plupart des chirurgiens, précisément dans le cas de perte de substance, ont senti la nécessité d'avoir recours à un moyen plus direct d'application.

3° *Bandages.* Franco se servait de petites bandelettes croisées sous le nez et qu'il maintenait par un bandage contentif. Enaux a composé un bandage particulier destiné à fixer deux pelotes géniennes qui repoussent les deux moitiés de la lèvre l'une vers l'autre et sont réunies au-devant de la plaie par deux lanières d'entrecroisement. Toutefois le bandage seul n'a jamais réuni l'assentiment des chirurgiens. Dionis, Heister, Quesnay l'associaient aux agglutinatifs, méthode qu'a renouvelée M. Roux. Mais aujourd'hui on ne l'emploie que comme auxiliaire de la suture; et encore ce n'est guère que dans le cas où la perte de substance ayant été considérable occasionne une traction très forte, qui pourrait faire craindre la section des chairs par les aiguilles : la *fronde* alors est généralement usitée.

4° Ce n'est que pour les mentionner que nous rappelons ici divers moyens mécaniques : l'agrafe de Valentin et celle de MM. Dudan et Montain; sortes de doubles pinces plates qui saisissent les deux lèvres de la plaie et sont rapprochées par une pièce transversale. Ces instrumens, d'un usage incommode et peu sûr, sont complétement abandonnés.

MANUEL OPÉRATOIRE.

Age auquel il convient d'opérer. Cette question a été un point de litige entre les chirurgiens. Dionis, Lassus, Sabatier et M. Roux ont préféré attendre pour opérer que l'enfant eût atteint au moins sa troisième ou quatrième année, vu l'impossibilité avant cet âge d'empêcher le petit malade de crier et de déchirer les sutures. Sharp, Ledran et Heister ont conseillé au contraire d'opérer le plus tôt possible, c'est-à-dire sur des enfans âgés seulement de quelques jours ou de quelques semaines, avant que le petit malade ait déjà contracté l'habitude d'un mode vicieux de succion. Roonhuysen, Ledran, Bayle, Busch et M. Bonfils ont cité des cas où l'opération avait parfaitement réussi sur des nouveau-nés; et trois autres ont été publiés par M. Delmas. M. Velpeau, dans cette discussion, prend un parti mixte : convaincu de l'extrême indocilité des jeunes enfans de deux à huit ans, il conseille d'opérer dans les six premiers mois; ou, si l'enfant est âgé déjà de plusieurs années, d'attendre qu'il ait atteint l'âge de raison, c'est-à-dire de dix à quinze ans.

Appareil. Voici de quoi il se compose : une paire de ciseaux à bec-de-lièvre, un bistouri droit, une airigne, une pince à disséquer, trois à six aiguilles ou fortes épingles, deux fils cirés très forts ou doubles, deux petits cylindres de diachilon pour placer sous les aiguilles, un mince plumasseau de charpie, et, si l'on croit devoir se servir d'un bandage, de bandelettes agglutinatives, de compresses pliées en six ou huit pour être appliquées sur les joues, d'une fronde et une bande de trois à quatre mètres de long à deux globes.

1° *Section avec les ciseaux.* Le malade est assis en face du jour, la tête appuyée en arrière contre la poitrine d'un aide dont les mains embrassent les deux côtés de la mâchoire de manière à pouvoir comprimer sous la branche de la mâchoire les artères maxillaires externes avec les doigts tandis que les pouces refoulent les joues vers le plan moyen; le chirurgien est placé debout devant le malade.

Tout étant disposé; *premier temps.* Si le frein de la lèvre supérieure est trop court et descend trop bas, il est utile de commencer par l'inciser avec le bistouri. On glisse après au-dessous une carte aussi haut que possible entre les lèvres et le tissu gingival. Pour la section de la lèvre, saisir l'angle inférieur gauche de la division soit avec des pinces à dents (Velpeau), une airigne (Roux), ou simplement avec le pouce et l'indicateur de la main gauche. Ce procédé vaut mieux que l'anse de fil passée au travers des chairs comme l'a conseillé Kœnig. Le bord labial étant saisi : la main droite armée de fort ciseaux à bec-de-lièvre, engager entre les mors tout le rebord rougeâtre en remontant jusqu'à quatre ou cinq millimètres plus haut que l'angle supérieur de la fente et diviser nettement les chairs d'un seul coup; de manière à avoir une section droite formant un plan régulier. Cette première section opérée: pour le côté droit, saisir et tendre la lèvre entre le pouce et l'indicateur gauche placés en dehors du bord à réséquer; puis, en faisant agir les ciseaux comme il a été dit ci-dessus, inciser de façon à terminer la section un peu au-dessous de la première, pour obtenir un angle de division net et sans mâchure. D'autres chirurgiens prescrivent de faire la seconde incision un peu plus haut que la première, pour être plus certain de tout couper du premier coup; mais alors on risque de dépasser la première ligne. L'essentiel est de bien combiner tout d'abord la direction et l'étendue des incisions avec la force et la portée de l'instrument, de manière à tomber au plus juste sans s'y reprendre pour avancer ou reculer les ciseaux. Toutefois s'il restait un pédicule, il faudrait le couper immédiatement d'un troisième coup. La double section en V renversé étant faite, on absterge la plaie avec un peu d'eau froide pour arrêter ou du moins diminuer beaucoup l'hémorragie qui se supprime naturellement d'elle-même après l'affrontement.

Deuxième temps. Pour faire la suture : saisir de nouveau l'angle gauche de la division avec le pouce et l'indicateur de la main gauche, et de la droite porter la pointe d'une première aiguille sur la peau, à six millimètres (trois lignes) en dehors de la plaie et un millimètre (une demi-ligne) au-dessus du bord rosé de la lèvre, et l'enfoncer d'avant en arrière et un peu obliquement de bas en haut sur la surface saignante, à l'union de ses deux tiers antérieurs avec le tiers postérieur; puis saisir l'autre lambeau de la lèvre et le rapprocher du premier de façon que leurs contours se trouvent exactement en rapport, chair contre chair, membrane muqueuse contre membrane muqueuse, sans que l'une des lèvres dépasse l'autre sur aucun point, et traverser alors le lambeau droit de la surface saignante vers la peau, d'arrière en avant et un peu obliquement de haut en bas, c'est-à-dire en sens inverse du premier trajet parcouru, de sorte que le point de sortie soit également situé à six millimètres du bord saignant et à un millimètre du bord rosé. Ainsi la première aiguille placée parcourt à travers les tissus une légère courbe dont la convexité est tournée en arrière et un peu en haut. Les extrémités de l'aiguille sont aussitôt embrassées par l'anse de fil simple que l'on confie à un aide chargé de tendre la lèvre. L'affrontement étant opéré, le chirurgien détermine, suivant la longueur de la division, le nombre d'aiguilles qu'il doit placer. S'il n'y en a qu'une seconde, elle sera posée dans l'espace moyen entre la première et l'angle de la division. Quand les aiguilles sont très fines, on en pose jusqu'à quatre ou cinq; mais ordinairement trois suffisent. Pour toute aiguille ultérieure, il n'est pas nécessaire de lui faire parcourir une courbe dans les chairs ni de lui faire traverser les deux lambeaux séparément. Il suffit de la pousser transversalement avec les doigts de la main droite pendant que ceux de la main gauche maintiennent les deux bords de la plaie affrontés, en ayant soin toutefois que les points d'entrée et de sortie soient à la même distance du bord saignant que pour la première aiguille. Quand on doit poser plusieurs aiguilles, pour éviter toute difformité il est convenable de placer la seconde aiguille au-dessous de l'angle supérieur afin que l'un des lambeaux ne fasse pas bourrelet sur l'autre; la troisième aiguille serait placée au-dessus de la première; la quatrième et la cinquième, s'il y a lieu, seront posées les dernières en remontant vers celles de l'angle, mais en calculant les espaces de manière que toutes les aiguilles soient à intervalles égaux.

Troisième temps. Pour poser le fil à demeure, en offrir l'anse à l'aiguille inférieure, croiser les chefs par-dessus, contourner la seconde aiguille, puis la troisième, etc., en remontant, et successivement parcourir de haut en bas et de bas en haut la série des aiguilles par une chaîne de tours en huit de chiffre, jusqu'à épuisement des chefs du fil, et les arrêter par quelques tours sous les extrémités de l'aiguille supérieure. Dès que les sutures entortillées sont fixées on coupe les chefs du premier fil tenseur devenu inutile, et on glisse, sous les extrémités des aiguilles, les petits cylindres de diachilon qui doivent protéger les tégumens. Le plumasseau de charpie est appliqué sur le tout. Quand le chirurgien croit devoir employer les agglutinatifs, les bandelettes sont posées avant le plumasseau; mais cette précaution est bien inutile si les sutures sont convenablement faites : reste l'application du bandage pour les cas où la tension des lambeaux serait trop forte.

2° *Section avec le bistouri.* La section avec le bistouri est beaucoup moins facile que celle avec les ciseaux; après avoir coupé le frein de la lèvre et glissé dessous une carte pour ne pas blesser la gencive, le mode de section le plus net consiste à offrir le bistouri en troisième position, le dos tourné vers la peau et le tranchant vers soi, et à faire agir l'instrument en piquant d'abord, puis en sciant de haut en bas de l'angle supérieur de la plaie vers le bord libre par une section franche et continue. Dans la difficulté de tendre convenablement les chairs qui ne sont pas contenues comme avec les ciseaux, cette opération exige beaucoup de dextérité pour suivre exactement au plus près le bord rosé de la scissure anormale sans produire de mâchures.

BEC-DE-LIÈVRE DOUBLE.

L'indication à remplir est différente suivant que le tubercule dermo-musculaire sous-nasal est étroit de moins d'un centimètre par exemple, et peu saillant, ou que sa largeur est considérable. Dans le premier cas on peut l'exciser en entier, ou du moins ne conserver que sa base; dans le second il suffit d'en rafraîchir les bords. L'opération est la même que pour le bec-de-lièvre simple. En voici les temps opératoires. 1° Se faciliter l'allongement et la mobilité des trois fragmens labiaux par la section préalable dans le sillon de la muqueuse, s'il y a des freins qui descendent trop bas. Cette précaution n'est pas obligée pour le tubercule médian quand il est un peu large, parce que ordinairement les scissures latérales remontent jusque vers les narines. Mais elle est presque toujours nécessaire pour les demi-lèvres latérales que la bride trop courte, formée par le pli muqueux labio-gingival, empêcherait de pouvoir s'étendre vers le tubercule médian. 2° Tailler d'abord les côtés du tubercule sous-nasal, la forme qu'il doit avoir après l'opération devant influer sur la section des demi-lèvres latérales qui doivent s'y adapter. Si ce tubercule est assez long, il est bon de le faire traverser au milieu par une anse de fil, pour le tendre, et de conserver sa partie médiane pour servir de tubercule moyen de la lèvre supérieure. On taille ensuite de chaque côté le bord des deux demi-lèvres. 3° Les quatre sections étant pratiquées avec l'attention de n'enlever de chairs que ce qui est indispensable et de combiner les sections de la manière la plus avantageuse pour imiter après la réunion la forme normale de la lèvre supérieure, reste à appliquer les aiguilles à suture que l'on insinue comme il a été dit précédemment en leur faisant traverser les trois fragmens à la fois. Les lignes de réunion prennent alors une forme différente suivant la configuration des parties avant l'opération. Si le tubercule médian était très large à sa base, et les scissures très latérales, les deux lignes de réunion ou convergent en haut vers les narines (fig. 7) ou sont parallèles. Dans le cas, au contraire, où le tubercule est étroit ou bien il arrive jusqu'au bord labial dont il peut ou non former le tubercule moyen, et les deux lignes prennent la forme d'un V (fig. 4); ou ce tubercule n'occupe qu'une portion de la hauteur de la lèvre et souvent donne aux lignes de réunion la forme d'un Y.

BEC-DE-LIÈVRE COMPLIQUÉ.

La coïncidence de l'écartement de la voûte palatine avec la scissure de la lèvre est très commune surtout dans le bec-de-lièvre double. Les différences dans le manuel opératoire sont fondées sur celles du vice de conformation. Ou la scissure palatine occupe tout le plancher osseux d'avant en arrière, et forme une seule fente d'écartement latérale ou médiane; ou bien le tubercule incisif, isolé de chaque côté des deux os maxillaires, forme une saillie sous-nasale très proéminente, et dont le bord alvéolaire irrégulier offre les dents implantées dans des directions vicieuses (fig. 6). Si la fente palatine est simple, circonstance qui se rencontre avec la scissure latérale, on se contente de pratiquer l'opération sur les parties molles, l'expérience ayant appris qu'une fois la continuité de la lèvre rétablie la fente palatine tend à diminuer de jour en jour et finit même quelquefois par disparaître complétement comme il résulte des faits rapportés par Roonhuysen, Sharp, La Faye, Levret, Richter, B. Bell, Lapeyronie, Desault et A. Dubois. Dans un cas rapporté par Gérard, cette fente, qui avait un travers de doigt de largeur, était fermée au bout de deux ans. M. Roux en a vu un moins considérable disparaître après cinq mois chez un enfant de trois ans, et Desault signale un pareil résultat survenu en quelques semaines. Pour hâter ce mode heureux de terminaison, Jourdain, Levret et Leblanc ont conseillé l'emploi de bandages compressifs appliqués au-dessous des pommettes sur les joues. Pour agir avec plus d'efficacité, M. Velpeau a employé avec succès en 1825 la compression sur les arcades alvéolo-dentaires.

Dans le cas le plus ordinaire, où existe un tubercule osseux incisif, l'opération est plus compliquée : à cette disposition se rapportent trois procédés opératoires particuliers. Mais dans toute opération de ce genre il faut songer préalablement aux dents proéminentes. Gérard et nombre de chirurgiens prescrivent d'arracher les dents qui font saillie et blesseraient les lèvres après l'opération. Aujourd'hui on s'accorde à recommander d'essayer, par une compression permanente avec des fils métalliques sur une plaque ou même par une demi-luxation, de redresser ces dents, surtout chez les jeunes sujets, et de n'enlever tout au plus qu'une dent dont la situation et la direction trop vicieuse n'offrirait aucune chance de pouvoir la conserver sans un inconvénient plus grave que son ablation.

1° *Procédé ancien.* Avec de forts ciseaux ou des pinces à résection on emportait le tubercule osseux en entier, ou au moins toute sa portion proéminente, et, soit immédiatement, soit quelques jours après, on procédait à l'opération sur la lèvre. L'inconvénient de ce procédé, signalé par Desault, est des plus graves. Dès l'abord le malade est privé de ses dents incisives, mais en outre, les os maxillaires venant par la suite à se rapprocher, la diminution de largeur des os maxillaires fait que l'arcade dentaire supérieure, devenue plus étroite que l'inférieure, au lieu de s'y appliquer pour le broiement, tend à s'y emboîter, comme chez les vieillards, circonstance qui rend presque impossible la mastication. C'est cette considération qui a engagé Desault à conserver le tubercule incisif.

2° *Procédé de Desault.* L'intention de ce chirurgien était de rappeler sur le niveau du bord alvéolaire le tubercule incisif presque toujours proéminent en haut et en avant. A cet effet il avait recours à une simple bande ou lanière fixée en arrière ou sur les côtés, mais fortement tendue au-devant de la portion osseuse proéminente. Cette compression, exercée à demeure pendant dix-huit jours, suffit dans un cas pour ramener le tubercule incisif de niveau avec les os maxillaires. L'avivement et la réunion des parties molles furent ensuite pratiqués. Le même procédé a été employé plusieurs fois avec succès, encore par Desault et par Verdier. Mais on conçoit qu'un pareil résultat ne puisse pas être obtenu dans tous les cas, lors même que l'on y emploierait quelque moyen de pression mécanique, une pelote à vis, un bandage à ressort, etc.

3° *Procédé de Dupuytren.* Le but que s'est proposé ce chirurgien, applicable aux cas assez ordinaires où le tubercule labial est fortement relevé en haut et le tubercule incisif proéminent, a été de se servir du premier pour former la sous-cloison nasale et de détruire la proéminence du second en enlevant par excision tout ce qui dépasse le niveau des os maxillaires. A cet effet : diviser avec le bistouri le repli muqueux intermédiaire entre les deux tubercules, et, avec des pinces incisives bien tranchantes, pratiquer l'excision de la portion osseuse; rafraîchir avec le bistouri les bords et le sommet du tubercule cutané, opérer avec les ciseaux la rescision des fragmens latéraux, les réunir par des sutures; enfin retourner le tubercule médian, sa face cutanée en bas, l'appliquer contre la cloison muqueuse nasale avivée, et l'y fixer par deux points de suture. Nous ne faisons qu'indiquer sommairement ce procédé moins avancé par son intention que celui qui va suivre, mais auquel pourtant on peut emprunter le parti que Dupuytren a su tirer du tubercule labial.

4° *Procédé de M. Gensoul.* Chez une jeune personne de treize ans, après avoir disséqué et renversé vers le nez le lambeau des parties molles, puis arraché les dents incisives, M. Gensoul saisit avec une forte pince le tubercule incisif saillant (fig. 3), parvint à l'amener avec lenteur à la direction perpendiculaire, abaissa de la même manière la dent canine droite déviée en avant, pratiqua l'opération sur les parties molles comme à l'ordinaire, avivement et sutures, et maintint le tout par un bandage. La consolidation s'est effectuée en peu de temps. Dans un autre cas M. Champion a eu recours au même moyen, et il a pu avec le même succès redresser et faire consolider le tubercule osseux et les dents incisives qu'il s'était borné à redresser.

Soins consécutifs. Quel que soit le cas, l'opération terminée, le malade doit être laissé dans un repos parfait. Dans les premières heures il faut toujours se défier de l'hémorragie par la face buccale des plaies moins bien affrontée que celle de la peau. Cet accident est surtout à craindre chez les jeunes enfans, qui, suivant la remarque de Platner, sucent et avalent le sang dans une quantité qui, dans des cas rapportés par J.-L. Petit et Bichat, a été assez considérable pour causer la mort. Du reste, le malade ne doit ni parler ni essayer aucun mouvement des mâchoires pendant les quatre premiers jours. La seule alimentation permise, pour éviter la mastication, doit être de potages très liquides introduits dans la bouche avec un vase à bec, en abaissant la lèvre inférieure. Dès le troisième jour on peut enlever l'aiguille supérieure et l'une des médianes, s'il y en a quatre ou plus. Le quatrième, ou le cinquième jour, les autres aiguilles peuvent être enlevées. Mais, pour toute ablation de ce genre, quelques soins préalables doivent être pris; et d'abord les fils, agglutinés par des liquides séchés, doivent être humectés lentement avec de l'eau tiède, de manière à se décoller sans effort. On les déroule alors avec précaution en sens inverse des tours en huit de chiffre que l'on a parcourus pour leur apposition. Si, en découvrant des plans plus profonds, les fils sont encore secs, on les humecte de nouveau avec les croûtes séro-sanguinolentes, de manière à pouvoir enlever le tout et nettoyer la peau sans causer le moindre ébranlement. On procède ensuite à l'extraction des aiguilles en les décollant d'abord dans le trajet de la plaie par un petit mouvement de rotation. Si un point de la cicatrice ne paraissait pas encore assez solide, il vaudrait mieux y laisser une aiguille avec un tour de fil. Enfin dès que les aiguilles sont enlevées on achève de nettoyer la surface avec douceur, et, pour les premiers jours, il est prudent de soutenir les cicatrices encore récentes par des bandelettes agglutinatives.

CANCER DES LÈVRES (GÉNIOPLASTIQUE ET CHÉILOPLASTIQUE).

Les boutons cancroïdes et les dégénérescences sont très communs au pourtour de la bouche, et principalement à la lèvre inférieure. Si l'altération n'intéresse que la peau ou l'épaisseur de la lèvre, on peut la guérir par la cautérisation ou l'excision; mais si l'os maxillaire inférieur est intéressé, il faut avoir recours à la résection dont les procédés nous sont déjà connus (*voy.* tome VI, page 226-228 et pl. 65).

CAUTÉRISATION. On la pratique avec les divers caustiques, la pâte arsénicale de frère Cosme, d'A. Dubois ou de Dupuytren, la pâte de Cancoin, etc. Le mode d'application des caustiques nous est déjà connu; mais pour en assurer l'effet il convient d'exciser préalablement la tumeur cancroïde, et de ne les appliquer que sur une surface avivée après la cessation de l'hémorragie. Les caustiques, employés avec succès à toute époque, ont été recommandés tout nouvellement par A. Dubois, MM. Fleury, Patrix, Haime, Chélius, Heyfelder. Leur usage convient lorsque la maladie n'intéresse au plus que l'épaisseur de la peau; si elle est plus profonde, il faut avoir recours à l'excision.

EXCISION (pl. 16 et 17).

C'est particulièrement au point de vue du cancer labial, qui, par sa nature, envahit irrégulièrement une portion de l'une ou des deux lèvres et la commissure intermédiaire, avec une étendue variable des parties molles de la joue, que se rapportent les diverses formes d'excision, avec des lambeaux variés pour corriger les difformités, qui constituent les procédés de génioplastique et de chéiloplastique.

1° *Excision simple.* Dans les petites tumeurs où il n'est point nécessaire de tailler un lambeau, on peut les opérer par deux procédés. — (a) *Procédé d'A. Paré.* Passer une anse de fil au travers de la tumeur pour la saisir et la soulever, ou mieux la saisir au milieu avec une pince à dents et l'enlever d'un seul coup avec des ciseaux courbes sur le plat. Disons tout de suite que ce procédé est mauvais, la peau adhérente des lèvres ne pouvant pas être assez attirée en saillie, et les ciseaux ne devant opérer qu'une section de la peau mâchée et très oblique, trop large et pas assez profonde. — (b) *Incisions elliptiques.* Si, contre l'ordinaire, la tumeur existe en dehors du bord labial, de manière que celui-ci puisse être conservé : la saisir avec une airigne de Museux et la circonscrire en entier par deux incisions elliptiques qui enlèvent un peu plus en profondeur que l'épaisseur des parties intéressées, et réunir par première intention.

2° *Excision à lambeaux.* C'est à cette dernière que s'appliquent les noms de *génioplastique*, *chéiloplastique* et *génio-chéiloplastique*, suivant que l'une ou les deux lèvres et la joue sont intéressées à part ou simultanément. Mais pour mettre un peu d'ordre dans l'exposition des procédés, nous allons les exposer avec les variétés de siége de l'affection cancéreuse qui en nécessitent l'emploi.

(a) *Cancer de la commissure. — Incisions elliptiques. Procédé de Celse* (pl. 16, fig. 3). Cerner verticalement ou obliquement le cancer par une première incision externe, plus ou moins verticale ou oblique, suivant la direction de la maladie; isoler la partie malade par une seconde incision interne partagée au milieu par la fente labiale; détacher un peu avec le bistouri, près du bord de la plaie, les adhérences labio-gingivales pour augmenter, s'il est besoin, la mobilité des lèvres; puis, toute la portion malade étant enlevée, rapprocher les trois lambeaux en une seule plaie linéaire fixée par autant de points de suture entortillée que l'exige la longueur de la plaie.

(b) *Cancer de la portion externe et inférieure de la lèvre inférieure. — Lambeaux cutanés pris aux dépens du cou. Procédé de M. Lallemand* (pl. 16, fig. 1 et 2). Après avoir circonscrit entre trois incisions une perte de substance obligée qui, dans ce cas, se trouva de forme quadrilatère, et disséqué un peu la lèvre inférieure dont un tiers se trouva être enlevé, l'opérateur traça sur le côté du cou au-devant du sterno-mastoïdien un lambeau de forme appropriée qu'il tailla en réservant un large pédicule en haut et en dehors, et, après l'avoir disséqué, le releva par glissement et sans torsion de pédicule, et l'appliqua à la perte de substance en tendant la lèvre inférieure pour reformer la bouche. Les trois lignes de réunion mentonnières et la perte de substance cervicale furent réunies par des sutures, et la malade, qui était une jeune fille, guérit presque sans difformité.

(c) *Cancer de la portion moyenne de la lèvre inférieure et de la région mentonnière. — Incision en V. Procédé ancien* (pl. 17, fig. 1 et 2). A partir des commissures, circonscrire la portion malade entre deux incisions obliques descendantes qui se réunissent en bas au-dessous de l'os hyoïde; disséquer de haut en bas le lambeau qui en résulte. La maladie étant enlevée, pratiquer de l'angle de la commissure, à deux centimètres et demi de chaque côté vers la joue, une incision horizontale et détacher avec le bistouri, sur la mâchoire inférieure, les lambeaux latéraux qui en résultent, afin de leur donner de la mobilité et d'en permettre l'allongement. Puis ramener par traction ces deux lambeaux l'un au-devant de l'autre sur la ligne médiane, les réunir par un premier point de suture entortillée, et successivement fixer les deux lambeaux sur la ligne médiane jusqu'en bas par autant de points de suture qu'il est nécessaire. Restent les deux incisions géniennes que l'on rapproche en remontant les lambeaux latéraux, et que l'on fixe de chaque côté par un nouveau point de suture qui donne une commissure artificielle. Dans ce cas la surface de la lèvre inférieure, dépourvue forcément de membrane muqueuse, est formée d'abord par la surface saignante des muscles de la joue, qui plus tard se transforment en un tissu inodulaire. C'est tout ce que l'on puisse exiger de l'art en pareil cas.

(d) *Cancer de la lèvre inférieure avec prolongement vers la joue. — Lambeaux quadrilatères. Procédé de Chopart* (pl. 17, fig. 3 et 4). C'est la maladie précédente, mais moins étendue en bas et avec un prolongement latéral. Le tracé des incisions étant préalablement effectué à l'encre : 1° pratiquer d'abord dans toute l'épaisseur de la joue une double incision en V qui limite le cancer en dehors, et continuer cette incision verticalement, mais seulement jusqu'au tissu cellulaire sous-cutané, sous la mâchoire et sur le cou, jusqu'au-dessous de l'os hyoïde ; 2° abaisser une incision externe verticale à travers toute l'épaisseur des chairs sur la mâchoire, et seulement dans la peau au-dessous, parallèlement et au niveau de la précédente : disséquer sur la mâchoire le lambeau qui renferme le cancer, puis le couper carrément au-dessous ; enfin reste entre cette incision transversale au menton et les deux incisions longitudinales un lambeau quadrilatère que l'on détache jusqu'à sa partie inférieure pour le remonter par tiraillement jusqu'au niveau de la bouche (fig. 4), dont il doit servir à former la lèvre inférieure : en dehors le lambeau génien est également disséqué sur le masseter pour pouvoir être aussi remonté vers la commissure correspondante ; les deux lambeaux quadrilatère médian et triangulaire latéral étant affrontés au contact, restent trois lignes de réunion, une oblique génienne et deux verticales parallèles, mentonnière et sus-hyoïdienne, qu'il ne s'agit plus que de fixer par des sutures en commençant par la ligne génienne, puis la ligne verticale externe, l'interne où les parties ont été le plus tiraillées étant moins difficile à réunir après l'affrontement des deux autres.

(e) *Cancer de la commissure et de la portion externe de la lèvre inférieure* (pl. 17, fig. 5, 6, 7). — 1° *Ablation par un lambeau semi-elliptique* (fig. 5). Dans ce procédé de M. Roux de Saint-Maximin, le mal, comme il est représenté sur la figure, est cerné entre deux incisions, l'une semi-elliptique sur la lèvre inférieure et l'autre rectiligne sur la joue. Ce mode opératoire semble offrir l'avantage de ménager autant que possible les parties saines ; mais il a le grand inconvénient de ne permettre qu'une réunion imparfaite, avec une perte de substance considérable de la lèvre dont la portion conservée reste pendante et entraîne, outre la difformité, un écoulement involontaire de salive. C'est pour y obvier que sont proposés les procédés suivans.

2° *Procédés de M. Lisfranc et de l'auteur* (fig. 6 et 7). Pour rendre la réunion plus facile, M. Lisfranc partage le lambeau inférieur par une incision verticale ; mais comme alors l'un des lambeaux inférieurs est encore trop long, soit le lambeau mentonnier si on veut former la commissure avec le bord allongé de la portion de lèvre conservée, soit au contraire le lambeau massétérin si, ce qui est moins favorable, c'était lui que l'on voulût amener en avant, nous proposons, après les deux incisions de M. Roux de Saint-Maximin pratiquées, de diviser verticalement le lambeau inférieur pour le partager en deux latéraux, de disséquer un peu sur la mâchoire les deux lambeaux massétérin et surtout mentonnier, puis d'emporter une portion de ce dernier (fig. 6.) qui transforme l'incision verticale en une incision en V, de manière à ramener le bord de la lèvre vers la commissure pour n'avoir qu'une double ligne de réunion à angle obtus dont le sommet est réuni d'abord par une suture entortillée triple, le lambeau massétérin étant traversé par une anse de fil qui ressort par l'angle des deux lambeaux labiaux pour se tortiller autour de l'épingle. D'autres sutures en nombre convenable, sur l'étendue de la plaie, achèvent de compléter la réunion.

(f) *Cancer d'une portion de la lèvre inférieure qui s'étend en dehors sur la région génienne. — Procédé de M. Serres de Montpellier* (fig. 8 et 9). Rien n'est mieux combiné que la manière de réparer la perte de substance d'une grande partie de la région buccale imaginée par ce chirurgien, en taillant trois lambeaux, deux verticaux et un transversal, qui sont amenés l'un au-devant de l'autre pour reconstituer la joue et la moitié correspondante de la lèvre inférieure. Le malade étant assis, la tête appuyée sur la poitrine d'un aide debout derrière lui et dont un doigt comprime l'artère faciale à son passage sous la mâchoire : de quelque manière que l'on fasse succéder les incisions, le tracé du moins en est facile à saisir. Soit, par exemple, une première incision horizontale au menton qui limite le mal inférieurement, et part de très loin de l'autre côté pour former plus tard un lambeau labial. Une deuxième incision verticale au-devant du masseter, et qui descend jusque sur le cou en n'intéressant que la peau au-dessous de la mâchoire, limite la maladie en dehors. Ces deux incisions intéressant toute l'épaisseur des parties molles, il est nécessaire de faire immédiatement la ligature de l'artère faciale qui a été coupée deux fois ; mais plus bas dans la seconde incision. Une troisième incision verticale interne, parallèle à la précédente, et d'autant plus en dedans que la maladie envahirait davantage vers la lèvre supérieure, intéresse également toute l'épaisseur des chairs sur les deux mâchoires et se prolonge au travers de la peau sur la mâchoire comme l'incision externe, de manière que de ces deux incisions verticales résulte déjà un lambeau inférieur : une quatrième incision horizontale, au-dessus de la maladie, formera la base d'un autre lambeau vertical supérieur en regard. Enfin une dernière incision verticale sur la lèvre inférieure achève d'enlever les parties altérées. Les incisions étant terminées, et la maladie enlevée en entier, reste une large perte de substance de forme quadrilatère. Il ne s'agit plus que de disséquer en dessous les trois lambeaux, un peu seulement le vertical supérieur pour éviter les vaisseaux et les nerfs dans la fosse canine ; mais dans toute sa hauteur le lambeau vertical inférieur que l'on peut descendre sur le cou autant qu'il est nécessaire pour obtenir l'allongement voulu : enfin on dissèque également sur la mâchoire le lambeau inférieur horizontal formé par la portion conservée de la lèvre inférieure et la joue opposée. L'opération à ce point, il s'agit d'abord de se rendre maître de l'hémorragie fournie par les artères coronaires, mentonnières et sous-maxillaires ; puis, amenant l'un au-devant de l'autre les deux lambeaux verticaux presque entièrement par l'allongement du lambeau inférieur, on arrive à les faire rejoindre sur le prolongement de la fente buccale : alors l'allongement en travers du lambeau horizontal permet de constituer d'abord, par l'adossement des angles des trois lambeaux, une commissure artificielle que l'on fixe par deux points de suture entortillée disposés en croix de Saint-André, une épingle unissant le lambeau vertical supérieur avec la lèvre inférieure, tandis que l'autre unit la lèvre supérieure avec le lambeau vertical inférieur. Un même fil, doublement entrecroisé, fixe cette quadruple suture.

point d'appui fondamental de la réunion. Deux sutures triples sont posées en dehors à la jonction des lambeaux verticaux, et en bas à l'angle inférieur du lambeau horizontal. Enfin on termine, sur le trajet des quatre lignes de réunion, par autant de sutures simples qu'il convient d'en placer.

Soins consécutifs. Après les diverses opérations si variées dont nous venons de tracer l'énumération on n'a pu rétablir un orifice buccal artificiel sans causer de grands désordres ni intervertir les rapports naturels des parties. Des bords de lèvres formés par des plans de section saignans, des lambeaux disséqués en dessous, des lèvres constituées avec des fragmens de muscles séparés de leurs insertions, privés d'une partie de leurs nerfs et de leurs vaisseaux naturels, et placés dans des directions plus ou moins arbitraires; des chairs tiraillées, en un mot tout ce désordre artificiel ne peut s'opérer sans qu'il en résulte des perturbations physiologiques. Dans les premières semaines il s'agit d'empêcher au dedans les surfaces saignantes d'adhérer, pour conserver la liberté de l'orifice buccal et des portions de lèvres artificielles. On y procède par l'interposition de corps étrangers entre les surfaces: de la charpie molle, des linges fenêtrés, etc. On nourrit le malade avec des alimens liquides, qui peuvent être portés dans la bouche par un vase à bec recourbé; et on attend qu'un tissu inodulaire s'organise, en ayant soin de détruire à mesure les adhérences et les brides qui tendraient à s'organiser. Quant aux mouvemens, dans la plupart des cas la portion conservée des lèvres suffit pour conserver une prononciation assez distincte. Mais, au reste, on ne peut tout exiger de l'art; c'est déjà beaucoup de parvenir, dans la plupart des cas, à guérir une maladie mortelle sans trop de difficultés, en conservant, avec les mouvemens de la mastication, une mobilité suffisante encore pour une prononciation plus ou moins intelligible.

IMMOBILITÉ DE LA MACHOIRE INFÉRIEURE.

Cette infirmité reconnaît plusieurs causes. Ou bien il existe une véritable ankylose temporo-maxillaire; mais à mesure que cette affection se déclare, et bien avant qu'elle soit confirmée, la nécessité d'alimenter le malade force à employer le seul moyen au pouvoir de l'art, c'est-à-dire l'ablation de quelques dents s'il n'existe pas déjà un orifice formé par la chute naturelle des incisives. Dans d'autres cas l'affection n'est encore qu'une striction ou une raideur qui rend très difficile l'écartement des arcades dentaires; phénomène dont la cause peut tenir ou à l'endurcissement des tissus fibreux articulaires, ou à l'induration des parties molles de l'isthme du gosier, à la suite de longues flegmasies et de destructions syphilitiques. Un dernier cas, qui est plus accessible aux secours de la chirurgie, est constitué par les adhérences et les cicatrices vicieuses. Divers moyens ont été employés pour obtenir l'écartement des mâchoires.

1° *Coins dilatans.* Tenon, dans un cas où les mâchoires pouvaient à peine s'écarter de deux lignes, eut recours à l'emploi de morceaux de liège coniques. L'épaississement du corps ligneux par l'humidité permit d'augmenter graduellement l'épaisseur des coins de manière à obtenir un écartement facile de neuf lignes. M. Toirac a renouvelé avec succès l'emploi de ce moyen, en employant des coins de bois dont il augmentait graduellement le volume. Disons, toutefois, que, dans la plupart des cas, ce mode d'écartement mécanique ne produit qu'une action temporaire, et que le faible résultat obtenu ne tarde pas à disparaître après la cessation des moyens qui l'avaient fait obtenir.

2° *Section des adhérences contre nature.* L'objet de cette opération est de diviser avec l'instrument tranchant, conduit sur le doigt ou une sonde cannelée, entre la joue et les mâchoires, de haut en bas pour la mâchoire inférieure, et de bas en haut pour la mâchoire supérieure, les brides et adhérences anormales dans toute leur longueur et dans une profondeur suffisante pour atteindre les tissus souples et non altérés. Le malade assis sur une chaise, la tête fixée en arrière sur la poitrine d'un aide, on s'efforce d'abord d'écarter les mâchoires autant que possible avec un spéculum à cric (pl. 19, fig. 25); écartant alors la commissure du côté malade avec le pouce et l'indicateur, l'opérateur glisse la lame du bistouri entre les arcades dentaires, jusqu'au voisinage de l'apopbyse coronoïde, puis, en contournant le bord dentaire, il retourne le tranchant soit en haut, soit en bas, vers le sillon génio-gingival, et incise à grands traits, parallèlement au bord alvéolaire, toute l'épaisseur de la couche indurée.

3° *Incision de la joue.* Pour éviter le retour de la maladie, presque toujours inévitable et souvent même avec une striction encore plus forte après la formation de la nouvelle cicatrice, Tenon avait imaginé de fendre la commissure vers la joue; l'écartement de la mâchoire, par un levier ou un étau, devenant alors plus facile. M. V. Mott a eu recours au même procédé en laissant d'abord cicatriser isolément chacun des bords de la plaie, pour les reprendre ultérieurement, les aviver et les réunir par suture comme dans l'opération du bec-de-lièvre, après que l'on serait parvenu à assouplir et rendre plus mobile la mâchoire par les moyens d'écartement. Mais, quoique l'on cite plusieurs succès obtenus dans les premiers temps avec ce procédé par MM. Mott et Mighels, il paraît néanmoins que l'on n'a pu toujours éviter les récidives, comme il est arrivé à M. Velpeau. Il y a donc bien peu d'illusion à se faire en prolongeant l'incision de la joue jusque sur le masseter, comme on l'a proposé nouvellement. Le mieux serait de s'en tenir aux sections des brides inodulaires en faisant cicatriser les mâchoires écartées par un étau, avec interposition, dans les gouttières génio-gingivales, d'une plaque de plomb qui s'oppose à la formation de nouvelles adhérences, et en ayant recours à de fréquentes cautérisations avec le nitrate d'argent pour déprimer les fongosités exubérantes, comme M. Gensoul l'a pratiqué une fois avec un plein succès.

APPAREIL SALIVAIRE.

FISTULES SALIVAIRES (pl. 20)[1].

On distingue deux espèces de fistules salivaires, celles du canal excréteur de la parotide, ou conduit de Sténon, et celles de la parotide elle-même.

FISTULES DU CONDUIT DE STÉNON.

Anatomie (fig. 1). Le conduit de Sténon, épais, blanchâtre, formé de deux membranes de quatre millimètres de hauteur verticale sur deux millimètres d'épaisseur de dehors en dedans, sort de la glande parotide à peu près sur le niveau de la ligne

[1] Voyez tome VI, *Anatomie chirurgicale*, *régions parotidienne et sus-hyoïdienne*, pages 33 et 34.

horizontale qui s'étend de l'ouverture de la narine à l'extrémité du lobule de l'oreille, aux deux cinquièmes supérieurs du masseter, et côtoie en travers ce muscle accompagné à distance par des rameaux du nerf facial. Flexueux et légèrement incliné en bas, il contourne le bord du masseter et la veine faciale, puis s'incurve dans la boule graisseuse bucco-génienne directement en dedans et un peu en bas, traverse le muscle buccinateur à six millimètres du masseter et s'ouvre par un petit orifice non valvulaire sur la membrane muqueuse buccale, en regard de la seconde dent grosse molaire, à un centimètre au-dessous de la gouttière de réflexion de la muqueuse génio-gingivale.

Au point de vue opératoire les fistules du conduit de Sténon offrent de nombreuses variétés selon que l'orifice cutané accidentel est ancien ou récent et par conséquent qu'il est ou non organisé, que la peau en est molle et saine ou qu'elle est calleuse, que son siége existe en avant ou en arrière du bord antérieur du masseter, et enfin que le canal naturel au delà persiste ou est oblitéré.

Divers procédés opératoires se rangent sous quatre méthodes qui ont pour objet : 1° de faire cicatriser l'ouverture fistuleuse; 2° de dilater le conduit naturel : 3° d'établir un nouvel orifice ou même une portion de canal; 4° de faire atrophier la glande parotide.

1° *Cicatrisation de l'orifice fistuleux.*

Cette méthode suppose que la fistule, soit récente, soit ancienne, n'a été produite que par une cause temporaire, et que le canal est demeuré sain entre la plaie et l'orifice buccal.

(*a*) *Suture entortillée.* Si l'orifice fistuleux est une plaie récente, arrivée pendant le cours d'une opération sur la région parotidienne, la suture doit être pratiquée immédiatement comme l'ont opérée, avec succès dans trois cas semblables, MM. Delaserve, P. Portal et Bégin; mais si la maladie est ancienne, les bords de l'orifice doivent être avivés : la suture est ensuite pratiquée avec une seule aiguille dirigée verticalement plutôt qu'en travers, comme elle a réussi à Percy, MM. Flajani et Zang.

(*b*) *Cautérisation.* Pratiquée avec le fer rouge ou les caustiques la cautérisation produit immédiatement une escarre sous laquelle le cours de la salive se rétablit par le conduit naturel, de sorte que la cicatrice de la fistule est déjà imperméable lorsque l'escarre vient à tomber. Si l'on en croit les récits des auteurs, la cautérisation compterait de nombreux succès. Aidée de la compression, Louis en aurait obtenu la guérison d'une fistule existant depuis dix-neuf ans; Munnicks, Imbert, Jourdain, M. Langenbeck et tant d'autres n'auraient pas été moins heureux : mais tout récemment M. Gensoul vient de mettre en doute ce résultat, et croit que les cas de succès rapportés aux fistules du conduit de Sténon n'étaient autres que des fistules de la glande parotide elle-même.

(*c*) *Compression.* Maisonneuve, dans un cas de plaie récente par un coup de sabre à la joue, imagina, pour empêcher une fistule de se former, d'établir une compression entre la glande et la fistule. Quoique son malade fût guéri après vingt jours, Louis et d'après lui tous les chirurgiens ont repoussé ce mode de traitement qui devrait presque toujours avoir pour conséquence le gonflement inflammatoire de la glande parotide et souvent, par suite, l'oblitération de la portion de canal comprimée.

2° *Dilatation du canal naturel.*

(*a*) *Séton. Procédé de Morand* (fig. 3). C'est à ce chirurgien que l'on doit la méthode de dilatation. Voici en quoi elle consiste. Placé debout en face du malade, saisir l'angle labial entre les doigts de la main gauche pour le côté gauche, *et vice versâ*, le tendre et le renverser en dehors, puis de la main restée libre introduire par la fistule le stylet boutonné d'Anel garni d'un fil à son extrémité et l'insinuer lentement dans la portion antérieure du canal pour le faire ressortir dans la bouche; le saisir et l'amener vers soi pour engager dans le canal le fil, qui entraîne un petit séton formé de trois ou quatre brins. Lorsque le séton est amené au dehors, nouer sur la joue l'extrémité qui sort de la bouche avec celle qui est restée à l'extérieur de la fistule. Pour faciliter le glissement du séton, et empêcher le canal de se froncer, Louis conseille d'y exercer des pressions douces avec les doigts, et de tendre les tégumens au-dessus et au-dessous pendant qu'il chemine. Il serait bon aussi d'enduire d'un corps gras la portion qui doit traverser le canal. Lorsque le cours de la salive est rétabli et que l'ulcération commence à se rétracter sur la mèche, on coupe cette dernière au niveau de l'orifice; et on l'en dégage en tirant un peu sur son extrémité buccale, pour la faire entrer en entier dans le canal. Il ne reste plus qu'à faire cicatriser la fistule en l'avivant par de légères cautérisations avec le nitrate d'argent et la couvrant d'une bandelette agglutinative.

3° *Formation d'un conduit artificiel.*

Cette méthode n'est applicable rigoureusement que dans les cas où la portion antérieure du canal naturel est oblitérée.

De nombreux procédés ont été imaginés pour pratiquer le canal artificiel et pour l'empêcher de se cicatriser. (*a*) Au rapport de Saviard la méthode elle-même aurait été inventée par *Deroy*. Ce chirurgien perça la joue de part en part avec une tige de fer en ignition, et parvint à guérir son malade. Après cette tentative originale divers sous-procédés ont été mis en usage, qui ont conservé les noms de leurs auteurs.

(*b*) *Duphénix.* Armé d'un bistouri à lame longue, étroite et très affilée, l'insinuer par l'orifice de la fistule de haut en bas et d'avant en arrière, en faire pénétrer la pointe dans la bouche et, par un mouvement de rotation du manche entre les doigts, arrondir en cylindre le trajet de l'instrument au travers des chairs; retirer le bistouri et introduire à sa place une canule métallique évidée en bec de plume vers l'orifice fistuleux. Aviver les bords de l'ulcération et fermer la plaie par un point de suture entortillée. La canule, laissée à demeure par Duphénix, tomba dans la bouche le seizième jour; le malade fut guéri.

(*c*) *Monro.* Avec une alène de cordonnier traverser obliquement la joue dans la direction normale du canal, trajet auquel se prête la forme de l'instrument. Monro introduisit dans le nouveau canal un fil et guérit son malade; la canule de Duphénix, un fil de plomb ou un séton seraient préférables.

(*d*) *Tessard* et après lui *Flajani* se sont contentés d'introduire avec une aiguille, le premier, un simple fil, le second un double cordonnet de soie.

(*e*) *Desault* traversa la joue avec un trocart à hydrocèle et se servit de la canule pour glisser un fil servant de conducteur à la mèche de Morand, dont il augmenta graduellement le volume pendant quelques jours avant de faire cicatriser la fistule au dehors. *Bilguer*, qui opérait comme Desault, laissait à demeure une canule de plomb.

(f) *Richter* portait dans la bouche, sur le doigt, un morceau de liége faisant opposition, et sur lequel était reçue la pointe d'un trocart dont il se servait pour perforer la joue; par la canule il introduisait la mèche de Morand. Quant au reste, il cautérisait le canal, à plusieurs reprises, à mesure que des fongosités se formaient dans le canal artificiel. Dans les cas où le rétrécissement tendait à s'effectuer, il laissait à demeure, pendant un long temps, dans le trajet fistuleux, une canule inoxidable d'or ou d'argent, et attendait que le conduit naturel fût convenablement organisé pour aviver et faire cicatriser l'orifice cutané.

(g) *M. Atti*, à la mèche introduite par la canule du trocart, substitue une tente de plomb fixée à l'extérieur par un fil qui la retient dans la plaie, et divisée à son extrémité buccale, dans une longueur de deux millimètres, en trois fils qu'il renverse sur la membrane muqueuse pour empêcher la tente de remonter. Dès que le trajet est suffisamment organisé, il le cautérise avec la pierre infernale, enlève le fil extérieur, coupe un bout de la tente de plomb pour la faire rentrer en entier dans le canal où il la laisse à demeure, et fait cicatriser dessus la fistule cutanée.

Jusque-là tous les procédés, dans le but commun d'établir un canal artificiel par un corps étranger à demeure, en laissent une extrémité au dehors, et l'on continue à entretenir l'orifice cutané pendant que s'organise le trajet fistuleux. Ceux qui suivent diffèrent des premiers, en ce qu'ils ont d'abord pour objet la guérison immédiate de la fistule, après la perforation, sur le corps étranger abandonné au dedans.

Il serait fastidieux de recommencer à décrire, dans leurs différentes circonstances, de petits procédés qui ne diffèrent que par la matière employée. Ainsi *Percy* employait une sonde de plomb. *M. Latta* se sert d'une corde à boyau; après qu'elle est introduite dans un trajet effectué préalablement au travers de la joue, il s'efforce d'en insinuer le bout extérieur dans la portion parotidienne ou supérieure du canal. *M. Zang* a recours à la même substance, mais il forme le trajet avec un trocart et glisse avec plus de sûreté la corde à boyau par la canule. L'opération terminée, ils avivent tout de suite la fistule et en réunissent les bords par une suture.

Procédé de M. Deguise (fig. 3). Ce procédé se caractérise par une idée nouvelle qui est de former dans la bouche deux orifices, de manière que la nouvelle voie salivaire forme un Y avec le bout supérieur du canal qu'elle continue. Voici en quoi il consiste. Porter un petit trocart au fond de la fistule, et en diriger la pointe obliquement en arrière autant que possible, dans le canal naturel lui-même, en remontant vers le masseter. Pendant que manœuvre la main qui tient l'instrument, la main droite pour le côté gauche ou la main gauche pour le côté droit, on guide la pointe du trocart avec deux doigts de l'autre main introduits dans la bouche, et entre lesquels cette pointe doit ressortir. Dès qu'un premier trajet est effectué, retirer la tige, puis glisser par la canule un fil de plomb qu'on saisit entre les doigts dans la bouche, et retirer la canule; de sorte qu'on a un premier trajet dirigé en arrière, et rempli par un fil dont une extrémité est dans la bouche et l'autre au dehors. L'opération à ce point, reporter le trocart dans la fistule, mais en lui donnant une direction opposée, c'est-à-dire d'arrière en avant et de dehors en dedans; la tige enlevée, introduire par la canule un fil ciré double, retirer la canule, lier le fil ciré sur l'extrémité du fil de plomb restée au dehors, et s'en servir pour amener cette dernière dans la bouche. On a donc profondément une anse qui embrasse les parties molles au fond de la fistule, dont le sommet correspond au canal, et dont les côtés forment deux nouveaux trajets. Il ne s'agit plus que de recourber ou de réunir les deux extrémités du fil de plomb. La fistule extérieure est ensuite avivée et réunie par un point de suture entortillée. Lorsque les deux trajets fistuleux internes sont cicatrisés, on retire par la bouche le fil de plomb ou, si les deux orifices sont très rapprochés l'un de l'autre, on peut attendre que le fil tombe de lui-même après la section du petit pont charnu dont l'effet est de réunir les deux ouvertures en une seule.

Au fil de plomb de M. Deguise, *M. Vernhes* substitue un fil d'or dont il noue et tord les deux extrémités pour effectuer la section des chairs. Mais son procédé se caractérise par une différence bien plus importante que ne peut l'être la nature du corps étranger. Au lieu de tracer les deux trajets accidentels en travers, il les dirige de haut en bas; modification qui nous paraît avantageuse, le peu d'éloignement du muscle masseter de la terminaison buccale du conduit de Sténon et la proximité de la veine faciale rendant impossible et dangereuse la perforation comme elle est indiquée, en arrière, vers la glande, tandis que dans le sens vertical, sauf une obliquité en avant, l'opération est des plus faciles.

Une autre modification a trait à la nature du fil. Toujours dans le but de rendre la section plus facile, *M. Mirault d'Angers* et *M. Roux* emploient un cordonnet de soie dont le premier de ces chirurgiens augmente la striction avec un serre-nœud.

Quant au mode de perforation, deux modifications récentes l'ont rendu plus facile. Au petit trocart ordinaire à hydrocèle *M. Grosserio* a substitué un trocart très délié (fig. 3), dont le bouton terminal de pression se dévisse de manière que l'instrument tout entier peut être retiré par la bouche et servir à conduire le fil. Enfin *M. Malgaigne*, complétant l'idée de *Flajani* de traverser la joue avec une aiguille, propose d'armer les extrémités d'un même fil ou cordonnet de soie de deux aiguilles qui, introduites l'une après l'autre par l'orifice fistuleux, rendent l'opération aussi prompte que facile. Il ne s'agit plus, pour la compléter, que de nouer les fils au dedans, et de fermer au dehors la fistule par une suture (pl. 20, fig. 6).

4° *Oblitération du conduit naturel.*

La dernière intention chirurgicale imaginée pour guérir la fistule salivaire a été de déterminer l'atrophie de la glande parotide. Avant d'aller plus loin nous ne pouvons nous empêcher de blâmer un prétendu moyen thérapeutique qui, pour guérir une maladie peu grave de sa nature et susceptible d'une guérison spontanée, comme Nuck, Ferrand, A. Dubois, etc., en citent des exemples, ne conçoit rien de mieux que la destruction d'un organe important, sans s'inquiéter des accidens graves qui peuvent en résulter, vu la structure anatomique de la glande, et de l'impossibilité souvent absolue d'obtenir le résultat que l'on se propose. Les moyens imaginés pour déterminer l'atrophie sont la compression et la ligature.

(a) *Compression*. *Maisonneuve* réussit, par la compression permanente établie entre la fistule et la glande, à guérir en vingt jours un malade chez lequel un coup de sabre à la joue avait divisé le conduit de Sténon. Malgré le succès qu'il obtint, Louis et d'après lui les chirurgiens modernes ont rejeté ce procédé comme dangereux pour la glande. Rien ne prouve en effet que dans le cas de Maisonneuve la guérison n'ait pas été obtenue tout simplement par cicatrisation de la fistule, la sécrétion de la glande et la perméabilité du canal étant conservées.

(b) *Ligature*. *Wiborg* le premier, pour éviter d'avoir recours à la compression, imagina d'appliquer une ligature sur le conduit de Sténon, entre la fistule et la glande. Pour la pratiquer, il indique de faire sur le trajet du canal une incision, d'isoler le conduit de Sténon des branches de nerfs qui le côtoient, et de le lier comme on ferait d'une artère. Essayé sur des chevaux sans accidens consécutifs, ce moyen, conseillé par Zang, est resté à l'état de théorie, aucun chirurgien ne l'ayant mis en pratique. Ajoutons que, malgré le résultat expérimental sur lequel on s'appuie, il ne paraît nullement probable que la ligature, bien plus encore que la compression, du conduit excréteur d'une glande aussi volumineuse que la parotide ne dût pas donner lieu à un gonflement inflammatoire qui, vu l'encastrement de la glande et le nombre considérable de vaisseaux et de nerfs qu'elle renferme, devrait amener les accidens les plus redoutables.

FISTULES DE LA GLANDE PAROTIDE.

Les fistules de la glande parotide sont de deux sortes : les unes, peu abondantes, ne sont produites que par quelques petits canaux salivaires; les autres, plus graves, ont pour siége les racines du canal de Sténon ou ce canal lui-même dans le point où il se dégage de la glande. Divers moyens ont été tentés pour obtenir la guérison de ces sortes de fistules.

(a) *Cautérisation*. Exercée soit avec le fer chaud, soit avec les caustiques, c'est la méthode la plus anciennement connue. Employée dans l'antiquité avec succès par Galien pour une fistule à la suite de parotide critique, on la retrouve dans le moyen-âge usitée chez les Arabes et pratiquée sous diverses formes à la renaissance par Franco et A. Paré. Ce dernier chirurgien se servait de l'acide nitrique. Depuis, Diemerbroeck, Jourdain et autres ont employé le cautère actuel, M. Higgimbottom l'acide sulfurique, Boyer, Dubois et la plupart des chirurgiens de nos jours le nitrate d'argent liquide ou solide. C'est ce dernier moyen qui a prévalu. Toutefois M. Velpeau, en 1831, s'est servi avec succès d'un trochisque de minium.

(b) *Injections irritantes*. Proposé par Louis, ce moyen a pour objet de déterminer l'oblitération par inflammation du trajet fistuleux. Les cathérétiques et les diverses substances irritantes peuvent y servir. C'est, quant à son objet, un moyen analogue à la cautérisation, mais d'un résultat moins sûr.

(c) *Vésicatoire*. Encore un moyen d'un effet analogue au précédent, mais plus actif. D'après ce qu'il en raconte, M. *Velpeau* a réussi à l'aide de vésicatoires volans appliqués sur la fistule à guérir deux malades dont l'affection datait de plusieurs mois.

(d) *Compression*. C'est *Desault* le premier qui eut l'idée de comprimer la parotide pour en déterminer l'atrophie. La fistule se cicatrisa rapidement, et le malade a guéri. Boyer, en rapportant ce fait, émet le soupçon que la glande ait repris ses fonctions, et cette opinion est partagée par la plupart des chirurgiens. Ajoutons, pour la corroborer, qu'encastrée profondément comme elle l'est la glande parotide ne peut être véritablement comprimée qu'à sa surface cutanée, à moins d'exercer une pression si forte qu'il en résulterait des accidens. Mais, du moins, il ressortirait du fait de Desault, interprété par Boyer, que la compression de la glande seule ou combinée avec les autres moyens pût être raisonnablement essayée.

(e) *Excision*. Ce moyen, proposé par M. Velpeau, n'a pas encore été essayé, mais paraît assez rationnel. Son auteur indique de comprendre l'ulcère entre deux incisions elliptiques, et de réunir immédiatement au moyen de bandelettes agglutinatives ou de la suture entortillée. C'est en fait l'un des procédés de guérison de la fistule du canal transporté à celle de la parotide, mais qui semble avoir autant de chances de succès dans le second lieu que dans le premier.

(f) Enfin, pour ne rien omettre, citons, comme une tentative à essayer, la proposition faite par M. Malgaigne d'appliquer sur la fistule une mince feuille d'or fixée par une mouche de poix de Bourgogne. Il ne paraît pas déraisonnable de penser que ce moyen, très simple, en empêchant mécaniquement le passage de la salive ne pût favoriser la cicatrisation de la fistule, en ayant soin préalablement d'en aviver les bords.

Nous ne croyons point devoir parler de l'extirpation de la glande parotide, moyen extrême qui n'est cité par tous les auteurs que pour le rejeter.

Appréciation. En résumé on voit que les procédés curatifs de la fistule salivaire sont très nombreux, et que plusieurs sont assez efficaces pour l'objet qu'ils ont à remplir suivant le cas. La suture entortillée réussit très bien si le canal est perméable. Si l'on est dans la nécessité de créer un canal artificiel, il faut préférer la modification où un corps étranger est laissé à demeure dans les chairs en faisant tout de suite cicatriser la fistule. Enfin, pour les fistules parotidiennes, le vésicatoire, comme étant le plus simple, nous paraîtrait devoir être essayé d'abord; et s'il était sans effet, nous croirions devoir conseiller la cautérisation avec le nitrate d'argent aidée de la compression.

EXTIRPATION DE LA GLANDE PAROTIDE.

Anatomie. Pour comprendre toute la gravité que présente l'extirpation de la parotide, il est bon de tracer en quelques mots les particularités anatomiques qui concernent cette glande. Située dans la région temporo-maxillaire, la parotide se présente chirurgicalement comme formée de deux portions : l'une extérieure superficielle plate et en quelque sorte étalée sous la peau, et qui se prolonge en appendice granuleux sur la circonférence de la glande; c'est cette portion, siége des fistules, qui peut être comprimée efficacement. La partie profonde, continue avec la première, est encastrée latéralement entre le bord postérieur de la branche maxillaire en avant, l'apophyse mastoïde et le muscle sterno-mastoïdien en arrière, et prend naturellement la forme rectangulaire de l'espace qui la renferme. Toutefois le bord maxillaire, reçu dans l'épaisseur de la glande, y forme un étranglement vertical, et au delà de ce bord elle se dilate de nouveau et s'enfonce en avant sous le ptérygoïdien interne appliquée en dedans sur le ventre mastoïdien du digastrique, les muscles styliens et les tendons trachéliens des muscles du cou. Il résulte de cet aperçu que l'extirpation complète de la parotide en elle-même est presque impossible, puisque la glande envoie profondément dans diverses directions des prolongemens dont, en cas de dégénérescence, il est à craindre que l'abandon dans la plaie n'entraîne souvent la récidive de la maladie. Mais aux difficultés mécaniques de l'opération se joignent encore des dangers bien plus graves au simple point de vue de la structure anatomique. Dans son épaisseur, la portion profonde de la glande parotide est traversée : 1° dans son grand diamètre vertical par l'artère carotide et la veine jugulaire externes qui fournissent dans cette étendue les vaisseaux maxillaires internes et auriculaires postérieurs, outre de nombreux vaisseaux parotidiens; 2° dans le diamètre horizontal, par le tronc du nerf facial qui s'y divise en ses principales branches sans compter d'autres rameaux nerveux de moindre importance.

Historique. D'après ce qui précède, il semble que l'extirpation de la parotide, considérée d'une manière générale, dût être une opération téméraire et dont la réalisation complète serait à peu près impossible: opinion qui est celle de Boyer et de la plupart des grands chirurgiens. Cependant en parcourant les faits cités par les auteurs on est surpris du nombre d'opérations de ce genre qui ont été pratiquées avec des résultats variés, ainsi que du volume et du poids énorme des tumeurs qui ont été enlevées. Suivant l'observation de Richter, nombre de ces prétendues extirpations de la parotide n'auraient eu pour objet que des tumeurs lymphatiques. Telles sont les observations rapportées par Heister, Scultet, Verdier, Palfin, Van-Swieten, Garengeot, où l'opération a pu se faire presque sans écoulement de sang. Telles sont aussi ces tumeurs de trois à quatre livres enlevées par Acrel, Burgraw, Alix, où il a suffi pour arrêter l'hémorragie d'un simple tamponnement. Des faits plus récens justifient ces doutes. De ce nombre sont les kystes séreux et salivaires de MM. Henry et Krimer; la tumeur enlevée par M. Goyrand (1839), qui avait le volume d'une orange, jugée par ce chirurgien de nature lymphatique, mais qu'il s'est assuré n'être pas la glande parotide. Dans un autre cas, où le malade a guéri, il n'y avait eu d'enlevée que la superficie des glandes sous-maxillaire et parotide.

Mais d'autres faits en grand nombre infirment les précédens. C'est à Siébold, en 1781, puis en 1796, que l'on rapporte le premier cas d'extirpation réputée complète de la parotide. Depuis les faits se sont singulièrement multipliés. En 1818 cette opération est pratiquée avec succès par M. Carmichael, puis successivement par MM. Klein (1820), Idrac, Prieger, Nœgèle, Moulinié, Heyfelder (1825), Gensoul (1826), Clellan, Cordes, Fonthein (1828), Astley Cooper et M. Hendriks auquel on doit cinq faits de guérison. Mais les cas d'insuccès sont survenus à des chirurgiens non moins habiles : MM. Moulinié, Béclard (1823), Gensoul (1825), Lisfranc (1826), V. Mott et plusieurs autres. En résumé, sur environ quarante cas rassemblés par M. Velpeau et dont il a consigné les principaux résultats, on compte de vingt à vingt-cinq guérisons et de dix à quinze morts, sauf peut-être quelques cas douteux de récidive. En masse, ces résultats ne semblent pas aussi funestes qu'on pourrait le juger *à priori*. Quelques doutes que l'on élève sur l'ablation plus ou moins complète, toujours est-il que, dans le plus grand nombre des cas avérés, au dire des assistans elle a porté très profondément dans le creux temporo-maxillaire au travers de la glande et par conséquent des vaisseaux et des nerfs. Et cependant il ne s'est présenté que deux faits d'hémorragie foudroyante; cet accident n'étant encore arrivé qu'à Heister, et plus récemment à M. Lacoste. Quelques chirurgiens seulement, MM. Mott, Eulembert, Awll, Eckstrum, Widmer, ont pris la précaution de lier préalablement l'artère carotide externe; les autres ont pris seulement le soin de l'éviter en opérant, et au plus grand nombre il a suffi pour arrêter l'hémorragie de faire un tamponnement favorisé, il est vrai, par la situation de la plaie dans un encastrement osseux. L'accident le plus commun a été la paralysie du côté correspondant de la face, déterminée par la section du nerf facial: cette paralysie a persisté sur des malades opérés par Béclard, MM. Carmichael, Gensoul, Magri, Hendriks, Warren; mais elle s'est dissipée à la longue chez ceux opérés par MM. Heyfelder et Fonthein.

Procédé opératoire.

Peut-être, comme l'ont pratiqué plusieurs chirurgiens, la première précaution à prendre est-elle de lier dans une première opération l'artère carotide externe, ou au moins de la mettre à découvert et de l'environner d'une anse de fil pour être en mesure de la lier dans le cas où une hémorragie foudroyante surviendrait pendant l'opération. Si le chirurgien croit pouvoir passer outre il est indispensable qu'un aide intelligent se tienne prêt à comprimer, le cas échéant. Le malade est couché sur un plan incliné, la tête renversée sur le côté sain, et fixé dans cette position par d'autres aides. La préparation de l'appareil est des plus simples : des bistouris, des pinces, des fils à ligature et, outre les linges de l'appareil, les divers objets qui concernent l'hémostatique. On y joindra l'un des divers ostéotomes, des pinces incisives et autres instrumens de résection pour un cas de cancer où l'on craindrait que la maladie n'eût attaqué l'une des parties osseuses au contour.

Tout étant disposé, la forme de l'incision cutanée est déterminée par la forme et le volume de la tumeur. L'incision en T ou l'incision cruciale, qui donnent la facilité de mettre les parties largement à découvert, doivent être préférées, en prolongeant davantage la branche verticale parallèle au plus grand axe de la tumeur. Les lambeaux cutanés étant disséqués et relevés, et l'oreille avec son lobule attirée en arrière et en haut, en ménageant en avant le cartilage de la conque, attaquer la masse indurée, d'abord par son contour supérieur, puis postérieur, où elle est mieux limitée, en l'isolant avec soin du conduit auditif et des tissus fibreux de l'articulation temporo-maxillaire, puis en contournant l'apophyse mastoïde on évite ainsi de blesser d'abord le conduit de l'oreille et l'artère carotide située plus en dedans. Dès que le bistouri est parvenu un peu profondément, il convient de substituer, autant qu'on le peut, à sa lame, l'extrémité amincie d'un manche de scalpel avec laquelle on déchire les adhérences celluleuses sans craindre de couper les vaisseaux et les nerfs. Parvenu derrière la branche de la mâchoire, il faut redoubler de précautions pour ne point blesser l'artère carotide ou ses deux grosses divisions. Quant aux artérioles, on doit les lier au fur et à mesure qu'elles sont coupées. Dans cette dissection laborieuse, c'est sur les grosses artères et sur le nerf facial que doit toujours porter l'attention du chirurgien. D'après l'expérience des faits connus, déjà nombreux, on voit que l'on s'est moins préoccupé ou que l'on a trouvé plus difficile d'éviter le nerf que les artères, puisque la paralysie est survenue plus fréquemment que l'hémorragie. A la vérité quelques chirurgiens n'hésitent pas à couper le nerf en travers ; et on a été, dans des ouvrages modernes, jusqu'à poser cette section en principe, appuyé sur cet argument : qu'il est peu important de conserver un nerf qui traverse une masse cancéreuse. Un pareil raisonnement est loin de nous convaincre : nous ne voyons pas pourquoi on couperait un gros nerf dans les cas où il n'existe pas de paralysie complète avant l'opération; c'est bien assez de celle des branches divergentes nombreuses que l'on ne peut éviter. Enfin il ne paraît pas que ce précepte ait été suivi généralement par les opérateurs, puisque la paralysie n'est survenue que chez quelques malades. Au reste, pour ces cas irréguliers il est presque impossible d'établir des préceptes rigoureux; mais, nous en tenant au principe de ne pas sacrifier sans nécessité absolue des organes importans, comme la situation profonde des vaisseaux et des nerfs s'oppose à ce qu'ils puissent être déplacés de beaucoup de leur situation naturelle, il importe d'avoir toujours présentes à la mémoire les lignes qu'ils occupent, sauf les quelques millimètres de déviation qu'ils peuvent offrir : le tronc principal du nerf dirigé obliquement du sillon antérieur de l'apophyse mastoïde vers l'angle de la mâchoire ; l'artère, et la veine montant parallèlement à cette branche, à un centimètre et demi de profondeur. Du reste, à mesure que l'on détache la tumeur de haut en bas, le chirurgien a soin de s'assurer, au toucher du doigt, de la nature des tissus sur lesquels il opère; et c'est par cette précaution que l'on se rend compte du petit nombre d'hémorragies formidables qui sont survenues, les grosses artères étant sensibles à leurs battemens. Par prudence encore, si l'on voit que des appendices pénètrent trop profondément, et qu'on ne puisse facilement ou sûrement les détacher, mieux vaut les étreindre par une ligature, en coupant en-deçà ou vers soi avec le bistouri ou les ciseaux; sauf même à y revenir par un dernier examen après l'ablation de la masse principale. En procédant ainsi avec lenteur et ménagement, on parvient peu à peu à renverser la masse de la tumeur sur le cou; et on achève de la détacher soit par déchirement, soit par excision : si elle paraissait tenir encore par quelque prolongement vasculaire, à l'exemple de Hezel on en ferait la ligature avant de les séparer. D'après M. Velpeau, l'absence de cette précaution, dans un cas survenu à M. Bégin, aurait eu pour conséquence une hémorragie d'autant plus redoutable que le vaisseau rétracté ne put être lié et mit le chirurgien dans la nécessité de pratiquer un fort tamponnement.

Les artères qui, à part le tronc de la carotide, peuvent être lésées dans le cours de l'opération, et dont il faut faire la ligature, peuvent se trouver en grand nombre : la transverse de la face, la temporale, l'auriculaire postérieure, les branches mastoïdiennes, la maxillaire interne, la pharyngienne inférieure, l'occipitale et même, dans quelques cas où l'on descend très bas, la faciale et la linguale. C'est ce danger de blesser un si grand nombre d'artères qui rend prudente la ligature du tronc carotidien. Après que l'hémorragie artérielle est supprimée, le sang coule encore quelque temps en nappe par les veines; mais le tamponnement suffit pour l'arrêter. L'opération terminée, comme dans tous les cas d'extirpation de tumeurs avec dégénérescence, il faut revenir sur les appendices que l'on n'aurait pu séparer d'abord après ligature; puis s'assurer, par un examen du fond de la plaie, s'il en existe d'autres pouvant entraîner récidive, et dont il faudrait faire l'excision avec toutes les précautions convenables. La surface de la plaie offre une excavation en profondeur considérable, mais qui, en raison de la saillie des os, ne donne point lieu par la suite à une difformité proportionnelle. Si la plaie n'a que peu d'étendue, on peut en réunir immédiatement les lambeaux par la suture et les agglutinatifs; mais si la surface en est très large on prescrit de ne la fermer qu'imparfaitement, en ménageant une issue aux liquides le long des fils à ligature, pour éviter qu'il ne se forme des foyers purulens qui pourraient occasionner de graves accidens, comme il est arrivé à plusieurs chirurgiens et en particulier à Béclard. Après la cicatrisation, le malade reste ordinairement infirme; il a pu arriver que l'on ait emporté une portion des muscles styliens, d'où résulte une gêne ou une imperfection dans les mouvemens du pharynx, du larynx et de la langue : mais surtout nous avons vu que l'accident le plus commun est la paralysie d'une moitié de la face dans le cas où l'on n'a pu éviter la section du nerf facial.

Ligature. M. Mayor, généralisant son procédé de ligature, en a conseillé l'application à la parotide. Pour cela, après avoir mis la glande à nu et en avoir isolé toute la portion saillante à l'extérieur il indique de la traverser profondément à l'aide d'une aiguille, avec un ou plusieurs fils, pour la séparer en plusieurs portions dont la ligature se fait ensuite séparément; ou bien d'attirer et, en quelque sorte, de soulever autant que possible la tumeur en dehors avec une airigne de Museux, de l'isoler un peu sur les côtés et de glisser à sa base une ligature unique dont la striction est également commandée par un serre-nœud. Aucun lieu ne se prête moins à l'emploi de ce procédé que le creux temporo-maxillaire, surtout vu la forme irrégulière de la glande parotide. C'est donc avec une double raison que M. Velpeau rejette ce procédé employé seul, mais qu'il l'adopte comme tous les chirurgiens, combiné avec l'excision, pour la ligature partielle des appendices ou des racines, pendant le cours de l'extirpation de la masse principale, comme nous l'avons dit plus haut.

EXTIRPATION DE LA GLANDE SOUS-MAXILLAIRE.

Oblongue en travers et placée dans l'espace triangulaire sous-maxillaire entre les tégumens et le peaucier, le bord de la mâchoire près de son angle, et le plan du muscle mylo-hyoïdien; circonscrite entre les vaisseaux faciaux à son bord supérieur, et ceux de la langue à son bord inférieur, cette glande, en cas de dégénérescence, fait souvent une tumeur commune avec la parotide : mais si elle est seule malade, cas dans lequel elle se trouve ordinairement englobée dans une tumeur lymphatique, rien de plus simple que son extirpation partielle.

Procédé opératoire. Pratiquer le long du bord de la mâchoire une première incision sur laquelle, à partir de l'angle maxillaire, on en abaisse une autre proportionnée au volume de la tumeur; renverser en bas le lambeau formé par la peau et le peaucier. La glande sous-maxillaire se trouvant mise à découvert avec les ganglions lymphatiques plus ou moins dégénérés qui l'environnent, la saisir avec une pince de Museux, puis l'isoler par excision et déchirure, en prenant garde d'intéresser les vaisseaux voisins, et achever de la séparer en quelque sorte par énucléation; rien ne s'oppose ici à ce qu'on réunisse par première intention.

GRENOUILLETTE.

La grenouillette ou ranule est une tumeur située latéralement sous la langue, entre cet organe, qu'elle soulève, l'os maxillaire et le plancher formé par les muscles sus-hyoïdiens. Quoique cette affection soit peu grave, la tumeur néanmoins gêne par son volume; elle embarrasse ou empêche les mouvemens de la langue, et dans certains cas elle peut aller jusqu'à gêner la respiration (F. de Hilden, Marchettis), empêcher le malade de manger (Taillardant), et même jusqu'à produire la suffocation (Alix, Burus).

Des opinions très différentes ont régné sur la nature de la grenouillette. Déjà Celse en faisait une tumeur enkystée; Aranzi n'y voyait qu'un simple abcès; Louis semblait avoir prouvé, pour ses contemporains, que c'était toujours un kyste salivaire ou développé dans la glande sous-maxillaire, ou causé par la dilatation du canal de Warthon. MM. P. Dubois et Stoltz l'ont rencontrée chez des nouveau-nés où elle occupait la glande sub-linguale. En parcourant les faits rapportés par les auteurs, on voit qu'on a décrit sous le nom de ranule, des affections de nature très différente: les uns ont trouvé dans le kyste, un liquide visqueux qu'ils ont cru être de la salive épaissie; d'autres une matière muqueuse ou purulente, des calculs, etc; mais comme le siége de la maladie paraît peu varier, il en résulterait que, dans la plupart des cas, le kyste appartiendrait aux voies salivaires et aurait pour première cause une obstruction de leurs canaux; tandis que, dans d'autres circonstances, ce ne serait, comme le pensait Dupuytren, qu'un kyste séreux ou séro-muqueux, développé sous la membrane muqueuse buccale, et qui n'aurait, avec les voies salivaires proprement dites, qu'un rapport de voisinage. Il ressort de l'ensemble de ces faits, que la nature et l'étiologie de la grenouillette, demanderaient de nouvelles observations d'anatomie pathologique.

Divers moyens ont été imaginés pour guérir la grenouillette. En fait, rien n'est plus simple que de faire disparaître la tumeur: une incision ou une simple ponction suffisent; mais l'expérience a appris que l'évacuation de la poche est promptement suivie d'une récidive, et c'est pour cette dernière qu'on a imaginé des moyens plus énergiques : les injections, les corps étrangers à demeure, la cautérisation et l'excision.

1° Incision. Connue des anciens, Hippocrate recommande de la faire avec une lancette; Celse et Aétius en parlent, mais déjà ne la regardent pas comme curative; Aranzi l'emploie à la renaissance et, dans le siècle dernier, Jourdain croit que l'incision suffit, pourvu qu'on ouvre toute l'étendue du sac; mais cette opinion est aujourd'hui absolument rejetée.

2° Injections irritantes. Le kyste ouvert, Paracelse et après lui Purmann y introduisaient des substances détersives. Ce moyen, qui provoque une inflammation adhésive, a compté des succès. Un chirurgien de Salzbourg a réussi avec de simples injections d'eau-de-vie camphrée; le vin ou l'eau salée ont suffi à quelques chirurgiens.

3° Cautérisation. Les caustiques sont déjà recommandés par Aétius, mais au moyen-âge, l'emploi du fer chaud est préféré. A. Paré cautérisait avec une espèce de trocart chauffé à blanc, qu'il introduisait au travers d'une plaque protectrice. Louis, dans le siècle dernier, préfère aussi le cautère actuel à l'instrument tranchant; de nos jours, MM. Larrey et Pl. Portal sont les seuls qui aient recours à ce procédé. Mais la cautérisation, par les caustiques, a trouvé un plus grand nombre de partisans. Dionis employait un mélange d'acide sulfurique et de miel; Camper touchait la surface interne du kyste avec la pierre infernale; Acrel et Callisen cautérisaient avec une boulette de charpie imbibée d'un acide concentré. En résumé la cautérisation qui détruit la surface du kyste, et donne lieu à des eschares dont la chute est suivie d'une cicatrisation, est une méthode véritablement curative, mais c'est un moyen douloureux et trop long.

4° Corps étrangers a demeure. Deux sortes de corps ont été laissés à demeure, le séton et la canule. Le but absolument inverse des chirurgiens qui ont créé ces deux moyens, en apparence d'une même méthode, témoignent clairement du vague qui reste sur l'étiologie de la grenouillette; la présence du séton, ayant pour objet d'obtenir l'inflammation adhésive des parois de la cavité, qui dans ce cas ne serait considérée que comme un kyste non salivaire, tandis que la canule a pour but d'offrir temporairement un orifice métallique, à l'écoulement de la salive, en attendant qu'il se forme par la cicatrisation sur le corps étranger une fistule ou un orifice artificiel permanent.

A. *Séton.* Purmann, le premier, employa le séton pour obtenir l'adhésion d'un kyste réputé salivaire. M. Physick a fait avec succès usage de ce moyen, et M. Laugier a fait connaître un certain nombre de cas du même genre. L'application du séton ne diffère pas ici de ce qu'elle est sur les autres trajets muqueux. Il suffit, après avoir fait la ponction de la tumeur, d'introduire par l'orifice une petite mèche nouée sur un fil laissé au-dehors. Quand l'inflammation est établie, il importe de retirer la mèche en entier, l'abandon d'un simple fil pouvant donner lieu à des accidens consécutifs, comme il résulte, de quelques observations, sur les corps étrangers d'un petit volume, rapportées dans divers journaux de médecine, soit une arête de poisson (Revue Méd.), un fétu de paille (Gaz. Méd.), ou une soie employée par les cordonniers. (M. Robert).

B. *Canule et bouton à demeure.* C'est aussi au travers de la piqûre que sont introduits ces petits instrumens autour desquels doit se faire la cicatrisation. *Lecat* guérit un malade avec une courte canule étranglée au milieu, et terminée à ses extrémités, d'un côté par une petite pomme d'arrosoir en saillie dans la bouche, et de l'autre par une petite plaque, élargie en pavillon, logée à l'intérieur de la cavité. *Sabatier*, moins bien inspiré, a fait usage d'une canule, longue de trois centimètres, qu'il insinuait dans le kyste, et dont une extrémité seulement offrait un élargissement, de sorte que cette canule tendait toujours à tomber dans la bouche. *Dupuytren*, dans le procédé auquel il a donné son nom, est revenu à l'idée de Lecat, mais avec une modification. Son instrument se compose de deux petites plaques métalliques, d'un centimètre de diamètre, réunies par un étroit pédicule de quatre millimètres de longueur. Le procédé de son application est des plus simples; la bouche largement ouverte, la pointe de la langue écartée en haut et du côté opposé, le chirurgien soulève avec des pinces, la membrane qui revêt la tumeur au plus près du repli sous-lingual, et y fait une piqûre pour la vider. On aide à l'évacuation, par une double pression combinée au dedans de la bouche et au dessous de la mâchoire. Lorsque le kyste est affaissé, saisissant avec des pinces l'une des plaques de l'instrument, on insinue l'autre plaque au dedans de la cavité, la première restant au dehors, de manière que les lèvres de la petite incision se rapprochent sur le pédicule intermédiaire. La salive s'écoule à mesure, entre la tige et les bords de la plaie, qui se transforme en un orifice circulaire. L'instrument une fois en place, Dupuytren l'y abandonnait pour toujours. L'expérience apprend qu'au bout d'un certain temps, il ne cause plus aucune incommodité. Beaucoup de malades ont été guéris par ce procédé; pourtant, nous n'avons jamais compris pourquoi, en tant que de laisser ce bouton à demeure, l'auteur n'avait pas préféré transformer le pédicule en une canule creuse, qui donnerait issue aux fluides, et que l'on pourrait toujours désobstruer, si elle venait à s'engorger, tandis que si pareil accident a lieu au pourtour de l'orifice, par des concrétions calcaires ou autres, comme il arrive si fréquemment dans les voies salivaires, il n'y aurait plus d'autre ressource, que d'extraire le bouton lui-même, par une nouvelle incision.

5° Extirpation. Cette méthode est très ancienne. On sait que dans l'antiquité, elle était pratiquée par Celse; à la renaissance, Mercurialis prescrit très positivement d'exciser le kyste en entier, pour éviter qu'il se reproduise. Plusieurs autres chirurgiens se contentaient d'en enlever une portion, procédé qui rentre dans l'excision. Aujourd'hui c'est l'excision qui est généralement préférée, la nécessité de l'extirpation n'étant admise que pour les cas où l'on a affaire à une tumeur lymphatique ou autre. On le voit, c'est toujours ce même vague dans le diagnostic qui met dans l'impossibilité de déterminer historiquement la valeur relative des méthodes.

6° Excision. Comme on l'a vu, jusqu'au dix-huitième siècle, l'excision se confondait plus ou moins avec l'extirpation. Déjà pourtant F. d'Aquapendente se contentait d'enlever un lambeau du kyste avec la pince et le rasoir; mais c'est à J.-L. Petit que l'on doit le précepte de se borner à exciser un lambeau, cette légère opération suffisant pour que la maladie ne se reproduise pas. La même pratique a été suivie par Richter et Desault, puis à leur exemple, par Boyer qui l'a fait généralement adopter.

Le procédé opératoire est des plus simples : une portion de la tumeur étant soulevée à l'aide d'une pince à disséquer ou d'une airigne, avec la pointe d'un bistouri droit, inciser les membranes de revêtement, dans les trois quarts de la circonférence de la tumeur, en arrière, en dehors et en avant, en suivant au plus près le sillon bucco-gingival. Puis soulevant le lambeau avec des pinces, achever de le détacher en dedans, avec des ciseaux courbes, de sorte que le liquide étant évacué, le fond du kyste forme immédiatement paroi de la cavité buccale. A peine s'il s'écoule quelques gouttes de sang; aucun pansement n'est nécessaire, et la maladie guérit d'elle-même, par la simple cicatrisation du plan de section membraneux.

Appréciation. De tout ce qui précède, il résulte que la grenouillette, quand elle consiste en un kyste séreux ou salivaire, peut guérir par tous les procédés dont nous avons offert le détail, mais avec des chances diverses. La cautérisation est trop longue, trop douloureuse, et peut inutilement donner lieu à des accidens; la simple ponction, l'injection et le séton exposent à des récidives; les canules et boutons à demeure sont une incommodité inutile; reste donc l'excision, le procédé le plus prompt et le plus simple, puisqu'il est immédiatement suivi de la guérison, quand la maladie n'est qu'un kyste: mais, quand il y a tumeur lymphatique ou transformation de tissus, l'extirpation est nécessaire.

KYSTES DE LA BOUCHE.

On appelle du nom de tumeur salivaire, des kystes remplis d'un liquide albumineux et incolore, qui se rencontrent sur des points très différens, et dont il est présumable que quelques-uns sont effectivement des tumeurs salivaires, tandis que d'autres ne seraient que des kystes séreux ou hydatiques. Ainsi, parmi les différens observateurs qui ont vu et opéré de ces tumeurs, M. Græfe en a trouvé dans l'épaisseur des lèvres; MM. Velpeau et A. Bérard, entre les gencives et la joue, et entre les gencives et la langue; MM. Latour et Ricord, dans l'épaisseur même de la joue; enfin Wilmer, Dupuytren, Runge et M. Roux, en ont rencontré dans l'épaisseur des os maxillaires. Les procédés opératoires convenables sont l'excision ou l'extirpation simples ou aidées de la cautérisation avec un pinceau trempé dans un liquide caustique.

Une autre variété de tumeur, bien plus certainement formée par une collection de salive, est celle qui survient à la suite de blessures des glandes ou des conduits salivaires. MM. Lasserve et Verhnes ont fait connaître deux cas de ce genre. M. Verhnes guérit son malade par une ponction, avec un petit trocart entraînant un double fil d'or, qu'il laissa séjourner dans la cavité du kyste, pour en déterminer l'inflammation. On conçoit du reste que l'excision, l'extirpation ou la cautérisation auraient produit le même résultat.

LANGUE.

SECTION DU FILET.

Le frein de la langue, repli fibro-muqueux, qui termine en avant la saillie des muscles génio-glosses, se prolonge quelquefois trop en avant, vers la pointe; cette disposition, qui gêne chez l'enfant nouveau-né la succion du lait, et plus tard nuit à la prononciation, est connue sous le nom de *filet*; la section du filet doit être pratiquée, mais sans pénétrer trop profondément, pour ne pas blesser les veines ranines. On est assuré que le filet existe, et qu'il y a lieu à une opération, lorsque le petit doigt introduit dans la bouche, n'est pas fortement serré contre le palais par la pointe de la langue rétractée en bas, et qu'en saisissant avec les doigts l'extrémité de l'organe, on éprouve de la difficulté à l'amener entre les lèvres. L'examen direct du frein montre alors qu'il se prolonge quelquefois jusqu'auprès de la pointe de la langue sous forme d'un mince repli muqueux que l'on peut inciser impunément dans toute la portion où il est évident qu'il ne se compose que du dédoublement de la membrane muqueuse buccale. Au toucher, en le pinçant entre les doigts, on sent à sa base, où il s'élargit, les vaisseaux compris dans son épaisseur et au devant desquels doit s'arrêter la section.

Cette opération est décrite par Celse, qui connaît déjà le danger de l'hémorrhagie, et avertit d'éviter les vaisseaux. Cette crainte préoccupe après lui les chirurgiens. Avicenne opère le filet par ligature, et Lanfranc le coupe avec un bistouri rougi à blanc. A la renaissance, les chirurgiens sont moins timorés; quelques-uns emploient des ciseaux; F. de Hilden, opère avec un instrument qui réunit une petite fourche, pour soulever la langue, et des ciseaux pour couper le filet. C'est la même idée qui est reproduite par Scultet, Solingen, M. Moutain, etc. On connaît encore l'instrument à ressort de J.-L. Petit, et tant d'autres imaginés à diverses époques, et que l'on rejette tous également aujourd'hui, pour s'en tenir aux ciseaux mousses, recommandés par Ledran, mais en se servant, en guise de fourche, de la plaque fendue de la sonde cannelée ordinaire.

Procédé opératoire. L'enfant assis sur les genoux d'une personne qui lui tient la tête renversée sur sa poitrine, et lui pince les narines pour le forcer à ouvrir la bouche, le chirurgien soulève la langue entre le pouce et l'indicateur de la main gauche, la paume de la main tournée en haut : et alors, si l'enfant est docile, le frein de la langue se trouvant bien tendu, avec la main droite armée de ciseaux mousses, courbes sur le plat, on coupe le filet d'un seul coup, en dirigeant en bas l'extrémité des mors, pour s'écarter des veines ranines. Si au contraire, les mouvemens imprimés à la langue empêchent qu'elle ne puisse être bien fixée entre les doigts, pour éviter de la blesser avec les ciseaux, il vaut mieux les soulever avec le pavillon de la sonde cannelée, dont la fente reçoit le frein et sert d'un guide assuré pour les ciseaux.

Deux accidens peuvent survenir après la section du filet : 1° le renversement de la langue vers le pharynx qui a été vu trois fois par J.-L. Petit. Sur deux de ses malades, il réussit à ramener avec l'indicateur la langue en avant dans sa position ; le troisième enfant mourut de suffocation, et le renversement de la langue, bouchant l'isthme du gosier, fut vérifié par l'autopsie. 2° Le deuxième accident est l'hémorrhagie, d'autant plus à craindre, après la lésion des veines ranines, que l'enfant suce le sang et l'avale à mesure. On cite plusieurs cas, où des enfans seraient ainsi morts d'hémorrhagie, si le chirurgien n'y avait remédié à temps. Roonhuysen, en pareille circonstance, eut recours au vitriol et Maurain au cautère actuel. J.-L. Petit qui a rencontré deux faits du même genre, pour empêcher l'enfant de téter la plaie, employa après la cautérisation, un petit appareil, propre à fixer la langue, qui se composait d'une tige fourchue, garnie de linge, appuyée en arc-boutant de la symphyse du menton vers la plaie, de manière à maintenir la langue appliquée contre le palais ; le tout fixé par une bande, en travers de la bouche, ramenée vers la nuque, puis croisée en fronde, du dessous de la mâchoire, vers le sinciput. Il suffisait pour empêcher, à coup sûr, la langue de se mouvoir, de remplir l'espace sublingual de charpie, contenue dans un linge troué, en arrêtant l'ouverture de la bouche par une mentonnière. En résumé, on voit que, pour si mince que soit cette opération, encore exige-t-elle certaines précautions, pour ne couper ni trop ni trop peu.

ADHÉRENCES DE LA LANGUE.

A la langue, comme dans les divers points des cavités muqueuses, les adhérences sont congéniales ou acquises. Les adhérences congéniales ne sont ordinairement que de simples brides qu'il suffit de diviser avec des ciseaux. Celles qui sont acquises, produites par les phlegmasies de la bouche, se présentent quelquefois épaisses, fibro-celluleuses, et occupant une grande étendue. Leur siége le plus ordinaire est le long des bords de la langue qu'elles unissent avec la paroi gingivale ou celle de la joue. On ne peut les enlever alors que par une dissection soignée, dont voici le manuel opératoire. Le malade assis sur une chaise ou couché sur un plan incliné, la tête renversée sur le côté sain, la bouche largement ouverte et fixée dans cette position par un spéculum ou par l'interposition d'un corps étranger entre les arcades dentaires du côté sain, le chirurgien placé debout en arrière et un peu à droite du malade, comme pour l'extraction des dents de la mâchoire supérieure, commence par écarter à l'aide du doigt indicateur, d'une spatule ou de tout autre instrument, la portion libre de la langue, du point de la bouche où elle adhère, et avec un bistouri droit porté en dédolant, divise peu-à-peu les brides et les lamelles qui constituent l'adhérence, en ayant soin d'incliner le tranchant de l'instrument en dehors, vers la gencive ou la joue, pour éviter de blesser le tissu de la langue. A mesure que l'on avance dans l'opération, on suspend de temps à autre, pour éponger le sang et permettre au malade de respirer et de se gargariser avec des liquides astringens ; s'il survient une hémorrhagie, on l'arrête immédiatement par la cautérisation avec le fer chaud. En procédant avec ménagement on arrive peu-à-peu à détruire toutes les adhérences, et on s'assure que la langue est libre en en parcourant le contour avec le doigt. L'opération terminée, on n'a point à s'occuper de la cicatrisation des plaies, qui tend d'elle-même à s'effectuer rapidement, dans un laps de temps de quelques jours à plusieurs semaines suivant les cas ; mais la difficulté consiste à empêcher de nouvelles adhérences de se produire. On prescrit à cet effet des gargarismes ; on recommande aux malades de mouvoir fréquemment la langue et de glisser le doigt entre les surfaces divisées. Nous ne voyons pas pourquoi, on ne laisserait pas à demeure dans la bouche, un petit linge enveloppant le bord de la langue, et dont l'interposition rendrait toute nouvelle adhérence impossible.

ABLATION DE LA LANGUE. (Pl. 21.)

Diverses maladies, jugées incurables, la gangrène, certaines indurations de mauvaise nature, les tumeurs fongueuses, érectiles, squirrheuses et cancéreuses, réclament l'ablation d'une portion plus ou moins étendue ou même, dans les cas les plus graves, de la totalité de la langue. D'autres altérations, situées dans l'épaisseur de l'organe, n'exigent qu'une simple excision. Quoique des lésions accidentelles, et chez certains peuples, des supplices aient pu faire voir dès la plus haute antiquité, la possibilité de la perte de la langue sans entraîner la mort, néanmoins ce n'est que tout récemment que cette ablation a été convertie en une opération régulière. Déjà Lange avait pratiqué plusieurs fois avec succès cette opération, que Louis, pour la justifier, se croyait encore obligé d'arguer du grand nombre d'individus qui en sont privés accidentellement.

Les maladies de la langue se présentent sous diverses formes, qui modifient le procédé opératoire. On les opère de deux manières, par l'instrument tranchant ou la ligature. La première méthode, plus certaine, plus prompte et moins douloureuse, renferme l'*incision*, la *dissection* et l'*excision*.

1° *Ablation par l'instrument tranchant.*

1° Incision. Elle convient pour les tumeurs pédiculées et enkystées. La première espèce de tumeur est enlevée immédiatement, par la section du pédicule, avec le bistouri ou les ciseaux. Dans la crainte de récidive, il est prudent de modifier la surface de la plaie par la cautérisation. La même forme de maladie se prête également bien à l'emploi de la ligature, mais on sait que cette méthode par ses lenteurs et les douleurs qu'elle cause, donne lieu de craindre la repullulation.

2° Incision et dissection. Ce procédé convient dans plusieurs cas. (a) Si la maladie est une tumeur enkystée, comprise dans l'épaisseur de la langue, mais sans faire corps avec son tissu, il suffit d'inciser, longitudinalement, jusque sur le siége du kyste, de l'isoler dans ses adhérences celluleuses, et de l'extraire par énucléation. (b) Quand la dégénérescence n'occupe que superficiellement le bord de l'organe, on l'enlève par une incision courbe, au travers du tissu sain, en tant que l'altération fait corps avec lui, ou par une dissection soignée, si elle s'en isole. (c) Enfin si le mal, situé à la surface de la langue, forme une traînée en longueur sans profondeur, on saisit la portion malade, avec une airigne de Museux, et on la cerne entre deux incisions elliptiques. Ces deux derniers modes opératoires ne sont en réalité qu'une excision.

3° Excision. Cette opération se pratique, ou avec le bistouri, ou avec de forts ciseaux droits analogues à ceux du bec de lièvre, mais qu'il conviendrait, pour un organe aussi épais que la langue, de faire fabriquer encore plus longs et plus solides. C'est par la nature de l'instrument employé, et par le siége de la maladie, que se distinguent les opérations pratiquées par divers chirurgiens, qui ne sont que des cas spéciaux, dans un même procédé.

Manuel opératoire. Le malade est assis sur une chaise, la tête appuyée sur la poitrine d'un aide; la bouche est largement ouverte, et maintenue dans cet état par l'interposition d'un bouchon de liége ou les mors d'un spéculum entre les arcades dentaires du côté sain. Ces dispositions communes aux divers modes opératoires étant prises, voici les diverses modifications du procédé commun.

1° *Cancer de la pointe ou de l'un des bords de la langue.* (a) *Excision avec le bistouri.* L'extrémité malade étant saisie entre les doigts, ou mieux avec une airigne de Museux, et la langue attirée au-dehors de la bouche, *Louis* pratiquait d'un seul coup, avec un grand bistouri, la section nette en travers. Mais, comme cette forme de plaie est en elle-même la moins propre à la réunion, et que le cancer n'affecte jamais une configuration si régulière, qu'il se limite sur une ligne horizontale, et, au contraire, forme toujours, en arrière, un prolongement courbe, médian ou latéral, nous conseillons, tout en employant le bistouri, de circonscrire la maladie entre deux incisions rectilignes réunies par un sommet anguleux ou en V (fig. 2), de manière à obtenir, pour la réunion, une extrémité de langue régulière, si le cancer était médian (fig. 3), ou au moins irrégulière, s'il était latéral.

(b) *Excision avec les ciseaux* (*Procédé de Boyer*) (fig. 1). Le côté sain de la langue étant saisi entre le pouce et l'indicateur de la main gauche, le poignet abaissé, si la langue est tenue par son bord droit; mais, au contraire, l'avant-bras élevé en arc pour agir au-dessous, si l'on tient le bord gauche, afin de pouvoir toujours pratiquer la section de la main droite : par une première section nette, diviser longitudinalement la langue jusqu'au-delà de la tumeur, autant que possible, d'un seul coup, ou en deux si l'incision était trop profonde, en prolongeant la section assez en arrière au-delà du mal, pour que la seconde incision fasse un angle avec la première. Les choses en cet état, laisser un peu cracher le malade; puis, tendant la portion malade de la langue avec l'airigne ou les doigts, par une seconde section latérale en arrière du mal, rejoindre angulairement la première, de manière à emporter tout le cancer dans un lambeau triangulaire. L'opération terminée, il reste une perte de substance en V, à deux côtés de longueur inégale. Les deux surfaces saignantes étant bien abstergées, on les affronte aussi exactement que le permet l'extensibilité du bord le plus court, et on réunit les deux sections en une plaie linéaire par des points de suture entrecoupée. L'affrontement des surfaces saignantes suffit pour arrêter l'hémorrhagie; la cicatrisation, dans ce tissu très vasculaire, s'opère du sixième au dixième jour.

2° *Cancer de la partie postérieure de la langue.* (a) *Cancer latéral.* Dans un cas où un ulcère cancéreux partiel était situé sur le côté droit de la langue et envahissait le pilier antérieur du voile du palais, M. *Lisfranc*, après avoir fait tirer fortement la langue au-dehors, saisit la partie malade avec les pinces de Museux, entama le bord de la langue avec de forts ciseaux droits, et parvint à cerner le mal et à compléter une incision semi-elliptique avec des ciseaux courbes. La perte de substance, très considérable au moment de l'opération, se réduisit extrêmement après la rétraction de la langue; le même phénomène supprima l'hémorrhagie fournie par deux artères que l'on avait cherchées impunément sans pouvoir les lier : l'écoulement du sang ne reparut plus, et la plaie guérit d'elle-même.

(b) *Cancer médian.* L'ablation complète de la langue n'a pas encore été effectuée. Pour un cancer qui occuperait la portion moyenne et presque toute l'étendue de la langue, l'opération, si on croyait devoir la pratiquer, serait des plus graves. Si on pouvait se permettre d'établir des préceptes pour un cas semblable, une première incision pratiquée en dessous de la langue, au travers des génio-glosses, aurait pour objet d'isoler l'organe. La langue fortement attirée en avant serait traversée, au plus près de sa base, par un ruban composé de plusieurs fils cirés, de manière à pouvoir toujours rappeler cette base en avant, et la section devrait être faite soit transversale, comme l'indique Louis, soit curviligne ou angulaire, en tant que le permettrait l'intégrité des bords dans une petite étendue. Resterait à se rendre maître du cours du sang, qui offrirait, il faut l'avouer, les plus grandes difficultés. Par prudence, nous croyons que l'opération devrait être commencée par la ligature de l'artère linguale de chaque côté. Avec cette mesure de sûreté, n'ayant plus à craindre que l'hémorrhagie des artérioles musculaires, le cautère à blanc permettrait de s'en rendre maître. Nous ne donnons, au reste, cette indication que comme complément et sauf toute réserve, sentant bien que, pour ces cas exceptionnels, c'est à la prudence du chirurgien à décider de ce qu'il peut faire.

2° *Ablation et atrophie par ligature.*

La ligature pour isoler une portion malade de la langue a été pratiquée dans deux intentions qui correspondent à des altérations variées, ou au moins à des degrés différens d'une même affection : 1° Si l'on juge la maladie absolument incurable, la striction est portée jusqu'à déterminer le sphacèle, ce qui revient à une ablation par la ligature en guise de l'instrument tranchant, cas auxquels se rapportent les procédés de MM. Mayor et J. Cloquet; si, au contraire, on juge que la maladie, par sa nature ou son peu d'ancienneté, peut être arrêtée dans son développement, la striction n'est portée que jusqu'au point nécessaire pour déterminer l'atrophie, c'est l'objet des procédés de MM. Mirault d'Angers, et Maingault. Il est utile de faire observer que les procédés diffèrent en eux-mêmes, indépendamment de l'objet que s'étaient proposé leurs auteurs, l'effet produit étant le résultat du degré auquel on a porté la striction, et non de la manière de la pratiquer.

Procédé de M. Mayor. Il n'est que l'application à la langue du procédé général de ligature que nous avons déjà décrit. La langue amenée au-dehors à l'aide d'une airigne, d'un coup de bistouri, introduit en ponctionnant du frein vers la racine de l'organe,

M. Mayor divisa préalablement la langue par une incision longitudinale en deux moitiés, dont celle du côté malade fut cernée en arrière par une ligature serrée avec le tourniquet à cabestan. Ce procédé, tel qu'il a été employé, est mixte, puisqu'il se compose à-la-fois de l'incision et de la ligature. En tant que d'avoir recours à l'incision, il semble qu'il n'en coûterait pas davantage de séparer la tumeur en arrière par le même moyen.

Procédé de M. J. Cloquet (fig. 5). Celui-ci se compose uniquement de la ligature. Pour détruire une moitié latérale de la langue, M. Cloquet pratiqua une petite incision au-dessus de l'os hyoïde, et plongea, par cette ouverture, une aiguille courbe portée à l'extrémité d'un manche et percée d'un chas près de sa pointe. L'instrument, dirigé convenablement, vint ressortir au milieu de la base de la langue; deux fils furent passés dans le chas, et l'aiguille retirée suivant le premier trajet parcouru, ramenant les fils, dont une extrémité sortait par la plaie et l'autre par la bouche. L'aiguille, introduite de nouveau par la plaie, ressortit vers le frein, et ramena les deux extrémités des fils pendantes au-dehors. Les quatre chefs étant amenés à l'extérieur, une anse externe circonscrivit la tumeur en arrière et sur le côté, tandis qu'une anse antéro-postérieure, engagée dans une petite incision que fit l'opérateur pour lui tracer une voie, détermina la striction longitudinale.

Procédé de M. Mirault d'Angers. Pratiquer préalablement sur la ligne médiane une incision étendue de deux centimètres en arrière du menton jusqu'à l'os hyoïde, en pénétrant jusqu'à l'intervalle celluleux des muscles génio-hyoïdiens; puis, avec une pince garnie d'agaric, faisant tirer fortement la langue hors de la bouche, introduire au travers de la plaie une grande aiguille courbe, garnie d'un fil qui vient traverser la base de la langue sur la ligne médiane, faire sortir l'aiguille par la bouche, et s'en servir pour pointer en arrière du mal sur l'un des bords de la langue, et ressortir par la plaie sous-hyoïdienne, où les deux chefs sont serrés à l'aide d'un serre-nœud. Pratiqué de cette manière, en ne formant qu'une anse postérieure qui interrompt seulement la circulation directe par les ramifications vasculaires longitudinales, le procédé de M. Mirault a permis à son auteur d'obtenir l'atrophie sans sphacèle d'une portion malade de la langue, la portion étreinte continuant de vivre par les anastomoses avec la moitié saine. Mais, dans un cas où toute la partie antérieure de la langue était malade et nécessitait une ablation, il a pu déterminer d'abord le sphacèle de la moitié gauche, et, neuf jours après, la section des chairs ayant déterminé la chute de cette première ligature, recommencer l'opération avec le même succès sur la moitié droite.

Reste à indiquer le procédé proposé par M. *Maingault*, et qui nous paraît fort rationnel. Pour éviter de pratiquer une plaie extérieure, l'auteur indique de passer l'aiguille au travers de la bouche (fig. 4). Si l'on voulait déterminer le sphacèle, une seule ponction permettrait de faire au besoin deux ligatures en garnissant l'aiguille d'un double fil. Nous n'insisterons pas sur cette opération, qui est suffisamment détaillée dans l'explication de la planche 23.

Appréciation. En résumé, de deux choses l'une : ou la maladie de la langue peut se guérir par l'atrophie, et alors on doit préférer la ligature par le procédé de M. Mirault, ou mieux celui de M. Maingault, s'il est praticable; ou la maladie de la langue, absolument incurable, nécessite une ablation, et, dans ce cas, puisque, par expérience, l'hémorrhagie est peu redoutée, l'excision beaucoup plus prompte, moins douloureuse, et qui donne une plaie saignante, dont la cicatrisation est rapide, est de beaucoup préférable à la ligature.

DIVISION DU VOILE DU PALAIS.

Anatomie chirurgicale. La division anormale du voile du palais, est presque toujours congéniale et rarement acquise. Celle-ci, résultat d'une lésion traumatique avec ou sans perte de substance, peut offrir toute espèce de variétés quant à sa forme ou à son siège; mais la division congéniale, provenant de l'absence de réunion, à l'état embryonnaire, affecte une disposition régulière; elle se présente sous trois formes. 1. *Divison simple* ou *dermo-musculaire*. Dans cette variété qui n'occupe que le voile du palais, et où la voûte osseuse palatine n'est point intéressée, la scissure ordinairement médiane, et sans perte de substance, gêne les mouvemens de déglutition et l'articulation de la parole, qui prend un timbre nasal. A l'examen, elle se présente sous la forme d'une fente verticale en ogive. 2. *Division incomplète de la voûte palatine.* Dans celle-ci, à la division du voile du palais, s'ajoute l'écartement du squelette, soit qu'il se borne au plancher des os palatins, soit qu'il envahisse plus ou moins sur la portion des os maxillaires, où il se termine par un angle mousse. 3. *Division complète de la voûte palatine.* Dans ce dernier cas, la scissure des os et des parties molles, est complète d'arrière en avant dans toute la longueur de la voûte palatine. Ordinairement même elle s'étend aussi à la lèvre supérieure, en sorte qu'un même cas peut réclamer deux opérations différentes, en avant le bec-de-lièvre, en arrière la staphyloraphie, qui se transforme en staphyloplastique et uranoplastique dans le cas de perte de substance.

STAPHYLORAPHIE. (Pl. 22.)

Historique. Quoique la division de la voûte palatine ait été connue de tout temps, ce n'est pourtant qu'à une époque toute récente que l'on s'est occupé sérieusement de la guérir, par une opération. Au rapport de Robert dans ses mémoires (1764), Le Monnier, dentiste français, aurait opéré un enfant qui avait le palais fendu, depuis le voile jusqu'aux dents incisives, et, pour réunir les deux bords de la fente, il y aurait pratiqué plusieurs points de suture, et les aurait rafraîchis avec l'instrument tranchant; sauf un abcès qui survint, le petit malade guérit parfaitement. Toutefois cette première tentative paraît être restée complètement dans l'oubli. Il en est de même d'un essai tenté sur le cadavre, par M. Colombe en 1813, et qui ne fut point appliqué sur le vivant. M. Græfe (1817) est le premier qui ait publié un fait d'opération, mais sans réussite. C'est donc à M. Roux, qu'appartient en réalité, l'honneur d'une application qui équivaut à une découverte. Son premier opéré (1819) fut un jeune médecin anglais, M. Stephenson, qui a donné lui-même, quatre ans après, dans une thèse soutenue à Londres, la relation de l'opération qu'il avait subie, et de la parfaite guérison qui s'en était suivie. Depuis, la staphyloraphie a été pratiquée, avec un égal succès, par un grand nombre de chirurgiens. En Angleterre M. Alcock, en Allemagne MM. Dieffenbach, Hruby, Ebel, Schwerdt, etc.; en Amérique MM. Smith, Hosack, Stevens, Warren, etc.; en France MM. Caillot de Strasbourg, J. Cloquet, Morisseau, Boufils, A. Bérard, A. Thierry, Velpeau et principalement M. Roux lui-même, qui compte près de cent cas d'opérations.

Considérée en elle-même, la staphyloraphie est une opération plutôt délicate que difficile pour le chirurgien, plus fatigante que douloureuse pour le malade, longue et laborieuse pour tous les deux. En raison de la situation, des usages et de la vive sensibilité du voile du palais, les manœuvres sont souvent interrompues par les spasmes, l'envie de vomir, le besoin de respirer ou de cracher, etc., toutes circonstances inévitables, qui exigent la plus grande docilité de la part du malade, et ont fait établir le précepte de n'opérer qu'à l'âge de raison.

Dans les efforts tentés par les divers chirurgiens, des modifications nombreuses ont été apportées à la méthode originale, et dans le mode opératoire, et dans l'appareil instrumental. (Pl. 22 bis.)

Généralités de l'opération. L'objet de la staphyloraphie, est de guérir la division anormale en faisant cicatriser ses bords rendus saignans, et réunis par des sutures. L'opération se compose de trois temps : l'avivement des bords, les ponctions pour le passage des fils, et la ligature.

1° *Avivement.* On a essayé, en Allemagne, d'obtenir l'avivement par la cautérisation avec les acides concentrés, ou la potasse caustique (Græfe); la teinture de cantharides, le nitrate d'argent ou le cautère actuel (Ebel, Wernecke, Donigès); il est inutile de dire que ces tentatives n'ont eu qu'un médiocre succès. La cautérisation, très longue, douloureuse, inégale et peu sûre dans son action, est complètement rejetée. L'excision, qui lui est bien préférable, a prévalu. La manière de pratiquer l'excision varie beaucoup dans les divers procédés. Quelques chirurgiens saisissent le bord avec des instrumens particuliers, tels que : le ténaculum de M. Hruby, les pinces de M. Græfe et de M. Lisfranc, etc.; la pince à anneaux ou la pince à dents de souris sont plus usitées. La section se pratique, soit avec des ciseaux coudés (M. Roux), soit avec le bistouri droit boutonné (M. Roux), ou le bistouri simple (M. Bérard).

2° *Ponction pour le passage des fils.* Suivant l'étendue de la division, on pose de une à quatre ou cinq ligatures; le nombre trois est le plus ordinaire. Ce temps de l'opération est celui qui offre le plus de difficultés, et par conséquent celui pour lequel on a imaginé le plus de moyens. Ou bien l'instrument principal est une petite aiguille courbe portée à l'extrémité d'un manche (MM. Roux, Græfe, Dieffenbach, etc., voy. pl. 22 *bis*), ou bien, par divers mécanismes, la pointe de l'aiguille s'adapte à l'extrémité d'une pince (n°s 11 à 18, pl. 22 *bis*); quelques instrumens, en particulier celui de M. de Pierris, pratiquent la perforation d'un seul coup. Enfin, M. Leroy d'Étiolles a inventé un instrument qui opère d'un seul coup les trois ponctions, et pratique l'avivement avec un couteau qui fait partie de son mécanisme.

3° *Ligature.* L'action de serrer le nœud dans la ligature est pratiquée tout simplement avec les doigts par plusieurs chirurgiens (fig. 6), de même que pour la ligature des artères; mais comme cette manœuvre, à la profondeur du voile du palais, n'est pas sans quelque difficulté, pour agir avec certitude en voyant ce que l'on fait, il n'est pas surprenant que nombre de chirurgiens aient multiplié les instrumens dans cet objet. Nous renvoyons à la planche 22 *bis* pour prendre connaissance des différens serre-nœuds, dont le plus simple est incontestablement celui de M. Loudot.

MANUEL OPÉRATOIRE.

PROCÉDÉ DE M. ROUX. (fig. 1, 2, 3). *Appareil.* Il se compose des objets suivans : 1° trois rubans à ligature formés de deux à trois fils cirés; 2° six petites aiguilles courbes que l'on enfile avec les ligatures à chaque extrémité; 3° le porte-aiguille; 4° les pinces à pansement; 5° un bistouri droit boutonné, et 6° les ciseaux coudés de M. Roux.

1er *temps. Pose des ligatures.* Le malade assis en face du jour, la tête renversée en arrière sur la poitrine d'un aide, la bouche largement ouverte, de manière à bien éclairer la voûte palatine, et fixée dans cette position par un morceau de liége ou un spéculum oris, si l'on a à craindre l'indocilité du malade. Le chirurgien placé en face saisit, avec la pince à anneaux tenue de la main gauche, la lèvre droite de la division, et de la main droite qui tient le porte-aiguille tout armé, introduit dans la cavité du pharynx, derrière la pince à anneaux, la pointe de l'aiguille adaptée à gauche du manche, et dont la concavité est antérieure. L'instrument étant en présence, l'opérateur attend un peu que le spasme déterminé par la manœuvre soit calmé; puis, saisissant un moment de tranquillité, il traverse le voile du palais d'arrière en avant, à six ou huit millimètres de distance du bord libre postérieur et de celui de la division. Lorsque l'aiguille est engagée jusqu'à son talon, il la saisit avec les pinces à anneaux, la fait lâcher par le porte-aiguille, et l'amène dans l'intérieur de la bouche avec l'extrémité de la ligature dont elle est enfilée. La première perforation effectuée, on laisse quelques instans de repos au malade pour lui permettre de respirer à l'aise, de fermer la bouche et de cracher. Puis on recommence la même manœuvre sur la lèvre gauche de la division, la seconde aiguille étant prise par les mors à droite de la tige. La seconde perforation effectuée à travers le côté gauche du voile du palais, on amène en dehors les deux chefs de la ligature qu'on laisse pendre provisoirement sur les commissures labiales. Après avoir mis en place la ligature postérieure, qui doit toujours être posée la première, vu que c'est elle qui détermine la continuité du bord libre du voile du palais, on place ensuite pour seconde ligature, la plus antérieure, celle du milieu devant être posée la dernière.

2e *temps. Excision.* Avant d'y procéder, il convient d'écarter en bas et en arrière, dans le pharynx, avec le doigt ou la pince à anneaux, les trois anses de ligatures pour éviter de les couper. Cette précaution prise, on saisit de nouveau et on tend avec la pince à anneaux le bord gauche de la division; on en commence l'avivement avec les ciseaux coudés; puis avec le bistouri droit boutonné, agissant en dehors des pinces, en quatrième position, le tranchant en haut et contre soi, on termine la section en sciant de bas en haut et d'arrière en avant, de manière à n'enlever qu'un à deux millimètres du bord libre, et on prolonge la section jusqu'à trois ou quatre millimètres en avant de l'angle de la division. La même manœuvre, recommencée du côté droit, a pour résultat de donner deux bords saignans, réunis en avant à angle très aigu.

3e *temps. Striction du nœud* (fig. 6). M. Roux pratique ce temps opératoire avec les doigts. La ligature postérieure est serrée la première. Quand le premier nœud est formé, avant de lâcher, il le fait saisir par un aide avec les pinces à anneaux pour empêcher qu'il ne se desserre en attendant que le second nœud soit formé. La ligature antérieure, puis la médiane, sont pratiquées de la même manière, en ayant soin, pour les trois, de les serrer un peu plus qu'il n'est nécessaire pour l'affrontement régulier, afin que, dans leur intervalle, les bords soient suffisamment en contact. Il ne reste plus qu'à couper l'extrémité des fils près des nœuds.

L'opération terminée, il n'y aucun pansement à faire, seulement le malade doit rester tranquille, la bouche fermée, garder le silence le plus absolu, ne prendre aucun aliment solide et à peine des boissons à de rares intervalles; éviter de rire, tousser, éternuer, cracher, en un mot prévenir tout mouvement quelconque du voile du palais, même pour avaler sa salive, qu'il doit seulement conduire avec la langue pour la recevoir sur un linge entre les dents. Du troisième au quatrième jour, on peut enlever les deux ligatures antérieures en coupant le nœud et retirant les fils avec beaucoup de précautions. Il est prudent de laisser en place la ligature postérieure, un, deux ou trois jours de plus. Après la section du nœud, si l'anse du fil ne glisse pas aisément d'elle-même, il vaut mieux attendre au lendemain que de causer une traction qui ferait rompre la cicatrice encore sans résistance. Il n'est pas rare, surtout quand la scissure intéresse la voûte palatine, que l'angle antérieur reste béant et prenne un aspect fongueux. Pour en hâter la cicatrisation, on a recours à la cautérisation, soit avec la pierre infernale (M. Roux) ou avec le nitrate acide de mercure (M. J. Cloquet).

Tel est en détail le procédé original de staphyloraphie, celui de tous qui, dans les mains de son auteur, a été le plus employé. Toutefois, malgré les succès qu'en a obtenus M. Roux, on lui reproche certaines imperfections qui ne sont dissimulées que par l'habileté de l'opérateur : 1° Quant à la pose des ligatures, pour que le rapprochement des deux lèvres soit régulier dans toute la longueur des deux lèvres de la division, il est essentiel que les deux perforations d'une même suture soient placées exactement sur le même plan, et que les intervalles des sutures soient à-peu-près égaux. Il n'est pas moins important que les distances des bords libres ne soient ni trop grandes, ce qui rendrait le rapprochement difficile, ni trop petites, ce qui pourrait être suivi de la section des chairs. Mais on conçoit que ces conditions impérieuses ne puissent pas être habituellement remplies par tout opérateur avec un procédé où le chirurgien ne peut voir la pointe de l'aiguille, la perforation se pratiquant d'arrière en avant. 2° En ce qui concerne l'avivement des bords de la division, il est difficile de tendre régulièrement la lèvre mobile et d'en pratiquer, aussi près du bord, la section nette dans toute sa longueur, surtout en agissant d'arrière en avant. C'est à remédier plus ou moins à ces inconvéniens que tendent les autres procédés.

Procédé de M. A. Bérard (fig. 2 et 5). L'appareil diffère en ce que l'auteur fixe le voile du palais avec la pince à dents de souris, et se sert de la pince à pansemens en guise de porte-aiguille. Les aiguilles elles-mêmes, longues de douze à quinze millimètres sur deux millimètres de largeur, n'ont qu'une courbure peu prononcée; leur talon, percé d'un chas, est épais d'un demi-millimètre, pour en rendre la fixation plus solide entre les mors de la pince. Enfin, la section se pratique avec le bistouri droit.

Deux modifications principales caractérisent le procédé de M. Bérard : 1° La perforation du voile musculo-membraneux se fait d'avant en arrière ou de la cavité de la bouche vers celle du pharynx, ce qui permet au chirurgien de voir et de choisir à volonté le point sur lequel il présente la pointe de l'aiguille; 2° l'avivement pratiqué avec le bistouri doit s'opérer d'avant en arrière, ou, si l'on veut, de l'angle de la division vers le bord libre du voile du palais. Pour la manœuvre, le bord gauche de la division étant saisi de la main gauche avec la pince denticulée, de la main droite, il porte la pince à pansemens, armée de son aiguille, dont la concavité regarde le bord libre de la division. La perforation pratiquée, avec la pince qui fixait le bord membraneux, il va saisir en arrière et en dedans la pointe de l'aiguille que la courbure fait apercevoir au travers de la fente palatine. Cette aiguille, étant amenée au dehors avec le fil qu'elle entraîne, les deux chefs sont laissés provisoirement pendans sur la lèvre inférieure. La même manœuvre est recommencée de l'autre côté en regard; cette seconde aiguille entraîne une anse de fil qui va recevoir un usage particulier. Dès que l'aiguille en est détachée, on passe dans cette anse le chef postérieur ou pharyngien de la ligature; puis, en tirant sur l'anse de fil pour la rappeler dans la bouche, elle entraîne avec elle le chef auquel elle fait franchir la petite plaie d'arrière en avant. La première ligature mise en place, les autres sont posées de la même manière.

L'avivement constitue aussi une autre manœuvre; le bord membraneux étant saisi de nouveau avec la pince à dents de souris soit de la main gauche soit de la main droite, l'emploi du bistouri exigeant que le chirurgien soit ambidextre, suivant le côté sur lequel il opère, l'instrument tranchant tenu comme une plume à écrire, est porté dans la bouche le dos tourné vers la voûte palatine, et plongé, en piquant, à deux ou trois millimètres en avant de l'angle de la division. La section se continue par une pression légère en sciant obliquement de manière à diviser d'un seul coup les parties molles; pour l'autre côté, l'avivement est commencé par une nouvelle ponction au voisinage de la première, de sorte que, quand cette seconde section est pratiquée, les deux petites cordelettes charnues qui constituent les lambeaux adhèrent encore l'une à l'autre en avant. Il ne reste plus qu'à opérer nettement avec le bistouri la section angulaire elle-même, en fixant les deux lambeaux entre les mors de la pince pour qu'ils ne tombent pas dans le pharynx.

Le *Procédé de M. Velpeau,* décrit par son auteur, ne diffère sensiblement de celui que nous venons de décrire que par le renversement des deux premiers temps opératoires, l'auteur préférant commencer par l'avivement avant de poser les ligatures.

Modifications apportées par les instrumens aux divers modes opératoires. Nous avons vu qu'en raison de la difficulté d'agir dans la cavité de la bouche à six ou huit centimètres de profondeur, malgré tous les obstacles que présentent les mouvemens inconsidérés du malade, les contractions spasmodiques du voile du palais, la présence de divers liquides, les efforts d'expuition, de déglutition, de toux ou de vomissemens, etc., nombre de chirurgiens ont imaginé des instrumens très variés pour faciliter les divers temps opératoires. Tout en reconnaissant le principe chirurgical si sage de n'agir, autant qu'on le peut, qu'avec la main, on doit reconnaître néanmoins qu'il est des cas où l'action des instrumens est indispensable; et, pour la staphyloraphie en particulier, puisque cette nécessité est admise, on ne nous saura pas mauvais gré de faire connaître un certain nombre de mécanismes très ingénieux, dont quelques-uns ont déjà reçu leur application avec succès, et dont plusieurs autres, encore tous récens, présentent assez de probabilité de réussite pour mériter d'être essayés.

Dans la plupart des instrumens imaginés pour le passage des

fils, les auteurs ont suivi la première impulsion donnée par M. Roux, c'est-à-dire que la perforation se fait d'arrière en avant. Telles sont les aiguilles de MM. Donigès, Schwerdt et Guyot. Telle est aussi l'aiguille à pointe mobile de M. Bourgougnon. Les pinces aiguilles sont construites de manière à pouvoir servir également dans les deux sens, mais préférablement d'avant en arrière, que d'arrière en avant. Sous ce rapport, ce genre d'instrument très simple, en particulier celui de M. Sotteau, où la pointe mobile de l'aiguille s'échange, après la perforation, d'une branche à l'autre, est assurément l'un des mécanismes les plus prompts et les plus sûrs dans leur effet. M. Bourgougnon, en imaginant une aiguille qui saisit le voile membraneux, perfore et amène le fil d'un seul coup, a rendu un véritable service. Perfectionnée par M. de Pierris, cette aiguille (pl. 22 *bis*, fig. 20) et celle de M. Fauraytier, sont incontestablement les meilleurs des instrumens, et aussi des moyens de perforation, et peuvent recevoir dans tous les cas analogues d'heureuses applications. Enfin, M. Leroy d'Étiolles, en combinant un mécanisme qui pratique d'un seul coup les trois perforations d'après le système de M. de Pierris, et opère l'avivement d'un second coup, a paru d'abord vouloir trop exiger d'un instrument; déjà pourtant les deux modèles que nous avons figuré (pl. 22 *bis*, fig. 21 et 22) remplissaient assez convenablement leur destination; mais depuis, il nous en a montré un troisième qui nous semble ne rien laisser à désirer.

Quant à la striction, les serre-nœuds de MM. Græfe, Colombat et Donigès ne nous paraissent pas apporter un secours assez efficace pour qu'on ne soit autorisé à leur préférer les doigts. Celui de M. Guyot (pl. 22 *bis*, fig. 29), qui saisit le nœud et aide à le serrer, mérite une mention particulière. Il se compose, 1° d'une canule creuse terminée à une extrémité par deux ailerons creusés de gouttières latérales pour faire glisser les fils, et offrant à l'autre extrémité un piston que l'on fait mouvoir avec le pouce; 2° d'une tige renfermée dans la canule, dont le piston la chasse à son extrémité libre. Cette tige forme deux mors, dont un petit, mobile, s'applique sur l'autre, et saisit le nœud en se dégageant de la canule. Pour se servir de l'instrument dès qu'un premier nœud est fait, on le saisit entre les pinces de la tige, et dégageant cette dernière, on serre le nœud en faisant glisser les fils sur les ailerons de la canule. On fait ensuite au dehors le second nœud que l'on serre de la même manière. Enfin, l'instrument le plus simple et le plus expéditif est celui de M. Loudot (pl. 22 *bis*, fig 30). Ce n'est autre qu'un serre-nœud aiguillé que l'on glisse sur l'un des chefs du fil, après avoir fait un nœud lâche qui se trouve serré de lui-même par l'approche du stylet.

Appréciation. La staphyloraphie est une des conquêtes chirurgicales les plus importantes de notre époque. Opérée dans de bonnes conditions, c'est-à-dire sur des tissus sains et chez des sujets de quinze à quarante ans, dociles et qui la réclament, en général elle réussit très bien. Toutefois, il faut avouer qu'elle offre parfois des dangers sans que l'on puisse toujours prévoir dans quelles circonstances elle échouera. Plusieurs malades, même de ceux de M. Roux, en sont morts. Chez un certain nombre, et le même accident est arrivé à plusieurs chirurgiens, la réunion n'a pas eu lieu. M. Velpeau cite, en particulier, un malade de l'Hôtel-Dieu qui l'a subi cinq fois sans succès. C'est assez dire que le chirurgien doit être circonspect pour opérer des sujets doués d'une vive irritabilité ou atteints de quelque vice dyscrasique. Quant au choix du procédé opératoire, comme la précision et la régularité de l'avivement et des points de suture sont des conditions importantes au succès, dans une opération aussi nouvelle, et qui n'a point encore essayé toutes ses chances, il nous paraît tout-à-fait convenable de préférer les procédés, même tout récens, qui simplifient la manœuvre, et donnent les meilleurs résultats. Ainsi, nous conseillons d'aviver préférablement d'avant en arrière, et de perforer toujours de la cavité de la bouche vers le pharynx, ce qui revient à conseiller l'emploi des aiguilles de MM. de Pierris et Fauraytier. Quant à la striction du nœud, quoiqu'elle se fasse très bien avec les doigts, nous trouvons plus expéditif et plus sûr de la pratiquer avec l'un des serre-nœuds dont nous avons parlé plus haut.

STRAPHYLOPLASTIQUE.

Dans le cas où une perte de substance trop considérable rend impossible le rapprochement des deux bords, il est indispensable de trouver un moyen quelconque d'allongement des parties molles. C'est à cette indication que répondent trois procédés, 1° M. *Roux*, pour obtenir un allongement, se contente de rendre le voile membraneux plus mobile par une section transversale de chaque côté le long du bord postérieur des os palatins. 2° M. *Bonfils*, appliquant la méthode indienne, taille de chaque côté sous la voûte palatine un lambeau d'une forme et d'une étendue convenables, qu'il dissèque d'avant en arrière, et renverse sur son pédicule pour l'appliquer sur la solution de continuité dont il avive les bords, et où il le fixe par la suture. 3° Mieux inspiré M. *Dieffenbach* (pl. 23, fig. 11), imitant la méthode de Celse, pratique parallèlement et de chaque côté de la division, à huit ou dix millimètres de ses bords, une incision longitudinale, étendue suivant une longueur en rapport avec celle de la perte de substance de la voûte palatine, jusque sur le voile du palais, dissèque au besoin, en dessous, sur le côté interne de l'incision, pour rendre l'allongement plus facile, avive les bords de la division, et pouvant alors les affronter, les fixe, comme à l'ordinaire, par des sutures. Ce procédé, qui répond à tous les cas, est préférable aux deux autres, en ce que, sans changer les rapports des partis, il permet la réunion, lors même que la fente palatine se prolonge assez loin en avant.

URANO-PLASTIQUE.

Pour remédier à l'écartement de la voûte palatine, deux procédés ont été mis en usage : 1° dans le procédé de M. *Roux*, qui est la contre-partie de celui de Dieffenbach, indiqué ci-dessus, les bords étant avivés et les ligatures posées, leurs chefs pendans au dehors, avec deux petits couteaux à lames recourbées, un pour chaque côté, qui peuvent être remplacés par l'uranotome à deux tranchans de M. Dieffenbach (pl. 23, fig. 2), l'opérateur détache en dessous la membrane palatine de la surface osseuse, de manière à pouvoir rapprocher les bords par l'allongement des tissus. 2° Dans un autre cas M. *Krimer* aurait taillé de chaque côté, parallèlement aux lèvres de la division, un petit lambeau rectangulaire à trois côtés, puis les isolant par dissection jusqu'auprès du bord libre, il les aurait renversés l'un vers l'autre pour les réunir sur le plan moyen par des sutures, et la guérison s'en serait suivie.

TUMEURS DE LA VOUTE PALATINE.

Des tumeurs de diverse nature peuvent se rencontrer à la voûte du palais. En raison de l'adhérence intime du tissu vasculaire sous-muqueux avec le périoste, et de la pression continuelle de la langue contre la voûte palatine, les abcès s'ouvrent ordinairement d'eux-mêmes avant d'avoir opéré un décollement un peu étendu. En tout cas, il suffit d'une légère piqûre pour en procurer l'évacuation. On a vu quelquefois ces abcès renfermer des concrétions calcaires. Kruger dit avoir extrait l'un de ces corps étrangers. Quant aux dégénérescences qui se rencontrent à la voûte palatine, il s'en trouve de diverses sortes. M. Guyot a enlevé dans cette région des tumeurs cancéreuses, et M. Velpeau des tumeurs fibreuses adhérentes aux os. Il n'est pas rare aussi d'y observer de petits fongus. La proximité de la surface osseuse rend le procédé d'extirpation très facile. La bouche étant ouverte et la langue déprimée avec un abaisseur ou une spatule, la tumeur est saisie avec une airigne ou une pince de Museux, et disséquée avec soin sur le périoste. L'ablation terminée, pour arrêter l'hémorrhagie, et plutôt encore dans la crainte de récidive, il est prudent de cautériser les racines avec le fer chaud.

OPÉRATIONS QUI SE PRATIQUENT SUR LA LUETTE.

L'accroissement de volume de la luette, soit par œdème chronique, hypertrophie ou dégénérescence, est une affection assez commune et tellement gênante pour la déglutition et la respiration, qu'elle rend indispensable le secours de la médecine opératoire. Ces divers états se traitent par la cautérisation, la ligature et l'excision.

Cautérisation. On a renoncé avec raison, depuis longtemps, à l'emploi des caustiques usités chez les anciens, et dont l'application, en pareil lieu, aurait les plus grands dangers. Les astringens et les styptiques, employés par les Arabes, outre la difficulté d'en faire usage, seraient sans efficacité; le seul moyen de ce genre conservé, est la cautérisation avec le nitrate d'argent dans les inflammations de mauvaise nature avec flaccidité des tissus. MM. Velpeau et Toirac l'ont employée avec avantage. Mais, pour s'en servir sans que le nitrate d'argent porte ailleurs son action, nous conseillerions de saisir d'abord la luette, de l'amener dans la bouche, et, après avoir fait agir le caustique, de laver et absterger la partie malade avant de la laisser revenir en son lieu.

Ligature. Fréquemment usitée à la renaissance et pendant le dix-septième siècle, la ligature se pratiquait avec un fil métallique, à l'aide de divers instrumens. Vivement blâmée par Dionis, cette méthode, depuis plus d'un siècle, est complètement abandonnée en faveur de l'excision, beaucoup plus prompte et plus sûre.

Excision. Cette opération est l'une des plus anciennement connues. Hippocrate la décrit, Celse, Galien et tous les chirurgiens romains en font usage. Déjà même à cette époque, Paul d'Égine fait mention de plusieurs instrumens particuliers à cet objet. Depuis, chez les Arabes et au moyen âge, les chirurgiens mettent à inventer, pour cette légère opération, une prétention puérile portée si loin, qu'il en est à peine un petit nombre qui n'aient, à cet effet, un appareil qui lui soit propre. Guy de Chauliac, le premier, revient à un procédé raisonnable en n'employant, pour saisir la luette, que des pinces ou une airigne, et, pour la couper, que le bistouri et les ciseaux. Ce dernier instrument a prévalu généralement, mais sa forme a été singulièrement modifiée. De tant de variétés, il ne reste que les ciseaux à pointes mousses de Richter, et les ciseaux de Percy, dont une branche, terminée par un petit prolongement coudé à angle droit, empêche que la luette, une fois saisie, ne puisse s'échapper avant la section. Enfin, ce n'est que pour les mentionner que nous nommons les staphylotomes encore tout récemment imaginés par MM. Rousseau et Bennati. Du choix de tous les chirurgiens, l'appareil instrumental ne se compose que d'une pince pour saisir, soit la pince à anneaux, celle à dents de souris, ou une petite airigine de Museux, et de ciseaux courbes sur le plat pour opérer la section.

Procédé opératoire (pl. 23, fig. 6). Le malade étant assis en face du jour, la tête renversée sur la poitrine d'un aide, les arcades dentaires écartées ou non par les mors d'un spéculum, ou avec un morceau de liége, suivant que la tenue du malade peut faire juger cette précaution nécessaire ou inutile : saisir la luette malade, suivant son volume, avec la pince à polype ou à dents de souris, l'attirer en avant dans la bouche, de manière à la tendre pour l'écarter de la paroi du pharynx; puis, l'engageant entre les mors des ciseaux courbes, offerts la convexité en haut, l'exciser d'un seul coup en élevant le poignet pour pratiquer une section régulière, en prenant garde d'entamer à gauche le voile du palais. Nous ne croyons pas devoir insister sur l'inclinaison à donner à la luette; à droite, suivant les uns, à gauche, suivant les autres, pour faciliter la section, la forme et le volume de la petite tumeur pouvant exiger, suivant le cas, certaines modifications. L'essentiel est que les mors des ciseaux se présentent sur un plan bien horizontal. L'opération terminée, il n'y aucun pansement à faire. C'est par erreur que Braun accuse l'excision de la luette de causer la mutité, et que Wedel regarde sa soustraction comme facilitant le passage des alimens et des boissons dans les fosses nasales; l'expérience journalière dément ces assertions.

OPÉRATIONS QUI SE PRATIQUENT SUR LES AMYGDALES.

Deux genres d'opérations se pratiquent sur les amygdales : l'incision pour les abcès, et l'excision ou l'ablation dans les cas d'hypertrophie ou de dégénérescence.

ABCÈS DES AMYGDALES.

La collection purulente dans l'épaisseur de l'amygdale est une des terminaisons communes de l'angine tonsillaire. Ici, comme dans tant d'autres cas, la chirurgie a inventé bien mal-à-propos, pour donner issue au pus, un grand nombre d'instrumens complétement inutiles. Hippocrate avait recours à une longue tige acérée qui a subi diverses transformations, parmi lesquelles sont le bistouri de Lanfranc, celui en bec d'oiseau de J. de Vigo, la sagittelle d'Herculanus, la lancette de Roger de Parme, les pharyngotomes de J.-L. Petit et de Jourdain, etc. Aujourd'hui, on se contente, avec raison, d'un bistouri droit garni de linge jusqu'à un centimètre de sa pointe. La bouche étant ouverte, comme il a été dit précédemment, on s'assure, en tâtant avec le sommet de l'indicateur gauche, du point où la fluctuation se fait sentir, et on y enfonce la pointe du bistouri, à laquelle l'ongle du doigt sert de guide. Aucun soin n'est exigé après l'évacuation du pus.

HYPERTROPHIE ET DÉGÉNÉRESCENCE DES AMYGDALES.

L'hypertrophie simple de l'amygdale survient fréquemment à la suite des inflammations chroniques, et se présente alors sous la forme d'une tumeur oblongue de plusieurs centimètres d'étendue dans ses différens diamètres, qui tend de plus en plus chaque jour à obstruer l'isthme du gosier et la cavité du pharynx, et gène extrêmement la respiration et la déglutition. Le cancer, en ce point, est une affection moins commune, mais qui se rencontre néanmoins, malgré l'assertion contraire de M. Bayle. M. Velpeau déclare que tous ceux qu'il a rencontrés étaient de nature encéphaloïde; mais cette altération n'est pas la seule, et le tissu hypertrophié, toujours très vasculaire, prend souvent le caractère d'un tissu fongueux et érectile.

Divers moyens ont été employés contre ces maladies : les scarifications, la cautérisation, la ligature, l'excision et l'extirpation.

Scarifications. Employées dès la plus haute antiquité, on les trouve vantées par Asclépiade, Celse et Paul d'Égine, et par la plupart des chirurgiens du moyen âge. Considéré en lui-même, ce moyen n'est que palliatif, et ne convient que pour produire un dégorgement dans certains cas où on peut croire qu'il n'existe qu'une turgescence causée par les fluides, sans altération de tissus. C'est dans ce sens que l'on s'explique les succès qu'en auraient obtenu Heister et Maurain, et qu'elles ont été recommandées tout récemment par quelques chirurgiens.

Cautérisation. L'idée de faire servir ce moyen à la destruction de l'amygdale n'a pu venir qu'à une époque peu avancée, où la chirurgie redoutait encore l'application, dans les cavités, de l'instrument tranchant. L'Arabe Mésué, le premier, porta le cautère actuel sur les tonsilles, et son exemple a été suivi par Mercatus, Marc-Aurèle Séverin, et divers autres qui, dans de fausses idées théoriques, variaient le métal dont était formé le cautère. Wiseman substitua au cautère l'emploi des escarrotiques; mais le peu d'efficacité de ces substances, qui, sans détruire, ne font qu'ajouter une nouvelle cause d'irritation, en a fait abandonner l'emploi. On s'est servi également de divers caustiques; le nitrate d'argent est le seul dont on fasse encore usage, mais non plus pour désorganiser. Dans le siècle dernier, Morand s'en était servi en guise de cathérétique dans les cas d'induration commençante. Dans ces derniers temps, MM. Perroneaux, Roger, F. Hatin, Bretonneau, Toirac et Velpeau l'ont employé avec succès dans les angines aiguës de mauvais caractère.

Ligature (pl. 23, fig. 5). Ce procédé paraît avoir été le plus généralement adopté au moyen âge, à une époque où la principale préoccupation du chirurgien était d'éviter l'hémorrhagie. Guillemeau, le premier, nous a légué une pince serre-nœud, très ingénieuse, imaginée à cet effet. Fabrice de Hilden, dans le même but, employait un anneau cannelé servant de porte-ligature, qui a été reproduit par M. Smith. Cheselden, partisan de la ligature, l'appliquait simplement avec une sonde, si la tumeur était pédiculée, mais, dans le cas où elle avait une large base, il la traversait préalablement au milieu avec une aiguille courbe garnie d'un double fil, de manière à pouvoir en lier ensuite séparément les deux moitiés. Cette idée, dont la reproduction récente forme la base de la méthode générale de M. Mayor de Lausanne, a été suivie avec succès dans le siècle dernier par Sharp, Levret, et en particulier Lecat, qui se servait de fils de couleurs différentes, de manière à ne pas pouvoir se tromper dans l'emploi des chefs en liant. Depuis, la ligature a continué d'être pratiquée. B. Bell employait une canule introduite par la fosse nasale correspondante, et portant à son extrémité l'anse d'un fil d'argent ou d'une corde à boyau, dans laquelle il engageait la tumeur par la bouche, se servant ensuite de la canule comme d'un serre-nœud. Desault opérait par la bouche en saisissant la tumeur avec une airigne double qui servait de conducteur à l'anse d'un fil de chanvre. Tous ces moyens, et tant d'autres qu'il serait trop long d'énumérer, remplissent également bien l'indication. La difficulté, ici, n'est pas de savoir comment pratiquer la ligature qui se fait, au contraire, assez aisément, mais bien de juger la valeur du procédé en lui-même. Malgré le grand nombre de chirurgiens distingués qui l'ont employée, et les éloges qu'en ont faits encore récemment MM. Physick et C. Bell, on s'accorde généralement aujourd'hui à rejeter cette opération dans un point où la coïncidence du siége anatomique, avec l'extrême sensibilité des tissus, peut déterminer, pendant un long temps, des accidens nerveux, des efforts de vomissemens ou des menaces de suffocation.

Excision. *Historique, appareil instrumental.* L'excision partielle était déjà pratiquée par les anciens. Aétius établit en précepte de n'enlever que la partie proéminente, et blâme l'extirpation totale, qui pourtant avait déjà été pratiquée avant lui. Rhasès et les autres chirurgiens arabes, toujours timides dans les opérations sanglantes, se rangent au précepte des excisions partielles. Déjà, dans ces temps reculés, divers instrumens sont employés; les anciens possédaient un ancylotome dont les mécanismes les plus récens ne sont qu'une imitation perfectionnée. Mésué, simplifiant le procédé, se servait d'une airigne double et d'un bistouri courbe. Wiseman pratiquait d'abord une ligature, et se servait du fil pour attirer la tumeur qu'il excisait avec des ciseaux. Dans le siècle dernier, l'appareil instrumental s'est composé des airignes simple, double, ou de celle inventée spécialement pour cette opération par Museux, et des instrumens de section. Pour ces derniers, les chirurgiens ont varié entre l'emploi du bistouri et des ciseaux. Parmi les bistouris sont : l'ordinaire (Louis), le bistouri courbe boutonné (Lecat), le kyotome de Desault et le bistouri boutonné droit employé par beaucoup de chirurgiens, et en particulier par Boyer. Quant aux ciseaux, les courbes sur le plat, recommandés par Maurain et Levret, n'ont pas cessé d'être en usage.

Aujourd'hui, après une longue expérience acquise, les instrumens propres à pratiquer l'excision des amygdales sont encore en si grand nombre, que l'on peut dire que la chirurgie en est encombrée. Ils se distinguent en trois classes (pl. 19) : 1° des spéculums de la bouche, parmi lesquels se distingue sur l'instrument de M. Charrière (n° 25), celui de M. Saint-Yves (n° 26), l'abaisseur de la langue de M. Colombat (n° 27), etc., imités d'une foule d'instrumens plus anciens du même genre. Ces instrumens sont utiles pour déprimer la langue ou maintenir écartées les mâchoires chez les sujets indociles, dont les mouvemens inconsidérés feraient obstacle à l'opération; 2° des airignes et pinces pour saisir et fixer les amygdales; nous renvoyons pour ces détails à la planche 19, fig. 28 à 39, où l'on peut juger du mode d'action de ces divers instrumens, depuis la simple airigne droite à double crochet (28), jusqu'aux airignes de Museux, à courbure variée (37, 38, 39), imaginées dans ces derniers temps; 3° des instrumens de section; parmi ceux-ci se rangent les bistouris à excision (40 à 43), les ciseaux (44), et enfin le tonsillitome de Fahnestock, modifié par M. Velpeau (45) et M. Ricord (46). En résumé, de tout ce matériel instrumental, il n'y a vraiment d'essentiel qu'un petit nombre : un spéculum et un abaisseur de la langue, auxquels on supplée très bien par un morceau de liége ou une cuillère; et, avec une airigne, les ciseaux courbes et le bistouri droit boutonné. Les autres instrumens peuvent servir, mais ils ne sont pas indispensables; et, quant au tonsillitome, s'il offre cet avantage de rendre en apparence l'opération plus facile, pour une main inexpérimentée, il a, comme tous les mécanismes substitués à la main, l'inconvénient de n'agir que d'une manière déterminée dans tous les cas, et ne permet pas de poursuivre un prolongement dans les tissus, comme on le fait avec le bistouri et les ciseaux, pour aller chercher tout ce qui est malade.

Manuel opératoire. Procédé ordinaire (pl. 23, fig. 3). Le malade est assis en face du jour, la tête appuyée sur la poitrine d'un aide, la bouche est largement ouverte; on ne se confie au malade pour la maintenir telle, qu'autant que l'on peut compter positivement sur lui. Dans le cas contraire, on a recours à l'un des moyens indiqués; et, par précaution, il est toujours bon de les avoir à sa disposition. Tout étant disposé, et des cautères préparés pour le cas d'hémorrhagie, le chirurgien abaisse la langue avec un instrument quelconque, qu'il confie à un aide, ou tout simplement la déprime lui-même avec le doigt indicateur gauche, puis de la main droite, armée de l'airigne double de Museux (Dupuytren), ou de l'airigne simple à doubles crochets (Velpeau), il accroche l'amygdale par sa partie postérieure, et, par un mouvement de traction graduelle, s'efforce de la dégager d'entre les piliers pour l'amener diagonalement en avant dans la cavité de la bouche. Cette traction de l'amygdale est une condition importante pour éloigner la tumeur de l'artère carotide. L'airigne, passant ensuite dans la main gauche, de la droite le chirurgien saisit le bistouri boutonné droit, dont il est bon qu'une moitié de la lame soit environnée d'une bandelette de dyachilon; puis, se servant de la tige de l'airigne comme d'un conducteur, fait glisser dessus, entre cette tige et la langue, la lame, le dos en bas, jusque sous la face postérieure de l'amygdale. Tournant alors le tranchant en haut, en avant et en dehors, il coupe en sciant, parallèlement à la paroi externe de la bouche, de manière à enlever sans désemparer toute la masse de la tumeur. Dans les cas de simple hypertrophie, il suffit, pour le résultat de l'opération, d'enlever toute la portion de tissu proéminente; mais si l'on a affaire à une dégénérescence de mauvaise nature, il faut, sans trop se hâter, tâcher d'enlever d'un seul coup tout ce qui est malade. L'opération terminée, si l'hémorrhagie est peu abondante, il suffit pour la faire cesser d'un gargarisme acidulé ou de quelque application styptique; quand l'écoulement de sang est plus considérable, mais seulement en nappe, on a pu l'arrêter avec la poudre d'alun calciné porté avec des pinces sur une boulette de charpie; mais le plus sûr de ces cas, comme dans les hémorrhagies saccadées produites par les petites artères, est d'appliquer immédiatement le cautère rougi à blanc, en ayant recours à tous les moyens mécaniques et aux précautions en usage pour ne pas blesser la langue et les parois de la bouche. Reste le cas malheureux où un chirurgien inexpérimenté ou inattentif aurait blessé l'artère carotide, comme on en a vu des cas cités par Tenon, Burn, Béclard et Barclay. L'hémorrhagie foudroyante obligerait à faire comprimer de suite par un aide avec les doigts, en tant qu'on le pourrait sans causer la suffocation, et à pratiquer immédiatement la ligature de la carotide primitive. On cite un cas semblable survenu chez une femme que M. Champion, appelé pour la visiter, trouva morte à son arrivée.

Le procédé que nous venons de décrire, le plus généralement usité, offre quelque variété dans le mode d'excision. La section de bas en haut était surtout conseillée par Louis pour éviter la chute de l'amygdale dans le pharynx. Aujourd'hui, avec les pinces airignes doubles, cet accident n'est point à redouter; mais ce mode de section offre encore le petit avantage de mieux voir ce que l'on fait et d'être moins gêné par l'hémorrhagie. Quelques chirurgiens, au contraire, dans la crainte de blesser le voile du palais, préfèrent inciser de haut en bas. Richter, pour éviter plus sûrement la lésion, ou du voile membraneux ou de la langue, incisait par tiers, d'abord de haut en bas, puis de bas en haut, et terminait par la partie moyenne. On ne saurait mettre aucune importance à ces diverses modifications, qui se neutralisent par le fait même du mérite de ceux qui les ont préconisées. Ce qu'on peut dire à cet égard de plus général et de plus vrai, c'est que c'est bien plutôt la forme et les rapports de la tumeur qui doit décider de la manière dont il convient de l'attaquer.

Excision avec le tonsillitome. Nous avons eu déjà l'occasion de signaler cet instrument, imitation graduellement perfectionnée de sécateurs très anciens, et du kyotome de Desault. Il existe un assez grand nombre de ces instrumens dus à MM. Physick, Warren, Fahnestock. Ce dernier, un peu modifié par MM. Ricord (pl. 19, fig. 46) et Velpeau (fig 45), paraît prévaloir en France. C'est la combinaison des deux, le mécanisme d'arrière en avant de l'anneau sécateur de M. Velpeau, avec la fourchette de préhension de M. Ricord, qui nous paraîtrait devoir constituer le meilleur instrument.

Procédé de M. Velpeau. L'instrument est tenu de la main droite par son manche, tandis que trois doigts de la main gauche, l'indicateur et le médius passés dans les anneaux, et le pouce appliqué sur la fourchette, concourent au mécanisme. Le double anneau du tonsillitome s'applique à plat sur la tumeur qui se trouve faire saillie dans le cercle qu'il inscrit. Faisant glisser alors, avec le pouce gauche, la pique ou la fourchette, elle plonge dans l'amygdale, puis, par un mouvement de pression du pouce, qui fait faire bascule à son manche sur la tige commune, la tumeur, fortement attirée vers la bouche, vient offrir elle-même sa base à l'action de l'anneau sécateur mobile, qui glisse dans l'épaisseur de l'anneau immobile, et par son mouvement d'arrière en avant, coupe nettement la base de l'amygdale à la rencontre des deux anses tranchantes. C'est ce mécanisme qui nous paraît le plus convenable, parce que la branche mobile vient se loger dans la bouche, tandis que, pour l'autre instrument, elle va se loger dans le pharynx, où elle peut contondre la paroi postérieure de cette cavité, outre que la rencontre de cette paroi pourrait empêcher la section de s'achever.

OPÉRATIONS QUI SE PRATIQUENT SUR LE COU.

Les maladies chirurgicales situées au cou et qui peuvent réclamer les secours de la médecine opératoire, sont en grand nombre et se divisent pour nous en deux séries. Les unes, abcès ou tumeurs de diverse nature, qui intéressent la peau, le tissu cellulaire inter-organique ou les divers organes de l'appareil locomoteur sont des affections générales que nous avons traitées en leur lieu et qui n'offrent ici, rien de particulier; les autres qui appartiennent spécialement au cou, sont de deux ordres, les maladies du corps thyroïde et celles des voies aériennes.

CORPS THYROÏDE.

Le corps thyroïde, sous l'action de causes très diverses, se tuméfie lentement et acquiert peu-à-peu un volume considérable au point d'envahir par fois toute la surface du cou. A mesure qu'il se développe, il distend outre mesure la peau et les muscles, et, par sa pression en profondeur, gêne de plus en plus chaque jour la respiration et la déglutition. C'est dans cet état qu'on réclame le secours de la médecine opératoire. Le gonflement chronique du corps thyroïde a pris indistinctement le nom de *goître* ou *bronchocèle*. D'après le travail de M. Sacchi, des altérations très différentes sont comprises sous cette vague dénomination. Outre l'hypertrophie du tissu thyroïdien, cas le plus ordinaire et le plus simple, le goître peut être formé par des altérations de diverse nature. Des tumeurs érectiles, fongueuses, tuberculeuses, fibreuses, calcaires, encéphaloïdes, etc., des kystes séreux, sanguins, purulens, etc., dont le diagnostic est inportant à déterminer pour le choix des moyens thérapeutiques à employer. Dans les affections encore peu anciennes du corps thyroïde, l'usage des préparations résolutives d'iode est indiqué. A un état plus avancé si l'on a reconnu que la tumeur doit la plus grande partie de son volume, à une collection séreuse ou purulente, l'indication est de la vider par ponction, mais dans tous les cas où le tissu en est solide, il faut avoir recours à d'autres moyens. Six méthodes sont mises en usage dont le choix se motive d'après la nature présumée de la maladie. Ce sont: la cautérisation, le séton, la ligature, l'oblitération des artères, les incisions et l'extirpation.

Cautérisation. L'emploi de cette méthode est fort ancien; mais, comme la cautérisation ne convient que pour certaines altérations, et ne saurait être employée raisonnablement lorsque le goître a acquis un grand volume, on y a entièrement renoncé depuis long-temps. Ce n'est donc que comme moyen complémentaire qu'on peut encore y avoir recours après l'extirpation ou la ligature, pour détruire quelque reste de tissu de mauvaise nature. Divers caustiques peuvent alors être employés, mais préférablement la potasse caustique. Le procédé d'application nous est déjà connu; toutefois, appelons l'attention du chirurgien sur le danger que présentent de tous côtés les organes environnans, les nerfs et les gros vaisseaux du cou, la trachée-artère et l'œsophage. La proximité d'organes aussi importans doit rendre le chirurgien très circonspect dans l'emploi d'un agent brutal comme le sont les caustiques. Mieux vaut assurément l'excision ou la dissection des racines qu'une première opération n'aurait pu enlever.

Sétons. L'usage de ce moyen paraît remonter à la renaissance, mais sans avoir beaucoup fixé l'attention. Rogier, qui le décrit comme une méthode d'application usuelle, indique de placer deux sétons qui s'entrecroisent perpendiculairement. Monro l'ancien, d'après Burns, en a réhabilité l'usage. Dans ces derniers temps, on l'a fréquemment employé, et on a pu déterminer les cas dans lesquels il est applicable. Le séton, en théorie, n'étant qu'un corps étranger dont la présence donne lieu à une suppuration, on conçoit qu'on puisse en obtenir de bons effets, quand la tumeur est formée par des matières liquides ou diffluentes. Dans les trois cas de guérison obtenus par Addisson, la maladie était un kyste. On ne sait pas aussi exactement quelle était la nature de l'affection chez un certain nombre de sujets opérés par divers chirurgiens; trois par M. O'Beirn, six par M. Klein, deux par chacun de MM. Hutchinson et Hauslentner. Mais on conçoit que cette méthode pourrait avoir les plus grands dangers dans les cas de dégénérescence cancéreuse ou fongueuse, malgré l'opinion contraire exprimée, pour ce dernier cas, par M. Quadri. Tout au plus pourrait-on en essayer, si, ce qui n'est pas facile, on pouvait avoir la certitude que la maladie n'est qu'une simple hypertrophie. Quant au procédé opératoire, M. Quadri pose ordinairement le séton, suivant le plan vertical, de haut en bas, avec une aiguille semblable à celle de Boyer, et ne l'insinue qu'à un centimètre ou un centimètre et demi de profondeur pour éviter de blesser de fortes branches artérielles. Lorsque la tumeur est d'un volume déjà considérable, il pose deux, trois ou même un plus grand nombre de sétons entrecroisés méthodiquement dans diverses directions, et dirigés suivant le plus grand axe des lobes dont se compose la masse principale. Le séton, essayé par divers chirurgiens en Europe, peut être considéré aujourd'hui comme acquis à la médecine opératoire. Outre les chirurgiens cités plus haut, plusieurs autres d'une grande autorité, en particulier MM. Flajani, en Italie, Maunoir, à Genève, Gérard et Dupuytren, en France, en ont vanté les bons résultats. Après quelques jours de son application, à mesure que la suppuration s'établit, la tumeur se ride et s'affaisse. On a proposé dans ces derniers temps, pour hâter la résolution, d'enduire la mèche avec des pommades iodurées. Après un certain temps, quand une diminution graduelle et très apparente de la tumeur s'est déjà effectuée, on retire la mèche, et on se contente de maintenir à l'extérieur des topiques résolutifs, l'expérience apprenant de jour en jour que l'atrophie continue à s'opérer pendant l'adhésion des trajets fistuleux, et même long-temps encore après leur entière cicatrisation.

Ligature des artères thyroïdiennes. W. Blizard, au rapport de Burns, aurait eu le premier l'idée de déterminer l'atrophie du goître par la ligature des artères du corps thyroïde. Les hémorrhagies réitérées et la pourriture d'hôpital emportèrent son malade. Renouvelée en 1814 par M. Walther, cette tentative eut un plein succès. Cinq autres faits de même nature sont dus à M. Carlisle, Coates, Earle, Green, Chelius. Encore plus heureux M. Boileau, en 1825, forcé de lier une carotide primitive pour une lésion traumatique, obtint du même coup la guérison d'un goître ancien; mais par contre, M. Brodie a lié en même temps, deux vaisseaux thyroïdiens, sans obtenir aucune diminution de la tumeur, et M. Langenbeck, obligé pour cause d'hémorrhagie, de lier successivement les deux carotides, a perdu son malade. D'après l'ensemble de ces faits, M. Velpeau pense, avec raison, que dans les cas de simple hypertrophie, de fongus hématodes et de tumeurs érectiles, où la gêne causée par la tumeur, met dans la nécessité d'opérer, le chirurgien est en droit d'essayer de la ligature des artères thyroïdiennes, mais en liant pour plus de sécurité, les deux artères de chaque côté. Nous ne pouvons que nous ranger à cet avis, la ligature des artères étant une chance dernière pour éviter l'extirpation, toujours beaucoup plus grave, surtout dans les cas de dégénérescence vasculaire.

Ligature en masse. Moreau le premier, en 1779, appliqua la ligature à la guérison du goître; de deux malades qu'il soumit à l'opération, l'un dont la tumeur était de nature graisseuse, guérit, et l'autre qui portait un cancer, n'éprouva aucune amélioration. Dans les deux cas la ligature fut pratiquée, d'après la formule généralisée, depuis, par M. Mayor de Lausanne, la tumeur étant traversée à la base, avec un double lien qui permit d'en étrangler chaque moitié séparément. Desault en 1791 n'osant pas terminer une extirpation, se servit, comme moyen complétif, de la ligature pour étreindre la portion restée adhérente. Bruninghausen en 1805, guérit par la ligature seule un malade dont la tumeur avait le volume d'un œuf. Mais M. Mayor, par le nombre de succès qu'il a obtenus dans des cas très graves, et par la manière dont il a formulé l'opération de la ligature des grosses tumeurs, mérite que cette opération se rattache à son nom. Un premier malade, jeune garçon de douze ans, opéré en 1821 et qui guérit au bout d'un mois, fut délivré d'une tumeur du volume d'une orange. Un second cas qui s'est présenté chez un jeune homme de vingt-et-un ans, est encore plus extraordinaire. La tumeur s'étendait des angles maxillaires et des régions parotidiennes, à la ligne sterno-claviculaire, et des trois lobes qui la composaient, le médian avait le volume de la tête d'un fœtus. Le malade néanmoins, après plusieurs opérations en divers temps, guérit complètement en moins de deux mois. D'autres succès moins extraordinaires sont dus encore au même chirurgien, mais d'un autre côté deux de ses malades ont succombé.

Procédé de M. Mayor (Pl. 25, fig. 4). La tumeur étant mise à découvert par une double incision elliptique, l'isoler ensuite des parties sous-jacentes en détruisant ses adhérences avec le doigt, le bec d'une sonde cannelée ou le manche d'un scalpel, et continuer ainsi à la détacher le plus loin que l'on peut dans son contour, en évitant l'instrument tranchant et agissant avec beaucoup de précaution, pour ne pas blesser les vaisseaux et les nerfs. Quand on se trouve arrêté, et qu'il n'est plus possible de continuer sans pratiquer une extirpation, c'est le moment de poser les ligatures. En précepte général, il s'agit alors, prenant pour guide les divisions lobulaires de la tumeur que l'on a sous les yeux, de la fractionner par la pensée en plusieurs parties, ordinairement trois qui donneront lieu à autant de ligatures partielles. Il suffit de la traverser longitudinalement sur deux lignes parallèles, chaque fois avec un double fil, pour obtenir trois anses de ligature dont les chefs sont serrés par des serre-nœuds; pour plus de certitude, mieux vaut encore passer d'abord trois fils de manière à compléter les trois ligatures horizontales par deux autres verticales, en sorte que les trois fractions se trouvent isolées entre elles, comme elles sont séparées par étranglement des tissus voisins à leur base.

En résumé, l'opération de la ligature a suffi à elle seule pour obtenir des guérisons dans des cas où il semblait que l'extirpation seule pût être applicable, mais ce moyen est lent et douloureux. Il donne lieu à des angoisses, à une dyspnée portée quelquefois jusqu'à la menace de suffocation et parfois même à des accidens nerveux, et à une fièvre de mauvais caractère. Si donc on croit devoir l'employer seule, c'est avec raison que M. Velpeau conseille de détacher d'abord les parties le plus loin qu'il est possible, de manière à n'avoir plus qu'un étroit pédicule, au lieu d'une large base à étrangler, et enfin d'exciser promptement le goître jusqu'auprès de la ligature, pour ne pas laisser la masse de la tumeur se putréfier dans la plaie. Ajoutons en dernier mot, que comme ressource complétive de l'extirpation, quand il ne reste qu'un pédicule fourni de gros vaisseaux, dont la section pourrait avoir des dangers, la ligature, qui permet d'achever l'ablation sur son nœud, est un moyen précieux auquel rien ne peut suppléer.

Incisions. Ce procédé, encore nouveau, a compté néanmoins un assez grand nombre de succès pour figurer désormais dans la médecine opératoire. Ses cas d'indication sont tous ceux où l'on peut employer le séton, c'est-à-dire, toutes les fois que la maladie n'est point une tumeur sanguine ou cancéreuse. Dans le fait de guérison rapporté par Sellié, la tumeur était formée par des concrétions calcaires. Les collections purulentes, enkystées ou disséminées, constituaient la maladie dans plusieurs cas suivis de guérison, obtenus par MM. Rey et Laugier, chacun sur un sujet, sur quatre autres par M. Pétrali, et sur deux par M. Velpeau. Un troisième malade, opéré par ce chirurgien, est mort. Formulant le procédé d'incisions multiples, M. Velpeau incise la tumeur sur quatre ou six points, suivant son volume, dans une longueur de trois à quatre centimètres pour chaque incision; puis glissant le doigt dans les plaies, il vide et nettoie le kyste ou les foyers purulens, et y passe une mèche de séton qu'il laisse à demeure pendant quatre ou cinq jours, jusqu'à ce que la suppuration soit bien établie; arrivé à ce point, il retire la mèche et traite la maladie comme un simple abcès. Ce procédé suppose que le chirurgien a une parfaite certitude de la nature de la tumeur, quelquefois variable dans les divers points de son étendue. Dans un cas vague, de ce genre, opéré par M. Bégin, une première incision ayant donné lieu à une hémorrhagie difficile à arrêter, ce chirurgien s'aperçut qu'il était tombé sur une tumeur très vasculaire, reposant sur la trachée artère, et se vit contraint de renoncer à l'extirpation, qui lui parut impossible sans un danger imminent.

Extirpation. Appliquée au corps thyroïde comme dans tous les cas analogues, à l'orbite, à la glande parotide, aux os maxillaires, etc., cette opération est toujours très grave par les mêmes motifs, la nature maligne de la cause première, et le nombre considérable d'organes des plus importans et des plus déliés qui environnent la tumeur. En effet, ici comme dans tous les cas graves d'extirpation, dont nous avons eu à nous occuper, lorsque pour s'éclairer sur la probabilité du succès, on consulte les archives de l'art, dans leurs documens les plus authentiques, on trouve presque toujours, que si les cas de succès et de revers semblent à-peu-près se contre-balancer, c'est que les chirurgiens ont mis bien plus d'empressement à relater les premiers que les seconds, et qu'en outre il existe un nombre considérable de faits douteux, qui, sous diverses formes de terminaison, soit continuation de la maladie, complication ou récidive, rentrent pour la plus grande proportion dans les cas malheureux. C'est ce vague, inévitable dans l'appréciation consciencieuse de la valeur thérapeutique d'un grand nombre d'opérations, qui fait que la plupart de celles qui offrent des dangers sans grande probabilité de guérir, se perpétuent et se lèguent d'une génération à l'autre, sans que, dans l'évaluation de faits contradictoires dont il est impossible d'évaluer les principales circonstances évanouies, on puisse jamais porter un jugement précis pour approuver ou condamner telle ou telle opération.

Appliquant ces réflexions générales à l'extirpation du corps thyroïde, en particulier, on voit que cette opération remonte à un temps très ancien, puisque déjà il y en a un fait consigné dans Albucasis; le malade est mort d'hémorrhagie. Pareil résultat est survenu dans des cas cités par Palfin, Percy, Gooch et chez un malade de Dupuytren. D'autres, opérés par MM. Klein, Græfe, Roux, ont succombé à diverses causes. D'un autre côté si l'on consulte les cas heureux, Peckel, Ravaton, Vogel auraient compté plusieurs succès. Récemment MM. Warren, Voisin, Gubian ont également vu guérir leurs malades; mais le premier aurait été obligé de lier la carotide. Enfin on relaterait parmi les cas douteux, ceux rapportés par Theden, Freytag, Desault, Giraudi, Fodéré; un seul chirurgien, Bell, avoue un fait de récidive, terminaison qui, en réalité, est cependant la plus fréquente, après les opérations de ce genre, sur des tumeurs cancéreuses ou vasculaires.

Procédé opératoire. Le malade est couché sur le dos, la tête légèrement renversée sur un oreiller pour étendre le cou, et fixée dans cette position par des aides; le chirurgien est placé à droite du malade. L'appareil, outre les bistouris, pinces, fils à ligature, etc., doit contenir les divers objets propres à l'hémostatique. Tout étant disposé, pratiquer à travers l'épaisseur de la peau et des muscles sous-hyoïdiens, une incision médiane verticale qui commence un peu au dessus, et finit un peu au dessous de la tumeur, couper au milieu crucialement cette première incision par une autre horizontale, disséquer et renverser des lambeaux s'ils sont sains pour mettre à découvert la tumeur. Dans le cas où les tégumens et les muscles superficiels sont altérés dans une portion de leur étendue, au point de ne pouvoir être conservés, on commence par en cerner la portion malade, entre deux incisions elliptiques, que l'on coupe en travers par la section horizontale. La tumeur mise à nu, la détacher peu-à-peu à son contour, comme nous l'avons dit à propos de la ligature, avec un instrument mousse, le doigt, le bec d'une sonde cannelée ou le manche d'un scalpel, en commençant par son bord supérieur, et gagnant en profondeur alternativement sur l'un et l'autre bord. De chaque côté, mais plutôt en arrière, si la tumeur est d'un grand volume, se trouvent les gros vaisseaux du cou, et les nerfs pneumogastriques, grands sympathiques et cardiaques, qu'il faut prendre garde de ne pas léser. Il est impossible d'éviter également nombre de filets du plexus cervical superficiel. Dès que les origines des artères thyroïdiennes peuvent être reconnues, il faut en faire la ligature. Il en est de même des branches veineuses d'anastomoses, souvent énormément accrues de volume, et qu'il pourrait être dangereux de couper sans les avoir liées. Enfin il se présente, surtout en arrière, quelques artérioles qu'on lie également. En procédant ainsi avec lenteur et méthode, on arrive à isoler peu-à-peu la tumeur jusqu'à la face postérieure, que l'on détache avec précaution de haut en bas sur le larynx et la trachée-artère. Parvenu sur son bord inférieur, d'où sort le plexus veineux, on lie en masse ce plexus qui parfois renferme l'artère thyroïdienne de Neubauër, et on achève l'ablation de la masse, en coupant en-deçà de la ligature. Dans la succession de ces manœuvres, le chirurgien est obligé d'interrompre par intervalles l'opération, pour laisser un peu reposer le malade, et lui donner le temps de respirer, mais il doit toujours soulever la tumeur, pour éviter toute compression sur la trachée, la moindre gêne dans l'inspiration étant immédiatement suivie d'un refoulement du sang veineux, qui vient partout pleuvoir à la surface de la plaie.

L'opération terminée, c'est encore l'hémorrhagie qui réclame les premiers soins. Il faut lier toute artériole qui ne l'aurait pas été d'abord, et par crainte de l'introduction de l'air, les veines coupées qui auraient un certain volume; quant à l'écoulement du sang provenant des veinules, il s'arrête de lui-même par de longues inspirations. Si l'ablation est complète, on réunit par première intention avec des bandelettes agglutinatives ou des sutures, et on recouvre la plaie avec un peu de charpie mollette et une compresse fine et lâche pour ne point déterminer de compression.

Extirpation combinée avec la ligature. Ce procédé mixte, convient particulièrement pour l'ablation des tumeurs cancéreuses et vasculaires. Nous avons vu que M. Mayor en a fait usage avec succès; il en est de même de M. Hédénus qui compte déjà plusieurs cas de guérison. La méthode de ce chirurgien diffère de la précédente, en ce qu'il a pour but actuel une ablation complète, et que, détachant de prime abord la tumeur jusqu'à sa face postérieure, c'est alors qu'il place ses ligatures partielles pour oblitérer les vaisseaux, et pouvoir immédiatement séparer la tumeur, sans avoir à redouter l'hémorrhagie.

Appréciation. En résumé, le séton et les incisions employés seuls ou combinés, pour les goîtres à demi liquides, les incisions seules pour l'hypertrophie, la ligature des artères thyroïdiennes dans l'hypertrophie et les tumeurs sanguines, la ligature dans les mêmes cas et enfin dans les circonstances les plus graves, la ligature combinée avec l'extirpation, tels sont les procédés opératoires, les plus rationnels pour la guérison chirurgicale du goître, dans les divers états qui le constituent.

VOIES AÉRIENNES.

CATHÉTÉRISME DES VOIES AÉRIENNES (Pl. 24, fig. 1).

L'objet de cette opération est de pratiquer l'insufflation ou la respiration artificielle, à l'aide d'une sonde introduite par le larynx, dans les cas d'obturation de la glotte, pour cause d'œdème ou d'angine inflammatoire chez les asphyxiés. On introduit la sonde par le nez ou par la bouche.

Introduction par le nez.—Procédé de Desault. Armé d'une sonde de gomme élastique très flexible et du plus gros calibre, l'introduire par une narine et la faire glisser par la fosse nasale, jusque dans le pharynx; faisant alors ouvrir largement la bouche et maintenir les arcades dentaires écartées, pendant que d'une main on insinue doucement et on fait descendre la sonde, le doigt indicateur de l'autre main, introduit par la bouche, applique le bec de l'instrument contre la base de la langue, pour le faire entrer dans l'ouverture de la glotte. Plusieurs signes avertissent que la sonde a pénétré dans le larynx: 1° la sensation d'un obstacle franchi; 2° l'inclinaison de l'instrument dont la courbure revient en avant; 3° mais surtout les violens efforts de toux du malade, et les soulèvemens spasmodiques du larynx; 4° enfin, et ce caractère est le plus essentiel, la sortie de l'air dans l'expiration par l'orifice extérieur de la sonde, phénomène que l'on rend plus évident en y offrant la flamme d'une bougie. Si ces indices manquent et que cependant la sonde continue de descendre librement, c'est une preuve assurée qu'elle est dans l'œsophage, cas auquel il faut la remonter et recommencer une nouvelle tentative.

INSUFFLATION.

Introduction par la bouche. — Procédé de Chaussier. Ce médecin employait pour l'opération un instrument particulier (Pl. 24, fig. 1 et 1 bis), dit tube laryngien, offrant une gouttière garnie d'une petite éponge servant à le fixer à l'ouverture de la glotte. La bouche largement ouverte et la base de la langue étant déprimée avec l'indicateur gauche qui dirige en outre le bec de l'instrument, on introduit la sonde de la main droite, et, dès qu'elle est parvenue dans le larynx, on la fait descendre avec lenteur jusqu'à ce que le disque se trouve arrêté à son orifice.

Chaussier commençait par aspirer les mucosités qui engorgeaient les bronches en se servant d'un soufflet ou d'une pipette; il pratiquait ensuite l'insufflation artificielle à l'aide d'un soufflet de quatre à cinq litres de capacité. Cette dernière manœuvre opératoire, quoique très simple, exige néanmoins une certaine adresse et beaucoup de prudence. Le sujet étant couché sur un plan incliné, les bras écartés du corps et aucun lien ni vêtement ne pressant sur le thorax, de manière à ce qu'il puisse se dilater librement, le bec du soufflet est introduit dans l'extrémité de la sonde, et comme luté par la pression des doigts ou par un linge mouillé. C'est le chirurgien lui-même qui doit presser sur le soufflet pour faire entrer l'air dans les poumons. Il est très important d'agir avec lenteur, surtout dans la première insufflation, pour donner à l'organe le temps de se développer également sur tous les points. Si au contraire on procédait avec brusquerie, on courrait risque de déterminer de larges déchirures emphysémateuses. Si un côté se dilate moins que l'autre, ce qui peut tenir à quelque engorgement ou chronique ou actuel, il faut bien se garder néanmoins de forcer par la pression au passage de l'air. L'essentiel au reste n'est pas d'injecter du premier coup une grande masse de gaz, mais, au contraire, de rétablir peu-à-peu la perméabilité des conduits aériens. Dès que le poumon étant suffisamment rempli d'air, l'inspiration artificielle peut être considérée comme assez complète ou comme suffisante, on ôte le soufflet pour permettre l'expiration qui s'effectue en partie d'elle-même par l'élasticité des parois thoraciques, et on aide à la rendre plus complète par une pression méthodique exercée à-la-fois, avec les deux mains à plat, de chaque côté du thorax. La première respiration étant effectuée, on continue de la même manière en augmentant graduellement la quantité d'air que le poumon peut recevoir, et s'efforçant d'imiter dans les manœuvres la succession régulière des deux temps respiratoires. En cas d'asphyxie, il s'y joint, pour rétablir la circulation veineuse, des frictions générales des extrémités vers le centre, sur les membres et sur le tronc, avec des linges imbibés de liquides excitans et de température variée, suivant la cause de l'asphyxie. Nous abandonnons ces détails et les autres moyens auxiliaires en pareil cas, comme n'étant plus de notre sujet.

Telles sont les manœuvres dont l'ensemble constitue l'insufflation artificielle. Mais dans la pratique, cette opération n'est pas si simple que nous venons de l'exprimer. Sur l'asphyxié, avec l'expiration affluent des mucosités spumeuses qui reviennent par la sonde, et contraignent à la nettoyer fréquemment pour ne pas les chasser de nouveau dans le poumon. Chez le sujet en pleine connaissance, outre ces mucosités, l'opération est fréquemment entravée par des quintes de toux, à mesure que l'air s'insinue dans les poumons; il faut donc suspendre de temps à autre, le danger de suffocation étant du reste d'autant moindre que les quintes de toux, plus violentes, prouvent en même temps qu'une plus grande quantité d'air circule dans les poumons.

Dans les cas d'angine et d'œdème de la glotte, tout danger cesse du moment que la sonde ayant franchi l'orifice du larynx, le malade peut respirer de lui-même. Mais alors il est essentiel de laisser la sonde à demeure. Un instrument en gomme élastique, qui présente un orifice direct à son extrémité, est bien préférable au tube laryngien de Chaussier, trop étroit à son extrémité pour le volume d'air qui doit y passer, et dont les orifices latéraux, encore plus étroits, peuvent en outre se trouver bouchés en s'appliquant latéralement sur les parois. Disons enfin, comme dernier mot, que dans ces cas aussi la bronchotomie est bien préférable au simple cathétérisme du larynx.

BRONCHOTOMIE (Pl. 25)

La bronchotomie est une opération par laquelle on pratique sur le trajet des voies aériennes une ouverture artificielle, dans le but ou d'extraire un corps étranger qui s'y est introduit accidentellement, ou de donner à l'air atmosphérique un passage artificiel quand il existe, à la partie supérieure du tube aérifère, quelque obstacle mécanique à la respiration.

D'après l'acception étymologique du mot bronchotomie, il semblerait qu'il devrait indiquer une section des bronches, signification trop absurde pour qu'il soit besoin de la réfuter. Les parties sur lesquelles on incise sont : la trachée-artère, ou *trachéotomie*, le larynx ou *laryngotomie*, et les extrémités contiguës du larynx et de la trachée ou *laryngo-trachéotomie;* en somme, trois opérations distinctes, sur des lieux différens, que, dans l'absence d'un mot plus convenable, et par respect pour une dénomination anciennement consacrée, on réunit sous le nom générique, quoique très impropre, de *bronchotomie*.

Historique. La bronchotomie est du nombre des opérations dont on s'est le plus exagéré, de tout temps, les difficultés et les dangers. A quelle époque a-t-elle paru dans l'antiquité ? On l'ignore. Asclépiade paraît être le premier qui en ait fait usage. C. Aurélianus, Arétée la condamnent comme téméraire; pourtant il paraît qu'elle s'est soutenue chez les Romains, car Antylus et Paul d'Égine la décrivent. Leur procédé est simple et consiste à diviser en travers les parties molles, et à ouvrir la trachée entre les troisième et quatrième cartilages. Chez les Arabes, on signale à ce sujet, comme dans toutes les opérations graves, un besoin d'agir refoulé par cette timidité invincible qu'imposaient la religion et les mœurs. Albucasis essaie de prouver, par des résultats d'accidens traumatiques, que les plaies des cartilages de la tranchée peuvent se ressouder. Avenzoar fait dans le même but des expériences sur des chèvres. Rhazès va jusqu'à conseiller l'opération dans le cas de mort imminente, mais aucun d'eux n'ose la pratiquer. Dans le moyen-âge les discussions continuent; mais il faut arriver à la brillante époque de la renaissance, en 1543, pour voir enfin l'opération réinstituée chez les modernes par Brassavole, et encore n'est-ce qu'un peu plus tard que F. d'Aquapendente parvient à en faire admettre la nécessité dans les cas les plus urgens.

Indications. La bronchotomie est applicable dans tous les cas où un malade est menacé d'asphyxie par un obstacle mécanique quelconque à la respiration. Les cas dans lesquels on en a fait usage sont des plus variés.

1° *Corps étrangers dans les voies aériennes.* C'est à-la-fois l'indication la plus positive, le cas d'application le plus ordinaire et celui pour lequel on a, le plus souvent, pratiqué la bronchotomie. Les corps étrangers sont de nature très variée. Comme il est naturel de le penser, le plus grand nombre appartient aux substances alimentaires : de petits os, des arêtes de poisson, des fragmens de fruits ou de légumes, des noyaux, des pepins, un haricot, un grain de raisin, etc. D'autres corps de petit volume sont introduits par suite d'imprudence ou de quelque jeu puéril : tels sont une aveline, un caillou, une bille, une pièce de monnaie, une épingle, une aiguille, un petit morceau de bois ou de métal, etc. Dans d'autres cas, le corps étranger est le produit d'un accident traumatique, soit une balle, un fragment d'étoffe, des caillots de sang, etc. On cite même un fait d'extraction d'une sangsue (Lacretelle). Dans ces derniers temps, on a pratiqué la bronchotomie pour des excisions de diverses productions dans les voies aériennes; tumeurs fibreuses (*Archiv. de méd.*), enkystées (Albert), fongueuses (Tortual), lymphatiques (Wurtzer), cartilagineuses (Macilwain), des polypes (Swinger, Desault, Albers, Gérardin), des hydatides (Aubertin, Delonnes, Harless); enfin cette opération est, aujourd'hui, généralement en usage pour extraire les concrétions membraniformes dans le croup.

2° *Croup*. L'emploi de la bronchotomie dans la diphthérite laryngo-trachéale remonte au dix-septième siècle où M. A. Severin et G. Bartholin assurent l'avoir pratiquée avec succès. Depuis, quelques chirurgiens, à de longs intervalles, ont suivi leur exemple. Toutefois les avantages de cette opération dans ce cas, étaient restés un sujet de doute jusqu'en 1825 qu'elle a été remise en honneur par M. Bretonneau. Malgré les contestations élevées sur la cause de mort dans le croup, attribuée suivant une opinion surannée, par quelques praticiens, à l'inflammation et au spasme du larynx, M. Bretonneau, par l'extraction des concrétions membraniformes, suivie de guérison, sur plusieurs enfans menacés d'asphyxie, a prouvé à-la-fois et la réalité de cette cause de mort signalée depuis un demi-siècle par tous les auteurs, et l'efficacité de l'opération. Il pose en théorie, et l'on convient généralement, d'après lui, que la trachéotomie est impérieusement commandée toutes les fois que, la maladie étant descendue dans les premières divisions bronchiques, on ne peut raisonnablement espérer d'y remédier par les topiques, et surtout lorsque le sujet étant menacé de suffocation, tout retard met sa vie en danger. La trachée étant largement ouverte, M. Bretonneau enlève immédiatement, par l'ouverture de la plaie, les concrétions membraniformes accessibles aux instrumens, laisse, pour la respiration, une canule à demeure, et, par une observation attentive et des soins continuels, pendant plusieurs jours, pour faire détacher de nouvelles concrétions, insuffle dans la trachée du calomel en poudre, ou, si ce sel ne peut être supporté à l'état solide, l'instille en solution, et parvient ainsi à extraire à différentes fois des masses de tubes membraniformes et à guérir ses malades. Dans plusieurs cas, vers la fin du traitement, il a pu employer avec succès une solution très faible de nitrate d'argent. A l'exemple du célèbre chirurgien de Tours, nombre de praticiens distingués ont eu recours à la trachéotomie dans le croup. De ce nombre sont MM. Scoutetten, les deux Gendron, J. Cooper, Lawrence, Andree, Crozat, Gerdy, Trousseau, Velpeau, et tout récemment (*Gaz. méd.*, juin 1841) M. Maslieurat, qui vient de publier deux cas de guérison. Si l'on consulte les résultats, M. Bretonneau a guéri six malades sur une vingtaine d'opérés, et M. Trousseau, vingt sur environ soixante. C'est, dans les deux cas, une guérison sur trois opérations. Ce chiffre statistique, quoiqu'il ne soit pas moins favorable que celui de plusieurs grandes opérations réputées légitimes par leur nécessité, ce chiffre néanmoins peut paraître faible. Toutefois, on y trouvera un résultat encourageant, si l'on considère que tous les malades seraient morts; que chez ceux qui ont succombé, l'opération, si elle n'a pas réussi, du moins n'a pas contribué à la perte du malade; et enfin, comme M. Maingault en a fait la remarque à l'hôpital des enfans, que, si l'opération n'a pas réussi plus souvent, c'est que presque toujours on la pratique trop tard. En résumé, d'après ces faits bien positifs, et en considérant que l'opération en elle-même, quand elle est bien faite, n'ajoute pas au danger, on est autorisé à conseiller la trachéotomie dans le croup, lorsque la maladie paraît grave; l'essentiel est de ne pas perdre de temps, ou, en d'autres termes, de ne pas s'obstiner dans l'emploi de moyens insuffisans, lorsque la gravité croissante de la maladie en démontre l'inefficacité : pareillement, l'état désespéré du malade ne nous semble pas une contre-indication. La plupart de ceux qui ont guéri étaient dans ce cas. Ainsi donc, sans se laisser décourager par la situation apparente du malade, et sans se perdre dans des discussions théoriques sur l'incurabilité, au moins fort contestable, de l'affection, lorsqu'elle a envahi les divisions bronchiques, nous croyons que le devoir du chirurgien est d'agir, puisque, d'après l'expérience, il peut sauver un malade qui serait perdu sans l'opération.

3° *Angines*. L'emploi de la trachéotomie dans l'angine aiguë, tonsillaire ou laryngée, est déjà conseillé par Avicenne, lorsque le gonflement inflammatoire est tel, que le malade est menacé de suffocation. Cette opinion, soutenue à diverses époques, d'abord par P. d'Albano, puis par Gherli de Modène, Méad et Louis, a été combattue par Cheyne, et reproduite naguère par Baillie et Fare. Jusqu'à présent, Flajani est le seul qui ait osé pratiquer l'opération pour un gonflement aigu des amygdales; mais cette tentative n'a pas reçu la sanction des chirurgiens : de simples scarifications suffiraient dans ce cas pour livrer un passage suffisant à l'air.

D'après les observations de Delamalle, quelques incisions longitudinales profondes, sur la face dorsale de la langue, suffisent également pour en obtenir l'affaissement dans les cas de brusque turgescence inflammatoire, portée jusqu'au point de boucher l'isthme du gosier; circonstance dans laquelle Richter et B. Bell croyaient la trachéotomie nécessaire : autant pourrait-on en dire du gonflement du voile du palais, où l'opération a été pratiquée par M. Burgess dans un cas de brûlure.

L'*angine œdémateuse* est au nombre des maladies où la bronchotomie trouve son application la plus rationnelle. L'avantage de pouvoir établir immédiatement une respiration artificielle et de l'entretenir impunément par une canule à demeure dans la trachée, pendant tout le temps nécessaire à la résolution lente de l'engorgement séreux des lèvres de la glotte, rend ce moyen très supérieur à l'emploi des scarifications et de la sonde laryngée. Bayle qui, le premier, a proposé cette opération, a trouvé beaucoup de contradicteurs. Toutefois, son opinion, vivement soutenue par M. Lawrence, a obtenu aujourd'hui la sanction des faits. Un premier malade, opéré par M. Kapeler (1828), a succombé, mais c'est le seul. L'opération a réussi une fois à MM. Purdon et C. Broussais, et dans un cas cité dans le journal complémentaire; deux fois à chacun de MM. Fournet, A. Robert et Velpeau; deux fois à M. Regnoli, et une à M. Senn, dans des cas d'épaississement de la membrane muqueuse du larynx : en somme, douze malades guéris pour un mort. Il faut en convenir, parmi les opérations graves, on n'en citerait peut-être pas une autre dont jusqu'à présent les résultats fussent aussi heureux. Mais ce fait, déjà très remarquable quant au traitement de l'angine œdémateuse, prend un nouvel intérêt eu égard à l'opération, dont il semble prouver l'innocuité considérée en elle-même, c'est-à-dire abstraction faite de la cause pour laquelle on la pratique, et doit enhardir les chirurgiens à en tenter l'emploi dans tous les cas où elle est indiquée.

4° *Maladies du larynx*. Les affections du larynx, quand elles ont pour effet de produire la suffocation, ont été traitées avec succès par la bronchotomie. Habicot a guéri par cette opération un jeune homme affecté de *plaie du larynx*, et M. Clouet de Verdun, une femme ayant une *fistule*. Dans ces derniers temps, on a appliqué l'opération à la *phthisie laryngée* et au *rétrécissement de la glotte* consécutif des laryngites chroniques. Le siège et la nature de la maladie décident du lieu de l'incision, de manière à pouvoir, par une même ouverture, entretenir une respiration artificielle, et porter sur le lieu affecté divers topiques ou même, au besoin, y pratiquer des excisions jugées nécessaires. C'est ainsi que deux malades, affectés d'ulcères syphilitiques au larynx, ont été guéris par M. Purdon (1830) et M. Velpeau (1838). D'un autre côté, MM. Bulliard (1824) et Godève (1825) ont guéri, par la laryngotomie, deux malades affectés d'ulcères au larynx de nature indéterminée; M. Porter (1838), un sujet affecté de gangrène de l'épiglotte; et nous avons déjà signalé les cas de rétrécissement traités avec succès par MM. Senn et Regnoli. Enfin, MM. Trousseau et Amussat, dans les essais qu'ils ont tentés dans des cas de phthisie laryngée tuberculeuse, s'ils n'ont pas guéri leurs malades, du moins ont réussi, chez plusieurs d'entre eux, à prolonger leur existence.

5° *Corps étrangers dans l'œsophage*. Cette cause de suffocation n'est pas très rare. Habicot a pratiqué une fois la bronchotomie avec succès chez un jeune homme qui avait avalé plusieurs pièces d'or en un paquet. Récemment, M. L. Sanson a été aussi heureux sur un étudiant en médecine menacé de suffocation, par suite des accidens auxquels avait donné lieu le séjour, dans l'œsophage, d'un fragment d'os rugueux, du volume d'une noix.

6° *Tumeurs au voisinage des voies aériennes*. L'hypertrophie de la glande thyroïde, une tumeur lymphatique, un anévrysme de la carotide, un polype, et en un mot une tumeur quelconque peut comprimer le larynx ou la trachée et devenir peu-à-peu, à mesure qu'augmente son volume, une cause de suffocation qui nécessite la bronchotomie. Des cas de ce genre n'ont besoin que d'être indiqués.

MÉTHODES OPÉRATOIRES.

La bronchotomie comprend cinq opérations différentes qui se suivent à-peu-près dans un ordre chronologique de la partie inférieure vers l'extrémité supérieure du canal aérifère; ce sont : la trachéotomie, la crico-trachéotomie, la méningo-cricotomie, la thyrotomie et la méningo-thyrotomie.

1° TRACHÉOTOMIE.

Considérations anatomiques (1). La trachée-artère, dans sa portion cervicale, offre, suivant la taille du sujet, une hauteur de cinq à sept centimètres. Les parties qui la recouvrent sont : 1° la peau et l'aponévrose cervicale; 2° les deux plans superposés des muscles sterno-hyoïdiens et sterno-thyroïdiens, tantôt accolés sur la ligne médiane, tantôt séparés par un intervalle celluleux de quelques millimètres; 3° l'isthme de la glande thyroïde, de hauteur inégale, appliqué ordinairement sur les quatre premiers arceaux de la trachée, mais parfois s'étendant un peu plus en haut sur le cartilage cricoïde, et en bas sur le cinquième arceau trachéal. La surface de l'isthme est parcourue par des veines assez considérables et le tissu glandulaire est lui-même très vasculaire. Au-dessous de la glande s'offre le confluent en réseau des fortes veines thyroïdiennes inférieures et l'artère thyroïdienne de Neubauer, quand elle existe. La présence de ces vaisseaux cause, au point de vue anatomique, la plus grande difficulté de la trachéotomie. Enfin, il faut se rappeler qu'à partir de la glande thyroïde, la trachée, à mesure qu'elle descend, s'éloigne davantage de la surface cutanée. Sa profondeur est d'un centimètre en haut et de deux en bas.

Procédés opératoires.

Procédés anciens. Antylus divisait les tégumens et les chairs par une incision horizontale, et ouvrait la trachée en regard dans l'intervalle du troisième au quatrième anneau cartilagineux. J. Fabrice, le premier, a posé le précepte de faire verticalement l'incision extérieure; mais il pénétrait aussi dans la trachée par une plaie horizontale dans la membrane, les deux plans de section se croisant à angle droit. L'opération terminée, il laissait pour la respiration artificielle une petite canule dans la plaie. Depuis, quand l'opération n'avait d'autre objet que de prévenir l'asphyxie, on avait cru simplifier les manœuvres et se mettre à l'abri de l'hémorrhagie en pénétrant du premier coup dans la trachée avec la canule portée sur une tige ou mandrin faisant office de trocart. Ce principe, qui avait guidé Sanctorius, a été suivi par Dekkers, et a donné lieu au trocart de Bauchot, si célèbre dans le dernier siècle, et que Richter a courbé en arc pour empêcher la canule à demeure de blesser la paroi postérieure de la trachée. Plus tard, l'idée de la ponction a été encore reprise par B. Bell; mais, de nos jours, M. Collineau est le seul qui s'en soit déclaré le partisan : tous les autres chirurgiens, au contraire, la rejettent complètement, par le triple motif de la manière aveugle et brutale dont elle s'opère, de la mauvaise direction et de l'étendue insuffisante de l'orifice trachéal qui en résulte; enfin, de l'hémorrhagie qu'elle peut causer, et qui nécessiterait une dissection dont la lenteur compromettrait l'existence du malade.

PROCÉDÉ ORDINAIRE. *Appareil*. Il se compose des objets suivans : un bistouri droit ou convexe, un bistouri boutonné, des pinces à disséquer, des érignes à trachéotomie de M. Bretonneau, ou des érignes ordinaires un peu mousses, une pince à anneaux ou la pince à écartement de M. Trousseau, plusieurs canules garnies de rubans; des fils à ligatures; des pinces à polype, s'il s'agit d'extraire un corps étranger; enfin, le linge et le matériel ordinaire des opérations.

L'opération se compose de deux temps, la trachéotomie proprement dite ou la section trachéale, et les manœuvres terminales, qui sont différentes suivant l'indication à remplir.

Section trachéale. Le malade est couché sur le dos, la poitrine soulevée, la tête droite, un peu renversée en arrière pour tendre le cou sans gêner la respiration, et fixée dans cette position par des aides latéraux qui contiennent en outre les mouvemens des épaules. Le chirurgien est placé à droite du malade, pour pouvoir inciser de haut en bas et non de bas en haut, comme il serait forcé de le faire s'il était placé à gauche, agissant de la main droite. Tout étant disposé, le larynx embrassé avec les doigts

(1) Voyez, première partie, tome VI, Anatomie chirurgicale, région sous-hyoïdienne, page 38 et planche 2.

de la main gauche qui le contiennent sans le comprimer, armé du bistouri droit ou convexe, tenu de la main droite en première position, pratiquer sur la ligne médiane une incision étendue depuis le cartilage cricoïde jusqu'à la fossette du sternum, qui n'intéresse d'abord que la peau et l'aponévrose cervicale. Par un second trait, diviser le sillon celluleux plus ou moins large qui sépare les muscles sous-hyoïdiens; puis écarter ces muscles, et diviser, dans ses trois quarts inférieurs ou en totalité, l'isthme de la glande thyroïde. Par cette dernière section, il est inévitable de couper les grosses veines thyroïdiennes superficielles qui donnent lieu à une hémorrhagie en nappe assez abondante. Dans cet état, si la situation du malade laisse tout le temps d'agir, plusieurs auteurs de médecine opératoire prescrivent de faire exécuter à l'opéré de larges inspirations, et d'attendre pendant quelques instans, avant d'ouvrir la trachée, qu'elles aient fait cesser ou du moins beaucoup diminuer l'écoulement du sang. J'avoue que, dans un point si près des troncs veineux brachio-céphaliques et du cœur, la crainte de l'aspiration de l'air dans les veines m'empêche de donner ce conseil, et je crois que le plus prudent est de lier rapidement les vaisseaux divisés. La plaie étant immédiatement abstergée, il ne s'agit plus que d'ouvrir la trachée-artère qui en fait le fond, en piquant avec le bistouri droit, tenu comme une plume à écrire, le tranchant en haut. Cette ponction effectuée, quelques chirurgiens veulent que, par précaution, on se serve, pour agrandir l'incision, de ciseaux mousses ou du bistouri boutonné; mais cette manœuvre nous paraît une perte de temps inutile, l'inclinaison du bistouri et la plus légère attention suffisant pour ne pas blesser la paroi opposée d'un canal d'un aussi grand diamètre. Mieux vaut donc prolonger immédiatement l'incision avec le bistouri. Quel que soit le motif de l'opération, on doit inciser au moins trois cartilages, et, si on prévoit que les recherches ultérieures l'exigent, on peut en intéresser quatre ou cinq. M. Velpeau choisit les quatrième, cinquième et sixième, et, au besoin, le troisième et le septième. M. Malgaigne, par crainte de léser de nouveau les lacis veineux en agissant sur un point plus bas et par conséquent plus profond, conseille de remonter jusqu'au premier anneau trachéal, ce qui limite l'ouverture en bas au troisième, quatrième ou cinquième. Ce lieu d'élection, qui rend l'hémorrhagie moins à craindre et la plaie plus superficielle, nous paraît devoir être préféré.

Telle est, en substance, l'opération de la trachéotomie. Anatomiquement, on voit que rien n'est plus simple; cependant, il est deux circonstances qui la rendent toujours délicate et souvent très difficile, l'arrêt de l'hémorrhagie et l'écartement de la plaie.

1° *Arrêt de l'hémorrhagie*. Nous avons dit qu'en principe, il faut lier les veines et artères coupées avant l'incision de la trachée. Les nombreuses anastomoses font que l'on est souvent obligé de faire six à huit ligatures. Le conseil que nous avons critiqué plus haut d'ordonner, quand les accidens pressent, de larges inspirations pour faire cesser l'hémorrhagie veineuse, nous paraît d'autant moins raisonnable que, si l'on est pressé d'agir, c'est-à-dire si l'asphyxie est imminente, l'inspiration profonde est impossible, et que, si la respiration est encore assez facile, on a tout le temps de lier les vaisseaux. Ce parti nous paraît donc le meilleur et le plus sûr. Toutefois, après la section de la trachée, il peut arriver que le sang coule et soit aspiré dans ce canal, soit qu'il provienne d'un vaisseau préalablement divisé que l'on n'aurait pas reconnu, ou d'une nouvelle lésion pendant la section trachéale elle-même, surtout si elle est prolongée un peu bas. On connaît les accidens de ce genre arrivés à Vigili, à Ferand et à M. Roux. La belle conduite de ce dernier chirurgien doit servir d'exemple en pareil cas. Voyant son malade menacé d'asphyxie, M. Roux eut l'heureuse inspiration d'appliquer sa bouche sur la plaie trachéale et d'aspirer le sang contenu dans la trachée et les bronches. Il sauva son malade, et l'avait bien mérité. La succion avec la bouche, dont les lèvres s'appliquent sur tout l'orifice trachéal, nous paraît bien supérieure à l'introduction d'une sonde, qui, laissant pénétrer l'air entre elle et les lèvres de l'incision, ne produit qu'une aspiration imparfaite.

2° *Écartement de la plaie trachéale*. En raison de leur élasticité et de leur encastrement dans une membrane fibreuse commune, les arceaux de la trachée restent accolés après leur division. On écarte la plaie avec une pince à anneaux ou la pince à écartement de M. Trousseau; mais, pour la maintenir en cet état, on fait usage de crochets ou d'érignes fixées par des aides. M. Malgaigne, pour diminuer la tendance des cartilages à se rapprocher, conseille de diviser de chaque côté, aux extrémités de la plaie, le tissu fibreux inter-cartilagineux. Du reste, une fois l'écartement opéré, il est important qu'il soit bien maintenu par les aides pendant tout le temps nécessaire pour les manœuvres ultérieures.

Manoeuvres terminales. Elles ont pour objet ou l'extraction d'un corps étranger ou l'introduction d'une canule pour la respiration.

1° *Extraction d'un corps étranger* (Pl. 25, fig. 2). Si le corps étranger est arrondi et d'un médiocre volume, ou si, étant plus petit, il est susceptible de se gonfler par l'humidité, de manière à ne pouvoir s'engager facilement dans les bronches, ordinairement il monte et descend dans la trachée-artère avec l'entrée et la sortie de l'air, en produisant un bruit de va-et-vient perceptible à l'extérieur, suivant l'observation de M. Namara. Dans ce cas, il vient s'offrir de lui-même dans la plaie par le mouvement de l'expiration. Si le corps étranger est arrêté à une profondeur accessible aux instrumens, il faut l'aller saisir avec de petites pinces à polypes, mais en procédant avec douceur et précaution, et en tâchant de glisser au-dessous une petite curette qui le soutienne, pour ne pas risquer de le dégager ou de l'enfoncer plus avant. Mais dans le cas où le corps étranger est engagé si profondément qu'on ne peut y atteindre, et que du reste la respiration s'effectue assez bien, on conseille d'en abandonner la recherche et de panser à plat en maintenant la plaie ouverte, dans l'espoir fondé qu'il pourra être chassé par l'expiration, et se retrouver le lendemain à la surface de l'appareil, comme il est arrivé à divers chirurgiens pour des corps de nature variée : une fève (Desault), un noyau de fruit (Pelletan), une pièce de monnaie (Dupuytren), une aiguille (M. Blandin).

2° *Respiration par l'orifice artificiel*. On l'opère à l'aide d'une canule en argent qu'on introduit par la plaie dans l'intérieur de la trachée, et qu'on y laisse à demeure pendant tout le temps nécessaire. Cette canule doit être recourbée en dedans pour ne pas blesser la paroi postérieure; au-dehors, elle s'élargit en pavillon par un rebord circulaire derrière lequel s'appliquent les cartilages, et, sur les côtés, elle est garnie de deux petites anses qui permettent de la fixer par un ruban. Dans les procédés où l'on n'incisait qu'un espace intercartilagineux, la canule était elliptique en travers; mais, dans la section verticale, on a pensé qu'il serait convenable, pour empêcher la tension et l'entrebâillement de la trachée, de pratiquer, comme le font les vétérinaires, un orifice avec perte de substance, pour encastrer la canule, en excisant de chaque côté un hémicycle cartilagineux. Andrée paraît avoir employé ce moyen, qui a été recommandé par MM. Lawrence et Porter. Toutefois, dans la crainte d'un rétrécissement auquel plus tard pourrait donner lieu la cicatrice fibreuse, les chirurgiens s'accordent à négliger cette précaution, d'autant que, par expérience, la respiration est facile, et la canule se maintient très bien chez tous les malades où l'on s'est contenté de l'interposer dans la fente trachéale. Une autre considération bien plus importante a rapport au calibre de la canule qui doit être assez considérable pour permettre l'introduction d'une quantité d'air suffisante. C'est pour avoir fait usage de canules trop petites, et par exemple celle de Bauchot, que tant d'opérations de bronchotomie ont été infructueuses. Cette observation si essentielle et pourtant si simple est due à M. Bretonneau. Cet habile praticien, opérant sur un cheval, a démontré qu'avec une canule de treize millimètres de diamètre (un demi-pouce), l'animal restait faible et haletant; mais qu'en remplaçant cette canule, par une autre double en diamètre, le cheval respirait librement et reprenait toute sa vigueur. Le même fait, reproduit par M. Bretonneau, avec des canules proportionnées, sur des enfans opérés, puis confirmé par MM. Bulliard, Senn, Trousseau, W. Cullen, Velpeau, etc., a donné les mêmes résultats; en sorte qu'il n'en est pas aujourd'hui de mieux prouvé. En théorie, pour que la respiration soit facile, il est évident qu'il faut, pour chaque âge, que l'aire de la canule soit égale à celle de l'orifice de la glotte, ce qui donne un cercle de douze millimètres environ de diamètre dans l'homme et de huit dans l'enfant. Du reste, sans s'astreindre à un calcul rigoureux dont tant de conditions personnelles infirmeraient l'évaluation ou la rendraient impossible, à la pratique il suffit d'essayer, parmi les canules de volume approprié, l'examen attentif du mode respiratoire suffisant pour apprécier celle dont le volume est convenable.

M. Bretonneau a fait fabriquer différentes sortes de canules simples ou à deux pièces qui s'introduisent séparément. D'autres patriciens se sont également ingénié à varier la forme et le mécanisme de ces instrumens : tels sont MM. Bulliard, Gendron, Lawrence, Trousseau, L. Sanson, etc. L'essentiel est que la canule que l'on emploie réunisse les conditions convenables; avant tout la dimension, puis la courbure, et les moyens de la fixer au-dehors.

Quant à la pose de la canule, on écarte la plaie trachéale, comme il a été dit plus haut, on y introduit la canule, son bec en bas; puis, abandonnant les bords de la plaie, les cartilages, par leur élasticité, se referment sur l'instrument. Pour le fixer, des rubans passés dans les anses latérales vont se nouer sur la nuque. La canule étant placée, il faut avoir le soin de la nettoyer fréquemment et de la débarrasser des mucosités qui pourraient l'obstruer; un stylet flexible, portant une petite éponge, est destiné à cet objet. Une fois l'instrument à demeure, la respiration continue d'elle-même par cet orifice; mais il est bien essentiel qu'aucun corps étranger ne puisse s'y introduire. C'est dans ce but que, dans le siècle dernier, quelques chirurgiens faisaient recouvrir l'orifice d'une plaque métallique trouée, et Garengeot, d'une mousseline : ces corps sont trop opaques; mais aujourd'hui que l'on possède des toiles métalliques, un écran de cette sorte devrait recouvrir l'orifice de toutes les canules pour la trachéotomie, sauf à élargir la surface en proportion de la déperdition d'espace causée par ces fils. Si la respiration artificielle doit être maintenue un long temps, on fait cicatriser la plaie au-dessus et au-dessous de la canule. Dans les premiers jours, la présence de l'instrument irrite la trachée; mais peu-à-peu la membrane muqueuse s'y habitue. Après la cicatrisation de la plaie autour de la canule, il faut arranger d'une manière convenable les linges de vêtemens pour qu'ils ne puissent boucher l'ouverture. Les malades s'habituent à ces précautions, et continuent de respirer librement par l'orifice artificiel pendant tout le temps nécessaire à la guérison de la maladie qui a nécessité l'opération. On cite des malades qui ont ainsi porté des canules pendant six mois (M. Godève); dix ou onze mois (MM. Senn et Regnoli); quinze mois (M. Bulliard); Price en a porté une dix ans, et une malade de M. Clouet, douze ans.

2° LARYNGO-TRACHÉOTOMIE ou *Crico-trachéotomie*.

Imaginée par Boyer, cette opération a été pratiquée avec succès par son auteur et par M. Duchâteau. Son objet étant de faire pénétrer à-la-fois dans le larynx et dans la trachée, la section du tube aérifère comprend le cartilage cricoïde et les premiers anneaux de la trachée. Quant aux parties molles, on les divise comme il a été dit plus haut, et particulièrement l'isthme du corps thyroïde, sans toutefois prolonger l'incision aussi bas que pour la trachéotomie, et par conséquent avec des sections moins nombreuses des veines du plexus thyroïdien.

Procédé opératoire. Le malade et le chirurgien étant placés comme pour la trachéotomie, faire partir l'incision cutanée du bord inférieur du cartilage thyroïde, et l'abaisser au-devant de la trachée dans une longueur de quatre centimètres (un pouce et demi); écarter les muscles, diviser le corps thyroïde; puis, la membrane crico-thyroïdienne étant mise à découvert, reconnaître au toucher, avec la pulpe de l'indicateur gauche, l'artère du même nom, la refouler en haut avec l'ongle, et plonger au-dessous la pointe du bistouri droit, le tranchant en bas; enfin, en se servant du même doigt pour guider la lame en pressant sur son dos, diviser verticalement de haut en bas le cartilage cricoïde et les trois ou quatre premiers anneaux de la trachée. L'application d'une canule, dans cette méthode, ne peut se faire que par la plaie trachéale, l'élasticité, la résistance et l'étendue en arrière du cartilage cricoïde s'opposant à ce qu'on puisse le maintenir à l'état d'écartement.

3° MÉNINGO-CRICOTOMIE.

C'est à Vicq-d'Azyr que l'on doit cette opération, qui consiste dans la section isolée de la membrane crico-thyroïdienne en travers. La méningo-cricotomie ou *laryngotomie-cricoïdienne* n'est pour ainsi dire que le premier temps de l'opération précédente, avec cette différence que, pour la ponction, le bistouri est offert en travers, de manière à prolonger la section horizontalement sur la membrane seule, parallèlement au bord supérieur du cartilage cricoïde. Nous ne faisons que mentionner cette opération, que le nom de son auteur a pu seul faire adopter à sa naissance, mais qui est aujourd'hui complètement abandonnée, l'étroite ouverture qu'elle produit étant insuffisante pour le but que l'on se propose.

4° LARYNGOTOMIE THYROÏDIENNE ou *Thyrotomie* (Pl. 25, fig. 1).

Desault est l'inventeur de cette opération, dont la nécessité, pour agir dans la partie supérieure du tube aérien, est aussi évidente que celle de la trachéotomie pour la partie inférieure. En effet, la section médiane du cartilage thyroïde avec écartement des deux moitiés fait pénétrer en plein dans la cavité du larynx, et rend accessibles les ventricules et l'orifice de la glotte où s'engagent ordinairement les corps étrangers. Il est alors facile de saisir ce corps avec des pinces, et, s'il échappe, comme on agit *à tergo*, de bas en haut, il ne peut que tomber dans le pharynx ou être chassé par la plaie, car il suffit de la moindre attention pour empêcher sa chute dans la trachée. Rien de plus simple que l'opération, le cartilage étant superficiel. La seule objection que l'on ait faite à cette laryngotomie est l'inconvénient, pour la voix, de la lésion, à l'angle rentrant thyroïdien, des insertions des muscles thyro-arythénoïdiens et des cordes vocales. Pour l'éviter, M. Fouilhoux a conseillé de couper le cartilage sur le côté de la ligne médiane; mais cette modification n'empêchant pas la lésion en travers des cordes vocales du côté de l'incision, ne nous paraît pas offrir d'avantage réel. Du reste, cette objection opposée à Desault était purement théorique; le temps en a fait justice, et elle doit être aujourd'hui considérée comme sans objet, puisque, d'après l'expérience, chez les malades opérés par la section thyroïdienne, la voix n'a souffert aucune altération.

Procédé opératoire. Les dispositions préparatoires étant prises comme pour la trachéotomie, pratiquer une incision à plat depuis la saillie de l'os hyoïde jusqu'à celle du cartilage cricoïde, sans intéresser l'isthme de la glande thyroïde, et, au besoin, en refoulant cet isthme en bas s'il gênait pour découvrir la membrane crico-thyroïdienne; puis, écarter l'aponévrose et les muscles sous-hyoïdiens. La membrane intercartilagineuse étant mise à nu, s'assurer au toucher, avec l'indicateur gauche, de la situation de l'artère crico-thyroïdienne, et la refouler avec l'ongle en bas vers le cartilage cricoïde; ouvrir alors la membrane au-dessus avec la pointe du bistouri droit, puis changer cet instrument pour le bistouri boutonné ou les ciseaux mousses, pour diviser le cartilage thyroïde. Le bistouri, plus facile à gouverner avec précision sur la ligne médiane, est préférable. L'instrument étant conduit de la main droite, couché un peu obliquement, le tranchant en haut, si, comme il arrive fréquemment dans l'adulte, le cartilage très dur offre trop de résistance, on aide à la section en poussant le dos de la lame avec le pouce gauche. Dans le vieillard, où ce cartilage est osseux, le mieux serait de le scier d'abord jusqu'à la table interne avec l'ostéotome de M. Heyne, pour reprendre ensuite l'opération par le dedans avec le bistouri. L'instrument, dans son trajet, traverse la glotte et divise ainsi le cartilage jusqu'à la membrane hyo-thyroïdienne. L'essentiel est que la section soit maintenue bien exactement médiane, de manière à séparer les deux muscles thyro-arythénoïdiens et les cordes vocales, en laissant de chaque côté des insertions.

La section étant opérée, on fait écarter latéralement, avec des crochets mousses, les deux moitiés du cartilage, et il en résulte une large ouverture losangique qui montre à découvert l'intérieur du larynx. Si le corps étranger apparaît immédiatement fiché dans son lieu, il ne s'agit plus que de l'en extraire avec des pinces; mais, soit par son encastrement dans l'un des ventricules, par l'effet du gonflement inflammatoire, ou par toute autre cause, il arrive souvent aussi que l'on est obligé d'aller à sa recherche. Cette manœuvre est des plus délicates pour ne pas risquer de le faire tomber dans la trachée-artère. Le mieux est d'y procéder avec le petit doigt. Dès qu'on a senti ce corps, laissant le doigt appliqué dessus, on s'en sert comme d'un conducteur pour glisser de l'autre main les pinces qui doivent le saisir. L'opération terminée, si du reste la respiration n'est pas entravée, on ferme la plaie, que l'on réunit immédiatement par des agglutinatifs. MM. Delpech, Serre, Herhold et Wilmer, conseillent d'avoir recours à la suture; les deux derniers l'ont employée, mais le malade de M. Wilmer a succombé le cinquième jour. M. Velpeau rejette ce moyen, qu'il regarde comme une cause d'irritation inutile, les deux moitiés du cartilage tendant à se rapprocher d'elles-mêmes, et les chairs étant suffisamment maintenues par les bandelettes agglutinatives. Enfin, reste le cas où l'on n'a pu découvrir le corps étranger; le précepte alors est le même que pour la trachéotomie. Il faut poser un appareil léger, propre à maintenir les cartilages écartés, avec une gaze très claire sur la plaie, pour éviter l'introduction de toute portion de linge, et attendre quelques heures, où, quand l'état de la respiration le permet, jusqu'au lendemain, pour faire une nouvelle tentative, si le corps étranger ne se trouve pas de lui-même à la surface de l'appareil.

5° LARYNGOTOMIE HYO-THYROÏDIENNE ou *Sus-hyoïdienne.*

Dans cette opération, proposée par MM. Malgaigne et Vidal, mais qui n'a point encore été pratiquée sur le vivant, il s'agit de pénétrer dans le larynx à travers la membrane hyo-thyroïdienne et la base de l'épiglotte. Les parties qu'il importe d'éviter sont les vaisseaux et le nerf laryngés supérieurs situés le long du bord supérieur du cartilage thyroïde. Voici le détail du procédé opératoire d'après M. Malgaigne qui l'a essayé sur des animaux :

Pratiquer une incision cutanée transversale de quatre à six centimètres (un pouce et demi à deux pouces) au-dessous de l'os hyoïde dont elle doit longer le bord inférieur. D'un second coup, diviser le peaucier et la moitié interne de l'un et l'autre sterno-hyoïdien; puis, tournant le tranchant du bistouri en arrière et en haut, inciser au-dessus des vaisseaux laryngés, dans la même direction transversale, la membrane hyo-thyroïdienne et celles de ses fibres qui vont à l'épiglotte. Parvenu sur la membrane muqueuse que chaque expiration fait saillir à l'extérieur, la saisir avec les pinces, et la diviser à son tour avec le bistouri ou les ciseaux, en ayant soin de faire écarter avec des pinces ou une érigne l'épiglotte qui tend à être relevée vers la plaie par l'expiration. Au travers de cette plaie transversale, que l'on peut élargir à volonté, la vue plonge dans l'intérieur du larynx, où l'on peut agir avec le doigt et les instrumens.

VALEUR COMPARATIVE DES DIVERSES MÉTHODES OPÉRATOIRES.

En résumé, la bronchotomie a pour objet de pénétrer ou dans le larynx ou dans la trachée avec le moins de chance d'hémorrhagie et le plus de facilité de maintenir la respiration par une canule à demeure. L'énoncé de ces indications suffit pour indiquer dans chaque cas le choix de la méthode à suivre. Pour agir dans le larynx, la méningo-cricotomie est évidemment insuffisante. La crico-trachéotomie fournit une assez large ouverture; mais, placée sur les limites du larynx et de la trachée, elle n'atteint bien précisément ni dans l'un ni dans l'autre, et elle réunit les inconvéniens des deux méthodes dont elle est l'intermédiaire : le danger de l'hémorrhagie, comme la trachéotomie, et la difficulté de fixer une canule, comme la thyrotomie. La laryngotomie sus-hyoïdienne n'ayant pas encore été tentée sur le vivant ne peut être jugée. Sans doute l'opération en elle-même est aussi facile à pratiquer que l'annonce son auteur; mais, quant aux suites, nous avons peine à croire qu'une section un peu large à la base de l'épiglotte ne dût pas avoir pour conséquence la chute dans le larynx des boissons et des substances alimentaires, au moins pendant tout le temps nécessaire à la cicatrisation. Restent donc les deux vraies méthodes dont l'expérience a démontré l'efficacité : la thyrotomie pour le larynx et la trachéotomie pour la trachée. La thyrotomie a réussi à Desault, et d'après lui, à divers chirurgiens en Allemagne, en Amérique, en Angleterre, et récemment à Paris, à M. Blandin. Cette opération ne donne nulle crainte d'hémorrhagie, et présente une large ouverture, soit pour extraire un corps étranger, soit pour exciser un polype, cautériser une ulcération, etc. Le danger pour la voix de la section des cordes vocales peut être évité, si toutefois il n'est pas chimérique, et nous avons répondu à la prétendue impossibilité de couper le cartilage osseux chez le vieillard. Enfin, la trachéotomie, par la fréquence de ses indications, les ressources nombreuses qu'elle offre pour agir sur les deux extrémités du tube aérifère, et l'avantage de maintenir, pendant des années, la respiration par une canule à demeure, sera toujours la plus employée, et justifie, par ses nombreux succès, la préférence qu'on lui accorde sur les autres méthodes dans tous les cas où l'on peut choisir.

BRONCHOPLASTIQUE (Pl. 26, fig. 1, 2, 3).

Par suite d'ulcération des cartilages ou d'accidens de diverses sortes, il peut se rencontrer des fistules aériennes de la trachée ou du larynx. Les plus communes, et celles dont on est le plus fondé à espérer la guérison par le secours de la médecine opératoire, résultent de simples lésions traumatiques dans l'espace hyo-thyroïdien : le moyen d'y remédier consiste dans l'application des procédés d'autoplastique.

Pour une fistule de ce genre, *Dupuytren* en aviva le contour en forme d'une incision longitudinale, dont il réunit les bords par quatre points de suture entortillée : la fistule se reproduisit. On a attribué le mauvais succès de cette tentative à la direction de la plaie contraire à celle des plis de flexion du cou. Dans un autre cas, M. *Velpeau* eut recours au procédé de Jameson, qu'il imita de cette manière : Ayant taillé sur le devant du larynx un lambeau allongé, il le renversa de bas en haut sur son pédicule, en refoula le centre dans l'orifice de la fistule et en fixa les bords, par la suture entortillée, avec ceux de cet orifice préalablement avivés. La cicatrisation effectuée, une petite fente fistuleuse s'était reproduite, qui disparut par un nouveau point de suture. En pareil cas, pour se conformer au précepte que les bords de la plaie ne contrarient pas les plis de flexion, nous conseillerions, après avoir rafraîchi les bords de la fistule, de tailler, suivant le procédé de M. Lallemand, un lambeau horizontal ou oblique qui recouvrirait toute la plaie. Nous ne faisons que mentionner cette indication, qui se trouve suffisamment détaillée dans la planche 26 et son explication.

ŒSOPHAGE.

Long canal musculeux, intermédiaire du pharynx à l'estomac, l'œsophage aplati d'avant en arrière, large de trois centimètres, mais susceptible d'une grande dilatation accidentelle à toute hauteur, est appliqué d'abord sur le milieu, puis un peu à gauche de la face antérieure du rachis, derrière la trachée-artère dans son tiers supérieur, puis au-devant de l'aorte. Pour diriger les instrumens que l'on y introduit, il faut se rappeler que ce canal, légèrement incliné à gauche dans toute sa longueur, offre dans l'état de vie deux points où, indépendamment de toute cause organique de rétrécissement, les contractions spasmodiques peuvent faire obstacle : à son orifice pharyngien, en regard du cartilage cricoïde, et à son orifice gastrique ou cardiaque. Une autre observation importante, dans le cas où une sonde doit pénétrer jusque dans l'estomac, est la nouvelle inclinaison brusque en arc, du côté gauche, de l'extrémité inférieure du canal dans une longueur de six à huit centimètres, de l'ouverture de passage du diaphragme au même orifice cardiaque.

D'après sa configuration, sa texture, sa situation et ses usages, l'œsophage est le siége d'un assez grand nombre d'opérations qui ont pour objet de rétablir le passage s'il est obstrué, de le dilater s'il est rétréci, d'en déloger ou d'en extraire un corps étranger, ou enfin de pénétrer dans l'estomac.

CATHÉTÉRISME (Pl. 24, fig. 2, 3).

Cette opération, la plus commune et la plus simple, se pratique pour elle-même, et fait en outre partie de toutes les autres pour explorer les voies, pénétrer dans l'estomac, et agir d'une manière quelconque dans la longueur de l'œsophage. Le cathétérisme s'effectue par les narines ou par la bouche, à l'aide de divers instrumens, parfois des sondes métalliques, mais plutôt des tiges flexibles de baleine ou de diverses substances, et surtout la grande sonde de gomme élastique, longue de sept à huit décimètres (environ 2 pieds et demi), et d'un centimètre et demi (6 lignes) de diamètre, dite *sonde œsophagienne,* seule ou garnie de son mandrin. Mais comme les différences que présente l'opération consistent dans la manière de parcourir le trajet sus-œsophagien, nous la diviserons en deux temps.

TRAJET SUS-ŒSOPHAGIEN. 1° *Par les narines.* Le malade étant assis, la tête renversée en arrière, saisir dans la main, comme une plume à écrire, l'extrémité de la sonde que l'on introduit par l'une des narines, et que l'on fait glisser avec lenteur par les fosses nasales jusque dans l'arrière-bouche. Prenant alors la sonde de la main gauche et faisant largement ouvrir la bouche au malade, le doigt indicateur droit, plongeant dans le pharynx, dégage le bec de l'instrument, qui tend à s'arcbouter dans la paroi postérieure et le dirige en bas, pendant que la main gauche, à l'extérieur, continue de faire filer la sonde. Comme cette manœuvre occasionne fréquemment des efforts de vomissemens et des mouvemens convulsifs des mâchoires, et que le besoin de tousser et de cracher empêche d'écarter mécaniquement les arcades dentaires, si l'on ne peut contenir le malade, au lieu du doigt, qui pourrait être mordu violemment dans ce cas, on dirige l'instrument avec un fort stylet ou une sonde cannelée recourbés. Dès que le bec a franchi l'arrière-bouche, il faut redoubler de précaution pour le bien gouverner vers le centre du canal, en évitant à-la-fois soit de labourer les parois postérieure et latérales, qui pourraient être lésées ou même traversées par l'instrument, comme il est arrivé à un chirurgien, au rapport de Ch. Bell; soit de porter sur la paroi antérieure où la sonde pourrait pénétrer dans le larynx, accident encore plus commun, et dont un exemple a été vu par M. Worbe : la toux, l'anhélation, le passage de l'air par la sonde, et l'arrêt de l'instrument à la hauteur des bronches, indiqueraient aussitôt que l'on s'est fourvoyé. Mais, après que le bec est descendu au-dessous de la glotte, on éprouve quelquefois à le faire pénétrer dans l'œsophage une résistance qui est due à la contraction spasmodique de l'anneau pharyngien de ce canal. Il suffit alors d'attendre un peu que le spasme soit calmé, pour que l'instrument pénètre de lui-même.

Tel est, quant à l'introduction par les narines, le procédé généralement suivi de nos jours pour faire arriver la sonde dans l'œsophage. Dans le procédé original, *Desault*, pour pénétrer du premier coup dans le milieu du pharynx, armait la sonde d'un mandrin ou stylet dont l'extrémité était recourbée suivant la forme du trajet à parcourir, et retirait ensuite ce mandrin pour continuer l'introduction comme il a été dit plus haut. On a renoncé à ce moyen qui complique l'opération et remplit mal son objet, et même on préfère à l'introduction de la sonde par la narine celle par la bouche, sauf, dans les cas où il est nécessaire de laisser l'instrument à demeure, d'en rappeler le bout supérieur par la narine dans un second temps, suivant le procédé de Boyer, que nous décrirons plus loin.

2° *Par la bouche*. La bouche étant largement ouverte, avec l'indicateur qu'il porte, autant que possible, jusqu'à l'épiglotte, le chirurgien déprime modérément la langue jusqu'à sa base; puis, se servant de ce doigt comme d'un conducteur, insinue de la main droite l'extrémité de la sonde qui glisse d'elle-même jusqu'à l'orifice du pharynx. Ce mode opératoire, beaucoup plus facile, doit être préféré dans tous les cas; il est même le seul qui permette l'introduction des sondes métalliques.

Trajet œsophagien. Que l'on ait opéré d'abord par la narine ou par la bouche, dès que la sonde est dans l'œsophage, il ne s'agit plus que de l'y faire descendre. Procédant avec lenteur et ménagement, on avance peu-à-peu, s'arrêtant dès que l'on éprouve le moindre obstacle, retirant un peu l'instrument, et, par de légers mouvemens de torsion ou d'inclinaison en divers sens, variant sa direction de manière à le faire cheminer sans éprouver de résistance. S'il est besoin de l'insinuer très bas et même jusque dans l'estomac, ordinairement après quelques centimètres au-dessous de l'orifice pharyngien, la sonde, qui se trouve dans un canal à-peu-près rectiligne, s'enfonce assez rapidement jusqu'au niveau de l'obstacle, et, s'il n'y en a pas, jusqu'à l'ouverture œsophagienne. Si l'instrument s'arrête en ce point, le chirurgien, prévenu à l'avance de l'incurvation du canal à gauche et de la résistance de l'orifice cardiaque, a recours aux mêmes précautions que plus haut, et ne tarde pas à faire pénétrer la sonde dans l'estomac.

Procédé de Boyer (fig. 3). Le chirurgien commence par introduire dans l'une des fosses nasales la sonde de Bellocq. Un fil ciré double est attaché au ressort dans la bouche; puis l'instrument étant rappelé au dehors, amène avec lui le fil qui reste à demeure, les deux extrémités pendante, l'une par le nez, l'autre par la bouche. Cette disposition étant prise, on introduit, comme ci-dessus, dans l'œsophage, la grande sonde, dont l'extrémité libre doit avoir été préalablement percée d'un trou. La sonde en place, on engage par ce trou et on noue sur le bord libre le chef du fil laissé dans la bouche; puis, en tirant d'une main sur le chef nasal, retournant en arrière et guidant de l'autre main le bout libre de la sonde, on lui fait franchir de bas en haut le voile du palais, parcourir la fosse nasale, et on l'amène par la narine au-dehors, où le fil dédoublé est fixé au bonnet du malade. Cette modification très simple, qui permet de pratiquer le cathétérisme par la bouche et de laisser la sonde à demeure par le nez, réunit les avantages des deux autres procédés en évitant leurs inconvéniens.

Telles sont les manœuvres du cathétérisme avec la sonde œsophagienne. Parmi les autres instrumens, ceux qui sont flexibles pénètrent en général par le même mécanisme. La tige préhensive en baleine de Dupuytren glisse assez librement en raison de son élasticité; mais il n'en est pas de même des sondes préhensives analogues au litholabe de MM. Missoux, Blondeau et Gama. Toutefois, en raison de la courbure donnée à ces instrumens, le cathétérisme pratiqué par la bouche en est assez facile.

Manœuvres consécutives du cathétérisme. L'instrument étant introduit dans l'œsophage ou dans l'estomac, les manœuvres ultérieures varient suivant le motif qui a nécessité l'opération. Les autres cas devant se présenter plus loin, il ne s'agit ici que du cathétérisme par la grande sonde œsophagienne, soit pour suppléer à la déglutition, soit pour évacuer artificiellement l'estomac dans les cas d'empoisonnement ou d'indigestion, lorsque le malade ne peut vomir.

1° *Déglutition artificielle*. Dans les cas de rétrécissement organique de l'œsophage, ou après l'œsophagotomie, il est utile de laisser la sonde à demeure au-dessous soit de l'obstacle soit de la plaie, pour ingérer dans l'estomac des substances alimentaires liquides ou demi liquides. Il suffit alors de les verser avec un entonnoir par le bout supérieur de la sonde.

2° *Évacuation de l'estomac*. Elle se compose de deux temps, l'ingestion et l'aspiration. L'*ingestion* a pour objet de remplir l'estomac d'eau tiède ou de solutions aqueuses appropriées pour étendre la pâte chymeuse et diviser ou dissoudre les substances vénéneuses en cas d'empoisonnement. C'est une simple déglutition artificielle par la sonde, comme il a été dit plus haut. L'*aspiration* des substances contenues dans l'estomac exige une pompe ou seringue d'une capacité d'au moins un litre, et qui, étant adaptée à la sonde, se remplit par la succion du piston des substances liquides ou pâteuses contenues dans l'estomac. Pour cet usage, le bout extérieur libre de la sonde doit être garni d'un ajutage conique dans lequel celui de la pompe entre à frottement. Ce procédé très simple permet de vider l'estomac et de le nettoyer par des lavages.

OPÉRATIONS POUR CAUSE DE RÉTRÉCISSEMENT.

On a appliqué au rétrécissement de l'œsophage les divers modes de traitement usités en pareil cas pour les autres canaux muqueux : le cathétérisme, comme nous l'avons dit ci-dessus, puis la dilatation et la cautérisation dont le cathétérisme est encore le moyen ou le premier temps.

Dilatation. On l'opère avec des instrumens analogues à ceux

employés pour les rétrécissemens de l'urèthre, du vagin et du rectum : des bougies soit élastiques, soit emplastiques, mais le plus souvent des sondes creuses laissées à demeure, d'un volume proportionné à celui du rétrécissement, et que l'on augmente graduellement à mesure que la dilatation s'en obtient. M. Fletcher a essayé d'un dilatateur métallique à trois branches, dont une boule métallique mise en jeu par une tige centrale produit l'écartement; mais cette pression par trois points n'a eu que peu de succès. Enfin, on a conseillé, mais non encore employé, divers instrumens usités pour les coarctations du rectum, le dilatateur à air de M. Arnott, le porte-mèche à chemise de M. Costalat, etc.

La dilatation de l'œsophage est d'une application encore trop nouvelle pour que l'on puisse en porter un jugement. Toutefois, d'après les premières tentatives, il est permis d'espérer que l'on pourra en obtenir de bons résultats; car le procédé opératoire, qui n'est autre que le cathétérisme, est simple et inoffensif, s'il est exercé avec les précautions convenables. Pratiqué d'abord, en 1797, par Boyer, qui n'en obtint aucun résultat, puis par MM. Carrier et L. Sanson, dont les malades, après un premier mois de traitement, en avaient éprouvé beaucoup d'amélioration, il paraît que, continué pendant tout le temps convenable, il a procuré des guérisons complètes à MM. Migliavacca, E. Home, Earle, Macilwain et Denis. Le succès, au reste, dépend de la nature de la maladie, suivant qu'elle est plus ou moins curable. Les cas simples de coarctation ou de rétrécissement local sont ceux où la dilatation offre le plus de chance de guérison. M. Gendron a fait plus en guérissant par une sonde dilatante, saupoudrée d'alun, un malade chez lequel un abcès avait été suivi d'un rétrécissement accompagné d'une fistule œsophago-trachéale. Enfin, même quand il existe des altérations organiques, la dilatation peut encore, sinon guérir le malade, du moins lui procurer du soulagement.

Cautérisation. Voici un autre moyen encore plus énergique ou plutôt téméraire, et dont pourtant quelques chirurgiens assurent avoir fait usage avec succès. Paletta n'avait pas craint de porter dans l'œsophage une tige flexible terminée par une boulette de linge imbibée d'un liquide caustique. Le malade, dit-on, éprouva d'abord un peu de soulagement par le fait de l'opération. Mieux inspiré, E. Home a fait usage de nitrate d'argent solide : sur sept malades, quatre guérirent; les trois autres succombèrent, après un temps plus ou moins long, par le fait de la maladie. MM. Andrews, C. Bell et Macilwain, avec le même caustique, ont réitéré quelques tentatives suivies de résultats variés. D'après ces faits, il paraît que la cautérisation avec un caustique solide, et surtout le nitrate d'argent, peut être appliqué avec succès aux rétrécissemens de l'œsophage. Mais dans quels cas? D'après le bon sens d'accord avec le témoignage des auteurs qui l'ont pratiquée, lorsque le rétrécissement a pour cause une simple phlegmasie chronique ou une induration. Reste la difficulté d'établir nettement le diagnostic, l'opération étant contre-indiquée dans tous les cas de dégénérescence où l'on doit se borner à essayer de la dilatation et encore avec tous les ménagemens que doit inspirer la crainte de causer des déchiremens.

EXPULSION OU EXTRACTION DES CORPS ÉTRANGERS.

Des corps étrangers de toute sorte peuvent se trouver arrêtés dans l'œsophage. Les accidens auxquels donne lieu leur présence et les indications thérapeutiques qui s'en déduisent sont différens suivant qu'ils sont ou non alimentaires. Excepté les cas où l'œsophage lui-même est malade ou comprimé par quelque tumeur voisine, les corps étrangers ne s'arrêtent dans un point de son étendue qu'autant qu'ils forment un bol ou un bloc trop volumineux, ou que le canal lui-même n'est point dans le moment suffisamment lubrifié ou se trouve accidentellement dans un état spasmodique. Mais, dans ces cas, le corps, par sa nature digestive, s'amollit un peu à la surface, et les contractions de l'œsophage y aidant, finit ordinairement par tomber dans l'estomac. Si néanmoins il reste en place un temps trop long, et que sa présence donne lieu à quelques accidens, il suffit du moins d'introduire une sonde pour le déloger ou le diviser, et en opérer immédiatement la chute dans la cavité stomacale. Mais il n'en est pas de même des corps étrangers insolubles et non digestifs, un os, un morceau de bois, une pièce de monnaie, un morceau de métal, etc., si variables de forme et de volume, fichés ou encastrés dans l'œsophage, et dont, outre la gêne de la respiration et la difficulté ou l'impossibilité de la déglutition, la présence donne lieu aux effets les plus graves : des douleurs atroces, des accidens nerveux, et consécutivement des abcès et des perforations de l'œsophage et des organes voisins. Outre les cas très nombreux d'accidens divers, rapportés par les auteurs (Hévin, Sue, MM. Corby, Murat, etc.), et l'histoire de ce malade étranglé après un mois par une pièce de 5 fr. (Routier), on signale les variétés de perforations les plus dangereuses, et, par exemple, de la trachée (Dupuytren), de l'aorte (Laurencin, Léger), de l'artère pulmonaire (Bernest), de la carotide primitive (Dupuytren).

Indépendamment du traitement médical propre à remédier aux accidens généraux, en ce qui concerne l'expulsion du corps étranger en lui-même, la médecine opératoire a recours à trois moyens : la propulsion dans l'estomac, l'extraction par la bouche, et, en dernier lieu, l'œsophagotomie.

Propulsion. Toutes les fois que le corps est de nature alimentaire, un tendon, une bouchée de viande, un fruit, un œuf dur, etc., ou si le corps étranger, non alimentaire, est d'un petit volume, surtout dans les deux ou trois premiers jours après l'ingestion, le précepte est de tâcher de le chasser dans l'estomac. Il existe quelques moyens simples, mais qui n'ont d'effet qu'à l'instant même de l'accident; tels sont : la déglutition de liquides visqueux, huiles douces ou mucilages, ou celle de substances épaisses et onctueuses, comme une figue grasse; de légers coups portés dans le dos, des efforts de vomissemens, etc. Quand ces essais sont infructueux, on procède au cathétérisme. Pour ce cas spécial, Albucasis employait un mandrin de plomb, et Mesnier une tige flexible terminée par une boule de plomb; mais l'instrument le meilleur par son volume, sa flexibilité, la douceur de son frottement, et sa mollesse qui permet au corps étranger de s'y engager, c'est encore la tige de poireau, recommandée par A. Paré, et, d'après lui, par tous les chirurgiens jusqu'à nos jours.

Extraction. L'objet de cette opération est de saisir le corps étranger et de l'amener au dehors. Si ce corps est arrêté dans le pharynx ou à l'entrée de l'œsophage, les doigts ou de longues pinces courbes peuvent suffire pour l'extraire. Mais, s'il est engagé profondément dans l'œsophage, pour y atteindre, on a imaginé un nombre considérable d'instrumens qui, par leur mode d'action, se rangent en deux classes. Les uns se résument en une boule de substances diverses portée à l'extrémité d'une tige flexible qui doit ramener, par refoulement de bas en haut, le corps étranger, comme le ferait le piston d'une pompe pour la partie du canal située au-dessus. Ces instrumens, par le fait, ne sont que des *conducteurs*. Les autres ont pour but de saisir directement le corps étranger; ils se composent de pinces rentrantes dans des canules à la manière des instrumens de lithotritie. Le manuel opératoire n'étant autre que le cathétérisme ordinaire, si, comme on peut le présumer, la nature et la forme du corps étranger décident du genre d'instrument dont on doit se servir, une fois ce choix établi, les différences dans les manœuvres dépendent bien plus du mécanisme de cet instrument en lui-même que de l'espèce du corps étranger.

1° *Instrumens conducteurs*. La première condition est que la tige soit flexible : c'est dans ce but que tant de chirurgiens ont fait usage de la tige de baleine. Willis l'a employé l'un des premiers. Pour saisir le corps étranger, Petit l'avait terminé par un bouquet de petits anneaux et La Faye par une mèche ou un tampon de filasse. Mais l'éponge a été la substance la plus employée. Pour empêcher qu'elle ne se gonfle par imbibition avant qu'elle n'ait franchi le corps étranger, Hévin l'avait environnée d'une bourse ou petite poche de soie, et Bonfils l'introduisait comprimée ou allongée à l'extrémité d'un mandrin dans une sonde flexible, et ne la faisait dégager qu'au-delà du corps étranger. Heister et Wedel formaient l'extrémité de la tige de baleine avec une houppe de soie de porc. C'est cette houppe, composée de poils, de brins de fils ou de petits rubans, portée par une tige flexible en baleine, en fil d'archal ou en laiton, qui constitue aujourd'hui le *provendor* des chirurgiens anglais. L'éponge a servi également à Ollenroth, qui employait, comme tige flexible, un chapelet de boules d'étain. L'instrument de ce genre le moins bon est celui de Brouillard, où l'éponge, introduite au bout d'une sonde de plomb, était gouvernée par deux fils, l'un en dedans, l'autre en dehors de la sonde. Aujourd'hui l'instrument le plus usité en France est la simple tige de baleine garnie d'une éponge qui forme l'une des extrémités de la sonde préhensive de Dupuytren (Pl. 24, fig. 2 *bis*). En récapitulant, on voit que l'indication à remplir serait de porter à l'état sec, et sous le plus petit volume, une boule d'éponge au-delà du corps étranger, et de l'y laisser se gonfler par l'absorption des liquides; de sorte qu'en la retirant, lorsque, par son volume, elle remplirait le canal, elle amènerait le corps étranger comme on extrait un bouchon d'une bouteille avec une corde à nœud. Les préceptes pour cette manœuvre sont très simples. Dès que l'arrêt indique que l'on est parvenu sur le corps étranger, il s'agit de tâcher, par de légers mouvemens de rotation, de trouver un passage entre ce corps et la paroi du canal, de manière à faire glisser l'éponge au-dessous. Voilà pour la théorie ; mais à la pratique il n'en est pas ainsi. L'instrument de Bonfils est le seul qui soit construit pour l'indication, si tant est qu'on puisse réunir la double condition d'une sonde assez mince pour franchir le corps étranger, et cependant assez épaisse pour renfermer une éponge sèche d'un volume convenable. Un autre mécanisme, dont l'intention est la même, est celui de M. Oury, qui porte à l'extrémité d'une sonde une vessie qu'il insuffle au-delà du corps étranger. Dans tous les autres instrumens, l'éponge, en contact immédiat avec l'œsophage, se gonfle tout d'abord, et pèse plutôt dans le sens de la propulsion vers l'estomac que dans celle de l'extraction vers la bouche. En somme, il faut le dire, on agit comme l'on peut; l'essentiel est de déloger le corps étranger de sa position dans l'œsophage et de le chasser de ce canal. Si l'on ne peut y parvenir, c'est le cas d'employer les instrumens préhenseurs.

2° *Instrumens préhenseurs*. Diverses tentatives ont été faites pour extraire le corps étranger avec des instrumens que l'on introduit fermés dans l'œsophage, et qui s'ouvrent dans sa cavité par l'écartement de plusieurs branches articulées, à la manière d'un parapluie ; de sorte qu'en remontant un peu l'instrument et refermant ses branches, on a la chance de saisir et d'amener le corps étranger. C'est dans le même but qu'ont été imaginés, dans ces derniers temps, un certain nombre d'instrumens dont l'idée première est empruntée de ceux de la lithotritie. Tels sont la languette dilatante de M. Doussault; la pince en bec de grue, renfermée dans une canule de M. Gendron, avec laquelle ce chirurgien est parvenu à extraire un fragment de côtelette; le *géranorhynque* de M. Missoux, et les instrumens plus ou moins analogues de MM. Blondeau et Gama (Pl. 24, fig. 4). Leur mécanisme est facile à comprendre. L'instrument étant introduit fermé, dès que le toucher indique que l'on est parvenu sur l'obstacle, on remonte la canule pour dégager la tige qui porte les pinces, et permettre à celles-ci de s'écarter. On essaie ensuite de reconnaître la position et à-peu-près le volume du corps à extraire, et l'on dirige la tige de manière à le renfermer entre les mors. Repoussant alors la canule pour fermer les pinces, le corps étranger se trouve saisi par l'instrument qui l'amène au dehors. Telle est la manœuvre; mais on conçoit qu'elle ne réussit guère que par tâtonnement, et qu'il est souvent besoin de la recommencer à plusieurs fois avant de réussir. Au reste, ce procédé est assez satisfaisant quand le corps à extraire est un peu mou, qu'il est à-peu-près arrondi ou n'offre pas trop d'aspérités; mais, s'il est rugueux ou dentelé, comme un éclat d'os, on conçoit qu'en remontant, il doit labourer et blesser les parois de l'œsophage et du pharynx. C'est en partie pour remédier à cet inconvénient que l'instrument de M. Gama présente dans une double canule une seconde pince qui enveloppe et contient plus exactement le corps étranger, outre que, par son volume, elle dilate successivement la voie au-dessus. Toutefois, convenons que cet avantage est bien contrebalancé par la complication du mécanisme, et que l'on n'a aucune certitude de prévenir des lésions que la forme, le volume, la résistance et la direction du corps à extraire rendent souvent inévitables.

ŒSOPHAGOTOMIE (Planche 26).

Deux circonstances principales réclament cette opération : 1° la présence dans l'œsophage d'un corps étranger que l'on n'a pu ni extraire ni faire tomber dans l'estomac, et dont le séjour prolongé pourrait compromettre la vie du malade; 2° la nécessité de faire pénétrer par une ingestion artificielle des substances alimentaires dans l'estomac, afin de prolonger la vie des malades chez lesquels une coarctation ou une obstruction organique de l'œsophage rend la déglutition impossible.

L'œsophagotomie ne compte guère encore qu'un siècle d'existence. La nature avait en quelque sorte indiqué d'elle-même cette opération comme une imitation du travail morbide par lequel l'organisme parvient quelquefois à se débarrasser des corps étrangers encastrés dans l'œsophage. On savait que cette cause pouvait donner lieu à des abcès dont Arculanus et Z. Platner avaient extrait des portions d'os; Houllier et Glandorp des arêtes de poisson. Verdier proposa de prévenir tout d'abord les accidens par l'œsophagotomie; Guattani en donna les préceptes, et Goursault l'exécuta le premier en 1738.

Lieu de l'incision. Guattani incise du côté gauche, sur un pli transversal à la peau, depuis le sternum jusqu'à la hauteur du cartilage cricoïde; écarte en arrière avec des crochets les muscles sous-hyoïdiens; refoule en avant la trachée-artère, et pénètre ainsi sur l'œsophage; mais cette plaie est un peu trop antérieure. Echoldt conseillait d'inciser entre les deux attaches du sterno-cléido-mastoïdien. Ce mode de division, suivi par M. Sédillot pour la ligature de la carotide primitive, fait tomber assez précisément sur la gaîne des gros vaisseaux : on les écarte en arrière, et l'œsophage se trouve facilement au-devant. Mais cette plaie, suffisante pour la ligature de la carotide, est insuffisante pour l'œsophagotomie, outre que les manœuvres peuvent être gênées par la tension du faisceau sternal du muscle. Boyer veut que l'incision pénètre entre le sterno-mastoïdien et les sterno-hyoïdien et thyroïdien; c'est le mode de section qui a prévalu. En tous cas, l'incision des chairs ne doit pas s'étendre plus bas que deux à trois centimètres au-dessus du sternum pour éviter de blesser l'artère thyroïdienne inférieure, ni remonter plus haut que l'hyoïde, où le nerf laryngé supérieur et les artères linguale et faciale pourraient être lésés. Quant à l'incision de l'œsophage, B. Bell et après lui, Richerand et Boyer prescrivent de la pratiquer sur la saillie du corps étranger, précepte très rationnel, mais auquel Richerand donne trop d'extension, lorsqu'il fait de cette saillie le guide obligé de l'incision extérieure, n'admettant la nécessité de l'opération, qu'autant que le corps étranger est d'un volume assez considérable pour faire proéminer au-dehors les parties qui le recouvrent.

Appareil instrumental. Outre les objets communs à toutes les opérations, l'instrument essentiel est une sonde pour faire saillir le côté de l'œsophage et en faciliter la section. Une sonde œsophagienne ordinaire ou une forte algalie peut suffire; mais on y emploie préférablement la sonde à dard ou l'instrument de Vacca (Fig. 5, 6, 7) dont le mandrin cannelé, se détachant en une saillie convexe, de la fenêtre latérale de la sonde, écarte en dehors, vers l'opérateur, le côté de l'œsophage, et permet d'inciser avec sécurité dans sa cannelure.

Procédé opératoire. Le malade étant couché sur un lit étroit, disposé en plan incliné, la poitrine et le cou légèrement soulevés, la tête un peu renversée en arrière et à droite, l'opérateur placé à gauche du malade et l'aide principal lui faisant face de l'autre côté : armé d'un bistouri convexe, pratiquer parallèlement à la trachée, en regard du sillon intermédiaire du sterno-mastoïdien au sterno-thyroïdien, une incision de sept à neuf centimètres (deux pouces et demi à trois pouces), à partir de deux travers de doigt au-dessous du sternum en remontant vers l'os hyoïde. Pour éviter toute erreur, diviser successivement, par couches régulières, dans toute l'étendue de la plaie, la peau, le muscle peaucier, l'aponévrose cervicale. Arrivé sur le sillon intermédiaire aux muscles, l'inciser légèrement avec le bistouri, puis le diviser et l'écarter avec la sonde cannelée, le doigt indicateur ou le manche d'un scalpel, et, en même temps que l'on déprime vers soi le bord antérieur du sterno-mastoïdien qui recouvre obliquement la plaie, faire refouler en sens inverse, par les doigts de l'aide de face, toute la masse laryngo-trachéale, mais en pressant avec une douceur graduée sur toute la surface pour ne pas gêner la respiration. Dans la série de ces manœuvres, le muscle scapulo-hyoïdien se présente, traversant la plaie en diagonale. Le mieux est de l'écarter en dehors avec le sterno-mastoïdien, comme le conseille Boyer. S'il gêne trop, néanmoins, on peut, à l'exemple de M. Bégin, le diviser sur une sonde cannelée. Rien alors ne s'opposant plus à l'écartement de la plaie, on arrive au fond du sillon celluleux. C'est à ce point qu'il faut redoubler d'attention : en arrière se trouve la gaîne des gros vaisseaux, l'artère carotide et la veine jugulaire interne, que l'on abaisse médiatement avec les muscles sur la lèvre gauche de la plaie; en avant, ou du côté de la lèvre droite, se distinguent le bord de la trachée et de la glande thyroïde, et, au-dessous de ces parties, le bord de l'œsophage reconnaissable à la légère saillie plate et arrondie qu'il forme, à sa direction verticale, à son aspect charnu, à ses mouvemens, à la tension et à la dureté qu'il acquiert en faisant exécuter au malade des mouvemens de déglutition. Au reste, ces signes particuliers de la présence de l'œsophage, peuvent être modifiés par l'existence du corps étranger dans le lieu de l'incision. Le canal œsophagien viendra faire saillie de lui-même dans la plaie, si le corps étranger est mou et d'un grand volume; il peut au contraire se rétracter sur lui-même et nécessiter un isolement plus soigné, si ce corps, étroit et anguleux, irrite violemment les parois du canal; c'est dans ce cas, surtout, que la présence d'une sonde à l'intérieur facilite singulièrement les recherches.

L'œsophage étant mis à découvert dans une longueur de quelques centimètres, si le corps étranger est placé au-dessous de la plaie ou qu'étant au-dessus ou en regard il laisse néanmoins passer une sonde, le plus facile est de s'en servir pour l'incision de l'œsophage. Avec une sonde simple, on fait la ponction sur la saillie de son bec, sauf à augmenter ultérieurement l'incision. Avec la sonde à dard de frère Côme, on en saisit le bec au travers de l'œsophage entre le pouce et l'index, puis faisant presser par un aide sur le bouton de la tige, la pointe vient sortir au dehors et on agrandit l'incision en glissant le bistouri dans la cannelure; enfin, avec la sonde de Vacca, on incise sur la saillie de son mandrin dont la cannelure permet de prolonger la section. Si l'on ne peut se servir d'un conducteur ou que l'œsophage se présente assez favorablement pour que l'on n'en ait pas besoin, on plonge la pointe d'un bistouri droit sur le bord de ce canal parallèlement à son axe; une plaie de quelques millimètres étant opérée, la sortie des mucosités indique que l'on est dans la cavité; on retire le bistouri droit pour en substituer un boutonné ou des ciseaux, avec lesquels on prolonge l'incision longitudinale en haut et en bas, dans une longueur suffisante pour permettre l'introduction du doigt et des instrumens, pinces ou tenettes, et la sortie du corps étranger.

L'exploration puis l'extraction du corps étranger, ne peuvent donner lieu qu'à des préceptes généraux, le siège, le volume, la dureté, la forme de ce corps variant dans presque tous les cas. S'il est éloigné de la plaie, on essaie de le reconnaître avec une sonde pour aller ensuite le retirer avec des pinces à polypes droites ou courbes. Les corps mous et volumineux sont faciles à extraire, mais s'il s'agit d'un corps dur et anguleux, un fragment d'os ou de bois fiché par l'une de ses extrémités dans la paroi de l'œsophage, il faut essayer de repousser le bout le moins engagé, afin de replacer le grand axe du corps étranger dans le sens de celui de l'œsophage. Le bout qui blesse tendant, par cette manœuvre, à se détacher de lui-même, on le charge ensuite avec les pinces et on l'amène au dehors.

L'opération terminée, on se contente de rapprocher les lèvres de la plaie, et l'on fait par-dessus un léger pansement à plat. Le précepte général est de ne pas réunir immédiatement par première intention, à cause de l'inflammation avec suppuration à laquelle on doit s'attendre, de la gangrène possible de la portion d'œsophage qui a été lésée par le corps étranger, ou de la constriction spasmodique ou inflammatoire qui peut survenir dans les premiers instans. La réunion définitive est pratiquée le lendemain ou le jour d'après quand il ne survient pas d'accidens. Pour faciliter la déglutition et prévenir le passage des liquides alimentaires et des boissons par la plaie, on introduit, jusque dans l'estomac, une sonde qu'on laisse à demeure pendant les quatre à six premiers jours, c'est-à-dire jusqu'à l'époque ou l'agglutination de la plaie est assez avancée pour qu'il n'y ait pas à craindre de fistule.

OPÉRATIONS QUI SE PRATIQUENT SUR LE THORAX.

Outre les opérations générales sur les divers tissus, ouvertures d'abcès, résections des côtes, etc., qui ont trouvé place en leur lieu, les opérations spéciales sur le thorax comprennent : l'ablation du sein, l'arrêt de l'hémorrhagie produite par une artère intercostale, les ponctions des épanchemens dans les cavités des plèvres et du péricarde, et l'extraction des corps étrangers qui ont pénétré dans le thorax.

EXTIRPATION DU SEIN (Pl. 27).

C'est presque toujours pour cause de cancer que l'on a recours à l'extirpation du sein. De tout temps les avis se sont partagés entre les chirurgiens pour adopter ou proscrire cette opération. Déjà chez les Romains Celse la rejette parce que le cancer revient toujours. Albucasis dit n'avoir jamais vu un cas de guérison soutenu, ce qui prouve néanmoins que les chirurgiens arabes, si timides dans des cas moins graves, pratiquaient volontiers cette opération. A la renaissance, et depuis, même incertitude.

Enfin, de nos jours, Monro n'a vu que quatre guérisons sur soixante cas d'extirpations; Boyer qu'un petit nombre sur cent; M. M'Farlane sur pareil nombre, pas un succès réel, etc. D'un autre côté, M. North, sur cent aussi, n'accuse qu'un petit nombre de revers, et avant lui, Hill n'en compte que douze sur quatre-vingt-huit cas. Que prouvent ces allégations contradictoires exprimées pour la plupart, en nombre ronds, c'est-à-dire comme le résumé à vue de mémoire d'une longue pratique, plutôt que comme la somme de faits réels? Un seul résultat qui, pour tout praticiens, n'a pas besoin de discussion : que l'extirpation du sein cancéreux guérit quelquefois; mais que, dans le plus grand nombre des cas, il y a récidive. C'est ce que tout le monde sait, ce que l'observation d'un petit nombre de faits suffit pour apprendre. Certes il n'y a rien là de suffisant pour proscrire l'opération. Facile à pratiquer, très prompte et par conséquent peu douloureuse, ce n'est pas d'elle que vient le danger, mais de la maladie elle-même. L'essentiel est d'enlever le cancer assez à temps, lorsqu'il est encore local et forme une tumeur mobile et bien circonscrite. Les chances seront bien moins favorables si déjà le cancer envahit profondément, s'il envoie des prolongemens dans les tissus ou adhère aux côtes, et quand il existe des engorgemens axillaires coïncidans avec le teint jaune paille et les autres signes généraux de la diathèse cancéreuse. C'est par ces motifs que l'on s'explique les guérisons nombreuses obtenues par Schmucker qui opérait dès le début, et par opposition, les insuccès continuels d'autres chirurgiens, qui, par choix ou hasard de rencontre, n'ont guère opéré que des malades dans les plus mauvaises conditions. Le problème essentiel, mais souvent difficile à résoudre, est de déterminer dans quels cas l'opération est justifiable et dans quels autres elle doit être rejetée, double question qui se résume par la dernière. Car on ne peut considérer avec Delpech, le cancer comme étant toujours symptomatique; d'où il implique que l'opération est formellement indiquée, quand il paraît être le produit local d'une cause accidentelle. L'engorgement des glandes de l'aisselle et du cou du côté correspondant, n'est point une contre-indication suffisante, si du reste l'état général est satisfaisant, puisque nombre d'auteurs, Bartholin, Assalini, Desault, A. Dubois, M. Roux, etc., ont vu ces engorgemens disparaître spontanément après l'opération. Le développement considérable de la tumeur, sa fixité, la largeur de sa base, l'ulcération même ne paraissent pas suffire encore pour s'abstenir d'opérer, si du reste la santé générale n'est pas trop gravement altérée, puisque dans ces cas, des guérisons confirmées pendant une suite d'années, ont été obtenues par Sabatier, A. Dubois, Richeraud, Dupuytren, MM. Roux, Gouraud, J. Cloquet, L. Sanson, Velpeau, et il faudrait dire par presque tous les chirurgiens existans. Le cas de récidive même, après plusieurs années, peut en quelque sorte être considéré comme une sorte de guérison à temps, pour une affection si redoutable et qui aurait emporté les malades bien avant le terme où elle s'est reproduite. Les seuls cas où l'opération doit sagement être proscrite, sont ceux où le cancer, adhérant profondément aux côtes dans une grande étendue, la malade manifeste déjà les signes de la diathèse cancéreuse, et ceux où cette diathèse préexiste, surtout si le cancer, succédant à une tumeur de même nature préalablement opérée sur un autre point, il est évident que la maladie actuelle, n'est que le produit d'une affection générale, qu'une nouvelle opération ne guérira point.

Ainsi donc, en proposition générale, dès qu'il existe au sein une tumeur squirrheuse qui a résisté à tous les traitemens rationnels et menace d'envahir, le parti le plus sage est de l'enlever. Dans ces derniers temps, pour éviter aux personnes timorées une opération sanglante, on a essayé de guérir le cancer par la *compression*. Mise en usage depuis 1800, pendant plusieurs années par Yonge; condamnée en 1817 par M. C. Bell, au nom d'une commission de médecins, la compression a été tentée, depuis cette époque, un grand nombre de fois, par M. Récamier qui en a obtenu de bons effets. Mais comme ce moyen, pour être efficace, demande à être continué pendant un ou plusieurs mois, et représente, en réalité, une somme de douleurs plus grande que l'opération; comme il n'empêche pas directement les progrès de l'infection cancéreuse, et qu'en outre, il n'y a pas de preuve qu'il ait guéri un véritable cancer, les chirurgiens s'accordent généralement à lui préférer l'ablation dont l'action primitive est immédiatement décisive, du moins quant au siège du mal.

Procédé opératoire. La malade doit être couchée sur un plan incliné, la tête et la poitrine légèrement soulevées pour faire saillir le sein, le bras du côté malade écarté du tronc et maintenu dans cette position par un aide; le visage tourné en sens inverse. Le chirurgien est placé du côté du sein malade. Un aide, placé vers la tête, est chargé de la compression de l'artère sous-clavière entre les scalènes. A la rigueur, le même, s'il est habile, peut suffire pour comprimer d'une main, réservant l'autre pour appliquer les doigts sur les vaisseaux coupés, si la compression du tronc principal n'est pas suffisante; toutefois il est plus sûr que ces deux fonctions soient remplies par des aides différens. L'appareil instrumental est des plus simples : des bistouris droit et convexe, des pinces à ligature, des fils cirés, les divers objets propres à l'hémostatique et l'appareil à pansement : enfin des rugines, des tenailles incisives, des scies en crête de coq et à chaîne, en un mot, les instrumens propres aux résections, dans les cas où il est probable que les côtes sont altérées.

Incision cutanée. La forme de ces incisions a beaucoup varié. Les anciens et à leur exemple, Dionis, employaient l'incision circulaire, la plus vicieuse de toutes. Heister et Palfin, se servaient de l'incision cruciale; Acrel et Chopart, de l'incision en T, qui peut convenir lorsque la tumeur est oblongue et que les tégumens ne sont point malades. Néanmoins la double incision elliptique déjà mise en usage par Paul d'Egine, et recommandée à différens âges par les plus grands chirurgiens, Paré, Cheselden, Louis, etc., est la plus généralement adoptée, vu l'avantage qu'elle offre d'enlever, du premier coup, une portion de tégumens malade ou trop exubérante pour la réunion après l'enlèvement de la tumeur. La meilleure forme de l'incision étant déterminée, sa direction n'est pas moins importante. Elle doit être telle, que la plaie donne un libre écoulement aux liquides; ce n'est donc que par erreur, que quelques chirurgiens l'ont faite transversale. Gabrliep et M. Ch. Bell, la faisaient verticale; mais aujourd'hui tous les chirurgiens s'accordent à la pratiquer, suivant le conseil de Pimpernelle, oblique de haut en bas et de dehors en dedans, direction commune avec celle du plus grand diamètre de la glande et du bord libre des deux muscles pectoraux, qui permet au besoin, pendant l'opération, de remonter vers l'aisselle, le long des conduits vasculaires, pour extraire des glandes lymphatiques engorgées, et donne, après le pansement, une inclinaison convenable pour la sortie des liquides.

Pour pratiquer la section cutanée, tout étant disposé, le chirurgien, de la main gauche, soulève le sein, tend la peau sous la tumeur, et commence, avec le bistouri convexe, une première incision semi-elliptique oblique et à concavité supérieure, en procédant de haut en bas et de dehors en dedans pour le côté droit, de bas en haut et de dedans en dehors pour le côté gauche; renversant alors le sein, il pratique de la même manière l'incision semi-elliptique supérieure, d'un angle à l'autre de la première, par une section nette et sans queue. Cette double incision doit être pratiquée au-delà des limites de la maladie, sur de la peau saine, la portion renfermée dans l'ellipse, devant circonscrire toute celle qui est malade ou même qui serait superflue pour la réunion après l'opération.

Saisissant alors la tumeur de la main gauche, et au besoin, si elle est d'un trop grand volume, se faisant aider pour la soulever, on commence à la détacher de bas en haut pour éviter d'être gêné par le sang, si on procédait en sens contraire; on l'enlève rapidement, à grands coups de bistouri tenu en sixième position, le tranchant tourné vers les tissus sains dont, par prudence, il faut toujours enlever une couche.

Si la tumeur est d'un grand volume, quelques chirurgiens recommandent de commencer et de finir la dissection de haut en bas, c'est-à-dire de passer successivement d'une incision à l'autre, de manière à enlever graduellement la tumeur, du contour vers la ligne du grand axe postérieur, le précepte d'isoler d'abord profondément par le segment inférieur, pouvant offrir l'inconvénient que le bistouri s'égare sous le bord axillaire du grand pectoral.

A mesure que l'opération avance, des branches nombreuses, des artères thoraciques sont coupées. Il est rare que la compression puisse être assez efficace pour ne pas causer une hémorrhagie qui gênerait les manœuvres et affaiblirait inutilement la malade par son abondance, vu l'augmentation de calibre souvent considérable des moindres rameaux qui se rendaient à la tumeur. C'était pour obvier à cet inconvénient, que dans l'ancienne chirurgie on avait recours à tant de moyens cruels; l'application du feu à chaque coup de bistouri (Léonidas); la section avec une lame rougie à blanc ou trempée dans un liquide caustique (J. Fabrice); l'ablation d'un seul coup immédiatement suivie de l'application du fer rouge (Scultet) ou d'une couche épaisse des caustiques les plus énergiques. Aujourd'hui, la crainte de l'hémorrhagie n'entrave nullement l'opération; un aide intelligent surveille la marche du bistouri. A mesure qu'un vaisseau est coupé il y applique un doigt, éparpillant ainsi ses cinq doigts sur le contour externe et supérieur ou axillaire de la plaie, d'où proviennent les vaisseaux, en même temps qu'un autre aide, concourant au besoin d'une main à soulever et gouverner la tumeur, de l'autre, absterge soigneusement avec une éponge, derrière le bistouri, pour découvrir les sources d'où provient le sang. Toutes les manœuvres du chirurgien et des aides, s'opèrent simultanément sans confusion, et s'harmonient sans embarras, lenteur, ni précipitation et sans entraver la marche régulière de l'opération.

Dès que la tumeur est enlevée, on lie les artères coupées, puis on procède à l'examen de la surface de la plaie. Trois circonstances peuvent se rencontrer qui prolongent et compliquent l'opération. 1° S'il existe sur divers points entre les muscles, des prolongemens de tissus altérés ou de nature douteuse, il faut en faire profondément l'excision partielle sur autant de points qu'il s'en présente, toujours en enlevant au-delà dans les tissus sains. 2° S'il existe sur le trajet des vaisseaux des glandes lymphatiques altérées, on les enlève en prolongeant dans leur sens l'angle externe et supérieur de l'incision. Ces chapelets glandulaires affectent les deux directions des vaisseaux thoraciques : en bas sur le grand dentelé, dans le triangle intermédiaire du grand pectoral au grand dorsal, en haut sous le petit pectoral. Avant de les séparer, il est bon de lier préalablement en masse les vaisseaux au-dessus. Quant aux glandes axillaires, trop éloignées de la plaie pour qu'on puisse y atteindre, si l'espace intermédiaire est sain, on va les découvrir par une nouvelle incision qui constitue en fait, une seconde opération. Comme elles sont situées en amas dans le creux axillaire, sur le grand dentelé, les gros vaisseaux et le plexus branchial dont elles ne sont séparées que par une aponévrose et du tissu adipeux toujours altéré lui-même (1), leur isolement exige les plus grandes précautions. On élève fortement le bras en haut et en dehors, pour écarter les vaisseaux et les nerfs, et on détache les adhérences celluleuses avec les doigts ou le manche d'un scalpel; c'est ici surtout qu'il importe, avant l'ablation

(1) Voyez Anat. chirurgicale, pl. 6.

définitive, de lier en masses au-dessus, les vaisseaux thoraciques longs, dont on fait la section sous la ligature, à l'exemple de J.-L. Petit, Desault et Dupuytren. 3° Enfin, si les côtes en regard sont altérées, suivant la profondeur à laquelle atteint la maladie, il faut les ruginer, en enlever une partie avec la scie à crête de coq ou la tenaille incisive, ou enfin, en réséquer la portion malade.

L'opération terminée, on procède au pansement. Si l'on a quelques doutes qu'il soit resté dans la plaie des portions de tissus altérées, on ne réunit pas la plaie, tout d'abord, pour être à même d'enlever des végétations qui se formeraient. Dans le cas contraire, on réunit par première intention, mais, si le cancer avait des racines profondes, en se tenant toujours dans l'attente de la reproduction de nouveaux bourgeons cancéreux, que l'on doit enlever immédiatement à mesure qu'il s'en présente, soit par l'ancienne plaie, soit par une nouvelle. Quelques praticiens emploient de préférence, dans ce cas, les caustiques; le plus prudent est peut-être d'user de l'un et de l'autre : l'excision d'abord, puis la cautérisation, pour achever de détruire les derniers prolongemens qui échappent à l'œil et au toucher dans les tissus.

C'est donc en particulier dans les cas simples, où la maladie est bien circonscrite, que l'on doit réunir par première intention. La plupart des chirurgiens n'y emploient que des bandelettes agglutinatives croisant la plaie à angle droit, et très longues, pour amener de loin les tégumens quand la déperdition en est telle que l'on a peine à recouvrir la plaie. Si cependant la perte de substance est trop considérable pour permettre de rapprocher les deux bords, M. Lisfranc conseille d'en isoler la peau en dessous par dissection, dans une longueur de quelques pouces, de manière à obtenir deux lambeaux cutanés que l'on amène l'un vers l'autre par traction. Toutefois, si cet allongement forcé excédait les limites raisonnables, mieux vaudrait, à l'exemple de M. Martinet (de la Creuse), suppléer à la perte de substance en excès par la méthode autoplastique, en empruntant un lambeau cutané aux parties voisines. Enfin, dans ces derniers temps, en guise de bandelettes emplastiques, on a renouvelé l'application des sutures, usitée dans le siècle dernier par Cheselden et Garengeot. A l'exemple de M. Serre, M. Chaumet (de Bordeaux) s'en est servi sans inconvénient sur trois malades. Néanmoins, si ce moyen, qui n'agit que sur le bord de la plaie, peut être utile quand la peau est abondante, il est évident que, dans le cas contraire, les bandelettes lui sont bien préférables.

HÉMORRHAGIE D'UNE ARTÈRE INTERCOSTALE.

La lésion d'une artère intercostale dans les plaies pénétrantes de poitrine ou dans l'opération de l'empyème semble devoir être un accident assez commun. Le danger de cette hémorrhagie, qui donne souvent lieu à un épanchement dans la cavité de la poitrine, a vivement préoccupé les auteurs; aussi les moyens proposés pour la combattre n'ont-ils pas manqué. Mais, par une contradiction singulière, soit que les chirurgiens aient négligé de mentionner les faits à leur connaissance, ou, ce qui est probable, que beaucoup de ces faits aient été méconnus, le nombre n'en est pas aussi considérable que celui des moyens imaginés pour y remédier, ce qui réduit la plupart de ces derniers à une simple valeur théorique. Les cas de lésion d'une artère intercostale les mieux constatés sont ceux rapportés par Gérard, Goulard, Bilguer, Richter, Desault, Hebeinstreit, et celui encore tout récent publié par M. Thierry (*Biblioth. méd.*, 1838), où l'hémorrhagie causa la mort. Cet accident se reconnaît à ses signes généraux, la dyspnée, le ballonnement du thorax coïncidant avec la pâleur, les syncopes, etc. La difficulté du diagnostic consiste à distinguer cette hémorrhagie de celle produite par une plaie du poumon. La sortie de l'air avec le sang par la plaie prouve bien que le poumon est lésé, mais non pas que l'artère intercostale soit intacte; et, d'un autre côté, l'absence du même signe ne suffit pas pour prouver la lésion de l'artère intercostale et l'intégrité du poumon. Les autres moyens proposés, l'introduction dans la plaie du doigt ou d'une carte ployée en gouttière ne sont pas moins insignifians; les seuls indices certains, mais qui, par cela même qu'ils se rencontrent, constituent les cas les moins graves, sont le jet saccadé du sang au dehors et la vue directe de la lésion artérielle au fond de la plaie quand elle est assez large.

Les moyens imaginés pour arrêter cette hémorrhagie sont, avons-nous dit, en très grand nombre, témoignage presque assuré de leur peu de valeur. *Gérard,* avec une aiguille à manche courbe garnie de son fil, introduite par la plaie et ressortant au-dessus de la côte, insinuait une tente au-dessous de l'artère qu'il s'efforçait de comprimer en étranglant le contour de la côte avec l'anse de fil nouée sur une compresse au dehors. *Huermann* ne modifiait ce procédé qu'en essayant de ramener l'aiguille entre la côte et les muscles, de manière à faire ressortir le fil par l'unique plaie d'entrée, et nouait ensuite ses deux extrémités sur la côte; il évitait ainsi une nouvelle plaie, mais la compression était moins efficace. *Leber,* revenant au procédé de Gérard, substituait au fil un ruban qu'il introduisait avec une sonde flexible et plate, et faisait ressortir au-dessus, par une autre plaie préalablement pratiquée. *Reich*, au lieu de nouer les fils au dehors, en passait les extrémités dans une sonde de gomme élastique en guise de serre-nœud. Toutes ces modifications, comme le procédé original de Gérard dont elles émanent, n'exercent qu'une compression insignifiante. La double plaque de *Lottery*, le jeton de *Quesnay*, sont dans le même cas, et offrent en outre l'inconvénient de léser le poumon par le contact d'un corps dur. On ne peut que citer les noms de *Theden* et de *Lœffler,* la section complète de l'artère, suivie du tamponnement qu'ils proposent ne méritant pas d'être rappelée. Reste deux moyens véritablement efficaces : la compression de dedans en dehors et la ligature. Avant d'y avoir recours, il convient de faire évacuer, autant que possible, tout le sang qui peut être accumulé dans la cavité de la plèvre.

1° *Compression de dedans en dehors. Bilguer* insinuait au travers de la plaie une tente de charpie étranglée à son milieu par un gros fil, la dirigeait verticalement dans la cavité de la plaie, puis, tirant sur le fil, l'appliquait fortement sur l'espace intercostal et les deux côtes correspondantes, et le fixait au dehors. Richter, Desault et Sabatier ont beaucoup vanté ce moyen; mais comme il offre l'inconvénient de laisser au dedans deux extrémités de tente érigées comme des pinceaux de brosse, on lui préfère la modification de *Desault* lui-même, employée avec succès par ce grand chirurgien et par Zang. Elle consiste à insinuer au travers de la plaie le milieu d'une compresse fine, en forme de sac, que l'on remplit d'une quantité suffisante de charpie ou d'étoupe. Tirant alors peu-à-peu sur les bords du linge au dehors, on rappelle le tampon intérieur, qui vient de lui-même se mouler dans l'espace intercostal, où il établit la compression, en ne laissant à l'intérieur qu'une surface lisse, moins irritante pour les plèvres que tous les autres corps étrangers. On fixe cette pelote interne, et on maintient la compression en formant au dehors une autre pelote externe, sur laquelle on noue et serre fortement les extrémités du linge. Après quelques jours, pour enlever l'appareil, on repousse un peu avec une sonde le sac interne, et ou le vide en enlevant la charpie brin à brin, de manière à n'avoir plus qu'à retirer le linge d'enveloppe.

2° *Ligature*. Ce moyen, de tous incomparablement le plus efficace, est néanmoins celui auquel on a le moins songé. Un pareil oubli a été justifiable, tant que la ligature de toute artère quelconque a été considérée comme une opération grave et très difficile; mais aujourd'hui que les procédés de ligature des artères dans leurs détails les plus délicats sont devenus familiers à tous les chirurgiens, nous ne voyons pas pourquoi la même réserve devrait être maintenue. Le vrai danger qu'on peut alléguer est de donner, par une incision un peu large, entrée à l'air dans la cavité des plèvres. Or, si la complication existe déjà par le fait de l'accident, rien de mieux à faire, à ce qu'il nous semble, que de pratiquer la ligature. Voilà déjà pour un cas. Si la plaie est large, et que, par une exception peu probable, l'artère étant lésée, la plèvre pariétale néanmoins ne le soit pas, la ligature, qui ne laisse dans la plaie qu'un fil délié, n'est-elle pas moins offensante pour la plèvre que le séjour d'un tampon volumineux et les manœuvres nécessaires pour l'établir et le retirer? De là à proposer la ligature comme méthode générale, et au besoin l'élargissement de la plaie pour la pratiquer, il n'y a qu'un pas. Pourquoi hésiterait-on à le franchir? L'opération ne présente pas de très graves difficultés : élargir la plaie au dehors, en faisant, si l'on veut, glisser et tendre les tégumens et les muscles, comme jadis pour l'empyème, de manière à ce que le parallélisme des couches, dans le trajet nouveau, se détruise de lui-même par le retour des parties dans leur situation naturelle; inciser avec précaution les muscles intercostaux, dans l'étendue de quelques millimètres, sur une sonde cannelée, glissée entre eux et la plèvre pariétale, en s'assurant, au toucher avec le doigt sur la sonde, qu'il n'existe pas sur le trajet de l'instrument de rameau artériel considérable; faire comprimer aussitôt avec un crochet mousse et plat, garni de linge, pour suspendre de suite l'hémorrhagie; décoller la plèvre avec le bec d'une sonde mousse, dans l'étendue nécessaire, pour qu'elle ne soit pas blessée; aller ensuite dans le point lésé, ou un peu au-dessus, à la recherche de l'artère, dans sa gouttière, sous le bord inférieur de la côte; si on éprouve de la difficulté à l'isoler, amener avec un crochet mousse, ou le bec recourbé d'une sonde cannelée, le faisceau vasculaire en masse, et lier au besoin la veine avec l'artère, en se contentant d'écarter le nerf : telles sont les manœuvres qu'il nous paraîtrait convenable d'employer, et qui sont celles dont naturellement ont dû faire usage les chirurgiens en petit nombre qui ont pratiqué cette opération. Nous insistons sur cette ligature; mais ici nous ne conseillerions pas, comme on l'a fait, la torsion, qui, vu la difficulté d'isoler l'artère, ne nous paraîtrait pas devoir offrir une assez grande sécurité.

EMPYÈME.

Quoique dans son acception étymologique, le mot empyème (de ἐν, *dans*, et πύον, *pus*) n'exprime d'une manière générale qu'une collection de pus, déjà chez les Grecs, la signification s'en était restreinte aux épanchemens purulens dans la cavité des plèvres. Mais, par suite, cette signification s'étant de plus en plus détournée de son origine, aujourd'hui le mot empyème s'applique à l'opération dont l'objet est d'évacuer un liquide de la cavité pectorale, non moins qu'au liquide lui-même, et s'étend indistinctement à toute collection fluide, le pus, la sérosité, le sang, et même les fluides élastiques, l'air atmosphérique et les gaz.

Historique. Si ce n'est en elle-même, du moins par la nature des maladies qui en indiquent l'emploi, aucune opération n'est plus grave que l'empyème, et pourtant aucune n'est plus ancienne. Les Grecs, avides de spécifier l'origine de toutes choses, et trop habituellement prodigues du merveilleux pour se refuser le simple extraordinaire, rapportent, au dire de Pline, l'origine accidentelle de cette opération à l'aventure d'un certain Phalère qui, dégoûté de la vie qu'un empyème lui rendait insupportable, et cherchant la mort dans les combats, fut délivré de sa maladie par un coup de lance qu'il reçut dans la poitrine. Dans les premiers temps, suivant Galien, la perforation de la poitrine se pratiquait avec un fer rouge; mais déjà, vers l'époque d'Hippocrate, l'art s'était bien perfectionné : on savait reconnaître l'existence de la collection, et on lui donnait issue avec l'instrument tranchant au travers de l'un des derniers espaces intercostaux. On avait même reconnu l'avantage des ponctions graduées, pour lesquelles on perforait avec un trépan la quatrième côte, et, suivant le besoin, on fermait ou on découvrait à volonté l'orifice avec un bouchon. Chez les Romains, les mêmes procédés continuèrent à être suivis; mais il paraît que les résultats de l'incision n'étaient pas favorables, puisque Paul d'Égine conseille de préférence la cautérisation depuis long-temps abandonnée par les Grecs ses inventeurs. Chez les Arabes, le même découragement se manifeste, les chirurgiens passant d'une méthode à l'autre, et attribuant tour-à-tour aux vices des procédés des revers qui, alors comme aujourd'hui, dépendaient de la gravité de la maladie elle-même. Au moyen âge, G. de Salicet et Guy de Chauliac ne parlent de l'empyème qu'avec réserve. A la renaissance, Benedetti, Baillou, J. de Vigo, A. Paré, J. Fabrice, à l'aide de quelques faits heureux, parviennent à la tirer de l'oubli. Dans les deux derniers siècles, Diemerbrœck, Dionis, Boerhaave, puis Ledran, Foubert, Pouteau, et surtout Morand, s'efforcent de la faire accepter, malgré l'opposition presque unanime des médecins. Enfin, de nos jours, nous allons voir les mêmes efforts se reproduire, et, suivant qu'il survient une série de faits heureux ou malheureux, les mêmes espérances et les mêmes craintes reparaître tour-à-tour, sans que les cas dans lesquels l'opération doit être admise ou rejetée soient bien nettement déterminés.

Anatomie chirurgicale et pathologique. Dans l'état physiologique, les poumons et les plèvres étant sains, chaque moitié de la poitrine forme une grande cavité entièrement remplie, excepté à la circonférence abdominale, où le bord circulaire du poumon ne descend que jusqu'à six ou huit centimètres (deux pouces ou deux pouces et demi) des attaches chondrocostales du diaphragme. Toutefois, cet espace qui n'a lieu que parce que le poumon ne s'amincit pas assez pour descendre plus bas, cet espace, disons-nous, n'est que fictif et n'existe pas réellement, le diaphragme dans toute sa circonférence, s'appliquant plèvre à plèvre sur toute l'enceinte des côtes. Dans l'état pathologique cette disposition change. Dès qu'un épanchement se forme, il s'interpose dans la cavité des plèvres et refoule le poumon vers ses racines. Tant que l'épanchement est nouveau, rien ne faisant obstacle au déplacement du liquide, il gagne les points déclives, et, suivant la loi de gravité, forme une couche horizontale, à la circonférence abdominale, entre le diaphragme et les côtes, dans la station verticale, et dans la gouttière costale pour la station horizontale. A mesure qu'il s'accumule, il remonte et remplit toute la cavité de la plèvre, en refoulant peu-à-peu le poumon sur le rachis, jusqu'à le réduire à son propre tissu, et en le repoussant avec le médiastin vers l'autre côté de la poitrine. Telle est la théorie de l'épanchement qui se forme rapidement et avec abondance. Mais s'il se forme peu-à-peu ou avec le temps, si une portion s'en résorbe, et surtout quand le liquide épanché, du sang, du pus, est plastique et irritant, des zônes d'adhérences s'établissent et circonscrivent le liquide en un ou plusieurs foyers. Les anciens, pour poser le diagnostic dans ces cas, n'avaient d'autres indices que les signes généraux et la succussion; aujourd'hui après les travaux sur l'auscultation du thorax, de Corvisart, Laennec, MM. Lallemand, Piorry et tant d'autres qui ont éclairé cette partie du diagnostic, on peut préciser avec la plus grande exactitude le siège, la circonférence et, en quelque sorte, la capacité du moindre épanchement dans toute l'étendue costale des plèvres. C'est de l'ensemble de ces données que se déduit le point sur lequel le chirurgien doit opérer; d'où les dénominations de *lieu d'élection* si la cavité pleurale, étant partout libre d'adhérences, le chirurgien peut choisir, et au contraire, *lieu de nécessité,* quand l'épanchement circonscrit, limite l'étendue où l'on peut pratiquer la ponction.

Variétés d'épanchement. 1° *Épanchement de sang.* Quelle que soit la nature de l'accident, lésion traumatique ou déchirure spontanée, la situation profonde ou superficielle du vaisseau, artère ou veine, qui a donné lieu à l'hémorrhagie interne, suivant M. Velpeau, le précepte rigoureusement admis d'après Sharp et Valentin, est, au lieu de lui donner issue d'abord, de le laisser renfermé dans la cavité de la plèvre où la pression qu'il exerce tend à en modérer ou en tarir la source. On y aide du reste par un traitement général, et s'il est possible, par une situation convenable, en faisant coucher le malade sur le côté lésé de manière à produire l'application des surfaces par le poids du corps et des organes eux-mêmes, et à favoriser, pour la respiration, le développement du poumon du côté opposé. Ainsi donc, dans les plaies pénétrantes de la poitrine, si la respiration n'est pas trop gênée, le premier soin comme l'ont prescrit A. Petit et M. Larrey, doit être de fermer immédiatement l'ouverture. La pratique contraire de quelques chirurgiens qui ont prescrit, en tout état de cause, de laisser évacuer la cavité de la plèvre et d'y aider même par une aspiration artificielle, avec une pompe ou une ventouse, est évidemment un contresens dont l'effet serait de causer la mort par hémorrhagie, la cavité qui en est le siége, dégagée de toute pression, se remplissant de nouveau, au fur et à mesure que le sang s'écoule au dehors. Ce n'est qu'après un certain nombre de jours, lorsqu'il s'est écoulé un temps suffisant pour donner lieu à l'oblitération des vaisseaux et seulement aussi, dit M. Velpeau, dans les cas où le sang non résorbé, devenu putride, menace de donner lieu à des accidens généraux, que l'on peut essayer de les prévenir en pratiquant une contre-ouverture.

Toutefois M. Sédillot (1) établit contre la rigueur de ces préceptes une restriction raisonnable. Il pose en principe : 1° de donner sur-le-champ issue au sang épanché, lorsque par sa présence il menace d'une suffocation immédiate; 2° de différer l'opération si les accidens ne sont pas urgens, et d'attendre que l'hémorrhagie soit arrêtée et la résorption reconnue insuffisante. Dans les quatre cas de guérison qu'il rapporte, la ponction fut pratiquée à des époques différentes : le jour même (Delamotte); le lendemain (Reybard), le sixième jour (Valentin), et le treizième (Roux).

(1) De l'opération de l'empyème. Thèse de concours pour la chaire de méd. opérat. — Paris 1841.

2° *Épanchement de pus.* S'il a pour cause une altération chronique de l'un des organes chroniques, toute opération qui pourrait mettre le malade en danger sans chance de le guérir, serait contre-indiquée, quoique l'on connaisse un certain nombre de faits où la nature a pu donner issue à une vomique par une ulcération (Bayle, Laennec, Jaymes, Roc, Davies, Velpeau). Mais l'opération est justifiable dans les cas d'épanchemens purulens à la suite de phlegmasie aiguë et même chronique du poumon ou de la plèvre. On connaît un grand nombre de succès de ce genre (Billeret, Lefaucheux, Fréteau, Olenroth, Audouard, M. Gouraud). Sur trente-et-une opérations de pyothorax rapportées par M. Sédillot, d'après un nombre presque égal de chirurgiens, et en particulier MM. Delpech, Heyfelder, Reybard, Cruveilhier, etc., vingt-six malades ont guéri, et cinq seulement sont morts.

3° *Épanchement de sérosité.* C'est le plus commun, celui pour lequel l'opération a été pratiquée, le plus grand nombre de fois, et qui cependant laisse le plus d'incertitude parmi les chirurgiens pour l'adoption ou le rejet de cette opération, et les circonstances dans lesquelles on doit la tenter. Ce que l'on peut dire à ce sujet de plus rationnel, c'est que la ponction ne doit être pratiquée ni trop tôt dans les phlegmasies aiguës, sous le coup de l'inflammation, lorsque la maladie n'est encore limitée par aucune adhérence, et que l'épanchement offre les deux chances contraires d'une résorption spontanée ou d'une reproduction également rapide; ni trop tard dans les phlegmasies chroniques, lorsqu'il existe des altérations organiques, et que le poumon refoulé depuis long-temps ne permet guère de compter sur le retour de sa perméabilité. La circonstance où l'opération est le mieux indiquée est à la suite d'une pleurésie aiguë, lorsque les symptômes inflammatoires étant beaucoup diminués, il existe un épanchement qui menace de suffocation. Sur neuf faits de ponction d'hydrothorax consignés par M. Sédillot d'après Duvernay, Sénac, Morand, Boyer, MM. Roux, Reybard, Bégin, etc., six malades ont guéri, trois sont morts.

4° *Épanchement de gaz.* Ce n'est que pour le mentionner que l'on peut citer l'épanchement d'air ou d'autres gaz dans la cavité des plèvres, en général la résorption s'en opérant d'elle-même si la cause en est légère, et l'opération étant contre-indiquée si cette cause est grave.

Toutefois il est des cas où la ponction pourrait être nécessaire, comme l'a pensé Monro. Riolan, de Combalusier, B. Gooch et Kellie citent chacun un fait d'hydrothorax où la ponction révéla que la suffocation était due non pas tant au liquide qu'à des gaz qui sortirent avec violence au dehors.

Résultats généraux de l'opération. Le danger de l'empyème résultant de la nature de la maladie et de l'importance des organes et non du fait même de l'opération, on conçoit que le chiffre des succès et des revers dépend de la valeur du diagnostic et du pronostic pour chaque cas déterminé. Cette observation explique les jugemens contradictoires que l'on a portés à diverses époques, et comment la même opération réussissait à tels chirurgiens et non à d'autres. Aujourd'hui, d'après la dispersion générale de connaissances plus positives, il semble que l'opération de l'empyème doive reprendre faveur, et déjà cette tendance se signale par le grand nombre de faits et la proportion assez considérable de succès qui ont été obtenus dans ces derniers temps. Négligeant donc les cas de succès rapportés par Baillou, Marchettis, Diemerbroeck, Boerhaave, Ledran, Foubert et même Morand, le défenseur de l'opération le mieux fondé par ses œuvres dans le dernier siècle, et supposant ces faits non acquis, puisque la proportion contradictoire des revers ne nous est pas connue; voici quant aux faits de nos contemporains, qui se sont pour ainsi dire passés sous nos yeux, le chiffre avoué des résultats obtenus. Offrant d'abord ceux recueillis par MM. Rullier et Velpeau : parmi les cas de guérison, Lefaucheux, Billeret, Audouard, Fréteau en comptent plusieurs; MM. Tuson, Gouraud, Norfini, chacun un ; Martin, Roux, Larrey et MM. Guérard, deux, et les cas de ces derniers sont fort singuliers, les deux succès ayant été obtenus à vingt-deux ans d'intervalle par deux chirurgiens père et fils sur un même malade ; MM. Herpin, Roque, Dieffenbach, Reybard, chacun trois; Caffort, quatre; Faure, six, Davies, huit, etc., outre un certain nombre de faits d'un résultat douteux qu'il serait trop long d'énumérer, et plusieurs nouvelles guérisons opérées par M. Reybard. Les cas d'insuccès se répartissent de la manière suivante : MM. Dieffenbach, un; Rey, Davies, Faure, Roque, Cafford, chacun deux; M. Bégin, quatre; M. Velpeau en signale douze extraits de sa pratique et de celle de divers chirurgiens dans les hôpitaux : à cette liste, ajoutez celle de cinquante faits contenus dans la thèse de M. Sédillot, qui, en retranchant dix cas de double emploi se réduisent à quarante dont trente-et-un guéris et neuf morts. En masse sur une somme de cent vingt-deux faits d'opération d'empyème, dans des cas variés, nous constatons quatre-vingt-six guérisons temporaires ou définitives et trente-six morts : cinq succès pour deux insuccès. Enfin à l'extrême rigueur en tenant compte de cinq cas d'insuccès rapportés par M. Gimelle et de l'assertion assez vague de Dupuytren que sur environ cinquante opérés d'empyème il n'avait vu que deux guérisons, on aurait pour dernier chiffre cent soixante-dix-sept opérés dont quatre-vingt-huit guéris et quatre-vingt-neuf morts : un succès contre un revers. Mais comme l'affirmation de Dupuytren, dans la pénible circonstance où il l'a émise, ne saurait être prise au sérieux, on peut dire que, vu l'extrême gravité de la maladie, le résultat général est consolant, et donnerait encore assez de latitude pour approuver hautement l'opération de l'empyème, lors même que des recherches sévères prouveraient que le chiffre des revers est proportionnellement un peu plus considérable que celui ci-dessus mentionné, de deux morts sur sept opérés.

Choix de la méthode opératoire. La convenance de l'opération étant établie, une autre question se présente : convient-il d'évacuer tout l'épanchement en une seule fois, ou vaut-il mieux, au contraire, procéder par ponctions graduées? On sait tous les débats théoriques auxquels a donné lieu cette question. Morand conseille la ponction réitérée à plusieurs temps, c'est la méthode hippocratique, à laquelle se rattache aujourd'hui le procédé de M. Baudens. Par opposition, MM. Audouard et Rullier préfèrent l'évacuation complète en une seule fois, sans s'inquiéter de l'effet brusque qui en résulte pour le poumon. A l'appui de cette opinion, M. Rullier cite des faits de guérison où le poumon est presque aussitôt revenu sur lui-même, ce qui se conçoit dans les épanchemens récens : la pratique de M. Wooley de Brompton qui a réussi deux fois par une ponction totale, justifie cette doctrine, à laquelle d'ailleurs n'est pas loin de se ranger M. Sédillot, et qu'il appuie d'excellens argumens. Mais M. Rullier l'étend aux épanchemens chroniques et cite des faits où il resta sans inconvéniens, pendant des mois et des années, un intervalle considérable entre le poumon affaissé et la paroi pectorale : de plusieurs pouces (Billeret, Audouard); cinq pouces (Morand); neuf pouces (Fréteau). Sans récuser la réalité de ces faits, comme ils sont antérieurs aux derniers progrès de l'auscultation, et qu'on ne voit pas sur quoi s'en était établi le diagnostic, il serait à désirer, avant d'en faire la base d'une méthode opératoire, qu'ils fussent soumis à un nouvel examen. En attendant que cette question soit jugée, l'évacuation graduelle et successive le long d'une mèche, après une ponction incomplète, ou celle par ponctions réitérées à de courts intervalles, qui permettent la dilatation lente du poumon refoulé, semblent la méthode la plus rationnelle; aussi est-ce celle qui a prévalu. Adoptée par la plupart des chirurgiens, Sabatier, Richerand, Boyer, Dupuytren, MM. Sanson, Velpeau, etc., aujourd'hui, l'invention du procédé de M. Reybard, qui s'y rapporte, en a tellement amélioré les résultats que presque tous les malades opérés par ce chirurgien ont guéri.

Lieu de l'opération. 1° *Lieu d'élection.* Il est remarquable que les questions qui ont le moins d'intérêt sont presque toujours les plus agitées, et celles sur lesquelles on est le moins d'accord. Ici la divergence est si complète, qu'à part les trois premiers espaces intercostaux comptés de haut en bas, où l'opération serait absurde, tous les autres ont eu leurs partisans à des époques très différentes l'une de l'autre. Walther choisit pour opérer le quatrième espace intercostal; Léonidas et F. d'Aquapendente, le cinquième; Sharp et B. Bell, le sixième; Heers, le septième; G. de Salicet, Lanfranc, le huitième; Paré à la renaissance, et de nos jours, Sabatier, Pelletan et Richerand le neuvième; seulement les trois derniers indiquent le neuvième à droite et le dixième à gauche; Lusitanus, Solingen et tout naguère, Chopart, Desault et Boyer indiquent le neuvième à droite et le dixième à gauche; enfin Vésale et Warner considèrent le onzième ou dernier, le point le plus déclive, comme le plus favorable. A quoi s'arrêter entre des avis si différens? Heureusement que la question en litige à peu d'importance. Si vraiment il n'existe point d'adhérences, condition essentielle pour que l'on puisse choisir le lieu de la ponction, à la rigueur, elle peut se faire avec succès sur un point quelconque. Toutefois, comme la dypsnée, en cas d'épanchement, exige comme plus habituelle la position verticale, c'est vers le bas de la poitrine qu'il faut de préférence pratiquer l'ouverture. Pour éviter de blesser le diaphragme, il est bon de ne pas prendre les deux derniers espaces intercostaux. Il y a donc de l'avantage à choisir comme on fait en France, le neuvième ou le dixième espace. Quant à piquer d'un espace plus haut à droite qu'à gauche à cause du foie, cette considération est de peu de valeur, le diaphragme et le foie se trouvant déprimés par l'épanchement. Pour trouver le point que l'on recherche, sur les sujets maigres on compte les côtes de bas en haut, les neuvième et dixième espaces dans l'autre sens devenant les quatrième et troisième. Chez les sujets gras ou infiltrés sur lesquels on ne peut palper facilement les côtes au dehors, on indique pour la hauteur convenable à la ponction, soit cinq travers de doigt au-dessous de l'angle inférieur de l'omoplate, soit trois travers de doigt au-dessus du rebord cartilagineux des côtes. Ces indices sont assez vagues, mais il n'est pas besoin à ce sujet d'une grande précision; l'essentiel est de tomber sur un espace intercostal, les troisième, quatrième, cinquième et sixième pouvant servir à-peu-près avec le même avantage. Quant au point le plus convenable de la zône costale, comme il importe d'atteindre un lieu plus déclive, c'est-à-dire situé plus en arrière, et qu'en même temps il faut éviter une trop grande épaisseur de muscles, on prescrit de ponctionner à l'union du tiers postérieur avec les deux tiers antérieurs de la circonférence du thorax, au-devant du grand dorsal, autant que possible entre ses attaches costales et celles du grand oblique.

2° *Lieu de nécessité.* L'étendue de l'épanchement circonscrit étant déterminée par l'auscultation, il n'y a dans ce cas, d'autre observation à faire, pour la ponction, que de la pratiquer plutôt vers le centre que vers le contour, dans la crainte de tomber dans les adhérences ou en dehors de l'épanchement.

MÉTHODES OPÉRATOIRES.

Appareil instrumental. La ponction se pratique avec deux sortes d'instrumens, le bistouri et le trocart. L'emploi du bistouri est de toute époque. Le trocart, employé d'abord par A. Paré pour perforer une côte, a été recommandé par Nuck, Heister et Morand. L'opération, par son moyen, est plus expéditive, et aussi simple que la paracentèse de l'abdomen; mais il ne convient que pour les épanchemens séreux ou séro-sanguinolens très liquides, et n'offre pas une issue assez facile quand le liquide est épais, grumeleux ou floconneux comme le pus, ou en caillots comme le sang. Outre l'instrument de ponction, l'appareil contient des vases, des linges, une mèche effilée, des pinces et des fils à ligature en cas de lésion d'une artère.

Méthode par incision.

Procédé ordinaire. Le malade est assis, ou mieux, couché sur un plan incliné, le corps légèrement tourné sur le côté sain, le bras relevé dans l'adduction, de manière à tendre le côté de la poitrine sur lequel on opère. Placé en arrière du malade, le chirurgien reconnaît, en palpant avec les doigts des deux mains, l'espace intercostal et le point sur lequel il doit agir; puis, tendant la peau avec le pouce, l'indicateur et le médius de la main gauche, de la droite, armé d'un bistouri ordinaire en première position, il incise la peau dans une longueur de trois à quatre centimètres (un pouce à dix-huit lignes), parallèlement à la direction de l'espace intercostal, en se tenant plus près de la côte inférieure que de la supérieure; relevant un peu la lèvre supérieure, d'un second coup il divise le pannicule adipeux. Plongeant alors dans la plaie l'extrémité de l'indicateur gauche pour reconnaître les bords des deux côtés, il incise les muscles à petits coups, en touchant auparavant à chaque fois pour s'assurer qu'il n'existe pas d'artère d'un certain volume sur le trajet de l'instrument. A mesure que l'incision devient plus profonde, naguère encore on prescrivait de diviser moins largement, de manière à former une plaie triangulaire, dont le sommet tronqué fût en dedans; mais ce précepte n'a plus la même valeur aujourd'hui que l'on néglige l'obliquité du trajet. La plèvre étant mise à découvert, si elle forme une saillie bombée avec fluctuation évidente, indice certain que le liquide est derrière, il ne s'agit plus que d'y faire une ponction avec la pointe du bistouri, présentée obliquement, le tranchant vers soi. Mais si cette membrane est plate, opaque et dense au toucher, comme il devient assuré qu'elle est doublée de couches pseudo-membraneuses qui peuvent avoir une épaisseur de quelques millimètres à un centimètre et plus, il faut continuer d'inciser, mais avec beaucoup de précaution, par couches très minces, en touchant à chaque fois pour tâcher de distinguer une fluctuation, et sondant obliquement en haut vers le foyer principal pour tâcher d'y pénétrer. Si l'on y parvient, il ne s'agit que d'élargir au besoin l'ouverture. Dans le cas contraire, on divise encore plus profondément, mais en redoublant d'attention pour ne pas atteindre le tissu du poumon. Parvenu à quelques millimètres de la surface pleurale sans rien trouver, le mieux est d'insinuer l'indicateur dans la plaie, et, se faisant une voie à travers les productions pseudo-membraneuses, d'aller en haut, en arrière et en avant, à la recherche du foyer. Si ce dernier examen est sans résultat, comme il est évident qu'il existe en ce lieu une adhérence intime des surfaces sur une large étendue, il faut refermer la plaie, puis en pratiquer une autre en s'assurant, par une auscultation très soignée, du lieu où l'on peut pénétrer dans la cavité de l'épanchement.

Au moment d'ouvrir le foyer, une dernière question se présente, qui a beaucoup occupé les chirurgiens à toutes les époques: c'est celle de l'étendue qu'il convient de donner à l'ouverture. Portée tout récemment à l'Académie, il a été conclu, d'après un certain nombre de faits rapportés en séance, que les ouvertures les plus larges étaient celles qui avaient donné les meilleurs résultats. Cette doctrine inverse de celle précédemment admise peut surprendre, et en tout cas nous paraît admettre une restriction. La conséquence inévitable d'une large ouverture étant l'évacuation complète du foyer, comme le voulaient MM. Audouard et Rullier, si la collection séreuse ou séro-sanguinolente, est encore toute récente, ou si le poumon est bien perméable, on conçoit que, l'organe remplissant la cavité à mesure que le liquide s'écoule, l'évacuation complète et brusque puisse avoir de bons effets. D'un autre côté, les faits cités plus haut semblent prouver que la présence de l'air dans le foyer d'un ancien épanchement séreux, lorsque le poumon reste rétracté, peut encore s'accorder avec la vie. Mais si l'épanchement est purulent ou sanguin, trop de faits dans la science prouvent les fâcheux effets de la putrescibilité de ces liquides en contact avec l'air, pour que, même avec la ressource des injections détersives, l'on ose donner à ce gaz une large entrée dans le foyer. Peut-être un jour cette pratique sera-t-elle justifiée par ses succès; mais, jusqu'à présent, nous ne croyons pas qu'elle doive être enseignée.

Revenant donc au procédé ordinaire, lorsqu'enfin le foyer est ouvert, on laisse pendant quelque temps écouler le liquide, en surveillant avec attention l'état du pouls et de la respiration. Si l'épanchement est de formation récente, de même que dans la paracentèse abdominale, mais à un degré moindre, en raison de la plus grande densité du poumon ordinairement engorgé, le retour brusque du sang dans l'organe peut néanmoins causer une syncope. Dès que cet accident menace, il faut immédiatement boucher l'ouverture; mais, en tout cas, il convient de n'évacuer approximativement que la moitié du liquide, en aidant, s'il est besoin, à sa sortie, par une pression légère, détachant avec des pinces ou les doigts, les flocons ou les grumeaux, s'il s'en présente qui bouchent l'ouverture. On introduit ensuite dans la cavité pleurale une mèche ou un ruban de fil qu'on laisse à demeure pour servir de conducteur au liquide, et favoriser l'évacuation lente du foyer dans les linges de l'appareil.

Soins consécutifs. Dans les premiers jours qui suivent la ponction, le liquide continue de suinter le long du ruban conducteur et imbibe l'appareil. S'il existe encore une collection fluide, soit qu'elle ne se soit point évacuée en entier ou qu'elle se reforme avec rapidité, on écarte un peu la plaie pour donner lieu à son écoulement, et on recommence les jours suivans, conduite qui infirme le précepte ancien de former pour l'empyème un trajet oblique, de manière à ce que, la ponction opérée, ce trajet s'efface avec la perte du parallélisme des couches divisées. Mais un précepte très important, pendant toute cette période d'évacuation, est de surveiller l'état général du malade et les changemens que subit le liquide à différens temps. Si la santé générale s'améliore, la respiration étant plus facile, et que le pus, de plus en plus rare, devienne aussi plus épais et inodore, c'est un indice de la guérison : dans le cas, au contraire, où le liquide s'altère, devient fétide, et que les symptômes locaux et généraux s'aggravent, indépendamment du traitement médical, c'est le cas, pour la plaie, d'avoir recours aux injections pour déterger les surfaces pleurétiques, dissoudre et emporter les liquides viciés dont la résorption serait promptement funeste. Employées pendant une longue suite de siècles, les injections, on ne sait pourquoi, étaient tombées en désuétude. Grâce à M. Billeret, qui les a remises en honneur, M. Récamier, à son exemple, s'est servi avec avantage d'injections soit d'eau tiède ou de solutions mucilagineuses dans l'épanchement séreux, soit de liquides légèrement astringens ou antiseptiques dans les épanchemens sanguins et purulens lorsque la matière en devient fétide. Lorsque enfin l'état du malade s'améliore, on en est averti par les changemens de qualité du liquide qui diminue d'abondance et devient de meilleure nature. Dans tous les cas, dès que la mèche est établie à demeure, il faut attendre, pour fermer la plaie, que l'ensemble des signes promette une guérison assurée, l'occlusion prématurée de la fistule pouvant causer une collection nouvelle qui nécessiterait une seconde opération.

Tel est dans ses détails, le procédé général de l'opération de l'empyème, décrit dans les traités de chirurgie et de médecine opératoire, et comme s'il était également applicable à tous les cas sans distinction de la nature de l'épanchement, de sa durée, de l'état des plèvres, des complications et des circonstances propres à chaque malade, toutes conditions pourtant qui ont une influence si grande sur le diagnostic et le pronostic, sur la convenance et les résultats de l'opération. Nous verrons plus loin quelles modifications entraînent ces diverses considérations et comment, dans les cas particuliers, il peut être utile d'emprunter à divers procédés pour une même opération.

Ponction.

1° *Par la lancette.* Purmann et M. Cruveilhier ont ouvert avec la lancette, des empyèmes purulens qui formaient au-dehors une tumeur fluctuante et rentrant par la pression dans la cavité de la plèvre. Dans le cas de M. Cruveilhier, la tumeur se fit jour dans le cinquième espace intercostal. La ponction par la lancette n'étant applicable qu'autant que la collection arrive sous la peau, n'exige aucune description.

2° *Par le bistouri. Procédé de M. Velpeau.* Ce chirurgien pour abréger l'opération, propose de traverser subitement et sans hésiter, l'espace intercostal par ponction avec le bistouri droit, tenu en quatrième position, c'est à dire comme pour l'ouverture de dedans en dehors des abcès ordinaires. L'auteur croit réunir ainsi les avantages de la ponction et ceux de l'incision. Il espère ne pas blesser le poumon s'il est libre, sur la supposition qu'aussitôt la plèvre percée, cet organe est refoulé par la pression atmosphérique; et si le poumon est adhérent, la piqûre ne lui en paraît pas grave. Nous n'oserions pas, nous l'avouons, conseiller l'emploi de ce procédé, quoique l'auteur dise l'avoir pratiqué cinq fois et M. Cafford plusieurs fois à son exemple, apparemment sans accident.

3° *Par le trocart. Procédé ordinaire.* L'espace intercostal étant reconnu dans le lieu d'élection ou de nécessité où il convient de pratiquer la ponction, le chirurgien tendant les tégumens avec force de la main gauche, entre le pouce d'une part, et de l'autre l'indicateur et le médius, enfonce brusquement le trocart tenu de la main droite, en affleurant la côte inférieure, pour éviter l'artère intercostale, et dirigeant la pointe de l'instrument vers le foyer. La profondeur à laquelle il faut pénétrer, qui représente l'épaisseur de la paroi, d'environ deux centimètres et demi dans l'état ordinaire, et que l'on peut porter à trois centimètres (un pouce) vu l'obliquité du trajet, peut se trouver augmentée extérieurement par l'abondance de la graisse, par l'œdème ou l'emphysème, proportion facile à déterminer; intérieurement par la pseudo-membrane costale, épaisse de quelques millimètres à un ou deux centimètres, et dont la consistance est proportionnée à l'ancienneté de l'épanchement. Guidé par ces données, le chirurgien pique d'abord brusquement jusqu'à la profondeur de trois centimètres, puis essaie d'enfoncer doucement le trocart. La sensation d'un vide, la facilité avec laquelle la pointe joue au-dedans et surtout l'apparition d'une goutte de liquide indiquent que l'on a pénétré dans le foyer. Si, au contraire, ces signes manquent et que l'instrument, engagé par la pointe, n'obéisse à aucun déplacement, comme il est probable qu'on se trouve au milieu des adhérences, il faut continuer de l'insinuer obliquement dans la direction du foyer, et non directement vers le poumon qui pourrait être lésé; mais si, après un court trajet, cette dernière manœuvre est sans résultat, plutôt que de risquer des désordres, il vaut mieux recommencer la ponction sur un autre point.

Dès qu'on est parvenu dans la cavité du foyer, on retire la tige du trocart et on laisse écouler le liquide par la canule, en ayant soin de la déboucher avec un stylet ou des pinces, à mesure que des flocons viennent l'obstruer. Lorsque le liquide est évacué, on laisse la canule dans la plaie pour pouvoir renouveler la ponction et on la ferme provisoirement avec un bouchon.

Procédé de M. Baudens. Cet habile chirurgien se sert de l'instrument de diverses dimensions qu'il a imaginé pour la ponction des cavités séreuses. Une canule courbe percée à son centre d'un trou, s'accompagne de deux mandrins, dont l'un à dard sert à pratiquer la ponction, tandis que l'autre, qui remplit la capacité de la canule, fait office de bouchon. La canule étant armée de sa tige à dard, M. Baudens l'insinue d'avant en arrière, dans l'épaisseur des chairs du onzième espace intercostal dont il a fait son lieu d'élection entre l'extrémité des onzième et douzième côtes, à-peu-près à l'union du tiers moyen avec le tiers postérieur du tronc. Faisant cheminer obliquement son trocart, de la surface vers la profondeur et parallèlement aux côtes, il entre dans la cavité du foyer, puis relevant l'instrument, toujours dans la même direction, il traverse de nouveau l'espace intercostal de dedans en dehors pour ressortir à six ou huit centimètres (deux pouces un quart à trois pouces) du point de son entrée. Retirant alors la tige à dard, le liquide sort par la canule dont le trou moyen est dans le foyer. L'évacuation terminée, il bouche la canule en y glissant son mandrin. L'instrument de M. Baudens fonctionne bien; on en gradue à l'avance le calibre, suivant la nature présumée du liquide épanché. Enfin la courbure du trocart est avantageuse pour faciliter son trajet à la sortie et son séjour au travers des tissus, sans les tendre et les déprimer au milieu, comme le ferait une canule droite. L'auteur assure que plusieurs ponctions pratiquées dans le onzième espace lui ont permis d'évacuer en entier des épanchemens séreux, sanguins et purulens, sans causer la lésion du diaphragme, comme ce fait est arrivé à Richerand et à plusieurs autres.

On a fait contre l'emploi du trocart, en général, l'objection que la canule, assez large pour donner issue à la sérosité limpide et citrine, est ordinairement trop étroite pour laisser sortir les flocons albumineux, les grumeaux purulens et les caillots sanguins. Mais cette observation est moins un reproche qu'un avertissement, car rien n'est plus simple que d'augmenter le diamètre du trocart. Un reproche plus fondé, dont l'instrument de M. Baudens est seul exempt, est de ne point offrir après la ponction assez de garantie contre l'introduction de l'air par la canule; c'est pour y obvier que plusieurs instrumens ont été imaginés.

4° *Instrumens à ponction et aspiration du liquide par la canule.* M. *Walsch* de Worcester, voulant retirer l'air qui s'était introduit après une ponction, l'aspira avec une seringue adaptée à la canule, et parvint à ramener le poumon au contact de la paroi thoracique. Déjà *B. Bell* avait proposé de ponctionner avec une bouteille de caoutchouc ajustée à la canule, en l'offrant aplatie, pour qu'elle pût aspirer par son ressort. Dans ces derniers temps, divers appareils pour ponctionner et aspirer le liquide, ont été imaginés par MM. *Bouvier, Récamier, Maissiat, Guérin, Stanski.* Dans tous, la ponction se fait par un trocart à la canule, duquel s'adapte un corps de pompe. L'instrument de M. Stanski est le plus parfait: 1° en ce que la canule à robinet est munie d'une plaque curseur qui s'applique à la plaie pour limiter la profondeur à laquelle on pénètre, et empêcher l'introduction de l'air; 2° en ce qu'il existe pour recevoir le liquide un récipient garni de robinets d'entrée et de sortie, de manière à constituer un appareil pneumatique. Mais si cet ingénieux instrument permet rigoureusement d'aspirer le liquide intérieur, sans laisser introduire directement aucune bulle d'air par lui-même, il est impossible néanmoins d'empêcher qu'il ne s'en glisse extérieurement, entre la canule et les lèvres de la plaie qui lui donne passage. Il n'y a pour répondre à cette objection que le procédé suivant.

Térébration d'une côte.

C'est à M. Reybard de Lyon qu'appartient l'honneur d'avoir réhabilité cette ancienne méthode des Grecs consignée dans Hippocrate, mais avec des modifications tellement ingénieuses qu'il se l'est acquise à bon droit, et l'a rendue, en réalité, le procédé le plus parfait pour l'opération de l'empyème.

Une incision étant faite pour mettre la côte à nu dans le point où l'on doit opérer: avec un foret, le perforateur de Dupuytren, ou mieux, une petite couronne de trépan, on pratique à l'os, une ouverture d'un diamètre assez considérable pour donner passage au liquide le plus épais. Le disque d'os étant enlevé la plèvre se présente derrière encore intacte. Avant de l'inciser, on offre à l'orifice une canule de même diamètre que l'on fait entrer à force en pas de vis. Toute canule de métal, de bois ou d'ivoire, peut servir. Un tuyau de plume que l'on a indiqué, ne nous paraît pas convenir; son calibre est trop petit et il s'amollit à l'humidité. Dès que la canule est disposée, on la retire pour ponctionner la plèvre et on la fixe en place immédiatement. Jusque-là, si le liquide étant écoulé, on se contentait de fermer la canule avec un bouchon, ce ne serait encore qu'une réapparition du procédé de térébration anciennement connu. Mais comme il s'agissait d'obtenir une évacuation permanente, sans crainte de l'introduction de l'air, M. Reybard y a pourvu par deux moyens: 1° sur l'extrémité libre de la canule, est ficelée une *vessie de baudruche* s'ouvrant par l'autre extrémité. Cette vessie appliquée vide et mouillée, après en avoir bien exprimée l'air, s'emplit du liquide de l'empyème et peut être vidée au fur et à mesure, en la pinçant entre les doigts vers la canule, l'ouvrant à son extrémité puis la refermant après l'avoir pressée. Pour obtenir un appareil plus hermétiquement fermée, il serait facile d'avoir une vessie à deux robinets s'adaptant à un ajutage également à robinet, flexible, en gomme élastique, qui serait fixé à la canule métallique; mais telle qu'elle a été employée, la vessie de baudruche suffit; 2° Le second moyen de M. Reybard est encore plus simple (Pl. 28, fig. 3). Sur la canule est ficelé un bout d'intestin de chat, mouillé pour en former un tube flexible et dont la paroi circulaire s'accole avec elle-même. Lorsque le liquide de l'épanchement se présente à la canule par son poids ou durant un effort, il soulève et déplisse l'intestin et se fait jour au dehors. Mais si l'air au contraire, vient à s'introduire, le tube mouillé s'aplatit, s'accole sur lui-même, et fait ainsi l'office de soupape. L'essentiel est que l'intestin soit assez long, de quelques pouces par exemple, pour que cet effet soit assuré. Que si néanmoins l'air tendait à s'introduire, il suffirait, pour l'en empêcher, de rouler plusieurs fois sur lui-même le tube en spirale. Rien de plus simple et de mieux combiné que cette petite manœuvre qui permet d'obtenir également une évacuation permanente ou des ponctions successives à des intervalles voulus.

APPLICATION DES MÉTHODES ET PROCÉDÉS AUX VARIÉTÉS DE L'EMPYÈME.

Nous empruntons à l'excellente thèse de M. Sédillot, cette manière d'apprécier les secours opératoires eu égard aux variétés de l'épanchement, qui formera comme le résumé de tout ce qui précède.

1° *Hémothorax.* Si la respiration n'est pas trop gênée, fermer de suite la plaie; si au contraire, il y a menace d'asphyxie, laisser écouler une petite quantité de liquide, et dès que la respiration devient plus libre, fermer la plaie avec un linge et des boulettes de charpie introduite entre ses lèvres, sauf à donner de nouveau issue au sang, avec ménagement, si la suffocation l'exige. Tâcher d'arriver ainsi jusqu'au dixième ou quinzième jour, où tout danger d'hémorrhagie ayant cessé on peut achever d'évacuer le foyer sanguin et le déterger par des injections, si le liquide est devenu fétide.

2° *Pyothorax*. Evacuer d'abord la plus grande partie, sinon la totalité du pus, ou si l'on adopte les ponctions successives, les pratiquer à de courts intervalles, et, en tout cas, faire succéder à la ponction l'évacuation permanente, de manière à rappeler la perméabilité du poumon, et mettre promptement en rapport les deux surfaces du sac pseudo-pleural. Employer à cet effet le procédé par incision, ou mieux la méthode de M. Reybard. Pour obtenir une plus large ouverture, on pourrait pratiquer à la côte un orifice ellipsoïde avec une canule appropriée. Afin de déterger les surfaces et d'empêcher ou de détruire la fétidité du pus, et prévenir sa résorption, avoir recours aux injections par la canule. On peut varier au besoin la nature des injections, eau tiède, orge miellé, infusions aromatiques, décoction de quinquina, en les laissant un peu séjourner à demeure, comme l'a fait avec avantage M. Récamier. M. Sédillot conseille, dans le cas où l'expansibilité du poumon se fait attendre, d'évacuer néanmoins le pus, et pour remplir l'espace, d'y suppléer plutôt par le liquide moins offensif de l'injection, qu'on laisserait séjourner, et que l'on changerait à volonté. Lorsque le pus est de trop mauvaise nature, il pense que l'on pourrait employer une solution très faible de nitrate d'argent.

3° *Hydrothorax*. Comme l'épanchement purement séreux est presque toujours symptomatique d'une affection chronique, soit de la plèvre, soit du cœur ou des poumons, la ponction n'est qu'un moyen palliatif, et peut être pratiquée avec le trocart. Si elle se reproduit avec rapidité, le procédé de M. Reybard peut encore trouver son application.

4° Enfin, pour toute espèce d'épanchement existant des deux côtés à-la-fois, le mieux est, suivant l'ancien précepte de Benedetti, de n'ouvrir les plèvres qu'à quelques jours d'intervalle, et par ponctions successives, suivies de l'écoulement permanent, de manière à favoriser à-la-fois l'expansibilité des deux poumons et à en empêcher le refoulement.

PARACENTÈSE DU PÉRICARDE.

Est-il bien nécessaire de parler de la ponction du péricarde, et le temps est-il venu d'en tracer les préceptes, ou plutôt, peut-on décorer de ce nom quelques vagues données analogiques empruntées des autres séreuses, mais que l'expérience, appliquée à la séreuse du cœur, n'a point sanctionnées? Voyons quel est à cet égard l'état de la science.

Riolan, après plusieurs autres, avait pensé que l'on pouvait ponctionner le péricarde par un orifice pratiqué au sternum, à un pouce au-dessus de l'appendice xyphoïde. Un fait rapporté à Sénac, par Sprengel, est considéré comme n'ayant eu pour objet qu'un hydrothorax. C'est un kyste séreux du médiastin qu'avait ouvert Desault, en croyant ponctionner le péricarde. Un second fait de même nature est attribué à M. Larrey. On ne sait ce qu'il faut penser de deux cas anciens rapportés par Van-Swieten et Welsc, et de trois observations récentes de M. Romero. Le même doute plane sur l'opération pratiquée par M. Jowet (1827); enfin M. Velpeau ne fait exception que pour un fait qui lui a été communiqué par M. Warren. Que résulte-t-il de tout cela? Que depuis deux siècles, les chirurgiens se sont transmis cette opération comme un vœu traditionnel plutôt que comme un fait constitué. Encore aujourd'hui pour justifier la paracentèse du péricarde on en est réduit à invoquer sa nécessité, les faits d'accidens traumatiques rapportés dans la thèse de M. A. Sanson, qui prouvent que la lésion du péricarde, et même celle de la substance du cœur, ne sont pas nécessairement mortelles, les analogies tirées de la paracentèse des autres membranes séreuses et particulièrement de la plèvre, et enfin l'opinion favorable à cette opération de Laennec et de la plupart des médecins et chirurgiens qui tous l'admettent en théorie, quoique aucun d'eux ne l'ait pratiquée. Cette dernière observation mène à une conclusion : c'est qu'il faudrait distinguer positivement, comme nous l'avons vu plus haut pour l'empyème, les cas dans lesquels l'opération doit être pratiquée. Aujourd'hui, avec la perfection où l'on a porté le diagnostic des épanchemens dans la cavité du thorax, il serait à désirer qu'une bonne monographie fixant les incertitudes à ce sujet, pût servir de guide, pour appeler la chirurgie au secours de la médecine.

Quant à la médecine opératoire, deux méthodes ont été proposées : la perforation du sternum et celle d'un espace intercostal. Mais avant d'en offrir la description, quelques considérations anatomiques sont nécessaires.

Anatomie. A l'état normal (1), le cœur situé obliquement au milieu et à gauche de la cavité du thorax, est recouvert médiatement par le bord du sternum, les cartilages et les articulations chondro-costales des cinquième, quatrième, et troisième côtes et par les espaces intercostaux correspondans. Son sommet dans le péricarde, correspond au cinquième espace intercostal, entre les cinquième et sixième côtes, à sept ou huit centimètres à gauche du plan moyen. La paroi thoracique en regard renferme : la peau et le pannicule adipeux, les attaches sterno-costales du grand pectoral et, sur la cinquième côte, les faisceaux opposés d'insertions, en haut du petit pectoral, en bas du grand oblique et du sterno-pubien. Les artères qui s'y trouvent sont : 1° verticalement à un centimètre du bord du sternum, la mammaire interne entre ses deux veines; 2° une branche externe qui en naît dans chaque espace intercostal et s'anastomose avec l'un des rameaux de terminaison des artères intercostales. A l'intérieur de la cavité thoracique, le cœur, renfermé dans l'écartement des deux poumons, est comme encastré par sa masse ventriculaire dans un retrait du poumon gauche, dont le bord antérieur le recouvre, son sommet correspondant à l'angle rentrant de l'extrémité de la grande scissure qui en sépare les deux lobes. Le péricarde, incomplètement tapissé par les plèvres s'insère sur l'aponévrose du diaphragme. Il sert d'appui verticalement sur chacune de ses faces latérales, aux vaisseaux diaphragmatiques supérieurs; des artérioles fournies par les dernières intercostales remontent sur ses insertions diaphragmatiques.

A l'état d'épanchement péricardique, l'enveloppe du cœur, distendue, refoule les poumons dans tous les sens, et le diaphragme en bas, mais s'étend surtout plus à droite où l'intervalle adipeux des médiastins offre d'abord moins de résistance. Le sommet du cœur en général est donc un peu plus bas et moins éloigné du bord du sternum. Si le poumon gauche et la plèvre viscérale sont sains et libres d'adhérence, des lobes entre eux et avec le péricarde, ces lobes peuvent se trouver écartés en dehors, le péricarde s'offrant derrière les côtes, dans une plus grande surface qu'à l'ordinaire. Mais pour peu que l'affection soit ancienne, il est plus habituel que de larges adhérences unissent en commun les lobes du poumon entre eux et avec les plèvres médiastines, de telle

(1) Voyez Anatomie, tome IV, planches 1 et 4, et tome V planche 3.

sorte qu'ils forment, au-devant du péricarde, une sorte de coiffe plus ou moins prolongée vers le médiastin antérieur; circonstance qui pourrait, dans la ponction, donner lieu à la lésion du lobe pulmonaire aminci en auricule, comme il paraît être arrivé à Desault. Ces conditions pathologiques, qu'il n'est pas toujours facile de reconnaître par le diagnostic, influent sur la valeur relative des procédés opératoires.

1° *Trépanation du sternum.* Cette méthode, la plus anciennement proposée, est celle qui présente le plus de garantie. Une incision cruciale étant faite à la peau, en regard de l'extrémité inférieure gauche du sternum, et l'attache fasciculaire du grand pectoral en ce point étant disséquée, puis écartée en dehors, *Riolan*, et, après lui *Boyer* et M. *Skielderup*, conseillent d'appliquer une large couronne de trépan sur le sternum, un peu au-dessous de l'articulation du cinquième cartilage costal; la résistance offerte par la forte aponévrose postérieure du sternum, indiquerait que l'instrument y est parvenu. Enlevant alors le disque osseux, et divisant l'aponévrose avec beaucoup de ménagement, le doigt indicateur introduit par l'orifice, irait reconnaître, comme l'a fait Desault, la fluctuation du péricarde; puis, faisant pencher le malade en avant pour que le sac péricardique s'y applique, on en ferait la ponction avec un bistouri étroit, guidé par la pulpe du doigt. Les avantages de cette méthode sont de n'offrir aucun danger quant au lieu sur lequel on opère, de fournir une large ouverture béante par laquelle il est facile de distinguer les tissus et de transporter l'opération dans l'espace le plus large du médiastin antérieur.

2° *Perforation d'un espace intercostal. Sénac* conseillait de pratiquer la ponction avec un trocart, dans le cinquième espace intercostal, en regard du sommet du cœur, en dirigeant obliquement en haut et à droite la pointe de l'instrument. *Desault* pratiqua une incision entre les cartilages des sixième et septième côtes, et introduisit le doigt pour reconnaître la fluctuation et servir de guide au bistouri. Le malade ayant succombé, l'autopsie prouva que le sac séreux était un kyste, et que le bord du poumon avait été lésé. Ce procédé ne nous paraît pas convenable. Le lieu de la piqûre est trop déclive et trop externe; il expose à blesser le diaphragme sans entrer dans le péricarde. Enfin, M. *Larrey* veut que l'on traverse de bas en haut l'intervalle triangulaire compris entre le bord gauche de l'appendice xyphoïde et le cartilage de la septième côte. Nous avouons ne rien comprendre à ce procédé, qui expose à blesser l'artère mammaire interne et les attaches chondro-xyphoïdiennes du diaphragme, sans aucune garantie de pénétrer dans le péricarde et de ne point léser le cœur.

L'opération terminée, on se conduirait comme pour l'empyème. Quant aux injections pour faciliter l'adhésion des feuillets du péricarde, proposées par *Richerand*, mais blâmées par presque tous les chirurgiens, ce que l'on peut dire de mieux, dans un sujet aussi grave, c'est de s'abstenir de toute témérité là où l'on n'est encore guidé par aucun fait spontané, ni même par aucune expérience directe sur les animaux.

CORPS ÉTRANGERS DANS LA CAVITÉ DE LA POITRINE.

Les corps étrangers ou proviennent de l'œsophage ou sont le produit d'une lésion traumatique. Les corps introduits accidentellement dans l'œsophage, qui se sont frayés une voie au travers de la plèvre et des poumons, des épingles, des aiguilles (Dupuytren), un épi de blé (A. Paré), un morceau de bois, etc., creusant eux-mêmes leur trajet par une suite d'abcès et d'ulcérations, viennent se faire jour au dehors, et réclament à peine, en dernier lieu, une incision à la peau. Les corps ou vulnérans ou chassés par ces derniers sont de nature très variée : divers projectiles, balles, chevrotines, biscaïens, des lances rompues, des éclats de bois, des fragmens de vêtemens, des esquilles de côtes, etc., qu'il s'agit d'enlever au plus vite, suivant les préceptes généraux d'extraction des corps étrangers, mais avec toutes les précautions et les réserves que réclament ici les lésions du cœur et des poumons, la crainte des hémorrhagies internes, la difficulté d'atteindre jusqu'au corps étranger, et souvent aussi l'ignorance du dernier lieu où il s'est placé, soit par l'épuisement de sa force première d'impulsion, soit par les mouvemens des viscères ou des parois de la poitrine. Les annales de l'art, et en particulier les fastes de la chirurgie militaire, sont remplis de faits où des projectiles ont été trouvés dans des points diamétralement opposés à leur orifice d'entrée, sans avoir traversé les viscères, ou sont tombés dans la gouttière pleurale de la ceinture formée par les attaches du diaphragme. D'un autre côté, les faits ne sont pas moins nombreux de corps étrangers qui, après les premiers accidens, sont restés pendant un temps considérable, et même toute la vie, dans les poumons, ou encastrés dans les vertèbres : soit un fleuret traversant le poumon, et fiché de part en part entre une côte et une vertèbre, chez un forçat, qui a vécu ainsi quinze ans (M. Guillon); des balles qui sont restées enkystées dans les poumons, et n'ont été retrouvées, après quinze et vingt ans, qu'à la mort, amenée par toute autre cause (Broussais, Larrey), etc. Ces faits, joints aux difficultés du diagnostic, expliquent la divergence d'opinion entre les chirurgiens, dont les uns veulent qu'on enlève immédiatement le corps étranger, en tout état de cause, dès qu'on peut le saisir (M. Velpeau), et dont les autres préfèrent temporiser, ou même conseillent d'abandonner ce corps dans sa position, lorsque son extraction peut donner des craintes (M. Larrey). Nous examinerons plus loin ces deux opinions, et les raisons qui, d'une manière générale, paraissent militer plutôt en faveur de la première. Quant à la médecine opératoire, si les manœuvres peuvent être des plus complexes, les préceptes généraux du moins sont assez simples. Pour les corps introduits par l'œsophage et cheminant au travers du poumon et des plèvres avec leurs adhérences, la temporisation est forcée, le chirurgien étant réduit au traitement médical jusqu'à ce que la formation d'un empâtement dans quelque espace intercostal, indiquant que le corps étranger vient se faire jour au dehors par un abcès, réclame une incision pour lui donner issue. Pour les corps vulnérans qui ont donné lieu à une plaie pénétrante de poitrine, la conduite est différente suivant l'espèce, le volume et la forme de ce corps; suivant aussi qu'il est perdu à l'intérieur ou accessible au dehors, mobile ou fixe dans son lieu; enfin, d'après les signes locaux et généraux qui se manifestent, et le temps qui s'est écoulé depuis la lésion traumatique. — 1° *Corps encastré dans les parois et les viscères.* Une balle encastrée dans une côte ou entre deux côtes dans un espace intercostal, doit être extraite sur-le-champ avec les esquilles osseuses qui l'entourent, soit que la plaie par où le corps étranger est accessible ou peut être senti, soit celle de son entrée ou celle de sa sortie (Bagieu, Desport, Terrin). Dans le premier cas, on rélargit la plaie s'il est besoin; dans le second, on incise sur le corps étranger pour l'extraire, mais, dans l'un et dans l'autre, en prenant toutes les précautions pour ne pas laisser tomber ce corps dans la cavité des plèvres. Chez un malade où une balle était encastrée entre deux côtes, Briot glissa derrière le bec d'une *spatule* et attendit pour peser sur la balle que le poumon s'appliquât à la plaie dans une forte inspiration. Si le corps étranger est une lame fichée dans une côte, la manœuvre diffère suivant que ce corps offre ou non de la prise à l'extérieur; quand il y a une prise suffisante, on peut employer pour l'extraire de fortes pinces, des tire-fonds, ou un nouvel instrument de cette sorte, imaginé par M. Charrière, au moyen duquel le corps étranger, fortement saisi, est retiré par une vis de rappel. Si au contraire il n'y a aucune prise, les préceptes sont différens : dans un cas où une lame de couteau, brisée près de sa pointe, ne pénétrait que de quelques lignes en dedans, *Gérard*, introduisant par l'espace intercostal le doigt armé d'un dé, parvint à la rechasser à l'extérieur par une pression directe de dedans en dehors; mais si la lame s'enfonce profondément, le moyen le meilleur à employer est la résection entre deux traits de scie à chaîne, de la portion de côte qui renferme le corps étranger, de manière, en détachant la plèvre, à pouvoir saisir la lame sur l'autre face. Toutefois si l'extraction d'une lame qui traverse les viscères thoraciques n'offre aucune difficulté, quant à la pratique opératoire, il n'en est pas de même en théorie chirurgicale de la convenance de cette extraction. Les avis, à cet égard, se trouvent partagés entre les chirurgiens, ceux-ci redoutent plus l'hémorrhagie interne par la voie du corps étranger après son enlèvement, et ceux-là les accidens que ce corps doit occasionner par la prolongation de son séjour. La question étant ainsi nettement posée, la solution s'en présente d'elle-même. Comme les accidens causés par le corps étranger sont certains, tandis que l'hémorrhagie, après son extraction, est incertaine, et que d'un autre côté cette hémorrhagie peut également survenir et survient même, plus ou moins, le corps étranger étant laissé à demeure, il nous semble que l'extraction immédiate peut être établie en précepte, sauf à combattre, par tous les moyens appropriés, les accidens locaux et généraux qui se présenteraient, ce que, du reste, il aurait toujours fallu faire dans tous les cas. Mais, au moins, après l'extraction, la question simplifiée se trouve ramenée à celle d'une simple plaie pénétrante de poitrine, sans corps étranger au dedans, et par conséquent au traitement d'un hémo-thorax traumatique, dont la guérison, si elle a lieu, ne laisse plus d'autres craintes pour l'avenir. — 2° *Corps encastré dans les poumons.* Ordinairement le corps perdu dans la profondeur de la poitrine est un projectile, chevrotine, balle ou biscaïen, ayant chassé devant lui des portions de vêtemens. Souvent ces corps étrangers secondaires sont arrêtés dans les chairs ou ne pénètrent que peu profondément. Il faut s'empresser de les extraire avec des pinces. Quant au projectile en lui-même, soit une balle, si son trajet dans le poumon est direct, sa situation superficielle, et qu'en sondant avec tous les ménagemens convenables on puisse y atteindre facilement, peut-être le mieux à faire est-il d'essayer avec précaution de la déplacer et de l'extraire. Mais si la balle est encastrée profondément, plutôt que de causer des accidens et des dégâts, en allant à sa recherche, il est préférable de l'abandonner en son lieu, dans l'espoir, fondé sur un grand nombre de faits, qu'elle tombera dans la cavité des plèvres et pourra être extraite sur la gouttière des attaches du diaphragme, ou, qu'en restant dans le poumon, elle finira par s'y encastrer sans trop gêner la respiration.

OPÉRATIONS QUI SE PRATIQUENT SUR L'ABDOMEN.

Les maladies de l'abdomen, dont le traitement donne lieu à des opérations, forment trois séries : 1° Les épanchemens, les kystes, dont nous séparons à dessein ceux des ovaires, comme annexes des organes génitaux, les corps étrangers, les tumeurs abdominales; 2° les plaies intestinales; 3° les hernies, les anus accidentels et la rétention des matières fécales qui nécessitent les anus artificiels.

PARACENTÈSE ET AUTRES OPÉRATIONS POUR LA GUÉRISON DE L'ASCITE.

Tous les moyens chirurgicaux proposés contre l'ascite ont pour but, ou d'évacuer le liquide contenu dans la cavité péritonéale, ou d'obtenir sa résorption.

La résorption d'une ascite considérable est une terminaison si rare qu'on doit être bien réservé dans le degré de confiance à accorder aux procédés qui tendent à la provoquer.

La compression, malgré les avantages que disent en avoir obtenus MM. Godèle, Speranza et Bricheteau, doit être rejetée comme méthode générale, et elle ne convient guère que dans les cas où l'épanchement peu considérable existe chez des jeunes sujets.

Les vésicatoires volans, principalement recommandés par M. Trouvé, n'ont, suivant M. Velpeau, qu'un succès très douteux.

L'acupuncture, employée pour la première fois dans l'ascite par M. King, a été de nouveau essayée en France par M. Velpeau. Le procédé consiste à enfoncer des longues aiguilles sur cinq à six points du ventre, en répétant cette manœuvre trois ou quatre fois dans l'espace de quinze jours. On obtient quelquefois, par ce moyen, une diminution du liquide, mais ce résultat n'est que passager, et de l'aveu même des auteurs, il est insuffisant pour motiver l'emploi de l'acupuncture.

Du reste, on ne doit tenter d'obtenir la résolution de l'épanchement du péritoine que lorsqu'il est bien démontré que l'ascite est idiopathique et n'est accompagnée d'aucune altération organique des viscères abdominaux. Lorsqu'au contraire l'hydropisie péritonéale est liée à une maladie incurable d'un ou de plusieurs organes du ventre, il faut nécessairement en venir à l'évacuation par la ponction qui n'est plus alors qu'un moyen palliatif pour soulager le malade. Duverney et Bertrand ont établi et tous les chirurgiens admettent qu'il n'y a qu'un seul traitement dans tous les cas d'ascite, l'évacuation du liquide. Si l'hydropisie est idiopathique, l'issue de la sérosité ne pourra avoir qu'un heureux résultat et favorisera l'action des autres moyens de traitement. Dans ce premier cas, on devra faire la ponction aussitôt que la collection de liquide est bien formée et qu'on s'aperçoit qu'elle reste stationnaire. S'il s'agit d'une hydropisie symptomatique, il faudra au contraire évacuer le liquide le plus tard possible, et seulement pour empêcher les angoisses et la suffocation de l'ascitique.

La ponction de l'ascite remonte aux premiers âges de la chirurgie; avant J. L. Petit, à qui nous devons le trocart tel que nous le connaissons, les chirurgiens, pour faire cette opération, se servaient d'instrumens tranchans. Mais depuis, tous les divers procédés de ce genre ont été abandonnés; à plus forte raison, on ne mentionne plus que comme historique le fer rouge, les caustiques et les sétons, employés par les Arabes et au moyen âge.

Le trocart est un instrument formé d'une tige métallique ronde portée à l'extrémité d'un manche. La pointe en est formée par la rencontre de trois facettes à bords tranchans. La tige du trocart est renfermée dans une gaîne ou canule en argent, rétrécie à son extrémité, de manière à faire ressort sur la pointe de la tige, et que l'on éprouve un peu de difficulté à retirer cette dernière de la gaîne. L'extrémité de la canule adossée au manche s'élargit en un pavillon terminé latéralement par un bec de cuiller qui sert à faciliter l'écoulement des liquides. Il y a des trocarts de plusieurs dimensions, suivant l'espèce de ponction que l'on veut pratiquer. C'est ainsi que l'on distingue le trocart à paracentèse de celui pour l'hydrocèle, etc.

Depuis J. L. Petit on a modifié son instrument; il existe des trocarts plats de Wilson et André, des trocarts brisés, à langues de serpent, etc. Toutes ces innovations sont à-peu-près abandonnées, et en France, au moins, le trocart ordinaire est à-peu-près le seul mis en usage.

Malgré la simplicité de l'instrument de J. L. Petit, qui réduit la paracentèse à une simple ponction, quelques chirurgiens modernes semblent vouloir revenir à l'incision. MM. Physick, Dorsey et Calaway donnent la préférence à ce dernier procédé, sous prétexte que l'opération est moins douloureuse. Nous ne comprenons pas qu'un si faible avantage, si toutefois il existe, puisse faire adopter l'incision qui présente tant d'inconvéniens relativement à la ponction.

Lieu de l'opération. Le point des parois abdominales où l'on pratique la paracentèse est tantôt choisi par le chirurgien et tantôt indiqué par des circonstances particulières de la maladie. Lorsque l'ascite est simple et qu'il n'existe pas de tumeur volumineuse dans le ventre, on peut choisir, sur toutes les parois molles de l'abdomen, le lieu le plus convenable pour donner issue à la sérosité péritonéale. Dans la zone sus-ombilicale on n'a pas de gros vaisseaux à craindre, mais la présence du foie, de la rate, de l'estomac et de l'arc transverse du colon, doivent faire exclure cette région quand on peut faire autrement. Dans la zone sous-ombilicale, on a encore à éviter, sur la ligne médiane et en bas, la vessie; à gauche, l'S iliaque du colon; à droite le cœcum et de plus les artères épigastriques. Ainsi, par voie d'exclusion, le lieu plus convenable, *ou lieu d'élection*, pour la paracentèse, se trouve renfermé dans un espace, limité en haut par l'ombilic, en bas par la vessie et latéralement par les artères épigastriques. Cependant il faut choisir la partie la plus déclive. Les chirurgiens français, depuis Sabatier, adoptent en général le milieu d'une ligne tracée de l'épine iliaque antérieure et supérieure gauche à l'ombilic. On évite ainsi la vessie et l'utérus, l'artère épigastrique qui est en dedans, l'artère iliaque antérieure et le colon qui sont en dehors.

La crainte de la lésion de l'artère épigastrique fait préférer la ligne blanche par la plupart des chirurgiens anglais; cependant plusieurs exemples cités par M. Manec et S. Cooper prouvent qu'il existe quelquefois anormalement, suivant la direction de la ligne blanche, une grosse veine sous-péritonéale, qui peut être ouverte, surtout quand on fait la ponction à l'aide de la lancette ou du bistouri. On a encore proposé comme lieu d'élection de pénétrer, chez la femme, par la partie postérieure et supérieure du vagin, pour arriver dans le cul-de-sac péritonéal qui existe entre la matrice et le rectum. La ponction faite dans ce point serait très convenable à cause de sa position déclive, si des changemens de rapports possibles des organes ne rendaient cette opération quelquefois dangereuse et par conséquent exceptionnelle dans son application.

L'ascite peut être compliquée, 1° par un état de grossesse; 2° par un kyste de l'ovaire; 3° par des cloisons divisant la cavité du péritoine et constituant l'hydropisie enkystée; 4° par une hydrocèle congéniale. Chez les femmes enceintes, la préoccupation du chirurgien doit être d'éviter la lésion de l'utérus. Scarpa propose de faire la ponction dans l'hypochondre gauche, un peu au dessous de la troisième fausse-côte. M. Ollivier et M. Bigot, d'Angers, préfèrent l'ombilic. M. Velpeau, s'appuyant sur des observations qui lui sont propres et sur d'autres qu'il emprunte à M. Emery, dit qu'on peut, sans danger, pratiquer la paracentèse dans toute l'étendue du flanc gauche. Lorsqu'il existe en même temps que l'ascite, une hydrocèle congéniale, Morand et Ledran conseillent de ponctionner l'hydrocèle qui forme le point le plus déclive de l'épanchement. Quand on s'est assuré qu'il existe une hydropisie enkystée de même que dans les cas douteux, nous partageons l'avis de M. Malgaigne qui conseille de choisir le point où le liquide fait le plus de saillie et où la fluctuation se fait le mieux sentir.

PONCTION DE L'ASCITE OU PARACENTÈSE.

Procédé ordinaire. Les objets nécessaires pour pratiquer la paracentèse sont : 1° un trocart; 2° deux vases, l'un de peu de capacité, dans lequel est reçu le liquide, et l'autre beaucoup plus grand, dans lequel on vide le premier à chaque fois qu'il se remplit; 3° quelques compresses pour recouvrir la plaie, et un bandage de corps pour envelopper le bas-ventre après l'opération. Le lieu de la ponction étant déterminé, le malade couché dans son lit sur un plan déclive, et le corps légèrement arqué de manière à présenter le flanc tendu en sens inverse, un ou deux aides, placés du côté opposé au chirurgien, refoulent l'abdomen du plat des deux mains pour augmenter la tension du liquide dans le point où l'on veut opérer. Le chirurgien s'arme du trocart; il tient le manche appuyé par son extrémité contre la paume de la main droite, tandis que le pouce et les trois derniers doigts le maintiennent latéralement. L'indicateur est étendu le long de la tige, à une distance de la pointe, qui n'excède que de quelques lignes l'épaisseur présumée des parois abdominales. Il plonge alors, par un petit coup sec, la pointe de l'instrument à travers les tégumens fortement tendus; le doigt indicateur limite la profondeur à laquelle elle doit pénétrer. Il est important, dans cette opération, que le trocart soit présenté bien perpendiculairement; sans cette précaution, au lieu de pénétrer dans la cavité péritonéale, il pourrait glisser et se loger entre les muscles abdominaux. Comme dans toutes les ponctions, au milieu d'une cavité remplie par un liquide, le défaut de résistance et la mobilité de l'extrémité de l'instrument indiquent qu'elle nage dans le liquide. L'opérateur alors, saisissant la canule entre le pouce et l'indicateur de la main droite, retire le manche avec les mêmes doigts de l'autre main ; la sérosité s'écoule immédiatement.

Lorsque la quantité de liquide à évacuer est considérable, l'écoulement a lieu pendant long-temps avant qu'il soit nécessaire de comprimer soigneusement pour le faciliter. Il se supprime cependant quelquefois tout-à-coup. Cet accident est dû le plus habituellement, soit à la présence des flocons albumineux ou de fausses membranes qui bouchent la canule, soit à ce qu'une portion d'épiploon ou une anse d'intestin viennent se placer au devant de son orifice abdominal. Dans la nécessité de rétablir le jet du liquide, on a recours à l'introduction d'un stylet mousse, pour extraire, dans le premier cas, les corps flottans qui font obstacle, et, dans le second, pour repousser les viscères au dedans. On empêche ce dernier accident de se reproduire en inclinant la canule dans divers sens. A mesure que se prononce l'affaissement du ventre, qui suit l'évacuation, on comprime plus exactement en amenant le liquide des divers points du bas-ventre vers l'orifice de la canule, et l'on continue ainsi jusqu'à ce que toute la sérosité soit écoulée.

L'opération terminée, le chirurgien, pour retirer la canule, la saisit par son pavillon avec le pouce et l'indicateur de la main gauche ; des mêmes doigts de l'autre main, il appuie légèrement pour faire opposition des deux côtés de la plaie : tirant alors avec douceur sur l'instrument, il le dégage sans peine et l'amène au dehors.

Pour le pansement on applique, sur la petite plaie, des compresses trempées dans une solution excitante, et on pose le bandage de corps, que l'on maintient un peu serré. La compression a pour effet de soutenir les parois abdominales et d'augmenter leur résistance. Sous ce dernier rapport, en raison de l'obstacle qu'elle oppose au retour de l'hydropisie, elle doit être maintenue d'une manière continue jusqu'à ce que la gène produite par une nouvelle accumulation de liquide force d'en suspendre l'usage.

Divers accidens peuvent entraver le cours de l'opération de la paracentèse, les principaux sont la syncope et l'hémorrhagie.

On a donné plusieurs explications de la cause de la *syncope* après la paracentèse. Nous regardons, comme la plus probable, l'accumulation du sang qui se fait dans les vaisseaux abdominaux, devenus libres tout-à-coup, tandis qu'ils ont été long-temps affaissés sous la pression d'une force graduellement croissante. On fait cesser habituellement cette syncope par l'inspiration de vapeurs excitantes. L'emploi de ces moyens est certainement utile comme stimulans du système nerveux. Nous regardons cependant, comme plus efficace, la compression du bas-ventre faite le plus tôt possible avec un bandage un peu serré.

L'hémorrhagie, à moins que l'on ait opéré imprudemment dans le voisinage des artères, est ordinairement causée par des veines. Il arrive quelquefois que cet accident est produit par la lésion de quelqu'une des veines sous-cutanées, dont le volume est beaucoup augmenté. On doit avant l'opération essayer de reconnaître le trajet de ces vaisseaux pour les éviter. Néanmoins lorsque la ponction étant faite, du sang s'écoule en certaine abondance, on tâchera de s'assurer s'il est artériel ou veineux et s'il dépend de la lésion d'un vaisseau des parois du ventre. Dans ce dernier cas, Petit-Radel conseille un moyen employé avec succès par M. Cruveilhier, et qui consiste à pincer dans un pli des parties molles le trajet du trocart en le comprimant avec les doigts jusqu'à ce que l'hémorrhagie ait cessé. Bellocq se servait d'un bouchon de cire ou d'une bougie de gomme élastique, dont il remplissait exactement la plaie. M. Velpeau propose un bouchon d'éponge préparée qui, en s'imbibant de liquide au fond de la plaie, exercerait une compression excentrique très avantageuse. De crainte que cette éponge ne se brisât en la retirant, on pourrait préalablement la nouer avec un fil qui servirait plus tard à l'extraire avec facilité.

Modification de M. Fleury. Elle consiste à introduire, par la canule du trocart, supposée d'une assez grande dimension, un fragment de sonde de gomme élastique que l'on fait glisser jusqu'à la profondeur convenable dans la cavité de l'abdomen. On retire ensuite la canule, et le liquide s'écoule par la sonde. L'objet de cette modification est de n'opérer qu'avec lenteur la sortie du liquide, la sonde laissée à demeure pendant plusieurs heures, permettant, à l'aide d'un bouchon que l'on enlève ou que l'on replace à volonté, de pratiquer plusieurs évacuations de manière à faciliter le retrait des parois abdominales et à prévenir la syncope qui survient fréquemment lorsque l'évacuation totale est pratiquée brusquement et d'une seule fois. Cet avantage du procédé de M. Fleury l'avait fait beaucoup louer par quelques chirurgiens ; mais nous allons voir qu'il le cède beaucoup au procédé suivant bien mieux calculé pour obtenir les mêmes effets.

Procédé de M. Baudens. L'observation d'un cas fortuit a fourni à M. Baudens l'idée première de ce procédé qui se trouve être l'imitation de ce que lui avait offert la nature. Il s'agissait d'un malade affecté d'ascite chez lequel l'anneau ombilical distendu par la collection liquide avait fini par former une petite ulcération par laquelle s'était préalablement évacuée la collection liquide, puis une fistule avait continué de donner lentement issue à la sérosité, de sorte que le chirurgien n'eut plus qu'à faire cicatriser cette fistule pour confirmer la guérison dont la nature seule avait fait les frais.

En imitation de ce résultat accidentel, M. Baudens a imaginé de pratiquer la ponction avec une canule qu'on laisserait à demeure et qui permettrait d'obtenir peu-à-peu le retrait des parois abdominales par une série de ponctions graduées pratiquées à divers temps, au fur et à mesure que la collection se reforme. Voici en quoi consiste son procédé :

L'instrument est une canule en argent, courbe, d'une longueur de 12 à 15 centimètres, de 2 à 3 millimètres de calibre, et environ de 2 centim. de flèche, percée au milieu de sa courbure, qui baigne dans le foyer, d'un trou ovalaire par lequel le liquide s'introduit dans la canule. Pour s'en servir, l'instrument se trouve converti en trocart par une tige d'acier servant de mandrin, et dont l'extrémité qui ressort de la canule, est terminée par une pointe prismatique à trois facettes. La région ombilicale est, autant que possible, le lieu d'élection choisi par le chirurgien. Le malade étant placé dans la situation ordinaire, l'opérateur, avec ses deux mains et en se faisant aider par un aide, rassemble, autant que le lui permet la distension de la paroi abdominale, les tégumens et les muscles en un pli vertical et légèrement oblique, dont il maintient de la main gauche l'extrémité supérieure, tandis que l'inférieure est fixée par l'aide ; puis de sa main droite armée du trocart courbe, dont l'indicateur dirige la convexité, il présente un peu obliquement la pointe de l'instrument, perfore la paroi par un coup sec, s'assure par le jeu libre de la pointe en dedans qu'elle est réellement dans la cavité abdominale, puis en continuant le mouvement dans la même direction, fait ressortir la pointe à l'extérieur par une nouvelle ponction de la paroi pratiquée de dedans en dehors. Lâchant alors le pli dermo-musculaire, les parties molles, en reprenant leur position, viennent s'étendre à droite et à gauche le long de la canule de l'instrument. Il ne s'agit plus que de retirer la tige pour donner issue au liquide épanché. Du reste, les préceptes ultérieurs sont les mêmes que dans toute espèce de ponction.

La possibilité qu'offre ce procédé de faire évacuer le liquide à tout moment quelconque, a permis à M. Baudens de ne pas produire, dès la première fois, l'évacuation complète, pour éviter les syncopes. Il préfère ne donner d'abord issue qu'à la moitié de la collection liquide; un petit couvercle qui s'adapte à l'extrémité supérieure de la canule, et un bouchon en bois à l'autre extrémité, interrompent de suite l'écoulement. Après six ou douze heures, on procède à de nouvelles évacuations, mais encore plus modérées, en laissant exprès une portion de liquide; rien de plus simple que cette opération nouvelle et toutes celles qui la suivent, puisqu'il ne s'agit plus que d'ôter le bouchon. La même manœuvre est répétée matin et soir le lendemain et les jours suivans, et c'est le malade lui-même qui donne issue au liquide. Il suffit pour qu'on se confie en lui qu'il soit assez intelligent pour s'arrêter à temps avant que le malaise se fasse sentir.

Tel est en sommaire le procédé de M. Baudens, qui compte jusqu'à ce moment trois cas d'application, dont deux suivis de succès. Ce chirurgien m'a fait voir deux de ses malades, un, en particulier, était un ancien militaire qui au moment de l'opération était affecté d'une énorme ascite avec un œdème considérable des membres et de la partie inférieure du tronc, et menace perpétuelle de suffocation. Il y avait neuf jours que la première opération avait été pratiquée. Non-seulement le ventre était souple et indolent, mais les membres et le tronc étaient si complétement évacués qu'à la tuméfaction première avait succédé la maigreur et la sécheresse de tissus habituelles au sujet. Les urines étaient devenues très abondantes, et les digestions se faisaient bien. Depuis plusieurs jours, ce malade évacuait lui-même, à trois ou quatre heures d'intervalle, la sérosité qui devenait de moins en moins abondante, et qui, de citrine qu'elle était d'abord, commençait à prendre un aspect lactescent. J'ai su que depuis ce malade avait succombé à une nouvelle invasion d'une ancienne affection arthritique.

Ce procédé de ponction graduée de l'ascite au moyen d'une canule à demeure, a servi de base à une méthode générale qu'emploie aujourd'hui M. Baudens, et qu'il applique avec succès à l'empyème, à l'hydrocèle, et en général à toutes les collections séreuses.

TUMEURS HUMORALES DU FOIE.

Le foie est assez fréquemment le siége de diverses collections liquides, du pus, de la sérosité, des hydatides dont l'accumulation entraîne la destruction de l'organe et la mort du malade, si la nature ou l'art ne parviennent à donner issue au liquide ou aux matières organiques épanchées. Les exemples sont nombreux dans les auteurs, de collections du foie ou de la vésicule biliaire qui se sont fait jour naturellement, soit par le tube intestinal, soit par les poumons, soit enfin à la peau par une ulcération, ou un trajet fistuleux. Ce résultat, obtenu par la nature, aurait pu servir d'exemple aux chirurgiens pour l'imiter, s'ils avaient pu en reconnaître le mécanisme. Mais malheureusement l'ignorance de la théorie a fait obstacle aux tentatives de ce genre. Jean-Louis Petit est le seul qui ait osé proposer l'issue d'une collection de la vésicule biliaire. Aujourd'hui on sait que c'est par le moyen des adhérences péritonéales entre les feuillets adjacens que peut se former un trajet accidentel sans crainte d'épanchement dans la cavité même du péritoine. C'est par suite de ces adhérences que les tumeurs du foie ont pu se vider dans le tube intestinal, et c'est par un trajet de même nature au travers des fibres du diaphragme, que continuait plus haut une semblable adhérence des plèvres, et la formation d'un canal muqueux accidentel dans le tissu du poumon, que les collections liquides du foie ont pu être évacuées par la trachée-artère. Ainsi donc aujourd'hui, en théorie, la condition essentielle à la formation d'un trajet fistuleux vers la surface cutanée, étant l'adhérence préparatoire du feuillet péritonéal du foie avec le feuillet viscéral, le diagnostic nécessairement vague et obscur consiste à déterminer s'il est probable que ces adhérences existent, et dans le cas contraire, le premier objet de l'art est d'en provoquer la formation. Il faut le dire, cette précaution préliminaire est toujours le plus sûr. Une nouvelle irritation des surfaces n'ayant aucun inconvénient, si déjà les adhérences existent, et l'absence de ce moyen préparatoire pouvant donner lieu immédiatement à une péritonite par épanchement, si les adhérences n'existaient pas ou si la surface n'en était pas assez étendue.

Nous avons dit plus haut que le diagnostic des adhérences est toujours vague et obscur, nous aurions pu ajouter qu'il en est de même des tumeurs humorales du foie quand il s'agit d'en préciser la nature.

Or, pour le chirurgien appelé à exercer une action décisive, il importe de bien se pénétrer de ces vérités. Quels sont en effet les signes diagnostiques d'une tumeur humorale du foie? La saillie de l'hypochondre, une fluctuation plus ou moins douteuse, un empâtement des tégumens en regard; le tout coïncidant avec quelques signes particuliers de troubles dans les organes de la digestion qui existent depuis un temps plus ou moins long. Voilà ce qu'il y a de positif pour tout le monde; tout le reste n'offre qu'incertitude. Sans doute il est arrivé que des praticiens, et en particulier M. Récamier, aient diagnostiqué nettement une espèce de tumeur, et que la ponction ait justifié leur attente; mais cette précision de diagnostic, qui tient à un instinct particulier et à un tact exquis, ne peut pas servir de règle dans la pratique où l'on a besoin de signes positifs et certains, qui aient la même valeur pour tout le monde. Ainsi donc, un cas étant donné d'une tumeur du foie, dont, après consultation, il paraît nécessaire d'obtenir l'évacuation, à notre avis, la première condition est de déterminer l'adhérence. Trois procédés sont fondés sur cette doctrine. Dans tous, le lieu d'élection indiqué par la nature elle-même, est le point où l'organe faisant saillie sous le rebord des côtes, a déjà donné lieu à un empâtement des tégumens.

Procédé de M. Graves. La première proposition en remonte à 1827. L'auteur incise couche par couche les tissus avec le bistouri, jusqu'à 2 ou 3 millimètres de la couche d'adhérences ou au moins du feuillet péritonéal de la paroi abdominale, en ayant soin que son incision atteigne à une égale profondeur d'un angle à l'autre comme on le pratique pour la ligature des artères. Il remplit alors la plaie de charpie, pour déterminer au fond de la plaie une inflammation dont l'effet est de donner lieu à des adhérences, s'il n'y en avait pas encore de formées, puis consécutivement de déterminer la rupture ou l'ulcération des tissus devenus sécables, l'ouverture du foyer se trouvant ainsi le résultat de tout mouvement un peu fort imprimé aux parois abdominales.

Modification de M. Bégin. Le procédé de ce chirurgien n'est autre que le précédent; seulement au troisième jour de l'opération, lorsqu'il est probable que les adhérences sont assez étendues pour ne pas craindre un épanchement, au lieu d'attendre l'ouverture spontanée du foyer, M. Bégin l'ouvre par une ponction avec le bistouri. Cette manière d'agir qui semble plus hardie, est peut-être cependant plus sûre que l'autre, le chirurgien choisissant le lieu le plus convenable et pouvant à volonté limiter la ponction, tandis que l'ouverture accidentelle du foyer peut s'étendre par déchirure plus loin que la surface d'adhérence.

Procédé de M. Récamier (Pl. 20, fig. 3). Ce médecin ouvre le foyer au moyen de la potasse caustique. Si la tumeur présente à l'extérieur un sommet et qu'il semble déjà que la paroi abdominale soit ulcérée en dessous, M. Récamier se contente d'appliquer au milieu de la saillie un morceau un peu épais de potasse caustique, pour obtenir une eschare d'une largeur et d'une profondeur suffisantes. Si au contraire la paroi abdominale paraît encore intacte, il applique en forme de couronne, autour du sommet, plusieurs morceaux de potasse caustique qui, par la somme de leurs effets, doivent produire une seule eschare d'une grande étendue. Dès que l'action est produite, il fend avec le bistouri cette première eschare superficielle pour mettre à découvert une nouvelle couche de tissus, au centre de laquelle il applique de nouveau la potasse, et s'il en est besoin il continue ainsi par une série de cautérisations à entamer des couches de plus en plus profondes, dont la dernière, au voisinage du foyer, doit avoir pour effet de déterminer les adhérences qu'il s'agit de produire. Après deux ou trois jours de la dernière application du caustique et lorsque le sommet du doigt introduit dans la plaie perçoit distinctement la fluctuation dans le foyer, M. Récamier l'ouvre enfin par ponction avec le bistouri ou un trocart. Après que la masse du liquide a été évacuée, l'auteur facilite l'expulsion par quelques pressions doucement ménagées et déterge la surface du foyer par des injections médicamenteuses qu'il laisse séjourner dans sa cavité, dans l'intervalle d'un pansement à l'autre. En quelques jours la cavité intérieure se rétrécit, et M. Récamier a pu obtenir ainsi, contre tout espoir, des guérisons que le temps a confirmées.

On a proposé dans ces derniers temps d'avoir recours au même procédé pour obtenir l'extraction des calculs de la vésicule biliaire, suivant le conseil donné autrefois par Jean-Louis Petit, pour les tumeurs diverses qui ont leur siége dans cette cavité. Mais jusqu'à présent aucune opération de ce genre n'a encore été pratiquée.

Enfin, c'est par les mêmes moyens qu'il convient d'ouvrir toutes les tumeurs enkystées de la cavité abdominale; seulement pour la simple hydropisie enkystée ou le kyste hydatique, il suffit de la ponction suivie d'injections, sans qu'il soit besoin d'avoir recours aux caustiques, l'étendue restreinte de la tumeur tenant lieu des adhérences que, dans les autres circonstances, il est nécessaire de provoquer.

CORPS ÉTRANGERS DANS LE TUBE DIGESTIF.

GASTROTOMIE.

Il arrive fréquemment que des projectiles, balles, chevrotines, etc., lancés par des armes à feu, pénètrent dans l'abdomen. L'expérience en pareil cas prouve que ces corps étrangers, ou sont amenés au dehors par les seules forces de la nature, ou s'enkystent d'eux-mêmes dans quelque point déclive et y demeurent inoffensifs. On a vu ainsi, à toute époque, guérir sans aucune opération un grand nombre de malades, chez lesquels des viscères, le foie, l'intestin, la vessie, le rectum, etc., avaient été traversés de part en part, comme on en trouve de nombreuses observations dans Theden, Larrey, Dupuytren, et comme, en général, les fastes de la chirurgie militaire en sont remplis. Aussi le précepte est-il bien établi, dans les plaies de cette nature, si le corps étranger n'a pu être extrait tout d'abord, d'attendre, pour agir, et de surveiller les phénomènes qui se présenteront. D'un autre côté, il est assez commun, par suite d'étourderie, de maladresse, ou par quelque plaisanterie insensée, que des corps étrangers, même de très grand volume, soient avalés et s'arrêtent dans quelque partie du tube digestif, soit l'estomac ou un point quelconque du tube intestinal, où leur présence donne lieu à des accidens tellement graves qu'une opération soit jugée nécessaire. De là deux genres de sections, celle de l'estomac et celle de l'intestin, comprises mal-à-propos, sous la dénomination commune de gastrotomie. Mais, pour adopter des opérations aussi hardies, encore faut-il voir si elles sont justifiées par les faits. Or, en consultant les annales de l'art, on voit que ce qui arrive pour les projectiles survient également pour les corps étrangers introduits dans les voies digestives. Tout le monde connaît ces histoires consignées dans les cas rares où des épis d'orge, des lames de canif ou de couteau, des aiguilles en grand nombre, ont été expulsés par des abcès aux parois du tronc, et surtout à la région inguinale. On a même vu sortir ainsi des corps d'un très grand volume. A. Paré raconte, d'après Cabrolle, le fait d'un couteau qui fut extrait de l'aine après six mois; A. Dubois a extrait une lame de couteau d'un abcès à la fosse iliaque, et M. Otto, une cuillère à café d'une tumeur semblable, à l'épigastre. Enfin, un extravagant, nommé Pierre Yvers, dont Blégny a rapporté l'histoire, a donné lieu par forfanterie à trois faits de ce genre. Il a pu avaler, puis expulser successivement après plusieurs mois, avec un bonheur dont il n'était pas digne, la première fois un affiloir de charcutier sorti par l'hypochondre droit, la seconde, un pied de marmite, éliminé par l'hypochondre gauche; la troisième un couteau de poche qui se fit jour par les lombes. Enfin il y a des chances pour que des corps étrangers soient rendus naturellement par l'anus après avoir parcouru toute la longueur du tube digestif. Ce fait se voit journellement pour des corps d'un petit volume : des noyaux de fruits, des pièces de monnaie, etc.; mais on a vu sortir également par cette voie des corps d'un volume, ou au moins, d'une longueur considérable. Le cas de ce genre le plus extraordinaire est celui rapporté par Legendre (Bibliot. de Planque, t. III, p. 560), où le corps étranger n'était rien moins qu'une *fourchette*, dont la forme semble si peu se prêter à une expulsion régulière.

Tant de faits semblent corroborer le précepte d'attendre. Pourtant c'est dans les cas de ce genre qu'a été pratiquée la gastrotomie. Sans parler des faits anciens rapportés par A. Paré, Græger (1613), Frisac, Beckher, on possède les cas plus récens rapportés par Cayroche (Bul. de la fac.) et de Valentin (1807), où les malades ont guéri après l'extraction de la cavité de l'estomac, d'une fourchette dans le premier cas, et d'une cuiller dans le second. Ces observations sans doute sont les meilleurs argumens en faveur de la section de la paroi abdominale. Toutefois, à l'application, comme nous le verrons plus loin, il n'en reste pas moins douteux de savoir dans quel cas, ou plutôt s'il est des cas où cette opération est suffisamment motivée.

Section de l'estomac. Si le corps étranger d'un volume ou d'une longueur considérable et placé en arc-boutant, dans un point quelconque de la cavité de l'estomac, fait saillie à l'extérieur, et surtout s'il a déjà donné lieu à la formation d'un abcès, comme il est presque certain que déjà un cercle d'adhérences est formé, il est évident que c'est sur la saillie même du corps étranger qu'il convient d'inciser pour l'extraire. Si au contraire la présence de ce corps n'est indiquée par aucun signe extérieur, de telle sorte que le lieu de son gisement soit ignoré, c'est le cas de pratiquer l'opération sur le lieu d'élection, c'est-à-dire sur la ligne blanche où l'on ne trouve sur le trajet de l'instrument que des tissus fibreux et des vaisseaux de très petit volume.

Procédé opératoire. Le malade étant couché sur le dos, le thorax légèrement fléchi sur l'abdomen, à partir de deux centimètres au-dessous de l'appendice xiphoïde, abaisser sur la ligne médiane, dans une longueur de 8 à 9 centimètres, une incision à plat que l'on continue régulièrement couche par couche, d'un angle à l'autre de la division, dans l'épaisseur de la ligne blanche jusqu'au voisinage du péritoine. Dès qu'on est arrivé sur cette membrane, y faire avec précaution une simple piqûre par laquelle on fait glisser une sonde cannelée, élargir l'orifice avec le bistouri porté dans la cannelure; mais seulement dans l'étendue nécessaire pour introduire l'indicateur gauche que l'on insinue, enduit avec de l'huile d'olives, dans la cavité abdominale. Se servant alors de ce doigt en guise de crochet pour soulever la paroi abdominale et, en même temps, écarter les viscères digestifs et principalement les intestins, souvent remplis de gaz, qui tendent à faire hernie au dehors, le chirurgien glisse à plat, sur le doigt, un bistouri boutonné dont il relève le tranchant pour agrandir l'incision de l'un à l'autre angle de la plaie. La cavité abdominale étant mise à découvert, on refoule en bas avec beaucoup de précaution le grand épiploon, et l'arc transverse du colon, pour découvrir la face antérieure de l'estomac. L'opération amenée à ce point, on a discuté dans ces derniers temps s'il convenait d'essayer d'obtenir l'adhérence péritonéale de l'estomac avec la paroi abdominale avant d'ouvrir ce viscère. Mais cette question ne nous paraît même pas raisonnable. Les cas où il est indispensable de pratiquer la gastrotomie sont heureusement très rares, si même il y a véritablement des cas de nécessité autres que ceux où la vie du malade est en danger actuel; c'est presque dire les cas où il existe déjà une péritonite qui rend fort incertain le succès de l'opération. Toutefois, en nous bornant à prendre le fait même de l'opération commencée, comme c'est dans la lésion du péritoine avec introduction de l'air dans sa cavité que consiste le danger principal, et que de mettre l'air en contact avec la muqueuse gastrique, c'est-à-dire avec une surface cutanée, n'est presque en comparaison qu'un fait inoffensif, en tant que d'avoir osé ouvrir la cavité abdominale, le chirurgien doit n'avoir rien de plus pressé que d'inciser immédiatement l'estomac pour extraire le corps étranger. Le lieu de l'incision, au reste, n'est pas indifférent. C'est dans l'espace où les vaisseaux sont le moins volumineux, qu'il convient d'ouvrir ce viscère, c'est-à-dire suivant la ligne longitudinale intermédiaire de la grande à la petite courbure et sur le milieu même de la longueur de l'estomac, en évitant de trop se rapprocher de la portion splénique où les artères d'anastomose de l'un à l'autre bord sont volumineuses et en grand nombre. Une autre observation qui a de l'importance, c'est avant d'ouvrir la paroi de l'estomac, de l'amener à la surface de la plaie, et de la faire saillir au dehors, pour recevoir et faire évacuer au dehors les liquides et les matières quelconques renfermés dans la cavité du viscère, et dont la moindre portion épanchée dans la cavité péritonéale aurait les conséquences les plus funestes. En voilà du reste bien assez sur une opération qui, bien qu'ayant été pratiquée, ne figure en réalité dans les livres d'enseignement que pour mémoire, les cas dans lesquels il conviendrait d'y avoir recours n'étant définis nulle part. En effet, quel que soit l'état général du malade, s'il n'y a point encore gastro-péritonite, la conduite du chirurgien serait à peine justifiable de pratiquer une opération si grave pour l'extraction d'un corps étranger qui peut, par le seul fait de la nature, se faire jour au dehors, comme le prouvent tant de faits consignés dans les annales de la science; et si au contraire il existe une gastro-péritonite, personne ne songerait à pratiquer une semblable opération dans des circonstances aussi graves.

Soins consécutifs. L'opération terminée, il s'agirait de recoudre la plaie de l'estomac et de faire cicatriser l'incision opérée au bas-ventre. Les moyens d'y parvenir appartiennent aux procédés généraux d'entéroraphie sur lesquels nous reviendrons plus loin.

Section de l'intestin. C'est sous ce nom que nous désignons une opération à laquelle conviendrait proprement la dénomination d'*entérotomie*, si nous ne devions respecter l'usage établi de l'appliquer spécialement, quoique avec beaucoup moins de raison, aux sections partielles des éperons membraneux dans les anus contre nature. Si déjà la section de l'estomac, pour extraction de corps étrangers, nous a paru une opération à peine proposable par impossibilité de fixer les cas où elle pourrait être rigoureusement nécessaire, à plus forte raison faut-il condamner la section de l'intestin, vu l'ignorance où l'on est presque toujours de la situation réelle du corps étranger. Cette cause d'opération, du reste, n'est pas la seule qui pourrait motiver une semblable opération : l'étranglement interne, le volvulus et l'invagination en offrent des cas d'application beaucoup plus communs.

C'est donc plus particulièrement à propos de l'étranglement interne que se présentera l'occasion de décrire la section de l'intestin.

PLAIES DE L'ABDOMEN.

En médecine opératoire comme en chirurgie, les plaies de l'abdomen se distinguent en plaies simples et en plaies pénétrantes. Les premières dont il s'agit uniquement d'obtenir la réunion n'offrent rien de particulier; c'est des secondes que nous avons spécialement à nous occuper.

Les plaies qui pénètrent dans la cavité abdominale peuvent avoir intéressé seulement le péritoine ou avoir lésé quelqu'un des viscères abdominaux, d'où résultent des indications différentes.

PLAIES PÉNÉTRANTES SIMPLES.

Dans toute lésion un peu étendue de la paroi abdominale, dès qu'elle dépasse quelques centimètres, il se fait une hernie des organes les plus mobiles, l'intestin et l'épiploon. Si du reste ces organes n'ont pas été atteints, le chirurgien n'a autre chose à faire que de nettoyer soigneusement les viscères herniés avec de l'eau tiède ou une solution mucilagineuse, et de réduire aussitôt ces viscères au dedans. Si la masse d'intestins au dehors était trop considérable ou que l'augmentation de son volume, par des matières fécales ou de gaz, en rendît le taxis trop difficile et dangereux, sans qu'il y eût pourtant étranglement, il vaudrait mieux, comme dans ce dernier cas, débrider la plaie en prolongeant un peu l'incision, comme il sera dit plus loin.

Le procédé de taxis est le même que pour les hernies, c'est-à-dire qu'avec les doigts enduits d'huile d'olives ou d'une solution mucilagineuse, pendant que d'une main le chirurgien abaisse la masse viscérale pour dégager l'orifice de la plaie, avec les trois premiers doigts de l'autre main il essaie de faire rentrer peu-à-peu les anses intestinales par le côté de la plaie où la striction est la moins forte, en comprimant légèrement à mesure qu'une portion est réduite pour l'empêcher de sortir de nouveau, tandis que les doigts de l'autre main recommencent la même manœuvre pour réduire une nouvelle portion d'intestin, et ainsi de suite jusqu'à ce que la masse entière soit rentrée dans l'abdomen.

Lorsque le taxis est opéré, il ne s'agit plus que de réunir les bords de la plaie à la paroi abdominale. On y parvient par la position demi fléchie, l'emploi de la suture entrecoupée ou enchevillée et même au besoin les bandelettes agglutinatives, le tout fixé par un bandage de corps.

PLAIES AVEC ÉTRANGLEMENT DES VISCÈRES HERNIÉS.

Lorsque le volume des viscères sortis au dehors est considérable et l'orifice de la plaie très étroit, et surtout s'il s'est déjà écoulé un temps assez considérable depuis le moment de l'accident, de telle sorte que des matières fécales ou des gaz se soient accumulés dans l'intestin, et que toutes les parties herniées se soient gonflées par l'afflux des liquides dans leurs vaisseaux, il arrive fréquemment qu'une portion ou la totalité des viscères au dehors soit étranglée et se présente à divers états d'altération morbide, depuis la simple fluxion jusqu'à la congestion inflammatoire et à la gangrène. La conduite du chirurgien varie suivant la nature des viscères herniés, intestin ou épiploon, ou tous les deux réunis, et d'après la nature et le degré d'intensité des désordres qui sont déjà produits.

Etranglement de l'épiploon isolé.

1° *Etranglement simple.* Si la plaie, étant très petite, n'a donné issue qu'à un petit fragment d'épiploon, et que du reste le malade n'éprouve ni douleur ni malaise dans les différentes attitudes du corps, incliné sur le côté ou renversé en arrière, on prescrit généralement dans le cas où cette portion d'épiploon ne peut pas être réduite, de la laisser dans sa position où elle bouche la plaie, après toutefois s'être assuré en la déplissant qu'elle ne renferme pas quelque petit pli d'intestin qui se trouverait pincé. Cette recherche est souvent assez difficile, mais ordinairement quand cet accident existe, il se trahit de lui-même par une douleur locale et quelques signes de troubles dans les organes digestifs. Si au contraire la portion d'épiploon hernié est d'un grand volume, de telle sorte qu'elle force le malade à rester le tronc fléchi, et surtout s'il se manifeste quelques signes d'étranglement, il est indispensable de débrider pour opérer la réduction. Sabatier, dans ce cas, conseille de pratiquer le débridement de préférence vers l'angle inférieur de la plaie pour ne pas blesser l'épiploon tendu entre la partie supérieure de la plaie et les attaches gastro-coliques.

2° *Etranglement avec gangrène.* Dans le siècle dernier, on avait admis en précepte, dans le cas de gangrène, de faire la ligature de la portion herniée de l'épiploon jusqu'à l'orifice de la plaie. Mais les accidens auxquels a donné lieu la striction y ont fait renoncer. L'excision de la portion herniée est plus simple, mais on lui a reproché de pouvoir causer des hémorrhagies internes après la réduction. Aujourd'hui pourtant, avec les nouveaux procédés de mâchure et de torsion des artères, il semble qu'on pourrait, sans trop de danger, pratiquer cette opération. Toutefois, nous n'oserions pas conseiller positivement cette manière de procéder, qui n'a pas encore reçu la sanction de l'expérience. Un troisième parti à prendre est d'abandonner l'épiploon au dehors, en attendant, pour fermer la plaie, que la mortification ait fait détacher la portion herniée. C'est le précepte auquel se tiennent le plus grand nombre des chirurgiens.

Etranglement de l'intestin isolé.

1° *Étranglement simple par la paroi abdominale.* Dans le cas de l'étranglement de l'intestin à l'orifice de la plaie, deux indications se présentent : diminuer le volume de l'intestin ou élargir l'ouverture des parties molles. La diminution du volume de l'intestin ne peut offrir de chances raisonnables qu'autant que l'organe lui-même n'est point très épaissi par la congestion inflammatoire, et que le grand volume des circonvolutions n'est dû qu'à des gaz ou à des matières très fluides. C'est dans un pareil cas de gonflement gazeux qu'Ambroise Paré a pu évacuer l'intestin par de simples piqûres d'aiguilles, et c'est dans le même but qu'on a conseillé, dans ces derniers temps, de petites ponctions avec des tubes de très petit volume adaptés à une pompe faisant aspiration. Mais le moyen, par excellence, est le débridement. Les règles générales de cette opération, dont nous avons déjà vu plus haut l'une des indications particulières, sont 1° de ne donner à l'incision que l'étendue absolument nécessaire pour la réduction, afin de diminuer les chances d'une hernie ventrale consécutive;

2° Autant que possible, de débrider vers l'angle supérieur de la plaie, la pression des viscères abdominaux s'exerçant avec d'autant plus de force que les points sont plus déclives;

3° D'éviter les trajets connus des vaisseaux et des nerfs.

Appareil instrumental. Il est le même que pour les étranglemens herniaires, l'indication étant d'inciser les chairs dans l'un des angles de la plaie, sans blesser les viscères mobiles qui débordent au dehors et, dans leur glissement, tendent à s'offrir sur le trajet de l'instrument tranchant. La première condition est de réunir et d'écarter, avec les doigts rassemblés, le paquet intestinal, et de se servir pour le débridement d'instrumens protecteurs. On a rejeté depuis long-temps la plaque ailée de Méry, les bistouris herniaires de Bienaise, Ledran et Morand. Les instrumens dont on se sert sont la sonde cannelée, ou la spatule cannelée de M. Vidal, les bistouris droits, simples ou boutonnés, ou le bistouri courbe boutonné de Pott.

Trois procédés sont mis en usage, mais qui, dans le fait, ne sont que des modifications d'un procédé unique.

Manuel opératoire. Le malade étant couché sur le dos, la partie supérieure du tronc soulevée, le thorax et les cuisses légèrement fléchis sur l'abdomen, le chirurgien, comme nous l'avons dit plus haut, abaisse avec les doigts de la main gauche, vers l'angle inférieur de la plaie, la portion d'intestin herniée. Sa conduite ultérieure varie suivant que l'étranglement est plus ou moins prononcé.

Premier sous-procédé. Si la striction de l'orifice n'est pas très forte, de telle sorte qu'il reste encore un peu de passage dans l'orifice supérieur de la plaie, de la main droite, armée d'une sonde cannelée, l'opérateur introduit d'abord perpendiculairement le bec de l'instrument jusque dans la cavité abdominale, puis fait glisser à plat la sonde sous le péritoine pariétal. Saisissant alors la tige de l'instrument, entre le pouce et l'indicateur de la main gauche, dont les trois derniers doigts continuent de déprimer en bas l'intestin hernié, la main droite armée du bistouri en fait glisser la pointe obliquement, le tranchant en haut dans la cannelure de la sonde, en relevant promptement la lame pour limiter l'incision à l'étendue nécessaire. L'essentiel, dans cette manœuvre, c'est que l'intestin, tant à l'extérieur qu'au dedans de la cavité abdominale, soit assez exactement fixé pour qu'il ne vienne point se faire blesser en glissant sur les côtés de la lame. L'incision terminée, sans lâcher encore l'intestin, on retire d'un même coup le bistouri et la sonde, sans changer leurs rapports de manière que la sortie de la lame s'effectue sans accident.

Deuxième sous-procédé. Il consiste à débrider sur l'extrémité de l'index servant de conducteur, dans les cas où la striction est trop forte pour permettre l'introduction de la sonde, l'intestin hernié étant abaissé, comme nous l'avons dit, vers l'angle inférieur de la plaie, de manière à démasquer l'angle supérieur; l'extrémité huilée du doigt indicateur est glissée sous l'angle inférieur, la pulpe du doigt en dessus, et, en dessous, l'ongle qui doit être assez court pour ne pas blesser l'intestin avec lequel il est en contact. Si le paquet d'intestin hernié est d'un certain volume, il pourra être nécessaire, pour cette manœuvre, de le faire contenir par un aide avec l'extrémité de ses doigts portés à plat, ou mieux en recouvrant préalablement le paquet intestinal avec un linge usé, imbibé d'une solution mucilagineuse. Toutes les précautions étant prises pour ne point blesser l'intestin, et l'extrémité de l'indicateur servant à le protéger dans le cercle même de l'étranglement, le chirurgien glisse à plat sur le doigt la pointe d'un bistouri, et incise successivement par couches la peau et les muscles jusqu'au voisinage du péritoine. Parvenu sur cette membrane, on peut ou la diviser sur la sonde cannelée, ou la déchirer dans une petite étendue en pressant de dedans en dehors avec le doigt. Le mieux, si elle se présente à découvert sur le doigt, est de prolonger la section avec des ciseaux. Sabatier pense que l'on doit se dispenser de l'ouvrir davantage, sa laxité empêchant, dit-il, qu'elle ne puisse entretenir l'étranglement. Trop de faits prouvent le contraire pour que nous nous rangions à cet avis; rien, en effet, n'étant plus commun après la réduction de hernies, que de voir persister un étranglement interne qu'à l'autopsie on reconnaît produit par une déchirure du péritoine, une adhérence, ou même une simple bride épiploïque souvent elle-même très peu résistante.

Enfin, reste comme une troisième modification la substitution au bistouri ordinaire du bistouri courbe à tranchant concave, conseillée par MM. Sanson et Bégin. Du reste, l'emploi de cet instrument, s'il est assez simple, exige du moins qu'il y ait encore un peu de passage, puisqu'il doit agir de dedans en dehors. On le fait glisser à plat sur l'extrémité du doigt jusque sur le péritoine et on relève ensuite le tranchant, l'index qui sert de conducteur, appuyant sur le dos de la lame pour faciliter la section. L'incision terminée, par un accord de deux mains, on retire en même temps le bistouri et l'indicateur gauche qui, jusqu'au dernier moment, préserve les viscères sous-jacens du contact de la lame.

2° *Etranglement par l'épiploon.* C'est un cas assez rare que l'étranglement isolé de l'intestin au travers d'une déchirure de l'épiploon (pl. 30, fig. 4), sans que le paquet hernié en masse soit lui-même étranglé à l'orifice de la plaie abdominale. Pourtant ce cas a été signalé par Scarpa. Il est clair que la réduction de l'intestin par débridement de l'épiploon devrait être pratiquée avant d'opérer la réduction en masse.

Etranglement avec gangrène de l'intestin.

Cette circonstance fâcheuse ne se rencontre guère que lorsque un laps de temps assez considérable, soit par exemple de un ou deux jours, s'est écoulé depuis l'accident. Ce cas alors pouvant être assimilé à l'étranglement gangréneux dans les hernies sous-cutanées, avec la condition encore plus funeste de la présence des viscères à l'air libre, l'indication est la même que dans toutes les gangrènes intestinales, c'est-à-dire l'établissement d'un anus artificiel, préférablement par la méthode de Scarpa, que la nature tend à établir d'elle-même.

En d'autres termes, le résultat de l'inflammation devant être de déterminer un cercle d'adhérences péritonéales à l'orifice interne de la plaie, pour l'élimination de la ponction gangrénée, et la transformation du canal dermo-musculaire de la plaie en un anus accidentel, la conduite du chirurgien doit être de surveiller l'état général de son malade et les accidens locaux qui peuvent se présenter. Le danger consiste dans une péritonite avec épanchement des matières contenues dans l'intestin. Si le chirurgien met trop de précipitation à enlever la portion d'intestin gangrénée, il peut arriver que le cercle d'adhérences, rudiment de l'*entonnoir membraneux* de Scarpa, n'étant pas encore formé ou n'ayant pas assez de consistance, un épanchement dans la cavité du péritoine ait lieu immédiatement. Si au contraire le chirurgien attend trop long-temps, et que l'orifice étant fort resserré, l'intestin ne s'ouvre pas de lui-même au dehors, il est à craindre, par l'accumulation des matières et des gaz, que l'épanchement au dedans ne soit le résultat d'une rupture. C'est donc entre ces deux extrêmes que doit se tenir un praticien éclairé. Si deux ou trois jours se sont écoulés, comme il est probable que déjà des adhérences légères se sont établies, il convient d'ouvrir à l'extérieur l'intestin pour le vider des matières infectes qu'il renferme. Si, ce qui est rare, il n'y a aucun signe de péritonite, et que le ventre ne soit point tuméfié, la prudence est d'attendre, mais en se tenant prêt à combattre tout accident qui peut survenir. Si au contraire ce qui est le cas ordinaire, il existe des signes d'irritation péritonéale, il faut procéder immédiatement à une opération, c'est-à-dire enlever au dehors la portion d'intestin gangrénée, puis dilater ou même élargir par incision la plaie avec toutes les précautions convenables pour ne point détruire les adhérences déjà formées, et aller saisir l'intestin pour le fixer au dehors et déterminer la formation d'un anus accidentel, comme il sera spécifié plus loin.

PLAIES DE L'INTESTIN (Pl. 30 et 31).

Dans les plaies pénétrantes de l'abdomen, c'est souvent un point de diagnostic très difficile à éclaircir que de savoir s'il y a ou non une plaie de l'un des viscères abdominaux, et principalement des organes flasques et mobiles, tels que les anses du tube intestinal qui, dans certains cas, fuient et se déplacent au devant du corps vulnérant sans être lésés, et dans d'autres circonstances se trouveront blessés sur plusieurs points. Si la plaie est trop étroite pour s'assurer immédiatement du désordre produit, comme par exemple un coup d'épée, comme il est probable que les plaies intérieures ne sont elles-mêmes que de très peu d'étendue, et que leur gravité, si elle existe, peut dépendre de toute autre lésion que celle de l'intestin, l'indication est de s'en tenir à un traitement général. Il ne peut donc être question ici que des plaies pénétrantes assez larges pour donner issue aux viscères ou permettre, jusqu'à un certain point, l'examen des anses intestinales en regard. Dans ce cas, si la plaie intestinale n'a qu'une étendue de 3 à 5 ou 6 millimètres, de sorte que ce ne soit qu'une simple perforation de l'intestin, on peut encore abandonner la plaie à elle-même, sans qu'il y ait trop lieu de craindre un épanchement. MM. Velpeau et Vidal ont publié récemment des faits de cette nature. Il est probable que, dans ce cas, le froncement des fibres transversales de la membrane musculaire et le boursouflement des lèvres de la plaie et de la membrane muqueuse, suffisent pour fermer la plaie, et peut-être aussi se forme-t-il, dans la plupart des cas, des adhérences entre la surface séreuse de la plaie et un point quelconque du péritoine viscéral ou pariétal dans le voisinage. Si la plaie a une étendue de 5 à 8 ou 9 millimètres, déjà il est prudent d'avoir recours à une suture; dans les petites plaies de ce genre à l'estomac et au tube intestinal, A. Cooper a eu recours plusieurs fois à une suture en masse formée par un nœud circulaire, ou si l'on veut à une sorte de ligature semblable à celle des artères. Cependant, comme ce procédé embrasse une surface de tissu assez étendue, il pourrait être dangereux pour le tube intestinal, en donnant lieu à un rétrécissement; le mieux, assurément, serait d'avoir recours à la petite suture, à anse simple, de Palfyn. Enfin, dans tous les cas, il est prudent, comme le conseille M. Boyer, de maintenir en vue la plaie de l'intestin, en l'amenant en regard de celle de la paroi abdominale, et l'y fixant par un fil passé dans le mésentère, dont les deux chefs, qui font le tour de l'intestin, sont maintenus au dehors.

Au-delà de 8 à 10 millimètres d'étendue, tous les chirurgiens conviennent que les plaies intestinales nécessitent l'emploi de la suture, sauf l'examen de la méthode et du procédé le plus convenable pour chaque cas particulier. L'emploi des divers procédés diffère d'une manière générale, suivant que la plaie est longitudinale, transversale ou oblique, et pour ces dernières d'après l'étendue de la section, limitée dans certains cas à un segment de l'intestin, et dans d'autres absolument complète. Ce n'est, en quelque sorte, que de nos jours qu'on a pu fixer le traitement des solutions de continuité de l'intestin en totalité.

Les plaies des intestins se traitent par un grand nombre de procédés. Les uns ont pour but d'établir un anus artificiel, et seront décrits à propos de cet accident; les autres ont pour objet une guérison immédiate, sans interruption dans la continuité du tube intestinal, et réclament l'emploi de la suture. Seulement, chacun des nombreux procédés de ce genre est plus particulièrement indiqué, suivant la direction de la plaie intestinale.

Plaies longitudinales de l'intestin (Fig. 2, 3, 4, 5, 6, pl. 30). On y emploie les divers genres de sutures à anse, du Pelletier, entrecoupée et à points passés.

1° Suture a anse. *Procédé de Palfyn.* Dans le double but d'accoler les lèvres de la plaie et d'en faciliter l'adhérence avec une surface péritonéale voisine, Palfin passait d'un côté à l'autre, au milieu de la plaie, une anse de fil qui lui servait à faire appliquer l'intestin vers l'orifice de la plaie extérieure, et fixait les chefs du fil au dehors par des emplâtres agglutinatifs. Le résultat possible de ce procédé, soit avantage dans certains cas, soit inconvénient dans d'autres, est de pouvoir donner lieu à un anus accidentel.

Procédé de Ledran (Fig. 3). La longueur de la plaie étant déterminée, le chirurgien apprête un certain nombre de fils armés chacun d'une aiguille, puis faisant tendre l'intestin longitudinalement de manière à accoler les lèvres de la plaie, il traverse l'intestin de part en part, en disposant les fils par intervalles de 5 à 6 millimètres. Enlevant alors les aiguilles, il rassemble les chefs de fils, de chaque côté, et les tord longitudinalement de manière à les retenir en un seul faisceau, et en fait autant des faisceaux des deux côtés, qui se trouvent réunis comme en une seule corde. Le résultat de cette manœuvre est de rapprocher l'intestin transversalement, puis de le froncer longitudinalement, en ayant soin de ne pas porter la torsion jusqu'au point de rendre sinueuse la ligne longitudinale de la plaie. Le faisceau de fils est ensuite fixé au dehors. Le but de l'auteur était d'obtenir, par le froncement de l'intestin, la cicatrice de la plaie, tout en conservant, à l'anse intestinale, sa mobilité dans la cavité de l'abdomen. Mais il est évident qu'avec l'interposition du corps étranger, ce procédé n'est applicable avec succès qu'autant qu'on se décide à faire adhérer l'anse intestinale avec le péritoine pariétal, et alors la simple suture de Palfyn est préférable à celle-ci.

Procédé de M. Reybard (Fig. 6). L'objet de ce chirurgien a été de faciliter l'adhésion du péritoine intestinal au péritoine pariétal, dans une surface assez étendue, dont la plaie forme le grand axe, par une compression exercée de dedans en dehors. Le moyen dont il s'est servi est assez ingénieux. Il a eu recours à une petite plaque ovale de bois de sapin, rendu lisse et poli, d'une longueur de 3 à 4 centimètres sur une largeur de 2; peut-être au lieu d'une plaque de bois, dont le contact est toujours un peu dur, pourrait-on faire usage de carton, trempé dans une huile siccative, qui durerait assez long-temps pour donner lieu à une adhérence, et qui, venant ensuite à s'amollir et à se convertir en une pâte, serait bien plus facilement expulsé par les selles. Quoi qu'il en soit, M. Reybard ayant percé cette plaque de deux trous en travers (fig. 6), y passa une anse de fil. Armant ensuite, l'un et l'autre chef d'une aiguille, la plaque présentant son plus petit diamètre suivant la longueur de la plaie, fut introduite dans la cavité de l'intestin, et chaque côté de la plaque intestinale fut traversé par l'aiguille correspondante, en regard du trou de la plaque, de manière que les deux côtés de l'intestin vinssent s'appliquer exactement sur cette dernière, la plaie, par la juxta-position de ses bords, ne se trouvant plus que linéaire et correspondant au grand diamètre de la plaque. Enlevant alors les aiguilles droites, le chirurgien passa les deux chefs du fil dans une aiguille courbe, et introduisant la pointe de cette dernière par la plaie abdominale, il s'en servit pour perforer cette paroi de dedans en dehors, à 1 centimètre de l'un de ses bords. Confiant alors à un aide le double fil, M. Raybard réduisit la portion d'intestin hernié, puis tirant de la main gauche sur le double fil, il s'assura en touchant au dedans avec l'indicateur droit, que l'application de l'intestin contre la paroi abdominale était bien exacte, et termina l'opération en nouant les deux chefs extérieurs du fil sur un petit rouleau de linge, disposé parallèlement à la direction de la plaie.

Deux jours après l'opération, le chirurgien coupa le nœud au dehors et fit l'extraction du fil; le lendemain même de cette manœuvre, la petite plaque de bois fut expulsée au dehors avec les selles.

On ne peut qu'applaudir à ce procédé dont le résultat a été favorable. Pourtant, comme nous l'avons dit plus haut, c'est un inconvénient assez grave que la plaque soit formée d'une substance non altérable, car il serait possible qu'en parcourant la longueur du bout inférieur de l'intestin, elle allât faire obstacle et donner lieu à un étranglement interne dans un point quelconque de son trajet.

Suture entrecoupée (fig. 5). *Procédé de M. Jobert.* Après avoir lavé les bords de la plaie avec de l'eau simple ou une solution mucilagineuse de température convenable, le chirurgien, armé d'une aiguille garnie de son fil, affronte entre le pouce et l'indicateur de la main gauche, les bords de la plaie, et de la main droite renverse avec l'aiguille les deux lèvres en dedans de manière à les affronter par leur surface séreuse. Il traverse ensuite les deux bords perpendiculairement à la longueur de la plaie et dispose ainsi un certain nombre de sutures, à quelques millimètres de distance l'une de l'autre, de manière que les anses soient assez rapprochées pour que les bords de la plaie ne puissent pas se renverser entre elles, et que leurs tuniques péritonéales restent bien en contact. Dans ce procédé, on peut faire chaque suture avec un fil distinct garni d'une aiguille; mais il est plus expéditif de n'avoir qu'une aiguille avec un long fil, de manière à pratiquer à la suite l'une de l'autre toutes les sutures, en laissant à chaque fois une anse de fil assez longue, que l'on coupe pour faire autant de fils séparés. Les choses étant amenées à ce point, on peut terminer l'opération de trois manières : 1° convertir le procédé en une suture à anses multiples, en rassemblant les fils et les ramenant au dehors, comme dans le procédé de Ledran; 2° Nouer séparément les deux chefs de fils, dont l'un est coupé sur le nœud, tandis que l'autre est ramené au dehors, en rassemblant ainsi tous les chefs en un seul. Dans ces deux manières d'agir, les fils sont extraits à l'extérieur du quatrième au cinquième jour : c'est le moyen le plus sûr, le chirurgien étant certain de ce qu'il fait; 3° Enfin, on peut encore, après chaque ligature faite, couper les deux chefs sur le nœud, et fermer immédiatement la plaie extérieure en confiant à la nature l'expulsion des anses de fils dans la cavité de l'intestin. Si l'on était toujours certain du succès, ce procédé serait assurément le meilleur, puisqu'il permet la réunion immédiate de la plaie et la réduction de l'anse intestinale lésée, sans nécessiter une adhérence avec le péritoine pariétal; mais il faut convenir que si ce résultat est possible, le chirurgien n'en a point la preuve, et peut-être y aurait-il de sa part quelque imprudence de se fier ainsi à un mode de guérison qu'il ne peut plus diriger.

Suture du Pelletier (Pl. 30, fig. 2). *Procédé ordinaire.* Rien de plus simple que la suture à surget, surtout appliquée au tube intestinal, dont la paroi mince et molle ne se prête en quelque sorte que trop bien à ce mode de suture, dans ce sens qu'il est à redouter que le fil ne s'applique assez exactement pour étrangler et couper trop tôt les tissus. C'est donc un avertissement en pratiquant ce mode de réunion d'avoir soin de laisser les anses de fil un peu lâches et de les coucher obliquement, de manière à ne point trop rapprocher les points de perforation. Quant à la manœuvre, il est à peine nécessaire de l'expliquer en quelques mots. Le chirurgien ayant affronté les lèvres de la plaie, en fait tenir une extrémité par un aide, puis saisissant entre le pouce et l'indicateur gauche l'autre extrémité, avec une aiguille ordinaire garnie d'un fil ciré, il perce obliquement les deux bords de l'intestin, en commençant à 2 ou 3 millimètres plus loin que l'angle de la plaie, et continue à traverser successivement toute la longueur de la plaie, à 2 millimètres de ses bords, par une série de perforations obliques, à 3 ou 4 millimètres de distance l'une de l'autre, en tirant à chaque fois avec modération sur le fil pour ne former qu'une anse assez lâche. En commençant, le chirurgien a dû laisser un chef de fil de 2 décimètres environ de longueur, et il doit en laisser un pareil en terminant sa dernière suture, au-delà du second angle de la plaie. L'opération terminée, le chirurgien confie à un aide les deux chefs de fil et procède à la réduction de l'intestin, puis reprenant les deux chefs, il tire légèrement dessus pour accoler la plaie intestinale à celle de la paroi abdominale, et procède à la réunion de cette dernière. Ce n'est qu'après un intervalle de cinq à six jours que l'on peut, avec sécurité, retirer le fil. Coupant l'un de ses chefs à la surface de la peau, d'une main on tire doucement et avec lenteur sur l'autre chef, pendant qu'avec les doigts de l'autre main on presse légèrement sur la paroi abdominale pour soutenir l'effort en ne causant que le moins d'ébranlement possible. Disons-le, toutefois, la suture en surget qui déjà offre plus que les autres, la crainte de l'étranglement ou de la section prématurée des tuniques de l'intestin, est aussi par la multiplicité des anses qu'elle occasionne, celle qui se prête le moins bien à l'extraction du fil.

Procédé de M. Reybard. L'intention de ce procédé est d'éviter la nécessité de retirer le fil, et par conséquent de pouvoir réduire complétement l'intestin et fermer immédiatement la plaie extérieure, après avoir pratiqué la suture. C'est comme nous l'avons vu, l'une des trois indications remplies par le procédé de suture entrecoupée de M. Jobert.

M. Reybard se sert d'une aiguille ordinaire, garnie d'un fil double à l'extrémité duquel, en guise de nœud, se trouve un petit cylindre de linge de quelques centimètres de longueur. Le fil est graissé d'huile pour en rendre le glissement plus facile. Après avoir tendu la plaie intestinale, le chirurgien introduit l'aiguille au dedans de la cavité et perce la paroi de dedans en dehors, de manière à renfermer d'abord dans l'intestin le nouet de linge qui sert à arrêter le fil. La suture est continuée ensuite, comme dans le procédé ordinaire, jusqu'à l'autre angle de la plaie, en serrant et rapprochant les points de suture un peu plus qu'on ne le fait habituellement. Parvenu à l'autre extrémité de la plaie, à l'avant-dernier point de suture, le chirurgien dédouble le fil, en laisse un chef pendant, transperce une dernière fois l'intestin avec le second chef, puis les noue tous les deux en serrant, et les coupe au ras de la plaie. L'intestin est ensuite réduit entièrement et la plaie extérieure réunie; l'expulsion du fil qui doit se faire par les selles, est abandonnée à la nature. C'est pour faciliter au dedans l'action de l'intestin que M. Reybard y laisse le petit cylindre de linge qui offre aux contractions plus de résistance qui ne le ferait un simple nœud.

Suture a points passés. Cette méthode est en quelque sorte surannée en ce qu'elle s'oppose à la réunion immédiate, l'intestin devant être laissé en vue jusqu'à cicatrisation de la plaie.

Procédé de Bertrandi. Les lèvres de la plaie étant affrontées comme à l'ordinaire et maintenues accolées, par conséquent la surface muqueuse en contact avec elle-même, le chirurgien, armé d'une aiguille garnie d'un fil ciré, glisse l'aiguille à plat par une série de points suivant la longueur de la plaie, comme on le pratique dans toutes les coutures, dans ce que l'on nomme l'action de faufiler. L'opération terminée, on réduit l'intestin en maintenant les deux chefs du fil au dehors. Après quelques jours on coupe l'un des fils à la surface de la peau et l'on tire avec précaution sur l'autre chef pour dégager ce fil de l'intestin. Mais il est évident que cette manœuvre peut offrir l'inconvénient grave d'opérer quelque déchirure dans les adhérences encore légères.

Procédé de Béclard. Son objet est de remédier à l'inconvénient que nous venons de signaler. Pour y parvenir, au lieu d'un seul fil, le chirurgien en faufile avec la même aiguille deux de couleur différente, dont un seul chef est conservé au dehors, à chaque extrémité. Après le temps convenable pour la cicatrisation de la plaie intestinale, pour extraire ces fils, et c'est là l'avantage du procédé, saisissant les deux bouts qui appartiennent à des fils différens, la traction s'exerce d'une manière régulière sur toute la longueur sans déterminer de froncement; il y a alors bien moins à craindre de donner lieu à une déchirure.

Dans cette méthode de suture à points passés, on peut, après la réduction de l'intestin, fermer la plaie extérieure en ne laissant de passage que pour les fils, mais il est évident que quand il s'agit de les retirer, il y aurait un risque à courir dans le cas où il surviendrait quelque déchirure, le chirurgien ne voyant plus la surface de l'intestin, et enfin il y a peu à se fier à une méthode qui met en contact les surfaces muqueuses, dont le boursouflement peut empêcher dans quelques points l'adhérence péritonéale qui doit être le point de départ, et en quelque sorte l'enveloppe protectrice de la cicatrice des autres tuniques entre elles.

L'appréciation de la valeur relative des différens procédés ne peut être empruntée que de ce que l'on sait du mode de réunion des plaies intestinales. D'après les expériences faites sur les animaux par MM. Jobert et Reybard, qui ne sont au reste que la confirmation de ce que de nombreuses autopsies sur l'homme avaient appris à beaucoup de chirurgiens, on sait que c'est par les adhérences de la tunique séreuse avec les surfaces péritonéales voisines, que se trouve d'abord fermée la plaie de l'intestin. Ce n'est qu'au bout d'un certain temps que les deux lèvres de la tunique musculaire arrivent à faire partie de la cicatrice par l'intermédiaire d'un tissu cellulo-fibreux, et enfin, suivant M. Reybard, il reste un écartement entre les lèvres de la tunique muqueuse, qui ne font ultérieurement partie de la cicatrice que par leurs adhérences avec la membrane musculaire. Sans mettre aucunement en doute la réalité de ces résultats, nous croyons pourtant qu'il faut bien se garder de généraliser en théorie l'absence de cicatrisation directe des lèvres des membranes muqueuses, rien n'étant si commun aux diverses membranes de la face et des orifices cutanés que la réunion par inosculation directe des lèvres des membranes muqueuses divisées.

Conformément à ce qui précède, le fait essentiel, dans la réunion des plaies intestinales, est de mettre en rapport les deux bords de la séreuse. Les meilleurs procédés sont ceux qui multiplient le moins les points de suture, qui produisent la striction la plus légère et qui permettent de retirer les fils avec le moins de difficulté. Sous ces divers rapports les sutures à anse de Palfyn et de M. Reybard l'emportent sur toutes les autres. Au reste, comme les adhérences péritonéales avec les parties voisines ne sont point empêchées par la présence des fils, et recouvrent d'elles-mêmes leurs anses, de telle sorte que le fil tend à tomber dans l'intestin. La suture entrecoupée de M. Jobert peut être employée avec avantage, surtout lorsque les solutions de continuité de l'intestin ont une grande étendue.

PLAIES TRANSVERSALES DE L'INTESTIN.

Si la plupart des procédés décrits dans le chapitre précédent s'adressent sinon exclusivement, du moins plus particulièrement aux plaies longitudinales, les méthodes et les procédés qui suivent, conviennent d'une manière encore plus précise aux plaies obliques et transversales, soit d'un segment considérable, soit de la totalité de l'intestin. Plusieurs même de ces procédés supposent ou que la section a été primitivement complète ou que le chirurgien l'a rendue telle pour régulariser et simplifier l'emploi du procédé.

La méthode la plus ancienne est celle dite *des Quatre-Maîtres.* C'est sous cette dénomination que s'est conservé le souvenir de quatre chirurgiens, qui opéraient en commun, à Paris, vers la fin du XIIIe siècle. Leur procédé consistait à introduire une trachée-artère d'animal dans l'un et l'autre bout de l'intestin complétement divisé, puis à réunir, par quelques points de suture, les deux bouts rapprochés au contact. Evidemment, c'est dans cette méthode qu'est l'idée mère des sutures, avec ou sans invagination, que l'on pratique sur un corps étranger placé dans l'intérieur de l'intestin. Pourtant il ne paraît pas que le procédé des quatre-maîtres ait obtenu la sanction entière des chirurgiens contemporains; car Guillaume de Salicet et Guy de Chauliac, qui en parlent, blâment cette méthode et lui préfèrent la suture du Pelletier.

Pourtant c'est cette même méthode des quatre-maîtres qui a été reproduite avec faveur au commencement du siècle dernier par Duverger, et qui s'est conservée sous le nom de réunion directe.

Rhamdor est l'auteur d'une seconde méthode, dans laquelle un bout de l'intestin est invaginé dans l'autre.

Enfin la méthode originale la plus nouvelle a pour but de mettre en contact les surfaces séreuses des deux bouts de l'intestin. A cette dernière se rapportent plusieurs procédés renfermés sous deux groupes, suivant que la suture se fait avec ou sans le support d'un corps étranger.

1° *Suture sur un corps étranger.*

Méthode de Duverger. — *Réunion directe.* 1° *Procédé de Duverger.* Ce n'est autre, comme nous l'avons dit, que celui des quatre-maîtres.

L'auteur s'est servi d'une portion d'environ 2 centimètres de longueur, d'une trachée de veau desséchée, garnie à distances égales de trois anses de fil, munie chacune d'une petite aiguille courbe. Après avoir trempé cette trachée dans un vernis huileux, il l'introduisit en travers dans l'intestin, de manière qu'elle en maintînt le calibre, et à l'aide des aiguilles courbes il pratiqua, de dedans en dehors, trois anses de suture entrecoupée. L'intestin fut ensuite réduit et une boisson laxative donnée au malade. Dans deux ou trois cas, ce procédé de Duverger a obtenu un succès complet, le corps étranger ayant été évacué par les selles.

Cette première méthode, en raison des succès qu'il avait déjà obtenu à diverses époques, a beaucoup exercé la sagacité des chirurgiens du dernier siècle, et l'on peut même dire que cette préoccupation s'est continuée jusqu'à nos jours, puisqu'un grand nombre de procédés que nous allons passer en revue, n'en sont que les applications modifiées. La guérison s'étant obtenue sans épanchement, c'est à faciliter l'expulsion du corps étranger formant un anneau intérieur que l'on a le plus songé. Pour qu'il pût s'amollir et se convertir en pâte, on a eu l'idée de le composer avec une matière altérable. C'est ainsi que Watson a proposé une canule de colle de poisson, Scarpa un cylindre de suif, Sabatier, Desault et Chopart, un tube formé d'une carte roulée imbibé préalablement d'huile d'Hypericum, pour empêcher qu'il ne s'amollisse trop tôt. Cette modification est importante en elle-même, mais elle n'a plus la même valeur aujourd'hui que le procédé textuel est inusité.

Procédé de M. Jobert. Celui-ci ne convient que pour un cas particulier. C'est lorsque l'épiploon se présente au devant de l'intestin lésé. Dans une circonstance semblable, sans détacher le bord de l'épiploon de son feuillet, M. Jobert en a interposé un pli entre les lèvres rapprochées de l'intestin, et a réuni le tout par la suture de Ledran, dont il a fixé le faisceau de fils au dehors. Le résultat d'ensemble de ce procédé a bien pu être de boucher par des adhérences péritonéales plutôt que de cicatriser véritablement la plaie de l'intestin avec saillie dans sa cavité d'un repli de tissu séreux. Nous ignorons absolument quelles devraient être les conséquences ultérieures d'une semblable condition anatomique, et nous n'oserions conseiller comme un exemple à suivre l'emploi de ce procédé, tandis qu'il en existe d'autres plus rationnels.

2° *Suture avec invagination.*

Procédé de Rhamdor. Dans un cas où une solution complète, en travers de l'intestin, venait d'être effectuée sur un militaire, Rhamdor conçut l'idée d'introduire le bout supérieur de l'intestin dans le bout inférieur, et de les fixer l'un à l'autre par deux points de suture. L'opération terminée, il réduisit l'intestin qu'il abandonna dans la cavité abdominale et réunit la plaie extérieure. La guérison fut rapide et complète. Le malade étant venu à mourir, quelques années après, d'une autre affection, Rhamdor put s'assurer de l'état des parties, et envoya la pièce à un chirurgien qui la montra à Heister. A partir de cette époque, l'opération de Rhamdor, vantée par Louis, n'a été pratiquée qu'un petit nombre de fois avec des succès divers. Sans parler des chirurgiens du siècle dernier, Richerand et Boyer l'ont essayée, chacun sans succès; MM. Lavielle, Chemery-Havé, Schmidt, au contraire, ont rapporté chacun un cas de guérison. Enfin c'est à cette méthode qu'il faut rapporter une modification récente, tentée par M. Amussat, et dont nous parlerons plus loin.

Quant à la manœuvre opératoire, elle présente deux difficultés principales qui, parfois, peuvent rendre impossible l'opération. La première est de distinguer l'un de l'autre les deux bouts supérieur et inférieur. Jusqu'à présent l'unique moyen, conseillé par Louis, est de maintenir les deux bouts au dehors pendant quelques heures, et d'administrer au malade une potion laxative pour voir par lequel des deux bouts viendront les matières. Si la plaie existait au gros intestin, la vérification serait beaucoup plus prompte en ayant recours à un clystère, dont la sortie au dehors signalerait le bout inférieur. La seconde difficulté a rapport à l'invagination elle-même. D'une part, le mésentère qui arrive jusque sur la plaie du bout supérieur s'oppose à ce qu'il puisse être introduit dans l'autre. On y remédie en incisant le mésentère dans une étendue suffisante, comme Louis l'a pratiqué le premier. D'autre part il est assez ordinaire que le bout inférieur se fronce et se resserre, son orifice se renversant sur lui-même, la membrane muqueuse tournée en dehors. Ce caractère, s'il était constant et qu'il ne pût pas également s'offrir au bout supérieur, serait un indice pour les distinguer l'un de l'autre, mais on ne peut lui donner aucune valeur diagnostique, puisque parfois il se présente également sur les deux bouts. Quoi qu'il en soit, la difficulté de dilater l'orifice inférieur est assez grande pour que l'on ait pu établir, à cet égard, des préceptes. Dans un cas, M. Smith ne put opérer l'invagination, quoiqu'il eût mis dans le bout supérieur une chandelle en guise de mandrin. M. Velpeau conseille de saisir le bout inférieur avec quatre pinces disposées en carré; mais un moyen meilleur, qui a été perfectionné par M. Reybard, est celui de Chopart et Desault, qui consiste à introduire d'abord dans le bout supérieur une carte roulée en cylindre, puis à faufiler à plat l'intestin sur la carte, et à se servir des chefs du fil pour attirer le bout supérieur dans le bout inférieur que l'on perfore ensuite de dedans en dehors.

Enfin une objection théorique d'une importance réelle que l'on oppose au procédé de M. Rhamdor, a pour objet l'inconvénient, ou plutôt le vice de doctrine qui consiste à mettre en rapport deux surfaces de nature différente, la membrane séreuse du bout supérieur avec la membrane muqueuse du bout inférieur; objection d'autant mieux fondée qu'évidemment la guérison ne peut avoir lieu, comme à l'ordinaire, que par l'adhérence des séreuses, mais avec l'inconvénient du renversement annulaire d'une portion du bout inférieur, flottante dans la cavité de l'intestin.

Procédé de M. Reybard. C'est, commme nous avons dit, une imitation du moyen d'invagination employé par Chopart et Desault. L'auteur incise d'abord le mésentère dans l'étendue de quelques millimètres sur le bout supérieur, puis à chaque extrémité du diamètre infra-supérieur, il passe dans le bout supérieur une anse de fil, dont un chef ressort par la face interne et l'autre par la face externe. Armant alors d'aiguilles les deux chefs, il amène l'une vers l'autre les deux extrémités de l'intestin, et chaque aiguille traverse le bout inférieur de dedans en dehors, dans le point correspondant à la piqûre de l'autre bout. La même manœuvre est répétée pour la seconde anse de fil; enfin les deux fils pendant au dehors de la surface externe du bout inférieur, le chirurgien, aidé par un aide, les saisit d'une main, tandis que de l'autre il dirige le bout supérieur attiré par les anses de fil pour l'invaginer dans l'inférieur, dispose les parties dans les rapports convenables et termine enfin par nouer les deux fils de chaque suture. Le moyen imaginé par M. Reybard est ingénieux, mais il ne paraît pas que l'application en ait encore été faite à l'homme.

Procédé de M. Amussat. C'est à la méthode de Rhamdor que doit être rapporté ce procédé qui a recours aussi à l'invagination, disposant préalablement un anneau de liège avec un collet circulaire au milieu, de manière que les deux bords fassent renflement, le chirurgien, sans s'occuper d'établir la distinction entre les deux bouts supérieur et inférieur, introduit le fragment de liège dans l'un et invagine ce bout dans l'autre, de manière que le bord de revêtement dépasse de quelques millimètres le plan moyen du corps étranger. Alors, avec un gros fil, le chirurgien environne l'intestin dans une anse qu'il serre fortement dans la rainure de l'anneau de liège, de manière à produire l'étranglement des deux bouts d'intestin compris entre la ligature et le corps étranger. Enfin, il coupe circulairement, avec des ciseaux, toute la portion du bout extérieur qui déborde le fil. Ce procédé n'a encore été qu'expérimenté sur des chiens; l'anneau de liége et le fil ont été rendus par l'anus, et en ouvrant l'animal on a reconnu que les adhérences péritonéales s'étaient établies par dessus l'anse de fil qui a pu tomber ainsi dans l'intestin. Toutefois, malgré le succès expérimental obtenu par M. Amussat, on ne peut considérer son procédé comme acquis à la chirurgie, puisqu'il n'a point encore été pratiqué sur l'homme. La prudence à cet égard doit être d'autant plus recommandée que ce moyen en lui-même est hardi et qu'il reste à la surface péritonéale de l'intestin en dehors de l'anse de fil, un bord circulaire que les ciseaux n'ont pu enlever et dont on ne peut comprendre comment s'opère l'élimination.

3° *Suture avec application des surfaces séreuses.*

Bichat avait démontré que, tandis que les membranes séreuses se réunissent et adhèrent promptement par des brides celluleuses, qui ne sont qu'un même élément avec le tissu séreux, les membranes muqueuses sont impropres à ce mode de réunion, leur cicatrisation ne pouvant se faire que par un tissu cellulo-fibreux dans un temps beaucoup plus long, mais surtout ne pouvant s'opérer directement avec une membrane séreuse. Déjà Richerand, dans sa nosographie, s'appuyant sur ces faits, avait émis l'idée de faire adhérer les séreuses au contact. D'un autre côté, Schmidt, Thomson et Travers avaient prouvé qu'une ligature étant faite autour d'une petite plaie intestinale, le fil disparaissait bientôt sous une adhérence séreuse et tombait dans l'intestin avec la portion étranglée. Enfin, les procédés de Dupuytren, pour l'anus contre nature, avaient également démontré, quoique d'une autre manière, ce même mode de réunion par l'adossement des surfaces séreuses, en étranglant par l'intérieur de la cavité les deux bouts accolés de l'intestin. Les choses en étaient là, lorsqu'en 1824, M. Jobert transforma en précepte, et ce qui est plus important, démontra expérimentalement l'idée précédemment émise, mais non encore appliquée, de mettre en contact les surfaces séreuses pour la réunion des plaies intestinales. Toutefois des réclamations s'élevèrent à ce sujet; M. Faure prétendit avoir proposé ce moyen dès 1820; M. Denans, dont nous allons voir plus loin l'ingénieux procédé, réclama sa part dans l'idée originale, les expériences ayant été commencées en 1823; mais le résultat n'en fut livré au public qu'en mars 1824, et celui de M. Jobert datait du mois de janvier précédent. Enfin M. Lembert affirme que c'est sans connaissance de ces débats qu'il a conçu son procédé en 1825. Il serait bien difficile et heureusement il est peu nécessaire de savoir à qui appartient la priorité d'application, d'autant que l'idée originale, sur laquelle se fonde la méthode, était déjà en quelque sorte du domaine public.

Procédé de M. Jobert. (Fig. 1 et 2.) Outre les instrumens nécessaires à toute opération, les objets indispensables sont deux fils de 2 décimètres de longueur, garnis chacun d'une aiguille à chaque bout. Le malade étant couché sur le dos, les muscles de l'abdomen mis dans le relâchement par la demi-flexion du thorax et des cuisses sur le ventre, le chirurgien commence par reconnaître les deux bouts de l'intestin, puis il incise sur chaque bout le mésentère dans l'étendue d'un centimètre. L'auteur laisse saigner les petites plaies, mais si l'hémorrhagie est trop abondante, il l'arrête par des ligatures temporaires qui devront être enlevées après l'opération. Il est clair qu'aujourd'hui mieux vaudrait avoir recours aux mâchures et à la torsion des vaisseaux lésés.

Les choses étant à ce point, de la main gauche le chirurgien saisit le bout supérieur, et de la droite prend l'aiguille de l'un des fils et traverse la paroi intestinale de dedans en dehors, à 6 millimètres de la division; les deux bouts de fil dont l'anse traverse l'intestin sont rassemblés et confiés à un aide. Le second fil est passé de la même manière sur la paroi postérieure à l'autre extrémité du diamètre, puis confié au même aide. S'emparant alors du bout inférieur avec les doigts, ou mieux à l'aide d'une pince plate, il en renverse les bords en dedans de l'intestin, de manière à offrir à l'extérieur la surface séreuse. Cette manœuvre est souvent assez difficile, l'intestin dans ses contractions tendant à se dédoubler de lui-même. S'il en est besoin, le chirurgien se fait aider par un assistant. Dès que le renversement existe, le doigt indicateur gauche est introduit dans l'intestin, de manière à contenir le rebord avec le pouce sur l'autre face, puis le premier doigt sert à glisser l'aiguille correspondante au chef interne de l'une des anses de fil, pour percer de dedans en dehors la paroi intestinale. La même manœuvre est répétée sur le bord opposé pour passer la seconde anse de fil.

Parvenu à ce point, les deux bouts sont traversés à chaque extrémité par les deux anses de fil, dont les chefs pendent au dehors, c'est-à-dire par la surface péritonéale. Rapprochant alors doucement l'un de l'autre les deux bouts de l'intestin, tout en continuant de maintenir le bord renversé du bout inférieur, on essaie d'y invaginer méthodiquement l'extrémité du bout supérieur. On termine enfin, soit par une suture, soit en nouant les fils, soit en tordant les deux chefs en un seul; on réduit l'intestin, puis on amène à l'angle déclive de la plaie les fils que l'on fixe à la peau par une mouche d'emplâtre adhésif.

Tel est le procédé de M. Jobert qui a obtenu quelque célébrité, quoiqu'il n'ait encore été expérimenté que sur des animaux, et qu'il lui manque la garantie d'avoir été employé avec succès sur l'homme vivant.

Procédé de M. Denans. (Fig. 5, 6, 7, 8.) Voici assurément l'un des procédés les plus ingénieux qui aient été imaginés pour la suture des plaies transversales de l'intestin. L'auteur se sert de trois viroles en métal, l'une de 2 centimètres environ de longueur sur autant de diamètre, et deux autres qui n'ont que la moitié de la largeur de la première, mais d'un diamètre d'environ 2 millimètres en plus, de manière que la grande virole entre dans les deux autres, en laissant encore un intervalle d'environ 1 millimètre, qui doit être rempli par la paroi de l'intestin. Deux fils, avec leurs aiguilles, complètent les objets indispensablement nécessaires.

Le mésentère étant incisé, comme il a été dit précédemment, sur la petite courbure de l'intestin, sans qu'il soit besoin de discerner l'un de l'autre les deux bouts, les deux viroles étroites, et dont le diamètre est le plus grand, sont introduites isolément chacune dans l'un des bouts de l'intestin, dont elles doivent avoir le calibre; ces deux viroles étant disposées parallèlement l'une à l'autre et suivant l'axe de l'intestin (fig. 5), on les recouvre circulairement avec le bord libre de chaque bout, qui doit rentrer en dedans d'une longueur de 3 à 4 millimètres; puis immédiatement, pour empêcher les bords de se redresser, on insinue la virole la plus longue, d'abord d'un côté (fig. 6), puis de l'autre, et en repoussant les viroles extérieures l'une contre l'autre, les deux bouts de l'intestin se trouvent adossés circulairement par leurs surfaces séreuses dans toute la circonférence.

Si la description a été bien comprise, les bouts de l'intestin étant affrontés, les parties superposées sont : 1° à l'intérieur, la longue virole; en seconde couche, les deux bords renversés de l'intestin, situés entre cette virole et les deux plus étroites; 2° les deux viroles étroites séparées par les anses des bords de l'intestin qu'elles étranglent par leur rapprochement : or, c'est précisément l'effet qu'il s'agit d'obtenir.

Restait dans le procédé original à combiner une suture, de manière à réunir ensemble les trois viroles pour qu'elles ne pussent se séparer. Car l'incertitude de la continuation des rapports entre les parties aurait suffi pour annuler le bénéfice du procédé, dont l'objet est de pouvoir impunément abandonner l'intestin dans l'intérieur de l'abdomen après l'affrontement de ses deux bouts.

Or voici, quant au mode d'introduction des fils, un moyen qui n'est pas moins ingénieux que l'idée de l'engainement des trois viroles.

M. Denans prend un fil, dont chaque bout est armé d'une aiguille. Avec l'une il pique l'intestin sur l'un des bords des viroles, contourne ce bord au dedans, suit parallèlement la face interne de la grande virole et vient sortir à l'autre bout, de sorte que tout d'abord les trois viroles se trouvent maintenues dans une même anse de fil (fig. 7). Mais jusque-là, si l'on faisait immédiatement la suture, on étranglerait les deux bouts de l'intestin lui-même; il s'agit donc de faire rentrer les fils sous la paroi intestinale, de manière à ce qu'il n'y ait que les trois viroles comprises dans l'anse. Reprenant alors la même aiguille, il repasse une seconde fois par le dernier trou qu'elle a fait, la glisse entre la paroi intestinale et la virole externe de son côté, et vient ressortir au milieu dans le sillon d'adossement des deux bouts de l'intestin. D'autre part, avec la seconde aiguille qui n'a pas encore servi, il repasse également par la première piqûre de la première aiguille qu'il glisse de même entre la paroi intestinale et la virole externe de ce côté, puis vient ressortir dans le sillon intermédiaire, aux deux bouts en regard de l'autre extrémité du fil. Il ne reste plus qu'à nouer les deux chefs et à faire rentrer le nœud au dedans. De ce qui précède, il résulte que la ligature tout entière, moins le nœud, est complétement renfermée dans l'intérieur du tube intestinal; le nœud seul, entraîné par le poids des viroles, devra se créer un petit orifice entre les points de passage des deux fils. Quant aux piqûres, elles guériront d'elles-mêmes sans qu'il y ait à s'en occuper.

C'est pour obvier à l'inconvénient du passage de ce nœud que M. Denans a fait une modification au mode d'introduction du fil. Ainsi, après le passage de la première aiguille au-dessous de la grande virole, rien de plus simple, avec la seconde aiguille, que de repiquer de l'un à l'autre trou, mais cette fois en passant entre l'anse intestinale et les deux viroles externes. De cette manière, dès l'abord, les trois viroles sont renfermées dans une même anse au point de départ. Reste donc à la piqûre de sortie les deux chefs dont on fait la ligature avec un nœud serré, que l'on rentre au dedans de l'intestin par la piqûre, de sorte qu'il ne reste exactement plus rien au dehors.

Tel est en détail le procédé remarquable de M. Denans. Son résultat est de déterminer la section par gangrène des deux bords renversés, dont les surfaces séreuses adhèrent entre les deux viroles externes et à la surface péritonéale : de sorte que les trois viroles avec les bords gangrénés des deux bouts de l'intestin, tombent dans la cavité et sont entraînés par les selles, et que, après leur chute, le calibre de l'intestin est rétabli en entier. Nous le répétons, à notre sens on n'a rien imaginé d'aussi ingénieux pour la réunion des plaies de l'intestin en travers, et il nous semble même que les autres chirurgiens qui ont décrit ce procédé, n'en font pas toute l'estime qu'il mérite. A l'expérience, entre les mains de son auteur, il a eu sur deux chiens tout le succès désirable; et depuis, M. P. Guersent en a confirmé les bons résultats en montrant, à la suite d'une opération sur le vivant, les deux bouts d'un intestin parfaitement cicatrisés, sans aucun rétrécissement dans le lieu de la réunion. S'il est un léger reproche, que nous adresserions à ce procédé, ce serait concernant la matière des viroles que l'auteur a employées métalliques, en argent ou en étain. Dans la prévision de la difficulté que pourraient rencontrer à cheminer dans toute la longueur de l'intestin, les trois viroles réunies, et les obstacles qui suivraient leur arrêt dans un point, nous pensons qu'il conviendrait mieux de les fabriquer avec une substance assez solide pour rester en place tout le temps convenable pour causer les adhérences péritonéales et l'étranglement des bouts de l'intestin, et d'un autre côté, assez altérable et hygrométrique pour se déformer et même se convertir en une pâte que l'intestin expulserait en toute facilité. Des viroles en gélatine, affermies au besoin en les trempant dans des huiles siccatives, nous paraîtraient réunir toutes les conditions désirables.

Procédé de M. Lembert. (Fig. 3, 4.) L'auteur, sans employer aucun corps étranger, se propose de mettre en contact les surfaces séreuses des deux bouts de l'intestin par un froncement et un renversement de leurs bords, qui résultent de la manière dont est passé le fil. Voici comment se fait une suture de ce genre. On enfonce obliquement une aiguille à 8 ou 10 centimètres du bord de l'intestin, en s'arrêtant à-peu-près à la membrane muqueuse, puis on fait glisser la pointe entre les membranes de la paroi intestinale, jusqu'à 2 ou 3 millimètres du bord, où on la fait ressortir au dehors. Il en résulte donc une anse qui glisse entre les membranes sans pénétrer au dedans de l'intestin. Les choses à ce point, on recommence la même opération avec le même fil sur l'autre bout de l'intestin; mais cette fois en piquant d'abord auprès de la division, et ressortant à quelques millimètres plus loin. L'anse de fil alors comprenant les deux bouts, en les fronçant et les faisant glisser sur le fil pour les rapprocher l'un de l'autre, il est clair qu'on force les deux bords à se renverser en dedans, et que les surfaces séreuses se trouvent en contact. Il ne s'agit plus que de nouer les deux extrémités du fil pour empêcher les deux bouts de se disjoindre. Telle est la manière dont M. Lembert pratique la suture. On peut appliquer ainsi trois ou quatre sutures au pourtour de l'intestin; les fils sont coupés sur les nœuds, et on réduit l'intestin dans l'abdomen. Ce procédé a été employé par M. J. Cloquet sur l'homme, après une lésion de l'intestin dans une hernie étranglée.

Appréciation. En résumé, l'art n'est pas encore fixé sur la question principale de savoir si, dans un procédé quelconque, on est assez certain qu'il ne surviendra point d'épanchement pour oser abandonner l'anse blessée dans le ventre, et fermer immédiatement la plaie de l'abdomen. Quant aux procédés, en eux-mêmes, les meilleurs certainement sont ceux qui satisferont le moins incomplétement aux conditions suivantes : 1° mettre les surfaces le plus exactement en contact dans toute l'étendue de la division; 2° diminuer le moins possible le diamètre de l'intestin, et n'y laisser que peu ou point de bord ou d'éperon en saillie;

3° offrir assez de facilité dans les manœuvres et de simplicité dans l'exécution, de manière que la chute des fils, au dehors ou au dedans, ne soit point une nouvelle cause de solution de continuité.

En soumettant les divers procédés à l'épreuve de ces trois conditions, celui de Rhamdor ne présente aucune chance certaine, et il embarrasse l'intérieur de l'intestin par un rebord circulaire flottant. Les procédés empruntés de la méthode de Duverger ne répondent réellement à aucune des conditions que nous avons posées plus haut. Restent les trois procédés de MM. Jobert, Lembert et Denans. A notre avis, les deux premiers n'offrent pas assez de garantie contre l'épanchement, rien n'empêchant l'écartement des bords de l'intestin entre les sutures, et la chute régulière des fils n'est pas assez certaine. Le procédé de M. Denans nous paraît supérieur sous tous les rapports. Les bouts d'intestin sont exactement affrontés dans tout le contour, leur chute, avec celle des viroles, doit nécessairement s'accomplir, pourvu que la striction des fils ait été suffisante; enfin ce procédé, quoiqu'il paraisse complexe, est cependant le seul dont la manœuvre soit facile et puisse s'exécuter du premier coup, sans tâtonnement. Son seul inconvénient serait, comme nous l'avons dit, dans la nature des viroles que l'on a employées; mais il réunirait toutes les conditions, si les viroles que nous avons proposées, ou d'autres ayant les qualités physiques désirables, permettaient également la gangrène circulaire après les adhérences. S'ensuit-il que, même en employant ce procédé, on pût sans imprudence abandonner l'intestin dans l'abdomen et réunir immédiatement la plaie extérieure? Non certainement, une semblable pratique, qu'il serait si désirable d'obtenir, ne peut être justifiée que lorsqu'un grand nombre de faits en auront démontré l'innocuité.

OPÉRATIONS CURATIVES DES HERNIES DE L'ABDOMEN.

« Il y a peu de maladies qui soient aussi communes, aussi di-
« versifiées dans leurs espèces et leurs suites, aussi dangereuses
« sous une apparence de bénignité, que les hernies. Aucun âge,
« aucun sexe n'en est à l'abri. Aucune autre maladie n'offre un
« champ plus vaste à la charlatanerie, et dans aucune, les pré-
« jugés n'ont été aussi nombreux et aussi funestes. La variété des
« circonstances qu'offrent les hernies, et celle de la conduite que
« le chirurgien doit tenir dans leur traitement, sont si grandes,
« que très peu d'affections exigent du praticien autant de saga-
« cité, d'expérience, d'attention et d'adresse. » Ces paroles placées, par Gottlieb Richter, en tête de son traité des hernies, font pressentir la haute importance qui s'attache à ce point de chirurgie, et combien doivent être grandes et nombreuses les difficultés de la médecine opératoire appliquée à ce sujet.

On nommait autrefois *hargne*, *rupture*, *descente*, et on nomme aujourd'hui *hernie*, une tumeur formée par un organe sorti, en partie ou en totalité de son lieu naturel, à travers une ouverture naturelle ou accidentelle, creusée dans l'épaisseur des parois de la cavité qui est destinée à loger l'organe. Cette définition générale, applicable à toutes les hernies que l'on observe dans le domaine de la pathologie, convient spécialement aux hernies de l'abdomen, les plus fréquentes de toutes, et celles qui doivent ici nous occuper. Nous dirons donc qu'il y a hernie, lorsque l'une quelconque des parties qui sont contenues dans le ventre s'est échappée à travers un des points de la paroi abdominale. Or, en tenant compte de la structure et de la composition des parois de l'abdomen, ainsi que des causes prédisposantes et occasionnelles dont l'action est capable de donner naissance à une hernie, il est facile, même *à priori*, de déterminer en quels lieux de préférence devront se montrer ces hernies, et en même temps d'établir leurs classes principales. En effet, dans les efforts, les viscères du ventre sont puissamment poussés, soit vers la moitié inférieure de la paroi abdominale antérieure, soit vers le périnée; ensuite, il existe normalement, dans le premier de ces points, des ouvertures qui, bien que capables de résister chez le plus grand nombre des individus, sont prêtes à céder si la force d'impulsion est supérieure à la résistance qu'elles opposent. Ces ouvertures, désignées sous les noms de canal inguinal et d'anneau crural, seront donc les voies naturelles par où pourront s'échapper les organes du ventre. D'ailleurs, il est possible aussi que les viscères se fraient brusquement, ou bien à la longue, un passage purement accidentel, soit en trouant des lames aponévrotiques, soit en agrandissant de petites éraillures existantes. Enfin, il peut arriver que le déplacement des organes soit la conséquence d'un développement imparfait de la région. On voit par là combien seront nombreuses et variées les espèces de la hernie de l'abdomen. En prenant pour base de classification le *siége* du déplacement, on admet des hernies inguinales, crurales, ombilicales, abdominales, antérieures ou ventrales, périnéales, etc. En tenant compte de l'époque d'apparition de la hernie, ou mieux, s'appuyant sur certaines dispositions organiques, congéniales ou acquises, on dit que telle hernie est congéniale ou accidentelle. En désignant l'organe déplacé, on dit que la hernie est intestinale, épiploïque, stomacale, etc. Nous aurons nécessairement à revenir sur ces diverses classifications, et à l'occasion de l'anatomie pathologique, et à l'occasion du mode opératoire.

HISTORIQUE.

L'étude du mécanisme suivant lequel se font les hernies, des dispositions anatomiques que l'on rencontre, tant dans les enveloppes que dans la partie herniée, et par suite des moyens de traitement qui sont méthodiquement applicables à cette grave affection chirurgicale, cette étude si complexe, qui a exigé les efforts de la chirurgie moderne, avait été laissée bien imparfaite par l'antiquité privée des ressources de l'anatomie normale et pathologique. C'est à peine si l'on trouve dans les livres hippocratiques un passage qui soit relatif aux *ruptures* de la partie inférieure du ventre, ou de la région ombilicale. Au rapport de Cœlius Aurelianus, Praxagoras aurait recommandé, dans certains cas de *passion iliaque*, d'ouvrir le ventre pour désobstruer l'intestin. Il est possible qu'il soit ici question des accidens qu'occasionne la hernie étranglée; mais ce n'est réellement que dans les écrits de Celse qu'on trouve des détails un peu clairs sur la maladie qui nous occupe. Celse décrit deux sortes de hernies, celle de l'ombilic et celle du scrotum; il admet que l'intestin ou l'épiploon passent à travers une rupture du péritoine, et expose les diverses opérations qui étaient en usage à son époque. Après avoir fait rentrer dans le ventre les parties herniées, on cherchait à détruire la peau et à obtenir la réunion du sac, soit par la ligature, soit par la cautérisation, soit par une compression exercée au moyen de deux clavettes de bois. Chez les enfans, on se contentait quelquefois d'employer une sorte de brayer qui comprimait sur le lieu de la tumeur. Pour la hernie scrotale des adultes, on emportait la maladie, retranchant le testicule avec la tumeur, lorsque cet organe était adhérent ou malade. Il est remarquable, au reste, que ces divers moyens ne s'adressaient qu'aux hernies simples, dans le but d'obtenir une cure radicale, et quant à l'étranglement, on n'en savait ni la théorie, ni le traitement chirurgical. Après Celse, Galien ne marqua aucun progrès; mais Léonides, d'Alexandrie, dont quelques fragmens nous ont été conservés par Aëtius, émit des opinions judicieuses. Il crut pouvoir admettre que la hernie n'est point toujours formée par la rupture du péritoine, et il distingue des tumeurs avec déchirure et d'autres avec *extension* de cette membrane. Aëtius connut l'étranglement et ses effets; il décrivit même le taxis à employer alors, et le moyen de l'exécuter, et il recommanda, après la réduction, de faire continuellement porter au malade un bandage contentif. « Ut ne recidat æger, asservandi gratia, perpetuis ligamentis « utatur. » (Aëtius, cap. 24.) Enfin, Paul d'Egine, qui clôt l'histoire de la chirurgie, dans les écoles grecques et romaines, fit un mélange des doctrines de Celse et d'Aëtius.

Les chirurgiens arabes, éloignés des études anatomiques, copièrent servilement leurs devanciers, et à travers l'époque stérile du moyen-âge jusqu'au XVIe siècle, on ne trouve que des inciseurs ambulans qui infligent des opérations barbares aux hernieux. Ces empiriques cautérisent, lient ou excisent les tumeurs herniaires, et toujours emportent le testicule, au point qu'un certain Horace de Norsia, qui avait eu, dit-il, le *bonheur* de châtrer environ deux cents individus en peu d'années, se plaint de n'avoir plus ensuite appliqué son art qu'à une vingtaine de malades. En vain Paré s'éleva-t-il avec énergie contre la prétendue méthode généralement usitée de son temps, de retrancher les testicules tant aux enfans qu'aux adultes, cette pratique barbare n'en demeura pas moins long-temps encore le privilège des barbiers des campagnes. Croirait-on même que Dionis regarde cette mutilation comme excusable sur la personne d'un religieux, sous le prétexte que les testicules doivent lui être inutiles; et que J.-L. Petit, homme si sage pourtant, se laissa aller deux fois à pratiquer l'excision du sac et du testicule, pour obtenir la guérison radicale de la hernie.

Au XVIe siècle, Franco, simple inciseur, mais qui avait plus de génie chirurgical que tous les docteurs de son temps, parla d'une opération de la hernie étranglée. Sans rechercher ici s'il fut réellement l'inventeur de cette opération, ou si plutôt, il ne fit que raconter ce qu'il avait vu faire à d'autres, nous signalerons cette nouveauté comme un progrès manifeste dans l'histoire de la hernie. A. Paré, contemporain de Franco, adopta l'opération contre l'étranglement, et Pigray, élève de Paré, ayant démontré les suites fâcheuses qui résultent de la cautérisation et du *point doré*, on commença enfin à avoir quelques idées saines sur la manière de traiter les hernies. Toutefois, il a fallu une longue suite d'observations pour que l'on parvînt à s'éclairer sur leur étiologie, et par exemple, ce ne fut qu'après les recherches anatomiques de Fabrice de Hilden, de Buysch, de Valsalva et de Méry, vers la fin du XVIIe siècle, qu'il fut bien établi que le péritoine forme un sac au devant des organes déplacés. On continua long-temps encore à diriger une attention principale vers la cure définitive des hernies, au lieu de perfectionner les bandages, qui sont le moyen le plus efficace pour prévenir les accidens qu'elles occasionnent. Parmi les emplâtres et les onguens de toutes sortes, employés *contra rupturam*, le remède du prieur de Cabrières eut une telle fortune, que Louis XIV, ne pouvant s'affranchir du secret qu'il avait promis de garder à son inventeur, et ne voulant point cependant priver ses sujets d'un médicament si merveilleux, condescendit à préparer lui-même le remède, de ses mains royales, pour le délivrer aux malades de Paris. Il arriva sans doute à ce médicament et à d'autres, de faire disparaître certaines tumeurs que la chirurgie ne savait pas alors distinguer des véritables hernies; mais, néanmoins, comme on eut fréquemment occasion de pratiquer l'opération de l'étranglement, et que d'ailleurs les connaissances anatomiques s'étaient beaucoup perfectionnées, on ne tarda pas à faire justice de tous les prétendus remèdes herniaires, et à jeter de vives lumières sur toute cette étude si embrouillée. Les recherches de J.-L. Petit, Arnaud, Ledran, Lafaye, Garengeot, Pott, et de plusieurs autres chirurgiens du XVIIIe siècle, firent connaître presque toutes les variétés de siège des hernies, et le mécanisme de leur formation; les adhérences, l'étranglement et ses suites furent mieux décrits. Les rapports des vaisseaux avec le collet du sac furent étudiés, et en conséquence on sut dans quels cas il fallait opérer pour remédier aux accidens, et comment on devait pratiquer le débridement de la hernie. Les traités de Richter et de Scarpa résumèrent les faits et les doctrines, et parurent avoir fixé la science pour un certain temps. Mais notre époque, déjà enrichie des précieux travaux de Dupuytren, de Boyer, d'A. Cooper, de Lawrence et de M. J. Cloquet, s'est mise à revoir avec scrupule plusieurs questions spéciales; elle a beaucoup discuté sur la manière d'éviter la blessure des vaisseaux pendant l'opération du débridement, et sur l'agent direct de l'étranglement; elle a aussi, par un retour vers une pratique abandonnée, essayé d'obtenir la cure radicale des hernies simples et réductibles. Au reste, nous ne faisons qu'indiquer ces points. Dans les historiques particuliers qui trouveront plus loin leur place, et dans l'exposition qui va suivre, nous aurons occasion de compléter l'historique général et de réparer les omissions de détails que nous avons pu commettre.

ÉTUDE GÉNÉRALE DES HERNIES.

Avant de faire l'histoire des différens moyens employés par l'art pour combattre la hernie, il est nécessaire, afin de faire mieux comprendre l'application de ces moyens, de présenter quelques-unes des particularités qui distinguent ce genre d'affection.

La hernie de l'abdomen s'annonce par une tumeur de volume variable, molle, ordinairement indolente, et sans changement de couleur à la peau qui la recouvre. Son caractère essentiel est de pouvoir disparaître sous l'effort d'une légère pression, ou bien même par le seul effet d'une position favorable prise par le malade, et alors les organes déplacés qui constituaient la hernie rentrent dans le ventre qui est leur lieu naturel. Nous dirons cependant que par suite de certaines circonstances il est des hernies qui ne peuvent pas ainsi rentrer dans l'abdomen. Dans l'origine la tumeur est peu volumineuse, mais à la longue, si elle n'est point contenue, elle s'accroît considérablement par l'arrivée de nouveaux organes, et on la voit quelquefois renfermer presque toute la masse intestinale avec le grand épiploon. Sa forme, généralement arrondie, et pouvant varier en raison de la masse des viscères, présente une partie plus étroite qui se confond avec la paroi abdominale, et une base plus ou moins évasée. A sa surface sont quelquefois marquées des bosselures qui répondent à autant de circonvolutions intestinales, et, dans certains cas de hernies anciennes et volumineuses, on aperçoit à travers les enveloppes les mouvemens péristaltiques de la portion d'intestin contenue à l'intérieur.

Les hernies se distinguent par leur *siége*, et la considération du lieu par lequel elles s'échappent a été la principale base de leur classification. Nous avons remarqué que l'on avait reconnu de bonne heure les hernies qui se font par le canal inguinal et par l'ombilic; celle qui s'échappe par l'anneau crural n'a été indiquée que beaucoup plus tard, et Verheyen est un des premiers qui l'ait mentionnée d'une manière positive, en 1693 (*Anatomia, tract.* II, *cap.* VII). J. L. Petit, Garengeot, Arnaud, Hoin décrivirent ensuite des hernies de la ligne blanche, du périnée, du trou ovalaire, etc., et presque toutes celles que l'on connait aujourd'hui. On admet donc autant de genres dans cette maladie qu'il y a de lieux distincts où elle se montre. Mais, en outre, l'usage et aussi quelquefois l'utilité ont fait admettre des sous-divisions qui constituent des espèces dans chaque genre. Ainsi la hernie inguinale, comprend le *bubonocèle*, l'*oschéocèle*, ou hernie scrotale, la hernie *intra-inguinale*, l'inguinale *externe*, l'inguinale *interne* (Hesselbach), et la hernie *congéniale*, ou pour mieux dire celle qui est contenue dans la tunique vaginale. Nous nous bornons à énumérer ici les autres genres; ce sont : l'*ischiatique*, l'*ovalaire*, la *vaginale*, la *périnéale*, la *diaphragmatique*, et enfin celles de *la ligne blanche*, connues sous le nom d'exomphales. Toutes ces dénominations sont, comme on le voit, empruntées au siége de la hernie, mais dans chaque genre et dans chaque espèce, il y a des variétés suivant que les organes déplacés sont différens. Ainsi suivant qu'une hernie contient l'épiploon, l'intestin, la vessie, l'utérus, etc., on dit qu'elle est une *épiplocèle*, une *entérocèle*, une *cystocèle*, une *hystérocèle*, etc.; puis, ajoutant le nom du genre et de l'espèce, on peut donner ainsi tous les caractères d'un cas déterminé. Par exemple, dans une hernie de l'intestin à travers le trajet oblique du canal inguinal, on dit qu'il y a *entérocèle inguinale externe*. En voilà assez sur ces détails préliminaires, car nous ne devons entrer dans la pathologie qu'autant que cela est nécessaire pour l'intelligence de notre sujet.

Anatomie de la hernie en général.

Deux choses sont à considérer dans l'étude anatomique de la hernie : A. les parties contenues, B. les enveloppes.

A. On peut prévoir que parmi les organes contenus dans l'abdomen, ceux qui sont le plus libres et le plus mobiles devront être plus exposés que les autres à s'échapper de leur lieu naturel; et, en effet, l'épiploon et l'intestin grêle composent, à eux seuls, la plupart des hernies abdominales. Les diverses portions du gros intestin peuvent, néanmoins, se présenter dans ces tumeurs; et si l'on songe qu'on y a vu également l'estomac, la vessie, les ovaires, une partie du foie, une partie de la rate, le rein et même l'utérus, il est permis de dire, d'une manière générale, que de tous les organes contenus dans le ventre, il n'en est aucun, à part peut-être le duodénum, qui ne puisse se rencontrer dans la hernie. Toutefois, et on le conçoit facilement, le déplacement de quelques-unes de ces dernières parties constitue des espèces rares, observées seulement un petit nombre de fois, tandis que, presque toujours, la hernie est formée par l'épiploon et l'intestin grêle, soit ensemble, soit séparément.

La science aime à citer les faits extraordinaires, et lorsqu'elle trouve l'exemple d'un fœtus développé dans un utérus qui était sorti à travers l'anneau crural, la gestation ayant néanmoins continué, et l'accouchement ayant pu avoir lieu par la voie naturelle (Ruysch. *Advers. anatom. decas secunda*, pag. 23; *Opera omnia*, tome 2), elle enregistre cette observation comme curieuse et remarquable, mais elle ne saurait en tirer parti pour l'histoire générale des hernies. Il faut remarquer seulement que les viscères se déplacent de préférence dans les régions qui les avoisinent : ainsi le foie a été surtout trouvé dans la hernie ombilicale congéniale, l'estomac a plus de tendance à s'échapper à travers une ouverture de la ligne blanche; la vessie, les ovaires et les organes logés dans le petit bassin, ont plus de facilité à sortir par les ouvertures qui sont situées à la partie inférieure de l'abdomen. Il faut remarquer aussi que la hernie contient tantôt un seul organe, tantôt plusieurs; qu'une hernie simple peut, à la longue, devenir une hernie composée, par l'arrivée secondaire et successive d'un grand nombre de parties, ainsi qu'on le voit dans ces énormes descentes qui ont fini par accaparer la majeure partie des viscères du bas-ventre.

Il y aurait à parler ici de la manière dont se comportent dans la tumeur les organes déplacés, mais ce point de l'anatomie des hernies trouvera mieux sa place un peu plus loin.

B. L'étude des enveloppes de la hernie est d'une telle importance qu'on peut affirmer qu'elle sert de base à l'histoire entière de la maladie. Avec elle, le chirurgien se rend compte des accidens nombreux qui surviennent trop souvent; il explique les procédés employés par la nature pour rendre le mal stationnaire, pour le guérir parfois d'une manière simple, ou pour le guérir encore après que se sont déclarés les accidens les plus graves. Avec elle, l'opérateur comprend le rôle qu'il a à remplir, et soit qu'il use de moyens palliatifs pour prévenir les accidens, soit qu'il s'arme du bistouri pour combattre ceux-ci, soit qu'en désespoir de cause, il lutte contre une infirmité achetée avec de grands risques par le malade, c'est en général des diverses conditions appartenant aux enveloppes qu'il tire la raison de sa conduite. Autrement, et afin de parler un langage plus clair, la théorie de l'étranglement et de l'opération qu'il nécessite, la théorie de la cure radicale, spontanée ou avec opération, la théorie de l'anus contre nature et de son traitement reposent sur la connaissance des enveloppes de la hernie. Or, de ces enveloppes, la plus intéressante est l'enveloppe péritonéale, c'est-à-dire *le sac;* car le sac est une partie commune à presque toutes les hernies, sinon à toutes, tandis que les autres enveloppes varient suivant le lieu où siége la maladie.

Il est facile de se rendre compte de la présence du péritoine dans les hernies. Les organes du ventre chassés à travers une ouverture normale ou accidentelle, rencontrent le feuillet péritonéal qui tapisse la face interne de la paroi abdominale, et la poussent au-devant d'eux pour s'en couvrir comme d'une coiffe. Il n'y a point *rupture* du péritoine comme le croyaient les anciens chirurgiens; cette membrane souple et extensible se laisse distendre sous la pression du viscère pour constituer un sac qui se moule sur le volume et sur la forme des parties déplacées. Toutes les fois que l'organe hernié rencontre le péritoine sur son chemin, il le déplace donc avec lui, et ces cas sont incontestablement les plus nombreux; mais il est quelques-uns des viscères abdominaux qui peuvent sortir sans s'envelopper ainsi. Par exemple, le cœcum sur l'une de ses faces n'est point recouvert par le péritoine; que cette face se présente à l'anneau crural ou inguinal, l'organe pourra s'échapper en soulevant la séreuse, en glissant sous elle et sans la pousser à travers l'anneau. De même, la vessie peut remonter entre le pubis et la paroi abdominale et sortir par un des anneaux, sans rencontrer le péritoine préalablement écarté. L'anatomie indique ces faits et l'expérience les a plusieurs fois démontrés. Lorsqu'une hernie, même de l'intestin, survient après une blessure qui a divisé la paroi abdominale, en comprenant le péritoine, celui-ci ne forme plus une enveloppe à l'organe déplacé, et il n'existe par conséquent point encore de sac. Mais, au reste, à part ces divers cas exceptionnels, il y a toujours un sac à la hernie.

Le sac a des dimensions qui sont en rapport avec le volume des organes herniés. Exactement moulé sur les parties déplacées et n'étant qu'un prolongement de la grande poche péritonéale, avec laquelle il communique librement, il offre, 1° un orifice dirigé du côté du ventre; 2° un point rétréci correspondant au pédicule de la hernie; 3° un renflement ou évasement qui constitue le fond de la poche et est dirigé vers les tégumens. Le point rétréci, qui est en quelque sorte le goulot de l'infundibulum représenté par le sac, se nomme *col* ou *collet*, l'une des parties les plus importantes à considérer. C'est lui en effet qui donne issue dans le sac, et qui permet à l'organe déplacé de rentrer de nouveau dans le ventre. Suivant qu'il sera assez large, ou qu'il sera relativement trop étroit, pour laisser passer librement l'intestin et les matières contenues dans son intérieur, il n'exercera point de constriction sur la partie herniée, ou bien il amènera cet état particulier décrit sous le nom d'étranglement. Au reste, le collet est susceptible de plusieurs altérations, savoir, les adhérences et l'épaississement, que nous examinerons à l'occasion de la hernie étranglée. Bornons-nous à dire ici qu'il varie dans les cas divers qui se présentent, non-seulement sous le rapport de l'étroitesse et de l'étendue en hauteur, mais encore quant au nombre. Bien que le plus souvent on ne rencontre dans un sac herniaire qu'un seul collet, il n'est pas sans exemple cependant d'en voir plusieurs. Alors la cavité du sac offre deux ou même trois rétrécissemens étagés les uns au-dessous des autres, avec autant d'évasemens intermédiaires, soit que cet effet tienne à des brides développées à la face interne du sac par un travail lent d'inflammation, soit qu'il résulte d'autant de propulsions successives d'une nouvelle quantité d'intestins qui n'ont pu distendre le collet primitif, une nouvelle hernie venant réclamer sa place dans le même sac.

Le sac, formé comme nous l'avons dit par un prolongement du péritoine abdominal, est lisse et poli à sa face interne, ou viscérale, et, par sa face externe, il est en rapport avec les tissus au milieu desquels il est venu se loger. Cette face externe, d'abord assez lâchement unie aux parties environnantes pour permettre à la poche de rentrer facilement dans le ventre avec les organes qu'elle contient, peut à la longue contracter des adhérences qui s'opposent ensuite à sa réductibilité. D'ailleurs sa forme, son amplitude et son épaisseur varient en raison du volume des parties contenues et de l'ancienneté de la hernie. A son intérieur, il existe assez souvent une certaine quantité de liquide analogue à celui que l'on trouve dans la cavité des membranes séreuses, mais dont cependant la quantité et la qualité varient. Ce liquide, ordinairement clair et transparent, est quelquefois trouble et mêlé de sang; il est plus abondant et sa présence est surtout plus constante dans la hernie étranglée. Des chirurgiens ont affirmé que le sac renfermait toujours du liquide dans la hernie étranglée, et se sont appuyés de cette circonstance pour recommander un procédé particulier dans l'opération de l'étranglement.

Nous devons, après cet exposé succinct sur les parties constituantes de la hernie, mentionner les états différens sous lesquels peuvent se présenter ces parties. On peut les ranger sous les quatre chefs suivans : Hernies réductibles, — hernies irréductibles, — hernies étranglées avec ou sans adhérences.

La hernie est *réductible* lorsque les organes déplacés rentrent avec facilité dans la cavité abdominale. Alors la maladie est la plus simple possible : quels que soient son siége, son volume et l'organe déplacé, elle se trouve dans les conditions anatomiques que nous avons indiquées comme servant de type, c'est-à-dire que le collet est assez large pour permettre le passage libre des organes, et qu'aucune adhérence n'existe entre ceux-ci et le sac.

Par opposition, la hernie est dite *irréductible*, lorsque le décubitus horizontal et la pression méthodiquement exercée sur la tumeur ne parviennent point à la faire rentrer. Cet état, peu grave en soi, puisqu'il est compatible avec une bonne santé, et qu'il n'expose point à des accidens immédiats, est occasionné par des adhérences établies entre le sac et les organes contenus. Des brides anciennes et résistantes se portent d'un des points du sac sur l'intestin ou sur l'épiploon, et les unissent étroitement entre eux, ou bien des adhérences se forment entre les diverses parties qui sont contenues à l'intérieur du sac. Mais, au reste, il faut distinguer les cas dans lesquels l'irréductibilité est ou n'est pas partagée par le sac. Quelquefois, en effet, il arrive que le sac rentre avec l'intestin; mais plus souvent il reste au dehors, après la réduction, parce que des adhérences le fixent aux autres enveloppes plus extérieures. L'irréductibilité se rencontre principalement dans les hernies anciennes, chez les individus qui ont fait usage de bandages mal conformés et mal placés. On a dit aussi que dans quelques cas le volume énorme de la hernie s'opposait à sa réductibilité; que la capacité abdominale, rétrécie par suite du séjour habituel au dehors d'une grande partie de ses viscères, n'étant plus assez large pour recevoir les parties déplacées, celles-ci avaient en quelque sorte perdu leur droit de domicile dans le ventre. Nous ferons remarquer que, dans ces cas, il y a toujours quelques adhérences qui s'opposent aussi à la réduction des viscères.

La hernie *étranglée* a ce double caractère qu'elle est à-la-fois irréductible et resserrée à son col par une constriction qui donne lieu à plusieurs effets consécutifs, tels que l'inflammation, l'adhérence et la gangrène. On ne doit pas confondre l'étranglement avec l'engouement. Dans celui-ci, il y a simplement amas de matières dans l'intestin hernié, et par suite irréductibilité, douleurs, difficulté ou impossibilité d'aller à la selle. Mais l'étranglement peut se faire aussi bien sur l'épiploon, la vessie ou tout autre organe que sur l'intestin; il peut même exister sur un intestin vide de matières amassées, cas dans lequel il résulte d'une constriction qui resserre à son pédicule la partie herniée. Deux causes différentes amènent cette constriction. Tantôt l'ouverture à travers laquelle passe la hernie, est primitivement trop étroite, ainsi que cela arrive lorsqu'une hernie s'étrangle aussitôt qu'elle paraît; tantôt l'ouverture devient relativement trop étroite, parce que le volume de la hernie s'est brusquement augmenté à l'occasion d'un effort, et dans ce cas l'étroitesse de l'orifice du sac est en quelque sorte secondaire. Dans l'étranglement, il y a toujours inflammation de la partie herniée, et cette inflammation, qui reconnaît pour cause la constriction, devient à son tour une cause de constriction plus grande.

Eu égard au siége de l'étranglement, on a long-temps cru que l'ouverture aponévrotique qui donne passage à la hernie était elle-même le lien constricteur. Cette opinion a régné surtout à une époque où l'attention des chirurgiens n'avait été que médiocrement fixée sur le sac, son collet, et les changemens qui peuvent y survenir; or, on conçoit que la disposition et la texture fibreuse des anneaux inguinal et crural et des ouvertures naturelles ou accidentelles de la ligne blanche, étaient bien propres à donner gain de cause à cette doctrine. Vers le milieu du XVIIIe siècle, quelques observateurs, et entre autres Ledran et Arnaud, admirent que le collet du sac pouvait être aussi, dans un petit nombre de cas, la cause de striction ; et un peu plus tard, Richter crut avoir démontré la possibilité d'un étranglement actif ou *spasmodique* par le moyen des fibres musculaires, en particulier dans la hernie inguinale. Ces trois modes de constriction furent acceptés à-peu-près sans discussion jusqu'à Scarpa qui le premier essaya d'éclairer par une critique habile ce point délicat de l'histoire des hernies. Le chirurgien de Pavie mit d'abord en doute le resserrement spasmodique signalé par Richter, et comparant l'anneau inguinal externe à l'orifice qui donne passage à la veine cave inférieure à travers le diaphragme, il nia la possibilité d'une constriction active dans cet anneau. Ensuite, tout en continuant à admettre l'étranglement par le contour des anneaux aponévrotiques, il donna au collet du sac, comme cause de constriction, une part beaucoup plus grande qu'on ne l'avait fait avant lui. Il expliqua avec précision et clarté comment le collet s'épaissit dans les hernies qui ont été long-temps maintenues réduites avec l'aide d'un bandage, et comment ainsi il devient une occasion prédisposante à l'étranglement, si l'anse intestinale contenue dans le sac vient à augmenter tout-à-coup de volume. Dupuytren fut aussi frappé du grand nombre de cas dans lesquels la constriction a lieu par le collet du sac, et il regarda ce collet comme la cause de beaucoup la plus fréquente de la constriction.

La question en était là tout récemment encore, et sans cesser de croire que l'étranglement pût être produit par l'anneau aponévrotique dans certaines hernies peu anciennes et en particulier dans la hernie crurale, on admettait seulement que le collet du sac était le siége le plus fréquent de cet accident, lorsqu'un chirurgien de nos jours s'est efforcé de modifier cette opinion. M. Malgaigne, allant plus loin qu'on ne l'avait fait avant lui, n'a pas craint d'affirmer que toute hernie inguinale et crurale s'étranglait par le collet, que l'étranglement par l'anneau aponévrotique était un fait admis gratuitement et sans preuve, et, pour tout dire, un fait sans exemple. Pour soutenir cette opinion, il montra combien souvent le collet est le lien constricteur, et il chercha en vain, assure-t-il, tant par lui-même que dans les auteurs, un exemple d'étranglement par les fibres aponévrotiques. A la suite de cette proposition, on a vu s'élever une controverse qui, en fin de compte, a prouvé qu'il y avait exagération dans la thèse soutenue par M. Malgaigne. Malgré la verve de son talent et la perspicacité de sa critique, cet habile chirurgien a été victorieusement réfuté, à notre avis, par des observateurs jaloux de le combattre sur le terrain même de l'observation. Ainsi donc, malgré tout l'éclat jeté sur ce sujet, aujourd'hui encore en litige peut-être, pour certains esprits, la question, néanmoins, doit être maintenue à-peu-près dans les termes où elle se trouvait auparavant, c'est-à-dire que les anneaux aponévrotiques doivent être considérés aussi comme une cause de l'étranglement herniaire : cependant, et en ceci la discussion n'aura pas été entièrement stérile, il faut reconnaître que l'étranglement par le collet du sac est plus fréquent encore qu'on ne l'avait admis jusqu'à nos jours.

Mais, outre ces deux siéges privilégiés de la constriction étranglante, le collet et l'ouverture aponévrotique, il y a d'autres parties qui peuvent jouer le rôle de lien constricteur. Cela est facile à concevoir. Dans l'intérieur du sac, tout ce qui forme une bride sur l'intestin peut intercepter le cours des matières, gêner la circulation, et conséquemment amener un véritable étranglement. Ainsi, tantôt lorsque les deux bouts d'une anse intestinale herniée sont entortillés l'un autour de l'autre, ils se compriment mutuellement si l'intestin vient à être distendu par des matières, par des gaz ou par des corps étrangers. Tantôt l'épiploon, fixé par des adhérences à deux points opposés du sac, passe comme une bride autour de l'intestin ou au-devant de lui et devient une corde capable d'étrangler l'anse intestinale, pour peu que celle-ci se remplisse de gaz ou de matières : ou bien l'épiploon, perforé dans un point de son étendue, reçoit l'intestin qu'il embrasse à la manière d'un anneau. Il est encore d'autres variétés de brides que peut former l'épiploon et qui toutes deviennent causes d'étranglement. Il en est de même de l'appendice iléo-cœcal descendu dans la hernie avec une portion du cœcum ou de l'iléon, et des appendices épiploïques du colon. Enfin il est possible que l'intestin soit étranglé par les bords d'une déchirure survenue dans le sac, ou par un rétrécissement siégeant dans le corps du sac herniaire, ainsi qu'on en voit dans ce que l'on nomme les sacs à plusieurs collets.

En définitive, l'étranglement peut avoir lieu de plusieurs manières différentes. Mais il consiste toujours en un resserrement de la partie herniée, soit à l'orifice du sac, soit à l'intérieur de celui-ci, soit par le collet, soit par l'ouverture aponévrotique, soit par une bride de l'épiploon ou tout autre lien mécanique.

La constriction amène toujours à sa suite une inflammation qui s'empare du sac et des organes qui composent la hernie. Cette inflammation a pour résultat d'augmenter la quantité de liquide que contient souvent le sac d'une hernie un peu ancienne, et d'établir quelques adhérences aiguës. On voit surtout ces adhérences au niveau du collet, c'est-à-dire là où la constriction se fait le plus vivement sentir, et, pendant l'opération, on peut les distinguer des adhérences anciennes, parce que celles-ci sont plus solides et plus résistantes que les premières. Il arrive assez souvent, lorsqu'on opère une hernie étranglée, de rencontrer une portion d'épiploon solidement fixée au sac, et en même temps des adhérences molles et faciles à détruire entre le collet et la face externe de l'intestin ; quelquefois même une légère couche de lymphe plastique recouvre les deux bouts de l'anse intestinale et les agglutine entre eux ou avec l'épiploon : ce sont ces dernières adhérences, nommées *gélatineuses* par Scarpa, qui se forment durant la période inflammatoire de l'étranglement.

Une autre suite beaucoup plus grave de l'étranglement et de l'inflammation qui l'accompagne est la gangrène des parties contenues dans le sac. Après la réaction inflammatoire qui résulte de la compression des vaisseaux sanguins dans l'intestin ou dans l'épiploon, arrive la mortification de ces parties par le double effet et de l'inflammation et de la stagnation du sang dans les capillaires. Il importe au chirurgien de connaître quels sont les caractères des différens états que présente l'intestin, depuis le moment où il est étranglé jusqu'à la période de mortification. Or l'intestin est d'abord tendu, lisse à sa surface, et il offre une teinte violacée qui est la conséquence d'une gêne dans sa circulation; puis sa couleur devient de plus en plus foncée; et lorsque la gangrène s'en empare, il prend une teinte cendrée, ses parois au lieu de rester lisses et tendues, comme auparavant, deviennent ternes et flasques. Dans l'épiploon les caractères de la gangrène ne sont ni aussi marqués ni aussi faciles à saisir; on peut remarquer cependant que cette partie est alors fortement engorgée, molle et très friable. Au reste, la gangrène de l'épiploon est beaucoup moins prompte à se déclarer et par conséquent plus rare que celle de l'intestin.

Le plus souvent la mortification de l'intestin est limitée à un point de son étendue. Tantôt elle se présente sous forme de plaque sur la partie renflée de l'organe, et cela arrive dans les cas assez nombreux où des tentatives immodérées de taxis ont contribué à l'établissement de la gangrène. Tantôt elle se montre au niveau même du collet, circonscrite en un ou plusieurs points, distans les uns des autres. Elle peut aussi envahir la presque totalité de l'anse intestinale. Quelquefois elle est précédée d'un petit abcès développé dans l'épaisseur des tuniques, et alors en voulant détacher les adhérences qui unissent ce point au collet du sac, en levant l'étranglement, ou en voulant attirer au dehors une portion de l'intestin, afin de constater son état après le débridement, on voit l'intestin se déchirer et donner issue aux matières qu'il renferme.

Nous n'avons point ici à faire l'histoire détaillée des suites de la gangrène dans les hernies, car ce serait sortir du cadre que nous nous sommes tracé; mais devant traiter de l'opération qui convient à l'anus contre nature, nous allons étudier l'anatomie de cette affection qui est une des conséquences de la gangrène de l'intestin.

ANATOMIE DE L'ANUS CONTRE NATURE.

Il y a anus contre nature lorsque les matières de l'intestin au lieu de parcourir leur trajet accoutumé jusqu'à l'anus naturel, s'échappent au dehors à travers une ouverture accidentelle pratiquée sur un point quelconque de la longueur de l'intestin. Quelle que soit la cause déterminante qui lui donne lieu, il faut toujours qu'il y ait eu solution de l'intestin et des parties molles qui le recouvrent, à l'occasion, soit d'une plaie du ventre, soit d'une hernie gangrénée, soit d'une opération de hernie exécutée avec maladresse ou dans des conditions malheureuses. Nous nous occuperons surtout de l'anus anormal qui succède à une hernie, parce que c'est spécialement dans ce cas que la chirurgie opératoire offre des moyens pour combattre l'infirmité.

Etat de l'intestin. — Dans un anus contre nature établi, les deux bouts de l'intestin n'offrent point toujours entre eux le même rapport. Rapprochés l'un de l'autre vers le point de la paroi abdominale où existe l'ouverture, leur angle d'inclinaison varie en raison de l'étendue de perte de substance qu'a subie le tube intestinal; ainsi qu'une anse intestinale ait été simplement pincée dans une hernie, de manière que la gangrène n'ait pu attaquer qu'une petite portion du calibre de l'intestin, les deux bouts de celui-ci se rencontreront presque bouche à bouche, avec une très petite inclinaison, et l'angle situé derrière leur réunion sera très ouvert. Supposons, au contraire, que l'intestin ait été détruit par la gangrène, dans une notable partie de son calibre, alors les deux bouts seront obligés de se rapprocher à angle aigu derrière la fistule, et déjà même ils s'adosseront l'un à l'autre dans une certaine étendue. Admettez enfin qu'une anse intestinale entière ait été détruite, les deux bouts du canal marcheront parallèlement et seront complétement juxtaposés comme deux canons de fusil jusqu'à la plaie extérieure. De ces particularités, il résulte une circonstance anatomique digne du plus haut intérêt, et que voici : c'est que, dans les deux derniers cas, les parois contiguës des deux tubes de l'intestin formeront vers l'extérieur une saillie anguleuse, laquelle sera d'autant plus marquée et plus étendue en profondeur, que la rencontre des tubes sera plus parallèle; et que par opposition, dans le cas de continuité, cet angle saillant sera à peine marqué. C'est cette saillie formée par les parois adossées des deux bouts de l'intestin que l'on désigne, depuis les travaux de Scarpa, sous le nom d'*éperon*, et qui joue un si grand rôle dans la cure chirurgicale de l'anus contre nature, ainsi que nous le dirons plus loin.

Nous passons sur d'autres détails relatifs à la superposition des deux bouts de l'intestin, et à leur croisement ou entortillement, ces faits devant revenir à l'occasion du manuel opératoire, et nous omettons également tout ce qui concerne l'influence de la maladie sur la portion inférieure du tube digestif, et sur l'état des digestions : notre but est de n'entrer dans la pathologie qu'autant que cela est nécessaire à l'intelligence des opérations.

Entonnoir membraneux. — On a long-temps cru que les deux bouts de l'intestin contractaient des adhérences avec les lèvres de la plaie extérieure, et pour expliquer la guérison spontanée qui survient quelquefois, on avait admis que les deux orifices de l'intestin se rapprochaient graduellement et finissaient par se souder entre eux. Scarpa a substitué des faits réels à cette hypothèse. Les orifices de l'intestin ne s'unissent point aux lèvres de la plaie, mais bien au contour du sac herniaire, qui lui-même est très rarement frappé de gangrène. Ainsi fixés, ils laissent entre eux et l'ouverture cutanée un espace tout entier tapissé par le sac, dont la base répond à l'intestin, et dont le sommet aboutit à la fistule extérieure.

Cet espace, nommé *entonnoir membraneux*, est étroit lorsque l'anus contre nature commence à s'établir, mais il s'agrandit graduellement surtout à sa base, et remplit en quelque sorte le rôle d'un réservoir dans lequel les matières intestinales sont versées par le bout supérieur. De là elles sortent par la plaie extérieure, ou passent dans le bout inférieur de l'intestin, et le partage se fait inégalement entre ces deux voies, suivant que l'éperon s'oppose plus ou moins à l'entrée de ces matières d'un orifice de l'intestin dans l'autre orifice. On devine aisément que plus l'éperon est saillant au fond de l'entonnoir, plus les matières éprouveront d'obstacle à le franchir pour suivre le trajet naturel de l'intestin, et qu'à mesure qu'il s'efface, le cours naturel tend à se rétablir; on devine aussi par conséquent que la fistule extérieure s'entretient en raison directe de la saillie de l'éperon et de l'étroitesse de l'entonnoir.

Nous avons dit que l'entonnoir tend à s'élargir graduellement : on a recherché quelle était la cause de ce phénomène qui est une des conditions les plus favorables à la cure spontanée de l'anus contre nature. Scarpa, auteur de la plupart des remarques que nous venons de consigner, avait pensé que c'était l'élasticité de la couche celluleuse placée entre le col du sac herniaire et la paroi abdominale, qui était le principal agent de l'élargissement de l'entonnoir, parce que le péritoine, qui constitue la poche même de cet entonnoir, pouvait ainsi glisser derrière l'anneau. Il est incontestable, en effet, que l'élasticité en question est nécessaire au déplacement du sac; mais il existe une autre cause plus directement utile au retrait de ce sac derrière la paroi abdominale. Cette cause est l'action du mésentère qui tiraille incessamment les deux bouts de l'intestin fixés au fond de l'entonnoir, et qui, d'une manière continue, tend à les écarter de l'orifice externe ou cutané, et, en outre, le mouvement péristaltique de l'intestin qui concourt au même résultat. Ainsi, le sac membraneux nommé entonnoir est lâchement uni au pourtour de la paroi abdominale, et il est sans cesse tiraillé du côté du ventre; voilà la cause combinée de l'élargissement de ce sac, de l'effacement de l'éperon, et du rétrécissement graduel et spontané de la fistule extérieure.

Au reste, quelque merveilleux que soit cet artifice employé par la nature pour amener la cure de l'anus anormal, n'oublions pas que l'entonnoir membraneux reste toujours un sac inerte, incapable de réagir sur les matières que le bout supérieur de l'intestin y dépose. Et alors il est facile de prévoir qu'aussitôt que ces matières deviennent un peu trop abondantes, trop fermes, ou chargées de corps étrangers, elles ne peuvent contourner l'éperon pour gagner le bout inférieur, ce qui occasionne une distension de l'entonnoir, une irruption stercorale à travers la fistule, et pour celle-ci un obstacle à la cicatrisation.

Nous mentionnerons, sans aucun détail, certaines complications que l'on observe dans l'anus contre nature. Quelquefois, surtout si les deux bouts de l'intestin forment en arrière un angle très ouvert, une anse libre d'intestin peut s'engager entre eux et pousser au-devant d'elle l'éperon et les deux orifices béans de l'anus anormal, qui est alors traversé par une hernie. Dans d'autres cas, l'un des bouts de l'intestin, ou même tous les deux, peuvent se renverser au dehors à travers la fistule et constituer une hernie, assez semblable par sa nature à ce que l'on nomme chute ou renversement du rectum. D'autres fois, l'entonnoir, plein et distendu par les matières, ne pouvant se vider ni par la fistule externe ni par le bout inférieur de l'intestin, il y a tous les accidens que l'on observe dans un engouement herniaire, et l'on a à redouter presque tous les dangers d'un véritable étranglement, ou encore la rupture des adhérences du sac membraneux avec le pourtour de l'intestin. Enfin il est possible que les matières contenues dans l'entonnoir occasionnent autour de l'anus anormal ce que l'on voit autour de l'anus naturel, dans les cas de fistule, c'est-à-dire qu'elles donnent lieu à des abcès sous-cutanés, à des clapiers, et par suite à des fistules secondaires plus ou moins nombreuses.

TRAITEMENT DE LA HERNIE.

Le traitement de la hernie a pour but de satisfaire à l'une de ces trois conditions : 1° Prévenir les accidens, en maintenant la tumeur réduite dans le ventre; 2° combattre les accidens déclarés, en particulier l'étranglement; 3° faire disparaître complétement la maladie. On peut donc séparer les moyens chirurgicaux que nous possédons à cet égard en deux groupes distincts, suivant que l'on a en vue une cure palliative ou une cure radicale, car les bandages employés pour maintenir la hernie réduite, et ce que l'on nomme l'opération de la hernie étranglée, ne parviennent le plus ordinairement qu'à prévenir ou à faire disparaître les accidens, sans guérir radicalement l'affection. Nous examinerons successivement les procédés de réduction ou le *taxis*, les bandages, l'opération de la hernie étranglée et les opérations proposées pour obtenir la cure radicale; mais il est utile avant tout de tracer l'anatomie opératoire de chacune des régions de l'abdomen où se présentent les hernies, cette connaissance anatomique étant absolument indispensable pour comprendre les méthodes et les procédés que nous aurons à décrire.

ANATOMIE OPÉRATOIRE DE LA HERNIE INGUINO-SCROTALE.

Cette hernie se faisant par le canal inguinal, nous avons à considérer ce canal d'abord en lui-même, c'est-à-dire tel qu'il existe normalement, puis nous examinerons les particularités qu'il présente dans le cas de hernie.

Canal inguinal chez l'homme. Ce canal, qui a une longueur de quatre et demi à six centimètres (dix-huit lignes à deux pouces) environ chez l'adulte, est creusé dans l'épaisseur de la paroi abdominale antérieure et se dirige obliquement d'arrière en avant, de haut en bas et de dehors en dedans. Limité en haut et en arrière, au niveau de la cavité du péritoine et par cette membrane, il aboutit, en bas et en avant, au corps du pubis sous les tégumens. On y distingue deux *orifices*, dont l'un est supérieur et l'autre inférieur, et en outre des *parois* limitant sa cavité. La forme du canal est assez régulièrement cylindroïde, mais pour le décrire, on le divise en quatre parois ou faces.

Afin de faire bien saisir la disposition de ces *parois*, nous rappellerons que le plus superficiel des trois muscles larges qui constituent la paroi abdominale antérieure, c'est-à-dire le grand oblique, est entièrement aponévrotique dans sa partie inférieure : les bandelettes fibreuses de ce muscle, fixées à l'épine antéro-supérieure de l'os iliaque, descendent obliquement en dedans jusqu'à l'épine et à la symphyse du pubis, en constituant dans leur trajet un repli, le *ligament de Fallope*, ou de Poupart, appelé aussi l'arcade crurale, étendu entre l'épine antéro-supérieure de l'os des îles et le pubis; l'aponévrose du grand oblique, non interrompue, se réfléchit, et sous le nom de *fascia transversalis* remonte dans la paroi abdominale. Or, entre ces deux portions d'une même aponévrose, dont l'une est superficielle et descendante, dont l'autre est profonde et ascendante, existe un intervalle ou espace qui n'est autre chose que le canal inguinal lui-même. Cet espace a donc pour paroi ou limite antérieure, la portion directe ou descendante de l'aponévrose, et pour paroi postérieure, la portion réfléchie ou ascendante, tandis qu'en bas il est limité par la gouttière que forment les deux portions de l'aponévrose en se réunissant sur le ligament de Fallope. Il ne reste plus que la paroi supérieure du canal. Celle-ci, moins nettement limitée, est représentée par le bord inférieur flottant des deux muscles petit oblique et transverse de l'abdomen.

L'*orifice supérieur interne* ou *péritonéal* du canal, ou *l'anneau interne*, est dirigé en haut, en dehors et en arrière à un plan plus profond que l'autre orifice de l'épaisseur de la paroi musculaire. Il est situé vers le milieu d'une ligne conduite de l'épine iliaque antéro-supérieure à l'angle du pubis. Sa forme est semi-lunaire; le côté interne de sa circonférence est concave, plus ferme que le côté externe; c'est sur lui qu'appuie le canal déférent en entrant dans le canal. Ce bord, concave contre lequel s'étrangle la hernie inguinale dans certains cas, et qui a été nommé *pilier in-*

terne de l'anneau supérieur, est formé par le *fascia transversalis*. L'orifice supérieur, enfin, est fermé par le péritoine qui, chez l'adulte, n'offre aucune ouverture en ce point, et il ne s'ouvre que dans le tissu cellulaire extérieur au péritoine pour donner entrée aux élémens du cordon spermatique.

L'*orifice inférieur externe* et sous-cutané, ou l'*anneau inguinal externe*, est formé par l'aponévrose du grand oblique. Au moment où cette aponévrose gagne le pubis, ses fibres s'écartent de manière à laisser entre elles un intervalle elliptique dont les bords nommés *piliers* limitent l'anneau. Celui de ces piliers qui est *interne* est plus large est moins épais que l'autre, et se fixe au-devant de la symphyse pubienne en s'entrecroisant avec celui du côté opposé. L'*externe*, appelé aussi inférieur, parce qu'il descend un peu plus bas que le précédent, s'attache sur l'épine du pubis, et ainsi que nous le verrons à l'occasion de la région crurale, on doit regarder comme lui appartenant un repli particulier désigné sous le nom de *ligament de Gimbernat*. L'espace circonscrit par ces piliers a une forme ovalaire, et son grand diamètre est dirigé de haut en bas et de dehors en dedans; son extrémité inférieure répond au bord supérieur de l'os pubis, et l'autre, qui est supérieure et externe, est émoussée par des fibres transversales dont les courbes viennent brider l'angle d'où les piliers s'écartent en divergeant. L'incidence de ces fibres transverses sur les fibres obliques des piliers, est assez variable, et il en résulte des dimensions variables aussi pour l'anneau.

Si maintenant nous examinons les parties qui doublent ou avoisinent le canal inguinal, nous trouvons : 1° que ce canal est recouvert en avant par la peau, la couche graisseuse et les deux lames du *fascia superficialis*; 2° qu'il est séparé du péritoine, en arrière, par une couche celluleuse interposée entre le péritoine et le *fascia transversalis*; 3° qu'il est avoisiné par des vaisseaux, savoir l'artère épigastrique et l'ombilicale oblitérée chez l'adulte. Ces deux vaisseaux rampent, en bas et en arrière du canal, entre le *fascia transversalis* et le péritoine, et de leur disposition résulte ce qu'on nomme les *fossettes inguinales*. Pour voir ces fossettes, il faut, après avoir ouvert l'abdomen, regarder la paroi abdominale du côté du ventre. On aperçoit alors trois fossettes distinctes : l'une, la plus *externe*, répond précisément à l'orifice supérieur du canal, et est limitée en dedans par la saillie de l'artère épigastrique; c'est par elle que s'engagent les organes dans la hernie inguinale oblique ou externe; une autre, *moyenne*, est bornée en dehors par l'artère épigastrique, en dedans par le cordon de l'artère ombilicale; elle donne entrée aux viscères dans la hernie interne; la troisième, ou *interne*, est comprise entre l'artère ombilicale et le bord externe du muscle droit de l'abdomen; peut-être des organes peuvent-ils s'échapper par cette troisième fossette, et on pourrait alors, avec M. Velpeau, nommer la hernie sus-pubienne. — Ajoutons que ces trois fossettes sont tapissées par le péritoine qui est déprimé à leur niveau.

Le canal inguinal, chez l'homme, contient à son intérieur diverses parties. On y trouve le cordon testiculaire avec ses élémens, c'est-à-dire le canal déférent, l'artère et les veines spermatiques, des vaisseaux lymphatiques et des filets nerveux; le tout entremêlé d'un tissu cellulaire lâche et enveloppé de plusieurs tuniques. Ces tuniques sont de l'extérieur à l'intérieur, les fibres les plus élevées du muscle crémaster, la tunique fibreuse commune et la tunique propre au cordon. En outre, le même canal contient encore un rameau envoyé par l'artère épigastrique au cordon, un autre fourni par l'hypogastrique, et un rameau nerveux provenant du plexus lombaire et qui passe constamment entre les fibres charnues du petit oblique et l'aponévrose du grand oblique. Quelquefois enfin on y rencontre des flocons adipeux.

Canal inguinal chez le fœtus.

Il y a, entre le canal inguinal de l'adulte et celui du fœtus, des différences causées par le changement qui survient chez ce dernier dans la position du testicule. Durant la vie intra-utérine, le testicule est logé dans l'abdomen au-dessous du rein, et pendant cette période de temps le canal inguinal ne contient que le *gubernaculum testis*. A sept mois environ, le testicule franchit le canal, poussant devant lui le péritoine dont une portion descend avec l'organe sécréteur du sperme dans le scrotum, et alors le canal inguinal renferme comme chez l'adulte les élémens du cordon, et de plus un prolongement cylindroïde de la membrane séreuse abdominale; puis ce prolongement péritonéal s'oblitère peu-à-peu, de façon qu'au moment de la naissance il n'existe plus ordinairement. Chez le fœtus, le canal très court est moins oblique que chez l'adulte, perce presque directement la paroi abdominale d'arrière en avant; ce n'est qu'à l'époque du développement du bassin que son extrémité supérieure est entraînée en dehors par l'écartement des os des îles.

Canal inguinal chez la femme. Il ne contient que le *ligament rond* de l'utérus et quelques ramuscules vasculaires. Ses dimensions sont beaucoup moins considérables que chez l'homme; son orifice supérieur est, pour ainsi dire, réduit à une simple fente, et son orifice inférieur est aussi plus étroit que dans l'autre sexe.

Variétés par disposition naturelle. Nous avons dit que le testicule, primitivement placé dans la région lombaire, entraîne avec lui, en traversant le canal inguinal, une portion de péritoine dont le prolongement s'oblitère ensuite. Mais il est possible que cet étui péritonéal persiste dans toute sa longueur, même après la naissance, et alors la tunique vaginale communique par un canal libre avec la grande cavité séreuse de l'abdomen. Si par suite de cette circonstance une hernie inguinale s'établit, et on conçoit que les viscères doivent avoir de la facilité à parcourir un trajet tracé d'avance, les parties composantes de la hernie se trouveront en contact avec le testicule. On nomme congéniale cette variété particulière de hernie, non pas qu'elle existe toujours dès le moment de la naissance, mais parce qu'elle se forme en vertu d'une disposition qui elle-même est congéniale.

MODIFICATIONS APPORTÉES DANS LE CANAL INGUINAL PAR LES HERNIES.

Nous placerons dans ce paragraphe les rapports de la hernie inguinale. Dans la hernie externe et récente le canal conserve sa longueur naturelle, mais dans la hernie ancienne la pression continue des viscères a pour effet de redresser le trajet oblique du canal, et de le raccourcir en rapprochant son orifice supérieur de l'inférieur. Ainsi, à la longue le canal perd de sa longueur et ses deux extrémités sont ramenées à-peu-près sur le même niveau. Cette circonstance n'est pas sans intérêt, puisqu'il en résulte qu'on ne peut plus s'aider de la direction dans laquelle se trouve le pédicule de la hernie pour savoir si une hernie inguinale très ancienne s'est échappée par la fossette externe ou par la fossette moyenne, c'est-à-dire pour savoir si cette hernie est externe ou interne. Cependant une telle connaissance est utile pour assigner le rapport de l'artère épigastrique avec le collet du sac; on sait, en effet, que dans la hernie externe cette artère est placée sur le côté interne du col de la hernie, et que dans la hernie interne, au contraire, elle est située sur le côté externe. On voit, par conséquent, pourquoi les changemens survenus dans le canal inguinal, par le fait d'une hernie ancienne, sont capables de jeter de l'embarras dans l'esprit du chirurgien qui cherche, avant l'opération, à déterminer la position de l'artère relativement au collet.

Si l'on envisage les enveloppes de la hernie inguinale, on trouve qu'elle est recouverte dans le canal inguinal même par toutes les couches qui constituent la paroi abdominale antérieure. Une fois descendue dans le scrotum, on rencontre, par plans superposés, la peau, le fascia sous-cutané superficiel, le dartos, le feuillet profond du fascia sous-cutané, une lamelle cellulo-fibreuse qui se détache de l'aponévrose du grand oblique, le crémaster, le prolongement inférieur du *fascia transversalis*, et enfin la lamelle celluleuse interposée entre ce dernier fascia et le péritoine et que quelques anatomistes nomment *fascia propria*. Ces diverses couches sont loin de se présenter toujours d'une manière distincte. Soit à la suite d'un travail local d'inflammation, soit par le fait de la distension des enveloppes, ou de la pression exercée sur elles par les bandages, ces lamelles peuvent s'épaissir, se confondre, ou encore il peut se déposer entre elles des quantités variables de graisse et de sérosité. Tantôt les fibres du muscle crémaster sont hypertrophiées, tantôt elles sont devenues plus minces, transparentes, et paraissent avoir changé de nature. En certains cas, on trouve de la sérosité amassée dans un kyste placé entre le sac et la peau, et d'autres fois ce sont des flocons adipeux plus ou moins considérables qui peuvent en imposer pour une portion de l'épiploon. Ces paquets graisseux ont été décrits sous le nom de *hernies graisseuses*.

Les rapports du cordon avec la hernie ne méritent pas moins d'attirer l'attention du chirurgien. En général, dans la hernie inguinale externe le cordon est placé en dedans et en arrière de la tumeur, mais il peut aussi se rencontrer en avant d'elle, ainsi que Ledran rapporte en avoir vu un exemple. Dans la hernie interne, celle qui s'échappe par la fossette inguinale moyenne, le cordon, communément situé en arrière et en dehors, peut aussi être contourné par la tumeur et se trouver en dedans comme cela a lieu ordinairement dans la hernie externe. D'une autre part, dans l'une ou l'autre de ces deux variétés de hernies, le cordon ne reste pas toujours plein et entier. Comprimé et aplati, tant par la tumeur elle-même que par les bandages, il s'éparpille assez souvent, et ses élémens séparés affectent des rapports différens avec la hernie. Cela explique pourquoi on a pu voir le canal déférent seul contourner le sac à la manière d'une spirale, et comment, dans une circonstance bien plus curieuse encore, le cordon a pu se laisser traverser par la hernie qui se trouvait par conséquent en avant et en arrière de lui, à deux hauteurs différentes.

ANATOMIE OPÉRATOIRE DE LA HERNIE CRURALE.

Les viscères s'échappent par l'anneau crural. Etudions d'abord cet anneau à l'état normal, puis nous parlerons de la manière dont les hernies se comportent par rapport à lui.

Anneau crural. — Situé entre l'abdomen et la base du membre inférieur, il est circonscrit par le ligament de Fallope et le bord antérieur de l'os coxal; mais on en aurait une mauvaise idée en examinant l'intervalle compris entre ces deux parties sur le squelette. Cet intervalle est séparé en deux portions par une lame aponévrotique continue avec le *fascia lata*, qui descend du ligament de Fallope sur l'éminence iléo-pectinée : celle de ces deux portions qui est externe étant remplie par les muscles psoas et iliaque réunis, il ne reste plus, pour constituer l'anneau crural, que l'intervalle compris entre l'éminence iléo-pectinée et l'épine du pubis. C'est en effet par cette unique et dernière voie que les viscères s'échappent dans la hernie crurale.

Ainsi limité, l'anneau crural a la forme d'un triangle à bords arrondis. Sa base qui regarde en avant répond au bord postérieur du ligament de Fallope, et son sommet dirigé en arrière appuie sur l'éminence iléo-pectinée. Son bord interne suit la direction de la branche horizontale du pubis et s'arrête un peu avant la rencontre de l'épine pubienne; son bord externe répond au psoas-iliaque ou plutôt à l'aponévrose *fascia iliaca* qui recouvre ce muscle. L'angle interne en est occupé par une lame fibreuse importante, le ligament de Gimbernat, et dans l'angle externe se trouvent les vaisseaux fémoraux. On remarque que l'anneau crural est plus grand chez la femme que chez l'homme, sans doute à cause des dimensions plus grandes du bassin chez elle, et en particulier de l'os iliaque, et on comprend ainsi pourquoi les hernies, par cette ouverture, doivent être moins fréquentes chez l'homme.

L'anneau crural, tel que nous venons de le limiter, constitue, pour certains anatomistes, l'orifice supérieur d'un canal accidentel, connu sous le nom de canal crural, et dans lequel ils admettent que se font les hernies de même nom. Ce canal, qui viendrait s'ouvrir en bas par l'ouverture à travers laquelle passe la veine saphène interne, pour se jeter dans la fémorale, aurait à-peu-près la forme d'un Z; mais un tel canal n'existe point en réalité. Les hernies se font dans une poche dont l'ouverture dirigée en haut est l'anneau crural lui-même, et dont le fond, qui est inférieur, est formé par la réunion de deux feuillets superficiel et profond du *fascia lata*. Ce sont ces deux feuillets du *fascia lata* qui, en s'écartant, lui donnent naissance; l'un des deux feuillets, le profond, restant accolé sur le muscle pectiné, et le superficiel recouvrant la tumeur. Ce feuillet superficiel n'offre point une lame fibreuse partout continue; mais il est criblé d'un grand nombre de petites ouvertures, qui ont valu à la membrane le nom de *fascia cribrosa;* et comme ces éraillures sont surtout marquées en dedans et en haut, c'est surtout par ici que s'échappe la hernie. Rarement l'entonnoir descend pour se continuer jusqu'à l'orifice destiné au passage de la veine saphène, et aussi il est rare de voir la hernie sortir par cet orifice. Du reste, cette ouverture, par laquelle la saphène va se jeter dans la fémorale, est circonscrite par un repli fibreux très résistant (le repli falciforme), dont la concavité est tournée en haut, et qui se termine par deux cornes ou extrémités (1).

(1) Le canal artificiel dans lequel s'engage la hernie crurale a été envisagé de manières bien différentes par les anatomistes. Parmi ceux qui l'ont étudié attentivement dans ces derniers temps, sont Thomson et M. Demeaux. Ce dernier admet que la hernie s'engage dans un *entonnoir* formé d'une membrane propre, facilement séparable du feuillet antérieur du *fascia lata* ou

Nous avons dit que le ligament de *Gimbernat*, qui occupe l'angle interne de l'anneau crural, pouvait être considéré comme une dépendance du pilier externe de l'anneau inguinal. En effet, il se détache de la face postérieure de ce pilier, dont il est en quelque sorte une réflexion, et se place dans l'angle rentrant, formé par l'insertion du ligament de Fallope sur l'épine du pubis. Ce n'est qu'un troisième pilier ou une attache pubienne de l'aponévrose. Dirigé presque transversalemen , et de forme triangulaire, il a son bord antérieur confondu avec le ligament de Fallope, et son bord postérieur inséré sur la partie la plus interne de la crête du pubis; son sommet répond à l'épine du pubis, et sa base, qui est dirigée en dehors, s'avance dans l'aire de l'arcade crural en formant le bord interne de l'anneau. Son épaisseur et sa consistance, qui en général sont très prononcées, varient ainsi que son étendue. Quelquefois on le trouve mince et percé d'une ou de plusieurs éraillures qui, dans certains cas, comme nous le verrons, peuvent se dilater et donner passage à une hernie. Sa base, qui est toujours concave, s'avance plus ou moins loin en dehors, et diminue proportionnellement la largeur de l'anneau crural; elle s'amincit aussi et se continue avec la partie interne et supérieure de ce que nous avons décrit sous le nom d'entonnoir.

L'angle externe de l'anneau contient l'artère et la veine fémorales, la première en dehors et la seconde en dedans. Ces deux vaisseaux sont enveloppés d'une gaîne qui est un dédoublement du *fascia iliaca*, et si l'on voulait à toute force trouver un canal dans la région, ce serait cette gaîne, par laquelle les vaisseaux fémoraux sont conduits du bassin à la cuisse, qu'il faudrait ainsi désigner.

Les rapports des vaisseaux avec le pourtour de l'anneau crural doivent être étudiés avec soin. Nous avons déjà vu que l'artère et la veine fémorales sont situées dans son angle externe, séparés du muscle psoas-iliaque par le *fascia iliaca*. La veine, qui est placée en dedans de l'artère, limite en dehors l'ouverture par laquelle se font les hernies; le collet du sac appuie sur elle, et si par conséquent, pour débrider l'étranglement, on incisait en dehors, en portant le bistouri légèrement en arrière, on diviserait infailliblement ce vaisseau. L'artère épigastrique côtoie de bas en haut la partie externe de l'anneau, et envoie un petit rameau qui longe la branche horizontale du pubis, pour descendre derrière le ligament de Gimbernat. Chez l'homme, l'artère testiculaire croise obliquement l'épigastrique à une certaine distance au-dessus de l'anneau, puis, se logeant en dedans et en bas dans la gouttière formée par l'aponévrose du grand oblique, elle contourne le côté supérieur et interne de l'anneau. Il résulte donc de ces rapports qu'on trouve des vaisseaux sur presque tous les points du pourtour de l'anneau crural; chez la femme, l'absence de l'artère testiculaire fait que l'on pourrait débrider en haut et en dedans sans courir le risque de causer une hémorrhagie, mais chez l'homme cette ressource n'existe plus. Le seul point où nous n'ayons pas signalé la présence de vaisseaux importans, est le côté interne, vers le ligament de Gimbernat, et en effet, ce côté est libre dans le cas d'une distribution normale des vaisseaux; mais il n'est pas rare de voir l'artère obturatrice, née de l'épigastrique, se porter dans cette direction. Lorsque l'obturatrice provient ainsi de l'épigastrique, au lieu de sortir du tronc hypogastrique, tantôt elle se contourne de suite derrière le pubis pour gagner le trou sous-pubien, et tantôt naissant un peu plus haut, elle se porte en bas et en dedans jusque derrière le ligament de Gimbernat; alors la circonférence presque entière de l'anneau est entourée d'un cercle artériel, puisque sa portion postérieure, c'est-à-dire celle qui appuie sur le pubis et le pectiné, en est seule dépourvue. Or, des recherches dirigées dans le but de constater la fréquence d'une telle anomalie, ont montré qu'elle est assez fréquente, eu égard à la disposition normale. Sans vouloir vérifier les chiffres qui ont été donnés à cet égard par MM. J. Cloquet, Velpeau, Manec, etc., nous pouvons dire que, sur six cadavres, il en est au moins un dans lequel l'obturatrice est fournie par l'épigastrique, soit des deux côtés, soit d'un seul.

L'anneau crural contient quelquefois à son intérieur un ganglion lymphatique. Il est fermé du côté du ventre par une toile cellulo-fibreuse, nommée *septum crurale* par M. Jules Cloquet, et qui est le *fascia propria* d'A. Cooper.

autrement du *fascia cribrosa* qui lui est antérieur, et qui elle-même se continue au-dessus du ligament de Fallope avec le *fascia transversalis*. Alors le *fascia transversalis* ne serait plus simplement le feuillet réfléchi de l'aponévrose du grand oblique, comme nous l'avons dit, mais il serait une lamelle indépendante du grand oblique.

Connexions de la hernie crurale.

Une fois que la hernie a traversé l'espace étroit compris entre la veine iliaque et le ligament de Gimbernat, poussant devant elle le péritoine et le *fascia propria* qui, à la vérité, est quelquefois rompu, elle soulève la peau, le tissu cellulaire sous-cutané, des flocons de graisse et le *fascia superficialis* qui la recouvrent. D'abord globuleuse et petite, elle est cachée derrière le ligament de Fallope, puis elle devient plus saillante, se renfle à sa base et se tord sur son pédicule de manière à se renverser en dehors le long du ligament de Poupart. Cette torsion de la tumeur sur son pédicule et sa déviation, en dehors, est causée en partie par la résistance que lui oppose le fond de l'entonnoir membraneux, où elle est logée, et en partie aussi par les mouvemens de la cuisse sur le bassin.

M. Laugier a rapporté l'histoire intéressante d'une hernie fémorale qui s'était échappée par une éraillure du ligament de Gimbernat; et M. Demeaux a montré à la société anatomique de Paris une pièce qui avait quelque rapport avec un cas semblable. Cette forme particulière de la hernie fémorale se comporte d'ailleurs, quant aux enveloppes, comme celles qui traversent l'anneau; mais portée plus en dedans vers le pubis, elle s'éloigne un peu plus de la veine fémorale.

ANATOMIE OPÉRATOIRE DE LA HERNIE OMBILICALE.

La hernie ombilicale (*omphalocèle* ou *exomphale*) s'échappe, tantôt par l'anneau ombilical et tantôt par une ouverture située à quelque distance de cet anneau, sur un des points de la ligne blanche, ce qui a fait donner le nom de *hernie de la ligne blanche* à cette dernière variété. Nous avons donc à considérer anatomiquement l'anneau ombilical et les ouvertures accidentelles qui, situées à son voisinage, peuvent donner issue aux viscères de l'abdomen.

Chez le *fœtus*, au moment de la naissance, l'anneau ombilical forme une ouverture à-peu-près circulaire, à travers laquelle passent les trois gros troncs sanguins, la veine et les deux artères qui servent de communication entre le fœtus et la mère. Cette ouverture, vue par la face interne de la paroi abdominale, offre un cul-de-sac dans lequel le péritoine est légèrement enfoncé, et si l'on tire un peu le cordon au dehors, ce cul-de-sac devient plus profond et prend la forme d'un entonnoir dont la base répond à l'intérieur du ventre, tandis que son sommet s'engage dans l'épaisseur du cordon. Du côté du ventre, le péritoine qui entoure l'anneau est lâchement uni au moyen d'un tissu cellulaire extensible, et par conséquent cette membrane peut glisser facilement et s'enfoncer dans l'ouverture pour faire saillie à l'extérieur. La circonférence de l'anneau, quoique fibreuse, est plus mince et plus souple que le reste de la ligne blanche. Supposant que, dans de telles conditions, une portion d'intestin s'engage dans le cul-de-sac formé par le péritoine, l'enfant apportera, en venant au monde, une hernie qui sera logée dans la base du cordon : c'est là la véritable omphalocèle congéniale.

Chez l'*enfant nouveau-né*, après la ligature et la chute du cordon, les débris de celui-ci, c'est-à-dire les trois vaisseaux ombilicaux entourés de tissu cellulaire, se cicatrisent avec la peau, et forment ainsi l'ouverture ou anneau ombilical. Le cul-de-sac péritonéal, situé derrière la cicatrice, diminue de profondeur, et rentre graduellement dans le ventre; le pourtour aponévrotique revient sur lui-même et se rétrécit peu-à-peu. En un mot, l'anneau tend à se boucher d'une manière complète; mais pour devenir ferme et solide, la cicatrice exige un certain temps que l'on fixe ordinairement à deux mois. Durant cet intervalle, l'adhérence n'est point encore intime entre les élémens du cordon, le pourtour aponévrotique et la peau, et conséquemment, au moindre effort, les viscères du ventre tendront à rompre la cicatrice; le péritoine encore extensible, et poussé par les viscères, tendra à s'engager dans l'ouverture, et on verra se former une seconde espèce de hernie ombilicale. Il ne faut pas donner à cette seconde forme le nom de hernie congéniale, puisque le petit malade ne l'apporte point en naissant, mais pour la bien caractériser, il faut l'appeler *hernie ombilicale des jeunes enfans*. On conçoit du reste que l'époque la plus reculée de son apparition n'est pas toujours fixée à deux mois; ce dernier terme est seulement approximatif.

Chez l'enfant âgé de plusieurs mois, et à plus forte raison chez l'*adulte*, l'anneau ombilical est complétement fermé. Les débris du cordon se sont condensés en un petit noyau fibreux qui, d'une part, est attaché à la face externe du péritoine, et qui, d'autre part, est confondu au-dehors avec la peau. L'ouverture aponévrotique elle-même s'est considérablement rétrécie; elle n'offre guère plus de diamètre qu'une plume d'oie, et le noyau que nous venons d'indiquer la remplit et la bouche. Du côté du ventre, les ligamens fibreux qui résultent de l'oblitération des trois vaisseaux du cordon, adhèrent fortement tant au péritoine qu'à la face postérieure de la ligne blanche, en sorte que le péritoine ne peut plus se déplacer facilement. Au lieu de former un cul-de-sac au niveau de l'anneau, le péritoine est plutôt un peu refoulé en dedans par le noyau qui remplit cet anneau. Tel est l'état des parties lorsque la cicatrice ombilicale a achevé de parcourir son travail. Plus tard, à mesure que les parois abdominales augmentent d'épaisseur par l'interposition de graisse entre la peau et la couche musculaire, au pourtour de la cicatrice, il se forme une dépression extérieure au niveau de l'ombilic.

Les choses étant dans cet état, on comprend que les hernies ont peu de tendance à sortir par l'anneau ombilical chez l'adulte. On pense même en général, depuis les travaux de Richter et de Scarpa, que la hernie ombilicale accidentelle se fait toujours à travers une éraillure de la ligne blanche. Mais à cet égard il est besoin de s'entendre, d'autant plus que A. Cooper continue à croire que l'anneau ombilical résiste moins à la sortie des viscères que les autres points de la ligne blanche. Ainsi que l'ont judicieusement fait remarquer MM. Velpeau et Bérard aîné, il faut distinguer à l'ombilic deux points, la cicatrice et l'anneau aponévrotique. La cicatrice est trop solide pour être éparpillée et étalée au devant d'une hernie; si donc on ne veut admettre comme hernie ombilicale véritable que celle qui supporte sur son sommet le noyau de la cicatrice, en réalité, il n'y a peut-être point de hernie ombilicale chez l'adulte. Mais si, adoptant une meilleure définition, on consent à appeler ainsi une tumeur sortie à travers l'anneau, le doute n'est plus permis, et il existe des hernies ombilicales accidentelles, même dans un âge avancé. Quoique résistant en effet, cet anneau peut se laisser distendre par les tiraillemens exercés sur les fibres aponévrotiques de la ligne blanche, ou par la pression des viscères intérieurs, et, comme après tout, le noyau de cicatrice n'adhère pas assez fortement au contour fibreux, pour ne pouvoir en être séparé, les intestins pourront s'échapper par l'ouverture, déplaceront la cicatrice en masse, et la laisseront de côté sur sa base, en sortant au-dehors. On peut ajouter même que la cicatrice peut se trouver étalée sur la tumeur, dans certains cas exceptionnels, lorsque, en particulier, le ventre a été lentement et largement distendu par une hydropisie. Il n'est pas rare de voir dans l'ascite l'anneau considérablement élargi et la cicatrice décomposée soulevée par le liquide. Plus tard une hernie ombilicale pourra donc arriver de cette manière.

Si maintenant nous considérons les rapports et les enveloppes de la hernie ombilicale, nous voyons qu'il existe quelques légères différences sur ce point, dans les trois variétés admises.

On a soutenu que la hernie ombilicale était privée de sac, et long-temps après que le sac eût été admis pour la hernie inguinale ou crurale, on a cru encore que celle de l'ombilic n'était pas enveloppée de péritoine, et qu'elle se faisait par rupture. Plusieurs causes ont contribué à maintenir cette opinion. D'abord, se faisant une fausse idée des rapports du péritoine avec le cordon ombilical, on avait pensé que les viscères, pour s'engager dans la base du cordon, chez l'enfant, passaient par une ouverture naturelle du péritoine. Ensuite, on supposa que le péritoine était trop étroitement uni au pourtour de l'anneau, après la naissance, pour pouvoir se déplacer sous forme de sac, et qu'il était obligé de se déchirer, de se rompre, dans le cas de hernie. Ce qui confirmait cette manière de voir, c'est qu'en opérant ou disséquant une hernie ombilicale, on arrive presque tout de suite sur l'intestin, et que nombre de fois, en pareil cas, le sac a échappé à la recherche de l'observateur. — M. Bérard aîné (*Hernies de l'ombilic, Dictionn. de méd. ou répert. génér. des sc. médic.*, vol. 22ᵉ, p. 57) a démontré le peu de solidité de ces raisons. Les vaisseaux ombilicaux, à leur sortie du ventre pour entrer dans le cordon, sont situés en dehors du péritoine, et celui-ci est clos et fermé au niveau de l'ombilic aussi bien qu'au niveau du canal inguinal ou de l'anneau crural. L'intestin trouve donc toujours la séreuse au-devant de lui pour s'engager dans la base du cordon, ou pour franchir l'ombilic après la formation de la cicatrice. Le seul cas où la chose n'arrive pas ainsi est celui où la hernie est formée par un organe situé en dehors du péritoine, par la vessie par exemple; mais, d'une autre part, comme la séreuse est en effet fort adhérente derrière l'ombilic, elle ne peut se déplacer beaucoup, et alors le sac se forme plutôt par *distension* que par *déplacement*, d'où il résulte qu'il est plus mince que dans les autres espèces de hernies. Il arrive même que la cicatrice qui lui adhère par sa face externe, se confond avec lui, et plus tard, lorsque la pression des viscères ou des bandages s'est fait long-temps sentir, le péritoine est difficilement séparable de la peau; le sac est à peine visible, ce qui a fait nier sa présence. De tout cela il faut conclure que le sac existe dans la hernie ombilicale, mais que, vu sa minceur et son peu de distance des tégumens, il y a plus un grand danger qu'ailleurs d'ouvrir l'intestin dans l'opération.

Les autres enveloppes de la hernie sont aussi très peu épaisses. Le *fascia superficialis* et la peau seuls les constituent chez l'adulte et chez l'enfant. Dans la hernie congéniale la peau manque sur le sommet de la tumeur, où elle est remplacée par la membrane externe du cordon.

Les vaisseaux ombilicaux sont ordinairement étalés autour du pédicule dans la hernie de naissance, entre le sac et le tégument, la veine située en haut et à gauche, les deux artères sur les côtés et en bas; quelquefois disposés régulièrement ils donnent à la tumeur la forme trilobée; d'autres fois les deux artères ombilicales sont réunies d'un même côté, et la veine est isolée sur un autre point. Dans la hernie accidentelle, soit des jeunes enfans, soit de l'adulte, les mêmes vaisseaux, réduits à de simples *tractus* fibreux, n'existent que vers la base de la tumeur; leurs extrémités se confondent avec le sac, sur le sommet duquel on n'en trouve plus aucune trace.

D'après l'avis de la plupart des chirurgiens, la hernie ombilicale est moins sujette à s'étrangler que celle qui a son siége à l'anneau crural ou au canal inguinal. Lorsque cet accident arrive, que la gangrène soit plus tardive, ainsi que le pensent Pott et Richter, ou plus prompte au contraire, comme le dit Scarpa, que dans les autres régions, il n'en est pas moins certain qu'ici l'étranglement est le plus souvent produit par l'anneau fibreux, tandis que le collet du sac en est l'agent principal dans les hernies inguinale et crurale.

Après les détails dans lesquels nous venons d'entrer, il serait inutile d'exposer longuement l'anatomie opératoire de la hernie de la *ligne blanche*. Ses rapports sont à-peu-près les mêmes que ceux de la hernie ombilicale accidentelle; elle siége plus ou moins près de l'ombilic, et dans certains cas la cicatrice ombilicale se trouve très voisine de sa base. Notons seulement que l'ouverture aponévrotique qui lui donne passage n'est point circulaire, mais qu'elle est formée de deux lignes courbes, de manière à représenter une ellipse plus ou moins allongée.

Quant à l'anatomie des autres régions, par lesquelles peuvent encore sortir des hernies, tels que le trou ovale, le périnée, l'échancrure ischiatique, l'intervalle compris entre les deux muscles grand dorsal et oblique externe, nous ne nous y arrêterons pas non plus: d'abord, parce que les hernies qui se font par ces différens points sont très rares; et ensuite, parce que les règles générales que nous allons exposer relativement au traitement sont applicables à ces espèces particulières de hernies, aussi bien qu'à celles qui, beaucoup plus communes, doivent nous occuper de préférence.

MANŒUVRE PRÉLIMINAIRE AU TRAITEMENT PALLIATIF OU CURATIF, OU RÉDUCTION DE LA HERNIE.

Soit que l'on veuille user des bandages comme moyen palliatif contre la hernie, soit que l'on ait à remédier aux accidens d'une hernie étranglée, ou à employer une méthode curative, le chirurgien doit toujours s'occuper de *réduire*, c'est-à-dire de faire rentrer la hernie dans le ventre. On obtient la réduction par plusieurs moyens isolés ou réunis, ce sont: le *taxis*, la position donnée au malade, la compression lente sur la tumeur, la réfrigération, et plusieurs autres moyens auxiliaires.

1° Taxis (Pl. 37, fig. 1 et 2). Il consiste en une compression méthodique exercée par la main du chirurgien sur la tumeur. Avant d'y être soumis, le malade doit être placé dans une position propre à favoriser le résultat de la manœuvre. Il faut faire en sorte que les muscles de l'abdomen soient relâchés et le point où siége la hernie légèrement élevé. Dans ce but, le malade sera couché sur le dos, le bassin soulevé par un oreiller, la tête et la poitrine soulevées aussi; il restera immobile sans faire aucun effort ni pour se mouvoir, ni pour se soutenir, ni pour retenir son haleine ou crier. Richter conseille d'incliner le corps du côté opposé à celui où est la hernie, afin que le poids des viscères entraîne plus facilement la tumeur vers le ventre. Les deux cuisses seront fléchies sur le bassin, d'une part pour mieux relâcher les muscles de l'abdomen, d'une autre part pour détendre les orifices par où sort la hernie. On atteindra mieux encore ce dernier but en portant dans l'adduction celui des membres abdominaux qui répond à la hernie, car si le genou était écarté en dehors, l'aponévrose *fascia lata* exercerait une tension sur le ligament de Fallope, et par suite sur l'anneau inguinal externe. Ces conditions une fois remplies, le chirurgien placé à la droite du malade, dans une position assez commode pour s'y maintenir un certain temps, applique les deux mains sur la tumeur, et se conduit de la manière suivante: d'une main il embrasse la base de la tumeur, et lui imprime quelques légers mouvemens de totalité, afin de répartir d'une manière égale les gaz et les matières qui y sont contenues; de l'autre main il saisit le pédicule de la hernie, afin d'aider et de régler la pression qui va être exercée sur la base, puis rappelant à son esprit le trajet qu'a suivie la tumeur pour sortir du ventre, il allonge un peu celle-ci en la tirant légèrement, suivant l'axe de l'ouverture herniaire, et la presse ensuite doucement de la base vers le pédicule. Dans ce dernier temps, la main appliquée sur la racine de la hernie empêche les parties refoulées de venir se présenter en trop grande quantité à-la-fois à l'ouverture; elle aide à la propulsion des organes en la graduant, et il faut agir en sorte que les parties rentrent dans l'ordre inverse de celui suivant lequel elles sont sorties, c'est-à-dire d'abord celles qui sont au voisinage de l'ouverture, et ensuite celles qui répondent à la peau. Si la manœuvre est couronnée de succès, on sent la tumeur diminuer de volume et se vider dans le ventre en partie ou en totalité. Quelquefois la tumeur échappe tout-à-coup et fuit d'entre les doigts avec un bruit de *gargouillement;* c'est qu'alors elle était formée par une anse d'intestin. D'autres fois elle rentre progressivement et sans bruit, ce qui arrive quand la hernie est une épiplocèle. Enfin, elle rentre assez souvent en deux temps, l'intestin d'abord, et ensuite l'épiploon, lorsqu'il y a entéro-épiplocèle.

Le précepte de diriger les pressions suivant le trajet parcouru par la hernie, indique que le chirurgien devra s'accommoder à la région qui est le siége de la hernie, ainsi qu'au volume de la tumeur. Pour une hernie crurale peu volumineuse, il poussera presque directement en haut et en arrière; pour une hernie crurale plus forte et couchée horizontalement sous le ligament de Fallope, il abaissera d'abord la base de la tumeur en la poussant en dedans, et ne pressera en haut et en arrière qu'après avoir redressé la tumeur sur son pédicule. Il faut encore ajouter que l'orifice du sac répondant à la partie interne de l'anneau, on devra diriger les viscères légèrement en dehors, au moment où ils seront sur le point de franchir cet orifice. Dans une hernie inguinale, la manœuvre est un peu plus facile à exécuter; il suffit de pousser en haut et en dehors pour rencontrer l'anneau inguinal externe et le canal qui suit la même direction.

Lorsque la hernie a trop de volume pour pouvoir être embrassée par une des mains du chirurgien, celui-ci applique ses deux mains à la racine et confie à un aide le soin de déplacer le fond de la tumeur, d'y disséminer les gaz, de l'allonger, et enfin de la vider dans le ventre en la comprimant également de tous côtés.

Tels sont les préceptes généraux pour l'exécution du taxis. Lorsque l'on a affaire à une hernie exempte de tout accident, cette petite opération est simple et exige même si peu d'habileté, que plusieurs malades sont eux-mêmes dans l'habitude de faire rentrer leur tumeur; mais si la hernie est compliquée d'étranglement, le taxis devient une des opérations les plus délicates de la chirurgie, à cause des accidens dont il peut être la source s'il est employé sans mesure ou sans méthode. Une pression brusque, trop forte ou mal dirigée peut contondre les viscères qui composent la hernie, y faire naître une inflammation qui, plus tard, après la réduction, s'étendra à toute cavité abdominale, ou bien rompre l'intestin, et laisser ensuite le malade en proie à toutes les chances fâcheuses d'un anus contre nature. Sachant la possibilité de ces dangers, le chirurgien ne doit pas oublier qu'il doit toujours procéder avec ménagement et avec mesure; qu'il vaut mieux agir d'une manière prolongée et lente que brusquement; qu'il est bon de laisser quelquefois reposer un instant le malade pour recourir à une nouvelle tentative; que la patience est ici un moyen efficace et sûr. Il n'est pas très rare que l'on parvienne à faire rentrer tout-à-coup une hernie qui avait long-temps résisté aux manœuvres les mieux entendues de réduction. Dans les cas difficiles, enfin, il faudra s'aider de quelques-uns des moyens dont il nous reste à parler.

2° *Position donnée au malade.* Au lieu de placer le malade dans la position que nous venons d'indiquer tout-à-l'heure, comme étant convenable à toute manœuvre du taxis avec les mains, on a eu quelquefois recours à d'autres positions qui, à elles seules, ont suffi à faire rentrer la hernie. Ainsi, un homme fort soulève le patient par les jarrets, tandis que la tête et les épaules reposent sur le bord du lit, et lui imprime quelques légères secousses, de manière que les viscères, refoulés par leur poids vers le diaphragme, entraînent avec eux, dans le ventre qui est déclive et relâché, la portion qui en était sortie. Louis rapporte un cas de réussite obtenue par cette manœuvre, et Richter dit que le chirurgien est blâmable de se décider à opérer l'étranglement avant d'y avoir eu recours. Winslow conseille de placer le malade à genoux, appuyé sur les coudes et la tête abaissée. Un chirurgien de Chinon, M. Linacier, imagina en 1819 un lit à bascule dont la tête peut s'élever et se baisser à volonté, et propose de soumettre le malade couché sur ce lit à des secousses successives.

3° *Compression lente exercée sur la tumeur.* On a conseillé de maintenir pendant quelque temps sur la tumeur un corps pesant, tel qu'un morceau de plomb ou une vessie remplie de mercure, moyen irrationnel qu'il n'est pas besoin de blâmer.

4° *Réfrigération.* L'application des réfrigérans sur la hernie a pour effet de diminuer l'afflux des liquides, de condenser les vapeurs de l'intestin et de solliciter l'action péristaltique du tube digestif; on comprend par conséquent qu'elle puisse contribuer à la réduction de la tumeur. A. Cooper qui, d'après sa propre expérience, accorde une grande confiance à l'usage de la glace appliquée sur la hernie étranglée, dit qu'il en résulte aussitôt, une diminution de la douleur et une suspension dans la marche des accidens inflammatoires. Toutefois, il serait imprudent de trop prolonger l'action du froid, et si après trois ou quatre heures les symptômes conservent encore toute leur violence, si la tumeur ne cède point en partie sous l'effort d'une nouvelle tentative de taxis, il faut abandonner l'usage de la glace, car son contact prolongé pourrait amener la congélation et la gangrène, ainsi qu'on en voit un exemple rapporté par A. Cooper lui-même, et emprunté à MM. Sharp et Cline. L'irrigation avec de l'eau froide a quelques-uns des avantages de la glace, outre qu'elle agit un peu par compression sur la tumeur, mais elle expose le malade aux chances d'une péritonite générale. L'on ne peut guère rappeler que comme un fait curieux celui de ce jeune homme, dont parle J.-L. Petit, qui fut débarrassé de sa hernie étranglée par l'immersion brusque d'un sceau d'eau fraîche sur le bassin.

5° Que dire de l'électro-puncture essayée sur des animaux par M. Leroy d'Étiolles, si ce n'est qu'elle serait une pratique vaine sans doute pour faire rentrer une hernie étranglée, la seule qui soit embarrassante? Personne encore ne l'a essayée sur l'homme, et nous ne sommes pas assez ami des nouveautés pour oser la conseiller ici.

6° *Moyens adjuvans.* Parmi eux, nous rangeons les bains généraux prolongés de manière à affaiblir le malade, la saignée générale employée dans le même but, l'application de sangsues sur la tumeur pour y soustraire une certaine quantité de sang, les purgatifs, les lavemens de tabac et autres; enfin, divers topiques appliqués sur la tumeur herniaire. Plusieurs de ces moyens ont une influence réelle sur la réduction de la hernie, soit en produisant l'affaiblissement général ou local du malade, soit en provoquant des mouvemens dans le tube digestif. Le chirurgien serait donc blâmable de les négliger complétement, mais il ne doit pas cependant s'abuser à leur égard et perdre, à les employer, un temps toujours précieux lorsqu'il s'agit d'une hernie étranglée.

Appréciation. Le taxis est sans contredit la voie la plus prompte et la plus sûre pour réduire une hernie, et il suffit toujours dans une hernie exempte d'accidens. S'il s'agit d'une hernie étranglée, c'est encore à lui qu'il faut avoir recours de prime abord, mais il peut être nécessaire de lui associer les autres moyens. On usera des bains généraux, de quelques saignées générales ou locales, des cataplasmes émolliens maintenus sur la tumeur, et même des applications de glace. L'infusion ou la fumée de tabac dans le rectum, sans mériter les éloges que lui ont adressés Heister, Pott, Hey et Lawrence, pourra encore être administrée; et on ne peut même pas beaucoup blâmer les chirurgiens qui ont confiance dans les topiques narcotiques, dans l'introduction d'une sonde enduite de jusquiame ou de belladone dans l'urètre, puisqu'on invoque des cas de succès pour soutenir ces diverses pratiques. Le plus souvent aucun motif réel ne parle en faveur de l'un de ces moyens adjuvans, plutôt qu'en faveur d'un autre, la règle par conséquent est de les employer concurremment autant que possible. Telle méthode a réussi une ou plusieurs fois, qui échoue ensuite chez un grand nombre d'individus. Avec le désir d'éviter l'opération de la hernie, toujours grave en elle-même, il semble que l'on soit autorisé à appeler à son aide toutes les ressources de la thérapeutique. Cependant, hâtons-nous de le dire, il est une règle aussi qui doit toujours guider le chirurgien. L'étranglement est un accident dont la marche rapide et la gravité s'accommodent peu des retards. A moins donc que l'on n'ait affaire à un simple engouement, ou à une épiplocèle simple, il faut se hâter et ne point perdre son temps dans l'attente de moyens le plus souvent illusoires. Ajoutez que plusieurs de ces moyens sont non-seulement inutiles, mais dangereux par eux-mêmes s'ils ne sont point maniés avec prudence, par exemple la glace et les narcotiques, et vous arriverez à ce résultat, qu'après tout, le taxis exécuté avec méthode et persévérance est encore ce qu'il y a de mieux et de préférable. Enfin, si l'on considère que le taxis lui-même a ses dangers; qu'employé au-delà de certaines bornes, et dans des cas qu'il est souvent très difficile au chirurgien de déterminer à l'avance, il devient la source de désordres assez graves pour rendre inutiles les bons effets de l'opération, et en définitive il faudra en conclure que le traitement de la hernie étranglée est un des points les plus délicats de la chirurgie. A l'occasion des opérations, nous reviendrons sur l'opportunité d'un taxis prolongé ou forcé.

TRAITEMENT PALLIATIF AYANT POUR BUT DE MAINTENIR LA HERNIE RÉDUITE (*Bandages ou Brayers*, Pl. 60).

Nous n'oublions point que les brayers peuvent procurer la cure radicale des hernies, et nous reviendrons sur leur action lorsque nous exposerons les procédés de la cure radicale, mais l'on sait aussi que les bandages ont pour premier, et le plus souvent pour unique but, de contenir les parties réduites. On peut donc très bien placer ici leur histoire.

Historique. L'antiquité ne nous offre qu'un seul auteur qui ait fait mention du bandage herniaire. Cet auteur est Celse, qui décrit un appareil composé d'une bande enroulée autour du corps, portant à son extrémité une pelote de linge avec laquelle on comprimait l'ouverture qui donnait issue aux intestins. Les chirurgiens arabes paraissent ne s'être pas occupés de la manière de contenir les hernies, et pendant l'époque du moyen âge, l'art du bandagiste fut exclusivement confié à des artisans ignorans et grossiers. Dionis recommande le *spica de l'aine*, et dit qu'il suffit chez les enfans; mais pour les personnes plus âgées, il conseille, soit le *bandage à champignon* dont on trouve déjà la figure dans A. Paré (*Œuvre compl.*, tom. II, p. 798, édit. Malgaigne), soit un véritable brayer composé d'un cercle d'acier flexible, et muni d'une pelote en forme d'écusson. Blegny (1676), clerc de la compagnie de Saint-Côme, modifia la ceinture du brayer et la rendit plus flexible, en même temps qu'il adapta à l'écusson un ressort à boudin au moyen duquel le coussin de la pelote peut suivre le mouvement de la paroi abdominale. Arnaud, en voulant rendre l'arc métallique trop flexible, lui enleva une partie de son utilité, et retomba dans les inconvéniens que l'on attribue avec raison aux bandages *mous*. Fauvel, Le Chandelier, Blackey et Heritz, s'occupèrent d'améliorer la pelote du brayer, les deux premiers en proposant d'y placer un bouton d'ivoire ou de noyer, le troisième en y adaptant une vessie remplie d'air, le quatrième en la composant avec de la gomme élastique. Camper donna de bons principes sur la composition et l'application du bandage herniaire; il ne fut dépassé que par Juville et Richter, et enfin à notre époque, sans apporter des modifications bien importantes à cette partie de l'art du bandagiste, on a du moins perfectionné certains détails de l'instrument.

Description des bandages. Nous ne chercherons pas à faire connaître les modifications sans nombre que l'on a fait subir aux brayers, car il s'en faut que toutes méritent l'importance que leur ont attribuée leurs auteurs, intéressés pour la plupart, par l'appât du gain, à faire adopter exclusivement le bandage qui est sorti de leurs mains. On peut les diviser en deux classes : bandages *non élastiques* qui comprennent ceux qui sont *mous* et composés de cuir, de futaine, de toile ou de toute autre substance non métallique, ainsi que ceux qui, durs ou *inflexibles*, sont composés de bois ou de fer; bandages *élastiques* façonnés en acier flexible et pouvant s'accommoder à la forme et aux mouvemens des parties qu'ils embrassent et qu'ils pressent. Depuis long-temps on ne se sert plus que de brayers de cette dernière espèce, et on les désigne généralement sous le nom de bandages élastiques ou *à ressort*. Deux parties importantes entrent dans leur composition : le *ressort*, qui est l'élément principal de la ceinture, et l'*écusson* qui supporte la pelote.

Le *ressort* consiste en une lame métallique, étroite et très flexible, courbée en demi-cercle, et percée d'une ouverture à chaque xtrémité pour recevoir l'écusson en avant et en arrière la courroie qui complète la ceinture. Son épaisseur doit être égale partout de un et demi à 2 millimètres environ, sur une largeur de 16 à 18 millimètres. On le garnit de bourse, de crin, de coton ou de toute autre substance molle et élastique, et on recouvre le tout de peau de chamois ou de maroquin. La courroie qui se fixe à l'extrémité postérieure du ressort est destiné à embrasser le côté sain du corps, de manière à former avec la tige métallique un cercle complet. Elle est percée de trous, faits à l'emporte-pièce, qui servent à l'arrêter en avant sur l'écusson. En général, la longueur et la courbure du ressort doivent varier suivant la largeur et la forme des hanches du malade; mais absolument parlant, on a proposé, dans un bandage simple, de lui faire parcourir la moitié ou les deux tiers de la circonférence du bassin ou même davantage. Camper a insisté dans un mémoire judicieux, inséré parmi ceux de l'Académie royale de chirurgie (tom. V, pag. 413, édit. in-8), sur la nécessité de donner au ressort plus de la moitié de la circonférence du bassin, si l'on veut avoir en arrière un point fixe parfaitement immobile. Richter soutient qu'un demi-cercle qui porte en arrière sur la colonne vertébrale est préférable, et malgré l'autorité de Scarpa, beaucoup de chirurgiens ont abandonné le principe de Camper qui veut prendre un point d'appui en arrière, près le bord antérieur de l'os coxal opposé au côté malade. Au reste, il importe surtout que la courbure du ressort soit accommodée à la forme de la hanche du sujet, car trop faible ou trop grande, elle rend insuffisante ou douloureuse la compression exercée par la pelote en avant. Il faut aussi que l'extrémité postérieure de la lame d'acier regarde légèrement en bas, afin d'être dirigée en sens opposé de l'écusson qui doit être un peu tourné en haut.

L'écusson est une plaque d'acier comme le ressort, de forme elliptique, ovale ou arrondie, qui se fixe au ressort au moyen d'une charnière, d'un écrou, etc., et qui supporte la *pelote*. L'inclinaison de l'écusson, la forme et le volume de la pelote ont été l'objet de beaucoup de modifications. Camper veut que l'écusson termine le ressort en ligne droite, et il pense que son inclinaison sur la tige contribue à le faire remonter plus facilement au-dessus de l'anneau. Mais, suivant la remarque de Richter, le ressort devant passer à égale distance de la crête iliaque et du grand trochanter, la pelote se trouvera placée trop haut si elle ne fait pas un léger coude avec la tige. Aussi on adopte aujourd'hui les écussons fixes et inclinés sur le ressort, ou bien les écussons mobiles au moyen d'un mécanisme quelconque. Tantôt l'articulation de l'écusson mobile est obtenue à l'aide d'une charnière angulaire, tantôt à l'aide d'une charnière sphérique qui a l'avantage de mieux permettre à la pelote de suivre tous les mouvemens du bassin et de la paroi abdominale. Les figures 3 et 4 de la planche 37 représentent des modèles bien exécutés d'écussons mobiles en tous les sens : l'écusson de la figure 5 ne diffère du précédent que par sa forme qui est plus convenable pour une hernie inguinale externe. Ce mode d'articulation dispense d'imprimer une torsion à l'extrémité antérieure du ressort, dans le but de diriger la pelote perpendiculairement sur le contour de l'anneau aponévrotique ; mais dans un bandage à écusson fixe, il faut légèrement tordre celui-ci de manière à ce que toute sa surface repose également sur l'ouverture de l'anneau.

L'écusson supporte la *pelote*, qui doit être d'une forme, d'un volume et d'une consistance déterminés ; les pelotes les plus simples sont faites avec un morceau de liège convexe que l'on matelasse avec du crin ou du coton, et que l'on recouvre de peau de chamois. Heritz avait imaginé, en 1771, de remplacer le crin par une vessie pleine d'air, mais il est impossible d'avoir une compression suffisante avec ce moyen ; on a proposé aussi d'y introduire des substances astringentes, dans le but d'obtenir l'oblitération du sac de la hernie. Il est inutile d'insister sur ces particularités; une pelote a toutes les qualités désirables lorsqu'elle recouvre exactement l'ouverture herniaire, et qu'elle la comprime également sur tous ses points. Une surface presque plane est préférée par Richter, qui reproche à une surface conique de refouler en dedans les bords de l'ouverture, de relâcher ces bords, de s'opposer à l'oblitération de l'anneau, et enfin de presser inégalement si l'écusson vient à changer de place. Il faut avouer cependant que, chez certains sujets, l'usage d'une pelote convexe et presque conique est nécessaire, en particulier chez les individus chargés d'embonpoint, parce qu'alors l'anneau est enfoncé comme un entonnoir derrière la couche de graisse. Ceci nous montre qu'on devra toujours adapter la forme de la pelote à la convenance de la hernie et du malade. Pour une hernie irréductible, au lieu d'être simplement plane, sa surface doit être concave, afin de loger les viscères sans les comprimer; cette variété de bandage a reçu le nom de *brayer à cuiller*. En outre, il est des cas où la surface de la pelote doit être plus étendue que dans d'autres; ainsi pour une hernie inguinale, il faut comprimer, non-seulement l'anneau, mais aussi le canal inguinal, tandis que dans la hernie crurale la compression n'a besoin de s'exercer que sur un point plus circonscrit.

On peut façonner des bandages doubles pour deux hernies inguinales ou deux hernies crurales. La figure 3 de la planche 37, représente un de ces brayers muni d'une troisième pelote qui prend son point d'appui sur la colonne vertébrale.

Application du brayer. Avant tout, il faut choisir un bandage approprié à la hernie et à la stature du malade; il faut que le brayer exerce une pression douce, uniforme et constante sur l'ouverture aponévrotique par laquelle s'étaient échappés les viscères, sans incommoder le malade et sans être sujet à se déranger. Le meilleur moyen pour atteindre ce but est de prendre la mesure du brayer sur le malade même, et de donner au ressort un degré de trempe et d'élasticité proportionné au volume de la hernie, et à la force nécessaire pour la contenir. Scarpa recommande que celui qui doit fabriquer le bandage ou le chirurgien lui-même prennent la mesure avec une lame de métal mince et flexible, larges de 13 millimètres (6 lignes), terminée par une plaque semblable à celle qui doit soutenir la pelote ; ayant bien soin que cette lame appuie sur toute la circonférence du bassin, à partir de l'anneau, de manière qu'elle porte bien à plat sur toutes les parties et qu'elle les embrasse avec une précision parfaite, en se moulant sur tous les contours : ensuite on courbera la plaque ou l'écusson, en lui donnant le degré d'inclinaison convenable pour qu'il s'adapte exactement à l'angle formé par le pubis et le bord inférieur du ventre; cette lame servira de modèle pour la fabrication du ressort, qui lui-même doit être essayé sur le malade avant d'être soumis à la trempe. La force du ressort doit varier suivant les cas, il sera plus fort si l'on veut retenir une hernie épiploïque que pour une entérocèle, plus fort chez un individu robuste obligé de se livrer à des exercices violens, que chez des enfans ou des personnes sédentaires.

Pour appliquer le brayer, ordinairement après l'avoir passé autour du bassin, on fait coucher le malade : on opère par le taxis la réduction de toutes les parties déplacées; puis, mettant une main sur l'anneau aponévrotique, on amène la pelote sur ce point, où on la fixe solidement en bouclant la courroie de la ceinture sur le crochet qui est à la face externe de l'écusson. On peut aussi très bien maintenir le malade debout, ce qui n'empêche point de pratiquer le taxis et de poser la pelote régulièrement. Il faut toujours, au reste, examiner ensuite l'instrument dans toutes ses parties, s'assurer que le ressort passe au-dessus du grand trochanter de manière à n'être point déplacé par les mouvemens de la hanche, qu'il appuie exactement sur le contour du bassin, que la pelote ferme bien l'anneau, enfin que ni la pelote, ni la ceinture, ni la courroie n'occasionnent de douleur en tiraillant ou en comprimant la peau ; il suffira de faire lever le malade en lui recommandant de tousser, de le faire marcher, s'asseoir et exercer même quelques efforts, pour acquérir la certitude que le bandage est appliqué sans gêne et d'une manière convenable.

L'application de la pelote exige les plus grandes précautions, car c'est d'elle que doit résulter tout le bénéfice du bandage ; avec les brayers non élastiques tels qu'on les faisait autrefois, il arrivait presque toujours que la compression était exercée d'une manière trop faible ou trop forte sur l'anneau, et alors, ou la hernie glissait sous le bandage pour être étranglée par lui, ou la peau et les parties sous-jacentes, continuellement contuses, finissaient par s'enflammer et s'ulcérer. Richter dit avoir vu plusieurs fois le bandage inflexible porté pour une hernie inguinale, donner lieu au gonflement du testicule, à l'hydrocèle et au circocèle; une fois même il arriva une inflammation violente dans la partie qui se termina par suppuration, et qui heureusement devint cause d'une cure radicale de la hernie. Mais même avec les brayers élastiques, il est encore de grandes précautions à prendre ; malgré l'avantage des pelotes mobiles et à charnière, il faut en surveiller attentivement l'action, éviter que les viscères ne glissent entre elles et l'anneau, et surtout, dans la hernie inguinale, préserver le cordon testiculaire de la compression ; il est quelquefois nécessaire, pour échapper à ce dernier accident, d'échancrer le bord inférieur et interne de la pelote en forme de queue d'aronde ou de fer à cheval.

Dans la hernie crurale, la pelote doit porter immédiatement au-dessous du ligament de Fallope, dans l'angle rentrant que forme ce ligament avec l'épine du pubis. Relativement à la hernie inguinale, les chirurgiens s'entendent assez peu sur le lieu précis où doit reposer la pelote. Les bandagistes de France l'appliquent en général d'une mauvaise façon. Appuiera-t-elle en plein sur l'anneau inguinal externe? A cela il y a deux inconvéniens : d'abord il est impossible qu'alors le cordon testiculaire ne soit pas comprimé en même temps que l'anneau, et ensuite, dans beaucoup de hernies inguinales, l'action ne sera pas suffisante pour maintenir une réduction complète. Si, en effet, la hernie est oblique et récente, elle sera simplement refoulée dans le canal inguinal et toute la portion des viscères, comprise dans le canal lui-même, échappera au bandage. A. Cooper, qui a parfaitement senti ce vice dans la position de la pelote, indique la nécessité de faire agir la compression sur l'orifice supérieur du canal, et M. Malgaigne, adoptant la même doctrine, recommande que la pelote appuie sur cet orifice et sur tout le canal sans toucher au pubis. Cependant s'il s'agit d'une hernie ancienne qui a fait disparaître la longueur du canal, ou d'une hernie directe, la pelote doit porter en plein sur l'anneau inguinal externe, et je ne comprends pas comment A. Cooper veut alors l'empêcher de toucher au pubis (*Œuv. compl.*, pag. 229, traduct. de MM. Chassaignac et Richelot). M. Malgaigne convient que dans un tel cas elle doit appuyer sur cet os, à moins, dit-il, qu'on ne se serve d'une pelote particulière qu'il a proposée, et sur laquelle l'expérience n'a pas encore prononcé (*Man. de méd. opérat.*, p. 546, 2ᵉ édit.). Ce sera donc pour cette espèce de hernie qu'il sera nécessaire d'échancrer la pelote, afin de loger le cordon spermatique, sans le comprimer, recommandation qui avait encore été faite par Scarpa.

Comme il est essentiel que le bandage reste fixe une fois qu'il est bien appliqué, on est dans l'habitude de l'assujettir au moyen d'un ruban que l'on nomme *sous-cuisse*, et qui, attaché en arrière sur la ceinture, vers l'extrémité du ressort, vient se boucler en avant sur un des deux crochets qui sont à la face externe de l'écusson. Ce lien, passant sous la cuisse du côté où est la hernie, est surtout avantageux chez les sujets maigres dont le ventre est plat ou enfoncé, parce qu'il empêche la pelote de se déplacer en haut dans les mouvemens du bassin, mais il n'est pas non plus sans occasionner une certaine gêne au malade, et on peut, en général, s'en passer avec le bandage à pelote mobile. Une bretelle passant par-dessus l'épaule, ou un *scapulaire*, est aussi fréquemment employée chez les individus dont le ventre, fort développé, tend à faire descendre l'écusson du brayer. Son usage est encore moins indispensable que celui du sous-cuisse; mais néanmoins chez plusieurs personnes le brayer, même le mieux fait, étant fort difficile à maintenir en bonne position, il faut savoir tirer parti de ces moyens adjuvans qu'on aurait tort d'abandonner d'une manière générale; on doit être attentif à ce que les diverses pièces de vêtement ne dérangent pas la ceinture ou la pelote. Camper remarque que, chez les soldats d'infanterie de son temps, la ceinture de la culotte abaissait le cercle du brayer, ce qui faisait remonter l'écusson et permettait à la hernie de sortir sous la pelote, et Richter a confirmé la même observation; on aura donc soin que la ceinture du pantalon ne soit pas trop serrée et ne tire pas en bas le bandage, quand l'on fait des mouvemens pour s'asseoir, pour sauter ou pour d'autres exercices.

Le bandage devant se porter continuellement, et pour beaucoup de sujets toute la vie, il est difficile qu'il n'amène pas fréquemment des excoriations et de la douleur, sur les points de la peau qui sont comprimés par lui; d'autant plus que l'humidité et la transpiration finissent toujours par altérer le cuir qui recouvre l'instrument, par agir sur la bourre et même par rouiller la lame du ressort : pour éviter ces inconvéniens, il faut avoir soin de placer une compresse de linge fin, et plié en doubles entre la pelote et la peau. Un bandagiste moderne, M. Lasserre, est parvenu à recouvrir les bandages d'un enduit imperméable, qui rend leur nettoyage facile, avantage précieux chez les enfans et même chez l'adulte; car ainsi leur usage devient moins dispendieux et plus commode. Pour garantir la peau contre toute irritation, Hunter recouvrait la pelote d'une peau de renard brun, le poil en dehors, et Camper, qui se loue d'avoir usé du même moyen chez les dames délicates, remarque que la sueur ne fait point tomber les poils de cette peau, tandis qu'ils tombent de suite, si l'on emploie la peau d'un renard blanc.

Le bandage de la *hernie crurale* ne diffère de celui de la hernie inguinale que par la brièveté un peu plus grande de son col, par la forme toujours ovale et l'étroitesse de haut en bas de sa pelote.

Le bandage *contre la hernie ombilicale et ventrale* est construit d'après les mêmes principes que ceux des autres régions, mais on comprend que le siège de la tumeur et son volume, parfois considérable, ont dû nécessiter quelques changemens dans la pelote et dans la ceinture. C'est ici que l'on est surtout obligé de s'accommoder au volume de la masse herniaire quand elle est irréductible.

Chez les jeunes enfans il suffit de placer sur l'ouverture herniaire une petite boule hémisphérique et un peu solide, et d'entourer le ventre d'une ceinture en toile écrue. La demi-noix muscade employée par Richter est préférable à la boule de cire recommandée par Platner, car celle-ci fondrait au contact de la peau, mais on peut très bien remplacer l'une et l'autre par un bouchon de caoutchouc proportionné à l'ouverture de l'ombilic. Il est à peine besoin que la ceinture soit élastique, pourvu qu'elle s'applique bien sur la paroi abdominale, et d'ailleurs l'appareil doit être souvent renouvelé à cause de la malpropreté inévitable du jeune âge. Chez les adultes, lorsque la hernie est peu volumineuse, on peut se contenter encore de fermer l'ouverture avec un bouchon en caoutchouc, fixé dans une pelote supportée elle-même par une plaque longue de 80 millim. (3 pouces) environ, large de 45 à 65 millim. (20 à 30 lig.,) et recourbée pour s'adapter à la convexité du ventre. Cette plaque métallique, convenablement matelassée, doit être maintenue à l'aide d'une ceinture qui s'attache à chacune de ses extrémités; et afin de permettre au bandage de s'accommoder aux mouvemens de l'abdomen, cette ceinture sera rendue élastique par des fils de cuivre en spirale, semblables à ceux qui entrent dans la composition des bretelles. On pourrait d'ailleurs rendre la pelote élastique en y renfermant un ressort à boudin souple et léger, comme l'a indiqué Scarpa, mais un cylindre ou un tampon de caoutchouc peut y suppléer efficacement. Lorsque la hernie est volumineuse et que le malade est obligé de se livrer à de violens et continuels efforts, un tel bandage n'est plus suffisant. On doit le remplacer par un brayer muni d'un ressort d'acier, comme il y en a dans le bandage inguinal ou crural, et ce brayer, semblable à celui des deux autres régions, ne diffère plus que par la largeur de sa pelote qui fait suite en ligne droite au ressort, et par la longueur de sa courroie qui, après avoir entouré l'abdomen, vient se boucler en avant sur la plaque de l'écusson. (La figure 9 de la planche 37 représente un de ces brayers.) Rien n'est variable, au reste, comme la largeur et la forme que l'on est obligé de donner à la pelote. Fréquemment l'exomphale est irréductible, au moins en partie, et alors il faut creuser la pelote en gouttière pour contenir, sans les contondre, les viscères de la tumeur. Dans ces cas aussi il est avantageux de fixer tout l'appareil à l'aide de scapulaires et de sous-cuisses.

Dans la hernie qui s'échappe par la partie supérieure de la ligne blanche, et que l'on appelle *hernie de l'estomac*, le brayer à ressort est difficilement supporté par le malade, parce qu'il gêne le mouvement respiratoire. Scarpa propose d'employer alors un simple corset de forte toile, embrassant la base du thorax et le haut de l'abdomen, et fixé par deux bretelles qui montent sur les épaules, et reviennent obliquement en avant par-dessous les aisselles. Sous ce corset, on place une petite pelote qui appuie sur l'ouverture herniaire, on assujettit cette pelote avec une compresse maintenue au moyen de bandelettes agglutinatives, et, le tout étant bien en place, on serre le corset à l'aide de deux pattes qui s'entrecroisent à la manière des chefs d'un bandage unissant.

Enfin, il est des cas où, sans suivre aucune règle fixe, le chirurgien est obligé d'imaginer un bandage adapté à la forme, au volume et au siége de quelques hernies ventrales irréductibles. C'est pour un cas de ce genre que Fabrice de Hilden fit construire une sorte de suspensoir qui, prenant son point d'appui sur la base du thorax, recevait dans un sac le fond de la tumeur herniaire.

TRAITEMENT AYANT POUR BUT DE REMÉDIER AUX ACCIDENS DE LA HERNIE.

En résumant à trois les accidens de la hernie, savoir : irréductibilité, engouement, étranglement, on trouve que le traitement à leur opposer consiste à soutenir et à protéger par un brayer convenable la hernie irréductible, à réduire la hernie engouée, à réduire encore la hernie étranglée, ou, si cela est impossible, à lever l'étranglement. Nous ne revenons point sur l'emploi des bandages contre la hernie irréductible; ajoutons seulement qu'on peut parvenir à la longue et avec une compression méthodique à faire rentrer, en tout ou en partie, un assez grand nombre de ces hernies. Nous dirons relativement à la hernie engouée, qu'elle cède presque toujours à l'usage adroitement combiné du taxis, des purgatifs et des relâchans administrés d'une manière générale et locale sur la tumeur. Il n'y a donc de réellement important que la hernie étranglée; mais ici l'accident est d'une telle gravité qu'il compromet au plus haut degré la vie du malade, et le rôle du chirurgien est si difficile, que c'est en quelque sorte une preuve de haut savoir chirurgical que de se comporter sans reproche vis-à-vis de la maladie.

Si la hernie étranglée ne peut pas être réduite sans opération, il faut pratiquer l'opération de l'étranglement : tout le monde avoue ce précepte; mais on se divise aussitôt que l'on veut établir le moment précis auquel il est convenable d'opérer. Opère-t-on de bonne heure, sans doute on affranchit le malade des dangers mêmes de l'étranglement, mais on l'expose aux suites d'une opération dont la gravité ne saurait être méconnue. Opère-t-on tardivement et après l'essai préliminaire de toutes les méthodes de réduction, la marche rapide des accidens inflammatoires menace le chirurgien de voir survenir la gangrène dans la hernie; de part et d'autre il y a des dangers à craindre, des avantages à espérer, et la conduite de l'opérateur est toujours délicate, soit qu'il agisse, soit qu'il attende. Si, pour sortir de l'embarras où il se trouve, un jeune chirurgien consulte la pratique des maîtres de l'art sur ce sujet, il hésite entre l'opinion de Pott, de Richter, de Desault, qui veulent que l'on opère quelques heures tout au plus après l'étranglement, et celle de plusieurs chirurgiens modernes qui recommandent, au contraire, d'épuiser toutes les ressources du taxis. En un mot, la science n'enseigne point d'une manière nette et claire le moment qu'il faut choisir pour opérer l'étranglement.

Au reste, en examinant avec soin cette question importante, on acquiert la certitude que l'on ne peut y donner une réponse absolue. Les cas de hernie étranglée, tels qu'ils s'offrent au praticien, sont variables, et la conduite à leur égard ne saurait être toujours la même. Essayons d'établir quelques règles utiles par des exemples.—Lorsqu'une hernie est étranglée tout récemment, le chirurgien doit d'abord pratiquer le taxis simple; puis, s'il échoue, recourir à un bain prolongé, à une saignée générale pour peu que le sujet soit un peu fort, revenir au taxis et y insister en variant la position du malade. Tout cela étant employé sans succès, il peut songer à l'usage de la fumée de tabac, à l'application d'une vessie de glace sur la tumeur; mais déjà il doit tenir compte avec soin du temps écoulé depuis le moment de l'étranglement, de l'intensité des symptômes et de leur marche, de la tension qui existe dans la tumeur, et de la douleur qu'y fait naître le toucher. Si, l'individu étant robuste, l'étranglement est survenu tout-à-coup sans signes d'engouement antérieur, si l'on a lieu de croire que l'intestin est dans la hernie, et si enfin les symptômes persistent avec une acuité croissante, malgré l'administration des relâchans généraux, il faut craindre et de perdre du temps, et d'occasionner quelques désordres dans la hernie par une manœuvre de taxis trop prolongée. A plus forte raison doit-on avoir cette réserve lorsque le malade a passé entre les mains de plusieurs médecins peu habitués aux opérations chirurgicales, parce qu'il est trop fréquent de les voir, pour se faire honneur d'un succès, précipiter inconsidérément des tentatives de réduction. « Que de « fois, dit J.-L. Petit, on a vu des malades périr le jour même où « la réduction a été faite ! aux uns, on a trouvé le boyau gangréné; « aux autres, il était crevé, et les matières fécales répandues dans « le ventre. » Sans même causer un résultat aussi funeste, ces manipulations opiniâtres ou mal dirigées peuvent amener une inflammation vive dans l'intestin, l'épiploon et le sac, et plus tard, après l'opération, la mort devient inévitable par péritonite. Dupuytren et Sanson n'essayaient qu'avec beaucoup de prudence le taxis chez les pauvres malades qui arrivaient à l'hôpital, après avoir été soumis à des manœuvres en ville; et déjà Saviard avait remarqué que de son temps, à l'Hôtel-Dieu, l'opération de la hernie était fréquemment malheureuse par suite de taxis mal conduit hors de l'hôpital.—Au contraire, si les signes de l'étranglement ont marché avec lenteur, si la tumeur est indolente au toucher, si le malade est quelquefois sujet à de l'engouement dans sa hernie, comme cela est fréquent pour la hernie inguinale, si l'on a lieu de croire que l'épiploon est seul contenu dans le sac, il est permis d'attendre, de revenir plusieurs fois sur les manœuvres de réduction, et même jusqu'à un certain point de pratiquer ce que l'on appelle aujourd'hui le *taxis forcé*. Rien ne pressant, on peut reculer une opération qui n'est pas innocente en elle-même. Mais encore faut-il être sur ses gardes et ne point se laisser abuser par les récits du malade et des assistans. Surtout, il ne faut point prendre une hernie, dans laquelle la résolution des symptômes annonce un commencement de gangrène, pour un cas d'étranglement indolent.

En résumé, ce point de pratique est fort difficile. En accumulant de part et d'autre des cas de succès obtenus par un usage heureux du taxis prolongé, et des cas devenus malheureux par abus du taxis, on n'avancerait pas beaucoup la question, car on ne saurait en faire sortir aucune règle certaine et absolue. La sagacité du chirurgien doit ici suppléer aux préceptes : mais néanmoins, à une époque où on paraît être enclin à beaucoup compter sur les avantages d'un taxis long-temps prolongé, et sur plusieurs moyens de réduction que le hasard sans doute a fait réussir quelquefois, tels que l'introduction, dans l'urèthre, d'une bougie enduite de belladone, l'introduction de belladone ou de jusquiame dans le rectum, il est utile de rappeler que les plus habiles des chirurgiens qui nous ont précédés opéraient de bonne heure l'étranglement.

Historique de l'opération. Avant Franco, toutes les tentatives de la chirurgie herniaire avaient eu en vue la cure radicale de la hernie, et c'est vers le milieu du XVIe siècle seulement, qu'il est fait mention d'une opération spéciale contre l'étranglement. Soit que Franco fût lui-même l'inventeur de cette précieuse découverte, soit que déjà l'opération de la hernie étranglée eût été pratiquée par d'autres chirurgiens de son temps, il conserve l'honneur de l'avoir décrite le premier et de l'avoir conseillée dans son livre imprimé à Lyon en 1556, et plus tard en 1561. Il recommande, pour opérer le débridement, de se servir d'*un petit baston de la grosseur d'une plume d'oie, ou un peu plus gros, rond, et qui soit plat d'un côté et demy rond.* Sur ce bâton, introduit par une petite ouverture, on guidait le bistouri. D'abord on essayait de réduire sans inciser le sac, mais, s'il en était besoin, on ouvrait le sac, on le soulevait par des crochets, et on débridait, au moyen du bistouri conduit sur le bâton, puis on faisait rentrer les intestins en repoussant d'abord les parties qui étaient les plus voisines du ventre; une suture était faite ensuite. Ambroise Paré adopta l'opération de Franco, et remplaça le bâton de bois par une sonde cannelée, moyen plus commode et plus sûr pour conduire le bistouri. Pigray, élève de Paré, décrivit une méthode qui consiste à faire une ouverture à la paroi abdominale et au péritoine, au-dessus de la tumeur, et à tirer en dedans, par cette ouverture, l'intestin déplacé, méthode qui, d'après le travail historique de l'auteur de l'article Hernie, du *Répertoire général des Sciences médicales*, est probablement la même que celle indiquée par Rousset (1581) et que celle attribuée beaucoup plus tard à Cheselden. Covillard (1640) pratiqua l'opération de Franco dans un cas de hernie étranglée frappée de gangrène. En Italie, Fabrizio d'Acquapendente (1565) ne proposait, contre l'étranglement, que les moyens ordinaires de réduction, et il donne le précepte de placer le malade la tête en bas, et de le secouer par les pieds pour faire rentrer les viscères. Genga (1672) s'éleva contre l'opération de l'étranglement.

Au XVIIIe siècle, l'opération de Franco fut admise sans contestation, bien que pourtant l'on n'eût pas abandonné diverses méthodes bizarres ou nuisibles pour obtenir la cure radicale. Dionis décrivit avec précision tous les détails de l'opération du débridement, et, à partir de cette époque, cette partie importante de la chirurgie herniaire s'est perfectionnée successivement jusqu'à nos jours. La description qui va suivre nous dispense d'indiquer ici les travaux ultérieurs.

Nous allons maintenant décrire l'opération de la hernie telle qu'on la pratique pour les cas d'étranglement simple; nous dirons ensuite ce qu'il faut faire lorsqu'il se présente des complications.

OPÉRATION DE LA HERNIE ÉTRANGLÉE OU KÉLÉTOMIE.

Appareil instrumental et de pansement. Position du malade et des aides. Le chirurgien doit avoir à sa disposition un bistouri droit ordinaire, un bistouri convexe, un bistouri droit boutonné, et, s'il le juge convenable, le bistouri herniaire de Pott, ou celui d'A. Cooper; deux paires de pinces fortes, une paire de ciseaux mousses et une sonde cannelée: ces instrumens suffisent pour l'opération. Certains chirurgiens en ont employé de particuliers, tels que la sonde ailée, le bistouri de Morand, celui de Ledran, le dilatateur de Leblanc. On aura des éponges, de l'eau tiède et de l'eau froide, un linge troué enduit de cérat, des boulettes et des gâteaux de charpie, des fils à ligature, au besoin des aiguilles à suture munies de leur fil, des bandelettes agglutinatives, des compresses longues et carrées, une bande très longue ou un bandage triangulaire. —Le malade sera placé horizontalement sur un lit, les muscles de l'abdomen relâchés, la région où est la hernie nettoyée et rasée si elle est couverte de poils. Des aides surveilleront les mouvemens du malade, qui doit être immobile; un autre se tiendra en face du chirurgien pour tendre la peau, éponger la plaie et aider l'opérateur; un dernier se chargera de donner les instrumens. L'opérateur, placé à la droite du malade, debout, assis, ou à genoux, suivant sa convenance, commence l'opération.

Premier temps. Incision des tégumens. L'incision doit être dirigée suivant le grand diamètre de la tumeur, remonter à un centimètre et demi au-dessus de l'anneau, et descendre jusqu'au bas de la tumeur. Tantôt on peut la faire à la manière ordinaire avec un bistouri droit tenu en troisième position; tantôt il vaut mieux inciser sur le milieu d'un pli fait à la peau, pli dont l'aide tient une extrémité et l'opérateur l'autre; l'épaisseur plus ou moins grande des tégumens décide en faveur de l'un ou l'autre mode. Ce qui doit guider surtout le chirurgien, c'est le soin d'aller peu profondément, dans la crainte de rencontrer l'intestin, qui n'est quelquefois séparé de la peau que par des couches très minces. Ce précepte est si important qu'il ne faut pas chercher à faire une incision nette et régulière; la coquetterie qui consiste à éviter ce que l'on appelle des *queues*, est ici déplacée, mieux vaut compléter ensuite son incision sur la sonde cannelée. Une seule incision ne suffisant pas pour mettre la tumeur à découvert, on en pratiquera une seconde, de manière à avoir un T, ou même une croix; ceci au reste n'est nécessaire que pour la hernie crurale ou ombilicale.

Deuxième temps. Incision des enveloppes sous-cutanées du sac. Après l'incision des tégumens, et avant d'aller plus loin, on est quelquefois incommodé par une petite hémorrhagie provenant de la section d'artérioles superficielles; la pression exercée par le doigt d'un aide, la torsion avec les mors d'une pince suffisent pour suspendre l'écoulement de sang. Le chirurgien divise donc toutes les lames qui recouvrent le sac herniaire.—Ce temps demande beaucoup de précautions; on soulèvera avec une pince fine chacune des lamelles situées au-devant du sac, et après une section faite au ras de la pince avec un bistouri tenu horizontalement en dédolant, on glisse sous chaque feuillet une sonde cannelée, on divise ce feuillet sur la sonde, d'abord en haut, puis en bas, le plus loin possible, de manière à dégager la tumeur, et on recommence ainsi jusqu'à ce que l'on reconnaisse le sac au fond de la plaie. Le nombre de couches à diviser, varie suivant le siège de la hernie et son ancienneté. Quelle que soit son expérience acquise, le chirurgien ne peut pas au juste le calculer à l'avance, d'autant plus que parfois des pelotons de graisse, des couches anormales de tissu cellulaire ou des kystes séreux se rencontrent entre le sac et la peau. La recherche du sac est donc ordinairement assez embarrassante; on le reconnaît à sa surface lisse et polie, à sa forme sphérique, au tremblotement qu'on y éprouve à la pression, par la présence presque constante d'une certaine quantité de liquide dans son intérieur; quelquefois à sa teinte légèrement livide qui accuse un liquide brunâtre sous-jacent. Mais parfois un ou plusieurs de ces signes manquent et aucun d'eux n'est certain; on est exposé à prendre un peloton adipeux pour l'épiploon, ou un kyste séreux pour le véritable sac. Il n'est peut-être pas un seul chirurgien qui n'ait rencontré le sac plus tôt ou plus tard qu'il ne s'y était attendu; de pareilles incertitudes enjoignent rigoureusement de procéder avec réflexion et une certaine lenteur. Ajoutons enfin qu'il y a des cas dans lesquels on trouve au-devant du sac des ganglions lymphatiques abcédés, un sac herniaire, ancien, oblitéré et épaissi ou plein de liquide, ou encore les divers élémens du cordon spermatique et le canal déférent séparés.

3e *Temps. Ouverture du sac.* Dans le plus grand nombre des cas, une fois le sac mis à nu, il est facile de l'ouvrir sans aucun danger. D'une part, en effet, il existe presque toujours une certaine quantité de liquide à son intérieur, et alors l'intestin est protégé contre l'instrument tranchant; d'une autre part, lorsque le sac ne contient point de liquide, que la hernie est *sèche* comme on dit, il n'arrive presque jamais que l'intestin soit exactement appliqué à toute la face interne de la poche, et l'on peut trouver un point au-dessous d'une circonvolution ou entre deux circonvolutions, où avec une pince on peut soulever le sac pour l'ouvrir ensuite. Dans les deux cas, on soulève donc la membrane pincée délicatement et d'un coup de bistouri tenu à plat, on divise au ras de la pince de manière à faire un petit trou à la poche. Alors on glisse une sonde cannelée mousse dans cette ouverture, et on incise sur elle, soit avec un bistouri boutonné, soit, ce qui est préférable, avec des ciseaux à pointes mousses. Après avoir ainsi agrandi l'ouverture par en haut, on répète la même manœuvre par en bas, et les organes propres de la hernie sont mis à nu. Mais avant de prolonger l'incision, il faut bien s'assurer que l'on est effectivement parvenu dans l'intérieur du sac. L'évacuation du liquide de la poche ouverte en quantité variable est le signe le plus caractéristique; toutefois il en est d'autres que l'on ne doit pas négliger. Portant le doigt ou une sonde mousse dans l'intérieur de la poche, on en parcourt la cavité dans tous les sens, on arrive en haut à une partie étroite, et on s'assure que ce point répond à la cavité abdominale et au pédicule de la hernie; tout cela bien entendu, si le sac est libre d'adhérences avec les viscères, car nous avons supposé qu'il s'agit d'une hernie exempte de complications. Enfin, examinant avec attention ce qui est contenu à l'intérieur de la poche, le chirurgien reconnaît l'intestin à sa forme arrondie, à sa surface lisse et parfois aux fibres charnues qui s'aperçoivent à travers la tunique séreuse; à l'aide de tous ces signes, il est rare que l'on ne puisse arriver à la certitude.

A côté de ces conditions, qui, à la vérité, sont les plus fréquentes, il faut placer des circonstances capables de jeter du doute dans l'esprit de l'opérateur. Nous avons déjà parlé de la présence de plaques graisseuses et de kystes pleins de liquides au-devant du sac. Le kyste une fois ouvert, si on l'a pris un instant pour le sac lui-même, on ne tarde pas à voir qu'il est clos de toutes parts, et que, ne renfermant que du liquide, il ne contient ni intestin ni épiploon. Supposez que des flocons de graisse en imposent pour l'épiploon, on reconnaîtra l'erreur en ce que le paquet graisseux peut être isolé de tous côtés, tandis qu'au contraire, l'épiploon adhère en haut au pédicule de la hernie. Mais voici une autre circonstance plus embarrassante: il est, ainsi que nous l'avons dit, un petit nombre de hernies qui n'ont point de sac, ou bien qui n'en possèdent qu'un incomplet, la hernie du cœcum, par exemple. Tous les signes que nous avons donnés comme annonçant la présence du sac, et que l'on est arrivé dans son intérieur n'existant plus, il faut en conséquence procéder avec une grande circonspection dans la crainte de tomber d'emblée sur l'intestin. Au reste, dans le petit nombre de cas où cette particularité s'est présentée, il paraît qu'on a pu reconnaître l'intestin à sa tunique charnue qui, privée de péritoine, n'est plus recouverte que par un tissu cellulaire tomenteux.

4e *Temps. Ablation de la cause d'étranglement et réduction des parties.* Après avoir ouvert le sac dans une assez grande étendue pour pouvoir examiner à l'aise les viscères qui composent la hernie, le chirurgien, s'il ne rencontre ni adhérences ni gangrène, doit procéder à la réduction des parties. Trois manœuvres sont nécessaires pour y parvenir: 1° attirer au dehors, si c'est possible, une plus grande quantité d'organes qu'il n'en existait dans le sac; 2° lever l'étranglement, soit avec l'instrument tranchant, soit par simple dilatation; 3° opérer la réduction. Voyons ces trois points.

Attirer au dehors une partie des organes du ventre a pour avantage: 1° de disséminer les gaz et les matières de l'intestin dans un plus long canal; 2° de permettre de voir si l'intestin est parfaitement sain au niveau du collet; 3° enfin de constater aussi, en attirant le sac, si l'étranglement est produit par son collet ou par l'anneau aponévrotique. Si l'intestin cède à la traction, en amenant avec lui le collet, il est clair que ces deux parties jouent librement dans l'anneau aponévrotique, et que par conséquent ce n'est point celui-ci qui étrangle. Remarquons au reste que cette manœuvre doit être exécutée avec ménagement. Il faut ne tirailler que très légèrement l'intestin; pour peu qu'on éprouve de la résistance, comme c'est un indice que la constriction est forte, on doit passer aussitôt au moyen de la faire cesser.

A. *Dilatation.* On a proposé de lever l'étranglement par la *dilatation* de l'anneau aponévrotique. Cette méthode a dû être accueillie avec faveur, puisqu'elle n'expose point le chirurgien à la blessure des vaisseaux que peut rencontrer l'instrument tranchant. Le *crochet* d'Arnaud et surtout le *dilatateur* de Leblanc ont joui d'une grande vogue à leur époque. Avec le crochet on soulève le ligament de Fallope, dans le cas d'une hernie crurale; et si l'on veut employer le dilatateur, on en glisse l'extrémité fermée entre le col de la hernie et le lien constricteur; puis, dit Leblanc, ouvrant l'instrument de manière que la face convexe des deux branches soit tournée en haut et la face concave en bas, afin de protéger l'intestin, on agrandit par degrés l'ouverture suffisamment, pour y faire rentrer les parties sorties. Leblanc et Hoin rapportent un grand nombre de cas où l'usage du dilatateur a été couronné de succès: Scarpa lui-même l'approuve lorsqu'il s'agit d'une hernie crurale chez l'homme, parce que, ici, la difficulté d'éviter les vaisseaux est plus marquée que partout ailleurs. Cependant il faut convenir que la dilatation doit être rarement un moyen capable de lever l'étranglement, car celui-ci est causé beaucoup plus souvent par le collet du sac que par l'anneau aponévrotique; et quoi qu'en ait dit Hoin, et même après lui Scarpa, il n'est point facile de dilater ce collet à l'aide des deux branches écartées du dilatateur. Sans compter les cas où la constriction est telle qu'on ne peut glisser l'instrument entre l'intestin et le collet, ni ceux où il existe des adhérences qui s'opposent également à cette introduction, il en est encore d'autres où l'étranglement siége trop haut pour pouvoir être atteint de cette manière, par exemple, dans certaines hernies inguinales; on voit en conséquence que la dilatation conviendrait uniquement pour quelques hernies crurales, et, en vérité, on a peine à comprendre les nombreux cas de succès annoncés par Leblanc et le praticien de Dijon son imitateur. Reconnaissons du reste que si l'on continuait à préférer quelquefois la dilatation, l'instrument de Leblanc est celui qui est le mieux fait pour satisfaire aux conditions demandées.

B. *Incision*. Cette seconde méthode, applicable dans tous les cas et préférable à la première, consiste à faire la section du lien constricteur; elle se pratique de deux manières, ou bien en coupant avec le bistouri, ou bien en divisant avec les ciseaux. Voici comment on doit débrider avec les ciseaux. Le chirurgien saisit avec une pince forte chacune des lèvres du sac aussi près que possible du siége de l'étranglement, et confie les deux pinces à deux aides placés de côté. Les aides alors tirent ensemble sur le sac et l'abaissent graduellement jusqu'à ce que l'on aperçoive le cercle étroit qui représente le collet, et l'opérateur, armé des ciseaux légèrement courbes sur le plat et mousses à leur extrémité, coupe la bride ainsi abaissée. Quelquefois on n'atteint pas du premier coup le véritable cercle constricteur, parce qu'il se cache derrière l'anneau aponévrotique, mais il est rare qu'on ne parvienne pas à le diviser par une section portée un peu plus haut, après que les aides ont de nouveau saisi les lèvres du sac sur un lieu plus élevé. D'ailleurs, on peut toujours diviser ainsi devant soi, sans aucune espèce de risque à courir, tant que l'on n'agit que sur des parties visibles. L'index gauche du chirurgien sera conduit au-devant de l'intestin d'une part pour protéger cet organe, et d'autre part pour servir de support et de guide aux ciseaux.

Cette manière d'opérer et simple, facile est sûre quand on peut l'employer, c'est-à-dire toutes les fois que l'étranglement est causé par le collet du sac, et que ce collet, libre d'adhérences, ne remonte pas trop haut derrière l'anneau aponévrotique. L'abaissement du sac, par le moyen des aides, contribue beaucoup à rendre facile ce temps toujours délicat de l'opération, et comme on est guidé par le doigt porté derrière le collet, et que l'on agit à vue libre en quelque sorte, en procédant avec mesure, il n'y a presqu'aucun danger à redouter.

Mais ce mode de débridement ne suffit point toujours; soit que le sac adhère par sa face externe à sa racine, et ne puisse être abaissé, soit que l'étranglement soit produit par l'anneau aponévrotique, ou qu'il ait pour siége le collet, situé accidentellement très haut, il est préférable de se servir d'abord du bistouri, ou bien de n'y avoir recours qu'après avoir essayé en vain de débrider avec les ciseaux.

Le choix du bistouri n'est pas une chose indifférente. Le droit ordinaire ou le convexe doivent être rejetés, en général, comme exposant à la blessure des parties. Le bistouri boutonné peut être manié avec plus de sûreté; mais pour être encore parfaitement commode, il faut qu'il soit courbe et étroit, de manière à pouvoir s'adapter au trajet oblique ou sinueux que parcourt le pédicule de la hernie. Sous ce rapport, le bistouri concave de Pott est très avantageux; aussi est-ce celui dont on se sert le plus généralement. Dupuytren l'a modifié en plaçant son tranchant sur la convexité, et il pense qu'on divise ainsi plus facilement les tissus d'arrière en avant et du centre à la circonférence. Sans blâmer précisément cette modification, nous lui préférons celle d'A. Cooper qui, sur le bistouri de Pott, a réduit le tranchant à une petite étendue, 6 ou 8 lignes (13 ou 17 millimètres), à quelque distance de l'extrémité boutonnée. Du reste, si l'on veut se servir en même temps d'une sonde cannelée, celle que l'on connaît ordinairement est suffisante, et il n'est besoin ni de la *sonde ailée de Méry*, ni de toute autre munie de plaques latérales et plus ou moins compliquée.

Pour agir avec le bistouri, on commence par porter l'ongle de l'indicateur gauche entre l'intestin et le collet du sac, puis retournant le doigt de manière à diriger sa pulpe en avant, on glisse sur elle le bistouri à plat, et lorsque son extrémité est entrée dans le ventre, on le retourne sur lui-même pour diriger le tranchant vers le bord à diviser. Pendant cette manœuvre le chirurgien, avec le doigt qui sert de guide à l'instrument, protége les parties contenues dans la hernie et surtout l'intestin, et pour plus de sûreté encore, un aide attire doucement les viscères vers le point opposé, tandis qu'un autre aide écarte les lèvres de la plaie afin de laisser à l'opérateur une entière liberté d'agir. Les choses arrivées à ce point, et le bistouri étant introduit entre les viscères et le collet du sac, le chirurgien, combinant le mouvement de sa main droite qui tient le manche de l'instrument avec le mouvement de l'index gauche qui en soutient le dos, presse, en sciant, sur l'anneau constricteur et le divise en retirant le bistouri : un craquement annonce ordinairement la section des fibres aponévrotiques. De suite, l'index gauche, qui ne doit pas abandonner sa place, est porté dans l'ouverture et apprécie quelle est l'étendue du débridement. Si le doigt ne peut point pénétrer plus facilement qu'avant la section, il faut recommencer, en suivant exactement les mêmes temps, jusqu'à ce que la bride cède et soit décidément coupée. Alors il ne reste plus qu'à réduire les parties.

Lorsque, pour conduire le bistouri, on veut se servir de la sonde cannelée, on doit avoir une sonde d'argent munie d'un cul-de-sac; on courbe la sonde, et on la glisse entre le collet et l'intestin, la gouttière dirigée en avant et le pavillon un peu abaissé, afin que le bouton s'applique contre la face postérieure de la paroi abdominale; puis, portant le dos du bistouri dans la cannelure, on divise la bride comme précédemment.

On a cherché à déterminer rigoureusement quelle étendue devait avoir le débridement, et on a recommandé de ne pas faire une incision de plus de 2 ou 3 lignes (4 à 6 millimètres); mais il est impossible de donner, à cet égard, une règle absolue. En principe, il faut que la section de la bride soit suffisante pour faire cesser l'étranglement : en pratique, on se conduit suivant les cas, et on se guide, pour l'étendue relative à donner à la section, sur le voisinage de vaisseaux artériels qu'il est important de ménager. La crainte d'exposer le malade à une récidive de la hernie, en rendant trop large l'anneau aponévrotique, est une raison de médiocre valeur; mais le précepte de s'éloigner des vaisseaux dont la lésion est capable de causer une hémorrhagie, oblige parfois à pratiquer plusieurs incisions peu étendues en différens points, plutôt que d'en faire une seule qui pourrait être dangereuse. Nous verrons, en parlant de l'opération, appliquée aux diverses espèces de hernies, dans quels cas on doit avoir recours au *débridement multiple*.

C. *Réduction*. Aussitôt après avoir levé l'étranglement, on doit s'occuper de faire rentrer les viscères; bien entendu qu'il s'agit toujours ici de la hernie exempte de complications. On attire hors du ventre une portion d'intestin, et cela est facile puisqu'aucun lien ne s'y oppose; on dissémine ainsi les gaz et les matières, et on exécute un taxis véritable, les parties étant sous les yeux. Il est commode au chirurgien, pendant qu'il fait glisser l'organe entre ses doigts, de faire tendre le sac, afin que l'intestin trouve sur lui un plan lisse et incliné. Si la hernie contient à-la-fois une anse intestinale et une portion d'épiploon, on doit toujours faire rentrer l'intestin d'abord. L'épiploon est, en général, plus difficile à réduire; quelquefois (qu'on nous passe cette expression, impropre mais énergique) il faut *piétiner* sur son pédicule et le faire avancer graduellement et par portions successives. Il va sans dire que l'abdomen du malade devra être parfaitement relâché. Lorsque tout est rentré, le chirurgien porte son doigt à travers l'anneau, afin de se bien assurer que les parties sont véritablement rentrées dans le ventre, et non dans l'épaisseur de la paroi abdominale, et qu'elles sont libres de toute bride ou adhérence.

Quant au sac, on a proposé plusieurs manières de se comporter à son égard. Les uns ont dit de le réduire toujours, d'autres de le lier et de l'étrangler à son col, afin d'avoir plus tard un bouchon qui fermât l'ouverture herniaire; d'autres enfin de le laisser en place, l'abandonnant à la suppuration qui doit s'emparer de la plaie. Comme il est rare qu'il n'adhère pas à sa face externe avec les parties sous-jacentes, on ne pourrait en général exécuter les deux premiers résultats, sans détruire préalablement les adhérences, ce qui, souvent, ne s'obtiendrait qu'à l'aide d'une dissection qui pourrait n'être pas sans danger. Si, néanmoins, le sac était libre, il n'y a en effet nul inconvénient à le réduire, après les viscères. Mais autrement, il vaut mieux l'abandonner dans la plaie, après en avoir retranché ce qui peut l'être sans inconvénient, car ainsi on diminue d'autant la suppuration qui doit suivre.

PANSEMENT ET SOINS CONSÉCUTIFS.

Le pansement de la plaie consécutive à l'opération est des plus simples. La plupart des chirurgiens recouvrent la surface saignante d'un linge percé de trous et enduit de cérat. On applique par-dessus des boulettes de charpie de manière à remplir la plaie, puis un ou deux gâteaux de charpie et des compresses, et on assujettit le tout au moyen d'un bandage triangulaire ou avec le bandage connu sous le nom de *spica de l'aine*. On renouvelle l'appareil au bout de trois ou quatre jours, lorsque la suppuration est établie, et ensuite on panse une fois chaque jour jusqu'à ce que la cicatrisation soit obtenue. Au lieu de recouvrir la plaie d'un linge gras, quelques chirurgiens sont dans l'habitude d'appliquer immédiatement les boulettes de charpie sèche; mais ici, comme ailleurs, cette manière de faire a l'inconvénient de rendre le second pansement plus douloureux. Il y a aussi des opérateurs qui, dans le but d'obtenir une réunion primitive ou immédiate, affrontent les lèvres de la plaie à l'aide de bandelettes agglutinatives ou même au moyen d'un ou deux points de suture. Cette conduite, avantageuse dans les cas où l'opération a été simple et promptement terminée, ou en d'autres termes, lorsque le fond de la plaie n'a pas été, en quelque sorte, tourmenté, expose parfois le malade à une suppuration profonde, à un abcès qui peut devenir la source d'accidens. D'ailleurs l'importance, dans une opération aussi grave, n'est pas de hâter de quelques jours la marche de la cicatrisation : peut-être même est-il utile de laisser se développer, du fond à la surface, un travail de cicatrisation un peu lent, afin d'avoir ensuite plus de chances en faveur de la cure radicale de la hernie. Dans tous les cas, pendant tout le temps que met à se faire la réunion, qu'elle soit primitive ou secondaire, on doit tenir le malade immobile au lit, lui recommandant bien d'éviter les mouvemens qui pourraient contribuer à faire sortir de nouveau les viscères, et l'habituant à soutenir la plaie avec la main appliquée sur le bandage, toutes les fois qu'il est obligé de se mouvoir ou de tousser, etc.

Si, quelques heures après l'opération, les selles ne se rétablissent pas spontanément, il est sage d'administrer un lavement simple, puis un autre un peu laxatif dans le cas où le premier n'aurait pas agi. Néanmoins cette précaution ne suffit pas toujours, et fréquemment, après l'opération, soit paresse de l'intestin ou commencement d'inflammation, les selles n'ont pas encore reparu au bout de vingt-quatre heures; alors il est indiqué de faire prendre par la bouche un purgatif léger que l'on donnera dans une petite quantité de véhicule.

Enfin, après la guérison, le malade doit porter un bandage herniaire, s'il ne veut point être exposé à une récidive de la maladie pour laquelle il a subi une aussi grave opération.

CONDUITE A TENIR DANS LES CAS DE COMPLICATIONS.

Adhérences de l'intestin. Lorsque des adhérences existent entre l'intestin et le collet du sac, on conçoit que le temps opératoire qui consiste à lever l'étranglement est rendu difficile. Si ces adhérences sont molles et récentes, on peut les détruire et faire glisser ensuite une sonde cannelée ou le bistouri pour débrider à la manière ordinaire : si les adhérences sont anciennes et résistantes, comme il est rare qu'elles existent à tout le pourtour du collet, on porte le débridement sur un lieu où il ne s'en trouve pas, et, au besoin, on pratique plusieurs petites incisions, en différens points, afin de suppléer par le nombre à l'étendue de la section. C'est donc un cas où le *débridement multiple* est souvent obligatoire. L'étranglement étant levé, il serait imprudent de réduire en bloc l'intestin encore adhérent au collet, avec le sac lui-même, à supposer que celui-ci pût être refoulé dans le ventre : on doit se contenter de laisser les parties au dehors, et insensiblement l'intestin, tiraillé par les mouvemens du tube digestif, finira par rentrer dans l'abdomen. Mais il peut arriver que des adhérences anciennes existent à tout le pourtour du collet, et qu'il y ait impossibilité à passer le bouton du bistouri sans blesser l'intestin. Alors, dit L. Sanson, il faut imiter la conduite d'Arnaud, ouvrir l'intestin, quelque sain qu'il soit, au-dessous du collet, introduire le bistouri par cette ouverture, et débrider de dedans en dehors. Cette pratique est fâcheuse sans doute, mais, avant tout, il faut faire cesser l'étranglement, et mieux vaut encore ouvrir l'intestin dans le sac que s'exposer à l'ouvrir dans le ventre en faisant passer de force le bistouri entre lui et le collet.

Gangrène de l'intestin. Lorsque l'intestin offre une couleur rouge foncée, ou noirâtre ou ardoisée, que la sérosité du sac est brune et fétide, que l'anse intestinale est flasque, molle, sans rénitence, exhalant l'odeur propre à la gangrène, le chirurgien, reconnaissant ce funeste accident à ses signes caractéristiques, ne doit pas tenter la réduction, et à plus forte raison le doit-il encore moins si l'intestin est ulcéré en quelque point, et si déjà un épanchement stercoral s'est fait dans la cavité du sac. Dans une telle circonstance il faut d'abord fendre l'intestin sur sa convexité, ce qui rend inévitable la formation d'un anus contre nature. Ensuite, on introduira dans le bout supérieur du tube digestif une sonde de femme afin de permettre l'écoulement des matières, et si la sonde ne pouvait point passer à cause de l'étroitesse au niveau du collet, il faudrait, suivant la méthode d'Arnaud, débrider par l'intérieur de l'intestin, mais on se trouve rarement dans cette nécessité. Au cas enfin où l'intestin serait libre dans l'ouverture, on devrait le fixer au dehors en l'embrassant avec une anse de fil. Quant à l'anse intestinale gangrénée, il est inutile de la retrancher avec l'instrument tranchant; en confiant à la nature le soin d'éliminer tout ce qui est frappé de gangrène, on met les parties dans de meilleures conditions pour l'établissement d'un anus anormal, qui ensuite pourra guérir de lui-même ou être traité avec succès. Une anse intestinale tout entière est-elle ainsi gangrénée, on a proposé de procéder immédiatement à la réunion des deux bouts du tube digestif (Voy. *Suture des intestins*); mais en général il est préférable de n'employer que l'opération secondaire qui consiste à combattre l'anus anormal.

Adhérences et altération de l'épiploon. L'épiploon peut offrir des adhérences avec le sac, former à l'intestin une gaîne qui le serre ou qui l'étrangle et être altéré de diverses manières. Si les adhérences sont faibles et molles, on les détruira facilement, puis on réduira l'épiploon. Si celui-ci embrasse ou étrangle l'intestin, on en dégagera adroitement ce dernier, soit avec les doigts, soit en coupant la bride. Si l'épiploon est gangréné, ou uni au sac par des adhérences très solides, ou s'il est trop volumineux pour être replacé dans le ventre, à moins d'un débridement trop étendu, on ne doit pas songer à le réduire. Mais faut-il l'abandonner dans la plaie, ou bien le retrancher par rescision? L'une et l'autre de ces deux conduites ont été suivies et défendues par les praticiens. En laissant l'épiploon dans la plaie, il peut arriver qu'il contracte des adhérences avec l'ouverture herniaire et devienne ainsi un bouchon capable de prévenir la récidive de la hernie; mais il est possible aussi que, par suite d'une inflammation trop vive, il donne lieu à un abcès profond qui a de la tendance à s'étendre du côté du ventre, et on doit craindre dans des cas semblables des péritonites mortelles. Au contraire, on évite ces accidens en retranchant toute la partie de l'épiploon qui est irréductible, et, pour arriver à ce but, on a à choisir entre la ligature et la rescision avec l'instrument tranchant. La ligature de l'épiploon près de l'anneau, quoique conseillée encore par Scarpa et M. Hey, a le grave inconvénient de placer le malade dans la position de celui qui a une hernie épiploïque étranglée; aussi préfère-t-on en général avoir recours à l'autre moyen. Mais en retranchant l'épiploon, il faut se mettre en garde contre l'hémorrhagie qui pourrait résulter de l'ouverture des artères qui se rendent à cette partie. Sans doute il n'est pas toujours besoin de lier ces vaisseaux, et le sang qu'ils peuvent fournir n'est pas toujours assez abondant pour être la source d'accidens. Fréquemment on a pu se dispenser de faire aucune ligature. Mais pour peu que des artérioles soient aperçues, on doit cependant les lier. Pour cela il ne faut pas porter une ligature en masse sur le pédicule de l'épiploon, car on tomberait dans l'inconvénient que nous recommandions tout-à-l'heure d'éviter, celui de donner lieu à un étranglement épiploïque; mais il faut déplisser et étaler l'épiploon, le couper d'un bord à l'autre, et à mesure qu'on aperçoit des vaisseaux les lier isolément. Enfin, on peut se demander si l'on doit laisser le pédicule dans la plaie ou s'il est préférable de le réduire dans le ventre. A ceux qui prétendent qu'il vaut mieux le réduire, afin d'éviter que le malade porte une bride, adhérente d'une part à la plaie, et de l'autre aux viscères, ce qui gênerait l'action de ceux-ci, on peut répondre que, même en réduisant, le pédicule de l'épiploon contracte des adhérences avec le péritoine qui est au pourtour de l'anneau, qu'en second lieu cette bride ne deviendra une source de gêne que si on a été obligé d'emporter une grande partie de l'épiploon, et enfin qu'en laissant séjourner le pédicule dans la plaie, on a l'avantage de fermer l'ouverture herniaire par un bouchon solide.

Autres difficultés provenant du siège de l'étranglement, du nombre des collets, etc. Dans certaines hernies il y a plus d'un étranglement, et dans d'autres l'étranglement siège en un point très élevé, à l'orifice supérieur de l'anneau inguinal, par exemple. Le chirurgien reconnaît qu'il existe un second cercle constricteur, lorsqu'après avoir fait la section d'une première bride, il touche avec son doigt, porté dans l'ouverture, un autre obstacle, ou encore lorsqu'il ne peut attirer au dehors une nouvelle quantité d'intestin ou d'épiploon. Alors il faut aller à la recherche du second collet et le débrider, en observant toutes les règles que nous avons indiquées précédemment. Quelquefois on est obligé d'inciser successivement un ou deux collets du sac herniaire, l'anneau aponévrotique inférieur du canal inguinal, et le trajet inguinal lui-même dans toute son étendue. Enfin, l'étranglement peut siéger à l'orifice supérieur du canal et ce cas est un des plus embarrassans qui puissent se présenter. Alors en effet, après un premier débridement au niveau de l'anneau inguinal externe, l'opérateur, croyant avoir achevé l'opération, essaie de réduire, et, portant son doigt derrière les viscères qui viennent de rentrer, il trouve une cavité assez large qu'il prend pour la cavité abdominale; mais bientôt les organes ressortent d'eux-mêmes. L'attention une fois éveillée par cet obstacle insolite à la réduction, il faut explorer avec attention le trajet parcouru par le doigt, la direction du pédicule de la hernie, tenir compte de la marche de l'étranglement, et surveiller la succession ultérieure des accidens; car il arrive souvent que le chirurgien, n'étant pas assez bien renseigné pour oser prendre un parti, est contraint de laisser le malade et les choses dans cet état jusqu'au lendemain. Si, à cette époque, les signes de l'étranglement n'ont point cessé, si la hernie ne peut rester dans le ventre, malgré l'immobilité du malade, il y a lieu de croire que les organes n'ont été refoulés que dans le canal inguinal, et que la bride siége plus haut. Quelquefois on sera assez heureux pour reconnaître, avec le doigt, l'obstacle placé à l'orifice supérieur du canal, mais si même on ne peut y parvenir il faut néanmoins se décider à ouvrir le trajet inguinal en avant, dans toute son étendue. Mais cette manœuvre ne doit être pratiquée qu'avec une extrême précaution, en portant le bistouri boutonné sur la face palmaire de l'indicateur gauche, après avoir ramené au dehors toutes les parties qui formaient la hernie. On arrive ainsi jusqu'au point le plus élevé du canal et on débride le rétrécissement qui siège à ce niveau. Dupuytren et Sanson ont plusieurs fois suivi, avec bonheur, cette conduite hardie et difficile, sans laquelle le malade périt victime de l'espèce d'étranglement appelé *intra-pariétal*.

Il n'est pas impossible que deux hernies s'échappent en même temps par la même ouverture, ou, du moins, qu'elles ne soient séparées l'une de l'autre à leur racine que par une bride mince et étroite. Supposons que, dans cette circonstance, on soit obligé de pratiquer l'opération du débridement, le chirurgien, après avoir réduit une première hernie, sera exposé à ne pas soupçonner la présence d'une autre placée immédiatement en arrière, et cependant il se peut que ce soit cette seconde tumeur qui cause les accidens de l'étranglement. On voit de suite ce qu'il y a de fâcheux dans une telle disposition, dont les exemples, à la vérité, sont fort rares. Massalin opéra, le troisième jour de l'étranglement, un homme de soixante-trois ans qui portait une hernie inguinale depuis son enfance. Il réduisit, après débridement, une première tumeur qui contenait une anse de l'iléon, une partie du cœcum, et une masse considérable d'épiploon. Après cette réduction, il vit avec étonnement une autre tumeur aussi grosse que la première et placée derrière la hernie opérée. Soupçonnant, après hésitation, que ce pouvait être un second sac herniaire, il ouvrit la poche et trouva de l'épiploon adhérant au pourtour de l'anneau, retrancha cet épiploon sans faire de ligature, et le malade fut rétabli au bout de sept semaines par les soins ordinaires (*Trait. des hernies de Richter*, pag. 300, addit. du traduct.). Dans tous les cas, si l'on rencontrait ainsi deux hernies situées l'une au-devant de l'autre, on essaierait de réduire chacune d'elles avant de lever l'étranglement, et si on ne pouvait les réduire, on opérerait un débridement successif sur les deux.

Enfin une hernie étranglée peut avoir été *réduite en masse* par le taxis, et néanmoins que l'étranglement continuant à être exercé par le collet du sac sur l'intestin, le chirurgien soit appelé à faire cesser les accidens. La première chose à faire en pareil cas, est d'engager le malade à se lever, à marcher et à tousser, afin de ramener la hernie au dehors, ce qui ordinairement est possible, parce qu'alors, en général, l'anneau aponévrotique est assez large, et le sac libre d'adhérence avec les parties voisines. Ensuite on opérera comme dans une hernie ordinaire. Mais si la tumeur ne reparaît point à l'extérieur, le chirurgien, après s'être entouré de toutes les circonstances capables de fixer son diagnostic, doit se comporter comme dans le cas d'un étranglement situé à l'orifice supérieur du canal inguinal. Une tumeur existe derrière l'anneau : on incise les tégumens, on va à la recherche du sac, et quand on l'a trouvé on se comporte comme cela est prescrit dans l'opération ordinaire, si ce n'est qu'il ne faut pas oublier qu'on est voisin de la cavité du péritoine, et que par conséquent les plus minutieuses précautions sont de rigueur.

ACCIDENS QUI PEUVENT SURVENIR PENDANT L'OPÉRATION.

Ces accidens sont principalement la blessure de l'intestin et celle d'un vaisseau qui peut donner lieu à une hémorrhagie. On est exposé à blesser l'intestin dans deux momens de l'opération, ou bien en divisant les enveloppes de la hernie, si l'on arrive sur l'intestin en croyant n'ouvrir que le sac; ou bien en débridant, lorsque le tranchant du bistouri rencontre l'intestin qui n'a pas été suffisamment écarté ou protégé. Une fois l'intestin ouvert, il faut s'attendre à un anus contre nature. On laissera les parties au dehors sans pratiquer la réduction, à moins qu'on ne préfère employer un des moyens nombreux proposés contre les plaies des intestins. - - La blessure d'une artère est un accident qui, aujourd'hui, est devenu rare, grâce à une étude anatomique attentive de chacune des régions dans lesquelles se forment les hernies. Nous donnerons les règles à suivre pour éviter la blessure des vaisseaux, en décrivant l'opération pour les diverses espèces de hernies.

Dans cet exposé général de l'opération de la hernie étranglée, nous n'avons point parlé de certaines méthodes opératoires qui sont à-peu-près complétement abandonnées. Ainsi, au lieu d'inciser successivement toutes les couches qui sont comprises entre le sac et la peau, Louis propose de pénétrer, du premier coup, jusqu'au sac, et d'ouvrir celui-ci d'un second coup de bistouri, ce qui abrégerait de beaucoup l'opération, mais aussi exposerait au danger de blesser les organes contenus dans la hernie. Cette pratique, au reste, n'a trouvé que peu de défenseurs; mais il n'en est pas de même d'une autre méthode proposée par J.-L. Petit. Ce chirurgien a insisté sur les avantages que l'on obtiendrait en débridant *sans ouvrir le sac*, et à notre époque, A. Cooper, M. Key, M. Diday se montrent partisans de cette manière d'opérer. Pour agir ainsi, il suffirait de pratiquer une incision longue de 3 à 6 centimètres (1 pouce ou 2) au niveau de l'anneau aponévrotique, de glisser une sonde entre le sac et l'anneau fibreux, puis, conduisant un bistouri boutonné sur la cannelure de la sonde, de débrider l'anneau aponévrotique sans ouvrir le sac. De cette façon, on aurait moins à craindre l'inflammation du péritoine, et si, par malheur, une artère était ouverte, le sang versé au dehors, ou tout au plus dans le tissu cellulaire du bassin, ne pourrait se répandre dans la cavité péritonéale. Avec des avantages aussi nombreux, il semble que cette méthode devrait être prise en sérieuse considération, mais il n'est pas besoin de réfléchir beaucoup pour voir qu'un tel mode opératoire est défectueux pour plusieurs motifs. D'abord dans une hernie étranglée, il est de précepte rigoureux de ne réduire les parties qui sont dans la tumeur que si elles sont en bon état; or, si on n'ouvre point le sac, comment savoir si l'intestin est ou n'est point altéré, comment savoir s'il n'est point enveloppé et étranglé par l'épiploon ou par une bride développée dans le sac? Ensuite, et on le sait aujourd'hui, l'étranglement étant le plus souvent produit par le collet du sac, qui ne voit qu'en se bornant à débrider l'anneau fibreux, on ne fera cesser que dans un très petit nombre de cas la cause de l'étranglement?

S'il en était besoin, quelques-uns de ces motifs pourraient être employés à combattre une autre méthode opératoire qui s'annonce, de nos jours, comme voulant appliquer *le débridement sous-cutané* à la hernie étranglée. De deux choses l'une, ou par ce débridement *sous-cutané*, fait au moyen d'une simple ponction à la peau, on ne débride que l'anneau fibreux aponévrotique, et alors le plus souvent on ne lève point l'étranglement; ou, si l'on veut aussi débrider le collet du sac, on s'expose à coup sûr à diviser l'intestin, outre que l'on se prive de la vue des organes pour savoir s'il est convenable de les réduire ou de les laisser dans le sac au dehors.

OPÉRATION DE L'ÉTRANGLEMENT APPLIQUÉE AUX HERNIES SPÉCIALES.

Hernie inguinale. Dans cette espèce de hernie, on a à se tenir en garde contre la présence du canal déférent ou des élémens du cordon qui se trouvent quelquefois placés au-devant du sac. Mais le principal soin du chirurgien consiste à *éviter l'artère épigastri-*

que, et c'est surtout ce précepte qui sert de base aux modifications spéciales qui caractérisent ici l'opération. En se rappelant que l'artère en question est tantôt placée sur le côté interne du pédicule de la hernie, et tantôt sur le côté externe, on comprend que si l'on débride, indistinctement et toujours, en dedans ou en dehors, on devra s'exposer à ouvrir ce vaisseau et à causer ainsi une grave hémorrhagie. Plusieurs auteurs ont, en effet, cité des exemples de cet accident, devenu ordinairement mortel, par la difficulté où l'on se trouve de reconnaître d'abord la complication, et même quand on en a la certitude, de mettre un terme à l'écoulement du sang. Gunz, Bertrandi, Richter, A. Cooper, Scarpa, Lawrence, Hey et Boyer ont rapporté des cas d'hémorrhagie due à la blessure de cette artère. Avertis déjà de ce danger, les chirurgiens du dernier siècle ont essayé de donner une règle absolue pour la direction dans laquelle on devait porter le débridement. Mais n'ayant aucune idée fixe sur les rapports normaux de l'artère avec le col de la hernie, ils n'ont pu raisonner que d'après le succès plus ou moins heureux de leur pratique, et aussi voit-on les plus célèbres d'entre eux se contredire sur ce point : Garengeot et Heister recommandent de débrider *en dedans*, et Sharp, Lafaye, Pott *en dehors*, tandis que J.-L. Petit, et d'autres préfèrent porter le bistouri directement *en haut*. De nos jours, l'étude attentive de l'anatomie opératoire des hernies, ayant appris que, dans la hernie inguinale oblique ou externe, l'artère se trouve en dedans, et qu'elle est au contraire en dehors dans la hernie directe ou interne, on a fait un précepte général pour le premier cas, de débrider toujours *en dehors*, et pour le second de débrider toujours *en dedans*. Mais on s'est bientôt aperçu qu'un tel précepte, bon en théorie, n'était pas toujours applicable sur le malade; car pour peu que la hernie soit ancienne et volumineuse, le canal inguinal se trouve modifié dans son étendue et dans sa direction, ainsi que nous l'avons vu, et alors il devient difficile, même pendant l'opération, de savoir si telle hernie inguinale est bien réellement externe ou interne. En conséquence, des opérateurs ont cru résoudre plus avantageusement ce point délicat de médecine opératoire, en conseillant de diriger toujours le tranchant du bistouri *en haut;* car, en agissant ainsi, que l'artère soit placée en dedans ou en dehors, ou même que par anomalie ce vaisseau soit double, on débride parallèlement à sa direction en portant le bistouri directement en haut : Scarpa, A. Cooper, Dupuytren débridaient dans ce dernier sens, et la plupart des chirurgiens se sont rangés, avec raison, à leur avis. Ne nous dissimulons pas cependant qu'il peut se rencontrer des cas où l'artère épigastrique, offrant une anomalie dans sa direction ou dans le volume de quelques-uns de ses rameaux, de celui en particulier qui longe la branche horizontale du pubis, forme un cercle presque complet au pédicule de la hernie, de telle sorte qu'il sera presque impossible de l'éviter, en quelque direction que l'on fasse agir le bistouri. M. Velpeau dit avoir vu, et nous avons nous-même rencontré sur le cadavre des cas où existait cette fâcheuse disposition.

Au reste, comme le dit encore M. Velpeau, il faut, dans cette question épineuse, considérer les choses comme elles se présentent dans la pratique. Or, si l'on doit agir sur un débridement qui siége dans le scrotum, il n'y a point à se préoccuper de l'artère épigastrique. Si la constriction est causée par l'anneau inguinal externe, l'artère étant située plus haut et en arrière, on peut, sans rien craindre, diviser le pilier externe ou le pilier interne, pourvu toutefois que l'on ne porte point l'instrument à plus de 2 à 5 millimètres (1 ou 2 lignes) au-dessus de l'anneau. S'agit-il d'un étranglement produit par le collet, au niveau de l'anneau inférieur, on pourra encore, en abaissant le sac, être assez éloigné de l'artère pour que celle-ci soit préservée.

Le seul cas réellement difficile est donc celui où la constriction siége derrière l'anneau inférieur ou externe, et alors on doit débrider directement en haut, à l'exemple de Scarpa, Cooper et Dupuytren. Si enfin l'étranglement avait lieu dans le trajet inguinal ou à l'orifice supérieur du canal, comme évidemment la hernie serait oblique, il serait, par là même, prescrit de débrider en dehors. D'ailleurs, toutes les fois que le chirurgien conserve des doutes sur la position de l'artère, il doit éviter de faire une seule incision étendue, et s'en tenir à plusieurs petites incisions sur la circonférence de la bride. Avant d'avoir été érigé en méthode générale, le *débridement multiple* a dû être mis en pratique dans certaines circonstances par tous les chirurgiens prudens.

Hernie crurale. L'opérateur doit se rappeler que les enveloppes sont ici moins nombreuses que dans la hernie inguinale; on ne trouve, en effet, que le tégument, le *fascia superficialis*, le *fascia propria* et le sac, ce qui oblige à de grandes précautions pour arriver au sac lui-même sans l'ouvrir du premier coup. Il faut faire l'incision parallèlement au ligament de Fallope, et quelquefois on est obligé, à cause du volume et de la forme arrondie de la tumeur, de pratiquer une incision en T ou en +. Il y a avantage aussi, plus qu'à la région inguinale, à commencer l'incision sur un pli fait à la peau. C'est surtout au-devant de la hernie crurale que l'on rencontre des ganglions lymphatiques hypertrophiés ou abcédés, et des pelotons de graisse que l'on est tenté de prendre pour l'épiploon; de ces diverses circonstances, il résulte que la recherche du sac herniaire est un peu plus difficile dans la hernie crurale que dans l'inguinale ordinaire.

Le débridement exposant à la blessure de plusieurs artères, on a beaucoup discuté sur la direction à donner au bistouri. Remarquons d'abord que, dans cette espèce de hernie, le collet du sac est moins souvent le siége de l'étranglement que cela n'a lieu dans la hernie inguinale. Il en résulte d'une part que l'étranglement, causé plus fréquemment par les parties fibreuses, marche avec plus d'acuité, et d'autre part que l'on est presque toujours obligé de préférer le bistouri aux ciseaux pour faire cesser la constriction. Les artères à éviter sont en dehors et en haut, l'épigastrique, directement en dehors, les vaisseaux iliaques, en haut et en dedans chez l'homme, l'artère testiculaire. On comprend par conséquent pourquoi la méthode de débridement par dilatation ou bien par plusieurs petites incisions a été surtout imaginée contre la hernie crurale.

Sharp opérait le débridement en haut et en dehors, et Dupuytren, qui adopte à-peu-près la même direction, fait agir son bistouri tranchant sur la convexité, au-dessous du ligament de Fallope, en divisant les tissus de l'intérieur à l'extérieur. La racine de l'artère épigastrique est assez profonde pour qu'il n'y ait aucun risque de l'atteindre, à moins qu'on ne fasse une incision trop étendue. Scarpa a surtout insisté sur le danger du débridement *en haut chez l'homme*, et, rappelant un cas dont Arnaud fut témoin et où la mort arriva par suite d'une hémorrhagie causée par la blessure de l'artère testiculaire, il fit voir qu'il est fort difficile de diviser en haut et en dedans sans couper cette artère. Néanmoins A. Cooper croit possible d'écarter le cordon avec une sonde cannelée, après avoir fait une petite incision parallèle au ligament de Fallope, et au-dessus de son bord libre; après quoi on peut diviser sans crainte le bord de l'anneau qui est au-dessous.

Le débridement de Gimbernat, chirurgien espagnol, a réuni le suffrage de la plupart des opérateurs ; il consiste à porter le bistouri en dedans de l'anneau, sur le côté supérieur de la demi-circonférence interne, et à le diriger ensuite obliquement en dedans et en bas, comme pour arriver au pubis en suivant le pilier externe de l'anneau inguinal : on divise ainsi la bandelette aponévrotique, désignée depuis sous le nom de ligament de Gimbernat; il est certain qu'on évite sûrement par ce procédé le tronc de l'artère épigastrique et la testiculaire, et s'il existe une distribution normale des vaisseaux de la région, on ne court aucun danger d'hémorrhagie. Mais malheureusement l'artère obturatrice, qui, comme nous l'avons dit, est assez souvent fournie par l'épigastrique, peut se rapprocher beaucoup du ligament de Gimbernat, et se trouver exposée au tranchant du bistouri ; et il serait possible aussi de blesser une petite branche artérielle, née tantôt de l'obturatrice, tantôt de l'épigastrique, et qui se rend transversalement sur la symphyse pubienne en croisant le même ligament. Après tout, cependant, bien que la théorie indique encore ces craintes relativement au débridement proposé par Gimbernat, il faut noter que, sur le grand nombre d'opérations faites suivant ce procédé par Scarpa, Boyer, M. Roux et par d'autres, on n'a pas encore eu à regretter de l'avoir mis en pratique.

Au reste, il importe de remarquer que le débridement de la hernie crurale n'est réellement embarrassant que chez l'homme, car chez la femme on peut toujours diriger le bistouri en haut à cause de l'absence du cordon testiculaire. Or, chez l'homme, soit que l'on débride en dedans sur le ligament de Gimbernat, soit que l'on débride en dehors, comme le pratiquait Dupuytren, soit que l'on coupe le ligament de Fallope en haut, mais en faisant la section de haut en bas, suivant la conduite d'A. Cooper, il faut toujours avoir grand soin de ne pratiquer qu'une médiocre incision. C'est ici qu'il est surtout avantageux de mettre en usage le débridement multiple. Une incision trop profonde peut avoir un fâcheux résultat dans les mains du chirurgien le plus habile : M. Laugier a vu un malade opéré par Dupuytren, périr d'hémorrhagie; Hey cite un cas où la vessie fut ouverte pendant le débridement à la manière de Gimbernat. Ce n'est, au reste, que par inadvertance que peut arriver ce dernier accident, car on doit toujours faire uriner le malade avant de le soumettre au taxis ou à l'opération.

Hernie ombilicale et ventrale. Les trois premiers temps de l'opération exigent de grandes précautions, à cause du peu d'épaisseur des enveloppes, et surtout parce que le sac contient très peu, ou même point de liquide. Il est souvent nécessaire d'avoir recours à une incision en + ou en T. Une fois le sac ouvert, on fera porter le débridement *en haut et à gauche*, afin d'éviter les débris des vaisseaux ombilicaux, et de l'ouraque qui sont situés en sens inverse. Si l'on trouvait une grosse veine superficielle traversant l'ombilic, comme cela a été vu par MM. Menière et Manec, il faudrait l'éviter. Plusieurs petites incisions seront encore préférables à une incision unique et trop étendue; on a proposé de débrider l'anneau fibreux sans entamer le sac; cette pratique aurait ici l'avantage de prévenir l'inflammation du sac et celle du péritoine qui est souvent consécutive à la première, après l'opération de la hernie ombilicale. A. Cooper, Key, et avant eux Scarpa, ont insisté sur la nécessité de ne diviser que l'anneau fibreux. Il est certain que le collet du sac étrangle très rarement dans l'omphalocèle, et, en conséquence, on peut lever la bride sans toucher au sac. Mais néanmoins, comme aussi il y a avantage à voir à nu les viscères, afin de reconnaître leur état sain ou malade, il faudra, en général, ne suivre le précepte de Key et de Scarpa que pour les hernies volumineuses, les seules après tout où l'inflammation du sac serait redoutable, et encore doit-on être sûr, à l'avance, qu'il n'y a pas d'intestin gangréné dans la tumeur.

Hernie obturatrice ou *sous-pubienne*. Cette hernie, observée par Arnaud, Duverney, Garengeot, Verdier, A. Cooper, Hesselbach, M. J. Cloquet et par quelques autres chirurgiens, paraît avoir été opérée par Garengeot et plus récemment par un chirurgien allemand. Mais en considérant sa situation profonde, et en étudiant ses rapports, on acquiert la double certitude : d'abord, qu'il doit être extrêmement difficile de la reconnaître sur le vivant, ce que confirme d'ailleurs l'examen des faits observés jusqu'ici, et en outre, en supposant même que l'on parvînt à la diagnostiquer d'une manière positive, qu'il n'est pas prudent d'en tenter l'opération. Pour découvrir le sac, il faudrait, en effet, l'aller chercher, au-dessous du pubis, derrière les muscles pectiné, petit et moyen adducteurs, qui tous les trois recouvrent la tumeur; et, une fois le sac mis à nu, il faudrait faire porter le débridement entre le pédicule de la hernie et le pourtour du canal sous-pubien, entouré de toutes parts d'organes dont la blessure est dangereuse. Outre la vessie qui est presqu'accolée derrière l'orifice postérieur du canal sous-pubien, on aurait à éviter les nerfs et les vaisseaux obturateurs. Or, il a été reconnu, d'après une pièce présentée par M. Demeaux à la Société anatomique (année 14ᵉ, 1839, pag. 20), que l'artère, la veine et le nerf obturateur, contournent le collet du sac herniaire à la manière d'une spirale, et qu'il serait impossible d'introduire un bistouri sur le bord du ligament sous-pubien sans diviser l'artère, avant ou après son entrée dans le canal par lequel s'échappe la hernie.

Les hernies *ischiatique*, *périnéale*, *vulvaire*, *vaginale* ou *lombaire*, n'offrent aucunes modifications spéciales auxquelles le chirurgien ne soit à même de remédier, d'après ce que nous avons dit de l'opération appliquée aux autres hernies.

TRAITEMENT AYANT POUR BUT DE PROCURER UNE CURE RADICALE DE LA HERNIE.

Historique.

L'étude de l'art nous offre ici un curieux spectacle. On voit d'abord la chirurgie ignorante et grossière employer indistinctement contre toute hernie des moyens barbares que le succès couronne quelquefois au prix d'une mutilation; puis, arrêtée par les dangers de l'opération même et par les exhortations de quelques hommes qui réclament la conservation d'organes importans plus encore au nom du roi qu'au nom de l'humanité, tantôt elle place sa confiance en la vertu d'emplâtres et d'onguens de toutes sortes; tantôt, mieux inspirée, elle commence à pressentir les avantages que l'on peut tirer d'une compression permanente et méthodique. Après les affreuses mutilations opérées par Norsia et tant d'autres barbiers voyageurs, après tant de faits monstrueux, et, entre autres l'histoire à peine croyable rapportée par Dionis, de ce charlatan qui nourrissait son chien avec les testicules des gens qu'il opérait de la hernie, les chirurgiens, plus éclairés, prirent le parti de conserver l'organe de la génération, et pour cela, mettant à nu le sac herniaire et l'entourant d'un fil d'or (point doré), on exerçait une constriction qui le plus souvent comprimait aussi le cordon testiculaire, et par conséquent entraînait la perte du testicule. Ce ne fut qu'un peu plus tard qu'on isola le sac de manière à l'étreindre sans le cordon, et la méthode prit le nom de *suture royale,* bien plutôt en raison de la noblesse imaginaire de la matière employée que de celle de l'organe qu'il s'agissait de conserver. Vers le milieu du XVIIIe siècle cependant, on convint des périls de toutes ces tentatives, et malgré l'exemple de J.-L. Petit qui eut la faiblesse de céder aux sollicitations de trois malades, Dionis avait déjà annoncé aux jeunes chirurgiens qu'il ne leur faisait connaître ces opérations que comme de mauvaises choses qu'il fallait éviter. On revint aux idées de Fabrice de Hilden qui avait montré les ressources d'une compression permanente aidée du repos, et laissant également de côté la cautérisation, les topiques, l'incision, et toutes les anciennes pratiques, on se mit à perfectionner les bandages herniaires. Tel a été l'état de la question jusqu'à nos jours, mais les choses n'en devaient point rester là. Séduits sans doute par l'avantage qu'il y aurait à faire disparaître une affection qui tient continuellement le malade dans l'imminence d'un grand danger ; se croyant forts de connaissances anatomiques positives, et poussés, peut-être, par cette ardeur de recherches qui agite toute notre génération, les chirurgiens, nos contemporains, ont voulu revoir cette question délaissée de la cure radicale de la hernie. Procédant, du reste, avec réflexion et prudence, ils ont en quelque sorte plutôt essayé le sujet qu'ils ne l'ont définitivement fixé : ainsi, pour l'appréciation des méthodes nouvelles, le jugement serait encore un peu prématuré. L'industrie chirurgicale a fait preuve, à cet égard, de grandes ressources, mais on hésite à dire si l'humanité en retirera un avantage réel.

Dans l'exposé qui va suivre, nous ne parlerons que de quelques-unes des méthodes nouvelles, et de la compression, la seule des méthodes anciennes, qui mérite d'être conservée.

COMPRESSION.

La compression, exercée d'une manière méthodique et prolongée sur l'ouverture herniaire, empêchant les viscères de descendre à chaque instant dans le sac, et pressant celui-ci de façon à appliquer ses parois l'une contre l'autre, amène à la longue un resserrement, une condensation des tissus, soit par simple irritation, soit à l'aide d'une légère inflammation, de telle sorte que le sac peut se rétrécir, se fermer même assez solidement pour résister définitivement à la pression des organes du ventre. Ce moyen d'obtenir la cure radicale, le plus rationnel de tous, est aussi le plus ancien ; déjà Celse l'avait recommandé pour la cure de la hernie ombilicale des enfans ; plus tard, A. Paré l'ajoutait comme accessoire à l'application des topiques médicamenteux, et par la suite la confection des bandages venant à être mieux entendue, on en obtint successivement des efforts décisifs et concluans. Toutefois on remarquera sans peine qu'un tel moyen ne saurait agir que sur des hernies encore récentes et de médiocre volume, et que surtout une condition indispensable de sa réussite est la souplesse des tissus et la tendance naturelle et organique au resserrement dans les ouvertures herniaires ; aussi a-t-on noté de tous les temps que, quelquefois suffisante chez les enfans, la compression est rarement efficace chez les adultes, et, à plus forte raison, chez les vieillards.

Cette compression s'exerce au moyen des brayers ; mais pour qu'elle soit efficace, il faut réunir toutes les conditions d'application et de structure sur lesquelles nous avons insisté en décrivant ces instrumens ; il est essentiel que la pelote presse exactement et également l'orifice herniaire sans l'enfoncer, sans y déprimer la peau ; mais par-dessus tout, il est indispensable que son action soit de longue durée. L'histoire des perfectionnemens de cette méthode, liée intimement avec les perfectionnemens que l'on a fait subir aux brayers, n'a pas besoin d'être développée ici. Qu'il nous suffise de dire que les bandages élastiques modernes, et en particulier ceux de fabrique anglaise dont la pelote est mobile, sont de nature à donner les meilleurs résultats et que leur long usage, surveillé par un chirurgien attentif, peut promettre la cure radicale dans un petit nombre de cas.

La *position* immobile du malade sera un puissant auxiliaire de la compression ; et on comprend que si un malade veut se résigner à garder le lit, pendant des mois entiers, avec un bandage bien fait et bien appliqué, fût-il même un adulte, il peut parvenir à une guérison complète. Déjà Fabrice de Hilden, Rencaume, Arnaud avaient publié des observations favorables à cette pratique ; et M. Ravin, de nos jours, a montré l'avantage de ce traitement, où l'action mécanique a plus d'influence que les topiques que l'on y a quelquefois associés. Mais, avouons-le aussi, la gêne extrême nécessitée par cette méthode et l'incertitude du succès permettent rarement d'y avoir recours.

Opérations ayant pour but la cure radicale des hernies.

Procédé de M. Belmas. Ce chirurgien est le premier en France (1829) qui ait songé sérieusement, à notre époque, à obtenir la cure radicale par une opération. Son but a été d'oblitérer l'ouverture herniaire en produisant l'inflammation des parois du sac à l'aide d'un corps étranger introduit dans sa cavité. Quoique fort différente dans son application, cette méthode, quant à son intention chirurgicale, se rapproche de celle de Garengeot, qui recommande de refouler et de pelotonner le sac dans l'anneau aponévrotique, en le pinçant à travers les tégumens intacts, ou encore de celle racontée par Moinichen, et qui consiste à inciser le scrotum, à refouler le testicule jusqu'à l'anneau et à l'y maintenir par une sorte de *point doré.* C'est encore sur le même principe que fut exécutée par Jameson de Baltimore, une opération chez une dame affectée de hernie crurale : ce chirurgien, ayant mis l'anneau crural à découvert tailla dans la peau voisine un petit lambeau en forme de lame de lancette, l'introduisit dans l'anneau et l'y fixa en réunissant la plaie par suture ; il y eut guérison. Mais les procédés de M. Belmas diffèrent notablement de tous ces essais, comme on va le voir. Il emploie pour l'opération une aiguille très compliquée, sorte de tige-canule (planche 40, fig. 2), brisée au milieu en deux pièces (b, b) dont l'extrémité mobile en 1/4 de cercle (d, d) fait corps avec l'instrument et sert de crochet quand on le décompose. La lame ou fer de lance (e), peut s'enlever à part. Après avoir vidé le sac par la réduction des viscères qu'il contenait, on soulève sa paroi antérieure dans un pli fait à la peau, et on pousse l'aiguille à travers le sac en la faisant entrer dans la partie la plus éloignée de son col, et la faisant sortir près du col et de l'ouverture aponévrotique (pl. 40, fig. 2). Ensuite, l'opérateur saisit transversalement l'aiguille sous les tégumens et le sac (planche 40, fig. 3) et la dévisse pour en écarter les deux moitiés. La figure 4 montre ce qui se passe alors : les tiges intérieures étant retirées les deux portions de la canule font crochet pour tirer le sac en sens inverse et l'ouvrir, et par conséquent on peut y déposer le corps étranger dont on a fait choix. D'abord M. Belmas logeait dans la cavité du sac une petite poche en baudruche, poche qu'il introduisait fermée par la canule montée, puisqu'il distendait avec de l'air en soufflant par le tube (fig. 4). Cette vessie remplissant exactement le sac y déterminait, par sa présence, une inflammation adhésive qui était la condition organique de l'oblitération. Plus tard, l'auteur crut voir que de simples bandelettes de substance animale étaient suffisantes pour arriver au même but, et afin de diminuer les chances d'inflammation, il substitua à la vessie de baudruche des fils de gélatine qu'il laisse à demeure dans le sac pour y être absorbés. On introduit ces fils par la canule f, et, en les chassant, ils s'éparpillent dans le sac comme le représente la figure. Cette modification de M. Belmas est ce qui constitue son second procédé.

On connaît le résultat de cinq essais faits par M. Belmas sur l'homme. Le premier, pratiqué sur un homme de 74 ans, pour une hernie inguinale ancienne, a été le plus heureux de tous; il y a eu guérison sans accidens. Chez le second malade, jeune homme de 14 ans, affecté d'une hernie inguinale congéniale, l'opération, quoiqu'à-peu-près heureuse en définitive, a failli entraîner la mort. Chez un troisième, fille de 28 ans, portant une hernie ombilicale, il y a eu récidive de la hernie. Le quatrième malade n'avait qu'une hydrosarcocèle, et la guérison de son hydrocèle ne prouve rien. Le cinquième malade, opéré en présence de M. Velpeau, est mort des suites d'un érysipèle phlegmoneux. — Ces chiffres peuvent donc servir de résumé sur la valeur du premier procédé de M. Belmas (vessie de baudruche). On a depuis annoncé qu'avec son second procédé (fils de gélatine), il avait obtenu de plus beaux résultats, exempts d'accidens. (Thèse de M. Thierry, pour une chaire de médecine opératoire, 1841.)

MÉTHODE ET PROCÉDÉS DE M. GERDY.

Cette opération n'est applicable qu'à la hernie inguinale. M. Gerdy refoule la peau du scrotum comme un doigt de gant dans l'anneau et le canal inguinal, et l'assujettit dans cette place avec des points de suture, formant ainsi un bouchon solide qui remplit le trajet herniaire. Dans le principe, ce chirurgien faisait les sutures avec des aiguilles courbes ordinaires; une d'abord était placée au fond du cul-de-sac, puis d'autres à l'entrée de l'infundibulum formé par la peau. En outre, tantôt il avivait l'orifice de l'infundibulum, tantôt il le cautérisait avec de l'ammoniaque, afin de s'opposer à la descente du manchon invaginé. Mais actuellement M. Gerdy se contente d'un seul point de suture; il a abandonné l'avivement et la cautérisation de l'entonnoir, et il se sert pour la suture d'une aiguille portée sur un long manche. Voici comment il pratique maintenant cette opération.

Premier temps. Après avoir rasé et nettoyé la région, le chirurgien réduit la hernie; il soulève la peau du scrotum sur un ou deux des doigts de sa main gauche, la refoule en haut et en dehors et la porte dans le canal inguinal, le plus haut possible, au moyen de l'indicateur gauche qui en est coiffé. *Deuxième temps.* Saisissant alors le porte-aiguille de la main droite (pl. 40, fig. I), l'opérateur en glisse la convexité sur la pulpe tournée en avant du doigt indicateur qui n'a pas abandonné le trajet inguinal, et en pousse l'extrémité jusqu'au fond du cul-de-sac, en tenant le manche presque perpendiculaire à l'axe du corps du malade, à cause de la courbure de la tige. *Troisième temps.* Après s'être assuré qu'aucun vaisseau n'existe sur le point qui va être perforé, on abaisse le manche de l'instrument; la pointe mousse du porte-aiguille se relève par ce mouvement de bascule et soulève la peau de l'abdomen au niveau du cul-de-sac dans le fond du canal; alors chassant avec le pouce le curseur qui pousse l'aiguille, celle-ci traverse les parties, de la couche profonde à la surface, d'abord la lame antérieure du cul-de-sac de peau invaginé, puis toute la paroi antérieure du canal inguinal. Ce mouvement de sortie de l'aiguille est un temps délicat de l'opération, et le doigt indicateur gauche ne doit jamais abandonner l'aiguille pour être bien sûr qu'elle ne se fourvoie pas dans l'épaisseur des parties; un aide soutenant à l'extérieur le bouton de peau soulevé, facilitera la sortie de la pointe. On dégage un des chefs du fil du chas de l'aiguille, on le laisse pendre au dehors, on ramène l'autre chef avec l'aiguille que l'on fait sortir par le chemin qu'elle a suivi en entrant; on arme de nouveau le second chef, on reporte l'aiguille comme la première fois dans le trajet inguinal, et on fait un second point, au fond du cul-de-sac, à quelque distance du premier. Ainsi, on a deux chefs au-dehors sur la paroi abdominale, tandis que l'anse de fil embrasse le cul-de-sac du doigt de gant invaginé, dans la partie la plus élevée du canal. Il ne reste plus qu'à fixer chacun des chefs, qui lui-même est composé de deux fils, sur un petit rouleau de gomme élastique, comme dans toute suture enchevillée (pl. 40, fig. 1, lett. c); on serre suffisamment, au point de causer une légère douleur, mais pas assez cependant pour amener la gangrène des portions de peau comprises entre les fils. On reporte le malade au lit; on applique sur la région opérée des compresses imbibées d'eau froide, et on soutient la partie avec un simple bandage en T. Un purgatif aura été administré avant l'opération, et on maintient le malade à une diète sévère pendant les premiers jours.

Avant d'être arrivé à ce procédé simple, M. Gerdy fermait l'entrée de l'infundibulum avec deux ou trois points de suture, comme on le voit (fig. 1, lett. c.)

On peut avoir à craindre dans cette opération de léser l'artère épigastrique, de comprendre le cordon dans l'anse de fil, et de traverser le péritoine. Les deux premiers de ces accidens sont, au reste, faciles à éviter, puisque d'une part le cordon est situé derrière le doigt indicateur placé dans l'anneau, et que, d'autre part, l'artère épigastrique est aussi placée profondément au-devant du péritoine. La piqûre du péritoine est plus difficile à éviter, et c'est vraiment là un des écueils de la manœuvre opératoire; mais en ayant soin d'écarter le péritoine et de le refouler en haut avec le bout du doigt enfoncé dans le canal, on parvient en général à l'éloigner des points où doit passer l'aiguille. L'opération de M. Gerdy paraît avoir été pratiquée déjà une soixantaine de fois; M. Thierry a donné les résultats obtenus sur trente-et-un malades de tout âge, opérés par M. Gerdy lui-même. On voit dans la thèse de M. Thierry que la mort a eu lieu six fois sur soixante et quelques opérés; chez un tiers des malades environ, on a eu à combattre des accidens sérieux, et en particulier des abcès développés dans l'épaisseur de la paroi abdominale; chez plusieurs la guérison ne s'étant pas maintenue on a été obligé de pratiquer deux fois l'opération; enfin chez un assez bon nombre la cure a paru définitive, même plusieurs mois après l'opération.

MÉTHODE ET PROCÉDÉS DE M. BONNET, DE LYON.

Cette méthode consiste à oblitérer le sac au moyen d'épingles passées à travers ses parois, et maintenues en place pendant quelques jours : on retrouve une opération, moins parfaite mais assez semblable, dans les écrits d'Alex. Benedetti, chirurgien du XVIe siècle (Malgaigne, introduct. à Amb. Paré, pag. 103).

La hernie réduite, l'opérateur saisit la racine des bourses aussi près que possible de l'anneau, et tient le cordon isolé entre l'indicateur et le pouce de la main gauche. Ensuite il enfonce au-devant des ongles de ces deux doigts une épingle qui passe en arrière des enveloppes de la hernie, et près du ligament suspenseur de la verge. Cette épingle elle-même est passée au travers d'un petit bouchon de liége qui touche à sa tête, et une fois que sa pointe est sortie, on la loge aussi dans un autre petit bouchon semblable, puis on rapproche les deux bouchons l'un de l'autre, de manière, tout d'une fois, à serrer les tissus embrassés par l'épingle et à protéger la peau contre les extrémités de la tige; il est bon de tordre la pointe sur le second bouchon, afin qu'elle soit solidement maintenue. — Cette épingle étant posée, on en place une seconde à 1 et demi ou 2 centimètres (6 ou 8 lignes) plus en dehors et parallèle à la première, en observant les mêmes précautions, et faisant en sorte que le cordon se trouve placé entre les deux. Ordinairement deux aiguilles suffisent; cependant si la hernie était ancienne et le sac considérable, on pourrait en passer un plus grand nombre. Alors il faudrait commencer par celle qui doit traverser le sac dans son milieu et disposer ensuite celles qui doivent être sur les côtés. On attachera un fil à chaque morceau de liége, pour que, le gonflement de la peau survenant autour de lui, on puisse le retirer facilement (Pl. 40, fig. 1).

De la douleur et de l'inflammation se développent vers le quatrième jour; du sixième au douzième on retire les épingles en ayant la précaution de couper une de leurs extrémités avec de forts ciseaux. L'ouverture herniaire doit être oblitérée en trois semaines ou un mois. — Sur neuf malades opérés par M. Bonnet, dont un vieillard, un enfant et sept adultes, on trouve quatre guérisons, trois insuccès et deux morts.

MÉTHODE ET PROCÉDÉS DE M. VELPEAU.

M. Velpeau a employé deux méthodes différentes, l'injection et les scarifications. Il a pensé qu'on pourrait se comporter à l'égard d'un sac herniaire comme on le fait pour la tunique vaginale dans l'hydrocèle, et en conséquence, il a injecté une petite quantité d'iode dans cette poche. Le scrotum ayant été incisé, et le sac mis à nu, on a fait une petite ponction à celui-ci avec la pointe d'un bistouri, et tandis qu'un aide comprimait au niveau de l'anneau inguinal externe afin d'empêcher la liqueur de passer dans le ventre, on poussait la solution d'iode avec une petite seringue dont le canon était fixé sur l'ouverture du sac. Deux tentatives ont été faites par ce procédé. Chez l'un des malades, homme adulte, aucun accident n'avait paru jusqu'au vingt-cinquième jour et tout était terminé du côté de l'opération, lorsque survint tout-à-coup une affection rhumatismale compliquée de péricardite. La mort eut lieu six mois après l'opération; on vit à l'autopsie que le sac n'avait subi aucun travail d'oblitération, ce qui fit penser que probablement le liquide n'avait pas été porté dans sa cavité. Le second malade, âgé de 50 à 60 ans, eut de nombreux abcès au scrotum et dans le trajet du canal inguinal. On parvint à dissiper tous les accidens, mais la hernie ne fut point guérie.

Ajoutons que Walter a conseillé d'injecter du sang dans la cavité du sac.

Une seconde méthode de M. Velpeau consiste à scarifier l'intérieur du sac. Pour cela il invagine la peau du scrotum et en soutient le cul-de-sac, non avec le doigt, mais avec un gorgeret plat. Sur celui-ci il glisse une aiguille longue portée sur un manche et terminée en fer de lance; puis, la conduisant obliquement à travers la peau, il pénètre dans l'intérieur du sac et au pourtour du collet, faisant à ces deux parties de petites scarifications (pl. 40, fig. 6). Exécutées de cette manière, les scarifications ont été faites le même jour sur les deux hernies inguinales d'un homme de 26 ans. Une mouche de taffetas gommé sur la ponction cutanée et une compression légère aidée de topiques résolutifs, sur la région, ont été les seuls soins consécutifs : aucun accident n'est survenu, mais les deux hernies se sont reproduites comme avant l'opération.

Appréciation générale. En résumé, voilà de nouveaux efforts tentés en vue de la cure radicale des hernies. Malgré quelque parenté reconnaissable avec plusieurs des méthodes des siècles passés, il est clair qu'ici l'on a agi avec une prudence éclairée, pour écarter les principales causes de danger. Fortifiés par les connaissances d'anatomie chirurgicale et l'adresse opératoire, si remarquables à notre époque, les chirurgiens sont parvenus à respecter le cordon, le testicule, les vaisseaux et même le péritoine. Mais à quoi sert toute cette science chirurgicale, si les accidens consécutifs peuvent compromettre le bénéfice de l'opération et rendre la situation du malade plus périlleuse qu'elle ne l'était avant?

Au-dessus de l'art manuel, il y a toujours la question d'utilité réelle, d'avantage positif, qui se présente à l'esprit du chirurgien consciencieux. On veut savoir si les chances sont égales entre l'avantage obtenu et les dangers qui, malgré nos prévisions les plus justes, peuvent venir compliquer toute opération, même simple, et, à plus forte raison, une opération faite au voisinage de la grande cavité péritonéale. Si l'on a obtenu dans quelques cas la cure définitive, combien aussi de malades, infirmes comme avant, combien ont traversé des périls sérieux! La mort même chez quelques-uns est venue tromper le courage du patient, et l'habileté, pourtant si attentive et si prévoyante, du chirurgien. Aussi ne nous étonnons pas si des hommes sages se refusent encore à tenter la cure radicale d'une maladie aussi rebelle. Il est triste sans doute d'assujettir à jamais un malade à un traitement palliatif, dont l'oubli momentané ou l'action défectueuse expose à l'étranglement de la hernie et à ses suites; il est louable, en conséquence, de rechercher un remède contre un mal qui, s'il est souvent léger, peut d'un moment à l'autre devenir grave et funeste ; mais que faire aujourd'hui, sinon attendre encore? Disons-le nettement, dans la hernie indolente, comme il n'y a pas de danger actuel, il n'y a pas non plus nécessité d'agir, et par conséquent le chirurgien doit s'abstenir de toute opération, puisque la plus simple peut compromettre la santé ou même la vie du malade. Ainsi donc, d'après l'expérience acquise, entre tous les moyens dont on a fait l'essai, la compression par le brayer est encore celui que l'on doit préférer, car elle est inoffensive lorsqu'elle est faite avec un peu d'intelligence, et si elle ne guérit que rarement la maladie, du moins elle en prévient toujours les accidens, sans être elle-même une nouvelle cause de danger.

OPÉRATIONS QUI ONT RAPPORT A L'ANUS ANORMAL.

On appelle anus anormal ou contre-nature, un orifice aux parois abdomino-pelviennes, et à un point quelconque du tube digestif, qui donne issue aux matières stercorales, soit en coïncidence avec l'anus naturel, soit à l'exclusion de cette ouverture lorsqu'il existe quelque obstacle au trajet des matières dans la partie inférieure du gros intestin. Ces deux cas représentent deux genres de maladies toutes différentes par leur étiologie, leur nature et les indications qu'elles fournissent. La première, causée par une plaie, une gangrène ou toute solution de continuité de l'intestin, constitue l'*anus accidentel* qui ne donne aux fèces qu'un passage temporaire et où l'indication est précisément de rétablir leur cours et de faire cicatriser l'orifice. Dans la seconde, au contraire, où la maladie consiste dans une rétention des matières fécales, dépendant de toute cause quelconque dont l'effet est de déterminer l'obstruction ou le rétrécissement de l'intestin, c'est le chirurgien qui, de son libre choix, pratique aux parois adjacentes de l'abdomen et de l'intestin, un orifice pour suppléer l'anus, et donner à l'avenir issue aux matières. Cette indication, toute différente de la première, nous paraît devoir être plus convenablement désignée sous le nom d'*anus artificiel*.

ANUS ACCIDENTEL.

Nous avons tracé à l'avance, à propos des hernies abdominales, le mode de formation et l'anatomie pathologique de l'anus accidentel, avec les conditions dans lesquelles il se présente le plus habituellement quand il succède aux hernies. Mais, d'une part, l'anus accidentel peut être le résultat d'une affection toute autre qu'une hernie, et, d'autre part, l'état anatomique des parties offre, suivant les cas, de nombreuses modifications qui influent sur le traitement et le manuel opératoire.

L'anus accidentel se distingue en deux variétés principales suivant le mode d'application de l'intestin sur la paroi abdominale au pourtour de la fistule. 1° Si l'intestin étant coudé angulairement, les deux bouts, plus ou moins parallèles ou obliques, convergent également vers l'ouverture fistuleuse, il en résulte, quant aux deux bords de l'intestin, un double phénomène caractéristique. D'une part à l'angle mésentérique, les deux bouts s'adossant l'un à l'autre, le repli forme à l'intérieur de la cavité la saillie en croissant, dite l'*éperon*, qui s'interpose comme une cloison incomplète entre les bouts supérieur et inférieur de l'intestin. D'autre part, sur le bord libre au pourtour de l'ulcération, il se forme avec le collet du sac une ceinture d'adhérences péritonéales, dilatable en un sac infundibuliforme, et s'ouvrant au dehors par la fistule, ce qui constitue l'*entonnoir membraneux* de Scarpa. Ces deux conditions anatomiques, l'éperon et l'entonnoir, susceptibles de nombreuses modifications, et dont la dernière peut ne pas exister, établissent, comme nous l'avons dit plus haut, un premier genre d'anus accidentel qui succède habituellement aux hernies étranglées.

2° Si une anse intestinale est seulement appliquée contre la paroi abdominale soit parallèlement, soit en formant une courbure régulière, quoique, en résultat de la cause qui a donné lieu à un anus contre nature, il puisse y avoir un rétrécissement de l'intestin, du moins sur le bord mésentérique, il n'existe point en réalité d'éperon. Quant au bord convexe de l'intestin les choses peuvent se présenter de deux manières : si une portion du calibre de l'intestin est conservée, le cercle d'adhérences péritonéales au pourtour de la fistule reste ferme et serré, les matières passent directement de l'intestin au travers du trajet fistuleux de la paroi abdominale, et il n'existe point d'entonnoir membraneux. Dans le cas, au contraire, où il existe un obstacle complet ou une grande difficulté à la circulation des fèces du bout supérieur dans l'inférieur, le cercle d'adhérences, tiraillé, s'allonge et se dilate sous la pression, et il se forme, entre l'intestin et la fistule, un canal dilatable qui ne diffère essentiellement que par l'absence d'éperon de l'entonnoir membraneux. Ce genre d'anus accidentel, qui n'est pas rare à la suite des hernies, succède le plus ordinairement aux plaies de l'intestin et aux ulcérations de cet organe soit spontanées, soit produites par un corps étranger.

Nous avons esquissé d'une manière générale les caractères différentiels de l'anus accidentel, fondés sur l'existence ou l'absence de l'éperon et de l'entonnoir membraneux. C'est tout ce qu'il importe d'en spécifier pour servir de base aux diverses méthodes opératoires.

Les moyens employés pour la cure palliative ou la cure radicale de l'anus accidentel sont : la suture, la compression, la dilatation, l'anaplastie et l'entérotomie. Il faut y joindre en outre les moyens particuliers qui s'adressent aux complications.

Traitement palliatif. *Dilatation*. C'est la seule indication que présente l'anus accidentel constitué qui donne habituellement passage aux matières dans les cas où il y a rétention par resserrement de l'orifice avec ballonnement du ventre, sans aucune chance que les fèces puissent trouver leur cours par le bout inférieur, resserré ou en partie oblitéré, comme dans le cas observé par Delpech, ou complètement oblitérée, comme un vieillard en a offert un exemple au Val-de-Grâce.

La véritable indication à remplir alors est de dilater l'orifice et l'extrémité inférieure de l'intestin qui s'y abouche avec des tentes de charpie, la racine de gentiane, l'éponge préparée, etc. Au besoin on pourrait se servir d'un instrument dilatateur ou même agrandir l'orifice par de petites incisions ménagées dans son contour, comme on les pratique pour le débridement de l'anneau crural, en prenant bien garde de n'agir que sur l'épaisseur de la paroi abdominale, et de ne point intéresser au-delà l'intestin, d'autant que, outre la crainte d'un épanchement, il est toujours facile d'en obtenir isolément la dilatation.

Dans l'état ordinaire, et tant qu'il fonctionne bien, l'anus accidentel n'exige que des soins de propreté, outre l'attention exigée pour donner journellement, en temps convenable, issue aux matières. Pour satisfaire à cette double nécessité on garnit l'orifice d'une canule à large orifice, garnie d'un pavillon qui s'étale au dehors et sert à la fixer. Quelques praticiens ont imaginé d'adapter à l'orifice une boîte destinée à recevoir les fèces. Nous n'entrerons pas dans le détail de ces divers appareils qui varient suivant le lieu de leur application et le degré de susceptibilité des malades. Quelque soin que l'on y apporte l'anus accidentel n'est qu'un demi-moyen, une nécessité fâcheuse imposée par la nature et que l'on doit s'attacher à prévenir ou à guérir si on le peut; car, outre qu'il constitue par lui-même une affreuse et dégoûtante infirmité, c'est aussi comme une menace perpétuelle d'accidens funestes, quoique l'on cite quelques malades qui aient pu vivre ainsi un laps de temps très long, dix, quinze, vingt ans et même beaucoup plus, témoin le vieillard cité plus haut et qui portait cette infirmité depuis quarante ans.

Traitement curatif. *Complications.* Le premier soin du chirurgien doit être de combattre et de faire disparaître les complications qui s'opposent à l'occlusion de l'anus accidentel.

Un accident ordinaire est l'invagination de l'intestin qui forme tumeur au dehors (Pl. 33, fig. 2).

Les observations d'un grand nombre de chirurgiens, F. de Hilden, Albinus, Lecat, Schmucker, Sabatier, Desault, Scarpa, Howship, Arronshon, etc., montrent les dangers qui résultent de l'étranglement de ces sortes de tumeurs.

Nous avons décrit la manœuvre nécessaire pour en obtenir la réduction et pratiquer le débridement si l'étroitesse de l'orifice y oblige. Mais il peut se faire que la réduction soit rendue impossible par des adhérences péritonéales entre les surfaces de la portion invaginée ou au pourtour de l'orifice. Cette circonstance est grave, mais ne doit pas faire renoncer à l'usage de la compression qui, employée d'une manière permanente, a réussi à Desault et à Sabatier. Les autres complications qui peuvent s'offrir appartiennent à tous les genres de fistule. Tantôt il existe des trajets sinueux, des clapiers purulens, des fistules stercorales simples ou multiples et en arrosoir, avec de vastes décollemens. On y obvie par des incisions appropriées pour réunir, comme dans tous les genres de fistules, les divers trajets en un seul. Tantôt l'orifice est garni de végétations ou de fongosités exubérantes dont il importe de faire préalablement l'excision. C'est ainsi que chez un malade affecté de hernie étranglée qui n'avait point été opérée, la maladie étant livrée à elle-même, M. Velpeau a eu d'abord à s'occuper de la cure de 5 à 6 orifices et à enlever une tumeur du volume du poing, qui s'était développée au-devant de l'anneau. Enfin il peut se rencontrer encore diverses complications : le phlegmon, l'érysipèle, la gangrène de lambeaux cutanés, etc., qui réclament les moyens appropriés de traitement général et local. Ce n'est qu'après ces premiers soins, qui peuvent exiger un temps considérable, plusieurs semaines ou même plusieurs mois, et constituent comme une première phase du traitement, que l'on peut s'occuper de la cure définitive par l'un des moyens dont le détail suit.

Compression. Desault procédait d'abord à la dilatation des deux bouts de l'intestin, l'inférieur surtout et d'abord, puis le supérieur à l'aide de tentes de charpie, de volume gradué, nouées sur le milieu par un fil qui servait à les fixer et les rappeler au dehors. Cette disposition préparatoire exigeait une ou deux semaines. Lorsque le calibre de l'intestin lui paraissait suffisamment augmenté pour donner un libre passage aux matières, un tampon conique, appliqué à l'extérieur, lui servait à refouler le canal fistuleux et, de la manière dont on le comprend aujourd'hui, à déprimer l'éperon intestinal. Il paraît pourtant, comme ce nous semble, que ce dernier effet n'était pas facilement obtenu; car si, par ce mode de traitement, Desault a obtenu quelques bons résultats, plus souvent, des coliques et le ballonnement du ventre, déterminés par la rétention des matières dans le bout supérieur de l'intestin, l'ont forcé de rétablir la fistule. Dans les cas où il a réussi, la cicatrisation a pu être obtenue par le seul effet de la compression, assez exactement opérée pour empêcher tout suintement stercoral, à mesure que le cours des matières s'opérait plus librement d'un bout de l'intestin dans l'autre, à travers le sac membraneux.

Suture. Lecat, le premier en, 1739, eut l'idée de guérir l'anus accidentel en réunissant par la suture les bords, préalablement avivés, de la fistule. Pour que cet expédient soit applicable, il faut que la nature ait déjà disposé les choses en voie de guérison, c'est-à-dire que les fèces puissent passer assez librement du bout supérieur dans l'inférieur, de telle sorte que la fistule, devenant inutile, tendrait aussi bien à se guérir d'elle-même, comme on en a vu de nombreux exemples. Car de supposer, quel que soit l'état anatomique des parties, que l'on forcera les matières à reprendre leur cours par cela seul qu'on leur fermerait une issue au dehors, c'est une idée qui ne viendrait à aucun homme raisonnable. Quoi qu'il en soit, le projet de Lecat ne reçut point son exécution. Mais depuis, le même procédé a été tenté de nouveau par trois chirurgiens. Lebrun, après avoir avivé un anus accidentel avec des caustiques, en fit la réunion par une suture; les accidens de rétention des matières fécales le contraignirent de rouvrir la fistule. M. Judey, plus heureux, aurait réussi à guérir par ce moyen un anus qui datait de quatre mois. Enfin M. Blandin a échoué dans une troisième tentative du même genre. A notre avis ces résultats confirment ce que nous avons avancé, que la suture est un moyen non-seulement inutile, mais même dangereux, toutes les fois qu'il existe un obstacle quelconque à la continuité du canal intestinal. Sa véritable application doit donc se restreindre aux cas où la circulation des fèces n'ayant pas été interrompue ou étant rétablie, il ne s'agit que de fermer l'orifice fistuleux, c'est-à-dire, en d'autres termes, que la suture ne convient qu'autant que la fistule est sans éperon, ou obstacle de toute sorte, ou après la destruction de l'éperon; en un mot, dans les cas où la maladie est en voie de guérison spontanée.

Anaplastie. L'état ordinaire d'inflammation chronique avec induration, fongosités, ou gangrène des tégumens au voisinage de la fistule, rendant presque toujours impraticable l'emploi de la suture, c'était une idée toute naturelle d'y appliquer dans ces cas la méthode de l'anaplastie. M. Collier, le premier, tenta de fermer une fistule opiniâtre avec un lambeau de tégument détaché des parties voisines, et fixé par des sutures sur les bords avivés de l'orifice accidentel. Le succès fut rapide et complet. Depuis, la même opération a été pratiquée par plusieurs chirurgiens avec des résultats variés. M. Velpeau, dans trois cas de ce genre, a procédé par autant de manières différentes. Chez le premier malade, après avoir avivé les bords de la fistule, le chirurgien ne fit que disséquer les tégumens pour en former des lambeaux susceptibles d'allongement et qu'il réunit par des sutures. Les matières stercorales s'infiltrèrent au-dessous; il fallut enlever les fils, et l'ulcération demeura plus grande qu'elle n'était auparavant. Chez un second sujet un lambeau détaché au-dessus fut renversé et fixé sur la fistule. Au deuxième jour il se fit un suintement de matières et de gaz, et la gangrène s'empara du lambeau. Malgré cet insuccès, un malade, opéré selon ce procédé par M. Blandin, a guéri. Sur le troisième sujet, M. Velpeau appliquant le procédé qu'il a employé pour les fistules du larynx, emprunta au flanc le lambeau qu'il renversa et fit entrer en guise de bouchon entre les bords avivés de l'orifice. Cette dernière tentative n'eut pas un meilleur résultat que les précédentes. En somme, sur cinq faits voici trois revers pour deux succès. Ce résultat pourtant ne doit pas décourager; mais il prouve que l'anaplastie comme la suture, dont elle n'est qu'une modification, ne doit être employée qu'autant que les selles sont redevenues libres, et que les matières ont peu de tendance à passer par la fistule. Par conséquent c'est, après un avivement convenable des bords du canal fistuleux, le véritable moyen à employer dans les fistules très anciennes, qui s'accompagnent à peine de suintement stercoral, et qui ne persistent qu'en raison de la transformation de leurs parois en un canal muqueux et cutané accidentel.

Entérotomie. Par cette dénomination se trouve désignée parfois la section partielle de l'intestin, comme il résulte du sens étymologique, mais plus particulièrement la section de l'éperon, signalé par Scarpa comme formant une cloison entre les deux bouts adossés de l'intestin.

Schmalkalden, en 1798, est le premier qui en ait conçu l'idée. La méthode dont il attendait la réussite était la ligature. Saisissant le bord flottant du croissant membraneux, ou de l'éperon, il proposait d'en traverser la base avec une aiguille courbe armée d'un fil et de lier la portion renfermée dans l'anse, de la base au bord libre, de manière à partager l'éperon au milieu de sa longueur. Cette proposition n'eut point d'abord d'autres suites et ne suffit pas pour appeler l'attention. Néanmoins, suivant le témoignage de Dorsey, onze ans après (1809), Physick, soit qu'il y eût été amené de lui-même ou qu'il eût eu connaissance de la thèse du chirurgien allemand, essaya de cette même opération qui eut un plein succès. C'est donc à Schmalkalden qu'appartient l'idée originale de la section de l'éperon; mais, quant à son procédé, quoique justifié par la réussite dans le premier cas de son application, on peut dire qu'il laissait encore beaucoup à désirer. C'est à détruire dans toute son étendue le croissant membraneux nommé l'éperon, et non pas seulement à le diviser suivant sa longueur, que doivent tendre les efforts du chirurgien; car il est à craindre que les lambeaux ne continuent à faire obstacle, et que la fente qui les sépare ne soit trop étroite pour livrer passage aux fèces. La série des tentatives ultérieures faites par les chirurgiens, va nous montrer un progrès. A la fente isolée de l'éperon obtenue par la ligature, Dupuytren va substituer une fente beaucoup plus longue des parois adossées des deux bouts de l'intestin, à l'aide d'une pince entérotome; et, plus récemment, MM. Liotard et Delpech, pour éviter la nécessité d'une adhésion sur une aussi grande surface et faciliter la continuité rectiligne de l'intestin, essaieront de pratiquer circulairement, avec une pince appropriée, la section isolée de toute la base de l'éperon.

Procédé de Dupuytren. Il consiste à saisir entre les mors d'un instrument particulier la cloison membraneuse formée par les deux bouts adossés et réunis de l'intestin, et à exercer dessus une compression graduelle qui en détermine la mortification et la séparation.

L'instrument employé par Dupuytren dans ce but est appelé entérotome. Il est constitué par deux branches : l'une, dite mâle, qui entre dans l'autre appelée femelle; la branche femelle porte à cet effet une gouttière dont le fond, au lieu d'être uni, présente une série d'enfoncemens et de saillies alternatifs appelés ondulations, correspondant à des ondulations semblables du bord de la branche mâle qui doit y pénétrer. Ces deux branches, séparées l'une de l'autre, peuvent être réunies à volonté à l'aide d'un pivot mobile porté par la branche femelle, et d'une mortaise située sur la branche mâle et destinée à le recevoir. Chacune d'elles se termine enfin par un manche d'inégale longueur; c'est celui de la branche mâle qui est le plus long; il est terminé par une grande mortaise; l'un et l'autre sont traversés par une vis de pression qui sert à les rapprocher; en un mot, les branches de cet instrument s'articulent à la manière de celles du forceps. Sa longueur totale est de 20 centimètres, et celle des parties qui doivent pincer l'intestin est de 10 à 12 centimètres (Pl. 43, fig. 6).

Pour appliquer l'entérotome, il faut faire placer le malade sur le dos, comme pour l'opération de la hernie étranglée, puis aller à la recherche des deux bouts de l'intestin. Lorsque le trajet de l'anus anormal à travers les parois abdominales n'est pas très sinueux, que l'éperon est assez saillant, il est facile de les reconnaître à l'aide du doigt indicateur seul; mais dans les cas où il n'en est pas ainsi, le doigt insuffisant peut devenir un directeur infidèle, et l'on est obligé d'y substituer deux sondes de femme, qu'on introduit, l'une dans le bout supérieur et l'autre dans le bout inférieur. On est sûr qu'elles sont bien placées, lorsqu'en cherchant à les faire tourner l'une autour de l'autre, on ne peut y parvenir. Cela prouve, en effet, que l'éperon est interposé entre elles, et si l'on veut insister, les tiraillemens qu'il éprouve causent de la douleur au malade.

Lorsqu'on a bien la conscience de la position des deux bouts de l'intestin, on saisit une des branches de l'instrument avec la main droite; on la fait glisser sur le doigt ou sur la sonde de femme dans l'un des bouts de l'intestin, le supérieur par exemple; on l'y fait pénétrer, suivant le besoin, jusqu'à 6, 8 ou 10 centimètres, et on la donne à tenir à un aide; puis on procède de la même façon à l'introduction de l'autre branche dans le bout inférieur, de manière qu'elle croise la première et arrive à la même profondeur; on articule les deux branches de l'instrument, et l'on s'assure de nouveau qu'elles ne peuvent pas tourner l'une sur l'autre; autrement il faudrait en recommencer l'application. Alors on les rapproche graduellement à l'aide de la vis de pression, en ayant l'attention de ne comprendre en arrière aucune anse intestinale entre leurs mors. Dupuytren lui-même recommande de porter rapidement, dès le premier jour, la pression qu'ils exercent, jusqu'au point d'éteindre la vie dans les parties qu'ils embrassent, comme étant le plus sûr moyen de prévenir l'inflammation et tous les accidens qu'elle entraine à sa suite, et de rendre la douleur moins longue. Lorsque l'instrument est bien solidement attaché aux parois de l'intestin, on le fixe au moyen de fils et de bandes pour l'empêcher de vaciller, et chaque jour on augmente la pression, de manière qu'en sept à huit jours il se détache de lui-même. Pendant que l'instrument est en place, les surfaces péritonéales des deux bouts étant en contact s'enflamment aux environs de la partie comprimée, et contractent des adhérences qui empêchent la communication du ventre et de l'intestin, après la chute de la partie mortifiée. Lorsque l'instrument est détaché, on trouve entre ses mors, dans le fond de la gouttière, une bande d'intestin desséchée, aplatie et affaissée, large de quelques millimètres, et d'une longueur double de la partie de l'éperon qu'ils embrassaient, puis, à la place de cet éperon, une communication entre les deux bouts de l'intestin d'une étendue proportionnée à la perte de substance qu'il a subie. Il est facile, en introduisant le doigt par l'orifice de l'anus anormal, de sentir les lèvres de la solution de continuité établie par l'entérotome, et d'en apprécier la longueur et la largeur.

M. Liotard a proposé de substituer à l'entérotome de Dupuytren un autre entérotome, dont les mors sont terminés par deux plaques elliptiques ayant 4 centimètres de long sur 1 de large : l'une de ces plaques présente sur sa face interne, près de ses bords, une rainure ovalaire, destinée à recevoir une saillie de même forme et de même grandeur, placée à la face interne de l'autre plaque. Elles ne se touchent que par cette courbe, et sont destinées à saisir les parois adossées de l'intestin en arrière de l'éperon qui doit rester intact, et à y produire une ouverture semblable à elles, à travers laquelle devront désormais passer les matières fécales.

Delpech a imaginé un instrument, qui ne diffère de celui de M. Liotard que parce que la surface externe des plaques qui en terminent les mors est bombée comme des coquilles de noix, au lieu d'être plate; du reste, il agit absolument de la même manière.

Procédé de M. Jobert. Ce chirurgien a proposé, sans que cela ait encore été exécuté, d'appliquer l'entérotome, non plus pour obtenir la mortification du lambeau saisi, mais simplement pour faire établir des adhérences entre les deux parois adossées des bouts de l'intestin. Il pense qu'au bout de quarante-huit heures ces adhérences seraient assez solides pour qu'on pût retirer l'instrument sans crainte; on laisserait encore passer quarante-huit heures pour leur permettre de se fortifier davantage, et alors on pourrait employer des ciseaux droits gradués pour diviser la cloison suivant une ligne droite, ou bien pour en emporter un segment en V.

Quelle que soit l'espèce d'entérotome dont on se serve, de Dupuytren, de MM. Raybard, Liotard ou Delpech, il est important, pendant la durée de son application, de faire garder au malade le repos le plus complet, de le soumettre à un régime sévère, aux boissons délayantes, aux fomentations émollientes appliquées sur l'abdomen, et de lui administrer souvent des lavemens émolliens. Tant qu'il n'y a que quelques coliques, un peu de chaleur à la peau et une légère accélération du pouls, il y a peu de craintes à concevoir; mais s'il survenait des nausées, des hoquets, des vomissemens, il faudrait leur appliquer le traitement de la péritonite commençante.

Appréciation. Ainsi qu'on a pu le voir par leur description, tous ces procédés opératoires ont un but commun, celui de détruire l'éperon ou de neutraliser l'obstacle qu'il apporte au cours des matières fécales, du bout supérieur de l'intestin dans le bout inférieur. Celui de Dupuytren a déjà pour lui la sanction de l'expérience, et son instrument est plus facile à appliquer que celui de M. Liotard, dont les plaques doivent se trouver fréquemment trop larges pour être facilement introduites à travers un anus contre nature quel qu'il soit, et surtout à travers le bout inférieur de l'intestin lui-même, qui est d'autant plus rétréci, qu'il donne passage à une moins grande quantité de matières fécales. De plus, l'instrument de M. Liotard agissant beaucoup plus profondément que celui de Dupuytren, doit exposer davantage à comprendre entre ses plaques une anse intestinale saine qui serait venue se placer entre les deux bouts adossés de l'intestin. Quant au procédé indiqué par M. Jobert, on ne peut pas encore le juger; on ne peut y voir qu'une bonne idée chirurgicale, susceptible d'applications utiles.

Ce n'est pas qu'en donnant la préférence au procédé de Dupuytren, dans la courte appréciation que nous venons de faire, nous le considérions comme le *nec plus ultra* de ce qu'il est possible de faire pour la guérison des anus anormaux; loin de là, car ayant seulement pour but de détruire l'éperon, et d'agrandir la communication entre les deux bouts de l'intestin, il ne peut être appliqué à ceux qui n'en présentent pas; en second lieu, il n'est pas exempt de tout danger, ainsi qu'on pourrait le croire d'après les éloges pompeux qu'on en a faits, car, quelques-unes des personnes opérées soit par Dupuytren lui-même, soit par MM. Hey, Lallemand, Delpech, Velpeau, etc., ont succombé à une péritonite consécutive. On doit convenir néanmoins que cela arrive très rarement; en général les accidens qu'éprouvent les opérés se bornent à des coliques, et parfois à des symptômes plus ou moins graves d'entérite et de péritonite; mais le plus souvent ils souffrent fort peu.

D'un autre côté, bien que l'obstacle principal au passage des matières soit complètement détruit, et que les deux bouts de l'intestin communiquent par une ouverture très large, bien que l'ouverture des parois abdominales se resserre considérablement, il n'en est pas moins vrai que dans quelques cas elle persiste et ne peut se fermer complètement, quels que soient les moyens de traitement qu'on emploie. Dupuytren lui-même s'en plaignait amèrement; voici ce qu'il en dit : « Après la chute de l'entérotome, et lorsque la voie qu'il a ouverte entre les deux bouts de l'intestin remplit sa destination, l'ouverture extérieure de l'anus abdominal diminue rapidement d'étendue; il ne reste plus, pour achever la guérison, qu'à en déterminer la cicatrisation entière. Cette partie de la tâche du chirurgien est la plus longue et la plus laborieuse. Huit à dix jours suffisent pour que l'entérotome produise son effet. Les selles sont ordinairement régularisées en un temps égal, et des semaines ou même plusieurs mois sont fréquemment nécessaires pour obtenir l'oblitération complète de l'anus anormal; quelquefois même il a été impossible de l'obtenir entièrement, bien que réduite aux plus faibles dimensions, elle fût devenue inutile, et pût être tenue fermée pendant long-temps sans inconvénient, et sans donner issue à la moindre quantité de matières stercorales. A cette persistance opiniâtre d'une ouverture que rien ne semble entretenir, nous avons opposé successivement, et il faut le dire, sans de grands résultats, la colophane en poudre portée dans sa cavité, la cautérisation de ses bords avec le nitrate d'argent, leur rapprochement opéré et maintenu à l'aide de bandelettes agglutinatives, enfin l'excision de ces mêmes bords formés par la peau et la membrane muqueuse, et leur exacte réunion par la suture enchevillée. Nous avons même imaginé, afin de maintenir appliqués l'un à l'autre les bords de l'anus anormal, de les rapprocher au moyen de deux pelotes oblongues, fixées à une ceinture et unies entre elles au moyen de deux vis de rappel; mais cet appareil n'a pas mieux réussi que les procédés dont il vient d'être question (*Dict. de méd. et de ch. prat.* t. 3, p. 157). »

Ce serait là, ce nous semble, le moment favorable pour pratiquer l'anaplastie ou les incisions latérales, afin d'obliger les lèvres de la plaie à se tenir en contact. Enfin, si tous ces moyens échouaient, on devrait se borner à la compression opérée à l'aide d'un brayer, ou de tout autre bandage herniaire approprié à la situation de la maladie, sous la pelote duquel seraient placées quelques compresses pliées en plusieurs doubles, et attendre des efforts de la nature l'oblitération complète.

ANUS ARTIFICIEL.

Nous avons déjà dit au commencement de cet article que nous entendions par *anus artificiel*, un orifice pratiqué aux parois adjacentes de l'abdomen et de l'intestin, pour suppléer l'anus naturel et donner à l'avenir issue aux matières.

Indications. Ce n'est que depuis quelques années que ces indications ont été posées d'une manière nette et précise par M. Amussat. Les maladies qui exigent l'établissement de l'anus artificiel sont, dit-il, les suivantes, dans un mémoire intitulé : *De la possibilité d'établir un anus artificiel dans la région lombaire, sans pénétrer dans le péritoine.* Paris, 1839.

1° La tympanite stercorale déterminée par l'obstruction du rectum ou d'une autre partie du gros intestin.

Que l'étranglement soit produit par une maladie particulière de l'intestin ou des organes voisins, dès qu'on ne peut vaincre l'obstacle par en bas et que la vie est en danger, il faut établir un anus artificiel.

2° La simple rétention prolongée des matières fécales, qui détermine une tympanite qu'on ne peut faire cesser, et qui met en danger la vie du malade.

Si les boules de matières fécales occupaient tout le gros intestin, et qu'il fût impossible de les broyer et de les faire sortir, il serait peut-être préférable d'opérer à droite.

3° Les affections squirrheuses du rectum et du gros intestin, dès qu'elles apportent une grande gêne dans la défécation.

L'établissement de l'anus artificiel est le seul moyen de retarder la marche de la maladie, et de prolonger la vie autant que si une affection cancéreuse occupait un organe moins essentiel à la conservation de l'individu.

4° Enfin, l'imperforation du rectum, ou plutôt l'absence d'une portion de cet intestin, lorsqu'on ne peut rétablir la voie par en bas.

Historique. Avant que M. Amussat se fût occupé d'une manière toute particulière des cas qui nécessitent la création d'un anus artificiel, il n'existait sur ce sujet que des documens épars qu'il a soigneusement rassemblés dans son mémoire publié en 1839. Ainsi, Littre ayant trouvé, chez un enfant mort à six jours, le rectum oblitéré par suite d'une rupture qu'il avait subie pendant la vie intra-utérine, imagina et proposa, pour rendre son observation utile dans des cas semblables, une opération chirurgicale qui consiste à ouvrir le ventre dans la région de l'S iliaque du colon, à inciser cet intestin, et à maintenir son ouverture en rapport avec celle des parois abdominales par quelques points de suture, afin de suppléer ainsi à l'absence de l'anus naturel (*Histoire de l'Académie des Sciences*, 1710). Pillore de Rouen a eu l'occasion de mettre en pratique le procédé de Littre, en 1776, sur un maître de poste des environs; seulement il a opéré sur le cœcum, au lieu d'agir sur l'S iliaque. Dans son observation, qui n'a été communiquée que dernièrement par son fils au monde chirurgical, il est dit que son malade, après avoir donné les plus grandes espérances de guérison, mourut le vingt-huitième jour après l'opération. Ce qui fut attribué au séjour dans les petits intestins d'un kilogramme de vif-argent qu'il avait avalé environ deux mois auparavant et qui n'avait jamais été rendu. L'autopsie le fit découvrir, et les intestins étaient gangrénés dans le lieu qu'il occupait. A. Dubois opéra aussi, en 1783, par ce procédé, un enfant né sans apparence d'anus, et qui ne vécut que dix jours après l'opération (*Recueil périod. de la Soc. de méd. de Paris*, t. III, p. 125). En 1793, Duret de Brest eut le bonheur de l'appliquer avec succès sur un enfant nouveau-né du sexe masculin, sans anus, qui vécut ensuite de longues années (*Id.*, t. IV, p. 45). C'est le premier cas de succès de longue durée. En 1794, Desault fit cette opération pour un cas semblable à celui de Duret; mais l'enfant ne vécut que quatre jours après (*Journ. de chir.*, t. IV, p. 248). Un fait important, et jusqu'alors inconnu, nous a été communiqué par M. Dufresse-Chassaigne, qui en a lui-même recueilli les détails de la bouche du fils de l'opéré. Il a trait au nommé Verguin, habitant du village d'Houme, commune de Fouquebrune, arrondissement d'Angoulême, lequel, à l'âge de 57 ans, tomba sur un pieu qui pénétra dans le ventre. Cette blessure nécessita la création d'un anus artificiel par la méthode de Littre; il fut établi par Daguesceau, docteur en chirurgie, demeurant au bourg de Chadurie, en l'année 1795, au mois de juillet. L'opéré se rétablit très bien, et vécut encore vingt-quatre ans après; il n'est mort qu'en 1819. C'est la seconde observation dans laquelle le malade a vécu long-temps après l'opération.

En 1797, Dumas, professeur à l'Ecole de santé de Montpellier, publia un mémoire intitulé : *Observations et réflexions sur une imperforation de l'anus*, qui se trouve dans le recueil périodique de la Société de médecine de Paris, t. 3, p. 46. En 1797, Allan inséra dans le même recueil, t. 23, p. 123, un rapport sur le mémoire précédent. M. Pierre Fine, chirurgien en chef de l'hôpital de Genève, a publié deux mémoires, dont l'un contient une observation d'opération d'anus artificiel, par la méthode de Littre; la femme, âgée de 63 ans, vécut trois mois et demi; enfin depuis cette époque, Desgranges de Lyon, Voisin, chirurgien de l'hospice civil de Versailles. Le même Duret de Brest, dont nous avons déjà parlé; MM. Legris, chirurgien de la marine, Serraud, chirurgien de l'hôpital civil de Brest; Freer, de Londres; Miriel, père, de Brest; Pring, de Londres; Ouvrard, d'Angers; Martland, Bizet, Dupuytren, Roux et Velpeau, ont également pratiqué une ou plusieurs fois l'opération de l'anus artificiel, par le procédé de Littre avec des succès variés.

Méthode de Littre (perfectionnée par Duret). *Procédé opératoire* (Pl. 43, fig. 3). Ainsi que nous l'avons dit, Littre n'a fait que proposer d'ouvrir les parois du ventre pour y attirer l'intestin et l'y fixer. Depuis cette opération a été régularisée, et voici comment on y procède. Après avoir préparé des bistouris droits et convexes, des ciseaux, des pinces à ligatures, des fils cirés, des aiguilles à suture, des éponges fines, de l'eau et des vases propres à recevoir les excrémens, on fait coucher le malade sur le dos, et l'on pratique, en regard de la fosse iliaque gauche, une incision qui doit commencer au niveau et un peu au-devant de l'épine iliaque antérieure et supérieure, et se terminer à 6 ou 8 centimètres au-dessous, en se dirigeant parallèlement au ligament de Fallope. On divise successivement, et couche par couche, sur la sonde cannelée, toutes les parties qui constituent la paroi abdominale en ce point, afin de ne pas s'exposer à blesser quelque portion d'intestin grêle qui pourrait se trouver placée au-devant du colon. Arrivé au péritoine, on l'ouvre et l'on va à la recherche de l'S iliaque qui se trouve immédiatement derrière. On ne la confondra pas avec un intestin grêle dont la couleur foncée pourrait prêter à une méprise, en se rappelant que le gros intestin présente des bosselures et des bandes longitudinales, tandis que les petits n'en ont pas et sont tenus par le mésentère qui vient du côté droit. L'S du colon étant reconnue, on l'attire au dehors, on passe un fil derrière lui pour le fixer dans l'ouverture, et l'on y pratique une incision longitudinale d'une étendue suffisante pour donner passage aux matières qui s'échappent ordinairement en abondance. On aide d'ailleurs à leur sortie par des injections d'eau tiède dans le bout supérieur et dans le bout inférieur. Après quelques jours, lorsque l'intestin est solidement uni aux lèvres de la plaie extérieure, on retire le fil et l'on fait en sorte que le nouvel anus ne se rétrécisse pas trop, comme il a de la tendance à le faire, en y maintenant des mèches ou des cylindres de charpie qu'on ôte toutes les fois que le malade sent le besoin d'aller à la garde-robe. Les soins consécutifs se bornent à des soins de propreté, et à maintenir le bouchon à l'aide de compresses et d'un bandage approprié.

Au lieu de passer un fil derrière l'intestin, on a proposé de réunir les lèvres de sa plaie avec celles de la plaie extérieure, ce qui peut être fait sans inconvénient, mais aussi sans beaucoup d'avantages; on a aussi proposé d'inciser la paroi abdominale, seulement jusqu'au péritoine, et d'attendre, avant d'ouvrir cette membrane, qu'elle ait contracté des adhérences avec l'intestin; sans doute cette précaution diminuerait les dangers de l'opération, mais il suffit de remarquer que le plus souvent cela est impossible, parce qu'on attend au dernier moment pour pratiquer l'opération.

Enfin on a proposé de décoller le péritoine de la fosse iliaque comme pour la ligature de l'artère iliaque, afin d'inciser l'intestin hors du péritoine, mais cette modification n'a pas été adoptée.

Méthode de Callisen. Le procédé proposé par Callisen, chirurgien de Copenhague, avait pour but d'aller chercher la partie gauche du colon dans son trajet le long de la région lombaire, où il pensait qu'elle était en dehors du péritoine, et par conséquent de faire une incision longitudinale dans cette région, entre la dernière côte et la crête de l'os des îles. Ayant essayé deux fois sur le cadavre d'enfans morts et jamais sur le vivant, la première fois, sur un enfant imperforé, l'auteur ne prit pas assez bien ses dimensions, de sorte qu'il ouvrit le péritoine et pénétra dans le ventre. La seconde fois, il incisa plus en arrière, et parvint au colon sans ouvrir la séreuse, ainsi qu'il l'avait proposée. Conçu de cette façon, avec l'incision longitudinale, ce procédé n'est pas sûr, aussi a-t-il été rejeté par tous les auteurs qui en ont parlé : Sabatier, Boyer, Dupuytren, M. Velpeau, etc.; mais il n'était pas dit qu'avec des modifications convenables, on ne pût pas le rendre plus sûr. Partant de cette idée, M. Amussat est le premier qui, malgré cette réprobation générale, ait osé l'étudier de nouveau, et s'en déclarer partisan. En 1839, il présenta à l'Académie un mémoire dont nous avons déjà parlé, qui contient deux observations d'opérations de ce genre faites avec succès; en 1841, il lut à ce corps savant un autre mémoire, contenant deux nouvelles observations d'opérations d'anus artificiel, faites par le même procédé. Depuis cette époque, ce même chirurgien a eu l'occasion de pratiquer plusieurs fois la méthode de Callisen sur des enfans nés avec une imperforation de l'anus, et a réussi dans une partie des cas; il est donc parvenu, par ses modifications et ses succès, à s'approprier le procédé, et à l'introduire définitivement dans la médecine opératoire.

Procédé de M. Amussat. Anatomie opératoire. C'est à l'étude de la partie postérieure du flanc, dans les limites de laquelle on opère, et à celle de l'intestin colon avec le péritoine qui l'accole à cette partie, que nous devons nous borner. Nous empruntons, en la modifiant, une partie de cette description au mémoire de M. Amussat, qui l'a surtout étudiée sous le rapport pratique (Voy. t. V, pl. 5, 6, 7, 8).

La partie postérieure du flanc est un espace quadrilatère circonscrit en haut par la dernière fausse côte, en bas par la crête de l'os des îles, en arrière par la masse commune au sacro-lombaire et au long dorsal, et en avant par une ligne perpendiculaire tombant sur le milieu de la crête de l'os iliaque. Les organes qui constituent cette paroi sont, en procédant de l'extérieur à l'intérieur, la peau, le tissu cellulaire, la graisse, le muscle grand dorsal, le grand oblique, le petit oblique et le transverse, qui se trouve recouvert en avant par les deux précédens, tandis que son aponévrose, qui se continue en arrière avec celles qui passent derrière et devant la masse commune et devant le carré des lombes, ne l'est pas; viennent ensuite le carré des lombes, puis des vaisseaux et des nerfs; enfin, plus profondément encore, le feuillet fibreux sous-péritonéal, le péritoine et l'intestin colon. Ce qu'il y a d'important à étudier, surtout dans cette région, c'est la disposition du colon lombaire, ses rapports avec le péritoine et avec la paroi abdominale correspondante.

Après avoir détaché couche par couche tous les tissus qui recouvrent le colon lombaire, on voit, en examinant avec soin, que l'intestin est dépourvu de péritoine dans le tiers postérieur au moins de sa circonférence, comme la face antérieure de la vessie. Le feuillet fibreux qui double et fortifie la lame externe de la membrane séreuse, adhère à la tunique musculaire par un tissu lâche dans cet endroit. Cette disposition donne un caractère tout particulier aux colons lombaires, et les fait différer complètement des autres intestins. Ainsi attachés aux parois de l'abdomen, ils concourent à former cette paroi, et on peut pénétrer dans leur cavité sans ouvrir le péritoine.

En haut l'intestin est en rapport avec le rein, dont il n'est séparé que par de la graisse; au milieu, il n'est séparé que par le feuillet fibreux et des pelotons graisseux de la face interne de l'aponévrose, qui, passant devant le carré des lombes, vient se terminer au bord postérieur du transverse; en bas, il est en rapport avec la crête de l'os des îles qui lui sert de limite. Ainsi il n'est accessible aux instrumens qu'entre le rein et la crête iliaque, et il répond en général à la rainure aponévrotique qui sépare le carré lombaire du transverse, rainure dont la direction est assez bien indiquée par celle de la masse commune au sacro-lombaire et au long dorsal, qu'on trouve aisément chez les sujets qui ne sont pas très gras. Toutefois, on le rencontre assez souvent un peu plus en dedans, au-devant du muscle carré lombaire : c'est donc là qu'il faudra le chercher. Nous savons que dans l'intérieur de l'abdomen sa face péritonéale est recouverte par les intestins grêles. Le péritoine, en se réfléchissant en dehors et en dedans, forme un angle plus ou moins saillant.

La couleur du colon lombaire a quelquefois un caractère tout particulier qu'il est fort utile de noter. En général, c'est une couleur verdâtre plus ou moins prononcée qui se dessine longitudinalement, tandis que celle des intestins grêles est d'un jaune ondulé. Ces caractères sont fort importans pour l'opération. Cette couleur du gros intestin doit être attribuée à l'imbibition, dans ses parois, des matières qu'il contient.

Que le colon soit complétement vide ou plein, les rapports du péritoine sont les mêmes avec l'intestin; seulement ils sont en proportion du volume de ce conduit.

Quelquefois l'intervalle des deux replis péritonéaux est très petit, c'est lorsque l'intestin est fort contracté; mais cette contraction n'a presque jamais lieu dans le cas de rétention des matières fécales. Pour juger si le colon est dépourvu de mésentère, c'est toujours en arrière qu'il faut l'examiner sans ouvrir le péritoine.

En insufflant le gros intestin, on voit à l'instant le colon se gonfler; le repli du péritoine et les intestins grêles sont refoulés; l'espace celluleux s'agrandit en proportion du volume de l'intestin. — L'injection d'une ou deux seringues d'eau réussit beaucoup mieux que l'insufflation à distendre l'intestin.

Après la distension, le toucher en long et en travers donne la facilité de mesurer l'étendue de la dilatation. Si l'on ouvre le colon lombaire dans le point où il est dépourvu de péritoine, l'air s'échappe brusquement, l'intestin se vide, mais il ne s'affaisse point sur lui-même comme les autres intestins, parce qu'il forme un canal lié aux parois de l'abdomen comme une artère à sa gaîne. Si, après avoir ouvert le colon, on attire les bords de son ouverture au dehors, il ne vient pas tout entier comme une anse intestinale; sa paroi postérieure seule cède, et le doigt, introduit dans sa cavité, n'y rencontre qu'un éperon très peu saillant.

L'espace dépourvu de péritoine est justement situé entre les bandelettes musculaires longitudinales interne et externe, ce qui nous prive d'un moyen de diagnostic important. Le colon lombaire gauche n'a que deux ou trois pouces de longueur suivant les sujets, le droit est beaucoup plus court à cause du cœcum et du foie. La distance qui sépare le colon lombaire gauche du rectum, ou l'S iliaque, est plus longue qu'on ne le croit communément; cette remarque est importante en ce sens, qu'elle démontre l'impossibilité d'attaquer la maladie du rectum par l'ouverture du colon, et la garantie qu'offre cette disposition contre la crainte de la propagation de la maladie du rectum.

Il est inutile de faire remarquer que le cœcum n'est pas accessible par le flanc comme les colons, parce qu'il est situé plus bas dans la fosse iliaque, et souvent même jusque dans le bassin; presque toujours dans ces cas, il est enveloppé en arrière par le péritoine (Amussat).

A l'exception des branches nerveuses génito-crurale et inguino-cutanée, il n'existe dans cette région aucun vaisseau et aucun nerf important qu'on doive craindre de couper.

Manuel opératoire (Pl. 42). On fait coucher le malade sur le ventre, un peu incliné à droite, et l'on place sous l'abdomen deux coussins liés ensemble. Souvent alors l'intestin vient faire saillir la partie postérieure du flanc. On fait à la peau une incision transversale et un peu oblique en bas, à deux travers de doigts au-dessus de la crête de l'os des iles, ou mieux au milieu de l'espace compris entre la dernière fausse côte et la crête iliaque; elle commence un peu en dedans du bord externe de la masse commune et s'étend jusqu'à la ligne latérale moyenne du corps à quatre ou cinq travers de doigts de son point d'origine. Après avoir divisé la peau et les couches sous-cutanées, on coupe d'abord dans la même direction le grand dorsal qui n'occupe que le tiers postérieur de l'incision cutanée, le grand oblique qui en occupe les deux tiers antérieurs, puis le petit oblique, le transverse et son aponévrose. Ensuite on incise verticalement cette couche profonde. L'incision cruciale des couches profondes donne la facilité de mieux découvrir l'intestin; on peut même soulever avec facilité le carré lombaire, et inciser son bord externe si cela est nécessaire; on devrait de même inciser la peau crucialement si le sujet avait beaucoup d'embonpoint. Lorsqu'on a divisé toutes les couches précédentes, on est arrivé sur le tissu cellulaire graisseux et adipeux qui enveloppe le colon; il faut l'enlever avec beaucoup de précaution. Le point le plus délicat de l'opération, c'est de se décider à percer l'intestin; avant de l'ouvrir il faut le mettre bien à découvert des deux côtés sans se presser. On le reconnaît sur le cadavre à sa couleur verdâtre. Ce signe existe aussi souvent sur le vivant, car il tient à la présence des matières fécales. La pression avec le doigt et la percussion sont les meilleurs moyens pour s'assurer qu'on est sur un intestin quelconque. Le colon résistant davantage à la pression, le défaut de résistance en dehors est un signe fort important. Si l'intestin était contracté on le chercherait tout-à-fait en arrière; dans ce cas même, il se cache entièrement sous le carré des lombes, qu'il faut diviser en travers si on ne l'a déjà fait. On ne doit jamais se presser à diviser l'intestin; au contraire il est bon de lui donner le temps de se gonfler et de s'engager dans la plaie extérieure. Somme toute, on est souvent fort embarrassé surtout chez les enfans; nous avons vu M. Amussat lui-même hésiter long-temps, toucher à plusieurs reprises la partie découverte, engager les assistans à en faire autant et leur demander leur avis avant que de se décider : on ne saurait blâmer cet excès de prudence.

L'intestin étant bien reconnu, on passe à travers ses parois avec des aiguilles, deux anses de fil, séparées par l'espace de 2 centimètres; puis les donnant à tenir à un aide, on fait entre elles une ponction avec le trois-quarts : on est averti qu'on a pénétré dans la cavité de l'intestin, par la sortie des gaz et de quelques matières liquides; alors on agrandit la petite ouverture faite par le trois-quarts, au moyen d'une incision cruciale avec le bistouri herniaire, qu'on fait filer le long de la canule. L'ouverture ainsi élargie, donne issue à beaucoup de gaz et à un flot de matières délayées, qui seraient quelquefois projetées avec violence sur l'opérateur s'il n'y prenait garde.

Une fois le premier jet terminé, on aide l'expulsion du reste par une ou deux injections d'eau tiède dans le bout supérieur et dans le bout inférieur. Lorsque le ventre est bien débarrassé, et qu'on n'a plus à craindre une irruption abondante et soudaine de matières, on attire l'ouverture de l'intestin vers soi, à l'aide de trois pinces à torsion, et on la fixe à la peau par quatre points de suture entrecoupée, en renversant en dehors la membrane muqueuse, en appliquant les points de suture. Chez la première opérée, M. Amussat a remarqué que le premier point, passé avec une aiguille courbe ordinaire, a causé plus de douleur que les autres, faits avec une aiguille à acupuncture en platine. — Enfin, pour diminuer l'étendue de la solution de continuité, on rapproche l'angle postérieur des tégumens de la plaie avec un point de suture entrecoupée.

Dans un cas d'opération de cette nature, pratiquée par M. Malgaigne, ce chirurgien n'a pas trouvé qu'il fût nécessaire de diviser crucialement les couches musculeuses, qui se rétractèrent assez pour laisser voir le fond de la plaie; et, dans la crainte de léser le péritoine, il se borna à inciser l'intestin de haut en bas, en élargissant cette première incision par une petite section horizontale en dedans. Son malade succomba au bout de huit jours, plutôt aux suites du cancer du rectum qu'à celles de l'opération, qui avait été des plus bénignes. Il craint que l'opération ne se trouve ainsi plus d'une fois compromise, parce qu'on aura attendu pour la faire aux dernières extrémités.

Procédé de M. Baudens. Ce chirurgien a proposé un procédé

mixte, c'est-à-dire qui tient le milieu entre ceux de Callisen et de M. Amussat. Il préfère une incision oblique à l'incision perpendiculaire du premier, et à l'incision transversale du second : elle doit commencer à 3 centim. au-dessous de la douzième côte, et immédiatement en dehors de la masse du muscle sacro-spinal, et venir se terminer près de la crête iliaque, à 4 centim. environ de la masse des muscles précités.

Après avoir divisé la peau et le tissu graisseux, il glisse une spatule plate, dite anglaise, sous le premier plan musculaire à travers une petite ouverture, pour le diviser sur elle, dans toute l'étendue de la section cutanée; il agit de même pour les autres plans musculaires et aponévrotiques, et pour le bord externe du carré des lombes; il ne lui reste plus qu'à exciser le tissu cellulaire et des pelotons graisseux, et le gros intestin est à nu; il termine comme dans le procédé de M. Amussat.

M. Baudens attribue à cette incision oblique les avantages suivans : elle permet de découvrir l'intestin dans une grande étendue de son diamètre vertical, et il est possible de le diviser à un pouce et demi de hauteur (5 centimètres), sans être obligé de couper crucialement les tissus profonds, avantage que ne permet pas l'incision transverse de M. Amussat; et l'on peut placer l'anus aussi en avant que par l'incision transverse.

D'un autre côté, M. Baudens propose d'opérer toujours sur le coté droit. Ce n'est pas, dit-il, parce que le cœcum est une sorte de réservoir, comme l'a fait observer Pillore, mais bien parce que l'absorption du chyle se faisant dans l'intestin grêle, il importe assez peu au point de vue de la nutrition que le gros intestin conserve un peu plus ou un peu moins de longueur; outre que la formation des gaz ayant lieu uniquement dans les gros intestins, s'ils s'échappent involontairement, ils rendent le malade un objet de dégoût, et si l'anus est hermétiquement fermé, leur accumulation provoque des douleurs vives et incessantes.

Appréciation. Dans la méthode de Callisen l'intestin étant ouvert en dehors du péritoine, il y a réellement moins de danger à l'employer que celle de Littre, aussi doit-elle être adoptée comme méthode générale. C'est là une opinion qui prend tous les jours plus de crédit; il est vrai qu'on lui reproche de placer l'anus sur le côté et en arrière, où l'on dit qu'il est plus gênant qu'en avant, mais l'anus naturel est lui-même en arrière, et d'une autre part, dans cette position, il est sous beaucoup de rapports moins gênant et moins dégoûtant. Mais le procédé de Callisen proprement dit, c'est-à-dire la division verticale doit être rejetée. C'est à elle qu'on doit attribuer la réprobation générale dont a été frappée la méthode pendant près de 40 ans. Maintenant reste à choisir entre le procédé de M. Amussat et celui de M. Baudens. Que l'incision se rapproche plus ou moins de l'horizontale, pourvu qu'elle ne fasse pas avec elle un angle de plus de 50 degrés; nous pensons que sa direction a peu d'importance. Quant aux raisons invoquées par M. Baudens pour placer l'anus artificiel plutôt à droite qu'à gauche, elles nous paraissent fondées, mais avant de se prononcer, il nous semble prudent d'attendre la sanction de l'expérience.

Soins consécutifs. Dans les premiers jours de l'opération, il faut maintenir le malade à un régime sévère, pour éviter d'augmenter l'inflammation à laquelle les intestins et le péritoine sont très disposés. A moins d'indications particulières, on doit pour ainsi dire agir de la même façon que pour l'anus anormal qui s'est établi à la suite d'une hernie étranglée, provoquer quelques selles par de petits lavemens d'eau tiède, et diminuer la tendance de la plaie à l'érysipèle par des cataplasmes émolliens, des frictions mercurielles et une extrême propreté. Au bout de quelques jours, lorsque les lèvres de la plaie intestinale se sont agglutinées avec celles de la plaie extérieure, il faut enlever les points de suture. S'il n'y a point de fièvre, s'il n'est rien survenu du côté des voies digestives et du péritoine, et si la maladie principale n'a pas été exaspérée par le fait de l'opération, on doit avoir recours à un régime plus nourrissant; toutefois, les alimens doivent toujours être choisis parmi les plus faciles à digérer. Alors des soins de propreté et des petits lavemens pour aider l'expulsion des matières suffisent. Dans les premiers jours, les selles sont d'abord liquides et glaireuses, bientôt elles prennent de la consistance, et finissent enfin par se régulariser et se mouler. De cinq ou six et plus qui ont lieu dans les vingt-quatre heures, elles se réduisent à quatre, trois, deux, et puis à une. C'est ce qui est arrivé aux deux premiers malades opérés par M. Amussat. Le dernier surtout, M. T... de Rouen, pouvait même jouir des plaisirs du monde sans la crainte d'être pris d'un besoin subit d'aller à la garderobe.

Plus tard, le malade se borne à boucher l'orifice de son anus artificiel par un bouchon de charpie, maintenu par un bandage de corps, ou tout autre bandage approprié.

On a remarqué que les anus artificiels ont beaucoup de tendance à se rétrécir. Fine en a parlé dans son mémoire. Le second malade de M. Amussat, trois semaines après l'opération, avait son anus artificiel tellement rétréci, que le petit doigt avait beaucoup de peine à y pénétrer. On fut obligé de le dilater au moyen d'éponges, de canules en gomme élastique et de bougies de cire recourbées. Une fois guéri, le malade continua toujours à porter un instrument dilatant. En l'examinant pour la dernière fois, M. Amussat constata en haut, et fit constater aux assistans, un resserrement circulaire de l'intestin, formant comme un sphincter interne. Tant que la maladie qui a nécessité l'établissement d'un anus artificiel n'est pas guérie, il faut bien prendre garde à ce que la nouvelle ouverture ne se rétrécisse pas trop pour pouvoir donner passage à la totalité des matières fécales, chez les enfans imperforés surtout, où elle doit durer autant que la vie. Mais si, par suite de la cessation de l'irritation qui était entretenue sur le rectum par le passage des matières fécales, l'affection qui avait nécessité la création d'un anus artificiel venait à se modifier au point de ne plus former un obstacle au passage des fèces et de n'en ressentir aucune influence fâcheuse, non-seulement il n'y aurait pas d'inconvénient à laisser rétrécir celui-ci, mais encore on pourrait tenter son oblitération, et ici elle présenterait moins de difficulté que si l'on avait affaire à un intestin grêle, parce que l'éperon est très peu saillant.

Terminons enfin en nous demandant pourquoi on reculerait plus long-temps devant cette opération lorsqu'elle est indiquée, lorsqu'elle est le seul moyen de sauver le malade. Nous dira-t-on qu'elle est dangereuse, surtout par la méthode de Littre? nous en conviendrons; mais l'opération césarienne est-elle moins dangereuse? N'ouvre-t-on pas le péritoine et l'utérus pour la pratiquer? On n'hésite pourtant pas lorsque l'indication est précise. N'ouvre-t-on pas un viscère contenu dans l'abdomen dans l'opération de la taille? Et si l'on nous objecte que, dans ce cas, on ne pénètre pas dans le péritoine, ne pourrons-nous pas répondre qu'on ne l'ouvre pas non plus en allant chercher l'intestin par les procédés de MM. Amussat et Baudens. Et cependant lorsqu'on pratique la taille l'opération n'est pas aussi urgente que celle de l'entérotomie.

OPÉRATIONS QUI SE PRATIQUENT SUR LE RECTUM ET L'ANUS.

Un nombre considérable d'opérations se pratiquent sur l'anus et le rectum dans les deux sexes. Mais comme les maladies et les accidens qui en déterminent l'emploi ne s'unissent par aucun lien logique, nous commencerons par les vices de conformation, cause forcée d'opérations, et nous présenterons les autres dans l'ordre de leur fréquence relative en passant des plus simples aux plus complexes.

VICES DE CONFORMATION.

La disposition vicieuse congéniale se présente sous trois formes chez les nouveau-nés: l'imperforation de l'anus, l'anus anormal et l'absence d'une portion plus ou moins considérable du rectum.

1° IMPERFORATION DE L'ANUS.

L'oblitération se présente ou à la surface des tégumens ou à une hauteur de quelques centimètres dans le rectum.

L'imperforation superficielle formée par la peau, doublée ou non par une couche celluleuse et aussi par la membrane muqueuse formant cul-de-sac, mais qui, dans tous les cas, n'excède pas quelques millimètres d'épaisseur, se reconnaît ordinairement de première vue à plusieurs caractères: la couleur violacée de la peau, la saillie qu'elle forme pendant les cris de l'enfant dans le lieu où devrait être l'orifice et souvent aussi une fluctuation profonde au toucher du doigt, avec sensation du resserrement au contour déterminé par les sphincters.

Levret conseillait d'emporter la peau par une incision circulaire; mais au lieu de cette opération, qui ne donne que des limites incertaines, étant pratiquée par la circonférence, on préfère aujourd'hui, avec raison, agir par le centre, en plongeant perpendiculairement la pointe d'un bistouri droit au milieu de l'espace que l'on présume correspondre à l'extrémité inférieure de l'intestin. Or, pour remplir cette condition, même dans l'absence de tout signe local, il suffit de piquer sur le plan moyen ou le raphé, à 1 centimètre et demi au-devant de la saillie sous-cutanée de la pointe du coccyx. Le flot du méconium qui se projette au-dehors prouve que l'on a pénétré dans le rectum. Alors avec la pointe du même bistouri, ou mieux avec un bistouri boutonné pour éviter une lésion plus profonde, on fend en croix la cloison membraneuse en prolongeant un peu plus que l'autre l'incision antéro-postérieure, puis on saisit successivement chaque lambeau avec une pince, et on fait l'excision. L'opération terminée, on introduit dans le rectum et on y laisse à demeure, jusqu'à cicatrisation, une mèche de charpie roulée du volume de l'extrémité du petit doigt pour maintenir l'orifice et en empêcher le rétrécissement.

L'imperforation profonde est caractérisée par la présence d'une cloison membraneuse complète qui intercepte le rectum à une profondeur variable, de sorte que, sur les deux faces de la cloison, l'intestin de bas en haut comme de haut en bas se termine également en cul-de-sac. L'opération par l'anus n'est praticable qu'autant que la hauteur de la cloison n'excède pas 5 ou 6 centimètres. A partir de cette profondeur et à mesure que l'oblitération remonte à un point plus élevé du gros intestin, ou que les signes propres à en déterminer le siége manquent de plus en plus de certitudes, l'opération par l'anus en devient moins praticable, et il n'y a plus d'autre ressource que dans l'établissement d'un anus artificiel.

On juge qu'il existe une imperforation profonde du rectum chez un enfant nouveau-né, par l'absence de défécation, le ballonnement du ventre et l'ensemble des signes propres à tous les cas de rétention des matières stercorales; enfin le plus certain de tous est l'introduction de la sonde qui rencontre à une profondeur quelconque le cul-de-sac formé par la cloison; dès que cette certitude est acquise, l'opération est réclamée.

Les auteurs sont remplis de faits où la section de la cloison rectale anormale a été suivie d'une parfaite guérison. Depuis J. L. Petit, l'un des premiers qui en aient formulé les préceptes, elle a été pratiquée avec succès par Pistor (1764), Moncelot, Loyseau, etc., et par un grand nombre de nos contemporains, MM. Phélys, Laracine, Wolf, Hutchinson, Forget, Salmon, etc. Le nombre des revers est proportionnellement peu considérable. L'essentiel est que la cause de la rétention du méconium soit reconnue à temps. Aussi le chirurgien doit-il de bonne heure sonder tout enfant nouveau-né qui est dans ce cas, les chances de l'opération étant d'autant plus favorables que l'on y a eu recours plus tôt. Un laps de temps écoulé, un peu considérable, comme aussi un appareil de symptômes sinistres, ne sont pourtant pas des motifs de ne point opérer un enfant qui n'a pas d'autre chance de salut, car on cite un cas de guérison où cependant l'imperforation n'avait été reconnue qu'au douzième jour.

Quant à l'opération, elle n'offre aucune difficulté jusqu'à une profondeur de 3 à 4 centimètres; tout au plus, pour faciliter les manœuvres, peut-on avoir recours à la dilatation de l'anus par un petit spéculum comme nous l'avons figuré (pl. 46, fig. 3)? L'on pratique la ponction avec un bistouri garni de liége jusqu'auprès de sa pointe, et rien ne s'oppose encore à ce que l'on fasse l'excision des lambeaux. Mais si la cloison est située à 5 ou 6 centimètres et plus, jusqu'au terme où elle devient inaccessible, en raison même de la profondeur, de la courbure et de l'obliquité du rectum, un bistouri droit, même à lame étroite, ne peut plus servir. C'est pour ces cas que J. L. Petit avait conseillé l'emploi d'un trois-quarts et que M. Martin a proposé récemment celle du pharyngotome; mais à notre avis, on ne saurait compter sur une guérison définitive après l'emploi de ces instrumens qui ne produisent qu'une simple ponction, tandis qu'il ne faut pas moins que l'excision de toute la cloison pour assurer le calibre du canal. Il ne faut pas oublier que dans un cas semblable, les récidives se produisant toujours M. Miller usant de toutes les ressources a été obligé de réitérer onze fois l'opération.

Ainsi donc, et quoique le conseil n'en soit pas nettement donné par les auteurs les plus modernes, dans tous les cas de ce genre, en tant que la cloison rectale, quelle qu'en soit la hauteur, est accessible, nous croyons que, sauf à s'aider du spéculum pour dilater l'orifice et le canal, il faut aller perforer la cloison, et du moment que la sortie du méconium indique que l'on ne s'est pas fourvoyé, nous ne voyons pas pourquoi on n'irait pas saisir avec des pinces l'un des lambeaux pour l'attirer plus bas et faciliter la section circulaire de toute la membrane qui interceptait le canal.

ANUS ANORMAL CONGÉNIAL.

L'orifice anormal de l'anus se présente chez les nouveau-nés sur les surfaces cutanées les plus différentes, au pourtour de l'abdomen, du bassin et des organes génitaux : à l'hypogastre (Littre), à l'ombilic (Méry, Hartman), aux lombes (Fristo); chez l'enfant mâle, sur le dos du pénis (Fristo), ou sous le scrotum (Meckel); chez la petite fille, à la vulve (Olinet), dans le vagin (Bonne, Desgranges, Dieffenbach); chez les deux sexes dans l'urètre (Bonnet, Willaume, Bravais, Delasalle, Velpeau); ou dans la vessie (Desault, Velpeau); enfin au travers du sacrum, soit en coïncidence avec l'ouverture naturelle (Lafaye, MM. Ribes, Lacoste, Ricord), ou avec absence de cet orifice (Cnoeffélius, Fristo). Si l'anus anormal, s'ouvrant à la peau, dans un point éloigné, est assez large et donne une issue libre aux matières, il n'y a rien à faire, l'absence du rectum étant probable et le vice de conformation lui-même rentrant dans les mêmes conditions que les anus *artificiels*. Si au contraire l'orifice s'ouvre sur la membrane muqueuse génito-urinaire ou à la peau de la région ano-génitale, comme il est évident que le rectum existe, c'est les cas de tenter une opération pour rétablir l'orifice dans son lieu naturel.

Le *Manuel opératoire* diffère suivant le cas ; en général, le point de vue chirurgical est le même qui domine le traitement de toutes les fistules, mais en retournant les termes de la proposition, c'est-à-dire qu'au lieu que, dans les cas ordinaires de fistules ouvrant dans un canal naturel, l'objet du chirurgien, en réunissant les deux conduits par une incision commune, est de faire cicatriser le trajet accidentel en conservant le canal naturel; ici au contraire il s'agit, après l'incision, de faire cicatriser le canal naturel anormal et d'obtenir la perméabilité du canal artificiel dans le lieu où il aurait dû être.

Ainsi donc, suivant le conseil donné par Vicq-d'Azyr, dans les anus recto-vaginaux, chez les nouveau-nés du sexe féminin, une sonde cannelée étant introduite par le vagin et l'orifice fistuleux jusque dans le rectum, un bistouri droit glissé dans la cannelure, le tranchant en bas, serait ramené d'arrière en avant sur le plan moyen, en divisant les parties jusqu'à 1 centimètre du coccyx. Une canule de calibre et de longueur convenables serait introduite jusqu'un peu au-delà de la plaie, dans le rectum, et y serait fixée à demeure, de manière à donner issue aux matières stercorales, et à permettre la cicatrisation de la paroi postérieure du vagin et la formation d'une cloison recto-vaginale. Pour faciliter la réunion, M. Martin de Lyon a proposé de réunir sur la sonde les deux bords de la section par des sutures. M. Velpeau rejette cette dernière manœuvre dont l'utilité ne lui paraît compensée par les difficultés d'exécution qu'elle présente. Le même chirurgien propose, pour les cas où la fistule n'est pas située très profondément, un autre procédé qui consisterait à introduire, par la fistule, un mandrin ou une sonde cannelée, recourbée en crochet. On s'en servirait pour attirer en bas vers le périnée, en regard du lieu ordinaire de l'anus, l'extrémité en cul-de-sac de l'intestin, de manière à rendre sensible, au travers des tissus, la pointe de l'instrument sur laquelle on inciserait pour arriver dans le rectum. Cette manœuvre est simple et facile, mais il resterait une fistule recto-vaginale dont il n'est pas certain qu'on pût obtenir la cicatrisation.

ABSENCE DE LA PARTIE INFÉRIEURE DU RECTUM.

Un seul moyen se présente de remédier à ce genre d'imperforation, c'est de créer un anus par une opération. Mais il y a deux manières bien différentes d'y procéder. Si on a pu reconnaître à quelques indices que le cul-de-sac du rectum n'est pas situé très haut, l'indication est d'établir, par incision, l'anus dans son lieu naturel, ce qui revient seulement à imiter la nature en replaçant, autant que possible, les parties dans la disposition et les rapports qu'elles auraient dû offrir. Si au contraire le rectum manque en entier, c'est le cas de pratiquer un anus artificiel sur quelque point des parois abdominales, circonstance bien différente de l'autre où il ne s'agit que de rétablir, par l'art, un anus en quelque sorte naturel. C'est seulement de cette dernière opération que nous allons avoir à nous occuper, l'autre ayant été traitée dans un chapitre spécial.

L'indication de constituer l'anus dans son lieu naturel dans les cas d'imperforation de la partie inférieure du rectum chez les nouveau-nés, est assurément l'une des plus difficiles à établir par le diagnostic. Si les signes essentiels, la fluctuation profonde, mais évidente, la tension de la région ano-génitale, la couleur violacée de la peau, etc., manquent complètement, et surtout si le raphé, dans le lieu ordinaire de l'anus, est lisse et n'offre point un enfoncement circonscrit par le léger bourrelet circulaire qui doit indiquer l'existence du sphincter anal, comme il est probable que ce sphincter manque, et qu'il existe une cicatrice solide au-dessous du rectum, il est probable aussi que cet intestin manque également, et alors le chirurgien, perdu dans le vague, ne sait plus même s'il doit pratiquer un anus accidentel, rien ne prouvant que l'imperforation n'a pas son siége sur un point plus ou moins élevé du tube intestinal.

Il faut donc l'avouer, dans les cas obscurs, ce n'est qu'en tâtonnant et comme une chance extrême de guérir un vice de conformation, qui aussi bien entraîne la perte du nouveau-né, que l'on se décide à créer un anus par incision.

Au reste les faits consignés dans les auteurs prouvent que, eu égard à son indispensable nécessité et à la faiblesse des sujets sur lesquels on la pratique, l'opération, quoique souvent très grave en elle-même, fournit encore des résultats comparativement assez heureux. F. de Hilden, Roonhuysen et Lamotte, la jugent comme inutile, parce que, disent-ils, les enfans qui l'ont subie à leur connaissance, ont fini par succomber après un intervalle plus ou moins long, de quelques mois à un ou deux ans; mais déjà de ce témoignage, quoique improbateur, il résulte que l'opération avait réussi, du moins momentanément. Un opéré de M. Jodin est mort. M. Velpeau en a perdu quatre sur six, mais les deux autres ont guéri. Un pareil succès a été obtenu par M. Wagler, ainsi que dans les deux cas rapportés par M. Lépine et M. Miller. La condition importante pour la guérison, mais qui est toute éventuelle, c'est que le cul-de-sac du rectum ne soit pas situé à une trop grande hauteur. Si d'après les signes on a lieu de supposer la chance moins heureuse, le cas devient embarrassant pour le chirurgien qui ne sait à laquelle des deux opérations il doit avoir recours, de l'anus périnéal ou de l'anus abdominal. Le second paraît bien le plus sûr, mais peut-on, à cet âge, appeler guérison la création d'un anus nécessairement sans sphincter. En tant que d'opérer sur un nouveau-né, il nous semblerait toujours plus rationnel d'inciser au périnée. Ici le sphincter existe, car les cas où il manque absolument sont bien rares; on a toujours la chance de trouver l'intestin moins haut que l'on ne s'y serait attendu; parfois aussi il se termine par une extrémité rétrécie dont la dilatation ultérieure est possible; ou bien il s'est replié sur lui-même et présente assez de longueur après l'incision pour pouvoir être amené, sans une traction trop forte, à la surface de la plaie. Il est bon de se rappeler que M. Fristo a guéri un enfant sur lequel il a dû, pour trouver le rectum, pénétrer jusqu'à une profondeur de plus de 3 pouces (9 centimètres).

Procédé opératoire. L'enfant étant placé sur une table garnie, ou assis sur les genoux d'un aide, les membres abdominaux écartés et fléchis, comme pour l'opération de la taille périnéale, les tégumens du périnée tendus avec les deux doigts indicateurs de l'aide dont les autres doigts maintiennent les genoux (pl. 46, fig. 4), le chirurgien, placé en face et à genoux, reconnaît à la vue et au toucher le point où doit être l'anus, ou si ce point n'est accusé par aucun indice, il en fixe le centre à 1 centimètre, et demi au-devant de la saillie sous-cutanée du coccyx et incise la peau en regard, sur le plan moyen, dans une longueur de 2 centimètres (8 lignes). Puis il divise successivement, et couche par couche, les tissus qui se présentent, mais plutôt en décollant qu'en coupant, au travers des adhérences qui unissent le bas-fond de la vessie ou le vagin, avec la surface antérieure du sacrum; et il a soin, avant chaque nouvelle incision, de sonder les parties avec l'extrémité de l'indicateur gauche qui doit lui servir de guide pendant toute la durée de l'opération. L'objet de cette exploration est de reconnaître à la fluctuation la poche formée par l'extrémité de l'intestin et de ne pas prendre pour telle le bas-fond de la vessie. Pour éviter cette erreur il est bon d'évacuer préalablement la vessie avec une sonde qu'on laisse à demeure, tenue par un aide, pour être toujours à même de déterminer la position de cet organe. Une autre précaution à prendre, c'est, à mesure que l'incision devient plus profonde, d'en incliner graduellement le trajet en arrière et un peu à gauche, dans la direction normale du rectum. En procédant avec lenteur et méthode, l'indicateur ne tarde pas à reconnaître le cul-de-sac intestinal. Dans le procédé ordinaire, l'ouverture s'en pratique par une ponction. Au lieu du trois-quarts dont l'emploi n'est pas sûr, il vaut mieux se servir de la pointe du bistouri guidé par l'indicateur qui écarte en haut la vessie ou le vagin. La ponction terminée, on convertit la plaie du rectum en deux incisions cruciales. Le méconium s'écoule au travers de la plaie. Il ne s'agit plus que de faire cicatriser l'orifice et le canal artificiel sur des toiles de linge de grosseur convenable, pour en maintenir le calibre jusqu'à parfaite cicatrisation.

Tel est le procédé ancien le plus généralement suivi; mais il faut bien l'avouer, il offre de graves inconvéniens. Le passage des matières dans la plaie est, dans les premiers temps, une cause permanente d'irritation, et plus tard, la guérison ne pouvant s'obtenir que par un trajet muqueux accidentel dépourvu de paroi musculaire, ce canal, suivant la remarque de B. Bell, tend toujours à se rétrécir et à s'oblitérer, malgré l'emploi continué des corps dilatans. Il est donc bien préférable, à notre avis, en tant que le cul-de-sac n'est pas situé à une trop grande hauteur et qu'il est possible d'attirer l'intestin en bas sans exercer une traction trop violente, d'imiter à cet égard la conduite de M. Amussat.

Procédé de M. Amussat (Pl. 46, fig. 4 et 5). Le sujet de l'opération était une petite fille. Avec un bistouri convexe, à lame très courte, le chirurgien pratiqua en arrière de l'orifice vaginal une incision horizontale de 2 centimètres, qu'il convertit en T en abaissant une seconde incision médiane antéro-postérieure, dirigée vers le coccyx. L'indicateur introduit entre les lambeaux renversés servit de guide pour couper et déchirer les adhérences du vagin avec le coccyx et le sacrum. Le cul-de-sac du rectum fut rencontré à 6 centimètres (2 pouces) de hauteur. Le chirurgien accrocha la poche avec une érigne double et s'en servit pour attirer à soi l'intestin et décoller avec précaution, à l'aide du bistouri, les adhérences qui la fixaient dans sa position. Passant alors dans la poche intestinale l'aiguille courbe garnie d'un fil double, en tirant à-la-fois sur l'érigne et les extrémités du fil, l'intestin put être descendu jusqu'au niveau de la peau. Une incision cruciale, pratiquée entre l'anse de fil et l'érigne, permit d'évacuer le méconium et les gaz intestinaux; puis, avec des pinces plates, les bords de la plaie intestinale furent accolées à la peau et réunis avec elles par des sutures. L'opération eut un plein succès.

Des chirurgiens dont l'autorité est d'un grand poids, ont condamné ce procédé à cause des dangers qui peuvent résulter de la traction. Mais outre que ce danger n'est peut-être pas aussi grand qu'on se l'est imaginé, l'intestin souvent ne faisant que se déplisser et offrant en réalité une longueur suffisante, dans les cas mêmes où il n'en serait pas ainsi, une fois l'opération commencée, il n'y a encore rien de mieux à faire. Au reste, à notre avis, dans ce premier âge et pour un vice de conformation qui rendrait le nouveau-né non viable, puisqu'il y a nécessité de pratiquer une opération toujours très grave à quelque méthode que l'on ait recours, il est bien préférable d'opérer au périnée où il existe un sphincter et tout un plan musculaire disposé pour l'acte de la défécation, plutôt que de transposer l'opération sur un point de la paroi abdominale où ces conditions anatomiques n'existant pas, on ne peut considérer comme une guérison définitive, c'est-à-dire, comme une fonction réelle et permanente, une infirmité dégoûtante qui menace chaque jour la vie du malade et doit amener sa perte à un terme plus ou moins prochain.

FISSURES A L'ANUS.

La fissure ou crevasse de l'anus, analogue aux crevasses de la peau, est un petit ulcère plus ou moins linéaire, c'est-à-dire étroit et allongé, situé dans le fond de l'un des plis rayonnés de l'orifice de l'anus. Longue de quelques millimètres à 1 centimètre et demi, au plus, elle commence sur le bord de la peau qui avoisine l'anus et remonte plus ou moins sur la muqueuse de cet orifice vers le rectum; tantôt elle n'est située que sur la muqueuse, perpendiculairement au bourrelet formé par le sphincter anal ou même un peu au-dessus de ce muscle. Ordinairement il n'existe qu'une seule fissure, mais chez quelques malades aussi on en trouve deux, trois ou même un plus grand nombre placées sur divers points du contour.

La fissure à l'anus est l'une des affections dont l'étiologie est le moins connue, et il y a lieu d'en être surpris. Sans être précisément très commune, cette maladie pourtant n'est pas rare, puisque Boyer l'a rencontrée sur une centaine de malades et M. Velpeau sur une quarantaine au moins, outre qu'il n'est pas de chirurgien qui n'en observe de temps à autre. Il est probable même qu'elle est encore beaucoup plus fréquente qu'on ne le croit généralement, les malades n'étant portés à s'en plaindre qu'autant que la douleur et les accidens qu'el le occasionne sont intolérables.

En parcourant les auteurs, malgré le vague de leurs descriptions qui rend quelquefois douteuse l'espèce de maladie dont ils s'occupent, on reconnaît néanmoins la fissure à l'anus et on voit qu'ils l'attribuent à des causes très variées : les hémorrhoïdes ou la constriction du sphincter de l'anus (Aétius) ; la constipation habituelle (Albucasis); la fistule à l'anus, la syphilis, signalées par divers auteurs ; les affectations squirrheuses de la vessie ou de la prostate (E. Home). En général, la plupart des chirurgiens confondent la fissure avec les rhagades et les diverses ulcérations superficielles de l'anus (G. de Chauliac, A. Paré, Dionis). Confusion qui s'explique d'autant mieux qu'elle accompagne et complique fréquemment ces diverses maladies.

Il paraît donc bien que la connaissance de la fissure est, comme elle devait être, fort ancienne. Néanmoins ce n'est que tout récemment qu'elle a été nettement distinguée comme une maladie particulière par Boyer, et encore son étiologie et son traitement laissent-ils beaucoup à désirer. La constriction du sphincter est le phénomène concomitant qui a le plus frappé les pathologistes. D'après Boyer, la fissure n'existant jamais sans la constriction du sphincter, et la section de ce muscle ayant presque toujours pour effet de la guérir, c'est cette constriction qu'il regarde comme la cause première de la fissure. M. Velpeau, au contraire, paraît croire que, dans cette concomitance des deux affections, c'est la fissure qui précède et dont l'irritation, déterminée par le contact des matières fécales, produit la constriction du sphincter. Il nous paraît bien clair que ces deux opinions sont également vraies, chacune des deux affections, l'une par rapport à l'autre, pouvant être alternativement cause ou effet ; toutefois, d'après un certain nombre d'observations qui nous sont personnelles, nous pensons avec Boyer que la préexistence de la constriction est le cas le plus ordinaire, la fissure étant le plus souvent le résultat de petites déchirures produites par les efforts journaliers pour aller à la garde-robe, chez les sujets affectés de constipation habituelle, surtout lorsqu'il existe des hémorrhoïdes ou toute autre affection qui a pour effet d'entretenir une irritation ou une pression au pourtour de l'anus.

La fissure anale, en raison de son siège, est une affection plus sérieuse qu'il ne semblerait devoir résulter des légers désordres anatomiques qu'elle entraîne. Outre qu'elle ne guérit presque jamais spontanément, si elle ne met pas précisément la vie en danger, chez certains sujets elle rend l'existence insupportable par les douleurs atroces qu'elle occasionne pendant l'acte de la défécation et un ou deux jours après, tellement que les malades redoutant d'accomplir cette fonction, qui n'est praticable qu'à l'aide de lavemens ou de purgatifs, mangent le moins possible et s'habituent à n'aller à la garde-robe qu'après cinq, six jours et même plus ; d'où une nouvelle source d'accidens et de maladies. Aussi est-il important de guérir le plus tôt possible cette affection; mais aucune autre n'est plus rebelle, les efforts d'expulsion tendent toujours à la reproduire, outre que, dans les cas de complication, pour assurer la cicatrisation, il faut guérir d'un même coup les maladies qui accompagnent la fissure et dont elle n'est souvent que l'effet.

Traitement. Les moyens proposés sont : les topiques, la dilatation, la cautérisation, l'excision et l'incision du sphincter anal.

Topiques. Diverses pommades narcotiques, astringentes et siccatives ont été recommandées par les auteurs. Boyer employait le saindoux, l'huile d'olives, les sucs de rhubarbe et de morelle mélangés à parties égales. Dupuytren a mis en usage avec succès l'axonge, l'eau miellée et l'extrait de belladone, également dans les mêmes proportions. M. Velpeau a réussi deux ou trois fois avec une pommade composée d'une partie de calomélas pour huit parties d'axonge. Enfin, pour la fissure comme pour les hémorrhoïdes, les végétations et les diverses ulcérations à l'anus, tout le monde a essayé avec plus ou moins de succès des divers médicamens applicables en pareil cas, les émolliens, le cerfeuil pilé ou en décoction, le cérat opiacé, etc. Mais, il faut le dire, le grand nombre de ces moyens ne prouve que leur insignifiance. La plupart réussissent effectivement à calmer les douleurs lorsqu'elles sont très vives, mais ne réussissent pas à guérir la maladie.

Dilatation. Les mèches de charpie graduellement croissantes de volume, introduites dans le but de vaincre la résistance du sphincter anal, ont procuré quelques guérisons (Copeland, Béclard, MM. Marjolin, Nacquart, Gendrin et Velpeau). La difficulté est de vaincre la répugnance du malade qui redoute au plus haut degré l'introduction de la mèche, fort douloureuse pour la première fois. Au reste, comme la souffrance est à-peu-près la même que la mèche soit un peu plus grosse ou plus petite, il vaut mieux la porter de suite au plus grand volume possible, en lui donnant une forme conique pour en faciliter la pénétration et le glissement, l'objet que l'on doit se proposer étant de dilater ou de tendre immédiatement toute la circonférence de l'orifice anal pour forcer la fissure, ordinairement enfoncée, de venir s'offrir en premier plan. Cette condition a pour effet de tendre les bords de la fissure et d'en permettre le nettoyage, en étalant le pli muqueux dont elle constitue le fond, et dans lequel se mêlaient et séjournaient les liquides stercoraux et ceux sécrétés par l'ulcération elle-même. Enfin, un autre avantage de la dilatation, et qui est considérable, c'est en offrant la fissure à découvert, d'en rendre facile la cautérisation sans que les bords puissent fuir et s'enfoncer après cette opération pratiquée. La manœuvre d'introduction est facile: la mèche enduite de cérat ou d'huile d'olives, étant disposée à l'extrémité d'une tige métallique ou d'un gorgeret, suivant son volume, le chirurgien faisant écarter les bords de l'anus par un aide, insinue la mèche de la main droite et la guide avec l'indicateur gauche. Pour faciliter l'introduction, tout en poussant sur l'instrument, il est bon de lui communiquer de légers mouvemens de rotation dans un sens ou dans l'autre, suivant le degré de résistance qu'il éprouve sur les divers points. Presque toujours l'effort nécessaire pour triompher de la striction cause des douleurs atroces; néanmoins il faut continuer sans lenteur ni précipitation, car un nouvel essai de dilatation serait encore plus douloureux et plus difficile que le premier. La mèche doit être insinuée jusqu'à une profondeur de 6 à 8 centimètres (2 pouces à 2 pouces 1/2), de manière à ne pouvoir être expulsée par les sphincters. L'opération terminée, l'essentiel est d'obtenir du malade qu'il supporte la douleur, d'abord très vive pendant les premières heures. Peu-à-peu elle s'amortit, et enfin s'éteint tout-à-fait. La première mèche dont le volume doit être celui du petit doigt, sera laissée en place au moins pendant deux ou trois jours. Le chirurgien l'enlèvera lui-même pour faire prendre au malade un lavement émollient et provoquer une évacuation alvine après laquelle il introduira une mèche un peu plus grosse que la première. La douleur est moins vive à la seconde introduction et diminue graduellement pour les autres. Ordinairement après quinze jours de traitement et l'emploi de quatre ou cinq mèches, dont la dernière excède le volume du pouce, les deux sphincters anal et rectal ont perdu leur rigidité; le rectum, s'il n'existe pas d'autre maladie, a repris sa souplesse; la guérison est obtenue par le seul fait de la dilatation, s'il ne s'est agi que d'une constriction spasmodique des sphincters, comme dans les cas rapportés par Copeland; ou même s'il a existé des fissures légères, elles peuvent être guéries par l'effet de la distension et des soins de propreté comme dans les trois faits publiés par M. Mondière. Mais s'il existait une ou plusieurs fissures profondes, il aurait fallu associer la cautérisation à la dilatation comme Béclard et M. Velpeau l'ont pratiqué avec succès dans la plupart des cas.

Cautérisation. Le caustique le plus employé est le nitrate d'argent solide. On taille le crayon en pointe, puis écartant avec soin le pli muqueux pour mettre la fissure à découvert, on en touche profondément le fond et les bords pour modifier les surfaces et en changer les conditions de vitalité. M. J. Cloquet a mis plusieurs fois en usage le nitrate de mercure appliqué avec un pinceau, et l'on sait que Guérin en a guéri un certain nombre par le cautère actuel. Toutefois il serait dangereux de toucher trop fort avec le fer rouge, comme aussi de se servir de caustiques susceptibles de désorganiser profondément. La maladie étant superficielle, il suffit de produire une eschare très mince, sauf à renouveler la cautérisation à quelques jours d'intervalle. Le moindre inconvénient, comme il arrive souvent, est qu'il soit nécessaire d'y revenir à plusieurs fois.

Excision. Appliquée par Mothe et par Guérin, l'excision a été fréquemment mise en usage par plusieurs de nos chirurgiens et en particulier par M. Velpeau. Le malade étant situé en position convenable (Pl. 45, fig. 1, 2, 3, 4), le chirurgien fait écarter par les doigts d'un aide les bords de la fissure et en accroche le milieu avec une érigne, puis il l'enlève d'un bord à l'autre d'un coup de bistouri porté à plat, ou d'un angle à l'autre avec des ciseaux. Une forte mèche est introduite dans l'anus pour en maintenir l'orifice dilaté pendant le temps nécessaire pour la cicatrisation. Ce procédé ne convient qu'autant que la fissure n'est point produite par la contriction du sphincter. Il peut donc être employé avec succès comme auxiliaire d'un traitement spécifique dans tous les cas où la crevasse est causée par une affection dartreuse, syphilitique ou autre. Mais si elle est produite par la constriction permanente du sphincter, à quelque maladie que se rapporte cette dernière, il est évident qu'après l'excision il y aura récidive, les efforts de défécation devant faire naître de nouvelles crevasses par excoriations ou déchirures, dans le même point ou dans d'autres, comme il est arrivé à deux malades de M. Velpeau, contre quatre autres dont la guérison s'est maintenue.

Incision du sphincter anal. Pour que cette opération soit indiquée, il faut supposer que les fissures à l'anus, comme aussi tous les autres accidens concomitans, le ténesme, la douleur et la difficulté d'aller à la selle, sont produits par une même cause, la constriction permanente du sphincter anal, résultat de la constipation habituelle, mais qui, par réaction, tend à l'augmenter à son tour, de sorte que ces deux effets s'accroissent mutuellement l'un par l'autre, et avec eux les accidens qui en sont la suite, et dont fait partie la fissure à l'anus. C'est à ce point de vue théorique que s'était placé Boyer, lorsqu'il songea à guérir la fissure anale par la section du sphincter, et il paraît bien que cette opinion était fondée en fait, puisque des succès nombreux sont venus justifier ses prévisions.

Pour préparer le malade à l'opération, il est convenable, deux ou trois jours à l'avance, de faire évacuer le gros intestin par des lavemens émolliens ou même de légers purgatifs, de sorte que le sujet puisse rester plusieurs jours sans aller à la selle; comme aussi pour assouplir les parties, il est bon de faire prendre au patient quelques bains de siége émolliens. Les objets indispensables à l'opération sont des plus simples : deux bistouris droits à lames très étroites, l'un pointu, l'autre boutonné; une forte mèche enduite de cérat, de la charpie, des compresses, et un bandage en T, outre les objets propres à arrêter l'hémorrhagie, s'il y a lieu.

Le malade étant couché sur le côté, vers le bord d'un lit, placé obliquement sur le ventre, la cuisse de dessous fléchie, l'autre étendue, les deux fesses maintenues fortement écartées par des aides, le chirurgien insinue avec lenteur le doigt indicateur gauche enduit de cérat, dans le rectum jusqu'au-delà de son sphincter, et fait glisser à plat, sur ce doigt, le bistouri droit, ou mieux boutonné, à une profondeur de quatre à cinq centimètres; puis retournant le tranchant vers la fissure, d'un seul coup, en retirant l'instrument, il divise la muqueuse, le tissu sous-muqueux, le sphincter dans toute son épaisseur, et prolonge un peu l'incision sur la peau. De cette section résulte, comme dans l'opération de la fistule, une plaie triangulaire dont le sommet est à l'intestin et la base à la peau. Deux vices peuvent se présenter dans cette incision : ou bien à l'angle supérieur l'intestin aura fui sous le tranchant et le tissu cellulaire se trouve divisé au-dessous de l'intestin; on y remédie en coupant l'intestin en regard avec la pointe du bistouri; ou bien c'est à la base la peau qui n'est pas divisée assez loin et ferait cul-de-sac; le précepte est d'y obvier aussitôt en prolongeant convenablement la section.

Enfin plusieurs précautions sont à prendre pendant l'incision. Boyer incisait sur la partie moyenne du sphincter, sans s'occuper de la fissure, qu'il considérait comme devant guérir d'elle-même par le seul fait du débridement opéré. Il est évident au contraire, et tous les chirurgiens aujourd'hui sont de cet avis, que la fissure elle-même doit être incisée, ne serait-ce que pour en changer les conditions et la convertir en une plaie récente. D'après cette idée, plusieurs chirurgiens conseillent de faire l'incision au travers de la fissure elle-même. Toutefois ce précepte nous semble devoir être modifié. Comme l'incision moyenne du sphincter offre des avantages réels pour la dilatation régulière de l'orifice anal, il nous semble que ce lieu de section devrait être conservé; mais alors il conviendrait de rendre la fissure saignante par une scarification avec le bistouri. Conséquemment, s'il existait plusieurs fissures on les scarifierait toutes également et on n'aurait point à se préoccuper des petites opérations secondaires que pourraient nécessiter ces gerçures, si on les avait abandonnées à elles-mêmes. Le conseil d'inciser au milieu trouve encore mieux son application, lorsque la fente existe en avant sur le plan moyen, cas dans lequel les partisans de l'incision sur l'ulcération conviennent eux-mêmes de la nécessité d'inciser ailleurs, dans la crainte de léser l'urètre ou quelqu'une de ses annexes.

Si les bords des gerçures sont calleux, ou présentent quelques fongosités, il faut en faire immédiatement l'excision. Enfin, dans les cas où la constriction est tellement forte que, même après l'incision d'une moitié du sphincter, l'autre moitié reste tendue comme une corde, on prescrit de pratiquer également la section de ce côté.

L'opération terminée, on met dans la plaie ou dans chacune des plaies, une forte mèche de charpie qui remonte un peu au-delà dans le rectum. On tamponne avec des boulettes de charpie, et on contient le tout avec des compresses soutenues par un bandage en T.

Le premier appareil n'est levé qu'après deux ou trois jours. On en profite pour faire évacuer le rectum. Du reste, les soins consécutifs sont les mêmes que pour l'opération de la fistule à l'anus. La cicatrisation a lieu quelquefois après la seconde ou la troisième semaine; mais ordinairement elle en exige cinq à six.

Tel est le procédé de l'incision, celui qui offre les chances de guérison les plus certaines. Toutefois il n'est pas exact que cette opération guérisse toujours la fissure comme Boyer l'affirmait d'après les résultats de sa pratique personnelle. L'incision a échoué entre les mains de Béclard, Richerand, Lagneau et M. Roux. En outre, on cite deux malades, une jeune femme et un homme dans la force de l'âge, tous deux forts et bien constitués, qui, après avoir subi cette opération, ont succombé à des péritonites avec infiltration purulente dans le tissu cellulaire des organes pelviens. Il n'est pas besoin de dire combien de pareils exemples doivent rendre circonspect sur l'emploi d'une méthode opératoire qui peut amener des résultats aussi funestes à propos d'une maladie plus incommode que grave et que l'on peut traiter par d'autres moyens.

Appréciation. En résumé, s'il est vrai que la fissure à l'anus ne guérisse presque jamais d'elle-même, du moins l'art ne manque-t-il pas de ressources pour y remédier. L'essentiel est d'en savoir choisir et graduer à propos les moyens. Dans tous les cas où la maladie est consécutive à une affection générale dartreuse, syphilitique, etc., et par conséquent symptomatique, quant à sa cause, il est bien clair qu'un traitement approprié doit précéder le traitement local, et c'est surtout le cas où ce dernier peut se borner à l'emploi de pommades médicamenteuses. Lorsqu'il n'existe aucune cause de cette nature on doit essayer de la cautérisation et de l'excision. Mais dans ces cas, comme dans ceux qui précèdent, il convient toujours de combiner avec les autres moyens l'emploi de la dilatation par les mèches, auxiliaire le plus utile pour faciliter la cicatrisation et prévenir la récidive en rendant ultérieurement la défécation plus facile. Ce moyen même est encore celui auquel il faut avoir recours s'il survenait de nouveau, après quelque temps, une constriction du sphincter qui ne tarderait pas à occasionner une nouvelle fissure. Enfin l'incision du sphincter est assurément le moyen le plus efficace; mais comme elle offre des dangers réels et qu'elle peut être suivie d'infirmités, à notre avis, un chirurgien prudent ne doit la mettre en usage que comme ressource dernière et lorsque les autres moyens ont échoué.

FISTULES A L'ANUS.

Définition, variétés. La fistule anale consiste dans un canal accidentel ou un clapier, situé dans le tissu cellulaire qui environne l'extrémité inférieure du rectum, sous-jacent aux membranes de l'intestin ou plus ordinairement à sa tunique muqueuse et consécutif à un abcès du tissu cellulaire ambiant ou à une ulcération du rectum. On distingue deux sortes de fistules, complète et incomplète. La *fistule complète* qui a deux orifices, s'ouvre par un bout dans l'intestin et par l'autre à la surface de la peau. La *fistule incomplète* ou *fistule borgne* n'a qu'un orifice sur l'une des surfaces tégumentaires et se termine en cul-de-sac à l'autre extrémité. On en distingue deux espèces : la *fistule borgne externe* qui s'ouvre sur la peau et ne communique point dans l'intestin, et la *fistule borgne interne* qui s'ouvre au contraire dans le rectum et forme cul-de-sac dans le tissu cellulaire sous-cutané.

De ces trois sortes de fistules, aujourd'hui incontestées, une seule, la fistule complète, facile à reconnaître à ses caractères et à la nature des liquides qui en exsudent, a toujours été reconnue par les chirurgiens; mais c'est à tort que l'on a nié les fistules borgnes ou que l'on a voulu les considérer comme des phases de la fistule complète, tandis qu'elles existent si bien par elles-mêmes que le plus souvent elles sont produites par des causes différentes.

Ainsi Foubert et Sabatier prétendaient que la *fistule borgne externe* n'est due qu'à l'erreur de diagnostic du chirurgien qui ne sait pas toujours rencontrer avec la sonde l'orifice rectal; mais leurs adversaires à leur tour, retournant cette accusation de maladresse contre ses auteurs, interprétaient leur habileté à trouver l'orifice interne à la persistance de leurs efforts, dont le résultat aurait été qu'ils perforaient eux-mêmes la membrane muqueuse intestinale avec le bec de la sonde.

D'un autre côté, plusieurs chirurgiens du dernier siècle niaient également la *fistule borgne interne*, ou, du moins, ne la considéraient que comme un état intermédiaire de la fistule complète en voie de formation et procédant de l'intestin vers la peau. Foubert, en particulier, ne croyait pas que le pus qui s'amasse dans le foyer pût s'évacuer si complètement dans l'intérieur de l'intestin, qu'au bout de quelques jours il ne dût causer une ulcération à la peau. L'expérience pourtant infirme cette théorie; la fistule interne, d'après l'observation de tous les chirurgiens, peut persister des mois entiers sans que la peau soit altérée. A. Dubois, Boyer, Dupuytren, L. Sanson, tous les chirurgiens, en un mot, ont fréquemment rencontré des cas de cette nature, et M. Velpeau dit en avoir observé au moins douze.

En réalité, les trois espèces de fistules peuvent être également produites par un abcès de cause quelconque développé à la marge de l'anus; ce que l'on peut dire de plus général à ce sujet, c'est que les abcès symptomatiques produiront plutôt une fistule externe, les ulcérations du rectum sans corps étrangers, une fistule interne, et celles qui sont déterminées par le contact d'un petit corps dur et irritant, comme un petit fragment d'os ou tout autre, fiché dans la muqueuse du rectum, amèneront plutôt une fistule complète.

Configuration. Toute fistule à l'anus se compose d'un foyer de forme irrégulière, avec un pertuis d'ulcération qui ouvre sur les surfaces cutanée ou muqueuse. Dans les fistules très anciennes, le foyer se cicatrise plus ou moins et le trajet de la fistule est formé par un canal muqueux accidentel, de largeur inégale sur divers points, et dont les orifices sont étroits. Dans cet état la fistule est dite *simple*, mais ces cas sont des plus rares. Ordinairement, suivant le sens dans lequel a porté la destruction purulente, des clapiers ont fusé dans diverses directions, soit en remontant autour du rectum, soit en s'étalant vers le sacrum ou la peau de la marge de l'anus, et alors il se produit des variétés plus ou moins complexes, soit un trajet sinueux autour de l'extrémité inférieure du rectum et qui fait que les deux orifices d'une fistule complète ne se correspondent pas; soit des embranchemens rayonnés qui, d'un seul orifice interne, arrivent à un foyer commun ou à plusieurs orifices externes; soit plusieurs foyers qui s'unissent par des prolongemens et environnent dans un vaste abcès l'extrémité inférieure du rectum.

Situation des orifices. Avec la moindre attention, les ulcérations cutanées sont toujours faciles à reconnaître. Ordinairement situées à quelques millimètres du bord de la peau, il est rare qu'elles s'en écartent de plus d'un centimètre. Le seul cas où elles n'apparaissent pas au premier coup-d'œil, c'est lorsqu'elles sont situées à la racine ou au collet d'une tumeur hémorrhoïdale qui les recouvre. Le siége de l'orifice interne est plus difficile à déterminer, et a donné lieu, dans ces derniers temps, à des controverses entre les chirurgiens. Jusqu'à la fin du dernier siècle, les chirurgiens avaient déclaré unanimement que l'orifice interne de la fistule à l'anus pouvait s'effectuer dans une grande étendue, de telle sorte qu'on le rencontrait également très près de l'orifice anal ou à une hauteur considérable dans le rectum. Brunel, médecin d'Avignon, soutient le premier, en 1783, que cet orifice est presque toujours situé au-dessus du sphincter externe. Mais cette opinion n'avait pas obtenu un grand crédit, puisque Desault et ses élèves, A. Dubois et Boyer, ont continué de penser à cet égard comme les anciens chirurgiens et l'Académie de chirurgie. Toutefois, l'assertion de Brunel a été reprise par M. Ribes et par Larrey qui l'attribuent à Sabatier, quoique ce dernier n'en dise rien dans sa médecine opératoire. Au reste, une opinion émise ou reproduite par M. Ribes, et appuyée par un grand nombre de dissections soignées, méritait bien d'être examinée. C'est ce qu'a fait M. Velpeau. Suivant ce dernier chirurgien, sur trente-cinq cas de fistules complètes qu'il a observées, en 1833, soit sur le vivant, soit sur le cadavre, dans le but de constater le siége de l'ulcération rectale, chez quatre sujets elle s'est trouvée à quatre centimètres (un pouce et demi), six centimètres (deux pouces), sept centimètres (deux pouces et demi); chez un cinquième, elle était remontée à neuf centimètres (trois pouces), mais il existait un long trajet de décollement entre la membrane muqueuse et les autres tuniques de l'intestin. Chez les trente autres sujets, l'orifice se trouvait à quelques lignes de l'anus, comme l'indique M. Ribes, ou même encore plus bas, à l'entrée de l'anus. Enfin, M. Velpeau ajoute que, ayant depuis continué ses observations, il en pourrait citer aujourd'hui cent du même genre et où les situations relatives de l'orifice rectal s'offriraient sensiblement dans les mêmes rapports arithmétiques.

Signes caractéristiques et différentiels. 1° *Fistule complète et fistule externe.* Un malade a été précédemment affecté d'hémorrhoïdes ou d'un abcès au pourtour de l'anus. Il y éprouve un prurit ou une douleur habituelle. Sa chemise est toujours salie par une exsudation d'un liquide rougeâtre et sanguinolent ou par un pus grisâtre et séreux exhalant une odeur stercorale. Ces signes généraux font déjà présumer l'existence d'une fistule externe. Mais si, outre ces caractères, il s'en exhale des gaz fétides et surtout un liquide muqueux plus ou moins mélangé de matières stercorales, des vers ou des débris de substances réfractaires à la digestion et qui, naturellement ne peuvent provenir que de l'intestin, et si l'orifice anal est habituellement resserré de telle sorte qu'on ne puisse supposer que c'est par cet orifice que ces matières se sont dégagées, avant tout examen, il est évident qu'il y a non-seulement une fistule à l'anus, mais que cette fistule est complète. En nettoyant et examinant la marge de l'anus, ou bien on voit immédiatement à la surface de la peau une ulcération ordinairement assez étroite, circulaire, ou bien cette ulcération existe au sommet d'un petit tubercule fongueux : quand il y a des tumeurs hémorrhoïdales, c'est souvent à leur collet qu'elle se rencontre; enfin, si aucun de ces caractères ne se présente, c'est que l'ulcère est situé au fond de quelque pli cutané, ce dont on s'assure en tendant la peau avec les doigts. La sortie d'un peu de liquide et bientôt l'apparition de l'orifice lui-même, achèvent de lever toute incertitude.

Voilà bien, quant à l'ulcération, les caractères généraux d'une fistule à l'anus, ouvrant sur la peau. Mais s'il n'est pas sorti de matières intestinales, il s'agit de déterminer si la fistule est complète ou seulement borgne externe, et dans tous les cas il faut reconnaître la forme et l'étendue du trajet fistuleux. Trois moyens d'exploration sont mis en usage à cet effet : le toucher par le rectum, le sondage à l'extérieur avec un stylet d'argent boutonné et l'injection par l'orifice cutané d'un liquide coloré, inerte, du lait, ou une solution de tournesol, d'épinard, de safran, d'orcanette, etc. Les deux premiers moyens s'emploient toujours concurremment; le troisième n'est qu'un procédé de vérification dans les cas douteux.

1° *Toucher.* Le malade étant couché comme pour opérer sur l'anus, le chirurgien introduit dans le rectum le doigt indicateur gauche huilé, pour aller d'abord par le dedans à la recherche de l'ulcère interne. Souvent alors il le reconnaît directement à la sensation du vide si l'orifice est très large ou, comme le dit Pelletan, à la rencontre d'une petite saillie en cul-de-poule. Si ces signes manquent, l'impression d'une douleur assez vive au toucher sur un point, est encore un indice dont on doit tenir compte, mais seulement pour guider vers ce point le bouton du stylet, dont la sortie dans le rectum sera le seul signe caractéristique. Dans le cas où une première recherche serait infructueuse, il faut néanmoins continuer à explorer la surface de la membrane muqueuse, dans tout le contour de l'intestin, et en remontant au plus haut que le doigt puisse atteindre, car, en raison des flexuosités des trajet sfistuleux, on doit toujours se défier que l'ulcération interne se trouve dans un point très éloigné du trajet direct.

2° *Manœuvre pour sonder.* Le stylet boutonné dont on se sert doit être fin est très flexible. Si le chirurgien a pu reconnaître au toucher un orifice interne et que le trajet de la fistule ne soit pas très sinueux, la conduite du stylet de l'un à l'autre orifice est très facile. Mais si une ulcération interne n'a pu être reconnue, c'est d'en déterminer ou non l'existence par le sondage qu'il s'agit. Pour y procéder, l'opérateur fait glisser lentement et sans effort le stylet par l'orifice cutané. Le premier objet est de reconnaître, chemin faisant, l'étendue et la direction des divers clapiers purulens que l'on suit dans toutes leurs sinuosités en se bornant à incliner dans diverses directions l'instrument, en quelque sorte, abandonné à son propre poids. Cette première exploration étant effectuée, on amène le bouton vers l'intestin et on en suit tout le contour en portant la sonde dans tous les petits enfoncemens déterminés par les brides cellulaires et les vaisseaux, et harmoniant les mouvemens du stylet avec ceux du doigt indicateur gauche, resté dans l'anus. Souvent, par cette double manœuvre, la saillie du doigt offre l'orifice au bouton du stylet qui s'y engage, et l'existence de la fistule complète est prouvée. Dans le cas contraire, avant de renoncer, comme il est possible que la saillie du doigt efface l'orifice en tendant ses bords, il convient de retirer l'indicateur et de s'en servir pour tendre la paroi de l'intestin dans des directions variées, pour donner la chance de dilater un orifice s'il en existe, en même temps que le bouton du stylet se promène sur la surface. Si néanmoins toutes ces recherches sont sans résultat, comme la non-réussite ne prouve rien, c'est le cas d'avoir recours à une injection colorée par l'orifice cutané. L'arrivée du liquide dans le rectum indique que la fistule est complète et facilite la recherche de l'orifice interne. Si, au contraire, tout le liquide ressort par l'orifice cutané, il est presque certain que l'on n'a affaire qu'à une fistule borgne externe.

2° *Fistule borgne interne.* A un phlegmon sous-cutané au pourtour de l'anus, a succédé l'issue d'une matière purulente avec les selles, et le malade continue d'en rendre un peu au premier effort de défécation. Dans une certaine étendue, auprès de l'orifice anal, la peau est plus ou moins violacée avec ou sans amincissement. La pression y donne la sensation d'un vide et détermine l'écoulement du pus dans l'intestin. Le doigt introduit reconnaît la perforation de l'intestin, ou même, si l'anus n'est pas trop resserré, on peut la voir directement avec un spéculum.

Pronostic. La fistule à l'anus, plutôt incommode que douloureuse, ne présente guère de danger que dans les cas de vastes décollemens, c'est-à-dire précisément dans les conditions où l'opération est presque contre-indiquée. Abandonnée à elle-même, elle guérit quelquefois spontanément. Cette terminaison heureuse, dont il est peu de chirurgiens qui n'aient rencontré des exemples pour les fistules borgnes, se rencontre même pour les fistules complètes avec issue au dehors des détritus stercoraux. A. Dubois et Dupuytren, contrairement à l'opinion de Boyer, rapportaient dans leurs cliniques des faits semblables qu'ils avaient observés, et MM. Ribes et Velpeau en ont aussi rencontré chacun deux. Toutefois il faut reconnaître que la guérison spontanée est un fait très rare et tout exceptionnel. En général, la fistule à l'anus une fois produite, persiste indéfiniment et constitue une infirmité dégoûtante, outre qu'à la longue elle peut déterminer des désordres incurables et entraîner des suites funestes. Ce sont ces considérations qui motivent les moyens de guérison par lesquels on y remédie. Enfin, il est même certains sujets chez lesquelles la fistule se guérit et se reproduit d'elle-même après des intervalles plus ou moins longs. Chacun sait que, suivant une ancienne opinion, les individus sont ceux qui ont une prédisposition à la phthisie pulmonaire, et que la fistule étant considérée comme un effort critique ou une sorte d'exutoire naturel, les médecins de tout temps ont prescrit sagement de ne point essayer de la guérir. Ainsi donc, dans les moyens de traitement à employer, il faut mettre à part la fistule symptomatique qui n'exige que des soins de propreté. Il en est de même des fistules idiopathiques très anciennes, lorsque les foyers purulens ayant fusé lentement à travers le plancher des releveurs de l'anus et de l'aponévrose pelvienne, la maladie a produit des dégâts si considérables, et s'étend si loin, que les diverses opérations qu'on y applique seraient sans succès.

Traitement. Dans la fistule à l'anus, comme dans toutes les autres, la maladie consistant dans des clapiers que traversent et où séjournent des matières irritantes, l'indication à remplir est de modifier les parois des trajets fistuleux pour en obtenir le recollement. Il est remarquable que les moyens assez nombreux imaginés pour y remédier ont été connus dès la plus haute antiquité, ce qui prouve que les hommes de l'art ont eu de bonne heure des idées saines sur la nature même de la maladie. Mais, quant aux méthodes curatives, il est curieux de voir dans la succession des âges, les mêmes moyens pris, oubliés et repris à diverses époques, comme si, parcourant des cercles sans fin, il n'était point donné à l'art de pouvoir se fixer.

Historique. Suivant ce que nous venons de dire, Hippocrate a traité la fistule à l'anus par les divers procédés encore aujourd'hui en usage. Tantôt il employait les caustiques, tantôt il avait recours à la ligature en formant de cinq brins de fil entourés en spiral avec un crin de cheval, un cordonnet qu'il faisait passer avec un stylet du trajet fistuleux dans le rectum, et dont il nouait l'anse au dehors. Enfin il a si bien connu l'incision et ses effets qu'il la proclame, comme nous le faisons nous-mêmes, le moyen de guérison le plus efficace. Celse alliait les caustiques à la ligature en se servant pour la faire d'un cordon enduit de substances escharotiques; mais en outre il avait hérité de l'école d'Alexandrie le procédé de l'excision, et enlevait toutes les parties décollées entre deux incisions. Galien employait en pommades des caustiques variés, et pratiquait l'incision avec le bistouri en faucille qui a gardé depuis le nom de *syringotome*. — Léonidas en terminant cet instrument par un long stylet flexible que l'on retirait par l'anus et qui servait à couper d'un seul coup les parties comprises dans l'anse dont le tranchant occupait le fond, perfectionnait par cette simple modification un procédé qui s'est transmis jusqu'à nous par Spigel, Félix, Bass et M. Larrey. Enfin Paul d'Égine qui soulevait sur une anse de fil la paroi décollée, puis l'enlevait avec le bistouri ou des ciseaux, ferme par ce procédé d'excision la carrière de l'antiquité.

Avec les Arabes, toujours si craintifs au sujet des opérations sanglantes, disparaissent toutes les méthodes de section. Les caustiques et la ligature sont seuls conservés. Avicennes, pour lier, se sert d'un cordonnet de crin tordu. Mais comme dans toutes les branches de la chirurgie, le moyen-âge se montrera plus hardi. Si G. de Salicet, n'emploie encore que la ligature, du moins il l'a rend déjà plus offensive ne se servant, pour la faire, d'un cordonnet à nœuds. Mais Guy de Chauliac montre un progrès en reproduisant la méthode par incision et prouve son bon sens chirurgical en la pratiquant sur une sonde cannelée; seulement par une timidité bien légitime à son époque, par crainte de l'hémorrhagie, il se sert, pour la section, d'un bistouri chauffé à blanc. A partir de ce grand chirurgien, l'incision commence à prévaloir sur les caustiques et la ligature, employés par J. de Vigo et Hugues de Lucques. Vers la renaissance, F. d'Aquapendente, dont le nom rappelle le progrès dans toutes les directions, opère avec la sonde cannelée sur laquelle il conduit un bistouri boutonné concave. Spigel réhabilite le syringotome, mais en compliquant la manœuvre et l'instrument. Wisemann, au contraire, la simplifie beaucoup, et n'emploie pour la section que des ciseaux; mais ce procédé ne saurait être appliqué que pour les fistules simples et peu profondes. Enfin Marchettis, en imaginant le gorgeret dont la cannelure doit recevoir, dans le rectum, la pointe du bistouri ou de la sonde, pour prévenir la lésion de l'intestin, achève de compléter l'ensemble des moyens adoptés de nos jours.

Dans le cours des deux derniers siècles, on revient à l'emploi des substances détersives escharotiques et caustiques sous toutes les formes, liqueurs, pâtes, pommades, onguens et trochisques. Au rapport de Dionis un nommé Lemoyne avait acquis une grande fortune par l'usage du vermillon renouvelé de J. de Vigo, et qui s'est perpétué, suivant Sabatier, entre les mains des opérateurs ambulans. Purmann employait l'eau de chaux, le calomel, l'alun et l'orpiment; Evers, la gomme ammoniaque; Pallas, se bornant à faire usage de bourdonnets de charpie, aidés par des injections détersives et un régime convenable, créait pour ainsi dire, au sujet de la fistule à l'anus, le procédé de dilatation employé aujourd'hui pour le traitement de la fissure. Quant à l'incision, Félix, pour opérer Louis XIV, exhumait le bistouri à stylet de Léonidas, et le coïffant d'une chape, dans le but irréalisable d'en rendre l'introduction moins douloureuse, comme pour témoigner qu'aucun sujet n'était exclu de la flatterie inséparable de tout ce qui se rattachait au grand roi, le décorait du nom fastueux de *bistouri royal*, pour consacrer l'honneur que cette mascarade d'instrument avait eu de toucher à son illustre malade. J.-L. Petit, mieux inspiré, revient au procédé de F. d'Aquapendente, et Runge, en y ajoutant le gorgeret, déjà oublié, de Marchettis a reconstitué l'opération telle qu'on la pratique de nos jours. D'un autre côté Joubert revient à la ligature pratiquée avec un fil de plomb qu'il passait avec un stylet à pointe tranchante, et son exemple fut suivi avec quelques modifications par plusieurs de ses contemporains. A partir de cette époque, comme on ne s'arrête jamais dans le désir et l'illusion d'innover, on a fait encore de nombreux changemens dans les diverses méthodes, mais sans rien ajouter à ce que l'on savait, la plupart de ces moyens n'ayant pas survécu à leurs auteurs. Pour la *ligature*, Camper remit en usage les fils de lin et de soie. Desault, partisan du fil de plomb, revint au procédé de A. Paré, en l'introduisant par le trajet fistuleux dans le rectum, au travers d'une canule dirigée préalablement elle-même par une sonde conductrice. Enfin, Flajani simplifiant de nouveau tout cet appareil, s'en tenait à un fil de chanvre ciré. Comme on le voit, dans tout cela il n'y a rien de nouveau, et si aujourd'hui la ligature dont les inconvéniens excèdent de beaucoup les avantages, est néanmoins encore conservée comme moyen facultatif par les praticiens timides, dumoins peut-on dire qu'elle est à-peu-près inutile. Quant aux procédés de section, il suffit de donner l'émmération des variantes dont il a été l'objet. Huermann était revenu à l'*excision* qu'il pratiquait avec des ciseaux courbes. Boyer en a fait un procédé régulier qui trouve son cas d'application lorsque la peau amincie est trop complètement décollée pour que l'on puisse en espérer la cicatrisation. Pour l'*incision*, Percy opérait avec un long bistouri, droit et a substitué le gorgeret en bois à celui en métal de Marchettis. Mais c'est sur la forme et le mode d'action qu'ont porté presque toutes les modifications. Au nombre de ces instrumens se trouvent : le bistouri caché, reproduit mal-à-propos par Z. Platner; le bistouri courbe et boutonné qui suffisait à Pott; celui de Sabatier, imité du précédent, mais avec addition d'une lame mobile qui sert pour la ponction. C'est cette même idée d'une lame sortante et rentrante à volonté qui est reproduite dans les bistouris de T. Wathely et Dorset. Tous ces instrumens, à part celui de Pott, sont restés sans emploi. D'un autre côté, le bistouri de Léonidas, remis en honneur par H. Bass et Brunel, puis adopté et modifié par Larrey qui en a fait un simple bistouri droit, terminé par une longue tige flexible, reste dans la pratique, en ce qu'il est le moyen d'un procédé d'une exécution facile. Enfin il resterait à signaler le bistouri de M. Charrière, garni d'une profonde cannelure dorsale dont l'objet est de le faire glisser immédiatement sur le stylet explorateur. C'est à l'expérience de déterminer si cet instrument devra être conservé.

Pour terminer, ajoutons que deux autres moyens ont été tentés dans ces derniers temps. La cautérisation, sous ses deux formes principales, a repris faveur en Allemagne. A l'exemple de Sabatier, le caustique est porté sur une tente ou un bourdonnet. Les substances employées de préférence sont en grand nombre, le sublimé, la litharge, le sulfate de cuivre calciné, les trochisques de minium, le nitrate d'argent en poudre, diverses pâtes arsénicales, etc., et même le cautère actuel employé avec succès par MM. Fingerhuth et Dieffenbach. Enfin on a essayé en France de l'emploi d'une compression méthodiquement exercée. C'est la seule intention nouvelle qui se soit produite depuis les anciens; mais avant de s'en féliciter comme d'un progrès, il convient d'attendre que les succès en soient mieux avérés.

MÉTHODES OPÉRATOIRES.

Cautérisation. Cette méthode ne saurait convenir que pour les fistules simples et qui ne s'étendent pas trop haut; encore faut-il convenir qu'elle peut toujours offrir des dangers plus graves que l'opération. Une crainte extrême du malade qui se refuserait absolument à l'emploi de tout autre moyen, est à-peu-près le seul cas qui pourrait aujourd'hui en justifier l'emploi. Le procédé le plus rationnel est celui de Sabatier qui enduisait longitudinalement avec le caustique un côté d'un bourdonnet de charpie de volume convenable, et l'introduisait de manière à le mettre en contact avec la bride de tégumens décollés et la portion d'intestins que le bistouri divise dans l'incision. En même temps que s'opère la destruction des chairs une vive inflammation s'empare du foyer et en détermine l'adhésion. Mais il n'est pas besoin de faire observer que ce moyen thérapeutique est long, très douloureux et peu sûr, car il n'est pas assez au pouvoir des chirurgiens de limiter l'étendue de la destruction chimique et surtout d'empêcher les filtrations purulentes dans le tissu cellulaire des organes du bassin.

Ligature. On peut la pratiquer également avec un cordonnet de chanvre ou de soie, un fil de plomb ou d'argent de coupelle. Dans le premier cas, le cordonnet est introduit avec un stylet aiguillé que l'on glisse par la fistule et dont on va saisir le bouton dans le rectum avec l'indicateur gauche pour le ramener au dehors. Dans le second cas, le fil métallique est introduit dans une canule; une fois le bec du tube engagé dans le rectum, on fait glisser une petite longueur de fil pour pouvoir le saisir, on l'amène au dehors de l'anus et on retire la canule par le trajet fistuleux. Les deux chefs du fil étant amenés à l'extérieur il ne s'agit plus que de lier sur les chairs à diviser. On peut lier directement sur la peau, mais ce moyen est peu sûr parce qu'il faudrait délier le nœud les jours suivans pour augmenter la striction. Le mieux, par conséquent est d'engager les chefs de la ligature dans une canule ou un serre-nœud, comme on le fait pour les divers polypes.

Ainsi, comme on le voit, rien de plus simple, de plus prompt et de moins douloureux que la ligature de la fistule à l'anus, quant à sa manœuvre. Mais c'est tout le contraire, quant à ses effets. Il ne faut pas moins de deux à cinq ou six semaines pour obtenir la section des chairs; pendant ce laps de temps si long, les douleurs ne cessent point d'être très vives et sont atroces à chaque fois qu'il faut augmenter la striction, à mesure que la ligature devient plus lâche, c'est-à-dire tous les deux ou trois jours. On conçoit quel sont les accidens et les dangers de toute sorte qui peuvent résulter d'une pareille situation un peu prolongée. Ordinairement la division de la peau se faisant trop attendre, le chirurgien, pour en finir, est obligé d'en pratiquer la section avec le bistouri, ou s'il est survenu des fongosités, d'en faire l'excision, ce qui revient, après de longues souffrances, à finir par où l'on aurait dû commencer. Ainsi donc la ligature, en apparence inoffensive au moment de l'opération, est, par le fait, le moyen le plus cruel et le plus périlleux. Triste effet de la pusillanimité du malade ou du chirurgien, car c'est à cette seule cause que ce procédé opératoire a dû de s'être conservé. Disons pourtant qu'il est aujourd'hui à-peu-près complètement abandonné.

Compression excentrique. Il y a quelques années, M. Bermond, et après lui, M. Colombe, ont conçu l'idée de guérir la fistule à l'anus par une compression exercée du centre du rectum vers les organes du bassin, dont le double effet serait de faciliter la cicatrisation de l'orifice rectal de la fistule en empêchant les matières et les liquides stercoraux d'y pénétrer, et de produire l'adhésion des parois du foyer en les maintenant en contact et s'opposant à ce que les liquides puissent y séjourner. Pour obtenir ce mode de compression, les moyens que l'on a essayés sont les mêmes qui ont pour objet d'arrêter les hémorrhagies hémorroïdales dans l'intérieur du rectum. M. Bermond a fait usage de sa double canule à chemise; M. Colombe, d'un tube creux en ébène que l'on dispose de la même manière (Pl. 46, fig. 1), et M. Piedagnel d'un simple sac de toile que l'on remplit dans le rectum en le bourrant de charpie. Chacun de ces chirurgiens prétend avoir obtenu quelque succès de l'emploi de ces moyens. A la vérité, chez une malade de M. Colombe, la paroi de l'intestin s'invagina dans l'orifice supérieur du tube; mais on conçoit qu'il serait facile d'éviter cet inconvénient en fermant l'orifice comme on le fait pour certains spéculum, avec un large bouton supporté par une tige centrale. Enfin, M. Montain assure également avoir obtenu de bons résultats d'un autre instrument à-peu-près semblable, en aidant à l'effet de la compression par la cautérisation. Au point où en sont les choses, on ne peut encore ni approuver, ni improuver cette méthode. Il faut attendre des faits nouveaux en plus grand nombre, plus concluans et suffisamment authentiques, avant de prononcer un jugement, qui, jusque-là, serait prématuré.

Incision. *Soins préparatoires.* Lorsque l'opération a été décidée, il est bon, conformément au précepte donné par les auteurs, de faire évacuer, autant que possible, le gros intestin par un purgatif administré la veille et un lavement donné le matin même, avant l'opération, afin que le malade soit en mesure de s'abstenir pendant plusieurs jours d'aller à la garde-robe. Il est convenable aussi de faire uriner le malade pour que le bas-fond de la vessie ne presse pas en bas sur le rectum.

Appareil. Les objets essentiels sont plusieurs bistouris droits ordinaires, et un bistouri concave de Pott, une sonde cannelée en argent recuit de manière à ce qu'elle soit très flexible, une autre sonde en acier, sans cul-de-sac et à bec pointu pour pouvoir au besoin perforer l'intestin; un gorgeret en bois de buis ou d'ébène, légèrement incurvé suivant sa longueur, arrondi et creusé en demi-gouttière et terminé en cul-de-sac, de fortes pinces à disséquer, des ciseaux droits et courbes sur le plat; un porte-mèche et plusieurs mèches épaisses et longues; enfin, comme dans toutes les opérations où des hémorrhagies profondes sont à craindre, on doit avoir des boulettes de charpie, des aiguilles et des fils à ligatures et faire disposer et tenir prêts plusieurs cautères. Les objets propres au pansement, des plumasseaux, plusieurs compresses carrées et longuettes et un bandage en T, complètent l'appareil.

Situation du malade. On fait coucher le malade près du bord de son lit, en position demi fléchie, sur le côté du corps qui correspond à la fistule, mais de préférence sur le côté gauche si elle est en avant ou en arrière de l'anus, aussi bien que si elle est à gauche. Le ventre est appuyé sur un traversin qui soulève un peu le bassin; la cuisse de dessus est fléchie, celle de dessous étendue. Un aide fixe les membres thoraciques et la tête un peu déclive et demi fléchie sur la poitrine. Un second aide, placé devant l'opérateur, écarte les fesses et fixe le bassin; un troisième contient les mouvemens des jambes, et un quatrième est chargé de l'appareil instrumental.

Manuel opératoire.

Il existe deux procédés opératoires un peu différens qui trouvent chacun son application suivant que le trajet et l'orifice interne de la fistule s'éloignent peu de l'orifice de l'anus ou, au contraire, qu'ils remontent profondément. Cette distinction suppose que la forme et l'étendue des clapiers fistuleux ont déjà été reconnus avec le stylet, suivant les préceptes que nous avons établis plus haut, et qu'il ne reste plus qu'à opérer.

1° *Fistule complète sous-cutanée* (Pl. 44, fig. 2). Dès que le bouton du stylet, ayant rencontré l'orifice rectal de la fistule, a été reçu par la pulpe du doigt indicateur demeuré dans le rectum, il faut substituer immédiatement au stylet la sonde cannelée en argent. Mais dans cette manœuvre, au lieu de retirer d'abord le stylet pour introduire ensuite la sonde, ce qui occasionnerait des lenteurs pour rentrer dans le trajet fistuleux et exposerait à faire fausse route, le chirurgien n'ayant que la main droite de libre, fera mieux de confier à un aide le stylet dont le bouton ne doit point quitter au-dedans son doigt indicateur, et côtoie la tige du stylet comme un conducteur pour insinuer la sonde. Dès que le doigt l'a sentie dans le rectum, il en accroche le bec, le courbe en bas vers l'anus et, en même temps, la main droite continuant à faire glisser la tige de l'instrument, l'index gauche en fait sortir l'extrémité au dehors de l'anus. Saisissant alors le pavillon de la sonde avec la main gauche, le bistouri, tenu de la main droite, est glissé dans la cannelure de l'instrument, le tranchant en dehors, et opère d'un seul coup la section des parties contenues dans l'anse de la sonde, la peau, l'intestin et le bord musculaire de l'anus.

2° *Fistule complète profonde* (Pl. 44, fig. 3). Quand l'orifice rectal de la fistule est situé assez haut pour que l'indicateur ne puisse facilement ramener le bec de la sonde, la manœuvre et les instrumens s'en trouvent modifiés. Au doigt indicateur, il faut substituer le gorgeret en bois (Pl. 44, n° 3), et à la sonde d'argent flexible, celle en acier plus forte et à bec pointu, employée par Boyer et M. Roux. Le gorgeret huilé étant introduit dans le rectum à la profondeur convenable, sa cannelure tournée vers la fistule, et la sonde étant glissée jusqu'à la partie supérieure du foyer : on met en rapport les deux instrumens; le bec de la sonde lors même qu'il ne correspond pas précisément à l'orifice de l'intestin, par un léger mouvement de pression en va et vient, traverse sa paroi et se loge dans la gouttière du gorgeret. Le chirurgien, saisissant les deux instrumens, s'assure d'abord, en les faisant jouer l'un sur l'autre, qu'ils sont bien réellement au contact. Cette précaution prise, confiant le gorgeret à un aide qui le tient ferme et l'incline vers la fesse opposée, l'opérateur avec la main gauche s'empare du pavillon de la sonde qu'il écarte en sens opposé, pour tendre les chairs à inciser, en ouvrant l'angle compris entre les deux instrumens; puis de la main droite il fait glisser dans la cannelure de la sonde un long bistouri droit à pointe forte qu'il offre d'abord couché parallèlement avec la tige conductrice et qu'il insinue du premier coup jusqu'au gorgeret. Relevant alors le bistouri pour couper plus tôt en sciant qu'en pressant, en même temps qu'il le retire, il divise toute l'épaisseur des chairs comprises entre les deux instrumens, de manière à convertir en une seule cavité le trajet fistuleux et le rectum. Pour s'assurer que l'on n'a laissé aucune bride charnue dans la plaie, on retire ensemble la sonde et le gorgeret appuyant l'un sur l'autre et maintenus dans leurs rapports; si quelque pont charnu fait obstacle, on l'incise de nouveau. Quand la fistule est très profonde il arrive aussi que l'on est forcé de reporter deux ou trois fois le bistouri dans la plaie. Enfin la sortie au dehors de la sonde et du gorgeret, qui n'ont pas cessé d'arcbouter l'un contre l'autre, prouve qu'il ne reste plus rien à inciser sur le trajet qu'ils ont parcouru.

L'incision principale étant effectuée, l'opération, néanmoins, n'est pas encore terminée. D'abord, en tout état de cause, il faut aviver le bord opposé de l'orifice cutané, et pour cela, inciser ou du moins scarifier légèrement le trajet en dehors dans toute sa longueur en prolongeant l'incision de la peau sur la fesse de 2 à 3 centimètres au-delà de l'orifice cutané de la fistule. Si les tégumens sont décollés, amincis et violacés dans une certaine étendue, comme il serait douteux qu'on pût en obtenir la cicatrisation et que, en tout cas, ils donneraient lieu à de longues suppurations qui épuiseraient inutilement le malade et pourraient devenir une nouvelle cause de fistule, mieux vaut les fendre par des incisions en croix ou en T, suivant la forme et l'étendue de la portion décollée, et en exciser les lambeaux de la surface vers la profondeur. Enfin, reste encore, pour assurer la guérison, à pratiquer l'avivement des clapiers et des embranchemens fistuleux devenus accessibles au travers de la vaste embouchure de la plaie. Faisant donc écarter ses bords, le chirurgien sonde avec l'indicateur gauche les clapiers purulens, et le bistouri glisse sur ce doigt seul, ou mieux sur un bistouri boutonné dont il se sert pour diviser les brides et les colonnes charnues et scarifier les culs-de-sacs. Il est prudent aussi de revoir l'angle supérieur de la plaie et de s'assurer s'il n'existe pas encore au-dessus un décollement de l'intestin ou si l'on ne rencontrerait pas à quelque distance l'orifice rectal de la fistule, dans le cas où ils ne l'aurait pas reconnu d'abord, un autre orifice qui prolongerait la fistule. Dans l'un et l'autre cas, il faut avec le bistouri à pointe ou avec des ciseaux droits, prolonger l'incision un peu au-delà du décollement ou de l'ulcération intestinale. Enfin s'il existe des fongosités sur les parois des foyers purulens, on doit en pratiquer l'excision avec le bistouri ou les ciseaux courbes sur le plat.

Telle est dans son ensemble l'opération de la fistule à l'anus réputée simple, pourvu qu'il n'existe qu'une seule fistule, malgré ses complications et la réitération des manœuvres opératoires qu'elle nécessite quand son trajet offre plusieurs embranchemens. S'il existe deux fistules, la conduite à tenir est différente suivant que leurs trajets s'avoisinent ou qu'ils se maintiennent à-peu-près sur deux côtés opposés de l'intestin. Dans le premier cas, on peut, à l'exemple de M. Jobert, réunir en une seule les deux fistules en pratiquant l'incision principale suivant le trajet de celle qui est la plus considérable et y faisant rejoindre l'autre par la section de la cloison qui les sépare, mais avec le soin d'en scarifier les orifices. Dans le cas au contraire où les fistules trop éloignées ne peuvent être confondues en une seule plaie, il y a lieu de pratiquer deux opérations.

Enfin une dernière observation a rapport aux *fistules antérieures* ou situées sur le plan moyen, en avant de l'orifice anal. Il faut prendre garde ici d'inciser trop profondément, dans la crainte de blesser la prostate ou la vessie. Il est dangereux aussi de remonter trop haut, à cause des filtrations de pus ou de liquides stercoraux, dans le tissu cellulaux et vasculaire, intermédiaire du rectum à la vessie ou au vagin; quand une issue est ouverte dans le plancher musculo-fibreux du périnée, les mêmes motifs imposent également d'être très circonspect à exciser.

3° *Fistules incomplètes*. A. *Fistule borgne externe*. Nous avons vu déjà que la certitude de cette variété de fistule sur un trajet donné n'était pas suffisamment prouvée par cela seul que l'on n'aurait pas réussi à trouver un orifice rectal qui peut exister néanmoins et avoir échappé aux recherches du chirurgien. Mais après avoir admis que, par erreur de diagnostic, on a pu traiter fréquemment en qualité de fistules borgnes externes des fistules évritablement complètes, disons, toutefois, que cette erreur n'a pas, en général, à la pratique, une importance aussi grande qu'on le croyait du temps de l'Académie de chirurgie. Sans doute il n'est pas aussi indifférent que le professe M. Roux, que l'orifice interne fasse partie de l'incision, et, autant qu'on le peut il faut tâcher de reconnaître cet orifice pour diriger dessus l'incision, puisque dans quelques cas l'observation de cette règle a suffi pour amener la récidive de la fistule, comme MM. Velpeau et Jacquier en ont cité des exemples. Mais ces cas sont rares; et si, enfin, on ne peut trouver d'orifice interne, lors même que les symptômes caractéristiques prouveraient qu'il en existe un, le précepte est de passer outre et d'opérer, puisque, aussi bien, dans la plupart des cas de ce genre, l'opération a été suivie de succès pourvu que l'on ait eu le soin, après l'incision principale, de diviser dans toute sa hauteur la portion d'intestin décollée.

Quant au manuel opératoire de la *fistule borgne externe* ou supposée telle, il ne diffère de celui de la précédente qu'en ce que la sonde ne pouvant pénétrer dans l'intestin; il faut en traverser la paroi avec la sonde d'acier ou le bistouri dont la pointe est reçue dans la cannelure du gorgeret. Passé cela, l'opération est la même.

B. *Fistule borgne interne*. Cette variété est assez rare, la fistule qui a commencé par le rectum tendant en général à se frayer un orifice à la peau et par conséquent à se transformer en fistule complète. Pour l'opérer, son orifice interne étant reconnu, on y engage le bec d'une sonde d'argent, recourbé en crochet, et faisant basculer l'instrument, on s'assure au toucher à quel point de la marge de l'anus doit arriver l'incision cutanée. Un bistouri droit ou concave étant introduit dans la cannelure de la sonde, permet de pratiquer la section dans l'étendue que l'on juge convenable. A moins que le foyer n'ait déjà aminci et décollé la peau, on peut se dispenser d'inciser en totalité le sphincter anal.

Hémorrhagie. Il est rare que cet accident soit assez grave pour inspirer des craintes après l'opération de la fistule à l'anus. Si une petite artère a été lésée on peut toujours ou la lier ou la tordre, ou il suffit d'y appliquer quelques boulettes de charpie imbibées d'une solution styptique pour suspendre le cours du sang, qui, du reste, tend à s'arrêter de lui-même. Mais ce sont les hémorrhagies veineuses qui sont le plus à craindre lorsque l'incision a porté au travers d'un peloton de veines variqueuses chez les sujets affectés d'hémorrhoïdes. Les moyens d'y remédier sont le tamponnement et le cautère actuel dont il sera parlé à propos des tumeurs hémorrhoïdales.

Pansement. De tout temps la majorité des chirurgiens français ont pensé que, pour que la guérison soit assurée, il faut que la cicatrisation procède régulièrement du fond de la plaie vers le rectum. C'est pour se conformer à cette règle que l'usage s'est établi de maintenir écartées les lèvres de la plaie par l'interposition d'une toile de charpie, comme on l'a pratiqué depuis après l'opération de la fissure à l'anus. Dans le siècle dernier, Pouteau avait réclamé contre cette pratique, affirmant, d'après son expérience personnelle, que la plaie guérit mieux et plus vite abandonnée à elle-même qu'avec l'intermédiaire d'un corps étranger qui cause une irritation nuisible. Sabatier, d'abord, puis Boyer, ont rappelé la question à son principe en prouvant par des faits que si les bords de la division ne sont pas maintenus écartés, il peut arriver que la cicatrisation commence par la peau, auquel cas la fistule se reproduit, l'agglutination étant plus lente à s'opérer par le fond qui a besoin de quelques jours pour se déterger. Les chirurgiens anglais, en théorie, se sont rangés unanimement à l'opinion de Pouteau; toutefois ils s'en écartent à la pratique, puisqu'ils interposent entre les bords de la plaie un linge effilé ou un mince plumasseau de charpie. Cette concession tranche la difficulté. Sans doute il n'est pas bon de loger entre les lèvres de la plaie une énorme tente de charpie qui en contond les bords, mais il convient aussi de les empêcher de se recoller immédiatement de la surface vers la profondeur. Les chirurgiens français s'accordent donc aujourd'hui à placer entre les bords de la plaie une tente de volume médiocre, et quelques-uns même une simple bandelette ou mieux un linge fenêtré qui remonte dans le rectum un peu au-dessus de l'incision. Pour le premier appareil, on recouvre la plaie d'une masse de charpie brute destinée d'abord à absorber les liquides. On applique par-dessus des plumasseaux maintenus par des compresses, et on fixe le tout par un bandage en T. Après les premiers jours on panse à plat. La tente est maintenue à demeure pendant les dix à quinze premiers jours en l'enfonçant de moins en moins à mesure que le fond de la plaie se déterge, et enfin on la retire tout-à-fait lorsque l'adhérence des parois des anciens foyers paraissant assez avancée, rien ne s'oppose plus à ce qu'on laisse la plaie se fermer entièrement vers la surface muqueuse et cutanée.

CORPS ÉTRANGERS.

Les corps étrangers que l'on peut être appelé à extraire du rectum sont si variables de nature, de forme et de volume, qu'il est impossible de tracer à cet égard aucune règle fixe, le chirurgien, d'après les conditions qui se présentent, devant s'inspirer lui-même pour la conduite à tenir dans chaque cas particulier.

Il est rare, en effet, qu'un corps étranger se trouve logé dans le rectum par l'effet d'un simple accident. Les seuls corps de ce genre, et qui n'offrent jamais un très grand volume, ne peuvent être que des calculs stercoraux ou biliaires, des égagropiles, des masses de détritus végétaux, noyaux, pepins de raisin, enveloppes non digestibles de différens fruits ou légumes arrondis en boule et liés par du mucus desséché, ou enfin des matières fécales durcies après une longue constipation. Enfin, à moins d'accident traumatique, une canule échappée de sa seringue est à-peu-près le seul corps qui puisse naturellement être introduit du dehors.

Mais à côté de ces faits qui sont dans l'ordre naturel des choses, les annales de l'art fourmillent de faits tous différens, ou par suite de violences criminelles de la part d'autrui ou d'une inconcevable aberration d'esprit de la part du patient, des corps étrangers de la nature la plus extraordinaire se sont trouvés logés dans le rectum : un pot à confiture (Desault), une tasse à café (Buzzoni, Manunta), un pilon (M. Dor), une fourche en bois (M. Thiaudière).

Les moyens employés par tous les chirurgiens pour l'extraction des corps étrangers du rectum, sont, en général, ceux qui se présenteraient à l'esprit de tout homme sensé dans chaque cas déterminé. Les doigts et le pouce, quand on peut les introduire et que le corps étranger n'est pas d'un trop grand volume, sont assurément le moyen le plus sûr. A défaut de la main du chirurgien, toujours trop volumineuse, on a conseillé de recourir à la main d'une sage-femme, et Nollet rapporte un fait où une fiole introduite au-dessus du sphincter, fut retirée par la main d'un jeune enfant, apparemment très intelligent. Mais les cas de cette nature où l'on peut se faire suppléer sans crainte de timidité ou de maladresse, sont et doivent demeurer exceptionnels. En général, le chirurgien ne doit compter que sur lui-même. Ainsi donc où les doigts font défaut il doit se servir d'instrumens. Si le corps étranger n'est pas très volumineux ou d'une forme trop irrégulière, on peut ordinairement l'extraire avec une vrille, un tire-fonds, de fortes pinces ou des tenettes que l'on guide avec les doigts comme pour charger un calcul dans la vessie. Si, au contraire, le corps est d'un volume considérable et très irrégulier, et surtout s'il est enclavé ou fiché de manière à faire craindre de blesser l'intestin en exerçant dessus des tractions, mieux vaut essayer de le diviser d'une manière quelconque suivant sa nature : en le coupant avec une scie étroite, s'il en est bois; avec la lime ou la cisaille s'il est en métal; en le brisant par un choc avec une tige de fer ou le broyant avec un lithotribe, s'il est fragile comme un petit vase de porcelaine ou de faïence; mais nous n'oserions pas donner le même conseil pour un vase de verre dont les nombreux fragmens anguleux pourraient occasionner des lésions graves.

Au reste, les faits consignés dans la science viennent ici confirmer les préceptes que nous en avons empruntés. Des calculs intestinaux ont été retirés du rectum en entier avec un petit forceps, par Schmucker, et après les avoir brisés avec des pinces, par Chambon et M. Miller. Un forceps aussi à servi à M. Cumano pour enlever une fiole, et à M. Dor pour un pilon dans le cas que nous avons cité plus haut. Le même chirurgien a pu extraire une autre fiole avec la pince de Hunter. C'est encore à l'aide de deux fortes pinces que Desault est parvenu à dégager le pot à confitures, mais il nous semble que de le briser aurait rendu l'extraction plus facile. D'un autre côté, M. Manunta a broyé une tasse à café avec un instrument lithotriteur. Enfin, il est tel cas bizarre où le chirurgien n'a de ressources que dans sa présence d'esprit. Sous ce rapport, l'histoire a gardé le souvenir de cette queue de cochon à poils ras, introduite par la grosse extrémité dans le rectum d'une courtisane, et que Marchettis eut l'heureuse idée de retirer avec une corde qu'il y avait fixée d'abord au travers d'une canule de roseau, puis faisant remonter cette canule en sens inverse pour rabattre en haut les poils qui, auparavant, se fichaient dans la muqueuse de l'intestin.

Si en dernier lieu tous les moyens échouent par le fait de l'étroitesse de l'anus, c'est le cas d'avoir recours aux débridemens des sphincters avec le bistouri porté au travers d'un spéculum pour le sphincter rectal. Mais nous ne croyons pas devoir conseiller le débridement sur l'intestin lui-même. Une fois la surface du corps étranger devenue accessible, il nous semble toujours possible d'agir sur ce corps lui-même, qu'il devient alors facile de morceler.

RÉTRÉCISSEMENT DE L'ANUS ET DU RECTUM.

Le rétrécissement de l'anus et du rectum est congénial ou acquis. Le premier est un vice de conformation consistant dans une cloison de nature fibro-muqueuse tendue en travers, ordinairement à la hauteur ou un peu au-dessus du sphincter rectal, comme l'a signalé le premier M. Houston. C'est en un mot la même affection que l'imperforation membraneuse de l'anus, mais seulement incomplète et s'offrant à des degrés différens, tantôt sous la forme d'un diaphragme percé à son centre d'un trou plus ou moins large, tantôt en croissant ou en lame de faux sur l'un des côtés de l'intestin. L'excision ici est indiquée comme pour l'imperforation complète, et nous n'avons point à y revenir.

Le rétrécissement acquis succède aux hémorrhoïdes, aux rectites, aux indurations et en général à toutes les maladies chroniques du rectum et aux cicatrices des opérations qui ont eu pour objet de les guérir; et ses conséquences sont de rendre de jour en jour plus difficile et à la fin impossible l'acte de la défécation. Par ce seul fait et en raison de l'irritation journalière et presque continuelle qu'il entraîne, aucune maladie n'est plus fâcheuse, et, il faut l'avouer, ne présente moins de chance de guérison assurée. Les coarctations du rectum sont traitées par quatre méthodes opératoires, la dilatation, la cautérisation, l'incision et l'excision que l'on emploie, suivant les cas, seules ou combinées les unes avec les autres.

Dilatation. C'est le moyen le plus simple, le plus sûr et le moins offensif. C'est aussi le plus efficace; mais les effets n'en sont que temporaires. La dilatation peut s'employer comme moyen curatif dans les affections de tout genre, et comme moyen palliatif pour les plus graves, même le squirrhe et le cancer. Avec des ménagemens et à l'aide de divers mécanismes, on est parvenu dans ces derniers temps à en étendre avec plus ou moins de succès les effets à toute la hauteur du rectum.

Quand la coarctation ne remonte pas au-delà de 3 à 6 ou 8 centimètres, il suffit des moyens de dilatation, les plus simples, des tentes de charpie introduites avec un porte-mèche, des chemises de linge que l'on convertit en un tampon en les remplissant de charpie, ou mieux encore d'une chemise semblable nouée à l'extrémité d'une canule d'un gros volume qui peut donner passage aux matières fécales amollies par des lavemens et telles en un mot qu'on les emploie pour la compression excentrique dans les cas d'hémorrhagie intérieure (pl. 46, fig. 1). Mais lorsque le rétrécissement s'étend ou qu'il est situé à une grande hauteur, il est indispensable d'avoir recours à divers moyens mécaniques imaginés dans ces derniers temps et qui constituent autant de procédés.

Procédé de M. Bermond. L'instrument se compose de deux canules engaînées l'une dans l'autre et longues d'environ 18 à 20 centimètres (6 à 7 pouces) pour pouvoir être insinuées assez haut dans le rectum.

La canule interne lisse est terminée en cul-de-sac à son extrémité rectale et s'engrène par un éperon avec la canule externe. Celle-ci, ouverte à ses deux extrémités, de 12 à 16 millimètres (6 à 7 lignes) de calibre, est creusée au dehors, à diverses hauteurs, de gouttières circulaires destinées à y nouer le bord rentrant d'un linge ou d'une chemise. L'appareil étant introduit en entier dans le rectum, avec de longues pinces ou un porte-mèche, on charge de petites boulettes de charpie, et on dilate la chemise en un tampon au niveau du cercle de rétrécissement, en augmentant le volume en regard des points qu'il s'agit de déprimer. Pour faire aller le malade à la selle, on enlève la canule interne; l'externe fixée à l'extérieur sert de passage à l'injection, d'abord, puis aux matières fécales, après avoir laissé le liquide séjourner un temps assez long pour qu'elles puissent être délayées, au moins en majeure partie. La canule interne, qui sert de bouchon, est successivement enlevée et remise en place à deux fois, suivant qu'il s'agit d'ouvrir ou de fermer le passage par la canule externe.

Tel qu'il est, le procédé de M. Bermond, comme tous ceux du même genre qui ont pour effet de déterminer une compression excentrique, est également applicable et à la dilatation et aux hémorrhagies dans l'intérieur du rectum. Son inconvénient est, pour la défécation, le volume trop petit de la canule de dégagement. Il est évident que les matières arrondies ne pourront y passer, et qu'après quelques jours il faudra pour les chasser et les atténuer suffisamment, avoir recours à un léger purgatif ou même enlever provisoirement l'appareil si le progrès de la dilatation le permet.

Procédé de M. Costallat. La base de son instrument est encore une chemise ou un sac introduit avec un stylet boutonné et que l'on guide avec une sonde de gomme élastique jusque sur le lieu du rétrécissement. On en charge ensuite l'intérieur avec des fils de coton portés à l'extrémité d'un long stylet fourchu ou porte-mèche. L'auteur assure avoir employé ce moyen avec succès chez plusieurs malades. M. Velpeau a eu l'occasion de constater la récidive de la maladie chez une femme qui avait éprouvé une amélioration de ce mode de traitement. Il n'y a aucune observation à faire à ce sujet; il est évident que toutes les fois qu'il y a une altération quelconque des tissus, la dilatation, de quelque manière qu'on l'emploie, ne peut jamais produire qu'un effet palliatif.

Procédé de l'auteur. Ce n'est que comme mention que nous avons indiqué un autre appareil également destiné à vaincre les coarctations de la partie moyenne ou de l'extrémité supérieure du rectum. Il est inutile d'insister sur ces détails qui sont suffisamment exprimés dans la planche 46 (fig. 2 et 2 bis).

Cautérisation. On ne peut non plus qu'indiquer cette méthode opératoire. En théorie on conçoit bien que les caustiques pourraient être employés avec avantage pour déprimer et modifier certaines indurations du rectum, et en particulier, comme le fait observer M. Velpeau, on ne voit pas pourquoi le nitrate d'argent passé rapidement sur une surface, à l'extrémité d'une tige, n'aurait pas, dans les cas d'inflammation chronique de la muqueuse rectale, les mêmes bons effets qu'on en obtient journellement dans les rétrécissemens de l'urètre. Ce résultat même est d'autant plus probable, que M. Lallemand, de Montpellier, a appliqué avec succès, dans ces dernières années, le même mode de traitement au catarrhe chronique de la vessie. Enfin divers essais de cautérisation sur le rectum tentés par MM. Amussat, Syme, Duplat et quelques autres, sont de nature à encourager les chirurgiens à faire de nouvelles tentatives dans cette direction.

C'est donc un sujet sur lequel on n'a encore que des espérances et qui, par conséquent, ne permet encore d'asseoir aucun jugement.

Incision, excision. L'incision des parois du rectum, affecté de rétrécissement, est l'un des moyens le plus anciennement employé. Wiseman s'en est servi trois fois sur le même malade, avec un succès temporaire à chaque fois. Ford et MM. Copeland et Duplat ont réussi, par ce moyen, à obtenir chacun une guérison définitive. L'incision n'est applicable qu'autant que le rétrécissement est borné à une zone étroite, et situé assez bas pour que le doigt indicateur puisse y atteindre. Sur ce doigt on glisse à plat un bistouri droit boutonné jusque sur le point rétréci. On en tourne ensuite le tranchant vers la muqueuse et on pratique successivement, à de petites distances, une série de scarifications ou de débridemens rayonnés, superficiels, en prenant bien garde de ne pas intéresser toute l'épaisseur de la paroi intestinale. Le kyotome de Desault (pl. 44, n° 4), ouvert seulement à demi-épaisseur de lame, peut remplacer avec avantage le bistouri. L'excision ici n'est qu'un temps secondaire, dans le cas où il conviendrait d'enlever quelque petite excroissance; une fois l'opération pratiquée, pour empêcher la coarctation de se reproduire, il faut faire cicatriser l'intestin sur un appareil de la dilatation.

HÉMORRHAGIES.

Cet accident est commun à toutes les opérations qui se pratiquent dans le rectum. C'est l'un des plus à redouter après les excisions de tumeurs sanguines, fongus, tumeurs érectiles, hémorrhoïdes, etc. Deux méthodes principales y sont appliquées, le tamponnement et la cautérisation.

Tamponnement. Quel que soit le procédé de ce genre auquel on ait recours, comme la compression qu'il détermine sur le col de la vessie, doit gêner l'éjection de l'urine, avant de commencer le tamponnement, il est bon d'introduire préalablement et de fixer à demeure une sonde de gomme élastique dans la vessie.

1° *Procédé de M. Boyer*. Façonner, avec de la charpie à longs fils, un tampon volumineux, cylindrique et allongé, pas trop compacte, circonscrit et fixé, à son extrémité supérieure ou intestinale, par deux fortes ligatures en croix, formées de deux rubans tordus de fil ciré; puis nouer fortement les deux ligatures sur l'extrémité inférieure ou anale du tampon, de manière à le ramasser et le refouler un peu sur lui-même, mais pourtant sans trop l'aplatir, ce qui en rendrait l'introduction difficile s'il était trop large en travers; enfin rouler les deux cordons de chaque ligature en un seul, de manière à n'avoir plus que deux chefs qu'on laisse provisoirement pendre en dehors de l'anus. Cette portion essentielle de l'appareil étant disposée, on fait faire au malade quelques efforts d'expulsion pour évacuer le sang épanché dans le rectum; on enduit de cérat les bords de l'anus et de l'intestin d'une part, et de l'autre la surface du tampon, pour en faciliter le glissement; puis saisissant celui-ci avec une forte pince à anneaux, ou mieux une pince droite à polypes ou des tenettes, on le fait glisser avec douceur et ménagement le plus haut possible ou du moins jusqu'au-dessus de la surface d'où pleut le sang; ce dont au reste, il faut s'assurer en abstergeant, et, si c'est possible, par l'examen direct. Au reste, en précepte général, mieux vaut remonter plus haut qu'il n'est nécessaire, que de risquer, en restant sur le lieu précis de l'hémorrhagie, que le sang ne puisse passer dans l'intestin au-dessus du tampon. Les choses étant en cet état, au-dessous du disque formé par le tampon d'arrêt, on remplit, entre les deux chefs de la ligature, la cavité de l'intestin, avec des bourdonnets de charpie liés, que l'on presse et que l'on refoule de manière à dilater l'intestin et à en comprimer les parois de dedans en dehors. Appliquant alors sur l'anus un gros rouleau de charpie qui remplit le sillon des fesses et dont on égalise la surface en y mettant un petit linge, en même temps que d'une main on presse de dehors en dedans sur cette masse, pour la refouler vers l'intestin, de l'autre main on tire fortement sur les deux chefs de la ligature de dedans en dehors ou de haut en bas de manière à resserrer tout l'appareil sur lui-même et à le dilater en largeur pour en former un disque compressif; puis on noue fortement les deux chefs de la ligature sur le linge et le rouleau de charpie extérieurs. Des compresses pliées et un bandage en T double, dont on serre fortement les deux chefs inférieurs, complètent l'appareil.

Le procédé de tamponnement de Boyer est celui qui produit la compression la plus forte, et par cela même c'est le plus sûr dans les cas dangereux, mais c'est aussi le plus douloureux. Lorsque le malade n'est point encore assez affaibli pour donner des craintes sérieuses, on peut faire usage de la chemise de linge bourrée de charpie, décrite avec la fistule à l'anus, de la vessie employée de la même manière par Levret, ou mieux de l'autre procédé que nous avons figuré en détail (pl. 46, fig. 1) où la chemise de linge est fixée sur une canule centrale dont l'orifice intestinal, comme dans le procédé de M. Bermond, peut donner issue aux gaz et aux matières stercorales amollies, mais surtout, ce qui est plus important en cas d'hémorrhagie, avertit s'il s'épanche ou non, du sang dans l'intestin, après le tamponnement. L'orifice externe maintenu habituellement, fermé par un bouchon, est garni d'un pavillon avec des trous pour le passage de rubans qui servent à le maintenir et l'attacher en dehors sur l'appareil.

L'appareil du tamponnement une fois posé doit être laissé en place quatre ou cinq jours pour être assuré que l'hémorrhagie ne reviendra pas immédiatement lorsque son enlèvement fera cesser la compression. Mais deux genres d'accidens peuvent se présenter, qui forcent de défaire tout l'appareil. 1° *La continuation de l'hémorrhagie* lorsque la compression est insuffisante ou n'a pas porté assez exactement sur le point d'où vient le sang. C'est ici que se montre la supériorité de l'appareil à canule sur le tampon plein de Boyer. Dans ce dernier cas, en effet, ce n'est que par les signes généraux, la pâleur, l'affaiblissement ou les lypothymies, le ballonnement du ventre, etc., que l'hémorrhagie peut être reconnue, c'est-à-dire, après un temps relativement considérable et lorsqu'un mal très grave et peut-être irréparable, l'accident même qu'il s'agissait de prévenir, est déjà accompli. Au lieu de cela, la canule permet de s'assurer à chaque instant, sans toucher en rien à l'appareil, s'il existe ou non du sang dans le rectum. Que s'il est vrai, comme on le dit, que la compression n'en soit généralement pas aussi efficace, la traction successive de la chemise au dehors sur chaque point du contour, pendant que l'on refoule au dedans la charpie en regard du même point, ne pouvant équivaloir à la rétraction brusque de la masse sur elle-même produite par les ligatures dans l'autre procédé, rien n'empêche, il nous semble, d'appliquer ce moyen à la canule, c'est-à-dire, de donner au tampon de Boyer, pour noyau central et fixe, la canule dont le collet supérieur fixerait au dedans la ligature en croix, et dont le pavillon servirait également de point fixe au dehors. Avec cette modification rien ne serait plus solide et n'offrirait plus de garantie que cet appareil pour obvier à l'un des accidens les plus formidables et les plus insidieux que le chirurgien ait à redouter, puisqu'il est souvent trop tard lorsqu'il le reconnaît. 2° *Nécessité d'aller à la garde-robe.* C'est un besoin naturel d'aller à la garde-robe, au moins après deux ou trois jours; par le fait de la compression, ce besoin est augmenté chez les malades au point d'être souvent intolérable, et pourtant la sécurité du malade exige impérieusement que l'appareil ne soit point enlevé pendant plusieurs jours. Quoi de plus commode à cet égard que l'appareil à canule qui permet de laisser dégager les gaz, de donner de petits lavemens coup sur coup et d'attendre pour évacuer les matières qu'elles aient été converties en bouillie; enfin qui permet, par ses avantages mêmes, de laisser l'appareil en place aussi long-temps que, dans les cas de plaie, la suppuration n'en prescrit pas l'enlèvement. Tant d'avantages si précieux montrent la nécessité de modifier à cet égard, comme nous venons de l'indiquer plus haut, les procédés jusqu'à présent mis en usage. Ainsi le tamponnement qui est déjà la méthode la moins offensive, est celle aussi qui deviendrait la plus efficace. Resteraient les douleurs qui à la vérité sont très vives, mais que l'on sait aussi n'appartenir qu'aux premières heures et qui se calment d'elles-mêmes quand on n'est point obligé de toucher à l'appareil.

Enfin, quant aux chances possibles des accidens consécutifs les plus graves, les phlébites, les filtrations purulentes et les gangrènes stercorales, qui rendent si graves les opérations sur le rectum, si par cette méthode on ne peut absolument les prévenir, du moins on les rend un peu moins probables.

Cautérisation. Cette méthode successivement reprise et abandonnée à diverses époques, a repris entre les mains de Dupuytren une célébrité nouvelle. Redoutant les douleurs excessives, la récidive de l'hémorrhagie intérieure et les autres accidens de la compression, le chirurgien de l'Hôtel-Dieu avait érigé en méthode usuelle et presque unique l'application du fer rouge. Le cautère est porté rapidement sur les points des plaies qui fournissent du sang de manière à ne faire qu'en effleurer la surface. Diverses sortes de spéculum ou de canules fenêtrées servent au besoin de canules isolantes pour diriger la tige du cautère. L'opération terminée, une simple mèche, de volume médiocre, est laissée dans l'anus. On la retire de temps à autre et l'on étudie avec soin les signes généraux et locaux pour s'assurer qu'il ne vient plus de sang. Ainsi pratiquée, la cautérisation offre des avantages réels. Si la douleur est d'abord très vive, du moins elle s'éteint brusquement; le rectum, la vessie, et, en général, toutes les parties voisines ne sont ni tiraillées ni distendues; la réaction inflammatoire est peu intense et l'on a moins à craindre les accidens consécutifs.

Suture. *Procédé de M. Velpeau.* Ce chirurgien, dans tous les cas d'excision de tumeurs sanguines, a eu l'idée, pour prévenir l'hémorrhagie, les phlébites et les autres accidens consécutifs, de réunir les plaies par première intention au moyen de la suture. La manœuvre est des plus simples et sera décrite plus loin à propos des excisions de tumeurs hémorrhoïdales.

HÉMORRHOIDES.

Les hémorrhoïdes, si communes parmi les personnes qui mènent une vie sédentaire, sont au nombre des sujets qui ont le plus fixé l'attention des médecins et des chirurgiens de tous les temps. Dans le principe, elles ne consistent que dans un engorgement plus ou moins périodique du plexus veineux de la partie inférieure du rectum ou plexus hémorrhoïdal, qui apparaît vers l'âge adulte, lorsque le sujet a acquis tout son développement. Après quelques congestions qui ne causent que de la douleur et se dissipent d'elles-mêmes, elles fournissent du sang pendant les efforts que fait le malade dans l'acte de la défécation. Le même phénomène se maintient un temps plus ou moins long, puis le sang se supprime de lui-même. Jusque-là les engorgemens hémorrhoïdaux ne sont que salutaires et représentent comme une sorte de soupape de sûreté qui laisse dégager le trop-plein de la circulation dans le cas de pléthore. Telle est l'influence de cette hémorrhagie périodique qu'elle est presque inévitable avec un certain régime et une constitution déterminés, au point qu'elle constitue une infirmité héréditaire dans beaucoup de familles. Avec une suite d'années, les choses se compliquent; par suite de l'engorgement habituel des vaisseaux hémorrhoïdaux, des constipations qui en résultent et de la réaction de ces deux effets l'un sur l'autre, il se développe à la surface de la membrane muqueuse des végétations qui se transforment en tumeurs et bourrelets hémorrhoïdaux. La structure de ces tumeurs n'est pas encore bien connue. La plupart des pathologistes les considèrent comme des espèces de tumeurs érectiles. C'est autour de cette idée que tournent toutes les opinions secondaires, soit la station du sang dans des vacuoles cellulaires après la rupture des veines anales (Ribes); la transformation d'un caillot de sang en vaisseaux (Abernethy); une hypertrophie de plexus veineux admis par plusieurs autres, etc. A l'œil nu les tumeurs hémorrhoïdales semblent formées par un tissu fibreux et vasculaire plein ou renfermant une cavité remplie de sang noir. Il serait à désirer qu'on les soumît à l'état d'injection à un examen microscopique qui lèverait tous les doutes sur leur structure. Au reste, d'abord limitées au pourtour de l'anus, les tumeurs hémorrhoïdales remontent peu-à-peu dans le rectum, de là leur distinction en *externes* et *internes*. Par elles-mêmes ces tumeurs et la membrane muqueuse à leur base sont la source d'hémorrhagies quotidiennes, parfois assez abondantes pour donner de graves inquiétudes. Mais en outre, à mesure qu'elles se développent, ces tumeurs augmentent la constipation habituelle, et font de plus obstacle au passage des matières fécales, de telle sorte que, même à l'aide de lavemens émolliens quotidiens, pris long-temps à l'avance, les malades ne peuvent aller à la selle qu'avec d'atroces douleurs et rendent des matières amollies, mêlées d'une plus ou moins grande quantité de sang. Les phénomènes, au reste, ne sont pas invariablement les mémes. Certains malades arrivent jusqu'à la vieillesse avec des tumeurs hémorrhoïdales, sauf quelques accidens passagers et périodiques qui cèdent à l'usage de diverses pommades adoucissantes et opiacées, aux cataplasmes de cerfeuil pilé, aux lotions, aux bains et surtout aux lavemens froids, à la diète et à l'ensemble des moyens antiphlogistiques. Sous l'influence de ce régime, les tumeurs se vident, se flétrissent et les malades retrouvent un peu de calme jusqu'à l'apparition d'un nouvel engorgement. L'essentiel, chez ces personnes ordinairement pléthoriques, est de se soumettre à un régime sévère qui éloigne le besoin d'une nouvelle hémorrhagie. Chez d'autres, au contraire, après une série d'engorgemens les accidens augmentent jusqu'à devenir intolérables. Lorsqu'ils continuent pendant quelques mois, les hémorrhoïdes deviennent une infirmité cruelle et qui peut avoir des suites graves. C'est pour ce cas seulement que sont réservés les moyens chirurgicaux. Nous disons pour ces cas seulement, car il faut se rappeler que les opérations qui s'y rapprochent sont douloureuses et ont si souvent des suites funestes, même lorsque les tumeurs sont en petit nombre et peu volumineuses, que c'est toujours un grave sujet d'examen et difficile à déterminer, que de savoir quand il est absolument nécessaire d'opérer. Les exemples sont nombreux d'opérations légères qui ont eu des suites funestes, et M. Velpeau en cite un où l'excision d'une simple petite tumeur pédiculée a suffi pour causer un érysipèle qui lui-même a entraîné la mort, tandis que, par opposition, il n'est pas rare de rencontrer des personnes qui, après avoir cruellement souffert des hémorrhoïdes pendant de longues années, à l'âge adulte et lorsque la nutrition était encore surabondante, ont fini par retrouver du calme en avançant en âge, à mesure que la sanguification devenait moins abondante; enfin, et ceci est une considération sérieuse, en supposant que l'enlèvement des hémorrhoïdes eût tout le succès désirable, c'est encore un grave sujet de méditation, de savoir s'il convient de supprimer une source d'hémorrhagies habituelles déterminées par la nature, lorsque tant d'exemples journaliers montrent que cette suppression est si fréquemment suivie d'apoplexies ou d'autres congestions funestes.

Quoi qu'il en soit, avant que de délivrer un malade de ses tumeurs hémorrhoïdales, trois procédés sont mis en usage : la ligature, l'incision et l'excision. De ces trois méthodes, la ligature est la plus anciennement et le plus universellement employée depuis l'antiquité, les Arabes et le moyen-âge jusqu'à nos jours; mais telle est l'incertitude de ses résultats pratiques dans différens pays et à divers temps, qu'il est impossible d'asseoir à cet égard un jugement précis. En n'invoquant pour plus de certitude que le témoignage des grands chirurgiens les plus modernes, Paré pratiquait la ligature avec succès, J. L. Petit l'accuse de donner lieu aux accidens les plus graves, de vives douleurs, des mouvemens convulsifs, l'inflammation du rectum et celle du péritoine, et cela par le seul effet de la striction, soit que l'on attende la chute de la tumeur ou qu'on en pratique l'excision sur le nœud après l'avoir liée. L'opinion de J. L. Petit paraît avoir entraîné celle de la plupart des chirurgiens français. Desault et A. Dubois pratiquaient la ligature, mais lui préféraient l'excision. Boyer et Dupuytren n'avaient confiance que dans cette dernière opération, et il faut dire que cet avis est partagé par presque tous les chirurgiens français qui, en général, ne font usage de la ligature que sur les petites tumeurs à pédicule étroit et chez les sujets timides qui se refusent à l'excision. En Angleterre, au contraire, les chirurgiens les plus distingués, A. Cooper, MM. Brodie et Gibson, rejettent l'excision qu'ils accusent de donner lieu presque inévitablement à des hémorrhagies internes, malgré l'emploi judicieux des moyens hémostatiques les plus énergiques, et lui préfèrent la ligature comme peu offensive, à ce point que M. Gibson assure n'avoir perdu par cette méthode qu'un seul malade sur trois cents opérés. Des résultats si contradictoires ont une raison physiologique qu'il importe de rechercher. Cette raison nous paraît avoir sa base dans la constitution et le climat des deux peuples ; en effet, il suffit d'avoir pratiqué la chirurgie dans des provinces différentes de la France pour avoir pu observer que, dans les mêmes circonstances, les hémorrhagies sont plus à craindre dans le nord et les accidens nerveux se développent à mesure que l'on avance vers le midi. C'est, pour le dire en passant, un motif grave pour ne point appliquer immédiatement dans un pays la pratique suivie dans un autre.

Les soins préliminaires pour faire évacuer le rectum et les diverses positions du malade étant déjà connues, il ne nous reste qu'à décrire les manœuvres opératoires.

Ligature. Rien de plus simple que la manœuvre opératoire. Si la tumeur est pédiculée on la lie au plus près de la membrane muqueuse, avec un fil ciré simple, et on assure la striction par un double nœud. Si le lendemain ou les jours suivans la ligature se trouve relâchée par l'amincissement des tissus renfermés dans l'anse, on resserre avec une nouvelle ligature. Quand la base de la tumeur est large, on la traverse à l'aide d'une aiguille courbe avec deux ou trois fils que l'on noue séparément suivant les procédés généraux que nous avons décrits précédemment. Néanmoins, tout en indiquant cette manœuvre opératoire, il faut en blâmer l'application ; car si déjà la ligature simple donne si souvent lieu, chez nous, à des accidens nerveux, la ligature complexe ou multiple est encore bien plus à craindre. En principe général, pour les tumeurs hémorrhoïdales à large base comme pour les bourrelets circulaires, on doit préférer l'excision ou s'abstenir d'opérer.

Incisions. Pour les tumeurs molles, fluctuantes et qui gênent beaucoup par leur volume, on prescrit de les vider par une incision avec la lancette ou le bistouri et d'en exprimer, par la pression, le sang qu'elles renferment dans leur tissu et le caillot qui distend leur cavité, quand il y en a une. Evidemment cette opération n'est qu'un moyen palliatif, à notre avis inutile et dangereux dans son application; car il expose à des hémorrhagies comme l'excision sans en avoir les avantages, et finalement en réclame l'emploi en cas d'accident.

Excision. *Procédé ordinaire.* Le malade étant mis en position convenable, on lui ordonne de faire des efforts d'expulsion pour rendre les tumeurs saillantes et faire sortir celles qui bordent l'anus au dedans, puis, saisissant l'une après l'autre avec une forte pince à dissection ou une érigne double chacune de ces tumeurs, on en divise d'un seul coup le pédicule avec le bistouri ou de forts ciseaux, au ras de la surface muqueuse. Si les tumeurs ont de larges bases ou si elles se confondent en bourrelets hémorrhoïdaux, on commence l'excision par le segment le plus déclive du bourrelet pour n'être point embarrassé par l'hémorrhagie pendant l'excision de l'autre moitié.

Procédé de M. Dupuytren. 1° *Tumeurs externes.* Il saisissait les tumeurs hémorrhoïdales avec de fortes pinces plates, à larges mors, et les excisait avec de longs ciseaux, courbes sur le plat. Quand les tumeurs offraient un grand volume et une large base il n'en excisait que la portion saillante au dehors, dans le but de ne point causer des plaies trop étendues qui auraient augmenté les chances d'hémorrhagies internes consécutives à l'opération et celles du rétrécissement de l'anus après la cicatrisation. L'expérience lui avait appris, et ce fait est important à signaler, qu'après l'excision partielle des tumeurs hémorrhoïdales, les lambeaux qui en sont conservés se dégorgent, se flétrissent et s'atrophient presque toujours pendant le travail de la cicatrisation, si bien que, après la guérison, l'extrémité inférieure de l'intestin et l'orifice de l'anus ont repris le calibre et la souplesse propres à l'état normal.

2° *Tumeurs internes.* C'est surtout dans la hardiesse de l'excision des tumeurs internes et dans l'emploi du cautère actuel pour prévenir l'hémorrhagie, que se distingue le procédé de Dupuytren. Pour pouvoir agir sur les tumeurs, Dupuytren faisait prendre au malade, pendant un certain temps, un bain de siége, de vapeur ou d'eau chaude, et l'engageait à faire de violens efforts d'expulsion. Dès que la sortie était obtenue, le malade était immédiatement placé sur le lit en position convenable et on procédait à l'excision comme ci-dessus. En réalité par ce moyen, on ne peut obtenir que la hernie au dehors des tumeurs qui ne s'élèvent que de trois ou quatre centimètres dans le rectum. S'il y en avait de situées plus haut, il ne serait guère possible d'en obtenir ainsi l'invagination, et même les efforts pour y parvenir pourraient avoir de graves dangers en cas d'hémorrhagie. Le mieux, en pareil cas, est d'exciser d'abord les tumeurs accessibles et de remettre à un autre temps à poursuivre l'opération sur celles qui sont le plus élevées; mais alors il serait bon, pour y atteindre plus facilement, de pratiquer préalablement l'incision du sphincter, comme il sera dit plus loin.

Procédé de Boyer (Pl. 44, fig. 6). Les tumeurs étant amenées au dehors, ou au moins accessibles au doigt du chirurgien, armé d'une aiguille courbe, le chirurgien passe dans chacune d'elles une anse de fil dont il donne successivement les chefs à garder à un aide. Quand les tumeurs sont multiples sur une large base commune, on en traverse par intervalle les sommités, avec plusieurs anses suivant l'étendue du bourrelet hémorrhoïdal. Le même aide s'empare de tous les chefs et maintient au dehors les tumeurs qui ne peuvent plus rentrer dans les contractions convulsives des sphincters et des muscles du périnée causées par les douleurs d'excision. Ces précautions étant prises, le chirurgien procède successivement à l'excision des végétations hémorrhoïdales, attirant à chaque fois la tumeur et la détachant de la surface par la traction exercée sur les chefs de l'anse qui la traverse et la coupant à la racine avec des ciseaux courbes ou le bistouri porté en dédolant le dos de sa lame tournée vers l'intestin. De cette manière l'opération, assurée par ses dispositions préliminaires, marche régulièrement avec méthode et sans confusion. L'extrémité de l'intestin se trouvant fixée tant qu'il existe deux anses de fil, si l'une des plaies semblait devoir donner lieu à une forte hémorrhagie, rien ne serait plus facile que d'y appliquer immédiatement le cautère avant de procéder à l'enlèvement des dernières tumeurs. Par prudence, chez les sujets habitués à un flux hémorrhoïdal périodique, Boyer s'abstenait d'enlever les deux dernières tumeurs. Enfin pour prévenir le rétrécissement de l'anus, outre l'usage des mèches dilatantes, on a conseillé de terminer l'opération par la section du sphincter anal en conduisant à plat, sur l'index introduit dans le rectum jusqu'à une profondeur de quatre ou cinq centimètres (1 pouce et demi), la lame d'un bistouri droit boutonné, dont on tourne ensuite le tranchant vers les chairs et que l'on retire en incisant la muqueuse, le sphincter, le tissu cellulaire et la peau à une profondeur d'environ un centimètre et demi (6 lignes), comme dans l'opération de la fissure à l'anus.

Assurément ce conseil de dilater, ou plutôt d'élargir l'orifice anal, pour en empêcher la constriction, et par suite la récidive des tumeurs hémorrhoïdales sous l'influence des efforts d'expulsion, ce conseil, disons-nous, est sage. Seulement au lieu d'inciser le sphincter avant l'excision, il vaudrait beaucoup mieux commencer par là, puisque l'excision au travers d'un orifice beaucoup plus large en serait singulièrement facilitée. C'est cette modification qui constitue le procédé suivant.

Procédé de M. Chaumet, de Bordeaux. Toutes les dispositions préparatoires étant prises, et le malade placé en position convenable, le chirurgien débute par l'incision de l'orifice anal. Mais au lieu de diviser sur l'un des côtés dans l'épaisseur du sphincter, ce qui entraîne une cicatrice irrégulière, un orifice plus ou moins difforme, et laisse le malade exposé à l'inconvénient d'une filtration habituelle de mucus ou de liquides stercoraux, M. Chaumet pratique son incision sur le plan moyen en arrière, vers le coccyx, c'est-à-dire seulement dans l'écartement des deux demi-sphincters, de sorte qu'il n'y a d'incisé que la peau, la membrane muqueuse, le tissu cellulaire et tout au plus, si la division porte un peu haut, l'extrémité inférieure du sphincter rectal. Au reste, le procédé de section ne diffère pas de celui que nous avons indiqué ci-dessus, le bistouri droit boutonné, porté sur le doigt indicateur. Cette première incision pratiquée, le chirurgien, libre d'agir au travers d'un large orifice devenu, en outre de son étendue réelle, facilement dilatable, peut atteindre assez haut dans le rectum, pour exciser et cautériser au besoin les diverses tumeurs hémorrhoïdales, sans avoir recours à ces efforts d'expulsion, fâcheux en pareille circonstance, et par les douleurs qu'ils occasionnent et comme cause d'hémorrhagie. Enfin, dans la plupart des cas, il permet d'atteindre les tumeurs situées en haut et qui, dans les anciens procédés, devaient être abandonnées ou devenaient une nouvelle cause d'une opération ultérieure.

A l'époque (février 1842) où M. Chaumet me racontait cette modification qu'il avait apportée dans la méthode d'excision des tumeurs hémorrhoïdales, déjà il avait opéré un certain nombre de sujets, six entre autres chez lesquels les tumeurs remontaient à une certaine hauteur dans le rectum; chez tous, l'opération, simplifiée dans sa manœuvre, avait été beaucoup moins longue et douloureuse qu'elle ne l'est à l'ordinaire; tous avaient guéri rapidement, et chez aucun il n'était survenu d'accidens.

Hémorrhagie. C'est de toutes les complications la plus commune, et par cela même la plus grave. Nous renvoyons pour les différentes manières de pratiquer le tamponnement, à ce qui a été dit plus haut. Quant à la cautérisation à la manière de Dupuytren, voici en quoi elle consiste : l'opération terminée, soit que l'on ait été ou non dans l'obligation de cautériser, une mèche de charpie est laissée dans l'anus, et un aide expérimenté est chargé de surveiller le malade. Dès que l'hémorrhagie se manifeste on fait prendre au malade un lavement d'eau très froide, et par de violens efforts d'expulsion, en même temps qu'on fait rendre au malade, avec l'eau d'injection, le sang amassé dans l'intestin, les plaies redeviennent saillantes au dehors, ou plutôt c'est là l'objet que l'on se propose, mais dont la réussite n'est pas certaine. Si effectivement les plaies sont en vue, le chirurgien cautérise immédiatement les points d'où vient le sang avec le cautère en roseau chauffé à blanc.

A notre avis, si toutes les plaies ne venaient pas s'offrir à l'opérateur, ce qui arrive souvent, ce serait le cas de pratiquer, si déjà on ne l'avait fait, l'incision de M. Chaumet, qui permettrait de porter sur le point voulu le cautère au travers du spéculum fenêtré.

Il ne nous reste plus qu'à faire connaître le procédé imaginé par M. Velpeau pour amener la *réunion par première intention* après l'excision des tumeurs et des bourrelets hémorrhoïdaux. L'auteur fixe au dehors avec une érigne chacune des tumeurs à enlever, puis il en traverse profondément la base avec un nombre d'anses de fil proportionné à leur étendue. Jusque-là ce procédé n'est autre que celui de Boyer. Mais voici la différence: Boyer ne passait un fil au travers des tumeurs que pour les fixer pendant l'excision, et coupait derrière l'anse. M. Velpeau, au contraire, a soin de placer l'anse au plus près de la racine de la tumeur et fait l'excision au-devant, puis, rassemblant les chefs des fils, il les noue par autant de sutures séparées. Il paraît que ce procédé a été fréquemment mis en usage et avec succès par son auteur, car, ajoute-t-il, « les mèches, les tamponnemens, sont alors inutiles, et la guérison est souvent complète du dixième au quinzième jour. »

Nous ne savons quelles chances l'avenir réserve à ce procédé, mais il pourrait se faire qu'en le combinant avec l'incision préalable de M. Chaumet, il en ressortît enfin une méthode opératoire plus avantageuse qu'aucune de celles jusqu'à présent mises en usage. Assurément l'excision des hémorrhoïdes, facilitée dans ses manœuvres, débarrassée de la crainte des hémorrhagies internes et des accidens consécutifs qui appartiennent aux plaies du rectum, et, au lieu de cela, suivie d'une réunion par première intention, sans coarctation ultérieure de l'anus; une opération aussi grave, disons-nous, ramenée à des conditions aussi simples, et qui en rendrait fréquent l'emploi aujourd'hui si rare, serait l'une des plus belles conquêtes de la chirurgie moderne. Nous espérons qu'en appelant, sur cette grave question, l'attention des chirurgiens, l'expérience ne tardera pas à réaliser nos vœux et, jusqu'à un certain point, nos prévisions à cet égard.

CHUTE DU RECTUM.

On appelle chute du rectum, l'issue au dehors, par l'anus, d'une portion de l'intestin. Cette maladie a pour cause le relâchement de la partie inférieure du rectum et des parties molles de l'orifice de l'anus, et survient par le moindre effort du malade dans l'acte de la défécation. Elle se présente à deux degrés différens: dans l'un, qui est de beaucoup le plus commun, la procidence n'affecte que la membrane muqueuse du rectum, étendue dans ses dimensions, épaissie, boursouflée et dont le tissu cellulaire amolli, qui l'unit à la membrane musculaire, a subi une élongation qui permet des mouvemens très étendus. Depuis Frédérici qui, dans le dernier siècle, en a reconnu la nature et signalé les caractères, les praticiens ont eu journellement l'occasion de la reconnaître. C'est à la procidence de la muqueuse rectale que s'adressent la plupart des procédés opératoires. La seconde variété, relativement assez rare, consiste dans une invagination de l'extrémité inférieure de l'intestin dans toute son épaisseur. C'est le même accident qui complique si fréquemment l'anus contre nature (Pl. 33, fig. 2) et dont la chute de l'utérus et du vagin offre l'analogue chez la femme.

Les méthodes opératoires en usage pour remédier à la procidence du rectum sont la réduction simple ou avec débridement; l'excision de la peau à l'entour de l'anus, l'excision de la tumeur et la cautérisation.

Réduction. La première condition est que le malade soit couché sur un plan déclive, de telle sorte que l'anus soit plus élevé que l'abdomen dont les muscles qui concourent à la défécation doivent être dans le relâchement, par la flexion du thorax et des cuisses. Ainsi, parmi les chirurgiens, les uns couchent leur malade sur le dos, les autres le couchent sur le ventre; mais, dans l'un ou l'autre cas, il est essentiel que le bassin soit soulevé avec des oreillers. Ensuite on lave et nettoie la tumeur, d'abord avec de l'eau tiède, puis avec un mélange d'huile et de vin pour donner aux tissus un peu de tonicité; enfin on l'enveloppe dans toute sa longueur d'un linge fin mouillé. Ces dispositions préparatoires étant prises, on procède à la réduction. Saisissant avec la main gauche la tumeur à sa base et l'environnant dans toute sa hauteur, le chirurgien la comprime d'abord circulairement avec une lenteur ménagée pour en diminuer le volume, tandis que, au sommet, la portion la plus nouvellement sortie, il insinue, dans l'intestin invaginé, l'extrémité de l'indicateur droit qui refoule en dedans la membrane en même temps que le pouce et les autres doigts contribuent à l'entour à faire rentrer le bourrelet membraneux, sur lui-même. Pendant cette manœuvre la main gauche aide à contenir les parties invaginées à mesure qu'elles rentrent, et peu-à-peu les doigts de la main droite se rassemblent en cône pour refouler la masse vers l'anus à mesure que la rentrée de portions nouvelles en diminue le volume. Si malgré la succession méthodique des manœuvres, la tumeur paraît irréductible, soit en totalité, soit dans une portion considérable de sa masse, on essaie de nouveau de l'amoindrir par l'effet de lotions astringentes et en la comprimant, sous l'enveloppe qui la renferme, avec un bandage roulé. Enfin reste le cas d'*irréductibilité absolue* où, comme dans la hernie étranglée, il faut avoir recours au débridement. Toutefois, pour employer cette dernière ressource, il faut que le cas l'exige impérieusement et que la tumeur menace aussi de s'étrangler. Si, quoiqu'on n'ait pu réussir à la réduire, elle reste molle et peu turgescente, il faut attendre et avoir recours pendant un certain temps aux lotions et aux bains de siège émolliens et astringens, sauf à reprendre les manœuvres après quelques heures ou le lendemain. Mais au contraire, si la tumeur se gonfle et paraît disposée à s'enflammer, c'est le cas de pratiquer le débridement. Les principes généraux en chirurgie et tous les faits particuliers militent également en faveur de cette doctrine. Les auteurs sont remplis de faits où cet étranglement a eu des suites funestes. Ce n'est que dans quelques cas exceptionnels, toujours bien rares, que la nature est parvenue à se suffire à elle-même en opérant la guérison après la chute de la tumeur par gangrène, comme il y en a des exemples rapportés par Sauveur et M. Velpeau.

Débridement. C'est la même opération que celle de la coarctation du rectum, modifiée à la manière de celle de l'étranglement dans les hernies. Il s'agit d'inciser sur un point de la circonférence de l'anus le sphincter, pour élargir l'ouverture. Saisissant la tumeur de la main gauche, on la renverse avec ménagement de manière à découvrir le côté opposé sur lequel on fait agir le bistouri. Pour éviter de blesser l'intestin, il faut inciser de son bord ou du contour de l'orifice vers la profondeur du sphincter; mais alors pour introduire la lame de l'instrument, le mieux est, tout en gouvernant la tumeur avec le pouce et les trois derniers doigts de la main gauche, de glisser dans l'orifice l'extrémité de l'indicateur dont la pulpe sert de guide au bistouri droit boutonné, ou, si la striction étant trop forte, ne permet pas de se servir du doigt, d'avoir recours à la sonde cannelée dans laquelle on fait glisser le bistouri ordinaire. Avec ces moyens le débridement est toujours facile, dût-on procéder en plusieurs fois de la surface vers la profondeur, si la constriction était tellement forte qu'on eût peine à faire pénétrer tout d'abord, la lame à la profondeur convenable pour faire d'un seul coup la section. Enfin, en tant que d'élargir l'orifice rectal, si l'on peut choisir le lieu de l'incision, il nous paraît convenable, pour les suites, de préférer la section ano-coccygienne pratiquée par M. Chaumet.

Le débridement pour la réduction dans les chutes du rectum est une opération simple, facile et dont on doit conseiller l'emploi. Il est fâcheux qu'elle n'ait pas été plus fréquemment pratiquée, puisque l'on n'en cite encore qu'un petit nombre d'exemples, dont en particulier celui de Delpech qui a eu un succès complet; tandis que beaucoup d'auteurs F. d'Aquapendente, Saviard, Sabatier, MM. Martin Solon, Hagen, Castara et tant d'autres rapportent des faits nombreux où la chute de la muqueuse rectale ou de l'intestin dans son entier, non suivie de réduction, a entraîné la gangrène et la perte du malade.

Appareil contentif. Dès que la réduction entière de la tumeur a été obtenue, il s'agit de la contenir. La plupart des moyens imaginés à cet égard n'agissent que d'une manière mécanique et font office de bouchon; tels sont : une grosse mèche de charpie, la chemise bourrée employée pour le tamponnement, la vessie insufflée de Bléguy et de Levret, les boules en bois, en ivoire et supportées par un manche, le morceau d'éponge fixé à une sonde d'argent de Callisen, un pessaire dans le vagin chez la femme, etc. Mais il est évident que les corps étrangers n'ont d'effet que pendant leur application et même, en raison de leur volume, facilitent le retour de la maladie, l'intestin aussitôt qu'on les enlève, tendant à sortir encore plus facilement par un orifice élargi. C'est donc dans l'emploi des suppositoires astringens, aidés, s'il y a lieu, d'un traitement général, que l'on doit chercher d'abord le remède à la récidive de la maladie. Sous ce rapport la chemise montée sur une canule, et chargée de charpie imbibée de liquides astringens, pourrait avoir de bons effets. Mais si ces moyens sont insuffisans, il reste l'emploi, bien plus efficace, des procédés qui suivent.

Excision des plis cutanés de l'anus. Sous cette désignation se trouvent comprises deux opérations très différentes, quoique l'intention chirurgicale soit la même. Hey, le premier, en 1788, avait remarqué, chez un malade affecté de procidence de l'anus, qu'après la réduction il restait au dehors un pli cutané circulaire, mince et pendant, long de un à deux centimètres, et garni de tubercules mous et violacés. D'après l'état des parties, l'idée lui vint que la maladie tenait à un relâchement des parties molles et en particulier du sphincter, et qu'en excisant le repli muqueux et cutané, la cicatrisation pourrait resserrer l'orifice anal trop dilaté. L'opération pratiquée en 1789 eut un plein succès, et le même chirurgien ne fut pas moins heureux dans deux autres cas, à quelques années de distance (1791, 1799). Ainsi donc, c'est bien à Hey qu'appartient la priorité de l'idée originale; mais comme son opération, qui n'a eu que peu de retentissement en Angleterre, était demeurée complètement ignorée en France, il serait injuste de ne pas accorder à Dupuytren de partager l'honneur d'une invention qui, de son côté, était nouvelle, d'autant qu'il l'a érigée du premier coup en une doctrine générale, et que son procédé, d'une application plus féconde, répond bien plus complètement à l'indication de resserrer l'orifice de l'anus. Le mérite du chirurgien anglais a été de reconnaître la cause de la maladie, mais son procédé est resté limité à l'altération accidentelle qui l'avait inspiré. Celui de Dupuytren est fondé sur la comparaison de l'état normal avec l'état pathologique, et par cela même s'applique aux diverses altérations qui peuvent se présenter. En effet, dans l'état sain, l'anus est entouré de plis cutanés en saillie, d'un tissu ferme, convergeant de la circonférence vers le centre, et qui sont d'autant plus rapprochés et plus nombreux, que l'anus est plus resserré, au point qu'ils se présentent froncés comme les plis d'un sac à coulisse chez les sujets affectés de coarctation de l'anus. Au contraire dans les cas de chute du rectum, où cet orifice est amolli, et dilaté, les plis cutanés se relâchent et s'effacent, et la peau de la marge de l'anus est distendue, flasque et frippée par des plis irréguliers. L'objet du procédé de Dupuytren a été, en enlevant des segmens rayonnés de cette peau trop étendue, de déterminer, par le froncement résultant de la cicatrisation, la striction de l'orifice de l'anus.

Procédé de Dupuytren (Pl. 45, fig. 2). Le malade étant couché sur le ventre, le bassin soulevé par des oreillers, le tronc en situation déclive et les cuisses maintenues écartées, l'opérateur fait écarter largement les fesses par un aide pour mettre en saillie la tumeur. Le premier soin est d'en pratiquer la réduction si déjà elle n'a été effectuée; cette disposition prise, le chirurgien saisit successivement avec une pince à disséquer, à larges mors, afin de faire éprouver moins de douleur au malade, quatre, cinq, six ou un plus grand nombre de plis rayonnans du pourtour de l'anus, et les excise les uns après les autres, avec des ciseaux courbes sur le plat. L'excision de ces plis doit commencer à un centimètre au moins de l'anus, s'étendre jusqu'à l'orifice inférieur du rectum, et même pénétrer de quelques millimètres dans son intérieur, suivant l'état de relâchement plus ou moins considérable de la muqueuse et du sphincter.

M. Malgaigne a introduit quelques modifications dans le procédé; il substitue aux pinces à disséquer ordinaires, une pince à griffes, et la tumeur étant sortie, il excise quelques plis de la muqueuse immédiatement au-dessus du sphincter et n'a point ainsi de suppuration à l'extérieur.

Après l'opération, Dupuytren abandonnait à la nature, la cicatrisation des petites plaies résultant de l'excision, sans rien appliquer dessus; elles se réunissaient par première intention, et après leur guérison, l'anus se trouvait rétréci, au point de ne plus permettre au rectum de faire hernie au-dehors. M. Velpeau préfère introduire une mèche du volume du doigt dans l'intestin, en engager les faisceaux entre les lèvres des petites plaies, et les maintenir séparés avec de la charpie, des compresses et un bandage en T, afin d'en empêcher la réunion immédiate et de les obliger à suppurer, pour obtenir une cicatrice inodulaire plus élastique et plus ferme. Mais qu'on fasse un pansement ou qu'on n'en fasse pas, on arrive toujours au même but, c'est-à-dire au succès. Quelquefois la procidence de la muqueuse se manifeste encore après l'opération, avec les premières selles, mais on doit peu s'en étonner : bientôt la tumeur rentre d'elle-même et cesse de reparaître après les quatre à cinq premiers jours, pour peu qu'on ait le soin d'éviter les efforts dans l'acte de la défécation, par des lavemens donnés lorsque le besoin d'aller à la selle commence à se faire sentir.

Il est peu d'opérations chirurgicales qui réussissent aussi bien, et aussi souvent que celle-ci ; Dupuytren comptait à peine un insuccès parmi ses nombreux opérés, et tous les chirurgiens qui ont eu occasion de l'imiter, Velpeau, Dieffenbach, Ammon, Cock, Giorgi, et une foule d'autres ont obtenu des résultats aussi concluans. Aussi, malgré quelques récidives qui surviennent chez certaines personnes guéries déjà depuis un temps plus ou moins long, récidives qu'on peut, au reste, annuler en recommençant l'opération, si l'on compare les résultats fournis par cette méthode avec ceux qu'on obtenait par les moyens qu'on employait avant qu'elle fût généralement connue, on doit la considérer comme une précieuse conquête ; d'autant plus que, dans ses limites ordinaires, elle n'est jamais accompagnée d'hémorrhagie, ni suivie d'aucun autre accident, et que les cas où elle peut être appliquée sont assez nombreux. Tels sont ceux où la procidence est due au relâchement des tégumens, de la muqueuse des sphincters, et où elle est indépendante d'une désorganisation du rectum ou des autres parties contenues dans le bassin et dans son voisinage.

Excision du sphincter anal. M. Robert a pratiqué dans un cas cette opération avec succès. Son malade étant placé comme pour l'excision des plis radiés de l'anus, la tumeur étant réduite et les fesses fortement écartées, il met le sphincter à nu par l'incision de la muqueuse, et en excise une partie plus ou moins large, suivant le besoin, puis il réunit les lèvres de la plaie à l'aide de la suture enchevillée.

Cautérisation de l'anus. Anciennement cette méthode était beaucoup employée, Marc-Aurèle Séverin en était très partisan, et Sabatier la conseillait volontiers ; Ansiaux, Kluyskens médecin belge, M. Burgræve l'ayant appliquée avec succès, l'ont beaucoup vantée.

Procédé ordinaire. Le malade étant placé comme précédemment et la tumeur étant réduite, on lui recommande de pousser afin de rendre l'anus saillant ; puis saisissant un cautère cultellaire rougi à blanc, on applique son bord tranchant sur le pourtour du fondement à diverses reprises, en faisant attention de ne pas cautériser toute l'épaisseur de la peau. Le nombre de raies qu'on doit faire n'a rien de fixe. On attribue à cette méthode la faculté de resserrer les tissus et de favoriser la formation du tissu inodulaire.

Procédé de M. Bégin. Ce chirurgien fait placer le malade sur le côté droit, la cuisse droite fléchie, et la gauche étendue, et porte un cautère en roseau rougi à blanc, dans l'ouverture centrale de la tumeur non réduite, à la profondeur d'un centimètre environ. Lorsqu'il est éteint, il prend un cautère à plaque encore rougi à blanc, et le promène rapidement sur la tumeur ; enfin, avec un petit cautère en olive, il touche toute la circonférence de la partie du bourrelet qui adhère à la peau.

Appliquée de cette manière, la cautérisation est justement abandonnée quoiqu'elle puisse procurer de bons résultats, car elle est très douloureuse, occasionne une violente inflammation, une suppuration prolongée, et expose les sujets, surtout ceux qui sont vicieusement constitués, à des dégénérescences ultérieures. Toutefois il y a des cas où l'on est obligé de choisir entre la cautérisation et l'excision.

Excision de la tumeur. Cette ressource dernière qu'on était réduit à employer lorsque tous les autres moyens avaient échoué, avant qu'on connût la méthode par l'excision des plis de l'anus, est actuellement réservée pour les cas où la membrane muqueuse, altérée ou désorganisée, ne pourrait être réduite sans dangers et sans de vives douleurs. Conseillée par Percy, faite avec succès par Sabatier, Boyer, Cowper, Pasquier, elle a également réussi entre les mains de Phelys, de M. Ricord et de plusieurs autres chirurgiens.

Procédé de Boyer. Ce chirurgien accrochait avec une érigne les deux côtés du bourrelet, ou les tirait à lui à l'aide d'une anse de fil passée dans leur épaisseur avec une aiguille, puis les excisait l'un après l'autre avec un bistouri ou des ciseaux courbes sur le plat ; Sabatier n'enlevait que la partie la plus saillante. Heustis soulève tout le bourrelet avec le pouce et l'index gauche et le coupe en travers. On arrête l'hémorrhagie assez abondante qui d'ordinaire accompagne cette opération, en tamponnant comme on le fait après l'extirpation des hémorrhoïdes.

Procédé de M. Ricord. (Pl. 45, fig. 3). Après avoir traversé de chaque côté la base de la tumeur avec une anse de fil qu'il fait tirer en dehors par un aide, il saisit son bord en un point avec une pince à disséquer, et en pratique la section circulaire avec un bistouri convexe, seulement il ne fait pas la section tout d'un trait, mais s'arrête chaque fois qu'il rencontre une artère pour la lier. De cette façon, il ne coupe rien qu'après avoir arrêté le sang, et n'a point à redouter l'hémorrhagie.

Appréciation des méthodes. La réduction suffit quelquefois pour obtenir une cure définitive, surtout chez les enfans. La plupart de ceux qui en sont atteints en bas âge, en guérissent spontanément à mesure que leur corps et leurs fibres musculaires prennent de la force et du développement. Chez eux il ne faut donc pas se presser de pratiquer une opération sanglante. Chez les personnes âgées, au contraire, chez celles qui ont été grasses et qui ont beaucoup maigri, et, en général, chez les sujets très affaiblis, la réduction ne procure qu'une cure palliative, la chute du rectum récidive à chaque garde-robe, la maladie devient chronique, plus difficile à guérir, et l'intestin finirait par dégénérer, si l'on n'avait recours à l'un des moyens curatifs que nous avons mentionnés. Toutes les fois que l'intestin sera sain, l'excision des plis rayonnés de l'anus méritera la préférence, mais lorsque l'intestin sera très flasque, que sa procidence sera considérable, et qu'il sera le siége d'une exsudation assez abondante, comme l'excision de la peau ne peut que retenir l'intestin sans lui rendre sa tonicité et sa contractilité, on fera bien de joindre à l'excision des plis rayonnés de l'anus, une cautérisation légère de la surface muqueuse, qu'on pratiquera après la réduction et lorsque l'orifice anal aura repris la tonicité qu'il avait perdue. Enfin, lorsque l'intestin sera malade, dégénéré, ulcéré, saignant, l'extirpation sera le remède le plus convenable ; l'essentiel est de ne pas prendre son engorgement et la couleur violacée qui résultent de son étranglement par le sphincter, pour une affection plus grave.

POLYPES DU RECTUM.

La structure des polypes du rectum n'est pas tout-à-fait la même que celle des polypes des autres organes. On n'y en a point observé de durs ou purement fibreux, mais seulement de vésiculeux; et une autre espèce surtout qui, par son plus ou moins de vascularité, prend un aspect spongieux ou fongueux. Les polypes mous, pourvus d'une quantité de vaisseaux plus ou moins considérables, sont les plus fréquens; condition anatomique qui s'explique par la grande vascularité de l'organe dans lequel ils se développent.

Ces corps peuvent se rencontrer chez les adultes, comme chez les enfans; c'est surtout dans ces derniers temps que l'attention des praticiens a été attirée sur les polypes du rectum chez les enfans, par M. Stolz de Strasbourg.

Les polypes fongueux et spongieux peuvent donner lieu à des hémorrhagies excessivement graves, hémorrhagies qui se répètent tous les jours et compromettent les jours du sujet, si la nature ou la thérapeutique n'y mettent un terme. Chez les enfans surtout, ces hémorrhagies sont plus fréquentes que chez les adultes.

Traitement. On voit assez souvent ces polypes se détacher spontanément, et la guérison s'opérer naturellement. Les docteurs Brun et Gigou d'Angoulême ont observé chacun une fois cette terminaison heureuse. Chez le sujet observé par M. Gigou, la tumeur avait l'aspect d'une cerise, lorsqu'elle était sortie; lorsqu'elle fut détachée, elle se trouva flétrie et beaucoup diminuée de volume. Quoi qu'il en soit, on doit peu compter sur cette terminaison favorable, et chercher à débarrasser le malade de sa tumeur, par des moyens chirurgicaux. Ces moyens consistent dans la ligature, les caustiques et l'excision; mais ils ne sont appliquables que dans les cas où le polype n'est pas situé trop haut et au-delà de leur portée, comme cela arrive quelquefois.

Ligature. (Pl. 45, fig. 1). Avant de pratiquer cette opération, on donne un quart de lavement au malade, et lorsqu'il le rend, on lui recommande de pousser fortement, afin de faire sortir la tumeur; lorsque celle-ci est au-dehors, on l'accroche avec une érigne ou des pinces à griffes, on recommande au malade de faire saillir son siége, soit en le plaçant sur un lit comme pour l'opération de la fistule, soit en appuyant sa tête sur une chaise; on tire sur le polype et l'on étreint fortement son pédicule dans une ligature, en ayant soin de comprendre avec un peu de muqueuse pour éviter qu'il ne repullule après sa chute. Enfin on excise la tumeur au-dessous de la ligature pour empêcher qu'elle ne s'échappe, et qu'il ne survienne une hémorrhagie. Le pédicule rentre en entraînant après lui la ligature, qui tombe au bout de quelques jours ou de quelques semaines. Après la rentrée du pédicule, malgré la présence de la ligature, il survient quelquefois une hémorrhagie assez abondante; on y remédie par des lavemens froids et astringens, ou par le tamponnement.

Si le polype était situé trop haut pour pouvoir être chassé au-dehors sous l'influence des efforts de la défécation, mais pas assez haut pour être hors de l'atteinte des instrumens, on pourrait, si l'on voulait, imiter la conduite de Desault, qui porta une ligature sur le pédicule d'un polype situé à 16 centimètres de hauteur, avec les instrumens dont il se servait pour la ligature des polypes de l'utérus. Au bout de huit jours, la tumeur qui avait le volume d'un œuf de poule, se détacha, et le malade fut guéri.

Pour plus de sécurité, il vaudrait mieux dans un cas pareil, introduire dans le rectum le speculum de M. Charrière dont les parois sont à claire-voie (pl. 45, fig. 1), il serait plus facile d'accrocher le polype, de voir son mode d'insertion à la muqueuse et d'étreindre son pédicule dans une ligature, que de le faire à travers le sphincter qui gêne l'introduction et l'action des instrumens. Lorsque la ligature serait faite, il faudrait la maintenir au moyen d'un serre-nœud et en augmenter chaque jour la constriction jusqu'au moment de sa chute.

Caustiques. Ils ont été employés une fois avec succès par Loeffer, mais leur usage est si incertain, expose tellement la maladie à dégénérer et est si au-dessous des autres moyens, que personne ne s'en sert.

Excision. Si l'on voulait la pratiquer on pourrait faire sortir le polype par des efforts d'expulsion, comme le faisait Dupuytren, le saisir avec une pince à polypes, et l'emporter avec des ciseaux; ou bien s'il était situé trop haut, on pourrait glisser le doigt indicateur dans le rectum jusqu'au pédicule, et s'en servir comme d'un guide pour conduire les ciseaux dessus et l'exciser. Le speculum à claire-voie de M. Charrière serait aussi très propre à cet usage. M. Meulewaeter, médecin belge, ayant opéré par excision, un polype dont l'origine remontait au colon lombaire gauche, le malade mourut d'hémorrhagie, et l'on put constater à l'autopsie le véritable état des choses.

Appréciation. En résumé, l'on voit que la ligature est la méthode qu'on doit préférer, car elle est appliquable dans tous les cas où le sont les autres méthodes, n'est suivie d'aucun danger, et guérit constamment; tandis que les caustiques guérissent rarement, sont très douloureux et occasionnent des accidens graves, tels que inflammation, suppuration, gangrène et dégénérescence. Enfin l'excision présente, comme principal danger, l'hémorrhagie qu'il n'est pas toujours possible d'arrêter. Cependant il y a des cas où le pédicule étant fort large et où un grand nombre de végétations existant dans le rectum aux environs de la tumeur, on ne pourrait tout comprendre dans une ligature; alors il est impossible de prévoir, *à priori*, ce qu'il serait le plus convenable de faire, c'est au praticien à baser son jugement sur les circonstances et sur les observations de ses prédécesseurs.

CANCER DU RECTUM.

C'est surtout dans la partie inférieure du rectum que le cancer se développe le plus souvent. Il peut se présenter sous diverses formes : tantôt, c'est une tumeur à large base, couverte de végétations dures et lardacées, ou bien fongueuses, saignantes et très douloureuses, surtout pendant les garde-robes; tantôt, ce sont des plaques dures, inégales, bosselées, donnant lieu à un rétrécissement plus ou moins considérable du calibre de l'intestin, gênant le passage des matières, et souvent, permettant à peine, ou même ne permettant pas du tout l'introduction du doigt; tantôt, la maladie affecte une des parois du rectum, la postérieure, l'antérieure ou bien une des parois latérales; tantôt enfin elle affecte tout son pourtour.

EXTIRPATION DU RECTUM.

Qu'une pareille affection occupe le rectum, ou toute autre

partie du corps, comme la maladie, abandonnée à elle-même, fait constamment des progrès, l'extirpation est la seule chance de salut qui reste pour le malade ; encore faut-il, pour qu'elle présente quelques probabilités de succès, que le mal ne s'étende pas trop haut et trop profondément dans le tissu cellulaire environnant. Le chirurgien qui voudra tenter cette opération, devra auparavant se rappeler parfaitement les rapports du rectum avec le péritoine, la vessie, et la prostate chez l'homme, et avec le vagin chez la femme. La paroi postérieure n'a aucun rapport important dans une étendue assez considérable ; aussi, lorsque le cancer siégera sur cette paroi, pourra-t-on en extirper avec plus de facilité et avec moins de crainte une partie plus considérable qu'en avant. Sur la paroi antérieure, en effet, le cul-de-sac péritonéal qui sépare le rectum du vagin, arrive jusqu'à cinq à six centimètres de l'extrémité inférieure de l'intestin chez la femme, et à sept ou huit centimètres chez l'homme. La prostate et la vessie chez ce dernier, sont unis au rectum par un tissu cellulaire très fin, pour la dissection duquel on ne doit pas employer le bistouri, mais seulement les doigts ; quant à l'urètre il s'en éloigne assez, en remontant vers l'arcade pubienne, pour qu'on n'ait pas à craindre de le blesser. Le vagin chez la femme est assez adhérent à l'intestin, surtout dans la partie inférieure, à cause des fibres musculaires des sphincters qui s'entrecroisent en ce point, et du tissu aponévrotique et érectile qui y existe ; le périnée a fort peu d'étendue, surtout si elle a fait des enfans comme cela arrive le plus souvent ; aussi faut-il prendre plus de précaution pour séparer ces organes inférieurement dans l'étendue d'un centimètre et demi environ que plus haut, où le doigt suffit pour les disséquer.

Les vaisseaux qu'on divise pendant l'opération donnent beaucoup de sang : ce sont les hémorrhoïdales inférieures, l'hémorrhoïdale moyenne, la transversale du périnée, quelques rameaux de l'hémorrhoïdale supérieure et de la honteuse interne.

Pour quiconque a bien étudié les rapports précédens, et a essayé cette opération sur le cadavre, elle ne présente pas de grandes difficultés, et l'on est étonné qu'elle n'ait pas été pratiquée plus tôt. Toutefois, il faut convenir qu'il y avait eu des chirurgiens assez hardis pour la tenter : le premier qui la pratiqua avec succès fut Faget, le 9 juin 1739 ; il excisa en présence de Boudou et de son frère, le rectum dans toute sa circonférence, et dans l'étendue de quatre centimètres, chez un nommé Gelé. Après la guérison, malgré l'absence du sphincter, cet homme pouvait retenir les matières et même les gaz, comme avant la maladie, ce qui étonna beaucoup Faget, et lui fit penser qu'il s'était formé un nouveau sphincter. Malgré cette réussite de l'opération l'académie de chirurgie la repoussa. Desault ne l'admettait que pour les cas de tumeurs de mauvaise nature, bien circonscrites et mobiles. Boyer, avec ses idées sur le cancer, pensait que, dans tous les cas de guérison, elle n'avait réussi que parce que la maladie n'était pas un cancer. Béclard a mis un arrêt à cette réprobation générale ; il disait publiquement en 1822 qu'on avait eu tort d'abandonner cette opération, et que les cancers de l'extrémité inférieure du rectum ne devaient plus être abandonnés sans secours, et considérés comme incurables. M. Lisfranc s'est chargé de démontrer pratiquement cette proposition. Sa première opération fut faite le 13 février 1826, et le 13 avril suivant le malade était guéri. Au mois de janvier 1828 et au mois de juillet de la même année, il réussit encore chez deux femmes. De six autres malades opérés depuis cette époque jusqu'au mois d'août 1829, trois moururent, un obtint une guérison douteuse, et deux une guérison complète ; ainsi sur neuf cas ce chirurgien a obtenu cinq guérisons, trois morts et un résultat douteux. Depuis cette époque l'opération dont il s'agit a été faite un grand nombre de fois.

Procédé de M. Lisfranc. On fait étendre le malade sur le dos, les cuisses fléchies sur le tronc et les jambes sur les cuisses, comme dans la taille périnéale. On place un oreiller sous le siége afin de le faire bien saillir, et l'on fait maintenir les jambes écartées par des aides. Cela posé on circonscrit l'orifice de l'intestin entre deux incisions semi-lunaires, qui viennent se réunir en avant et en arrière. Lorsque la peau est incisée et qu'on est arrivé sur le tissu cellulaire sous-jacent, on dissèque les parties en dirigeant le tranchant de l'instrument vers le rectum. Alors il peut se présenter plusieurs cas, 1° si toute l'épaisseur des tuniques intestinales n'est pas malade, on poursuit la dissection jusqu'à ce qu'on soit arrivé à l'intestin qui se trouve isolé de toutes parts ; on introduit le doigt indicateur dans sa cavité jusqu'au dessus du mal, et on s'en sert comme d'un crochet pour l'attirer en bas et surtout pour faire saillir la muqueuse et la mettre dans un état de renversement. Puis on fait tirer le tout avec des érignes confiées à des aides, et on emporte la partie du rectum dénudée et toute la partie de la muqueuse qui forme une procidence, avec de forts ciseaux courbes sur le plat, ou le bistouri. Ici le but est d'enlever plus de muqueuse que des autres membranes. 2° Lorsque toute l'épaisseur des tuniques intestinales est malade, ce procédé n'est plus applicable ; il faut les enlever en égale quantité ; pour cela M. Lisfranc introduisant son doigt indicateur dans la cavité de l'intestin, s'en sert comme d'un conducteur pour diviser verticalement, avec de forts ciseaux, toute l'épaisseur de sa paroi postérieure, autant que possible jusqu'au-dessus du mal. Il choisit cette paroi parce que, suivant sa direction, il n'y a rien d'important à léser. Alors il fait tirer par des aides au moyen d'érignes sur toute la circonférence de l'organe, continue la dissection et l'isolement du rectum de toutes les parties environnantes, jusqu'au dessus du mal, en comprenant même dans la dissection tous les tissus qui paraissent malades. Cette dissection est longue, difficile et nécessite la plus grande attention (Pl. 45, fig. 4.).

Chez l'homme, pour éviter de blesser l'urètre, la prostate ou la vessie, il faut placer dans le canal de l'urètre et faire maintenir par un aide, une forte algalie qui avertit du voisinage de ces organes. Le doigt indicateur placé à l'intérieur et le pouce à l'extérieur du rectum servent à le tirer en sens opposé et à guider le bistouri. *Chez la femme* un aide place un ou deux doigts dans le vagin, pour reconnaître la position du bistouri et avertir l'opérateur si cela est nécessaire. D'ailleurs, dans ces parties, on se sert autant qu'on le peut des doigts pour séparer l'intestin des organes génito-urinaires, et on lie les vaisseaux à mesure qu'on les ouvre.

Lorsque la dissection est terminée, il ne reste plus qu'à séparer la masse cancéreuse. M. Lisfranc porte les ciseaux courbes à l'extrémité supérieure de la fente verticale, et coupe l'intestin circulairement en se guidant avec le doigt indicateur, tandis que des aides tendent les parties à couper avec des érignes. Ce chirurgien est ainsi parvenu à enlever six à huit centimètres de hauteur d'intestin.

Lorsque l'opération est terminée, il faut s'assurer à l'aide du doigt porté dans la plaie, s'il ne reste pas encore quelque partie désorganisée, et s'empresser de l'enlever dans la crainte de voir repulluler le mal et de perdre le fruit de l'opération qu'on vient de faire.

Quant à l'hémorrhagie, si elle se montrait, quoiqu'on eût fait la ligature des vaisseaux pendant la dissection à mesure qu'on les divisait, il faudrait placer dans la plaie une éponge imbibée d'eau froide ou de liquides astringens et styptiques, ou même tamponner comme cela a déjà été indiqué. A l'égard de ce dernier moyen M. Lisfranc ne se hâte jamais de l'employer dans la crainte de déterminer une inflammation. Lorsqu'il est forcé d'y avoir recours, il enlève l'appareil après quelques heures, pour qu'il irrite moins.

Pansement. C'est surtout après cette opération que se fait sentir l'importance d'un bon pansement. M. Lisfranc a pour habitude de panser à plat pendant les trois ou quatre premiers jours, en ayant soin de renouveler le pansement trois fois chaque jour, pour permettre au pus de s'écouler; puis lorsqu'il n'a plus à redouter l'inflammation, il introduit une forte mèche de charpie dans le rectum, et la fait porter aux malades pendant deux ou trois mois, en la renouvelant toutes les fois que cela est nécessaire: il recommande même d'en continuer l'usage après la guérison. M. Velpeau ne veut pas qu'on néglige la mèche dès le principe; il pense qu'en n'y ayant recours qu'après quelques jours du pansement à plat, on se crée de véritables difficultés pour l'avenir.

Suites de l'opération. Elle peut se terminer par la mort, la récidive et la guérison; cette guérison peut être complète ou bien accompagnée de fistule recto-vaginale, ou d'incontinence des matières fécales. Le relevé suivant des résultats obtenus mettra mieux les praticiens à même de savoir ce qu'ils doivent penser de cette opération, que les meilleurs raisonnemens. Nous avons déjà dit que sur neuf opérations connues, M. Lisfranc avait eu trois morts, un résultat douteux et cinq guérisons. Le malade opéré par M. Ricord est mort; plusieurs individus opérés par M. Valentine Mott sont guéris; une malade de M. Mandt, a guéri mais a conservé une fistule recto-vaginale; un autre de M. Haime a conservé une incontinence de matières fécales; de six sujets opérés par M. Velpeau, un est mort de phlébite au bout de dix jours, un second d'épuisement le septième jour, un troisième avec une livre de sang épanché dans le haut du rectum; le quatrième et le cinquième sont complètement guéris, et le sixième l'est aussi, mais ne peut retenir ses matières. MM. Baumès et Maurin ont réussi chacun dans un cas; M. Malgaigne dit avoir observé souvent des récidives, et une surtout, dans un cas où il avait opéré lui-même, avant que la cicatrisation fût complète.

Lorsque l'opération se termine par la guérison, ordinairement les matières fécales sont retenues comme si le sphincter n'avait pas été coupé, ainsi que l'avait remarqué Faget. Une muqueuse de nouvelle formation remplace la partie extirpée, et les fibres musculaires du rectum, d'autant plus fortes et plus nombreuses, qu'on les observe plus bas, forment un bourrelet en forme de sphincter, capable de retenir les matières fécales lorsqu'elles sont moulées.

OPÉRATIONS QUI SE PRATIQUENT SUR LES ORGANES GÉNITO-URINAIRES DE L'HOMME.

OPÉRATIONS QUI SE PRATIQUENT SUR LE SCROTUM.

HYDROCÈLE.

Le nom d'hydrocèle ou tumeur aqueuse (de ὕδωρ, eau, et κήλη, tumeur) a été consacré aux collections séreuses des enveloppes des glandes séminales chez l'homme, et des grandes lèvres chez la femme. Les anciens regardaient l'hydrocèle comme une maladie éminemment propre à l'homme, et décrivaient sous le nom de *kyste des grandes lèvres* l'hydrocèle de la femme.

On distingue plusieurs espèces d'hydrocèle: 1° l'hydrocèle de la tunique vaginale, qui peut être acquise ou congéniale; 2° l'hydrocèle du cordon; 3° enfin, l'hydrocèle des grandes lèvres.

A. L'hydrocèle acquise de la membrane séreuse des bourses, présente deux variétés: 1° celle par épanchement dans la cavité de la tunique vaginale, *hydrocèle vaginale*; 2° celle par infiltration, qui n'est autre chose que l'*œdème des bourses*.

1° *Hydrocèle vaginale.* Elle est aiguë ou chronique; si elle est aiguë, des sangsues, des topiques émolliens, puis réfringens, du repos, etc., suffisent pour la guérir. Nous ne nous étendrons pas plus sur ce sujet; l'hydrocèle chronique devant seule nous occuper.

On peut avoir pour but ou de guérir complètement l'hydrocèle chronique, ou simplement de soulager pour un temps le malade qui en est affecté. Le traitement palliatif, consiste dans l'emploi continuel d'un suspensoir, ou bien de ponctions renouvelées chaque fois que l'hydrocèle a acquis un certain volume; nous décrirons plus loin, la manière de pratiquer cette ponction.

Traitement curatif. Plusieurs moyens ont été préconisés depuis Celse jusqu'à nous, pour obtenir la cure définitive de l'hydrocèle vaginale. Parmi ces moyens, les uns, mis en usage par les chirurgiens anciens et encore par quelques chirurgiens modernes, dans des circonstances données, porteront le nom de *méthodes anciennes*; les autres, mis au jour par des chirurgiens de notre époque, seront dits *méthodes nouvelles.*

MÉTHODES ANCIENNES.

La cautérisation, employée d'abord par Aëtius, depuis longtemps abandonnée, ensuite reprise par une foule de chirurgiens, en France, en Allemagne et en Angleterre, est aujourd'hui complètement mise de côté. On la pratiquait à l'aide d'escharotiques, placés soit à la partie supérieure, soit à la partie inférieure de la tumeur, ou bien avec un fer incandescent. Le cautère en L était généralement préféré.

Les tentes, la canule, le séton, ont eu leur tour, et ont été employés plus long-temps que la cautérisation. G. de Salicet, qui pénétrait dans la tumeur avec une lancette, recommandait d'y mettre une tente de charpie après avoir laissé écouler une partie du liquide; *Monro* employait la canule qui lui servait après avoir pénétré dans la cavité du sac vaginal, et en avoir fait sortir le liquide, à gratter la surface interne de la membrane séreuse. Le *séton* fut indiqué, disent les uns, par *Lanfranc*, les autres par *Franco;* mais il paraîtrait que Galien en avait dit quelques mots. Ce procédé tour-à-tour abandonné et renouvelé a été préconisé de nouveau par M. *Mott* de Philadelphie, qui chercha à le remettre en vigueur. Il se servait d'une petite bande de toile effilée, comme pour le séton ordinaire, qu'il passait à travers les parois de la tumeur. *Van Onsenoort* employait une aiguille percée à sa pointe et passait, dans le sens de la longueur de la tumeur, un fil double qu'il nouait serré au dehors sur la peau du scrotum. Son aiguille a été modifiée par *Kerst* qui en a fait un véritable trois-quarts. Enfin M. *Laugier* a, de nos jours, perfectionné ce procédé; il enfonce un trois-quarts dans la tumeur dont il traverse les parois opposées, retire la tige, passe dans la canule un stylet aiguillé, garni d'un fil double, puis retire la canule pour laisser à demeure le fil double qu'il noue, seulement pour que les extrémités n'abandonnent pas la tumeur.

Toutes ces manières de faire ont été presque entièrement abandonnées, quoiqu'elles comptassent un certain nombre de succès. Elles ont été bientôt remplacées par l'*incision*, méthode déjà indiquée par *Celse* et qui ne manque pas encore aujourd'hui de partisans. Ainsi MM. *Gama, Dieffenbach, Chelius, Begin*, etc., la regardent comme le meilleur moyen d'obtenir la cure radicale de l'hydrocèle.

Incision. — Le malade étant placé sur le dos, les cuisses légèrement fléchies sur le ventre et les jambes sur les cuisses, le chirurgien, la main droite armée d'un bistouri convexe, et la main gauche placée derrière le testicule qu'il embrasse et qu'il soutient, fait, sur la partie inférieure du scrotum, une incision d'un pouce environ, de manière à ce qu'il puisse librement y introduire un doigt. S'il se sert d'un bistouri droit il opère en pointant, et doit remplacer son doigt par la sonde cannelée. Une incision de grandeur convenable étant faite, on remplit la cavité de l'hydrocèle de boulettes de charpie. Cette méthode, malgré le suffrage des chirurgiens que nous avons cités plus haut, est cependant peu usitée.

Excision. Décrite par *Celse, Albucasis* et *Fallope*, l'excision, complétement oubliée pendant fort long-temps, fut de nouveau conseillée par *Saviard*, par *Douglas* qui publia en 1752 les succès qu'il en avait obtenus, et par beaucoup d'autres chirurgiens de nos jours, au nombre desquels nous citerons Boyer, Dupuytren, Kynder Wood.

1° *Procédé de Douglas.* Le malade étant couché sur le dos, les cuisses écartées et légèrement fléchies sur l'abdomen, le chirurgien, la main gauche placée derrière la tumeur qu'il tient embrassée solidement, la main droite armée d'un bistouri convexe, fait une incision verticale d'environ huit centimètres, dissèque la peau d'un côté, et se servant ensuite de ciseaux courbes sur le plat, circonscrit sur la partie disséquée un lambeau de peau ovalaire, qu'il enlève. Puis, se servant alors du bistouri, il procède à la dissection de la tunique vaginale qu'il excise près de sa réflexion sur le testicule. Douglas conseillait d'inciser la peau seulement d'un premier coup de bistouri, car il s'était aperçu qu'on disséquait plus commodément le kyste plein que lorsqu'il était ouvert. Dans le principe, il incisait le kyste en même temps que la peau, et sans prendre la peine de disséquer un lambeau de peau, excisait une partie du kyste avec son lambeau ovalaire (Pl. 47, fig. 3).

Procédé de Boyer. Le malade et le chirurgien placés comme dans le procédé de Douglas, Boyer conseillait de faire seulement une incision verticale par laquelle on pénétrait dans le kyste qui se vidait; puis il disséquait la tunique vaginale et recommandait surtout de ne laisser aucune partie du kyste, car, disait-il, cela suffit pour que la maladie se reproduise, et il en avait vu plusieurs exemples. L'opération terminée, on remplissait, comme par le procédé de Douglas, le scrotum de boulettes de charpie, afin de favoriser la naissance des bourgeons celluleux, et par suite la cicatrisation de cette vaste cavité.

Cette méthode, l'excision, encore aujourd'hui employée par quelques chirurgiens, et généralement mauvaise, devient cependant nécessaire, dans les cas où la tunique vaginale, épaissie et cartilagineuse, résiste aux injections irritantes.

Procédé de Dupuytren. Lorsqu'une hydrocèle était très volumineuse, Dupuytren suivait pour son premier temps l'exemple de Douglas: dans les cas ordinaires, il se bornait à la simple incision verticale de Boyer, mais sans toutefois ouvrir le sac vaginal, puis le premier temps exécuté de l'une ou de l'autre manière, il renversait en dehors les bords de la plaie et tournait, avec les derniers doigts placés derrière le scrotum, la tumeur d'arrière en avant avec une certaine force, pour énucléer le kyste jusqu'à l'endroit où se termine le feuillet pariétal de la tunique vaginale. Enfin, donnant issue au liquide de l'hydrocèle, il procédait à l'aide de forts ciseaux courbes sur le plat, à l'excision du kyste, le plus près possible du testicule.

Procédé de M. Kinder-Wood. Ce chirurgien, adoptant l'idée de Pott et de quelques-uns de ses compatriotes, qui pensaient que l'oblitération complète de la tunique vaginale n'était pas nécessaire à la guérison de l'hydrocèle, imagina le procédé suivant dans lequel il se borne à ne faire qu'une excision partielle. Une incision de quelques lignes est pratiquée sur le scrotum, avec une lancette ou un bistouri; le liquide s'écoule en partie, puis avec une pince, on cherche à saisir une partie du kyste que l'on attire hors de la plaie pour l'exciser, soit avec un bistouri, soit avec des ciseaux courbes sur le plat.

Injection. Généralement adoptée par les chirurgiens modernes, cette méthode fut, dit-on, imaginée par un nommé *Monro* et mise en usage par Lembert, de Marseille, en 1677. Les chirurgiens anglais qui l'expérimentèrent pendant un certain temps, ne tardèrent pas à la proscrire pour quelques insuccès qu'ils lui attribuèrent, et elle ne fut réellement impatronisée en France que depuis le mémoire de Sabatier.

Pour la pratiquer, on s'est servi à certaines époques de divers instrumens que l'on s'est empressé d'oublier pour ne plus employer désormais qu'un petit trois-quarts ordinaire armé de sa canule (pl. 47, fig. 5, a, b, c), et d'une seringue à anneaux (pl. 47, fig. 6).

Les liquides qui ont été employés pour irriter la surface interne du kyste ont considérablement varié depuis la solution de chaux chargée de sublimé corrosif, jusqu'aux différentes espèces de vins. On a également injecté de l'alcool, mais le vin lui est encore à juste titre préféré. Un chirurgien dont parle *Monro*, se servait d'alcool pur ou affaibli; *Earle* de vin de Porto; *Juncker* préférait le vin de Médoc, auquel Boyer et Dupuytren ont substitué du gros vin ordinaire, que l'on avait préalablement fait chauffer et dans lequel on ajoutait soit un peu d'alcool, soit une décoction concentrée de roses de Provins. En résumé, le vin rouge a donc prévalu sur les autres liquides; il est injecté aujourd'hui à une température d'environ 32°.

Manuel opératoire. Le malade étant disposé comme pour les méthodes précédentes, le chirurgien se place du côté droit, passe sa main gauche derrière le testicule qu'il soutient comme nous l'avons déjà dit, et saisissant de la main droite le trois-quarts armé de sa canule (pl. 47, fig. 2), il en approche la pointe auprès des tégumens pour l'enfoncer d'un coup sec et vif, de manière à pénétrer du même coup dans la cavité du sac. Confiant alors le testicule à un aide, le chirurgien de la main gauche, saisit la canule en ayant soin, de peur qu'elle ne vacille, de pincer en même temps les tégumens au voisinage de la piqûre, tandis qu'avec la main droite il retire le trois-quarts pour donner issue au liquide qui s'écoule dans un bassin préalablement placé entre les cuisses du malade. Lorsque la tunique vaginale est vide, un aide tenant la seringue, déjà remplie de vin chaud, en adapte le bec à l'orifice externe de la canule du trois-quarts, et pousse modérément son injection jusqu'à ce que les bourses soient distendues, après quoi l'on fait sortir cette première injection pour en chasser une seconde et même une troisième.

Il faut avoir le soin, avant de faire la ponction, de bien s'assurer de la position du testicule, habituellement situé en bas, en dedans et en arrière du kyste; ce qui est assez dire qu'il ne faut enfoncer l'instrument qu'à la partie inférieure et antéro-externe du scrotum. Dans tous les cas où le testicule n'occuperait pas sa position habituelle, il faudrait, après s'en être positivement assuré, ne faire la ponction que dans le point qui lui serait diamétralement opposé, car sans cette précaution, il pourrait se faire que l'organe se trouvât blessé.

L'opération étant terminée et le malade couché, on est dans l'habitude d'envelopper le scrotum avec des compresses imbibées de vin chaud pendant cinq ou six jours, ou un mot jusqu'à ce que l'inflammation ait atteint son summum d'intensité, pour panser ensuite avec des cataplasmes simples ou arrosés de laudanum. Il est quelques circonstances où l'inflammation atteint ce degré dès le lendemain de l'opération, tandis que d'autres fois elle est très modérée : un mouvement fébrile et quelquefois une fièvre très intense avec tous les symptômes généraux de réaction l'accompagnent dans le premier cas, et dans le second cette réaction est à peine sensible.

Quand l'inflammation paraît baisser, ce qui a lieu au bout de huit à dix jours, on doit abandonner les cataplasmes pour recourir aux résolutifs.

Un des accidens les plus graves que l'on ait à redouter de la méthode par injection, c'est la gangrène du scrotum, que l'on peut éviter en suivant rigoureusement les préceptes que nous avons donnés, car elle est habituellement provoquée par une injection poussée entre le scrotum et la tunique vaginale, ou bien par une infiltration de liquide au travers de déchirures de cette membrane qui aura été trop distendue.

D'autres fois le trois-quarts blesse quelqu'une des branches fournies au scrotum par les artères honteuses internes et externes, l'artère épigastrique, ou enfin l'artère spermatique, et peut ainsi donner lieu à des hémorrhagies.

La blessure du testicule, moins grave que les auteurs anciens ne le pensaient, fait éprouver cependant une vive douleur, et peut, dans certaines circonstances, déterminer des abcès dans cet organe. L'emphysème vient aussi quelquefois compliquer cette opération, mais il n'en résulte habituellement rien de bien fâcheux.

MÉTHODES NOUVELLES.

L'acupuncture, revendiquée par MM. *Travers, Cumin* et enfin *Velpeau* qui dit en avoir eu l'idée en 1831, est une mauvaise opération généralement abandonnée. Ce n'est pas qu'elle soit douloureuse, ni qu'elle occasionne des accidens graves, mais elle ne guérit pas. Les uns veulent qu'on introduise au travers des parois de l'hydrocèle une longue aiguille à acupuncture que l'on laisse en place deux ou trois jours et plus s'il est nécessaire. D'autres prescrivent seulement que l'on fasse plusieurs ponctions à l'hydrocèle avec la même aiguille, jusqu'à ce que la sérosité sorte par les ouvertures.

La compression, imaginée en 1832, par M. Velpeau, n'a pas eu tout le succès qu'en attendait cet habile opérateur; aussi n'a-t-elle été adoptée par personne, et lui-même l'a abandonnée. Il commençait par vider l'hydrocèle à l'aide d'un trois-quarts, et exerçait ensuite la compression, avec des bandelettes de diachylon, comme cela se fait dans le traitement de l'orchite.

L'injection d'iode, employée pour la première fois par M. Velpeau, en 1836, et depuis par la plupart des chirurgiens de l'époque, est sans contredit le meilleur moyen que l'on possède encore pour obtenir la cure radicale de l'hydrocèle. En effet, l'iode agit à-la-fois comme résolutif et comme excitant ; et c'est après l'avoir vu essayer comme topique sur des hydrocèles volumineuses dont on était parvenu à obtenir en partie la résolution, que M. Velpeau eut l'idée de l'injecter dans le sac vaginal. La teinture d'iode a été employée par ce chirurgien, tantôt pure, tantôt mêlée avec deux tiers, la moitié ou le quart d'eau froide ou tiède, et elle a constamment réussi. Du reste, comme cette injection ne nécessite pas de manœuvres autres que celles de l'injection vineuse, nous n'en parlerons pas plus longuement ici ; seulement nous ajouterons qu'il est inutile d'en injecter jusqu'à distendre la tunique vaginale, et qu'une petite quantité suffit pourvu qu'on ait la précaution de malaxer le scrotum, de manière à ce que le liquide passe sur tous les points de la face interne du sac vaginal. L'inflammation qu'elle cause, peu douloureuse, ne dure que quatre à cinq jours, et la cure de l'hydrocèle s'obtient de vingt jours à six semaines. Il est indispensable d'appliquer comme par l'injection vineuse, des cataplasmes sur les bourses, lorsque l'inflammation est arrivée à son summum d'intensité. M. Velpeau emploie habituellement une cuillerée de teinture alcoolique d'iode, sur trois cuillerées d'eau tiède simple, ou froide.

MÉTHODE DE M. BAUDENS. Ce chirurgien a créé dernièrement une méthode qui compte déjà un grand nombre de succès. Elle consiste à forcer le liquide de l'hydrocèle de s'écouler, à mesure qu'il se forme, à travers un conduit fistuleux artificiel. M. Baudens se sert d'une canule assez mince (pl. 47, fig. 4, a, a) conique, ayant un pavillon à sa grosse extrémité et percée d'un trou dans la moitié de sa longueur; à son extrémité inférieure, on place un dard dont la base, de même largeur que cette extrémité inférieure, est surmontée d'une tige.

La canule ainsi armée de son dard, est introduite doucement dans le sac, toujours par la partie antéro-externe (pl. 47, fig. 4). Parvenue dans la cavité, l'opérateur, avec la pointe de cet instrument, explore, pour l'éviter, la surface du testicule, et la ramenant vers les enveloppes, la fait sortir à 3 ou 4 centimètres (1 pouce ou 18 lignes) de son entrée. Le scrotum est ainsi traversé de part en part, comme il le serait par un séton. On retire le dard pour ne laisser en place que la canule, et à l'instant le liquide contenu dans le sac, s'écoule par le trou dont est percée cette tige, à sa partie médiane. On fixe la canule, à l'aide d'un fil jeté autour d'elle, en forme de 8 de chiffre, et on la laisse ainsi six à huit jours. Pendant ce laps de temps, le liquide sécrété sort goutte à goutte; on débouche de temps en temps le canal qui tend à s'obstruer, et quand le liquide s'échappe par la circonférence de la canule, comme on peut compter sur la durée d'une fistule, on retire l'instrument. Cette fistule persiste encore une huitaine de jours, et se ferme graduellement à mesure que s'opère l'adhésion des surfaces séreuses (*Gazette des hôp.*, p. 331, 1840).

Telles sont les différentes méthodes qui, tour-à-tour, ont été mises en usage dans le traitement de l'hydrocèle; nous nous réservons de les passer en revue, après avoir parlé succinctement du traitement qui convient à chaque espèce en particulier.

Hydrocèle par infiltration. Comme nous l'avons déjà dit, cette affection n'est autre chose que l'œdème idiopathique ou symptomatique des bourses. Elle est à beaucoup près moins difficile et moins longue à guérir que celle de la tunique vaginale; aussi n'a-t-on à faire, dans ce cas, que des scarifications ou des incisions sur la tumeur, que l'on place ensuite sur un plan déclive.

Hydrocèle compliquée. L'hydrocèle vaginale peut être compliquée d'une autre hydrocèle du côté opposé; il convient alors de n'opérer qu'un côté à-la-fois, et d'attendre qu'il soit guéri pour opérer l'autre. Cette manière est bonne à suivre, parce que, dans quelques circonstances, l'inflammation des deux sacs à-la-fois, portée à un trop haut point, pourrait réagir trop fortement et entraîner des accidens graves. Toutefois, ce précepte n'a pas une valeur absolue. Si, en général, on doit se préserver de provoquer deux inflammations à-la-fois, l'expérience acquise prouve néanmoins que cette condition peut être remplie sans donner lieu à de trop graves accidens; et si les chirurgiens qui ont établi le précepte contraire ont fait preuve de prudence, du moins peut-on dire qu'ils ont un peu exagéré les dangers probables d'une double opération.

Il arrive quelquefois qu'une hydrocèle d'un côté, se trouve divisée en deux par une cloison. Il convient dans ces circonstances d'opérer les deux kystes à-la-fois, et de ne point attendre que l'un soit guéri pour opérer l'autre; car ici l'opération, parfaitement semblable à celle d'une hydrocèle simple, à une ponction près, ne saurait entraîner d'accident; tandis qu'en agissant autrement on ferait doublement souffrir le malade, et la durée du traitement consécutif serait inutilement prolongée.

L'hydrocèle multiloculaire, à laquelle Larrey a donné le nom impropre d'*hydatique*, et qui est formée de plusieurs kystes, ne saurait être traitée par l'injection. En effet, il faudrait faire autant de ponctions et d'injections successives qu'il y aurait de petits kystes. On fait une incision dans toute la longueur du scrotum, on ouvre les kystes, et on remplit cette vaste cavité de boulettes de charpies.

Si le testicule, ainsi que l'épididyme, se trouve tuméfié, bosselé, il n'y point pour cela contre-indication à la cure de l'hydrocèle, et l'injection d'iode est celle qui convient le mieux. Il en est de même si le liquide est légèrement sanguinolent, tandis que l'on doit employer le séton, lorsque, indépendamment du liquide, le sac contient des caillots sanguinolens volumineux; mais cette complication se rapproche trop de l'hématocèle, pour que nous nous en occupions plus longuement ici.

Il est des circonstances où l'hydrocèle étant ancienne chez un homme âgé, par exemple, la tunique vaginale se trouve épaissie et cartilagineuse, et contient quelquefois dans sa cavité, des masses fibrineuses. Alors on conçoit que les injections de même que certains autres moyens, doivent avoir peu d'action sur cette membrane ainsi épaissie; l'excision seule convient dans ces cas qui ne sont encore que trop fréquens.

L'hydrocèle compliquée de hernie scrotale, est celle qui exige le plus un examen attentif et un diagnostic certain, et encore est-il des cas (ceux où l'intestin se faisant jour à travers une perforation du sac, se présente à nu dans la tunique vaginale) qu'il est impossible de diagnostiquer; on doit quand on parvient à bien distinguer les deux affections, réduire la hernie, si cela se peut, et faire une injection iodée en ayant toutefois la précaution de comprimer le sommet de la tumeur, pour éviter que le liquide ne pénètre dans le péritoine, par la communication qui pourrait exister.

Hydrocèle congéniale *particulière aux nouveau-nés*. L'hydrocèle congéniale, bien étudiée par *Viguerie* le premier, persiste quelquefois jusqu'à l'âge de sept à huit ans.

Procédé de Viguerie. Ce chirurgien pensant, avec raison, que la majeure partie du liquide vaginal, à cet âge, provient de l'exhalation séreuse du péritoine, conseillait de comprimer l'hydrocèle de manière à refouler toute la sérosité dans la cavité péritonéale, et d'appliquer ensuite la pelote d'un brayer sur le trajet de canal inguinal, pour empêcher ce liquide de redescendre dans la tunique vaginale. L'enfant doit être après couché sur le dos et dans une position horizontale. Viguerie dit avoir obtenu beaucoup de succès par ce moyen.

Procédé de Desault. Desault, contrairement à l'opinion de Viguerie, opérait l'hydrocèle congéniale comme celle acquise, prenant toutefois la précaution de faire la compression sur la branche horizontale du pubis, de manière à intercepter toute communication entre l'abdomen et la cavité vaginale, dans laquelle il avait préalablement le soin de faire descendre le plus de liquide possible. Desault employait le vin en injection; on se servirait aujourd'hui de l'iode avec d'autant plus d'avantage que ce liquide allât-il dans le péritoine, l'irriterait encore moins que le vin; de plus, comme on injecte beaucoup moins d'iode que de vin, cet accident est aussi moins à craindre. M. Velpeau a dit avoir obtenu plusieurs succès par ce moyen.

Evidemment en comparant l'un avec l'autre les deux procédés qui précèdent, l'intention chirurgicale de Viguerie est bien préférable à celle de Desault, puisque le premier obtient sans opération une guérison, dont le second compromet les chances et augmente singulièrement les dangers en risquant le développement d'une péritonite, maladie bien plus grave que celle qu'il avait pour objet de guérir.

Hydrocèle du cordon. L'hydrocèle par infiltration nécessite seulement des scarifications ou des incisions; tandis que celle par épanchement qui n'est autre chose qu'un véritable kyste, étendu quelquefois depuis le sommet du cordon jusqu'à l'épididyme, doit être traitée de préférence par les injections iodées; avant l'iode on employait avec succès le vin. Chacune des méthodes antérieures à celles-ci ont été mises en usage.

Enfin l'hydrocèle chez la femme, qui ne doit ici nous intéresser qu'au point de vue de la médecine opératoire, n'étant qu'un kyste séreux des grandes lèvres, a été traitée de toutes les façons. Celles qu'on doit préférer sont encore l'injection vineuse, et mieux l'injection iodée, ou bien la méthode de M. Baudens. Mais dans les cas où, comme pour l'hydrocèle chez l'homme, les parois du kyste seraient crétacées, cartilagineuses, ou seulement très épaissies, l'excision devrait être employée de préférence. Nous aurons occasion d'y revenir dans un autre chapitre.

Appréciation. Toutes les méthodes étant exposées, avec leurs avantages et leurs inconvéniens, l'injection d'iode et la méthode de M. Baudens, nous paraissent incontestablement celles dont on doit préférer l'emploi, bien entendu comme application générale, sauf les cas exceptionnels que nous avons fait connaître. Nous ne trouvons dans les auteurs que des données statistiques incomplètes sur les méthodes que chacun d'eux a inventées, et cependant il nous faut motiver notre choix. Personne, en effet, n'a examiné rigoureusement cette question sur les divers rapports de la durée de l'opération, de la douleur, du danger, de la longueur du traitement consécutif, de ses accidens, enfin de la guérison et de la récidive. C'est en passant ainsi en revue toutes les méthodes que nous avons décrites, que nous croirons avoir atteint le but que l'on doit se proposer dans un traité de médecine opératoire.

Et d'abord, procédant des méthodes les plus usitées vers celles qui le sont le moins, nous commencerons par l'injection. Cette méthode est sans contredit celle qui réussit le mieux et qui est le plus applicable; l'injection vineuse n'est point une opération longue, mais elle nécessite plus d'appareil, néanmoins, que l'injection iodée; pour la première il faut un appareil de réchauds, de bassins, de seringue exprès; pour la seconde une seule seringue et un bassin suffisent. Les autres liquides étant fort peu usités, nous n'en parlerons pas. Avec le vin on est forcé de pousser immédiatement plusieurs injections, tandis que, avec l'iode, une seule dose suffit. Le vin donne lieu à des douleurs extrêmement vives qui suivent le trajet des cordons spermatiques et vont retentir dans les fosses iliaques et dans les lombes. L'iode fait éprouver aussi une douleur très vive, mais souvent locale et quelquefois même presque nulle. Avec le vin on a à craindre des accidens graves que nous avons déjà signalés; ces accidens ne se déclarent jamais après l'emploi de l'iode qui, même poussé entre la tunique vaginale et les autres membranes, dans le tissu cellulaire des bourses, s'absorbe plutôt que d'occasionner une gangrène du scrotum, dont les résultats sont si affligeans. Le traitement consécutif, moins long après l'injection d'iode (l'inflammation arrivant à son plus haut degré dans l'espace de 4 à 5 jours), nécessite après l'emploi du vin, depuis l'opération jusqu'à l'inflammation intense, une attention de tous les instans et un pansement non interrompu avec des compresses imbibées du même liquide. A partir de cette période, le traitement est à-peu-près le même dans les deux cas; mais la guérison se fait beaucoup moins attendre sous l'influence de l'iode qu'après l'injection de vin chaud, et celui-ci n'expose jamais à d'autres accidens, tandis que celui-là faisant naître une inflammation très intense que l'on ne peut pas toujours modérer, a occasionné, quoique rarement il est vrai, des abcès dans les bourses. Enfin la guérison qui ne demande que quinze à vingt-cinq jours avec l'iode ne dure pas en général moins de six semaines avec le vin, et dans beaucoup de cas, n'est pas définitive. Pour les cas particuliers nous avons dit quelles étaient les méthodes préférables, nous n'y reviendrons pas.

La méthode de M. Baudens, dont nous avons constaté les bons résultats à propos de l'empyème et de la paracentèse, offre déjà sur les autres cet avantage d'appartenir à une doctrine générale. Mais en outre, appliquée à l'hydrocèle en particulier, elle est destinée à se placer au premier rang lorsque divers chirurgiens, ayant acquis la certitude de sa supériorité par leur expérience personnelle, les faits, pour la juger, seront assez nombreux. Disons à l'avance que l'opération en elle-même est courte, peu douloureuse, et qu'elle n'expose à aucun accident. Si, comme nous n'en doutons pas, les rapides guérisons dont nous avons été le témoin se trouvent, par la suite, aussi fréquentes et sans se faire plus attendre qu'avec l'iode, on devrait nécessairement la préférer.

La compression de M. Velpeau et l'acupuncture ne sont point des opérations douloureuses ni graves; mais leurs résultats sont insignifians, comparés aux succès journaliers des méthodes précédentes.

L'expression seule d'excision indique combien l'opération doit être lente et douloureuse pour le malade, en même temps que très laborieuse pour le chirurgien. Les suites en sont longues à cause de l'abondante suppuration qui s'établit, et peuvent devenir graves jusqu'au point d'avoir occasionné la mort. Le seul avantage de cette méthode, mais qui ne suffit pas pour contrebalancer ses dangers, est la certitude d'une guérison définitive en raison de la solidité des adhérences. Ce que nous disons de la méthode, nous le disons aussi des procédés à l'exception de celui de Kinder-Wood, qui, s'il n'est pas très douloureux, ni grave, du moins ne guérit pas.

L'incision est à-peu-près dans le même cas que l'excision, seulement elle exige moins de temps pour la pratiquer; mais le traitement consécutif a les mêmes inconvéniens, et de plus on est moins certain de la guérison que par l'excision.

Le traitement par les tentes, comparé à l'injection, est peu efficace, et retarde inutilement la guérison; comparé à l'incision et à l'excision, il est peu douloureux, et n'entraîne pas d'accidens graves. Enfin, considéré en lui-même, en théorie, il semble bien que le contact de la mèche et l'introduction de l'air doivent avoir pour résultat l'inflammation adhésive des surfaces, condition nécessaire d'une guérison définitive; mais en réalité, si cet effet a lieu dans quelques cas, dans beaucoup d'autres il a manqué.

Pour le séton, il en est à-peu-près de même; seulement cette méthode a des inconvéniens absolument opposés. Ainsi, inflammation trop vive qui peut même se propager jusqu'au testicule, inconvénient de deux ouvertures, douleur intense et longueur du traitement consécutif, tels sont les motifs qui doivent la faire rejeter. Nous en dirons autant du procédé de *Van-Onsenoort*; mais si l'emploi du séton était jugé indispensable, et par exemple dans l'hydrocèle avec complication de caillots sanguins, nous préférerions le procédé de M. *Laugier*, comme plus expéditif et plus sûr.

Quant à la cautérisation, de quelque manière qu'on la pratique, on conçoit du reste combien elle doit être longue, atrocement douloureuse, insuffisante et susceptible d'accidens graves.

En résumé, dans l'état actuel de la question, les méthodes à préférer à toutes les autres, seront l'injection et l'écoulement continu de M. Baudens.

VARICOCÈLE.

On comprend aujourd'hui sous la dénomination commune de *varicocèle*, la dilatation variqueuse des veines, soit du cordon, soit du testicule, soit enfin du scrotum. Bien que ces deux mots *varicocèle* et *kirsocèle* ou mieux *cirsocèle*, aient une même signification, on en restreignait autrefois l'application à des lieux différens; ainsi le varicocèle désignait les varices du scrotum, et le cirsocèle les varices du cordon testiculaire et du testicule.

Le varicocèle n'est point une maladie grave, quoi qu'en ait dit beaucoup d'auteurs très recommandables, et l'on conçoit difficilement que Boyer ait pu y reconnaître un motif suffisant pour légitimer la castration.

Ce n'est point ici le lieu de faire de l'anatomie pathologique ni de la pathologie, nous devons seulement nous borner à étudier les moyens de traitement que l'on emploie contre cette phlébectasie. Quant à sa situation, le varicocèle est beaucoup plus commun à gauche qu'à droite, et quant à l'âge, on le rencontre plus souvent de 15 à 40 ans qu'aux autres époques de la vie.

Le traitement du varicocèle peut être seulement palliatif, ou bien il peut être curatif. Le traitement palliatif consiste simplement dans l'emploi de topiques astringens et de réfrigérans sur le scrotum, et l'usage continuel d'un suspensoir.

TRAITEMENT CURATIF.

La cautérisation cautère potentiel, ou cautère actuel, l'extirpation, l'excision, la compression, la ligature et enfin la castration; toutes ces méthodes dites anciennes, qui ont en partie été mises en usage jusqu'à nous, sont en grande partie oubliées ou du moins fort peu usitées; aussi nous bornerons-nous à les énumérer pour ne nous occuper que des procédés imaginés par des chirurgiens de notre époque, procédés seuls réellement applicables, les méthodes anciennes étant pour la plupart pires que le mal lui-même. (1)

Quatre méthodes générales ont été principalement suivies par les modernes, et de ces quatre méthodes découlent huit procédés, qui ont été imaginés par différens chirurgiens. Le séton, l'acupuncture, la compression, et enfin la ligature médiate ou immédiate ou sous-cutanée ont été successivement préconisées.

1° Séton. *Procédé de M. Frick.* Au commencement de 1834, M. Frick, pensant que si l'on pouvait parvenir par un moyen quelconque, mais peu dangereux, à déterminer dans les veines la formation de caillots sanguins qui s'organiseraient et feraient naître une inflammation adhésive de la membrane interne des veines, on obtiendrait, par cela même, la cure radicale du varicocèle, imagina de passer un séton à travers les veines. Il fut précédé en cela, mais sans en avoir eu connaissance, par M. Velpeau, qui, en 1830, avait fait de nombreuses expériences sur des chiens dont il voulait faire oblitérer les artères. Voilà du reste comment opère M. Frick : On fait coucher le malade sur le dos, ou bien on le place, soit sur les genoux, soit debout, s'il est besoin d'augmenter la tuméfaction des veines malades. Le chirurgien procède aussitôt à la recherche des principales veines du cordon qu'il saisit en masse entre le pouce et l'index de la main gauche; puis la main droite armée d'une aiguille ordinaire garnie d'un fil simple, il les traverse de part en part. Si les veines sont longues et volumineuses, il conseille de les traverser de nouveau à courte distance avec une seconde et même une troisième anse de fil, de manière à obtenir l'adhésion sur une plus grande longueur. Le fil est laissé de un à trois jours, selon l'intensité de l'inflammation; le scrotum est placé sur un coussinet et recouvert de topiques émolliens ou résolutifs. On doit surveiller l'inflammation.

2° Acupuncture et compression. Le *procédé de M. Davat*, quoique imaginé dans le même but que le séton, en diffère cependant en ce qu'on ajoute la compression à l'acupuncture, ou au séton; il offre donc un temps de plus. Voici du reste comment on l'applique : le malade étant placé comme pour le procédé de M. Frick, et la peau du scrotum étant saisie de la même manière, on isole avec la main droite le conduit déférent qu'un aide tient repoussé en arrière. Le chirurgien, armé d'une épingle ou d'une aiguille, la porte sur la peau qu'il traverse de part en part, de manière à ce que la veine se trouve soulevée sur cette épingle; pour le second temps, il prend une autre épingle, et la plaçant perpendiculairement aux tissus, à un millimètre (demi-ligne) au-dessous de la première, il l'enfonce d'avant en arrière de manière à traverser les deux parois opposées de la veine malade. Le chirurgien doit s'assurer que la veine est bien traversée, en cherchant à sentir avec la pointe de la seconde épingle le corps de la première. Il abaisse ensuite la main pour faire basculer l'épingle, qu'il fait passer derrière la première, et vient au-dessus d'elle traverser de nouveau la veine, mais cette fois d'arrière en avant. Les deux épingles se trouvent donc ainsi placées en croix. Pour le troisième temps, on passe un fil ciré double sur la première et sur la seconde épingle; on agit comme pour la suture entortillée, et l'on opère une forte constriction sur la peau, la veine et les deux épingles.

3° Compression. A. *Procédé de M. Breschet.* Voulant se mettre à l'abri de tous les accidens qu'entraînaient les méthodes anciennes, et de plus voulant éviter la phlébite qui peut être la suite de l'acupuncture, M. Breschet imagina, en 1834, d'obtenir l'oblitération des veines par la compression, et pour ce faire il inventa une pince construite à-peu-près sur le modèle de l'entérotome de Dupuytren. M. Landouzy a modifié depuis cette pince d'une manière très avantageuse, si bien qu'aujourd'hui les chirurgiens qui veulent opérer le varicocèle par la compression seulement, et M. Breschet lui-même, ne se servent plus que de la pince de M. Landouzy (Pl. 49, fig. 17).

Le malade étant placé comme pour les procédés précédens, le chirurgien saisit le paquet variqueux entre le pouce et l'index de la main gauche, il cherche le canal déférent avec le pouce et l'index de la main droite, l'isole complètement et le repousse vers la cloison, tandis que l'on attire le paquet veineux vers la partie externe du scrotum. L'opérateur maintient lui-même les veines dans le pli de la peau ou bien il les confie à un aide.

(1) Nous avons d'autant moins à nous en occuper que ces différentes méthodes ayant été décrites au long à propos des varices et de la castration, il nous suffit d'y renvoyer pour les détails qui les concernent.

Les mors de la pince doivent être préalablement garnis de linge. « Une fois les veines séparées, dit M. Landouzy, un aide ou bien le chirurgien place la première pince sur la partie, transversalement et le plus haut possible, mais assez loin cependant de la racine de la verge, pour que le contact de la pince ne puisse y déterminer d'eschares. Afin de ne pas comprendre sous les mors la peau nécessaire à l'extension de la verge pendant l'érection, on fera relever préalablement le pénis contre l'abdomen. Les branches de la pince doivent être portées aussi loin que possible vers la cloison, contre le pouce du chirurgien qui tient éloigné le canal déférent. On étend ou l'on rétrécit la partie du scrotum comprise entre les branches, selon que cela est nécessaire, pour conserver à la partie externe, hors l'action des mors, un pédicule de peau d'environ deux lignes de largeur. Dès que la pince est convenablement placée on en rapproche les branches au moyen de la vis et on serre de suite assez fortement, mais de manière à ne pas produire l'attrition des tissus. Une seconde pince sera placée inférieurement à deux ou trois centimètres de la première, suivant le volume de la tumeur, c'est-à-dire le plus bas possible, mais de manière à ce que le testicule ne soit pas trop voisin de la section. »

M. Auguste Bérard a fait subir une autre modification à la pince de M. Breschet. Elle est basée sur ce que les veines étant habituellement très roulantes, pourraient bien, malgré la compression un peu forte, s'échapper des mors de la pince, si le malade faisait quelques mouvemens. Il a donc fait pratiquer une ouverture à chacune des extrémités des deux mors de la pince, de manière à pouvoir y passer une assez forte aiguille. Il applique d'abord les deux aiguilles au-dessus des veines, en traversant la peau des deux côtés à une distance égale à celle qui sépare les trous pratiqués sur l'un et l'autre mors de la pince. Il place ensuite la pince, en ayant soin de faire passer les aiguilles dans les trous dont nous venons de parler. On a fait encore d'autres pinces sur lesquelles les aiguilles sont à demeure, de sorte que l'on traverse la peau avec les aiguilles, en même temps qu'on applique la pince.

B. *Procédé de Sanson.* Sanson voulut obtenir l'oblitération des veines du scrotum à l'aide seulement de la compression, mais sans endommager la peau, aussi inventa-t-il un instrument qui, *à priori*, paraissait remplir ces conditions, mais que la pratique a complétement rejeté; en voici néanmoins la description. Cet instrument se compose de deux pinces d'acier coudées à la réunion de leur tiers moyen avec le tiers antérieur, dont l'extrémité est garnie d'une pelote ovalaire. Les surfaces convexes de ces deux pelotes se regardent quand l'instrument est mis en place. L'une des deux pièces d'acier porte dans ses deux tiers postérieurs deux montans à vis, et au milieu une vis de rappel, tandis que l'autre pièce est percée de trois trous. On comprend donc que cette espèce d'agrafe étant appliquée, on peut la serrer à volonté.

Le malade étant placé comme nous l'avons dit, et les veines du cordon ramenées dans un pli extérieur de la peau, le canal déférent repoussé en arrière, on applique l'une et l'autre pelote de chaque côté du scrotum derrière les veines et l'on serre assez fortement la vis de rappel ainsi que les petits écrous des montans à vis, afin de rapprocher l'une et l'autre pelote.

4° Ligature. A. *Ligature médiate.* M. Reynaud, de Toulon, avait imaginé un procédé très simple d'exécution. Il passait un ruban de fil derrière les veines isolées et venait ensuite le nouer sur la peau qu'il étranglait ainsi que les veines. Ce ruban de fil devait rester en place, jusqu'à ce que la peau, les tissus sous-jacens et les veines eussent été coupés. Il est à regretter que l'érysipèle phlegmoneux causé par un étranglement sur une grande surface, et le laps de temps considérable qu'exige pour, s'opérer, la section des tissus, forcent à condamner ce procédé.

B. *M. Velpeau* est l'un des premiers qui aient mis en usage la *ligature* dans le traitement du varicocèle. Le procédé, qui date de 1833, consiste à passer tout simplement une épingle derrière les veines comprises dans un pli antérieur du scrotum pour opérer ensuite la constriction avec un fil ciré très fort qu'il applique sur l'épingle comme dans la suture entortillée, en 8 de chiffre. Il faut attendre pour enlever l'épingle que la peau soit toute en gangrène, ce qui a lieu au bout de quinze à vingt jours environ; alors la veine doit être oblitérée. On ne se borne pas habituellement à placer une seule épingle, on en met deux, trois, et rarement quatre. Presque toujours la gangrène se limite au cercle d'étranglement et l'on n'a pas besoin de recourir aux antiphlogistiques.

C. *Ligature sous-cutanée.* 1° M. Velpeau est également un des premiers qui ait songé à faire la ligature des veines sous la peau; cependant cette idée a été émise quoique assez vaguement en 1830, par M. Gagnebé dans sa thèse inaugurale. Voilà comment opère M. Velpeau : le malade couché ou debout, le chirurgien saisit les veines dans un pli antérieur de la peau des bourses, cherche le canal déférent qu'il repousse en arrière et passe, sur la face postérieure du paquet veineux, une épingle qu'il fait maintenir par un aide; saisissant alors une aiguille enfilée d'un fil double, il la fait pénétrer par l'ouverture d'entrée de l'épingle, passe au-devant des veines, préalablement refoulées, et vient sortir par l'autre ouverture. Il a donc à un bout une anse de fil et à l'autre les deux chefs. Il passe l'anse libre derrière l'extrémité correspondante de l'épingle, et de l'autre côté il noue fortement les deux chefs du fil derrière l'autre extrémité de l'épingle. Les veines se trouvent ainsi étranglées isolément sous la peau restée intacte. Le fil est laissé en place jusqu'à ce qu'il tombe de lui-même.

2° *Procédé du même auteur.* On se sert seulement d'un fil double bien ciré; à l'aide d'une aiguille droite on passe ce fil derrière les veines d'abord, puis refoulant les veines sur le fil, le chirurgien fait pénétrer de nouveau son aiguille par l'ouverture de sortie, pour venir sortir par l'ouverture d'entrée après avoir conduit son fil cette fois au-devant des veines qui se trouvent ainsi embrassées dans une anse. Le chirurgien tire un peu sur les extrémités du fil, puis il fait un nœud aussi serré que possible de manière à bien étrangler les veines.

3° *Procédé de M. Ratier.* M. Ratier a apporté une modification au dernier procédé de M. Velpeau. Au lieu de nouer tout simplement les fils sur les veines, il se sert d'un petit serre-nœud de Graefe avec lequel il obtient tous les jours une constriction plus forte.

4° *Procédé de M. Ricord.* Ce chirurgien, guidé par la même idée de lier les veines sous la peau, mais de plus pensant que la constriction devait être augmentée de jour en jour, a imaginé un instrument qui remplit parfaitement son but. Sa forme est celle d'un fer à cheval ; les deux extrémités sont creusées d'une gouttière, et les branches offrent une rainure médiane qui va se terminer à la partie moyenne du corps, où se trouve un treuil percé de deux trous.

M. Ricord passe ses fils ainsi qu'il suit : le malade étant dans l'une des positions déjà indiquées, le chirurgien, armé d'une première aiguille munie d'un fil double, traverse la peau du scrotum, passe son fil derrière le paquet veineux, et refoule les veines en arrière, sur le premier fil. Prenant alors une seconde aiguille, également munie d'un fil double, il la fait entrer par l'ouverture de sortie de la première aiguille, passe au-devant des veines et vient sortir par l'autre orifice. Les fils ainsi placés, on a de chaque côté une anse de l'un des fils et les deux extrémités de l'autre. Alors l'on fait passer de chaque côté les extrémités dans chaque anse ; ce qui donne un double nœud coulant que l'on serre à volonté en tirant sur les extrémités des chefs, et qui étrangle les veines dans un anneau complet. Les chefs des fils étant ensuite passés dans les gouttières des extrémités et les rainures des branches de l'instrument, sont enfin enroulés sur le treuil, de manière à ce qu'on puisse opérer sur les veines une constriction aussi grande qu'on le désire.

Appréciation. Si le varicocèle n'est pas en lui-même une maladie grave, c'est du moins une affection très gênante et qu'il importe de guérir parce qu'elle tend toujours à s'aggraver et à amener des complications. Aussi conçoit-on facilement que l'on ait employé les moyens les plus énergiques pour en débarrasser les personnes qui en sont affectées. En principe, lorsque le varicocèle n'est ni volumineux ni ancien, et que le malade n'en souffre pas, qu'il n'est aucunement incommodé, il est convenable de se borner à recommander l'usage d'un suspensoir. Quant aux méthodes anciennes, elles doivent être bannies désormais de la pratique, car non-seulement elles produisent fréquemment de longues suppurations, elles sont très douloureuses, mais encore elles n'amènent que très lentement la guérison. Malheureusement, soit par les méthodes anciennes, soit par les nouvelles, il n'existe nulle part de statistique qui puisse nous faciliter l'évaluation précise de chacune d'elles.

Le procédé de M. Frick, quoique meilleur que les procédés anciens, offre néanmoins des inconvéniens réels ; d'abord il peut manquer son effet, et même, quoique dans des cas rares, offrir des dangers. Il peut être insuffisant, parce que quelquefois il arrivera au chirurgien, même le plus habile, de passer à côté des veines au lieu de les traverser, ou bien dans la crainte d'une inflammation trop intense de la tunique interne de la vessie, il enlèvera trop tôt le fil qui la traversera, et n'obtiendra pas par conséquent l'oblitération de son calibre ; enfin il pourra arriver que le caillot n'étant pas assez bien organisé, assez dense, pourra se redissoudre, et la circulation veineuse se rétablir comme avant. Le procédé sera dangereux, parce qu'un séton passé dans une veine occasionne une phlébite, dont il sera impossible d'arrêter la marche rapide et de limiter les effets dans un point aussi rapproché de la cavité abdominale. Ce moyen est à cause de cela fort peu usité, et cependant M. Frick dit avoir eu un plein succès sur 38 malades qu'il a guéris. Comment, en regard de ce chiffre, ne voit-on figurer aucun revers ?

Le procédé de M. Davat partage les inconvéniens de celui de M. Frick ; mais il offre sur ce dernier l'avantage, que la compression seule peut amener l'oblitération de la veine dans le cas où elle ne serait pas traversée par l'épingle, et M. Velpeau pense que cette compression pourrait, en outre, modérer l'extension de la phlébite.

Le procédé de M. Breschet, bien préférable à ceux de MM. Frick et Davat, a cependant des inconvéniens graves. Il est d'abord très douloureux ; il doit rester trop long-temps appliqué, si bien qu'on ne doit l'enlever que lorsque des eschares sont bien formés. Alors il peut bien être la cause d'érysipèles, d'abcès du scrotum ; mais on n'a pas d'exemple de phlébite. Cependant à notre connaissance un ou deux malades sont morts pendant la durée de l'application de la pince ; la mort fut-elle ou non la conséquence de l'opération, c'est ce qu'il nous paraît difficile de décider. Malgré cela, cependant, nous le répétons, ce procédé est bien préférable aux autres et d'un effet presque certain. M. Landouzy, dans son mémoire, compte cent malades guéris.

Quant à la pince de Sanson, elle ne comprime que médiatement les veines du cordon, qui sont étroitement serrées dans le pli antérieur du scrotum. Sanson espérait par ce moyen effacer leur calibre, y déterminer la formation de caillots sanguins et arrêter ainsi la circulation. Il se forme bien en effet des caillots pendant que l'instrument est appliqué, mais ils se dissolvent ensuite et le varicocèle revient comme avant. Ce moyen, qui n'entraîne jamais d'accidens graves ne guérit cependant pas. Il a donc été abandonné sans avoir beaucoup été mis en usage.

Nous ne nous arrêterons pas sur le procédé de M. Reynaud, qui, quoique meilleur, a des inconvéniens trop réels. Quand aux procédés de M. Velpeau : dans la première manière d'agir, il fallait attendre, pour enlever le fil et l'épingle, que la peau liée fût tombée en gangrène ; c'était déjà un vice, indépendamment de la douleur et des érysipèles qu'il pouvait déterminer. Mais les succès fréquens que M. Velpeau a obtenus de ce procédé compensaient grandement ses inconvéniens, et il serait certainement le plus employé, si la méthode sous-cutanée n'était venue envahir aussi cette partie de la chirurgie. Pour les deux autres procédés de M. Velpeau (méthode sous-cutanée), ainsi que pour ceux de M. Ricord et de M. Ratier, ce qu'il faut en dire, c'est qu'ils sont peu douloureux, entraînent très rarement la formation d'abcès dans le scrotum, presque jamais d'érysipèles, et que par leur emploi la guérison est la règle et la non-guérison l'exception. Le meilleur de tous, à notre avis, est celui de M. Velpeau, parce qu'il est le plus simple. Mais en résumé disons d'une manière générale que, quelle que soit la perfection des procédés et des instrumens qui s'y rapportent, il arrivera toujours que, dans des circonstances données, on ne parviendra pas à oblitérer les veines malades.

HÉMATOCÈLE.

Jusqu'à ces derniers temps, la maladie connue sous le nom d'hématocèle, ou l'épanchement de sang dans les tuniques du testicule, et principalement dans la tunique vaginale, n'avait, pour ainsi dire, été bien étudiée qu'à l'état récent ou aigu, mais on avait mal observé les transformations qu'elle subit dans son passage à l'état chronique. Mieux étudiée depuis quelques années par M. Velpeau d'abord, puis par quelques autres chirurgiens, il est maintenant reconnu que toutes les fois qu'on trouve dans le kyste une matière colorée en rouge ou en brun, et d'une circonstance de miel, de bouillie, de chocolat, de lie de vin, etc., on est en présence d'une hématocèle ancienne. Quelquefois la matière colorante du sang se résorbe, et le liquide qui reste dans la tumeur est d'une couleur citrine; ce qui a très souvent fait confondre la maladie dont il s'agit avec une hydrocèle. Ici l'erreur est d'autant plus facile que si la tunique vaginale n'a pas subi d'épaississement notable, la transparence existe dans les deux cas; toutefois dans l'hématocèle, outre le liquide, il existe de la fibrine décolorée qui s'est précipitée sous forme de grumeaux semblables à du riz cuit; ces grumeaux sont libres ou adhérens à la tunique vaginale.

Voici les caractères différentiels indiqués par M. Velpeau. Lorsqu'une tumeur du scrotum, ayant la même forme, le même volume, la même régularité, la même insensibilité que l'hydrocèle, offre une pesanteur plus considérable, un défaut absolu de transparence, une consistance comme fibreuse, il est permis d'affirmer, si elle est étrangère au testicule, que c'est une hématocèle, soit simple, soit dénaturée. Il n'y aura plus de doute dès qu'on trouvera le testicule fixé sur un point de la périphérie de la tumeur, ordinairement en arrière comme dans l'hydrocèle.

Lorsque la maladie est récente et aiguë, on peut espérer que le sang épanché dans les enveloppes du testicule, et dans la tunique vaginale elle-même, se résorbera sous l'influence d'applications de remèdes résolutifs, tels que compresses imbibées d'un mélange d'eau végéto-minérale et d'eau-de-vie camphrée, ou d'une décoction de roses de Provins bouillies dans du gros vin rouge, etc. Mais lorsque le sang épanché n'a pas pu se résorber au bout d'un temps donné, six semaines ou deux mois, par exemple, si on l'abandonne à lui-même, il subit une des diverses transformations dont nous avons parlé, et l'on ne peut espérer d'en obtenir la guérison que par une opération. Au reste, le choix de l'opération étant subordonné à la nature de la maladie, comme avant de l'avoir étudiée convenablement, on en confondait les différentes variétés avec des tumeurs de mauvaise nature, le sarcocèle, la dégénérescence encéphaloïde, etc.; on lui appliquait les mêmes opérations qu'à ces dernières, soit l'excision d'une partie plus ou moins considérable de la tunique vaginale, soit la castration. Mais, bien que ces moyens soient quelquefois les seuls capables de procurer la guérison, l'hématocèle est loin de les réclamer toujours, les injections et l'incision suffisant dans la plupart des cas.

Injection. *Procédé de M. Velpeau.* Toutes les fois que le sang contenu dans la tumeur est encore fluide et peut s'échapper par la canule d'un trois-quarts, on fait une ponction au scrotum dans le lieu d'élection comme pour l'hydrocèle; on évacue le liquide, et quand bien même il resterait quelques grumeaux fibrineux dans la poche, on y pousse une injection de teinture d'iode étendue d'eau; on pourrait, comme dans l'hydrocèle, se servir d'injections vineuses ou de toute autre injection irritante.

Incisions. Lorsque la majeure partie des substances contenues dans la tunique sont constituées par des concrétions fibrineuses, il faut songer à les extraire par des incisions convenables, car les injections seraient impuissantes.

Le malade étant étendu sur le dos, le chirurgien se place à sa droite, saisit le côté gonflé du scrotum avec la main gauche en dessous, l'embrasse à pleine main, de manière à faire saillir la tumeur et à tendre les tégumens en avant, enfonce un bistouri droit dans la poche, sur le point où se fait la ponction avec le trois-quarts, fait une incision de trois centimètres, du haut en bas, porte le doigt indicateur à travers cette ouverture, détache tous les grumeaux sanguins qu'il rencontre et vide complétement le kyste. Puis avant de retirer son doigt, il s'en sert comme d'un guide pour faire une contre-ouverture dans le point le plus déclive, soit de dedans en dehors, soit de dehors en dedans, et injecte de l'eau dans la tunique pour la nettoyer complétement. L'opération terminée, avec un stylet-aiguillé il introduit de l'une à l'autre incision, et laisse à demeure dans la plaie, une mèche de linge enduite de cérat, recouvre les parties de compresses émollientes, et en soutient le tout avec un suspensoir, ou un mouchoir plié en cravate. Pendant cinq à six jours, il remue soir et matin le séton, pour favoriser le développement de l'inflammation et de la suppuration; cet effet obtenu, il retire la mèche dont la présence n'est plus utile, et remplace les compresses par des cataplasmes émolliens, qu'il continue jusqu'à ce que les phénomènes inflammatoires soient en partie dissipés et que l'écoulement du pus soit beaucoup diminué.

Si pendant le traitement on s'apercevait que du pus stagnât dans quelque partie de la poche, il faudrait lui donner issue par de nouvelles incisions. Le temps nécessaire pour obtenir la guérison varie entre trois et six semaines. M. Velpeau annonce avoir traité de cette façon quatorze ou quinze malades et les avoir tous guéris à l'exception d'un seul, dont le testicule était atteint de dégénérescence encéphaloïde.

ELEPHANTIASIS DU SCROTUM.

On décrit sous ce nom une affection caractérisée par un développement hypertrophique énorme de la peau et du tissu cellulaire sous-cutané des bourses. On lui a donné des noms différens tirés des pays et des peuples où on l'a observée le plus souvent, et des maladies qui lui ressemblent le plus. Tels sont ceux *de hernie charnue* (Prosper Alpin). Maladies des Barbades (Hillary et Hendy), *sarcocèle d'Égypte* ou *oschéochalasie* (Larrey), *hydrocèle du Malabar* (Kœpfer), *éléphantiasis des Arabes;* ce dernier nom est le plus généralement employé, à cause de l'analogie que présente la peau avec celle de l'éléphant.

Bien qu'observée déjà depuis long-temps par divers auteurs, ce n'est que depuis peu qu'elle nous est bien connue. L'observation que Dionis rapporte dans son traité d'opérations, observation qui fut envoyée de Pondichéry en 1710 par le père Mazaret, jésuite, a été long-temps presque la seule connue de nous; mais depuis, un assez grand nombre de faits de la même espèce ont été observés et publiés par Morgagni, Cheselden, Chopart, Méhée de la Touche, Walther, Imbert de Lormes, Larrey, Delpech, MM. Roux, Caffort, Clot, Gaëtani, Chervin, Mott, Velpeau, etc.

Ces tumeurs parviennent en général à un volume considérable. Ordinairement elles sont plus grosses en bas qu'en haut, et sont suspendues à la région pubienne par un pédicule plus ou moins épais. Leur consistance varie suivant les points où on les examine; dures dans quelques parties, molles dans d'autres, elles sont indolentes, la peau qui les recouvre est considérablement hypertrophiée, rugueuse, plus ou moins dure, et se couvre quelquefois de croûtes jaunâtres et d'ulcérations superficielles. Celle dont parle Dionis était inégale, très dure et bosselée; elle avait 43 centimètres de hauteur, et de largeur à sa partie inférieure. Sa circonférence était de 1 mètre 17 centimètres, et elle pesait autant qu'on l'a pu juger, 31 kilog. et demi. Dans le cas de Walther elle pesait près de 20 kilogrammes : celle qui fait le sujet de l'observation de Chopart en pesait 40, l'une de celles enlevées par M. Gaëtani pesait 26 kilogrammes et l'autre 60.

M. Chervin rapporte un cas dans lequel la tumeur pesait 82 kilogrammes et demi. Celle dont parle M. Caffort avait 83 centimètres et celle de M. Clot seulement 71.

D'après Allard ces tumeurs sont formées par l'accumulation lente et successive de sucs lymphatique, et albumineux dans le tissu cellulaire des bourses, tandis que suivant Gui de Fabre, elles résultent de l'altération des veines. Au reste, malgré l'état du scrotum, les cordons spermatiques sont sains, mais seulement un peu plus gros qu'à l'état normal, et très allongés; ce qui tient à l'infiltration de leur tissu cellulaire par les humeurs lymphatiques et au poids de la tumeur qui tire dessus. Les testicules sont également sains, et ne deviennent quelquefois atrophiés que par suite du volume de la tumeur qui les comprime; on n'a point à redouter leur dégénérescence cancéreuse; l'économie animale n'en reçoit aucune atteinte nuisible, et, en général, après l'extirpation il n'y a pas à craindre de voir survenir une récidive.

Traitement. M. Chervin rapporte que le docteur Murgrave a obtenu de bons résultats de l'administration du calomel, et que M. Soutys, chirurgien de marine, est parvenu à guérir une de ces tumeurs, déjà d'un certain volume, par le moyen du massage long-temps continué. Mais lorsque la tumeur a acquis un volume considérable, il paraît bien prouvé que le seul moyen thérapeutique qu'on puisse lui opposer avec succès est l'opération. Or ici, par opération, on ne doit pas entendre l'extirpation du testicule, car l'anatomie pathologique a prouvé que les cordons spermatiques et les testicules étaient sains: ainsi l'extirpation ne devra porter, autant que faire se pourra, que sur la masse charnue, et nullement sur ces organes. Toutefois, si après la dissection on les trouvait malades, il faudrait les enlever. Il n'y a point de procédé qu'on puisse employer d'une manière générale; chacun peut le modifier de la manière qu'il croit la plus avantageuse. En cela nous ne pouvons citer que le procédé mis en usage par Delpech, procédé qui pourra, sinon servir de modèle, du moins aider à se diriger dans la ligne de conduite qu'on aura à tenir.

Procédé de Delpech. Un nommé Autier portant au scrotum une tumeur du genre de celle dont nous nous occupons, du poids de 30 kilogrammes, Delpech prit sur sa racine autant de tégumens sains qu'il put en conserver, puis les divisa en plusieurs lambeaux qu'il tailla de façon à pouvoir en revêtir les testicules et la verge; l'un de ces lambeaux fut renversé sur l'hypogastre, et les deux autres sur la face interne des cuisses. Il s'occupa ensuite d'isoler les cordons et les testicules, en enlevant toute la masse qui les environnait et en ne conservant que leur enveloppe immédiate. Puis, il rabattit le lambeau hypogastrique sur la verge pour lui en former un étui, et enveloppa les testicules et les cordons dans les lambeaux latéraux; le tout fut arrêté et maintenu par un nombre suffisant de points de suture.

C'est, à peu de chose près, le procédé que suivit Larrey en 1816, dans un cas analogue, mais où la tumeur était beaucoup moins volumineuse.

Au reste, quelle que soit la manière dont on agisse, l'essentiel est qu'il reste à la racine de la tumeur, ou dans ses environs, assez de tégumens sains pour former des enveloppes aux organes dénudés, puis d'enlever la totalité des tissus malades.

Une circonstance, qui a paru embarrassante, a été la longueur des cordons; mais Delpech assure qu'on doit peu s'en inquiéter, car bientôt ils se rétractent, et reprennent à-peu-près leur longueur habituelle. Le malade de Delpech a succombé, mais ceux d'Imbert de Lormes, de Larrey et de plusieurs autres chirurgiens ont survécu. En somme, les résultats obtenus jusqu'à présent sont plus satisfaisans qu'il ne semble qu'on devrait l'attendre d'une opération, en apparence aussi formidable, ce qui tient sans aucun doute à ce que la maladie, malgré son volume, n'est qu'une simple affection de la peau sans réaction sur l'organisme.

OPÉRATIONS SUR LE TESTICULE.

SARCOCÈLE. — CASTRATION (Pl. 48, fig. 3, 4, 5).

On donne généralement le nom de castration à l'ablation d'un seul ou des deux testicules.

Historique. Il n'existe peut-être pas d'opération chirurgicale, dont, sous divers prétextes, trop souvent immoraux ou infâmes, on ait fait un plus grand abus aux diverses époques de l'histoire, chez les modernes comme chez les anciens, sous des constitutions civiles et des religions très différentes: la politique, un grossier sensualisme, l'amour de la musique, la chirurgie elle-même dans son ignorance plus à déplorer qu'à blâmer, se sont crus autorisés, par des raisons spécieuses, à priver l'homme de ses organes de reproduction.

Au rapport d'Hérodote, Sémiramis faisait châtrer tous les hommes faibles de son empire, afin que les enfans à naître ne fussent produits que par des hommes robustes et bien constitués. En Orient, depuis un temps immémorial et plus particulièrement depuis les califes, dans tous les pays qui reconnaissent la loi de l'islamisme, on sait dans quel nombre immense, pendant une longue suite de générations, on a continué de faire des eunuques pour les commettre à la garde des sérails. En Italie et même à Rome, jusqu'à ces derniers temps, on a toléré cette mutilation sur des enfans, pour que la voix douce et harmonieuse du castrat pût se conserver avec toute sa pureté dans l'âge viril. Des chirurgiens eux-mêmes, il y a moins d'un siècle, opéraient la castration comme moyen d'obtenir la cure radicale des hernies. Déjà, à la vérité, cette affreuse pratique était blâmée par les bons chirurgiens de l'époque, et pourtant on en retrouve encore maintenant des traces dans nos campagnes. Aujourd'hui, enfin, cette opération n'est plus réservée légalement que pour les cas où l'homme de l'art juge qu'un testicule, par lui-même ou par ses enveloppes, dégénéré et perdu sans ressources, ne peut plus être conservé sans mettre en danger la vie du malade.

Indications. Toutes les fois qu'un testicule est atteint de dégénérescence squirrheuse, encéphaloïde, colloïde ou mélanique, il est absolument inévitable de l'enlever. L'opération est souvent nécessaire pour les testicules tuberculeux; mais elle n'est pas toujours indispensable. Dans la pratique on voit assez fréquemment des cas où la fonte du testicule se faisant sous l'influence des seuls efforts de la nature, l'atrophie de l'organe et la guérison en sont la conséquence. Le broiement ou l'attrition des testicules, portée au point d'en produire la désorganisation complète nécessite aussi leur ablation. Il en est de même de l'épaississement avec induration et dégénérescence de la portion de tunique vaginale qui recouvre le testicule et dont l'ablation ne peut avoir lieu sans celle de l'organe lui-même. Boyer rapporte deux observations de cette espèce, où les testicules, examinés après l'opération, étaient parfaitement sains. Du reste la castration dans ce cas, doit être fondée sur un examen sérieux et réfléchi de l'état des testicules et de leurs enveloppes. Pour peu qu'on soit dans le doute, il faut commencer par faire au scrotum une incision exploratrice, et alors si le doigt indicateur, plongé dans la cavité de l'enveloppe séreuse, indique que le feuillet testiculaire est à-peu-près dans son état naturel, on se borne à disséquer la portion de la coque extérieure épaissie et à l'exciser. Mais si le doigt reconnait que la partie de la tunique qui enveloppe la glande séminale, est elle-même très épaissie, inégale, fongueuse, bosselée, en un mot, dans un état à ne pas pouvoir en espérer la guérison, comme il serait plus difficile et plus dangereux d'en faire la dissection et l'excision que d'emporter du même coup le testicule, on est bien forcé de prendre ce dernier parti. Toutefois il faut bien se garder de le faire avec légèreté, après un examen trop superficiel. Ces cas sont de ceux où il est essentiel que le chirurgien ait un bon diagnostic et des connaissances suffisantes en anatomie pathologique, pour discerner, parmi les altérations des tissus et les degrés divers où elles peuvent s'offrir, les cas où l'on peut encore en espérer la guérison par des topiques et un traitement général, de ceux où la maladie est absolument incurable, seule considération qui suffise pour justifier l'opération.

Avant de procéder à l'ablation, il faut bien s'assurer que la maladie pour laquelle on espère n'a pas envahi des tissus qui sont hors de l'atteinte des instrumens, et que l'organisme n'est pas infecté tout entier du principe morbide, car il surviendrait nécessairement une récidive, et l'opération aurait été pratiquée en pure perte. Toutefois, comme il est possible d'aller chercher le cordon jusque dans la fosse iliaque, ainsi que l'ont fait tant de fois Ledran, Desault, Ant. Dubois, Boyer, Dupuytren, Sanson, MM. Lisfranc, Velpeau, etc., quand bien même la maladie s'étendrait jusque dans le canal inguinal, il n'y aurait pas là une contre-indication absolue pour l'opération.

MÉTHODES OPÉRATOIRES.

Autrefois, lorsqu'on voulait priver le testicule de ses fonctions, on employait soit l'écrasement entre deux palettes de bois, soit l'arrachement ou l'excision. De nos jours on a voulu tâcher d'éviter l'extirpation et de produire l'atrophie du testicule en divisant ses vaisseaux artériels ou son canal déférent. Ainsi M. Maunoir, de Genève, pense qu'en mettant le cordon spermatique à nu par une incision de quatre centimètres, faite suivant sa longueur et près du canal, puis, en isolant toutes les artères et artérioles et les coupant entre deux ligatures, on peut obtenir l'atrophie du testicule. D'un autre côté, M. Morgan, sans toucher aux vaisseaux, a eu l'idée de parvenir au même résultat en réséquant une partie du canal déférent. Ces chirurgiens prétendent également qu'en mettant leur méthode en pratique, ils ont obtenu des guérisons, et que d'autres chirurgiens ont également réussi. Mais il est à craindre qu'on ne réussisse pas toujours, et qu'une trop grande confiance dans ces moyens entretienne l'esprit dans une fausse sécurité qui permettrait à la maladie de s'aggraver et de devenir incurable, même par l'extirpation.

Extirpation. Les instrumens nécessaires sont un bistouri droit, un bistouri convexe, des ciseaux, un ténaculum, des fils, de la charpie, un linge troué enduit de cérat, quelques compresses longuettes et un bandage en T. Après avoir bien rasé les parties, on procède à l'opération.

Procédé ordinaire. Il comprend plusieurs temps, le premier a pour objet l'incision de la peau; le second, la dissection de la tumeur, et le troisième, la section et la ligature du cordon.

Premier temps. Section de la peau. Le malade étant couché sur le bord de son lit, ou sur une table comme pour l'opération de la hernie étranglée, le chirurgien, placé à sa droite, embrasse la tumeur avec la main gauche, par sa partie antérieure, le pouce d'un côté et les quatre doigts de l'autre, pour tendre les tégumens. Puis de la main droite armée du bistouri, si la peau n'est pas malade, il pratique une incision oblique, qui s'étend, de quelques millimètres, au dessus de l'anneau, jusqu'au fond du scrotum, en suivant sa face antérieure. Si au contraire les tégumens participent à la maladie, il faut absolument en enlever la partie altérée, et pour cela substituer à l'incision longitudinale une double incision elliptique qui doit comprendre la peau et les couches superficielles de la poche testiculaire.

Au lieu de tendre les tégumens comme nous venons de le dire, on a proposé de faire un pli transversal à la peau, d'en donner un côté à tenir à un aide, et de le couper en travers. Mais cette modification n'a point été adoptée. Il en existe une autre, bien préférable, en ce sens, qu'elle permet de tendre fortement les tégumens sur la tumeur, et d'agir avec aisance en voyant ce que l'on fait; c'est celle de Dupuytren. Elle consiste à saisir le scrotum en arrière à pleine main et à faire saillir le testicule en avant.

L'incision ne peut pas toujours être faite en avant, il arrive en effet quelquefois que les tégumens sont affectés en arrière ou sur le côté; c'est alors dans ces endroits qu'il faut agir. M. Aumont a proposé d'adopter, comme règle générale, de faire l'incision en arrière et en bas lorsque cela est possible, au lieu de la faire en avant. Son but était de donner à la plaie une position déclive propre à favoriser l'écoulement du pus, de rendre la cicatrisation plus facile et la cicatrice moins visible; mais l'expérience qui a été faite plusieurs fois, par M. Roux et par M. Velpeau, de ce mode opératoire, est venue prouver qu'il ne présente pas plus d'avantage que le mode ordinaire, eu égard à l'écoulement du pus, et qu'il offre en outre ce grave inconvénient, quant à la dissection du cordon, de ne pas permettre de l'isoler aussi bien jusque dans le canal inguinal. Dans un cas, M. Roux a éprouvé beaucoup de difficultés à le découvrir, tandis que cela eût été très facile en avant. Enfin, on reproche à ce procédé de rendre plus difficiles les pansemens consécutifs.

Deuxième temps. Isolement du testicule (fig. 3). L'incision étant faite, il faut isoler la tumeur et le cordon. Lorsque la couche sous-cutanée est libre d'adhérences, en saisissant le scrotum par derrière, comme le faisait Dupuytren, le testicule vient faire saillie de lui-même, et rien n'est alors plus facile que de le détacher à l'aide de quelques coups de bistouri, ou des doigts. Mais si le tissu cellulaire, sans être profondément altéré, participe à l'induration de la coque vaginale, et si la tumeur est très volumineuse, ce procédé ne peut être employé, parce qu'il ne permettrait pas d'isoler les parties. Pour y parvenir plus aisément, tandis qu'un aide tire sur la tumeur avec les doigts ou avec des érignes, il faut saisir les lèvres de la plaie l'une après l'autre, d'abord avec des pinces, puis avec les doigts, pour tendre les parties et les disséquer soit avec le bistouri, soit avec les ciseaux, ou même avec les doigts, lorsque cela est possible. En général le bistouri convexe, qui glisse facilement autour des surfaces, est celui qu'on préfère. Lorsque le sarcocèle est isolé dans une grande étendue, on abandonne les lèvres de la plaie, qu'on donne à tenir à un aide, pour saisir soi-même la tumeur qu'on peut continuer à isoler avec plus de facilité; dans l'un et l'autre cas, il faut avoir soin de tourner le tranchant de l'instrument vers les parties profondes afin d'éviter de pratiquer des boutonnières à la peau, et d'intéresser l'urètre, les corps caverneux et la cloison.

Troisième temps. Section du cordon. Lorsque le cordon est isolé jusqu'au-dessus du mal, il faut en opérer la séparation; à cet égard tous les praticiens ne procèdent pas de la même façon. Quelques-uns, suivant le procédé ordinaire, coupent le cordon en totalité avant de lier aucun de ses vaisseaux; d'autres en opèrent la ligature en masse avant de le couper; d'autres enfin lient les vaisseaux isolément à mesure qu'ils les coupent.

Dans le procédé ordinaire, on recommande à un aide de saisir le cordon près de l'anneau entre le pouce et l'index; on soulève soi-même la tumeur, on en opère la séparation avec des ciseaux, ou bien avec un bistouri près des doigts de l'aide, et l'on procède à la recherche des vaisseaux qu'on lie isolément. Quelques chirurgiens préfèrent donner la tumeur à tenir à l'aide, et saisir eux-mêmes le cordon près de sa racine. Parfois le pédicule du cordon glisse des doigts, et se retire dans l'anneau. On peut éviter cet inconvénient en l'accrochant préalablement avec un ténaculum, qui sert à l'attirer et à le maintenir au dehors.

On reproche à ce procédé d'exposer à la rétraction du cordon et à l'hémorrhagie par suite de la difficulté qu'on éprouve alors à lier quelques-unes de ses artérioles.

Modifications au procédé de section du cordon. Anciennement on pratiquait, et de nos jours encore un grand nombre de chirurgiens pratiquent la ligature du cordon en masse avant d'en opérer la section. Celse est un des premiers qui en ait parlé, Paul d'Egine suivait ce précepte. Parmi ceux qui l'adoptèrent plus tard, les uns conseillèrent d'appliquer le lien aussi haut que possible, d'autres de le placer auprès de l'épididyme, et d'autres, enfin, sur un point intermédiaire; l'essentiel, lorsqu'on suit cette méthode, est de faire la ligature au-dessus du mal (Pl. 48, fig. 4).

Sous-procédé d'A. Paré. Il passait un fil double dans l'épaisseur du cordon, et liait séparément les deux fils qui en résultaient. De cette façon la ligature étreignait mieux les parties qu'elle embrassait, et courait moins de risques de glisser que dans le procédé de Celse.

J. L. Petit, n'employait pas de ligature, il se contentait d'appliquer une petite compresse graduée sur l'anneau. *Pouteau* se bornait à tenir le bout du cordon renversé sur le pubis; enfin *Runge* tordait plusieurs fois le testicule sur lui-même avant de le séparer, et ne faisait point de ligature après la section. Mais aucune de ces trois manières d'agir ne présente assez de sécurité; aussi ne sont-elles pas mises en usage.

Sous-procédé de Bichat. Bichat conseillait de chercher d'abord le canal déférent, facile à reconnaître à sa dureté; de l'isoler, de glisser entre lui et les vaisseaux un bistouri pour les couper, sans toucher au conduit spermatique, de lier l'artère ou les artères faciles à reconnaître à leur jet de sang, et de terminer par la section du canal déférent.

Sous-procédé de M. Roux. Ce chirurgien coupe souvent les vaisseaux d'avant en arrière, les lie à mesure qu'il les coupe à petits coups, et n'achève la section de la dernière partie du cordon qu'après s'être assuré que cette portion, qui lui sert à retenir le tout au dehors, ne contient pas de vaisseaux importans. Lorsqu'il n'en est pas certain, il ne la coupe qu'après l'avoir serrée dans une ligature.

Sous-procédé de M. Blandin. Ce chirurgien, attribuant la rétraction du cordon à ce qu'on n'a pas la précaution de le dépouiller de ses enveloppes avant de le couper, saisit avec une pince à disséquer la gaîne que forment autour de lui le fascia transversalis, la tunique fibreuse et le crémaster, et la coupe en dédolant. Lorsqu'il a pénétré dans son intérieur, il soulève le cordon sur une sonde cannelée, et divise, derrière ce faisceau, le reste de la gaîne. Après cette opération préliminaire, on peut couper le cordon sans appliquer sur lui de ligature préalable et sans crainte d'en voir survenir la rétraction.

Appréciation. Nous avons à examiner ici les avantages et les inconvéniens de la ligature isolée ou de la ligature en masse.

On a reproché au procédé de la ligature isolée des vaisseaux, après la séparation de la tumeur, d'exposer à laisser échapper quelque artériole, et par suite, à une hémorrhagie consécutive. Quelques personnes redoutent aussi beaucoup la rétraction du cordon; enfin, on dit que les tâtonnemens auxquels on est obligé de se livrer quelquefois, allongent inutilement le temps de l'opération. Ces reproches ne sont pas sans fondement, mais n'ont pas toute la valeur que quelques personnes veulent leur prêter. Ainsi, dans la ligature isolée, il faudrait apporter bien peu d'attention à ce que l'on fait pour oublier des artérioles, et encore cet oubli serait-il rarement préjudiciable. La rétraction des parties constituantes du cordon peut arriver lorsque la tumeur est très volumineuse, parce que ayant exercé pendant long-temps des tiraillemens sur les vaisseaux testiculaires et le canal déférent, ceux-ci se sont trouvés allongés et attirés hors du canal inguinal par simple déplacement; or, après l'enlèvement de la tumeur, ils tendent à reprendre leur place par leur élasticité propre. Ce n'est donc pas comme on l'a cru long-temps, et comme le pense encore M. Blandin, à la rétraction de ses enveloppes qu'est dû le retrait du cordon; et puisque cet accident ne peut arriver que dans un très petit nombre de cas, il mérite à peine d'attirer l'attention et ne saurait détourner le praticien d'employer une méthode qui, en général, réussit très bien. Au reste, ce retrait est facile à prévenir, et on peut aisément y remédier lorsqu'il est arrivé. On le prévient en employant le ténaculum, ou bien le procédé de Bichat, ou celui de M. Roux; et l'on y remédie en prolongeant en haut l'incision des tégumens.

Quant à la ligature en masse, on a dit qu'elle était fort douloureuse, que les douleurs qu'elle causait se prolongeaient jusque dans les reins, parce qu'elle comprenait des nerfs venant du plexus rénal et un rameau fourni par le nerf génito-crural: qu'elle pouvait causer des convulsions, le tétanos, comme cela est arrivé chez un malade traité de la sorte par Morand, ou bien l'inflammation du tissu cellulaire de la fosse iliaque, ou de l'interstice des muscles du bas-ventre; qu'elle pouvait glisser sur les parties peu après son application; qu'elle était longue à se détacher, et qu'à mesure qu'elle coupait les parties elle se desserrait et pouvait permettre au sang de s'échapper par les vaisseaux encore perméables. Mais la plupart de ces reproches sont mal fondés; ainsi les douleurs, qui sont quelquefois très fortes au moment où l'on serre la ligature, cessent promptement au bout de quelques secondes; on ne voit pas pourquoi on attribuerait plutôt le tétanos survenu chez le malade de Morand à l'action de la ligature qu'à toute autre cause, puisque celle-ci était tombée lorsque l'accident survint. Lorsque la ligature est bien appliquée, elle ne glisse point, et l'hémorrhagie qu'on appréhende à la suite du relâchement de la ligature n'a jamais été observée. M. Velpeau dit avoir vu pratiquer la ligature en masse plus de vingt fois par M. Gouraud à l'hôpital de Tours, un grand nombre de fois par Richerand, MM. Cloquet et Bougon, et l'avoir pratiquée plus de trente fois lui-même, sans avoir jamais vu survenir d'inconvéniens qu'on puisse raisonnablement lui attribuer. Nous en pourrions dire autant d'un nombre considérable de sections pratiquées par Ant. Dubois et Dupuytren, qui n'ont jamais opéré autrement. Cependant, dit Boyer, comme il est certain que la ligature de la totalité du cordon spermatique a donné lieu quelquefois à des accidens graves, que l'on a fait cesser dans quelques cas en relâchant ou en coupant la ligature, et d'un autre côté comme la ligature immédiate de chaque artère du cordon n'a jamais eu de suites fâcheuses, nous concluons que la ligature doit toujours être faite de cette manière, et qu'on ne doit se déterminer à lier le cordon en totalité qu'autant que les artères qu'il renferme sont tellement cachées et enfoncées dans son centre qu'il est impossible de les saisir et de les tirer en dehors pour les lier séparément. Au reste, sans penser avec M. Velpeau que la ligature en masse mérite d'être généralisée et substituée à la ligature isolée; sans dire avec M. Boyer qu'elle doive être réservée pour les cas exceptionnels, on voit, d'après les faits, que l'une ou l'autre peut être employée indifféremment dans la majorité des cas.

Taille des lambeaux. Dans le procédé ordinaire dont il vient d'être question, pour peu que les lambeaux aient trop de longueur, il faut les réséquer pour éviter qu'ils ne s'enroulent sur eux-mêmes du côté de leur surface interne, ce qui rendrait la guérison longue et difficile. Pour éviter cet inconvénient, Rima agit de la manière suivante.

Procédé de Rima. S'il s'agit du testicule gauche, le chirurgien se place de ce côté du malade qui est couché comme précédemment. Il saisit entre le pouce et les quatre doigts de la main gauche le cordon à travers un pli de la peau du scrotum et de l'aine, le soulève et l'isole. Un aide placé de l'autre côté embrasse entre les pouces de ses deux mains placés en arrière, et les doigts appliqués en avant, la peau saine du scrotum au-delà de la cloison, maintient en contact la paroi antérieure et la paroi postérieure des bourses, et tire doucement à lui. Le testicule sain se trouve compris dans la partie du scrotum qu'il tient dans ses mains. Un autre aide placé à la gauche de l'opérateur, s'empare du testicule malade, le soulève et le tire par en haut de manière à tendre les tégumens et à l'écarter assez pour permettre à l'instrument de passer aisément entre lui et les doigts de l'aide de face.

Les parties étant ainsi disposées, le chirurgien enfonce horizontalement un bistouri étroit, à travers le pli de la peau scrotale qu'il tient entre ses doigts, derrière le cordon, un peu au-dessus du point où son intention est de le couper plus tard, et conduit la lame obliquement de haut en bas et de dehors en dedans vers la face interne du testicule qu'il rase et détache complètement des parties situées au-dessous de lui, de la même manière qu'on le fait pour tailler un lambeau dans les amputations de ce genre. Puis recommandant à l'aide de soutenir et de tirer un peu la tumeur recouverte de tégumens, il reprend le cordon, le pouce en dedans et les doigts en dehors, reporte le tranchant du bistouri derrière lui, un peu au-dessous du point où il le tient, et le tranche d'un seul coup avec la peau qui le recouvre. Le plus souvent aussitôt que la section est faite, le cordon glisse des doigts de l'opérateur et se retire un peu, mais jamais bien haut, parce qu'il est retenu par le tissu cellulaire d'enveloppe qui n'a pas été divisé; pour le découvrir il suffit d'écarter un peu les lèvres de la plaie; on peut alors facilement opérer la ligature en masse ou la ligature des artères séparées. Comme on le voit par ce procédé, il n'y a aucune dissection à faire, la durée de l'opération est presque nulle comparativement à celle qu'elle a dans le procédé ordinaire, et la réunion des lèvres de la plaie se fait très facilement. Mais pour qu'il soit applicable, il faut que la tumeur ne soit pas trop volumineuse, ni la peau altérée dans une trop grande étendue.

Procédé de M. Velpeau. C'est le même que le précédent, seulement pour rendre la réunion plus prompte et encore plus aisée, il place, avant l'opération, des fils dans les lèvres de la plaie, à la distance de 9 millimètres les uns des autres; l'un d'eux, plié en quatre, est placé sous le cordon, au-dessus des parties malades, pour le lier d'avance sur une compresse. Lorsque le sarcocèle est détaché, il ne reste plus qu'à nouer les fils. Deux malades traités de la sorte ont parfaitement guéri.

Sarcocèle du cordon et du canal inguinal. Certains sarcocèles débutent par le cordon, soit par la partie qui est au dehors du canal inguinal, soit par celle qui est contenue dans ce canal. Boyer considère cette espèce d'affection comme étant la plus mauvaise de toutes, et comme devant presque nécessairement faire périr les malades. Quelquefois aussi c'est le testicule qui, retenu dans ce canal, y est devenu malade et a dû être enlevé. Boyer a rencontré deux fois cette affection et a opéré dans les deux cas avec un succès complet; Rossi, dans un cas semblable, fut obligé d'aller couper le cordon à plus de 8 centimètres au-dessus de l'anneau, ainsi que le dit M. Puissant, dans sa thèse (1825); le malade guérit.

Lorsque de semblables circonstances se présentent, le manuel opératoire doit varier; quelquefois il suffit de commencer un peu plus haut l'incision ordinaire, mais d'autres fois aussi il faut ouvrir le canal inguinal dans toute son étendue pour pénétrer jusque dans la fosse iliaque; alors on fait une incision suivant le plus grand diamètre de la tumeur et presque parallèle à l'arcade crurale. On divise la peau et le fascia superficialis, on lie l'artère tégumenteuse abdominale, si elle est coupée, et l'on incise toutes les parties de la paroi du ventre, couche par couche, sur une sonde cannelée. Lorsqu'on arrive près du péritoine, de l'artère épigastrique et des vaisseaux iliaques, il faut user de grandes précautions pour ne pas les blesser, encore ne réussit-on pas toujours à les éviter. Dans un cas semblable, M. Naegèle, malgré toute l'attention qu'il put y mettre, ouvrit le péritoine.

M. Velpeau, qui dit avoir été obligé d'ouvrir dans trois cas toute la paroi antérieure du canal inguinal, et d'isoler le cordon jusque dans la fosse iliaque pour en faire la ligature, n'a pas trouvé l'opération très difficile. Quoi qu'il en soit, c'est une opération qu'un chirurgien prudent doit rarement tenter, parce que la maladie dont il s'agit est fréquemment accompagnée de tumeurs de même nature dans les parties internes. L'opération terminée, il faut procéder à la torsion ou mieux à la ligature des vaisseaux de la plaie, ce sont de petits rameaux venant des honteuses externes, de l'épigastrique et de la récurrente iliaque.

Pansement. On réunit d'abord les ligatures précédentes, et on les enveloppe dans un linge pour les séparer des autres pièces de l'appareil, puis on procède généralement à la réunion par seconde intention. On commence par appliquer un linge fin troué et enduit de cérat sur la plaie, et par dessus des boulettes de charpie; on en met aussi entre le côté interne des cuisses et le scrotum, pour le garantir du frottement. Des compresses longuettes recouvrent la charpie. Le tout est contenu par un suspensoir, ou un double spica de l'aine.

Quelques chirurgiens, et Delpech entre autres, ont tenté de faire revivre de nos jours la suture de la plaie, et par conséquent la réunion par première intention, qui se pratiquait anciennement; mais ils n'ont pu réussir à faire adopter cette méthode. Boyer, qui l'a tentée plusieurs fois, dit en avoir obtenu des résultats très variés : « Quelquefois l'extérieur de la plaie s'est réuni « complétement, mais un épanchement ou un abcès s'est formé « dans son fond, et j'ai été obligé d'inciser la cicatrice pour don« ner issue au sang ou au pus épanché; d'autres fois une partie « de la plaie s'est réunie exactement, mais le reste a suppuré, et « la guérison complète s'est fait attendre presque aussi long-temps « que dans le cas où la plaie a été couverte de charpie. »

Lorsque tout est terminé, il faut faire transporter le malade dans son lit et le placer sur le dos, la tête un peu relevée; on le soumet ensuite au régime et au traitement des grandes opérations.

Divers accidens consécutifs peuvent survenir. 1° L'*hémorrhagie* se montre parfois quelques heures après l'opération et dépend de ce qu'on a omis la ligature de petits vaisseaux divisés, qui, revenus de l'état de spasme où ils étaient plongés, versent du sang plus ou moins abondamment; en pareil cas, il ne faut jamais se hâter de défaire le pansement; le plus souvent il suffit d'en imbiber les pièces d'eau froide et astringente, telle que l'eau de Goulard, et de renouveler fréquemment ces lotions. Si cependant l'hémorrhagie durait depuis plusieurs heures, il faudrait défaire l'appareil pour s'assurer d'où elle provient, et pour lier les vaisseaux qui y donnent lieu. 2° On voit quelquefois survenir, une inflammation très intense du scrotum, du cordon spermatique et des parties contiguës. On oppose à cet accident les antiphlogistiques locaux et généraux; toutefois leur emploi le mieux combiné ne suffit pas toujours pour prévenir la gangrène ou un abcès qu'il faut ouvrir avec le bistouri. 3° L'inflammation du péritoine et le tétanos peuvent aussi se déclarer, et alors le malade périt presque constamment, mais ces deux derniers accidens sont si rares qu'il est inutile d'appeler sur eux l'attention du chirurgien.

Lorsqu'il ne survient aucun accident, le premier pansement se fait du troisième au cinquième jour et doit être renouvelé ensuite tous les jours, tant que la suppuration est abondante; les ligatures tombent du huitième au douzième, et la guérison de la plaie a lieu dans la plupart des cas de la quatrième à la cinquième semaine. Quelquefois elle se fait plus tôt, mais d'autres fois plus tard, ce qui peut dépendre d'une mauvaise disposition du malade, ou de ce que les bords de la plaie s'enroulant sur eux-mêmes, retardent sa cicatrisation.

En résumé, la castration est une des grandes opérations de la chirurgie dont le pronostic est le moins grave; elle réussit bien et expose peu la vie des malades.

OPÉRATIONS QUI SE PRATIQUENT SUR LE PÉNIS.

Les maladies de la verge qui nécessitent un manuel opératoire sont : l'imperforation du prépuce, le phimosis, le paraphimosis, l'absence du prépuce, sa division congénitale, les adhérences du prépuce au gland, la section du frein, les calculs situés entre le gland et le prépuce, l'étranglement de la verge, le cancer et l'amputation de cet organe.

IMPERFORATION DU PRÉPUCE.

On la reconnaît à ce que les langes de l'enfant ne sont pas mouillés, attendu qu'il ne rend pas d'urine; puis à ses cris, et surtout à une tumeur transparente qui devient plus grosse et plus tendue lorsque l'enfant fait des efforts pour uriner.

On remédie à cet état en ouvrant cette tumeur avec un bistouri, une lancette ou des ciseaux, et en excisant une partie du prépuce, lorsqu'il a trop de longueur; le passage de l'urine suffit pour maintenir l'ouverture artificielle. Toutefois, pour éviter l'irritation qui résulte du contact de ce liquide avec les lèvres de la plaie, on a recours à des lotions avec l'eau de guimauve ou de sureau, et à des applications émollientes.

SECTION DU FREIN.

Cette petite opération devient nécessaire toutes les fois que le frein se prolongeant trop près du méat urinaire, il en résulte, pendant l'érection, une fluxion de la verge en arc, qui rend la copulation douloureuse, souvent même impossible, et l'éjaculation difficile; outre que le sperme est dirigé contre les parois du vagin au lieu d'être lancé vers l'orifice de l'utérus, ce qui peut nuire à la génération.

Procédé ordinaire. Le malade étant couché sur le bord droit de son lit, le chirurgien se place à la droite, découvre le gland, et le saisit par ses côtés entre le pouce et l'index, tandis qu'un aide tend le filet en le tirant en bas et un peu en arrière; puis il enfonce dans ce pli, de droite à gauche, un bistouri étroit dont le dos est tourné en arrière, et, en faisant agir en même temps l'instrument de derrière en devant, il coupe toute la partie du frein comprise entre son bord libre et l'endroit où le bistouri a été enfoncé, en rasant le gland afin de n'y laisser aucune aspérité.

On pourrait aussi pratiquer cette petite opération avec des ciseaux, mais il vaut mieux employer le bistouri, parce qu'on n'a pas à redouter que le repli membraneux fuie au-devant de la lame, ce qui oblige à recommencer la section.

Pour empêcher les bords de la plaie de se réunir, il faut interposer entre eux un plumasseau de charpie; quelques chirurgiens et Boyer entre autres conseillent de maintenir le prépuce derrière le gland jusqu'à ce que la cicatrisation soit achevée; mais cette manière d'agir est inutile dès qu'on prend la précaution de faire glisser de temps en temps le prépuce sur le gland.

PHIMOSIS.

Le mot phimosis (φίμωσις, εος ou εως, de φιμόω, action de lier, de serrer) signifie, en chirurgie, resserrement de l'ouverture du prépuce au-devant du gland, de manière que celui-ci ne peut être découvert. On le distingue en congénial et en accidentel; dans le premier cas il existe à la naissance, et dans le second, il survient après la naissance sous l'influence d'une cause quelconque.

Indications de l'opération.

1° *Le phimosis congénial* ne présente guère d'inconvéniens, et ne nécessite une opération immédiate que dans les cas où le prépuce est très allongé et son ouverture très étroite. En effet, l'urine ne sortant que difficilement, il en reste toujours quelques gouttes dans la cavité du gland; ce liquide s'altère et irrite les parties avec lesquelles il est en contact, alors on voit le prépuce s'engorger, s'allonger et se durcir; quelquefois même il s'ulcère à sa surface interne: les bords de son ouverture contractent des adhérences, la rétention d'urine devient complète, et l'enfant succomberait si l'on n'y remédiait en temps opportun. Choppart, dans son traité des maladies des voies urinaires, cite une observation de ce genre fort remarquable. L'opération qu'on pratique en pareil cas est la *circoncision*.

Lorsque l'ouverture du prépuce est assez large pour permettre une libre issue à l'urine, on ne s'aperçoit de la présence du phimosis que dans les cas où la matière sébacée, sécrétée par les glandes qui sont placées sous la couronne du gland, détermine une phlogose de la surface interne du prépuce, accompagnée de l'écoulement d'un liquide analogue à celui qui sort par l'urètre dans la blennorrhagie, et dans ceux où l'enfant, devenu adulte, veut se livrer au coït; en effet alors, si le prépuce n'a pas un excès de longueur propre à satisfaire à l'accroissement de volume que prend la verge pendant l'érection, ou bien le gland ne peut passer à travers l'ouverture de la peau, et une vive douleur s'oppose à l'accomplissement de l'acte vénérien; ou bien il y passe, mais alors c'est que le prépuce s'est déchiré, ou que son orifice s'est assez dilaté pour admettre la totalité du gland. Or, dans chacune de ces circonstances, et dans la dernière surtout, il peut survenir des accidens fâcheux: ainsi il peut se faire qu'on ne puisse ramener le prépuce à sa place, et qu'on ait un paraphimosis au lieu d'un phimosis. On pourra remédier à l'écoulement sous-préputial par des injections et des bains de propreté, mais il vaudra toujours mieux avoir recours à l'opération.

2° *Le phimosis accidentel* peut dépendre d'une inflammation ou de chancres développés à la surface interne du prépuce; des injections, des lotions et un traitement approprié peuvent suffire pour obtenir la résolution, quoiqu'on soit assez souvent obligé de recourir à l'opération.

Mais si l'inflammation se termine d'une manière chronique et que le prépuce tout entier soit épaissi, endurci de manière à former une coque dure, inextensible, comme lardacée, *éléphantiasique* (comme dit M. Velpeau), qui emboîte et dépasse la totalité du gland, après la compression sur laquelle on doit fonder peu d'espérances, on ne peut réellement compter que sur l'opération.

Opération. Elle se fait par incision, par excision et par circoncision.

1° Méthode par incision.

Procédé ordinaire. Il consiste à fendre le prépuce dans sa partie moyenne et dorsale. Les instrumens nécessaires sont une sonde cannelée sans cul-de-sac, un bistouri pointu à lame étroite et des ciseaux. On peut opérer le malade debout, assis ou couché; dans le premier cas, il doit être saisi par derrière, à bras le corps, par un aide vigoureux qui l'empêche de reculer; dans le second, il faut le faire asseoir sur une chaise, le dos solidement appuyé contre un meuble ou contre un mur; et enfin, dans le troisième, il doit être étendu horizontalement sur le dos, dans le sens de la longueur du lit, près de son bord droit. Si le malade est debout ou assis, l'opérateur se place devant lui un genou en terre, et s'il est couché, c'est contre le bord droit du lit que doit se mettre le chirurgien. Alors il saisit avec le pouce et l'index de la main gauche le côté droit du prépuce, pour l'attirer un peu en avant, et fait filer la sonde cannelée sous l'enveloppe du gland, jusqu'au point de réflexion de la muqueuse. Comme la peau se laisse toujours couper plus en arrière que cette muqueuse, il faut, pour éviter cet inconvénient, que l'aide chargé de soutenir la verge et de maintenir le bec de la sonde en rapport avec la peau, attire un peu celle-ci en arrière, jusqu'à ce que la muqueuse apparaisse au bord du prépuce, suivant le conseil de M. Tavernier. Alors l'opérateur saisit la sonde de la main gauche, fait glisser dans sa cannelure le bistouri à plat jusqu'à la couronne du gland, en tourne la pointe et le tranchant du côté de la peau, abaisse son manche, pousse sa pointe vers le prépuce pour le percer, et termine en ramenant avec vivacité la lame en avant. Bien qu'on ait fait tirer la peau en arrière, si cette membrane était divisée plus loin que la muqueuse, on achèverait de diviser cette dernière avec des ciseaux. (Pl. 50, fig. 1.)

Quelques chirurgiens ne se servent pas de sonde cannelée, et préfèrent, ainsi que l'enseignait Boyer, masquer la pointe du bistouri avec une petite boule de cire trempée dans l'huile ou du blanc d'œuf, pour favoriser son glissement sous le prépuce où on l'introduit à plat. Dans cette modification du procédé ordinaire, lorsque la pointe est arrivée à la couronne du gland, l'opérateur abandonne le prépuce, saisit la verge entre les trois derniers doigts placés en dessous et l'indicateur en dessus, puis avec le pouce il tire la peau vers le pubis, applique ce doigt derrière le point où l'incision doit commencer, tourne le bistouri de manière que son tranchant regarde le prépuce, incline fortement le manche en tendant en même temps la peau, et termine comme dans le cas précédent en poussant la pointe qui traverse la boule de cire en même temps que le prépuce.

Il vaut mieux se servir de la sonde cannelée que de la boule de cire, parce que dans ce dernier cas il faut avoir un bistouri extrêmement étroit sous peine de blesser les parties, tandis qu'avec la sonde cannelée tous les bistouris pointus sont bons. Le bistouri est aussi préférable aux ciseaux pour faire la division principale, parce que de forts ciseaux ne pourraient pas pénétrer entre le gland et le prépuce, et que de faibles mâcheraient les parties, au lieu de les couper. Si, après que la division du prépuce est opérée, on s'apercevait que le frein s'avançât jusqu'à l'orifice de l'urètre, il faudrait le diviser d'un coup de ciseaux.

Procédé attribué à M. Jules Cloquet. Ce procédé consiste à faire l'incision au-dessous du gland sur l'un des côtés du frein au lieu de la faire au-dessus, toujours avec le bistouri et la sonde cannelée. C'est au reste le même procédé que suivait Guillemeau, élève de A. Paré. C'était aussi celui des anciens comme l'indique aussi clairement que possible ce passage de Celse : *« Subter à summâ orâ cutis inciditur rectâ lineâ usque ad frenum, atque ita superiùs tergus relaxatum cedere retrò potest. »*

Comme dans le cas précédent, si le frein remonte trop près du méat urinaire, il faut le diviser.

Procédé de M. Coster. Dans ce procédé on substitue trois incisions à l'incision unique; c'est donc un débridement multiple; elles partent toutes les trois de l'ouverture du prépuce, se prolongent seulement de quelques millimètres, quatre, six ou plus, suivant le besoin, et sont situées sur les parties latérales et dorsales.

Procédé de M. Malapert. C'est une modification du précédent; cette modification consiste à substituer l'incision du frein à l'incision dorsale, et à faire les trois incisions plus profondes, de 9 à 12 millimètres, par exemple (Pl. 50, fig. 2).

Appréciation des procédés de la méthode par incision. L'incision dorsale présente un grave inconvénient, c'est de laisser deux lèvres lâches, pendantes, plus ou moins tuméfiées, qui se retirent et s'écartent souvent pour faire place à un bourrelet quelquefois fort gênant. On a pensé à y remédier par l'excision des angles de la division, mais cette excision n'offre qu'un remède très imparfait. L'incision inférieure laisse bien elle aussi quelquefois un lambeau épais, mais il est toujours moins long que les lambeaux de l'incision supérieure, attendu qu'en ce point la couronne du gland se prolonge moins profondément. « J'ai souvent mis ce procédé en usage, dit M. Velpeau, et tout me porte à croire qu'on finira par le substituer à l'autre. » (*Méd. opérat.*, tom. IV, p. 326). Il est effectivement d'une application tout aussi générale. Le procédé de Coster ne convient guère que dans les cas où un gonflement accidentel a rétréci un prépuce d'ailleurs suffisamment large. Celui de M. Malapert, tout au plus bon pour quelques cas exceptionnels, tels que ceux où il y aurait des ulcères ou des tubercules vénériens qui altéreraient profondément le prépuce dans le lieu d'élection, ne fait, dans les cas ordinaires, que compliquer inutilement l'opération, sans apporter un remède plus efficace à la maladie.

Méthode par excision.

Procédé ordinaire. Lorsqu'on a fait l'incision dorsale dont nous avons parlé dans la méthode par incision, on saisit successivement avec une pince ordinaire ou bien avec une pince à griffes les lèvres de la plaie, pour en séparer un lambeau triangulaire.

Procédé de M. Lisfranc. Ce praticien a proposé d'exciser un lambeau semi-lunaire du bord antérieur et dorsal du prépuce. Pour y parvenir il saisit la partie à couper avec des pinces, l'écarte du gland et l'enlève avec des ciseaux courbes sur le plat et bien tranchans. Si la première échancrure paraît insuffisante il en pratique plusieurs dans des points voisins (Pl. 50, fig. 3).

Méthode par circoncision.

Procédé de M. Lisfranc. Il faut saisir le contour de l'ouverture du prépuce avec plusieurs pinces, le faire tirer en avant par des aides, puis embrasser transversalement avec les mors d'une pince à anneaux, placée au-devant du gland, la peau qui est tirée par les aides; et enfin emporter d'un seul coup tout ce qui est en avant des pinces à anneaux (Pl. 50, fig. 4).

Procédé de M. Ricord. Ce chirurgien commence par tirer le prépuce en avant pour tracer, avec de l'encre ou du nitrate d'argent, une ligne qui doit limiter les parties qu'il veut inciser. Puis il abandonne la peau à elle-même pour savoir si la ligne tracée est située trop en arrière ou trop en avant de la couronne du gland, et pour rectifier sa position s'il y a lieu. Cela fait, il ramène de nouveau la peau du prépuce en avant, la saisit transversalement avec les mors d'une pince à pansement entre le gland et la ligne tracée, et tranche tout ce qui est au-devant. Enfin il termine en régularisant l'incision et en emportant la partie de membrane muqueuse en excès; pour exécuter cette dernière section, il saisit la membrane avec des pinces dans sa partie dorsale, la fend d'avant en arrière jusqu'au niveau de la peau, et excise ses lambeaux latéraux.

Procédé de M. Bégin. Il saisit le prépuce avec le pouce et l'index de la main gauche, le tire à lui, introduit, par l'ouverture de la peau, une branche de ciseaux courbes sur le plat, fait une incision oblique partant de la partie la plus voisine du frein, et la conduit jusqu'au milieu de la face dorsale; puis, reportant l'instrument en ce point, il lui fait parcourir un trajet semblable de l'autre côté, et en sens opposé, jusqu'au frein qu'il comprend dans l'excision. Si la muqueuse dépasse de beaucoup la peau, on l'incise d'abord d'avant en arrière, puis on excise ses lambeaux latéraux.

Appréciation. De ces trois procédés, les deux premiers sont indifféremment applicables, et méritent la préférence toutes les fois que le prépuce, très allongé, dépasse de beaucoup l'extrémité du gland, comme cela se rencontre fréquemment chez les enfans. Mais lorsque le prépuce est induré et peu susceptible de s'allonger sous l'influence des tractions exercées sur lui, nous pensons qu'il vaut mieux employer le procédé de M. Bégin.

Appréciation des méthodes. Sans avoir chacune leurs applications bien tranchées, les trois méthodes ne conviennent cependant pas indifféremment à tous les cas. Ainsi, 1° lorsque le prépuce n'est que rétréci à son orifice, et qu'il ne présente pas d'induration chronique, la simple incision, soit supérieure, soit inférieure, est suffisante. Il en est encore de même lorsque le phimosis résulte d'une inflammation aiguë du prépuce; il est vrai qu'immédiatement après l'opération, les lèvres de la plaie paraissent grosses et tuméfiées; mais après la guérison, lorsque le dégorgement a eu lieu, cette difformité diminue beaucoup; d'ailleurs rien n'empêche de combiner la méthode de l'incision avec celle de l'excision. 2° Si le prépuce est très allongé, bien qu'à la rigueur on puisse encore se contenter d'inciser son bord supérieur et d'exciser les lèvres de la plaie, il n'en est pas moins vrai que la circoncision donnera un meilleur résultat. 3° Enfin, si le phimosis résultait d'une inflammation chronique, et que le prépuce fût transformé en une coque dure, comme dans un cas observé par M. Roux où il était fibro-cartilagineux, et dans un autre cité par M. Sper (*Lancette française*, t. 1, p. 377), où il était doublé par une calotte pierreuse, évidemment il faudrait avoir recours à une excision plus ou moins considérable des tissus morbides.

L'opération du phimosis, une fois terminée, n'exige pour tout pansement, quelle que soit la méthode qu'on ait suivie, que l'application d'un linge troué enduit de cérat sur la plaie, un plumasseau de charpie et une croix de Malte par-dessus, afin que le malade puisse uriner sans être obligé d'enlever les pièces de l'appareil; il faut ensuite assujettir ces parties avec une bande étroite et longue de 1 mètre 20 cent. qu'on enroule autour de la verge. Enfin, un mouchoir plié en triangle sert à soutenir les testicules et à maintenir la verge relevée contre les pubis. Ce pansement n'a besoin d'être renouvelé que le deuxième ou le troisième jour, puis tous les jours lorsque la suppuration est établie.

PARAPHIMOSIS.

Le paraphimosis, ou l'étranglement de la verge derrière le gland par l'ouverture du prépuce, peut être suivi d'accidens plus ou moins graves, s'il n'est traité convenablement et en temps opportun.

Pour en obtenir la cure on a proposé deux moyens: la réduction et le débridement.

Réduction.

Premier procédé. Le malade est assis sur une chaise, ou couché sur le bord droit de son lit; dans le premier cas, le chirurgien s'assied en face de lui, et dans le second il se tient près du bord droit du lit. Après avoir graissé le gland et le bourrelet avec de l'huile ou du cérat, pour faciliter le glissement des parties, il embrasse la verge avec l'indicateur et le médius de chaque main, les croise derrière le bourrelet, et appuie sur les côtés du gland avec les deux pouces restés libres, afin de le refouler en arrière, tandis que les doigts placés derrière le prépuce malade l'attirent en avant avec force, absolument comme pour en coiffer les pouces qui tendent à se loger dans son intérieur. Pour éviter que les doigts ne glissent pendant la manœuvre, il faut avoir la précaution d'entourer le bourrelet d'un linge fin; c'est en outre un moyen de rendre la pression moins forte et moins douloureuse. Bien qu'on recommande en général de n'avoir recours à ce procédé que dans les premières heures du paraphimosis, et lorsque la verge et le prépuce sont sains, M. Velpeau pense qu'on aurait tort de le rejeter, par cela seul que la maladie dure depuis douze ou quinze heures, et que les parties sont déjà enflammées et douloureuses; il dit y avoir eu recours plusieurs fois avec un plein succès, au bout de vingt-quatre heures, de trois, de cinq jours sans plus d'inconvéniens, quoique le devant de la verge fût extrêmement sensible, et qu'il y eût plusieurs gerçures sur les côtés du bourrelet préputial.

Procédé de M. Coster. Le gland, qui est un organe spongieux, étant gorgé de sang par suite de l'étranglement qui existe derrière sa couronne, on le comprime vigoureusement dans le creux de la main, soit seule, soit revêtue d'une compresse pendant cinq à dix minutes. Lorsqu'on pense que son volume est assez réduit pour pouvoir traverser l'anneau constricteur, on cherche à ramener le prépuce sur le gland, en comprimant celui-ci vers sa base avec le bout des doigts indicateur et annulaire de chaque main, les deux pouces faisant opposition au sommet, tandis qu'avec les deux médius on ramène le prépuce en avant (Pl. 50, fig. 7).

Le procédé suivant, attribué à M. Desruelles, est préférable.

Procédé de M. Desruelles. Quel que soit le degré du paraphimosis et de l'œdème qui l'entretient, pourvu qu'il n'y ait pas d'inflammation trop forte, le chirurgien, commence par comprimer et masser entre les doigts le bourrelet infiltré, afin de disséminer la sérosité qu'il contient, et de rendre au tissu cellulaire sa mobilité; puis il passe le doigt indicateur entre la couronne du gland et le prépuce, pour détruire les adhérences commençantes qui pourraient exister entre ces parties, recouvre la verge d'un linge fin, la saisit avec la main gauche, de manière que le pouce et l'index forment, derrière le prépuce, un anneau propre à l'attirer en avant; alors, avec les doigts de l'autre main il comprime le gland, le masse et le pétrit avec force, jusqu'à ce qu'il l'ait rendu petit, ridé, comme flétri; enfin il le repousse en arrière, tandis qu'avec la main gauche il attire fortement le prépuce en avant (Pl. 50, fig. 8).

Bien que ce procédé soit un des meilleurs, il n'en est pas moins vrai que la manœuvre en est souvent longue, douloureuse pour le malade, et même pénible pour le chirurgien. On a vu, dans quelques cas, le gland s'excorier et même se déchirer. Il nous semble qu'il vaudrait mieux recourir au procédé suivant, indiqué par Boyer, ou bien au débridement, que de faire endurer au malade des douleurs aussi poignantes.

Procédé de Boyer. Il arrive souvent, dit ce chirurgien, que toutes les tentatives de réduction sont inutiles, et qu'après avoir fait beaucoup souffrir le malade on n'est pas plus avancé qu'auparavant; dans ce cas, si le mal n'est pas porté à un degré considérable, et s'il n'est accompagné d'aucun accident grave, on peut espérer de le guérir en faisant un bandage compressif sur le gland, le prépuce et la verge avec une bande étroite, dont les tours seront uniformément serrés, et en pressant entre les doigts les parties infiltrées chaque fois qu'on renouvelle ce bandage; par ce moyen le replacement du prépuce se fait peu-à-peu et de lui-même dans l'espace de quelques jours; mais pour peu qu'il y ait d'inflammation, ce procédé ne convient point.

Emploi de la pommade de belladone Un chirurgien a proposé récemment d'enduire tout le pénis et même le scrotum, le pubis et le périnée, d'une couche de pommade, composée de parties égales d'extrait de belladone, de camphre et d'onguent napolitain, se fondant sur ce que ces substances ont une action remarquable sur les artères, dont elles affaissent l'éréthisme, et sur les congestions inflammatoires, en général, qu'elles font diminuer promptement. Ce moyen n'a pas encore été employé.

En définitive, pour peu que l'inflammation soit forte, il ne faut pas insister trop long-temps sur les moyens de réduction; il vaut mieux recourir à l'opération: « Je m'y détermine d'autant plus, dit J. L. Petit, que, aux malades dont il s'agit ici, quand même on ferait la réduction du gland, il faudrait toujours couper le prépuce, parce qu'ils ont tous une disposition au phimosis. » Suivant Boyer, cette opération est surtout nécessaire et urgente lorsque le paraphimosis a lieu chez une personne affectée de chancres vénériens, et que les accidens de l'inflammation n'ont pas cédé aux saignées, aux boissons délayantes, aux bains, aux cataplasmes, etc.

Débridement (Pl. 50, fig. 9).

Procédé ordinaire. Le chirurgien fait coucher le malade sur le bord droit de son lit, et se place du même côté; saisissant la verge avec la main gauche, les quatre derniers doigts en dessous et le pouce sur le gland, après avoir mis en saillie la bride circulaire qui étrangle le pénis, il prend de la main droite un bistouri ordinaire, ou mieux encore un bistouri à lame concave, et le tient comme pour couper de dedans en dehors et devant soi, le tranchant tourné en haut, et le dos vers le gland; il enfonce la pointe de l'instrument sous la bride qui forme l'étranglement, et la coupe en abaissant le manche et relevant la pointe, par un mouvement de bascule. Il fait de la même manière deux, trois quatre incisions sur la même bride en d'autres endroits, suivant le degré de constriction qu'elle produit.

Procédé de Richter. Richter voulait qu'on incisât d'abord la peau en arrière de la bride, et qu'on glissât par cette ouverture un stylet cannelé pour guider le bistouri sous l'étranglement.

Procédé de M. Velpeau. Ce chirurgien veut qu'on incise le bourrelet constricteur directement par sa face externe. Faisant retirer la peau vers le pubis, pendant qu'un aide cherche à renverser le bourrelet morbide en avant, on parvient généralement à mettre en évidence le fond du cercle qui cause l'étranglement. Dès-lors on porte perpendiculairement sur lui la pointe d'un bistouri droit tenu comme une plume à écrire, et l'on pratique sur un ou plusieurs points, avec cet instrument, de petites incisions auxquelles on donne toute la profondeur nécessaire. L'auteur se loue beaucoup de l'emploi de son procédé : « Il m'a si bien réussi, dit-il, même chez un très jeune enfant dont le paraphimosis datait de trois jours, et chez tous les adultes dont je n'ai pu réduire le gland à l'aide des doigts et des pouces, que je conçois à peine quelques cas où le procédé ordinaire soit indispensable » (*Méd. opér.* t. 4, p. 330). M. Velpeau pense que l'on rendrait encore l'opération plus simple, plus sûre et moins douloureuse, en faisant glisser d'avant en arrière sous le prépuce, et insinuant par ponction d'arrière en avant sous la bride, une aiguille à cataracte droite ou le petit ténotome de M. Bouvier.

Quel que soit le procédé qu'on emploie, on arrive au même résultat, sans rencontrer plus d'avantages ou d'inconvéniens bien marqués, c'est-à-dire que les incisions font cesser l'étranglement et les accidens inflammatoires qu'il produit, mais elles ne suffisent pas pour permettre la réduction du prépuce. On ne peut l'obtenir qu'après avoir procuré le dégorgement du prépuce et l'affaissement du bourrelet formé par la membrane muqueuse, en y faisant trois ou quatre scarifications qui le fendent suivant la longueur de la verge; puis en exprimant la sérosité contenue dans le bourrelet, avec les doigts qui le pressent fortement, et en procédant à sa réduction d'après les règles posées dans l'article précédent, sans s'inquiéter des cris du malade.

Si le paraphimosis était accompagné de chancres vénériens très enflammés, il ne faudrait pas chercher à ramener le prépuce sur le gland après l'opération, dans la crainte de causer trop de douleur et d'accroître l'inflammation. Les chancres guériront mieux à découvert que cachés, et lorsque les parties seront dégorgées, ou le prépuce reviendra sur le gland ou il sera facile de l'y ramener. Lorsque la réduction est faite, il faut tenir la verge relevée contre le ventre, et la bassiner plusieurs fois par jour avec de l'eau de guimauve et de sureau, pour que le gonflement du prépuce se dissipe et que les petites plaies se cicatrisent.

ABSENCE DU PRÉPUCE.

Le prépuce peut être naturellement très court, ou bien avoir été détruit par la gangrène ou par la circoncision; on a tenté de le rétablir par deux opérations qui sont différentes suivant que le prépuce manque par vice de conformation, ou que la perte est le résultat de la circoncision : tous les deux sont décrits par Celse de la manière suivante.

Procédé pour le cas où le prépuce manque par vice de conformation. On étendait la peau des environs du gland jusqu'à ce qu'elle le couvrît : puis, on assujettissait cette peau au-delà de l'extrémité du gland avec un fil; on incisait circulairement la peau vers la partie supérieure de la verge, avec la précaution de n'offenser ni l'urètre, ni les vaisseaux qui rampent sur le dos de la verge, ni les corps caverneux : cela fait, on ramenait doucement la peau vers la ligature, en laissant un vide circulaire à l'endroit de l'incision; on appliquait de la charpie entre les lèvres de la plaie, pour y laisser croître des chairs qui remplissent cet intervalle, et qui permissent à la peau de prêter assez pour recouvrir le gland; on tenait ultérieurement le prépuce toujours lié jusqu'à ce que la cicatrice fût formée, observant de laisser une petite ouverture pour le passage de l'urine.

Cette opération est à juste titre inusitée, d'abord parce qu'elle ne réussit pas, et qu'ensuite elle est inutile. On comprend en effet que l'incision circulaire, faite à la peau de la verge, en se cicatrisant, oblige celle dont on avait l'intention de faire un nouveau prépuce, à reprendre la place qu'elle avait avant.

Procédé pour le cas où le prépuce manque par suite de l'opération de la circoncision. On détachait circulairement la peau de la racine du gland avec le scalpel, dans l'étendue de 27 millim. on tirait cette peau en bas jusqu'à ce qu'elle vînt couvrir le gland; on faisait dessus des applications d'eau froide, puis on l'assujettissait avec un emplâtre. On entourait la verge d'une bande, depuis sa racine jusqu'à la couronne du gland; par ce moyen, la peau s'agglutinait au corps de la verge, et celle qui couvrait le gland se cicatrisait sans contracter d'adhérences avec lui. On maintenait le malade à la diète jusqu'à ce que l'inflammation fût tombée. Cette opération, qui est inusitée parmi nous, était assez souvent pratiquée à Rome sur des Juifs qui se soumettaient pour s'exempter des tributs considérables qu'on leur imposait.

DIVISION CONGÉNITALE DU PRÉPUCE.

J. L. Petit et Boyer sont les seuls auteurs qui en parlent.

Procédé de J. L. Petit. Pour guérir cette affection, ce chirurgien a proposé de rafraîchir les lèvres de la division comme dans le bec de lièvre, et de les maintenir en contact par quelques points de suture, afin d'en obtenir la réunion : il ne faut ni rafraîchir, ni réunir les lèvres de la division dans toute leur étendue, mais seulement dans la moitié à partir de la couronne du gland, dans la crainte de voir succéder un phimosis à la réunion complète.

J. L. Petit et Fab. d'Aquapendente ont pratiqué cette opération; Boyer pense avec raison que si la disposition vicieuse du prépuce rendait l'acte de la génération difficile et douloureux, il vaudrait mieux enlever de chaque côté un lambeau triangulaire du prépuce que de pratiquer l'opération de J. L. Petit.

CALCULS SITUÉS ENTRE LE GLAND ET LE PRÉPUCE.

On a rencontré des calculs, situés entre le gland et le prépuce, d'un volume vraiment extraordinaire, Morand en possédait un qui avait presque le volume d'un œuf, Sabatier en avait un qui était encore plus gros. Ces calculs se développent ordinairement chez les enfans qui ont le prépuce très long et dans la cavité duquel séjourne l'urine.

Lorsque les calculs ne sont pas très gros et que le prépuce est assez large pour permettre aux instrumens de pénétrer entre lui et le gland, il est facile de les saisir avec des pinces et de les entraîner au dehors. S'ils sont volumineux et friables, on peut d'abord les briser avec une petite tenette ou des pinces à pansement et les extraire par morceaux.

Mais si le prépuce était trop étroit pour permettre aux instrumens de passer ou si les calculs étaient trop gros et trop durs pour être brisés, il faudrait inciser le prépuce de dedans en dehors ou de dehors en dedans, et dans une direction indiquée par la position de la pierre.

ADHÉRENCES DU PRÉPUCE AU GLAND.

Lorsque ces adhérences sont peu étendues et ne donnent pas lieu à la coarctation, soit pendant l'érection, soit pendant le coït, elles finissent par s'allonger assez sous l'influence de l'habitude pour ne plus causer aucune gêne, et pour ne nécessiter aucune opération; toutefois, si l'on voulait les détruire, il suffirait de les couper avec les ciseaux ou le bistouri, et d'interposer une bandelette de linge pour éviter la récidive. Mais lorsqu'il y a adhérence complète de toute la circonférence du prépuce au gland, depuis le voisinage du méat urinaire jusqu'à la couronne, de manière à rendre le coït impossible, il faut nécessairement tenter la destruction de ces adhérences, bien que les moyens d'y parvenir réussissent difficilement.

Procédé de M. Laugier. Ce chirurgien pense que chez les enfans où le phimosis empêche ordinairement de reconnaître les adhérences, ou tout au moins d'en apprécier la disposition, l'amputation du prépuce, ou la circoncision, est ce qu'il y aurait de plus rationnel à tenter, pourvu toutefois qu'après cette excision le gland pût rester en grande partie à découvert (*Archiv. gén. de méd.*, t. 27, p. 5). Mais il n'en est pas ainsi. Dieffenbach, qui a mis la circoncision en usage, a vu que la peau attirée par le travail de la cicatrisation, recouvrait encore bientôt le tiers de cet organe, et a cherché à y remédier par le procédé suivant.

Procédé de Dieffenbach. Voici comment nous le trouvons décrit dans le *Manuel de M. Malgaigne*, p. 626, 1843.

Si le prépuce adhérent dépasse encore le gland, on commence par en amputer l'anneau le plus antérieur; si, au contraire, cet anneau est adhérent lui-même, on commence par détacher circulairement ces adhérences dans une étendue suffisante pour pouvoir attirer le prépuce en avant et le circonscrire comme dans le cas précédent; il faut d'ailleurs quand il est sain en exciser le moins possible, afin de garder plus de peau; mais s'il est malade ne garder absolument que la partie saine.

Ce premier temps achevé, on retire en arrière la peau de la verge, et la lame externe du prépuce qui la suit; on divise le tissu cellulaire lâche qui l'unit à la lame interne jusqu'à 9 millimètres en arrière de la couronne du gland, de manière à avoir une sorte de fourreau absolument libre par sa face interne.

On procède ensuite à l'ablation de la portion du prépuce restée adhérente au gland, en la fendant longitudinalement sur sa face dorsale, et en disséquant les lambeaux à l'aide de pinces fines ou de ciseaux. Quelquefois cette lame interne est tellement indurée qu'elle a l'épaisseur d'une mince feuille de carton.

Enfin le gland étant parfaitement découvert, on reploie en dedans la lame externe du prépuce de telle sorte que sa face saignante réponde partout à elle-même, que son bord libre soit en contact avec le tissu cellulaire de la verge en arrière de la couronne du gland, et qu'enfin le gland soit enveloppé par la surface épidermique avec laquelle toute adhérence est impossible. On maintient les parties dans cette position au moyen de fils de coton épais, et enduits d'emplâtre agglutinatifs passés tout autour du nouveau prépuce et de la verge.

On fait des fomentations froides jusque vers le troisième ou le quatrième jour : alors on renouvelle l'appareil et on commence à faire toutes les heures des injections d'eau blanche entre le gland et le prépuce nouveau, pour prévenir les excoriations de sa face interne. Du douzième au quinzième jour la cicatrisation est faite; mais il faut quelques jours encore pour que le gland se recouvre d'une pellicule épidermique. Après un certain laps de temps, M. Dieffenbach a vu le prépuce nouveau allongé et exactement semblable à un prépuce naturel; sa lame interne avait même perdu l'aspect cutané pour prendre le caractère d'une muqueuse; elle était rougé et fournissait une sécrétion.

Procédé de M. Dufresse. Si l'adhérence n'existe qu'en un point, à la partie dorsale, par exemple, s'étendît-elle depuis le méat urinaire jusqu'à la couronne du gland, on circonscrit toute la partie adhérente entre deux incisions se réunissant en forme de V dont la base correspond au bord libre du prépuce et le sommet au-delà de la partie adhérente. On a ainsi trois lambeaux, dont le médian reste fixé sur le gland. S'il n'est large que de quelques millimètres, on peut réunir les deux autres par-dessus au moyen de quelques points de suture, mais seulement dans leur moitié ou leurs deux tiers postérieurs, afin d'éviter un phimosis consécutif; si au contraire le lambeau médian a plus de 6 millimètres de largeur, on laissera les deux lambeaux latéraux se cicatriser isolément. Lorsque la cicatrisation sera complète, on pratiquera l'extirpation du lambeau médian, qui pourra être faite sans crainte de voir les adhérences se reproduire, attendu que la surface saignante du gland, ou bien sera en contact avec une surface muqueuse, ou sera libre si l'on n'a pas réuni les deux lambeaux latéraux par la suture. Dans ce dernier cas, le malade sera dans le même cas que s'il eût été opéré du phimosis par excision.

Si les adhérences du prépuce au gland avaient lieu dans toute la circonférence, on pourrait, suivant le même chirurgien, tenter le moyen suivant: inciser le prépuce sur sa face dorsale depuis la couronne du gland jusqu'à son orifice, séparer par la dissection ses deux lambeaux du gland, les relever sur la verge comme l'extrémité d'une manche d'habit sur le poignet, et cautériser assez souvent les surfaces saignantes pour entretenir continuellement une petite eschare qui s'oppose à la réunion immédiate. Ce procédé, mis en usage par M. Carron du Villards, pour guérir les adhérences des paupières au globe de l'œil, lui a procuré plusieurs succès; il est probable qu'appliqué au cas dont il est ici question, il réussirait aussi bien. Si par ce moyen on parvenait à détruire les adhérences, rien n'empêcherait de réunir consécutivement la lèvre de l'incision dorsale par la suture.

ÉTRANGLEMENT DU PÉNIS PAR DES CORPS ÉTRANGERS.

On rencontre de temps en temps des individus qui par manie, par inadvertance ou même par dépravation, s'étreignent la verge avec des liens de diverse nature, tels qu'un fil, une ficelle, ou la font pénétrer dans des anneaux métalliques de fer, de cuivre, d'argent ou d'or. Dans un cas observé par Dupuytren, c'était dans une bobèche de chandelier. Les parties réagissent bientôt sur de pareils obstacles, qui sont bientôt cachés au fond d'une rainure plus ou moins profonde et qui par suite de leur inextensibilité causent un gonflement considérable des parties, la perforation de l'urètre, l'ulcération des corps caverneux, et enfin la gangrène du pénis.

Les liens qui ne sont pas métalliques peuvent toujours être coupés, soit avec la pointe d'un bistouri, soit avec des petits ciseaux bien affilés. Si les anneaux sont de bois, de corne ou d'ivoire, il faut employer de forts ciseaux, ou des tenailles incisives. Lorsqu'ils sont métalliques, pour peu que le métal soit dur, comme le fer, on est obligé d'employer la lime ou la scie. Avant de limer ou de scier il est important de faire dégorger les parties étranglées par des mouchetures et scarifications, et de passer une plaque de carton mince ou une compresse fine entre l'anneau et les parties molles pour les préserver de l'action de la lime ou de la scie qui devraient être dirigées transversalement par rapport au grand diamètre de la verge. Enfin si l'on pouvait parvenir à saisir le corps, il est probable que par l'emploi de deux petits étaux à main qu'on ferait agir en sens contraire on parviendrait à briser le corps étranger.

AMPUTATION DU PÉNIS.

L'amputation du pénis peut être nécessitée par le cancer, la gangrène, l'anévrysme des corps caverneux et certaines plaies profondes qui intéressent ces organes. Toutefois le cancer et la gangrène peuvent n'envahir qu'une étendue plus ou moins circonscrite de la peau et du tissu cellulaire sans intéresser les corps caverneux et faire croire néanmoins que ces organes participent à la maladie par suite du gonflement énorme qui s'est développé dans les enveloppes cutanées et fibreuses. Beaucoup d'erreurs de ce genre ont été commises et avaient contribué à accréditer, parmi les anciens, l'opinion que la verge était de nature à se reproduire; mais en réalité, il n'en est rien. Il est donc bien important de savoir que les tumeurs du prépuce repoussent peu à peu le gland et les corps caverneux en arrière au point de paraître occuper le corps même du pénis quand il n'y a, en fait, que ses annexes de prises. M. Velpeau cite un cas de ce genre fort remarquable. Il s'agit d'un homme de quarante ans dont le pénis, énormément gonflé, se gangréna en vingt-quatre heures jusqu'à 54 millim. de sa racine. Des précautions furent prises pour ménager ce qui pouvait rester du gland ou des corps caverneux au centre de ce putrilage; mais on les trouva entiers derrière le sphacèle offrant, pour toute lésion, de légères excoriations en avant.

L'observation de beaucoup de faits de ce genre a rendu les chirurgiens modernes plus circonspects; de plus, M. Lisfranc ayant reconnu que lors même que le cancer siége sur le corps de la verge ou à sa racine, et même sur le scrotum, c'est par la peau qu'il commence d'abord, et que les membranes fibreuses qui sont au-dessous lui opposent une barrière qu'il est très long-temps à franchir; il est généralement reçu que, dans beaucoup de cas, on peut se borner à enlever les tégumens et obtenir la guérison du mal en conservant l'organe.

Excision partielle d'une tumeur adhérente au pénis.

Procédé de M. Lisfranc. Lorsqu'un cancer siége à l'extrémité de la verge, on pratique sur la face dorsale de cet organe, parallèlement à son axe, une incision, dans toute la longueur et au-delà des limites du cancer, avec un bistouri convexe, tenu comme un archet, en allant à petits coups et avec une grande lenteur; on absterge le sang avec une éponge, afin de ne pas arriver sur les corps caverneux à l'improviste. Lorsqu'on atteint leur enveloppe fibreuse, si elle est saine, on dissèque soigneusement le cancer, et la verge est conservée; mais si elle présente quelques parties malades, comme cela arrive assez ordinairement dans les points qui correspondent aux ulcères cancéreux, il faut en faire l'excision avec une pince et un bistouri, qu'on conduit en dédolant, en ayant bien soin de n'enlever qu'une faible épaisseur chaque fois, dans la crainte d'arriver jusqu'aux cellules du corps caverneux; si, enfin, on y arrivait sans avoir trouvé les limites du cancer, il faudrait procéder de suite à l'amputation.

Les mêmes règles sont applicables aux cas où l'on aurait affaire à une tumeur hématique, à une tumeur lipomateuse, etc.

Avant de procéder à l'amputation, il est bon de se rappeler quelques particularités anatomiques: 1° la laxité de la peau sur le corps caverneux, qui exige que celle-ci soit bien maintenue en avant et en arrière du point où l'on ampute, dans la crainte d'en emporter trop ou trop peu. 2° La nature spongieuse des corps caverneux eux-mêmes qui fait qu'ils s'allongent ou se rétractent suivant qu'ils sont gorgés d'une quantité de sang plus ou moins considérable. 3° La disposition des artères caverneuses renfermées dans leur intérieur et qui paraissent proéminentes à sa surface, ou enfoncées dans son épaisseur suivant qu'ils se rétractent ou s'allongent. Enfin, la structure de l'urètre dont la paroi mobile se rapproche de celle qui est fixe, de manière à rendre quelquefois l'orifice urétral difficile à trouver après l'amputation.

Lorsqu'on ampute la verge pour un cancer, on doit en conserver le plus possible, en coupant toutefois dans les parties saines. Lorsque c'est dans un cas de gangrène, on doit couper le pénis dans l'endroit où la mortification s'est arrêtée. Si c'est pour une hémorrhagie, suite d'une plaie transversale, on doit achever la section dans l'endroit même de la plaie; enfin, si l'on opère pour un cas d'anévrysme ouvert imprudemment, il faut couper la verge immédiatement au-dessus de la tumeur.

Extirpation de la verge. On peut la pratiquer au moyen de la ligature ou de l'instrument tranchant.

1° *Ligature.*

Quelques chirurgiens, par crainte de l'hémorrhagie, ont eu l'idée de détacher le pénis en le liant fortement dans sa partie saine, avec un cordonnet de fil de soie, après avoir introduit une sonde dans la vessie: Ruysch cite un cas de cette nature opéré avec succès; Heister, Bertrandi, Graefe l'ont aussi employée.

Procédé ordinaire. Si l'on voulait tenter la ligature de la verge, il faudrait commencer par placer une sonde dans la vessie pour s'opposer à l'occlusion de l'urètre par la ligature. Dans le cas où les malades ne pourraient supporter la ligature directement sur la peau, on pourrait, ainsi que le conseillait Sabatier, inciser d'abord circulairement la couche tégumentaire.

2° *Amputation avec l'instrument tranchant.*

Procédé de Boyer. Les objets à préparer sont : un fort bistouri droit à lame un peu longue, une pince à disséquer, des fils cirés, une sonde de gomme élastique, des liens pour la fixer, des bourdonnets, des plumasseaux, des compresses longuettes et un bandage en T. Contrairement à l'opinion de la plupart des auteurs, Boyer ne veut point que l'on fasse uriner le malade avant l'opération, parce que l'urine s'oppose à ce que la sonde qu'on introduit dans la vessie agisse contre ses parois. Le chirurgien fait coucher le malade sur le bord droit de son lit et se place du même côté; il entoure d'un linge la portion de la verge qui doit être enlevée, et l'embrasse de la main gauche avec l'attention de tirer la peau vers le gland, tandis qu'un aide saisit la verge à sa racine près du pubis et tend également la peau qui la couvre. Sans cette précaution lorsque la verge est coupée près de sa racine, on risquerait d'enlever une partie de la peau des bourses, et de donner à la plaie une étendue beaucoup plus grande que celle qu'elle doit avoir. Les parties étant ainsi disposées, le chirurgien coupe d'un seul coup de bistouri la peau, le corps caverneux et l'urètre. Cependant, si l'on est obligé d'abattre la verge près de sa racine et si la peau n'est pas très mobile sur le corps caverneux, au lieu de couper celle-ci en même temps que le corps caverneux, il vaut mieux l'inciser d'abord circulairement à 3 ou 4 lignes (7 à 8 millimètres) au-dessus de l'endroit où l'on veut amputer la verge et couper ensuite le corps caverneux et l'urètre au niveau de la lèvre inférieure de la plaie circulaire faite à la peau.

Lorsque la verge est amputée, il faut procéder à la ligature des vaisseaux : ce sont les artères dorsales qui rampent sur le dos de la verge et les caverneuses qui sont placées dans le tissu spongieux de ce corps; une fois qu'elles sont liées, la moindre compression suffit pour arrêter le sang qui s'échappe du tissu spongieux. Quand il ne coule plus de sang, il faut placer une sonde en gomme élastique dans la vessie, la fixer solidement, puis appliquer sur la plaie une croix de Malte traversée par la sonde, de la charpie fine, et deux compresses longuettes qu'on fixe au moyen d'une bande étroite, ou mieux d'un bandage en T et d'épingles. On lève l'appareil au bout de trois ou quatre jours et on panse la plaie comme toutes celles qui suppurent. On retire de temps en temps la sonde pour la nettoyer ou la changer, car il est important d'en maintenir une dans l'urètre pendant tout le temps nécessaire à la guérison.

Procédé de M. Barthélemy. Ce chirurgien, pensant qu'il est quelquefois difficile de retrouver l'urètre au fond de la plaie afin d'y introduire la sonde, a proposé de la placer avant l'opération et de la couper en même temps que la verge.

Procédé de Schrœger. Il consiste à trancher la verge couche par couche du haut en bas, afin de lier les vaisseaux à mesure. L'exposé seul de ce procédé suffit pour le réfuter.

Procédé de M. Langenbeck. Ce chirurgien a proposé de passer une anse de fil au travers des corps caverneux pour en prévenir la rétraction et pouvoir ensuite lier sans crainte les vaisseaux.

Appréciation. La ligature est rarement usitée. Quant à l'opération par instrument tranchant, le procédé de Boyer est évidemment le meilleur, surtout tel que l'a modifié M. Velpeau, qui veut que l'on substitue un petit couteau au bistouri, et que, dans tous les cas, on divise préalablement la peau un peu en avant du lieu où les corps caverneux doivent être tranchés, afin de pouvoir toujours placer la section du pénis juste au niveau des tégumens rétractés. La modification proposée par M. Barthélemy, mise en pratique avec succès par quelques autres chirurgiens, n'est point généralement adoptée, attendu qu'elle ne présente réellement aucun avantage, et n'est pas sans inconvéniens; ainsi elle rend la section de la verge plus difficile, et pour peu qu'on soit obligé de la couper en un point rapproché du pubis, on a à craindre que la partie postérieure du tube ne s'échappe dans la vessie. Le procédé de Schrœger est tombé dans un juste oubli, et celui de Langenbeck ne saurait trouver d'application utile que dans quelques cas exceptionnels, tels que celui où l'on serait obligé de porter le bistouri jusque sous les pubis comme l'a fait M. Halle dans un cas (*Gaz. Méd.* 1836, p. 748).

Quelques chirurgiens pensent que la sonde à demeure dans la vessie est inutile, attendu que l'urine s'opposera suffisamment à l'oblitération du méat; M. Velpeau cite, à ce sujet, le cas d'un vieillard amputé de la verge qui ne voulut jamais supporter aucune pièce de pansement, et chez lequel, néanmoins, l'urètre conserva ses dimensions. Ce chirurgien pense qu'on rendrait l'emploi de la sonde parfaitement inutile en prenant la précaution d'unir la membrane muqueuse de l'urètre à la peau, au moyen de trois points de suture.

Lorsque le gland seul est enlevé, l'impuissance n'en est pas la conséquence inévitable ainsi que le démontre une observation de Scultet. Si le moignon conservé est d'une certaine longueur, les malades peuvent pousser leur urine au loin, comme dans l'état ordinaire; mais lorsque l'amputation a été pratiquée près du pubis, l'opéré est obligé de s'accroupir comme les femmes pour uriner. A. Paré a imaginé une canule de forme conique, en buis ou en métal, destinée à diriger le cours de l'urine, en s'appliquant par sa partie la plus large sur le pubis, pour éviter que le scrotum et les cuisses soient mouillés par ce liquide.

La plupart des auteurs qui ont eu l'occasion d'amputer la verge ont observé que cette opération était fréquemment suivie de suites fâcheuses. Le plus grand nombre de malades guérissent en une quinzaine de jours; mais bientôt ils deviennent tristes, mélancoliques et sombres et beaucoup succombent à leur chagrin ou terminent leur existence par le suicide.

OPÉRATIONS QUI SE PRATIQUENT SUR L'URÈTRE ET LA VESSIE.

Avant d'entrer dans aucun détail sur les maladies de l'urètre et sur les opérations que ces maladies nécessitent, il est indispensable de connaître exactement l'anatomie chirurgicale de cette partie importante des voies urinaires, car c'est sur cette connaissance exacte et précise qu'est basée toute la thérapeutique opératoire.

ANATOMIE OPÉRATOIRE DE L'URÈTRE (Pl. 51 et 52).

L'urètre est un canal étroit, long et sinueux sur le plan vertical, étendu depuis l'extrémité libre du gland jusqu'au col de la vessie derrière les pubis. Examiné dans son trajet, et pendant l'état de flaccidité du pénis, il présente deux courbures très bien caractérisées : l'une postérieure et inférieure contourne l'arcade pubienne et offre par conséquent sa concavité en haut; l'autre antérieure et supérieure, à la racine de la verge a son sommet au devant des pubis et reconnaît pour cause la suspension du pénis à son ligament; elle forme une courbe à sa concavité inférieure, mais qui n'existe pas d'une manière permanente, et s'efface soit par l'érection, soit par une traction oblique en haut. La courbure sous-pubienne peut aussi diminuer beaucoup et disparaître en partie lorsqu'on tire convenablement sur le pénis. Pour être certain des courbures de l'urètre, nous avons eu recours à plusieurs injections, les unes avec du plâtre, les autres avec l'alliage fusible de M. Darcet; ces injections ont donné les courbures telles qu'on les voit sur les planches 51 et 52; les figures, et surtout la figure 2 de la planche 52, peuvent donc donner une idée très exacte de la forme, de la longueur et de la position de ces courbures. Ainsi la courbure sous-pubienne surtout, qui est la plus importante, est formée par les trois portions de l'urètre qu'on appelle bulbeuse, membraneuse et prostatique. L'angle d'incurvation existe dans la partie bulbeuse près du point où elle se réunit à la membraneuse; il est presque droit. La partie de cette courbure qui est en avant de cet angle est dirigée un peu obliquement en haut et directement en avant, tandis que l'autre partie de la même courbure, qui est en arrière de l'angle, est dirigée un peu obliquement en haut et en arrière.

La longueur moyenne de l'urètre, qui pourtant doit toujours être la même, a beaucoup varié suivant les auteurs; autrefois on estimait cette longueur à 10 ou 12 pouces (27 à 32 cent.), Whately (*An improved method of the treating stricture in uretre*, 1810), après l'avoir mesuré avec précision sur 48 sujets, trouva pour mesures extrêmes 9 pouces et demi et 7 pouces et demi (26 cent. et demi et 20 cent. un quart), ce qui donne pour moyenne 8 pouces et demi (23 cent.). Ducamp admit ces mesures et les reproduisit. Meckel lui donne 8 pouces environ (21 cent. et demi), M. Lisfranc veut qu'il n'ait pas moins de 9 à 10 pouces (24 cent. un quart à 27 cent.) MM. Amussat, Segalas et Lallemand sont arrivés à-peu-près aux mêmes résultats que Whately et Ducamp. M. Cruveilhier ne lui accorde pas moins de 8 à 9 pouces (21 cent. 6 m. à 24 cent. 3). Jusque-là toutes les mesures assignées par les auteurs avaient été trop considérables. D'un autre côté MM. Velpeau et Malgaigne, après avoir mesuré l'urètre un grand nombre de fois en place et dans le relâchement sur une sonde, prétendent qu'il n'a que 5 à 6 pouces (13 cent. 5 mil. à 15 cent. 3 mil.) M. Malgaigne ne l'a vu arriver que deux fois à 16 cent. C'est pour trouver le vrai parmi toutes ces contradictions causées par l'incertitude des moyens de mensuration mis en usage par les chirurgiens, que nous avons voulu fixer définitivement la forme, la longueur, les courbures et les dilatations locales de l'urètre. Les mesures de longueur données par MM. Velpeau et Malgaigne sont celles que nous avons reconnues être les plus exactes. La fig. 2 de la planche 52 représente un urètre d'adulte ouvert dans sa longueur sur son diamètre vertical. Mesuré en suivant tous ses contours avec un fil, il n'a que 6 pouces et quelques lignes (environ 17 centimètres); il est vrai que cette longueur peut varier beaucoup suivant qu'on tiraille plus ou moins l'urètre ou qu'on le laisse dans l'état de repos, suivant qu'on relève le pénis ou qu'on l'abandonne à son propre poids, suivant qu'on coupe le ligament suspenseur ou qu'on le conserve, suivant qu'on détache la peau de la verge ou qu'on la laisse intacte, suivant qu'on enlève la verge, l'urètre et la vessie, ou qu'on les conserve en place et dans leurs rapports naturels.

C'est pour avoir mesuré l'urètre dans des situations si différentes, que les auteurs sont arrivés à des résultats si différens quant à sa longueur.

Sur le vivant l'urètre est toujours un peu plus long que sur le cadavre, sa longueur peut varier alors entre 5 et 7 pouces (13 cent. et demi et 19 cent.). Chez les vieillards il est aussi un peu plus long que chez les adultes, à cause du développement que prend ordinairement la prostate avec l'âge.

Des remarques précédentes, on peut tirer le corollaire suivant: en général, lorsqu'on pratique le cathétérisme sur le vivant, la sonde est arrivée dans la vessie, lorsqu'elle a pénétré de 20 cent. au plus dans l'urètre, parce que c'est là à-peu-près la longueur de ce canal, lorsque la verge est relevée. Toutefois, pour que cette conclusion soit juste, il faut que l'urètre soit sain, car s'il était affecté de rétrécissement, pour faire franchir l'obstacle à la sonde il faudrait tirailler la verge, ce qui produirait un allongement plus ou moins considérable de la partie du canal située entre le gland et le rétrécissement. Or si ce rétrécissement siégeait dans la partie prostatique, il pourrait bien se faire que la sonde fût enfoncée à plus de 16, 18 ou même 20 cent. de profondeur sans que pour cela elle fût arrivée dans la vessie. D'un autre côté, si le diamètre de la sonde dont on se sert dépasse de 1 à 2 millim. celui de l'urètre en repos, de manière que, pour l'admettre, il faille que le canal se dilate, cette dilatation pourra bien se faire un peu aux dépens de sa longueur, et alors le bec de la sonde serait arrivé dans la vessie avant que celle-ci fût enfoncée de 13 à 14 cent. dans le canal excréteur de l'urine. Il ne faut donc pas attacher à la longueur connue de l'urètre une importance aussi grande que si cette longueur était absolue et invariable, ainsi que voudraient le faire entendre quelques chirurgiens modernes; seulement il est bon de connaître le fait et d'en tenir compte dans l'occasion.

Les dimensions de l'urètre, suivant son diamètre transversal sont variables suivant les régions où on l'examine; Home lui accordait 4 lignes (9 mil.), excepté à son orifice où l'on trouve une ligne de moins; mais, ainsi que nous allons le voir, cette évaluation n'est point exacte. Pour bien apprécier le calibre de l'urètre, il faut l'étudier dans ses diverses régions. On a divisé l'urètre en quatre parties qu'on a appelées prostatique, membraneuse, bulbeuse et spongieuse.

1° *Portion prostatique*. La prostate forme presque toujours un cercle complet autour de l'urètre; quelquefois cependant ce canal n'est entouré par la glande que dans les trois quarts inférieurs de sa circonférence, en sorte que le tissu de la glande manquant supérieurement, celle-ci n'est percée que d'une gouttière et non d'un conduit. La portion de prostate placée au-dessus de l'urètre est en général bien moins épaisse que celle qui est au-dessous, de là vient que la paroi supérieure de la partie prostatique de l'urètre est beaucoup plus extensible que sa paroi inférieure. Quelquefois, cependant, on a vu l'urètre occuper la partie inférieure de la prostate et n'être séparé du rectum que par une couche très mince de tissu glanduleux, ce qui expose à blesser le rectum dans les divers procédés de taille périnéale. Dans les cas ordinaires, l'épaisseur de la partie de la prostate située au-dessous du canal urétral a, suivant M. Senn, 15 à 18 millimètres; dans la fig. 2 de la planche 52, nous ne lui avons donné que 11 à 13 millimètres, ainsi que cela doit être d'après nos recherches sur le cadavre; mais cette dimension doit être un peu plus considérable avec la demi-turgescence qui existe chez l'homme vivant.

La portion prostatique de l'urètre est beaucoup moins longue que la prostate elle-même dont la base s'étend en arrière sous le col de la vessie qu'elle embrasse. Toutefois cette longueur est très variable; M. Malgaigne pense qu'elle varie entre 13 et 22 millimètres. Dans la figure 2 de la planche 52 elle a 18 à 20 millimètres. La partie de l'urètre que nous examinons a les mêmes rapports que la prostate; elle se dirige obliquement de bas en haut et d'avant en arrière, en sorte que l'orifice vésical de l'urètre se trouve à 7 ou 8 millimètres au-dessus de l'arcade sous-pubienne et à 27 millimètres environ en arrière de la symphyse du même nom. Vue à l'intérieur, elle présente des contours variés : succédant à l'évasement en entonnoir du col de la vessie, elle est rétrécie par le cercle du col, et forme elle-même une dilatation olivaire qui se resserre là où elle se réunit avec la partie membraneuse; de manière qu'on peut en quelque sorte assimiler sa forme à celle du réservoir à mercure du baromètre ordinaire. La paroi inférieure est divisée en deux parties égales par une éminence qui porte le nom de crête urétrale ou de veru montanum. M. Velpeau dit y avoir observé des lacunes assez amples pour recevoir le bec d'une sonde, et l'orifice d'un troisième uretère fort large. En avant le veru montanum se termine par un renflement plus ou moins considérable sur le milieu duquel viennent s'ouvrir les canaux éjaculateurs. Les orifices des conduits prostatiques sont situés sur les côtés de la crête urétrale. Dans toute l'étendue de la paroi inférieure de cette partie de l'urètre que nous étudions, il est facile de voir ces orifices en comprimant la prostate, car alors ils donnent passage au fluide prostatique. M. Cruveilhier les a rencontrés remplis d'un sable brunâtre.

Il n'est pas rare de voir la saillie que forme le veru montanum en arrière, prendre un développement assez considérable pour obturer l'urètre d'une manière plus ou moins complète et s'opposer à l'écoulement des urines; d'autres fois le veru montanum s'épanouit et forme non plus un tubercule, mais deux replis latéraux concaves en avant et qui offrent l'apparence de deux valvules à peine distinctes. M. Velpeau a observé trois fois des valvules semblables naissant de la partie antérieure de la crête urétrale; mais dans ces cas, le bord concave du repli regardait en arrière. C'est surtout chez les vieillards que la prostate prend un développement assez considérable pour refouler les deux parois de l'urètre l'une contre l'autre et pour obturer complétement le passage; cette obturation survient très promptement dans les cas d'inflammation aiguë de la prostate. Dans tous ces cas le bec de la sonde peut rencontrer des obstacles pour pénétrer dans la vessie, mais ces obstacles proviennent alors des organes qui l'entourent, ou de végétations nées dans son intérieur.

Il est important de remarquer que dans l'enfance la racine de l'urètre est plus relevée que chez l'adulte, parce que la vessie, plus rapprochée de l'ombilic, tend à l'entraîner derrière le pubis; la même chose a lieu lorsque, chez l'homme, le rectum se remplit de matières fécales, ou lorsque dans les rétentions d'urine la vessie a acquis assez de développement pour être refoulée dans le ventre par le détroit supérieur du bassin, ce qui fait que la courbure postérieure de l'urètre est plus prononcée que dans l'état ordinaire, et qu'il faut une sonde à courbure plus marquée et plus courte que dans les cas où cet état n'existe pas.

Enfin, pour terminer ce qui est relatif à cette partie de l'urètre, nous dirons que, du côté de la vessie, elle est assez large et assez dilatable pour qu'on puisse y introduire l'extrémité de l'indicateur sans rien rompre, de sorte que des calculs de 9 à 13 millimètres de diamètre puissent s'y arrêter et s'y loger.

2° *Portion membraneuse ou musculeuse de l'urètre*. Située entre la partie prostatique et la partie bulbeuse, dirigée en haut et en avant, la partie membraneuse est placée sous l'arcade pubienne dont elle est séparée par un espace d'environ 15 à 20 millimètres, rempli par des veines considérables, et les artères correspondantes qui se rendent sur le dos de la verge, ainsi que par du tissu musculeux. En bas elle regarde le rectum, dont elle est séparée par un espace triangulaire, dont le sommet regarde en arrière et en haut, et la base en avant et en bas. C'est dans cet espace qu'on divise l'urètre dans la plupart des procédés de taille périnéale.

La longueur de la partie membraneuse de l'urèthre varie entre 11 et 18 millimètres, suivant M. Malgaigne, et entre 18 et 22 millimètres suivant M. Velpeau : c'est de 10 à 15 millimètres que nous fixerions cette dimension. Une remarque à faire, c'est que la paroi supérieure est plus longue que l'inférieure; cela tient à ce que le bulbe et la prostate, qui sont au-dessous, s'avancent inférieurement l'un vers l'autre. Cette partie de l'urètre est encore enveloppée par un prolongement de la gaîne prostatique, et surtout par deux faisceaux constricteurs, les muscles de Wilson et le pubio-prostatique que nous avons trouvé. Ces faisceaux musculeux présentent divers ordres de fibres qui forment une véritable tunique à l'urètre en ce point, les unes surtout naissant de la symphyse du pubis, réunies avec celles du côté opposé en haut et en bas, et seulement écartées au milieu pour laisser passer l'urètre, représentent une sorte de sphincter jeté autour de la portion membraneuse et, par leur contraction spasmodique, peuvent rétrécir le canal au point d'arrêter la sonde et de l'empêcher de pénétrer dans la vessie. C'est en ce point, correspondant aux glandes de Cowper, que l'urètre traverse l'aponévrose moyenne du périnée. Examinée à l'intérieur, la partie membraneuse ne présente rien de remarquable, si ce n'est qu'elle est moins large que les portions prostatique et bulbeuse.

3° *Portion bulbeuse*. Elle fait suite à la précédente en avant de laquelle elle est située. Dirigée d'abord un peu obliquement d'arrière en avant et de haut en bas, puis en haut et en avant, pour se continuer au-delà sans ligne de démarcation bien tranchée, avec la portion spongieuse, elle se trouve placée immédiatement au-dessous et à 3 centimètres de distance de l'arcade pubienne, entre les racines du corps caverneux. Sa partie inférieure présente un renflement considérable qui porte le nom de bulbe : d'où le nom de partie bulbeuse; son volume varie suivant les individus et l'état de distension ou d'affaissement de la verge, et déborde de quelques millim. inférieurement le niveau de la portion membraneuse qu'il recouvre en partie dans ce sens. La direction du bulbe est l'un des points les plus importans à étudier pour le cathétérisme. Long de 5 à 7 centimètres (2 pouces) le bulbe s'incurve à angle droit, de sorte que sa moitié postérieure, un peu oblique de bas en haut, forme un canal continu avec les portions membraneuse et prostatique, tandis que la portion antérieure monte presque verticalement au-devant des pubis jusqu'à la courbure de la racine de la verge. D'où il résulte que, en élevant le pénis pour le cathétérisme, la sonde suit un canal rectiligne, jusqu'au milieu ou au sommet de la courbure de la portion bulbeuse. Au-delà, l'extrémité vésicale formant une autre portion de canal rectiligne, par une certaine manœuvre, il est possible de ramener toute la longueur de l'urètre à cette continuité rectiligne, au moyen de sondes droites avec lesquelles on pénètre dans la vessie (Pl. 56, fig. 5 et 6).

Le bulbe est recouvert inférieurement par les muscles bulbo-caverneux ou accélérateurs de l'urine qui le séparent de la peau; ces muscles, unis par un raphé sur la ligne médiane, sont constitués par divers plans de fibres; celles qui sont immédiatement appliquées sur le bulbe ne sont plus disposées comme les barbes d'une plume sur leur tige, mais presque circulairement, en sorte que dans les cas où elles se contractent spasmodiquement, elles peuvent, comme celles de la région membraneuse, s'opposer à l'introduction de la sonde. En haut la région bulbeuse est en rapport avec la racine des corps caverneux.

4° *Portion spongieuse.* La plus longue de toutes les parties de l'urètre, elle fait suite à la précédente, n'en est séparée par aucune ligne de démarcation bien tranchée, et se termine par une extrémité renflée appelée gland; vu extérieurement son volume paraît aller en décroissant depuis son origine jusqu'à sa terminaison : la couche de tissu érectile qui l'entoure est d'autant plus épaisse qu'on l'examine plus près du bulbe. La peau et la couche sous-cutanée qui se continue avec l'aponévrose superficielle du périnée, forment à l'urètre et à la verge un véritable étui susceptible de se décoller au loin par l'infiltration de l'urine; quand il existe des crevasses du canal, la portion spongieuse de l'urètre est unie d'une manière assez serrée à la gouttière des corps caverneux, en sorte que si l'on n'y portait une attention suffisante, on pourrait croire qu'elle est logée dans un dédoublement de la gaîne fibreuse des corps caverneux.

Examinée à l'intérieur, on ne trouve de variation bien sensible dans son calibre qu'au sommet de la courbure antérieure et dans l'intérieur du gland; encore le rétrécissement qui existe au sommet de la courbure antérieure est-il plus apparent que réel, il tient à l'affaissement de la paroi supérieure sur l'inférieure. A partir du sommet de cette courbure antérieure l'urètre va en se rétrécissant d'une manière peu sensible jusqu'au gland, puis brusquement dans cet organe jusqu'au tiers antérieur; cette dernière extrémité a été jusqu'à présent très mal comprise. Au lieu d'une prétendue fosse naviculaire que tous les auteurs ont décrite, derrière le méat urinaire, voilà ce qui existe en effet, à son extrémité cutanée, dans une longueur de 8 millimètres. L'urètre, dont la section offre jusque-là une ovoïde en travers, devient elliptique de haut en bas; de sorte que ce que l'on a cru par erreur former une dilatation, est au contraire un rétrécissement latéral ou une fente verticale longue de 8 millimètres, dont le méat, de même forme, est l'orifice, et qui tient lieu d'une espèce de sphincter à l'orifice cutané de l'urètre. L'injection solide seule pouvait bien faire connaître cette disposition, qui explique si bien la difficulté que l'on trouve si fréquemment à l'introduction du bec de la sonde dans le cathétérisme (Pl. 52, figure 2).

La membrane muqueuse des portions bulbeuse et spongieuse de l'urèthre présente une couleur d'un rose pâle dans toute son étendue; on y remarque aussi des plis longitudinaux qu'on attribue à ce que le canal dilaté dans certains momens revient sur lui-même lorsqu'il est vide, par suite de son élasticité propre. On rencontre sur la paroi inférieure de petits enfoncemens connus sous le nom de *sinus* ou *lacunes de Morgagni*, dépendant, suivant quelques anatomistes, de ce qu'il y a aussi des rides transversales qui coupent les longitudinales et limitent ainsi de petits espaces quadrilatères. Quelques-unes de ces lacunes peuvent devenir assez considérables pour arrêter le bec de la sonde et pour être capables de faire produire une fausse route si l'on n'était pas prévenu de cette possibilité. En résumé, ce qu'il est très important de connaître, dans l'urètre, pour pratiquer le cathétérisme avec succès et avec sécurité, ce sont ses courbures, ses resserremens et ses dilatations. Ainsi divers obstacles existent à la paroi inférieure : dans la portion spongieuse, les lacunes de Morgagni peuvent être assez dilatées pour arrêter le bec de la sonde; dans la portion bulbeuse, dont la paroi inférieure est ordinairement fort dilatable, les fibres profondes du bulbo-caverneux peuvent se contracter spasmodiquement et donner lieu à un rétrécissement momentané; les muscles de Wilson ont aussi produit le même effet dans la portion membraneuse qui est naturellement rétrécie; et enfin, dans la portion prostatique, qui présente une dilatation manifeste, le veru montanum et la prostate elle-même pourront apporter des obstacles au cathétérisme. La paroi supérieure partout lisse et dense ne présente aucun obstacle de ce genre.

La description que nous venons de donner se rapporte tout entière à l'urètre de l'adulte. Chez l'enfant, la verge est moins relevée, la prostate est à-peu-près plane, le tissu spongieux est peu développé et la paroi inférieure est tellement lisse que, jusqu'à l'âge de douze à quinze ans, on ne sent pour ainsi dire pas d'arrêt dans toute la longueur du canal.

Chez les vieillards, au contraire, le tissu spongieux gorgé de sang par des érections plus ou moins fréquemment répétées, devient lâche, mou et se laisse facilement déprimer vers le bulbe; enfin la prostate a le plus souvent pris de l'accroissement dans toutes ses dimensions.

De cet examen anatomique il résulte qu'en général le cathétérisme est plus facile à pratiquer chez l'enfant que chez l'adulte, et chez l'adulte que chez le vieillard.

IMPERFORATION DU GLAND.

De même que toutes les autres oblitérations congéniales des orifices cutanés, l'imperforation du pénis, chez les nouveau-nés, se présente à différens degrés, le simple rétrécissement de l'orifice, son occlusion par une membrane plus ou moins épaisse, soit cutanée, soit muqueuse, l'oblitération de la fente ou du sphincter urétral, celle de la portion du canal qui traverse le gland ou même d'une longueur plus ou moins considérable de la portion spongieuse de l'urètre pénien. Avec cette dernière variété coïncide ordinairement, à l'extrémité de la portion perméable du canal, un orifice cutané anormal qui constitue, l'*hypospadias* ou l'*épispadias*, dispositions qui, en permettant l'expulsion de l'urine au dehors, rend le sujet viable, et donne tout le temps d'attendre à un âge plus avancé pour rétablir les parties dans leurs conditions naturelles. Mais quand l'oblitération est bornée à l'orifice urétral ou à son sphincter, presque toujours il n'existe point d'orifice anormal et il y a lieu immédiatement à en pratiquer un suivant le trajet normal pour donner issue à l'urine. L'imperforation du pénis s'annonce d'elle-même à la première vue. Le point où elle s'arrête est indiqué par la fluctuation de l'urine qui se fait également sentir dans toute la longueur du canal en remontant du cul de-sac terminal vers la vessie.

Traitement curatif. 1° *Imperforation incomplète.* S'il existe un orifice trop étroit à une sorte de petit diaphragme membraneux, avec la pointe d'un petit bistouri aigu ou d'une lancette, on divise de chaque côté la membrane, ou même on l'incise circulairement avec de petits ciseaux à cataracte, courbes sur le plat, et on fait cicatriser l'orifice sur un bout de sonde ou une mèche de charpie de volume convenable. Le même traitement s'applique au cas d'agglutination des deux bords d'une fente membraneuse.

2° *Oblitération complète.* Si l'occlusion n'intéresse que le sphincter urétral, dit la fosse naviculaire, saisissant le gland avec précaution et sans comprimer la peau en regard du frein entre le pouce et l'indicateur de la main gauche, avec la pointe d'un bistouri à lame étroite, on fait, à partir du lieu où doit être l'orifice urétral, une ponction que l'on dirige pour arriver droit dans le canal. On place ensuite dans le trajet pratiqué une bougie à demeure dont on augmente, au besoin, le volume, et sur laquelle on fait cicatriser le canal artificiel. Aucune opération n'a encore été tentée pour le cas où l'oblitération remonte au-delà du gland.

HYPOSPADIAS.

L'hypospadias consiste dans une ouverture anormale congéniale, placée à la paroi inférieure de l'urètre, presque toujours avec absence de la partie du canal située au-devant de cette fistule. On en distingue trois variétés; dans la première, l'orifice fistuleux est situé au niveau de la fosse naviculaire, ou sphincter urétral, près de la racine du frein du prépuce; dans la seconde il existe entre la racine des bourses et la fosse naviculaire, et dans la troisième les bourses sont séparées l'une de l'autre par une fente sur la ligne médiane, de sorte que la maladie présente assez bien l'aspect d'une vulve au fond de laquelle on trouve l'urètre.

On ne peut remédier à cette affection que par une opération chirurgicale. Lorsque l'hypospadias existe à la racine du frein du prépuce, les malades réclament rarement les secours de la chirurgie, leur vice congénial, dont ils ont l'habitude, les gênant peu et ne les rendant pas impuissans. Au reste l'opération serait la même que si la fistule était située un peu plus en arrière. Dans la seconde espèce, l'expulsion de l'urine a lieu sans difficulté, mais il y a souvent impuissance. Enfin, dans la troisième, cet accident a toujours lieu.

Si l'urètre, au lieu de se terminer à la fistule, se prolongeait au-delà, jusqu'à quelques millimètres du lieu ordinaire du méat, comme dans le cas de Marestin, où ce canal arrivait jusqu'à l'extrémité du gland, et n'était fermé que par une membrane épaisse comme une pièce de 24 sous, il faudrait imiter la conduite de ce chirurgien.

Procédé de Marestin. Dans le cas où il eut occasion de l'employer, il s'agissait d'un soldat qui portait une perforation congéniale au périnée, avec imperforation du gland. Après s'être assuré, à l'aide d'un stylet, que par cette ouverture on pouvait pénétrer d'une part dans la vessie, et de l'autre presque jusqu'à l'extrémité du gland, il fit placer le malade comme pour l'opération de la taille, porta un stylet boutonné dans l'urètre, par l'ouverture anormale, souleva la membrane qui fermait le gland, fit sur cette saillie une fente semblable à celle du méat, plaça une sonde à demeure dans la vessie, excisa les bords de la fistule, et les maintint en contact à l'aide de la suture entortillée; six jours après, la guérison était complète; mais en retirant la sonde qui était en S, les incrustations dont elle était couverte déchirèrent la cicatrice. Elle se referma néanmoins assez promptement, mais en laissant à sa place un rétrécissement qui se dissipa sous l'influence des bougies.

Mais si l'urètre se termine à la fistule et manque dans toute la partie qui est au devant, on ne peut y remédier qu'en creusant un nouveau canal dans l'épaisseur du pénis. Bublach, Dupuytren et M. Bégin ont pratiqué cette opération, et ont également réussi.

Procédé de Dupuytren (Pl. 49, fig. 4 et 5). Dans un des cas où Dupuytren a opéré, l'orifice anormal était très étroit, et situé à 5 cent. et demi en arrière de l'extrémité de la verge; aucune trace du canal n'existait en avant de ce point. Un trocart de petite dimension, et construit exprès, fut enfoncé depuis la partie antérieure et inférieure du gland, le long du trajet que devait présenter l'urètre, jusqu'à l'endroit de la fistule. Tout ce trajet fut ensuite cautérisé avec un cautère en roseau fort mince. Les accidens inflammatoires furent violens, la gangrène menaça de détruire la verge, puis les accidens se calmèrent enfin, et une sonde de gomme élastique portée jusque dans la vessie, donna une libre issue à l'urine. La fistule touchée à diverses reprises avec le nitrate d'argent se cicatrisa, et le trajet nouveau servit à l'excrétion de l'urine. Il conserva néanmoins pendant long-temps encore une disposition à suppurer et à se rétrécir, que l'usage persévérant des sondes dissipa graduellement; la guérison fut complète. Le second cas était du même genre que celui-ci, et le même procédé fut suivi d'un égal succès.

Procédé de M. Bégin. Dans ses *Élémens de chirurgie*, M. Bégin rapporte l'histoire d'un enfant chez lequel il est parvenu à créer la partie du canal qui manquait. Cet enfant n'urinait que par un pertuis très étroit, placé à un travers de doigt en arrière de la fosse naviculaire. Un stylet étant introduit dans le canal et dirigé vers le gland, un trocart à hydrocèle fut porté sur le point où devait exister le méat et enfoncé à la rencontre du stylet jusqu'à ce qu'ils fussent en contact; la canule fut laissée en place; le lendemain on lui substitua un conducteur de Ducamp en gomme élastique; la fistule fut cautérisée et guérit très bien.

Autre procédé du même auteur. M. Bégin pense qu'on pourrait encore guérir l'hypospadias en avivant les bords de la gouttière du pénis, disséquant la peau de chaque côté de dedans en dehors, et reconstruisant au canal une paroi inférieure cutanée au moyen de la peau allongée et réunie sur une sonde.

Au reste, il n'en est pas de l'hypospadias comme de l'imperforation du pénis, puisqu'il existe déjà un orifice. On pourrait, si l'on voulait, conduire le trocart de la fistule vers le gland, au lieu de le diriger du gland vers la fistule.

Le procédé de M. Bégin est moins dangereux que celui de Dupuytren qui expose à la perte du pénis par la gangrène. Lorsque la fistule a son siége au périnée, les chirurgiens s'accordent à la considérer comme étant incurable. Enfin, quant au jugement à porter de l'opération dans les divers cas où elle s'applique, on pense généralement qu'il n'y a lieu d'y renoncer qu'autant qu'il y a impuissance absolue et bien constatée et que l'excrétion de l'urine ne s'opère pas en toute facilité. C'est dire positivement qu'on ne devrait opérer que dans l'âge adulte. Ce précepte est d'autant plus sage que, bornée à cet âge, l'opération a réussi bien plus souvent qu'elle n'a échoué.

ÉPISPADIAS (Pl. 49, fig. 2 et 3 et 6, 7).

L'épispadias ne diffère de l'hypospadias qu'en ce que l'urètre, au lieu de s'ouvrir sur un point de la face inférieure du pénis, vint s'ouvrir en un point de la face dorsale. Il consiste dans une simple ouverture de l'urètre à la face dorsale de la verge, résultat de la non-réunion congéniale des deux moitiés de cet organe le long de la ligne médiane supérieure. Le pénis ne présente que fort peu de longueur, les corps caverneux sont séparés en haut, le gland est fendu, et la portion pénienne de l'urètre forme une gouttière à surface muqueuse qui s'enfonce sous la symphyse des pubis, laquelle lui constitue une paroi supérieure jusqu'à la vessie. L'urine n'est souvent retenue que d'une manière incomplète, lorsqu'elle est parvenue en avant de la symphyse; toujours elle se répand sur les parties voisines et les vêtemens, par le défaut du canal susceptible de la conduire plus loin. Les sujets atteints d'épispadias sont impuissans, et qui plus est la chirurgie ne peut pour ainsi dire rien pour eux. Peut-être pourrait-on cependant, en avivant les bords de la gouttière du pénis, et détachant la peau de chaque côté, reproduire au canal une paroi supérieure cutanée, soit au moyen de la peau allongée et réunie sur une sonde, soit à l'aide d'un lambeau emprunté aux parties voisines et rabattu sur la verge.

RÉTRÉCISSEMENT DU MÉAT URINAIRE.

Les rétrécissemens de ce genre, à cause de leur siége, méritent une mention spéciale. Ils se rencontrent chez l'adulte et le vieillard, et sont le résultat d'anciennes inflammations et ulcérations de la fosse naviculaire. Situés comme ils sont à la portée des instrumens, il est bien plus facile et plutôt fait de les inciser avec le bistouri que de les dilater avec la sonde ou les bougies. La cautérisation aussi peut y être portée à l'aide du crayon de nitrate d'argent, sans qu'il soit besoin des instrumens spéciaux qui servent à cautériser plus profondément. Enfin comme toute la partie de la sonde, qui serait placée dans l'urètre au-delà du rétrécissement, n'aurait aucune action sur lui et ne ferait que gêner le canal, on peut se contenter d'en placer un bout, ou bien une espèce de fausset formé avec un morceau de diachylum roulé en cylindre.

M. Amussat qui a eu de nombreuses occasions de traiter des rétrécissemens de ce genre obtient beaucoup de succès de l'incision dirigée en bas, vers le pénis, dans une longueur de 5 à 8 millimètres. Pour la cicatrisation, il n'a point recours aux sondes et se contente de détruire avec une petite lame, introduite dans la plaie, les adhérences, à mesure qu'elles tendent à se former. C'est le même procédé que l'auteur a mis en usage à la langue, après la section pour le bégaiement. Avec cette précaution si simple, une membrane muqueuse accidentelle ne tarde pas à se former sur les deux lèvres de l'incision, et le trajet artificiel persiste de lui-même indéfiniment. L'auteur nous a fait voir plusieurs de ces opérés, à différentes époques du traitement et jusqu'à guérison définitive. Chez tous l'orifice artificiel s'était maintenu et donnait, sans douleur, un libre passage à l'urine. Il est bien entendu que, s'il existait des fongosités ou des ulcérations à l'orifice de l'urètre, il faudrait en obtenir la guérison par un traitement local ou général approprié.

CATHÉTÉRISME DE LA VESSIE CHEZ L'HOMME.

Le cathétérisme (catheterismus, καθετηρισμός action de sonder) est une opération qui consiste à introduire dans la vessie un cathéter ou une sonde, pour évacuer l'urine, pour explorer la cavité de ce viscère, et pour aider soit à pratiquer, soit à mener à bonne fin certaines opérations.

Suivant l'objet qu'on s'est proposé de remplir, on a distingué plusieurs espèces de cathétérismes, qu'on a appelés *évacuatif, désobstruant, dilatant, dérivatif, explorateur* et *conducteur*; mais peu importe le nom qu'on lui donne, car, dans tous les cas, il se pratique d'après les mêmes règles.

APPAREIL INSTRUMENTAL (Pl. 54).

Les instrumens qu'on emploie pour cette opération ont longtemps porté le nom de cathéters, ils le conservent même encore en Allemagne et en Angleterre, tandis que, en France, on le réserve exclusivement pour la sonde de fer cannelée sur la convexité, dont on se sert pour l'opération de la taille périnéale. On préfère se servir des noms de sonde ou d'algalie; ce dernier mot, d'origine arabe, s'applique surtout à des tubes creux de nature végétale; cependant M. Lallemand, de Montpellier, l'applique aussi bien aux sondes métalliques inflexibles qu'aux sondes de toute autre nature.

Les sondes peuvent être 1° solides; courbes ou droites, 2° flexibles.

1° *Sondes solides métalliques*. Les métaux qu'on emploie pour fabriquer les sondes creuses sont aujourd'hui le maillechort, l'argent, l'or et le platine; autrefois on en faisait en cuivre, mais la facilité avec laquelle s'oxide ce métal y a fait renoncer: toutefois maintenant qu'on a trouvé un moyen simple et économique de dorer ou d'argenter les métaux, on pourra peut-être y revenir. Les sondes métalliques et surtout celles d'or ou de platine, conviennent particulièrement dans le cas où elles doivent franchir des obstacles considérables, parce que ces métaux inaltérables, et rendus flexibles par une proportion déterminée d'alliage, permettent de leur donner un plus petit diamètre sans être obligé d'augmenter l'épaisseur de leurs parois. Les sondes de verres proposées par M. Zaviziano sont généralement rejetées comme trop fragiles et exposant à trop de dangers.

La longueur et la grosseur des sondes doivent être proportionnées à l'âge du malade, à la longueur et au diamètre de l'urètre. La longueur des sondes qu'on emploie pour les adultes est de 30 à 33 centimètres (10 à 11 pouces). Si elles étaient plus courtes, elles pourraient ne pas atteindre la poche urinaire, chez quelques vieillards dont la verge est longue, la prostate volumineuse, et qui sont très gras. Mais aussi avec plus de longueur les sondes exposeraient davantage à blesser et même à perforer la vessie. Leur diamètre varie de 2 et 6 millimètres (1 à 3 lignes).

Pour sonder les enfans du premier âge, il faut avoir des sondes beaucoup plus petites, de 15 à 18 centimètres de longueur, et de 2 à 3 millimètres de diamètre. Enfin on en a d'une longueur et d'une grosseur intermédiaire pour les enfans plus âgés.

Chez les adultes, lorsque l'urètre est libre, il vaut mieux employer de grosses que de petites sondes ; elles pénètrent avec beaucoup plus de facilité, font moins fréquemment des fausses routes ou s'insinuent moins aisément dans celles qui existent déjà.

Toutes les sondes métalliques présentent une extrémité vésicale, arrondie en cul-de-sac, qui porte le nom de bec ; l'autre qui reste à l'extérieur, est appelée pavillon, parce qu'elle est évasée en entonnoir. Lorsque la sonde est en place on remarque de chaque côté du pavillon un anneau destiné à recevoir les cordons nécessaires pour la fixer; au voisinage du bec sont pratiquées deux ouvertures elliptiques, une de chaque côté, appelées les yeux de la sonde, et qui sont destinées à donner passage à l'urine. On a le soin de les placer à des hauteurs différentes afin que si l'un des yeux venait à être obstrué par quelque matière étrangère, l'autre pût continuer à fonctionner. Ces ouvertures sont arrondies et bien polies, en sorte qu'elles ne peuvent avoir aucune action sur la muqueuse de l'urètre en le traversant. Dans les sondes anciennes, c'étaient de simples fentes qui avaient l'inconvénient de pincer et de déchirer la muqueuse, ce qui rendait leur introduction difficile et douloureuse : on a donc été obligé d'y renoncer.

On a renoncé de même à celles dont le bec se terminait par une ouverture arrondie et bien polie, ou qui portaient à leur extrémité vésicale un bouton olivaire porté sur un stylet qu'il suffisait de pousser pour les ouvrir, et de retirer à soi pour les fermer.

Les sondes courbes n'ont qu'une seule courbure, placée du côté qui doit pénétrer dans la vessie. On n'est pas précisément d'accord sur le degré de l'incurvation et la forme qu'on doit lui donner. Les sondes anciennes avaient de grandes courbures ; celles dont parle Boyer sont courbées dans le tiers de leur longueur, l'incurvation s'étend jusqu'au bec inclusivement ; elle est légère et égale partout, représente celle d'un cercle de 16 centim. de diamètre, et doit être la même dans toutes les sondes, quelle que soit leur longueur ; les plus commodes, suivant M. Velpeau, ne sont courbées que dans leur quart postérieur, de manière à former un arc dont la corde n'ait pas plus de 8 à 10 centimètres, et le rayon plus de 5 à 13. L'axe de leur bec ramené au point de croiser à angle droit le prolongement idéal de leur corps, est ce qu'il dit avoir trouvé de plus heureux dans les cas surtout où la prostate est gonflée ; plus cet axe se reporte en arrière, plus il est difficile d'entrer dans la vessie et de ne pas arcbouter contre la paroi inférieure du canal, à partir de l'aponévrose périnéale. Mais depuis l'invention des instrumens de lithotritie et surtout du percuteur de M. Heurteloup, les anciennes courbures, telles que celles qu'on voit sur les figures 1, 2, 3, 4 et 8 de la planche 54, sont de jour en jour moins usitées, on leur préfère les courbures plus courtes des figures 6 et 7, mieux appropriées à l'angle que forme le bulbe de l'urètre avec les portions membraneuse et prostatique, et plus particulièrement celle du cathéter, n° 10. Ce cathéter qui est destiné à rechercher les calculs dans la vessie, et dont la figure est celle des percuteurs les plus nouveaux, a une courbure qui unit les avantages de la sonde droite à ceux de la sonde courbe ordinaire et qui est la plus favorable pour le cathétérisme. M. Mercier a démontré qu'il n'était souvent possible de découvrir certaines affections de la prostate qu'en se servant de sondes droites brusquement recourbées à angle, à 2 ou 3 centimètres de leur extrémité.

Les sondes droites sont souvent très utiles pour pratiquer le cathétérisme urétral ; en les faisant rouler sur leur axe on peut franchir avec elles des obstacles que d'autres ne surmonteraient pas; mais lorsqu'il s'agit de pénétrer avec elles jusque dans la vessie, leur bec arrêté dans la courbure sous-pubienne est obligé de presser fortement sur sa paroi inférieure soit dans la partie membraneuse, soit dans la partie prostatique pour en opérer le redressement ; il la froisse, la refoule devant lui et court le risque d'y opérer de fausses routes. Si ces parties profondes du canal sont irritées, le cathétérisme avec l'algalie droite devient excessivement douloureux, ou même ne peut être exécuté à raison des contractions spasmodiques qu'ils déterminent dans les muscles qui les environnent. Enfin, pour pénétrer avec l'algalie droite, il faut aussi exercer de fortes tractions sur le ligament suspenseur de la verge.

Il faudra donc s'en tenir à la courbure que nous avons indiqué en dernier lieu.

Avant qu'on connût les sondes flexibles, il était très fatigant pour les malades de conserver à demeure une sonde métallique telle que nous venons de la décrire : elle pouvait même causer de graves accidens par la pression qu'elle exerçait sur la partie prostatique de l'urètre, surtout si sa courbure était très grande ; car alors son bec appuyant constamment contre les parois de la vessie les irritait, y causait de l'inflammation et quelquefois même la gangrène. J.-L. Petit qui prétend avoir observé un fait de cette nature imagina, pour obvier à cet inconvénient, une sonde métallique courbée en S. Cette sonde déjà connue, très usitée chez les Grecs et retrouvée par Lassus dans le muséum de Portici près de Naples, s'accommodait fort bien aux courbures du canal ; mais l'invention des sondes flexibles en a fait abandonner l'usage.

2° *Sondes flexibles*. L'idée de soulager les malades et d'éviter l'accident dont parle J.-L. Petit a stimulé l'imagination des chirurgiens et leur a fait proposer une foule de substances pour la construction de ces sondes. Van Helmont voulait qu'elles fussent en cuir mince et enduites de colle pour les raffermir.

Les sondes en corne sont un peu plus souples que celles de métal, mais elles sont encore trop raides et trop difficiles à construire, on ne s'en est jamais beaucoup servi. Celles en fil d'argent aplati et contourné en spirale, avant d'arriver à un état de fabrication un peu supportable ont subi un grand nombre de variations. D'abord, le corps seul était contourné en spirale et les extrémités ressemblaient à celles des sondes solides ; elles étaient soudées au fil d'argent ; comme, en voulant les introduire, il fallait les fléchir, il en résultait un écartement des spirales entre lesquelles la muqueuse urétrale était pincée, lorsqu'elles revenaient à leur position naturelle, de là résultaient des excoriations et de petits ulcères ; d'un autre côté les fils corrodés par l'urine pouvaient se rompre, le bec de la sonde se détacher et tomber dans la vessie. On tenta d'y remédier en revêtant leurs deux surfaces avec de la baudruche, ou toute autre peau fine et lisse maintenue en place à l'aide d'une matière adhésive et recouverte de cire. Cherchant toujours à perfectionner, on a substitué à la peau le parchemin sur lequel on contournait en spirale de la soie non torse qu'on couvrait d'une légère couche de cire amollie au feu ; alors on l'unissait en la tournant entre les doigts, et on la trempait dans l'emplâtre de Nuremberg fondu dont on avait rempli un moule de fer blanc, ensuite on l'égalisait et on la roulait entre les mains pour rendre sa surface unie.

Ces espèces de bougies étaient d'un assez bon usage. Sabatier rapporte l'histoire d'un malade qui put se servir de la même pendant deux ans sans qu'elle eût subi d'altérations marquées.

En perfectionnant encore, on parvint à fabriquer des sondes

en roulant autour d'un mandrin, une toile résistante ou du drap solide, qu'on enduisait ensuite de couches successives d'huile de lin, destinées à donner aux parois de l'algalie la consistance et le poli dont elles avaient besoin ; mais elles n'avaient pas la solidité convenable, surtout dans le point où étaient pratiqués les yeux, qu'on perçait après leur confection avec un fer chaud. On n'avait donc pas encore atteint le but convenable, lorsqu'un nommé Bernard, orfèvre, en présenta de son invention portées à un degré de perfection qui ne laisse pour ainsi dire rien à désirer.

Elles sont formées par une tresse ou tissu de fil de lin, de soie ou de poil de chèvre très fin et très fort, fait sur un mandrin de fer ou de cuivre; les yeux ne sont pas percés à la même hauteur dans la crainte d'affaiblir trop l'instrument en ce point; le bec qui se termine en olive est un peu plus épais. Enfin le tout est enduit de plusieurs couches d'une dissolution de caoutchouc qui pénètre le canevas et s'incorpore avec lui. A chaque couche qu'on applique, on place les sondes dans une étuve pour les faire dessécher, puis on les frotte avec la pierre-ponce pour les polir, enfin lorsqu'elles ont acquis assez de solidité, on cesse d'y appliquer de la dissolution de caoutchouc.

Pour être bonnes les sondes en gomme élastique doivent être polies, brillantes, assez souples pour qu'on puisse les ployer dans tous les sens, et même les nouer sans les percer ni les rompre. Enfin elles doivent avoir des parois assez résistantes pour que leur calibre ne s'obstrue pas par leur rapprochement lorsqu'elles sont dans l'urètre; néanmoins ces parois doivent être aussi minces que possible sans nuire à la solidité.

Lorsque les sondes en gomme élastique possèdent toutes les qualités dont nous venons de parler, elles peuvent rester dans les organes génito-urinaires du malade sans l'incommoder sensiblement, parce qu'elles se moulent sur la forme de l'urètre et se prêtent à tous les mouvemens. Elles ne sont point sensiblement altérées par l'urine; seulement, lorsqu'on les laisse séjourner dix à douze jours dans la vessie sans les nettoyer, elles perdent leur poli, leur surface devient raboteuse; alors il faut les rejeter, car leur présence irriterait l'urètre, et elles s'incrusteraient de dépôts urineux qui déchireraient la membrane muqueuse lorsqu'on voudrait les retirer.

On a vu des sondes en gomme élastique se rompre dans la vessie, et la partie qui y était restée devenir le noyau d'un calcul qu'on n'a pu extraire que par la taille. Cela tient à la mauvaise fabrication de ces sortes d'instrumens; lorsqu'ils sont bien confectionnés comme ceux que faisaient Bernard et Feburier, cela n'arrive pas.

Avant Féburier on ignorait le moyen de graduer ces sondes: il imagina le premier un instrument appelé *gradomètre*, propre à mesurer leur diamètre avec exactitude. Ce gradomètre présentait 13 trous, dont le premier avait 2 millimètres de diamètre, et les autres allaient successivement en augmentant d'un demi-millimètre. Depuis, cet instrument a pris le nom de filière : on le trouve chez tous les fabricans d'instrumens de chirurgie. Celui de M. Charrière est une plaque rectangulaire présentant 30 trous placés sur deux rangées; le diamètre de ces trous va successivement en augmentant d'un tiers de millimètre; ainsi le premier à un tiers de millimètre, le deuxième deux tiers et ainsi de suite.

De cette façon on peut se procurer des sondes de tous les calibres; mais cela a moins d'importance qu'on ne le croyait depuis qu'on sait que, dans le traitement des rétrécissemens de l'urètre, on peut se dispenser de suivre exactement tous les degrés, et qu'on est certain qu'on peut passer du troisième au cinquième, du quatrième au huitième, etc. *sans inconvénient, et qu'on abrège ainsi le traitement.*

Les sondes en gomme élastique portent à leur extrémité ouverte une virole de cire creusée, à sa partie moyenne, d'une gouttière qui sert à attacher les fils destinés à maintenir la sonde; mais elle est peu utile à cet égard, parce qu'elle se brise avec la plus grande facilité; il vaudrait mieux placer un petit anneau de fil de chaque côté. La virole de cire a, dit-on, pour objet d'empêcher la sonde de tomber dans la vessie. On ne se rend pas compte comment cet accident peut arriver avec un instrument qui a 27 à 32 centimètres de longueur; il est cependant certain que M. Roux a pratiqué une fois la taille pour un fait semblable.

Les sondes de gomme élastique sont droites; presque toujours pour les introduire il faut les placer sur un mandrin qui leur donne la forme. Lorsqu'il est retiré, elles tendent à revenir à la rectitude, fatiguent l'urètre, sortent très facilement, et ne peuvent être repoussées dans la vessie, parce que leur bec arc boute contre la paroi inférieure du canal, ce qui est un grand inconvénient pour le malade obligé d'avoir recours au chirurgien chaque fois que cet accident lui arrive. En Angleterre, il y a des sondes en gomme élastique fabriquées sur un mandrin courbe et qui conservent leur courbure lorsqu'on a retiré le mandrin; lorsqu'elles sont introduites dans l'urètre, elles y tiennent sans moyens contentifs et n'ont aucune tendance à sortir; d'ailleurs, si elles sortaient, il serait très facile de les replacer, parce que leur bec glisse très facilement sur l'obstacle.

M. Lallemand ayant remarqué que, pour que les deux yeux de la sonde plongeassent dans la vessie, il fallait que le bec en dépassât le col de plus de 27 millimètres, ce qui expose, suivant lui, les parois vésicales à être fatiguées, irritées et quelquefois ulcérées par son contact, a proposé de n'en pratiquer qu'un seul très près du bec. Dans d'autres cas la sonde courbe, au lieu de présenter des yeux, est seulement perforée à son bec. Cette sorte de sonde est employée dans les cas où, après avoir franchi un rétrécissement avec la sonde métallique ou une bougie fine, on veut y substituer une sonde à demeure; alors on fait filer la sonde ouverte par ses deux bouts sur celle qui est déjà introduite comme sur un mandrin.

Les bougies à ventre sont aussi employées dans quelques cas de rétrécissemens ; elles sont fabriquées de la même manière que les autres, seulement dans le point où l'on veut obtenir un renflement, il faut rendre le canevas un peu plus épais.

OPÉRATION DU CATHÉTÉRISME.

Il y a deux manières de l'exécuter: dans l'une, on agit par dessus le ventre, et dans l'autre, on agit par dessous. Quand on agit par dessus le ventre, on peut employer des sondes courbes ou droites.

1° *Procédé opératoire ordinaire avec les sondes courbes* (Pl. 56, fig. 1, 2, 3, 4). Pour pratiquer le cathétérisme avec aisance, il convient de faire étendre le malade horizontalement sur le bord gauche de son lit ou d'un divan, les cuisses un peu fléchies et écartées, et la tête soutenue par un oreiller. On pourrait également le faire tenir debout ou assis sur un fauteuil, le corps penché en avant; mais la première position est incontestablement la plus avantageuse pour le malade, comme pour l'opérateur. Le chirurgien se place du même côté, si le malade est couché, ou bien entre ses jambes s'il se tient debout. Après avoir fait choix de la sonde dont il veut se servir, si c'est une sonde métallique, il commence par l'échauffer soit entre ses mains, soit en la trempant dans de l'eau tiède afin d'élever sa température au même degré que celle du corps : cette précaution est surtout nécessaire chez les sujets irritables, car la sensation du froid resserrerait le canal, et le rendrait spasmodiquement plus étroit; on plonge la sonde dans l'huile, le blanc d'œuf, le cérat, ou un corps gras quelconque, on s'assure, pour une sonde en gomme, si le mandrin glisse bien dans son intérieur et on procède à son introduction. Pour cela l'opérateur découvre le gland et saisit le pénis sur ses côtés derrière sa couronne, entre le pouce, l'indicateur et le médius de la main gauche, pour ne pas comprimer l'urètre, ou bien entre l'annulaire et le médius qui tirent le prépuce en arrière, tandis qu'il pince le frein entre le pouce et l'indicateur et le tend un peu. Puis, prenant la sonde de la main droite, près de son pavillon, entre le pouce placé en haut et en dessus, et l'indicateur et le médius appliqués un peu plus bas et en dessous, du côté de sa concavité qui regarde les parois de l'abdomen, il la présente parallèlement à la ligne blanche, en introduit le bec dans le méat urinaire, dans une direction à-peu-près perpendiculaire (fig. 1), la fait glisser lentement et avec douceur jusqu'au-devant de la symphyse du pubis, et, en poussant dessus le pénis, arrive à la courbure sous-pubienne. Pour la franchir, il relève graduellement le pavillon, et le ramène, en lui faisant d'abord décrire un quart de cercle, à être perpendiculaire aux parois du ventre (fig. 2); il place alors l'indicateur sur l'orifice ou sur la plaque qui le bouche pour diriger le bec de l'instrument qui doit être arrivé sur le bord de la prostate. Enfin, lâchant le pénis, par un second quart de cercle, il abaisse le pavillon entre les cuisses pour lui faire franchir la portion prostatique de l'urètre, en le guidant par la pression de l'indicateur qui la fait pénétrer dans la vessie (fig. 3). La verge doit suivre avec un accord parfait tous les mouvemens de la sonde qui la tient toujours tendue. De cette façon le bec de l'instrument bascule, glisse pour ainsi dire de lui-même, et parcourt sans obstacles toute la courbure sous-pubienne de l'urètre. La sensation d'un obstacle vaincu, et la sortie de l'urine, indiquent suffisamment qu'on est arrivé dans la vessie.

Remarques. 1° C'est principalement dans l'opération du cathétérisme qu'il importe de se rappeler parfaitement la configuration des parois supérieure et inférieure de l'urètre. La paroi supérieure, soutenue par les corps caverneux, dense et résistante dans toute son étendue, permet au bec de la sonde de glisser contre elle sans craindre de la déchirer et de se fourvoyer; tandis que, à la paroi inférieure, les lacunes qu'on observe dans les portions spongieuse et bulbeuse, celles qui sont sur les côtés du veru montanum et qui toutes présentent leur ouverture du côté du gland et leur cul-de-sac du côté de la vessie, le développement plus ou moins considérable de la prostate, ses inégalités, la laxité générale de la muqueuse, qui, chez les vieillards, est parsemée de brides longitudinales et transversales, et n'est soutenue que par un tissu mou, spongieux et facile à déchirer; enfin l'anatomie pathologique des fausses routes faites à l'urètre pendant la vie ou après la mort, qui prouve que toutes ont lieu par la rupture de la paroi inférieure du canal; tant d'obstacles réunis feront suffisamment sentir la nécessité de côtoyer et de sentir toujours la paroi supérieure de l'urètre avec le bec de la sonde. Pendant l'opération, il faut agir avec beaucoup de douceur. M. Lallemand ne veut même pas que ce soit avec le bec de la sonde qu'on appuie contre la paroi supérieure dans la crainte de froisser les parties; il recommande, lorsqu'on commence à faire basculer l'instrument, de placer sa concavité contre la convexité de l'urètre en le soulevant avec douceur vers la portion inférieure de la symphyse, et en le glissant dans la vessie, sans cesser d'avoir la conscience de la légère pression qu'il exerce sur la paroi du canal qui lui sert de guide. Autrefois on recommandait de pousser la verge sur la sonde autant que la sonde s'enfonce dans l'urètre. Ledran avait été le fauteur de cette manœuvre, adoptée par beaucoup de chirurgiens; Boyer la recommande encore; mais de nos jours on la considère comme plus nuisible qu'utile. Avec elle on se crée des obstacles au lieu d'en détruire, dit M. Velpeau; elle ne peut être de quelque utilité que dans la portion pénienne de l'urètre; plus loin elle aplatit le canal, tend à l'effacer contre le bord du ligament sous-pubien, et ne fait qu'en favoriser les déchirures.

Obstacles au cathétérisme. 1° Le bec de la sonde vient quelquefois s'arrêter contre la face antérieure du ligament sous-pubien, ce qui peut dépendre ou de ce que l'on abaisse trop promptement le pavillon de la sonde, ou de ce que l'abdomen est trop proéminent, ou bien de ce que la courbure de la sonde est trop grande. On reconnaît cet obstacle à ce que la verge se coude, et que l'instrument ressort au lieu d'avancer; il est, au reste, facile d'y remédier. Le pavillon a-t-il été abaissé trop tôt, et le bec est-il trop élevé? il faut redresser l'instrument, l'appliquer par une partie plus étendue de sa concavité contre le bas de la symphyse, et le faire cheminer ensuite de nouveau, en lui imprimant un mouvement de bascule plus régulier et plus modéré. L'abdomen est-il trop proéminent? il faut se servir d'une sonde à très petites courbures, ou si l'on n'en a pas, tourner, ainsi qu'on le recommande, la verge de côté, et ne la redresser qu'après être arrivé sous la symphyse. Enfin, la courbure de la sonde est-elle trop grande? il faut lui faire subir son mouvement de rotation avec plus de douceur et moins d'étendue jusqu'à ce qu'on ait franchi la symphyse, ou se servir d'une sonde moins courbe.

2° Si, lorsqu'on est arrivé sous la symphyse, le bec de la sonde se trouve encore arrêté, au lieu de mettre de la force, de continuer à pousser, il faut suspendre afin de chercher à se rendre compte des obstacles qu'on rencontre, de leur siége et de leur nature, et surtout des rapports de l'instrument avec les diverses parties du canal. Voilà comment on y procède. Si la verge ne se coude pas, si l'instrument ne ressort pas, s'il est libre dans le canal, de manière qu'on puisse le tirer et le pousser ensuite jusqu'à l'obstacle sans déterminer de douleur, il est probable qu'il est retenu en quelque point de la paroi inférieure de la courbure sous-pubienne de l'urètre; la longueur du trajet parcouru par la sonde fera reconnaître si c'est dans la partie membraneuse ou dans la partie prostatique, ou bien à la valvule pilorique; alors on porte la main gauche au-dessous des bourses sur le périnée, et l'on cherche à reconnaître, avec les doigts indicateur et médius, le bec de la sonde et de quel côté il est tourné. Si on le trouve, on tâche de le soulever, et de le faire avancer en poussant doucement sur le pavillon; si l'on ne réussit pas, on retire un peu la sonde, et l'on recommence cette manœuvre en ayant le soin d'abaisser un peu le pavillon. Si le bec était trop avancé, et qu'on ne pût pas le reconnaître à travers le périnée, il faudrait introduire l'indicateur gauche, préalablement graissé, dans le rectum, pour aller à sa recherche; avec ce doigt on peut s'assurer dans quelle direction les efforts de l'autre main s'exercent, calculer approximativement l'épaisseur des tissus interposés, et établir ses présomptions sur l'existence ou la non-existence d'une fausse route. Il ne faut plus ici, comme dans le cas précédent, soulever le bec de l'instrument, car on soulèverait en même temps la prostate et l'on augmenterait l'obstacle au lieu de le diminuer; mais, après avoir dégagé le bec par un retrait suffisant, on doit abaisser le pavillon jusqu'à ce qu'on éprouve la sensation précise d'un contact avec la paroi supérieure, retirer la pulpe du doigt qui est dans le rectum jusqu'auprès de l'orifice anal, la fixer sur la convexité de la sonde à quelque distance de son extrémité, et pousser légèrement des deux mains. On voit qu'en agissant ainsi la portion du canal qui restera à traverser ne supportera aucune pression capable d'en augmenter la courbure. Si le veru montanum ou la partie vésicale de la prostate étaient assez développés pour élever la paroi postérieure du canal; si la vessie, très distendue, était soulevée dans l'hypogastre par la marge du bassin à l'instar d'une matrice pleine; s'il y avait quelque fongus vers le trigone vésical; dans tous ces cas, il faudrait agir comme précédemment; et si cela ne suffisait pas, il faudrait recourber davantage le bec de la sonde.

4° Des obstacles d'un autre genre ont été signalés et peuvent exister réellement; nous voulons parler de la contraction spasmodique des fibres musculaires qui environnent les portions membraneuse et bulbeuse du canal; contraction spasmodique capable de produire des obstacles réels à l'introduction de la sonde. Lorsqu'on soupçonne cette circonstance, on doit chercher à détourner l'attention du malade pendant qu'on agit. On a retiré de bons effets de la pommade de belladone introduite dans le rectum, ou portée dans l'urètre avec la sonde. Mais même avec l'auxiliaire de ce moyen, les essais prolongés, la douceur et la patience sont encore nécessaires pour parvenir à vaincre le spasme. Le changement d'une sonde plus petite en une sonde plus grosse, et réciproquement, en ont aussi quelquefois triomphé. Enfin, on a de même réussi en substituant une sonde en gomme à une sonde en argent avec laquelle on avait échoué auparavant. Nous traiterons plus complétement ce genre d'obstacles à l'article *rétrécissemens*.

Lorsque l'urètre est atteint d'une vive irritation, et qu'il y a douleur, il est prudent d'ajourner le cathétérisme, quel que soit le besoin d'uriner qu'éprouve les malades, car on fatiguerait inutilement l'urètre sans pouvoir réussir, et l'on courrait la chance d'aggraver le mal; c'est aux évacuations sanguines, locales et générales, et à l'emploi des substances émollientes qu'il faut avoir recours.

Si, au lieu d'être atteint d'un état inflammatoire, l'urètre était affecté d'une irritation nerveuse, et se trouvait dans un état spasmodique, comme cela se rencontre souvent chez les sujets faibles, grêles et susceptibles, avant de procéder au cathétérisme, il faudrait employer les narcotiques et les calmans plutôt que les émissions sanguines. Dans ces cas, M. Lallemand a reconnu que l'acétate de morphine, soit en lavement, soit dans le canal, était plus efficace que la belladone.

Enfin le canal peut être naturellement ou par suite de maladie dévié de sa direction normale ou tordu sur lui-même. Dans ces cas, il faut le déplisser avec des sondes assez volumineuses ou faire en sorte de le ramener à sa direction ordinaire.

Signes qui annoncent que la sonde est arrivée dans la vessie. Dans la plupart des cas, ces signes sont palpables et évidens; nous allons les rappeler brièvement : 1° on éprouve la sensation d'un obstacle vaincu; 2° l'urine sort par le pavillon de la sonde lorsqu'elle est creuse; 3° la profondeur à laquelle elle pénètre est plus considérable que la longueur ordinaire de l'urètre; 4° elle peut se mouvoir dans tous les sens; en haut, et alors son bec fait saillie à l'hypogastre; en bas, et sa courbure déprime le bas-fond vers le rectum; sur les côtés, de manière à subir des mouvemens de rotation. Au contraire, lorsqu'il y a une fausse route, la sonde reste immobile, à moins qu'après avoir traversé la prostate de part en part, comme cela arrive quelquefois, on ne rentre dans la vessie, d'où la sortie de l'urine, mais sans beaucoup de mobilité. Les mouvemens libres de la sonde constituent donc le signe le plus certain.

Dans quelques cas cependant il arrive qu'on est dans la vessie, et bien que la sonde soit creuse, et qu'on n'ait pas fait fausse route on n'obtient que des signes négatifs, ou bien il en manque quelques-uns de positifs, de manière à rendre le diagnostic obscur. MM. Bégin et Lallemand, à l'article *cathétérisme* du *Dict. de Méd. et Chir. prat.*, citent un cas où ce diagnostic est difficile. « On sait, disent-ils, que durant les maladies aiguës, et « spécialement pendant le cours de la gastro-entérite, la rétention « d'urine et la nécessité de pratiquer le cathétérisme, ne sont pas « très rares. Dans quelques-uns de ces cas, l'algalie semble s'ar- « rêter au col de la vessie, ou du moins son pavillon ne peut être « aussi complétement que d'ordinaire abaissé entre les cuisses du « malade. Les mouvemens de rotation qu'on cherche à lui im- « primer sont bornés et difficiles, et rien ne sort par sa cavité. « Le défaut d'excrétion urinaire dépend alors non de la rétention « du liquide, mais de la suspension de sa sécrétion. La vessie est « revenue sur elle-même, sa cavité paraît presque effacée, et le « bec de l'algalie, après avoir franchi le col, trouve tout aussitôt « la paroi opposée de l'organe qui le retient. On reconnaît cet « état à l'absence de toute élévation, de toute résistance de la ré- « gion hypogastrique, à la facilité avec laquelle on déprime la « partie inférieure de la paroi abdominale, derrière le pubis, au « défaut de la saillie, large et fluctuante, que fait ordinairement « dans le rectum, la vessie distendue et à la possibilité qu'a le « doigt introduit dans le rectum de sentir et de suivre le bec de la « sonde jusque derrière le corps prostatique, et dans la poche « rétractée que forme le réservoir de l'urine. »

Dans d'autres cas on a vu des mucosités épaisses, et des concrétions sanguines s'opposer à l'écoulement de l'urine, par suite de leur engagement dans les yeux de la sonde, M. Berre rapporte (*Archives génér. de méd.* tom. XVII, p. 105) qu'après avoir sondé un malade il ne vit rien sortir parce que la vessie était remplie de sang.

D'un autre côté on rencontre des circonstances bien propres à induire en erreur : ainsi M. Velpeau et M. Roux citent des cas dans lesquels, à la suite d'une large ulcération du plancher de l'urètre, il s'était formé une excavation ou plutôt une poche accidentelle considérable au-devant du rectum dans l'épaisseur du périnée; en arrivant dans cette poche on peut croire qu'on est arrivé dans la vessie, et cela d'autant plus facilement qu'aussitôt que la sonde y est arrivée elle donne issue à une certaine quantité d'urine, qui s'y accumule pendant l'expulsion de celle de la vessie.

2° Procédé par dessous le ventre, dit le tour de maître.

Pour l'exécuter il faut faire étendre le malade sur le dos comme dans l'autre procédé, mais sur le bord droit de son lit; le chirurgien se place du même côté, saisit la verge entre le médius et l'annulaire gauche, tandis qu'avec le pouce et l'index placés sur les côtés du gland il repousse le prépuce en arrière et découvre le méat urinaire; puis, prenant avec la main droite la sonde près de son pavillon, de manière que sa convexité soit tournée en haut et que sa partie rectiligne soit au-dessous du ventre entre les cuisses, le pouce en dessus et l'indicateur et le médius en dessous, il en présente le bec à l'orifice de l'urètre et l'insinue dans le canal jusqu'à ce qu'il soit arrivé au bulbe. En ce moment, par une action simultanée des deux mains il fait décrire à la sonde et à la verge de droite à gauche un demi-cercle qui les ramène à la position qu'elles occupent après l'exécution du premier temps dans l'autre procédé, c'est-à-dire dans un plan perpendiculaire à l'abdomen. C'est dans ce mouvement de rotation que consiste *le tour de maître*. Le reste, pour amener le bec de la sonde dans la vessie, s'exécute exactement comme dans le cas précédent; par conséquent nous n'y reviendrons pas. Les anciens lithotomistes exécutaient le second temps, qui consiste à renverser le pavillon entre les cuisses, avec tant de rapidité, qu'il semblait ne faire qu'un avec le premier et en être la suite. On pourrait également se placer entre les jambes du malade; c'est ainsi que l'on fait lorsqu'on introduit le cathéter dans la vessie pour l'opération de la taille.

J. L. Petit pensait que les anciens lithotomistes employant beaucoup le tour de maître, ne le faisaient que pour masquer leur manœuvre et faire croire aux spectateurs que cette opération préliminaire de la taille et la taille elle-même étaient beaucoup plus difficiles qu'elles ne le paraissaient exécutées par des mains habiles. Mais lorsqu'on est parvenu, par l'habitude, à bien exécuter le tour de maître, il faut convenir qu'il renferme quelque chose qui facilite le cathétérisme. Le bec, en tournant sur lui-même, se dégage des plis de la muqueuse et glisse pour ainsi dire par le propre poids de la sonde dans la vessie en s'appuyant légèrement contre le plan incliné de la paroi supérieure de la courbure sous-pubienne. Toutefois le procédé ordinaire est plus méthodique, réellement plus facile, exige moins d'habitude, et expose moins à faire fausse route.

Cathétérisme avec les sondes flexibles.

Les règles pour sonder avec les sondes en gomme élastique sont les mêmes que pour sonder avec les algalies métalliques; on convient généralement qu'elles pénètrent avec moins de facilité que ces dernières. Lorsque le canal a sa forme naturelle, on place dans leur cavité un mandrin solide auquel on donne la courbure des sondes ordinaires, courbure que l'on peut augmenter ou diminuer à volonté. Le mandrin, qui est ordinairement en fil de fer simple ou en fil de fer revêtu à la filière d'une couche d'argent, ne sera pas assez volumineux pour remplir exactement la sonde, car il doit glisser facilement afin qu'on puisse le retirer sans secousse et sans s'exposer à blesser l'urètre. Il doit être plus long que la sonde, et son extrémité extérieure sera terminée par un petit anneau. Quant à son introduction, parfois, lorsqu'on est arrivé dans la portion membraneuse, le bec de la sonde se trouve arrêté, et l'on ne pourrait continuer à le faire cheminer, sans s'exposer à blesser les parties; en pareil cas on se trouve bien de suivre le procédé de Hey qui conseille de tenir la sonde presque verticalement, de manière à loger la symphyse pubienne dans sa concavité, puis de fixer le mandrin d'une main, tandis que de l'autre on pousse la sonde qui chemine seule; par ce moyen son bec mousse et flexible évite les obstacles et file mieux dans l'urètre que s'il était conduit par le mandrin.

Quel que soit le procédé qu'on ait suivi pour pratiquer le cathétérisme évacuatif avec une sonde flexible, lorsqu'on est arrivé dans la vessie on ôte le mandrin et l'on aide à la sortie de l'urine au moyen d'une pression douce et soutenue sur la région hypogastrique en tant qu'elle n'est pas douloureuse. Lorsque la vessie est vidée, s'il n'est pas nécessaire de laisser la sonde dans ce viscère, on la retire doucement et lentement en l'inclinant du côté de l'abdomen, en un mot, en lui faisant parcourir en sens inverse le même chemin qu'elle a parcouru en entrant. Pour retirer le mandrin des sondes flexibles, on agit exactement de la même manière, seulement il faut du même temps pousser dans la vessie la sonde avec la main gauche, pour l'empêcher de suivre sa tige métallique.

Fixation de la sonde. Lorsque la sonde est destinée à rester dans la vessie, il faut la fixer, autrement elle ressortirait à-peu-près infailliblement. Bien qu'ordinairement on ne laisse pas une sonde métallique à demeure dans la vessie, il y a cependant des cas qui exigent qu'il en soit ainsi; dans un cas de fausse route, par exemple, lorsqu'on est parvenu à enfiler le canal normal, il serait imprudent de retirer la sonde d'argent pour lui en substituer une en gomme, attendu qu'on ne pourrait peut-être plus rentrer dans la vessie. Boyer conseille alors d'attacher deux rubans aux anneaux, de les conduire sous les cuisses et de venir les fixer sur les côtés d'un bandage du corps. Mais nous pensons qu'on doit y renoncer et que le procédé suivant convient pour toutes les sondes.

1er *Procédé pour fixer la sonde.* On prend deux cordons de coton à mèche longs d'un mètre (3 pieds) environ, et on les attache l'un et l'autre par leur partie moyenne et par un double nœud près du pavillon de la sonde à 12 ou 15 centim. (4 à 5 pouces) du gland; puis on prend ces cordons deux à deux, on les conduit sur les côtés de la verge jusque vers sa partie moyenne; on passe ceux qui sont du même côté l'un dans l'autre comme pour faire un nœud simple; on les enroule sur le pénis et on les arrête par une rosette. On obtient ainsi une figure qui ressemble assez à celle d'une pyramide quadrangulaire. Il arrive quelquefois que ces cordons fatiguent la verge et l'excorient même s'ils sont trop serrés, et qu'ils glissent et laissent sortir la sonde s'ils sont trop lâches; pour prévenir cet inconvénient, on a proposé d'envelopper préalablement la verge d'une compresse ou d'une bandelette de diachylum.

2e *Procédé.* Il consiste à appliquer préalablement un bandage en T, percé d'un trou à son centre pour laisser passer la verge, ou bien un suspensoir, puis à attacher les quatre cordons à des œillets pratiqués de chaque côté de l'ouverture qui donne passage au pénis. Quelques chirurgiens trouvent plus commode de fixer d'abord un cercle en bois ou en toute autre matière, bien matelassé, au suspensoir, et d'y fixer les cordons de la sonde.

Le premier procédé est généralement employé malgré son inconvénient de comprimer la verge.

Assez souvent, quels que soient les moyens qu'on emploie, les cordons glissent sur la sonde et celle-ci sort de la vessie. Le meilleur moyen d'obvier à cet inconvénient consiste à nouer sur les côtés, près du pavillon, deux petites anses de fil pour y passer les cordons; on peut aussi placer à cet effet, à l'extrémité de la sonde, un pavillon en argent, armé d'un anneau de chaque côté.

Quelquefois les malades qui portent une sonde éprouvent des érections, et comme les liens qui fixent l'instrument ne s'allongent pas et ne se raccourcissent pas pour s'accommoder aux diverses dimensions de la verge, il arrive que ces liens font éprouver au pénis en érection une compression douloureuse, et que s'ils se lâchent un peu, l'allongement de la verge, pendant cet état, force la sonde à sortir de la vessie. Comme on ne peut point empêcher les érections, pour remédier à cet inconvénient, Boyer a trouvé que le meilleur moyen était de substituer aux liens de coton des lanières en gomme élastique. « Pour cela, dit-il, on « garnit la sonde d'un pavillon d'argent; ce pavillon qui a environ 10 lignes(23 millim.) de longueur est presque cylindrique « et se visse sur la sonde; il est muni à son extrémité la plus large « de trois anneaux placés à des distances égales; on engage dans « chacun de ces anneaux une lanière de gomme élastique, dont on « replie l'extrémité que l'on arrête au moyen d'un fil qui entoure « cette extrémité et la lanière elle-même. On couche ces lanières « sur la verge, on place circulairement, sur cet organe, près de « la racine, une autre lanière de gomme élastique, dont on forme « un anneau en joignant ensemble les extrémités, au moyen d'un « fil; ensuite on relève les bouts des lanières longitudinales de la « même façon qu'aux anneaux du pavillon. »

Avec cet appareil, lorsque l'érection survient l'anneau s'élargit, les bandelettes s'allongent, et lorsqu'elle cesse l'anneau se resserre et les bandelettes se raccourcissent; de telle sorte que les érections ne sont plus douloureuses.

Lorsque la sonde est fixée, si elle est trop longue on la coupe à la distance de 27 mill. (un pouce) du gland, et l'on bouche son extrémité avec un petit fosset de bois, d'ivoire ou de liége. Quand on a qu'un fosset de bois on peut le garnir d'un peu de coton pour empêcher l'urine de suinter; il suffit au malade de la retirer toutes les deux ou trois heures pour donner issue à l'urine qui s'est accumulée dans la vessie.

On doit retirer la sonde assez fréquemment, c'est-à-dire tous les huit ou dix jours, pour la nettoyer. Un plus long séjour dans la vessie pourrait être suivi de l'incrustation de son extrémité par les sels de l'urine, et non-seulement amener des difficultés pour la retirer, mais encore exposer à déchirer le col de la vessie et l'intérieur de l'urètre par les aspérités du dépôt. Pour peu que l'instrument présente la moindre altération, il faut en employer un autre. Lorsqu'on veut remplacer la sonde qu'on a retirée, il faut attendre que la vessie soit pleine, son introduction étant alors bien plus facile pour le chirurgien et moins douloureuse pour le malade. On pourrait remplacer l'urine par une injection d'eau tiède.

Cathétérisme avec des instrumens droits et solides
(Pl. 56, fig. 5 et 6.)

Le cathétérisme rectiligne n'est pas une invention nouvelle comme on le croyait il y a une vingtaine d'années. Les chirurgiens de nos jours n'ont plus la prétention de l'avoir inventé, mais ils ont, avec juste raison, celle de l'avoir tiré de l'oubli où il était plongé et de l'avoir placé au rang des opérations réglées qu'il n'est plus permis aux praticiens d'ignorer, et aux écrivains de passer sous silence. Il est bien vrai qu'on ne peut refuser à Lieutaud l'honneur d'en avoir parlé un des premiers, puisqu'on trouve sa proposition reproduite dans les *Élémens de chirurgie* de Portal, publiés en 1768; il est aussi vrai que Santarelli, professeur d'accouchement à Rome, a publié en 1795, à Vienne en Autriche, un ouvrage qui a pour titre : *Recherches pour faciliter l'opération du cathétérisme*, dans lequel il prétend démontrer, en se fondant sur des raisons tirées de la structure et de la direction de l'urètre, et sur des expériences faites sur le cadavre et sur le vivant, qu'il est non-seulement possible d'introduire une sonde droite par l'urètre jusque dans la vessie, mais encore qu'il est plus facile de sonder avec une sonde droite qu'avec une sonde courbe ordinaire. Cet ouvrage est accompagné de plusieurs planches, dont l'une représente l'introduction de la sonde droite dans la vessie. On ne peut guère aussi faire autrement que d'ajouter foi au dire de Larrey et de M. Ribes, qui prétendent avoir souvent mis la sonde droite en usage à l'armée. Enfin, il n'est pas moins certain que M. Gruitbuisen, médecin bavarois, fit imprimer en 1813 un mémoire dans la *Gazette médico-chirurgicale de Saltzbourg*, où il affirme que le cathétérisme avec une sonde droite est beaucoup plus facile qu'avec une sonde courbe.

Mais toutes ces tentatives n'avaient pu réussir, ainsi que nous l'avons dit, à faire adopter le cathétérisme rectiligne même comme méthode exceptionnelle. C'est à M. Amussat qu'appartient l'honneur de cette application. Après avoir étudié la question sous un autre point de vue, celui de la lithotritie, ce chirurgien, le premier, vint annoncer à l'Académie de médecine, au mois d'avril 1822, la possibilité d'introduire une sonde droite dans la vessie. A dater de ce moment, le cathétérisme rectiligne, considéré comme une invention nouvelle fut adopté, parce que la lithotritie, forçant à en faire des applications fréquentes, vint démontrer son utilité. C'est ainsi que des découvertes fort utiles et connues depuis longtemps, faute d'en avoir apprécié la portée et de savoir à quoi et comment les appliquer, restent dans l'oubli et finissent par devenir ignorées. Mais vienne le moment favorable de les produire, et des hommes qui savent en trouver l'emploi, ils les tirent de l'oubli, en font leur propriété, et forcent leurs contemporains à les adopter.

Procédé de M. Amussat. L'auteur pense qu'on le pratiquera avec plus de facilité, en donnant au malade une position telle que les muscles abdominaux soient dans le plus grand relâchement possible, et que le ligament suspenseur de la verge n'étant plus tendu, la première courbure de l'urètre puisse facilement s'effacer.

On fera donc asseoir le malade sur le bord de son lit, le tronc fléchi en avant, les cuisses fléchies sur le tronc, et les pieds appuyés sur deux chaises. Le chirurgien assis devant lui saisit la verge entre le pouce, l'indicateur et le médius de la main gauche, placés derrière le gland sur les côtés du corps caverneux, et la ramène dans une position presque perpendiculaire à l'axe du corps. Il introduit ensuite directement en avant la sonde, qu'il tient entre le pouce et l'indicateur de la main droite, ayant soin de suivre la paroi supérieure du canal, tandis qu'avec la main gauche il tire la verge vers lui; on arrive sans obstacle jusqu'à la prostate: pour franchir la portion postérieure de cette glande qui s'oppose à l'introduction de la sonde, on retire celle-ci de quelques lignes, on abaisse son pavillon en lâchant la verge, jusqu'à ce que l'instrument soit presque parallèle à l'axe du corps. Par cette manœuvre le bec de la sonde se trouvant élevé, il suffit alors du plus léger mouvement imprimé de bas en haut pour le faire entrer dans la vessie, puisque, par la position donnée au pénis, on a effacé la courbure que forme l'urètre au-dessous et en arrière de la symphyse pubienne.

Pour les cas ordinaires l'abaissement du pavillon de la sonde, jusqu'à ce qu'elle soit presque parallèle à l'axe du corps, est beaucoup trop fort. Pour faire comprendre l'angle suivant lequel la sonde se meut dans le plan vertical), nous avons pris pour plan de départ à o degré la ligne verticale de la symphyse pubienne, représentant sensiblement le plan du pénil. Le premier temps d'introduction de la sonde droite qui amène son bec dans le cul-de-sac pré-prostatique, s'exerce sous un arc de 60 à 80 degrés (Voyez fig. 5, pl. 56). C'est en abaissant encore de 25 à 30 degrés, ce qui nous donne sur la figure 6 un total de 104° que la sonde basculant sous le pubis relève l'orifice antérieur de la portion prostatique de l'urètre et pénètre dans la vessie. L'abaissement de la sonde ne peut guère dépasser 110° sans tirailler trop fortement le ligament suspenseur.

Appréciation. On ne peut donner exclusivement la préférence aux instrumens courbes sur les instrumens droits et réciproquement; l'emploi des uns et des autres dépend des circonstances.

M. Amussat prétend que tout chirurgien qui aura une connaissance parfaite de l'anatomie de l'urètre pourra pratiquer le cathétérisme avec une égale facilité, soit qu'il se serve de la sonde courbe ou de la sonde droite. Il est cependant des circonstances où l'on doit préférer la sonde courbe, c'est lorsqu'on ne peut donner au malade la position qui convient au cathétérisme rectiligne : ainsi chez les vieillards affaiblis par l'âge, chez les adultes épuisés par une maladie longue et qui sont obligés de se tenir constamment couchés, le cathétérisme avec la sonde courbe est préférable parce qu'il est plus facile pour l'opérateur et moins douloureux pour le malade.

Quant à nous, nous ferons remarquer que l'angle de la sonde droite avec le canal prostatique (fig. 5, pl. 56), est précisément le même que celui de la nouvelle sonde indiquée aux numéros 7 et 10 de la planche 54, et de la plupart des instrumens de lithotritie, et que c'est par cette raison que le cathétérisme est le plus facile avec ces instrumens.

RÉTRÉCISSEMENS DE L'URÈTRE.

Autrefois on comprenait parmi les causes des rétrécissemens de l'urètre toutes les maladies, quelles qu'elles fussent, qui étaient susceptibles de déterminer une diminution dans le calibre de cet organe, soit qu'elles eussent leur siége dans ses parois, ou hors de ses parois. C'est d'après cette manière de voir, que les anciennes classifications étaient établies. J. Wilson les avait rangées dans trois classes: il admettait des rétrécissemens spasmodiques, organiques et d'autres produits par des maladies extérieures à l'urètre. Sœmmerring rejetant toutes les affections qui n'avaient pas pour siége l'urètre lui-même, comme on a continué à le faire depuis, n'admit que des rétrécissemens spasmodiques et organiques. Ducamp les rapporta à quatre ordres, fondés sur un pareil nombre de causes : l'inflammation, l'induration, l'existence de brides et la proéminence de carnosités dans l'urètre. Enfin, M. Amussat d'accord en cela avec les auteurs les plus modernes, les a distingués en *organiques*, en *spasmodiques* et en *inflammatoires* (Leçons sur les rétentions d'urine).

Pour bien comprendre ce qui est relatif à la thérapeutique chirurgicale des rétrécissemens de l'urètre, il est nécessaire de dire quelques mots de leur anatomie pathologique et de leur siége.

ANATOMIE PATHOLOGIQUE DES RÉTRÉCISSEMENS DE L'URÈTRE.
(Pl. 53, fig. 1, 2, 3, 4, 6, 8.)

1° *Rétrécissemens spasmodiques.* On considère comme tels ceux qui résultent de la contraction spasmodique des fibres musculaires qui environnent la partie de l'urètre située entre le bulbe et la prostate. Quelques auteurs pensent cependant que la portion spongieuse du canal peut en être le siége. M. Lallemand dit à ce sujet: « Bien que la portion musculeuse du canal soit le plus ordinairement le siége des rétrécissemens de ce genre, cependant les observateurs ont noté, et j'ai rencontré moi-même des cas dans lesquels la portion spongieuse était tellement sensible et irritable qu'elle se resserrait avec force sur la bougie, la saisissait en quelque sorte, l'empêchait d'avancer, ou même la repoussait au dehors dès qu'on cessait de la maintenir (*Dict. méd. et ch. prat.*, tom. XIV, p. 296). A l'appui de ces observations M. Dufresse Chassaigne, en 1840, a publié, dans la *Gazette des hôpitaux*, un mémoire où il s'efforce de prouver que les fibres profondes du muscle bulbo-caverneux peuvent, par leur contraction spasmodique, déterminer le rétrécissement de l'urètre, et propose, en conséquence, de couper ce muscle pour faire cesser la coarctation.

2° *Les rétrécissemens inflammatoires* résultent de l'afflux plus considérable du sang dans le tissu spongieux, et dans la membrane muqueuse de l'urètre. Cet état de turgescence, qui n'est que passager, dit M. Amussat, ne constitue pas plus à la rigueur un rétrécissement véritable du canal que la contraction spasmodique dont nous avons parlé plus haut.

3° *Rétrécissemens organiques.* M. Amussat les a divisés en quatre espèces, savoir : les brides, les rétrécissemens valvulaires, les rétrécissemens par gonflement chronique de la muqueuse et les rétrécissemens calleux qui comprennent les duretés, les nodosités qui se forment dans les tissus sous-muqueux et spongieux.

(*a*) *Les brides* existent particulièrement sur la paroi inférieure, et sont caractérisées par de petites lignes blanchâtres, filiformes, situées transversalement, peu ou point saillantes à l'œil nu, mais facilement percevables quand on promène l'ongle, ou une sonde sur l'urètre d'arrière en avant; aussi arrive-t-il fréquemment qu'elles accrochent l'instrument explorateur. On rencontre quelquefois une autre espèce de brides qui offrent plus d'épaisseur et de saillie; elles sont le résultat d'une induration très prononcée de la muqueuse.

(*b*) *Les rétrécissemens valvulaires* ne sont autre chose que des brides qui occupent toute la circonférence de l'urètre. Elles constituent comme autant de petits diaphragmes traversés par une ouverture urétrale plus ou moins étroite. A l'examen anatomique, on trouve que, là où existait le rétrécissement, la muqueuse semble comme froncée par un fil qu'on aurait passé dans son épaisseur et qu'on aurait ensuite serré en réunissant ses deux extrémités. Pour voir cet anneau valvulaire, il faut bien se garder d'ouvrir l'urètre dans toute son étendue par sa paroi supérieure, parce qu'aussitôt que cette valvule est divisée dans un de ses points et qu'on étend l'urètre pour l'examiner, si elle est un peu ancienne, elle disparaît en grande partie complètement, et l'on n'observe plus sur la muqueuse qu'une ligne blanchâtre située transversalement comme les brides. Pour les bien voir, on doit se borner à ouvrir ce canal seulement en avant et en arrière jusqu'au point affecté, de manière à laisser intact le plan qu'elles occupent. Le siége le plus fréquent et presque constant de ces deux genres de rétrécissemens est au bulbe et surtout à la réunion de la portion bulbeuse et de la portion membraneuse;

M. Dufresse dans son mémoire déjà cité se fondant sur la forme et le siége des rétrécissemens de ce genre, conclut que ce que M. Amussat a appelé brides et valvules n'est déterminé que par la rétraction spasmodique permanente des fibres les plus profondes du muscle bulbo-caverneux.

(*c*) *Les rétrécissemens par gonflement chronique de la muqueuse* varient beaucoup en étendue. Il y en a qui ont plusieurs centim. de longueur, ils peuvent exister avec ou sans induration du tissu cellulaire sous-muqueux; à l'autopsie, le point induré est plus rouge qu'ailleurs, souvent il n'est pas très sensible au toucher, mais le bec d'une sonde d'argent le découvre facilement.

(*d*) *Les rétrécissemens calleux* succèdent à l'inflammation simultanée de la muqueuse urétrale et des tissus sous-jacens, passée à l'état chronique, d'où résultent des indurations, des callosités, des nodus de ces parties. Lorsque le canal est ouvert dans toute son étendue, il semble seulement rétréci dans le trajet affecté, mais on n'y remarque aucune saillie, aucune élévation sensible. Ce n'est qu'en poussant une sonde sur l'urètre qu'on peut sentir le point malade. Souvent la muqueuse paraît saine, et l'induration a son siége dans les tissus cellulaire, sous-muqueux et fibreux; parfois aussi le tissu spongieux est malade; alors les cellules qui le composent ont disparu, et lui-même se transforme dans un tissu blanc qui peut se confondre avec les tissus voisins et former une substance susceptible d'acquérir la dureté et la consistance du cartilage. Il peut enfin se développer dans l'urètre des végétations et des carnosités susceptibles de mettre un obstacle plus ou moins complet au cours de l'urine; mais ces affections sont très rares et se rencontrent plus souvent chez les femmes que chez les hommes. Suivant M. Amussat le siége de tous les rétrécissemens organiques est dans la région spongieuse; jamais ils n'existent au-delà du bulbe, leur siége le plus fréquent, selon Shaw est en avant du ligament du bulbe, sous la symphyse, là même où l'on rencontre le plus souvent les fausses routes, tandis que les rétrécissemens spasmodiques paraissent affecter plus spécialement le point d'union de la portion spongieuse et de la portion musculeuse. M. Lallemand pense qu'ils peuvent affecter toutes les portions du canal, depuis le gland lui-même jusqu'au col de la vessie inclusivement, mais il reconnaît également que leur siége le plus fréquent est dans la région spongieuse.

Quel que soit le point où existe le rétrécissement, la portion de l'urètre qui est en avant est presque toujours à l'état normal, tandis que celle qui est en arrière s'élargit en proportion du degré auquel est arrivé l'obstacle et des efforts plus ou moins violens que le malade est obligé de faire pour uriner; cet état longtemps prolongé peut amener non-seulement dans le canal et la vessie, mais encore, par le refoulement à tergo, dans les uretères et les reins, des altérations de forme et de texture fort graves. Ainsi le rétrécissement faisant l'office d'un col vésical non contractile, l'urine sort constamment et involontairement; son séjour plus prolongé dans la vessie et les uretères, et l'absorption de ses parties aqueuses qui en résulte, rendent son odeur plus ammoniacale, et sa couleur plus foncée. Avec le temps on voit survenir le ramollissement de la muqueuse urétrale, des ulcérations, des abcès urineux, la dégénérescence de la muqueuse vésicale; les uretères se dilatent considérablement, et les reins se convertissent en une sorte de poche mince, rouge, molle, contenant du pus, des graviers, des tubercules, etc.

Quelle que soit l'ancienneté d'un rétrécissement, son siége, sa nature et sa forme, l'urètre n'est jamais entièrement oblitéré. Le trajet en fût-il filiforme, du moins existe-t-il une communication entre les parties antérieure et postérieure à l'obstacle. Si cette communication est quelquefois interrompue, ce n'est que momentanément, par suite d'une congestion sanguine ou d'un gonflement inflammatoire, ou par un corps étranger, tel que du mucus épaissi, sécrété dans le point rétréci lui-même, ou bien enfin par un calcul qui vient s'appliquer contre son ouverture. C'est alors que survient la rétention d'urine.

S'il n'y a qu'un seul rétrécissement il siége ordinairement au bulbe; s'il y en a plusieurs, il en existe toujours un dans ce point.

PROCÉDÉS OPÉRATOIRES MIS EN USAGE POUR RECONNAÎTRE LES RÉTRÉCISSEMENS DE L'URÈTRE.

Lorsqu'il existe dans l'urètre un obstacle qui s'oppose plus ou moins complétement à l'excrétion de l'urine, la première chose à faire est de reconnaître son siége, son ouverture, sa forme et son étendue. Il existe pour cela plusieurs procédés.

EXPLORATION DE L'URÈTRE.

1° *Procédé de Ducamp.* Pour savoir à quelle distance du méat urinaire se trouvait situé le rétrécissement, Ducamp se servait d'une bougie creuse ordinaire en gomme élastique, n. 6, sur laquelle étaient tracées les divisions du pied en pouces et en lignes (depuis on leur a substitué celles du mètre). Il l'introduisait dans l'urètre; lorsqu'elle était arrivée à l'obstacle, il voyait de suite à quelle profondeur elle pénétrait; cette profondeur indiquait la distance du rétrécissement au méat. Pour introduire cette sonde, on fait placer le malade comme si l'on voulait pratiquer le cathétérisme rectiligne, debout ou assis, sur le bord d'un siége, le dos appuyé sur un plan solide, les jambes écartées et les pieds appuyés par terre ou sur les barreaux d'une chaise.

Le chirurgien, placé entre les jambes du malade, saisit la verge de la main gauche, la relève et lui donne en la tirant une direction légèrement horizontale; puis il fait pénétrer la sonde enduite d'un corps gras et la pousse jusqu'à l'obstacle. La profondeur du rétrécissement étant connue, il s'agit d'en trouver l'orifice et de déterminer la longueur et la forme du trajet rétréci. Pour y parvenir, on fait usage d'*une sonde exploratrice :* celle de Ducamp est une bougie n° 8 à 10 (Pl. 54, fig. 15), portant, comme la précédente, sur sa longueur, les divisions du pied et du mètre. Le diamètre de son ouverture antérieure n'est que la moitié de celui de son ouverture postérieure. Pour disposer la partie qui doit servir à supporter l'empreinte, on se sert d'un morceau de soie plate à tapisserie; on y fait plusieurs nœufs qu'on trempe dans de la cire fondue, et on lui donne la forme d'un bourrelet; on passe cette soie dans la sonde au moyen d'un fil qu'on fait pénétrer par son ouverture la plus large. Celle-ci est franchie par le bourrelet; mais comme ce dernier est trop gros pour traverser l'extrémité la plus étroite, la soie seule pénètre au-delà et y présente un pinceau très fin et très doux. » Ducamp le trempait dans un mélange fait avec parties égales de cire jaune, de diachylum, de poix de Bourgogne et de résine; il en mettait une quantité suffisante pour égaler le diamètre de la sonde, il le laissait refroidir, le malaxait entre ses doigts, le roulait sur un corps poli, et obtenait ainsi une bougie qu'il coupait à quelques millimètres, 5 à 6 au plus, de l'extrémité de la canule élastique, et terminait en l'arrondissant comme un bout de sonde. Le mélange indiqué par Ducamp est celui qui convient le mieux, parce qu'il n'est ni trop mou ni trop dur. On introduit cette sonde exactement comme celle qui sert à déterminer la profondeur du rétrécissement, l'échelle graduée en dessus, du côté du ventre; on la pousse doucement, en la tournant légèrement entre les doigts. Lorsqu'elle s'arrête il convient de la presser lentement et d'une manière soutenue contre l'obstacle, comme s'il s'agissait de le franchir et on la maintient pendant une minute environ en contact avec lui, afin que, ramollie par la chaleur des parties, au sein desquelles elle se trouve, la cire puisse se mouler sur les inégalités du rétrécissement et envoyer dans sa cavité un prolongement qui représente exactement sa forme et sa position. Il ne faut presser ni trop, ni trop peu; par une pression trop forte, la cire deviendrait trop molle, s'étendrait trop, perdrait sa cohésion et pourrait se casser dans le rétrécissement, tandis que, par une pression trop faible, elle ne se moulerait pas suffisamment, et ne rapporterait qu'une empreinte inexacte. Lorsqu'il s'est écoulé un temps suffisant pour avoir une empreinte convenable, on retire la sonde. Pendant le retrait, on agit avec douceur, sans secousse et sans faire exécuter à l'instrument des mouvemens de rotation, dans la crainte d'altérer la forme de l'empreinte qu'il rapporte, de contourner sa tige, et de se trouver ainsi dans l'obligation de recommencer l'opération. On juge alors de la position de l'ouverture du rétrécissement, par celle de la tige de cire. Ainsi lorsqu'elle est centrale ou latérale, l'orifice du rétrécissement est aussi central ou latéral, droit ou gauche, supérieur ou inférieur. Si le rétrécissement est situé au bulbe, ou au-delà, dans la courbure sous-pubienne, on se tromperait le plus souvent si l'on s'en rapportait à l'empreinte qu'on a obtenue en agissant comme dans le cas où le rétrécissement est peu profond; en effet, la cire formant avec la sonde une ligne droite, au lieu de s'infléchir pour suivre la direction du canal vient s'arcbouter contre la paroi inférieure, se tasse, se pelotonne et ne donne plus qu'une forme sur l'exactitude de laquelle on ne peut pas compter. Pour remédier à cet inconvénient, Ducamp introduisait dans la sonde un mandrin de plomb, auquel il donnait préalablement une courbure susceptible de s'adapter à celle de l'urètre, et de permettre au pinceau de cire d'arriver au rétrécissement, sans rencontrer sur son passage d'obstacle capable de lui faire éprouver une déformation. M. Lallemand craignant que le mandrin de plomb ne fût trop faible pour résister, sans se courber, à la pression qu'il faut exercer contre le rétrécissement, a proposé d'y substituer une bougie en gomme élastique courbe; il pense qu'elle communique à la sonde une résistance assez considérable pour qu'on puisse obtenir des empreintes exactes de toutes les profondeurs et de tous les degrés de courbure du canal, sans craindre ni qu'elle fléchisse trop facilement, ni qu'elle oppose à la courbure des parties une raideur trop prononcée. Mais les chirurgiens sont loin d'être d'accord sur la valeur de ces empreintes, qu'elles soient prises dans la partie droite ou dans la partie courbe du canal. Et même, quelques-uns, tels que MM. Velpeau et Pasquier, rejettent tout-à-fait le porte-empreinte. Ils le considèrent comme un instrument trompeur qui ne mérite aucune confiance, parce que la cire arrivée dans l'urètre, se déprime tout aussi bien sous l'action d'un pli, d'un mouvement spasmodique, d'un aplatissement momentané du canal, que par le fait d'une coarctation véritable, et indique qu'il faut porter le caustique là où cela n'est pas nécessaire.

Reste à mesurer l'étendue du rétrécissement d'avant en arrière. On a proposé à cet effet l'emploi d'une bougie fine en gomme élastique, à laquelle on fait préalablement subir la préparation suivante: on trempe quelques brins de soie plate dans de la cire fondue, que l'on roule en spirale sur cette bougie, et on la fait tourner entre deux corps polis, de manière à l'unir parfaitement. On peut se contenter de tremper la bougie dans la cire sans l'entourer de soie. On la fait pénétrer dans le canal jusqu'au-delà du rétrécissement, si c'est possible; alors, en la retirant, on trouve à son extrémité une rainure formée par la partie saillante du canal. Mais, outre qu'il est souvent difficile de pénétrer avec cette sonde dans l'ouverture de la partie rétrécie, l'empreinte qu'elle rapporte est loin d'en indiquer la longueur exacte. En conséquence il faut recourir à un autre moyen. On prend un conducteur qui n'est autre chose qu'une sonde élastique du n° 8 ou 9 ouverte par les deux bouts et graduée. Si l'ouverture du rétrécissement est centrale, ce dont on s'est préalablement assuré par la sonde exploratrice, le conducteur étant uni et parfaitement cylindrique, en le poussant jusqu'à l'obstacle, l'ouverture de son extrémité profonde se trouve naturellement en rapport avec celle du rétrécissement. Si au contraire l'orifice de ce dernier est latéral en haut, en bas, à droite, ou à gauche, il faut se servir d'un conducteur portant un renflement plus ou moins considérable sur une partie de la circonférence de l'extrémité qui doit pénétrer dans le canal, et le diriger dans le sens opposé de l'ouverture de l'obstacle, c'est-à-dire à droite si elle est à gauche, en haut si elle est en bas, et réciproquement. De cette manière l'ouverture de la sonde conductrice correspondra toujours à celle du rétrécissement, et sera un guide certain pour la bougie où l'instrument destiné à y pénétrer. Les choses étant à ce point, il s'agit de mesurer la longueur de l'obstacle. Ducamp avait imaginé dans ce but un instrument particulier. C'était une tige ou sonde en gomme élastique du n° 1, portant à son extrémité antérieure un petit cylindre en or, long de 10 à 12 millimètres. A l'extrémité de ce cylindre étaient disposées deux ailes mobiles longues de 3 millimètres. En poussant un mandrin contenu dans la sonde, on les écartait, et en le tirant on les rapprochait du cylindre. Lorsqu'elles étaient écartées elles formaient un renflement de 4 millimètres de diamètre. Cet instrument s'introduit fermé; lorsqu'il a franchi le rétrécissement, on déploie les ailes en poussant le mandrin, et, en tirant à soi, on le ramène jusqu'à la partie postérieure du rétrécissement où il se trouve retenu. D'un autre côté la canule conductrice se trouve arrêtée à son extrémité antérieure, de sorte que l'espace compris entre le petit renflement et l'extrémité de la canule représente la longueur du rétrécissement, longueur qui est indiquée en chiffres sur l'instrument de Ducamp. On a pensé que cet instrument pouvait être cause d'erreur en plus ou en moins: en plus parce qu'il pouvait ramasser des plis de la muqueuse, qui, s'ajoutant au rétrécissement, augmentaient artificiellement sa longueur; en moins, parce que, en pressant trop fort, sans intention, on la diminuait.

Procédé de M. Amussat. Ce chirurgien se sert d'un instrument de son invention, auquel il a donné le nom de *sonde exploratrice*. Bien qu'elle ait aussi pour but de mesurer la longueur des rétrécissemens, elle peut encore servir à reconnaître les rétrécissemens dès leur début. Elle se compose d'une canule en argent longue de 22 à 25 centimètres et graduée, dont la cavité n'est pas creusée dans le centre de son épaisseur. Mais sur un de ses côtés, puis d'un mandrin, dont l'extrémité vésicale se termine par une lentille à bords mousses qui s'adapte parfaitement à l'extrémité de la canule. Le mandrin qui est destiné à remplir sa cavité ne se fixe pas juste au centre de lentille, mais sur son bord. Il se termine extérieurement par un petit manche cannelé destiné à lui faire subir des mouvemens de rotation qui sont les seuls qu'il puisse exécuter, car n'étant pas plus long que la canule, il ne peut ni avancer ni reculer. L'instrument fermé est droit et présente la forme d'un stylet dont l'extrémité vésicale est arrondie et lisse. Lorsqu'il est introduit dans l'urètre il suffit de tourner le mandrin pour déranger les rapports de la canule et de la lentille. Celle-ci présente la portion la plus large à la portion la plus étroite de celle-là, et forme une sorte d'onglet qui, ramené avec douceur et lentement, ne peut manquer d'accrocher le bord postérieur du rétrécissement, si c'est pour un obstacle de ce genre qu'on explore, ou bien la moindre bride pour peu qu'elle fasse de saillie. En parcourant de la même manière alternativement la paroi supérieure et la paroi inférieure du canal, on peut acquérir la certitude de l'existence d'un rétrécissement ou d'une bride. On pourrait craindre que des replis formés accidentellement sur la muqueuse par l'instrument, ne pussent induire en erreur; mais M. Amussat prétend que, dans les nombreuses expériences qu'il a faites, tant sur le vivant que sur le cadavre, il a observé que l'instrument n'était point arrêté lorsque le canal était sain. Quand on veut s'en servir pour reconnaître l'étendue d'un rétrécissement, il faut l'introduire comme l'instrument de Ducamp à travers une canule conductrice. Ces deux instrumens peuvent se suppléer mutuellement. La sonde exploratrice de M. Amussat est bonne pour reconnaître les rétrécissemens commençans et les brides, mais elle est peut-être un peu trop grosse pour pénétrer dans un rétrécissement déjà considérable, et dont l'orifice est très étroit, tandis que l'instrument de Ducamp convient parfaitement pour cet objet.

Procédé d'exploration de plusieurs rétrécissemens. On conçoit combien ce fait est important à constater; si le premier obstacle qui se présente est trop étroit pour permettre l'introduction de l'instrument de Ducamp, de la sonde exploratice de M. Amussat ou de bougies de médiocre grosseur, on ne pourra pas savoir au juste s'il en existe plus profondément; mais s'il est possible de franchir le premier obstacle avec l'un des instrumens dont il vient d'être question, on arrive au second, et, si l'on franchit le second, on pourra de même apprécier le suivant. Ainsi, en introduisant de prime abord une bougie couverte de cire à mouler, jusqu'à la vessie, et en la laissant séjourner quelque temps dans l'urètre, puis en la retirant avec précaution, on peut juger par le nombre et la profondeur des empreintes existant à sa surface, du nombre et de la force des rétrécissemens de ce canal.

M. Lallemand pense qu'en portant dans l'urètre un stylet long de 22 à 25 centimètres terminé par une extrémité arrondie, un peu plus volumineuse que la tige elle-même, et qu'en le faisant glisser et frotter le bouton d'avant en arrière et d'arrière en avant le long des parois de ce canal, on peut constater aisément à l'aide du ressaut qu'il éprouve ou d'un obstacle qui l'arrête, la présence du rétrécissement le plus rudimentaire. Cet instrument n'est point usité. On lui reproche que, dans les mouvemens d'avant en arrière, sa tête peut tomber dans une lacune de Morgagni dont l'ouverture est dirigée en avant.

M. Ségalas a proposé un autre instrument auquel il a donné le nom de stylet *urétro-cystique*, qui n'est autre chose qu'une tige d'argent cylindrique et flexible, terminée du côté de la vessie par une sphère de 6 à 8 millimètres de diamètre; ce médecin croit qu'en promenant ce stylet dans le canal, d'avant en arrière et d'arrière en avant, il peut faire découvrir les moindres rétrécissemens et faire apprécier leur étendue par l'arrêt qu'il éprouve à leur partie antérieure, en allant vers la vessie, et par celui qu'il subit à leur partie postérieure, en revenant vers le gland; des divisions établies sur la tige indiquent la distance de ces deux points d'arrêt.

L'instrument de M. Ségalas à cause du volume de sa tête court moins de risque de pénétrer dans les lacunes de Morgagni que celui de M. Lallemand; mais en raison précisément du volume de cette tête, il ne peut servir que pour apprécier les rétrécissemens légers, car il ne saurait pénétrer par un orifice un peu rétréci. Concluons de ces faits que l'instrument de Ducamp, ou la sonde exploratrice de M. Amussat sont ce qu'il y a de mieux pour obtenir des appréciations exactes.

MÉTHODES OPÉRATOIRES MISES EN USAGE POUR GUÉRIR LES RÉTRÉCISSEMENS DE L'URÈTRE.

A l'exemple de M. Lallemand nous devons distinguer deux cas : celui où le rétrécissement ne fait que gêner la sortie de l'urine, sans s'opposer complétement à son excrétion; et celui où il y a rétention d'urine complète causée par un rétrécissement ou toute autre cause.

Rétrécissemens incomplets. Les méthodes opératoires employées dans ce cas sont la dilatation graduée, la dilatation forcée, la cautérisation et les scarifications.

DILATATION GRADUÉE.

C'est la méthode la plus anciennement connue : on la pratique avec des bougies, ou bien avec des sondes flexibles, dont on augmente successivement le diamètre, jusqu'à ce que le canal ait repris son calibre naturel, et que l'urine sorte sans difficulté. On a pour but, dans cette méthode, de comprimer la partie du canal hypertrophiée et de l'obliger à s'affaisser et à disparaître sous l'influence de la compression, ou en changeant son mode d'inflammation.

Les bougies dont on se sert, sont des tiges flexibles pleines, lisses et polies, ayant une forme cylindrique ou un peu conique; leur diamètre varie depuis 1 jusqu'à 10 millimètres, et leur longueur de 25 et 30 centimètres; il en existe de plus courtes pour les enfans. On a employé pour les confectionner diverses substances telles que le plomb seul ou uni avec l'étain; mais on y a renoncé parce qu'elles étaient trop dures, trop pesantes et trop susceptibles de se casser, maintenant on ne fait usage que de deux espèces : des bougies en gomme élastique et des bougies de cire ou emplastiques. Les premières fabriquées exactement comme les sondes de même nature, doivent, comme elles, être souples, polies, se laisser plier sans se gercer; les secondes ont pour base des bandelettes de toile emplastique, comme du diachylum gommé, roulé sur lui-même et enduit d'une couche de cire. Quelques fabricans aiment mieux employer une mèche centrale, composée de soie écrue ou bien un canevas plein et solide, qu'on enduit de même d'une couche de cire. M. Guillon en a fait fabriquer en baleine terminée par une extrémité cylindrique, olivaire, conique ou à ventre, afin qu'en leur donnant beaucoup de finesse, elles conservassent une force suffisante. Toutes ces espèces de bougies n'étant pas susceptibles de se gonfler par l'humidité, n'augmentent pas de volume, et par conséquent n'ont qu'une action, pour ainsi dire passive sur les parois du canal, aussi a-t-on songé à leur substituer des bougies qui jouissent de la propriété dont elles manquent; telles sont celles en corde à boyau, qu'on peut employer très fines et qui forment de très bonnes bougies. Beaucoup vantées par les uns et beaucoup décriées par les autres, celles faites avec de l'ivoire, que M. D'Arcet a rendu flexible en le dépouillant de ses sels calcaires, et qui sont fabriquées par M. Charriere, seraient aussi très bonnes, si on n'avait remarqué qu'elles ont de la tendance à se dissoudre, ce qui a empêché de les adopter dans la pratique, crainte d'accident.

Autrefois on se servait beaucoup de bougies médicamenteuses, mais maintenant elles sont fort peu employées. C'est peut-être à tort, car il est des circonstances où l'on pourrait avec avantage, pour modifier l'état de la muqueuse urétrale, introduire jusque sur le rétrécissement, l'opium, la belladone, la jusquiame, le mercure, l'acétate de plomb, l'alun, et diverses autres substances caustiques, narcotiques, cathérétiques, mêlées avec des corps gras.

Nous avons dit qu'on faisait des bougies cylindriques et coniques, ou à ventre. Les bougies coniques, qui augmentent de volume à mesure qu'elles pénètrent plus profondément, présentent ceci d'avantageux qu'on n'est pas obligé de les changer aussitôt qu'elles ont produit leur effet. Mais d'un autre côté, elles ont de la tendance à s'échapper du canal, et compriment davantage la partie du rétrécissement qui est en contact avec leur base que celle qui est en arrière, d'où il résulte qu'elles fatiguent beaucoup l'urètre. Il est vrai qu'on pourrait y remédier en rendant le cône très allongé, mais alors leur extrémité pointue arriverait trop vite dans la vessie pour qu'elles eussent le temps d'agir sur la coarctation. Pour éviter tous ces effets désavantageux, et leur conserver leur avantage, il faudrait les combiner de façon que leur extrémité vésicale, par exemple, fût conique dans l'étendue de 3 à 4 centimètres, tandis qu'elles seraient cylindriques dans le reste de leur étendue. Il serait inutile d'établir cette modification pour des bougies d'un trop petit calibre.

Les bougies à ventre qui présentent un renflement fusiforme dans l'étendue de 5 à 6 centimètres (2 pouces), à partir de leur extrémité vésicale, agissent ainsi sur le rétrécissement sans fatiguer le canal, et n'ont pas de tendance à sortir comme celles qui sont coniques dans toute leur étendue.

Les bougies creuses ne diffèrent des sondes en gomme élastique que parce qu'elles n'ont pas d'yeux. Elles sont moins dures que les bougies pleines, et sont souvent utiles pour traverser les rétrécissemens. Si elles étaient trop faibles, un mandrin introduit dans leur cavité leur donnerait la force convenable.

Comme on sait qu'un rétrécissement qui n'a pu être traversé avec telle sonde ou bougie, métallique ou flexible, peut l'être peu après au moyen d'un autre instrument, on fera bien de se munir de sondes et de bougies de toute espèce et de toute grosseur, afin de pouvoir successivement passer de l'une à l'autre, suivant le besoin.

Manuel opératoire de l'introduction des bougies.

M. Amussat pense qu'une position semblable à celle qu'on donne au malade pour introduire dans la vessie une sonde droite facilite beaucoup l'introduction d'une bougie. Cependant on ne doit pas tenir rigoureusement à la position du malade; il faut le tenir tantôt debout, tantôt assis; dans d'autres cas le faire coucher horizontalement. On introduit la bougie, préalablement huilée, jusqu'à l'obstacle. Lorsqu'on la sent arrêtée par lui ou par toute autre cause, comme une ride ou une lacune de Morgagni, on la retire de quelques millimètres, on la fait tourner sur elle-même entre les doigts, et on l'incline à droite et à gauche en la poussant doucement vers le rétrécissement pour tâcher d'en introduire la pointe dans son orifice. Si l'on y arrive, elle ne ressort pas lorsqu'on cesse de la pousser, et même elle résiste lorsqu'on veut la retirer; on sent, en un mot, qu'elle est retenue par quelque chose. Si au contraire elle n'y arrive pas, loin d'offrir de la résistance lorsqu'on la tire à soi, elle ressort d'elle-même aussitôt qu'on cesse de presser. En pareil cas veut-on forcer, la bougie se pliera si elle était trop molle, on pourra déchirer le canal si elle était trop dure. Dans le cas où, après des essais assez prolongés, on sent toujours le bec de la bougie arcbouter contre l'urètre, on peut favoriser son introduction avec deux ou trois doigts placés contre le périnée ou le canal, ou bien substituer une bougie moins volumineuse à celle dont on se sert; et si on ne réussissait pas encore, ce serait là le cas de l'introduire à travers le conducteur de Ducamp préalablement placé. Enfin, lorsque après des tentatives assez long-temps prolongées on ne peut parvenir à franchir l'obstacle, plutôt que de fatiguer inutilement l'urètre, il vaut mieux fixer la sonde dans la place qu'elle occupe, et recommencer au bout d'une demi-heure ou trois quarts d'heure: c'est ainsi qu'agissait Dupuytren. Avec cette précaution il lui est arrivé très souvent de réussir à introduire une bougie dans un rétrécissement qu'il n'avait pu franchir une heure ou un instant auparavant. Il est à croire cependant que, dans ce cas, le bec de la sonde se trouvait déjà un peu engagé dans l'orifice de l'obstacle. On réussit mieux encore en laissant la sonde à demeure après l'avoir préalablement enduite de pommade de belladone. Si le canal est très douloureux et s'il laisse écouler du sang, il faut suspendre toute manœuvre pour la reprendre quelques instans après, ou le lendemain s'il n'y a pas rétention complète.

Enfin, lorsque la bougie a dépassé le rétrécissement, il faut continuer à l'enfoncer seulement jusqu'à l'orifice vésical de l'urètre et la fixer en position. Si elle est emplastique et renflée, on peut se borner à la replier sur le gland; mais si elle est conique ou cylindrique, comme elle aurait de la tendance à sortir, pour l'en empêcher il faut, après l'avoir repliée, la coiffer avec un condom, espèce de petit sac de toile fine qui enveloppe en même temps une partie de la verge. Enfin la sonde en gomme élastiq u sera fixée par l'un des procédés que nous avons indiqués à l'article *cathétérisme*.

Le temps pendant lequel on doit laisser la première bougie dans le canal n'a rien de fixe; si son introduction a été douloureuse on la retire au bout de dix minutes ou d'un quart d'heure, pour la replacer dix à douze heures plus tard. Dans les introductions suivantes on prolonge la durée de son séjour; ainsi on la laisse une, deux ou trois heures, à plusieurs reprises dans la même journée: mais si l'introduction de la première bougie se fait avec facilité, et que le contact en soit indolent, on peut de prime abord la laisser plusieurs heures, et ne la retirer que pour lui en substituer une plus grosse. Ordinairement, lorsque la bougie est introduite, l'urine sort entre elle et les parois du canal; si ce liquide ne peut être excrété, et que cependant le malade ait besoin d'uriner, il suffit souvent de retirer un peu la bougie, surtout si elle est conique, pour que l'urine s'échappe. En pareil cas M. Amussat fait une injection d'eau entre la tige et les parois du canal, et prétend en retirer des avantages. Lorsque l'urine s'est écoulée, il devient souvent facile de pousser plus profondément une bougie qu'on avait eu peine à introduire auparavant; dans quelques cas enfin il faut absolument retirer l'algalie chaque fois que le malade veut uriner.

L'époque à laquelle il convient de remplacer la première bougie n'a rien de fixe: aussitôt qu'elle n'est plus très serrée dans le canal, qu'elle commence à y jouer assez librement, sans causer trop de douleur, ordinairement 12 ou 24 heures après son introduction, il convient de la retirer, de lui en substituer immédiatement une plus grosse, et ainsi de suite jusqu'à un certain degré de dilatation. Suivant M. Velpeau les bougies coniques présentent cet avantage qu'il suffit de les enfoncer un peu plus profondément pour obtenir le même résultat qu'en leur en substituant une nouvelle. On pourrait continuer l'emploi des bougies jusqu'à dilatation complète du canal, mais il est de règle qu'après avoir obtenu un certain degré d'élargissement, on substitue aux bougies des sondes en gomme élastique. Ce n'est pas seulement parce que c'est le moyen d'arriver plus sûrement et plus promptement à son but, comme le dit Boyer, mais parce qu'il y a des circonstances où il faut nécessairement y avoir recours: comme lorsqu'il existe une fausse route plus ou moins profonde, dans laquelle il serait dangereux que l'urine séjournât, ou lorsque déjà il s'est formé des crevasses derrière l'obstacle. Le moment de faire cette substitution est celui où l'on juge qu'une sonde du n° 3 ou 4 pourra franchir la partie de l'urètre qui est rétrécie et pénétrer dans la vessie. Lorsque cette sonde est introduite, on la laisse en place pendant cinq à six jours, ensuite on lui en substitue une autre plus volumineuse, et l'on continue de la même manière jusqu'à ce qu'on soit arrivé au n° 8 ou 9. Boyer pense que la guérison qu'on obtient de cette façon est plus solide et plus durable que celle qu'on obtient par les bougies.

Lorsqu'un malade ne peut uriner avec une bougie, ou lorsque le cathétérisme est rendu difficile par la présence d'une fausse route, ou par toute autre cause, et que l'on craint de ne pouvoir substituer une autre sonde à celle qui est introduite, on peut se servir de *la sonde conductrice* de M. Amussat: c'est une sonde en argent droite ou courbe, dont le pavillon peut se dévisser ou se déplacer à volonté, et dont le mandrin peut se visser à son extrémité extérieure pour en doubler la longueur. Lorsqu'après des tâtonnemens plus ou moins long-temps prolongés, on est parvenu à l'introduire à travers le rétrécissement, au lieu de la retirer pour y substituer une sonde en gomme élastique ordinaire, on ôte son pavillon, on visse son mandrin, comme il a été dit, et l'on fait filer dessus une sonde élastique plus grosse et ouverte par ses deux bouts; de cette façon, il est impossible qu'elle se dévie. Enfin on retire la sonde conductrice. Lorsqu'on veut changer la sonde qui est dans le canal, on introduit d'abord par la cavité la sonde d'argent sur laquelle on fait filer comme précédemment une nouvelle sonde flexible.

La longueur du traitement des rétrécissemens par la dilatation graduée, varie suivant la dureté et la résistance de la coarctation, et suivant aussi le degré de sensibilité du canal et d'impressionabilité du malade; autrefois on comptait en général deux ou trois mois, quelquefois bien plus encore. Toutefois depuis quelques années on est parvenu à obtenir en un mois des guérisons, qui, avant, en exigeaient plusieurs, ce qui tient à ce qu'on ne s'est pas astreint, comme le voulaient Desault et les chirurgiens de son école, à substituer aux bougies et aux sondes déjà introduites, des bougies ou des sondes d'un numéro immédiatement au-dessus: ainsi, au lieu de remplacer le n° 2 par le n° 3 on le remplace par le n° 4, celui-ci par le n° 7, et ce dernier par le n° 9 ou 10. M. Velpeau, le principal auteur de cette nouvelle méthode, dit, qu'il a acquis la conviction, fondée sur un assez grand nombre de faits, qu'on peut arriver dans l'espace de vingt à trente jours, chez la majorité des sujets, à redonner ainsi au canal les dimensions naturelles, surtout à l'aide des bougies coniques, et même il a fréquemment obtenu *de ces dilatations dans l'espace de six, huit, douze ou quinze jours* sur des malades, dont le rétrécissement datait de plusieurs années, et sur quelques autres qu'on avait déjà traités, soit par les bougies, soit par la cautérisation, mais dont la cure ne s'était pas maintenue.

Il faut seconder le traitement dilatant par des bains, des frictions mercurielles, des cataplasmes émolliens et narcotiques; par des évacuations sanguines locales et générales, et par un régime adoucissant.

L'action des bougies ou des sondes sur l'urètre et ses rétrécissemens est toute mécanique; elles agissent comme un corps inerte, une sorte de coin, qui n'exerce d'influence que par ses qualités physiques de forme, de résistance et de volume; en un mot elles agissent sur le canal par une compression excentrique, le dilatent et l'irritent. La dilatation est proportionnelle à la compression; l'irritation vient après, et se traduit à l'extérieur par de la gêne, du malaise, de la douleur même, et quelquefois une sécrétion muqueuse, blanchâtre, analogue à celle du flux blennorrhagique, qui disparaît au bout de quelques jours.

C'est de là que quelques pathologistes ont pris occasion de dire que les bougies et les sondes avaient en outre la propriété d'ulcérer le rétrécissement; E. Home soutient encore cette doctrine, et se range au nombre de ceux qui pensent que la coarctation ne peut guérir d'une manière radicale qu'en subissant une perte de substance, tandis que si elle est simplement dilatée, elle doit nécessairement reparaître dès qu'on cesse l'usage des instrumens dilatans. Mais c'est une erreur fort grave, et très préjudiciable à l'art, que de supposer et de chercher à faire croire qu'il faille absolument qu'un rétrécissement s'ulcère pour bien guérir, car ce serait alors précisément le contraire qui aurait lieu.

En effet, si l'ulcération succédait à l'usage des bougies ou des sondes, pour que la cicatrisation s'opérât, il faudrait qu'il se passât dans l'urètre les mêmes phénomènes qu'il se passe ailleurs dans des cas semblables, c'est-à-dire une rétraction des tissus, et par suite le rétrécissement se reproduirait avec plus d'intensité qu'auparavant.

On a fait de graves reproches à la méthode que nous venons d'étudier, et, entre autres, d'être d'une application difficile, quelquefois impraticable, presque toujours douloureuse, d'exiger beaucoup de temps, de ne produire que des guérisons douteuses; de ne faire que pallier la maladie qui revient à-peu-près constamment. Enfin on a dit qu'elle n'était pas sans dangers. Ces reproches ont quelque chose de vrai, mais ils sont considérablement exagérés. Sans doute le cathétérisme est quelquefois difficile, il cause un peu de douleur, mais il est rarement impraticable pour un chirurgien exercé et instruit. Quant à exiger beaucoup de temps, ce reproche pouvait être fondé à l'époque où l'on suivait strictement les préceptes de Desault, mais depuis que M. Velpeau a montré, par de nombreuses observations, qu'on pouvait sans inconvéniens franchir plusieurs intervalles, la guérison est beaucoup plus prompte. Enfin, dire que la maladie revient à-peu-près constamment, n'est pas exact. Certes, si le malade recommençait à se livrer à des écarts de régime, son urètre, qui a déjà été le siége de maladies antérieures, serait plus sujet à en contracter de nouvelles, ou à offrir la récidive des anciennes, qu'un canal qui aurait toujours été exempt de rétrécissement; mais lorsque les opérés sont tempérans et continens, bien que plusieurs d'entre eux voient revenir leur maladie, on peut dire, que la plupart rentrent dans des conditions à-peu-près normales, et n'ont besoin, pour éviter les récidives, que de se passer, ou de se faire passer tous les quinze jours, tous les mois ou tous les deux mois, une sonde dans le canal, et de la garder quelques minutes. Reste donc l'imputation de dangereux attribuée à ce traitement : pour faire justice d'un pareil reproche, il suffit d'observer les nombreux malades qui y sont soumis, et de voir combien peu éprouvent des accidens graves. Il est vrai qu'on a vu quelquefois survenir un accès de fièvre, ou bien un engorgement du testicule ou du cordon qu'il faut attribuer à ce qu'on avait l'habitude de laisser les bougies constamment à demeure et de les enfoncer jusque dans la vessie, où leur contact permanent, avec la muqueuse urètro-vésicale, déterminait une irritation et puis une inflammation qui se propageait à ces organes; mais aujourd'hui qu'on use de plus de précaution, ces accidens sont rares et d'ailleurs ils n'ont rien de sérieux.

Dilatateurs. Pour éviter l'usage des sondes, qui agissent autant sur les parties saines que sur les parties malades, on a proposé divers instrumens auxquels on a donné le nom de dilatateurs; celui de *Ducamp* (Pl. 54, fig. 16) est constitué par une petite poche de baudruche, cylindrique ou fusiforme, soutenue par un stylet, et portée par une canule flexible. On introduit l'appareil aplati dans le rétrécissement, et lorsqu'il y est parvenu on le dilate en y insufflant de l'air. Ducamp pensait que cette poche ainsi distendue n'avait d'action que sur la partie rétrécie du canal; mais il n'en est pas ainsi : elle se moule sur les parties et proémine au-delà et en deçà. M. *Costallat* pense qu'on parviendrait plus sûrement au même but au moyen d'un appareil qui se compose d'un sac très étroit, en linge, fin dont l'extrémité fermée est portée vers la vessie au moyen d'un stylet flexible; ce sac garni d'une virole à son extrémité externe, est destiné à recevoir des brins de charpie ou de coton qu'on pousse au moyen d'une petite fourche à dents mousses dans la coarctation, afin de la dilater. M. *Desruelles* a proposé une canule métallique longue de 3 à 5 centimètres, qu'on laisse au centre du point resserré, après l'y avoir portée au moyen d'un autre instrument, et qu'on peut retenir au-dehors à l'aide d'un fil. — Le dilatateur à quatre branches de M. *Amussat* (fig. 17, pl. 54), celui d'*A. Cooper* à deux branches (fig. 20) et celui de M. *Charrière* à trois branches (fig. 18) sont droits et placés dans une canule. Arrivé dans le rétrécissement, on pousse un mandrin qui écarte leurs branches d'autant plus qu'on le pousse davantage et qui produit la dilatation qu'on désire. A. Cooper en a imaginé un autre qui est courbe et à trois branches, pour dilater l'urètre dans ses parties membraneuse et prostatique (fig. 21), et qui agit très bien. Mais ces derniers instrumens ayant été imaginés dans un but autre que celui de dilater les rétrécissemens de l'urètre et surtout pour préparer la voie aux calculs contenus dans la vessie ou engagés dans le canal, nous ne faisons que les mentionner ici.

Du reste quelque ingénieux que puissent paraître tous ces instrumens ils laissent encore beaucoup à désirer. Nous voudrions pouvoir parler d'un nouveau genre de dilatateur imaginé par M. Perreve et dont il paraît que l'auteur a obtenu de grands avantages. Mais nous ne saurions dire en quoi consiste le mécanisme de l'instrument, l'auteur ne l'ayant pas rendu public.

DILATATION FORCÉE.

On ne doit pas entendre la même chose par dilatation forcée et cathétérisme forcé. La dilatation forcée, introduite depuis peu dans la chirurgie, s'applique aux rétrécissemens quelconques et constitue une manière particulière de les traiter, tandis que le *cathétérisme forcé*, depuis long-temps employé, s'applique surtout aux cas où il y a rétention d'urine complète, quelle qu'en soit la cause, lorsqu'il est indispensable d'évacuer l'urine.

La dilatation forcée a été proposée en 1835 par M. Mayor de Lausanne comme une méthode nouvelle pour traiter les rétrécissemens de l'urètre. Sortant de la route battue, mais oubliant peut-être un peu trop les préceptes de prudence consacrés par la saine pratique, M. Mayor a pensé que l'on avait tort de se servir de sondes de métal, de dilatateurs, de bougies et de sondes de caoutchouc, en augmentant graduellement leur volume. Quant à lui, disait-il, jamais il n'attaquait les rétrécissemens, quels qu'ils fussent avec des sondes d'un petit calibre; loin de là, c'est que, plus le rétrécissement était prononcé et opiniâtre, en d'autres termes, plus l'urètre offrait de difficultés au cathétérisme et à la libre excrétion des urines, plus aussi il avait soin de s'armer d'un cathéter de plus en plus volumineux. En effet, M. Mayor a fait fabriquer des sondes en étain dont le calibre varie entre 5 et 10 millimètres. Ces sondes sont courbes, et ne portent qu'un œil sur leur concavité (Pl. 56 bis, fig. 1). Le traitement n'est complet qu'alors qu'on est parvenu à introduire la plus grosse. Ce langage d'un homme sérieux, si nouveau pour nous et si contraire aux idées généralement reçues, ne provoqua pas seulement de l'étonnement, peu s'en fallut qu'on ne le traitât d'absurde. Cependant, avant de juger on voulut examiner les raisons sur lesquelles se fondait l'auteur, et soumettre sa méthode au creuset de l'expérience; ainsi il prétendait : 1° que son moyen était plus sûr et allait plus vite au but que la dilatation graduée. Eh bien! M. Mayor lui-même à l'Hôtel-Dieu, dans le service de Sanson, n'a pas pu pénétrer, après de longues et de violentes manœuvres, dans la vessie de plusieurs malades atteints de rétrécissemens moyens, et cependant l'un d'eux avait pu être sondé par Sanson avec une sonde d'argent d'un moindre volume, ainsi que le dit M. Boinet alors interne, qui a publié avec détail toutes ces observations. (*Gaz. méd.*). A l'hôpital St-Louis, il a également échoué sur un canal où, après ses tentatives infructueuses, M. Jobert a pu pénétrer avec une petite bougie. 2° M. Mayor alléguait encore qu'on risquait moins de faire fausse route avec de grosses sondes qu'avec de petites, parce que la muqueuse se trouvant mieux déplissée, leur bec était moins exposé à se fourvoyer dans ses plis. Mais les essais malheureux de MM. Bérard jeune et Malgaigne qui, quoique fort habiles, en ont produit chacun une, en voulant tenter cette nouvelle méthode, et les désordres produits par M. Mayor lui-même, sur le canal d'un malade qui a succombé dans le service de M. Cloquet, sont venus donner un démenti à ce précepte. Que si l'on veut citer à l'encontre les malades traités dans le service de M. Devergie, on pourra répondre que tous avaient d'abord été cautérisés, et avaient été traités par des bougies ordinaires de nº 1, 2, 3, 4, 5, avant d'admettre les cathéters Mayor, qui ne sont venus que pour compléter la cure à la place de grosses sondes qu'on emploie ordinairement. Si on ajoute à ces faits que les observations fournies par M. Mayor à l'appui de sa méthode, sont incomplètes, mal choisies, et plutôt contraires que favorables à ses opinions, ce qu'il est facile de voir en le lisant, comme l'a démontré M. Velpeau, et surtout en lisant l'examen critique qu'en a fait M. Vidal (de Cassis), ainsi que de la méthode en général (*Journal hebdomadaire* n° 4, 1835), on reconnaîtra que les raisons invoquées par M. Mayor en faveur de sa manière de voir, sont plus spécieuses que solides; et on en conclura que sa nouvelle méthode, loin d'être susceptible de devenir générale, ne doit être considérée que comme une méthode exceptionnelle, dont les applications se restreignent dans les cas suivans :

1° Quand les rétentions d'urine ont lieu par tumeur ou maladie de la prostate, par aplatissement ou par déviation de l'urètre, parce que, étant lourdes et d'un gros volume, les sondes d'étain ne peuvent s'engager dans les lacunes et les orifices excréteurs de la glande, compriment efficacement le lobe gonflé, et déplissent mieux la muqueuse urétrale; 2° lorsque les rétrécissemens sont peu considérables, encore récens, et surtout de nature spasmodique; 3° pour le cathétérisme évacuatif existant sans rétrécissement; 4° dans la terminaison de la cure des rétrécissemens déjà traités par de petites sondes ou bougies, ou par la cautérisation. A ces divers titres, mais à ces titres seuls, les cathéters de M. Mayor doivent faire partie de l'arsenal du chirurgien.

CAUTÉRISATION.

La cautérisation de l'urètre, comme la plupart des procédés chirurgicaux, n'était à son origine soumise à aucune règle bien fixe. Au sortir du moyen âge on la voit employée par les chirurgiens des quinzième, seizième et dix-septième siècles, dans le but de détruire des carnosités, des végétations et des fongosités du canal. A cet effet ils portaient dans son intérieur certains instrumens, bougies, ou autres, chargés de substances caustiques dans le point qu'on supposait devoir répondre au rétrécissement. Les caustiques les plus employés étaient : le vert-de-gris, le vitriol, la sabine, l'alun, mêlés à des substances emplastiques.

Procédé d'A. Paré. Partageant les idées, ou plutôt les préjugés de son époque, Paré conseille de couper les carnosités de l'urètre avec des stylets en forme de râpes, et de les consumer ensuite avec des caustiques (Liv. XIX, ch. 27). Pour cautériser, il introduisait dans le canal une canule droite en argent, ouverte par ses deux extrémités. Il l'enfonçait jusqu'à ce qu'elle fût en rapport avec la partie malade sur laquelle il portait, à travers la cavité de la canule, un mince stylet, dont la tête était enveloppée d'une petit morceau de linge couvert de poudre caustique, et en particulier la poudre de sabine incorporée dans du beurre frais.

C'est par ce moyen que Loiseau traita Henri IV, roi de France, et parvint à le guérir en cinq semaines d'un rétrécissement qui provenait de blennorrhagies.

Plus tard on substitua aux poudres et aux onguens cathérétiques, la pierre infernale ou le nitrate d'argent. François Roncalli a décrit, dans un ouvrage imprimé en 1720, la manière dont il l'employait, ainsi que l'instrument dont il se servait pour le porter dans l'urètre : c'était une canule et un porte-crayon; mais soit à cause d'accidens survenus par son emploi, soit à cause de la pusillanimité des malades, sa méthode était tombée en désuétude, lorsque Wiseman d'abord et puis John Hunter, entreprirent de la remettre en honneur.

Procédé de J. Hunter. Ce célèbre chirurgien se servait d'une canule comme celle de Paré, mais elle était fermée à l'une de ses extrémités par un bouton arrondi porté sur un stylet, pour faciliter son introduction et empêcher qu'elle ne se remplît de mucus, qu'aurait pu dissoudre trop tôt le caustique. Lorsqu'elle était arrivée sur le rétrécissement on retirait ce stylet, et on lui substituait un porte-crayon armé de nitrate d'argent, qu'on laissait environ une minute en contact avec la partie rétrécie du canal; puis on la retirait, et on injectait aussitôt de l'eau par la même canule, pour entraîner au-dehors toutes les parties du caustique en excès qui auraient pu être dissoutes dans le canal et l'irriter. Hunter répétait l'application du nitrate d'argent tous les deux ou trois jours, jusqu'à ce que la canule pût traverser le rétrécissement. On a fait de graves reproches à ce procédé, on a dit, entre autres choses, avec raison, que le nitrate d'argent pouvait se briser dans la canule, tomber dans le canal, sans qu'on pût le retirer, et y causer de graves accidens.

Procédé d'E. Home. L'observation, si bien fondée, que nous venons de mentionner n'a pas empêché E. Home d'adopter avec chaleur la manière d'agir de Hunter, et même de modifier son procédé d'une manière désavantageuse. En effet, négligeant de se servir de la canule conductrice, il se contente de porter dans l'urètre une bougie de moyenne grosseur, pour frayer le passage et pour mesurer la distance du rétrécissement au méat; puis de marquer cette distance sur une mince bougie dans la petite extrémité de laquelle se trouve enchâssé un morceau de nitrate d'argent qui ne la dépasse que d'une ligne environ, et dont le bout est arrondi. Il introduit cette bougie ainsi préparée, jusqu'au rétrécissement, et l'y maintient appliquée pendant une minute environ, en appuyant d'abord assez fortement et en diminuant ensuite graduellement la pression.

Il serait inutile d'insister sur les inconvéniens d'un semblable procédé. On voit de suite, que non-seulement il expose plus que celui de Hunter à la fracture du caustique, mais qu'il expose surtout à cautériser, très inutilement, toutes les parties saines du canal qui sont au-devant du rétrécissement; néanmoins, malgré tous ses inconvéniens réels, malgré les dangers auxquels il expose les malades qu'on y soumet, malgré la vive réprobation que lui ont infligée plusieurs chirurgiens distingués d'Angleterre et de France; enfin en dépit des progrès et des améliorations considérables qu'on a fait subir dans ces derniers temps, en France, aux instrumens propres à pratiquer la cautérisation de l'urètre, il n'en est pas moins vrai que les procédés de Hunter et de Home sont encore suivis par la majorité des chirurgiens anglais. Cependant, quelle différence dans la précision et la sécurité fournies par l'usage des instrumens imaginés par Ducamp. « La méthode de la cautérisation, dit M. Lallemand, lui est redevable de si heureux perfectionnemens, d'une sûreté si grande, d'une popularité si universelle, qu'on peut, sans injustice, lui en attribuer la véritable création. »

Procédé et instrument de Ducamp. Après avoir mesuré la distance du rétrécissement au méat et reconnu sa forme, la position de son ouverture et son étendue, Ducamp procédait à la cautérisation. Ayant pour but de ne jamais toucher aux parties saines, il pénétrait dans le rétrécissement afin de pouvoir cautériser du centre à la circonférence, ou des parties profondes vers les parties saines; l'instrument dont il se servait était appelé *porte-caustique* (pl. 54, fig. 29, 30); il était constitué par une canule en gomme élastique très flexible, du n° 7 ou 8, de 8 pouces de longueur (21 à 22 cent.), garnie à son extrémité d'une douille en platine, longue de 6 lignes (13 millim.) fixée sur elle à vis, et portant dans son intérieur deux rainures allant jusqu'à son extrémité. Cette douille renfermait un cylindre de même métal, long de 5 lignes (11 millim.) et de 2 millim. de diamètre, supporté par une petite bougie en gomme élastique qui lui servait de manche. Ce cylindre, dont l'extrémité était arrondie, était creusé en avant d'une cuvette profonde, longue de 2 lignes, et large de un quart de ligne, destinée à recevoir le nitrate d'argent; on ne pouvait le faire saillir au dehors de plus de 11 millimètres, parce que deux goupilles placées sur ses côtés glissaient dans les rainures de la douille et se trouvaient arrêtées sur son bord inférieur; il était facile de le retirer dans son intérieur, de manière qu'il fût caché pendant son introduction, et de l'y maintenir en faisant subir à la tige qu'il portait un léger mouvement de rotation, de façon que les goupilles ne fussent plus en rapport avec les rainures de la douille, mais avec son bord supérieur qui les retenait. Pour fixer le nitrate d'argent dans la cuvette du cylindre, on y place quelques petits fragmens du caustique, on approche l'instrument de la flamme d'une bougie, le sel fond, se répand également dans toutes les parties de la cuvette, et s'y attache solidement; il ne reste plus qu'à l'unir avec une pierre-ponce.

Cela posé, admettons, dit Ducamp, que nous ayons reconnu à 5 pouces de profondeur un rétrécissement dont l'ouverture est centrale; le porte-caustique étant fermé et huilé, nous l'introduisons dans le canal, il rencontre à 5 pouces de profondeur une résistance en même temps que le n° 5 marqué sur la canule correspond au méat urinaire. Faisant alors décrire un quart de cercle à la tige intérieure, et la poussant en avant, le cylindre garni de caustique sortira de sa gaîne, et pénétrera dans l'obstacle. Comme il est utile de cautériser ce dernier dans toute sa circonférence, nous ferons tourner l'instrument sur son axe en le poussant légèrement, de manière à ce qu'il n'abandonne pas l'obstacle; au bout d'une minute, nous retirerons la tige intérieure, et le caustique étant rentré dans sa gaîne nous ôterons l'instrument.

Si l'obstacle est placé au bas ou sur les côtés, il faudra diriger le cylindre vers lui, et ne faire exécuter à l'instrument que des demi-rotations. De cette façon la paroi opposée du canal sera ménagée. Si l'ouverture du rétrécissement, au lieu d'être centrale, est latérale, il faudra substituer à la douille cylindrique une douille portant une saillie à son extrémité. Cette saillie rejetant l'ouverture de la douille vers l'orifice de l'obstacle, le cylindre pourra facilement être poussé dans sa direction, et pénétrer dans la coarctation.

Après la première cautérisation, Ducamp laissait reposer son malade, pendant deux ou trois jours, suivant la nécessité, pour donner à l'eschare le temps de tomber. Au bout de ce temps, il prenait une seconde empreinte, voyait de combien l'orifice du rétrécissement s'était agrandi, et ce qu'il en restait encore à détruire; il appliquait pour la seconde fois le caustique dessus; au bout de trois autres jours, au moyen d'une nouvelle empreinte, il s'assurait de la largeur de l'obstacle, et il y introduisait une petite sonde. Si elle parvenait jusqu'à la vessie, c'est qu'il n'y avait pas de rétrécissement plus profondément situé. Alors il la retirait et cherchait à lui substituer une sonde n. 6; s'il y parvenait, il ne cautérisait plus, et achevait la cure par la dilatation. Si au contraire il ne pouvait pénétrer, il pratiquait une troisième cautérisation, après laquelle il parvenait ordinairement à introduire la sonde n° 6; il était fort rare qu'il fût obligé d'y revenir une quatrième fois.

Dans les cas où Ducamp rencontrait un second rétrécissement, il l'attaquait aussitôt qu'il pouvait facilement arriver jusqu'à lui avec ses instrumens; il le traitait comme le premier, et s'il en existait un troisième, il ne s'en occupait qu'après avoir détruit le second. Ainsi Ducamp n'attaquait les rétrécissemens que les uns après les autres.

Pour les rétrécissemens situés au-delà du bulbe, Ducamp pensant que son porte-caustique ne pouvait être appliqué sans danger, lui substituait une canule en gomme élastique, légèrement courbe à son extrémité, et portant une douille dont les rainures latérales se terminaient en pointe, dans un sillon circulaire, placé près de son extrémité, de façon qu'en faisant saillir le cylindre, on pouvait lui imprimer des mouvemens de rotation sans tourner l'instrument lui-même.

Le procédé de Ducamp pour la cautérisation de l'urètre qui paraît, au premier abord, si ingénieux et si séduisant, n'en est pas moins sujet à une foule d'inconvéniens qui lui ont attiré des reproches mérités, et ont nécessité qu'on y apportât des modifications importantes.

Ces inconvéniens les voici: Le cylindre destiné à porter le nitrate d'argent, étant chauffé, pour mettre ce sel en fusion, brûlait souvent le bout de bougie qui le supportait, et finissait par s'en séparer; il était souvent difficile d'engager les goupilles de ce cylindre dans les rainures de la douille, et il fallait souvent se livrer à des tâtonnemens assez longs, avant de pouvoir le faire pénétrer dans l'ouverture du rétrécissement. Alors les mucosités du canal, ou du sang qui sort quelquefois avec beaucoup de facilité, mis en contact avec le nitrate d'argent le dissolvaient; il se répandait dans l'urètre au-devant de l'obstacle, cautérisait les parties saines, et lorsque le cylindre était parvenu dans le rétrécissement, sa cuvette était vide, et il n'avait plus d'action sur ses parois. D'autres fois on l'a vu pénétrer dans l'épaisseur de la coarctation, et y creuser une fausse route; enfin l'inconvénient le plus grave c'est qu'avec le porte-caustique de Ducamp, on ne pouvait attaques les rétrécissemens que les uns après les autres, et d'avant en arrière. Or s'il arrivait que le plus profond fût le plus considérable, et s'opposât plus que les autres à l'excrétion de l'urine, on se trouvait dans l'obligation de perdre un temps précieux, pour détruire ceux qui étaient avant lui, et dans l'impossibilité de satisfaire à un besoin qui d'un instant à l'autre pouvait devenir une nécessité.

Procédé de M. Lallemand de Montpellier. M. Lallemand donne le nom de sondes à cautériser à ses porte-caustiques (Pl. 34, fig. 32, et Pl. 56 bis, fig. 6). Les unes sont droites, pour la portion du canal antérieur à la courbure, et les autres courbes, destinées à porter le caustique dans toute la courbure urétrale jusqu'auprès du col de la vessie. Les unes et les autres se composent: 1° d'un tube de platine ouvert à ses deux extrémités, destiné à protéger le nitrate d'argent; 2° d'un stylet ou mandrin de même métal, portant le caustique, de 16 millimètres (7 lignes) plus long que le tube, et bouchant exactement l'ouverture antérieure de celui-ci, à l'aide d'un renflement olivaire. 3° D'un écrou mobile vissé à l'autre extrémité du mandrin et pouvant être rapproché ou éloigné de la canule de manière à limiter l'étendue de la cautérisation ; 4° enfin d'un curseur, armé d'une vis de pression, appliqué au tube et destiné à mesurer la profondeur à laquelle pénètre la canule. Il faut avoir des porte-caustiques droits ou courbes de divers volumes gradués entre eux, depuis le n. 1 jusqu'au n. 6. Les porte-caustiques courbes sont munis de deux mandrins dont l'un porte sa cuvette sur sa convexité et l'autre sur sa concavité; parce que chaque mandrin étant courbe, et par cette raison ne pouvant tourner sur lui-même ne peut cautériser que la paroi de l'urètre avec laquelle sa cuvette se trouve en rapport. M. Ségalas voulant remédier à cet inconvénient se sert d'un porte-caustique courbe muni de petits chaînons dans son quart profond, ce qui permet d'exécuter tous les mouvemens de rotation nécessaires et de tourner sa cuvette successivement vers les divers points du cercle malade. M. Velpeau remplace les chaînons de M. Ségalas par un paquet de fils d'argent roulés en spirale pour les rendre flexibles et moins faciles à briser.

La manière générale de procéder de M. Lallemand est la suivante : un malade présente un rétrécissement long de 14 millimètres (6 lignes), commençant à 6 centimètres (3 pouces) de l'ouverture du gland, le porte-caustique n. 1 étant préparé, l'écrou mobile que porte le mandrin à son extrémité externe, est fixé à 14 millimètres (6 lignes) de l'extrémité correspondante de la canule, et le curseur est fixé à 10 centimètres (3 pouces et demi) de son extrémité antérieure. Pour plus de sûreté on lute avec de la cire l'espace qui peut rester libre entre l'extrémité olivaire du mandrin et l'ouverture de la canule; celle-ci est enduite de cérat et portée comme un stylet dans le rétrécissement. Le curseur étant en contact avec le gland, il est évident que le nitrate d'argent, jusque-là resté intact, est introduit de 14 millimètres (6 lignes) dans la coarctation ; si, saisissant alors le mandrin et le maintenant immobile, on retire la canule jusqu'à l'écrou, il est manifeste que le nitrate sera mis à découvert, et qu'en tournant le mandrin dans tous les sens, la cautérisation sera immédiatement opérée. Après une minute environ de contact, le mandrin étant rentré dans la canule, l'instrument peut être retiré.

Si après la chute des escharres le rétrécissement est assez élargi pour recevoir un porte-caustique plus volumineux, celui-ci est employé de préférence jusqu'au n. 6 afin de remplir plus exactement la coarctation, et d'opérer des cautérisations plus complètes.

Dès qu'une bougie porte empreinte, n. 3 ou 4, peut passer à travers ce premier rétrécissement, il convient de l'introduire, et si à 14 centimètres (4 pouces et demi) par exemple elle s'arrête, on en conclut qu'un second obstacle existe à cette distance; une seconde bougie n. 2 enduite de cire étant portée dans ce rétrécissement, indique par la présence et l'étendue de sa déformation circulaire, la dimension et la direction de ce second rétrécissement; en supposant qu'il ait 7 millimètres (3 lignes) de longueur, on fait descendre l'écrou du mandrin jusqu'à ce qu'il soit à 7 millimètres (3 lignes) du bout extérieur de la canule, et le curseur est fixé à 11 centimètres (4 pouces 7 lignes) de son autre bout. L'instrument fermé est porté dans la coarctation comme un stylet, et lorsque le gland est en contact avec le curseur, on découvre le nitrate d'argent comme précédemment, et l'on cautérise l'obstacle; après cette cautérisation on peut immédiatement en pratiquer une seconde avec la sonde n. 3 ou 4 sur le premier rétrécissement déjà élargi.

Si l'on découvrait plus profondément un troisième rétrécissement, on agirait pour lui comme pour les deux précédens, on cautériserait ensuite le second avec le porte-caustique n. 3 ou 4 et le premier avec le n. 5 ou 6 s'il n'était pas guéri.

Voici les avantages que M. Lallemand attribue à son procédé : 1° le nitrate d'argent est toujours renfermé jusqu'à l'instant où, placé en rapport avec les tissus morbides, il doit être découvert sur eux afin de les attaquer. 2° On peut explorer, cautériser et traiter de front, en quelque sorte, deux ou trois rétrécissemens, ce qui diminue beaucoup la durée du traitement; 3° dans les cas de rétrécissemens latéraux, en plaçant la pointe de l'écrou du mandrin du côté de la cuvette, on est toujours sûr de diriger le caustique dans la direction de la maladie. Avec ces avantages réels, ces instrumens néanmoins présentent, comme ceux de Ducamp, l'inconvénient d'agir d'avant en arrière et sans donner la garantie positive de n'avoir d'action que sur le rétrécissement.

Procédé de M. Amussat. Ce chirurgien, voulant encore préciser mieux que M. Lallemand ne l'a fait le point à cautériser et limiter la cautérisation dans la partie rétrécie, a imaginé à cet effet, deux porte-caustiques, l'un droit et l'autre courbe. Comme tous les autres porte-caustiques, ils sont constitués par une canule et un mandrin avec les modifications suivantes. L'extrémité antérieure de la canule a plus d'épaisseur sur une moitié de la circonférence que partout ailleurs, l'autre extrémité est garnie d'une petite boîte à cuir destinée à empêcher que le caustique dissous par les humeurs de l'urètre ne vienne, pendant l'opération, attaquer les doigts du chirurgien. Sur deux points opposés de cette boîte à cuir se trouvent des marques qui servent de points de rapport entre les différentes parties de l'instrument quand on le fait agir.

Le mandrin en argent se termine par un bout de platine long de 9 à 11 millimètres (4 ou 5 lignes), creusé, dans le sens de la longueur, d'une petite cuvette destinée à recevoir le caustique, et qui ne s'étend que jusqu'à 1 millimètre (1 demi-ligne) de l'extrémité du mandrin. Celui-ci s'implante sur un des côtés de la circonférence d'une lentille mousse dont la partie saillante doit correspondre au caustique, et s'adapter au côté le plus épais de la canule, de manière à former un bout mousse à l'instrument quand il est fermé. A l'autre extrémité du mandrin qui dépasse la canule de 4 centimètres (1 pouce ou 18 lignes), se trouve un manche cannelé, fixé au moyen d'une vis; celle-ci doit toujours être placée de manière à correspondre au côté du mandrin sur lequel est fixé le caustique, et, par conséquent, à la lentille. Ainsi c'est absolument le même système que dans les sondes exploratrices avec la boîte à cuir, la vis et la cuvette à nitrate en plus.

Pour se servir de cet instrument, on l'introduit jusqu'au-delà du point que l'on suppose malade, on imprime seulement à la canule ou au mandrin un mouvement de rotation pour faire saillir la lentille dont on peu toujours connaître la position dans le canal, d'après celle de la vis qui fixe la tête du mandrin, ou par les points de rapport tracés sur la boîte à cuir. Bientôt, en retirant l'instrument, il se trouve arrêté par le rétrécissement qui est accroché par la lentille, alors l'opérateur tire à lui la canule, et met ainsi à découvert le caustique qui, se trouvant nécessairement en contact avec l'obstacle où s'est arrêtée la lentille, l'attaque d'une manière très sûre. La cautérisation terminée, on ne ferme pas complètement l'instrument, de crainte de pincer la muqueuse urétrale, et on lui imprime des mouvemens de rotation pour la retirer du canal.

C'est là le plus grave inconvénient de cet instrument, qui, du reste, remplit parfaitement et aussi sûrement qu'aucun autre le but qu'on se propose, d'agir d'arrière en avant et juste sur le rétrécissement.

Le porte-caustique courbe est construit sur le même plan que le droit, seulement l'instrument ne pouvant tourner dans sa canule, il en faut deux, l'un dont le mandrin porte la cuvette sur sa convexité; et l'autre, dont le mandrin la porte sur sa concavité. On se sert de l'un ou de l'autre, suivant qu'on veut agir sur la paroi supérieure, ou sur la paroi inférieure. D'un autre côté, pour faire saillir la lentille, il faut pousser la tige d'un millimètre en avant, et ne mettre la cuvette à nu qu'après avoir rencontré l'obstacle.

Il existe encore beaucoup d'autres instrumens destinés à porter le caustique dans les rétrécissemens de l'urètre (Pl. 54); mais soit qu'ils présentent réellement moins d'avantage que ceux que nous venons de décrire, soit que leurs auteurs aient eu moins d'occasion de les prôner, ou soit enfin qu'on les considère comme un supplément inutile dans l'arsenal de la chirurgie, il en est fort peu question. Tel est le porte-caustique fenêtré de M. Leroy (d'Etiolles). Comme celui de M. Lallemand, il porte un bouton olivaire; mais au sommet de la canule, celle-ci est percée de deux trous ou fenêtres par où le mandrin vient offrir le caustique. Tel est encore celui de M. Barré, dans lequel deux petites branches s'écartant au sommet de la canule, dilatent l'urètre au-devant du rétrécissement et donnent issue au mandrin porte-caustique. on voit que, depuis Ducamp, dans tous les instrumens, soit que la cautérisation ait lieu par le côté, soit qu'elle ait lieu par le sommet, l'objet est le même, de cacher d'abord le caustique pour ne le dégager que sur le point malade.

Appréciation. A l'égard des instrumens qu'on emploie, soit pour déterminer l'étendue du rétrécissement, soit pour le cautériser, nous répéterons ici ce que nous avons déjà eu maintes fois occasion de dire, c'est que chacun préfère les siens; il est certain que, dans la pratique, les mesures tout-à-fait mathématiques ont peu de valeur, et peuvent même quelquefois induire en erreur, à cause des changemens de forme et de longueur qu'éprouvent les tissus par leur souplesse. Et il est certain aussi qu'une main habile se servira avec avantage d'un instrument que tel autre trouvera défectueux. Aussi pensons-nous qu'on pourra indifféremment employer les instrumens de Ducamp, de M. Lallemand, de M. Amussat ou de tout autre chirurgien. Cependant si nous avions quelque préférence à accorder, elle serait en faveur de ceux de M. Lallemand ou de M. Amussat.

Les effets de la cautérisation sont, pour l'urètre, ce qu'ils sont pour toutes les muqueuses; elle détermine d'abord un sentiment de cuisson plus ou moins douloureux, et plus ou moins longtemps prolongé, suivant la sensibilité individuelle, et suivant aussi la sensibilité des tissus sur lesquels elle agit; il est effectivement à noter que dans quelques cas, les tissus du rétrécissement sont tellement indurés qu'ils sont devenus presque insensibles, et que dans d'autres le caustique touchant des parties saines ou légèrement excoriées, cause plus de douleurs qu'ailleurs. En second lieu survient une congestion et une tuméfaction qui peuvent être portées, quoique rarement, au point de déterminer une rétention d'urine; cette rétention résulte aussi quelquefois de l'arrêt de pellicules ou de débris d'eschares au centre du rétrécissement. Ces effets sont rarement portés au point d'exiger la saignée et les applications de sangsues au périnée. En général, le repos, un régime adoucissant, des bains, des injections tièdes, des cataplasmes, et le passage d'une bougie fine dans l'urètre suffisent pour les faire tomber. Au bout de deux, trois ou quatre jours, l'action du caustique est terminée et le malade expulse avec l'urine des fausses membranes; mais quelquefois cette expulsion n'a pas lieu, bien que la cautérisation ait bien agi. Aussitôt que la sensibilité est tombée, et que le malade urine sans douleur, ce qui arrive vers le troisième ou quatrième jour, le moment est venu de renouveler l'application du nitrate d'argent. Sous l'influence des applications successives et convenablement répétées du caustique, les tissus subissent une modification profonde, leur mode d'inflammation est changé, et le gonflement chronique de la muqueuse urétrale et des tissus sous-jacens, se trouvent dans de nouvelles conditions qui le rendent propre à disparaître sous l'influence de la dilatation.

Il ne s'agit donc plus, ainsi que le prétendait Hunter, et comme le soutiennent encore aujourd'hui quelques chirurgiens, de détruire le rétrécissement en le brûlant, en le corrodant et en l'exulcérant. Une pareille manière de voir donnerait nécessairement gain de cause aux ennemis de la cautérisation, qui prétendent que les rétrécissemens traités par les caustiques sont plus sujets à récidiver que ceux qu'on traite par la dilatation, et que d'ailleurs les caustiques ne sont point nécessaires, puisqu'on ne peut les employer que dans les cas où les instrumens qui les portent peuvent traverser le rétrécissement, et par conséquent où les bougies sont applicables. En effet, en agissant ainsi, loin de guérir, ou d'aider à la cure des rétrécissemens, on ne fait que la rendre plus difficile, car la coarctation devrait se reproduire infailliblement sous l'influence de la cicatrisation, qui ne peut se faire que par la rétraction des tissus et aux dépens du calibre de l'urètre, comme dans les cas de brûlures de la peau avec perte de substance. Mais en se bornant à appliquer le caustique de manière à modifier simplement la vitalité des tissus en les excitant, de façon à les forcer à se dégorger soit en expulsant au dehors, soit en faisant rentrer dans le torrent général de la circulation les matières qui sont déposées dans leurs mailles, il sera possible, il sera même facile d'en obtenir la guérison radicale et sans crainte de récidive, là où la dilatation seule eût été sans effet. Il ne s'agit donc ni de porter la cautérisation à l'extrême, ni de la rejeter complétement, mais d'adopter un terme moyen et de la faire marcher de front avec la dilatation. L'une et l'autre s'entr'aident et se fortifient. Nous conseillons donc d'adopter cette marche déjà tracée par M. Velpeau dans les lignes suivantes: « Dilater d'abord, ne cautériser une « première fois qu'au bout de quatre ou cinq applications « de bougies; continuer la dilatation; cautériser une deuxième « fois, puis une troisième et une quatrième à des distances va- « riables; et y revenir même une ou deux fois lorsque le canal « est porté à son diamètre suprême, pour éteindre les der- « nières traces de phlegmasie ou d'irritation morbifique qui « pourraient y être restées. »

Cautérisation d'avant en arrière. La méthode précédente n'est applicable qu'autant que le rétrécissement est assez large pour admettre l'extrémité du porte-caustique; or s'il arrivait qu'un rétrécissement donnant encore passage à une certaine quantité d'urine ne pût se laisser pénétrer par aucun instrument si délié et si flexible qu'il fût, faudrait-il l'attaquer directement d'avant en arrière et tenter de refaire le canal presque entièrement effacé?

Bien que M. Lallemand, à ce qu'il rapporte, ait essayé trois fois avec succès de cette méthode, elle nous paraît trop dangereuse et trop susceptible de conduire à un but différent de celui qu'on se propose, par exemple aux fausses routes, aux déchirures de l'urètre, etc., pour oser la conseiller ou la pratiquer, attendu qu'il y a d'autres moyens plus doux et plus sûrs pour arriver au même but.

SCARIFICATION.

On donne le nom de scarifications à des incisions pratiquées dans l'urètre avec des instrumens auxquels leur destination a fait donner le nom d'urétrotomes (Pl. 54, fig. 36 à 48).

Bien que peu employées, les scarifications peuvent cependant être utiles dans quelques cas. Depuis Dorner qui, au rapport de Sœmmerring, les introduisit dans la pratique, Physick, Dorsey, Gibson, Ashmead, MM. Guillon, Amussat, Tanchou, Despinay, Leroy (d'Etiolles), Dupierris, Ricord, etc., etc., les ont mises en usage et ont imaginé chacun des instrumens particuliers. Ainsi, Dorner employait une tige terminée par une lame en forme de lancette qu'il conduisait à travers une canule jusque sur la partie rétrécie du canal; Physick se servait d'un instrument à-peu-près semblable, dont la lame sortait en pressant sur son manche. Dorsay a représenté, dans son ouvrage, deux instrumens destinés au même usage, l'un droit pour la partie droite du canal, et l'autre légèrement recourbé vers son extrémité, à-peu-près comme une sonde de femme, pour inciser ou scarifier les rétrécissemens situés vers le bulbe et la partie membraneuse. Ces instrumens étaient ceux que préférait Gibson, et avec lesquels il réussissait, dit-on, très-bien.

M. Ashmead a imaginé une espèce de bistouri caché dans le genre de celui de Frère Côme, dont la gaîne se prolonge en pointe mousse ou boutonnée pour franchir l'obstacle, et dont la lame n'est tranchante que dans l'étendue de 15 à 18 millimètres près de son extrémité, pour n'inciser que la partie coarctée en pressant sur une bascule située à l'extérieur. Le scarificateur de M. Tanchou est un mandrin légèrement courbe dont la partie profonde, porte, à 4 ou 5 millimètres de sa pointe, qui est mousse et assez fine pour pénétrer dans le rétrécissement, deux petites lames semi-ovalaires, à dos opposés (fig. 39). Celui de M. Despinay n'est autre chose qu'un bistouri droit très étroit et boutonné; il n'en recommande l'usage que pour les cas où le rétrécissement est très prononcé, en forme de bride et situé dans la portion antérieure de l'urètre, près de la fosse naviculaire. *M. Leroy* (d'Etiolles) en a fait construire trois (Pl. 54, fig. 36, 37, 38); les deux premiers présentent à leur extrémité profonde une pointe mousse très effilée, longue de 2 centimètres environ, destinée à pénétrer dans le rétrécissement. Dans l'un (fig. 36), cette pointe est bientôt arrêtée par un renflement olivaire et conique au-devant duquel sortent deux petites lames formant ensemble une ellipse, lorsqu'on pousse un mandrin contenu dans la canule qui supporte cette pointe. Dans l'autre (fig. 37), la pointe est également arrêtée par un renflement olivaire derrière lequel existent deux échancrures par lesquelles sortent les tranchans scarificateurs. Dans l'un et l'autre instrument les renflemens olivaires sont là pour indiquer qu'on est arrivé dans le rétrécissement. Enfin, le troisième (fig. 47) n'a pas de pointe comme les deux précédens, mais il se compose d'une canule qui se termine simplement par un bouton olivaire derrière lequel se trouvent deux fentes ou deux yeux pour laisser sortir les lames destinées à inciser le rétrécissement lorsqu'on pousse le mandrin dans la canule. Dans chacun de ces instrumens, c'est à peine si les lames tranchantes dépassent la circonférence du renflement d'un demi-millimètre.

La fig. 47 représente encore un autre instrument du même auteur, qu'on appelle écopeur; il est constitué par une canule droite, terminée en avant par une extrémité conique, à 5 ou 6 millimètres en arrière de laquelle existe une gouttière à bords tranchans qui a pour usage d'inciser les parois du rétrécissement par un mouvement de rotation sur son axe. Celui que M. Raybard a inventé n'est autre chose qu'une canule conique mousse qui présente, environ à 2 centimètres de la pointe, deux fentes ou deux yeux pour laisser passer deux lames qui ont la forme d'ailes et qui s'écartent beaucoup de la canule (V. fig. 41).

M. Dupierris en a imaginé deux, un droit (fig. 42) et un courbe (fig. 43). La canule protectrice est cylindrique et mousse à son extrémité profonde; à 1 centimètre 1/2 en arrière de cette extrémité se trouve un renflement cylindrique qui, arrêté par le rétrécissement, annonce qu'on est arrivé dans son orifice. Un peu au-devant de ce renflement, se trouve une fente pour donner passage à la lame qui doit scarifier. Cette lame, très petite, est triangulaire comme celle d'une lancette et présente cela de particulier, qu'elle se meut en demi-cercle. L'instrument fonctionne très bien, mais il est à craindre qu'il n'agisse trop profondément.

Celui de M. Ricord ne diffère de celui de M. Dupierris que par la forme de la lame destinée à inciser, et la manière dont elle se meut. Son tranchant n'est pas tout-à-fait en demi-cercle, et il est à plan incliné. Ce chirurgien en a fait faire trois, deux droits et un courbe, pour agir dans les parties bulbeuse, membraneuse et prostatique. La construction et le mécanisme de tous les instrumens que nous venons de passer en revue sont à-peu-près les mêmes. Ils se composent d'une canule flexible en caoutchouc, ou inflexible en argent, offrant un renflement pour loger la lame scarificatrice; celle-ci est portée à l'extrémité d'un mandrin, et, en poussant, le bouton se dégage de la gaîne pour inciser.

M. Amussat, l'un des premiers qui, en France, ait employé les scarifications de l'urètre, et l'un de ceux qui ait le plus contribué à en répandre l'usage, par les éloges qu'il leur a donnés, a successivement fait construire trois instrumens pour inciser les rétrécissemens. Ces instrumens présentant quelque chose de particulier dans leur construction et leur mécanisme, nous allons en donner une description succincte et indiquer leur manuel opératoire, décrit par l'auteur, d'autant qu'il formule et généralise les scarifications urétrales par les divers instrumens que l'on a mis en usage.

Le premier scarificateur, appelé urétrotome, se compose d'une canule d'argent, de longueur et de diamètre variables, terminée à son extrémité antérieure par un cylindre d'acier conique, long de 6 à 7 lignes, et qui offre à son pourtour huit petites crêtes tranchantes, d'un quart de ligne chacune. Ce cylindre peut être fixé sur la canule, ou bien y être seulement vissé afin de pouvoir être remplacé par un plus gros ou un plus petit, suivant les cas. A l'autre extrémité est placé un anneau mobile que l'on avance ou qu'on recule à volonté : il est destiné à recevoir le pouce de l'opérateur.

Ce scarificateur est introduit dans l'urètre au moyen d'un mandrin formé de deux pièces : la première, longue de 7 à 8 pouces, est toujours munie à son extrémité antérieure d'un petit bouton d'argent, et à l'autre est pratiqué un pas de vis sur lequel s'ajuste la seconde pièce.

Lorsque le rétrécissement a été suffisamment dilaté pour permettre l'introduction d'une petite sonde, on en opère la scarification de la manière suivante : Le malade étant dans la position qui convient au cathétérisme avec la sonde droite, le chirurgien, placé devant lui, introduit la première pièce du mandrin jusqu'à l'obstacle qu'il cherche à franchir de quelques lignes. Quand il y est parvenu, il allonge le mandrin en ajoutant la seconde pièce; puis, remplissant de suif les intervalles situés entre les lames du scarificateur pour les empêcher de couper les parties saines, il introduit ce mandrin dans sa canule pour lui servir de conducteur jusqu'au rétrécissement. Lorsque l'extrémité tranchante du scarificateur est arrivée au méat urinaire, pour ne pas léser la partie saine du canal, pendant qu'on tient le gland de la main gauche, on imprime à l'instrument des mouvemens de vrille, et on l'introduit ainsi dans le canal jusqu'à ce qu'il soit arrêté par l'obstacle qu'on veut attaquer. Alors l'opérateur saisit l'extrémité du conducteur de la main gauche, passe le pouce de la main droite dans l'anneau de la canule, tandis qu'il saisit la verge du malade entre le médius et l'index de la même main; il pousse ensuite directement en avant l'instrument, et le force à franchir le rétrécissement. La résistance étant vaincue, le scarificateur est retiré comme on l'a introduit, c'est-à-dire en tournant, et le mandrin, avant d'être retiré, sert encore de conducteur à une sonde flexible, ouverte à ses deux extrémités. Quand elle est fixée, on fait une injection d'eau tiède, que l'on fait rendre au malade en bouchant la sonde, de manière que le liquide injecté, passant entre les parois de cet instrument et celles de l'urètre, chasse le sang qui résulte de l'opération. Deux jours après l'opération on lui en substitue une plus grosse, et l'on continue la dilatation.

Le deuxième scarificateur, appelé *coupe-bride* est en tout semblable à la sonde exploratrice, excepté qu'à l'extrémité de la canule qui forme cette sonde, et qui correspond à la lentille du mandrin, est fixé un cylindre d'acier, dont le bout est tranchant circulairement.

Pour se servir de cet instrument, il faut nécessairement que le canal ait été assez dilaté pour en permettre facilement l'introduction au-delà de l'obstacle; quand on y est arrivé, on fait saillir la lentille et l'on retire l'instrument, jusqu'à ce que celle-ci soit arrêtée; on tire ensuite à soi la canule, de quelques lignes, de manière à laisser, entre son bord tranchant et la lentille, un espace dans lequel vient nécessairement se placer la saillie formée par la bride. On pousse la canule en avant comme si l'on voulait serrer son extrémité tranchante contre la lentille, et dans ce mouvement, on coupe ce qui se trouve interposé entre les deux parties du scarificateur, qui agit comme un emporte-pièce. Avant de retirer l'instrument, il faut bien s'assurer, par des tractions légères, que la division des parties attaquées a été complète; autrement si on le faisait sortir brusquement du canal, on pourrait déchirer la muqueuse.

Le troisième scarificateur imaginé par M. Amussat, est destiné à réunir les avantages des deux autres.

Ce nouvel instrument se compose d'une canule d'argent et d'un mandrin d'acier. La canule est longue de 22 centimètres et graduée; son diamètre varie depuis 2 jusqu'à 4 millimètres 1/2. Son extrémité antérieure présente, sur un de ses côtés, une fente longue de 11 à 13 millimètres, et sur l'autre côté une petite entaille d'un 1/2 millimètre de profondeur. Le mandrin offre, sur un des côtés de son extrémité antérieure, une demi-lentille, qui, l'instrument étant fermé, vient se loger dans la petite entaille de la canule dont nous avons parlé; sur l'autre côté règne une lame tranchante plus ou moins saillante. A l'autre extrémité le mandrin présente un manche, fixé par une vis qui doit toujours être placée de manière à correspondre au tranchant, pour indiquer où celui-ci se trouve quand on opère. Lorsque l'instrument est fermé, il présente, comme ceux que nous avons décrits précédemment une extrémité mousse. Chaque canule peut avoir deux mandrins, dont l'un est plus fort que l'autre, mais pour cela il faut que les deux extrémités de la canule soient d'inégales grosseur; elles présentent alors toutes les deux la même disposition.

Pour faire agir cet instrument, on l'insinue dans l'urètre jusqu'à ce qu'il ait dépassé le rétrécissement; on pousse de 3 à 4 millimètres le mandrin dont la demi-lentille devient saillante, et s'arrête contre l'obstacle quand on veut retirer l'instrument; il faut alors lui faire subir un demi-mouvement de rotation pour faire correspondre le tranchant au point saillant qui a arrêté la lentille. Si l'on est bien placé, ce qu'indique la position de la vis extérieure, on pousse hors de la canule le tranchant qu'on presse sur l'obstacle; la division opérée, on le fait rentrer dans la canule qu'on retire aisément sans blesser les parties saines.

Appréciation. L'incision des rétrécissemens de l'urètre, disent MM. Bégin et Lallemand, est une méthode ingénieuse et utile; elle procure un prompt agrandissement des voies d'excrétion de l'urine; la saignée locale, qui résulte de son emploi, dégorge directement les parties irritées et diminue l'intensité de leur phlogose; la dilatation exercée ensuite à l'aide de la sonde, percée à ses deux extrémités, maintient écartées les lèvres des petites plaies, et la suppuration qui ne peut manquer de s'établir contribue à la fonte complète des tissus morbides en même temps que l'on prévient la formation des cicatrices trop resserrées. M. Bégin qui a souvent employé les scarificateurs, prétend avoir à s'en louer. Il en est de même de M. Amussat. M. Velpeau, au contraire, pense que cette méthode a l'inconvénient de n'offrir que peu de chances de guérison radicale, et de rendre la coarctation plus prononcée après la cicatrisation des petites plaies qu'elle ne l'était avant l'opération. Si l'on ne dilate pas ensuite le canal, quatre jours après, c'est, dit-il, comme si l'on n'avait rien fait; que si on le dilate pour obtenir une réunion médiate, les cicatrices secondaires reviennent invinciblement sur elles-mêmes après la suppression de la sonde, et remettent les choses dans le même état qu'avant l'opération. Bien plus, il arrive souvent que l'incision n'a pas même porté sur le rétrécissement, et s'il semble céder ensuite, ce n'est que par l'effet des instrumens dilatateurs. Entre des opinions aussi opposées de la part de praticiens également distingués, laquelle adopter? Si nous considérons que les scarifications constituent actuellement une méthode de traitement des rétrécissemens de l'urètre peu usitée, soit dans les hôpitaux, soit en ville, nous serons portés à croire de deux choses l'une : ou que la dilatation seule, ou bien la dilatation aidée de la cautérisation, suffisent dans la majorité des cas pour obtenir la guérison de la maladie, et qu'alors les scarifications deviennent inutiles; ou que celles-ci ne donnent pas d'aussi bons résultats qu'on l'avait annoncé, et, par cela même, sont presque abandonnées.

Dire maintenant quel est le meilleur parmi la multitude d'instrumens que nous avons énumérés, serait fort difficile. Il paraît néanmoins qu'en général on préfère l'urétrotome, ou premier scarificateur de M. Amussat, comme étant le plus sûr dans son action, le plus souvent applicable, et celui qui fournit les débridemens les plus étendus et les plus complets.

La rugination qu'on a voulu substituer ou assimiler aux incisions vaut encore moins, la lime ou *râpe cylindrique*, imaginée par M. Desruelles, pour attaquer quelques rétrécissemens, en la conduisant à travers une canule, n'est point employée.

RÉTENTION D'URINE.

Diverses affections peuvent intercepter complétement le cours de l'urine : les rétrécissemens de l'urètre avec les causes diverses qui les produisent; un calcul urétral ou un fragment de calcul venu de la vessie; un polype ou un gonflement d'une nature quelconque des portions membraneuse ou prostatique; l'hypertrophie du lobe médian de la prostate; enfin, chez des sujets très irritables, après un écart de régime ou sous l'influence de certains médicamens ou d'une cause générale d'éréthisme nerveux, la simple coarctation spasmodique du col de la vessie ou de la portion musculo-membraneuse du canal lui-même.

Les méthodes opératoires mises en usage contre la rétention de l'urine sont les injections forcées, le cathétérisme forcé, l'incision de l'urètre ou la boutonnière, la division du muscle bulbo-caverneux et la ponction de la vessie.

INJECTIONS FORCÉES.

Sœmmerring rapporte que, dans les cas où le rétrécissement était si fort que la bougie la plus fine ne pouvait le franchir, il injectait, à l'exemple de Trye, de l'huile d'olive, ou de l'huile opiacée dans l'urètre; qu'il fermait l'orifice extérieur de celui-ci, cherchait en pressant avec le doigt à faire passer le liquide plus avant, et répétait cette manœuvre jusqu'à ce que la bougie pût être introduite. Il rapporte encore que Brunninghausen guérit trois rétrécissemens de l'urètre en comprimant avec force le canal derrière le gland au moment où le malade voulait uriner. Mais l'emploi de ce moyen est loin d'avoir la puissance des injections forcées, employées d'abord par M. Despinay de Bourg, et érigées en méthode par M. Amussat.

Procédé de M. Amussat. Ce chirurgien fut porté à imaginer les injections forcées d'après l'opinion qu'il s'était faite que l'urètre n'est jamais entièrement oblitéré, et que la rétention complète, chez les sujets affectés de rétrécissemens, est presque toujours occasionnée par un bouchon de mucosités qui s'accumulent dans l'intérieur et en arrière du trajet rétréci, dans l'espèce de cul-de-sac formé en ce point par la pression de l'urine, de manière à faire obstacle un premier jet de ce liquide. Partant de cette idée, il pensa qu'un liquide injecté d'avant en arrière, s'insinueroit plus facilement qu'un corps solide dans le rétrécissement, liquéfierait les mucosités agglomérées dans son intérieur, et le rendrait libre. Le résultat fut heureux, et depuis cette époque les injections forcées ont formé un procédé à part.

Manuel opératoire. Le malade étant assis sur le bord de son lit, les jambes soutenues par deux aides, ou appuyées sur deux chaises, le chirurgien placé devant lui, introduit dans l'urètre, jusqu'au rétrécissement, une sonde en gomme élastique, bien flexible, d'un petit diamètre, et ouverte à ses deux extrémités. Il adapte à cette canule une seringue ou vessie en gomme élastique qu'il a préalablement remplie d'eau tiède, et dont, avant de l'adapter à la canule, il chasse l'air qui peut s'y être introduit. Le siphon de la seringue doit présenter une ouverture presque capillaire. Tout étant ainsi disposé, il serre fortement l'urètre sur la sonde avec l'indicateur et le médius de la main gauche, tandis qu'avec la droite il comprime graduellement la seringue pour en chasser le liquide qu'elle contient. Celui-ci ne pouvant ressortir de l'urètre à cause de la pression exercée sur le canal, pénètre bientôt dans l'ouverture du rétrécissement qu'il désobstrue, en repoussant en arrière le bouchon de mucosités. La résistance qu'oppose l'obstacle au passage du liquide injecté est quelquefois si grande que, la force d'une main ne suffisant pas, il faut placer la seringue entre ses deux genoux pour la comprimer plus fortement et par saccades. Engageant alors le malade à faire des efforts pour uriner, à mesure qu'on pousse l'injection, de cette double action et de la pénétration des deux liquides, l'eau et l'urine, en sens opposé, il résulte ordinairement, soit une désobstruction de mucosités, soit un élargissement, car, après quelques tentatives, en retirant la seringue, l'urine coule goutte à goutte. On retire la sonde, et pour peu que le malade ait de force pour pousser, l'urine ne tarde pas à couler par un petit jet. Si la première injection ne réussissait pas, comme cela arrive quelquefois chez les vieillards, il faudrait en pratiquer une seconde et même une troisième. Si, lorsque le jet d'urine a paru, il se suspendait de nouveau, il serait à présumer que le bouchon aurait repris sa place : il faudrait chercher alors à l'expulser par une autre injection.

Suivant M. Amussat, lorsque le malade conserve toutes ses forces, les injections suffisent pour évacuer complétement la vessie sans qu'on ait besoin d'avoir recours au cathétérisme et aux bougies. Chez les vieillards et les individus faibles, elles font cesser les premiers accidens de la rétention, et rendent beaucoup plus faciles le cathétérisme et l'introduction des bougies. Au reste, ajoute l'auteur, quoique cette méthode ait été imaginée pour un cas exceptionnel, quelle que soit la cause de la rétention, les injections néanmoins sont toujours utiles puisqu'elles facilitent l'introduction des instrumens et la rendent moins douloureuse pour les malades.

M. Amussat peut bien avoir un peu exagéré les avantages de sa méthode, cependant tous les chirurgiens qui l'ont employée, lui ont réellement reconnu des avantages marqués. Et d'ailleurs comme l'usage de ces injections est facile et dépourvu d'inconvéniens, on ne voit pas pourquoi on se dispenserait de les mettre en pratique.

CATHÉTÉRISME FORCÉ.

Chopart rapporte que Lafaye ayant voulu sonder Astruc, trouva au col de la vessie une tumeur qui l'empêcha de parvenir dans cet organe; qu'il la traversa avec une sonde à dard et réussit de la sorte à frayer une route à l'urine.

Le moyen employé par Chopart consistait à opérer, de parti pris, une voie artificielle. Boyer s'est emparé de cette idée de forcer le cathétérisme, mais dans le but seulement de rétablir les voies naturelles. C'est cette méthode qui constitue le *cathétérisme forcé*, toujours périlleux parce qu'il expose nécessairement à pratiquer des fausses routes. Nous suivrons l'auteur dans sa description.

Procédé de Boyer. Ce chirurgien trouvant l'emploi de la sonde à dard trop dangereux, se servait de sondes coniques presque pointues, d'un calibre moyen, à parois très épaisses et d'une courbure peu prononcée. Pour éviter qu'elles ne se fléchissent contre l'obstacle à surmonter, le stylet qu'elles portent doit être assez gros pour les remplir exactement. Le malade étant couché sur le bord gauche du lit, le chirurgien armé de la sonde, bien graissée d'huile, l'enfonce doucement dans l'urètre jusqu'au rétrécissement. Pour en faciliter l'introduction, en tendant le canal de l'urètre, de manière à rendre sa direction rectiligne, pendant que le bec de la sonde s'insinue sous la pression de la main droite qui tient le pavillon, le chirurgien fait glisser d'arrière en avant sur la tige, le gland tenu légèrement entre le pouce et l'indicateur garnis delinge. Maintenant alors avec les derniers doigts de la main droite, les rapports du pénis et de la tige, il insinue profondément, dans l'intestin rectum, le doigt indicateur de la main gauche enduit de cérat, et il essaie de faire avancer la sonde suivant la direction de l'urètre, sans l'incliner ni d'un côté ni de l'autre, avec une force proportionnée à la résistance qu'il éprouve. Le doigt indicateur de la main gauche qui sert, pour ainsi dire, de conducteur à la sonde, fait connaître si, en avançant, elle conserve la direction de l'urètre, ou si elle s'en écarte, et dans ce dernier cas de quel côté il faut la porter pour la ramener à cette direction. La profondeur à laquelle la sonde a pénétré, sa direction et la facilité d'en abaisser le pavillon, font présumer qu'elle est parvenue dans la vessie : alors on retire le stylet, et si l'urine s'écoule, la présomption se convertit en certitude : l'opération est terminée. Mais comme l'urine commence à sortir aussitôt que l'ouverture latérale de la sonde, qui est la plus voisine de son bec, a dépassé le col de la vessie, et que cet instrument ne s'avance au-delà de ce col que de 10 à 12 millim., il est nécessaire de la faire pénétrer un peu plus profondément dans la cavité vésicale, en prenant garde, néanmoins, de la pousser trop loin, dans la crainte de heurter contre la paroi postérieure.

On ne réussit pas toujours à faire arriver la sonde dans la vessie dès la première fois. En effet, tantôt le rétrécissement oppose une résistance si vive qu'on ne peut le dépasser, et tantôt, si on parvient à le vaincre, on ne peut avancer que de quelques millimètres. Dans ces deux cas, s'il n'y a pas rétention d'urine complète, on n'insiste pas; on retire la sonde qu'on remplace par une bougie, et l'on attend. Lorsque l'irritation et la douleur causées par la première tentative sont dissipées, on en fait une seconde, puis une troisième, etc. Si l'on ne fait pas fausse route, on avance peu-à-peu vers la vessie, dans laquelle on finit par pénétrer. Boyer dit avoir vu des malades chez lesquels la sonde n'est parvenue jusque dans cet organe qu'au bout d'un mois, par des essais méthodiques et souvent répétés.

Lorsque la sonde est placée, on la fixe, comme nous l'avons indiqué à l'article *cathétérisme*, on la laisse à demeure deux, trois ou quatre jours, suivant la difficulté qu'on a éprouvée d'abord à l'introduire, et le degré de mobilité que l'on a obtenu par son séjour à travers le rétrécissement. Ce n'est guère qu'à dater du second jour qu'elle commence à devenir mobile, ce dont on est assuré par la possibilité de la faire aller et venir en la tirant et en l'enfonçant, alternativement; alors on la remplace par une sonde en gomme élastique un peu plus grosse, à laquelle on en substitue une plus grosse encore au bout de huit jours; on continue ainsi à augmenter progressivement le volume des sondes jusqu'à ce qu'on soit arrivé aux n° 8 ou 9.

Boyer a remarqué que la plupart des malades sur lesquels il s'était servi de la sonde conique ne pouvaient guère renoncer à la sonde en gomme élastique avant trois ou quatre mois, sans s'exposer à un prompt retour de la maladie; et qu'alors même qu'ils cessaient de la porter constamment, ils étaient obligés de s'en servir la nuit pendant un très long temps, sous peine de retomber dans un état semblable, et peut-être même plus fâcheux encore que celui où ils étaient d'abord.

Le procédé de Boyer n'a pas trouvé beaucoup de partisans. M. Roux en France, et Physick, de Philadelphie, sont pour ainsi dire les seuls qui aient continué à en parler favorablement et à l'appliquer. Il est certain que son exécution est très-difficile. Pour se servir avec avantage des sondes coniques, dit Boyer lui-même, il faut une grande expérience et une longue habitude de sonder et être éclairé par les lumières de l'anatomie pour suivre exactement la direction du canal urinaire, qui peut varier sous l'influence de l'état pathologique des parties; car il s'agit de se créer pour ainsi dire une route artificielle dans la route même de la nature, et de faire une sorte de ponction de l'urètre : il est donc plus facile de déchirer le canal et de faire une fausse route que de traverser la coarctation. Cela arrivait probablement à Boyer beaucoup plus souvent qu'il ne le pensait.

Fausses routes. C'est comme on sait une source d'accidens fort graves, tels qu'infiltrations urineuses, et abcès de même nature qui peuvent entraîner la mort du sujet, surtout lorsqu'elles ont lieu au-delà du bulbe, dans la portion membraneuse, et qu'au lieu de pénétrer dans la vessie, elles se terminent en un cul-de-sac qui plonge dans le tissu cellulaire du périnée aux environs du rectum, dans la cloison recto-vésicale, ou dans le rectum lui-même. En effet l'urine alors ne trouvant pas d'issue pour sortir ou ne trouvant qu'une route étroite et tortueuse, s'infiltre dans les tissus voisins. Le malheur ne serait pas moins grand si la fausse route se faisait par en haut, entre la vessie et la face postérieure du pubis, car alors le tissu cellulaire pelvien serait envahi par l'urine. Toutefois non-seulement les choses ne se passent pas toujours ainsi, mais il paraît même que les accidens sont moins communs qu'on ne l'a cru. Voici le plus ordinairement ce qui arrive. Parfois le bec de l'instrument traverse de part en part la paroi proéminente du rétrécissement, et vient rentrer derrière lui dans l'urètre, le plus souvent à quelques millimètres de l'orifice de sortie, dans d'autres cas aussi à un ou plusieurs centimètres. Mais communément c'est dans l'épaisseur même de la prostate, que la sonde creuse le trajet de la fausse route, et, dans ce cas, son ouverture d'entrée étant située à l'extrémité de la portion membraneuse de l'urètre, son orifice de sortie ouvre dans la vessie. Cet accident est presque inévitable, en particulier lorsqu'il y a hypertrophie du lobe médian de la prostate (Pl. 53, fig. 8 et 10). Alors il arrive ici ce qui arriva à Lafaye lorsqu'il sonda Astruc. Il se forme sous l'influence de la présence de la sonde un canal artificiel qui remplace le canal naturel. Au bout de 24 ou 48 heures les parois de ce nouveau canal, habituées au contact de l'urine, ne se laissent plus imprégner et infiltrer par ce liquide, et le malade ne court plus les chances de se voir atteint d'abcès urineux et gangréneux. Il est probable que dans les cas où Boyer a employé la sonde conique, cet accident lui est arrivé plus d'une fois, mais que ses suites ont été conjurées par la rentrée de l'instrument dans la vessie. Ainsi les fausses routes suivant qu'elle pénètrent ou ne pénètrent pas dans la vessie, se présentent sous deux points de vue très différens pour leurs résultats et les moyens d'y remédier. Lorsqu'elles sont complètes et vont aboutir dans l'urètre ou dans la vessie, il suffit d'y laisser l'instrument et de l'y fixer, jusqu'à ce qu'il devienne mobile, et qu'on puisse lui substituer une sonde en gomme élastique; ce qui arrive au plus tard au bout de deux ou trois jours; on maintient la sonde à demeure pendant une huitaine de jours, puis on la remplace par une nouvelle un peu plus grosse, et on continue ainsi jusqu'à dilatation convenable. Au contraire, lorsqu'une fausse route n'est pas complète, et qu'on s'aperçoit qu'on n'est pas dans une bonne direction, il faut se hâter de retirer la sonde et faire tout son possible pour rentrer dans l'urètre et pénétrer jusqu'à la vessie. Si malgré tout ce qu'on aurait fait, l'urine s'infiltrait, et qu'on vît survenir les accidens qui en résultent, soit qu'on pût ou qu'on ne pût pas introduire la sonde dans la vessie, que celle-ci fût pleine ou vide, il faudrait faire une large incision sur le trajet de la déchirure et mettre l'urètre à découvert quelle que fût sa profondeur, fût-elle de 2 ou 3 centim., comme cela arrive chez les gens très gras; puis inciser le canal, et pousser par cette ouverture une sonde jusque dans la vessie: ce serait le seul moyen d'éviter les accidens de l'infiltration.

INCISION EXTÉRIEURE DE L'URÈTRE OU BOUTONNIÈRE.

(Pl. 57 bis, fig. 7.)

Cette opération qui consiste à ouvrir l'urètre de l'extérieur à l'intérieur, était beaucoup pratiquée autrefois; on poussait même la hardiesse, dans quelques cas, jusqu'à ouvrir l'urètre d'un bout à l'autre. Planque rapporte un fait de ce genre consigné dans la *Bibliothèque médicale*, et Solingen dit que c'était une pratique très usitée à Livourne. Plus tard on se borna à inciser le canal dans sa partie malade. C'est ainsi qu'agissait J. L. Petit et Lassus; mais Desault condamna cette pratique, et la boutonnière cessa d'être exécutée. Cependant depuis quelques années elle a été renouvelée avec succès en Allemagne par M. Eckstrom, en Angleterre, par M. Arnolt, en France, par M. Levanier de Cherbourg (*Arch. génér.*, t. IX, p. 413), en Amérique, par M. Jameson de Baltimore (*Bullet. de Férussac*, t. XVII, p. 352).

Manuel opératoire. Procédé de MM. Eckstrom, Arnolt, Jameson et Levanier. Une sonde ou un cathéter cannelé est porté jusqu'au devant de l'obstacle et fixé par un aide. Le chirurgien relève les bourses, tend les parties avec la main gauche, et fait avec la main droite armée d'un bistouri, une large boutonnière sur la paroi périnéale du canal, vis-à-vis de l'instrument conducteur qu'il retire un peu; s'assurant ensuite de la continuation de l'urètre au fond de la plaie, pendant que le malade fait effort pour uriner, il tâche d'y glisser, au travers du rétrécissement, un stylet ou une sonde cannelée, dont il se sert comme d'un conducteur pour inciser le canal et prolonger la section en arrière, à quelques lignes au-delà de l'obstacle; faisant alors glisser la sonde à travers le trajet incisé, puis dans l'extrémité postérieure du canal jusque dans la vessie, il fixe l'instrument à demeure, et abandonne à la nature la cicatrisation qui ne tarde pas à se faire, bien qu'on n'ait pas pratiqué de point de suture.

M. Lefèvre de Joinville a obtenu par cette méthode un succès complet chez un homme dont l'urètre était malade depuis longtemps.

Procédé indiqué par M. Amussat. Ce chirurgien a proposé d'inciser le canal un peu en arrière du bulbe, d'introduire par cette ouverture une sonde pour, préalablement, vider la vessie; puis de retirer cette sonde pour en introduire une autre par le méat urinaire jusqu'au point rétréci; d'inciser alors le rétrécissement lui-même, et de conduire la sonde jusque dans la vessie.

Procédé de M. Groniger. Lorsque le rétrécissement existe dans les parties membraneuse ou prostatique, et qu'il y a oblitération complète, ou que l'ouverture du rétrécissement est si étroite, qu'il est trop difficile de la trouver, M. Groniger recommande d'inciser au hasard jusqu'auprès de la prostate, et d'enfoncer soit un bistouri étroit, soit un trocart à travers cette glande, jusque dans la vessie, de manière à créer un canal artificiel qu'on entretient en y portant, par le méat urinaire, une sonde à demeure sur laquelle la plaie doit se fermer.

Quoique les cas dans lesquels il convient d'inciser soient rares, attendu que les méthodes dont nous avons déjà parlé suffisent le plus souvent, il paraît néanmoins que l'incision avait été abandonnée trop légèrement, et qu'elle peut être nécessaire dans quelques circonstances. Ainsi, toutes les fois que le rétrécissement aura son siége dans la région spongieuse ou dans la région bulbeuse, qu'on n'aura pu réussir à vaincre le rétrécissement par les autres méthodes dont nous avons parlé, et qu'il y aura urgence d'évacuer la vessie, comme l'urètre, dans toute cette étendue, est sous-cutané ou situé peu profondément et presque toujours fort dilaté derrière l'obstacle, il sera facile de le mettre à découvert, de l'inciser en arrière du rétrécissement, et d'agir sur celui-ci, soit d'avant en arrière, soit d'arrière en avant, pour rétablir la route naturelle.

Nous pensons que cette méthode, qui permet de reconnaître les altérations de forme amenées par la maladie, et fournit les moyens d'y remédier, doit être préférée au cathétérisme forcé avec la sonde conique et à la ponction de la vessie, dans tous les cas où l'obstacle est situé au-devant de la prostate. Mais si le rétrécissement avait son siége dans la partie membraneuse du canal ou dans sa partie prostatique, comme il serait plus difficile de découvrir l'urètre, à cause de sa profondeur, et que l'on risquerait de se fourvoyer, étant ici privé du cathéter qui sert de guide dans l'opération de la taille; comme aussi l'introduction préalable d'un instrument conducteur, pour le stylet ou la sonde cannelée, pourrait constituer une opération aussi dangereuse que la taille, et en même temps plus difficile et plus longue à exécuter, il nous semblerait prudent et avantageux à-la-fois, pour le malade et pour le chirurgien, d'avoir recours de préférence à la ponction de la vessie.

FISTULES URINAIRES URÉTRALES.

Ces espèces de fistules sont constituées par des trajets plus ou moins longs, ayant leur ouverture interne dans l'urètre, et leur ouverture externe dans des points très variables, au périnée, sous le scrotum, le long du pénis, au pli des aines, sur les fesses et au dedans des cuisses. Ordinairement leur ouverture urétrale est unique, tandis qu'elles ont souvent plusieurs orifices cutanés. Lorsque leur trajet est voisin de la peau, il donne au toucher, dans toute son étendue, la sensation d'une corde tendue. Enfin, ces fistules peuvent être simples ou compliquées de callosités qui offrent beaucoup de résistance, et qui quelquefois confondent en une masse informe les parties qu'elles occupent, comme on l'observe fréquemment dans les fistules périnéales et scrotales.

Les fistules urinaires sont d'autant plus difficiles à guérir que la distance entre leurs orifices est plus directe et plus courte, la perte de substance subie par l'urètre plus considérable, l'âge des malades plus avancé; que leur maigreur et la faiblesse de leur constitution sont plus grandes, et que les voies urinaires, les reins, les uretères, la vessie et la prostate sont dans un plus mauvais état.

Traitement. Les moyens chirurgicaux, à l'aide desquels on obtient l'oblitération des fistules urinaires et le rétrécissement normal du cours de l'urine, sont la dilatation, la suture, la cautérisation et l'urétroplastie.

Dilatation. Presque toujours les fistules urétrales dépendent d'un obstacle au cours de l'urine, situé au-devant de la crevasse.

La première indication à remplir est donc de rendre au canal son calibre naturel, en plaçant une sonde à demeure dans la vessie. Il est rare qu'on ne puisse parvenir à l'introduire; toutefois, si cela arrivait, il faudrait commencer par les bougies, mais revenir aux sondes en gomme élastique le plus tôt possible. Outre qu'elles dilatent les parois de l'urètre, elles donnent issue à l'urine au dehors, et empêchent qu'il n'en passe par la fistule; double effet qui ne peut être rempli par les bougies. A mesure que le cours naturel de l'urine se rétablit, le plus souvent les callosités de la fistule se fondent et disparaissent; les parois du canal anormal se rapprochent et s'accolent; quel que soit le nombre des trajets fistuleux et de leurs ouvertures extérieures, aussitôt que l'urine a pris son cours par la sonde, et a cessé de les traverser, ils s'oblitèrent presque toujours sans aucun autre soin. Quelquefois, cependant, malgré l'usage de la sonde, et quoique l'obstacle au cours de l'urine soit neutralisé par sa présence, la fistule néanmoins persiste. On a pensé que cela tenait à ce qu'une petite quantité d'urine, poussée par les contractions de la vessie, s'insinuant entre la sonde et la paroi de l'urètre, continuait à passer par l'ouverture anormale, et suffisait pour l'entretenir. Pour y remédier, il a suffi, dans beaucoup de cas, de tenir la sonde constamment débouchée, de sorte que l'urine, trouvant une issue toujours libre, ne pût pas s'accumuler dans la vessie, l'irriter et en solliciter les contractions. Le liquide sort continuellement par la sonde et pas une goutte ne s'échappe par la fistule, qui, pour l'ordinaire, se ferme très promptement. Il existe pourtant des observations dans lesquelles la fistule a persisté, bien que la sonde fût constamment tenue débouchée, et que la fistule ne laissât passer aucune goutte d'urine: tel est le cas d'un jeune homme d'Abbeville, dont parle Boyer. Après avoir fait usage de la sonde ouverte pendant onze mois, ce jeune homme n'était pas encore guéri. Dans un voyage qu'il fit à Paris pour venir consulter Boyer, il ôta la sonde et, à son arrivée, la fistule était fermée. Boyer ayant trouvé la cicatrice solide, lui conseilla d'introduire une grosse bougie pour tenir l'urètre dilaté et de la retirer chaque fois qu'il voudrait uriner; la guérison se soutint. Ce serait à tort qu'on voudrait ériger en méthode la manière dont agit Boyer, car elle serait plus propre à détruire la cicatrice qu'à la consolider. On a attribué, en pareil cas, la persistance de la fistule à la présence de la sonde, trop long-temps prolongée; en effet, pendant son séjour dans le canal, elle y entretient une irritation et une sécrétion permanentes de mucosités qui s'opposent à la cicatrisation des ouvertures anormales. Aussi Ducamp, qui s'en était aperçu et qui comparait son action à celle d'un pois dans un cautère, conseillait-il de ne conserver la sonde à demeure dans l'urètre, que pendant le temps nécessaire à la destruction du rétrécissement. Suivant son observation, lorsque le canal est suffisamment élargi, la fistule se ferme naturellement. Si pourtant il n'en était pas ainsi, il suffirait, pour amener ce résultat, d'introduire la sonde dans la vessie toutes les fois que le besoin d'uriner se ferait sentir. M. Lallemand, de Montpellier, soutient les mêmes principes et conseille cette méthode. L'observation citée par Boyer prouve la justesse des remarques de Ducamp, car après avoir porté onze mois la sonde, le canal de son malade se trouvait suffisamment dilaté, et ce ne fut qu'en la retirant que la fistule guérit très promptement. Un autre malade soumis inutilement à l'usage des sondes à demeure, par M. Velpeau, en 1830, à la Pitié, a définitivement guéri au bout de trois jours, dès qu'il eut pris le parti de se faire sonder toutes les quatre ou six heures et d'enlever aussitôt l'instrument.

On aurait tort de cesser totalement l'usage des sondes immédiatement après la disparition de la fistule; il est au contraire très important de continuer pendant assez long-temps encore d'en introduire dans le canal, à chaque fois qu'on veut uriner, afin d'empêcher l'urine d'agir sur la cicatrice encore faible, et de la disposer à se déchirer.

Suture. Tentée déjà un grand nombre de fois, elle n'a donné qu'une bien petite proportion de succès. Voici comment elle se pratique. Les uns commencent par introduire une sonde dans la vessie, et ne procèdent qu'après à l'avivement des lèvres de la plaie. C'est ainsi qu'agit Boyer dans le cas où il la mit en usage. Les autres, au contraire, veulent qu'on commence par rafraîchir les bords, et qu'on n'introduise la sonde qu'après cette opération préliminaire. Mais qu'on avive les bords de la fistule après ou avant l'introduction de la sonde, il faut toujours transformer l'ouverture anormale, qui est plus ou moins arrondie, en une fente un peu allongée, en empruntant plus sur la peau que sur la paroi même de l'urètre qu'il faut ménager le plus qu'on peut. Les callosités étant enlevées, on rapproche les lèvres de la plaie sur la sonde, et on les maintient en contact par quelques points de suture entortillée. Ces points ne doivent pas être éloignés de plus de 6 à 7 millimètres les uns des autres, sous peine de voir l'urine s'infiltrer entre eux, et s'opposer à la réunion; lorsqu'il ne survient pas d'accidens, du troisième au quatrième jour, on enlève les aiguilles des angles, celle du milieu est encore laissée 36 ou 48 heures; on ne retire la sonde que deux jours après la dernière aiguille, et la cicatrice est assez solide pour qu'on puisse considérer le malade comme guéri. M. Jules Cloquet a obtenu par ce procédé un succès complet (*Journal Hebd.*, t. IV, p. 45). Lorsqu'on ne réussit pas du premier coup, on ne doit pas néanmoins désespérer d'y parvenir. Toutefois il n'arrive que trop souvent que les lèvres de la plaie se déchirent et qu'on n'obtient pour résultat final qu'une ouverture plus grande que celle qui existait avant l'emploi de la suture. Boyer pense qu'on pourrait peut-être prévenir cet inconvénient en retirant la sonde après la suture; le moyen d'empêcher de se former le rétrécissement qui viendrait nécessairement par l'absence de la sonde, est, suivant M. Malgaigne, de sonder le malade chaque fois qu'il a envie d'uriner avec une sonde droite d'un médiocre calibre, en appuyant plus que jamais sur la paroi supérieure de l'urètre.

Cautérisation. A. Cooper eut recours avec succès à la cautérisation par l'acide nitrique chez un malade qui portait, à l'union du scrotum et de la verge, une large ouverture survenue à la suite d'une gangrène, et chez lequel l'usage des sondes et la suture pratiquée antérieurement n'avaient produit aucun effet avantageux. Après quelques cautérisations faites à peu de distance les unes des autres, la plaie se couvrit de bourgeons vasculaires de bonne nature, et se ferma complétement.

Urétroplastie. Lorsque de prime abord, ou qu'après la suture et la cautérisation, la fistule est trop grande pour qu'on puisse espérer de la guérir en renouvelant l'emploi de ces mêmes moyens, on peut tenter encore de réparer la perte de la substance aux dépens des tissus voisins.

La méthode indienne, consistant, comme on sait, à prendre

un lambeau de peau dans le voisinage de la partie à restaurer, soit sur le pénis, le scrotum, dans l'aine, ou à la partie interne de la cuisse, a été employée par Earle et A. Cooper avec succès, chacun dans un cas. A. Cooper a échoué dans un autre, Delpech a également échoué deux fois sur le même malade. Plusieurs autres praticiens, qui ont voulu la tenter, n'ont pas été plus heureux. En définitive, les revers l'ont tellement emporté sur les succès qu'on y a pour ainsi dire renoncé. Tantôt en effet l'urine, venant s'interposer entre les lèvres de la plaie, s'opposait à leur adhésion; tantôt c'était le lambeau qui se gangrénait, parce que la peau qui le formait était trop mince, ou que son pédicule ne pouvait fournir à sa nutrition.

M. Dieffenbach, appliquant la *méthode de Celse*, pensa que, pour faire réussir la suture ordinaire, il suffisait de faire, de chaque côté, une incision profonde et longue, qui relâcherait les lèvres de la suture pendant le gonflement, et les empêcherait d'être déchirées par les fils.

Procédé de M. Alliot. Ce chirurgien est parvenu à guérir une fistule rebelle, à l'aide du procédé suivant qui est fort ingénieux. Après avoir largement avivé le bord de la fistule d'un côté, puis enlevé un petit lambeau quadrilatère de sa couche tégumentaire, il circonscrivit du côté opposé, entre deux incisions parallèles, un lambeau de même largeur et plus long que le précédent, et le disséqua de dedans en dehors, afin de pouvoir l'attirer par voie de glissement sur la fistule, jusqu'à ce que son bord interne le dépassât de plusieurs millimètres, et pût être adopté, par la suture, avec le bord avivé de la peau de l'autre côté. D'autres points de suture maintiennent les deux bords parallèles antérieur et postérieur. Ce lambeau forme donc un véritable obturateur, dont les trois bords dépassent dans tous les sens la fistule dans une certaine étendue; de sorte que les lignes des sutures, étant moins éloignés du trajet de l'urine, courrent moins le risque d'en être imprégnées que dans le cas où elles sont placées juste sur ce trajet.

L'urétroplastie par décollement consistant à disséquer les deux côtés de la fistule de dedans en dehors, de manière à former deux lambeaux fixés et maintenus par une compression douce sur la ligne médiane, ainsi que le propose M. Velpeau, revient au même que le procédé de Dieffenbach, et est inférieur à celui de M. Alliot. Nous en dirons autant, par anticipation, de celui dans lequel on voudrait combler la perte de substance au moyen d'un bouchon de peau.

Mais si le procédé de M. Alliot est le meilleur, cependant il est loin de réussir toujours. De quelque manière qu'on s'y prenne, on a toujours à redouter que l'urine, liquide si pénétrant, ne s'infiltre entre les lèvres de la plaie avant leur adhérence, et n'empêche leur réunion. Dans ce dernier temps M. Ségalas, dans le but d'obvier à cet inconvénient majeur, a proposé de détourner le cours de l'urine pendant tout le temps nécessaire pour que l'adhérence des lambeaux, cousus ou rapportés, se fit, et que la fistule s'oblitérât.

Dans ce but M. Ségalas a imaginé deux procédés dont le second s'adresse à un cas exceptionnel. L'inconvénient de ces procédés est précisément d'établir une fistule artificielle pour en guérir une accidentelle.

Premier procédé de M. Ségalas. Il consiste à maintenir provisoirement à l'état de fistule une portion de la perte de substance ou à pratiquer au besoin, au périnée, l'opération de la boutonnière, en arrière de l'ouverture anormale; une sonde siphon est placée dans la vessie à travers l'ouverture artificielle et donne issue aux urines. L'auteur a réussi deux fois, par ce procédé, à obtenir la fermeture de fistules qui, jusque-là, avaient résisté à tous les autres moyens.

Deuxième procédé de M. Ségalas. Il s'agissait d'une *absence complète des parois latérale et inférieure de l'urètre à partir du gland jusqu'au scrotum.* La perte de substance avait été produite par un amincissement et une mortification de l'urètre, qui avait supporté trop long-temps de grosses sondes. Ce malade ayant heureusement un prépuce très long, voici comment M. Ségalas utilisa cette disposition au profit de son opération. Il circonscrivit la cicatrice de la verge entre trois incisions, l'une en arrière, transversale, et intéressant la partie antérieure du scrotum; les deux autres, latérales et semi-elliptiques, s'étendant jusqu'au gland et se continuant sur les côtés avec les extrémités de la première. La cicatrice disséquée et enlevée, la face inférieure des corps caverneux fut dénudée, et le prépuce d'un côté, le scrotum de l'autre furent ainsi coupés transversalement et se regardèrent par des bords saignans. Alors, le prépuce fut fendu du côté du dos de la verge, comme s'il se fût agi de faire l'opération du phimosis. Le débridement permit au prépuce de glisser d'avant en arrière. A mesure que le gland se découvrait, le prépuce marchait vers les bourses, et il fut fixé à la lèvre qui y correspondait par sept points de suture. Une bougie fut placée dans la partie du canal opérée; elle sortait par le gland et le périnée, là sortait aussi la sonde d'abord introduite dans la vessie pour évacuer l'urine. Le succès de cette opération ne fut pas complet; il fallut cautériser, revenir à une seconde et une troisième suture; enfin tout se remit et se consolida parfaitement. On dut alors penser à fermer l'ouverture du périnée. Pour cela on retira la sonde qui pénétrait dans la vessie par ce point et l'on réussit, non sans peine, à l'introduire par le gland dans ce réservoir. Peu-à-peu son diamètre fut augmenté, et quelques cautérisations avec le nitrate d'argent, finirent par guérir complétement la fistule périnéale. Le vingtième jour de l'établissement de la sonde dans l'urètre, les deux fistules furent guéries. Tout le traitement a duré quinze mois(1). Dans un autre cas où M. Ségalas opéra, il y avait aussi une fistule au périnée qu'il utilisa comme la première fois. Dès qu'on put retirer la sonde de la fistule périnéale et l'introduire dans la vessie par l'urètre nouvellement réparé, l'oblitération de l'ouverture du périnée fut très prompte; elle ne dura pas plus de huit jours.

M. Ricord, de son côté, a mis cette méthode en pratique une fois, mais il n'a pu obtenir la guérison de son malade sans passer par une série d'accidens, tels qu'une épididymite et un abcès qui ont failli compromettre le succès de l'opération; dans le cas de M. Ricord, il n'y avait point de fistule au périnée; elle fut créée artificiellement.

Au reste, ce n'est point là une opération nouvelle, mais seulement une application d'une opération déjà connue de Ledran, qui l'avait employée avec succès dans des cas de fistules du périnée, compliquées de nombreux sinus, de callosités et d'un tel engorgement de l'urètre qu'il était impossible d'y faire pénétrer les bougies les plus fines.

MM. Jobert et A. Bérard, dans un rapport qu'ils ont fait à l'A-

(1) Lettre à M. Dieffenbach sur une Urétroplastie faite par un procédé nouveau, par P. E. Ségalas, 1840.

cadémie de médecine, sur l'observation de M. Ricord, concluent que le détournement des urines de la voie habituelle par l'introduction d'une sonde au périnée, en raison de ses inconvéniens, ne leur parait admissible que dans trois cas, 1° lorsque l'urètre est oblitéré; 2° lorsqu'il n'est pas possible de pratiquer le cathétérisme; 3° enfin, lorsqu'on aura eu recours, sans succès, aux sondes à demeure, à la suture, à la cautérisation, à l'autoplastie, etc.

Certaines complications peuvent s'opposer à la guérison des fistules urétrales, lors même qu'elles sont traitées par les moyens les plus rationnels. Les *corps étrangers*, concrétions pierreuses ou autres, placés dans le trajet fistuleux ou dans son voisinage, y entretiennent un écoulement de pus. Quelquefois, malgré leur présence, l'orifice externe de la fistule se ferme, mais pour se rouvrir bientôt. Le seul moyen d'obtenir la guérison, est d'enlever ces corps. Les procédés opératoires, à l'aide desquels on y parvient, seront décrits à l'article *calculs urétraux*.

Les *callosités* disparaissent ordinairement lorsque l'urine cesse de passer par la fistule; cependant il n'en est pas toujours ainsi, et l'on est quelquefois obligé de les inciser et d'agrandir la fistule pour en obtenir la résolution. Ledran et ses contemporains, considérant les callosités comme l'essence de la maladie, ne se bornaient pas toujours à les inciser, mais excisaient toutes celles qui se trouvaient dans le trajet de la fistule. On a reconnu depuis que ces excisions, non-seulement étaient inutiles, mais encore dangereuses, et on y a renoncé.

POLYPES DE L'URÈTRE.

Ils peuvent exister dans les deux sexes, mais ils ont été observés beaucoup plus fréquemment chez la femme que chez l'homme. Chaussier et madame Lachapelle en avaient parlé les premiers. Wardrop en a rencontré un cas, et M. Velpeau 8 à 10 depuis 1825. Chez l'une de ces malades, les excroissances, au nombre de trois, égalaient à peine le volume d'un grain d'orge.

L'excision, la cautérisation et le broiement sont les moyens à l'aide desquels on les fait disparaître.

Excision. Procédé de M. Velpeau. Sur un malade qu'il opéra en 1825, il saisit le polype avec une érigne, l'attira un peu, et en fit sur-le-champ l'excision, sans avoir causé la moindre douleur. Dès le lendemain, la malade se trouva guérie.

Chez l'homme, leur siége est presque toujours voisin du méat urinaire; par conséquent, il est possible de les exciser ou de les broyer avec une pince; mais lorsqu'on ne peut les apercevoir, il faut les traiter comme un rétrécissement, par la cautérisation et la dilatation. Une fois que ces polypes ont été excisés ou broyés, il est rare de les voir repulluler.

CALCULS ARRÊTÉS DANS L'URÈTRE.

Ces calculs se rencontrent dans les deux sexes, mais ils sont beaucoup plus fréquens chez l'homme dont l'urètre étroit, long et flexueux, présente comme une suite d'obstacles pour leur expulsion au dehors, tandis que celui de la femme, très court, large et presque droit, leur oppose rarement des arrêts qui les obligent à séjourner dans son intérieur. Ces calculs ont diverses origines. Le plus souvent ils viennent de la vessie; quelquefois aussi, ils se forment dans le canal même, et s'agglomèrent par dépôt derrière un rétrécissement. Enfin, outre les calculs, on rencontre quelquefois dans l'urètre des corps étrangers que le malade lui-même y a introduits, soit par monomanie, soit par quelque caprice de luxure dépravée. Une cause nouvelle et fréquente de calculs urétraux tient à l'introduction de la lithotritie vésicale dans la pratique, les nombreux fragmens qui en résultent, petits et anguleux, s'accrochant avec facilité dans le canal où ils sont poussés par le jet de l'urine.

Dans les cas ordinaires, les calculs urétraux sont de simples graviers qui, en séjournant dans l'urètre, derrière un obstacle quelconque, y acquièrent peu-à-peu un volume parfois assez considérable. Ces calculs peuvent séjourner plus ou moins de temps dans le canal sans déterminer d'accident grave et sans être reconnus. Alors ils se creusent une rigole pour laisser passer l'urine, et peuvent faire croire à l'existence d'un rétrécissement. M. Velpeau rapporte qu'un malade, souffrant depuis dix ans, qu'on avait soumis à toutes sortes de traitemens sans pouvoir jamais pénétrer dans la vessie, et qui n'urinait que par un jet très fin, se trouva guéri aussitôt qu'il lui eut retiré, de la portion membraneuse de l'urètre, un calcul du volume d'un petit pois. Mais dans d'autres circonstances, leur contact ne peut être supporté impunément, et après s'être creusé une poche dans les tissus environnans, ils donnent lieu à une inflammation bientôt suivie d'une ulcération assez grande pour donner passage au corps étranger et puis à de l'urine. Dans ce cas, si l'ouverture anormale est oblique et sinueuse, elle peut s'oblitérer, tandis que, si elle est directe et très courte, elle persiste et dégénère en vraie fistule.

Les calculs qui s'introduisent dans l'urètre peuvent s'arrêter dans l'une des trois portions prostatique, membraneuse ou spongieuse. C'est surtout au moyen de la sonde qu'on s'assure de la présence et du lieu qu'occupe le calcul dans l'urètre.

Extraction des calculs de la portion prostatique. De deux choses l'une, ou bien le calcul ferme complètement l'urètre et interrompt le cours de l'urine, ou bien l'urètre n'est pas complètement oblitéré, et l'urine peut encore s'échapper. Dans l'un et l'autre cas, l'extraction, par une incision pratiquée au périnée, est le seul moyen à employer, seulement le procédé diffère un peu.

1° *Cas d'oblitération complète de l'urètre* (Pl. 57 bis, fig. 3). Le malade étant placé comme pour l'opération de la taille périnéale, les bourses relevées par un aide, on introduit dans le canal, jusque sur le calcul, un cathéter cannelé qui sert de guide pour pratiquer une incision longitudinale dans la partie musculeuse de l'urètre. Le calcul étant accessible au toucher, on introduit le doigt indicateur seul, ou mieux l'indicateur et le médius ensemble dans le rectum afin de faire saillir le corps étranger dans la plaie, qu'on agrandit alors en prolongeant vers lui l'incision; lorsqu'on juge l'ouverture assez grande pour permettre la sortie du calcul, pendant que, pour en faciliter l'énucléation, un aide écarte les lèvres de la plaie, on saisit le corps étranger, soit avec une curette, soit avec une forte pince ordinaire à disséquer, et on s'efforce de l'entraîner au dehors.

2° *Cas d'oblitération incomplète.* La différence consiste dans la possibilité d'introduire dans la vessie un cathéter cannelé sur lequel, on pratique, au périnée une incision oblique, comme dans la taille latéralisée; puis, se guidant sur la cannelure du cathéter, on incise la partie membraneuse et la partie prostatique de l'urètre dans une étendue suffisante; lorsque, au toucher, par la plaie, on s'est assuré qu'elle est assez grande pour permettre au calcul de la traverser, on porte, ou l'on fait porter par un aide, deux doigts dans le rectum pour le pousser en avant, et l'on en fait l'extraction comme nous l'avons dit précédemment.

EXTRACTION DES CALCULS DE LA PORTION MEMBRANEUSE. On peut extraire le calcul par incision, ou bien avec des instrumens spéciaux. Si l'on préfère l'incision, on agit comme dans le cas où le calcul occupe la région prostatique. Cette opération, quoique assez dangereuse, doit généralement être préférée à l'extraction par le crochet, par la curette articulée, ou par les lithotriteurs, la manœuvre de ces instrumens offrant plus de difficultés dans la partie courbe de l'urètre que dans la partie droite ou spongieuse. L'extraction est rarement suivie de fistules; toutefois, cet accident peut survenir et persister long-temps. Chez un malade opéré à la Charité, en 1838, par M. Velpeau, et dont la portion bulbeuse de l'urètre n'offrait qu'un très petit calcul, la fistule persistait encore au bout de cinq mois.

EXTRACTION DES CALCULS DE LA PORTION SPONGIEUSE. Ici, comme dans les cas précédens, on peut extraire le calcul par une incision faite aux parois du canal, mais avec les ressources que l'on possède aujourd'hui on ne voit guère dans quel cas cette opération pourrait être justifiée. Les moyens employés pour extraire les calculs de la portion spongieuse se rangent sous trois chefs principaux, savoir : l'extraction avec dilatation préalable du canal, l'extraction sans dilatation préalable, et enfin l'extraction après broiement du calcul, ou la lithotritie urétrale.

1° *Extraction avec dilatation préalable.* Depuis long-temps cette méthode était connue des Égyptiens qui dilataient le canal, par l'insufflation de l'air, et opéraient ensuite la succion pour tâcher d'attirer le calcul. Les injections huileuses, les bougies en cordes à boyau, les sondes d'un gros calibre étaient usitées dans le même but de dilater le canal. En même temps qu'on retirait la sonde, on recommandait au malade de pousser son urine avec force pour tâcher de chasser le calcul.

Éponge préparée. Thomas de Londres est le premier qui ait mis en usage ce moyen qui trouve une application avantageuse exclusivement chez la femme; A. Cooper, qui, après lui, s'en est assez fréquemment servi, prétend en avoir retiré de grands avantages. Dans son premier mémoire, il rapporte l'histoire d'une jeune fille de 11 ans, qui, en juin 1815, fut soumise à la dilatation de l'urètre par l'éponge préparée; au bout du troisième jour, son canal fut assez dilaté pour permettre d'introduire avec facilité une tenette dans la vessie, et d'en extraire un calcul dont la circonférence avait 3 pouces 3/4 (mesure anglaise). Le même moyen pourrait être employé, si le calcul, au lieu d'être dans la vessie, était situé dans l'urètre. A ce sujet, A. Cooper pense que l'usage de l'éponge présente de grands avantages, puisqu'elle permet à l'urine de s'écouler en même temps que l'urètre est soumis à la dilatation, et prévient ainsi l'irritation qui aurait probablement lieu si on avait employé toute autre substance qui se fût opposée à la sortie de l'urine. Chez l'adulte, on se contenterait de laisser l'éponge en place pendant 24 heures, et, après ce temps, on pourrait extraire un calcul volumineux sans déterminer beaucoup d'irritation; mais, chez les enfans, la dilatation doit être plus graduelle, car, en raison de la plus grande irritabilité à cet âge, elle provoque plus de douleurs. La rétention d'urine, pendant que l'éponge est dans le canal, détermine aussi une irritation considérable; aussi, serait-il convenable de creuser une gouttière à la partie latérale du cylindre d'éponge, afin de favoriser l'écoulement graduel de l'urine. On pourrait craindre de voir une incontinence de ce liquide succéder à une aussi grande dilatation du canal; mais il paraît, d'après l'observation de Thomas et de A. Cooper, que cet accident n'a pas lieu, et que l'urètre recouvre complétement sa contractilité.

2° *Extraction sans dilatation préalable.* Le premier essai à tenter est d'extraire directement le calcul avec une pince qui le saisisse et l'amène au dehors. Les modifications des procédés dépendent des instrumens dont on fait usage.

Lorsque les calculs sont peu éloignés du méat urinaire, on peut les extraire avec une pince à pansement ordinaire. M. Leroy d'Etiolles en a imaginé une, munie d'un pas de vis qui sert à en écarter les branches dans le canal. Celle de M. Civiale ressemble à une pince à polype droite à mors très étroits. A 1 centimètre 1/2 ou 2 centimètres de leur extrémité se trouve une vis transversale destinée à les rapprocher lorsque la pierre a été saisie entre eux (Pl. 54, fig. 62 et 63). Dans cette même région l'anse de fil d'archal ou de laiton proposée d'abord par Marini, puis par Sabatier, pourrait encore être utile : quelques personnes préfèrent employer un petit crochet (fig. 53), comme le fit M. Civiale avec succès en 1828 sur Boisseau, ou bien une petite curette. Quel que soit l'instrument dont on se serve, il faut avoir soin de saisir la verge au-dessous du calcul, afin de l'empêcher de glisser plus profondément. Enfin, il pourrait arriver qu'on fût obligé d'inciser le gland sur sa face inférieure depuis le méat jusqu'au calcul; un bistouri étroit et boutonné serait l'instrument qu'il faudrait employer.

Lorsque le calcul est situé plus profondément, les divers instrumens dont nous venons de parler ne pouvant pas servir, on en a imaginé une foule d'autres parmi lesquels nous trouvons : 1° La curette articulée de M. Bonnet et de M. Leroy (fig. 54, 55). Cet instrument est constitué par une tige droite, longue de 20 à 25 centimètres terminée à l'une de ses extrémités par une petite pièce arrondie, présentant à son centre un enfoncement hémisphérique, articulée avec elle par une charnière et susceptible de se redresser sur elle à angle droit, à l'aide d'une vis de rappel, de manière à former une espèce d'onglet de 4 millimètres de longueur. Lorsqu'on introduit cette curette, la petite pièce mobile affecte la même direction que la grande tige; ce n'est qu'après avoir dépassé le calcul qu'on la rend horizontale. Alors en tirant sur l'instrument, il est arrêté par la pierre, et ne peut sortir qu'en l'entraînant avec lui. Il est assez fort pour vaincre la résistance qu'elle peut lui opposer. La curette articulée est un instrument fort commode, et qui présente beaucoup de sécurité; il en existe une courbe (fig. 56), destinée à retirer les calculs de la partie courbe de l'urètre, mais elle est moins usitée que la droite. 2° La pince de Halles, dite pince de Hunter, très connue en chirurgie, est constituée par une tige droite contenue dans une canule d'argent. Cette tige se termine, du côté qui doit pénétrer dans l'urètre, par deux branches, en forme de cuillère, concaves en dedans et convexes en dehors, qui s'écartent l'une de l'autre, par leur élasticité propre, toutes les fois qu'on pousse la tige hors de la canule, et qui se rapprochent lorsqu'on la retire dedans. On introduit cette pince fermée dans le canal; lorsqu'elle est arrivée sur la pierre, on retire la canule; les deux branches, devenues libres, s'écartent, dilatent l'urètre, pénètrent entre ses parois et le calcul qu'elles embrassent ; alors, en repoussant la canule, elles le serrent assez pour qu'on puisse tirer avec une certaine force dessus, sans crainte de les voir lâcher prise. Cette pince a subi dans son mécanisme diverses modifications. Une des plus importantes est celle de M. Civiale (fig. 57). Il a rendu la tige creuse dans toute sa longueur, et a placé dans sa cavité un mandrin, qui, poussé en avant, sert à acquérir la certitude que la pierre est comprise entre les deux mors de la pince. 3° *Pince de M. Leroy* (fig. 58). Elle est également constituée par une canule, une tige creuse et un mandrin droit, mais la tige se divise en trois branches légèrement recourbées en dedans, et qui se rapprochent ou s'écartent suivant qu'on pousse la tige hors de la canule, ou qu'on la retire dedans. 4° *Pince de M. Amussat* (fig. 51). C'est encore une canule divisée à son extrémité antérieure en quatre languettes, et portant dans son intérieur une tige métallique terminée par un bouton arrondi.

Lorsqu'on n'a pu réussir par l'intermédiaire de ces divers instrumens, on peut tenter le broiement.

3° *Extraction après le broiement du calcul, ou lithotritie urétrale.* Ce n'est que dans ces derniers temps que les instrumens, propres à opérer la lithotritie urétrale, ont acquis tout le degré de perfectionnement qui rend leur emploi sans danger. Albucasis employait, pour briser la pierre, un simple perforateur, qui pouvait blesser les parois urétrales. La tarière que A. Paré et Franco enfonçaient à travers une canule jusqu'au calcul, ne vaut pas mieux. Il est inutile d'insister sur beaucoup d'autres instrumens et procédés anciens dont l'action est si peu certaine, que l'incision des parois de l'urètre devrait leur être préférée.

M. Leroy a proposé, pour le cas particulier suivant, un procédé fort ingénieux. Supposons qu'un petit gravier se soit enchatonné dans l'un des côtés du canal, en laissant une portion de son calibre assez large pour donner passage à une sonde. Ce chirurgien commence par mesurer l'espace qui sépare le méat urinaire du calcul; puis il conduit dans l'urètre, jusque sur le point où est logé le calcul, une sonde d'un diamètre proportionné à la largeur du canal et dont l'extrémité présente un œil assez grand pour que le calcul puisse y faire saillie; lorsque cet œil est arrivé au niveau du corps étranger, il cherche à l'y faire entrer. Dès qu'il y est parvenu, ce dont il est facile de s'assurer, avec un mandrin introduit dans la sonde, il recommande à un aide de comprimer le calcul contre l'ouverture de la sonde, dans laquelle il pousse un mandrin à fraise, ou bien une lime cylindrique qui, par des mouvemens de va et vient, use la pierre et la réduit en poussière. Si la totalité du calcul ne pouvait être détruite de la sorte, et qu'il en restât encore une petite partie dans la cellule, on chercherait à l'ébranler et à la retirer du point où elle serait enchatonnée à l'aide de la curette, du crochet et de la pression extérieure; ce qui ne présenterait pas beaucoup de difficultés.

Les instrumens dont nous allons parler sont d'une application plus générale.

(*a*) *Pince de M. Amussat* (Pl. 54, fig. 51). Elle est constituée par deux branches qui glissent l'une sur l'autre, de manière à en éloigner ou en rapprocher le mors à volonté. Dans son ensemble, cet instrument n'est autre, en plus petite dimension, que le percuteur employé pour la lithotritie vésicale. Son objet est le même, les petits mors, dont l'un est reçu dans l'autre, ayant pour objet de broyer les calculs par leur rapprochement.

(*b*) *Pince de M. Ségalas* (Pl. 54, fig. 52). Elle ne diffère de la précédente que par le mécanisme suivant lequel les deux mors se rapprochent ou s'éloignent l'un de l'autre; ici, au lieu d'agir avec la main, on agit au moyen d'un écrou et d'une vis placés à l'extrémité externe de la branche à mortaise.

(*c*) *Lithotriteur urétral de M. Dubowitski* (pl. 54, fig. 61). Cet instrument est constitué par la curette articulée sur laquelle vient agir une fraise. Il est inutile d'insister sur plus de détails que la figure 60 (pl. 54) suffit pour faire comprendre.

Lithotriteur urétral de M. Leroy (fig. 61). Pensant que l'instrument de M. Dubowitski ne présentait pas de garanties assez certaines contre le pincement de la muqueuse urétrale entre la fraise du mandrin et le calcul, il a placé dans la première canule une seconde canule divisée à son extrémité urétrale en trois branches légèrement recourbées en dedans, et susceptibles de se rapprocher en retirant la seconde canule dans la première, et de s'écarter en la poussant au dehors. La fraise portée par le mandrin agit sur le calcul. C'est, en un mot, le lithotriteur de la vessie diminué de dimensions. Lorsque la curette est placée, on introduit la canule principale; quand elle est arrivée sur le calcul, on pousse celle qui est contenue dans son intérieur; ses branches s'écartent aussitôt, s'insinuent entre les parois de l'urètre et le calcul qu'elles embrassent; alors on peut faire agir le mandrin sur lui en toute sécurité, car il est parfaitement assujetti, et les parois de l'urètre sont à l'abri de toute atteinte.

DILATATION ANORMALE DE L'URÈTRE.

Cette affection est très rare. M. Hobart en a publié un cas dans la *Revue médicale* de 1830 (t. IV, p. 283). L'urètre de son malade offrait une dilatation considérable d'où résultait une incontinence d'urine. Pour remédier à ce grave inconvénient, M. Hobart conçut l'idée de diminuer le calibre de l'urètre en enlevant, sur sa paroi inférieure, un ruban large de plusieurs millimètres, et de réunir ensuite la plaie par la suture. Ce procédé, mis à exécution, réussit parfaitement.

M. Gensoul a pratiqué la même opération chez une femme. Les bords de la plaie, maintenus en contact par la suture entortillée, se réunirent très bien; l'urètre reprit son calibre primitif, et l'incontinence d'urine cessa (*Archives génér.*, 2ᵉ série, t. VIII).

TUMEURS DE LA PROSTATE.

La prostate présente quelquefois des tumeurs plus ou moins volumineuses qui proéminent à la surface interne de la vessie, obstruent l'orifice vésical de l'urètre, et s'opposent à l'excrétion de l'urine. Naguère encore, on ne tentait contre la rétention d'urine causée par ce genre de maladie, que la dilatation ou l'affaissement de la glande avec les sondes en gomme élastique, et comme ressource dernière la ponction de la vessie. Dans un cas de cette espèce cité par Sabatier, on pratiqua la ponction sus-pubienne au malade, qui porta la canule pendant un an entier. Dans le traitement par dilatation ou affaissement, dès qu'on cessait l'usage des bougies ou des sondes, la difficulté d'uriner se renouvelait, parce que la prostate, n'étant plus comprimée, revenait dans son premier état de tuméfaction. Ces symptômes, augmentant peu-à-peu, l'usage des sondes devenait impossible, et la rétention d'urine, complète, exigeait la ponction sus-pubienne qui n'était elle-même

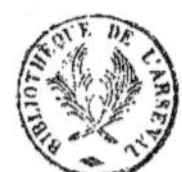

qu'une ressource temporaire. Les choses en étaient là, lorsque M. Leroy (d'Étiolles) proposa et mit à exécution un traitement qui lui procura des succès sur lesquels on ne devait pas trop compter.

Les moyens employés par M. Leroy ont pour objet d'agir sur le lobe médian pathologique, et consistent dans la dépression, la dilatation, la scarification et la ligature.

1° *Dépression du lobe médian de la prostate.* Dans un premier procédé, M. Leroy introduisait dans la vessie une sonde en gomme élastique à l'aide d'un mandrin courbé, redressait ensuite cette sonde en substituant un mandrin droit au mandrin courbé, laissait la sonde en place pendant un quart d'heure ou une demi-heure, et recommençait tous les jours la même manœuvre, pendant dix à quinze jours. Étant parvenu par ce moyen, tout mécanique et tout empirique, à obtenir des guérisons temporaires pour plusieurs mois, et même pour plusieurs années, de rétentions d'urine qui avaient résisté à tous les autres moyens, M. Leroy a cherché à déterminer pourquoi la récidive avait toujours lieu presque aussitôt la cessation du traitement; mais il n'a pu arriver à une bonne solution. Quoi qu'il en soit, le moyen soulage, et même il guérit, partant il est bon ; mais il présente quelquefois de la difficulté dans son application. C'est dans l'introduction du mandrin droit que gît cette difficulté, parce que le lobe engorgé de la prostate oblige la sonde à former un coude de bas en haut; et comme le mandrin droit a pour but de ramener la sonde à la rectitude en déprimant le lobe prostatique, il n'est pas toujours possible d'y parvenir sans faire des efforts qui pourraient produire des désordres dans les parties. Pour remédier à cet inconvénient M. Rigal, puis M. Leroy et M. Tanchou ont eu recours à divers expédiens, dont le dernier résultat a été de combiner un mandrin articulé qui se redresse par un mécanisme dans le col de la vessie (Pl. 54, fig. 24 et 25).

A ce sujet M. Malgaigne observe judicieusement que toutes ces modifications sont parfaitement inutiles, car en se servant d'une sonde métallique à courbure ordinaire, dès que la courbure a pénétré dans la vessie, l'urètre est nécessairement occupé par la portion droite de l'instrument, et l'on est plus sûr encore du résultat en se servant de la sonde à courte courbure de M. Mercier.

2° *Dilatation.* Avant même que M. Mercier eût inventé sa sonde, M. Leroy avait imaginé un instrument appelé *dilatateur de la prostate*, propre à obtenir un résultat plus complet et plus avantageux. Cet instrument, calqué sur le lithomètre, se compose de deux branches glissant l'une sur l'autre lorsqu'il est introduit dans la vessie (Pl. 57, fig. 1 et 2); en écartant ces branches, on déprime le lobe médian pathologique de la prostate, ou bien on éloigne les lobes supérieur et inférieur de la prostate hypertrophiée. Le but de ces deux opérations est de tracer un canal dans l'épaisseur des lobes de la prostate, dont l'accroissement de volume fait disparaître, par l'accollement des parois, la portion prostatique de l'urètre, ou bouche, par le lobe médian, le col de la vessie.

3° *Scarification.* Lorsque la dépression ne suffit pas pour obtenir un résultat satisfaisant, M. Leroy substitue au dépresseur un scarificateur (Pl. 54, fig. 48 et 56 bis, fig. 9), construit de la même manière et portant sur la concavité et sur la convexité de l'extrémité recourbée de sa branche à coulisse, une lame tranchante et semi-elliptique. La lame, qui est sur la convexité de l'instrument, est dissimulée pendant son introduction, et ne se montre au dehors qu'alors qu'on est arrivé sur la partie de la prostate engorgée.

4° *Ligature.* Lorsque la dépression et les scarifications n'ont pu parvenir à dégorger assez la prostate pour permettre au malade d'uriner sans le secours de la sonde ; que la maladie au lieu de diminuer augmente, et enfin que le lobe médian, engorgé, fait une saillie assez considérable dans la vessie, pour qu'on puisse l'embrasser dans une ligature, on doit tenter cette opération.

Procédé de M. Leroy (d'Étiolles). Ce chirurgien a imaginé deux porte-ligatures (Pl. 54, fig. 65 a, b, et fig. 66 a, b, c). Le premier, fig. 65, est constitué par une canule porte-nœud, graduée et par un mandrin courbe à deux branches. L'une de ces branches, qui est fixe, se termine, à son extrémité vésicale, par un bouton olivaire destiné à dissimuler l'extrémité de l'autre branche qui est mobile et s'adapte à la convexité de la première. Au repos, l'instrument a la forme d'une sonde courbe ordinaire; lorsqu'il est arrivé dans la vessie, on fait subir un demi-tour à sa branche mobile, dont la convexité regarde alors la convexité de l'autre branche; chacune de ces branches, porte à son extrémité interne un trou destiné à laisser passer un des bouts de l'anse de fil destinée à étrangler la tumeur : et enfin ces deux bouts réunis sont introduits dans la canule serre-nœud par un trou situé sur la face concave près de son extrémité, à laquelle on a le soin d'adapter un embout en argent. Cet instrument est fort bon, mais la sonde se trouve bouchée par le lobe lié et par le mandrin.

Le second de ces instrumens (Pl. 54, fig. 66, et Pl. 57, fig. 3) est aussi constitué par une canule porte-nœud, mais surmontée d'un embout courbe qui lui donne la forme d'une sonde ordinaire. Près du point d'union de l'embout et de la canule porte-nœud, celle-ci présente une ouverture destinée à laisser passer une canule métallique qui ne la remplit pas entièrement, et qui contient dans son intérieur un mandrin terminé à son extrémité interne par deux ressorts qui se trouvent adossés quand le mandrin est retiré dans la canule, et s'écartent lorsqu'on la pousse au dehors. Ces deux ressorts se terminent à leur extrémité libre par un demi-bouton olivaire et présentent chacun, derrière ce bouton, un trou pour le passage des bouts de l'anse de fil, qu'on ramène dans la canule, et de là au dehors par l'œil qui laisse passer la canule métallique et son mandrin. Cet instrument a sur le précédent l'avantage de permettre à l'urine de sortir, et de pouvoir être laissé en place jusqu'à ce que la tumeur soit détachée.

Lorsqu'on veut pratiquer la ligature du lobe hypertrophié, il faut introduire l'instrument fermé, comme une sonde ordinaire, le bec en haut. Une fois arrivé dans la vessie, on l'ouvre, et l'on cherche à comprendre la tumeur entre l'anse de fil et les ressorts de l'extrémité du mandrin; quand on y est parvenu, on saisit la canule porte-nœud avec la main gauche pour la soutenir, on passe l'indicateur et le médius de la main droite dans les anneaux de la canule métallique, le pouce dans l'anneau de l'extrémité externe du mandrin; on retient avec le médius les bouts de l'anse de fil, et l'on retire le mandrin dans sa canule; la base de la tumeur, se trouvant entourée par l'anse, il suffit, pour l'étreindre, de tirer fortement sur les extrémités du fil, de les fixer, et de tourner le mandrin sur son axe; chaque jour on augmente graduellement la constriction; bientôt la tumeur, privée de vie, tombe en putrilage, et se détache par morceaux qui sont entraînés avec les urines.

PONCTION DE LA VESSIE.

Lorsqu'on a essayé de tous les moyens propres à débarrasser le passage naturel de l'urine, et qu'on n'a pu réussir, il faut créer pour ce liquide, sinon un urètre, du moins un passage artificiel, en ponctionnant la vessie. C'est le seul moyen de sauver le malade.

La ponction de la vessie peut se pratiquer de quatre manières différentes, par le périnée, par le rectum, par l'hypogastre et par l'urètre.

PONCTION DE LA VESSIE PAR LE PÉRINÉE.

La ponction périnéale, recommandée par Riolan et Thévenin et décrite par Dionis, a été pratiquée par Tollet en 1701. Dionis conseille de faire une incision de 3 centimètres (1 pouce) sur le raphé, d'enfoncer au-devant de l'anus un long bistouri jusque dans la vessie, et de glisser dans la plaie une canule qu'on y fixe à demeure pour servir à l'évacuation de l'urine. Dionis recommande aussi de préférence de faire l'incision extérieure oblique, comme dans la taille latérale, pour tomber en dehors de la prostate. Lapeyronie eut l'idée de substituer le trocart au bistouri, pensant que l'opération serait moins dangereuse. Heister et Juncker ont partagé cette opinion. Depuis lors la ponction par le trocart a été adoptée en France comme méthode générale. Voici comment on la pratique.

Procédé ordinaire. On se sert d'un trocart long de 19 à 22 centimètres, creusé d'une rainure profonde sur sa tige; la canule est percée près de son extrémité antérieure d'un trou qu'on met en rapport avec l'extrémité correspondante de cette rainure, de façon que l'urine pénètre dedans, sort à l'extérieur par son autre extrémité, et annonce qu'on est arrivé dans la poche urinaire.

Le malade, couché horizontalement, les jambes et les cuisses fléchies, est fixé par des aides, comme pour l'opération de la taille. L'un d'eux comprime légèrement la vessie à la région hypogastrique avec une main, et relève les bourses avec l'autre main.

Le chirurgien, placé entre les cuisses du malade, applique le doigt indicateur de la main gauche sur le côté du raphé, entre l'urètre et la branche de l'ischion, de 7 à 9 millimètres (3 ou 4 lignes) au devant de l'anus, pour tendre le périnée, et diriger plus sûrement la pointe du trocart; ou bien il met le doigt dans le rectum pour éloigner autant que possible cet intestin du lieu où se fait la ponction. Armant alors sa main droite du trocart, il en porte la pointe sur le milieu d'une ligne qui, partant de la tubérosité de l'ischion, se terminerait au raphé à 5 millimètres (2 lignes) au-devant de la marge de l'anus. Il enfonce d'abord l'instrument parallèlement à l'axe du corps, et en dirige ensuite la pointe un peu en dedans, pour percer la partie du bas-fond de la vessie comprise entre la base de la prostate et l'insertion de l'urètre. La sortie de quelques gouttes d'urine, qui s'échappent par le sillon du trocart, et le défaut de résistance, indiquent qu'il est entré dans la vessie. A ce moment il saisit la canule avec la main gauche, retire le poinçon, et laisse écouler l'urine. Lorsque la vessie est vidée il bouche la canule, et la fixe aux sous-cuisses d'un bandage en T.

Si l'on exécute cette opération sur un cadavre après avoir distendu la vessie avec de l'eau, et qu'on dissèque les parties en maintenant la canule en place, on trouve qu'elle a traversé la peau, une couche épaisse de tissu cellulaire graisseux, le muscle releveur de l'anus et le bas-fond de la vessie, près de son col, ou le col lui-même à travers la prostate.

Comme le trocart poussé à travers une aussi grande épaisseur de tissus, peut glisser sur la vessie au lieu de la traverser, s'il ne tombe pas dessus perpendiculairement, et peut alors aller s'égarer, suivant sa direction, en haut, en dehors ou en arrière, ainsi que cela est arrivé plusieurs fois à Foubert lui-même, qui en faisait le premier temps de son procédé de taille périnéale: Sabatier voulut, avec raison, qu'on commençât par inciser le périnée avec un bistouri, et qu'on ne ponctionnât la vessie qu'après l'avoir sentie au toucher distendue au fond de la plaie.

Boyer partage cette opinion, et pense en outre que cette incision préliminaire aurait l'avantage de procurer un dégorgement, d'abord sanguin et ensuite purulent, qui pourrait être salutaire pour l'affection qui a déterminé la rétention d'urine. Du reste, en Angleterre, l'incision n'a jamais été abandonnée. C'est encore d'après les principes posés par Dionis que la plupart des chirurgiens de ce pays se conduisent.

Procédé d'A. Cooper. Il faisait son incision un peu à gauche du raphé, repoussait le bulbe à droite avec l'indicateur gauche, disséquait le tissu cellulaire, coupait la partie des releveurs de l'anus qui va à la prostate, repoussait cette glande du côté droit lorsqu'elle était découverte et pénétrait jusque dans la vessie par le côté gauche de son col.

Procédé de M. Velpeau. Ce chirurgien préconise aussi l'incision préliminaire, et bien qu'il n'ait jamais eu, dit-il, l'occasion de ponctionner la vessie, s'il était jamais dans la nécessité d'ouvrir une voie artificielle aux urines, il se bornerait à chercher l'urètre, et à lui faire une boutonnière entre le rétrécissement et l'anus, dût-il comprendre le sommet de la prostate dans son incision. Cette ouverture, suivant lui, aurait le double avantage d'offrir un passage à la sonde et aux canules qu'on voudrait introduire dans la poche urinaire, et de permettre immédiatement d'agir sur le canal malade, d'arrière en avant. Mais, ainsi que nous l'avons dit dans l'article précédent, si l'obstacle existait dans la région prostatique, ce procédé serait inapplicable.

PONCTION DE LA VESSIE PAR LE RECTUM (Pl. 57, fig. 5).

Fleuraut, de Lyon, est généralement regardé comme l'inventeur de cette méthode. Ce chirurgien ayant remarqué, en portant le doigt dans le rectum, que, dans l'ischurie, le bas-fond de la vessie forme une tumeur bien sensible qui comprime cet intestin jusqu'au point de s'opposer à l'évacuation des matières stercorales, imagina de percer avec un trocart le rectum et la vessie pour donner issue à l'urine, et obtint plusieurs succès.

Procédé de Fleurant. L'instrument est un trocart courbe de 13 à 15 centimètres (5 pouces à 5 pouc. 1/2); le pavillon de la canule est garni d'une plaque en bec de cuiller percée de trous. Le malade étant placé comme précédemment en travers de son lit, le chirurgien introduit le doigt indicateur de la main gauche, bien graissé d'huile, dans le rectum, le plus profondément qu'il peut, au-delà de la prostate, et jusqu'à ce qu'il touche bien distinctement la tumeur formée par le bas-fond de la vessie. Saisissant alors, de la main droite, le trocart également enduit d'un corps gras, et dont il a eu la précaution de cacher entièrement la pointe dans la canule, pour qu'elle ne blesse pas les parties, il le fait glisser, par son côté convexe, sur le doigt placé dans le rectum. Lorsque l'extrémité de la canule a dépassé le bout du doigt et se trouve en contact avec la paroi antérieure de l'intestin, en faisant saillir la pointe du trocart hors de la canule, le chirurgien transperce la cloison recto-vésicale à 2 centimètres 1/2 (1 pouce) au-dessus de la prostate, entre les vésicules séminales, puis il retire le doigt du rectum, et, saisissant la canule avec le pouce et l'index gauche pour l'empêcher de sortir, il retire en même temps le poinçon: l'urine sort aussitôt. A mesure qu'elle s'écoule il faut soutenir et pousser un peu la canule, dans la crainte qu'elle ne s'échappe de son ouverture pendant que la vessie revient sur elle-même.

Lorsque l'urine a cessé de couler, on fixe la canule avec des fils passés dans les ouvertures de son pavillon, et qu'on vient attacher en avant et en arrière à un bandage de corps. Pour mieux l'assujettir on l'entoure d'une compresse et d'un bandage en T double. On pourrait se dispenser de boucher la canule, car le malade étant obligé de garder le lit, il serait facile de placer entre ses jambes un vase qui recevrait le liquide; toutefois, comme ce vase serait gênant, il vaut mieux boucher la canule avec un fosset qu'on enlève chaque fois que le besoin d'uriner se fait sentir. Lorsque le malade veut aller à la garde-robe on enlève le bandage en T, on relève un peu la canule et on la soutient pendant la sortie des matières. On la maintient ainsi jusqu'à ce que les urines aient repris leur cours naturel. Alors seulement on peut l'ôter sans crainte, et l'ouverture par laquelle elle pénétrait se ferme promptement.

PONCTION DE LA VESSIE PAR L'HYPOGASTRE (Pl. 57, fig. 4).

Cette opération n'est pas très ancienne, et ne paraît guère antérieure à la fin du XVIIe siècle.

Méry, dont l'opération, qui date de 1701, a été consignée dans les Mémoires de l'Académie des sciences, est l'un des premiers qui l'aient pratiquée. Morand et Tollet l'ont aussi exécutée vers la même époque; mais leurs succès n'avaient encore pu réussir à la faire adopter d'une manière générale, c'est à F. Côme, Paletta et Sœmmerring, par les éloges qu'ils lui ont donnés que l'on doit son adoption dans la pratique. On a tout lieu de s'étonner que la ponction sus-pubienne de la vessie n'ait pas été pratiquée plus tôt, car la taille hypogastrique, qui se faisait bien long-temps auparavant, avait dû nécessiter, de la part des lithotomistes, des connaissances exactes sur l'anatomie chirurgicale de cette région, et sur les rapports du péritoine avec la face antérieure de la vessie.

Dans sa première opération, Méry pratiqua sa ponction sur le bord externe et à l'extrémité inférieure du muscle droit; mais la seconde fois il ponctionna sur la ligne blanche, entre les deux muscles pyramidaux, immédiatement derrière la symphyse. C'est effectivement sur la ligne blanche à 2 ou 3 centimètres au-dessus de la symphyse des os pubis qu'il convient d'opérer. On a rejeté, avec raison, le trocart droit, parce qu'il présentait deux inconvéniens capitaux: 1° Si la canule était trop courte, lorsque la vessie, en se vidant, revenait sur elle-même, elle abandonnait l'instrument, et l'urine s'infiltrait dans le tissu cellulaire; ou tout au moins, si cet accident n'avait pas lieu, il fallait réintroduire la canule, c'est-à-dire, en quelque sorte, recommencer l'opération. 2° Si la canule était trop longue, son extrémité allait frotter contre la paroi postérieure de la vessie, pouvait l'enflammer et y causer une eschare gangréneuse suivie d'épanchemens d'urine dans les tissus environnans. Le trocart courbe de F. Côme est l'instrument qu'on emploie aujourd'hui de préférence. Son poinçon a 11 centimètres (4 pouces) de longueur, et est creusé d'un sillon, comme nous l'avons dit à l'article *ponction périnéale*. Sa courbure est celle d'une portion de cercle de 19 centimètres (7 pouces) de diamètre, et doit être fort exacte, afin qu'on puisse en retirer le poinçon avec facilité.

Manuel opératoire. On fait coucher le malade sur le bord droit de son lit, la tête et la poitrine un peu élevées par des oreillers, et les cuisses légèrement fléchies, afin de mettre les parois du ventre dans le relâchement. Placé du même côté, le chirurgien appuie l'indicateur et le pouce sur les côtés du lieu qu'il veut percer, pour tendre la peau et faciliter l'entrée de l'instrument, saisit avec la main droite le trocart enduit d'un corps gras, présente sa pointe à l'abdomen de manière que sa concavité regarde la face postérieure des pubis, et l'enfonce perpendiculairement à l'axe du corps, sur la ligne blanche, à 3 centimètres de la symphyse, jusque dans la vessie où il arrive après avoir traversé une épaisseur de tissus qui varie suivant l'embonpoint des sujets. La sortie de quelques gouttes d'urine, qui viennent par la cannelure du trocart, et la sensation d'une résistance vaincue avertissent l'opérateur que l'instrument est parvenu dans la vessie. Il retire alors le poinçon, et le liquide sort par la canule; on bouche cette dernière, lorsque la vessie est vidée, puis on la fixe autour du corps avec deux rubans engagés dans les ouvertures de son pavillon. Il faut par suite la déboucher de temps en temps lorsque le besoin d'uriner se fait sentir, en recommandant au malade de se coucher sur l'un ou l'autre côté pour faciliter la sortie du liquide. Cette canule doit rester en place jusqu'à ce que l'urine sorte par le canal naturel, ou bien jusqu'à ce qu'on puisse pousser une sonde dans la vessie par l'urètre. Au bout de quelques jours, la légère irritation causée par la présence de la canule a déterminé des adhérences et la formation d'un canal accidentel dans toute l'épaisseur des tissus qu'elle traverse, en sorte que son trajet est pour ainsi dire devenu muqueux, et imperméable à l'infiltration des urines. On peut alors sans crainte retirer la canule pour la nettoyer, et on la replace ensuite dans son trajet fistuleux. Certains malades ont été obligés de porter cette canule pendant plusieurs mois; en pareil cas, il vaudrait mieux substituer à la canule une sonde en gomme élastique, parce qu'elle est plus facile à introduire, et que sa présence est moins gênante. Boyer rapporte qu'il a vu deux malades dont l'un a porté, sans accident, une sonde de gomme élastique au-dessus du pubis pendant trois mois, et l'autre pendant cinq mois.

L'incision préalable faite à la paroi hypogastrique dans la direction de la ligne blanche, comme la fit P. Franck sur le cadavre d'un individu très gras, mort de rétention d'urine, incision qu'Abernethy a proposé de faire en toute circonstance, avant d'appliquer le trocart, ne convient que dans les cas exceptionnels, et comme elle ne fait que compliquer l'opération, n'a point été adoptée. Nous en dirons autant de la gaîne dont M. Jules Cloquet veut qu'on entoure la canule de l'instrument, afin qu'on puisse, de prime abord, laisser dans la plaie une canule flexible et non métallique. L'opération par le trocart courbe est réellement trop simple et trop facile, pour qu'il soit nécessaire de la modifier en quoi que ce soit.

PONCTION DE LA VESSIE PAR L'URÈTRE (Pl. 57, fig. 6, 7, 8).

Cette opération n'est guère proposable, et on devrait presque être pratiquée que dans les cas où un gonflement chronique de la prostate obstrue complètement l'urètre. Alors on pourrait parvenir dans la vessie de trois manières: 1° En faisant passer la sonde au travers de la prostate (fig. 6); 2° en la faisant filer au-dessus de cette glande, entre elle et la face postérieure des pubis, de manière à pénétrer dans la vessie par sa face antérieure (fig. 7). 3° En la conduisant en dessous, entre la glande et le rectum, pour pénétrer dans la vessie par son bas fond, immédiatement derrière la prostate, entre les canaux déférens et les vésicules séminales de chaque côté.

Si l'on voulait exécuter cette ponction, il faudrait suivre le procédé de Lafaye, et seulement le modifier suivant qu'on ferait la ponction au travers, au-dessus ou au-dessous de la prostate.

Procédé de Lafaye. Ce chirurgien se servit, dans le cas où il le pratiqua, d'une algalie légèrement courbe, ouverte à ses deux bouts, portant un mandrin d'argent terminé d'un côté par un anneau, et de l'autre par une pointe triangulaire pouvant dépasser de 9 millimètres l'ouverture de l'algalie, dans l'intérieur de laquelle il la tint cachée pendant son introduction dans le canal. Arrivé à l'obstacle, il porta l'index de la main gauche dans le rectum pour diriger l'instrument vers la vessie, poussa le mandrin hors de l'algalie contre l'obstacle, l'enfonça avec force dans son épaisseur en le portant dans la direction du col de la vessie, et pénétra dans ce viscère; il retira alors le mandrin, et lorsque l'urine se fut écoulée, il assujettit l'algalie, et ne la retira qu'au bout de 15 jours, la remplaça successivement par des sondes d'un plus gros diamètre et ne cessa leur usage qu'alors qu'il fut certain que la voie artificielle qu'il avait créée, pouvait donner passage aux urines sans le secours des sondes.

Les modifications qui nous paraîtraient devoir être apportées à ce procédé si l'on voulait pénétrer dans la vessie au-dessus ou au-dessous de la prostate, seraient: 1° De faire creuser un sillon sur la face convexe ou concave du mandrin, et un trou correspondant à l'origine de ce sillon à l'extrémité antérieure de l'algalie, afin qu'on fût averti par la sortie de quelques gouttes d'urine, qu'on est arrivé dans la vessie. 2° Au lieu d'enfoncer le mandrin avec force, comme le fit Lafaye, de le pousser peu-à-peu dans la direction du point de la vessie qu'on veut aller percer. 3° Enfin, lorsqu'on voudrait arriver à la vessie en passant entre l'intestin et la prostate, de pousser autant le mandrin avec le doigt placé dans le rectum, sur la convexité et près de son extrémité, qu'avec l'autre main.

Chez la femme, la fonction de la vessie est une opération qu'on doit être très rarement dans l'obligation de pratiquer. Dans tous les cas, si l'on se trouvait obligé d'en venir là, on pourrait le faire par l'hypogastre ou par le vagin, exactement par les mêmes procédés que l'on suit chez l'homme.

Appréciation de l'opération elle-même.

Il est assez généralement reçu que la ponction de la vessie, quel que soit le lieu dans lequel on la pratique, est une opération assez grave, qui ne fait, le plus souvent, que compliquer la position du malade, et n'amène que très rarement de bons résultats; aussi ne la fait-on presque jamais qu'après avoir épuisé tous les autres moyens, et en désespoir de cause. Cette opinion des chirurgiens, sur l'extrême gravité de l'opération, ne nous paraît pas suffisamment justifiée, car la ponction de la vessie, en elle-même, n'est après tout qu'une simple piqûre, moins dangereuse, à coup sûr, que celle qu'on fait à l'abdomen dans le cas d'ascite, puisqu'elle ne pénètre pas dans le péritoine, et qu'elle ne donne pas à craindre l'infiltration de l'urine dans les tissus voisins, tant que la canule est dans son intérieur. Si la mort est arrivée le plus souvent après la ponction, ce n'est pas comme on peut s'en assurer par la lecture des observations publiées sur ce sujet, à cause des accidens provoqués par la ponction, mais bien plutôt malgré la ponction qui a été faite trop tard, et qui n'a pu que vider la vessie, mais non arrêter les accidens déjà développés. En effet, disent MM. Bégin et Lallemand, quel résultat peut-on attendre d'une opération pratiquée lorsque la vessie est prête à se rompre, qu'une fièvre intense est allumée, que des violences de tous les genres ont été exercées sur l'urètre, que les uretères sont distendus, les reins enflammés, les phénomènes de la résorption urineuse développés, et souvent le système nerveux frappé de stupeur? Arrivé à ce degré avant lequel on a rarement recours à la ponction, le malade atteint de rétention d'urine est frappé à mort; aucun effort humain ne pourra le sauver; l'opération ne saurait être accusée d'impuissance parce qu'elle ne l'a pas empêché de périr, et ne doit pas supporter la responsabilité de l'issue funeste du traitement.

En réalité, la ponction de la vessie, pratiquée en temps convenable, fait d'abord cesser les accidens de la rétention d'urine; et n'eût-elle point d'autre effet, que ce serait déjà beaucoup. Mais elle fait plus, d'abord elle donne le temps de réfléchir et de combiner les moyens d'action. Le plus souvent, le canal n'étant plus irrité par le passage fréquemment répété de l'urine, se déterge; l'intensité de la cause qui avait donné lieu à la rétention du liquide diminue assez pour, qu'au bout de quelques jours, il soit possible de porter une sonde ou bien une bougie dans la vessie, et de commencer le traitement par la dilatation, ou par la cautérisation, afin de rendre à l'urine son cours naturel. N'arrivât-on à ce résultat que six semaines ou cinq mois même après la ponction, comme cela est arrivé à un malade observé par Boyer; dût-on même n'y arriver jamais, qu'on devrait encore considérer l'opération dont il s'agit comme un précieux moyen de secours contre la rétention d'urine. Certes, il serait moins désagréable et aussi moins gênant d'expulser les urines par un canal artificiel, situé au-dessus des pubis, que de porter un anus anormal où un anus artificiel. Et, d'ailleurs, quand il n'y a pas à choisir, mieux vaut cela que la mort. Une réaction favorable à la ponction de la vessie commence à s'établir dans l'esprit des chirurgiens. Boyer s'est prononcé le premier; MM. Bégin et Lallemand se sont élevés avec force contre l'habitude et la timidité qui amènent à pratiquer cette opération trop tard. Nous nous rangeons à leur opinion, et pensons comme eux, qu'alors que la rétention d'urine, déterminée par les rétrécissemens de l'urètre, a résisté aux antiphlogistiques, aux tentatives d'introduction des bougies, au séjour de ces bougies au-devant du rétrécissement et aux injections modérées de l'urètre, il ne faut pas que le chirurgien persiste plus long-temps à user de ces moyens; et, qu'au lieu d'attendre que les forces du sujet s'épuisent, que la sueur visqueuse et urinaire se manifeste, et que l'organisme ait éprouvé de trop profondes atteintes, dès que l'opération est reconnue indispensable, qu'il n'hésite plus à perforer la vessie.

APPRÉCIATION DES MÉTHODES ENTRE ELLES.

Chacune des ponctions de la vessie présente des avantages et des inconvéniens : 1° *La ponction urétrale,* soit à travers, soit au-dessus, soit au-dessous de la prostate, doit être sinon rejetée complètement, du moins considérée comme tout-à-fait exceptionnelle; elle ne pourrait convenir que dans les cas de la nature de celui où Lafaye l'employa sur Astruc, et où la prostate, atteinte d'une affection incurable, est hypertrophiée au point de fermer complétement le passage aux urines; encore ne serait-ce que pour éviter de faire une ponction sus-pubienne, qui devrait être permanente. Mais si l'on considère, d'un autre côté, qu'une main habile et une connaissance parfaite de l'anatomie normale des organes sont loin de suffire pour faire reconnaître les changemens survenus dans la forme et la direction des parties sous l'influence de la maladie; si l'on envisage les risques auxquels on s'expose, de se fourvoyer et d'aggraver les accidens en irritant un organe déjà si gravement affecté, et la nécessité presque inévitable de revenir à l'opération, en supposant qu'on réussit la première fois, on ne sera guère tenté, malgré l'avantage de faire uriner le malade par les voies naturelles, de suivre une méthode qui donne si peu de chances d'un résultat curatif.

2° La *ponction périnéale* présente l'avantage de placer l'ouverture artificielle sur un point situé à la partie déclive de la vessie, de ne pas exposer aux fistules et de frayer une voie facile aux urines. Mais avant d'arriver à cet organe, il faut traverser une grande épaisseur de tissus : si la pointe de l'instrument ne tombe pas perpendiculairement sur les parois de la vessie, elle peut n'y pénétrer qu'après les avoir labourées, ou glisser dessus et aller en haut entre sa face antérieure et le pubis, ou en bas entre sa face inférieure et le rectum, et le blesser, de même que les canaux déférens, les vésicules séminales, et les plexus veineux qui entourent la prostate; on peut aussi, dit-on, blesser les vaisseaux et les nerfs du périnée, mais ce doit être un accident rare. Enfin, ce qui s'oppose le plus à ce qu'on choisisse cette méthode, c'est la gêne que détermine une canule en ce lieu, parce que tant qu'elle reste en place le malade est obligé de garder le lit.

3° La *ponction par le rectum,* en général facile à exécuter, peu douloureuse, sans danger, donnant un passage facile à l'urine, parce qu'elle existe dans la partie la plus déclive de la vessie, et, comme la précédente, n'obligeant pas le malade à rester constamment au lit, peut cependant, dans quelques cas, être rendue difficile et presque inexécutable, par la présence de tumeurs dans les environs de l'anus, par la dégénérescence du rectum, son rétrécissement, ou par l'épaisseur de la cloison recto-vésicale. Aussi recommande-t-on de ne choisir cette méthode que dans les cas où l'on sent, avec le doigt porté dans le rectum, une tumeur formée par le bas-fond de la vessie : autrement on courrait le risque de ne pas pénétrer dans cet organe, comme dans l'exemple cité par Frank (*de Cur. hom. morb.* lib. VI, pars. 1, p. 542). Cette opération expose encore aux fistules recto-vésicales, ainsi que le prouvent les observations de Palleta et d'Angeli, de même qu'à la blessure des vésicules séminales, des cordons déférens, et du plexus veineux prostatique. Somme toute, cependant, elle a donné de beaux et légitimes succès; les accidens y sont rares, et même avec du tact et une main habile, à l'exception des fistules consécutives, les autres accidens peuvent être évités : cette variété de ponction doit donc être préférée toutes les fois que quelque circonstance empêche d'opérer par l'hypogastre.

4° *La ponction hypogastrique* est la plus facile de toutes. Car, en général, les parties à traverser sont assez minces. Si toutefois l'épaisseur des parties était considérable, comme dans le cas cité par Frank où le pannicule charnu avait 4 pouces (11 centim.) d'épaisseur, on pourrait commencer par faire une incision longitudinale sur la ligne blanche, diviser toute la couche graisseuse, et ponctionner ensuite. Cette opération est la moins dangereuse, car il n'y a sur son trajet ni nerf, ni vaisseaux importans, et l'on agit en dehors du péritoine. Excepté le cas où la rétention est causée par une péritonite, des contusions et des tumeurs de la région hypogastrique, elle convient dans tous les autres, parce qu'elle se fait dans un point éloigné de la maladie principale et ne court pas le risque de l'aggraver. On lui reproche, vu sa situation dans l'un des points les plus élevés de la vessie, de ne donner issue qu'à une partie de l'urine contenue dans ce viscère et par conséquent d'exposer aux infiltrations urineuses et à recommencer l'opération plusieurs fois, parce que, si le trocart est trop court, la vessie en se vidant se rétracte, abandonne la canule, et l'urine se répand dans les tissus; et si le trocart est trop long, il appuie contre la paroi postérieure de l'organe et y cause une inflammation ulcéreuse, suivie d'un trou par lequel l'urine tombe dans le ventre ou dans le rectum. Mais peu importe que la vessie se vide complétement ou incomplétement; pourvu que son trop-plein s'écoule, c'est là l'essentiel. Quant aux infiltrations urineuses, à l'obligation de recommencer l'opération, et à la crainte de l'ulcération de la paroi postérieure de la vessie, un trocart de forme et de longueur convenables remédie à tous les inconvéniens. Concluons donc de tout ce que nous venons de dire que, toutes les fois qu'il n'y aura pas de contre-indication manifeste, il faudra donner la préférence à la ponction hypogastrique; après elle vient la ponction par le rectum, et enfin celle du périnée.

CALCULS URINAIRES.

S'il est en chirurgie un sujet d'opération qui, par son utilité, son importance, ses difficultés et ses dangers, se recommande fortement à la méditation de l'homme de l'art, c'est assurément celui qui a pour objet la destruction des calculs urinaires. Aussi, extraction par les plaies les plus variées, érosion ou broiement à l'intérieur par des agens mécaniques, dissolution par des menstrues chimiques, tous les moyens ont été tentés, ou du moins entrevus et conseillés à diverses époques; tous ont été successivement entrepris, abandonnés, repris et modifiés de mille manières. Vingt volumes ne suffiraient pas pour contenir l'histoire des documens que l'on possède, sans tous ceux que le temps a laissé dans l'oubli. Partout on voit les générations de chirurgiens, se succédant comme un seul homme, toujours effrayés par l'incertitude ou la contradiction des résultats obtenus et toujours recommençant avec de nouveaux efforts, séduits par l'illusion que de nouveaux moyens amèneront des résultats meilleurs ou plus assurés. Partout on les voit étudier à l'envi l'un de l'autre les conditions anatomiques et pathologiques qui doivent influer sur le chiffre des succès et des revers; combiner d'après ces recherches mille nuances de procédés et inventer mille sortes d'instrumens sur le mécanisme desquels ils fondent un espoir qui est toujours déçu, l'expérience montrant pour une même opération, après un certain temps, de grands succès obtenus par les uns, et par les autres de grands revers, de telle sorte qu'une certaine habileté instinctive des opérateurs semble avoir plus d'influence sur les résultats que la valeur des procédés en eux-mêmes. Enfin telle est encore l'incertitude qui règne à ce sujet dans les doctrines chirurgicales, qu'aujourd'hui même, après l'emploi d'une méthode nouvelle, dont l'application est si heureuse dans les cas simples, pour les cas compliqués, toujours si nombreux, on en est encore à douter que l'art soit parvenu à se fixer; du moins peut-on dire qu'il n'existe point de préceptes fondamentaux acceptés de tous; les règles posées par les uns étant repoussées par les autres qui leur en substituent de contraires.

Trois méthodes générales sont aujourd'hui en vigueur : l'extraction des calculs par une opération sanglante où la *lithotomie;* la destruction au-dedans des cavités, sans plaie extérieure, ou la *lithotritie;* et la dissolution chimique ou la *lithontriptie,* que j'appelle *lithodialysie,* comprenant chacune un nombre considérable de sous-méthodes et de procédés. Mais trop souvent, il faut le dire, par l'abus même de la spécialité qui fait que le chirurgien, très éclairé sur un point, ne l'est souvent pas assez sur tous les autres, le choix dépend bien moins, chez ceux qui les pratiquent, de la certitude, par eux acquise, de la supériorité de chaque espèce d'opération pour un cas déterminé, que de la convenance personnelle de l'opérateur, de l'habileté, de la réputation spéciale, et en quelque sorte, de la part de propriété qu'il s'est constitué dans chacune d'elles.

Historique général. Hérodote, parlant de l'état civil des anciens Égyptiens, nous a laissé ce passage remarquable. « La médecine est si sagement distribuée en Égypte, qu'un médecin ne se mêle que d'une espèce de maladie. *Tout y est plein de médecins.* Les uns sont pour les yeux, les autres pour la tête; ceux-ci pour les dents, ceux-là pour les maux de ventre et des parties voisines; d'autres enfin pour les maladies internes (1). » D'un autre côté, dans la formule de réception, dite le serment d'Hippocrate, que l'on imposait aux récipiendaires dans l'école d'Alexandrie, il est dit : « Je m'engage à n'opérer aucune personne atteinte de la pierre, et à abandonner cette partie de la pratique aux mercenaires qui s'y adonnent. » (2)

Ce passage du père de l'histoire, fortifié par le témoignage des Alexandrins, qui nous montre l'art de guérir dépécé, il y a 25 ou 30 siècles, par la spécialité que l'on croit inventée d'hier parmi nous, cette division de l'arbre de la science en un si grand nombre de branches, supposerait un tronc déjà vigoureux si l'on ne savait que l'art de guérir commence comme il finit, par la spécialité. Pendant que le trop grand nombre d'hommes véritablement instruits, dans les villes universitaires, les contraint à se partager la médecine par lambeaux, de tout temps, dans les campagnes, la rétive ignorance n'a eu foi que dans des médicastres spéciaux.

Quoi qu'il en soit, il paraît certain que la lithotomie était pratiquée habituellement, et depuis un temps considérable, en Égypte, par une classe particulière d'opérateurs, mais qui ne jouissaient pas d'une grande considération. Il est d'observation que les premiers essais sont rarement faits par les hommes compétens. Le besoin de renommée, un peu de témérité, d'ignorance même, sont nécessaires pour oser risquer une première tentative. Ce qui s'est fréquemment renouvelé depuis vingt ans que les progrès de la chirurgie ont été si remarquables, est arrivé de tout temps. Les hommes sages et en haute position, prévoyant les dangers, plus certains que les succès, risquent peu d'eux-mêmes, et souvent, par une prudence dont on ne peut leur faire un reproche, arrêtent les premiers pas des inventeurs. Il a fallu venir jusqu'à notre époque, affranchie de toute contrainte, pour voir de jeunes chirurgiens instruits, aiguillonnés par le besoin de renommée, se lancer dans la carrière des innovations. Dans le passé, la plupart des opérations hardies n'ont eu pour auteurs que des médicastres obscurs. C'est l'histoire de ces premiers lithotomistes égyptiens reniés par les maîtres grecs de l'école d'Alexandrie; ce sera pour la même opération, dans nos temps modernes, celle des Norcini, de Laurent Collot, du frère Jacques; c'est celle de tant d'autres, dont les noms figurent dans l'histoire des hernies, de la cataracte, des fractures, des luxations, etc. La nature n'enseigne rien sans tâtonnemens; il faut des essais, hélas! et des victimes.

Celse nous a transmis le souvenir de trois de ces lithotomistes gréco-égyptiens, dont les noms, en apparence hybrides, semblent prouver la fusion des deux peuples et des deux langues : Ammonius, le plus ancien, Mégès et Sostrates. Leur procédé est le *petit appareil,* que la postérité a rattaché à tort au nom du grand chirurgien romain, comme il lui est arrivé si souvent d'attribuer les découvertes aux auteurs qui les lui ont transmises. Pendant une longue suite de siècles, à travers la domination romaine, les Arabes et le moyen âge, la chirurgie ne connaît encore d'autre méthode d'opérer la taille que le petit appareil. Mais déjà chez les Romains on a essayé de dissoudre les calculs dans la vessie, et chez les Arabes on a songé à la possibilité de les broyer. Toutefois ces premières tentatives, apparemment insuffisantes, ne laissent aucun souvenir, car la méthode égyptienne, dite de Celse, est la seule mise en usage par Guy de Chauliac dont elle emprunte de nouveau le nom, et ce n'est qu'à la fin du XVe siècle que l'invention du *grand appareil* vient imprimer aux esprits un nouvel essor. A partir de cette époque les méthodes nouvelles se multiplient avec rapidité : Franco (1561) invente le *haut appareil;* frère Jacques de Beaulieu (1697) la *taille latéralisée;* Foubert (1731) la *taille latérale.* Dans le cours du XVIIIe siècle des procédés nombreux viennent modifier ces diverses méthodes. En même temps de nouveaux essais sont tentés, les uns, à l'écart, pour broyer les calculs; d'autres avec une grande publicité pour les dissoudre. Enfin, de nos jours, d'un côté Dupuytren imagine la *taille bilatérale,* L. Sanson la *taille recto-vésicale,* et M. Vidal la *taille quadrilatérale;* et d'un autre côté la *lithotritie* tout entière surgit des efforts de nos jeunes chirurgiens. Mais ce n'est pas tout encore, et les médecins reprenant la question chimique de la dissolution des calculs, semblent aujourd'hui promettre une méthode nouvelle, la moins offensive de toutes, et applicable à un nombre de cas assez variés pour appeler l'attention de tous ceux qui s'intéressent aux véritables progrès de l'art de guérir.

DIAGNOSTIC DES CALCULS VÉSICAUX.

Le diagnostic s'établit d'après deux genres de signes : les uns spontanés, ou physiologico-pathologiques, qui témoignent des effets de la maladie, et les autres provoqués ou physiques, qui se tirent du cathétérisme.

Signes spontanés. Douleur sourde habituelle dans la vessie avec irradiations en haut vers les régions lombaires et en bas le long du canal de l'urètre, dont l'orifice est le siége d'un prurit fréquent, quelquefois très douloureux; sentiment de pression sur le fondement; augmentation de la douleur par le mouvement, et surtout par le saut, l'équitation et le cahotement dans une voiture; envies fréquentes d'uriner, et pendant l'éjection de l'urine, suppression brusque qui reparait aussitôt par une secousse imprimée au corps ou un changement de position; urines habituellement jumenteuses, fétides, parfois purulentes et san-

(1) Hérodote. Euterp. (Livre 2), Traduction de Larcher, t. 2, p. 66. Paris.
(2) Kurt Sprengel. *Hist. de la Méd.* Traduction de Jourdan, t. 7, p. 209, Paris, 1815.

purulentes; parfois expulsion à divers temps de graviers de diverse nature. Nous ne faisons qu'indiquer ces signes rationnels, dont aucun isolément n'a une valeur absolue, mais dont la réunion offre une grande probabilité de l'existence d'un calcul dans la vessie.

CATHÉTÉRISME EXPLORATEUR.

Instrumens du cathétérisme. La condition essentielle étant d'obtenir le son le plus net et le plus intense qu'il est possible, les sondes ou cathéters doivent être métalliques. La sonde d'argent, qui permet en même temps d'injecter la vessie et de la vider, est l'instrument le plus employé (Pl. 54, fig. 1 à 12). La sonde articulée de M. Leroy d'Etiolles est utile pour atteindre plus facilement au bas-fond de la vessie. Pour prévenir tout son étranger, la sonde doit être libre à l'intérieur, et son orifice maintenu exactement bouché pendant les manœuvres soit avec son couvercle, s'il y en a un, soit avec un fosset (Boyer), ou en y appliquant le pouce. Enfin il est bon de se munir du lithomètre et du tube acoustique de M. Moreau de St-Ludgère.

Procédé opératoire. Le malade étant couché, dans la position convenable, et la sonde introduite comme à l'ordinaire dans la vessie, sans donner préalablement issue aux urines, par une succession de mouvemens méthodiques, pousser d'abord la sonde directement et en incliner latéralement la courbure à droite et à gauche, avec douceur, de manière à glisser sur ses parois postérieure et latérales, la retirer un peu, et en abaisser le pavillon, de manière à parcourir avec son extrémité la surface du sommet de la vessie; puis, en élevant le pavillon, rappeler la courbure en bas en promenant sa convexité sur le bas-fond. S'il s'enfonce au point que l'on ne puisse y atteindre, retirant un peu la sonde et lui faisant subir une demi-rotation ou en porte le bec en bas; mais comme il reste encore entre le col et la concavité de l'instrument un espace inexploré, mieux vaut pour cette manœuvre la sonde brisée. Après quelques essais on ne tarde pas à rencontrer le calcul. Si l'on ne peut y parvenir, avec un doigt introduit dans le rectum, on soulève le bas-fond de la vessie; on fait prendre au malade diverses positions et même on le fait agir, lever et marcher, pour essayer de changer la situation du calcul, et on procède à une nouvelle exploration. Enfin, comme une dernière manœuvre, sans déplacer la sonde, on donne issue à l'urine, et il arrive parfois qu'en se contractant, à mesure qu'elle se vide, la vessie amène d'elle-même la pierre en contact avec l'instrument.

Signes tirés du cathétérisme.

La sensation d'un choc contre un corps dur et qui fuit sous la pression, indique la présence d'un calcul; offrant alors l'instrument par son extrémité, de petits chocs sont perçus par les doigts qui tiennent le pavillon et font entendre un son distinct au dehors. Pour en rendre la détermination plus précise, dans les cas douteux, divers moyens sont employés: 1° *L'auscultation* au stéthoscope inventé par Laennec. L'instrument est porté sur divers points de l'hypogastre pendant que la sonde manœuvre dans la vessie; 2° *L'injection de la vessie avec de l'air* employée par M. Ashmead pour rendre le choc plus sonore; 3° *L'auscultation* avec le tube de M. Moreau de St-Ludgère dont le bec est introduit dans la sonde. Ce dernier moyen nous paraît mériter la préférence, et il est tellement efficace qu'après quelques essais, on reconnaît facilement au volume et au timbre du son l'espèce de corps, calcul, tumeur, colonne charnue, etc., sur lequel choque la sonde. Reste pour compléter le diagnostic à déterminer diverses particularités qui ont rapport au calcul.

1° Volume. Jusqu'à notre époque, c'est avec la sonde que l'on a évalué approximativement le volume, et même, encore aujourd'hui, la plupart des chirurgiens n'en emploient pas d'autre. La manœuvre consiste à inscrire doucement avec le bec de la sonde le contour de la pierre, en tenant compte de l'espace parcouru, ou à tâcher de l'embrasser dans la courbure en l'amenant vers le col de la vessie; mais, il faut le dire, ce mode d'évaluation ne peut donner qu'un résultat très équivoque. Le lithomètre de MM. Leroy et Velpeau donne, par l'écartement de ses branches graduées, un volume assuré, quant à ce que l'on tient, et réel si le calcul est sphérique, circonstance que l'on peut encore apprécier; mais si le corps étranger est de forme irrégulière, plat et allongé, comme on ignore de quelle manière il est saisi, par son milieu ou ses extrémités, par son plus grand ou son plus petit diamètre, on n'a encore ici qu'un résultat très incertain, outre l'inconvénient d'employer un instrument tout spécial. Dans la lithotritie, le volume du calcul est assez facilement reconnu par l'écartement des branches de l'instrument, surtout avec le percuteur qui fait office de lithomètre. Le volume ordinaire du calcul varie depuis celui d'une amande ou d'une aveline, dans tous les degrés intermédiaires jusqu'à celui d'un œuf de poule. Mais dans certains cas extraordinaires il peut acquérir des dimensions extraordinaires, et telles que, la sonde faisant défaut, il ne peut plus être apprécié que par les signes rationnels et le toucher par le rectum et l'hypogastre. J'en ai vu plusieurs dont un existe dans les cabinets de la faculté, qui atteignent le volume d'un œuf d'autruche. Les auteurs sont remplis de faits où les calculs pesaient d'une livre et demi à trois livres. Un curé mort à la Charité en 1690 portait un calcul du poids de trois livres trois onces, suivant Tolet, et ce calcul ayant été conservé, un siècle plus tard, Deschamps ne lui trouva que deux onces de moins. Enfin on se refuse à croire que Moreau ait possédé un calcul du poids de six livres trois onces.

2° Nombre. La sensation du contact de la sonde contre un corps étranger de chaque côté, lorsque du reste l'instrument est libre et ces corps mobiles, est un indice certain de l'existence d'au moins deux calculs. On peut même ainsi prévoir qu'il en existe plusieurs, et même un grand nombre, pourvu que l'instrument puisse s'insinuer entre eux, et les déplacer; plus de précision au reste ne servirait à rien. Dans quelques cas au contraire, plusieurs calculs articulés à facettes ont été pris pour un seul; ce défaut d'appréciation est plus grave parce qu'il peut influer sur le choix du procédé. Les calculs multiples ont été rencontrés chez certains malades dans un nombre qui paraît incroyable. Beaucoup de chirurgiens en ont trouvé de dix à vingt, mais ce n'est rien encore. Fleurant de Lyon en aurait extrait d'une vessie vingt-quatre, dont seize égalaient chacun le volume d'un œuf de pigeon; Groenvelt quarante-huit chez un vieillard; Collot plus de cinquante chez un moine taillé pour la troisième fois; M. Roux près d'un cent; Desault plus de trois cents chez un prêtre; enfin M. Ribes en a trouvé trois cents à l'autopsie d'un sujet qu'on avait opéré trois fois, et Murat sur un autre, en a, dit-il, compté six cent soixante-dix-huit.

3° Configuration. Ordinairement quand il existe plus de trois calculs, ils sont d'un volume médiocre et de forme cubique ou pyramidale. Au-dessous de ce nombre, ils sont plutôt sphéroïdes, ou oblongs et aplatis. Le cathéter permet de déterminer à-peu-près ces nuances, et perçoit les qualités des surfaces par la nature de son glissement, qui est doux sur les faces lisses, et saccadé sur les rugosités, comme dans les calculs moriformes.

4° Consistance et pesanteur. Un choc mou et un bruit sourd sont des signes que le calcul est friable; un choc sec et un son clair indiquent au contraire qu'il est d'une grande dureté; le premier de ces signes est confirmé par la légèreté apparente de la pierre, et le second par sa pesanteur, eu égard à son volume dans les deux cas. Il y a des calculs tellement friables, qu'ils s'écrasent sous la moindre pression. En général ce sont ceux qui contiennent le plus grand nombre d'élémens (acide urique, phosphates triples, etc.). Il y en a d'autres (oxalates calcaires, siliceux) qui sont tellement durs, qu'à l'état sec ils font feu avec le briquet. Ces notions, en général, sont souvent des plus importantes pour fixer le choix des méthodes et des procédés opératoires.

5° Mobilité ou fixité. La facilité à faire fuir le calcul par la pression de la sonde, indique qu'il est libre de toute adhérence. On y aide par divers moyens. (*a*) En faisant varier la position du malade et inclinant le bassin vers l'une et l'autre extrémité de ses trois diamètres, à droite et à gauche, en avant et en arrière, en bas et en haut; (b) par une injection d'eau tiède simple ou mucilagineuse, pour mettre la vessie dans un état de demi-réplétion qui, en augmentant l'espace, empêche toute pression latérale sur la pierre; (c) par l'introduction, dans le rectum, de l'indicateur qui soulève le bas-fond de la vessie, en combinant cette manœuvre avec la pression de la sonde. Toutefois si la pierre est d'un grand volume et très pesante, ou si elle est encastrée en partie dans une loge vésicale, il peut se faire que toutes ces recherches ne suffisent pas pour acquérir la certitude qu'elle est sans adhérence. Par contre, la détermination de la fixité du calcul présente encore plus d'obscurité. Deux conditions peuvent se rencontrer : A. la *simple adhérence* de la pierre par des brides qui pénètrent dans sa substance; on juge de cette circonstance par le jeu de la pierre, qui semble se mouvoir comme sur un pivot ou un pédicule, mais sans que l'on puisse la déplacer complètement. B. Le *pincement* ou encastrement partiel par un prolongement ou appendice du calcul dont la masse est contenue dans la vessie. Divers cas de ce genre ont été rencontrés par les auteurs : (*a*) le pincement par une vacuole latérale au bas-fond (Dupuytren) ou par l'extrémité de l'uretère (M. Velpeau); les signes sont les mêmes que pour les simples adhérences; (b) l'encastrement d'une extrémité dans la portion prostatique de l'urètre (Ledran, M. Blandin); ce cas est facile à déterminer en combinant le soulèvement du bas-fond par le doigt porté dans le rectum, avec la pression directe, sur la pierre, de la sonde introduite dans l'urètre.

6° Encastrement. Il s'opère, dans les vessies dites à colonnes, par le développement progressif du calcul dans une vacuole qu'il distend, et dont il s'enveloppe à mesure qu'il s'accroît. Il existe sous deux formes : (a) le *calcul enchatonné* dont une portion fait saillie dans la vessie, par une ou même plusieurs ouvertures arrondies ou de forme irrégulière, mais trop étroites pour donner passage à la pierre, qui se trouve emprisonnée dans une poche spéciale. Quelquefois cette disposition peut être reconnue par le cathétérisme, aidé de l'auscultation et du toucher par le rectum. Mais dans d'autres cas aussi elle échappe au diagnostic, et MM. Camus et Belmas en ont cité des exemples. Le signe le plus certain est le choc de la sonde contre un corps dur, dans un point, avec co-existence d'une tumeur au-delà dans les parois de la vessie. (b) Le *calcul enkysté* ou entièrement recouvert, signalé de tout temps par les auteurs (F. de Hilden, Lecat, Meckel, Dupuytren, M. Gensoul, etc.). Les calculs enchatonnés et enkystés se présentent le plus souvent au bas-fond de la vessie ou à son pourtour en arrière et sur les côtés. Mais il peut s'en trouver dans toutes les régions de la vessie. Haller, Boyer, et M. Cruveilhier en ont vu renfermés, chez l'adulte, dans le canal de l'ouraque. Parfois les calculs enkystés s'accompagnent d'une ulcération, ouvrant sur la face opposée de la vessie. L'encastrement du calcul est déjà une circonstance très grave, par la difficulté de l'extraire de sa loge; mais l'existence d'une ulcération, si elle pouvait être reconnue, contre-indiquerait formellement toute opération, à cause de l'épanchement urinaire dans la cavité du bassin auquel donne lieu l'ouverture du kyste. Aussi tous ceux des malades cités par M. Bouchacourt qui ont été taillés dans cette condition, ont-ils succombés. Malheureusement on n'a pour constater ce fait que des signes obscurs, tirés plutôt de l'état du malade et des accidens que du cathétérisme. Cette incertitude doit rendre le chirurgien d'autant plus circonspect que dans ces cas, outre le mauvais état de la vessie, il existe souvent plusieurs calculs offrant des complications différentes. M. L. Sanson a vu sept calculs renfermés dans un seul lobe d'une même vessie, et dans le cas de Dupuytren que nous avons fait dessiner (Pl. 55, fig. 1, 2, 3, 4), on compte trois petits calculs enchatonnés, outre un gros calcul enkysté dont la poche offre une ulcération en arrière.

Causes d'erreurs dans le cathétérisme. L'erreur, dans le cathétérisme, produit deux résultats inverses : ne pas reconnaître un calcul qui existe ou signaler un calcul qui n'existe pas. — 1° *Calculs non reconnus.* Sans parler ici des calculs non soupçonnés, c'est un fait qui n'est pas très rare qu'un calcul échappe à toutes les recherches du cathétérisme. Rien de plus commun, par exemple, que de rencontrer des malades qui ont été sondés par plusieurs chirurgiens, chez lesquels un calcul a été tour-à-tour reconnu par les uns et nié par les autres, et enfin il n'est pas de chirurgien qui n'ait éprouvé des doutes à ce sujet à propos de malades chez lesquels le cathétérisme leur a paru alternativement prouver ou infirmer l'existence d'un calcul. Plusieurs causes peuvent amener ce résultat : le petit volume de la pierre ou sa légèreté qui lui permet de se déplacer ou en quelque sorte de flotter dans la vessie, ou sa réception dans une loge du bas-fond ou des parois de la vessie qui fait que la courbure de la sonde glisse au-devant sans la toucher. Parfois, aussi l'erreur est due à la coexistence de colonnes charnues dont le choc, par la sonde, se confond par le son et le toucher avec celui du calcul et jette du doute sur l'existence de ce dernier. C'est ainsi que l'opération se trouve par fois repoussée ou long-temps ajournée chez certains malades, et que d'autres meurent sans avoir été opérés comme il est arrivé à ce moine de D. Sala, affecté de hernie inguinale, qui ne put jamais convaincre les chirurgiens qu'il eût une pierre et chez lequel pourtant il s'en trouva à sa mort, mais dans une condition bien propre à justifier l'erreur du diagnostic, la vessie et le calcul s'étant trouvés faire partie de la hernie. — 2° *Calculs reconnus à tort.* Des altérations ou, même de simples modifications, de texture et diverses maladies de la vessie peuvent en imposer pour des calculs. La circonstance la plus commune est l'existence des colonnes charnues contre lesquelles s'accroche ou vient heurter le bec de la sonde. Tous les chirurgiens insistent, avec raison, sur l'illusion produite par ce fait si simple. Pour qu'elle ait lieu il n'est même pas nécessaire de rencontrer des colonnes charnues très épaisses ou très saillantes; il suffit, par fois, de simples replis ou de petits culs-de-sac de la membrane muqueuse dont le bec de l'instrument se dégage par un ressort qui imite le choc d'un calcul. Les maladies citées par les auteurs comme, pouvant simuler la pierre sont : les exostoses du pubis (Houstet, Garengeot, MM. J. Cloquet, Belmas, Brodie); celles de l'ischion (M. Damourette), du sacrum (M. Haber); les kystes osseux (Boyer) ou les tumeurs osseuses, fibrineuses, squirrheuses (Pl. 53, fig. 11 et 13), dans les parois de la vessie. C'est par suite d'erreurs de cette nature que nombre de malades ont été taillés, chez lesquels on n'a pas trouvé de pierre; et cela sans que l'on puisse arguer de l'inexpérience ou de l'inattention du chirurgien, car ce malheur est arrivé à des hommes du plus grand mérite, Cheselden, Leblanc, Desault, etc. M. S. Cooper cite sept exemples du même genre; M. Moreau en a rassemblé un bien plus grand nombre; M. Velpeau en signale quatre, parmi lesquels il est pénible de le dire, deux opérés ont succombé; enfin telle est la puissance de l'illusion en pareil cas, qu'il est peu de chirurgiens qui n'aient par eux-mêmes, connaissance de quelque funeste méprise de ce genre.

Particularités qui ont rapport au calcul.

Il est deux genres de considérations qui ont rapport au calcul et qu'il importe de signaler parce qu'elles influent sur le plus ou moins de nécessité de l'opération.

1° *Calculs inoffensifs.* L'existence d'un calcul n'entraîne pas toujours de telles incommodités ou ne donne pas lieu à de tels accidens qu'une opération soit indispensable. Les exemples sont nombreux de personnes qui ont porté jusqu'à la fin de leur vie des calculs d'un volume considérable sans que leur santé en ait éprouvé la moindre atteinte. Deschamps a rassemblé un grand nombre de faits de cette nature. Presque tous les auteurs en ont rencontré à diverses époques. Ant. Dubois, Dupuytren, Boyer, M. Souberbielle en ont signalé plusieurs où les calculs étaient du poids de 4 onces, 6 onces, 13 onces, une livre et au-delà. Enfin on rencontre quelquefois, à l'autopsie, des calculs énormes chez des malades où, de leur vivant, personne ni eux-mêmes n'en avaient soupçonné l'existence. Tant d'autres dont le nombre serait bien plus considérable, si l'habitude des autopsies était plus ancienne, outre plusieurs grands personnages, le pape Innocent XI, d'Alembert et, sans sortir d'entre nous, plusieurs de nos illustrations chirurgicales, Lapeyronie, Sabatier et Richerand étaient dans ce cas. Ces faits si nombreux militent en faveur du précepte général qui domine toute la chirurgie de ne pratiquer aucune opération qu'autant que l'existence, ou du moins l'imminence certaine des accidens la réclame.

2° *Calculs expulsés naturellement.* Il arrive parfois que des calculs sont expulsés par l'urètre ou se fraient d'eux-mêmes une voie au dehors. L'expulsion ne peut avoir lieu chez l'homme qu'autant que le calcul est d'un très petit volume; elle est plus facile dans l'enfance. Au dix-septième des faits de cette nature rassemblés en grand nombre par Hellwig, Job de Meeckren, Gockel avaient pu faire considérer l'opération comme inutile chez les jeunes garçons, et cette opinion avait été professée par Winckler, mais elle n'a pas tardé à tomber devant les faits contraires. Elle aurait été plus soutenable chez les femmes où, en raison du peu de longueur et de la dilatabilité de l'urètre, Gabrliep, Molyneux, Arch et beaucoup d'autres depuis, ont pu extraire sans incision des calculs qui s'y étaient engagés d'eux-mêmes. Dans l'homme, les faits rapportés par Fribe, Van der Sterre, Détharding, etc., ont eu pour objet de petits calculs et ne sont qu'une application anticipée de la lithotritie urétrale. Quant à l'expulsion du calcul par un trajet d'ulcération au travers du périnée ou du rectum si le travail morbide, en lui-même, offre un phénomène curieux, outre que son accomplissement n'est qu'un fait exceptionnel il produit et entraîne des accidens si graves que l'opération est bien préférable.

INDICATIONS ET CONTRE-INDICATIONS.

En principe général, dès qu'une pierre existe dans la vessie, il faut songer à l'extraire. Si le calcul est encore petit et nouvellement formé, les organes sont sains encore et l'opération s'offre avec les circonstances les plus favorables, aujourd'hui surtout qu'avec l'adjonction de la lithotritie la destruction du canal dans ces conditions simples est presque sans danger. Si le calcul est déjà gros et occasionne de vives souffrances, une opération est encore indiquée : en ne faisant rien il y a tout à perdre; le calcul continuera de s'accroître; d'autres peut-être se formeront, les souffrances vont s'accroître et la présence du corps étranger amènera des altérations organiques qui, de jour en jour, rendront plus incertain le succès d'une opération. La seule circonstance où l'on doive temporiser est celle où se trouve reconnue accidentellement, surtout chez un vieillard, la présence d'un calcul qui n'a jamais donné lieu à aucun accident; mais ces cas sont rares et partant exceptionnels. Dans la règle donc, un calcul existe, il faut en débarrasser le malade; mais par les moyens les plus doux que permette sa situation : voilà pour l'*indication générale*. Reste à examiner et à balancer la valeur des *contre-indications*. La contre-indication se présente sous deux aspects, et par rapport à toute opération en elle-même, et eu égard au mode d'action et à l'objet des diverses opérations comparées entre elles, suivant les motifs d'exclusion ou de préférence déterminés par l'état général du malade, les accidens ou les complications de la maladie qui doivent motiver le choix d'un moyen sur les autres. Les particularités de ce genre ne peuvent être spécifiées qu'à propos de chaque opération spéciale, et de l'appréciation établie entre la valeur comparative des méthodes entre elles, et des procédés d'une même méthode entre eux. Quant à la situation générale du malade, le précepte de ne pas opérer lorsqu'il existe des altérations organiques très avancées, ou des phlegmasies actuelles des viscères, n'a rien ici de plus spécial que pour toute autre opération grave, quoique les tables statistiques de la taille et de la lithotritie soient parsemées de cas où la mort du malade, dans les deux premiers mois, est attribuée à l'une de ces causes, circonstance qui aurait dû infirmer l'opération. Eu égard à l'état des organes urinaires, le catarrhe vésical avec urines muqueuses, purulentes et sanguinolentes, n'est pas une contre-indication, puisque cette affection, ordinairement causée par la présence du calcul, et partant, presque inévitable à rencontrer, se guérit en outre presque toujours d'elle-même, la cause étant enlevée. Il en est de même des douleurs et de diverses maladies, les fistules urinaires, l'hypertrophie, les tumeurs fibreuses, osseuses, etc., de la vessie et de la prostate qui, si elles ne disparaissent pas par le fait de l'enlèvement du calcul, du moins en sont rendues plus supportables dans leurs effets. Le calcul enkysté lui-même, n'est une raison de s'abstenir qu'autant que, paraissant encastré profondément, il est à craindre qu'il n'ait donné lieu à l'ulcération de la vessie sur sa face pelvienne. Il n'y a donc en réalité que l'état de dégénérescence fongueuse, cancéreuse, etc., de la vessie et de la prostate, qui soit une contre-indication formelle à toute opération.

MÉTHODES OPÉRATOIRES.

L'ordre chronologique d'appréciation des moyens dans la science, n'ayant aucune valeur rationnelle, nous croyons, malgré l'usage contraire, devoir en présenter l'exposition comme on en gradue l'emploi dans la pratique, c'est-à-dire, d'après leur degré de complications, en commençant par les plus simples et les moins offensifs : en premier lieu la *lithodialysie*, puis la *lithotritie* et enfin la *lithotomie*.

LITHODIALYSIE.

Nous appelons du nom de *lithodialysie* (de λίθος, pierre, et διάλυσις, dissolution), la dissolution chimique des calculs dans la vessie. Quoique ce mode de traitement semble autant du ressort de la médecine que de celui de la chirurgie, néanmoins comme il nécessite certaines manœuvres opératoires délicates, en particulier le cathétérisme et, au besoin, la lithotritie urétrale, et qu'il fait partie de la destruction des calculs urinaires dévolue aux chirurgiens, juges les plus compétens de la convenance des moyens à employer pour un cas déterminé, nous avons cru devoir faire entrer la lithodialysie dans le cadre de la médecine opératoire, en parallèle avec la lithotritie et la lithotomie, qu'elle promet pouvoir suppléer dans certains cas, et dont en outre elle s'annonce comme un heureux moyen auxiliaire, ou préparatoire ou complétif.

Deux méthodes ont été tentées dans ces derniers temps : la disgrégation par l'électricité ou le galvanisme, essayée par MM. Gruithuisen, Pravaz, Bonnet, Bellanger, et la dissolution ou la disgrégation par les eaux alcalines. La première n'ayant pas encore produit de résultats assez positifs, il nous paraît que le temps n'est pas encore venu de lui accorder une place parmi les moyens de l'art : c'est donc de la seconde que nous avons à nous occuper.

L'idée de dissoudre les calculs dans la vessie, par des agens chimiques, paraît avoir été aussi ancienne que la médecine. Cette partie de l'histoire de l'art offre un grand intérêt philosophique, en ce qu'elle montre d'une manière tranchée, la valeur relative de l'instinct et de la science ou, en d'autres termes, la part que l'intuition et l'expérience réclament, par leur opposition et leur alliance alternative, dans les découvertes les plus importantes pour l'humanité. Hippocrate nous a transmis l'histoire de l'enfant de Théophile de Cariste, qui périt victime d'un prétendu remède dissolvant. Galien, qui parle de ce mode de traitement comme d'une méthode usuelle, recommande une foule de remèdes internes, avec lesquels il croit pouvoir détruire le calcul. Si de nos jours l'énoncé des substances dont il faisait usage peut nous paraître ridicule, du moins l'absence de toute notion sur les affinités chimiques, dans ces temps reculés, appelle notre indulgence, et en considérant l'absence complète des données fondamentales, par rapport aux difficultés du problème à résoudre, ce mérite de l'intention première, toujours vivante à travers les siècles malgré l'insuccès réitéré des tentatives, et transmise fidèlement par tant de générations, depuis l'origine des connaissances jusqu'à nos jours; cette espérance, toujours déçue, mais toujours ferme, cette conviction d'un moyen à découvrir, si tenace parce qu'elle est fondée sur l'instinct bien autrement fort et assuré que la science, sollicite vivement notre admiration. Au reste l'inefficacité de moyens si mal compris, explique le silence des auteurs à cet égard pendant une longue suite de siècles. Cependant il est permis de croire que ces premières tentatives de l'antiquité ne furent pas perdues chez les Arabes, si timides sur l'opération de la pierre. Du moins il est probable que c'est à cette source, autant que dans Galien, qu'aura pu puiser, au XIVe siècle, Gilbert d'Angleterre qui recommande de faire avaler au malade le sang d'un bouc nourri avec des plantes prétendues lithontriptiques. A partir de cette époque on voit employer mille substances plus ou moins insignifiantes: des cloportes, des jus d'herbes, l'oignon, l'uva ursi, le cristal de roche, etc., mais du moins l'idée d'un dissolvant chimique, loin d'être abandonnée, se perpétue sans interruption jusqu'à nos jours.

En se portant au point de vue de la science moderne, pour que la dissolution chimique des calculs pût s'inscrire parmi les moyens de l'art, il fallait, disent les chimistes, que la science fût assez avancée pour faire connaître deux notions indispensables qui n'ont été acquises que de nos jours : 1° la composition des calculs; 2° des agens en solution aqueuse, propres à en opérer la dissolution et pouvant être introduits sans danger en quantité suffisante dans l'économie. Cette remarque est juste, mais comporte une restriction. C'est bien effectivement par les progrès continus de la chimie qu'un moyen a été trouvé, mais non directement par les travaux des chimistes. Scheele le premier, en 1776, était entré dans cette voie. Après lui vinrent Bergman, Morveau et Wollaston; puis Fourcroy et Vauquelin, en expérimentant sur 600 calculs, avaient éclairci la question que complètent encore les chimistes par leurs travaux de chaque jour. Mais avant les recherches de Scheele existait le fameux remède de mademoiselle Stevens. D'après les récits du temps, ce remède modifié graduellement et composé à la fin d'une partie de chaux vive et de 24 parties de savon d'alicante pris en solution trois fois par jour, avait, dans la plupart des cas, les meilleurs effets. L'urine, sous l'influence de cette médication, se maintenait sédimenteuse et alcaline. Les malades rendaient des fragmens de calculs; beaucoup se sont crus guéris et tous étaient soulagés. On a nié depuis ces résultats, car on nie tout ce qui n'a fait que paraître et n'a pas eu de suite, par cette même paresse ou cette habitude routinière de l'esprit qui fait, en sens inverse, que l'on accepte sans examen, ou que l'on emploie sans conviction, tout ce que l'on trouve établi. Mais, outre qu'il serait bien difficile de croire que le parlement d'Angleterre, toujours si prudent et si sage dans ses déterminations, se fût laissé mystifier, et eût payé sottement du prix énorme de cinq mille livres sterling un remède insignifiant, le témoignage si grave de Morand, sur l'efficacité réelle du remède de mademoiselle Stevens, et l'évidente conformité de ses effets avec ceux obtenus par les eaux de Vichy, montrent assez que l'on a dit vrai. C'est à la même intention thérapeutique que se rapportent ultérieurement l'eau de chaux vantée par Whitt, la magnésie employée par Brande, la lessive de

Saunders et la tisanne de Mascagni, dont le carbonate de potasse faisait la base. Cependant telle était, naguère encore, l'incertitude qui régnait dans les esprits à cet égard que, dans les ouvrages de chimie les plus modernes, on niait la possibilité d'une méthode générale dialytique par la nécessité, où l'on croyait être, d'employer, suivant le nombre et la nature des couches composantes, un ou plusieurs agens de dissolution pour chaque calcul, condition qui supposait la certitude, rarement possible à obtenir, de leur composition chimique; de là tant d'essais d'injection dans la vessie de liquides divers, acides ou alcalins. Mais comme il arrive toujours dans les questions ardues et fortement travaillées, où c'est dans l'inattendu que se trouve la solution du problème, préoccupé de la dissolution des élémens chimiques des calculs, on n'avait pas prévu celle du mucus qui en forme le ciment commun, phénomène bien autrement important puisqu'il amène la disgrégation de la masse quelle que soit la nature chimique des couches qui la composent. C'est à ce mode d'action que répond la soude à l'état de bi-carbonate. On l'a employé en injections et en irrigations avec la sonde à double courant, mais la forme dont on a le mieux constaté les effets est en bains et en boissons d'eau minérale de Vichy.

Voici les résultats du rapport à l'académie de médecine de M. A. Bérard (9 avril 1839) sur le travail de M. Ch. Petit médecin inspecteur des eaux de Vichy, et des essais contradictoires de ce travail, par M. Ossian Henry, membre de la commission académique.

Comme premier fait, d'après l'examen direct de MM. D'Arcet et Chevallier, confirmatif des expériences de MM. Woehler et Magendie sur le passage des substances solubles dans l'urine, il est certain que ce liquide se maintient alcalin pendant tout le temps que l'on fait usage de boissons alcalines. « L'eau de Vichy, dit le rapporteur, exerce une double action sur les concrétions urinaires. D'une part le bi-carbonate de soude contenu dans l'eau se combine avec l'acide urique des calculs, le fait passer à l'état d'urate de soude et en détermine ainsi la dissolution; d'autre part, le mucus que renferment les pierres est attaqué par les sels alcalins de l'eau minérale, et les élémens du calcul privés du ciment qui produit leur agglutination, tombent en parcelles plus ou moins volumineuses. C'est en vertu de cette disgrégation que certaines concrétions urinaires, insolubles ou très peu solubles dans les alcalis, subissent une diminution de volume plus prompte et plus considérable que celle qui résulte de la dissolution des calculs d'acide urique. »

Les malades soumis au traitement ont formé plusieurs catégories : 1° Les personnes simplement affectées de la gravelle, maladie dont la guérison par les eaux alcalines était déjà constatée par MM. Magendie et Chevallier; 2° les malades qui offraient les symptômes rationnels de la pierre, et chez lesquels ces symptômes ont complétement disparu après l'expulsion de détritus lithiques, mais chez lesquels le cathétérisme n'ayant été pratiqué ni avant ni après le traitement, la preuve n'est pas suffisante de l'existence antérieure et de la destruction d'un calcul; 3° ceux chez lesquels le cathétérisme n'a été pratiqué qu'avant le traitement. Depuis huit années (1834) que dure l'expérimentation, les malades de ces trois premières catégories sont en grand nombre. Peu ont offert des récidives; mais aussi presque tous continuent à faire usage, au moins de temps à autre, des boissons alcalines; 4° enfin les malades où l'on a pratiqué le cathétérisme à plusieurs reprises avant et pendant la durée du traitement : c'est de ceux-là seuls dont on a tenu compte. Cette section qui d'après le témoignage de M. Ch. Petit devrait être fort nombreuse, n'offre au contraire qu'un petit nombre de faits à cause de la répugnance invincible que manifestent, à se laisser sonder, les malades qui n'éprouvent plus aucun accident. Sur six malades qui étaient dans ce cas, le traitement ayant été continué pendant plusieurs mois, tous les symptômes de la pierre ont disparu; deux ont rendu de petits calculs et la sonde ne dénonce plus rien dans la vessie; trois à l'époque de l'examen n'avaient plus que de petits calculs, et chez un vieillard de Bicêtre qui est mort par une autre cause, le calcul a été retrouvé dans la vessie diminué de volume et présentant une surface inégale et poreuse qui indique l'action dissolvante ou disgrégeante du liquide dans lequel il avait séjourné; le sixième laisse des doutes, mais sa santé est entièrement rétablie.

Outre ces faits, sur tous les malades des diverses catégories, les résultats communs sont : une amélioration ou une apparence de guérison proportionnée, en général, à la persistance du traitement; la disparition du catarrhe vésical, les urines fétides et purulentes devenant promptement limpides et inodores, sous l'action continue des eaux alcalines; le ramollissement du calcul devenu plus friable; enfin l'innocuité du médicament par rapport aux organes urinaires : en sorte que, dans les cas même où l'on n'obtient des boissons alcalines qu'un effet incomplet, on est fondé néanmoins à considérer leur usage comme un utile auxiliaire de la lithotritie : avant l'opération pour rendre le calcul plus friable, et après pour faciliter la dissolution ou l'expulsion des fragmens et des détritus lithiques, modifier ou guérir la phlegmasie chronique de la membrane muqueuse vésicale et empêcher des nouveaux calculs de se former.

J'ai dit plus haut que comme contre-preuve des faits observés sur l'homme vivant et pour se préserver de toute illusion, des expériences contradictoires ont été faites sur des calculs en immersion dans l'eau de Vichy. Sur une série de calculs laissés à demeure dans la fontaine même à 38° centig, avec un petit appareil propre à recueillir les détritus, M. Ch. Petit a constaté que des calculs d'acide urique et urate d'ammoniaque ont perdu après 25 jours d'immersion, 72 pour cent; après 23 jours 65; après 27 jours 74. Des calculs principalement formés de phosphate ammoniaco-magnésien ont donné en perte : après 30 jours 29 et 39; après 18 et 20 jours 59 et 71, etc. D'autres expériences faites par M. O. Henry avec de l'eau de Vichy maintenue de 35 à 45° centig. ont donné après six semaines d'immersion : trois calculs d'acide urique et d'urate d'ammoniaque une perte pour cent de 37, 58, 11, 50; deux calculs de phosphates et oxalates alcalins, 29, 60 et [illegible], 30. Dans les deux cas les dépôts lithiques se sont trouvés de même nature chimique que les calculs corrodés par l'action du liquide. Il serait inutile d'insister plus long-temps sur ces faits qui concordent si parfaitement avec ceux de l'observation clinique.

Quant au traitement en lui-même, il est des plus simples : l'eau de Vichy, soit sur les lieux, soit transportée, ou pour l'imiter, une solution gazeuse de bi-carbonate de soude à quatre ou cinq grammes par titre, prise en bains et en boissons, six, huit, dix verres par jour et même quinze et vingt, suivant que les malades peuvent le supporter; et cela pendant plusieurs mois consécutifs, jusqu'à la disparition des symptômes. La plupart des malades mentionnés plus haut continuaient l'usage des boissons alcalines, même après guérison. Le même conseil s'adresse pour prévenir la récidive, à toutes les personnes atteintes par la diathèse calculeuse qui ont subi les opérations de la taille ou de la lithotritie, comme à celles qui sont affectées de la gravelle ou de la

centimètres de plus en longueur que le litholabe est destiné à glisser dans sa cavité. Ce stylet qui doit percer la pierre, présente à son extrémité externe une poulie fixée par deux vis, sur laquelle s'enroule la corde de l'archet propre à le mettre en mouvement, et, dont le rebord empêche son extrémité vésicale de dépasser les branches du litholabe et de blesser la vessie. Cette partie vésicale du stylet forme une espèce de tête arrondie, appelée fraise, plus grosse que la tige qui la supporte, et armée de plusieurs dentelures. Les chiffres placés sur la partie de son extrémité externe qui dépasse le litholabe servent à indiquer de combien le calcul s'enfonce entre ses branches, et de combien le foret pénètre graduellement dans l'épaisseur du calcul.

Étaux. Ces instrumens sont destinés à saisir et à fixer la chemise de l'instrument lithotriteur, tandis qu'avec l'archet on fait tourner le perforateur. Fig. 67 et 68 de la pl. 54 sont figurés deux étaux inventés par M. Amussat : celui de la fig. 68 qui, est le plus usité, se compose d'une boule de fer aplatie sur ses faces latérales et divisée en deux moitiés égales, présentant à leur centre une échancrure quadrilatère destinée à saisir le renflement, de même forme, de la canule extérieure de l'instrument lithotriteur. Les manches entrecroisés et unis par une vis sont maintenus écartés par un ressort analogue à celui d'un sécateur des jardiniers. Enfin de chaque côté du renflement que porte l'échancrure sont adaptés deux petits bras en bois, quadrillés, qu'un aide doit saisir avec chaque main, afin de fixer plus solidement l'instrument lithotriteur. Le premier étau à main de M. Amussat ne diffère du précédent qu'en ce que les deux petits bras manquent, et le troisième connu sous le nom d'étau d'Amussat et Ségalas, ne diffère des précédens qu'en ce qu'au lieu d'un manche analogue à celui du sécateur des jardiniers, il y en a deux situés en sens opposé. Le dernier est très commode, deux mains suffisent pour le maintenir solidement, tandis que, pour le premier que nous avons décrit, il en faut trois. M. Leroy a fait construire un grand étau en fer (Pl. 54, fig. 70) qui se fixe par deux vis sur une planche, et par son mécanisme s'allonge et s'incline à volonté. Cet étau n'est point usité.

L'étau qui accompagne l'instrument de M. Civiale est un véritable tour en l'air, analogue à celui des horlogers. On le nomme aussi chevalet; sa tête présente, à son extrémité, une mortaise quadrilatère qui embrasse la chemise du lithotriteur par le renflement quadrilatère que nous avons indiqué, immédiatement au-dessous de sa boîte à cuir. Une vis de pression la fixe solidement en ce point. Une pièce mobile appelée la poupée du tour, glissant sur son corps et pouvant y être fixée dans le point qu'on désire au moyen d'une vis, présente dans sa partie supérieure un canal cylindrique horizontal dans lequel pénètre l'extrémité externe du foret. A mesure que le foret avance et pénètre dans la pierre, un ressort à boudin, caché dans ce canal, le pousse vers le calcul.

L'étau en forme de tour en l'air, fut d'abord joint à la pince à trois branches de M. Leroy; mais dans un appareil plus récent du même auteur c'est un ressort de montre contenu dans un barillet qui fait avancer la poupée sur le foret.

On a blâmé l'usage d'un ressort pour faire avancer le foret, prétendant qu'il agissait comme une force aveugle qui était d'abord très grande, et qui allait ensuite en diminuant, de manière à finir par devenir presque nulle à mesure que le foret pénétrait dans le calcul. On a proposé d'y substituer le pouce armé d'un dé à coudre, ou de tout autre enveloppe capable de le garantir. M. Civiale néanmoins a toujours continué à se servir du tour à ressort, et comme il est à-peu-près le seul qui fasse encore usage de la pince à trois branches, on ne songe pas à y faire de changement.

Préparation à faire subir au malade avant l'opération. Quelle que soit la méthode qu'on veuille employer, il faut d'abord examiner attentivement s'il n'existe pas, chez le malade, quelques-unes des contre-indications dont nous parlerons plus tard; s'assurer si l'on peut facilement introduire une sonde droite dans le canal; si la pierre n'est pas enchatonnée; si elle n'est pas trop grosse, et si les organes génito-urinaires ne sont pas atteints de quelque lésion organique capable de s'opposer à l'introduction d'instrumens d'un calibre assez considérable, ou susceptible de s'aggraver sous l'influence des manœuvres que nécessite la lithotritie. Lorsque rien ne contre-indique cette opération, on y prépare le malade de la manière suivante.

On introduit d'abord des sondes d'un fort calibre dans le canal, et on les y laisse pendant quelques jours, afin de le dilater et d'émousser sa sensibilité; on injecte aussi à travers ces sondes de l'eau dans la vessie, pour en diminuer l'irritabilité, et qu'elle se laisse plus facilement distendre pendant l'opération.

Procédé opératoire de M. Civiale. On fait coucher le malade horizontalement sur un lit étroit, ferme et élevé, ou bien en travers sur un lit ordinaire, le siége sur le bord et soulevé par un coussin, si cela est nécessaire; la poitrine et la tête également un peu relevées de manière à mettre les muscles du ventre dans le relâchement; les jambes écartées et demi fléchies, et les pieds appuyés sur deux tabourets.

Afin de pouvoir faire manœuvrer avec plus de facilité les instrumens lithotriteurs, on commence par injecter dans la vessie de l'eau tiède ou une décoction émolliente; ces injections se font avec une sonde ordinaire et une seringue à hydrocèle. On a proposé de les faire avec une vessie ou une bouteille de caoutchouc, mais la seringue et la sonde sont préférables, parce que avec cette dernière, on reconnaît de nouveau la présence du calcul. On cesse d'injecter lorsque le malade se plaint d'avoir une assez forte envie d'uriner. Alors on retire la sonde et l'on dispose l'instrument lithotriteur de manière que les branches du litholabe soient aussi rapprochées que possible, et prennent la forme d'une olive à leur extrémité libre, qu'on rend lisse en introduisant un peu de suif dans les vides qui peuvent exister. On graisse l'instrument, et on l'introduit dans la vessie de la même manière que dans le cathétérisme ordinaire avec les instrumens droits; on cherche la pierre, en promenant doucement l'extrémité du litholabe sur le bas-fond de la vessie, d'avant en arrière et d'arrière en avant, à droite, au milieu et à gauche, puis transversalement, et enfin dans tous les sens. Le plus souvent lorsque la pierre existe, on la trouve. Mais si on ne la trouvait pas, quoique le malade en offrît les signes, ou qu'on l'eût déjà rencontrée, il faudrait faire varier la position du sujet, et en définitive remettre à une autre fois pour un nouvel examen. Lorsqu'on a reconnu le calcul et déterminé sa situation, on appuie légèrement dessus avec l'extrémité de l'instrument, et afin d'ouvrir le litholabe, on le maintient immobile d'une main, tandis que de l'autre on retire vers soi la chemise ou canule externe. Dans cette manœuvre il faut faire en sorte que son extrémité interne ne dépasse pas le col de la vessie, et ne se trouve pas dans le canal de l'urètre, parce que lorsqu'on voudrait ensuite la pousser vers la vessie, le col de cet organe pourrait être pincé entre les deux canules, et s'opposer au dégagement de l'instrument. A mesure qu'on fait reculer la canule externe au dehors, les branches de la canule interne jusqu'alors contenues par elle, s'écartent par leur élasticité propre, et sont disposées convenablement pour *saisir le calcul* : ce temps est le plus difficile. Quelquefois, il est vrai, il suffit de pousser doucement l'instrument vers les parois de la vessie pour que la pierre vienne se loger entre ses branches ; mais le plus souvent, pour y parvenir, il faut tâtonner. Ce qui embarrasse surtout, c'est de savoir par quelle partie du litholabe on touche la pierre ; si c'est par l'extrémité crochue de l'une de ses branches, ou par leur convexité à droite, à gauche, ou en bas. S'il est à droite, en imprimant de legers mouvemens de latéralité à l'instrument, au moment où la branche correspondante le frappera, on éprouvera la sensation d'un choc simple contre un corps résistant ; si deux branches le touchent, la sensation du choc sera double ; s'il est à gauche, on éprouvera la même sensation dans ce sens ; s'il est en bas, ce sera en abaissant l'instrument, après l'avoir élevé, que le choc se fera sentir. Si on le trouve en avant et qu'on le touche avec le crochet d'une seule branche du litholabe, c'est qu'il est de côté ; si on le touche avec deux crochets, c'est qu'il est entre eux deux. Au reste l'habitude en apprend sur ce sujet beaucoup plus que tout ce qu'on pourrait dire. Il est donc important de s'exercer beaucoup sur ce point, tant sur le cadavre que sur l'homme et les animaux vivans. Lorsque enfin on suppose que la pierre est embrassée par les branches de l'instrument, il est important de s'en assurer avant d'aller plus loin. Pour cela il suffit de pousser la canule externe sur la canule interne. Si la pierre est saisie, le glissement des canules l'une sur l'autre ne peut s'opérer, si ce n'est peut-être dans une très faible étendue. D'autres conseillent avant de pousser la gaine sur le litholabe de faire exécuter des mouvemens de va-et-vient au foret jusqu'à ce qu'il ait touché la pierre. Au reste, quelles que soient les manœuvres qu'on pratique, elles doivent être faites avec beaucoup de précaution, afin d'éviter de pincer les parois de la vessie, et de dilacérer sa membrane muqueuse, soit qu'on l'eût saisie seule, ou qu'on l'eût prise en même temps que la pierre, entre les mors de la pince. Lorsque le calcul est bien saisi, on fixe la grosse canule sur le litholabe au moyen de la rondelle et de la vis de pression dont nous avons parlé, on pousse le foret jusque sur le calcul, et l'on place le tour en l'air et l'archet. Comme nous l'avons dit, un aide situé entre les jambes du malade ou bien à sa droite, saisit et fixe solidement le corps de l'étau avec ses deux mains (Pl. 58, fig. 1, *a* et *b*), la gauche en avant, près de sa partie recourbé et en supination, la droite en arrière et placée entre la supination et la pronation. L'opérateur dispose son archet (*d*) sur la poulie, de manière que la corde qui, bien que mince, doit avoir une grande résistance, ne fasse qu'un tour, et il procède à la perforation.

Perforation. Placé à droite du malade, le chirurgien embrasse l'instrument à pleine poignée avec la main gauche (*c*) dans le point où le chevalet entoure la canule extérieure ; il fait mouvoir l'archet (*d*) avec la main droite, et la tête du foret, suivant les mouvemens de la poulie, pénètre dans le calcul. Si l'ébranlement que l'archet communique toujours à la totalité de l'instrument était douloureux, un aide plaçant la main sur le périnée, appuierait la canule extérieure contre la partie inférieure de la symphyse des pubis, pour borner les arcs de cercle décrits par l'extrémité de cet instrument qui obéit à l'impulsion de l'archet. La longueur du foret étant calculée pour que, dans aucun cas, il ne puisse atteindre la vessie, lorsque la poulie qui le commande, est arrivée en contact avec la canule interne et ne peut aller plus loin, on ôte l'archet et l'étau, on retire le foret vers soi, puis, ouvrant un peu la pince en retirant très modérément la canule externe, on tâche de changer la situation de la pierre sans la dessaisir, soit par de petits mouvemens de bascule communiqués à l'instrument, soit en la poussant avec la tête du perforateur. Mais enfin si l'on ne peut y parvenir, on laisse aller le calcul en ouvrant les branches du litholabe, et l'on cherche à le saisir de nouveau par une autre surface. Lorsqu'on est parvenu à le reprendre, on y fait une seconde perforation, en suivant exactement les mêmes manœuvres que pour la première ; puis on en fait une troisième, et l'on continue de la sorte jusqu'à ce que le malade soit fatigué.

Il peut arriver qu'après avoir retrouvé la pierre, le foret tombe dans l'un des trous précédemment faits : alors de deux choses l'une, ou il faut faire basculer le calcul sans le lâcher, en le poussant avec le perforateur, ou bien le laisser aller pour le reprendre de nouveau.

Si la pierre est d'un volume et d'une consistance médiocre, on peut tenter de l'écraser entre les branches du litholabe après la première, la seconde ou la troisième perforation, en poussant tout simplement la canule externe en avant, tandis qu'on tire à soi la canule interne. Cette manœuvre doit être exécutée avec une force graduelle et modérée, afin de ne pas s'exposer à fausser ou briser une des branches d'acier qui retiennent la pierre.

Quand on veut retirer l'instrument, il suffit, après avoir enlevé l'archet et l'étau, de desserrer la vis de pression qui fixe les deux canules l'une sur l'autre, et de tirer vers soi le foret en même temps qu'on fait rentrer le litholabe dans la chemise. Si dans les mouvemens de pression on est parvenu à faire éclater la pierre, il peut arriver qu'un fragment de calcul soit resté engagé entre les branches du litholabe. S'il est très petit, ce qu'il est facile d'apprécier, on l'entraîne avec l'instrument, mais s'il a un volume trop fort, et qu'on craigne qu'il ne s'oppose à ce qu'on puisse retirer l'instrument sans nuire au canal, il vaut mieux le faire tomber dans la vessie.

Aussitôt que l'instrument est retiré, le liquide de l'injection mêlé aux urines s'écoule et entraîne avec lui la poussière des perforations et les petits graviers qui résultent de l'écrasement.

Le broiement d'un calcul par ce procédé, de même que par la plupart des autres, nécessitant ordinairement plusieurs séances, il est important de donner, dans leur intervalle, des soins aux malades, pour calmer l'irritation des organes génito-urinaires, qui résulte le plus souvent de leur contact plus ou moins prolongé avec des instrumens volumineux, et des secousses qu'ils éprouvent par les mouvemens qu'on leur imprime. En général, il suffit pour y parvenir, des moyens les plus simples : un bain, quelquefois deux chaque jour, des boissons délayantes et quelques lavemens émolliens combinés avec un régime doux. Trois ou quatre jours après, quelquefois davantage, lorsque le malade est bien remis, on peut recommencer. On continue de la sorte, jusqu'à ce que la pierre ait éclaté. Ce résultat obtenu, on agit sur les fragmens comme sur la pierre entière, jusqu'à ce qu'il n'en reste plus de traces, ce dont on s'assure par le cathétérisme simple, pratiqué à quelques jours de l'époque où l'on a cessé de rencontrer des fragmens de pierre avec le litholabe.

Procédé de M. Pravaz. Pour pratiquer les perforations successives, M. Pravaz a imaginé un instrument courbe à trois branches (Pl. 61, fig. 10). Cet instrument qui parut en 1828 pour la première fois, a la même courbure que les algalies ordinaires et se compose comme les instrumens droits d'une chemise, d'un litholabe à trois branches, et d'un foret courbe. Pour rendre les mouvemens de rotation du foret courbe aussi faciles que ceux du foret droit, M. Pravaz a remplacé la partie de la tige rigide qui constitue le quart profond du perforateur, par une tige également cylindrique, mais constituée par de petits chaînons articulés qui lui laissent la même solidité que si elle était d'une seule pièce. Cet instrument n'a été employé qu'une seule fois par son auteur, mais sans succès. Le grave inconvénient de cette méthode est de ne permettre de pratiquer qu'un trou de 7 à 8 millimètres de diamètre, et d'obliger à abandonner puis à reprendre alternativement le calcul pour le perforer de nouveau.

2° ÉVIDEMENT DES CALCULS DU CENTRE A LA CIRCONFÉRENCE.

Evidement suivi du brisement du calcul. — Procédé de divers auteurs. Pour obvier à l'inconvénient que nous venons de signaler dans la méthode précédente, on a apporté dans la disposition de la tête des forets diverses modifications importantes, qui constituent ce qu'on appelle des forets à développement. M. Leroy (d'Etiolles), l'un des premiers, y est parvenu en substituant des forets à fraise double, au foret à fraise simple. Voici comment se fait cette substitution. Lorsque l'action du perforateur a été portée aussi loin que possible, il le retire; puis prenant un mandrin dont la fraise est divisée en deux branches qui s'écartent l'une de l'autre, il l'introduit dans une canule afin de la tenir rapprochée, et la fait glisser dans le litholabe, jusqu'à ce que la tête du mandrin ait pénétré dans le trou fait précédemment: alors il retire la canule qui lui a servi à l'introduction, et replaçant l'étau et l'archet, il fait exécuter au mandrin des mouvemens de rotation à la suite desquels le trou s'agrandissant, les branches de la tête du perforateur s'écartent en même temps, soit par leur élasticité propre, soit à l'aide d'une tige rigide qu'il enfonce entre elles par un canal pratiqué suivant l'axe du mandrin. Depuis, M. Leroy voulant éviter de retirer pour lui en substituer un autre, le foret qui avait fait le premier trou, fit placer dans son foret canalisé, un mandrin armé à son extrémité vésicale de deux virgules ou lames susceptibles de sortir par deux fenêtres placées sur la tête du perforateur; lorsque celui-ci avait fait son trou, il poussait le mandrin placé dans son intérieur, et les virgules faisaient saillie. — M. Heurteloup avait imaginé, à-peu-près en même temps, quelque chose d'analogue, seulement la tête de son perce-pierre n'avait qu'une fenêtre et laissait sortir une virgule dentée, de deux, quatre ou six millimètres de saillie, suivant la nécessité. MM. Greling, Charrière, Tanchou et Pecchioli ont aussi proposé des forets à virgule susceptibles de produire le même effet (Pl. 61, fig. 7). Enfin M. Heurteloup voulant obtenir un résultat rapide sur les gros calculs, imagina son évideur à forceps (fig. 8), composé de quatre canules contenues les unes dans les autres avec plusieurs branches mobiles isolément, et un foret cylindrique à fraise articulée susceptible de s'écarter latéralement, au point de donner lieu à une excavation de plus d'un pouce de diamètre. Cet instrument avait aussi pour but de mieux saisir la pierre et de la fixer plus solidement que ne le faisait la pince à trois branches. On ne se sert point de cet instrument, que l'auteur lui-même réservait pour les cas exceptionnels où il avait affaire à de très gros calculs.

MM. Amussat, Pravaz et Rigal se sont également exercés sur cette matière, mais les modifications qu'ils ont faites ayant beaucoup d'analogie avec la fraise double, et le foret à virgule de M. Leroy ou avec celui de M. Heurteloup, il serait inutile de s'y arrêter plus long-temps. M. Civiale, transportant la tête de son foret un peu en dehors de l'axe de la tige, est parvenu de la sorte à obtenir des trous de 18 à 20 millimètres de diamètre pour chaque perforation, et à abréger beaucoup le temps nécessaire à la destruction du calcul.

Nul doute que l'évidement pratiqué, soit avec la fraise élastique de M. Leroy, soit avec son foret fenêtré et à virgule, soit avec celui de M. Heurteloup, soit enfin avec le foret à tête déviée de M. Civiale, ne soit beaucoup plus rapide, aussi sûr et infiniment préférable aux perforations successives. Une fois que le calcul est réduit en une coque mince, le brisement consécutif de cette coque s'opère ordinairement sous l'influence de la pression exercée à sa surface par les branches du litholabe; dans ce procédé la fracture du calcul s'opère par écrasement de dehors en dedans.

Evidement suivi de l'éclatement du calcul. — Procédé de M. Rigal, faisant agir la pression de dedans en dehors; c'est à proprement parler plutôt l'éclatement que le brisement de la coque du calcul qu'il veut obtenir. Pour parvenir à son but, une fois que le calcul est évidé, il se sert d'un foret à fraise double analogue à celui qu'emploie M. Leroy pour l'évidement, et afin d'agir avec force, il enfonce entre les deux branches un mandrin qui les oblige à s'écarter et à presser fortement les parois du calcul.

On peut encore produire l'éclatement à l'aide des forets à développement semblables au foret de M. Leroy (d'Etiolles), dont la tête fenêtrée laisse passer deux petits renflemens dentés en forme d'ailes. Ces ailes se développent au centre de la pierre à l'aide d'un écrou qu'on fait agir sur la tige du foret garnie d'une vis. Le calcul cède assez facilement sous cet effort d'expansion. « Il faut beaucoup moins de force, dit M. Leroy, pour rompre une pierre en « la faisant éclater qu'en l'écrasant; dans l'écrasement les molé« cules se prêtant mutuellement appui, résistent mieux à un ef« fort de compression qu'elles ne peuvent le faire contre une « force d'expansion agissant de dedans en dehors. Par la division « immédiate et la destruction plus rapide de la pierre, l'éclate« ment fut un progrès véritable. Dépossédé aujourd'hui de son « importance par les divers procédés d'écrasement, il n'est plus « applicable qu'à certains calculs développés ou arrêtés dans « l'urètre (*Histoire de la Lithotritie*, p. 33, 1839). »

3° USURE PROGRESSIVE DES CALCULS DE LA CIRCONFÉRENCE VERS LE CENTRE.

Les deux méthodes précédentes, de même au reste que la méthode par brisement direct, dont nous parlerons plus tard, avaient paru dangereuses à quelques praticiens, par plusieurs motifs: 1° dans l'éclatement ou la rupture des calculs, leurs fragmens vont quelquefois frapper avec force les parois de la vessie, malgré la présence du liquide de l'injection, et peuvent donner lieu à une cystite; 2° parfois ces fragmens pénètrent dans l'urètre ou se fixent, par quelques-uns de leurs angles aigus, dans les parois de la vessie qui, en se contractant sur eux, les fait entrer plus profondément; 3° ou bien malgré les plus minutieuses recherches, il peut rester dans la vessie des fragmens inaperçus qui deviendront le noyau de nouveaux calculs. Pour prévenir ces inconvéniens on a proposé de réduire entièrement les calculs en poussière, de manière qu'ils pussent être expulsés en totalité avec l'injection et les urines.

Procédé de M. Meyrieux et de ses imitateurs. Le premier ce chirurgien conçut, avec l'idée, un instrument propre à l'exécuter. Cet instrument ne diffère de ceux de MM. Civiale et Leroy qu'en ce que le litholabe, au lieu de n'avoir que trois branches, en a douze, minces, flexibles et percées d'un trou à leur extrémité pour y passer un fil de soie, dont les deux chefs sortent à travers la canule extérieure, et servent à rapprocher les branches de manière qu'elles enveloppent le calcul comme dans une cage. Lorsque la pierre était ainsi emprisonnée, M. Meyrieux agissait sur elle avec un foret formé de deux ailes articulées qui, dans leurs mouvemens de rotation, râpaient la surface externe du calcul. Il appela ce foret *rithorimeur* (fig. 7, pag. 61); mais avec cet instrument il était très difficile de saisir la pierre. Comme on ne pouvait pas toujours la lâcher lorsque cela devenait nécessaire, et, par exemple, lorsque l'injection était sortie et la vessie revenue sur elle-même; que les branches, à cause de leur trop grand nombre, étaient trop faibles, et que le cordonnet était souvent coupé par le foret, on y a renoncé. M. Tanchou crut mieux faire en réduisant les douze branches à dix; mais ses espérances furent aussi déçues. M. Recamier tenta également de modifier cet instrument pour le rendre applicable. Il se servait de deux canules ayant chacune cinq branches, et pouvant tourner l'une sur l'autre, de façon que la canule interne, pouvait être placée de manière que ses cinq branches fussent en rapport avec celles de la canule externe. Lorsqu'elles étaient ainsi disposées elles présentaient, sur le côté, une large ouverture qui permettait au calcul une libre entrée et une libre sortie. Une fois que le calcul était placé, un mouvement de rotation de la canule interne le renfermait comme dans une cage. Trouvant que le nombre des branches du litholabe était augmenté aux dépens de leur solidité, M. Amussat les réduisit à sept; enfin M. Ashmead des États-Unis en a imaginé un à quatre branches dont trois sont très rapprochées l'une de l'autre, et la quatrième au contraire assez éloignée, de sorte qu'entre elle et les autres, il y a assez d'espace pour permettre aux calculs volumineux d'entrer dans l'intérieur de la pince. Lorsqu'on faisait agir le foret sur le calcul, il fallait avoir soin de placer en bas le côté correspondant aux trois branches rapprochées pour empêcher les fragmens un peu volumineux de tomber dans la vessie. Mais dans les instrumens qui ont plus de trois branches, l'avantage d'empêcher les fragmens un peu volumineux de tomber dans la vessie, est plus que compensé par de graves inconvéniens qui les ont fait abandonner; car, d'abord, ce n'est qu'aux dépens de leur force qu'on multiplie les branches; et, en outre, les calculs n'étant pas toujours réguliers, et saisis de manière que leur centre corresponde à la ligne de l'instrument, une portion de leur contour faisant plus de saillie que les autres, la branche qui y correspondrait, supportant un plus grand effort, pourrait se fausser, et même se briser. Avec la pince à trois branches, au contraire, et même avec celle à quatre branches de M. Ashmead, la saillie du calcul trouvant à se loger entre les branches du litholabe, on n'a pas à craindre ce danger.

Procédé de M. Rigal. Ce chirurgien commençait par perforer le calcul, puis au moyen d'ailes qui sortaient par deux fenêtres pratiquées sur la tête du foret, il s'efforçait de le fixer; ensuite il faisait exécuter des mouvemens au litholabe, dont les branches garnies d'aspérités à leur surface interne devaient râper le calcul, et le réduire en poudre. Mais la principale difficulté consistait à fixer solidement le calcul, et cette difficulté n'a point été vaincue.

C'est à ce mode de destruction de la pierre que se rapportent les procédés d'Ebn-al-Barrar, du colonel Martin et de M. Elgerton dont nous avons parlé dans notre historique.

Weiss, coutelier de Londres, a proposé un instrument courbé à-peu-près comme une algalie ordinaire, formé de deux pièces glissant à coulisse l'une sur l'autre; entre ses mors est cachée une petite scie destinée à diviser la pierre par un mouvement de va et vient, lorsqu'elle est fixée par les branches maintenues en rapport avec elle par un écran et une vis (Pl. 61, fig. 14).

Le brise-coque de M. Pravaz (Pl. 61, fig. 11) est constitué par une pince dont les branches sont contenues dans une canule. Lorsqu'un calcul est saisi entre les deux mors dentelés de cette pince, il y est limé par un mouvement de va et vient qu'on leur imprime avec le manche articulé.

C'est à la même intention mécanique que se rapportent les instrumens de M. *Colombat* (fig. 12), et de M. *Charrière* (fig. 13). Nous ne faisons que les mentionner.

Enfin dans le but d'empêcher les fragmens qui résultent de l'éclatement ou du broiement de tomber dans la vessie, où quelques-uns d'entre eux, ainsi que nous l'avons dit, peuvent être oubliés, et devenir par suite le noyau d'une nouvelle pierre, MM. *Leroy* et *Deleau* ont imaginé chacun un appareil spécial. L'instrument de M. Leroy, appelé par lui *lithoprione*, a pour objet d'user, par le mouvement circulaire d'une double lime, le calcul saisi entre les branches qu'enveloppe un filet. Dans l'instrument de M. Deleau, encore moins applicable, la poche du calcul est formée par une peau d'anguille. Il serait bien inutile d'insister sur le mécanisme de ces instrumens qui n'ont qu'une valeur historique.

En résumé tous les appareils qui ont pour objet de limer ou de râper le calcul sont vicieux et insignifians ou peu sûrs dans leur mécanisme. Ils sont difficiles et longs à manœuvrer, n'usent que très lentement le calcul et le laissent fréquemment échapper. Aussi la méthode de l'usure concentrique est elle complétement abandonnée.

Un dernier appareil, qui, par son objet, est intermédiaire entre la méthode de l'usure et de l'écrasement, est celui que M. Rigaud a inventé en 1829. C'était une pince propre à gruger les calculs. Au lieu de n'avoir que deux mors elle en avait trois, qui pouvaient admettre entre eux une pierre ayant 2 centim. 5 millim. de diamètre. Un mécanisme à encliquetage permettait d'en faire mouvoir les trois branches, et d'exercer sur les trois points correspondans de la pierre, des frottemens qui la réduisaient en poudre fine, et l'écrasaient entièrement avant de la lâcher. Cet instrument agissait donc non-seulement par égrugement, mais encore par écrasement.

4° Écrasement direct des calculs.

L'écrasement direct ne devait dans le principe, suivant quelques chirurgiens, s'appliquer qu'aux fragmens des calculs qui résultaient de la perforation de calculs plus gros: mais aujourd'hui on l'applique aux gros comme aux petits calculs, et aux calculs entiers comme à leurs fragmens.

Ce brisement peut s'obtenir par pression ou par percussion, ou bien à-la-fois par pression et par percussion.

1° *Broiement des calculs par la pression seule.*

Cette espèce de broiement comprend deux phases bien distinctes : dans la première se rangent tous les moyens qui ont été employés jusqu'à l'invention du brise-coque de Jacobson exclusivement ; la seconde renferme les procédés et les instrumens imaginés depuis le moment de cette invention jusqu'à ce jour (avril 1843).

1re *époque.* L'instrument que *Fabrice de Hilden* employait pour extraire les calculs de l'urètre, est le premier qu'on aurait pu mettre en usage avec succès pour briser des pierres ou des fragmens de pierre dans la vessie. Il consistait en une pince à trois branches formée par un stylet plein. Cette pince était enveloppée d'une gaîne ; lorsqu'on la poussait hors de cette gaîne avec un écrou, les branches s'écartaient, et se rapprochaient lorsqu'on les retirait dedans. Mais il est notoire que Fabrice n'a jamais eu l'idée de s'en servir pour broyer les pierres de la vessie.

Gruithuisen, pensant qu'il était possible de subdiviser la pierre en fragmens, inventa, presqu'en même temps que son perce-pierre, un instrument composé de deux branches tranchantes par les bords, qui se regardent comme deux lames de ciseaux. Ces deux lames, portées par une tige solide, s'écartaient en vertu de leur élasticité, et se rapprochaient lorsqu'on les retirait dans un tube. Cet instrument n'a jamais été appliqué.

En 1822, M. *Amussat* présenta à l'Académie de médecine un instrument avec lequel il se proposait d'écraser les calculs dans la vessie. Cet instrument est constitué par une canule ou chemise extérieure d'une longueur de 19 à 22 centimètres. Deux tiges d'acier représentant chacune un demi-cylindre, et se correspondant par leur surface plane, peuvent y être introduites ensemble ou séparément, et s'écartent ou se rapprochent suivant qu'on pousse la canule dans un sens ou dans l'autre. Ses extrémités sont formées par deux mors denticulés qui se meuvent en sens inverse, de haut en bas, par un encliquetage, de manière à user le calcul par un double frottement longitudinal, et la canule, en rapprochant les deux tiges, tend à l'écraser. De cette double action résulte pour le calcul une pression qui augmente à chaque coup de levier ; dès-lors il faut nécessairement qu'il cède, ou que l'instrument se brise : or c'est là ce qui arriverait nécessairement quelquefois, pour peu que le calcul fût gros et dur, bien que l'instrument soit très fort. De plus, la pierre s'échapperait souvent par suite du mouvement d'ascension alternatif de chacune des deux branches.

M. *Civiale* a imaginé un instrument à-peu-près semblable ; la seule différence c'est que l'une de ses branches est fixe, et que l'autre exerce seule le frottement par un mouvement de va et vient que lui imprime un pignon engrenant une crémaillère. M. *Rigal* fit subir quelque modification à l'instrument de M. Amussat pour en faire un nouveau. Ces modifications consistaient à supprimer le mouvement de va et vient, et à faire rentrer les branches dans la canule par le moyen d'une vis de rappel. L'instrument de M. *Colombat* dont nous avons déjà parlé dans l'article précédent, peut aussi agir par pression et servir pour l'écrasement ; mais comme l'une de ses branches pourrait se casser, il a eu le soin de faire adapter à leur extrémité vésicale une chaînette articulée pour pouvoir le retirer. L'instrument à trois branches de M. Rigaud, dont il a également été déjà question à l'article USURE PROGRESSIVE, peut aussi servir pour l'écrasement.

M. *Heurteloup* inventa en 1827 une pince à deux branches fondée sur les mêmes principes que celle de M. Amussat. Il donna aux branches, par le moyen de deux mamelons, plus d'écartement qu'elles n'en avaient ; un encliquetage, renfermé dans une enveloppe métallique qui sert de poignée, fait frotter ses deux mors l'un sur l'autre, et les fait agir avec tant de force que les calculs les plus durs ne peuvent leur résister, si toutefois ils ne se brisent pas. Cet instrument, appelé brise-coque par son inventeur, était destiné à saisir et briser les petits calculs qui résultent de la rupture de la coque d'un calcul déjà perforé ou évidé (Pl. 61, fig. 15).

M. *Sirhenry*, coutelier de Paris, a de même exécuté une pince à trois branches offrant à leur partie interne une surface dentée, destinée à s'appliquer contre le calcul. On l'introduit dans la vessie comme une sonde droite ordinaire ; lorsqu'on tient le calcul on ramène les branches dans l'intérieur de la canule, et elles agissent sur le corps étranger, quelque dur qu'il soit, avec une force telle qu'il faut qu'il y ait fracture ou du calcul ou de l'instrument.

De tous ces instrumens, celui qui a le plus attiré l'attention, est le brise-coque de M. Heurteloup qui l'a mis dix fois en usage, deux fois en France et huit en Angleterre, le plus souvent avec succès. Lorsque les pierres étaient petites, il paraît qu'elles se broyaient sans que l'opérateur s'en aperçût. L'instrument de M. Sirhenry agit également assez bien ; mais ce qui lui a nui et a empêché qu'on osât s'en servir, c'est que, dans une des épreuves auxquelles on le soumit à l'Hôtel-Dieu, une des branches se brisa. Au reste, actuellement tous ces instrumens sont abandonnés, de même que beaucoup d'autres, et n'ont plus qu'une valeur historique, depuis que de nouvelles inventions ont produit des instrumens plus parfaits, qui permettent d'agir avec plus de promptitude et de sécurité : aussi ne nous y arrêterons-nous pas plus long-temps.

A plus forte raison ne ferons-nous que mentionner le brise-pierre imité de ceux que M. Leroy (d'Étiolles) et le mécanicien Rétoré imaginèrent en 1825. Cet instrument était formé de deux pièces courbes, glissant à coulisses l'une sur l'autre, et se rapprochant par l'action d'une vis ; « mais, dit M. Leroy, ce brise-pierre « ayant été exécuté avec une courbe contraire à mes indications, « le premier se brisa en recevant la trempe, et le second se rompit lorsque je voulus essayer la force de l'instrument dans la « vessie. Ce résultat provenait de la courbe régulière du corps « du brise-pierre ; le glissement de la branche mobile n'étant point « borné, elle obéissait à la vis, bien que sa mâchoire eût rencontré « celle de la branche fixe ; elle la dépassait bientôt en longueur, « et l'action de la vis continuant, elle devait se rompre dans la « partie moyenne, comme en effet cela eut lieu. » (*Histoire de la lithotritie*, p. 50 et 51, 1839).

2e *époque.* Féconde en beaux résultats, elle a pour point de départ *le brise-pierre courbe articulé de Jacobson* (Pl. 61, fig. 16). Cet instrument est le premier de ce genre dont l'expérience ait démontré l'efficacité pour l'écrasement des pierres. Celui que M. Jacobson publia en 1829 était constitué par une canule extérieure et par deux branches qui, dans leur position normale, offraient, avec la canule, à-peu-près la forme et la courbure d'une sonde ordinaire. Elles étaient articulées à leur extrémité vésicale : la branche supérieure était fixe et faisait corps avec la canule, la branche inférieure, plus longue de 5 à 6 centimètres que la précédente, était seule mobile, et glissait dans la canule par le moyen d'une vis placée à son extrémité externe, et d'un écrou ailé. Enfin, cette branche présentait, dans sa partie courbe, deux pièces articulées entre elles par des charnières, au moyen desquelles elles représentaient une espèce de chaîne sur la portion courbe de l'algalie. Si dans cet état de chose on poussait la branche mobile vers la vessie, les articulations s'éloignaient de la branche solide, et formaient au-dessous d'elle une anse plus ou moins large, ayant à-peu-près la forme d'un triangle sphérique. Cette anse dans laquelle devait être saisie la pierre, se resserrait, et s'effaçait au contraire à mesure qu'on retirait au dehors le bout de l'instrument auquel elle correspondait.

Les modifications qui ont été apportées à l'instrument de Jacobson consistent 1° dans un changement dans la disposition de ses articulations qui pouvaient pincer la muqueuse vésicale dans le petit angle rentrant qu'elle présentait lorsqu'on fermait l'instrument pour le retirer; puis dans l'addition, par M. Leroy, d'un petit râteau destiné à nettoyer le brise-pierre, afin de permettre un rapprochement complet des branches qui, sans cela, étaient souvent tenues écartées par un magma calcaire, quelque effort que l'on pût faire pour les réunir. Ce petit râteau pénètre par un trou placé en avant, un peu au-dessous de la boîte à cuir (fig. 18, p. 61), et glisse entre les deux branches de l'instrument en suivant exactement la direction de la branche fixe. Dupuytren, considérant d'un autre côté que trois articulations seulement rendaient les angles trop brusques et trop saillans, en ajouta une autre sans en diminuer la force. M. Amussat croyant y faire un changement utile, plaça les deux branches sur le côté, et les rendit toutes les deux articulées, en sorte que son instrument représentait à-peu-près un parallélogramme, lorsqu'il était ouvert (Pl. 61, fig. 17). Comme on objectait qu'un instrument à deux branches ne pouvait que difficilement saisir les calculs qui devaient toujours avoir beaucoup de tendance à s'échapper, M. Charrière, fabricant d'instrumens de chirurgie, de Paris, rendit la branche articulée double, de sorte que l'instrument développé avait trois branches entre lesquelles le calcul, une fois saisi, était solidement fixé (Pl. 61, fig. 19). Enfin, dans ces derniers temps, on a remplacé l'écrou à ailes et la vis par un pignon engrenant une crémaillère (Pl. 61, fig. 20).

Ainsi la forme qu'on a définitivement adoptée est celle de l'instrument primitif de M. Jacobson, à la branche brisée duquel on a ajouté une articulation, et où l'on a remplacé la vis et l'écrou par un pignon et une crémaillère.

Opération avec l'instrument modifié de M. Jacobson. On fait placer le malade horizontalement sur le dos, et l'on introduit dans l'urètre le brise-pierre fermé et préalablement graissé comme une algalie ordinaire. Lorsqu'on est parvenu dans la vessie, on fait glisser la branche mobile préalablement rendue libre dans ses mouvemens; l'anse articulée se développe dans la vessie, appuie sur son bas-fond, et le déprime de manière à le rendre le point le plus déclive, vers lequel le calcul vient naturellement se placer. Pour saisir le corps étranger il suffit le plus souvent de coucher dessus à plat l'anse du brise-pierre ou de lui imprimer de légers mouvemens de droite à gauche. Lorsqu'on pense que la pierre est engagée dans l'anse, on ramène doucement à soi la branche mobile, soit en tirant dessus, soit en imprimant quelques tours de retrait au pignon; par cette manœuvre l'anse se rétrécit, et si réellement le calcul est saisi, bientôt on éprouve une résistance insurmontable à fermer le brise-pierre. Pour en opérer le broiement, il suffit alors de continuer à faire tourner avec lenteur le pignon embrassé à pleine main, pour ramener à soi la branche mobile, en mettant plus de force à mesure qu'augmente la pression. A un certain moment, et lorsqu'il semble que la résistance est désormais invincible, tout-à-coup la pierre éclate et se disperse, ce dont on est averti par le bruit, un choc brusque et la mobilité rendue à la branche de l'instrument. On agite alors un peu dans le liquide l'extrémité du brise-pierre, pour en détacher le magma calcaire; puis on reprend les fragmens les uns après les autres, et l'on agit sur eux comme sur le calcul entier.

Appréciation. Lorsque cet instrument parut, il souleva contre lui de nombreuses préventions, au sein de l'Académie des sciences et dans la presse de l'époque. « Au premier abord, dit M. Bégin « (*Dict. de Méd. et Chir. prat.*), cet instrument paraît effective« ment trop grêle, et manquer d'une solidité suffisante pour « rompre des calculs volumineux et résistans. L'anse qu'il forme « semble peu favorable à la saisie de ces calculs, par des points « de leur circonférence qui ne leur permettent pas de s'échapper « latéralement. On lui a reproché d'occuper trop d'espace lors« qu'il était développé, d'obliger à recourir à d'autres instru« mens, soit pour commencer le morcellement des calculs, soit « pour achever celui des fragmens; enfin de distendre le col de « vessie et d'exposer à saisir le lobe moyen de la prostate. »

L'expérience, loin de confirmer ce jugement prématuré, est venue détruire la plupart de ces objections. Par son mécanisme, le brise-pierre de Jacobson est très propre à broyer des calculs très résistans; il agit avec autant de lenteur qu'on le désire, de telle sorte qu'il est très facile d'en graduer la force, qui peut être néanmoins très grande; enfin il ne cause ni secousse, ni ébranlement. Si une de ses articulations venait par hasard à se briser, ou si la rupture avait lieu dans la continuité de son anse, on n'éprouverait aucune difficulté à entraîner à travers l'urètre le fragment rompu, puisqu'il tiendrait à la branche fixe de l'instrument par une articulation qui en favoriserait le déploiement; supposé même qu'il ne pût saisir les très gros calculs, il peut du moins agir sur les calculs moyens de 3 à 4 centimètres de diamètre, qui sont les plus nombreux. Enfin il est très facile, avec un peu d'habitude, d'éviter de l'ouvrir dans le col de la vessie, et de pincer quelques-unes des parties qui s'y trouvent. Aussi, après quelques applications heureuses de ce brise-pierre, faites par Dupuytren, qui n'avait pas toujours réussi avec les autres instrumens, les praticiens, convaincus de son efficacité, finirent par le considérer comme l'un des meilleurs de l'arsenal de la lithotritie. On peut dire avec raison que, à dater de son apparition, la destruction de la pierre dans la vessie entra dans une ère nouvelle.

ÉCRASEMENT PAR LA PERCUSSION SEULE.

Premier percuteur de M. Heurteloup (Pl. 6, fig. 21). Le premier instrument propre à broyer les calculs par percussion fut inventé par M. Heurteloup. Tous ceux qui ont suivi ne présentent que des modifications légères de cet instrument primitif. Sa forme générale est celle d'une sonde ordinaire de 9 à 10 millimètres de diamètre, dont le bec serait recourbé suivant le quart d'un cercle de 3 à 4 centimètres de rayon. Il se compose d'une branche femelle creusée d'une gouttière longitudinale dans laquelle glisse la branche mâle, sorte de mandrin rectangulaire. Ces branches se terminent par deux mors courbes offrant l'un et l'autre alternativement des dents et des cavités de réception qui s'engrènent exactement les unes dans les autres; en retirant à soi la branche mâle, on opère l'écartement des mors entre lesquels est saisi le calcul. Cet écartement pouvant être considérable, permet de saisir les calculs les plus gros qui sont tenus par l'un de leurs diamètres, et non embrassés dans toute leur circonférence. La branche femelle, dans son point d'union avec son mors, présente un angle qui n'est point arrondi comme dans les algalies ordinaires, mais qui est assez brusque pour former un angle saillant. A quelques millimètres de son extrémité externe, elle offre un cube d'acier, appelé *armure* de l'instrument, et destiné à le fixer; puis une rondelle pour appuyer les doigts pendant la percussion. La partie de la branche mâle, sur laquelle doit frapper le marteau, se termine par une tête arrondie; quelques millimètres avant d'arriver à cette extrémité, on a fixé sur elle un cylindre terminé par deux rondelles, pour appuyer le pouce afin de pousser les deux mors l'un contre l'autre lorsque la pierre est saisie. Sa rondelle antérieure sert à faire connaître si l'instrument est ou n'est pas complètement fermé, suivant qu'elle est ou n'est pas en contact avec l'extrémité de la branche femelle. Elle sert aussi, par son écartement de cette extrémité, à faire apprécier le volume du calcul saisi.

Marteau. Pour compléter les objets nécessaires à la percussion, il faut un marteau d'acier (Pl. 61, fig. 21). Celui qui est fabriqué par M. Charrière présente une masse dont la forme est à-peu-près celle d'un dé à coudre, mais environ deux fois plus grosse; le manche, qui est aussi en acier, est mince et évidé pour être rendu élastique. Un manche quadrillé en facilite la préhension.

Manuel opératoire (Pl. 60, fig. 1). Pour se servir du percuteur, on l'introduit fermé dans la vessie, après l'avoir préalablement graissé. Une fois qu'on est arrivé au-dedans, on ouvre l'instrument en tirant à soi la branche mâle, de manière que les mors soient assez écartés pour saisir un calcul de grosseur moyenne. Pour y parvenir il faut tâtonner : tantôt en appuyant le point de courbure de la branche femelle sur le bas-fond de la vessie, on le déprime et le calcul vient se placer naturellement au-dessus d'elle; tantôt il faut retourner les extrémités des mors vers le même bas-fond de la vessie et chercher à engager le calcul entre eux, en les promenant à droite et à gauche. Lorsqu'on croit avoir réussi, on repousse doucement la branche mobile contre la branche fixe, comme si l'on voulait fermer l'instrument. S'il y a quelque corps étranger pris entre les deux mors, on le reconnaît à l'impossibilité de les rapprocher jusqu'au contact, et de plus on peut en mesurer l'épaisseur par la distance qui existe entre la rondelle de la branche mobile, et l'extrémité de la coulisse de la branche fixe. Si au contraire, il n'y a aucun corps placé entre elles, il sera possible de les rapprocher jusqu'au contact, mais on ne devra le faire qu'avec beaucoup de précaution, dans la crainte qu'un pli de la vessie ne soit pincé entre les mors, accident qui peut arriver malgré la distension de la vessie par le liquide de l'injection. Lorsque le calcul est pris, de deux choses l'une, ou bien on fixe l'instrument à l'étau du lit qui l'accompagne, ou bien, ce qui nous paraît préférable parce qu'on ne cause pas plus d'ébranlement, et qu'on est à même de suivre les mouvemens du malade, on se place à sa droite, on embrasse la branche fixe par son renflement quadrilatère avec la main gauche, d'où sa rondelle l'empêche de glisser, puis, plaçant le pouce derrière la rondelle antérieure de la branche mobile, on la pousse sur le calcul, contre lequel on la fixe solidement, en se faisant soutenir par un aide, qui, placé entre les jambes du malade, embrasse le poignet de l'opérateur avec ses deux mains dont la paume est tournée en haut (Pl. 61 fig. 1). En ce moment saisissant le marteau de la main droite, on en frappe avec légèreté, sur l'extrémité libre de la tige, de petits coups secs, et bientôt les chocs réitérés déterminent un ébranlement dans les molécules de la pierre, qui se désagrègent, se désunissent et éprouvent une sorte de démolition. On est averti que le calcul a cédé, par une secousse particulière qui se manifeste à l'instant même. Malgré cette sensation les deux branches de l'instrument ne peuvent se rapprocher; pour obtenir ce résultat, il faut répéter les coups de marteau jusqu'à ce que toutes les parties désagrégées du calcul soient retombées dans la vessie, et aient abandonné la gouttière et les dentelures de la branche femelle. Après ce premier écrasement, on ouvre de nouveau le percuteur, l'on va à la recherche des fragmens dans lesquels on a réduit le calcul, et on agit pour eux comme on l'a fait pour le calcul entier. Bien que dans une séance de six à dix minutes on puisse considérablement avancer la destruction d'un calcul et qu'il fût possible de l'achever en la prolongeant, il vaut mieux cesser, pour recommencer quelques jours après. Un précepte qu'on ne doit jamais oublier, c'est de frapper toujours avec le marteau des petits coups légers, secs et fréquemment répétés, plutôt que des coups trop forts; en agissant de cette dernière manière on courrait en effet le risque de fausser ou même de briser l'instrument sans arriver pour cela à un résultat meilleur. Le but n'est pas de broyer brusquement et tout d'un coup le calcul, mais d'ébranler et de désunir peu-à-peu ses molécules de manière qu'elles se séparent pour ainsi dire comme par l'effet d'un agent chimique.

M. Heurteloup, le premier, et la plupart des chirurgiens à son exemple, recommandent comme une chose absolument nécessaire de fixer l'instrument très solidement, de manière qu'il soit dans une immobilité complète, et cela pour éviter les secousses qui résultent des coups de marteau et vont se répéter avec force sur les parties intérieures dans lesquelles il est à craindre que l'ébranlement ne produise des lésions graves. Mais pour que ce précepte fût bon, il faudrait que le corps de l'opéré pût aussi être maintenu dans une immobilité complète, ce qui est tout-à-fait impossible quelque précaution qu'on prenne pour cela. Or, si l'instrument est immobile, rien ne garantissant que le patient n'exécutera pas de mouvemens volontaires ou involontaires, qui ne prévoit que le danger serait encore plus grand pour lui, que dans le cas où l'instrument serait simplement fixé par la main de l'opérateur qui éprouvant la sensation des moindres mouvemens peut suivre ceux du malade et s'arrêter ou agir à propos?

Malgré les inconvéniens du point fixe, M. Heurteloup, néanmoins, le croyant indispensable, imagina un lit particulier auquel était adapté un étau. Il nous paraît bien inutile de donner la description de cet appareil (Pl. 54, fig. 71), que les embarras qu'il entraîne a empêché d'adopter dans la pratique. Par la même raison nous ne faisons que mentionner les autres lits du même genre inventés depuis par MM. Bancal, Rigal et Tanchon. Avec la modification que MM. Charrière et Leroy ont fait subir à l'étau, on peut se passer de lit. Cette modification consiste à fixer, au moyen d'une griffe, l'étau sur le rebord d'une table ordinaire. La partie destinée à saisir l'instrument s'allonge et se raccourcit à volonté; son extrémité supérieure est brisée, en sorte qu'elle peut être inclinée de haut en bas et d'avant en arrière autant que cela est nécessaire (Pl. 54, fig. 70).—M. Leroy place quelquefois son malade sur un coussin résistant, contenu dans une boîte en forme de livre, pouvant, au moyen d'un pivot, élever le bassin du malade en même temps qu'il s'oppose, par une saillie échancrée en demi-lune, au retrait du bassin en arrière.

ÉCRASEMENT PAR PRESSION COMBINÉE AVEC LA PERCUSSION.

D'une part, la percussion ne permettant pas toujours d'arriver aussi promptement que cela est nécessaire à un résultat satisfaisant, et communiquant quelquefois aux organes malades des ébranlemens assez forts pour y déterminer des lésions plus ou moins graves; et d'autre part, la pression seule suffisant quelquefois pour opérer l'écrasement du calcul, on a songé à réunir ces deux modes d'action sur le même instrument : de là viennent les nombreuses modifications apportées au percuteur de M. Heurteloup. Parmi ces modifications les unes ont porté sur le mode d'action et l'intensité de la force comprimante, et les autres sur la forme des mors.

Modifications apportées au mode d'action et à l'intensité de la force comprimante.

1° *Pression avec la main.* Ce moyen ayant paru suffire dans les cas où le calcul était petit ou friable, on y a procédé de deux manières. D'abord on a simplement ajouté à l'extrémité extérieure de la branche mobile une large rondelle convexe sur laquelle presse la paume de la main. Plus tard, M. Bancal, pour obtenir une pression plus forte, fit adapter à chacune des branches de l'instrument une poignée transversale (Pl. 61, fig. 26). Lorsqu'on voulait s'en servir pour opérer le rapprochement, on les saisissait à pleine main, et on les poussait l'une contre l'autre avec une force qu'on augmentait graduellement. Sans doute avec ces deux poignées, la force de pression était beaucoup accrue, mais leur emploi a été généralement rejeté par plusieurs raisons : 1° elles compliquaient l'instrument, l'alourdissaient et rendaient la manœuvre difficile; 2° la force était brusque, irrégulière et souvent insuffisante; 3° enfin l'opérateur agissant avec toute la force de ses poignets, si dans ce moment la pierre se brisait inopinément ou glissait entre les mors de l'instrument, ceux-ci venant à se rapprocher brusquement par un ressort trop rapide pour pouvoir être contenu, on courrait le risque de pincer fortement quelque pli ou quelque colonne de la vessie mal distendue qui serait venue s'interposer entre eux, et de produire dans le viscère une grave contusion, ou même une déchirure presque nécessairement mortelle. Ainsi l'écrasement avec la main ne pouvant être employé contre les calculs un peu volumineux et doués d'une certaine cohésion, sans faire courir des dangers au malade, on l'a réservé pour pulvériser les petites pierres friables, ou les fragmens d'une pierre déjà morcelée par l'emploi des autres moyens.

2° *Pression avec la vis et l'écrou.* Pour agir avec une force bien supérieure et substituer une pression régulière et graduelle à une pression brusque et irrégulière, M. Touzay, en 1832, imagina d'employer à cet effet la vis et l'écrou. Son instrument est une gouttière métallique (Pl. 61, fig. 23), fixée solidement par un collet sur la partie renflée de la branche femelle du percuteur; la branche mobile est poussée par une vis également fixée dans cette gouttière et mise en mouvement par une poignée. M. Clot-Bey a combiné un instrument à-peu-près semblable (Pl. 61, fig. 25); au lieu d'une gouttière, c'est une espèce d'ellipse qui vient se fixer par une des extrémités de son grand diamètre, sur le renflement quadrilatère de la branche femelle; l'autre extrémité est percée d'un orifice servant d'écrou dans lequel passe une longue vis creuse destinée à pousser la branche mobile.

L'instrument de M. Sirhenry (Pl. 61, fig. 24) agit par un mécanisme analogue aux deux précédens. La branche fixe se termine par une vis; la poignée n'est autre chose qu'un écrou qui s'y adapte exactement; la branche mâle pénètre jusqu'au fond de cette poignée où une vis de pression, située à l'extérieur, pénètre dans une petite gorge creusée à l'extrémité de cette branche, et l'oblige à suivre tous les mouvemens de va et vient de la poignée, sans empêcher ceux de rotation. Au moyen de ce léger perfectionnement on n'était plus obligé d'ôter la poignée. Lorsque la pierre était rompue, afin d'en ressaisir les fragmens, il suffisait de la dévisser en partie pour obtenir l'écartement des deux mors.

Gouttière de M. Leroy. Il est évident que dans le système de Touzay, Clot-Bey et Sirhenry, lorsque la pression paraissait suffisante et même dangereuse, on ne pouvait passer à la percussion sans enlever l'instrument compresseur, puisque le bout de la branche mobile n'était pas à découvert. Pour éviter la perte de temps et l'embarras qui résultent de ces séparations et réapplications, M. Leroy imagina une gouttière semblable à celle de Touzay, seulement sa vis de pression était creuse et traversée dans toute sa longueur par une tige métallique qui, d'un côté, appuyait sur le bout de la branche mobile du brise-pierre, et dépassait de l'autre la poignée de la vis. Dans ce système, lorsque la résistance de la pierre, trop forte, rendait l'action de la vis dangereuse, on frappait avec le marteau sur l'extrémité de la tige, et le choc était transmis par elle à la branche du percuteur à travers la vis creuse. Mais on ne pouvait, comme dans l'instrument de Sirhenry, opérer l'écartement ou le rapprochement des mors suivant qu'on faisait tourner la vis à droite ou à gauche, de sorte que chaque fois qu'on voulait saisir un fragment de calcul il fallait enlever la gouttière.

3° *Percuteur et compresseur à volant.* MM. Amussat, Charrière et Ségalas ont cru mieux faire en substituant un écrou ailé à la gouttière de Touzay ou de Clot. Dans cet instrument (Pl. 61, fig. 28), l'extrémité extérieure de la branche fixe porte une vis d'une longueur convenable pour que les mors du brise-pierre puissent s'éloigner de façon à pouvoir saisir des pierres volumineuses. La branche mobile, lorsque son mors est en contact avec celui de la branche fixe, présente une mortaise dans laquelle pénètre une saillie située à la face interne d'une virole qui peut glisser librement sur la vis de la branche femelle, et entraîne avec elle, dans son mouvement de va et vient, la branche mâle. C'est là ce qu'on appelle l'épaulement de la branche mobile. Un écrou ailé, appelé volant, court sur la vis jusqu'à ce qu'il ait rencontré l'épaulement de la branche mobile, contre lequel il presse jusqu'à ce que le calcul cède. M. Ségalas a fait ajouter des boules aux extrémités des ailes de l'écrou, dans le but de rendre sa rotation plus rapide, et une virole au bout de la branche mâle, pour faciliter l'action de la main lorsqu'on veut s'en servir pour écraser de petits calculs.

Tel qu'il était constitué, cet instrument présentait enfin toutes les conditions requises pour qu'on pût tour-à-tour, suivant la nécessité, agir par compression ou par percussion. On trouva cependant qu'il y avait de l'inconvénient à ce que l'écrou restât sur l'instrument pendant la manœuvre, et qu'il valait mieux qu'il constituât une pièce indépendante. Les partisans de ce dernier mode prétendaient qu'on perdait beaucoup de temps pendant la manœuvre, parce qu'il fallait que l'écrou ailé remontât sur la vis de toute l'étendue que l'on voulait donner à l'écartement des branches de la pince pour saisir la pierre, puisqu'il restait encore, lorsqu'elle était prise, à faire courir l'écrou sur la vis pour le faire descendre jusqu'à ce qu'il rencontrât l'épaulement de la branche mobile.

4° *Écrou brisé de M. Leroy.* Pour éviter la perte de temps et obvier aux secousses qui résultent du mécanisme et des mouvemens du volant courant sur la vis, j'imaginai, dit cet auteur, de former cet écrou de deux pièces s'ouvrant à charnière, se fermant comme un anneau par un loquet, pouvant s'enlever en un instant pour permettre aux branches de l'instrument de s'écarter, puis venant s'adapter à l'épaulement contre lequel il doit s'appuyer pour agir. A sa surface interne, cet écrou présente une rainure qui reçoit une saillie de la branche fixe, saillie sur laquelle il peut tourner librement; dans ses mouvemens de rotation, il fait monter ou descendre une longue vis traversée dans toute sa longueur par l'extrémité de la branche mâle, autour de laquelle elle peut tourner, mais sur laquelle elle ne peut ni aller ni venir; de cette façon, la vis entraîne avec elle la branche mâle, et les mors de la pince s'écartent ou se rapprochent suivant qu'on fait tourner l'écrou à droite ou à gauche.

MM. Leroy, Civiale et Charrière firent subir diverses modifications aux écrous brisés. Celle qu'on remarque dans la fig. 28 de la planche 61 est la meilleure : elle appartient à M. Charrière. Dans l'anneau il y a deux demi-écrous qui forment l'écrou brisé; lorsqu'on fait exécuter à cet anneau un quart de cercle à droite, les filets de l'écrou mordent sur la vis qui engaine et fait avancer la branche mâle. Dès-lors, pour faire avancer ou reculer cette branche, il suffit de tourner à droite ou à gauche la roue qui, placée à l'extrémité de la vis, sert de manivelle. Lorsque le calcul est brisé, pour ouvrir l'instrument il suffit de faire décrire à gauche un quart de cercle à l'anneau; dès-lors, en tirant ou poussant sur la roue, on écarte ou l'on rapproche les mors de la pince.

5° *Pignon et crémaillère de M. Charrière.* Le percuteur à écrou brisé est déjà très commode, aussi l'emploie-t-on encore quelquefois. Cependant M. Leroy, ayant fait observer que le poids de l'écrou fixe et de la roue qui imprime la progression rend la manœuvre difficile, et produit des mouvemens assez violens, M. Charrière imagina d'appliquer au percuteur le pignon engrenant la crémaillère qu'il avait déjà introduite dans le brise-pierre de Jacobson. Par ce mécanisme très simple, qui n'ajoute ni au poids ni au volume de l'instrument, celui-ci est devenu depuis quatre ans tout-à-fait usuel. Il est certain qu'il agit graduellement avec assez de force pour rompre la plupart des calculs sans secousses; il peut d'ailleurs servir comme les autres soit à la pression, soit à la percussion qu'on exerce plus commodément lorsqu'on ajoute une rondelle à son extrémité externe. La figure 1re de la planche 59 représente ce mécanisme appliqué au brise-pierre de M. Jacobson fonctionnant dans la vessie. Un calcul est saisi dans son anse, tandis que l'opérateur, tenant à pleine poignée la tige avec la main gauche, fait tourner la clef avec la main droite pour faire avancer la branche mobile. La figure 2 représente la même chose, seulement le calcul est saisi entre les mors d'un percuteur placé en sens opposé. Quelquefois, lorsque le pignon agit horizontalement, il est arrêté par la cuisse du malade; pour éviter cet inconvénient, M. Leroy a placé la douille verticalement et la crémaillère sur le côté de la branche mobile (Pl. 61, fig. 30).

Malgré tous les perfectionnemens incontestables dont nous venons de parler, les instrumens à pression et à percussion laissaient quelque chose à désirer. Ainsi la pression et la percussion se succédaient et n'avaient pas lieu en même temps, et de plus on ne savait pas reconnaître le degré de pression que pouvait supporter l'instrument sans se rompre; il était cependant bien important d'apprécier et de régulariser cette force. C'est ce que M. Leroy s'est efforcé de faire.

Modification de M. Leroy. Elle consiste à opérer la percussion par la détente d'un ressort sans étau. Cet instrument est représenté fonctionnant dans la planche 61*, fig. 31. Il a été nommé *Compresseur-percuteur.* Dans une gouttière est reçue une vis fixée par un écrou qui vient au-devant de l'instrument simple. Dans cette vis creuse en est renfermée une autre commandant un échappement qui frappe comme un marteau en tournant un écrou ailé. Ce compresseur-percuteur s'adapte à tous les brise-pierre, et peut s'en détacher en un moment au moyen de l'écrou brisé dont il est muni.

Modification portant sur la forme des mors.

Nous avons vu que les mors du premier percuteur d'Heurteloup présentaient des saillies et des enfoncemens alternatifs pour servir à leur engrenage. Mais cette disposition n'ayant pas paru favorable à la saisie des petites pierres, et au dégagement de la boue calculeuse, on y substitue une gouttière sur le mors de la branche femelle, gouttière dans laquelle pénétrait le mors denté de la branche mâle. Mais bientôt on s'aperçut que les détritus des calculs avaient beaucoup de tendance à séjourner dans cette gouttière et rendaient difficile un rapprochement complet des mors; pour obvier à cet inconvénient, M. Leroy (d'Etiolles) y ajouta un râteau destiné à nettoyer le magma calcaire, et fit faire, sur les mors, des dents sinueuses pour les calculs mous (Pl. 61, fig. 27): mais, outre que le dégagement de la gouttière ne pouvait pas toujours être parfait, il en résultait, comme le dit son auteur, une complication de structure. Dans l'instrument de M. Sirhenry (fig. 24), le mors de la branche femelle est une gouttière simple, percée de trois trous pour le dégagement de la boue calculeuse, et armée sur les bords de dents semblables à celles d'une scie; le mors de l'autre branche est garni de dents semblables : c'était un premier pas dans la voie du perfectionnement, mais son insuffisance se faisait bientôt sentir. M. Clot réunit les trois trous en une fente étroite (fig. 25) placée au fond de la gouttière, la boue pouvait bien la traverser, mais lorsque de petits calculs s'engageaient dedans, ils s'y enchâssaient quelquefois de façon qu'il était difficile de la dégager; force fut donc d'augmenter peu-à-peu ses dimensions. M. Charrière en est arrivé à enlever tout le fond de la gouttière et à fenêtrer largement le mors de la branche femelle dans toute son étendue; mais quelques chirurgiens pensent que cet élargissement peut être une cause de fracture, et en outre qu'un calcul engagé entre ses parois et poussé avec force par la branche mâle, peut, en se faussant, en déterminer l'écartement et rendre le retrait de l'instrument fort difficile. M. Samson, fabricant d'instrumens de chirurgie, de Paris, prétend qu'en laissant dans le fond de la gouttière deux traverses qui convertissent la fenêtre en trois trous carrés, dont les parois sont taillées obliquement de dedans en dehors et d'avant en arrière, on évite cet accident sans nuire pour cela à l'expulsion de la boue et des débris des calculs qui se logent dans la gouttière. C'est revenir d'une autre manière à la gouttière perforée. Évidemment, à quelque modification que l'on s'arrête, il y a toujours, pour certains avantages, des inconvéniens opposés auxquels on ne peut pas obvier complétement.

Enfin, une dernière forme des mors est celle dans laquelle ils forment deux gouttières opposées (fig. 29), destinées à écraser les petits calculs et à ramasser les graviers.

En résumé, dans la lithotritie perfectionnée, il n'y a plus d'indispensable que les brise-pierre, et parmi eux trois instrumens, le brise-pierre de Jacobson (fig. 20), et les deux percuteurs à mors dentelé et fenêtré (fig. 28 et 30), et à double cuiller (fig. 29).

Appréciation. Nous avons déjà parlé de l'instrument de Jacobson; il nous reste à faire l'appréciation des instrumens à compression et à percussion perfectionnés. Déjà Heurteloup avait dit 1° que son instrument ne pouvait se rompre, parce qu'aucune des pièces qui le composent n'était trempée; 2° qu'il ne pouvait se fausser ou se séparer de manière à ce qu'il devint impossible de le fermer, par la raison qu'il était essayé d'abord avec des marteaux deux fois plus pesans que celui dont il faisait usage; 3° que, pour s'en servir sans danger, il suffisait de s'exercer avant d'opérer à ne produire que des percussions légères, égales et seulement suffisantes pour démolir graduellement le calcul, en prenant garde de le rompre brusquement, qui offrait le danger d'en projeter avec force les fragmens qui pourraient blesser la vessie. Heurteloup ajoutait que, bien manœuvré, son instrument présentait encore sur les autres de nombreux avantages; 4° de saisir constamment la pierre avec une facilité presque égale à celle de la main, et cela dans des cas où la pince à trois branches ne peut s'en emparer aisément; 5° de pénétrer à raison de sa courbure dans la vessie chez les sujets qui ne peuvent supporter l'introduction des instrumens droits; 6° d'être efficace contre les pierres volumineuses de même que contre les plus petites; 7° de détruire les pierres, non-seulement en les divisant en fragmens, mais en réduisant ceux-ci du même coup en poussière.

On peut dire qu'en général cette appréciation est exacte, tant pour le percuteur d'Heurteloup que pour les deux percuteurs perfectionnés à mors dentelés et fenêtrés. Cependant il y a des exemples de rupture de l'instrument dans la vessie; il y a quelques mois que cet accident, arrivé à l'Hôtel-Dieu, fut cause que le malade succomba promptement. Mais il est manifeste qu'on peut l'éviter, en prenant la précaution de ne faire construire les brise-pierre ou percuteur qu'avec du fer dépourvu de paille, et de les soumettre avant de les employer à des épreuves beaucoup plus fortes que celles qu'ils auront à supporter dans la vessie du malade.

BROIEMENT ET EXTRACTION DES FRAGMENS DANS LESQUELS LA PIERRE A ÉTÉ RÉDUITE.

Lorsqu'on emploie la méthode de l'égrugement on n'a pas à s'occuper de l'extraction consécutive des fragmens, et alors que le petit noyau dans lequel le calcul se trouve réduit est retiré, on est certain que la vessie est complétement débarrassée, tandis que dans les autres méthodes il n'en est pas de même; le calcul primitif est réduit en plusieurs fragmens qui sont encore trop gros pour traverser l'urètre et qui ont besoin d'être broyés de nouveau. Le lithoprione à filet de M. Leroy (d'Etiolles), et la peau d'anguille de M. Deleau présentent un inconvénient majeur, qui a frappé tout le monde, c'est de savoir comment on pourrait vider la poche à filet, ou comment on pourrait réduire les débris d'un calcul même peu considérable, à un volume assez petit pour qu'il soit possible de les retirer par l'urètre avec la poche qui les contient: aussi ces moyens d'extraction ne sont-ils pas employés, et préfère-t-on opérer le broiement consécutif des fragmens à l'aide d'instrumens particuliers. On a successivement fait usage, pour parvenir à ce but, des pinces de Haller ou de Hunter, modifiées par A. Cooper, que l'on introduit à travers une canule de gros calibre, ou bien des diverses pinces de MM. Amussat, Heurteloup, Sirhenry, Rigaud, pour opérer l'écrasement direct des calculs, et qui conviennent beaucoup mieux pour broyer les fragmens que les calculs entiers. Toutefois il est encore assez rare qu'on s'en serve; on préfère employer les instrumens qui ont servi à perforer ou à briser les calculs : ainsi M. Civiale, après avoir fait éclater le calcul déjà perforé plusieurs fois, en le pressant fortement entre les branches du litholabe, retire son foret en arrière, ouvre la pince à trois branches et va à la recherche des fragmens. Lorsqu'il en a saisi un, il ferme la pince et pousse contre lui la tête du perforateur, avec laquelle il l'écrase en pressant fortement avec la paume de la main sur la rondelle qui termine son extrémité externe. Il agit de même de prime abord sur le calcul quand il est friable et qu'il n'a pas plus de 7 à 8 millimètres de diamètre. Si l'on a employé le brise-pierre de Jacobson, ou le percuteur perfectionné, il faut, ainsi que nous l'avons dit en parlant de ces instrumens, agir avec eux sur les fragmens comme sur la pierre entière. Les mors en gouttière (Pl. 61, fig. 30) conviennent parfaitement pour ramasser les fragmens et les graviers, et pour les réduire en poussière (Pl. 59, fig. 3).

Pour faciliter l'expulsion des débris calculeux, on fait des injections dans la vessie à travers une sonde de gros calibre, percée par les deux bouts; c'est encore à travers une sonde de cette espèce qu'il faut faire l'extraction des fragmens lorsqu'on se sert de pinces, afin d'éviter de déchirer l'urètre en le faisant traverser à nu par un corps étranger presque toujours irrégulier et tranchant. Cette sonde est également utile pour empêcher les fragmens de s'arrêter et de séjourner dans le canal urinaire; si cependant quelque débris de calcul venait à s'y engager sans pouvoir être expulsé par les seules forces de la nature, il faudrait procéder à son extraction à l'aide des moyens que nous avons indiqués à l'article *Lithotritie urétrale*.

EXTRACTION ARTIFICIELLE DES DÉTRITUS LITHIQUES.

Dans quelques cas, soit qu'il y ait paralysie de la vessie, soit que son col ne puisse pas se contracter, le détritus ne peut s'échapper au dehors; alors il devient indispensable de l'extraire artificiellement. On emploie pour cela divers instrumens. Le plus commode est le brise-pierre, dont les mors présentent chacun une gouttière; on la remplit de débris calculeux, puis on percute avec le marteau sur l'extrémité de la branche mâle, et lorsque le rapprochement des mors est opéré, on retire l'instrument qui rapporte avec lui un cylindre de détritus pierreux. M. Leroy fait usage d'une sonde munie de grands yeux, à travers laquelle il pratique dans la vessie des injections qui entraînent tous les débris qui peuvent traverser ses yeux, situés à des hauteurs différentes, et en sens opposé. Quant aux fragmens qui viennent s'y présenter, mais qui sont trop volumineux pour y passer, il se sert d'un mandrin, articulé de manière à s'accommoder à la courbure de la sonde, et terminé par une fraise cylindrique dentée, à l'aide de laquelle, en lui imprimant des mouvemens de rotation, il coupe et pulvérise tout ce qui fait saillie dans l'intérieur de la sonde, puis il refoule tout ce détritus vers son extrémité en cul-de-sac. Lorsque ce dernier est rempli, il retire l'instrument, le vide et recommence l'opération jusqu'à ce que la vessie soit complétement débarrassée. — M. Heurteloup a proposé et employé un instrument à-peu-près semblable. La sonde est courbe et de gros calibre; son extrémité vésicale, disposée en forme de dé à coudre, peut être dévissée à volonté et porte le nom de *magasin*. A 2 centimèt. 1/2 environ de cette extrémité, sont pratiquées deux larges ouvertures situées vis-à-vis l'une de l'autre. Le pavillon est garni d'une boite à cuir et d'un robinet pour pousser les injections dans la vessie et les y retenir. Le broiement de la partie des calculs qui fait saillie à travers les yeux s'opère par pression, à l'aide d'un mandrin flexible et articulé qui repousse, comme le précédent, les parties broyées dans le magasin, d'où on les retire de la même manière lorsqu'il est plein.

Enfin, M. Jacobson a modifié son instrument de manière à le rendre propre à l'extraction des détritus calculeux. Il lui a d'abord donné une courbure analogue à celle d'une portion de cercle pour qu'il puisse être introduit à travers une canule également courbée, destinée à servir de conducteur et à garantir les parois de l'urètre des déchirures que pourraient y déterminer les saillies que font les fragmens pierreux sur les parties latérales de l'instrument; puis il a fait creuser en gouttière les branches métalliques qui occupent les intervalles des articulations, pour que les débris lithiques puissent s'y accumuler.

SIGNES QUI INDIQUENT QUE L'OPÉRATION EST ACHEVÉE.

Pour que l'opération soit terminée, il faut qu'il n'existe plus aucun vestige de calcul dans la vessie. On sait en effet que la moindre parcelle de pierre ne peut y séjourner sans devenir le noyau d'un calcul. Pour s'assurer que la vessie est complétement vidée, on y introduit la sonde métallique deux ou trois fois, à quelques jours de distance, après même que, depuis quelque temps, on a cessé l'emploi des instrumens lithotriteurs. La plupart des chirurgiens qui pratiquent la lithotritie pensent que cet examen, par la sonde ordinaire, est très suffisant; d'autres au contraire, parmi lesquels nous citerons MM. Leroy, Bégin et Marjolin, prétendent que la pince à trois branches, employée dans ce but, fournit un moyen précieux d'exploration de la cavité vésicale. Après avoir fait une injection préalable qui remplisse médiocrement la vessie, on y introduit cet instrument qu'on promène légèrement dans tous les sens. Si l'on ne rencontre rien, on l'ouvre graduellement jusqu'à ce que ses branches soient très écartées, et on lui fait exécuter des mouvemens à l'aide desquels tous les points de la vessie sont explorés; puis, de temps en temps, pendant ces manœuvres, on pousse le foret en avant pour voir s'il ne rencontrera pas quelque corps étranger qui serait venu se placer entre les branches du litholabe. Si, après ces recherches, l'on ne trouve pas encore de calcul, comme il peut se faire qu'il y en ait de logé derrière le col ou entre des colonnes charnues, on doit essayer d'un dernier moyen que M. Leroy conseille après l'avoir employé plusieurs fois avec succès; il consiste à laisser échapper peu-à-peu le liquide à travers l'instrument ouvert, et monté convenablement pour cela : les fragmens qui pourraient y être contenus sont poussés vers le col où il est facile de les sentir et même de les saisir, surtout si l'on fait placer le sujet debout. Enfin, si après deux ou trois explorations de cette espèce, on ne trouve rien, on peut être certain que la vessie ne contient plus de calcul.

INDICATIONS ET CONTRE-INDICATIONS DE LA LITHOTRITIE.

Comme toutes les découvertes nouvelles, et qui ont une véritable importance, la lithotritie à son début avait fait naître des espérances illimitées; on pensa tout d'abord qu'elle pourrait être substituée d'une manière générale à la taille, et que désormais tout malade atteint de calcul dans la vessie pourrait en guérir sans opération sanglante. Mais la pratique, loin de justifier cette opinion, ayant montré combien de pareilles espérances étaient exagérées, force a été d'observer attentivement à quoi tenaient les insuccès, et de chercher à distinguer les cas dans lesquels la lithotritie était applicable de ceux dans lesquels elle ne l'était pas. Toutefois cette recherche n'a pas été facile à faire, et ne le sera pas tant que la lithotritie restera dans l'étroit domaine de la spécialité, parce qu'on aura toujours à craindre la mauvaise foi mue par l'intérêt particulier. Cependant il est un fait certain, c'est qu'il y a une foule de cas déterminés où les malades peuvent être guéris sans danger par la lithotritie, tandis qu'il n'en serait pas de même pour la taille; à ce titre la lithotritie est donc une invention utile, dont le domaine, tout en se restreignant d'un côté, ne peut manquer de s'agrandir de l'autre, en encourageant les malades à se laisser opérer; car tels qui reculaient devant la taille et ne s'y seraient soumis que lorsque leur calcul, déjà volumineux, et leur vessie malade, ne leur eût donné de choix qu'entre la mort et la cystotomie, n'hésiteraient plus à accepter une opération qui peut débarrasser la vessie sans danger, lorsqu'elle est faite dans des circonstances opportunes, c'est-à-dire lorsque la pierre est petite, et les organes génito-urinaires en bon état. Ainsi maintenant ce serait mal prendre la question que de rechercher statistiquement combien la lithotritie ou la taille donnent de succès sur un certain nombre de cas pris au hasard, et de comparer ensuite ces deux opérations sous le rapport de leurs résultats. Un aperçu aussi général ne fournirait aucune lumière, car l'une et l'autre opérations ne sauraient être pratiquées indifféremment dans les mêmes conditions, attendu que ce sont deux modes de traitement applicables à deux périodes différentes de la même maladie, et qu'en général la lithotritie n'est pas dangereuse pour les cas simples, tandis que la taille, qui porte ses dangers en elle-même, en offre presque autant dans les cas simples que dans les cas compliqués.

Mais, quelque soin que l'on apporte dans l'examen comparatif des indications qui motivent l'une ou l'autre opération, il ne faut cependant pas se dissimuler qu'il y aura toujours des cas réfractaires qui empêcheront d'établir une ligne de démarcation bien tranchée entre les deux catégories. On peut dire, en thèse générale, que la lithotritie est applicable chez tous les individus adultes ou vieux dont la constitution n'est pas détériorée, chez qui les reins ne sont pas malades, dont la vessie n'est pas affectée de racornissement, d'hypertrophie, de paralysie ou d'irritation chronique accompagnée d'une grande sensibilité, et ne contient qu'un ou deux calculs peu volumineux, et d'une dureté peu considérable; enfin dont la prostate n'est pas engorgée ou l'urètre considérablement rétréci. Par opposition, elle n'est pas applicable lorsque les organes génito-urinaires sont atteints de quelques-unes des maladies dont nous venons de parler; que la vessie contient une ou plusieurs pierres d'un gros volume et d'une grande dureté. Enfin on la regarde comme peu applicable chez les enfans dont l'urètre, par ses dimensions, ne permet pas encore l'introduction d'instrumens assez volumineux pour offrir la résistance convenable, outre que la taille est beaucoup moins dangereuse à cet âge. Toutefois ce n'est pas encore une question jugée, ainsi que nous le verrons.

Contre-indications de la lithotritie chez l'homme.

1° *Maladies des reins et des uretères.* Chez certains individus où les pierres se forment dans les reins, soit par suite d'une inflammation chronique ou de toute autre cause, les calculs plus ou moins volumineux et aigus irritent ou même déchirent les calices et les uretères durant leur passage à travers ces organes; de là résultent des irritations fréquemment répétées, accompagnées de coliques néphrétiques et d'une hématurie plus ou moins abondante. Au bout d'un certain temps, les reins peuvent devenir le siége d'une inflammation purulente fort grave, et qui s'oppose complétement à ce qu'on pratique la lithotritie, parce que l'irritation que déterminent ses manœuvres sur les organes génito-urinaires devant se répéter plusieurs fois, amènerait presque nécessairement une issue funeste. En pareil cas, la taille aurait, dit-on, plus de chances de réussite; mais à notre avis il serait plus prudent de s'abstenir de toute espèce d'opération.

2° *Catarrhe de la vessie.* La sécrétion catarrhale se développe le plus souvent sous l'influence du séjour plus ou moins longtemps prolongé du calcul dans la vessie. La plupart des calculeux en sont atteints, ce n'est donc pas une cause qui doive s'opposer à l'application de la lithotritie, lorsque d'ailleurs la pierre et les organes ne se présentent pas avec des conditions qui doivent la faire exclure. M. Leroy prétend même que l'opération est, dans ce cas, un moyen de guérison; que le dépôt muqueux et purulent diminue après chaque séance, et que parfois même il cesse complétement avant que tous les débris du calcul soient expulsés. Il n'y a rien de surprenant à ce que le catarrhe vésical cesse lorsque la cause qui y donnait lieu est enlevée; mais on ne peut expliquer sa diminution après quelques séances que par suite du passage de l'irritation chronique qui y donne lieu, à un état plus aigu qui, se renouvelant après chaque séance, empêche de s'en apercevoir. On sait en effet que sous l'influence d'une irritation aiguë, les sécrétions des muqueuses qui en sont le siége deviennent moins abondantes, mais pour reparaître bientôt après. Toutefois, si l'on craignait d'appliquer la lithotritie dans le cas de catarrhe vésical, on pourrait tenter d'en obtenir d'abord la cure en établissant dans l'organe, au moyen d'une sonde double, un courant continuel d'eau distillée, ainsi que M. Jules Cloquet dit l'avoir fait avec succès dans des cas de catarrhes très intenses.

3° *Racornissement et hypertrophie de la vessie accompagnée d'une grande sensibilité de cet organe.* Si l'hypertrophie de la vessie existait seule, elle ne s'opposerait point précisément à l'application de la lithotritie, surtout si le calcul était petit et d'une densité médiocre; mais le plus souvent l'hypertrophie est accompagnée de racornissement et de douleur. L'état qui résulte de cette triple condition pathologique est l'un de ceux qui mettent le plus d'obstacle à l'action des instrumens lithotriteurs. En effet, la vessie se contractant d'une manière presque permanente, expulse à chaque instant l'urine qu'elle contient, et ne peut conserver le liquide de l'injection sans lequel il est presque impossible d'agir avec sécurité; enfin elle ne peut également supporter le contact et les mouvemens de l'instrument, sans se contracter dessus, avec assez de force pour l'empêcher d'agir, et même pour le repousser dans l'urètre, et sans occasionner aux malades des douleurs si violentes, que ceux qui les ont éprouvées, et qui ont ensuite été soumis à la taille, affirment avoir infiniment moins souffert de cette dernière que des manœuvres de la première. On est pourtant parvenu quelquefois, avec de la persistance, à vaincre les contractions de l'organe, et à pratiquer le broiement de calculs petits et friables; mais on peut dire avec raison qu'il serait imprudent d'imiter cette conduite. M. Heurteloup a tenté de remédier à cet état, en faisant prendre de fortes doses d'opium à ses malades, en les narcotisant pour ainsi dire; M. Leroy a agi de même en injectant dans la vessie des liquides narcotiques et calmans, et même du laudanum à une dose énorme, et cependant sans en obtenir de résultat favorable. On pourrait encore employer la sonde à double courant, mais il est à croire qu'on ne serait pas plus heureux.

1° *Paralysie de la vessie.* Ici rien n'empêche la manœuvre des instrumens dans le réservoir urinaire qui peut contenir une grande quantité de liquide; mais en raison précisément de son état de paralysie, la vessie ne peut pas plus expulser les fragmens du calcul que le calcul entier; le malade se trouve donc dans le même état, et peut-être même dans un état pire après qu'avant l'opération. Il est vrai qu'on peut débarrasser artificiellement la vessie, soit avec la sonde à magasin de M. Heurteloup ou de M. Leroy, soit avec le percuteur dont les mors sont à gouttières, soit avec le brise-pierre de Jacobson modifié; mais il serait à craindre, malgré cela, qu'il restât quelque fragment qu'on n'aurait pu découvrir et qui deviendrait par la suite le noyau d'un nouveau calcul. — Cependant, la taille est une opération si grave que, si la pierre n'était ni trop grosse ni trop dure, il vaudrait peut-être mieux encore tenter la lithotritie : c'est au praticien sage à bien peser toutes les considérations qui peuvent le faire pencher vers l'une ou l'autre opération. M. Civiale a parlé le premier d'un état d'atonie de la vessie avec augmentation de sa capacité, ou une dilatation passive qu'il considère comme fort graves « Dans cette circonstance, dit-il, les signes de la pierre sont nuls; « comme la vessie ne se vide jamais entièrement, et que les parois ne viennent pas s'appliquer sur le corps étranger, le malade n'éprouve point, lorsque l'urine cesse de couler, la douleur avec sensation spéciale, qui est le signe le plus certain de « la présence d'un calcul; on remarque dans la constitution du « malade une faiblesse générale qui va toujours croissant, et « décèle de graves désordres. Cet état est le plus redoutable qu'on « puisse rencontrer; la vessie se trouve atteinte d'une phlegmasie « latente, mais profonde, que la plus légère secousse fait passer « au mode aigu et rend funeste. C'est alors surtout que le cathétérisme entraîne quelquefois de grands accidens; les explorations « de la vessie au moyen des nouveaux instrumens, et l'opération « de la lithotritie auraient les mêmes effets si l'on venait à méconnaître la situation réelle des choses et à négliger les précautions « qu'elle réclame (*Parallèle*, etc., p. 112). »

Cependant cette affection présente des nuances dans lesquelles la lithotritie peut être appliquée sans beaucoup de dangers. Voici comment M. Civiale résume ces cas :

1° La lithotritie est presque toujours applicable avec certitude de succès, quand l'atonie des parois vésicales ne date pas d'une époque reculée, que la vessie se débarrasse encore d'une partie de l'urine, que la phlogose a peu d'intensité, et que d'ailleurs la destruction de la pierre ne doit pas exiger un long traitement.

2° L'amélioration obtenue par un traitement préparatoire indispensable en pareil cas, l'absence de tout accident immédiat après la première séance, le retour et la régularité de l'émission naturelle des urines, sont autant de circonstances qui font augurer favorablement de l'opération. Les circonstances contraires doivent engager le praticien à renoncer au broiement et à choisir d'autres moyens.

3° Dans tous les cas il faut procéder avec beaucoup de réserve, faire des séances très courtes, les éloigner les unes des autres, suivre pas à pas la marche du traitement, vider la vessie aussi souvent que le malade en sent le besoin, et faire des injections dans ce viscère. C'est la régularité et la promptitude des soins qui assurent le succès (Parallèle, etc., p. 139).

5° *Engorgement de la prostate.* Cet engorgement peut être porté à un degré tel que la glande acquière le volume du poing. Il peut en affecter les parties latérales, le lobe moyen, ou la totalité. Dans tous les cas, il détermine un rétrécissement de l'urètre, et une déviation de ce canal, qui est refoulé tantôt en haut, tantôt sur le côté, suivant que c'est le lobe moyen, ou les lobes latéraux qui sont hypertrophiés. D'autres fois l'extrémité postérieure de la prostate, saillante dans la vessie, fait l'office d'une soupape contre l'orifice postérieur de l'urètre lorsqu'on veut évacuer l'urine, et s'oppose à la sortie de ce liquide.

Les engorgemens de la prostate qui durent depuis long-temps sont très difficiles à guérir, et il est impossible d'en obtenir la cure lorsque cette glande est dure et comme fibro-cartilagineuse; c'est une maladie très commune chez les vieillards. Lorsqu'elle coexiste avec la pierre, c'est une complication très grave. A ne la considérer que par rapport à l'opération, elle s'oppose à l'introduction des instrumens droits qui ne peuvent plus déprimer le col de la vessie comme ils doivent le faire pour pénétrer dans cet organe, attendu que la courbure du canal est augmentée par suite du développement prostatique. Il en résulte que l'extrémité du bec vient heurter contre la paroi inférieure du canal, quel que soit l'abaissement qu'on fasse subir à la sonde et la traction qu'on ait fait éprouver au ligament suspenseur de la verge. Mais il n'en est pas de même des instrumens courbes, surtout de ceux qui affectent la courbure anguleuse du percuteur. Ordinairement ils peuvent encore pénétrer avec facilité, circonstance dont M. Leroy a profité pour imaginer son dépresseur de la prostate qu'on introduit courbe et qu'on redresse lorsqu'il est arrivé dans l'urètre. A l'aide de ce moyen il est quelquefois parvenu à rétablir le cours des urines qui se trouvait totalement supprimé. D'après ce qui précède, nous voyons que si l'on se décidait à pratiquer la lithotritie en pareille circonstance, il faudrait de prime abord rejeter les instrumens droits pour faire usage des instrumens courbes. Si dans leur emploi le calcul allait se loger dans le cul-de-sac plus ou moins considérable que forme la vessie au-dessous de la prostate, lorsque l'extrémité postérieure de cette glande fait saillie dans le viscère, il faudrait donner au malade une position telle que le siége fût plus élevé que la poitrine, afin que le calcul abandonnât le cul-de-sac où il était logé, et fût se placer dans la partie postérieure de la vessie devenue sa partie la plus déclive, où il serait à la portée de l'instrument. Encore dans ce cas aurait-on beaucoup de peine à terminer l'opération, et courrait-on le risque de se voir contraint d'abandonner quelques fragmens qu'on n'aurait pu saisir.

6° *Rétrécissemens de l'urètre.* Les rétrécissemens de l'urètre ne forment qu'un obstacle momentané à l'application de la lithotritie, obstacle qui du reste serait le même pour la taille, puisqu'il s'opposerait à l'introduction du cathéter cannelé, indispensable pour la pratique de cette opération. La première chose à faire est donc de guérir le rétrécissement par les moyens connus. Parmi ceux-ci, celui qu'on doit préférer est la dilatation graduelle et temporaire, par le double motif qu'elle est parmi les divers modes de traitement celui qui détermine le moins d'irritation et qu'elle met le canal dans la disposition la plus favorable pour l'introduction des instrumens. Quelquefois l'urètre a conservé son diamètre, mais c'est le méat urinaire qui, suffisamment large encore pour l'excrétion de l'urine, est néanmoins trop étroit pour admettre les instrumens lithotriteurs. On y remédie par une petite incision avec le bistouri boutonné, ou avec le petit urétrotome caché de M. Civiale, ainsi que nous l'avons dit à propos du rétrécissement de l'urètre. Après que le canal a recouvré un calibre suffisant, à moins qu'il n'existe d'autre contre-indication, on procède à l'opération du broiement.

7° Les *ulcérations* et les *cancers* de la vessie sont des contre-indications formelles à la lithotritie. Quant aux tumeurs cellulo-vasculaires, appelées *fungus* (Pl. 53, fig. 11 et 13), on n'est pas précisément d'accord pour savoir si, avec leur coexistence, on peut pratiquer cette opération, ou si l'on doit s'en abstenir. A cet égard, il nous semble que si le cathétérisme est praticable, la tumeur de la vessie n'est pas en elle-même une contre-indication suffisante, quel que soit le parti auquel on s'arrête ultérieurement, soit de l'abandonner à elle-même, soit de la lier ou de la broyer après la destruction du calcul.

EXAMEN DES CALCULS PAR RAPPORT A LA LITHOTRITIE.

Cette question est une des plus importantes à étudier; avant de procéder à la lithotritie il faut bien s'assurer du volume des calculs, de leur dureté, de leur forme et de leur nombre. Par là on pourra juger approximativement du nombre de séances qu'il faudra, et du plus ou moins de facilité qu'on éprouvera pour broyer la pierre et pour débarrasser la vessie.

1° *Volume des calculs.* Un fait reconnu par l'expérience, c'est que, chez les individus même très bien constitués, la lithotritie ne convient pas en général dans les cas de gros calculs, tandis qu'elle réussit fort bien contre les petits. La difficulté est de fixer la limite en deçà ou au-delà à laquelle on doit agir ou s'abstenir. Sous ce rapport, M. Civiale a partagé les cas en simples et en compliqués, et chacun d'eux en plusieurs séries. Il ne nous reste plus à examiner que les *cas simples*, c'est-à-dire ceux où la pierre existe sans lésion organique, et sans dérangement notable de la santé. 1re série, *pierre solitaire ayant* 10 *lignes* (22 *millimètres*) *de diamètre et au-dessous, ou plusieurs petits calculs.* Le broiement convient parfaitement à ces cas, et il est suivi d'une prompte réussite. Si, au lieu d'un seul calcul, il y en a plusieurs petits, on se trouve dans le même cas que s'il n'y en avait qu'un seul rompu en plusieurs fragmens par le percuteur.

Dans une 2e série, M. Civiale range tous les calculeux qui ont une pierre solitaire de 15 lignes (34 millimètres) de diamètre au moins, et d'une dureté moyenne, ou plusieurs calculs. Suivant lui, ce sont ceux qu'on rencontre le plus souvent dans la pratique, et ils présentent en général des conditions favorables à la lithotritie. Enfin, dans une 3ᵉ série, sont compris les calculeux, portant plusieurs calculs dans la vessie, ou bien un seul ayant au plus 25 lignes (56 millimètres) de diamètre. Ici, dit M. Civiale, on aura des difficultés d'autant plus grandes à surmonter, que le calcul sera plus volumineux, parce que pour le détruire il faudra multiplier les séances en proportion, ce qui rendra l'opération longue et pénible à supporter, et pourra faire naître des dangers qui n'existent point pour une pierre plus petite. Cependant M. Civiale a opéré avec succès plusieurs malades faisant partie de cette série, et qui étaient affectés d'hypospadias et même d'hydrocèle ou qui offraient une longueur exagérée de l'urètre, sans que cela ait nui en rien au succès de l'opération.

Bien que depuis l'invention de la percussion on puisse oser appliquer la lithotritie à des calculs plus gros que ceux qu'on attaquait avec le perforateur, cette limite de 56 millimètres de diamètre à laquelle M. Civiale conseille de s'arrêter, nous paraît trop forte; nous croyons qu'en général il serait imprudent de soumettre à la lithotritie tous les individus bien constitués et ayant des organes sains, lorsqu'ils portent dans la vessie un calcul de cette grosseur. Au reste, *la dureté* du calcul doit aussi entrer pour beaucoup dans le choix de la méthode, car, toutes choses égales d'ailleurs, un calcul de 34 à 40 millimètres de diamètre et très dur, pour être broyé, présentera plus de difficultés, exigera plus de temps, et fera courir au malade plus de danger qu'un calcul friable de 56 millimètres de diamètre; l'extrême dureté du calcul doit donc être mise au rang des causes qui doivent faire rejeter la lithotritie. Aussi, sans prétendre établir aucune règle absolue sur ce point, nous pensons que, en thèse générale, il vaudrait mieux soumettre à la lithotritie un calcul un peu plus gros et moins dur, qu'un calcul un peu moins gros mais très dur.

3° *Configuration des calculs.* La forme *aplatie* de la pierre, depuis l'invention du percuteur, n'est plus une contre-indication à l'opération. Avant que cet instrument fût connu, pour peu que le diamètre des calculs fût considérable, la pince à trois branches ne les saisissait qu'avec beaucoup de difficulté; le percuteur au contraire les saisit très facilement, et les brise de même. Les calculs en *forme de gourde*, qu'on rencontre surtout chez les enfans, et qui se développent en partie dans le col de la vessie où leur extrémité antérieure est engagée, ne se prêtent pas, eux aussi, à être broyés, parce que ne pouvant être repoussés dans la vessie, il n'est pas possible de les saisir avec les instrumens lithotriteurs.

La *multiplicité* des calculs n'est une contre-indication à l'emploi de la lithotritie, qu'autant qu'ils sont un peu gros et durs, car, cette circonstance devant avoir pour effet d'augmenter le nombre des opérations et de multiplier les séances, on reste incertain sur le pronostic et sur le résultat qui peut être mauvais.

Les calculs ayant pour noyau un corps étranger venu du dehors, tels que des haricots, des pois, des morceaux de paille, un morceau de bois, ne sont point réfractaires à la lithotritie. MM. Civiale et Leroy en ont rencontré qu'ils ont opérés avec succès. Ceux qui ont pour point de départ un corps étranger métallique tel qu'une épingle, une aiguille, un fragment de sonde en gomme élastique, de baguette à fusil, un passe-lacet ou tout autre corps allongé venu du dehors par l'urètre, peuvent encore être soumis au broiement, en ce qui concerne l'enveloppe pierreuse; quant à la partie métallique, on doit tenter son extraction avec les différentes espèces de pinces. Cette extraction devient facile lorsqu'on peut parvenir à les saisir par l'une de leurs extrémités : c'est ainsi qu'après plusieurs tentatives M. Bouchacourt de Lyon est parvenu à extraire d'une vessie un passe-lacet, et que M. Civiale a pu extraire plusieurs fois des sondes, des bougies en cire, un tube de baromètre, etc. Si cependant, après plusieurs tentatives, on ne pouvait réussir à retirer les corps étrangers, il faudrait se décider à les extraire par l'incision; mais alors, à moins qu'il n'y eût un danger actuel à l'abandonner, mieux vaudrait, pour ne pas opérer sans une nécessité positive, attendre qu'il eût donné lieu à la formation d'un nouveau calcul.

4° *Position et enkystement des calculs.* Les calculs occupent ordinairement le bas-fond de la vessie; quelquefois cependant, ils présentent à cet égard des variétés remarquables. Dans un cas signalé par M. B. Cooper, il était suspendu au sommet de la vessie. Le plus souvent, ce changement de position dépend d'une conformation vicieuse de l'organe, congéniale ou acquise. Certaines vessies présentent une poche ou enfoncement conique, immédiatement en arrière de la prostate et du col; ces enfoncemens, qui ont été signalés par tous les observateurs, sont souvent dus à la pression et au développement du calcul lui-même, et peuvent acquérir une grande capacité sous l'influence des contractions de la vessie, lorsque le lobe moyen de la prostate hypertrophiée s'oppose à la libre sortie de l'urine. Dans ces cas la lithotritie ne peut être pratiquée avec des instrumens droits; elle est encore très difficile avec des instrumens courbes, et même quelque position que l'on fasse prendre au malade pour rendre le calcul plus saisissable, presque toujours on y échoue.

En général, l'enkystement des calculs est une contre-indication manifeste. Parmi ces pierres, les unes sont simplement adhérentes et les autres complétement enveloppées. M. Pasquier fils a réussi à détruire en cinq séances un calcul adhérent (*Gazette des hôpit.*, février 1838). C'est déjà bien hardi, mais dans les cas d'enkystement réel on admet difficilement que la lithotritie puisse être appliquée; car pour broyer le calcul il faut déchirer la muqueuse vésicale; or, ce déchirement peut être suivi aussitôt des accidens les plus graves. Il est vrai que la taille, en pareil cas, n'est guère moins dangereuse; mais alors le mieux est de s'abstenir d'opérer. En vain dira-t-on que le broiement a été tenté avec succès : témoin M. Civiale qui en rapporte plusieurs exemples; ces succès ne doivent pas faire règle. Et puis, outre les difficultés, souvent insurmontables, et les dangers consécutifs de l'opération, il faut encore admettre la possibilité d'une perforation de l'autre côté du calcul, qui rendrait toute opération quelconque immédiatement funeste (Voy. pl. 55, fig. 1-4).

Influence de l'âge sur la lithotritie. Son application chez les enfans.

Après avoir obtenu des succès mérités chez les adultes et chez les vieillards, on s'est demandé si l'on ne pourrait pas aussi appliquer la lithotritie chez les enfans; M. Ségalas en 1834 et M. Leroy plus tard, dans un mémoire inséré parmi ceux de l'Académie de médecine, se sont chargés de répondre par l'affirmative : l'un et l'autre ont complétement réussi chez des enfans au-dessous de six ans. Pourtant certaines circonstances font que la lithotritie, à cet âge, n'est point une opération facile et sans danger : 1° Les enfans naturellement craintifs sont très indociles, et les mouvemens perpétuels auxquels ils se livrent gênent beaucoup l'action de l'opérateur; 2° l'étroitesse de leur canal dans toute sa partie antérieure, ne permet d'employer que des instrumens minces et, par conséquent, dépourvus souvent d'une force suffisante pour vaincre la résistance des calculs; 3° la largeur et la dilatabilité des portions prostatique et membraneuse du canal, à cet âge, favorisant l'introduction des calculs dans l'urètre, dont la portion spongieuse est trop étroite pour leur livrer passage, il faut, pour les extraire, exécuter des manœuvres longues, difficiles et douloureuses. Par opposition, si l'on considère d'une autre part que la taille réussit très souvent dans le bas âge, qu'elle est rarement suivie d'accidens, et que par elle on débarrasse promptement et complétement la vessie, on sera nécessairement porté à lui donner la préférence, à moins que la pierre ne soit assez petite et d'une dureté assez médiocre pour qu'on puisse la broyer en quelques séances. A ce sujet il est bon de faire remarquer, d'après M. Leroy, que la taille cesse d'avoir des résultats aussi heureux dans l'enfance après l'âge de dix à douze ans, et qu'à partir de ce moment la lithotritie reprend ses avantages lorsqu'on l'emploie dans les limites que nous avons tracées.

Chez les vieillards, il semblerait au premier abord que le broiement dût avoir de grandes chances de succès, car l'urètre est large, et la vessie est ample et peu irritable, ce qui permet d'introduire et de faire manœuvrer facilement les instrumens dans son intérieur; mais à cet âge, l'existence fréquente de rétrécissemens de l'urètre et de déviations de ce canal, par suite de l'hypertrophie de la prostate, diminuent, chez un grand nombre, la valeur des chances de succès que présentent ces organes à l'état sain. Il paraît donc décidé par l'expérience que c'est dans l'âge adulte et dans la première partie de la vieillesse que la lithotritie donne les meilleurs résultats, parce que, pendant cette période de la vie, les organes génitaux ont acquis tout leur développement, et en général sont encore exempts des altérations organiques qu'ils présenteront plus tard.

LITHOTRITIE CHEZ LA FEMME.

S'il était permis de croire que la lithotritie aurait de grands succès, c'était à coup sûr dans son application chez la femme. Ce fut aussi l'opinion qu'on s'en fit au début, car la largeur de l'urètre, la grande dilatabilité qu'il peut subir, son peu de longueur, la capacité de la vessie, en général plus grande que celle de l'homme, concouraient à faire admettre cette idée. Mais une circonstance dévoilée par la pratique est venue, sinon détruire, au moins diminuer beaucoup tous ces avantages; c'est la grande difficulté qu'on éprouve à pouvoir conserver, dans la vessie, assez de liquide pour pouvoir y faire manœuvrer avec facilité et sans danger les instrumens. Avec la pince à trois branches, surtout, on a de la peine à saisir le calcul, et parfois même on y échoue, si, à l'aide d'un ou deux doigts portés dans le vagin, il n'est pas possible encore de le pousser entre les branches de l'instrument. Le brise-pierre de Jacobson ou le percuteur, pouvant facilement se porter à droite ou à gauche, sont plus convenables pour saisir la pierre. Reste la difficulté de retenir l'injection dans la vessie; un aide, que l'on y emploie, doit presser la paroi inférieure de l'urètre contre l'instrument; mais il ne peut agir ainsi sans gêner les manœuvres de l'opérateur. Somme toute, beaucoup d'auteurs pensent que les occasions d'extraire une pierre de la vessie chez la femme étant rares, parce que des calculs d'un certain volume peuvent être expulsés naturellement ou extraits artificiellement par l'urètre court et dilatable, il vaut mieux, quand une opération est nécessaire, pratiquer la taille vaginale qui est facile et peu dangereuse. Mais telle n'est point notre opinion. Il ne s'agit pas seulement de l'opération, mais de ses suites. Or, celle-ci a presque nécessairement pour conséquence une fistule vésico-vaginale, infirmité dégoûtante et jusqu'à présent à-peu-près incurable. Mieux vaut donc la lithotritie; un peu plus de difficultés d'exécution n'est point à considérer lorsque, du reste, l'opération termine tout et n'entraîne aucune suite fâcheuse.

ACCIDENS DE LA LITHOTRITIE.

La lithotritie peut être accompagnée d'accidens plus ou moins graves qu'il est important de faire connaître. C'est pour le praticien un avertissement, qu'avant de pratiquer cette opération il a dû s'être beaucoup exercé au manuel opératoire, et qu'après chaque séance il doit se tenir en garde contre les diverses affections qui peuvent en être la conséquence.

1° *Rupture des instrumens dans la vessie.* Bien que cet accident soit rare, et qu'on puisse l'éviter en soumettant, avant d'opérer, les instrumens avec lesquels on doit agir à des épreuves beaucoup plus fortes que celles qu'ils pourront avoir à supporter dans la cavité vésicale, il n'en est pas moins vrai que de temps en temps la vie de quelques malades est compromise, et le monde chirurgical mis en émoi par des accidens de ce genre. La pince à trois branches et le percuteur, sans être plus sujets à se rompre que le brise-pierre de Jacobson, ne sauraient être brisés aussi impunément, parce que le fragment rompu reste dans la vessie et ne peut que rarement en être retiré sans opération sanglante, tandis que l'instrument de Jacobson étant articulé la partie brisée se développera et sera entraînée à l'extérieur avec l'instrument auquel elle fait suite. Dans deux cas de sa pratique, M. Leroy a vu survenir cet accident: dans l'un ce fut la tête du foret, et dans l'autre l'un des crochets de la pince à trois branches qui se brisa. Il est vrai que, dans les séances suivantes, il réussit très bien à les retirer, tandis que M. Hervez de Chegoin fut obligé de pratiquer la taille pour un cas dans lequel un morceau de pince plus gros s'était détaché dans la vessie. Semblable accident est arrivé à l'Hôtel-Dieu, vers le milieu de l'année 1842, à M. Blandin qui se servait du percuteur perfectionné.

2° *Pincement, déchirures de la muqueuse vésicale, perforation de la vessie.* Les pincemens et les déchirures de la muqueuse vésicale ont dû arriver et doivent encore arriver assez souvent, surtout au voisinage du col et de la portion prostatique. Ils tiennent à ce qu'on n'a pas toujours la précaution de fermer complétement les instrumens dans la vessie avant de les retirer; avec les pinces à trois branches, ils étaient plus communs que depuis qu'on emploie le percuteur et le brise-pierre articulé et à coulisse. Pourvu que le pincement ne soit pas trop fort et la déchirure trop étendue, il n'en résulte qu'un léger écoulement de sang, et rarement une cystite. — La perforation de la vessie serait mortelle, mais on ne l'a observée que dans les premiers temps de la lithotritie; aujourd'hui elle ne serait possible que dans des mains inexpérimentées.

3° *Déchirures de l'urètre.* On les a vues survenir autrefois lorsqu'on engageait l'instrument dans un étau fixé au lit, et que le malade venait à retirer le bassin en arrière par un mouvement brusque, de manière à forcer l'instrument droit à rentrer tout ouvert dans l'urètre. Mais aujourd'hui que ce sont les mains qui fixent l'appareil, on peut dire que la déchirure de l'urètre est aussi rare que celle de la muqueuse vésicale; elle ne peut guère arriver que par oubli, par mégarde ou par suite de l'emploi d'un instrument trop volumineux eu égard au calibre de l'urètre, chez des enfans surtout, et chez quelques adultes dont le canal est étroit. Dans d'autres cas elles sont déterminées par des fragmens de calcul, pendant qu'on les retire. Ces déchirures peuvent avoir des suites fort graves, telles que l'infiltration d'urine et la fistule urinaire. Il importe d'autant plus de les prévenir qu'elles sont du fait de l'opérateur et non inhérentes à la lithotritie.

Divers autres accidens se manifestent sous l'influence de l'irritation qui se développe assez fréquemment dans divers points des organes génito-urinaires, tant par suite du passage trop fréquemment répété ou du contact trop long-temps prolongé des instrumens avec le canal, que du redressement forcé résultant de leur forme rectiligne. Ces accidens, indépendans du plus ou moins de soin et d'habileté avec lesquels l'opération a été pratiquée, sont en grand nombre.

1° *Urétrite.* Elle se développe assez souvent pendant la lithotritie; mais ce n'est qu'un accident léger et qui se termine toujours heureusement.

2° *Orchite.* Elle résulte ou du froissement et de l'irritation de l'orifice des canaux éjaculateurs, qui se propage au testicule par le canal déférent, ou de l'irritation du col de la vessie au voisinage duquel se trouvent les vésicules séminales. L'orchite affecte tantôt un seul, tantôt les deux testicules. Avant de continuer les séances opératoires, il faut la guérir par les moyens appropriés; autrement on courrait le risque de faire endurer de vives souffrances au malade, et de rendre fort grave un accident qui, bien conduit, ne présente d'autre inconvénient que de retarder la destruction du calcul.

3° *Inflammation de la prostate.* Cette glande, fréquemment engorgée chez les vieillards, est par cela même d'autant plus disposée à s'irriter et à s'enflammer. Dans cet état, sa position à l'entrée de la vessie, où elle doit supporter tous les mouvemens de l'instrument et lui donner un point d'appui, l'expose plus que toute autre partie à être contuse et meurtrie, d'où il résulte une inflammation nécessairement accompagnée de rétention d'urine. On remédie à cette dernière par l'emploi de la sonde; pour le reste on a recours au traitement antiphlogistique, les bains, les sangsues, les cataplasmes au périnée, et la saignée générale. Mais ces moyens ne réussissent pas toujours à prévenir la suppuration. Lorsque l'abcès est formé, l'ouverture s'en fait naturellement ou par le frottement du bec de la sonde.

4° *Cystite.* Il est rare que la vessie, pendant l'espace de temps nécessaire pour opérer le broiement du calcul, ne soit pas affectée d'un peu d'inflammation, ainsi que le démontre, à chaque séance, le ténesme qui accompagne l'éjection de l'urine et les matières muqueuses qu'elle contient. Mais quelques bains et un repos assez prolongé suffisent ordinairement pour calmer l'irritation et pour permettre de recommencer l'opération après plusieurs jours. Toutefois, il n'en est pas toujours ainsi, soit que les fragmens pointus et tranchans du calcul continuent à entretenir la vessie dans l'état d'éréthisme, déterminé par la manœuvre instrumentale; soit que de nouvelles manœuvres soient pratiquées en temps inopportun, ou qu'on ne mette pas en usage un traitement suffisamment énergique ou assez rationnel pour enrayer la maladie, on la voit parfois s'aggraver au point de déterminer la mort.

5° *Phlébite du col de la vessie.* Cet accident est cité par les auteurs, mais ils ne se fondent sur aucun fait bien précis pour en démontrer l'existence.

6° *Inflammation des uretères et des reins.* Pour la lithotritie comme pour toutes les opérations sur les organes urinaires, c'est là une des complications les plus funestes; le principal mérite du chirurgien consiste à en prévoir la probabilité, et alors à s'abstenir d'opérer. Mais quand enfin il est survenu après l'opération, il faut le combattre quoique les chances n'en soient pas favorables. La néphrite se termine promptement par suppuration, et s'accompagne d'un état adynamique indiquant une altération profonde de l'organisme tout entier, contre laquelle il y a peu de ressources, même chirurgicales, d'autant plus que, pour peu que le calcul ait de volume, la cystite, d'où dépend souvent la néphrite, est aggravée par la présence de fragmens aigus, qu'on ne peut extraire sans augmenter le mal.

7° *Engagement des calculs dans l'urètre.* C'est le plus fréquent de tous les accidens. « Il survient au moins, chez un malade sur quatre, dit M. Leroy, et ce chirurgien en a brisé ou extrait plus de trente chez le même malade; pareille chose, ajoute-t-il, lui est arrivée un très grand nombre de fois. » C'est surtout chez les enfans que les fragmens calculeux s'arrêtent dans le canal, ce qui tient, comme nous l'avons dit, à la grande dilatabilité du col de la vessie, coïncidant avec l'étroitesse du canal à cet âge. Bien que cet accident n'ait aucune gravité par lui-même, surtout depuis qu'on possède des instrumens propres à extraire ou à broyer les calculs urétraux, il n'en est pas moins un des plus fâcheux, autant par les douleurs qu'il fait éprouver aux malades, que par le temps qu'il fait perdre pour terminer l'opération. Lorsque les calculs sont situés dans la portion membraneuse du canal, au lieu de les extraire ou de les broyer, il vaut mieux les repousser dans la vessie. Les injections suffisent souvent pour obtenir ce résultat. Lorsqu'elles sont impuissantes on y parvient en chassant le calcul avec le bec de la sonde. Un phénomène qui accompagne quelquefois la présence des calculs dans l'urètre, est *la contraction spasmodique* de la zone du canal que le fragment occupait avant son extraction; souvent en pareil cas, bien que le calcul soit extrait, les malades éprouvent une sensation particulière qui leur fait croire qu'il existe encore, et cela d'autant mieux que cette sensation est accompagnée de la rétention de l'urine. M. Civiale conseille, en pareil cas, de pratiquer une pression douce et graduée sur le point du canal où existait le corps étranger. Il prétend avoir réussi plusieurs fois, par ce moyen, à faire cesser cet état de spasme et à rétablir le cours des urines.

Il est encore quelques autres accidens qui ne sont pas particuliers à la lithotritie, puisque les uns accompagnent souvent le passage d'une simple bougie dans l'urètre, ou surviennent même parfois spontanément, et que les autres tiennent à une disposition générale. Mais il est bon que le chirurgien lithotriteur les prenne en sérieuse considération, parce qu'elles dénotent une extrême susceptibilité du système nerveux en général et des organes génito-urinaires en particulier; avec un bon diagnostic ils exigeraient un traitement préparatoire et concomitant à l'opération, et seraient même parfois des contre-indications d'opérer. Les accidens sont :

9° *Des inflammations des articulations*. Elles sont souvent plus graves après l'opération et guérissent moins bien que lorsqu'elles se développent de prime abord. L'analogie qui existe entre la goutte, la gravelle et les affections calculeuses peut, jusqu'à un certain point, rendre raison de ces accidens articulaires. Ces cas, où il y a coïncidence de la pierre avec une affection arthritique, sont ceux où il est important de faire entrer dans le traitement l'usage des boissons alcalines.

10° *Des accès de fièvre*. Ces accès s'observent fréquemment chez les opérés après les premières séances de lithotritie, et ordinairement ne se montrent plus après les suivantes. Mais, au contraire, ils deviennent de plus en plus violens, de sorte qu'on est obligé de suspendre les séances et de calmer en même temps l'irritation nerveuse générale, et celle des organes génitaux qui lui a donné lieu.

La douleur qui est souvent très vive et insupportable aux malades. Elle tient à une grande sensibilité des organes et au redressement que les instrumens lithotriteurs, quels qu'ils soient, font subir à la *partie courbe* du canal.

11° *Des accidens nerveux*. Ces accidens qui résultent quelquefois des violentes douleurs et des angoisses que les malades éprouvent pendant l'opération sont très graves, et peuvent rapidement amener la mort comme M. Leroy en a cité des cas.

APPRÉCIATION DE LA LITHOTRITIE.

Tout le monde convient que, même encore aujourd'hui (1843), après dix-neuf années d'expérience acquise, ce n'est pas une chose facile que d'apprécier la valeur de la lithotritie. Les raisons en sont faciles à comprendre. Parmi les nombreuses tentatives qui ont été faites depuis la première opération de M. Civiale sur le vivant (1824), beaucoup d'efforts ont été perdus en essais infructueux. Dans un sujet où il fallait tout inventer de premier jet, le but et les moyens, et où le succès des procédés dépend de la perfection des instrumens, les résultats négatifs abondent, et les faits pratiques ne sont, pour ainsi dire, pas comparables entre eux. Il a fallu successivement imaginer et rejeter une foule d'appareils, dont les effets d'application embarrassent les résultats statistiques. D'un autre côté, il faut se tenir en garde contre les assertions contradictoires des partisans enthousiastes ou des détracteurs acharnés de la lithotritie. Dans cet examen, le choix est difficile. Loin de nous, la pensée de diminuer le mérite des premiers inventeurs nos contemporains; nous sommes trop amis de la science, de notre pays et de l'humanité, pour ne pas applaudir hautement à l'une des plus belles découvertes de notre époque. Mais, tout en évitant de nous faire l'écho des malveillances rivales, nous ne sommes pas convaincus que la plupart des lithotriteurs qui ont publié leurs observations n'aient pas, comme on le dit, beaucoup exagéré leurs succès et amoindri leurs revers. Toutefois, cette accusation fût-elle fondée, sans rechercher la part de l'illusion, de l'entraînement ou de l'intérêt, nous ne sommes pas de ceux qui en feraient un crime aux inventeurs, convaincus que toute grande découverte ne pouvant rendre d'abord tout ce qu'elle doit produire, pour qu'elle n'avorte pas, il faut qu'elle résiste; pour qu'elle ne soit pas étouffée sous le poids des efforts contraires, dans l'intérêt commun, il faut un peu fermer les yeux et lui venir en aide. Ceci posé, passons en revue les documens publiés, mais sans prétendre en faire ressortir autre chose qu'un aperçu général et non un jugement précis qui serait prématuré, la lithotritie n'ayant pas encore cessé d'être en progrès.

Dans ses divers tableaux présentés à l'Académie des sciences, M. Civiale, qui a traité 429 calculeux depuis 1824, les divise en deux séries. La première, composée de 244 individus opérés par la lithotritie, a fourni 236 malades guéris complètement, 5 morts et 3 qui, bien que complètement débarrassés, ont continué de souffrir. En somme, en prenant les faits comme ils sont donnés, 30 succès pour un insuccès. Des 185 individus de la seconde série, chez lesquels la lithotritie avait paru difficile ou impossible, 88 ont été taillés, et 97 ont conservé leur pierre; les uns parce qu'ils n'ont pas voulu se soumettre à la lithotomie, les autres parce qu'ils se trouvaient dans des circonstances si défavorables que toute opération était contre-indiquée. « Sur ces 97 individus, dit « M. Civiale, il n'y a pas eu réellement de lithotritie, soit que les « désordres généraux et les altérations organiques locales eussent « fait assez de progrès pour enlever tout espoir de réussite, soit « que les malades aient refusé de se soumettre à d'autres tentatives, après qu'on eut reconnu l'impossibilité de pratiquer le « broiement. Les renseignemens (manœuvres) indispensables, « pour s'assurer de l'état des organes et du nombre, du volume, « ainsi que de la densité des pierres, ne sauraient en effet constituer « des opérations dans le sens rigoureux de ce mot. Ce sont des « préliminaires auxquels il faut presque toujours se livrer avant « de se décider à opérer, et de faire choix de la méthode convenable. L'application de la méthode, le commencement de l'exécution de cette méthode, constituent seuls l'opération, et ce « n'est qu'à dater de cette époque que l'on peut calculer les avantages et les inconvéniens qu'elle a présentée. »

L'auteur est-il fondé à retrancher absolument ces malades du nombre de ses opérés? Nous ne le croyons pas. Il est constant que, dans ces 97 cas, il y a eu des explorations: M. Marjolin assimile les explorations à des tentatives, se fondant sur ce qu'on ne peut établir de différences bien tranchées entre l'opération et des explorations dans lesquelles on introduit des instrumens volumineux qu'on fait manœuvrer dans la vessie, qui saisissent le calcul, apprécient son volume, sa densité, etc., et fatiguent d'autant les organes urinaires; d'où il conclut que, au lieu de 244 cas, on doit en compter 341, sur lesquels il y aurait eu seulement 236 guérisons (*Répert. gén. des Sciences méd.*, t. XVIII, p. 271). Antérieurement, M. Velpeau avait émis la même opinion et avait beaucoup contribué à faire diminuer le prestige de la lithotritie. Il est de fait, qu'au lieu d'employer de gros instrumens pour rechercher la pierre, et de se livrer à des manœuvres longues et pénibles pour apprécier le volume et la densité des calculs, au milieu d'organes affectés de maladies qu'il est possible de reconnaître à divers signes extérieurs, on eût pu se contenter d'explorer la vessie avec une algalie ordinaire, ce qui aurait évité les graves reproches qu'on s'est attiré avec raison, parce que personne n'ignore que, dans certains cas, la simple exploration de la vessie, avec des instrumens droits et d'un fort calibre, produit d'aussi graves accidens que l'opération. Mais si l'on trouve que l'englobement de ces faits, dans la même série, constitue une exagération en sens contraire de l'assertion de M. Civiale, on peut cependant se former une opinion à-peu-près certaine par l'examen de diverses séries consignées par ce chirurgien dans son ouvrage publié en 1835, dans les rapports à l'Académie, de Larrey et Double, et dans un tableau statistique fourni par M. Ledain. Suivant ce dernier, la première série, composée de 83 calculeux, a fourni 41 guéris, 39 morts, et 3 qui ont gardé leur pierre ; — dans la deuxième, sur 24 opérés, 13 sont guéris, 11 sont morts; - dans la troisième, sur 53 opérés, 30 guéris, 15 morts, 8 non guéris; — dans la quatrième, sur 30 opérés, 18 guéris, 8 morts, 4 non guéris; — enfin, dans la cinquième, sur 16 opérés, 6 guéris, 7 morts et 3 non guéris; ce qui, sur un total de 206 opérés, donne 108 guérisons, 80 morts et 18 malades qui ont gardé leur pierre. Environ 5 malades guéris pour 4 morts. Ce résultat est fort différent sans doute de celui fourni par M. Civiale. Mais outre qu'il peut aussi être exagéré en sens contraire, pris comme vrai néanmoins et comparé à celui que fournissent en réalité les grandes opérations et la taille elle-même, il n'est pas absolument défavorable, et il faut dire que s'il ne se présente pas beaucoup plus avantageux, il faut en accuser l'emploi de la pince à trois branches, dont M. Civiale a fait usage pendant 12 ans, tandis qu'au jugement commun de tous les chirurgiens, les nouveaux instrumens à pression et à percussion ont doublé depuis la valeur de la lithotritie.

M. Heurteloup a publié un tableau composé de 38 malades, sur lesquels il n'en est mort qu'un seul, et 37 ont parfaitement guéri; mais il paraît que cette appréciation est exagérée, du moins, d'après les rapports de MM. Brodie, Liston, Ch. Bell et de plusieurs autres chirurgiens dignes de foi. Un certain nombre des malades que M. Heurteloup aurait crus guéris, se seraient présentés dans divers hôpitaux de Londres, ou se seraient adressés directement aux chirurgiens cités, portant encore leur calcul ou divers fragmens.

On pense également que le rapport de M. Leroy qui, sur 116 opérés, n'en aurait perdu que 11, ou 1 sur 10; et de M. Bancal, qui, sur 23, n'en aurait perdu qu'un, ne seraient pas non plus très exacts. D'un autre côté, sur 12 malades, M. Velpeau a eu six guérisons, 3 qu'on a été obligé de tailler après avoir tenté la lithotritie, et 3 morts. Ce résultat ressemble mieux à tout ce que l'on connaît des résultats des grandes opérations en général; mais nous croyons pourtant que, sur un grand nombre de malades opérés par les nouveaux procédés, le chiffre des succès pourrait être plus avantageux.

Que conclure de tout cela? que la lithotritie en elle-même a déjà produit assez, quant à ses résultats généraux, pour être considérée comme la conquête la plus brillante de la chirurgie moderne. Mais, quant à sa valeur relative et absolue, l'invention encore nouvelle des instrumens de percussion, pouvant être considérée comme une ère différente de tout ce qui a précédé, il faut attendre que l'on possède à cet égard un assez grand nombre de faits authentiques et bien observés pour savoir si, comme il y a lieu de l'espérer, on pourra proclamer un jour la lithotritie dans les cas qui en permettent l'emploi, comme la moins périlleuse de toutes les grandes opérations chirurgicales.

LITHOTOMIE.

Définition. La lithotomie, ou vulgairement la taille, est une opération qui consiste à ouvrir la vessie par un des points où elle est accessible aux instrumens tranchans, pour en retirer les pierres ou les corps étrangers qui y sont contenus. Quoique insignifiant et barbare, comme le dit Dupuytren, le mot *taille* ne doit pas être expulsé du vocabulaire de la science, son ancienneté faisant qu'il est plus généralement connu que les noms de *lithotomie* et *cystotomie*, qu'on a tenté d'y substituer, comme plus scientifiques, et désignant mieux le genre d'opération dont il s'agit. Toutefois il nous arrivera souvent de les employer indifféremment les uns pour les autres dans le cours de notre description.

Historique. La lithotomie est une des plus anciennes opérations de la chirurgie; pendant bien des siècles elle a été la seule méthode usitée pour débarrasser les malades de la pierre; toutefois on n'a aucunes données certaines sur son origine; il paraîtrait, d'après ce qu'en dit Prosper Alpin, que les Égyptiens furent les premiers qui tentèrent l'extraction des calculs vésicaux; Hippocrate n'en donne point une description spéciale. Il est probable qu'il la considérait comme une opération fort dangereuse, puisqu'il faisait jurer à ses élèves de ne jamais la pratiquer. Peut-être aussi la regardait-il comme indigne des chirurgiens qui se respectaient, vu qu'à son époque elle n'était pratiquée que par des opérateurs ambulans. La lithotomie fut donc rejetée du domaine de l'art, et tomba en désuétude jusqu'au temps de Celse, où elle cessa d'être méprisée et bannie de la pratique. L'élégant et concis écrivain de Rome est le premier qui en ait donné la description. Depuis lors elle n'a pas cessé d'être étudiée, et de faire l'objet des méditations des hommes les plus éminens de la chirurgie; aussi constitue-t-elle à notre époque l'une des branches de l'art les plus vastes et les plus compliquées. Pour faire un historique complet et instructif de cette opération, il faut passer en revue ses méthodes, ses procédés, ses indications, ses contre-indications et ses résultats.

Le bassin de l'homme formant une vaste enveloppe osseuse, épaisse et garnie de masses musculaires et de vaisseaux, les seules régions par lesquels la vessie puisse être facilement atteinte par les instrumens, sont le périnée, l'hypogastre et le rectum. De là, trois manières principales, de pratiquer la taille, qui ont tiré leur nom des parties qu'on traverse, savoir : la taille périnéale, la taille hypogastrique et la taille recto-vésicale. Chez la femme on parvient au réservoir de l'urine par l'hypogastre, le vagin et le vestibule.

Le choix des méthodes est déterminé par le volume des calculs, les dangers qui les accompagnent, et quelquefois par la volonté de l'opérateur. Quelle que soit celle qu'on choisisse, on doit toujours avoir présente à l'esprit l'anatomie chirurgicale de la région sur laquelle on opère.

Préparation du malade. Avant d'opérer, il faut toujours faire subir au malade les préparations convenables. Si la santé générale est bonne, il suffit de le soumettre au régime des grandes opérations qui peuvent compromettre la vie : tel que boissons délayantes, régime doux, purgatifs légers, bains, etc. Lorsque la langue est blanche et la bouche pâteuse et amère, un vomitif est très opportun pour débarrasser les premières voies; d'autres fois une saignée de précaution sert à diminuer la pléthore, la plasticité du sang et la tendance aux inflammations. Mais c'est principalement sur l'appareil urinaire qu'il faut porter toute son attention. Si les reins, les uretères et la vessie sont irrités et douloureux, il ne faudra rien entreprendre avant de les avoir ramenés à un état qui leur permette de supporter l'opération. L'urètre devra aussi être l'objet d'un examen spécial, et d'ailleurs il n'en saurait être autrement, car pour constater la présence du calcul, il faut pénétrer par cette voie, et s'il arrivait qu'elle fût rétrécie, ce serait la première chose dont on s'apercevrait et dont il faudrait commencer par débarrasser le malade. Si, au lieu d'être atteint de rétrécissement, l'urètre était seulement irrité, on combattrait cet état par les moyens appropriés, puis on habituerait le canal au contact des sondes qu'il pourrait devenir nécessaire de placer dans son intérieur, pendant le cours de la guérison. Durant les derniers jours qui précèdent l'opération, et quelques heures avant de la pratiquer, on doit avoir soin de faire évacuer le rectum par un lavement émollient; cette précaution a le double effet; 1° d'empêcher l'intestin de saillir sur les côtés du col de la vessie et de la prostate, comme cela arrive lorsqu'il est distendu par des matières fécales, ce qui l'expose à être lésé par l'instrument tranchant pendant l'opération; 2° d'éloigner autant que possible l'instant où le besoin d'aller à la garde-robe se fait sentir, et les efforts toujours nuisibles qui en sont la conséquence. Enfin, un dernier moyen qui ne doit jamais être négligé par un chirurgien prudent, et qui sait que la vie est souvent compromise par l'opération qu'il va faire, est de ne jamais opérer avant d'avoir soumis la vessie du malade à une nouvelle exploration. On a vu, en effet, des chirurgiens très habiles qui, faute de s'être soumis à ce précepte, ont taillé des individus qui n'avaient pas de pierre, et qui sont morts de l'opération; comme il s'en est trouvé d'autres qui, après un nouvel examen, n'ayant pu retrouver la pierre qu'ils avaient cru reconnaître antérieurement, ont dû renoncer à la taille qu'ils étaient sur le point d'exécuter; Dupuytren, comme il le dit lui-même, s'est trouvé plusieurs fois dans ce cas (*Dictionn. de Méd. et de Chirurg. pratiques*, art. *cystotomie*). Toutefois, cette erreur ne pouvant être commise que dans les cas où le calcul est petit, elle devra être beaucoup plus rare dans l'avenir que dans le passé, et sera surtout moins préjudiciable en ce sens que ces cas rentreront dans le domaine de la lithotritie. Dans ceux où la vessie, déformée par une hypertrophie de la prostate, présenterait au-dessous du col une poche qui recélerait le calcul, et le soustrairait momentanément à la recherche des instrumens, la sonde à petite courbure de M. Mercier, ou le brise-pierre de MM. Jacobson et Heurteloup, en abaissant le bas-fond de la vessie, l'amèneraient nécessairement vers ce point, et rendraient son contact, sinon très facile, du moins possible.

TAILLE PÉRINÉALE OU SOUS-PUBIENNE.

ANATOMIE OPÉRATOIRE DE LA RÉGION PÉRINÉALE (1).

Le périnée, chez l'homme, est un espace qui, vu extérieurement, affecte la forme d'un triangle allongé circonscrit sur les côtés par branches ascendantes des ischions et descendantes des pubis, en haut par l'arcade pubienne qui répond à son sommet, et en bas par une ligne fictive tirée d'un ischion à l'autre, et passant au-devant de l'anus. Ce triangle est presque équilatéral, ses côtés ayant 8 à 9 cent. de longueur, et sa base 8 cent. Le raphé le divise en deux parties symétriques, dont l'une, la gauche, est le siége des incisions qu'on pratique dans les tailles latéralisées. En épaisseur, le périnée renferme sa cloison cutanée, musculaire et aponévrotique, les racines du pénis et l'extrémité anale du rectum. Elle représente la base d'une pyramide triangulaire, dont il faut traverser toute l'épaisseur pour arriver jusqu'à la vessie. Le sommet de cette pyramide répond au point de contact de ce réservoir et du rectum; son épaisseur est d'autant plus considérable que les sujets ont plus d'embonpoint. Les diverses couches qui la constituent sont très essentielles à connaître, afin de ne pas blesser, en les traversant, les parties importantes qu'elles contiennent. En procédant de l'extérieur à l'intérieur, on trouve par ordre de superposition, 1° la peau; 2° le tissu cellulaire sous-jacent; 3° l'aponévrose superficielle; 4° la couche musculeuse, le bulbe de l'urètre et les principaux vaisseaux sanguins; 5° l'aponévrose périnéale moyenne; 6° la partie antérieure des muscles releveurs de l'anus, l'aponévrose profonde, et la prostate qui enveloppe une partie de l'urètre, soutient le col de la vessie et s'appuie sur le rectum; en sorte que, si l'on pratique une coupe verticale, allant de la symphyse pubienne à l'anus, en suivant la ligne médiane, on obtient pour résultat un triangle, dont le sommet répond au point de contact de la prostate et de la vessie avec le rectum, la base au raphé, le côté postérieur au rectum, et le côté antérieur à la prostate et aux portions membraneuse et bulbeuse de l'urètre. La distance qui existe du sommet à la base de ce triangle, distance qui représente l'épaisseur des parties à traverser lorsqu'on pratique la taille périnéale, diffère beaucoup suivant les sujets. Dupuytren a trouvé, en mesurant avec le pelvimètre, qu'elle variait entre 3 et 11 centimètres, et qu'elle avait terme moyen 6 centimètres.

1° Cloison périnéale. En reprenant succinctement chacune des parties qui constituent le périnée en particulier, nous trouvons,

1° *La peau*, garnie de poils, mince et très élastique, glisse facilement sous l'instrument tranchant, si l'on n'a pas le soin de la fixer préalablement avec les doigts; 2° La *couche du tissu cellulaire adipeux* qui la double est aussi très lâche et très souple; son épaisseur variable dépend de l'embonpoint des sujets; elle est beaucoup plus considérable sur les parties latérales que sur la ligne médiane; 3° *L'aponévrose superficielle du périnée*, lame très mince analogue à du tissu cellulo-fibreux, fournit en haut et en avant un prolongement qui se continue avec le dartos, et se termine autour du pénis par une gaîne qui lui forme un étui. En arrière, elle va s'attacher au pourtour du rectum; sur les côtés, elle se dédouble, s'insère d'une part sur la surface externe des ischions, et de l'autre se confond avec les couches sous-cutanées des cuisses; 4° La *couche musculaire* du périnée renferme l'ischio-caverneux, le bulbo-caverneux, le transverse, et la pointe du sphincter anal, qui vient s'insérer sur le bulbe de l'urètre, et se confondre sur la ligne médiane avec l'extrémité inférieure du bulbo-caverneux et l'extrémité interne des transverses. Les muscles bulbo-caverneux, qui recouvrent le bulbe, se séparent en haut, se confondent avec l'aponévrose superficielle qui les recouvre, et se terminent en dehors sur les corps caverneux. Les transverses, souvent réduits à un faisceau mince et difficile à découvrir, s'insèrent en dehors sur la surface interne des tubérosités des ischions, et viennent en dedans se terminer en bulbe avec les deux précédens. On les divise dans la plupart des tailles périnéales. 5° Plus profondément que la couche musculaire, existe sur la ligne médiane le bulbe et la partie membraneuse de l'urètre, puis encore au-dessus, l'*aponévrose moyenne du périnée*, ou *intra-périnéale*, sorte de cloison membraneuse très épaisse et très résistante qui se confond avec le ligament sous-pubien, remplit l'arcade pubienne, dont elle affecte la forme

(1) Voyez première Partie: *Anatomie chirurgicale*, pages 43-45, et pl. 3 et 4.

triangulaire, s'insère à son pourtour en se confondant avec les couches fibreuses qui tapissent sa surface interne, et va se perdre en arrière, d'une part dans les tissus fibreux qui environnent la prostate, et de l'autre au-devant du rectum où elle se confond avec l'aponévrose ischio-rectale, dont elle forme le feuillet ischiatique. Ce feuillet aponévrotique est traversé par l'urètre qu'il soutient dans sa partie membraneuse. Il paraît aussi destiné à résister à la pression des viscères, et forme une barrière qui résiste au pus et aux matières liquides qui s'accumulent au-devant de la vessie, de manière à ne leur permettre d'arriver que très difficilement au périnée. Les deux aponévroses superficielle et moyenne, unies, ainsi que nous l'avons dit, au-devant du rectum, forment donc une cavité dans laquelle sont contenus le bulbe de l'urètre, les muscles du périnée, des vaisseaux sanguins et des nerfs. Cette disposition seule suffit pour démontrer que les fistules urinaires doivent donner lieu à des symptômes différens, suivant qu'elles existent en avant ou en arrière de l'aponévrose moyenne. Dans le premier cas, et surtout à partir de la racine du bulbe, l'infiltration se manifeste toujours le long de l'urètre et du pénis, entre ces organes et l'étui qui leur est fourni par l'aponévrose superficielle, par suite de la facilité que les liquides trouvent à en opérer le décollement. Dans le deuxième cas, l'infiltration trouvant, dans l'aponévrose moyenne, un obstacle à-peu-près invincible pour se porter vers le périnée, se dirige de préférence vers la région prostatique, du côté du bassin, et fait souvent de grands progrès avant qu'on ait eu le temps de s'en apercevoir. Ultérieurement elle gagne l'excavation ischio-rectale ou la couche cellulo-graisseuse du périnée et des bourses; aussi le trajet qu'ont suivi les fusées inflammatoires et purulentes, est-il déjà un indice du point où existe une perforation de l'urètre. Tant que l'épanchement reste circonscrit entre les deux feuillets aponévrotiques, les bourses restent à l'abri de l'infiltration; mais aussitôt que l'aponévrose superficielle éraillée, amollie ou ulcérée, se laisse traverser, elles deviennent le siége d'un gonflement considérable, comme si le mal avait débuté par la couche cellulo-graisseuse; 6° au-dessus de l'aponévrose moyenne se trouve la *partie antérieure des releveurs de l'anus*, dont les fibres descendent obliquement de haut en bas et de dehors en dedans, viennent entourer le rectum et se terminent sur les côtés de la prostate qu'elles soutiennent. Les *faisceaux constricteurs de l'urètre*, situés à ce plan, forment autour de la portion membraneuse de l'urètre un anneau qui est divisé dans les tailles périnéales et permet la dilatation des parties; 7° L'*aponévrose pelvienne*, surface interne de la cloison périnéale, tapisse la face supérieure des releveurs de l'anus ou le fond de l'excavation du bassin. Elle est percée de grands orifices pour laisser passer le rectum, l'urètre et les vaisseaux, et fournit des prolongemens qui viennent s'insérer sur les côtés de la prostate, en se confondant avec les fibres musculaires qui viennent aussi y prendre attache. Toutes ces parties forment un plancher solide et résistant qui soutient les viscères.

2° Prostate. Cette glande, dont nous avons déjà parlé à propos de l'anatomie opératoire de l'urètre, enveloppe le col de la vessie et la portion dite prostatique de l'urètre; sur sa base et un peu par sa face inférieure qui est convexe, elle repose sur le rectum. Le sommet du cône, dont elle a la forme, regarde en avant et en haut, et sa base en arrière et en bas; les canaux éjaculateurs la traversent pour venir s'ouvrir dans le canal sur les côtés du veru montanum. De nombreuses veines, appelées plexus prostatiques, rampent à sa surface. Ces plexus sont surtout très développés chez les vieillards. Comme on le voit, les lésions de la prostate, incision et déchirure, présentent plusieurs dangers qui sont inévitables dans les tailles périnéales.

Dimensions de la prostate. Cette glande, dont les limites ne doivent pas être dépassées par l'instrument tranchant, formant le plus grand obstacle à la sortie des pierres, lorsqu'elles sont trop volumineuses, il est utile de connaître ses dimensions; elles sont très variables surtout chez les vieillards où il est rare que la prostate ne soit pas hypertrophiée. M. H. Bell, ayant examiné la prostate sur plus de quarante sujets de deux à quinze ans, a trouvé que ses dimensions variaient fort peu de quatre ans à la puberté. Voici les chiffres qu'il a donnés :

De deux à quatre ans.	
Diamètre transverse. . . .	12 à 13 millimètres.
Rayon postérieur oblique . .	4 à 5
Rayon postérieur direct. . .	2
Rayon antérieur direct. . .	1
De cinq à dix ans.	
Diamètre transverse. . . .	13 à 17
Rayon postérieur oblique . .	5 à 7
Rayon postérieur direct. . .	4 à 5
Rayon antérieur direct. . .	2
De dix à douze ans.	
Diamètre transverse. . . .	16 à 19
Rayon postérieur oblique. .	6 à 8
Rayon postérieur direct. . .	4 à 5
Rayon antérieur direct . . .	2 à 3
De douze à quinze ans.	
Diamètre transverse. . . .	19 à 22
Rayon postérieur oblique. .	8
Rayon postérieur direct. . .	4 à 5
Rayon antérieur direct. . .	3

M. Senn, de Genève, ayant examiné un grand nombre de prostates chez l'adulte, a obtenu pour terme moyen de la longueur des diamètres de cette glande :

Diamètre antéro-postérieur. .	27 à 34 millimètres.
Diamètre transversal. . . .	34 à 43
Diamètre vertical	22 à 27

Les rayons mesurés de l'urètre à la circonférence de la glande ont donné :

Rayon postérieur direct. . .	15 à 18 millimètres.
Rayon transversal allant directement en dehors. . . .	20
Rayons obliques en dehors et en arrière dans le sens de l'incision qu'exige la cystotomie latéralisée	22 à 25
Rayon direct en avant, se dirigeant vers la symphyse . .	4 à 7

L'urètre pouvant admettre, dans son intérieur, une sonde de 4 lignes (9 millimètres) de diamètre, ou de 27 millimètres de circonférence, en ajoutant cette quantité, qui est invariable, à celle des rayons, on peut savoir approximativement le volume des calculs auxquels les incisions, faites dans les divers sens, peuvent donner passage. Ainsi, veut-on connaître le volume du plus gros calcul qu'on puisse extraire par les incisions obliques en dehors et en arrière dans le sens de l'incision qu'exige la cystotomie latéralisée? il suffit de prendre sa longueur, de 22 à 25 millimètres, et d'y ajouter les 5 millimètres qui représentent la moitié du diamètre de l'urètre, ce qui donne 27 millimètres; en triplant cette mesure, avec la dilatation on aura 81 millimètres pour l'étendue de l'orifice, pouvant donner passage à un calcul d'une circonférence égale. Appliquant cette donnée à la taille bilatérale, composée de deux incisions obliques, semblables à la précédente, l'ouverture par laquelle doit passer le calcul a la forme d'un triangle isocèle, dont chacun des côtés à 22 millim. de longueur qui, réunis à 13 millim., représentant la longueur de la demi-circonférence de l'urètre font 57 millim. : la base en a 40, ce qui fait en tout 97 millim. ou près d'un décimètre. Ce résultat présente quelque chose de surprenant, c'est que les incisions obliques de la taille bilatérale, qui ont une étendue double de celle de la taille unilatérale, ne puissent donner passage qu'à un calcul, dont le volume l'emporte de si peu sur le précédent. Mais il faut remarquer que dans la taille bilatérale, telle que la pratiquait Dupuytren, l'incision était courbée en demi-lune et ne présentait plus un triangle, mais une courbe dont le contour avait plus d'étendue que celle du triangle.

M. Senn, chirurgien de Genève, a trouvé que l'ouverture qui permettrait le passage de plus gros calculs, serait celle qui se composerait de deux incisions, dont l'une serait oblique à gauche en arrière et en dehors, et l'autre transversale. Ces incisions auraient ensemble 40 et quelques millim., et pourraient laisser sortir un calcul qui aurait au moins 120 millimètres de circonférence; mais nous verrons plus tard que c'est l'incision de Dupuytren qui permet le passage du plus gros calcul. Au reste, on aurait tort de prendre ces données comme étant d'une exactitude mathématique; car il faut tenir compte de l'extensibilité dont les tissus sont susceptibles lorsqu'ils sont à l'état sain, et se rappeler qu'une prostate hypertrophiée peut être incisée dans une étendue plus considérable que dans les cas où elle a ses dimensions ordinaires.

3° Vaisseaux du périnée. Les *artères* de cette région ont une grande importance. A part quelques rameaux fournis par la mésentérique inférieure, et les hémorrhoïdales au pourtour de l'extrémité inférieure du rectum, elles proviennent toutes de la honteuse interne. Cette artère se trouve accolée à la face interne de la tubérosité de l'ischion et de la branche ascendante de cet os, où elle est bridée par une lame de l'aponévrose périnéale moyenne. Continuant toujours à marcher le long de la face interne de l'arcade pubienne, elle vient enfin se diviser vers la symphyse en artères dorsale et caverneuse de la verge. Ainsi placée immédiatement au-dessus de la couche musculaire, et derrière les os, l'artère honteuse est immobile et à l'abri de l'action des instrumens tranchans. Dans son trajet, elle fournit trois branches principales : 1° *l'artère hémorrhoïdale inférieure* naît du tronc principal à 27 ou 34 millimètres en arrière du muscle transverse et se porte transversalement vers l'anus, au voisinage duquel elle se divise en un grand nombre de rameaux; 2° *l'artère superficielle du périnée* abandonne la honteuse à 14 millimètres en arrière du muscle transverse, se porte dans la couche sous-cutanée, et sous ce muscle, qu'elle croise, et arrive dans l'excavation bulbo-caverneuse, où elle côtoie le bord interne du muscle ischio-caverneux pour venir se terminer dans le scrotum, dans le dartos et la cloison; dans son trajet elle ne fournit aucun rameau important; 3° *l'artère transverse du périnée*, appelée aussi artère bulbeuse, se détache presque toujours du tronc commun au niveau de l'extrémité externe du muscle transverse, pour se rendre au bulbe en marchant presque transversalement de dehors en dedans. Dans son trajet elle se divise en trois rameaux; l'un se porte vers l'anus, l'autre entre l'anus et le bulbe, et le troisième au bulbe. Ce dernier, qui est le plus volumineux et fait suite au rameau principal, n'atteint en général le bulbe que 30 à 34 millimètres au-devant de l'anus; comme la division de ce vaisseau peut donner naissance à une hémorrhagie assez grave, afin de l'éviter, on a posé en principe, dans les tailles latérales, de ne pas commencer l'incision à plus de 27 millimètres au-devant de l'anus. Mais la position de cette artère n'est pas si constante qu'elle ne naisse souvent beaucoup plus en arrière. C'est une anomalie qui, par cela même qu'elle est imprévue, ne permet pas d'éviter l'artère.

Veines. Elles sont généralement très développées et très nombreuses chez les vieillards et les calculeux dans la région périnéale, au bulbe et aux environs de la prostate, des vésicules séminales et du col de la vessie. Elles y forment souvent des plexus considérables qui, à la suite des incisions pratiquées au travers, laissent écouler en nappe du sang qu'on ne peut arrêter, ni par la ligature, ni par la cautérisation, les vaisseaux qui les fournissent étant à-la-fois trop nombreux et trop profondément situés. Les grandes veines du périnée accompagnent les artères et, par cette raison, ne méritent pas une description particulière.

Les nerfs principaux sont les honteux internes qui accompagnent les artères du même nom, et se distribuent de la même manière.

OPÉRATION.

La taille périnéale se pratique suivant six méthodes qui portent les noms de *petit appareil, grand appareil, appareil latéral, appareil latéralisé, tailles bilatérale et quadrilatérale.*

PETIT APPAREIL.

On a long-temps attribué à Celse une méthode qui ne lui appartient pas en réalité : c'est celle du petit appareil, désignée sous le nom de *Methodus Celsiana*. M. Velpeau la décrit sous le nom de procédé d'Antylus ou de Paul d'Egine. Il est certain qu'elle ne ressemble en rien, quant à l'incision des tégumens et des parties molles, à celle dont Celse nous a laissé la description, et qui a donné lieu, de la part des auteurs, à tant d'interprétations diverses, comme nous le verrons plus loin.

La méthode, dont il s'agit ici, appelée ultérieurement *Methodus Guidoniana*, du nom de Guy de Chauliac, qui, en 1363, la tira de l'oubli où elle était plongée depuis plusieurs siècles, reçut au VIe siècle, vers l'époque où la méthode du grand appareil fut connue, le nom de *Petit appareil*, en raison du petit nombre d'instrumens nécessaires pour l'exécuter; il ne faut en effet que deux instrumens, savoir : un bistouri et une curette.

MANUEL OPÉRATOIRE.

Cette opération ne devant se pratiquer que sur des enfans de neuf à quatorze ans, un aide grand et vigoureux s'asseyait sur une chaise, les cuisses et les genoux rapprochés, et recouverts d'un oreiller, plaçait sur lui le malade, étendu sur le dos, le siége porté sur le bord de l'oreiller, les cuisses relevées et écartées, les bras pendans et placés dans leur intervalle, afin que l'aide pût saisir avec chacune de ses mains le poignet et le bas de la jambe correspondant, pour contenir les mouvemens de l'opéré. Lorsque l'enfant était trop fort pour pouvoir être contenu par un aide, on attachait solidement deux chaises ensemble, on y faisait asseoir deux aides vigoureux, et l'on plaçait le malade comme précédemment sur leurs cuisses rapprochées et couvertes d'un oreiller, chacun d'eux n'ayant qu'un bras et une jambe à contenir; un autre aide se chargeait de relever les bourses. Le chirurgien, assis à une hauteur convenable ou placé vers le côté gauche du malade, introduisait dans le rectum l'index et le médius gauches l'un après l'autre, bien graissés, les enfonçait lentement et avec douceur, aussi profondément que possible et que cela était nécessaire, et pressait, avec l'autre main, sur l'hypogastre, pour amener le calcul vers le bas-fond de la vessie. Il cherchait alors le calcul avec les doigts placés dans le rectum, et lorsqu'il l'avait trouvé il tâchait de l'amener et de le faire saillir sur le côté gauche du périnée où il le maintenait, tandis qu'avec la main droite armée d'un bistouri, il faisait sur cette saillie une incision légèrement oblique de haut en bas et de dedans en dehors, s'étendant depuis le raphé jusque sur le côté gauche de l'anus. Après avoir divisé la peau il continuait à inciser toutes les parties profondes qui recouvraient le calcul, jusqu'à ce qu'il l'eût mis à découvert, et lorsqu'il ne restait au-devant de lui aucunes fibres capables de mettre obstacle à sa sortie, s'il était petit, il le poussait en dehors à travers les lèvres de la plaie, avec les doigts situés dans l'intestin; mais s'il était gros, il aidait sa sortie avec les doigts de la main droite, ou bien avec un crochet, la curette ou des tenettes. Enfin il était quelquefois obligé d'agrandir la plaie avec un bistouri boutonné, pour que la pierre pût la traverser. Le calcul étant sorti il avait soin d'examiner, comme on ne doit jamais manquer de le faire quelle que soit la méthode qu'on mette en usage, s'il n'y en avait pas d'autres, afin de les extraire de la même manière.

Suivant Boyer, les parties divisées dans cette méthode sont la peau, le tissu cellulaire, le muscle transverse, une portion du releveur de l'anus, la prostate et le col de la vessie qu'elle embrasse, et quelquefois même une partie du bas-fond de ce viscère. M. Velpeau pense au contraire qu'on n'atteint que le côté gauche du col de la vessie, et qu'on laisse l'urètre et la prostate le plus souvent intacts. Il en donne pour motifs que les doigts n'engagent qu'assez rarement le calcul dans la portion prostatique de l'urètre; qu'ils le fixent sur le trigone vésical, et que c'est à travers la paroi du réservoir de l'urine lui-même, qu'on le déprime vers le périnée et qu'on le découvre avec l'instrument tranchant. C'est pour cette raison qu'il rattache le petit appareil à la méthode latérale, sous le nom de *cystotomie proprement dite*.

Telle que nous venons de la décrire, cette méthode mérite de graves reproches, ainsi : comme on ne sait pas au juste si l'incision tombera sur la prostate, ou bien en arrière ou en dehors de cette glande, on est exposé à couper les vésicules séminales et les canaux éjaculateurs, et à voir survenir des épanchemens dans le tissu cellulaire voisin, ou des fistules urinaires, des lésions du rectum et des vaisseaux du périnée. Mais avant les accidens de l'opération se présentent ses difficultés : telles sont celles qu'on éprouve à faire une incision nette sur une pierre mal assujettie et le plus souvent inégale, à l'accrocher avec les doigts et à l'extraire par une semblable ouverture; et enfin l'impossibilité d'introduire deux doigts dans le rectum chez les enfans trop jeunes. Au reste, maintenant que nous connaissons des procédés de beaucoup supérieurs et d'une exactitude presque mathématique, il serait superflu de s'étendre plus au long sur les avantages ou les inconvéniens d'une méthode inusitée depuis long-temps, comme application générale, et dont l'emploi exceptionnel se restreint pour le cas où la pierre, en forme de gourde, s'est développée dans le col de la vessie, de manière à faire saillie au périnée, et s'y est assez fortement fixée pour qu'il ne soit pas possible de la repousser avec le cathéter sans courir le risque de déterminer la déchirure de cet organe.

GRAND APPAREIL OU TAILLE MÉDIANE.

Elle consiste à inciser les parties directement d'avant en arrière, un peu à gauche, tout près du raphé, depuis la racine du scrotum jusqu'à un travers de doigt de l'anus, à ouvrir l'urètre et à dilater la plaie et le col de la vessie, de manière à pouvoir y introduire une tenette pour extraire la pierre.

Historique. « Le grand appareil, dit Sabatier, n'a été ainsi nommé que parce qu'il exige un plus grand nombre d'instrumens que le petit. » D'après les témoignages les plus anciens, on croit qu'il aurait pris naissance dans l'ancienne ville italienne de Norcia, dont quelques habitans, sous le nom commun des *Norcini*, auraient acquis une grande réputation pour opérer la taille durant le XIVe et le XVe siècle. Cette ancienneté est confirmée par un passage de A. Benedetti (Benedictus), d'où il résulte que de son temps, pour extraire la pierre, on incisait le col de la vessie par une plaie longitudinale au périnée (*Nunc inter anum et cutem, rectâ plagâ, cervicem vesicæ incidunt*). Si c'est bien là la taille médiane, il n'y aurait donc point lieu, comme le veut M. Bonino, d'après des documens trouvés dans les archives de Turin, à en déclarer le véritable inventeur Battista da Rapallo, le maître de Romani, mort en 1510. Et surtout les historiens auraient été en défaut qui, jusqu'à ce jour, avaient attribué à l'élève de Rapallo, Giovanni dei Romani (Joannes de Romanis), né à Casal et chirurgien à Crémone, la gloire de cette grande découverte. Cette succession d'efforts ressemble mieux à tout ce que l'on sait des inventions complexes qui, exigeant l'union de la théorie et de la pratique, ne surgissent pas de premier jet, mais se développent peu-à-peu par des progrès lents et gradués. Au reste, quoique Romani paraisse avoir généreusement démontré la taille médiane, ce n'est pas lui néanmoins qui la publia, et il semble même qu'il avait désiré, par prudence, en limiter la connaissance à quelques chirurgiens suffisamment habiles : c'est du moins ce qui résulte d'une lettre écrite par lui à Mariano Santo de Barletta (Marianus Sanctus), le révélateur de sa méthode, où, tout en louant l'exactitude et l'élégance de la description qu'il en avait donnée, il le blâme pourtant de l'avoir livrée à la tourbe des mauvais opérateurs, dont l'ignorance et la maladresse pouvaient en compromettre le succès. C'est donc à Mariano que l'on doit la première description du grand appareil, consignée dans son ouvrage intitulé : *De calculo et vesicâ extrahendo;* et la reconnaissance publique l'en a récompensé en appelant, d'après lui, cette méthode du nom de *Sectio Mariana* qu'elle a conservé depuis. Les dates précises de ces derniers faits, sont restées incertaines, mais peuvent être rapportées de 1500 à 1525. Ainsi d'un côté on établit la découverte de Rapallo vers 1500, ou celle de

Romani vers 1523 ou 1525, et d'un autre côté on assigne à la publication de Mariano, dépourvue de millésime, la date antérieure de 1523, ou celle plus probable, de Douglas, en 1535. Sabatier, qui prend part à cette discussion, limite au moins la difficulté en citant sur cet objet deux lettres, dont l'une de Romani, adressée à Mariano, est datée de 1540.

Quoi qu'il en soit, la publication de Mariano n'eut point les suites fâcheuses qu'en avait redoutées le démonstrateur du grand appareil, car personne n'osa pratiquer cette opération, et Mariano, qui en demeura seul possesseur, la transmit avant de mourir à Octaviano da Villa, chirurgien de Rome d'une grande réputation.

Dans l'un de ses voyages en France, celui-ci rencontra Laurent Collot, habitant alors le bourg de Trainel situé près de Troyes en Champagne, qui passait pour très habile à pratiquer les opérations de chirurgie les plus difficiles et les plus délicates. Par suite de la confiance et de l'amitié qui s'établit entre eux, L. Collot apprit d'Octaviano sa méthode d'opérer la taille, et après la mort de son ami, qui eut lieu en 1556, il se trouva le seul qui sût l'exécuter. Aussi la renommée de ses succès étant parvenue jusqu'à la cour, le roi Henri II lui intima-t-il un ordre exprès de venir se fixer à Paris, où il créa en sa faveur une charge d'opérateur du palais pour la taille. Collot fit un secret de sa manière d'opérer, mais la transmit à sa famille, qui en demeura en possession jusque vers la fin du XVIe siècle. On sait par quel stratagème, à cette époque, les chirurgiens et les élèves de l'Hôtel-Dieu et de la Charité réussirent à surprendre le secret de François Collot, le dernier opérateur de cette famille. Ils imaginèrent de faire un trou au plancher de l'amphithéâtre, juste au-dessus du lieu où était placé le patient, et réussirent à comprendre les divers temps de l'opération qui dès-lors tomba dans le domaine public. Au reste, comme le fait observer Sabatier, bien que cette famille passât pour la seule qui connût le grand appareil, il est probable qu'Octaviano et Mariano Santo avaient fait d'autres élèves en Italie, et que leur manière d'opérer était connue en France et à l'étranger, avant d'avoir été surprise aux Collot, puisque A. Paré, Fabrice de Hilden et autres l'ont décrite dans leurs ouvrages comme une méthode usuelle, avant le commencement du XVIIe siècle.

MANUEL OPÉRATOIRE.

Procédé ancien. — *Appareil instrumental.* Les instrumens du grand appareil étaient, 1° un *cathéter* d'acier ou d'argent cannelé sur la convexité; 2° un lithotome. Celui de Philippe Collot, représenté pl. 68, fig. 7 et 8, avait à-peu-près la forme d'une grosse lancette; c'est une chasse composée de deux plaques mobiles, renfermant une lame à deux tranchans, plus ou moins convexes. — 3° *Conducteurs*. il y en avait deux, l'un mâle, l'autre femelle. Le conducteur mâle se terminait, à son extrémité interne, par une languette polie et arrondie qui devait être insinuée dans la cannelure du cathéter. — 4° Le *gorgeret* que Fabrice de Hilden substitua aux deux conducteurs était une gouttière assez large vers le manche et assez effilée vers son extrémité interne, qui se termine par une languette destinée à pénétrer dans la cannelure du cathéter. — 5° Les *tenettes* étaient comme elles sont encore, à quelques modifications près, des espèces de pinces, terminées à leur extrémité vésicale par deux *mors* concaves, garnis d'aspérités propres à empêcher le calcul de glisser. Lorsque les tenettes étaient fermées, leurs mors restaient encore écartés de 3 à 4 millimètres, afin que, s'ils ne saisissaient pas la pierre, ils ne pussent pincer les parois de la vessie. — 6° Le *bouton* décrit sous le nom de curette (Pl. 68, fig. 36) était une tige d'acier, longue de 30 centimètres environ, portant sur sa longueur une vive arête qui servait à diriger les tenettes dans la vessie, et terminée d'un côté par un bouton, et de l'autre par une curette en forme de cuiller. — 7° *Le dilatateur* était composé de deux branches d'acier parallèles et convexes en dehors, pouvant s'écarter à volonté, sans cesser d'être parallèles, afin de dilater la plaie.

De tous ces instrumens un grand nombre formait donc une superfétation; parmi eux, il n'y avait d'indispensable que le cathéter, le lithotome, les conducteurs et les tenettes. D'ailleurs, la plupart ne servant plus à rien ne méritent d'être cités qu'à titre d'objets historiques.

Opération. On plaçait le malade sur une table inclinée de manière que la poitrine et la tête fussent un peu élevées. Il était lié de façon que les mêmes liens, placés à la partie postérieure du cou et conduits autour des aisselles et des cuisses, fixaient ensuite les talons rapprochés des fesses et les mains ramenées vers les pieds; trois aides le maintenaient dans cette position: l'un tenait le malade par les épaules, et les deux autres par les pieds et les genoux; un quatrième présentait les instrumens à l'opérateur, et un cinquième devait relever les bourses (Boyer).

Le chirurgien plaçait le cathéter, et renversant sa plaque vers la ligne blanche, de manière à ce que sa convexité fît saillie au périnée, il la donnait à tenir à l'aide qui devait relever les bourses; puis après avoir senti la cannelure à travers l'épaisseur des parties, il incisait avec le lithotome tenu de la main droite, comme une plume à écrire, la peau et le tissu cellulaire parallèlement au raphé, à quelques millimètres de celui-ci sur le côté gauche, depuis la racine des bourses jusqu'à un travers de doigt de l'anus; il coupait ensuite la couche musculaire, constituée seulement par le muscle bulbo-caverneux, traversait l'urètre dans sa région bulbeuse et parvenait dans la cannelure du cathéter. Maintenant alors la pointe contre l'instrument conducteur, il incisait les parois du canal de bas en haut ou d'avant en arrière. L'incision achevée, il retirait le lithotome en suivant la même direction, mais en sens opposé, toujours sans abandonner la cannelure du cathéter, jusque vers la partie supérieure de la plaie. Ainsi placé, le lithotome servait à diriger le conducteur mâle vers ce point; lorsqu'il y était arrivé, on l'enfonçait plus profondément dans la vessie; on retirait complétement le lithotome et le cathéter, on faisait glisser le conducteur femelle sur le conducteur mâle, engageant la vive arête du second dans l'échancrure du premier, et on dilatait la plaie, ou plutôt on déchirait les parties, telles que les portions membraneuse et prostatique de l'urètre et le canal de la vessie, en écartant l'une de l'autre les extrémités libres des conducteurs, sans secousses et sans saccades. Ce n'était pas seulement à dilater la plaie qu'ils étaient destinés, mais aussi et surtout à diriger les tenettes, qu'on portait dans leur intervalle sans avoir préalablement dilaté. On substituait quelquefois un gorgeret aux conducteurs; mais alors, avant d'introduire les tenettes, on dilatait la plaie avec le doigt. Lorsque la vessie contenait plusieurs pierres et qu'il fallait introduire plusieurs fois les tenettes, si l'on avait retiré le gorgeret, on se servait du bouton qui leur servait de conducteur.

Procédé de Maréchal. Dans l'opération conduite ainsi que nous venons de le dire, l'incision bornée à la région bulbeuse de l'urètre et un peu à la région membraneuse, étant trop étroite, obligeait à se servir d'instrumens dilatateurs qui déchiraient la prostate, le col de la vessie, quelquefois les vésicules séminales, les canaux éjaculateurs, et pouvaient même déterminer la séparation complète de l'urètre, d'où résultaient des inflammations violentes, des orchites, des fistules urinaires ou des incontinences d'urine, la stérilité et, enfin, fréquemment la mort. Imbu de ces inconvéniens et de ces dangers, Maréchal crut pouvoir les éviter en prolongeant l'incision plus loin inférieurement. Dans ce but, il employait un lithotome à lame plus allongée et plus étroite; lorsque celle-ci était parvenue dans la cannelure du cathéter, il prenait cet instrument par sa plaque, et lui faisait décrire lentement un mouvement de bascule par lequel il forçait son bec à se relever; pendant ce mouvement, appelé le *coup de maître*, la lame du lithotome, dont la pointe n'abandonnait pas sa cannelure, était poussée en arrière dans la vessie et en bas vers la prostate, pour l'inciser dans son diamètre antéro-postérieur. Par ce procédé Maréchal obtenait une incision de 20 à 22 millim. de longueur, qui intéressait en même temps les régions bulbeuse, membraneuse et prostatique, et qui lui permettait d'extraire avec promptitude des calculs assez volumineux. Il obtint de la sorte un grand nombre de succès; mais il était bien difficile, pour ne pas dire impossible, de porter l'incision aussi loin en arrière sans atteindre le rectum, et sans faire courir au malade le risque de conserver une fistule recto-vésicale après la guérison.

Procédé de Vacca Berlinghieri. Ce chirurgien, qui contribua le plus à perfectionner et à répandre la taille recto-vésicale, s'arrêta, après divers essais comparatifs, à la taille médiane, qu'il crut être nouvelle : voici comment il agissait. Le malade étant placé comme nous l'avons dit plus haut, avec un bistouri ordinaire terminé par une languette étroite propre à favoriser son glissement dans la cannelure du cathéter, il incisait le périnée sur la ligne médiane depuis la racine des bourses jusqu'auprès de l'anus. Après avoir divisé tous les tissus qui recouvrent la région bulbeuse, le bulbe lui-même, et une portion du sphincter externe, la région membraneuse se trouvant à découvert, le doigt indicateur gauche, porté au fond de l'incision dans la cannelure du cathéter, lui servait de guide pour y conduire la pointe du bistouri, qu'il enfonçait dans la vessie à une profondeur de un centimètre, en même temps qu'il soulevait le cathéter vers la symphyse; alors abaissant le tranchant du bistouri, dont la pointe abandonnait la cannelure conductrice, tandis que son talon restait appliqué contre elle, il le retirait à l'extérieur en élevant le poignet, et divisait, dans ce mouvement, la prostate et la partie membraneuse dans le sens du diamètre antéro-postérieur. Immédiatement après, le doigt indicateur gauche, reporté dans la plaie, indiquait si ses dimensions étaient assez grandes pour permettre au calcul de la traverser. Lorsqu'elle était jugée trop étroite, le même doigt servait de guide pour conduire le bistouri et pour agrandir la plaie.

Procédé de Guérin de Bordeaux. Lorsque ce chirurgien avait ouvert l'urètre dans ses parties bulbeuse et membraneuse, comme dans le procédé de Vacca, il introduisait dans la plaie une tige de carotte sèche, qu'il renouvelait tous les matins en augmentant son volume dans le but de dilater la plaie, et ne tentait l'extraction du calcul qu'au bout de plusieurs jours, lorsque l'orifice était assez large pour lui donner passage.

Appréciation de la taille médiane. Pratiquée en suivant à la lettre le procédé de Mariano Santo ou des Collot, la taille médiane est une mauvaise opération, à cause des nombreux accidens auxquels on est exposé par la dilatation et la déchirure consécutive des parties. Au contraire, pratiquée par les procédés de Maréchal ou de Vacca, non-seulement elle ne donne plus lieu aux mêmes accidens, mais on peut dire que, sous certains rapports, elle est moins dangereuse que les tailles latérales, car elle n'expose à couper aucuns vaisseaux qui puissent donner lieu à une hémorrhagie. En revanche elle est beaucoup plus fréquemment suivie de la lésion du rectum, qui laisse quelquefois après la guérison une infirmité dégoûtante; et en outre, comme on ne divise la prostate que sur la ligne médiane, ou suivant son plus petit diamètre, on n'obtient pas ainsi une ouverture aussi grande que dans les cas où l'on fait à cette glande une incision latérale. Cette dernière objection n'est pourtant pas insoluble; on comprend qu'une fois le bistouri parvenu dans la cannelure du cathéter et la portion membraneuse de l'urètre incisée, rien ne serait plus facile que d'y substituer un lithotome double de Dupuytren et d'agrandir l'ouverture à droite et à gauche. Cette simple modification constitue une sous-méthode que nous ne faisons qu'indiquer pour ne pas empiéter sur ce qui nous reste à dire. Considérée en elle-même, la taille médiane, par le procédé de Maréchal ou de Vacca, est encore employée assez fréquemment par quelques chirurgiens. M. Clot, entre autres, annonçait, dès l'année 1832, l'avoir pratiquée 13 fois avec succès; toutefois on lui préfère généralement la taille latéralisée.

TAILLE LATÉRALISÉE.

Long-temps confondue avec la taille latérale dont nous parlerons plus tard, la taille oblique ou latéralisée consiste essentiellement dans la division de la partie membraneuse de l'urètre prolongée au travers de la prostate suivant ses rayons obliques; tandis que, dans la taille latérale, l'incision ne porte que sur la partie gauche de la face inférieure du corps de la vessie, en laissant intacte la prostate.

Historique. L'origine de la taille latéralisée n'est pas bien connue. Franco paraît, à la vérité, en avoir donné le premier les préceptes, mais il n'est pas certain qu'il en ait été l'inventeur. Du reste, les indications qu'il donne sont précises : il faut, dit-il (1), commencer par introduire dans la vessie une sonde courbe et cannelée sur sa convexité, puis, après avoir incisé les parties molles extérieures dans une direction oblique, on glisse le bistouri dans la cannelure de la sonde, qui doit lui servir de guide pour diviser le col de la vessie obliquement de dedans en dehors du côté de l'ischion. Franco, à la vérité, recommande de pratiquer l'incision à droite; mais ainsi que le fait remarquer M. Velpeau, il est possible, pour ne pas dire probable, qu'il ait entendu parler de la droite de l'opérateur, ce qui correspondrait à la gauche de l'opéré. Toutefois, bien que Franco, G. Fabrice et quelques autres auteurs connussent la méthode latéralisée, elle ne commença à se répandre que vers la fin du XVIIe siècle, par les efforts du Frère Jacques, l'un des personnages les plus singuliers parmi ceux dont les noms figurent dans l'histoire de la chirurgie. Cet homme, dont la vie la plus étrange n'a pu étouffer les rares qualités, était né de parens obscurs et pauvres dans un village de la Franche-Comté. Contraint de s'engager pour le service militaire, à l'âge de seize ans,

(1) Thèses de Haller, tome 3, traduct. française.

sachant à peine lire et écrire; puis libéré du service à vingt-et-un ans, il suivit pendant cinq ou six ans un empirique nommé Pauloni qui parcourait les campagnes où il pratiquait la taille. A la fin, n'ayant pas voulu accompagner cet homme à Venise, sa patrie, et dépourvu de tous moyens d'existence, il chercha à mettre à profit les leçons qu'il en avait reçues, et se fit lithotomiste ambulant. Après avoir exercé, pendant une dizaine d'années ce métier, car c'était un véritable métier pour lui qui n'avait aucunes notions scientifiques, imaginant sans doute inspirer plus de confiance sous un habit respecté, il endosse une robe de moine, qui n'appartenait à aucun ordre religieux, puis adaptant à ce costume de fantaisie un nom de même origine, le roturier Jacques Baulot, métamorphosé désormais sous le nom plus sonore de Frère Jacques de Beaulieu, apparaît vers 1695 à Besançon, où il taille avec succès plusieurs personnes, et entre autres un chanoine. En 1697, il se rendit à Paris, muni de nombreux certificats et d'une lettre du chanoine de Besançon pour un autre chanoine, de Notre-Dame. Ce dernier le présenta à M. de Harlay, premier président du parlement, qui donna ordre aux médecins de l'Hôtel-Dieu d'examiner sa capacité. Frère Jacques pratiqua sa première opération sur un cadavre dans la vessie duquel on avait introduit une pierre. Voici, au rapport de M. Méry, le procédé suivant lequel il pratiqua cette opération.

Premier procédé du Frère Jacques. « Il introduisit dans la « vessie une sonde massive, exactement ronde, sans cannelure, « et d'une figure différente de celles des sondes dont se servent « ceux qui taillent suivant l'ancienne méthode; il prit un bis- « touri un peu plus long que ceux dont on se sert ordinairement, « avec lequel il fit une incision au côté interne de la tubérosité « de l'ischion gauche, et coupant obliquement de bas en haut en « profondant, il divisa tout ce qu'il trouva de parties, depuis la « tubérosité de l'ischion jusqu'à la sonde qu'il ne retira point; « après avoir fait cette incision, il introduisit un doigt dans la « vessie pour reconnaître la situation de la pierre. Cela fait, il « retira le doigt et introduisit dans la vessie un petit instrument « pour dilater la plaie et faciliter la sortie de la pierre. Cet in- « strument ressemble à un grattoir dont on se sert pour effacer « l'écriture sur le papier, à la différence qu'il n'est tranchant que « d'un côté, et que son manche est une longue tige d'acier. Au « moyen de ce dilatateur il introduisit des tenettes dans la vessie, « retira aussitôt le conducteur, et après avoir cherché et chargé « la pierre, il ôta la sonde de l'urètre; ensuite il retira avec la « tenette la pierre de la vessie par l'incision qu'il y avait faite, ce « qu'il fit avec beaucoup de facilité, quoique la pierre fût grosse « comme un œuf de poule. »

L'examen anatomique des parties, fait en présence des médecins et chirurgiens de l'Hôtel-Dieu, démontra que l'instrument avait d'abord traversé des graisses, puis avait passé entre les muscles érecteurs et accélérateurs gauches sans les blesser; enfin, qu'il avait pénétré dans la vessie en divisant latéralement son col dans toute sa longueur, et 13 millimètres environ de son corps.

Méry, étonné d'un résultat aussi satisfaisant, fit un rapport très favorable. Mais de nouvelles expériences cadavériques faites à l'Hôtel-Dieu ayant démontré que Frère Jacques, loin de réussir toujours aussi bien, n'intéressait pas constamment les mêmes parties, et que faute d'avoir un guide sûr, il tombait quelquefois sur des parties qu'il était important de ménager, Méry fit sur son procédé un second rapport beaucoup moins favorable. Néanmoins, à quelque temps de là, Frère Jacques, tailla, à Fontainebleau, sous le patronnage de Duchesne, premier médecin des princes, un malade avec le plus grand succès; puis six autres sur lesquels il réussit également. Moins heureux au commencement de 1698, il éprouva des revers à Paris et à Versailles; toutefois, malgré ces insuccès, il fut chargé par l'administration des hôpitaux d'opérer, au mois d'avril suivant, quarante-deux *pierreux* à l'Hôtel-Dieu et dix-huit à la Charité. Tous les médecins et chirurgiens de Paris mirent un empressement extrême à en être les témoins. Sur le total de ses soixante opérés, Frère Jacques en perdit vingt-trois; il en resta dans les hôpitaux vingt-quatre, atteints les uns d'incontinence d'urine, et les autres de fistules urinaires; les treize autres furent parfaitement guéris. En examinant les parties divisées sur les cadavres de ceux qui avaient succombé, on trouva que chez les uns le bas-fond de la vessie avait été ouvert, que chez d'autres l'incision avait porté sur le col, et que sur quelques-uns l'urètre était complétement séparé de la vessie. Chez les femmes le vagin présenta constamment deux ouvertures en sens opposé. De plus, sur un grand nombre, le rectum offrit de graves lésions, les incisions de la vessie étaient irrégulières et l'organe délabré. Frère Jacques, rendu injuste par le malheur, osa imputer ses revers aux chirurgiens et aux religieux de l'Hôtel-Dieu et de la Charité, en les accusant d'avoir introduit à son insu des instrumens tranchans dans la vessie de ses opérés. Mais ces imputations injurieuses furent repoussées par l'opinion publique, qui attribua les insuccès à leur véritable cause, c'est-à-dire à l'absence de cannelure dans le cathéter, ce qui faisait que l'instrument, privé de guide, au lieu d'agir toujours sur les mêmes points, s'égarait souvent et coupait des parties qu'il aurait fallu ménager. Frère Jacques, ennuyé et chagriné par le peu d'encouragement qu'il trouvait, quitta Paris et parcourut diverses villes en France et à l'étranger. Orléans, Aix-la-Chapelle et Amsterdam, furent les principaux théâtres où il se montra pendant l'année 1698. On rapporte qu'il y réussit très bien. L'année suivante il séjourna en Hollande, où il n'obtint que de médiocres succès. En 1700, il revint en France, où le premier médecin de Louis XIV, Fagon, qui était atteint de la pierre, le reçut chez lui à Versailles, et lui fit faire beaucoup d'expériences sur le cadavre. Duverney qui faisait la dissection des parties divisées, reconnut, lui aussi, que la méthode du Frère Jacques était bonne, et que son incertitude tenait à l'absence de cannelure du cathéter; il lui conseilla donc d'apporter cette modification au sien. Ce dernier, reconnaissant la justesse de cette observation, s'empressa de faire canneler les cathéters. A dater de ce moment, Frère Jacques obtint des succès nombreux et mérités, et la taille latéralisée se trouva définitivement constitué.

Ici commence la seconde époque de cet homme extraordinaire. Jusqu'alors ignorant et hardi, on l'avait vu opérer à tort et à travers, tantôt bien, tantôt mal; mais dès cet instant on le vit chercher à s'instruire et tâcher de joindre la théorie à la pratique, afin de pouvoir répondre aux critiques dont il était accablé, et qui l'avaient déconcerté, parce que son défaut de connaissances l'avait empêché d'écrire. Dans les commencemens de 1701, il partit pour Angers, où il rencontra, dans Hunault, médecin distingué de cette ville, un habile directeur qui lui apprit à connaître les parties qu'il coupait. Aussi, muni de son cathéter cannelé et des connaissances anatomiques qu'il venait d'acquérir, tailla-t-il avec succès plusieurs personnes riches et recommandables de l'endroit. Encouragé par ces heureux résultats, il revint à Versailles au printemps de 1701, où il fit 38 opérations qui réussirent toutes.

En 1703 il tailla et guérit vingt-deux calculeux, réunis par le maréchal de Lorges dans son hôtel; mais le maréchal qui, lui-même, était atteint de la pierre, fut opéré et succomba le lendemain de l'opération. Cet accident, qui tenait à l'état fongueux de la vessie, et à ce que la multiplicité des pierres qui y étaient contenues avaient rendu plus longues les manœuvres de l'opération, causa au Frère Jacques un vif chagrin, et le détermina à quitter de nouveau Paris pour reprendre ses voyages. En 1704, il passa en Hollande et s'arrêta à Amsterdam, où il obtint tant de succès que les magistrats de la ville firent graver son portrait avec ces mots au bas : *Frater Jacobus Beaulieu, anachoreta Burgundus, lithotomus omnium peritissimus*. Plus tard, après de nombreuses cures obtenues dans les autres villes de la Hollande, il reçut des citoyens de ce pays, pendant qu'il était à Bruxelles, une médaille d'or sur laquelle était gravé son portrait, portant une sonde à la main, avec cette inscription : *Pro servatis civibus*.

En 1707, il revint en France où il obtint la permission d'opérer dans tout le royaume; alors il continua ses voyages jusqu'en 1713, époque à laquelle il retourna à Besançon où il mourut, dit-on, le 6 décembre 1714. Il paraît, d'après Normand, qu'il ne serait mort qu'en 1720, après avoir long-temps habité chez les bénédictins, dans une maison qu'il avait fait bâtir.

En 1702, Frère Jacques avait décrit sa manière d'opérer avec tous les perfectionnemens qu'il y avait apportés, dans un ouvrage qui ne fut tiré qu'à un petit nombre d'exemplaires. Toutefois en 1701 Hunault avait déjà donné une description de cette méthode dans un ouvrage accompagné de planches dessinées par lui, mais qui n'a jamais été imprimé. M. Velpeau, dans son *Traité de Médecine opératoire*, tire de là occasion d'attribuer à Hunault l'invention du procédé de la taille latéralisée, que pratiquait Frère Jacques, et d'en déposséder ce dernier; mais, à notre avis, ce serait là être trop injuste à l'égard du Frère Jacques. Évidemment si ce célèbre lithotomiste ne divisait pas toujours exactement les mêmes parties de la vessie, cela tenait uniquement à l'absence de cannelure dans son cathéter, et à son ignorance en anatomie; dans tous les cas, on ne saurait lui refuser d'avoir appliqué le premier sa méthode, à quoi nous ajouterons qu'il en a donné la première description; car l'histoire ne tient pas compte des manuscrits qu'il est toujours possible d'antidater. Nous continuerons donc à rapporter le principe de la taille latéralisée au Frère Jacques.

Bien que Jacques de Beaulieu n'ait jamais fait un secret de sa manière d'opérer; quoique lui et Hunault l'eussent publiée en détail, ainsi que nous l'avons dit : après sa mort personne ne la connaissait et ne se trouvait en état de l'exécuter, excepté un nommé Raw, Allemand d'origine, qui professait à Amsterdam l'anatomie et la chirurgie.

Procédé de Raw. Il est probable que ce procédé était le même que celui de Frère Jacques; nous disons il est probable, parce que nous ne le connaissons que par ce qu'en a dit Albinus, dans un ouvrage intitulé : *Index spellectilis anatomiæ Ravianæ*, publié en 1725; et encore ce n'est qu'après avoir interprété et même rectifié le texte de cet auteur, qu'on s'est accordé à assimiler les deux manières d'opérer; car il paraît que Raw n'a jamais rien écrit sur ce sujet.

Voici ce qu'en dit Albinus : « Après avoir placé son malade « comme on le fait ordinairement, il fixait ses mains immé« diatement au-dessous des genoux avec deux bandes de laine, « et le faisait tenir par des aides comme nous l'avons dit. Ces « dispositions étant prises, il introduisait dans la vessie un ca« théter cannelé, plus gros que celui dont on se servait dans le « grand appareil, afin que le lithotome fût moins exposé à sortir « de sa cannelure; il en saisissait la plaque avec la main gau« che, l'inclinait vers l'aine et la cuisse droite du malade, dans « le but de faire saillir sa cannelure sur le côté gauche du pé« rinée, à l'endroit où il voulait agir, puis il faisait en ce point « une incision commençant à un pouce ou deux travers de doigt « au-devant de l'anus, et se dirigeant vers la tubérosité de l'is« chion. Après avoir coupé la peau et la graisse, il portait le « pouce et l'indicateur de la main droite dans la plaie pour cher« cher la convexité du cathéter qu'il tenait toujours de la main « gauche. Lorsqu'il l'avait trouvée, il portait la pointe de son « lithotome dans cette plaie, et l'enfonçait lentement et avec « précaution vers la cannelure de la sonde, en coupant tout ce « qu'il rencontrait dans la direction de la plaie des tégumens. « A mesure qu'il approchait de la vessie, il devenait plus circon« spect; il enfonçait son doigt indicateur droit tantôt dans le « rectum pour reconnaître sa position, et pour éviter de l'attein« dre avec son instrument, tantôt dans la plaie pour reconnaître « encore la cannelure du cathéter. Alors qu'il avait senti cette « dernière, comme l'incision de la vessie était le temps le plus « important de l'opération, il recommandait aux aides de conte« nir solidement le malade, et à celui-ci de faire le moins de « mouvemens possibles, puis il poussait la pointe de son lithotome « vers la sonde. Lorsqu'il était assuré qu'elle était arrivée dans « sa cannelure, il la conduisait en haut, puis en bas, entamait « la vessie et y faisait une plaie assez grande; mais n'osant aller « trop loin, dans la crainte de blesser le rectum, il y substituait « le conducteur mâle, le poussait dans la vessie, dirigeait sur lui « le conducteur femelle, et terminait en dilatant la plaie. »

Dans cette description, Albinus ne dit pas positivement quelles étaient les parties de la vessie qu'incisait Raw, et il serait difficile de le dire autrement que par induction, attendu qu'on n'en a jamais fait la vérification anatomique. Toutefois il est probable qu'il incisait le col du viscère plutôt que son corps : c'est du moins l'opinion généralement reçue. Le conseil que Raw donnait toujours à ses élèves de lire Celse, lequel dit : *Plaga facienda est quâ cervix aperiatur*, fit penser à Heister qu'il coupait le col de la vessie sur le cathéter, au lieu de le couper sur le calcul; opinion qui se trouve fortifiée par la manière dont il plaçait son cathéter et la direction qu'il donnait à sa plaie. Du reste, il est notoire que Raw assista souvent aux opérations de Frère Jacques soit avant, soit après la rectification de sa méthode; qu'avant de l'avoir vu il opérait par la méthode du grand appareil; qu'après avoir assisté à ses opérations, il se livra à un grand nombre d'essais sur le cadavre, et adopta l'appareil latéralisé, sur lequel, en 1718, il écrivait de Leyde à Winslow : *Si je voulais vous détailler ici tous les avantages de cette méthode de faire la taille, prouvés par plus de mille exemples, je passerais les bornes d'une lettre.*

Raw, très heureux dans ses opérations, fut reconnu comme fort habile par Frère Jacques lui-même, qui écrivit aux magistrats d'Amsterdam qui le redemandaient : « Vous avez dans Raw un homme plus habile que moi. » Il fut nommé lithotomiste d'Amsterdam et de Leyde, et dans moins de quinze ans eut occasion d'opérer plus de 1500 pierreux, puisqu'en 1713 il disait dans un discours prononcé à Leyde, qu'il avait taillé par sa méthode 1547 individus affectés de calcul.

Quoi qu'il en soit, après la mort de Raw, qui arriva en 1719, sa méthode se trouva encore ignorée, et pour la retrouver il fallut procéder à de nouvelles recherches sur le cadavre. Les chirurgiens anglais furent les premiers à s'en occuper. Cheselden, chirurgien de l'hôpital Saint-Thomas, fut celui qui fit le plus d'expériences et qui arriva le premier à retrouver la taille latéralisée. Dans ses premiers essais, il employa un cathéter sans cannelure; sur dix malades opérés de cette manière quatre moururent, et un de ceux qui guérirent resta long-temps malade et éprouva de violens accidens. Cheselden résolut dès-lors d'essayer le procédé de Raw en suivant exactement la description qu'en donne Albinus, c'est-à-dire en incisant la vessie dans son corps. Mais les mauvais résultats qu'il obtint l'engagèrent à y renoncer. De nouvelles expériences sur le cadavre lui apprirent bientôt que, par ce procédé, on ne pouvait s'empêcher de diviser la partie membraneuse de l'urètre et le col de la vessie, et qu'il était par conséquent inutile de chercher à tomber sur le corps. Il s'empressa donc d'opérer de cette façon et obtint des succès éclatans. Voici son procédé.

Procédé de Cheselden. Il employait, 1° un cathéter dont la cannelure s'étendait dans toute la longueur de la courbure; 2° un lithotome semblable à un scalpel, dont la lame longue de 5 à 6 centimètres avait un tranchant convexe (Pl. 68, fig. 9); 3° un gorgeret plus large que ceux dont on se servait alors, et 4° des tenettes dont l'une des branches était terminée par un anneau et l'autre par un crochet mousse.

Le malade étant placé et lié comme dans le grand appareil, Cheselden introduisait son cathéter dans la vessie, en renversait la plaque vers l'aine droite, et le donnait à tenir à un aide qui devait en presser la cannelure contre le côté gauche du périnée en même temps qu'il relevait les bourses. Alors, libre des deux mains, ce chirurgien tendait la peau avec la gauche, tandis qu'avec la droite, armée de son lithotome, il faisait sur la saillie du cathéter une incision oblique commençant au raphé, à 27 mill. environ au-devant de l'anus, et allant se terminer à-peu-près au milieu de l'espace qui sépare cet orifice de la tubérosité de l'ischion. La peau, le tissu cellulaire, l'aponévrose superficielle et les graisses étant coupées, il introduisait son doigt indicateur gauche dans la plaie pour chercher la cannelure du cathéter. Lorsqu'il l'avait trouvée, il y introduisait son ongle qui devait servir de guide au lithotome, avec lequel il divisait tous les tissus intermédiaires couche par couche. Lorsqu'il y était arrivé, il recommandait à l'aide de relever doucement le cathéter jusqu'à ce que sa concavité embrassât les os pubis, afin de l'éloigner du rectum, en même temps il faisait glisser dans sa cannelure l'instrument dont le tranchant tourné en bas divisait obliquement la prostate et le col de la vessie à mesure qu'il pénétrait dans ce viscère, tandis qu'avec deux doigts de la main gauche il repoussait à droite l'intestin rectum.

Telle est la description que Morand, envoyé à Londres, aux frais de l'Académie des sciences, pour étudier le procédé de Cheselden, publia en 1731 dans les mémoires de ce corps savant. Le chirurgien anglais ne pratiquait pas toujours l'opération dont il s'agit suivant le procédé décrit par Morand : celui auquel il se fixa en définitive en différait même beaucoup. M. Velpeau dit dans sa médecine opératoire qu'il donnait de 5 à 10 centimètres l'incision extérieure, et que cette incision devait tomber entre les muscles bulbo et ischio-caverneux et découvrir l'urètre jusqu'au sommet de la prostate, puisque pour diviser la prostate il refoulait le rectum à droite et en arrière avec le doigt indicateur gauche placé dans la partie postérieure de la plaie, faisait glisser sur l'ongle de ce doigt un bistouri légèrement concave, arrivait au col de la vessie, tombait dans la cannelure du cathéter et divisait la prostate et le col d'arrière en avant, en tirant vers lui le lithotome, dont le tranchant était tourné vers la symphyse pubienne.

Quoi qu'il en soit, en même temps que Cheselden retrouvait la taille latéralisée en Angleterre, et avant que rien n'eût été publié sur sa méthode, Garengeot et Perchet, chirurgiens de la Charité, après de nombreuses expériences cadavériques faites dans cet hôpital, arrivaient au même but, en sorte qu'à l'époque où Morand publia le procédé anglais (1731), Perchet avait déjà appliqué avec succès, au mois de septembre 1729, celui que Garengeot et lui avaient imaginé quelques mois auparavant.

Le procédé de Perchet ne diffère pour ainsi dire pas de celui de Cheselden, publié en 1731 par Morand. La plaie extérieure étant faite dans la même direction, et les tissus intermédiaires à la peau et à la vessie étant divisés de la même manière, Perchet ouvrait l'urètre, glissait son lithotome d'avant en arrière dans la cannelure du cathéter, dont il faisait relever la plaque pour éloigner sa convexité du rectum, continuait à enfoncer son instrument dans la vessie sans abandonner la cannelure conductrice, et divisait en abaissant le poignet la prostate suivant son rayon oblique gauche d'avant en arrière et de dedans en dehors.

Procédé de Ledran. Ce procédé, qui n'ajoute rien de bon à la taille latéralisée, se pratiquait à l'aide d'un bistouri en rondache, de 14 millimètres de largeur, et d'une sonde cannelée. Après avoir attaché son malade d'une manière un peu différente de l'ordinaire, mais qui est trop insignifiante pour en parler, Ledran introduisait dans la vessie le cathéter cannelé, faisait aux parties extérieures une incision commençant vis-à-vis de la partie inférieure du pubis, et se terminant à 4 centimètres plus bas que l'endroit où il avait senti le bas de la courbure du cathéter; puis il enfonçait la pointe de son lithotome dans la cannelure, divisait l'urètre de bas en haut jusqu'à la hauteur de l'incision de la peau, faisait glisser sa sonde cannelée sur la lame de l'instrument tranchant dans la rainure du cathéter qu'il retirait aussitôt, cherchait à reconnaître avec sa sonde le volume du calcul, la plaçait ensuite dans une direction horizontale, le dos appuyé contre le sommet de l'arcade des pubis, faisait glisser son lithotome dans sa cannelure qui était dirigée vers l'espace qui sépare l'anus de la tubérosité de l'ischion et divisait la partie membraneuse de l'urètre, la prostate et le col de la vessie. Enfin pour extraire la pierre il remplaçait la rondache par un gorgeret sur lequel il faisait glisser les tenettes.

Bien que dans ce procédé l'opérateur divise le bulbe de l'urètre, qu'on doit autant que possible éviter, plusieurs chirurgiens de mérite, tels que Schmucker, A. Burns, etc., lui ont donné une approbation qu'il est loin de mériter.

Procédé de Moreau. Après avoir fait placer son malade comme d'habitude, et introduit son cathéter, qui était très courbé, Moreau, chirurgien en chef de l'Hôtel-Dieu, prenait son lithotome dont la lame, très étroite et très acérée, était enveloppée de linge jusqu'à 27 millimètres de sa pointe; faisait aux téguments et au tissu cellulaire une longue incision dans le sens ordinaire, et cherchait avec le doigt indicateur de la main droite, porté dans la plaie, la cannelure du cathéter pour y enfoncer la pointe de son lithotome. Lorsqu'il l'avait rencontrée, il relevait la plaque du cathéter pour porter sa courbure vers la symphyse pubienne, et l'éloigner de l'intestin; faisait glisser l'instrument tranchant jusqu'à l'extrémité de sa cannelure, tournait son tranchant vers la tubérosité de l'ischion, relevait le poignet, et retirant à lui le lithotome, divisait, en pressant dessus, la prostate et le col de la vessie. Lorsque le défaut de résistance lui annonçait que ces parties étaient incisées, il abaissait le poignet de manière à n'intéresser, en sortant, que la peau et les graisses, et à laisser les parties intermédiaires intactes; en agissant ainsi, Moreau avait pour but de faire une large ouverture au col de la vessie pour faciliter la sortie des calculs, de diviser largement la peau et le tissu cellulaire pour éviter l'infiltration de l'urine dans ces parties; de ménager les parties intermédiaires, parce qu'elles contiennent les principaux vaisseaux, et enfin d'éviter le rectum, son incision dans toute son épaisseur représentant deux cônes adossés par leurs sommets tronqués.

Procédé de Lecat. Lorsque Lecat fut devenu chirurgien en chef de l'Hôtel-Dieu de Rouen, il pratiqua d'abord la taille latéralisée par le procédé de Cheselden et de Perchet; mais bientôt il voulut avoir sa manière et ses instrumens particuliers. En 1733 il inventa deux instrumens, l'un destiné à couper les parties extérieures et à inciser l'urètre, raison pour laquelle il le nomma urétrotome; l'autre, qu'il appela cystotome, parce qu'il devait servir à diviser la prostate et le col de la vessie. Ces deux instrumens portaient sur une des faces de leur lame une rainure qui s'étendait jusqu'à la pointe, et qui servait à conduire le gorgeret; il corrigea plusieurs fois ses instrumens. Le cathéter dont il se servait portait un manche au lieu d'une plaque.

Le malade étant assujetti, et le cathéter placé comme de coutume, Lecat incisait la peau suivant une ligne oblique partant du raphé à 27 millimètres au-devant de l'anus, et allant se terminer en dedans de la tubérosité de l'ischion gauche. Lorsque l'urètre était découvert il l'incisait dans sa partie membraneuse, puis, faisant glisser le cystotome dans la rainure de l'urétrotome, il retirait ce dernier instrument lorsque l'autre était parvenu dans la cannelure du cathéter; relevant alors la courbure du cathéter vers le pubis, pour éviter de léser le rectum en suivant sa cannelure, il faisait glisser le cystotome dans la vessie et divisait dans ce mouvement la prostate et le col vésical, suivant la même direction que la plaie extérieure, et dans une étendue qui dépendait de la largeur de son instrument, jamais trop cependant, car il avait pour devise : *petite incision profonde, large incision extérieure.* Enfin il terminait en faisant glisser dans la vessie, au moyen de la rainure du cystotome, son gorgeret qui servait à conduire les tenettes.

Lecat, en posant le principe que nous venons de rapporter, avait pour but de faire comprendre tout le danger qu'il pouvait y avoir à dépasser les limites de la prostate; son procédé, quoique bon en ce sens, n'a cependant pas été adopté d'une manière générale.

Procédé de Pouteau. Pendant que Pouteau exerçait les fonctions de chirurgien en chef de l'Hôtel-Dieu de Lyon, il imagina le procédé suivant : son cathéter avait un manche terminé par un anneau; son lithotome (Pl. 68, f. 10) était un petit couteau à tranchant convexe et à lame courte, différant fort peu de celui de Cheselden.

Pouteau plaçait le petit doigt de la main gauche dans l'anneau de son cathéter, et relevant lui-même les bourses, il faisait son incision extérieure comme ses devanciers, avec cette légère différence qu'il la faisait commencer un peu plus près de l'anus; puis, avec l'indicateur droit, reconnaissant le cathéter pour s'assurer que sa cannelure était bien placée, il continuait à inciser les parties profondes couche par couche, en ayant le soin de sentir constamment le cathéter avec le bout du doigt qui dépassait la pointe du lithotome; lorsque celle-ci était parvenue à l'urètre, il l'enfonçait dans la cannelure conductrice, vis-à-vis du bulbe, élevait le poignet, continuait de pousser pour faire pénétrer la lame plus profondément, et divisait dans ce mouvement la partie membraneuse de l'urètre et la plus grande partie de l'épaisseur de la prostate, sans comprendre le col de la vessie en totalité dans son incision. Après avoir placé son gorgeret, Pouteau poussait ses tenettes avec lenteur, mettait beaucoup de douceur et de patience pour retirer la pierre, et recommandait d'agir de la même façon, prétendant que c'était un des plus sûrs moyens d'obtenir de bons résultats. Il se vantait de n'avoir eu que trois morts sur cent vingt opérés par ce procédé, qui diffère peu de celui de Lecat, comme il est facile de le voir, car son but principal est de ne pas dépasser les limites de la prostate, et d'obtenir peu-à-peu, sans regarder ni au temps ni à la patience, une dilatation assez grande de la plaie pour permettre l'extraction de la pierre.

La pensée de ne pas dépasser les limites de la prostate, mise en pratique par Moreau, Lecat et Pouteau, s'était tellement convertie en règle que les chirurgiens cherchaient une méthode certaine pour y parvenir lorsque *Frère Côme* donna le procédé suivant.

Procédé de Frère Côme. Il consiste à introduire dans la vessie, par une plaie faite au périnée, un instrument dont la lame est cachée pendant son introduction, et à couper la prostate et le col de la vessie de dedans en dehors, avec cette lame qu'on fait sortir en pressant sur un ressort.

L'instrument que Frère Côme a proposé est imité du bistouri caché de Bienaise; il porte le nom de lithotome caché (Pl. 68, fig. 18 et 18 bis). Long de 26 centimètres; il est formé de deux pièces principales. 1° La tige de réception arrondie, plus grosse vers le manche que vers l'extrémité, légèrement convexe sur l'un de ses bords et concave dans le sens opposé, longue de 12 centimètres; elle est creusée d'une cannelure, large de 2 millimèt., dans laquelle s'engaîne la lame au repos. Son extrémité présente une languette mousse et aplatie, destinée à pénétrer et à glisser dans la cannelure du cathéter. Vers le point où se termine la fente et du côté de la convexité, se trouvent deux éminences destinées à recevoir une vis autour de laquelle la lame décrit un arc de cercle lorsqu'on la fait sortir de la gaîne. Depuis le point où finit la fente jusqu'au manche, la tige a 5 à 6 centimètres de longueur, et se termine par un appendice qui le traverse d'un bout à l'autre. 2° La lame un peu moins longue que la tige, se trouve, lorsque l'instrument est au repos, renfermée tout entière dans la fente dont nous avons parlé. Son tranchant règne sur sa convexité, et se termine aux deux éminences avec lesquelles elle s'articule au moyen d'un coude aplati qu'elle forme en ce point. Un levier long de 10 à 11 centimètres, courbé en S et aplati vers son extrémité, fait suite à cette lame. Lorsqu'on appuie le pouce dessus il bascule et fait sortir la lame qui rentre aussitôt qu'on cesse la pression. Le mécanisme est commandé par un ressort dont une des extrémités est fixée par une vis sur la tige, tandis que l'autre, élevée en l'air, se trouve placée sous l'articulation du levier.

Le manche (Pl. 68, fig. 18), en bois, en corne ou en ivoire, est taillé à six pans inégaux, inégalement distans du centre de la tige. Ces pans présentent les numéros 5, 7, 9, 11, 13 et 15, qui indiquent en lignes la quantité dont la lame s'éloigne de sa gaîne lorsqu'on appuie sur la bascule; le chiffre 5 est placé sur le pan le plus élevé, et le chiffre 15 sur le plus rapproché de l'axe de la tige. Une virole rivée à l'extrémité de la broche qui traverse le manche sert à fixer la tige sur celui-ci; cette virole présente, sur un de ses côtés, des crans qui correspondent aux pièces du manche. Les crans sont destinés à recevoir une bascule qui pénètre en même temps dans une rainure placée sur la tige. Lorsqu'on appuie sur cette bascule, elle abandonne la rainure et l'on peut faire tourner la tige sur le manche, de manière que la lame corresponde au pan que l'on choisit.

Manuel opératoire. Frère Côme, après avoir placé et ‹son malade comme à l'ordinaire, introduisait dans la vessie le cathéter cannelé le plus gros possible et proportionné à l'âge de son malade. Puis il incisait les parties extérieures comme dans les procédés précédens (Pl. 62, fig. 1). Lorsqu'il croyait être arrivé à l'urètre, il cherchait avec le doigt indicateur gauche la rainure du cathéter, et en logeait médiatement le bord gauche entre la pulpe et l'ongle sur lequel il faisait glisser la pointe du bistouri. Parvenu dans la cannelure conductrice, il élevait un peu le poignet et le manche du bistouri pour l'enfoncer plus profondément, puis il les abaissait pour fendre la partie membraneuse du canal, dans l'étendue de 20 à 25 millimètres; alors il replaçait le bord gauche de la cannelure du cathéter entre la pulpe et l'ongle du doigt indicateur gauche sans intermédiaire, prenait avec la main droite le lithotome, préalablement disposé pour s'ouvrir au degré convenable, le pouce en dessus, les trois derniers doigts en dessous, l'indicateur allongé sur sa tige, et faisait glisser sa languette sur l'ongle dans la cannelure du cathéter. Lorsque le frottement métallique et la sensation des deux bords de la cannelure lui indiquaient qu'il y était parvenu, il saisissait la plaque du cathéter, la relevait presque perpendiculairement, de manière à embrasser les os pubis dans la concavité de cet instrument, et faisait glisser en même temps l'extrémité du lithotome de bas en haut, afin qu'elle n'abandonnât pas la cannelure, et que son bec n'allât pas s'engager entre le rectum et la vessie où il aurait pu déterminer des déchirures et des accidens graves. « Ce mouvement simultané de bas en « haut, dit Boyer, était de la plus grande importance : par ce moyen « il restait, entre la convexité du cathéter et la paroi inférieure « de l'urètre, un espace qui permettait au lithotome d'entrer fa-« cilement dans le canal. » Lorsque les deux instrumens étaient ainsi placés, le chirurgien, après s'être assuré, en les frottant l'un contre l'autre, qu'ils étaient encore en contact, poussait le lithotome dans la vessie en le faisant glisser jusqu'au cul-de-sac de la cannelure du cathéter, dont il amenait un peu la plaque vers lui. Alors il les séparait, touchait la pierre avec l'extrémité de son lithotome pour bien s'assurer encore qu'il était dans la vessie, retirait le cathéter et s'occupait de déterminer l'incision des parties en coupant la prostate et le col de la poche urinaire. Dans ce but, il portait la tige de son instrument sous l'arcade des pubis, et prenait un point d'appui contre le pubis droit, de façon que la lame fût dirigée suivant la plaie extérieure (Pl. 62, fig. 2). Lorsqu'il jugeait que cette tige était assez enfoncée dans la vessie pour dépasser son col d'environ 27 millimètres, il la saisissait avec la main gauche dans le point où elle s'unissait au manche, la fixait solidement contre la partie du pubis que nous avons indiquée, pressait avec la main droite sur la bascule jusqu'à ce que son extrémité touchât le pan correspondant, afin de faire sortir la lame de sa gaîne, et tirait à lui horizontalement la totalité de l'instrument, jusqu'au moment où le défaut de résistance et la longueur de la partie qui était ramenée à l'extérieur lui indiquaient que la prostate et le col de la vessie étaient incisés (Pl. 62, fig. 3). Enfin, il terminait son extraction en abaissant le poignet, afin d'éviter de blesser le rectum avec l'extrémité de la lame. Lorsqu'on retire le lithotome de la vessie, on recommande avec raison de le placer dans une position parfaitement horizontale et de donner au tranchant de la lame une direction semblable à celle de la plaie extérieure, parce que si l'on élevait le poignet, on courrait le risque de blesser le bas-fond de la vessie avec l'extrémité de la lame; si on l'abaissait, on n'inciserait pas la prostate et le col de la vessie dans une étendue proportionnelle à celle des parties extérieures. Si on le portait trop en dehors on s'exposerait à diviser l'artère transverse du périnée, ou tout autre branche naissant de la honteuse interne. Et enfin, en le portant trop en dedans, le tranchant de la lame regarderait trop en bas et pourrait atteindre le rectum. C'est surtout de la lésion du bas-fond de la vessie ou de l'intestin qu'il est le plus difficile de se garder. Pour éviter l'un ou l'autre de ces accidens, Boyer a proposé de faire au procédé de Frère Côme quelques modifications dont nous allons parler.

Procédé de Boyer. « Pour éviter, dit-il, les accidens en ques-« tion, je me sers du lithotome caché de la manière suivante : « Chez les adultes et les vieillards, je n'ouvre jamais la lame de « l'instrument au-delà du n° 11, quelque volumineuse que me « paraisse la pierre, et le plus ordinairement je ne l'ouvre qu'au « n° 9; j'aime mieux agrandir l'ouverture lorsque je me suis trompé « dans l'appréciation du volume du calcul que de pratiquer d'a-« bord une grande incision dans laquelle je pourrais compro-« mettre des parties qu'il est essentiel de ménager; au lieu de « porter la tige du lithotome contre l'arcade des os pubis, je l'ap-« plique contre la partie inférieure du col de la vessie pour la « rapprocher du point le plus large de cette arcade : j'appuie la « partie concave de cette tige contre la branche du pubis droit, « de manière que le tranchant de la lame se trouve tourné presque « en dehors; je fais sortir cette lame de sa gaîne en pressant sur « sa queue, et je retire l'instrument dans cette direction; mais « lorsque je juge, par la longueur dont l'instrument est sorti de la « plaie et par le défaut de résistance, que la prostate et le col de « la vessie sont coupés, je cesse de presser sur la queue de la lame « afin que celle-ci rentre dans sa gaîne, et je retire l'instrument « fermé. Depuis que je me sers du lithotome caché de cette ma-« nière, il ne m'est jamais arrivé d'ouvrir une artère qui ait « donné lieu à une hémorrhagie un peu considérable; par la di-« rection que je donne au tranchant de la lame il est impossible « d'intéresser l'intestin rectum, accident qui laisse presque tou-« jours une fistule, urinaire et stercorale, incurable, et qui a lieu « plus souvent en employant le lithotome caché comme on le fait « ordinairement, qu'avec les autres instrumens dont on se sert « pour inciser la prostate et le col de la vessie. Dans cette manière « d'employer le lithotome caché, l'incision intérieure est pres-« que transversale et forme un angle très obtus avec l'incision « extérieure, mais cet angle s'efface aisément par la pression « exercée avec le doigt et n'oppose aucun obstacle à l'introduc-« tion de la tenette et à l'extraction de la pierre. » Il est de fait qu'en se servant du lithothome, comme il l'indique, Boyer réussissait très bien dans ses opérations de taille. Le seul reproche qu'on puisse adresser à son procédé est d'inciser la prostate suivant un rayon moins grand que le rayon oblique gauche.

L'instrument de F. Côme a été diversement jugé. Il est certain qu'il présente comme tous les autres des avantages et des inconvéniens. On a dit qu'il exposait plus que tous les autres à blesser le rectum, ou le bas-fond de la vessie à mesure que l'urine sortait. Qu'il abandonnait facilement la cannelure du cathéter, et pouvait filer, sans qu'on s'en aperçût, hors de la vessie et dans les tissus voisins; enfin, qu'il était sujet à diviser les vaisseaux honteux et surtout l'artère transverse du périnée. Mais, ainsi que le dit Boyer, ces reproches doivent moins tomber sur l'instrument que sur l'opérateur qui n'a pas toujours l'habileté nécessaire pour le manier, et qui ne prend pas toujours les précautions convenables. Dans le but d'éviter la lésion du bas-fond de la vessie, Caqué, de Reims, fit arrondir et émousser l'extrémité de la lame : depuis on lui a fait subir quelques modifications d'une faible importance (voy. pl. 68, fig. 19 et 20). Elles portent: 1° sur le manche qui est fixe, et au lieu de présenter des pans inégaux est arrondi, ou présente des pans égaux et sans numéros; 2° Sur la queue de la lame à l'extrémité de laquelle est fixé le ressort dont l'extrémité mobile appuie et glisse sur la tige. Sur cette queue sont placés un bouton curseur et des numéros : on obtient un degré d'ouverture de la lame plus ou moins grand, suivant qu'on fixe le bouton sur un numéro plus ou moins élevé. Ces modifications sont dues à M. Charrière.

Les avantages du lithotome caché sont de diviser la prostate et le col vésical, dans des limites déterminées à l'avance, plus sûrement et plus facilement qu'avec tout autre instrument. Et c'est précisément en cela que consiste le perfectionnement le plus important de la taille latéralisée.

L'incision de la prostate est plus nette qu'avec le bistouri, parce qu'elle est faite de dedans en dehors et sans saccade pendant que les parties sont tendues, tandis qu'avec le bistouri elle se fait autant de dehors en dedans que dans le sens opposé. Le lithotome caché devra donc être préféré au bistouri par les chirurgiens qui sont peu familiarisés avec les opérations, et ne connaissent pas parfaitement l'anatomie des parties sur lesquelles les circonstances peuvent les appeler à opérer.

F. Côme n'est pas le seul qui ait cherché à rendre l'opération de la taille latéralisée plus facile; un grand nombre de chirurgiens ont inventé dans ce but des instrumens particuliers. L'un des principaux est le cathéter de Guérin de Bordeaux (pl. 68, fig. 5).

Procédé de Guérin. Ce procédé est fondé sur l'invention d'un cathéter formé de deux branches parallèles *b* et *d*, unies au moyen d'un anneau *a*. La branche *b* est courbée et cannelée comme les cathéters ordinaires; seulement une fois qu'elle a formé son coude arrondi, la partie courbe redevient presque droite, la branche *b* est terminée par un étau *e* dans lequel glisse un trocart *f* cannelé sur la partie inférieure qui traverse le périnée, et vient tomber dans la rainure du cathéter sans courir le risque de se dévier. La cannelure du trocart sert de guide pour faire l'incision extérieure, et pour conduire le lithotome dans la vessie. Ces deux parties de l'opération s'exécutent comme dans les autres procédés. Avec cet instrument on peut pratiquer la taille latéralisée ou la taille médiane.

Cathéter de Savigny. Cet instrument (pl. 68, fig. 6) est un cathéter ordinaire *a*, sur la plaque duquel est adopté un trocart courbe *b*, qui peut s'éloigner ou se rapprocher à volonté de la branche *a* au moyen d'une charnière. Lorsque cette branche *a* est placée dans la vessie, et que le trocart *b* a sa pointe dans la cannelure de la première, après avoir traversé le périnée, la rainure qui règne sur la convexité de la branche *b* sert de guide au bistouri pour faire l'incision extérieure et pour pénétrer dans la vessie.

Adams, Earle et Smith ont aussi imaginé des cathéters dans le but de faciliter la découverte de l'urètre, et la pénétration dans la vessie; mais tous ces instrumens, ou sont restés sans applications ou n'ont été appliqués que par leurs auteurs. Ils ne méritent pas, en effet, d'être tirés de l'oubli où ils sont tombés, car un chirurgien instruit, et un peu exercé, n'éprouvera jamais de sérieuses difficultés pour découvrir l'urètre et arriver dans la vessie, en suivant les règles établies plus haut, soit pour faire l'incision des parties extérieures, soit pour inciser la prostate et le col de la vessie.

Un autre instrument propre à inciser les parties profondes, c'est-à-dire la prostate et le col de la vessie, fut imaginé vers la fin du siècle dernier, en Angleterre, par Hawkins; de là le procédé de ce chirurgien, modèle de tous ceux où l'on se sert de gorgerets tranchans.

Section de la prostate et du col de la vessie avec le gorgeret tranchant.—Procédé de Hawkins. L'instrument employé par cet opérateur est un véritable gorgeret à-peu-près semblable à celui dont on se servait dans le grand appareil, mais plus large, régulièrement concave, rendu tranchant sur un de ses bords dans une grande étendue, et présentant une large languette qui en occupe toute la partie moyenne. Le bord tranchant est celui qui regarde la tubérosité sciatique gauche, lorsque sa convexité est tournée vers le rectum. Pour se servir de cet instrument, après avoir incisé les parties extérieures dans la direction ordinaire, et ouvert la partie membraneuse de l'urètre, on place le bord droit de la cannelure du cathéter entre l'ongle et la pulpe du doigt indicateur gauche; on fait glisser la languette aplatie du gorgeret sur l'ongle ainsi placé, dans la cannelure conductrice; on prend toutes les précautions pour s'assurer que les deux instrumens sont bien en contact, et lorsqu'on en est certain, on saisit la plaque du cathéter de la main gauche, on lui fait subir le mouvement de bascule dont nous avons déjà parlé, et lorsqu'il est suffisamment relevé, on pousse le gorgeret dans la vessie, sans abandonner sa rainure. On s'arrête, lorsque l'urine sort, et qu'on n'éprouve plus de résistance; c'est là le signe que la prostate et le col de la vessie sont incisés.

Le gorgeret de Hawkins, presque généralement adopté en Angleterre et en Allemagne, présente l'avantage incontestable d'éviter sûrement le rectum, et de le protéger par sa convexité, qui s'applique dessus, pendant que lui-même s'enfonce dans la vessie. Dans ce mouvement son bord tranchant est dirigé transversalement vers la branche ischiatique; ce qui met l'artère honteuse et la transverse du périnée à l'abri de son atteinte. Mais d'un autre côté, il offre de graves inconvéniens : ainsi en agissant d'avant en arrière, et refoulant les parties devant soi, on est exposé à ne pas les diviser, ou bien à n'y faire que des incisions trop petites, qui, pour être agrandies, nécessitent l'emploi du bistouri; parfois aussi la résistance des parties oblige à employer une certaine force: or si cette résistance vient à être vaincue tout-à-coup, le gorgeret s'enfonce profondément dans la vessie, et peut perforer sa paroi postérieure. On lui reproche encore de produire des incisions variables en grandeur, par suite du plus ou moins d'élasticité et de résistance des parties, et du plus ou moins d'élévation ou d'abaissement du cathéter.

Plusieurs modifications ont été apportées dans la construction du gorgeret lithotome de Hawkins; Desault rendit sa concavité beaucoup moins prononcée, plaça le bouton sur le bord mousse, et rétrécit la partie émoussée de son extrémité : ces corrections loin d'améliorer l'instrument le rendirent plus dangereux pour le rectum et pour le bas-fond de la vessie; aussi ne furent-elles pas adoptées. Blicke fit disposer la languette du gorgeret de manière qu'elle ne pût s'échapper de la gouttière du cathéter, avant d'être arrivée vers son extrémité. Au lieu de donner à la gouttière une forme concave, Abernethy lui donna une forme triangulaire. Scarpa voulait que le gorgeret, très étroit vers son extrémité libre, allât toujours en s'élargissant vers la queue; et que le bord tranchant et le bord mousse formassent deux plans inclinés, réunis sous un angle de soixante-neuf degrés, de manière que le tranchant incisât la prostate suivant une ligne faisant un angle de même valeur avec l'axe de l'urètre. Le gorgeret lithotome de Bromfield, qui était destiné à élargir la voie, servait de conducteur à une lame oblique par le glissement d'une arête dans une coulisse de réception (pl. 68, fig. 22). M. Roux, en France, est pour ainsi dire le seul qui ait adopté le gorgeret tranchant : celui dont il se sert (pl. 68, fig. 28) a le tranchant d'un bistouri ordinaire convexe, terminé par un bouton à son extrémité libre; ce n'est qu'à la distance de 4 centimètres environ de son extrémité qu'il prend la forme d'une gouttière propre à diriger les tenettes.

Le gorgeret de Hawkins, tel que nous l'avons décrit, est encore préférable à toutes les modifications qu'on a tenté de lui substituer. Un de ses avantages les plus incontestables, dit M. Velpeau, bien qu'il n'ait pas été remarqué, se trouve dans la direction qu'il donne à l'incision de la prostate; cette incision semi-lunaire, dont la convexité regarde en arrière et à droite, figure un arc dont la corde, d'environ 7 lignes (16 millim.), doit pouvoir s'agrandir, sans déchirure, de deux à trois lignes (4 à 6 millim.) quand on vient à l'allonger pendant l'extraction du calcul.

Emploi du bistouri pour inciser la prostate et le col de la vessie. Après le lithotome caché de F. Côme, et le gorgeret de Hawkins, on en est revenu à l'emploi du bistouri pour inciser la partie profonde dans la taille. *A. Dubois* employait une espèce de scalpel convexe. *Græfe* de Berlin en fait autant. *Dupuytren* enfonçait par ponction un bistouri droit dans la cannelure du cathéter, à travers le périnée, le faisait glisser dans la vessie, puis, comme A. Dubois, incisait en le retirant, la prostate, le col de la vessie et toutes les parties extérieures dans la direction ordinaire. Le docteur Mott, de New-York, agit à-peu-près de la même façon.

Une pareille manière d'opérer ne présente pas de très grandes difficultés pour un opérateur habile et exercé, comme il est facile de s'en assurer en l'expérimentant sur le cadavre. Cependant, l'épaisseur des parties constituantes du périnée, peut nécessiter de la part de l'opérateur une pression et des efforts qui le fassent agir par saccade, et soient suivis d'une division des parties profondes qui dépasserait les limites de la prostate; il vaudra donc mieux suivre le procédé ordinaire.

Modifications dans l'incision de la prostate et du col de la vessie. — *Procédé de Thompson* (1808). Il consiste à inciser les parties profondes en haut et en dehors avec le lithotome, et cela dans le but de ménager le rectum et les artères périnéales. Mais cette modification qui sort tout-à-fait des règles ordinaires, ne divisant la prostate que dans un de ses plus petits rayons a été rejetée, avec d'autant plus de raison qu'elle exposait plus que l'incision oblique postérieure à la division des artères du périnée. D'un autre côté, *Dupuytren* avait pensé qu'il éviterait encore plus sûrement les parties importantes en terminant son incision directement en haut. Pour y parvenir, lorsqu'il était arrivé dans la vessie, après avoir divisé la partie membraneuse de l'urètre et un peu la prostate, il tournait le tranchant du bistouri ou la lame du lithotome de F. Côme en haut et un peu à droite, dans la même direction que la branche ischio-pubienne gauche, et le retirait dans cette position. C'est dans la même intention que M. Pantaléo (1834) incisait un peu la prostate, d'abord en arrière et à gauche, puis en avant et à droite. Ces trois procédés ne donnant lieu qu'à de très petites incisions de la portion prostatique, ne pouvaient être mis en usage que dans le but d'extraire de très petits calculs. S'ils eussent été adoptés, leur emploi eût donc été très restreint; aussi ne méritent-ils d'être cités que pour mémoire. En pareil cas, d'ailleurs, la lithotritie serait préférable.

En résumé, dans tous les procédés de taille latéralisée qui ont succédé à celui du Frère Jacques, on voit que les parties molles sont à-peu-près divisées de la même façon, et qu'ils ne diffèrent que dans la manière de diviser la prostate et le col de la vessie. Le point essentiel, en incisant ces parties, est de les diviser dans la plus grande étendue possible sans dépasser les limites de la prostate. C'est là ce qu'on fait dans tous les procédés où l'on incise cette glande de haut en bas, et de dedans en dehors dans le sens de ses rayons obliques.

TAILLE LATÉRALE.

Bien que cette espèce de taille n'ait pour ainsi dire jamais été usitée dans la pratique, si ce n'est par ceux qui l'ont inventée, nous ne pourrions la passer sous silence sans laisser une lacune fâcheuse dans l'histoire de la lithotomie.

On a donné le nom de *taille latérale* à une méthode dans laquelle les parties extérieures sont le plus souvent incisées comme dans la taille latéralisée, mais où la section profonde, au lieu d'intéresser la partie prostatique de l'urètre et le col de la vessie, est limitée au corps de ce viscère.

Procédé de Foubert. C'est à ce chirurgien qu'est due la taille latérale; Foubert pensant que Raw ouvrait le corps de la vessie et que c'était à cette circonstance qu'il devait la réussite de ses opérations, résolut d'ouvrir la poche urinaire dans le point où elle correspond à la partie la plus large de l'arcade pubienne. Pour cela il rechercha ce point, en distendant la vessie d'un cadavre avec de la cire molle, et découvrit qu'il correspondait à la partie inférieure et latérale du périnée; puis il ponctionna, avec un trocart, la vessie d'un autre cadavre, distendue par de l'eau, et réussit à la vider.

Pour pratiquer son opération, il se servait d'un trocart dont la tige avait 14 à 15 centimètres de longueur et le manche 9 centimètres; la canule présentait une cannelure qui régnait jusqu'auprès de son extrémité, et qui était destinée à diriger la pointe du couteau qui devait diviser les parties.

Avant de mettre son procédé en usage, il injectait de l'eau dans la vessie, ou recommandait à son malade de garder ses urines, et s'assurait si la vessie était suffisamment pleine, car deux fois il avait manqué ce viscère pour avoir omis cette précaution. Lorsqu'il avait acquis cette certitude, il introduisait son doigt indicateur gauche dans le rectum pour le placer sur le côté droit, puis il enfonçait horizontalement son trocart, qu'il tenait de la main droite, à un grand travers de doigt au-dessus de l'anus, et aussi près que possible de la tubérosité de l'ischion gauche, en tournant sa cannelure en haut. L'urine qui s'échappait par cette voie l'avertissait qu'il était arrivé dans la vessie. Alors, le manche tenu de la main gauche, il retirait un peu le poinçon, le contenait avec la main droite, en engageait la pointe dans la cannelure et l'enfonçait dans les parties jusqu'à ce qu'elle trouvât l'obstacle formé par la petite traverse qui termine cette cannelure près de son extrémité. A ce moment de l'opération, l'urine qui sortait en plus grande quantité lui annonçant positivement qu'il était entré dans la vessie, il dégageait la pointe de son couteau de la cannelure du trocart, la portait un peu en haut, en abaissant le poignet, tournait son tranchant vers le raphé et tirait un peu à lui, en même temps qu'il abaissait le trocart, dans le but d'inciser la vessie dans l'étendue de 27 à 30 millimètres; puis il replaçait la pointe de son couteau dans la cannelure et le retirait tout entier en élevant le poignet et en incisant les parties extérieures de bas en haut, à-peu-près comme dans la taille latéralisée. Enfin il terminait comme dans les autres méthodes.

Procédé Thomas. C'était le même que celui de Foubert, excepté qu'il agissait de haut en bas, au lieu de bas en haut, et terminait par où l'autre commençait. L'instrument dont il se servait était très compliqué. Il consistait dans la réunion du trocart de Foubert et d'une espèce de lithotome caché, analogue à celui de Frère Côme, dont la tige pouvait s'allonger au moyen d'une crémaillère placée sur la bascule, suivant la grandeur qu'on voulait donner à l'incision. Cet instrument était en outre muni d'un gorgeret qu'on introduisait du même temps.

Tout étant disposé, Thomas enfonçait horizontalement son instrument dans la partie latérale gauche du périnée, à un travers de doigt au-dessous de la réunion des pubis, et le plus près possible de la branche gauche. Lorsqu'il était arrivé dans la vessie, il dirigeait le tranchant de la lame en bas et en dehors, pressait sur la bascule du lithotome, et le retirait à lui après avoir toutefois détaché le petit gorgeret pour ne pas l'entraîner en même temps. Lorsqu'il était sur le point de terminer la section, il abaissait fortement le poignet pour agrandir la plaie des tégumens vers la partie inférieure du périnée, et pour éviter la lésion du rectum.

La méthode latérale, par elle-même, est vicieuse, aussi est-elle complétement abandonnée des chirurgiens. Comme nous l'avons dit, c'est la taille latérale que pratiquait Frère Jacques, avant d'avoir cannelé son cathéter, puisqu'il tombait souvent sur le corps de la vessie. Quant à la méthode, son vice essentiel est qu'elle ne permet pas de diviser toujours les mêmes parties; ainsi, d'après la direction de l'instrument ou la profondeur à laquelle il agit, on tombe trop en avant, trop en arrière, ou trop sur le côté, et l'on court le risque de blesser les vésicules séminales, les uretères, le cul-de-sac du péritoine lorsqu'il descend très bas, et enfin le rectum. Quant aux procédés, ceux de Foubert et de Thomas sont trop peu certains, et ils exigent, surtout le dernier, l'emploi d'instrumens trop compliqués pour qu'on puisse en faire usage, en supposant même qu'on voulût adopter la taille latérale. Dans ce cas, il vaudrait beaucoup mieux commencer par inciser les parties extérieures, couche par couche, et arriver à la vessie en se servant de la cannelure du cathéter comme guide. Mais encore cette méthode ainsi pratiquée, non seulement ne garantirait pas suffisamment, des accidens sus-énoncés, mais en outre, exposerait à la division des artères principales du périnée, la direction et la longueur de l'incision n'étant soumises à aucun calcul.

TAILLE BILATÉRALE OU TRANSVERSALE.

Cette espèce de taille se trouve décrite dans Celse dont le procédé est indiqué par ce peu de mots : *Incidi super vesicæ cervicem, juxta anum, cutis plagâ lunatâ, usque ad cervicem vesicæ debet, cornibus ad coxas spectantibus paululùm.* Il fallait ensuite couper transversalement les tissus au fond de la plaie semi-lunaire (Pl. 64, fig. 1). Cette manière de pratiquer la taille, long-temps confondue avec le petit appareil décrit par les auteurs grecs, constitue de nos jours une méthode particulière. C'est l'explication erronée de ce passage : *Cornibus ad coxas spectantibus paululùm* qui a donné lieu à toutes les méprises et à toutes les confusions. Ninnin, et après lui quelques chirurgiens, avaient attribué à la phrase précédente cette signification que les extrémités de la plaie, faite en forme de croissant, devaient regarder un peu vers les aines. D'autres, et c'était le plus grand nombre, croyaient qu'il fallait entendre que la concavité du croissant fût dirigée vers la cuisse gauche, et ses extrémités vers l'aine et la tubérosité sciatique correspondantes. Un troisième groupe d'interprétateurs, parmi lesquels nous pouvons citer Normand de Dole, en 1741, Portal, en 1754, et Deschamps dans son ouvrage sur la taille, etc., avaient cependant traduit le passage de Celse en ce sens : *faire près de l'anus une incision en forme de croissant dont les extrémités devaient être tournées vers les cuisses.* Mais soit inattention, soit que l'on comprît que la concavité de la plaie devait être tournée en avant, et ses extrémités vers les aines, cette dernière explication, qui ne précisait rien et prêtait à l'équivoque, passa inaperçue comme les autres. Bromfield est le premier qui ait penché pour la version contraire, c'est-à-dire celle dans laquelle on admet que la concavité de l'incision regarde le rectum, et ses extrémités les tubérosités des ischions. Chaussier adopta cette dernière opinion; deux puissans motifs l'y déterminèrent: le premier résultait de ses recherches et de ses méditations sur le texte de Celse, à l'aide desquelles il parvint à découvrir que le mot *coxæ* ne signifiait pas seulement cuisses, aines, etc., mais avait plus spécialement pour objet de désigner les os larges du bassin, les articulations coxo-fémorales, et les tubérosités des ischions; le second découla d'expériences faites dans ce sens, sur le cadavre, par M. Ribes. Néanmoins, comme les opinions même les mieux fondées, fussent-elles émises par les hommes les plus éminens, ont besoin de la sanction du temps pour se populariser, celle de Chaussier n'appela d'abord point l'attention. En 1805, M. Marchand, dans sa thèse inaugurale, est le premier qui s'en constitua le défenseur, mais sans réussir à la faire accepter. En 1813, Béclard la reproduisit avec tout aussi peu de succès; et, en 1818, le docteur Turck ne fut pas plus heureux. Toutefois, il était impossible que la même manière de voir fût prise en considération à d'aussi courts intervalles, par de bons esprits, sans avoir quelque influence favorable sur les opinions des contemporains.

C'est à Dupuytren qu'il était réservé de la réhabiliter complétement, et de la faire adopter d'une manière générale. Suivant MM. Sanson et Bégin, dans leur édition de Sabatier, ou plutôt suivant Dupuytren lui-même, sous les auspices duquel a été publiée cette édition, ce ne furent ni les travaux antérieurs, ni l'interprétation du texte de Celse qui donnèrent au chirurgien de l'Hôtel-Dieu l'idée de pratiquer l'incision dans le sens de l'opinion de Chaussier, mais bien ses propres méditations au sujet de la taille latéralisée. Ayant donc mûrement réfléchi aux moyens de donner à la prostate une étendue assez grande pour permettre aux calculs de sortir, sans déterminer de déchirures ou de froissemens du col, et en se renfermant néanmoins dans les limites de la glande, pour ne pas s'exposer aux infiltrations urineuses et aux hémorrhagies, Dupuytren imagina d'y parvenir en appliquant à-la-fois aux deux côtés, droit et gauche du raphé, l'incision oblique gauche qui constitue la taille latéralisée. Après de nombreuses expériences faites sur le cadavre, il trouva bientôt l'occasion d'expérimenter sur le vivant, et de réaliser, en constituant la taille bilatérale, les espérances qu'il avait conçues. Toutefois, sans rien diminuer du mérite de Dupuytren, il faut bien reconnaître que l'idée originale de cette opération appartenait à Chaussier, qui en avait publié la formule et les moyens d'exécution.

Procédé de Chaussier. Ce procédé se trouve décrit dans la thèse de M. Morland : on y lit que Chaussier incisait les parties molles situées entre l'anus et le bulbe de l'urètre avec un bistouri pointu; qu'après avoir divisé l'urètre dans sa partie membraneuse, il pensait qu'une sonde cannelée portée au travers de cette ouverture, dans la vessie, pourrait remplacer le cathéter, pour guider l'instrument qui doit diviser la prostate à droite et à gauche. L'auteur ajoute que Chaussier avait conçu l'idée d'un cathéter à double cannelure, devant servir à inciser la prostate d'un seul côté, si l'ouverture qu'on y aurait faite eût pu suffire pour le passage du calcul, et, dans le cas contraire, à l'inciser dans le sens de ses deux rayons obliques. Il avait même pensé à faire construire un lithotome caché à deux lames, sur le modèle de celui de Frère Côme. On le voit, il avait là toute la taille bilatérale.

Procédé de Béclard. Après avoir fait à la peau une incision semi-lunaire, qui circonscrivait l'anus, et avoir ouvert la partie membraneuse de l'urètre, Béclard employait, pour inciser la prostate suivant ses rayons obliques, un gorgeret légèrement concave, tranchant sur ses deux côtés, et terminé sur sa convexité par une languette destinée à pénétrer dans la cannelure du cathéter; il conseillait aussi l'usage d'un lithotome double.

Procédé de Dupuytren (Pl. 64, fig. 1, 2, 3). *Appareil instrumental.* 1° Un *cathéter* (Pl. 68, fig. 1, 2, 3), différent de celui que l'on emploie ordinairement; il est évidé aux extrémités de sa cannelure et renflé à sa partie moyenne à l'endroit de sa plus grande courbure dans l'étendue de 5 centimètres; en sorte que la partie de la cannelure qui correspond au point où l'urètre doit être incisé est large, profonde et distend le canal. Au lieu du cul-de-sac qui termine la cannelure, l'extrémité en est fermée par un bouton olivaire. 2° Un *couteau* dont la lame est fixée sur le manche, et tranchante sur ses deux bords depuis sa pointe jusqu'à quelques millimètres au-delà. 3° « Un lithotome double, « construit sur le modèle de celui de F. Côme, à quelques modifications près. Ainsi, primitivement, ses lames étaient légèrement « recourbées sur leur plat, la gaîne destinée à les cacher était courbée de la même manière et percée de part en part. Le manche « était arrondi, conoïde et tournait sur une vis centrale, de façon « que, selon qu'on l'avançait ou qu'on le reculait, le cône qu'il « constituait présentait aux bascules des plans plus élevés ou plus « abaissés, dont les rainures numérotées exprimaient en chiffres « le nombre de lignes d'écartement que recevaient les extrémités « des lames tranchantes. » (*Dict. de méd. et Chir. prat.*, t. VI, p. 105.)

Bien que les lames de ce lithotome fussent courbées, lorsqu'on les écartait de leur gaîne en appuyant sur leurs bascules, elles n'en faisaient pas moins une incision transversale. Il était donc important de trouver un moyen de les faire abaisser à-peu-près en arc de cercle, en même temps qu'elles s'écartaient de leur gaîne. C'est là le résultat auquel sont parvenus le docteur Lasserre et M. Charrière. L'instrument de ce dernier, que Dupuytren avait adopté, présente une seule bascule située en dessous et faisant écarter, par un mécanisme très simple, les deux lames lorsqu'on presse dessus. Le degré d'écartement de ces lames est déterminé, comme dans le lithotome simple, par le parcours dans une cannelure graduée d'un bouton curseur dont le talon appuie sur la tige (pl. 68, fig. 21 et 21 *bis*, et pl. 64 fig. 2). « Avec le « double cystotome, dit Dupuytren, on peut pratiquer aisément « et d'un seul coup, sur les côtés du col de la vessie, des ouver- « tures qui varient depuis 13 millimètres jusqu'à 45, limite très « suffisante et au-delà de laquelle il serait imprudent d'aller; « ainsi, en s'ouvrant, les lames du lithotome double décrivent « de 40 à 45 millimètres de longueur, et de 13 à 15 millimètres « de rayon. »

Manuel opératoire. Le malade devait être situé et maintenu comme dans la taille latéralisée. Le cathéter était introduit dans la vessie et confié à un aide qui devait le tenir dans une position parfaitement verticale, avec une main, puis relever le scrotum et tirer un peu sur la verge avec l'autre main (pl. 64, fig. 1). Le chirurgien placé en face du périnée, qu'il tendait avec les doigts de la main gauche, y faisait une incision demi-circulaire commençant à droite au milieu de l'espace compris entre l'anus et l'ischion, et allant se terminer à gauche dans le point correspondant, en passant à 11 millim. au devant de l'anus. Toutes les couches situées entre la peau et l'urètre, le tissu cellulaire, l'aponévrose superficielle et la pointe du sphincter externe de l'anus (Pl. 64, fig. 1) étaient ensuite divisées suivant la même direction. Lorsque l'urètre était à découvert, on l'ouvrait longitudinalement dans l'étendue de 9 à 11 millim. dans sa partie membraneuse; on introduisait, dans la rainure du cathéter, l'extrémité du lithotome préalablement disposé de manière que les lames ne pussent s'ouvrir qu'à un degré déterminé, puis on conduisait le bec de l'instrument sur l'ongle du doigt indicateur gauche placé dans la cannelure, la concavité tournée en haut. Quand Dupuytren avait acquis la certitude que ces deux instrumens étaient dans des rapports convenables, il saisissait la plaque du cathéter avec la main gauche, et la renversait vers lui; par le mouvement de bascule, la canule de l'instrument conducteur se trouvait portée vers le pubis, et il était facile d'y faire glisser le lithotome double et de le conduire dans la vessie. Alors, l'opérateur retirait le cathéter, faisait subir au lithotome un mouvement de rotation par lequel il ramenait sa convexité en haut, pressait sur la bascule qui était en dessous pour faire sortir les lames de leur gaîne, et tirait à lui avec les deux mains en abaissant graduellement le manche jusqu'à ce que l'instrument fût entièrement dégagé. Il ne restait plus alors qu'à introduire le doigt indicateur dans la plaie pour s'assurer de ses dimensions et pour faire glisser dessus les tenettes, afin d'extraire la pierre (Pl. 64, fig. 2 et 3. La figure 3 représente l'intérieur de la vessie pendant l'application et l'action du lithotome double).

Dupuytren accordait les avantages suivans à cette méthode sur les précédentes :

Elle est plus facile à exécuter, plus prompte et plus sûre que les autres méthodes. On a l'avantage d'inciser le périnée dans la partie la plus large du triangle périnéal, et conséquemment dans l'aire qui permet d'extraire le plus facilement les calculs, lors même qu'ils ont un gros volume. L'ouverture qui en résulte va plus directement à la vessie que les incisions obliques ou verticales, et donne la facilité d'y introduire les instrumens et de les faire manœuvrer avec plus de facilité, en même temps qu'elle fournit aux urines un écoulement plus facile. Aucune des incisions, dont nous avons parlé précédemment, ne peut permettre, comme celle-ci, de faire à la prostate et au col de la vessie une ouverture capable de livrer passage à des calculs aussi volumineux, sans dépasser les limites de ces organes; car les lames pouvant s'écarter chacune de leur gaine, depuis 11 jusqu'à 22 ou 25 millimètres, sont susceptibles de faire une ouverture en demi-lune propre à donner issue à un calcul de 40 à 50 millimètres de diamètre, ou de 12 à 15 centimètres de circonférence. C'est donc là un résultat admirable qui donne un haut degré de valeur à cette espèce de lithotomie, dans les cas où l'on a reconnu qu'on a affaire à un calcul volumineux, qu'on ne pourrait retirer facilement que par une incision faite à l'hypogastre. Mais ce n'est pas tout : avec cette incision semi-lunaire, on n'a pas à craindre de toucher aux canaux éjaculateurs et au veru montanum, car, à partir de la région membraneuse, où elles commencent, les lames du lithotome, en s'écartant de chaque côté, décrivent une courbe dans l'aire de laquelle ces organes sont contenus. L'intestin est toujours à l'abri de l'atteinte de l'instrument, à moins que par suite d'un défaut de précaution de la part de l'opérateur, il ne soit très distendu et très relevé sur les côtés, ou qu'il ne faille faire de très grandes incisions. Les artères aussi ne peuvent inquiéter, car l'artère transverse, qui est la plus importante et qui va se rendre au bulbe, est beaucoup plus en avant que le point le plus élevé de l'incision; et quant aux autres, elles sont trop petites pour qu'on puisse redouter leur lésion. Enfin, cette méthode est également applicable sur l'homme, sur la femme et sur les enfans. A la rigueur on pourrait faire l'incision en demi-lune, soit avec un bistouri droit boutonné, soit avec un gorgeret à double tranchant, semblable à celui dont se servait Béclard, ou même avec le lithotome simple de F. Côme. Mais il sera toujours préférable de se servir du lithotome double, parce qu'il fera une incision plus régulière, plus nette et dont il sera beaucoup plus facile de préciser les limites.

La taille bilatérale a été pratiquée soixante-dix fois par Dupuytren. Il y eut à l'Hôtel-Dieu une série de vingt-six malades de suite sur lesquels elle fut mise à exécution avec succès. Sur la totalité, six moururent; ce qui donne pour résultat environ un mort pour douze opérés. Bien que ce nombre de soixante-dix soit très restreint et puisse paraître insuffisant à quelques personnes, pour juger de la valeur de cette méthode comparativement à celle des autres, il n'en est pas moins vrai qu'il suffit pour démontrer qu'elle est sinon supérieure, du moins égale aux autres. Ainsi donc, eu égard aux avantages qu'elle présente, elle mérite la préférence sur la taille latéralisée, toutes les fois que les calculs présentent un volume tant soit peu considérable, et cela, d'autant plus que, d'après l'expérience, la fistule urinaire, qu'on avait supposé devoir succéder à une ouverture aussi large du col de la vessie, ne s'est point montrée.

Pour plus de sécurité, M. Velpeau qui pense, contrairement aux opinions de Béclard et de Scarpa, que la taille bilatérale doit être adoptée comme méthode générale, veut que le point le plus élevé de l'incision extérieure tombe un peu plus en avant sur la base du triangle urétro-anal, entre le bulbe et le rectum, de manière à éviter de percer celui-ci; ce qui aurait lieu facilement si, dans le premier temps de l'opération, on incisait trop près de l'anus.

Procédé de M. Senn. Ainsi que nous l'avons dit dans le courant de cet article, M. Senn pense qu'une incision oblique à gauche de la prostate, plus une incision transversale sur la partie droite de cette glande, méritent la préférence, parce que, selon lui, leur réunion donne lieu à une ouverture susceptible de donner passage à des calculs plus volumineux que dans les autres procédés. Ainsi donc, il commence par pratiquer la taille latéralisée suivant l'un des procédés perfectionnés, s'assure avec le doigt du volume de la pierre, et si elle est trop grosse pour passer par l'ouverture qu'il a faite, il agrandit cette dernière en y joignant une incision transversale de la prostate à droite, qu'il pratique avec le bistouri boutonné. Cette modification qui n'ajoute pas, en réalité, à l'étendue de l'incision et donne un résultat beaucoup moins sûr, n'a été accueillie par aucun chirurgien.

TAILLE QUADRILATÉRALE.

Un jeune chirurgien distingué, de notre époque, M. Vidal (de Cassis), afin d'éviter de dépasser les limites de la prostate dans les cas de calculs volumineux, a proposé de diviser cette glande suivant ses quatre rayons obliques, savoir : en arrière, à gauche et à droite; et en avant, également à gauche et à droite. La pl. 63, fig. 2, montre le bulbe, la partie membraneuse de l'urètre et la prostate à découvert; dans cette figure les incisions obliques antérieures sont représentées sur la double incision de Dupuytren. Au reste l'incision quadruple peut être faite d'un seul coup avec un lithotome à quatre lames, tel que celui que M. Colombat a fait fabriquer. Mais l'auteur préfère se servir d'un bistouri, avec lequel il peut ne faire qu'une, deux, trois ou quatre incisions dans les directions indiquées, suivant le besoin.

Cette espèce de taille a été expérimentée par M. Goyrand, d'Aix, qui dit avoir eu à s'en louer. M. Velpeau dit avoir eu, lui aussi, l'occasion de la mettre à l'épreuve chez un malade, âgé de 69 ans, et dont le calcul avait 2 pouces un quart dans son diamètre principal. Il appliqua d'abord le procédé de Frère Côme, mais s'étant aperçu que le calcul était trop gros pour passer par l'ouverture oblique de la prostate, il donna les tenettes à tenir à un aide, introduisit un bistouri boutonné sur le doigt indicateur gauche, et incisa d'abord le rayon oblique postérieur droit de la prostate, puis son rayon transversal droit. L'opération réussit parfaitement.

En considérant la manière dont sont faites les incisions dans cette espèce de taille, on s'aperçoit immédiatement que, si elle présente quelques avantages, quant à l'étendue de l'ouverture, si elle expose moins que toute autre à dépasser les limites de la prostate et à blesser le rectum, elle offre aussi des inconvéniens majeurs qui doivent faire hésiter à l'appliquer. Parmi ces inconvéniens on peut citer la division inévitable des canaux éjaculateurs, et le danger de couper les artères transverses du périnée en faisant les incisions obliques antérieures. Aussi cette méthode doit-elle être réservée pour les cas exceptionnels.

Pour terminer ce qui a rapport aux tailles périnéales, il nous reste à parler du manuel opératoire en général, et plus spécialement de celui de la taille latéralisée qui commande tous les autres.

MANUEL OPÉRATOIRE DES TAILLES PÉRINÉALES.

Quelques jours sont employés à préparer le malade; la veille et le jour même on fait évacuer le rectum par des lavemens, puis on rase le périnée.

APPAREIL INSTRUMENTAL, 1° *cathéters* (Pl. 68, fig. 16). Il y en a de diverses grosseurs. On doit choisir de préférence des cathéters assez volumineux, proportionnellement au développement des parties du malade, attendu qu'ils distendent mieux l'urètre. Leur cannelure doit être aussi large et aussi profonde que possible, parce qu'il sera plus facile de la sentir à travers l'incision des parties extérieures et d'y enfoncer le bistouri ou les lithotomes, qui auront aussi moins de tendance à en sortir. Cette rainure peut être triangulaire, demi-circulaire, ou quadrilatère. Le cul-de-sac qui se trouve à son extrémité peut être remplacé avec avantage par un bouton olivaire qui fraie mieux la voie. L'extrémité libre du cathéter doit présenter une large surface de préhension. Ceux qui ont une plaque quadrilatère sont plus faciles à tenir que ceux qui n'ont qu'un anneau. Le cathéter de Dupuytren, qui réunit les conditions désirables, est un des meilleurs qu'on puisse employer (V. pl. 68, fig. 1 bis, 1 ter, 2 et 3). — 2° *Lithotomes*. Pour la taille latéralisée on dispose un lithotome caché de F. Côme, modifié, ouvert aux n°s 5 ou 7 pour les enfans, n°s 9 ou 11 pour les adultes et rarement au-dessus. La taille bilatérale réclame le lithotome double de Dupuytren. Les autres, comme nous l'avons vu, emploient divers instrumens particuliers. — 3° *Tenettes* (Pl. 68, fig. 30 à 33). On donne ce nom à une espèce de pince dont on se sert pour extraire la pierre. Elles sont composées de deux branches qui se croisent et sont maintenues dans cette position par un clou-vissé. Chacune de ces branches se termine d'un côté par un anneau, et de l'autre par une espèce de cuiller convexe, lisse et polie sur la surface externe et ses bords, concave sur la surface interne, et garnie d'aspérités sur la moitié environ de cette surface, du côté de son extrémité. La longueur totale des tenettes varie entre 19 et 30 centimètres. Dans celles de 30 centimètres, les cuillers ont 7 à 8 centimètres de longueur. Leur plus grande largeur est de 22 millimètres. Lorsque les tenettes sont fermées, les extrémités de leurs mors doivent être séparées par un intervalle d'environ 4 millimètres; car si elles se touchaient, les parois de la vessie pourraient être pincées et déchirées, lorsqu'on les retire sans avoir rien saisi.

Autrefois les branches des tenettes étaient croisées et articulées comme des ciseaux ou comme les pinces à pansement (V. Pl. 68, fig. 33). Cette disposition était très défavorable en ce sens qu'elles étaient plus écartées dans la partie qui correspondait à la plaie, que ne l'étaient les cuillers au-dedans. Pour peu que le calcul fût gros, cet écartement pouvait devenir assez considérable pour déterminer un tiraillement douloureux. Les tenettes dont on se sert aujourd'hui n'ont pas ce grave inconvénient. F. Côme en fit construire une dont les branches se croisaient tout près de leurs anneaux au moyen d'une légère modification qui consistait à recourber les branches en dehors sur leur plat, sous un angle obtus, dans l'étendue de 20 et quelques millimètres. De cette manière, lorsque les tenettes étaient introduites dans la vessie, leurs cuillers pouvaient être écartées dans une assez grande étendue pendant que leurs branches étaient encore parallèles. Dans celles que fabrique actuellement M. Charrière, un écartement considérable des mors correspond à un très léger écartement des branches. Enfin, pour faciliter les recherches dans la vessie, on a besoin des tenettes droites et des tenettes courbes (Pl. 68, fig. 30 et 31). — 4° *Bistouris*. Il est bon d'avoir toujours un ou plusieurs bistouris droits ou convexes, un bistouri courbe et un bistouri boutonné. — 5° Plusieurs gorgerets sont utiles, mais il est indispensable d'avoir le *gorgeret ordinaire*, avec la *curette* et le *bouton*. — 6° Une *seringue à injection*, garnie d'un tube long de 16 à 19 centimètres et terminé par une olive percée en arrosoir. — 7° Des *canules* en gomme élastique et en argent, entourées de charpie, linge ou agaric, pour arrêter l'hémorrhagie si elle avait lieu. — 8° De la charpie, un bandage en T double et des compresses. — 9° Des vases dont l'un contiendra de l'huile et dont les autres seront destinés à contenir de l'eau ou à recevoir le sang. — 10° On aura le soin de se munir de bandes de laine ou de toile pour lier le malade en cas de besoin.

POSITION DU MALADE. Autrefois, dans les hôpitaux, on avait un lit particulier pour l'opération de la taille. Ce lit, très court, se terminait en avant par deux prolongemens parallèles, portant des sandales dans lesquelles on plaçait les pieds de l'opéré. On lui prescrivait en outre d'embrasser les parties inférieures de ses jambes à pleine main, au niveau des malléoles, de manière à pouvoir les lier solidement ensemble; aujourd'hui on se contente de placer le malade sur la table qui sert ordinairement aux opérations. Dans la pratique particulière on emploie un lit ordinaire sur lequel on place le malade en travers, ou bien une table solide ou une commode garnie d'un matelas.

L'essentiel est que l'opéré, placé sur le dos, ait la tête et les épaules un peu plus relevées que le tronc, et que le siége soit placé très près du bord du lit, de manière que le périnée fasse un peu saillie au-delà de ce bord. Bien que les chirurgiens de nos jours, afin de ne pas effrayer le malade, aient abandonné l'usage des liens, dont on se servait autrefois pour le contenir, et trouvent en général plus d'avantages à n'employer que des aides, si cependant la force et la résistance involontaire de l'opéré mettaient dans la nécessité d'avoir recours aux liens, on choisirait deux bandes de laine ou de toile à demi usée, de 3 mètres 1/2 de longueur, on les mettrait en double et on les appliquerait au-dessus du poignet du malade comme un lacet : on lui recommanderait d'embrasser ses talons avec les doigts placés en dessous de la plante du pied, et le pouce du côté et en dessous de la malléole externe; on ferait passer un des chefs de la bande en dedans du pied, et l'autre chef en dehors; puis, par une série de 8 de chiffre, en fixant solidement la main et le poignet avec le pied, on amènerait les chefs en avant où on les fixerait par un nœud simple et une rosette.

Dans le cas où on laissera le malade libre comme dans ceux où on l'attachera, on aura soin d'avoir au moins cinq aides : deux qui devront tenir la jambe fléchie sur la cuisse, et celle-ci fléchie sur le bassin à angle droit; chacun d'eux, le dos tourné vers la tête du malade, saisira le genou avec la main la plus rapprochée de son corps, et l'attirera un peu en dehors dans le but de tendre le périnée, tandis qu'avec l'autre main, il saisira le pied par son bord interne et par sa partie supérieure. Le troisième maintiendra les épaules; le quatrième tiendra le cathéter et relèvera les bourses; enfin, le cinquième présentera les instrumens. Comme les enfans sont beaucoup plus indociles que les grandes personnes, un sixième aide devra saisir les crêtes des os des îles pour fixer le bassin.

CATHÉTÉRISME. Le moment étant venu de placer le *cathéter*,

quelques chirurgiens, avant d'introduire cet instrument, ont conservé l'habitude de constater alors de nouveau l'existence de la pierre avec une sonde métallique et de la faire reconnaître par les assistans. Mais il vaut mieux, ainsi que le faisait Boyer, faire cet examen avant d'appliquer les liens, quand on veut les employer. Lorsque l'instrument conducteur est introduit, on en incline généralement la plaque vers l'aine droite, afin que sa convexité repousse le côté gauche du périnée et le fasse saillir en avant : cette manière de faire n'est cependant pas indispensable. Scarpa, A. Cooper et d'autres fixaient le cathéter sur la ligne médiane. Au reste, qu'on le place droit ou oblique, une fois le cathéter en position, le chirurgien, afin d'avoir les deux mains libres, le donne à tenir à un aide instruit du mécanisme de l'opération.

Incision intérieure. Nous avons déjà vu comment se pratique cette incision dans les méthodes variées des tailles périnéales, le petit et le grand appareils, les tailles latérale, bilatérale et quadrilatérale, suivant leurs divers procédés, et même dans la taille latéralisée par les procédés de Frère Côme et de Hawkins. Il ne nous reste plus qu'à décrire le procédé mis actuellement en usage pour cette dernière espèce de lithotomie, la plus fréquente dans la pratique.

Procédé ordinaire d'incision dans la taille latéralisée. Le chirurgien peut se placer debout, entre les jambes du malade, si le siége de ce dernier est assez élevé pour permettre à l'opérateur de garder la position qu'il a prise pendant tout le temps de l'opération; dans le cas contraire il s'assied sur une chaise, ou, ce qui vaut mieux pour la liberté du mouvement des mains, il met un genou en terre. Saisissant alors, avec la main droite, un bistouri droit ou convexe, il étend les parties avec les doigts de la main gauche et fait, au côté gauche du périnée, l'incision oblique ordinaire qui commence sur le raphé, à 27 millimètres au devant de l'anus, et vient se terminer au milieu de l'espace compris entre l'orifice anal et la tubérosité de l'ischion. Sa longueur qui, en général, est de 8 à 11 centimètres, varie néanmoins suivant l'âge et la taille des individus. L'opérateur divise ensuite les parties intermédiaires à la peau et à l'urètre, en se guidant sur la cannelure du cathéter qu'il reconnaît plus précisément avec le doigt indicateur gauche, à mesure que l'incision devient plus profonde. Arrivé sur le cathéter, il en fixe le bord droit entre la pulpe et l'ongle sur lequel il fait glisser la pointe de son bistouri, tenu comme une plume à écrire. Lorsqu'il est bien certain que celle-ci est parvenue dans la rainure conductrice, il la fait filer en bas et en arrière en relevant un peu le poignet, et divise l'urètre dans l'étendue de 7 à 9 millimètres. Dans ce mouvement, il doit être bien sûr de sa main pour ne pas aller piquer le rectum comme cela est arrivé plusieurs fois. Alors il retire l'instrument en abaissant le poignet, afin que le tranchant agrandisse l'ouverture de l'urètre et des tissus environnans.

L'incision extérieure, celle qui a rapport à la section des chairs, de la portion membraneuse et un peu de la portion prostatique de l'urètre étant pratiquée, il s'agit de faire l'incision intérieure, celle de la prostate et du col de la vessie. Nous avons vu qu'elle se pratiquait avec trois sortes d'instrumens, le lithotome caché, le gorgeret tranchant d'Hawkins ou de tout autre opérateur, ou le bistouri à la lame étroite et longue, qui constituent trois procédés différens. C'est toute autre chose en effet, pour la manœuvre opératoire, les difficultés d'exécution et les résultats, que d'inciser de dehors en dedans, comme avec le gorgeret, de dedans en dehors, comme avec le lithotome caché, ou de l'une et l'autre manière, comme avec le bistouri. Cette dernière manière est la plus difficile. Ant. Dubois y était fort habile. Dans les cas simples, la taille latéralisée, comme maintes fois je la lui ai vu pratiquer, ne se composait pour lui que de trois incisions. La première arrivait net sur le cathéter; la seconde incisait l'urètre, puis, sans désemparer, faisant glisser le bistouri dans la cannelure du cathéter, la troisième incision divisait le col de la vessie. Cette manœuvre assurément est rapide et brillante; mais comme elle exige beaucoup d'habitude et de dextérité, son application ne peut jamais être que personnelle à celui qui en a le talent; et, en précepte général, il vaut mieux conseiller de se servir du lithotome caché, inventé précisément pour formuler et régulariser l'incision et prévenir les accidens auxquels peuvent donner lieu la mauvaise direction ou les échappées du bistouri dans son trajet. Au reste, quel que soit l'instrument dont on fasse usage, le lithotome caché, le gorgeret tranchant ou le bistouri, pour ne pas blesser le trigone vésical et le rectum, on les introduit et on les retire, suivant les règles et en prenant les précautions que nous avons indiquées en parlant de ces instrumens et des procédés dans lesquels on les emploie.

La plaie qui doit donner passage au calcul étant effectuée, les trois temps opératoires, et les accidens qui suivent, appartiennent également à toutes les tailles périnéales.

Examen de la vessie. La section terminée, on introduit le doigt indicateur gauche dans la vessie afin de reconnaître son état intérieur, de chercher à déterminer la position, le volume et la forme de la pierre, et de s'assurer si elle est libre ou si elle est enkystée; si elle est unique ou s'il y en a plusieurs. Cette appréciation est plus facile à faire chez les sujets maigres que chez ceux qui ont beaucoup d'embonpoint. On doit aussi examiner si la plaie est assez étendue pour donner passage au calcul, et l'agrandir si cela est nécessaire avec le bistouri boutonné.

Introduction des tenettes. Pour y procéder, l'opérateur placera son doigt dans l'angle inférieur de la plaie, la surface palmaire tournée en haut, et s'en servira pour conduire les tenettes dans la vessie. « Chez les sujets gras et dont la prostate est très « volumineuse, dit Boyer, il vaut mieux se servir du gorgeret « pour conduire la tenette, crainte de se fourvoyer avec cet in« strument et de l'enfoncer entre la prostate et le rectum. Pour « introduire le gorgeret, il faut appliquer sa concavité sur le bord « radial du doigt et l'enfoncer en le dirigeant un peu oblique« ment de bas en haut. Quand il est parvenu dans la vessie, on « retire le doigt et on fait tourner l'instrument sur lui-même, de « manière à ramener sa concavité en haut et sa convexité en bas. »

Quel que soit le conducteur qu'on emploie pour introduire les tenettes, on les saisit de la main droite, à pleine poignée, par les anneaux, on allonge le doigt indicateur sur leurs tiges, on les présente à la plaie, de manière que les convexités des mors correspondent à chacune des lèvres de la plaie, et on les fait glisser sur le gorgeret ou sur le doigt jusque dans la vessie. Lorsqu'elles y sont parvenues on retire le conducteur : si c'est le gorgeret, Boyer recommande de faire faire aux deux instrumens un demi-tour à gauche, au moyen duquel le gorgeret devient supérieur à la tenette, et peut être retiré avec plus de facilité; ensuite on porte la tenette fermée dans tous les sens, sur la partie inférieure de la vessie, car c'est ordinairement là que se trouvent les calculs; on touche la pierre, et l'on cherche à reconnaître sa situation; quand on a réussi, on ouvre l'instrument, soit en saisissant une branche de chaque main, soit en écartant le pouce et l'indicateur de la même main placés dans les anneaux; ici plusieurs cas peuvent se rencontrer : « Si la pierre se présente à l'extrémité des mors, dit « Boyer, il suffit de les écarter et de les pousser un peu en avant « pour qu'elle s'engage dans leur intervalle; — si elle est en rap- « port avec leur bord supérieur, elle se place entre eux naturel- « lement, à mesure qu'on les éloigne; — lorsqu'elle répond à « leur bord inférieur, il faut, si l'on veut la saisir, les écarter et « leur faire faire un demi-tour à droite ou à gauche, de manière « à racler le bas-fond de la vessie avec l'un d'eux, et à le faire « passer au-dessous, tandis que l'autre se trouve au-dessus. — « Si le calcul est très petit et la vessie très large, il fuit devant « l'instrument qui le touche sans pouvoir le saisir; pour y par- « venir, il faut promener les mors sur le bas-fond de la vessie, « puis les écarter et les rapprocher successivement jusqu'à ce que « la pierre se trouve prise entre eux. — Le bas-fond de la « vessie est quelquefois très enfoncé, ce qui fait que les cuillers « de la tenette passent constamment au-dessus du calcul sans « pouvoir le saisir. On doit en pareil cas substituer une tenette « courbe à une tenette droite, et diriger sa concavité en bas. « Lorsque la pierre est prise, il faut ramener sa concavité en haut « pour que la courbe qu'elle décrit en sortant soit en rapport « avec celle que présentent les os pubis. »

Parfois le volume de la pierre est considérable, et de plus elle présente à l'instrument un de ses grands diamètres, ce qui rend sa préhension difficile. Dans ce cas, chez les enfans, où le doigt peut atteindre dans la vessie, il ne faut pas hésiter à retirer la tenette et à introduire le doigt indicateur au-dedans pour placer la pierre dans une autre direction et la rapprocher du col de la vessie, où on la saisit de nouveau avec la tenette. Mais chez les adultes où il serait sinon impossible, du moins très difficile de changer la position de la pierre avec le doigt, il convient de la saisir par le point qui se présente, et comme il est facile de se rendre compte de son volume d'après l'écartement des branches de l'instrument, si l'on prévoit que l'on aura de la peine à l'amener au-dehors, il faut la lâcher et la reprendre par un autre point. En répétant plusieurs fois cette manœuvre on peut espérer qu'on parviendra à la saisir dans un sens convenable; si cependant on ne réussit pas, il faut desserrer un peu les mors de la tenette et chercher à faire exécuter un mouvement de rotation au calcul à l'aide d'un stylet ou du bouton; mais cette manœuvre est très difficile à exécuter et l'on ne réussit souvent qu'après de nombreuses tentatives qui ont beaucoup fatigué le malade. Enfin, en supposant que le calcul ait subi un mouvement de bascule, il peut arriver encore que son extraction soit impossible à cause de son volume. Dans ce cas il y aurait plusieurs partis à prendre. Si l'on n'avait pratiqué que la taille latéralisée, il serait sage de faire, avec le bistouri boutonné conduit sur le doigt, une incision semblable de l'autre côté du périnée, ou même de faire une quadruple incision en suivant le procédé de M. Vidal (de Cassis). Dupuytren a conseillé, en pareil cas, d'essayer de briser la pierre en se servant de tenettes plus solides, et dont les cuillers soient garnies à l'intérieur d'aspérités plus saillantes, et si l'on réussit, d'extraire les fragmens et de débarrasser la poche urinaire à l'aide d'injections. Seulement il fait remarquer qu'on ne doit recourir à ce moyen qu'avec beaucoup de circonspection lorsque les pierres sont dures, parce que les efforts qu'on doit exercer avec les instrumens exposent à contondre les parties, et que toutes les fois que le calcul, embrassé par les cuillers de la tenette, dépasse 45 à 50 millimètres, s'il est très dur il faut renoncer à le retirer par le périnée, quelle que soit l'étendue des incisions qu'on y ait pratiquée. En se tenant dans les limites de la prostate, Boyer pensait qu'on pouvait encore faire des tentatives tant que l'écartement des mors de la tenette ne dépassait pas 54 millimètres. Lorsqu'il était obligé d'agrandir les incisions, ou d'en faire de nouvelles, il employait le lithotome caché de F. Côme, ouvert au n° 5, relevait la tenette, la donnait à tenir à un aide, par-dessus le pubis, plaçait son doigt indicateur gauche dans l'angle inférieur de la plaie, faisait glisser son instrument dessus, et divisait tout le rayon oblique de la prostate, dans le sens de l'incision déjà faite.

En définitive, on s'accorde à dire que si le calcul était d'un volume tel que, après des tentatives raisonnables, faites avec adresse et patience, on ne parvînt pas à faire céder les parties molles sans les contondre ou les dilacérer, il vaudrait mieux, ainsi que le fit Franco avec succès, pour la première fois, pratiquer la taille hypogastrique, que de vouloir à tout prix terminer la taille par le périnée. Mais revenant au conseil donné par Dupuytren, dans l'état actuel de la chirurgie, on ne voit pas pourquoi, dans toute espèce de taille, lorsque le calcul se trouve trop volumineux pour l'écartement de la plaie, on n'essaierait pas, au travers de ce large orifice, de l'emploi des percuteurs usités dans la lithotritie et dont l'ébranlement serait beaucoup plus doux que celui des tenettes. Enfin, si outre un volume considérable, le calcul est étroitement embrassé par la vessie dure et raccourcie, on est obligé d'user de grandes précautions, pour éviter de saisir en même temps les parois de l'organe. Ledran conseille alors de porter la tenette le plus avant possible, de l'ouvrir par degrés pour éloigner proportionnellement les parois de la vessie et donner du jeu à l'instrument, d'enferrer ensuite la partie de la pierre qui se présente, et, avec des demi-tours qu'on fera faire à l'instrument, tant à droite qu'à gauche, de la dégager d'entre les parois de la vessie, de la tirer un peu en avant, puis de poser la tenette avec la pierre sur le bas-fond de la vessie; enfin d'ouvrir un peu les mors pour les pousser plus avant, afin qu'ils embrassent la pierre, de manière à ce qu'elle ne puisse leur échapper.

Le cas d'excès de volume du calcul ne se présentera plus que très rarement à l'avenir, et seulement lorsqu'on n'aura pas porté, antérieurement à l'opération, une attention suffisante dans l'appréciation du volume du calcul. Les instrumens lithotriteurs, et surtout le brise-pierre de M. Heurteloup, pourront être d'un grand secours au praticien, et lui indiquer d'avance si le calcul pourra traverser le périnée facilement, difficilement ou pas du tout. C'est donc là une ressource précieuse qu'il faudra bien se garder de négliger, et même qu'il n'est plus permis de négliger, car, avant d'opérer, il faut faire choix de la méthode et choisir la moins dangereuse. Or, nous savons que, dans des limites données, et dans des cas que nous avons appréciés en traitant de la lithotritie, celle-ci est moins dangereuse que la taille, et qu'un chirurgien instruit se gardera bien de les employer indifféremment l'une pour l'autre.

Extraction du calcul. Lorsque la pierre est saisie il faut procéder à son extraction; mais avant on s'assure, en faisant exécuter des mouvemens de rotation à la tenette, qu'on n'a pas saisi les parois de la vessie. Si le calcul a peu de volume, il suffit de tirer à soi l'instrument tenu avec la main droite, seule, comme des ciseaux. Quand on éprouve quelques difficultés à retirer les mors, il faut placer les branches de l'instrument entre le médius et l'indicateur, et embrasser les anneaux à pleine main pour tirer plus fort. On peut aussi saisir les branches de la tenette auprès de la plaie avec la main gauche, les quatre doigts dessous et le pouce en dessus; ou bien le pouce et l'annulaire sont passés dans les anneaux, la main gauche fixe les branches de l'instrument avec les trois derniers doigts, tandis que le pouce et l'indicateur refoulant les bords de la plaie en même temps qu'ils pressent sur l'origine des mors, fixent le calcul et en facilitent la sortie (Pl. 63, fig. 1). La main gauche sert de guide à l'instrument dans les mouvemens alternatifs d'élévation et d'abaissement qu'on lui fait subir pour dégager les mors. Pendant ces mouvemens, il faut appuyer un peu sur la partie inférieure pour s'éloigner autant que possible de l'arcade pubienne. Lorsque l'angle inférieur de la plaie oppose de la résistance à la sortie des cuillers, on y porte le doigt indicateur au moment où on élève les branches de la tenette pour le déprimer. Quand on a réussi à franchir l'ouverture de la prostate et du col vésical, le reste de l'extraction se fait aisément. Quelquefois cependant l'incision extérieure oppose une certaine résistance; il suffit alors de l'agrandir un peu par en bas pour dégager le calcul.

Dans quelques circonstances, ce n'est pas du volume du calcul que dépend la difficulté de l'extraire, mais de ce que son grand diamètre se présente en travers et dépasse le niveau des cuillers; alors celles-ci sortent à moitié de la plaie et ne peuvent cependant être complétement retirées sans lâcher prise. Il faut, dans ce cas, abandonner le calcul et chercher à le saisir par un autre point: lorsqu'on y sera parvenu, on l'extraira sans difficulté.

D'autres fois, la pierre n'étant pas saisie assez solidement par les tenettes, celles-ci l'abandonnent et sortent seules, il est prescrit alors de porter le doigt indicateur dans le trajet qu'elle a parcouru, et de voir si le calcul est retombé dans la vessie, ou bien s'il s'est arrêté dans la plaie. Dans le premier cas on réintroduira l'instrument dans le réservoir urinaire pour reprendre la pierre; et dans le second, si elle est petite, on tâchera de la retirer avec une petite tenette, la curette ou le crochet mousse; mais si l'on ne peut réussir parce qu'elle est trop grosse, il faudra la repousser dans la vessie, et y réintroduire les tenettes pour la reprendre.

Comme les cuillers des tenettes ne se touchent pas, il arrive quelquefois que des calculs petits et plats se logent entre elles et ne manifestent leur présence entre les mors de l'instrument par aucun signe particulier; alors on le promènerait vainement dans l'intérieur de l'organe, sans rien y rencontrer. Il vaudra donc mieux, après avoir fait une exploration suffisante, retirer le cathéter au risque de ne rien ramener.

De même que la pierre peut être très dure, de même elle peut être très friable, et se briser entre les mors de l'instrument lorsqu'on les presse sur elle pour la retirer; tantôt elle se divise en fragmens d'un volume assez considérable, et tantôt elle se réduit en poussière. En cas de fragmens il faut chercher avec le doigt indicateur s'il n'en est pas resté dans la plaie, et les extraire comme nous avons dit, puis porter la tenette dans la vessie pour reprendre ceux qui pourraient y être retombés. Dans le second cas, après avoir extrait avec la curette les plus petits morceaux, il faut injecter de l'eau tiède dans la vessie pour la dilater. Les injections, faites à grande eau, avec une seringue dont le siphon est percé en arrosoir, détacheront de sa surface tout ce qui se sera réduit en bouillie et en poussière, et l'entraîneront au-dehors.

Lorsqu'on a extrait la pierre, il est important de bien examiner si elle est rugueuse, inégale et assez volumineuse; si c'est une pierre murale en un mot; c'est une raison pour penser qu'elle est unique; cependant on n'en a pas de certitude. Si au contraire elle n'est pas très grosse, et que sa surface soit lisse, polie et coupée en facettes plus ou moins régulières, ce sera un indice presque certain de la multiplicité des calculs; il faudra donc, dans tous les cas, et surtout dans celui-ci, introduire le doigt indicateur ou le bouton dans la vessie pour l'explorer dans tous les sens, jusqu'à ce qu'on ait acquis la certitude qu'elle est complétement débarrassée; en agissant autrement, on s'exposerait, comme cela est arrivé tant de fois, à laisser dans la cavité vésicale des calculs pour lesquels il faudrait, plus tard, recommencer l'opération.

Cependant il y a quelques cas où l'on est obligé de cesser toute manœuvre tendant à retirer les pierres de l'organe urinaire, et de remettre à quelques jours la terminaison de l'opération; ce sont ceux où, les pierres étant très nombreuses, le malade n'a pas la force de supporter les longues et laborieuses manœuvres de l'opération, et les douleurs produites par l'introduction fréquemment répétée des tenettes, ou bien encore ceux où il surviendrait une hémorrhagie trop abondante pour pouvoir être arrêtée par un aide qui appliquerait son doigt sur la bouche du vaisseau. S'il y a hémorrhagie, Boyer conseille de tenir les lèvres de la plaie écartées, avec une canule qui comprime le point par où le sang s'écoule. Quelquefois les petites pierres, poussées par les contractions de la vessie, s'échappent seules par la plaie sans qu'on soit obligé d'aller les saisir avec la tenette, ou de les extraire avec la curette; mais le plus souvent il faut avoir recours à l'un ou l'autre de ces moyens. Le moment le plus opportun pour cela, est celui ou la suppuration est bien établie, ce qui a lieu du sixième au dixième jour; on place le malade comme pour l'opération primitive, on injecte de l'eau tiède simple ou mucilagineuse dans la vessie, à travers une canule élastique primitivement introduite dans la plaie, et l'on extrait les calculs avec les tenettes de la même manière que nous l'avons dit précédemment. Cette manière si lente d'obtenir l'extraction du calcul, est bonne en elle-même, ou du moins justifiée comme une ressource accidentelle, nécessaire quand on ne peut faire autrement; mais elle serait très mauvaise, érigée en méthode générale, comme Maret de Dijon et Louis ont essayé de l'établir en précepte.

Complications. — *Pierres enkystées, enchatonnées et adhérentes.* Quoique très rares, les pierres renfermées dans un kyste, dans une poche incomplète, ou adhérentes à la vessie, se rencontrent néanmoins et constituent l'une des circonstances les plus embarrassantes qui puissent se présenter; en pareil cas, la première chose à faire est d'introduire le doigt indicateur dans la cavité urinaire pour reconnaître exactement la disposition des parties à l'égard du calcul qu'elles retiennent. Si l'index était trop court pour atteindre la pierre, on exercerait des pressions sur l'hypogastre avec l'autre main, pour abaisser la vessie vers le doigt; et si ce mode était encore insuffisant, on ferait exercer la pression par un aide, tandis qu'on introduirait deux doigts dans le rectum, ou dans le vagin, dans le cas où l'on agirait chez une femme. Cette exploration, quelque longue et quelque difficile qu'elle soit, est indispensable; autrement on s'exposerait à agir en aveugle et à causer des accidens qui pourraient entraîner la mort du malade. Dans les cas où l'on ne peut atteindre le point où le calcul est fixé, Littre recommande de porter une sonde dans la vessie, et le doigt indicateur dans le rectum ou dans le vagin, de chercher la pierre avec la sonde et le doigt, et de tâcher d'user les parties qui la recouvrent par des mouvemens de va et vient du bec de la sonde; mais cette manière d'agir a généralement été trouvée insuffisante et dangereuse. Littre a aussi conseillé, dans les cas où l'on peut atteindre la pierre, de saisir la tumeur qu'elle forme avec une tenette, et de la presser et mâcher à plusieurs reprises entre les mors de cet instrument, afin d'user et de déchirer la muqueuse vésicale qui la recouvre, et de la faire tomber dans la vessie. Boyer a mis une fois ce procédé à exécution avec succès, et le calcul était réellement enkysté, puisque après son extraction il fut trouvé recouvert d'une calotte de membrane muqueuse qui avait été entraînée avec lui. Toutefois malgré le succès, on considère cette déchirure comme dangereuse: on préfère, lorsqu'on ne peut toucher le calcul, l'abandonner à lui-même, et lorsqu'on peut le toucher, inciser la membrane muqueuse qui le recouvre avec le bistouri boutonné.

Si la pierre, au lieu d'être enkystée, est simplement chatonnée ou adhérente, et qu'on ne puisse la toucher avec le doigt, mais que son contact avec la sonde indique qu'une portion en fait saillie dans la vessie hors du chaton, on peut saisir cette partie saillante avec des tenettes, et chercher à l'ébranler en totalité en faisant subir avec douceur et lenteur, à la tenette, des mouvemens d'abaissement et d'élévation, puis des demi-tours de droite à gauche, et de gauche à droite, et enfin de légères tractions. Si l'on s'aperçoit qu'elle cède sans que le malade éprouve de grandes douleurs, on continue de la même façon jusqu'à ce qu'elle soit complétement dégagée; mais si le malade se plaignait vivement, on s'arrêterait un instant, pour recommencer aussitôt qu'il aurait cessé de souffrir. Pour avoir voulu aller trop vite et avec trop de force dans un cas semblable, La Peyronie vit périr son malade d'hémorrhagie, dix-huit heures après l'opération; la vessie et la loge qui contenait la pierre étaient considérablement dilatées et remplies de caillots de sang; quant à la pierre, elle avait la forme d'une callebasse dont la partie renfermée dans le chaton, et la plus volumineuse, était sanglante et présentait quelques bouts de vaisseaux déchirés qui formaient une frange attachée à sa surface; il vaudrait donc mieux abandonner la pierre à elle-même que d'agir de la sorte, d'autant plus qu'on aurait la chance de la voir se dégager et devenir plus mobile, plus facile à saisir et à extraire, comme dans l'exemple rapporté par Ledran. Ce chirurgien pensait que dans les cas d'adhérences, l'ébranlement causé par les tractions donnait lieu à une suppuration qui les détruisait. Les injections mucilagineuses qu'il fit dans la vessie contribuèrent beaucoup à ce résultat. Ce serait un moyen qu'il ne faudrait pas négliger en pareil cas.

S'il est possible d'atteindre la pierre avec le doigt et d'apprécier la saillie qu'elle fait dans la vessie, la densité, l'épaisseur et le degré de resserrement de l'entrée du chaton, il faut procéder autrement à son extraction. On introduit, ainsi que le fit Garengeot dans un cas de cette nature, l'indicateur de la main gauche dans la vessie; on cherche à placer son extrémité entre la pierre et le bord de l'entrée du chaton, ou bien seulement au niveau de ce bord; on fait glisser un bistouri boutonné sur ce doigt, et l'on fait une ou plusieurs incisions à la muqueuse dans le point où elle étrangle la pierre; puis on détruit avec l'ongle du doigt conducteur les adhérences, s'il y en a; on lui subtitue des tenettes, et l'on tâche d'extraire la pierre.

L'instrument appelé coupe-bride que Desault inventa et appliqua avec succès, est justement abandonné; on lui préfère le bistouri boutonné. Le coupe-bride de Desault était constitué par une lame renfermée dans une gaîne échancrée à son extrémité; l'échancrure était portée sous le rebord du chaton où la lame, poussée par un ressort, venait diviser ce rebord membraneux.

TRAITEMENT CONSÉCUTIF A L'OPÉRATION.

Immédiatement après que la vessie est débarrassée, on nettoie le malade, on le débarrasse des liens qu'on avait appliqués, et on le fait transporter dans son lit préparé d'avance. Ce lit doit être garni d'une toile cirée, recouverte d'alèses destinées à recevoir l'urine, et à l'empêcher de pénétrer dans les matelas; le malade est placé sur le dos, la tête et la poitrine légèrement élevées, les cuisses et les jambes rapprochées, demi-fléchies, et soutenues par un petit traversin placé en travers sous ses jarrets. Pour empêcher l'opéré d'écarter les jambes et de nuire au travail de la cicatrisation, on avait coutume d'attacher les genoux ensemble à l'aide d'une bande placée en 8 de chiffre; mais à présent on n'emploie ce moyen contentif que chez les enfans, et on s'en dispense chez les opérés d'un âge raisonnable. Le décubitus dorsal, dans la demi-flexion, est le meilleur et le plus convenable pour l'écoulement des urines, et pour changer les alèses; toutefois rien n'oblige le malade à le garder constamment; lorsqu'il se trouve fatigué, il peut se mettre sur le côté droit ou sur le côté gauche. Du reste, on n'applique aucune espèce de pansement sur la plaie; on se contente de tenir le scrotum élevé avec une compresse longuette; on donne au malade quelques cuillerées d'une potion calmante; on s'arrange de manière que rien ne vienne troubler sa tranquillité physique et morale; on le met à une diète absolue; on prescrit pour boisson une légère infusion de tilleul et d'oranger, et des tisanes délayantes telles que l'eau d'orge et de chiendent, l'eau de graine de lin, émulsionnée et nitrée, le petit lait, le bouillon de poulet, etc.; enfin on entretient sur son ventre des fomentations émollientes.

SUITES DE L'OPÉRATION.

Il peut se présenter deux cas, suivant qu'il survient ou non des accidens après l'opération. Lorsque aucun accident ne trouble la marche de la nature, le malade éprouve toujours peu après avoir été placé dans son lit, une douleur qui prend naissance au col de la vessie, et se propage de là jusqu'au bout du gland et à l'anus; Boyer conseille d'y remédier en instillant dans l'urètre un mélange fait de parties égales d'huile d'amandes douces, de baume tranquille et de teinture d'opium. Vers la fin du second jour la fièvre se manifeste pour tomber vingt-quatre ou quarante-huit heures après. Pendant les huit ou dix premiers jours qui suivent l'opération, l'urine passe entièrement par la plaie; quelquefois il en sort une certaine quantité par la verge, jusqu'au troisième ou quatrième jour, ce qui tient à la tuméfaction des lèvres de la plaie; aussitôt que cette tuméfaction est dissipée, l'urine recommence à passer par la plaie. Durant cette période elle présente aussi une teinte rougeâtre, qui dépend de son mélange avec la matière colorante des caillots sanguins contenus dans la vessie.

L'époque à laquelle la plaie est cicatrisée varie beaucoup. L'ouverture du col de la vessie se ferme avant celle des tégumens. C'est ordinairement du huitième au quinzième jour que l'urine commence à sortir par l'urètre; la quantité qui passe par ce canal augmente à mesure que la plaie du col diminue; lorsque celle-ci est complétement cicatrisée, la plaie extérieure, qui n'est plus entretenue par le passage de l'urine, se resserre peu-à-peu et se trouve complétement fermée du vingtième au trentième jour. On cite des exemples où la guérison a eu lieu beaucoup plus tôt : de deux malades observés par Boyer, l'un fut complétement guéri le dix-septième jour, et l'autre le dix-neuvième. Mais aussi on en cite d'autres chez lesquels l'urine n'a commencé à sortir par la verge que le vingtième, le trentième et même le trente-cinquième jour, et qui n'ont été complétement guéris qu'après le deuxième mois. Ce retard dans la guérison peut tenir aux difficultés qu'on a éprouvées à extraire la pierre, à la maigreur du sujet, et à l'usage du tampon nécessité par une hémorrhagie.

Après l'opération de la taille périnéale il n'est nullement nécessaire d'introduire une algalie dans la vessie par l'urètre, ou de placer une canule dans la plaie, soit pour diriger le cours de l'urine, soit pour prévenir son infiltration dans les tissus; l'algalie fatigue l'urètre et irrite la vessie; la canule irrite, elle aussi, le col vésical et les lèvres de la plaie, et nuit plus à la cicatrisation qu'elle ne lui est utile; en général il vaut donc mieux s'en abstenir et abandonner les choses à la nature. Si l'on redoute le séjour de l'urine dans la vessie, on préfère pratiquer le cathétérisme toutes les fois que le besoin d'uriner se fait sentir, et si jamais on éprouvait le besoin de s'opposer au rapprochement des lèvres de la plaie, dit M. Velpeau, au lieu d'une canule, il vaudrait mieux y placer une mèche de linge effilé ou une simple tente de charpie.

Vers le quatrième jour après l'opération, si les organes digestifs du malade sont en bon état, et s'il n'a pas de fièvre ou n'en a que très peu, on peut lui permettre des bouillons, quelques jours après des potages légers, puis plus tard un peu de viande et de vin coupé avec de l'eau, en augmentant ainsi graduellement la nourriture jusqu'à la guérison. Chez les enfans et chez les vieillards affaiblis et épuisés, il faut soutenir plus vite les forces au moyen d'un régime convenable. Dans tous les cas on doit administrer des lavemens émolliens et quelques laxatifs, pour vider les intestins et empêcher la constipation, car les efforts de défécation nuiraient singulièrement à la guérison de la plaie.

ACCIDENS QUI PEUVENT SUCCÉDER A LA TAILLE PÉRINÉALE.

Ces accidens sont nombreux : la *syncope* et les *convulsions*, causées par les terreurs du malade, se manifestent quelquefois avant même que l'opération soit commencée; souvent aussi elles surviennent pendant qu'on la pratique, sous la double influence de la crainte et de la douleur.

Hémorrhagie. C'est le plus fréquent de tous les accidens qui peuvent accompagner la taille, ou lui succéder. Elle dépend de la lésion d'une des artères du périnée, soit de la superficielle ou de la transverse; jamais de la honteuse interne, à moins de disposition anormale, parce que, dans sa disposition normale, cette artère est suffisamment garantie de l'action des instrumens par la branche ascendante de l'ischion. L'hémorrhagie peut aussi venir de l'hémorrhoïdale et des plexus artériels et veineux de la prostate; celle de toutes les artères qui en est la cause la plus fréquente, est la branche inférieure de la honteuse interne, parce qu'elle présente beaucoup de variétés par rapport à son volume, à sa direction et à sa position. Le fait essentiel est de savoir de quel point vient l'hémorrhagie : M. Velpeau donne les signes suivans comme moyen de diagnostic : « Si le sang s'échappe de « l'angle supérieur de la plaie, ou de la couche sous-cutanée, « ce sont les branches superficielles qui le fournissent; il vient « de la transverse si le doigt, porté à une certaine profondeur, « l'arrête en pressant sur la lèvre externe de la plaie, vis-à-vis du « bulbe et de la portion membraneuse; de l'hémorrhoïdale s'il « coule par l'angle inférieur de la solution de continuité. Dans « le cas où la honteuse elle-même aurait été blessée, c'est également en arrière et en dehors qu'on trouverait la source de l'hé- « morrhagie. Si le sang est fourni par la division des plexus « veineux, ou d'une artère placée autour de la prostate, on le « distingue d'abord à sa couleur et à ce que, venant d'une grande « profondeur, il ne cesse pas de couler lorsqu'on presse avec le « doigt tous les points de la plaie périnéale. » Toutefois, loin que ces signes aient un degré de certitude absolue, il n'est pas toujours possible, même avec leur aide, de dire par quels vaisseaux le sang est fourni. Au reste, de quelque point que vienne l'hémorrhagie, il faut y porter remède dès qu'elle se montre avec assez d'abondance pour compromettre la vie du sujet; mais il ne faut pas y mettre trop de précipitation, car les adultes vigoureux peuvent perdre quatre ou cinq palettes de sang sans le moindre inconvénient; cette perte produit même chez eux un dégorgement salutaire qui s'oppose efficacement au développement de l'inflammation des parties, tandis que pour les vieillards et les individus faibles, une pareille émission sanguine serait trop abondante.

Les moyens propres à remédier à l'hémorrhagie sont la *ligature* et le *tamponnement*.

Lorsque l'hémorrhagie se manifeste pendant l'opération, il vaut mieux lier immédiatement le vaisseau qui la fournit, que d'attendre pour le faire que l'opération soit terminée, parce que, alors, si le vaisseau est superficiel, il est facile à trouver, tandis que plus tard le sang peut couler en nappe, auquel cas le tamponnement est le seul moyen propre à l'arrêter. Si le sang venait d'une artère profonde, et qu'on ne pût la lier, on pourrait, sans inconvénient, attendre que l'extraction de la pierre fût terminée avant d'essayer d'y porter remède, si le sujet était vigoureux; mais s'il était faible, avant de passer outre il serait convenable de faire suspendre l'écoulement avec le doigt d'un aide appliqué sur le point d'où l'on présumerait que le sang sortirait. Immédiatement après l'opération, on essayerait de découvrir l'artère ouverte, et si l'on y parvenait, on la saisirait avec une pince ou bien avec le ténaculum, et on l'étreindrait dans une ligature. Si par exception, l'artère honteuse était blessée, et qu'on ne pût l'atteindre dans le point où elle serait ouverte, on devrait, à l'exemple de Physick, de Philadelphie, passer un fil entre elle et la branche ischio-pubienne : voici comment agit ce chirurgien.

Procédé de Physick. Il prit une aiguille courbe à manche, de J. L. Petit, l'enfonça dans l'intérieur de la plaie de dedans en dehors, jusqu'au-delà du côté externe de l'artère, et en arrière du point lésé, la ramena dans la plaie en rasant la surface interne de la branche ischiatique, dégagea le fil de sa pointe, puis étrangla l'artère et les tissus intermédiaires par un nœud. Rapprochons de ce procédé ceux de MM. *Caignon* et *Travers*. M. *Caignon* a proposé de passer son aiguille à travers le trou obturateur, pour étreindre en même temps l'artère et la branche ischiatique dans le même fil. M. *Travers* veut qu'on aille la lier à son passage entre les ligamens sciatiques. Le moyen mis en usage par Physick est le plus facile; les deux autres sont plus sûrs, mais plus longs et compliqués. Au reste, bien qu'il soit très probable qu'on aura rarement besoin de recourir à la ligature de la honteuse pour des blessures propres de son tronc, comme on pourrait néanmoins être obligé d'y recourir pour arrêter une hémorrhagie dépendant de la division d'une de ses branches, nous n'avons pas cru devoir passer sous silence les moyens qui ont été conseillés dans ce but.

Si, après être parvenu à saisir avec une pince le vaisseau ouvert dans la plaie, il était trop difficile de le lier, on en pratiquerait la torsion, et dans le cas où celle-ci ne pourrait être exécutée, parce que l'hémorrhagie se ferait en nappe et viendrait d'un lieu profond, il faudrait tamponner avec de la charpie, ou bien exercer une compression sur toute la surface de la plaie à l'aide d'une canule entourée de charpie. On se sert ordinairement d'une canule de gomme élastique ou d'argent flexible, entourée de charpie ou d'agaric; on la place de manière que son extrémité pénètre un peu dans la vessie et que la charpie ou l'agaric soit en contact avec les parties qui fournissent le sang. Chez les sujets maigres, le doigt indicateur suffit pour conduire la canule dans la vessie; mais, dans ceux qui sont gras, et chez qui le doigt ne peut pénétrer jusqu'au col, le gorgeret est préférable; avec lui on évite de pénétrer entre la vessie et le rectum.

Cette canule, ainsi préparée, présente une forme conique, afin de pouvoir pénétrer plus facilement; mais cette disposition elle-même rend son effet très incertain, surtout si le vaisseau qui fournit le sang est profond, car la compression s'exerce plus fortement dans les parties superficielles que dans les parties profondes qui, souvent même, lui échappent complétement; alors le vaisseau continuant à verser du sang qui ne peut s'échapper au-dehors, à cause de la fermeture exacte de la plaie par la canule, reflue dans la vessie, et y détermine des accidens dont on ne s'aperçoit souvent, qu'alors qu'il n'est plus temps d'y remédier.

Procédé de Boyer. Ce chirurgien, appelé en 1791 à Provins pour tailler un homme de 60 ans, fut obligé de latéraliser son incision un peu plus qu'à l'ordinaire, à cause d'une tentative de taille médiane qui avait été faite quelques jours auparavant. Le sang coula en abondance. Aussitôt que l'opération fut terminée, il prit une algalie de femme, l'entoura d'une bandelette de linge jusqu'à 27 millimètres de son extrémité, la fit pénétrer dans la vessie, de manière que toute la partie qui n'était pas entourée de linge y plongeât, et la rangea dans l'angle inférieur de la plaie; puis il enfonça au-dessus, jusqu'au col de la vessie, avec une pince à pansement, un gros bourdonnet de charpie sur lequel il avait noué un cordonnet de fil composé de plusieurs brins. Nous ne suivrons pas plus loin ce procédé que nous avons décrit avec le tamponnement du rectum.

Procédé de Dupuytren. Nous ne ferons également que l'indiquer dans son application à la vessie. Nous avons vu que Dupuytren employait une canule d'argent, longue de 11 à 14 centim., et de 9 millim. de diamètre, offrant deux anneaux à son extrémité externe et trois ouvertures à son extrémité interne; l'une tout-à-fait au bout, et les deux autres, ovalaires et très larges, sur les côtés. Au devant d'elles était un sillon circulaire dans lequel on fixait l'une des extrémités d'un petit sac de toile ouvert par ses deux bouts, de façon qu'après avoir été attaché sur la canule, il présentait en avant une ouverture évasée et en arrière un cul-de-sac, au-delà duquel les ouvertures de la canule étaient libres. Dupuytren enfonçait son appareil dans la plaie, jusqu'à ce que toute la partie libre de la canule pénétrât dans la vessie. Il la donnait à tenir à un aide, et accumulait de la charpie entre elle et la chemise dans le but de comprimer toute la surface de la plaie; puis il fixait le tout à l'aide d'un T double auquel il attachait les cordons passés dans les anneaux de la canule.

Cet appareil joint à une grande simplicité, l'avantage de permettre un écoulement facile aux urines et une libre issue aux caillots sanguins contenus dans la vessie. Celui de Boyer présente l'avantage de pouvoir être fabriqué partout et à l'improviste.

Lorsque le tamponnement est pratiqué, il faut faire placer le malade dans son lit et le surveiller attentivement pendant les premières vingt-quatre heures pour voir si l'hémorrhagie ne se renouvellera pas.

L'hémorrhagie consécutive se manifeste surtout chez les malades qui ont perdu une certaine quantité de sang pendant l'opération. L'écoulement, en effet, s'étant d'abord suspendu par suite du refroidissement et de la crispation des vaisseaux, reparaît aussitôt que la chaleur revient et que les mouvemens du cœur reprennent leur force et leur activité. C'est ordinairement deux ou trois heures après l'opération qu'il se montre, quelquefois plus tard. Les moyens propres à y remédier sont les mêmes que dans les cas où il arrive pendant l'opération. Cependant avant d'en venir à la ligature ou au tamponnement, il est bon d'avoir recours aux réfrigerans, appliqués sur les cuisses, l'hypogastre et la plaie; M. Velpeau conseille l'application de sinapismes ou de ventouses sèches entre les deux épaules.

Une observation importante à faire, lorsqu'on veut tamponner, est de bien s'assurer que la vessie ne contient pas de sang liquide ou caillé, et, s'il y en a, de l'enlever d'abord, en injectant de l'eau dans la vessie, parce que sa présence donnerait lieu, de la part de l'organe et de celle des muscles abdominaux, à des efforts d'expulsion qui pourraient être assez considérables pour chasser l'appareil, fût-il même solidement appliqué.

Hémorrhagie interne. Quelquefois le sang s'écoule dans la vessie sans qu'on s'en aperçoive au début. Cela tient à ce que des caillots sanguins obstruent la plaie et empêchent le sang de s'échapper à l'extérieur, ou bien à ce que l'appareil de compression n'agit pas assez sur le vaisseau ouvert pour arrêter le sang. La pâleur du malade, l'affaiblissement de son pouls, la sueur froide qui couvre son corps, sont autant de signes qui dénotent une hémorrhagie interne; mais le plus manifeste est l'élévation de l'hypogastre où l'on sent une tumeur qui s'élève derrière les pubis, en devenant de plus en plus douloureuse, à mesure que la distension augmente, et qui n'est autre chose que la vessie remplie de sang. En pareil cas, il faut commencer par vider la vessie à l'aide d'injections, et, lorsqu'on y est parvenu, appliquer de nouveau l'appareil compressif avec plus d'exactitude que la première fois; s'il ne pouvait prévenir l'épanchement interne, on pratiquerait la ligature de l'artère honteuse par l'un des procédés indiqués plus haut, mais pour plus de sécurité, celui de M. Gaignon qui comprend dans le même fil l'artère et la branche ascendante des ischions. Dans quelques cas, heureusement fort rares, l'hémorrhagie est au-dessus des ressources de l'art : c'est lorsqu'elle provient de la rupture des vaisseaux de la vessie, à la suite de l'extraction de pierres enkystées, chatonnées ou adhérentes, comme dans l'observation de Lapeyronie. On ne peut y opposer alors que des injections froides ou astringentes, telles que celles faites avec le sulfate d'alumine, la noix de galle, l'acide sulfurique étendu, etc., etc.

Tant que le tamponnement existe, le rectum aplati ne laisse passer ni gaz ni matières. On y remédie en poussant dans l'intestin une grosse canule en gomme élastique au-delà du tampon et en y injectant de l'eau qui délaie les matières et les entraîne. (Voy. *Maladies du rectum.*)

Cystite et phlegmon. — *L'inflammation de la vessie* et du tissu cellulaire voisin est un autre accident assez fréquent et très redoutable. Boyer assure qu'elle fait périr les trois quarts des sujets qui meurent après la taille périnéale. Elle peut survenir dans les cas les plus simples comme dans les plus compliqués; c'est ordinairement dans les deux ou trois premiers jours qu'elle se manifeste. Boyer assure qu'on la voit très rarement survenir après le quatrième. Elle débute par un frisson suivi de chaleur et d'une douleur qui siége dans la vessie, et, de là, s'irradie dans les parties voisines. Il s'y joint de la tension dans l'hypogastre, et divers autres signes qui caractérisent la cystite. En pareil cas, la surface de la plaie est sèche. — Les saignées générales et locales, pratiquées avec promptitude et abondance, les fomentations émollientes et anodines sur le ventre et sur le périnée, les lavemens émolliens, et les bains long-temps prolongés, sont les meilleurs moyens d'y remédier.

On a signalé, après l'opération de la taille périnéale, des accidens dus à la présence des vers intestinaux, l'*ecchymose* du scrotum et l'*engorgement des testicules*. Ce dernier accident, assez commun, dépend de la division ou de la contusion des canaux éjaculateurs. Il se traite comme la cystite, par les antiphlogistiques.

Fistules urinaires. Après l'opération, la plaie du périnée reste quelquefois fistuleuse. Il y a lieu de craindre cet accident lorsqu'au bout de cinquante ou soixante jours, l'urine passe encore par la plaie. Après cette époque, il est important de s'assurer de la cause qui y donne lieu, afin de pouvoir y remédier par les moyens appropriés.

L'incontinence d'urine est très rare après l'opération de la taille latéralisée; autrefois on l'observait beaucoup plus souvent lorsqu'au lieu de couper les parties on les contondait ou on les déchirait avec des instrumens dilatateurs; elle succédait ordinairement à la gangrène des parties froissées. Cette maladie est incurable toutes les fois que l'urine s'écoule de la vessie à mesure qu'elle y arrive, et que cet état persiste plusieurs mois. Lorsque l'incontinence de l'urine est incomplète, de telle sorte qu'une partie du liquide passe par l'urètre et l'autre par la plaie, on peut espérer de la guérir.

Paralysie de la vessie. Elle ne mérite pas d'autres soins que ceux qu'on indique à l'occasion de cette maladie.

L'impuissance est un accident propre à la taille médiane et à la taille latéralisée, et dépend de ce que les conduits éjaculateurs lésés, puis enflammés, se sont cicatrisés isolément ou oblitérés dans une certaine étendue. C'est un accident au-dessus des ressources de l'art.

Blessure du rectum. Le rectum peut être blessé lorsque sa cavité est très grande, et qu'il forme une espèce de gouttière autour de la prostate et du col de la vessie : c'est un cas effectivement où il est fort difficile de l'éviter, bien qu'on ait pris la précaution de le vider, surtout lorsqu'on emploie le lithotome de F. Côme. Avec le gorgeret de Hawkins, on l'évite d'une manière certaine; mais, ainsi que nous l'avons dit, cet avantage est compensé par beaucoup d'inconvéniens qui ont empêché les chirurgiens français de lui accorder la préférence. Dans quelques cas, la blessure de l'intestin tient au défaut d'habileté ou de connaissance de l'opérateur : pour l'éviter M. Huguier a conseillé de tirer sur la verge pendant l'incision de la prostate. Quoi qu'il en soit, lorsque le rectum est ouvert, si la blessure est petite, il peut arriver que l'on ne s'en aperçoive pas de suite; mais si la blessure a une certaine étendue, on reconnaît cet accident à la sortie des gaz et des matières fécales.

Les suites de cette blessure sont différentes suivant qu'elle est près de l'anus ou beaucoup au-dessus de cette ouverture, que la plaie est grande ou petite, parallèle ou non à celle de l'urètre ou du col de la vessie, et que la couche de tissu cellulaire qui se trouve entre ces parties et le rectum est plus ou moins épaisse. Si la plaie est petite et près de l'anus, elle peut se guérir d'elle-même, surtout si le sujet est gras. Ses auteurs citent quelques observations de ce genre, où il n'y a point eu de fistule consécutive, surtout chez les enfans. Lors même que la plaie est plus grande, pourvu que les matières stercorales n'y passent que dans les cas où le malade va à la garde-robe, et qu'il ait de l'embonpoint, elle ne nuit pas à la cicatrisation de la division de l'urètre et du col de la vessie, et lorsque le cours des urines est rétabli, cette fistule guérit par le traitement ordinaire des autres fistules à l'anus. Si néanmoins le cours des urines tardait trop à se rétablir, on doit introduire une sonde en gomme élastique à demeure dans la vessie, et en continuer l'usage jusqu'à parfaite guérison; ce moyen a parfaitement réussi dans plusieurs cas où l'on avait intéressé le rectum. Quand l'ouverture de l'intestin est plus élevée, et près de l'incision de l'urètre et de la prostate, on s'accorde à considérer la maladie comme très difficile à guérir; on voit quelquefois la plaie extérieure se cicatriser, tandis que la communication persiste entre le rectum et la vessie : alors le malade rend de l'urine par le rectum, et quelques matières stercorales délayées par la verge. Mais le plus souvent les matières urineuses et fécales continuent à passer par le périnée. Dans cette circonstance, Boyer considère la sonde à demeure dans la vessie comme le seul moyen dont on puisse espérer de bons résultats, pourvu qu'on ait le soin d'en commencer l'usage de bonne heure, de la faire porter long-temps, et de mettre le malade à un régime propre à lui donner de l'embonpoint. Si ce moyen ne réussit pas, il considère la maladie comme incurable.

L'incision de toute la partie de l'intestin comprise entre la blessure et l'anus, qui a été conseillée et que l'on conseille encore, est considérée par Boyer comme devant augmenter la maladie et la rendre moins supportable. Mais l'expérience n'a point justifié cette réprobation, seulement il faut distinguer : si l'on s'aperçoit de la blessure du rectum au moment même de l'opération, et qu'on incise l'intestin depuis le point où il est ouvert jusqu'à l'anus, les matières fécales ne trouvant plus de résistance dans les sphincters qui sont coupés, sortent par l'anus sans pénétrer dans la vessie, et n'empêchent pas le plus souvent la plaie urétro-prostatique de se cicatriser. Lorsque cette cicatrice est faite, s'il reste une fistule anale, qu'il faut opérer comme une fistule ordinaire. Mais si l'on ne découvre la blessure du rectum que quelques jours après l'opération, l'incision de l'intestin depuis la lésion jusqu'à l'anus n'aurait plus les mêmes avantages, parce que la condensation du tissu cellulaire intermédiaire confond les deux plaies, en une seule et empêche la plaie urétro-vésicale de se fermer.

TAILLE RECTO-VÉSICALE (Pl. 65).

Considérant, d'une part, que les tailles périnéales ne peuvent donner issue qu'à des calculs d'un volume peu considérable, et redoutant, d'autre part, les dangers de la taille hypogastrique, au moyen de laquelle on extrait les plus gros calculs, Sanson conçut en 1815 ou 1816 l'idée de leur ouvrir une voie par le rectum, et publia sur ce sujet, en 1821, un mémoire intitulé : *des moyens de parvenir à la vessie par le rectum*.

Bien, qu'au dire de M. Clot, cette méthode soit connue depuis long-temps en Egypte, et que F. Côme ait guéri une fistule recto-vésicale entretenue par un calcul, en extrayant celui-ci par le rectum, il n'en est pas moins vrai que Sanson est le premier qui ait érigé en méthode l'extraction de la pierre à travers l'extrémité inférieure du gros intestin.

D'après ce que nous avons dit précédemment des craintes que les chirurgiens avaient de la blessure du rectum dans les tailles périnéales, il est facile de comprendre que l'idée de Sanson dut être généralement mal accueillie. C'est en effet ce qui eut lieu en France et à l'étranger, excepté en Italie où un grand nombre de chirurgiens distingués en conçurent une meilleure opinion. M. Barbantini, de Lucques, fut le premier qui la mit à exécution. Vacca Berlinghieri, qui l'adopta, y apporta des modifications importantes; puis, Lancisi et plusieurs autres, l'appliquèrent également sur le vivant. Les succès qu'ils obtinrent contribuèrent beaucoup à la répandre et à détruire les craintes qu'elle avait fait naître; aussi maintenant a-t-elle été pratiquée par un grand nombre de chirurgiens : Sanson, son inventeur, Dupuytren, MM. Cazenave, Pezerat, Willaume, Barbantini, Vacca, Giorgi, Géri, Gallori, Guidetti, Giuseppe, Castara, Cittadini, Regnoli, Bandiera, Clot, Castel, Lallemand et plusieurs autres. Comme on le voit, c'est par des Italiens qu'elle a été le plus souvent pratiquée. Sur une centaine environ d'opérations de cette nature, il ne paraît pas qu'il y en ait été pratiqué plus d'une trentaine en France jusqu'en 1824, ainsi qu'on peut le voir dans les *Archives générales de Médecine*, tom. II.

Avant de décrire le manuel opératoire de cette espèce de taille, nous allons indiquer brièvement les rapports des parties sur lesquelles on doit agir.

Anatomie opératoire de la région recto-vésicale (Pl. 51 et 52). Le rectum qui s'étend depuis l'extrémité inférieure de l'S iliaque du colon jusqu'à l'anus, marche obliquement de haut en bas, de dehors en dedans, et de gauche à droite, depuis son origine jusque vers le milieu du sacrum où il est maintenu en place par le méso-rectum. De là il se porte en bas et en avant, immédiatement derrière la vessie, jusqu'à la base de la prostate, dont il s'éloigne ensuite pour marcher en bas et en arrière et venir se terminer à l'anus. Pour ce qui nous occupe, il n'y a d'important à étudier dans cet intestin que sa partie moyenne et sa partie inférieure, à cause de leurs rapports avec la vessie et la prostate. La partie moyenne qui a, suivant Sanson, une longueur d'environ 8 centimètres, est courbée sur elle-même. Elle offre en avant une concavité qui est en rapport avec la partie postérieure et inférieure de la vessie, dont elle est seulement séparée en bas et en dehors par les vésicules séminales, les canaux déférens et les uretères. Sa face postérieure convexe, repose sur le sacrum et le coccyx, et ses côtés sont partout environnés par du tissu cellulaire. Dans toute son étendue elle est dépourvue de péritoine; le cul-de-sac que forme cette membrane entre l'intestin et la vessie ne s'étend pas ordinairement au-delà du point où la partie moyenne et la partie supérieure se réunissent. Cependant, comme il pourrait arriver qu'il descendît plus, on ne devra jamais inciser assez haut pour l'atteindre. La cavité intérieure de cette portion de l'intestin est variable en étendue. Chez quelques vieillards elle est assez dilatée pour présenter sur les côtés de la prostate deux saillies proéminentes. Dans l'état normal elle est toujours assez large pour donner passage aux plus gros calculs.

La *partie inférieure du rectum*, qui s'étend depuis la base de la prostate jusqu'à l'anus est concave en arrière et convexe en avant; elle forme le bord postérieur du triangle périnéal dont le bord antérieur est représenté par la prostate, la partie membraneuse et le bulbe de l'urètre. Sa longueur varie entre 22 et 40 millimètres; elle est entourée, dans toute son étendue, par les sphincters qui forment sur les côtés un ruban aplati, et d'autant plus épais qu'on les considère plus inférieurement.

La partie de la vessie qui correspond au rectum est comprise entre les uretères, les conduits déférens et les vésicules séminales, qui reposent aussi sur l'intestin. Elle est triangulaire et plus large en arrière qu'en avant, bornée dans le premier sens par le cul-de-sac recto-vésical du péritoine, et dans le second par la prostate. Les côtés de la face inférieure de la vessie, qui sont en dehors des canaux déférens et des vésicules séminales, sont environnés par du tissu cellulaire.

En résumé, si l'on examine les parties qui sont superposées entre le rectum et la vessie, on trouve que la portion moyenne de l'intestin n'est séparée, en haut, du réservoir de l'urine que par du tissu cellulaire lâche, quelques veines qui forment des plexus plus ou moins considérables, suivant les individus, et une aponévrose mince que M. Denonvilliers a nommé *prostato-péritonéale*, et plus bas par les vésicules séminales les canaux éjaculateurs et la prostate. La partie inférieure de l'intestin est séparée de la prostate et de l'urètre par les aponévroses, les muscles et le tissu graisseux du périnée dont nous avons déjà parlé. Sur la ligne médiane il n'y a aucuns vaisseaux dont on puisse redouter la lésion. « Enfin, dit Dupuytren, en mesurant des tégumens vers « l'intérieur du bassin jusqu'au repli vésico-rectal, l'espace dans « lequel le rectum correspond à la région postérieure de la vessie « et de l'urètre, on trouve qu'il a 8 à 9 centimètres. C'est le long « de cette ligne que doit être pratiquée la taille recto-vésicale. » (*Dict. de Méd. et Chir. prat.*)

Opération. Sanson a de prime abord imaginé deux procédés bien distincts : dans le premier on pénètre dans la vessie par son col, en divisant seulement la prostate et la partie inférieure du rectum; dans le second on y pénètre par son bas-fond, entre le repli recto-vésical du péritoine et la prostate, dont on divise quelquefois le tiers postérieur.

Premier procédé de Sanson dans lequel on divise la prostate et le col de la vessie (Pl. 65, fig. 1, 2, 3, 4). Le malade étant situé et maintenu comme dans l'une des tailles périnéales, le chirurgien introduit le cathéter dans la vessie et le donne à tenir à un aide, auquel il recommande de le tenir dans une position parfaitement verticale et de presser sur la paroi antérieure du rectum. Introduisant alors, dans l'anus, le doigt indicateur gauche enduit d'un corps gras, la face palmaire tournée en haut, de la main droite il fait glisser dessus, à plat, la lame d'un bistouri aigu, étroit, dont le tranchant a 7 centimètres (2 pouces 1|2) de longueur. Lorsque la pointe de ce bistouri est arrivée à 14 ou 18 millim. (6 à 8 lig.), au-dessus du bord de l'anus, il relève le tranchant, abaisse le manche et pique à cette hauteur, que l'incision ne doit pas dépasser, la partie la plus inférieure de la paroi antérieure du rectum, en soutenant le bistouri avec le doigt indicateur placé dans l'anus; l'instrument étant alors relevé, son tranchant fortement appliqué aux parties, on incise du bas en haut, ou vers soi, le sphincter de l'anus et la partie postérieure du périnée. Cette première incision divise le rectum dans l'étendue de 15 à 18 millim., le sphincter de l'anus, le périnée depuis l'anus jusqu'au bulbe de l'urètre, et pénètre dans l'espace triangulaire qui sépare l'urètre du rectum. Le doigt indicateur gauche, dont le bord cubital est tourné en haut, est porté dans l'angle supérieur de la plaie, où il reconnaît la portion membraneuse de l'urètre et la prostate; son ongle se place dans la cannelure du cathéter, et sert à y conduire le bistouri qui pique cette partie de l'urètre, le tranchant tourné en bas vers le rectum. Faisant alors élever le cathéter vers la symphyse pubienne, l'opérateur glisse le bistouri, en suivant exactement sa cannelure et la direction de la ligne médiane du corps, jusque dans la cavité de la vessie à travers son col. Lorsqu'il y est arrivé, ce dont il est averti par la sortie de l'urine, il élève le manche du bistouri, abaisse sa pointe afin de l'éloigner du cathéter, et divise la prostate et le col de la vessie de haut en bas et d'avant en arrière, jusqu'au rectum qu'il ne faut pas atteindre de nouveau.

Procédé de Vacca Berlinghieri. Au lieu d'introduire préalablement l'indicateur gauche dans le rectum, le chirurgien italien couvrait la pointe et le tranchant du bistouri avec la pulpe de l'indicateur droit, en les faisant tous deux glisser par un mouvement de rotation en quart de cercle, dans l'intestin. Lorsqu'il était arrivé à la profondeur voulue, il tournait le tranchant en avant; son doigt se trouvant appliqué sur le dos de la lame, il piquait alors l'intestin et le divisait d'arrière en avant jusqu'à son orifice anal. Quant au reste de l'opération, il l'exécutait comme Sanson.

C'est cette simple modification d'inciser l'intestin en le piquant préalablement, au lieu de l'inciser en relevant le manche et en pressant avec le tranchant contre la paroi antérieure de l'intestin, puis les succès qu'a obtenus Vacca en suivant ce procédé, qui lui ont fait donner le nom de *méthode* de Vacca.

Second procédé de Sanson dans lequel on divise le bas-fond de la vessie. Pour l'exécuter, on incise le rectum comme précédemment, mais dans l'étendue de 27 millimètres (1 pouce). De cette manière, la face inférieure de la prostate étant mise à nu, le doigt indicateur gauche porté dans l'incision sent le bord postérieur de cette glande, et plus en arrière la cannelure du cathéter qui appuie sur le bas-fond de la vessie. Alors le bistouri, conduit sur ce doigt, le tranchant tourné en arrière, est enfoncé dans la cannelure de l'instrument conducteur, et poussé d'avant en arrière jusqu'à ce qu'il ait fait à la vessie une incision de 27 millimètres, tandis que le doigt indicateur, reporté dans le rectum, éloigne cet intestin, afin d'éviter qu'il ne soit touché par l'instrument. Dans ce procédé, comme le dit son auteur, la partie la plus reculée de la glande prostate est souvent lésée en commençant l'incision.

En pratiquant cette opération sur le cadavre, l'examen des parties démontre qu'on a divisé le rectum dans toute l'étendue de ses sphincters, et que l'incision de la vessie permet d'explorer aisément sa cavité. Vue par la surface interne de l'organe, cette incision, qui commence derrière la prostate, s'étend en suivant la ligne médiane jusque vers le milieu de l'espace compris entre les uretères, sans toucher les vésicules séminales et les canaux éjaculateurs.

Bien que le second procédé ait sur le premier l'avantage de présenter aux calculs une voie ouverte au milieu du plus grand écartement des tubérosités sciatiques, de laisser intact le col de la vessie, et par conséquent de ne pas l'exposer aux contusions, aux distensions et aux déchirures qui résultent souvent de l'extraction de la pierre par cette voie, ce second procédé pourtant n'en a pas moins été abandonné complétement, même par son auteur qui, s'il ne lui avait pas d'abord donné la préférence sur le premier, l'avait du moins rangé sur la même ligne. Cet abandon est motivé sur ce que les faibles avantages, dont nous venons de parler, sont largement compensés par le grave inconvénient d'être exposé à blesser le cul-de-sac recto-vésical du péritoine, et surtout par celui de voir le malade conserver après sa guérison une fistule recto-vésicale, ainsi qu'il en existe plusieurs exemples.

Le procédé qui consiste à pénétrer dans la vessie par son col présente l'avantage incontestable d'exposer moins que l'autre aux fistules urinaires. L'expérience a démontré à Vacca que cet accident ne survenait pas lorsqu'on n'incisait le rectum que dans une longueur de 15 à 18 millimètres; mais alors même il est impossible d'éviter de diviser l'un des canaux éjaculateurs. Cette lésion, au reste, n'entraîne point de graves dangers à sa suite; l'expérience démontre qu'il est rare de voir l'orchite ou l'impuissance en être le résultat. Quant à la blessure de la vésicule séminale, elle ne peut survenir que dans le cas où l'on porte l'incision au-delà des limites prostatiques, et beaucoup plus sur le côté qu'elle ne doit y être réellement.

Valeur de la taille recto-vésicale. Comparée à la taille latéralisée, Sanson et Dupuytren lui accordaient une foule d'avantages, dont quelques-uns sont contestables; ceux qu'elle offre réellement sont : 1° d'agir sur des tissus dépourvus de troncs artériels dont on ait à craindre la blessure, et par conséquent de n'être jamais suivie d'hémorrhagie redoutable; 2° de constituer un manuel opératoire beaucoup plus simple et plus facile que les autres tailles sous-pubiennes; 3° d'offrir à l'urine, après l'extraction des calculs, pendant que le malade est étendu horizontalement sur le dos, une ouverture qui livre un passage facile aux urines et s'oppose à ce qu'elles s'extravasent dans le tissu cellulaire voisin et dans celui du bassin. Mais d'autres avantages qu'on lui attribue, savoir, de permettre aux instrumens d'arriver jusqu'à la vessie par une voie courte, large et directe, au travers de laquelle les calculs les plus volumineux peuvent aisément être extraits; de faciliter la sortie des fragmens brisés, et enfin de mettre à même de pratiquer immédiatement et avec sûreté les débridemens que nécessitent quelquefois les calculs enchatonnés ou adhérens; ces avantages ne sont vrais qu'en combinant les deux procédés. Ainsi, toutes les fois qu'on dépasse les limites de la prostate en agrandissant l'incision en arrière, l'issue est grande et peut livrer passage à des calculs assez volumineux. Celui que retira M. Barbantini, de Lucques, la première fois qu'il pratiqua la taille recto-vésicale, pesait un peu plus de 280 grammes, et offrait 8 centimètres de longueur, 5 centimètres et demi de largeur et 4 centimètres d'épaisseur. Mais lorsqu'on ne dépasse pas les limites de la prostate, dans la section antéro-postérieure, ces avantages n'existent plus : ordinairement, le diamètre antéro-postérieur de la glande n'ayant pas plus de 25 à 30 millimètres, l'ouverture qu'il peut offrir aurait bien moins d'étendue que celle de la taille bilatérale. Si, au contraire, l'incision ne porte que sur le bas-fond de la vessie, comme on ne peut lui donner plus de 35 millimètres d'étendue sans courir le risque d'ouvrir le cul-de-sac recto-vésical du péritoine, on voit que cette espèce de taille sera moins avantageuse que la taille bilatérale, dont la grandeur des incisions réunies peut dépasser 45 millim. Resterait la modification indiquée par Dupuytren où, réunissant en un seul les deux procédés, on prolongerait l'incision de la prostate et du col de la vessie sur le bas-fond de cet organe. Il est bien vrai qu'en agissant ainsi, on pourrait obtenir une ouverture de 54 millimètres de diamètre; mais la taille bilatérale, si l'on prolongeait latéralement ses incisions en dehors des limites prostatiques, serait susceptible de fournir une ouverture plus grande encore et plus avantageuse. Il faut bien remarquer que dans cette taille, pas plus que dans les autres, ni l'incision du triangle périnéal, ni celle de la portion membraneuse de l'urètre, ne favorisent l'extraction du calcul. Ce ne sont pas, en effet, les parties extérieures qui opposent de la difficulté à sa sortie, mais bien le col de la vessie et la prostate. Enfin, la taille recto-vésicale, faite d'une façon ou d'une autre, fût-elle aussi avantageuse, sous tous les rapports, que les tailles latéralisées, devrait encore leur céder la préférence, à cause de la fistule recto-vésicale qu'elle laisse souvent après elle.

Examinée sous le rapport de ses résultats définitifs, la taille recto-vésicale est à-peu-près aussi dangereuse que la taille latéralisée ordinaire. Sur 89 observations prises au basard dans les recueils périodiques les plus estimés, Dupuytren a prouvé qu'il y avait eu 15 morts, ce qui donne 1 sur 6, à-peu-près; sur les 74 guéris, 12 ont conservé des fistules. Chez un d'entre eux, le sperme était rendu pendant l'éjaculation par l'ouverture accidentelle. Le terme de la guérison a varié depuis huit à quinze jours jusqu'à sept ou huit mois.

Suivant Dupuytren, la taille recto-vésicale convient surtout pour les sujets adultes et pour les vieillards, chez lesquels les inflammations et les hémorrhagies sont très graves et très redoutables; on peut, au contraire, se dispenser d'y recourir chez les enfans, parce qu'en général ils guérissent fort bien par les autres méthodes.

TAILLE HYPOGASTRIQUE OU SUS-PUBIENNE.

Comme son nom l'indique, la taille hypogastrique consiste à faire une incision aux parois abdominales pour mettre la vessie à découvert.

Historique. Personne, à ce qu'il paraît, n'avait conçu l'idée de la taille hypogastrique avant Franco, encore fût-ce le hasard qui conduisit ce grand chirurgien à la pratiquer, comme il le dit lui-même dans son traité des hernies (Lyon, 1561, chap. XXXIII, p. 139). Ses paroles méritent d'être citées : « Je réciterai, dit-il, ce qu'une fois m'est advenu, voulant retirer une pierre à un enfant de deux ans ou environ, auquel ayant trouvé la pierre de la grosseur d'un œuf de poule ou à-peu-près, je fey tout ce que je peu pour l'amener bas, et voyant que je ne pouvoy rien avancer par tous mes efforts, avec ce que le patient restoit merveilleusement tormenté, et aussi les parens désirant qu'il mourût plutôt que de vivre en tel travail, joint aussi que je ne vouloys pas qu'il me fût reproché de ne l'avoir su tirer (qui étoit à moi grande folie) je déliberay avec l'importunité du père, mère et amis, de copper ledit enfant par dessus l'os pubis, d'autant que la pierre ne voulut descendre bas, *et fut coppé sur le pénil, un peu à costé et sur la pierre, car je levoys icelle avec mes doigts qui estoyent au fondement et d'autre côté en la tenant subjette avec les mains d'un serviteur, qui comprimoyt le petit ventre au-dessus de la pierre, dont elle fut tirée hors par ce moyen, et puis après le patient fut guéri,* (*nonobstant qu'il en fut bien malade*) *et la playe consolidée : Combien que je ne conseille à homme d'ainsi faire.* Franco ne dit point avoir incisé préalablement le périnée, comme on le croit généralement. Bien qu'il ait recommandé à ses contemporains et à ses successeurs de ne pas l'imiter, heureusement ils n'ont point tenu compte de son injonction. Rousset publia, en 1581, un ouvrage intitulé de *Partu cæsarœ*, dans lequel il décrivit soigneusement la taille sus-pubienne et la proposa comme méthode générale. Quoiqu'il l'ait beaucoup vantée, il paraît néanmoins qu'il n'eut jamais l'occasion de la pratiquer sur le vivant. En 1635, Nicolas Piètre revint sur cette taille dans une thèse. Suivant le rapport de Collot, qui écrivait en 1681, Bonnet l'aurait pratiquée à l'Hôtel-Dieu avec un succès complet; T. Proby de Dublin réussit également, en 1700, sur une fille de 20 ans. Néanmoins, pour voir cette opération définitivement constituée, il faut arriver jusqu'en 1718, époque à laquelle Jacques Douglas la pratiqua avec succès, pour la première fois, en Angleterre. Alors les principaux chirurgiens de la Grande-Bretagne, Cheselden, Middleton, Macgill, Thornhill et Morand, en France, tournèrent vers ce point leur attention et leurs efforts. Douglas et Cheselden rapportent que, de 1719 à 1723, sur 15 malades taillés par cette méthode, ils n'en ont perdu que 2; sur 12, Thornhill n'en perdit que 2, et Macgill 1 sur 4; ce qui fait en tout 5 morts pour 31 opérés. Morand la pratiqua, à Paris, aux Invalides, en 1827; mais son malade succomba aux imprudences qu'il fit. Ainsi donc, vers le premier quart du XIXe siècle, la taille hypogastrique avait été déjà exécutée un assez grand nombre de fois pour qu'on pût juger de ses résultats. Aussi, bien que la taille périnéale latéralisée, qui était alors dans tout son lustre, l'ait fait beaucoup négliger, encore ne cessa-t-elle pas entièrement d'être pratiquée. Toutefois, il faut signaler, à cet égard, comme un arrêt pendant une période de 50 ans, et ce n'est que depuis 1775, époque à laquelle F. Côme entreprit de la remettre en vogue, qu'elle n'a pas cessé d'être considérée comme une opération utile dans certains cas. Bazeilhac s'en déclara le partisan; après lui, son neveu M. Souberbielle, l'adopta comme méthode générale, et la pratiqua exclusivement comme il le fait encore. En même temps Deschamps, puis successivement Boyer, Dupuytren, E. Home, Scarpa, MM. Amussat, Baudens et autres, l'ont aussi mise en usage, mais assez rarement; et maintenant on la considère, en général, comme une opération utile et bonne, réservée pour les cas spéciaux qui en nécessitent l'emploi.

Anatomie opératoire (Pl. 51 et 52). Ce dont il est important de se rappeler lorsqu'on veut pratiquer la taille hypogastrique, C'est la disposition du péritoine par rapport à la paroi abdominale et à la vessie.

Lorsque la membrane séreuse abdominale a formé son cul-de-sac, entre le rectum et le réservoir de l'urine, elle continue de s'avancer d'abord sur la face postérieure, puis sur la supérieure, dont elle est écartée par l'ouraque et les artères ombilicales oblitérées, jusqu'auprès de la face postérieure du pubis, derrière laquelle elle se réfléchit en avant pour venir tapisser la face postérieure de la paroi abdominale. Entre les pubis et le cul-de-sac vésico-abdominal du péritoine existe un intervalle plus ou moins considérable, suivant l'état de plénitude ou de vacuité de la vessie; cet intervalle est rempli par du tissu cellulaire qui l'unit à la ligne blanche et à ses parties latérales. C'est par là qu'on doit arriver sur la face antérieure du réservoir de l'urine.

Manuel opératoire. Personne ne sera tenté d'imiter Franco, c'est-à-dire d'introduire deux doigts dans l'intestin pour soulever le calcul jusqu'à la paroi abdominale, et pour inciser cette dernière sur le corps étranger; aussi ne nous arrêtons-nous pas à ce procédé qui ne pourrait être bon que pour les cas où la pierre, très volumineuse, remplirait en grande partie la vessie et ne permettrait ni d'y pousser une injection, ni d'y introduire la sonde à dard.

Procédé de Rousset. Il faisait étendre son malade sur le dos, près du bord droit de son lit, ou sur une table garnie d'un matelas; le faisait tenir par des aides, se plaçait à sa droite, et, dans le but d'éloigner le péritoine du pubis, injectait lentement, à travers une algalie préalablement introduite, un quart ou un tiers de litre d'eau tiède, d'eau d'orge ou de guimauve, dans la vessie, jusqu'à ce que le sommet de cet organe fît saillie au-dessus du pubis. Puis il retirait la sonde pour empêcher l'eau de sortir; il faisait comprimer la verge par un aide et lui recommandait de l'abaisser entre les cuisses du malade, tendait en travers, avec la main gauche, la peau de la région hypogastrique, qu'il avait eu le soin préalablement de faire raser. Ces dispositions étant prises, il incisait, avec un rasoir, le long de la ligne médiane, la peau, le fascia superficialis et les aponévroses de la ligne blanche, dans l'étendue de 8 à 11 centimètres; puis il faisait une ponction à la vessie, près de son col, avec un bistouri légèrement concave, en évitant de la faire trop grande, dans la crainte de voir le liquide sortir en entier, et la vessie s'affaisser sur elle-même. Il introduisait ensuite par cette ouverture un bistouri concave comme le précédent, mais lenticulé, le dos tourné vers le pubis, agrandissait l'incision de bas en haut avec la précaution de ne pas aller jusqu'au péritoine, et terminait en retirant le calcul avec les doigts de la main droite, ou bien avec une tenette.

Plusieurs modifications ont été apportées à ce procédé.

1° *Sous-procédé de Douglas.* Ce chirurgien, le premier, s'étant aperçu que les injections étaient fort douloureuses et difficilement supportées par certains malades, conseilla de distendre modérément la vessie et de remplacer le rasoir par le bistouri convexe. Du reste, il disposait son malade comme le recommande Rousset, et incisait la vessie de bas en haut vers le péritoine.

2° *Sous-procédé de Cheselden.* Au lieu d'injecter de l'eau dans la vessie, Cheselden prescrivait aux malades de garder leurs urines le plus long-temps qu'ils le pourraient, jusqu'à ce que l'organe fût distendu au point de saillir à l'hypogastre. Comme Douglas, il incisait les parties extérieures avec un bistouri convexe, ponctionnait la vessie avec un bistouri concave, et l'incisait de haut en bas, dans le sens opposé à Rousset et à Douglas, afin de ne pas s'exposer à blesser le péritoine.

3° *Sous-procédé de Morand.* Après avoir incisé la peau et les aponévroses comme Douglas, Morand portait son doigt indicateur gauche dans l'angle supérieur de la plaie et l'appuyait contre la vessie pour maintenir le péritoine et diriger le bistouri. Aussitôt qu'il avait ouvert le réservoir de l'urine, il portait son doigt indicateur dans l'incision, le recourbait en crochet pour soulever le viscère et prolongeait l'ouverture de haut en bas, jusqu'auprès du pubis, avec un bistouri boutonné.

Le procédé de Rousset, même avec toutes les modifications dont nous venons de parler, présentait plusieurs inconvéniens dont on a beaucoup exagéré la gravité. Telles sont : 1° les douleurs causées par les injections; 2° la facilité que trouve l'urine à sortir par la plaie de la vessie, à s'infiltrer dans le tissu cellulaire du bassin après l'opération, et à y développer des abcès gangréneux; 3° enfin, le danger de blesser le péritoine. Ce sont ces inconvéniens qui ont porté F. Côme à imaginer le procédé suivant.

Procédé de F. Côme. Après avoir placé son malade comme pour la taille périnéale, F. Côme introduisait dans la vessie un cathéter cannelé, dont il se servait pour inciser le périnée dans l'étendue de 3 centimètres, dans la même direction que pour la taille latéralisée. Lorsqu'il avait mis à nu la partie membraneuse de l'urètre, il l'incisait jusqu'à la prostate, faisait glisser dans la vessie, par cette ouverture et sur le cathéter qu'il retirait ensuite, une sonde cannelée qui lui servait à diriger dans le viscère une sonde à dard (Pl. 68, fig. 37). Cette sonde n'était autre chose qu'une algalie ordinaire cannelée sur sa concavité, et portant dans son intérieur une tige plus longue que la sonde, de près de 7 centimètres, et large de 4 millim. sur 2 d'épaisseur. A son extrémité vésicale, cette tige était terminée par un dard et portait un bouton aplati à son autre extrémité. Lorsqu'elle était placée dans la vessie, F. Côme la donnait à tenir à un aide, remettait son malade dans la situation ordinaire et incisait la peau de l'hypogastre et le tissu cellulaire le long de la ligne blanche jusqu'au pubis, dans l'étendue de 8 à 10 centimètres; puis il enfonçait derrière le pubis, jusqu'aux deux tiers ou la moitié de sa longueur, un petit trocart dont la tige, fendue dans toute sa longueur, renfermait une lame tranchante qu'on pouvait en faire sortir à l'aide d'une vis ou d'une bascule (fig. 39), et incisait ainsi la partie inférieure de la ligne blanche. Pour agrandir cette incision, il substituait au trocart un bistouri courbe, dont la pointe était terminée par un bouton lenticulaire aplati, qu'il faisait glisser entre le péritoine et les aponévroses de la ligne blanche. Il lui était facile alors de couper celle-ci sans toucher à la membrane séreuse. Lorsqu'il jugeait que l'incision était assez grande, il prenait de la main droite la sonde à dard par son pavillon, et exportait le bec jusqu'à la paroi antérieure de la vessie, tandis qu'il refoulait plus en haut le péritoine avec le doigt indicateur gauche afin de ne pas le percer avec le dard. Alors il saisissait, entre le pouce et l'index gauche, l'extrémité de l'algalie coiffée par la vessie, et prescrivait à un aide de pousser doucement le bouton qui terminait le dard; celui-ci perçait la vessie et sortait environ de 5 centimètres. Pendant qu'il formait ainsi une barrière au péritoine qui ne pouvait pas descendre plus bas, et que le bec de l'algalie soulevait la vessie et maintenait sa paroi antérieure dans un état de tension, le chirurgien divisait cet organe vers le pubis avec un bistouri qu'il enfonçait dans la cannelure qui régnait sur la concavité de la sonde à dard; puis il plaçait son doigt indicateur gauche dans le réservoir de l'urine, qu'il soulevait comme avec un crochet, faisait retirer la sonde à dard, après avoir préalablement fait rentrer sa pointe dans son intérieur, agrandissait la plaie, si cela était nécessaire, et retirait la pierre avec des tenettes. Enfin, il plaçait une sonde en gomme élastique dans la vessie, à travers la plaie faite au périnée, afin de fournir une issue à l'urine par la partie la plus déclive de l'organe et l'empêcher de sortir par la plaie.

Dans l'espace de 20 ans, F. Côme mit son procédé en pratique une centaine de fois, et il affirmait en avoir obtenu de grands succès. Bien que Boyer prétende que ce procédé n'ait aucun des inconvéniens de celui de Rousset, parce qu'il n'oblige pas à avoir recours aux injections et qu'il donne à l'urine une issue facile, la pratique, néanmoins, à la place de ces inconvéniens, en a signalé d'autres tout aussi graves. Ainsi, d'une part, la plaie du périnée n'empêche point l'urine de sortir par la plaie de l'hypogastre et de s'infiltrer dans le tissu cellulaire; et, d'autre part, en 1811, Dupuytren démontra que cette incision, alors généralement pratiquée, était une complication inutile, exposait à des dangers réels, et qu'il était convenable de la supprimer. Scarpa E. Home, M. Souberbielle, M. Belmas, et la plupart des chirurgiens de l'Europe ayant approuvé ces raisons, on a depuis renoncé à l'incision périnéale. Scarpa, M. Belmas et M. Leroy ont de plus modifié la sonde à dard dont se servait F. Côme. Ayant remarqué que le bec de la sonde sortait quelquefois à travers la piqûre du dard, et qu'alors la vessie ne pouvait plus être maintenue dans un état de tension convenable, Scarpa, le premier, en fit construire une dont la rainure ne s'étendait que jusqu'à quelques millimètres de son bec, et était assez profonde pour laisser, sur chaque côté du dard, assez d'espace pour qu'on pût y faire glisser un bistouri. Lorsqu'on poussait le dard, son extrémité s'écartait graduellement jusqu'à 5 ou 6 millimètres du bec de la sonde, de façon que celui-ci soulevait la paroi de la vessie au-delà du point où elle était perforée et ne pouvait s'échapper. La sonde de M. Belmas présente une courbure assez brusque pour que son bec puisse glisser derrière les pubis; une autre pièce contenue dans la première est poussée en haut jusque vers le sommet de la vessie, qu'elle tend, en même temps qu'elle repousse en haut le péritoine. Cette seconde partie présente, à son extrémité libre, un bourrelet saillant qui doit soutenir les parois de la vessie lorsque le dard les a traversées. La sonde de M. Leroy (d'Etiolles) est construite comme celle de F. Côme, et présente une entaillure, située à quelques millimètres de son extrémité, pour arrêter la vessie dans le cas où le bec viendrait à passer par l'ouverture faite par le dard.

Parmi ces instrumens on s'accorde à reconnaître celui de M. Belmas, comme étant à-la-fois le plus commode et le plus sûr. Mais les opinions sont partagées à l'égard de l'utilité de la sonde à dard; beaucoup de chirurgiens, et entre autres, MM. Amussat et Baudens la rejettent complétement, tandis que M. Bégin la croit nécessaire.

Il existe encore une foule d'instrumens, propres à divers usages, imaginés dans ces derniers temps par divers chirurgiens, pour pratiquer la taille hypogastrique. Mais, en général, ces instrumens qui ne rendent l'opération ni plus facile, ni plus sûre, ne sont employés que par leurs auteurs. Parmi eux, les uns ont pour objet de tenir suspendue la vessie lorsque l'incision est faite, et les autres servent tout à-la-fois à faire l'incision et à suspendre l'organe. M. *Tanchon* a imaginé une espèce de trocart aplati, dont la gaîne cannelée est transformée en bistouri par une tige tranchante; après avoir incisé les tégumens et la ligne blanche avec un bistouri convexe, il reconnaît la vessie préalablement distendue par une injection d'eau tiède, enfonce son instrument à travers la paroi antérieure du viscère et retire la tige; il ne reste plus dans la cavité que la gaîne qui se recourbe au moyen d'un ressort, pour former un crochet suspenseur dans la cannelure duquel on conduit un bistouri boutonné pour agrandir la plaie.

L'instrument suspenseur imaginé par M. Belmas n'est autre chose qu'un gorgeret terminé par une extrémité mousse et recourbée (fig. 29). Celui dont F. Côme faisait usage était constitué par une tige aplatie et recourbée à angle droit, à l'une de ses extrémités (fig. 42). M. Leroy (d'Etiolles) en a imaginé deux (fig. 43 et 44). L'un d'eux (44) est construit sur le modèle du releveur de la paupière supérieure de Pellier.

De toutes les modifications opératoires que nous venons de passer en revue, aucune n'a été adoptée exclusivement. Mais de la réunion de ce que l'on a trouvé de meilleur dans chacune d'elles, résulte un procédé commun qui n'appartient à personne en particulier. On l'appelle ordinaire parce qu'il est le plus généralement employé. Par sa simplicité il se rapproche beaucoup plus du procédé de Rousset que des autres.

Au reste, il n'en est pas de la taille sus-pubienne comme de la taille périnéale. Dans cette dernière, les procédés diffèrent par toutes les conditions essentielles : le lieu, la forme, l'étendue et la direction des incisions, le nombre et la variété des parties divisées. Aussi les procédés sont-ils bien distincts les uns des autres, et par leur manuel opératoire, et par leurs résultats. Dans la taille hypogastrique, au contraire, une seule condition est à remplir, celle de pénétrer dans la vessie pour en extraire le calcul au-dessus du pubis. Pour y parvenir se succèdent trois temps opératoires communs à tous les procédés : la section de la paroi abdominale, l'ouverture de la vessie et l'extraction du calcul. Il n'y a donc ici, en réalité, qu'une méthode, car il n'y a qu'un trajet à parcourir et par un moyen déterminé qui, sauf quelques particularités, est le même dans toutes les manières d'opérer. Or, la lésion du péritoine, dans les deux incisions, et l'infiltration de l'urine, après l'opération, étant les deux accidens essentiels à éviter, c'est dans les divers moyens d'y parvenir que consistent les différences qui caractérisent les divers procédés. Pour offrir un sens clair et prévenir en même temps des redites et des longueurs inutiles, il nous a donc paru convenable de décrire d'une seule fois la méthode générale, dérivée du fait lui-même, et par conséquent commune à tous les chirurgiens, en consignant, à propos de chaque temps opératoire, les modifications qui constituent les divers sous-procédés, sauf à décrire à part le procédé de M. Baudens, le seul qui se distingue, dans ses deux premiers temps, du procédé ordinaire.

PROCÉDÉ ORDINAIRE.— POSITION DU MALADE. On le place horizontalement sur une table étroite, solide et pas trop haute, autour de laquelle on puisse facilement tourner. Le malade doit avoir été préparé convenablement la veille; ces dispositions prises, le chirurgien introduit une sonde dans la vessie pour y injecter une quantité d'eau tiède que M. Amussat estime à un ou deux verres. Cette injection, qu'on peut faire aussi avec de l'eau d'orge ou de l'eau de guimauve, doit être préférée à la rétention des urines par le malade, que les fréquens besoins d'uriner empêchent de pouvoir retenir le liquide en quantité suffisante pour distendre la vessie.

L'injection d'air atmosphérique faite avec une vessie de bœuf garnie d'un robinet, déjà employée du temps de Rousset, préconisée depuis par Solingen et proposée de nouveau de nos jours, ne présente aucun avantage particulier. Lorsqu'on a injecté une quantité d'eau suffisante on retire la sonde, on prescrit à un aide de comprimer la verge vers son extrémité, pour empêcher le liquide de sortir, et l'on procède à l'incision des parties extérieures.

Incision de la paroi abdominale. *Incision médiane sur la ligne blanche.* Le chirurgien placé à la droite du malade, et non entre ses jambes comme le veut M. Belmas, prend un bistouri convexe avec la main droite, tend les tégumens avec la main gauche, les incise en allant de l'ombilic au pubis, dans l'étendue de 8 à 10 centimètres, et divise au-dessous le tissu cellulaire jusqu'aux aponévroses. Cette incision doit s'étendre un peu sur le pubis, afin d'éviter le séjour de l'urine dans l'angle inférieur de la plaie, et son infiltration dans le tissu cellulaire; ensuite on fait une incision de 27 millim. (un pouce) à la partie inférieure de la ligne blanche, soit avec le bistouri droit ordinaire, soit avec le bistouri trocart de F. Côme, mais préférablement avec le premier de ces instrumens. On reconnaît qu'on est arrivé derrière la paroi aponévrotique lorsqu'on éprouve la sensation d'une résistance vaincue, ou qu'on voit sortir un peu de tissu cellulaire par l'ouverture qu'on a faite. Mais après la section de la ligne blanche se trouve plus profondément le feuillet fibro-celluleux sous-péritonéal, qu'il s'agit également d'inciser. C'est cette manœuvre qui est la plus délicate parce que, sur l'autre face du feuillet s'applique immédiatement le péritoine. On l'ouvre par une très petite ponction et on glisse au-dessous, à l'exemple de Scarpa, une sonde cannelée sur laquelle on le divise en travers. Pour reconnaître le sommet de la vessie, le moyen le plus certain, comme le pratique M. Amussat, consiste à glisser le doigt indicateur gauche à travers l'incision jusque sur l'organe, à introduire le doigt indicateur droit dans le rectum, et à soulever avec lui le bas-fond de la vessie; la fluctuation qui se fait sentir entre les deux points touchés, démontre que c'est le viscère qui se trouve compris entre les doigts. La vessie étant reconnue, pour agrandir l'incision de la ligne blanche et du feuillet fibreux sous-péritonéal, on peut employer un bistouri droit boutonné, glissé à plat sur le doigt qui soulève les aponévroses, ou un bistouri pointu conduit sur une sonde cannelée; celle-ci est introduite sous le feuillet fibreux de bas en haut, en ayant soin que les bords de sa cannelure soient exactement appliqués contre la face postérieure de la paroi abdominale, et que son bec pénètre entre elle et le péritoine, afin que celui-ci soit préservé de l'atteinte du bistouri lorsqu'on le fait glisser dans la rainure de la sonde. Si l'on veut employer le bistouri boutonné, on le fait filer à plat sur le doigt indicateur, dont la pulpe dépasse le bouton sous l'aponévrose, et, retournant vers elle le tranchant, on l'incise en pressant plutôt qu'en sciant; avec cette précaution, le bout du doigt repousse et préserve le péritoine. Cette manière d'agir est assez sûre; toutefois l'emploi de la sonde cannelée est plus généralement préféré.

Incision de la vessie. On la pratique de deux manières: 1° par ponction avec un bistouri pointu, dirigé sur l'ongle de l'indicateur gauche; 2° par ponction et incision sur la cannelure d'une sonde à dard.

1° *Incision de la vessie avec le bistouri.* L'ouverture de la vessie a été long-temps un sujet de discussion entre les chirurgiens. Rousset incisait l'organe de bas en haut; Thibaut est le dernier qui ait préconisé cette manœuvre, dont le danger est de léser le péritoine en terminant la section. Cheselden a établi en précepte de faire l'incision de haut en bas, précisément pour commencer la ponction au-dessous du repli du péritoine. Son conseil, adopté par beaucoup de chirurgiens, est aujourd'hui la règle en vigueur. Pour pratiquer cette incision, on place le doigt indicateur dans l'angle supérieur de la plaie, la face palmaire tournée vers l'ombilic (Pl. 66, fig. 3), et on en appuie l'extrémité sur la partie de la vessie qu'on veut ponctionner. Alors faisant glisser la lame du bistouri sur ce doigt, on en tourne le tranchant vers le pubis, on plonge sa pointe dans la poche urinaire, on agrandit un peu la ponction en retirant l'instrument, et l'on introduit aussitôt le bout du doigt dans l'ouverture, en lui faisant exécuter un mouvement de vrille, afin de ne pas glisser à côté, où il irait décoller inutilement le tissu cellulaire voisin, et de ne pas donner le temps à la vessie de se vider; puis, à l'imitation de Morand, qui en a donné l'exemple et le précepte, on recourbe le doigt en crochet afin qu'il soutienne le viscère. Ce doigt, qui ferme et remplit l'incision, empêche l'urine de sortir; immédiatement le chirurgien s'en sert pour explorer la vessie et prévoir, suivant les données fournies par ce rapide examen, ce qu'il conviendra de faire ultérieurement. Ensuite, recourbant le doigt en crochet, il s'en sert pour attirer en haut la vessie et pour conduire le bistouri, avec lequel il prolonge l'incision du viscère vers son col dans une étendue proportionnée au volume du calcul. Si le sujet est maigre, on y emploie le bistouri pointu qui divise mieux les tissus que le bistouri boutonné; mais si l'embonpoint du malade est tel qu'il augmente beaucoup l'épaisseur de la paroi abdominale, le bistouri courbe de Pott peut être fort utile. Au lieu de continuer à se servir du doigt pour suspendre la vessie, on peut y substituer avec avantage l'un des suspenseurs dont nous avons parlé; celui de M. Belmas est un des plus commodes, en ce sens qu'étant creusé en gouttière, il occupe très peu de place, quoique tenant bien écartées les lèvres de l'incision, et laisse un large espace pour l'introduction et la manœuvre du doigt et des instrumens. Dès que la plaie est agrandie, l'urine s'écoule en abondance et il faut se hâter d'introduire les tenettes pour procéder à l'extraction du calcul.

2° *Incision sur la sonde à dard.* On l'introduit dans la vessie comme une sonde ordinaire, avant d'ouvrir la paroi hypogastrique, on fait glisser son bec derrière la symphyse jusqu'à la ligne blanche, en abaissant comme nous l'avons vu, son pavillon d'un arc de 130° avec la ligne blanche (Pl. 68, fig. 5) et on prescrit à un aide de la maintenir dans cette position, pendant qu'on divise la paroi abdominale comme dans le cas précédent. Lorsqu'on est arrivé à la vessie, on prend la sonde des mains de l'aide, on pousse son bouton olivaire contre la paroi antérieure du viscère, derrière le bord du pubis; on refoule en haut le repli péritonéal avec le doigt indicateur gauche, et lorsqu'on est sûr que l'extrémité de la sonde n'est coiffée que par les membranes de la vessie, on la saisit entre le pouce et l'index gauche, et l'on fait sortir le dard de 4 ou 6 centimètres suivant le besoin; alors donnant l'extrémité externe de la sonde à tenir à un aide, on fait glisser dans la cannelure du dard un bistouri pointu, droit ou concave, avec lequel on divise la paroi antérieure de la vessie en allant de haut en bas, depuis le point où elle a été perforée par le dard jusqu'auprès de son col. On recommande alors à l'aide de retirer le dard dans la sonde, puis la sonde elle-même, et l'on place en même temps son doigt indicateur gauche dans l'angle supérieur de la plaie de la vessie, on le remplace immédiatement par le suspenseur qu'il donne à tenir à l'un des aides, on s'assure avec le doigt de la position et du volume du calcul, et l'on procède à son extraction.

On pourrait aussi inciser la vessie avec le conducteur de M. Leroy (d'Etiolles) et le bistouri cystotome de M. Belmas (fig. 6, pl. 68), mais ces instrumens ne sont pas usités.

Enfin il peut arriver que la pierre soit tellement embrassée par la vessie qu'il soit impossible de faire parvenir l'extrémité de la sonde à dard jusqu'à la paroi antérieure de ce viscère. Dans ce cas on ne peut que diviser la vessie sur la pierre, d'après le procédé de Franco. Lorsqu'on aura fait une ouverture assez grande avec le bistouri pointu pour y introduire le doigt, on y substituera un bistouri boutonné, avec lequel on prolongera l'incision vers le pubis.

Incision latérale a la ligne blanche. Elle comprend seulement le procédé de M. Baudens, car nous ne croyons pas devoir insister sur la modification de M. Drivon qui a songé à faire l'incision de la paroi abdominale le long du bord externe du muscle droit, en raison de la moindre épaisseur de l'aponévrose en ce point. En deux mots, la lésion probable de l'artère épigastrique et l'incision latérale de la vessie, font que cette modification n'est même pas proposable.

Procédé de M. Baudens. Au lieu de pratiquer son incision directement sur la ligne blanche, M. Baudens trouve préférable de la faire un peu en dehors de cette ligne, entre elle et le bord interne du muscle sterno-pubien. Le motif sur lequel est fondée cette préférence, est que l'on éprouve moins de difficulté pour agrandir la plaie et pour en écarter les lèvres lorsqu'on veut découvrir la vessie. Voici en quoi consiste le procédé opératoire. M. Baudens ne fait aucune injection préalable dans la vessie. Le malade étant placé dans la situation convenable, le chirurgien marque avec l'ongle le point où commence la symphyse du pubis, et trace la ligne que doit parcourir l'incision jusqu'à sa limite supérieure, dans une longueur de 7 à 8 centimètres. S'armant alors du bistouri, il divise dans un premier temps la peau et le tissu adipeux sous-cutané, puis, après avoir reconnu la ligne blanche, il incise à 6 ou 8 millim. au dehors, dans la même étendue que la peau, le feuillet aponévrotique qui recouvre la face antérieure du muscle sterno-pubien. Déposant alors le bistouri, il plonge entre les lèvres de l'incision le doigt indicateur gauche, écarte et déchire le tissu cellulaire et insinuant l'extrémité du doigt derrière la symphyse pubienne il décolle, pour se frayer un passage, la face antérieure de la vessie jusqu'au-dessus du col; puis recourbant le doigt en crochet et raclant avec l'ongle de bas en haut la surface de la vessie, il ramène en haut, dans la direction de l'ombilic, le repli transversal du péritoine sur la face antéro-supérieure de la vessie. Sans désemparer, en continuant à fixer le péritoine par la face palmaire de l'index gauche, de la main droite il fait glisser verticalement sur l'ongle du doigt qui est dans la plaie, la pointe du bistouri qui plonge alors de haut en bas dans la vessie, sans aucune crainte de blesser le péritoine. Aussitôt que la ponction a donné un orifice suffisant, le doigt qui avait servi de guide au bistouri le suit pour plonger dans la vessie qu'il soulève en crochet, en même temps que la lame continue de prolonger l'incision jusqu'au-dessus du col vésical. Le reste de l'opération se pratique comme il a été dit plus haut. Toutefois si, par une circonstance accidentelle, soit la contraction spasmodique des muscles sterno-pubiens, soit l'étroitesse de la plaie de la vessie ou le volume énorme du calcul, l'extraction de ce dernier présente de sérieuses difficultés, M. Baudens pense, à l'exemple de Pye et de Dupuytren, qu'on peut, pour débrider, inciser latéralement en travers le muscle droit, et même au besoin les deux lèvres de la plaie de la vessie transformée alors en une incision cruciale.

Opération en deux temps. Pour éviter l'infiltration de l'urine M. Vernière (*Bulletin de Férussac*, t. XXII, p. 224) a proposé, après avoir incisé la paroi hypogastrique, de placer entre elle et la vessie une plaque de plomb destinée à tenir le péritoine appliqué contre la face postérieure des muscles droits, et de ne la retirer que lorsque des adhérences se seront établies entre les deux surfaces, c'est-à-dire au bout de deux ou trois jours, et d'inciser alors la vessie. M. *A. Vidal* a fait une autre proposition du même genre; il pense aussi qu'on pourrait effectuer l'opération en deux temps. On inciserait d'abord la paroi abdominale, et deux jours après on inciserait la vessie. Alors, en effet, le tissu cellulaire serait devenu imperméable par l'inflammation, et l'urine ne pourrait plus le traverser. Mais les chirurgiens n'ont point adopté ces modifications.

Extraction du calcul. On glisse ordinairement une tenette droite ou courbe, suivant le besoin, sur le doigt explorateur, et l'on prend toutes les précautions convenables pour ne pas décoller la vessie du tissu cellulaire ambiant, et la séparer de l'urètre; lorsqu'on est parvenu dans sa cavité, on charge la pierre, et, avec le doigt qui est dans la vessie, on s'assure avant de l'ôter qu'elle est bien prise; puis on tire sur les tenettes en les faisant tourner sur elles-mêmes, sans trop les serrer, dans la crainte d'écraser le calcul. Dans quelques cas, l'extraction avec les tenettes seules est difficile, parce que le calcul, volumineux et friable, ne pouvant être fortement serré, tend à retomber; pour faciliter cette extraction, on introduit une curette dans l'organe, on la fait glisser sous le calcul, et on la donne à tenir à un aide qui agit avec elle comme avec un levier, tandis qu'on tire sur la tenette avec les deux mains dont l'une, placée en supination, embrasse l'instrument tout près de ses mors, et dont l'autre la tient par les anneaux (Voy. Pl. 66, fig. 2). On peut aussi, au lieu de la tenette, employer simplement la curette, alors on tire sur l'angle supérieur de la plaie avec l'indicateur gauche, et l'on fait écarter une de ses lèvres avec un crochet mousse, tandis qu'on soulève le calcul avec la curette, et qu'on tâche de le faire sortir par la plaie (Voy. Pl. 66, fig. 1).

Si le calcul était enkysté ou enchatonné, on pourrait diviser la paroi antérieure du kyste, ou le bord du chaton avec un bistouri conduit sur le doigt et guidé par lui, ou bien soulever la paroi antérieure du kyste avec une sonde cannelée, et la diviser avec un bistouri conduit dans la cannelure de cette sonde (Pl. 66, fig. 4).

Lorsque le calcul n'est pas d'un volume extraordinaire, et que la vessie est vaste, l'extraction du corps étranger se fait facilement; mais si la vessie est immédiatement appliquée sur le calcul, on est quelquefois obligé, pour l'extraire, de se servir d'une tenette à forceps dont on introduit les branches l'une après l'autre, en les conduisant sur le doigt indicateur; on les articule ensuite et on retire la pierre.

L'extraction de la pierre présente quelquefois d'assez grandes difficultés. Mais par le fait même de la méthode qui permet de mettre la cavité de la vessie largement à découvert, il n'est, pour ainsi dire, point de cas dont on ne puisse se tirer par la taille hypogastrique, en élargissant au besoin les plaies de la paroi abdominale et de la vessie. C'est ainsi qu'on a retiré par cette voie des calculs d'un volume et d'un poids énorme, et souvent de la forme la plus bizarre. M. Krimer a extrait un calcul pesant 23 onces et a guéri son malade. On cite des cas où le calcul pesait 25 onces, 2 livres, 3 et jusqu'à 3 livres 3 onces. On a montré à M. Velpeau un calcul de 4 pouces de diamètre qui avait été enlevé par M. Noël. Les annales de la science sont remplis de faits semblables. Enfin, la taille hypogastrique, la seule qui permette d'extraire les calculs adhérens et enchatonnés, offre également des ressources pour les cas exceptionnels, comme celui de M. Léonardon, où, après l'extraction du calcul, il se trouva qu'il restait à la surface de la vessie une croûte adhérente, que l'on ne put enlever qu'en raclant avec une cuiller. Tant d'avantages pour faire face même à des circonstances accidentelles que le diagnostic n'avait pu prévoir, assignent à la taille sus-pubienne un rang à part dans la lithotomie.

Pansement. On a toujours cru qu'un pansement était utile après la taille hypogastrique; les moyens employés pour s'opposer à la sortie de l'urine par la plaie, et pour obtenir la guérison de cette dernière, ont beaucoup varié.

Commençons par exposer les règles du pansement ordinaire, et nous dirons ensuite ce qu'on doit croire de tous les moyens proposés pour s'opposer à la sortie de l'urine par la plaie de l'hypogastre.

Emploi de la mèche. Depuis F. Côme on a pour habitude, après l'opération de la taille par le haut appareil, de placer entre les lèvres de la plaie une bandelette de linge effilée dont une des extrémités pénètre dans la vessie, et dont l'autre pend entre les jambes; cette bandelette, en s'imbibant d'urine, a pour usage de servir de filtre et de conducteur à ce liquide, et de l'empêcher de fuser dans le tissu cellulaire. L'effet qu'on attribue à cette mèche n'est pas aussi grand qu'on semble le croire, et sa présence n'est point indispensable. La crainte de voir l'urine s'extravaser dans le tissu cellulaire, est en général exagérée; elle ne doit réellement préoccuper l'opérateur que dans les cas où le sujet étant très gras et la vessie très profondément située, on s'est trouvé, par suite des recherches nécessitées pour trouver l'organe, obligé de décoller dans une trop grande étendue le tissu cellulaire qui l'entoure et qui l'unit à la paroi abdominale. La mèche n'est donc, en général, véritablement utile que durant les deux premiers jours qui suivent l'opération, parce que, après cette époque, les tissus habitués au contact des liquides et déjà enflammés, ne sont plus aussi perméables. Cependant, comme en définitive la présence de la mèche ne peut nuire en aucune façon, il n'y a pas d'inconvénient à en continuer l'usage.

Outre la mèche, on applique sur la surface de la plaie un linge troué enduit de cérat, de la charpie et, par-dessus, une ou deux compresses; ce pansement est soutenu par un bandage de corps médiocrement serré. Quelques opérateurs veulent qu'on réunisse la partie supérieure de la plaie avec des bandelettes agglutinatives, et qu'on ne laisse que l'angle inférieur d'ouvert pour le passage des urines.

Lorsque le pansement est appliqué, on place un cerceau sur le corps du malade pour empêcher la couverture de détacher les pièces de l'appareil.

Outre la mèche effilée pour servir de conducteur à l'urine, et pour l'empêcher de s'infiltrer, plusieurs autres moyens ont été conseillés. Les deux principaux sont la suture des plaies, et la canule à demeure dans la vessie.

1° *Suture.* Déjà connue au temps de Rousset, elle a été conseillée dans le but de s'opposer à la sortie et à l'infiltration de l'urine, par Solingen, Præbisch, Douglas, Rossi, Gehler, Monro, et plusieurs de ces chirurgiens passent même pour l'avoir pratiquée; mais les préceptes qu'ils donnent à ce sujet sont si peu précis qu'on ne sait trop comment ils l'exécutaient; et il paraît même que l'intention chirurgicale et la manière d'agir variaient pour chacun d'eux. Douglas, assez mal inspiré, croit que la suture des tégumens suffirait; Rossi, mieux avisé, considère comme le fait le plus essentiel la suture des parois vésicales; Gehler veut que l'on embrasse dans les mêmes fils la paroi abdominale et celle de la vessie. En somme, bien que la suture soit, sinon un mauvais moyen, du moins un moyen inutile, si on se décidait à l'employer il conviendrait de coudre les lèvres de la plaie vésicale; car le but de la suture serait manqué si l'on ne comprenait pas dans les fils les lèvres de cette solution de continuité, attendu que, rien ne s'opposant à la sortie du liquide de la poche urinaire, il s'infiltrerait dans le tissu cellulaire s'il ne trouvait pas d'issue au dehors par la plaie des tégumens. Aussi maintenant les chirurgiens qui adoptent le principe de la suture après la taille hypogastrique, entendent-ils parler de la suture de la vessie proprement dite. M. Pinel Grandchamps, qui est revenu sur ce point en 1825, ne l'a pas compris autrement, de même que M. Amussat qui s'en est aussi déclaré le partisan. Mais pour adopter la suture, encore faudrait-il que les résultats en fussent mieux avérés. Or, il n'y a aucun compte à faire sur les vagues relations qui nous restent des chirurgiens des deux derniers siècles; et dans le cas de Præbisch en particulier, rapporté par Heister, la suture donna lieu à des accidens si graves qu'on fut obligé de couper les fils. Parmi nos contemporains, les données ne sont pas plus positives; l'opinion de M. Pinel Grandchamps n'est fondée que sur des expériences tentées sur des chiens, et celle de MM. Amussat et Casenave sur quelques faits en trop petit nombre pour asseoir une opinion. Enfin, à supposer que l'occlusion immédiate de la vessie par la *suture du Pelletier*, la seule raisonnablement applicable, pût s'opposer à la sortie et à l'infiltration de l'urine, ce qui est pour le moins fort contestable, il ne faudrait pas croire que cette opération fût facile à pratiquer. Au contraire, elle présenterait, dans son exécution, de sérieuses difficultés en raison de la rétraction et de la flaccidité des parois de la vessie, qui succède inévitablement à l'issue du liquide après l'incision. De tant de motifs qui militent contre la suture, son inutilité, ses difficultés et les complications qu'elle entraîne, il faut conclure que les chirurgiens de nos jours ont raison d'en rejeter l'emploi après la taille hypogastrique.

Canule à demeure dans la vessie. L'importance qu'on attachait à diriger les urines au dehors a fait croire qu'une canule laissée à demeure dans la poche urinaire, remplirait le but qu'on se proposait. Solingen, dit-on, aurait eu le premier l'idée d'employer une sonde de cuir; mais il est incertain s'il l'introduisait par la plaie ou par l'urètre. Le même doute n'existe pas à l'égard de Heuermann qui, au rapport de Sprengel, prescrit d'enfoncer une canule dans l'incision. M. Kirby (1818) est le premier qui ait renouvelé cette tentative. Il a été suivi par M. Cazenave (1827), puis par M. Amussat qui s'est cru d'abord l'inventeur de la canule et a voulu en généraliser l'emploi. Celle dont il se sert est une demi-sonde en gomme élastique, très courbe et très grosse; l'extrémité qui correspond à la vessie est percée de deux yeux, et celle qui est à l'extérieur est terminée par un pavillon auquel peut s'adapter une vessie de cochon. Elle doit être placée dans l'angle inférieur de la plaie; après son introduction, toute la partie de la division, qui est au-dessus, doit être exactement réunie avec des bandelettes agglutinatives passant par dessus des compresses graduées propres à rapprocher profondément les lèvres de la plaie.

Mais cette canule, outre qu'elle n'a pas le degré d'utilité qu'on lui suppose, fatigue souvent la vessie et ne peut être supportée par les malades; il est à-peu-près impossible que les lèvres de la solution de continuité puissent être mises dans un contact assez parfait durant les premiers jours, pour que l'urine ne trouve pas moyen de s'échapper entre elles, et passe tout entière par la canule. Enfin, suivant la remarque de M. Velpeau, comme il arrive à tous les corps étrangers qui, d'abord serrés dans une plaie, ne tardent pas à s'y trouver au large, l'urine, après quelques jours, s'écoule entre la canule et les lèvres de la plaie. L'emploi de cet instrument est donc plutôt nuisible qu'utile, puisque la plaie étant abandonnée à elle-même, après 24 heures le tissu cellulaire est assez condensé pour n'avoir plus à craindre l'infiltration de l'urine à travers ses mailles. De toute façon, soit immédiatement après l'opération, soit quelques jours après, la canule ne remédie à rien, et ne peut donc être d'aucune utilité; on cite même des cas où il est survenu des accidens qu'on aurait pu raisonnablement lui attribuer.

M. Souberbielle a cru mieux faire en plaçant dans la vessie, par l'urètre, une sonde à laquelle il a donné la forme d'un siphon qu'il appelle *siphon aspirateur*. La partie extérieure, plus longue que celle qui est dans la vessie, pénètre dans un vase situé plus bas que le siége du malade. D'après l'inventeur ce moyen réussirait fort bien, mais il paraîtrait qu'il n'aurait pas eu autant de succès entre les mains des autres opérateurs. Mais, à supposer qu'il réussît, il faudrait encore que le malade pût supporter la présence continuelle d'une sonde dans l'urètre, ce qui n'a pas lieu dans la majorité des cas. — La pompe aspiratrice de M. Jules Cloquet et le *tube-urétro-cystique* de M. Heurteloup, qui se compose de deux tiges creuses dont l'une sort par l'urètre et l'autre par la plaie, dans le but de retirer l'urine par ces deux conduits à-la-fois, partageant les inconvéniens du tube de M. Amussat, et du siphon de M. Souberbielle, ne doivent pas, à notre avis, jouir d'un crédit plus grand. La mèche de coton renfermée dans une sonde en gomme élastique que M. Ségalas a proposé d'introduire par l'urètre, de manière qu'un de ses bouts fût dans la vessie et l'autre en dehors, ne présente non plus aucun avantage sur la simple mèche placée dans l'angle inférieur de la plaie. Et quant à la canule placée dans la vessie par le périnée ou par le rectum, son usage est depuis long-temps rejeté de la pratique.

Soins consécutifs. Quel que soit le mode de pansement qu'on ait suivi, le malade doit être visité fréquemment par l'opérateur, et être constamment surveillé par un des aides durant les premiers jours. La diète doit être observée, et les boissons douces être prescrites. Le premier appareil ne sera levé et changé que le troisième jour; alors, s'il n'y a ni fièvre ni menace d'accidens, on pourra administrer un peu de bouillon, puis quelques alimens, d'abord légers, dont on augmentera graduellement la force et la quantité. Si le malade est constipé, et que cet état soit trop gênant pour lui, plutôt que de lui laisser faire des efforts pour rendre les matières, il sera plus convenable d'en aider l'expulsion par quelques lavemens émolliens, et non par des purgatifs. Si l'on a placé une canule dans la plaie, il faut, règle générale, l'enlever le plus tôt possible, au bout de deux ou trois jours par exemple, parce qu'alors l'infiltration de l'urine n'est plus à craindre. Si on laissait plus long-temps la canule, jusqu'au quatrième ou cinquième jour, toute la partie supérieure de la plaie se trouverait réunie, et il ne resterait plus en bas que le trou élargi de l'instrument conducteur donnant issue à l'urine, comme il est arrivé à M. Kirby et à ce qu'il paraît aussi à M. Amussat; ce qui démontre bien plus clairement le danger que l'avantage de cet instrument. Quand on n'a pas fait usage de la canule, l'urine sort dans les premiers jours en totalité par la plaie, et baigne les pièces de l'appareil, qu'il faut par cette raison renouveler fréquemment. Peu de jours après, une certaine quantité d'urine sort par l'urètre; elle augmente à mesure que la plaie de l'abdomen se rétrécit; en général, du quinzième au vingtième jour, elle est tout-à-fait guérie.

Au bout de deux ou trois jours, le malade ne doit plus être restreint à garder la position horizontale sur le dos. Il peut s'incliner à droite ou à gauche, s'asseoir et, s'il n'y a ni fièvre ni accidens d'une autre nature, après cinq à six jours il peut se lever et marcher ou s'asseoir; cette position verticale ou assise sera même très avantageuse pour la sortie de l'urine.

ACCIDENS QUI PEUVENT ACCOMPAGNER LA TAILLE HYPOGASTRIQUE.

1° *Hémorrhagie*. Cet accident est assez rare; on en cite cependant quelques exemples; Middleton rapporte qu'un des malades opérés par Thornill en fut atteint; M. Belmas en a fait connaître un autre; M. Cazenave a consigné dans le *Bulletin médical de Bordeaux* (année 1833), une observation de laquelle il résulte qu'après avoir opéré la ponction de la vessie par l'hypogastre, il survint dans la poche urinaire un épanchement de sang assez considérable, pour l'obliger à pratiquer la taille hypogastrique afin de pouvoir retirer les caillots sanguins. Cette hémorrhagie fut attribuée au développement anormal de quelques vaisseaux sous-cutanés, ou placés dans l'épaisseur de la ligne blanche, et à l'exhalation sanguine de la vessie; mais on n'a pas pu découvrir son siége précis. M. Velpeau pense, et il nous semble avec quelque probabilité, que le sang a pu être fourni par les artères qui remontent sur les côtés de la poche urinaire, et forment au-dessus de son col, une anastomose en arcade parfois d'un volume assez considérable. Peut-être aussi faudrait-il en accuser les plexus veineux qui entourent le col vésical, si abondans et formés de veines déjà très fortes chez certains sujets. En général, pourtant, l'hémorrhagie est rarement assez abondante pour donner des craintes sérieuses. Dans le cas contraire, on y remédierait facilement, et d'abord si elle survenait pendant l'opération, il serait facile de rechercher le vaisseau qui fournirait le sang, et de le tordre ou de le lier, à moins que l'hémorrhagie n'eût lieu en nappe, auquel cas on pourrait tenter une légère cautérisation. Si l'écoulement de sang arrivait quelque temps après l'opération, il faudrait tenter de l'arrêter par des applications d'eau froide ou même de glace pilée sur l'appareil; en cas de non-réussite, on devrait enlever le pansement, afin de pouvoir lier ou tordre le vaisseau comme précédemment, et si cela ne se pouvait pas, toucher la surface de la plaie avec un pinceau imbibé d'eau de Rabel, ou d'une substance légèrement caustique, ou même la tamponner avec des bourdonnets de charpie imbibée de cette substance. M. Velpeau dit qu'on pourrait aussi porter dans l'organe un bourdonnet volumineux, fixépar un long fil double, propre à recevoir entre ses deux chefs un second tampon, sur lequel on les fixerait au-devant de la plaie, de manière à comprimer suffisamment les tissus de derrière en devant; mais nous ne pensons pas que ce moyen puisse jamais devenir nécessaire, et ajoutons aussi qu'il ne nous paraît pas sans danger.

2° *Ouverture du péritoine.* La plupart des auteurs s'accordent à la considérer comme très grave; aussi recommandent-ils de porter la plus sérieuse attention à l'éviter. Si l'on se rappelle que les lésions du péritoine produites pendant l'opération de la hernie et dans les plaies pénétrantes de l'abdomen, quoique graves, sont cependant loin d'être une cause fréquente de mort, lorsqu'il n'y a pas d'autres complications capables de l'amener, on pourra douter que cette lésion soit beaucoup plus funeste après l'opération de la taille hypogastrique. Une circonstance fâcheuse néanmoins, dans le cas dont il s'agit, c'est la présence constante de l'urine qui sort par la plaie, peut tomber dans la cavité péritonéale, et y déterminer, par son seul contact, une violente inflammation. Il est vrai que la vessie une fois ouverte s'affaisse, se retire derrière l'hypogastre, et cesse de présenter son ouverture en rapport avec celle du péritoine; il est vrai aussi que les liquides ont beaucoup plus de tendance à s'échapper au dehors qu'à s'épancher dans les cavités exactement remplies par les viscères; par ces motifs il semble qu'on doive moins redouter les lésions du péritoine et l'épanchement d'urine dans son intérieur qu'on ne l'a fait jusqu'à présent, d'autant plus qu'il existe un assez grand nombre d'observations de blessures de ce genre, dans lesquelles la guérison n'en a pas moins eu lieu. Douglas, F. Côme, M. Souberbielle, Thornill, M. Crouzat de Tours, en ont cité des cas; la sortie des intestins par l'ouverture péritonéale, ne complique même pas beaucoup l'accident. Nous connaissons nous-mêmes plusieurs faits de ce genre survenus à des chirurgiens qui n'ont pas jugé à propos de les publier, quoique le résultat n'en ait pas été malheureux. L'essentiel, lorsque cet accident est arrivé, est de tenir le malade presque assis dans son lit, afin que l'urine puisse sortir par l'angle inférieur de la plaie, et de placer dans la vessie une mèche effilée pour lui servir de conducteur.

3° *Abcès.* Les abcès qui compliquent quelquefois l'opération, peuvent résulter ou de l'infiltration de l'urine dans le tissu cellulaire ambiant, ou bien de l'inflammation.

Les premiers dépendent le plus souvent de ce qu'on a produit autour de la vessie des décollemens trop considérables, ou même de ce qu'on a détaché entièrement cet organe de l'urètre. On devra donc agir avec beaucoup de circonspection, pour éviter l'infiltration de l'urine, car cet accident est grave, et lorsqu'il est survenu il n'est pas toujours possible de l'enrayer. La formation des abcès urinaires est annoncée par de vives douleurs dans les points où ils se développent; souvent elle s'accompagne d'une fièvre qui, chez les sujets forts, doit être combattue par les antiphlogistiques locaux et généraux. Mais si cette médication n'arrête pas les accidens, et qu'il se forme des foyers purulens, un des meilleurs moyens d'empêcher les désordres que cause leur présence, est d'inciser, lorsque cela est possible, les foyers dans lesquels l'urine s'est accumulée, et de panser les plaies qui en résultent avec des remèdes antiseptiques, tels que la poudre ou la décoction de quinquina, la charpie trempée dans le chlorure de sodium, ou l'eau-de-vie camphrée. Les foyers qui ne pourront être atteints, détermineront sinon toujours la mort, du moins des délabremens d'autant plus considérables qu'ils seront plus éloignés de la peau.

Les phlegmons simples dépendraient, d'après les remarques de M. Velpeau, de ce que, après l'ouverture de la vessie, l'indicateur, porté dans le fond de la plaie, repousse l'organe en arrière au lieu d'entrer dans sa cavité, et le décolle en entier de derrière les pubis, où il se forme une large poche qui devient presque nécessairement l'occasion d'une violente phlegmasie et d'une suppuration abondante. En pareil cas, la chose la plus pressante à faire, est de donner issue au pus par des incisions convenables, et de modérer la réaction qui les accompagne par les antiphlogistiques et les émolliens.

Comparaison de la taille hypogastrique avec les tailles périnéales. La grande majorité des chirurgiens considèrent la taille par le haut appareil comme une méthode exceptionnelle, et pensent qu'on doit la réserver pour les cas où le calcul, très volumineux, présente plus de 50 à 55 millim. de diamètre, et ne pourrait traverser le périnée qu'avec beaucoup de peine, et sans y déterminer des contusions et des déchirures, ou sans obliger à y pratiquer des incisions plus étendues que les règles établies ne le comportent. Cette manière de voir est surtout fondée sur les dangers qui accompagnent, dans la taille hypogastrique, la division du péritoine et les infiltrations d'urine, dangers réels et qui parlent en faveur de l'opinion le plus généralement reçue, quoique par cette méthode on parvienne à la vessie à travers des parties peu épaisses, dont la division n'est presque jamais suivie d'hémorrhagie, et qu'on puisse extraire par son emploi les calculs les plus volumineux aussi bien que les plus petits. Toutefois les résultats fournis par la statistique ne démontrent pas que la taille hypogastrique soit plus dangereuse que la taille périnéale, ainsi que nous le verrons plus loin. Quant aux tailles sous-pubiennes, nous ne saurions nous ranger à l'opinion de M. Malgaigne, « de n'attribuer qu'une mince influence aux procédés « opératoires sur le résultat des opérations, en ce qui touche la « vie ou la mort des malades, et de croire que, pour rendre la « taille périnéale moins périlleuse, on doive suivre un principe « tout opposé à celui que l'on observe généralement, c'est-à-dire « diviser largement la prostate d'un seul côté au-delà de ses li- « mites, en entamant le col de la vessie et le tissu cellulaire, si le « volume du calcul l'exige, afin de faire à la pierre une voie « assez libre pour que la plaie demeure une incision, et ne se « complique pas de contusions et de déchirures. » On a pu voir dans le cours de ce travail que d'autres avant lui avaient eu les mêmes idées, et avaient été obligés de les modifier; il est probable que le jeune chirurgien que nous combattons subira la loi commune, lorsque quelque fâcheuse infiltration d'urine dans le tissu cellulaire du bassin, causée par la division de la prostate au-delà de ses limites, sera venue lui démontrer tout le vice de son procédé.

Pour nous, qui n'aimons pas à adopter les idées excentriques sans examen, nous persistons à croire, jusqu'à démonstration contraire, qu'on doit toujours faire en sorte de ne pas dépasser les limites de la prostate, et qu'il vaudrait mieux choisir un autre mode opératoire, si une appréciation préalable du volume du calcul faisait supposer qu'on serait obligé d'inciser au-delà.

De la différence de ces indications, il résulte que les tailles périnéales et la taille hypogastrique ayant de chaque côté leurs avantages et leurs dangers, le choix du chirurgien dépend des circonstances révélées par le diagnostic. Si le calcul est très volumineux, et surtout s'il paraît adhérent ou enchatonné, il est évident que l'on n'a de chances que dans la taille hypogastrique; mais s'il n'a que 50 millim. ou moins de diamètre, et s'il est libre, la plupart des chirurgiens pensent que l'on doit avoir recours à l'une des deux tailles bilatérale ou latéralisée. Il est clair que nous exceptons dans ce parallèle les cas où la lithotritie doit être préférée à la lithotomie. Enfin, quant à la valeur comparative des deux espèces de tailles sus et sous-pubiennes, exprimée par leurs résultats, nous verrons plus loin que les statistiques connues jusqu'à ce jour, laissent encore la question indécise. Cette incertitude, qui laisse chacun livré aux préférences qui résultent de ses habitudes d'esprit et de pratique, explique comment quelques chirurgiens, opérant volontiers par l'une des tailles périnéales, n'ont recours à la taille hypogastrique que quand ils y sont forcés; tandis que d'autres font de cette dernière une méthode générale qu'ils appliquent à tous les cas, sans même en excepter ceux qui, au jugement du plus grand nombre, semblent plutôt du domaine de la lithotritie.

LITHOTOMIE CHEZ LA FEMME.

La taille, de même que la lithotritie chez la femme, aurait dû être renvoyée aux opérations qui se pratiquent sur les organes génito-urinaires. Néanmoins comme tout ce qui tient à l'extraction des calculs, forme un sujet à part, et en quelque sorte un art spécial, par les considérations communes aux deux sexes auxquelles donnent lieu les points de vue divers du diagnostic, des manœuvres, des méthodes et de leurs résultats, nous avons cru ne pas devoir séparer par la classification ce qui est inséparable dans la pratique, d'autant plus que les maladies et les opérations des organes sexuels de la femme n'ont plus rien de commun avec celles des organes de même dénomination chez l'homme.

DES CALCULS CHEZ LA FEMME.

La femme n'est pas plus exempte que l'homme de la formation de calculs, seulement si on les rencontre moins souvent chez elle, cela tient à ce que son urètre, plus court, plus large et plus droit que celui de l'homme, leur livre plus facilement passage. Il résulte de cette disposition anatomique qu'ils se forment très souvent sans qu'on s'en aperçoive, parce qu'ils sont expulsés avec les urines, avant d'avoir acquis une grosseur assez considérable pour manifester leur présence par des symptômes particuliers. Cependant les choses ne se passent pas toujours ainsi: pour peu que le petit calcul, par une cause accidentelle, prolonge son séjour dans la vessie, son volume devenant bientôt trop considérable pour qu'il puisse franchir le col vésical, la nature désormais ne saurait se suffire à elle-même, et l'art doit venir à son aide.

Nous avons déjà dit, dans un des précédens articles, qu'on parvenait assez souvent à les extraire par la dilatation de l'urètre; mais outre que ce moyen est douloureux et laisse quelquefois après lui une incontinence d'urine, il est souvent insuffisant, et l'on est obligé de recourir à la taille ou à la lithotritie. Lorsqu'on pratique la cystotomie sus-pubienne, les procédés ne diffèrent en rien de ceux qu'on met en usage chez l'homme; mais il n'en est plus ainsi lorsqu'on veut pratiquer la taille par dessous les pubis.

Outre l'hypogastre, on peut arriver à la vessie chez la femme par trois points différens, 1° le *vestibule* entre le clitoris et l'urètre, 2° le *col de la vessie*, et 3° son *bas-fond*.

1° TAILLE VESTIBULAIRE. — *Procédé de Celse*. C'est le même que cet auteur a décrit pour les hommes. Il prescrit, chez la femme, d'introduire deux doigts dans le vagin pour amener le calcul au col de la vessie, puis de diviser transversalement les parties molles entre le conduit de l'urine et les os pubis, de manière que l'incision s'étende autant d'un côté que de l'autre. Chez les filles vierges, il veut qu'on introduise les deux doigts par le rectum, qu'on amène de même le calcul au col de la vessie jusqu'à la partie inférieure gauche de la vulve, et qu'on incise dessus (At in majoribus calculis necessaria eadem curatio est, sed virgini subjici digiti tanquam masculo, mulieri per naturale ejus debent. Tum virgini quidem, sub ima sinisteriore ora; mulieri vero, inter urinæ iter et os pubis, incidendum est sic, ut utroque loco plaga transversa sit (*Biblioth. class. méd.*, tome 1er, page 447). Celse recommande donc d'inciser chez la femme, ainsi que l'a interprété M. Desruelles, sur le vestibule entre l'urètre et le clitoris, de manière à atteindre la vessie par sa partie supérieure près du point où elle s'unit à l'urètre. Seulement comme chez les jeunes filles l'écartement des os pubis, en ce point, est moins considérable que chez les femmes, il conseille de prolonger l'incision sur le côté gauche de la vulve, jusqu'à sa partie inférieure.

Le procédé recommandé par Albucasis est le même que suivait Celse pour les jeunes vierges: introduire deux doigts dans le rectum ou dans le vagin, amener doucement le calcul vers le périnée jusqu'au côté gauche de l'anus, lui faire faire saillie près de la tubérosité de l'ischion, et inciser sur lui les parties molles. F. Jacques opérait d'une manière peu différente. Il faisait saillir les parties avec son cathéter, qui lui servait de guide pour pratiquer l'incision au lieu de la faire sur le calcul. Cette modification a été complétement rejetée, parce qu'elle exposait à blesser le vagin et le rectum, et qu'elle était fréquemment suivie d'hémorrhagie.

Le procédé de Celse a été reproduit dans ces derniers temps par M. Lisfranc: voici comment il l'exécute.

Procédé de M. Lisfranc. Il fait placer la malade comme pour la taille périnéale chez l'homme, introduit dans l'urètre un cathéter dont il dirige la plaque en bas, en pressant vers l'anus pour que sa convexité, tournée en haut, refoule en avant les parties qu'il doit inciser. Puis, cédant la plaque à un aide auquel il ordonne de la maintenir dans cette position, il écarte les petites lèvres avec les doigts de la main gauche, repousse le clitoris en haut, et fait avec un bistouri droit, tenu de la main droite, une incision semi-lunaire dont la convexité, tournée en haut, circonscrit l'urètre et passe entre ce conduit et les racines du clitoris. Pour cette incision, il divise les parties profondes par couches dans la même direction, en ayant le soin d'introduire de temps en temps le doigt indicateur dans la plaie pour s'assurer s'il approche de la vessie. Lorsqu'il a pénétré à 27 millim. de profondeur environ, il sent le corps de l'organe et la cannelure du cathéter, à travers son épaisseur, place l'ongle dans son intérieur, fait glisser la lame du bistouri dessus, et divise avec elle les tissus de la vessie en long ou en travers, dans l'étendue de 27 à 35 millim. (Voy. pl. 67, fig. 3). Cette méthode a généralement été reconnue comme mauvaise, parce qu'en la mettant en pratique, on divise la vessie dans la partie la plus étroite de l'arcade pubienne, et qu'on ne peut, avec son aide, extraire des calculs même peu volumineux, sans courir le risque de déterminer dans les tissus des contusions, des déchirures et des extravasations de sang qui compliquent toujours gravement l'opération. L'ouverture en travers surtout exposerait presque inévitablement à des infiltrations urineuses, et à des abcès dont on connaît toute la gravité.

2° Taille urétrale (*Incision de l'urètre et du col de la vessie*). Le procédé, généralement usité au XVIIe siècle, consistait à faire une incision simple, dirigée un peu à gauche sur la partie inférieure de l'urètre; mais Dionis ayant observé qu'il n'était pas possible de donner à l'incision une étendue assez considérable pour extraire de gros calculs sans s'exposer à blesser des vaisseaux importans, fut un des premiers qui proposa de fendre l'urètre à droite et à gauche avec un bistouri étroit, après avoir préalablement élargi le canal avec un dilatateur qui facilitait l'introduction du bistouri.

Procédés de Louis et Fleurant. Ces chirurgiens pensèrent qu'il serait plus convenable d'inciser les deux côtés à-la-fois, et imaginèrent à cet effet des instrumens particuliers. Celui de Louis était composé d'une gaîne aplatie et fendue sur les côtés, dans laquelle entrait une lame à deux tranchans plus large que la gaîne. *Louis* commençait par introduire son conducteur, dirigeait ensuite dessus la lame à deux tranchans qui débordait les bords de la gaîne, et divisait, d'avant en arrière, l'urètre et le col de la vessie des deux côtés à-la-fois, jusqu'à l'entrée de la vessie, et même plus profondément s'il le jugeait convenable. *Fleurant* se servait, pour exécuter sa double incision, d'un lithotome droit à deux lames, agissant de dedans en dehors, qui sortaient d'une tige lorsqu'on pressait une bascule située sur le manche, comme dans le lithotome de F. Côme. Ces deux procédés ont des inconvéniens et des suites fâcheuses, tels que l'hémorrhagie, l'incontinence d'urine, etc.; nous n'insisterons pas plus longtemps, vu qu'ils n'ont jamais été adoptés par les chirurgiens.

Procédé ordinaire. Il consiste à faire une incision à la *partie inférieure* et *latérale gauche* de l'urètre et du col de la vessie. Pour y parvenir, on introduit dans la vessie par l'urètre une sonde dont la cannelure est dirigée en bas vers la paroi inférieure du canal, et on fait glisser dedans la lame d'un bistouri droit, pointu ou boutonné, qui sert à diviser l'urètre et le col de la vessie. Boyer préfère opérer avec le lithotome caché de F. Côme: on introduit, dit-il, cet instrument dans la vessie sans conducteur, ou en le faisant glisser dans la cannelure d'une sonde droite; on applique sa tige contre la symphyse des os pubis, on dirige le tranchant de la lame obliquement en bas et à gauche, dans le sens de la petite lèvre de ce côté; on l'ouvre au degré 5, 7 ou 9, suivant l'âge et la taille du sujet, et le volume de la pierre, et on tire l'instrument horizontalement; puis on introduit dans la vessie un gorgeret sur lequel on fait glisser la tenette.

Ce procédé est pour ainsi dire abandonné, parce qu'il exposait à diviser le vagin, les vaisseaux du périnée, et même l'artère honteuse interne, lorsque l'incision était portée trop loin. On lui préfère, en général, le procédé suivant.

Procédé de L. Collot et de A. Dubois. Il consiste à diviser la paroi supérieure de l'urètre directement d'avant en arrière; on le connaît généralement sous le nom d'A. Dubois, mais il avait été exécuté long-temps avant lui, ainsi qu'il est facile de le voir dans A. Paré qui l'attribue à L. Collot. Voici ce qu'en dit Paré: « Autres praticiens opèrent en autre façon, comme j'ay veu plusieurs fois faire à maistre Laurent Collot; c'est que nullement ne mettent les doigts dedans le siège, ni dedans le col de la matrice, mais se contentent de mettre les conducteurs dans le conduit de l'urine, puis après font une petite incision tout au-dessus et en ligne droite de l'orifice du col de la vessie, et non à côté comme on fait aux hommes. » A. Dubois, pour l'exécuter, introduisait dans la vessie une grosse sonde cannelée, terminée en cul-de-sac, dont la cannelure s'appuyait contre la paroi supérieure du canal, déprimait la plaque de cette sonde avec la main gauche, faisait glisser la lame d'un bistouri droit dans sa cannelure et incisait, en entrant, la paroi supérieure de l'urètre, et tout ce qui l'entoure jusqu'au ligament sous-pubien. L'incision qu'on obtient par ce procédé présente environ 14 à 18 millim. de longueur, et peut acquérir une plus grande étendue par l'extension des tissus dans lesquels elle est pratiquée (Pl. 67, fig. 1, et fig. 2 pour l'extraction du calcul.). On pense qu'elle peut permettre l'extraction d'un calcul de 27 à 35 millim. de diamètre. M. Velpeau rapporte qu'il a vu M. Bougon en enlever un de ce volume chez une jeune femme qui a guéri; et M. Castara de Lunéville lui a écrit (1839) qu'il est parvenu à en extraire un, gros comme un œuf, qui s'écrasa sous la pression des tenettes.

L'extraction du calcul par l'incision verticale est généralement facile. M. Gaspard a consigné dans le *Bulletin médical de Bordeaux* (1833) une opération par le procédé de A. Dubois, dans laquelle il retira un calcul de la vessie d'une femme avec des pinces à pansement; cependant il arrive parfois que le calcul est retenu par le sommet de l'arcade pubienne; pour faire évanouir la résistance qui fait obstacle à son extraction il suffit d'appuyer fortement les mors des tenettes contre la paroi inférieure du canal, en relevant leurs branches de manière à les diriger dans le sens de l'axe du détroit inférieur.

3° Taille vésico-vaginale (*Incision du bas-fond de la vessie*). — *Anatomie opératoire*. Le vagin situé au-dessous de la vessie, se trouve en contact par sa paroi antérieure avec le bas-fond de cet organe, auquel il est uni par un tissu cellulaire dense et serré, de manière à former en commun la cloison intermédiaire aux deux cavités. Cette cloison ne commence qu'au-delà du col de la vessie, et n'a pas plus de 23 à 27 millim. d'étendue. Comme le repli péritonéal ne descend jamais au-delà du col utérin, il est impossible de l'ouvrir si l'on ne prolonge pas l'incision jusqu'à ce point. Les uretères divisent la face inférieure de la vessie en trois parties, une moyenne et deux latérales; la moyenne qui est celle sur laquelle on doit agir, est limitée en dehors par les uretères, et présente la forme d'un triangle dont le sommet regarde en avant, et la base en arrière.

Historique. Rousset est le premier qui ait pratiqué la taille vésico-vaginale. La malade, âgée de soixante-huit ans, présentait à la vulve une tumeur formée par la cloison vésico-vaginale, qui repoussait en bas et en avant plusieurs calculs contenus dans la vessie; l'opération eut un plein succès. Fabrice de Hilden rapporte deux observations du même genre. Dans la première, il s'agissait d'une femme qui portait dans la vessie une pierre dont l'un des angles avait perforé la cloison vésico-vaginale, et pouvait être senti avec le doigt introduit dans le vagin; dans la seconde, la femme, récemment accouchée, rendait son urine par le vagin; plusieurs petites pierres sortirent aussi par là, mais il en resta une plus volumineuse qui nécessita l'opération; dans les deux cas Fabrice réussit parfaitement à guérir ses malades. C'est de là qu'il prit occasion de proposer une nouvelle méthode d'extraire la pierre de la vessie par le vagin. Méry donna plus tard un autre procédé qu'il voulut ériger en méthode générale. Bussière conseilla également cette opération après en avoir obtenu la guérison d'une femme qui portait un calcul pesant 5 onces et demie (172 grammes). Ruysch retira par le même moyen 42 calculs de la vessie d'une femme. En 1740, Gooch pratiqua l'opération pour un cas analogue à ceux de F. de Hilden. En 1810, M. Faure l'employa pour retirer un morceau de bois de la vessie d'une jeune fille. Depuis 1814, époque à laquelle M. Clemot la fit pour la première fois, il a eu occasion de la répéter deux autres fois. M. Flaubert de Rouen y a eu recours quatre fois. M. Rigal l'a faite deux fois. M. Velpeau en rapporte aussi deux cas remarquables, qui lui ont été communiqués, l'un par M. Philippe de Reims, qui réussit à extraire chez une femme enceinte un calcul pesant 280 grammes (9 onces); et l'autre par M. Castara, qui retira une grosse pierre ayant pour noyau un morceau de bois long de 3 pouces 3 lignes (près de 9 centim.). Plusieurs autres praticiens, qu'il serait trop long de nommer, ont également pratiqué avec succès cette opération, dans des cas moins graves.

Manuel opératoire. — Procédé de Fabrice de Hilden. Il portait dans la vessie, par l'urètre, une curette mince légèrement recourbée à son extrémité, engageait le calcul dans la cuiller qui la terminait, recommandait à un aide d'en élever le manche vers le pubis, afin que la cuiller terminale de la curette, et la pierre qu'elle contenait, fussent amenées et maintenues près du col de la vessie; puis il incisait la cloison vésico-vaginale sur la pierre, et la retirait après l'avoir saisie avec une tenette courbe.

Procédé de Méry. Commençant par introduire dans la vessie un cathéter cannelé semblable à celui dont on se sert pour la taille périnéale, il appuyait sa convexité sur le bas-fond de la vessie, de manière à abaisser et faire saillir l'urètre et la cloison vésico-vaginale, puis incisait cette cloison d'avant en arrière dans la partie qui correspondait à la sonde, et retirait la pierre par l'ouverture qui en résultait. Méry dit que son procédé peut s'appliquer chez les filles comme chez les femmes; il croit que par son moyen on pouvait éviter l'incontinence d'urine, attendu qu'on ne touchait ni à l'urètre ni au sphincter de la vessie.

Procédé de Bussière. Il pensait comme Méry qu'on pouvait retirer la pierre par le vagin, mais il ne conseillait d'agir ainsi que pour les cas de pierres très volumineuses. Alors il introduisait les doigts dans le vagin, amenait la pierre aussi près que possible du col de la vessie, et divisait la cloison vésico-vaginale sur la saillie qui en résultait. De ce que la femme qu'il avait opérée par ce procédé avait bien guéri, il pensait qu'il pouvait, dans tous les cas, prévenir l'incontinence d'urine.

Le procédé qu'ont adopté les chirurgiens modernes diffère très peu de celui de Méry: voici en quoi il consiste.

Procédé ordinaire. La position de la femme est la même que pour les autres tailles; M. Velpeau croit que si la femme était placée sur le ventre, les cuisses et les jambes fléchies, il serait plus facile de pratiquer les incisions convenables. Quoi qu'il en soit, les instrumens dont on a besoin sont un cathéter cannelé, un gorgeret garni d'un rebord à son extrémité qui doit pénétrer dans le vagin, un bistouri droit et des tenettes. Le cathéter étant placé dans la vessie, on relève sa plaque vers les pubis, de manière à déprimer le bas-fond de la vessie avec sa convexité, on le donne à tenir à un aide, puis on enfonce le gorgeret jusqu'au fond du vagin, la gouttière tournée en avant; on en abaisse le manche afin de repousser en arrière la partie postérieure de la vulve et que son autre extrémité s'appuie contre le cathéter, et on le remet à un autre aide. Les deux mains étant libres, on écarte les grandes lèvres avec les doigts de la main gauche, on porte la pointe du bistouri, tenu de la main droite comme une plume à écrire, derrière l'urètre, au moins à 27 millimètres de profondeur dans le vagin, on la fait pénétrer dans la cannelure du cathéter, et l'on pousse l'instrument de façon à couper les tissus d'avant en arrière, jusqu'à ce que la pointe soit arrivée à l'angle d'union de la sonde cannelée et du gorgeret. Rien n'empêcherait de porter le bistouri de prime abord aussi profondément que possible, le tranchant tourné en haut, de pénétrer dans la cannelure conductrice, et de faire l'incision d'arrière en avant. Au lieu de donner à tenir le cathéter et le gorgeret à un aide, le chirurgien peut tenir lui-même l'un ou l'autre, ainsi que l'ont fait MM. Flaubert et Clémot, et couper avec la main droite restée seule libre; dans tous les cas, on ne doit pas donner à l'incision plus de 25 à 30 millimètres d'étendue, parce que les tissus au milieu desquels on la pratique étant très élastiques, elle pourra facilement acquérir des dimensions plus grandes sans qu'on ait à redouter la contusion et la déchirure des parties pendant l'extraction de la pierre. M. Faure qui a eu occasion de mettre en usage ce procédé sur une jeune fille, en 1808, conseille de tenir le tranchant du bistouri incliné à droite ou à gauche, de manière à diviser les tissus très obliquement. Comme le sujet qu'il a opéré a guéri sans conserver de fistule consécutive, il pense que c'est à cette modification qu'il a dû d'obtenir ce résultat avantageux.

Extraction de la pierre. Pour retirer le calcul, on ôte le cathéter et le gorgeret, puis on introduit l'indicateur gauche dans la vessie à travers la plaie faite à la cloison, on reconnaît sa situation, on fait glisser sur lui des tenettes droites ou courbes suivant la nécessité, et l'on agit en suivant les mêmes règles que nous avons indiquées pour les tailles par le périnée.

Chez les jeunes filles, lorsque le calcul est volumineux, l'extraction peut présenter quelques difficultés; on les attribue à l'étroitesse du vagin, bien qu'en général ce canal soit très dilatable; M. Flaubert rapporte que, dans un cas semblable, il fut obligé de briser le calcul en plusieurs morceaux, et de l'extraire par fragmens.

L'opération terminée, la femme est reportée dans son lit, et traitée comme nous l'avons dit pour les autres tailles. Les suites de cette opération sont généralement très simples; elle est rarement suivie d'accidens tels qu'hémorrhagie ou inflammation, mais d'un autre côté la plaie dégénère fréquemment en fistule et l'opérée demeure affectée pour le reste de ses jours d'un écoulement d'urine par le vagin. Sur les trois personnes opérées par M. Clémot, une a conservé une fistule; sur trois des quatre de M. Flaubert, l'ouverture anormale a persisté; il en a été de même chez les malades de MM. Rigal fils et Philippe. On a proposé d'obvier à ce grave inconvénient en pratiquant la suture de la plaie, immédiatement après la terminaison de l'opération, mais le peu de succès qu'on obtient de la suture dans les fistules vésico-vaginales, survenues d'une manière quelconque, ne milite guère en faveur de ce moyen. Toutefois, comme beaucoup de fistules de cette nature surviennent à la suite de pertes de substance plus ou moins étendue de la cloison, et que cette perte de substance est encore augmentée par la nécessité où l'on se trouve de rafraîchir les lèvres de la fistule, il s'ensuit qu'il n'est peut-être pas trop permis de préjuger ce qui arriverait de la suture dans un cas de plaie simple et récente, par ce qui arrive dans les cas des fistules ordinaires.

Appréciation des méthodes usitées pour pratiquer la taille chez la femme. Des trois méthodes dont nous venons de parler, la taille vestibulaire, et la taille urétrale par incision de la paroi supérieure, ne peuvent évidemment donner passage qu'à des calculs d'un assez médiocre volume; la taille urétrale par laquelle on divise l'urètre sur ses deux faces latérales, permettrait sans doute d'extraire des calculs plus volumineux, mais la crainte qu'on a de voir survenir une incontinence d'urine consécutive, ou des infiltrations urineuses, l'a fait abandonner; cette crainte n'est peut-être pas bien fondée; il se pourrait que deux sutures latérales favorisassent la réunion par première intention, aussi pensons-nous avec Dupuytren et M. Velpeau, que c'est une question à revoir. La taille vésico-vaginale donnera la possibilité d'extraire de la vessie des calculs fort considérables, qu'on ne pourrait retirer par aucune des autres méthodes; elle est facile à exécuter, n'est accompagnée d'aucun danger, mais seulement elle paraît être assez fréquemment suivie de fistule vésico-vaginale, infirmité dégoûtante qui, à elle seule, suffirait pour détourner de la pratiquer. Toutefois, l'existence de cette fistule que M. Velpeau semble redouter au point de préférer la taille hypogastrique, ne nous paraît pas établie sur un assez grand nombre de faits, pour qu'on puisse conclure au rejet de l'opération; la taille hypogastrique, sans être aussi grave chez la femme que chez l'homme, à cause de la plus grande ampleur du bassin, et de la plus grande facilité qu'on éprouve à manœuvrer sans être exposé à décoller le tissu cellulaire ambiant, est cependant, par sa nature, accompagnée de dangers assez graves pour faire redouter une issue funeste, et pour empêcher qu'on ne la préfère à la taille vésico-vaginale d'une manière absolue.

En définitive, pour conclure : lorsque les calculs seront multiples et très petits, on devra tenter de les extraire par l'urètre sans incision préalable. La taille vestibulaire et l'incision supérieure de l'urètre ne permettront pas de retirer des calculs plus gros qu'un œuf de perdrix, ou de 30 et quelques millimètres de diamètre; la taille vésico-vaginale sera réservée pour ceux qui atteindront ou dépasseront le volume d'un œuf de poule, et enfin, comme plus le calcul sera gros, plus il faudra inciser largement la cloison pour l'extraire, et plus par conséquent on sera exposé à dépasser ses limites et à causer la fistule consécutive, toutes les fois que la pierre aura un volume qui pourra faire craindre la nécessité d'inciser trop largement la cloison, on aura recours à la taille par le haut appareil.

RÉSULTATS STATISTIQUES DES DIVERSES ESPÈCES DE TAILLES PRATIQUÉES CHEZ L'HOMME.

La plupart des praticiens qui ont donné une statistique des opérations de la taille, ont englobé dans leurs calculs tous les cas qui se sont présentés, sans distinction de méthode et de procédés ; cependant il eût été important, ce nous semble, de faire au moins deux catégories de cas, savoir : ceux qui proviennent de la taille hypogastrique, et ceux qui proviennent de la taille périnéale; il eût ainsi été possible de juger laquelle de ces deux espèces de taille doit définitivement l'emporter.

Quoi qu'il en soit, voici quelques-uns des résultats principaux auxquels on est parvenu.

Sur 31 individus opérés par Douglas, Cheselden, Macgill et Thornill, suivant la méthode sus-pubienne, il y a eu 5 morts, ce qui donne 1 sur 6. F. Côme, qui a pratiqué une centaine de fois la même opération dans l'espace de 20 ans, a eu 1 mort sur 5. Cette proportion, qui est beaucoup moins satisfaisante que la précédente, paraît tenir à l'incision périnéale qu'il ajoutait. M. Souberbielle, qui pratique exclusivement la taille hypogastrique, a obtenu sur 133 opérations, 17 morts et 116 guéris, ce qui fait presque 1 mort sur 7 opérés; on verra plus bas que ces résultats sont aussi avantageux que ceux de la taille périnéale.

Voyons maintenant les résultats de toutes les tailles prises indistinctement et pratiquées à divers temps par des chirurgiens de pays différens.

Si nous consultons les résultats déclarés de la pratique des chirurgiens du siècle précédent, leurs succès sont si extraordinaires, qu'ils ne ressemblent à rien de ce qui se passe aujourd'hui sous nos yeux. Tandis que Cheselden avoue 24 morts sur 213 opérés, Lecat n'en aurait eu que 1 sur 20, Pouteau 1 sur 40; Martineau, 1 sur 42; Frère Jacques, 1 sur 57; Méjean, 1 sur 105, etc. Excepté Cheselden, dont le rapport des morts aux guéris est probable, quoique déjà très heureux, que faut-il penser des autres? Qui croira que la taille puisse ne causer la mort que chez 1 malade sur 105, 57, 42, ou 40 opérés? Il est évident que si les faits sont réels ils ont été arrangés ou interprétés d'une certaine manière, et que l'on n'a tenu compte que des séries de cas heureux, additionnées les unes avec les autres, en négligeant les séries de cas malheureux. Chacun sait que, sous certaines conditions atmosphériques, une même opération va donner pendant un temps plus ou moins long, plusieurs mois ou plusieurs années, des résultats tantôt heureux, tantôt funestes. Ainsi Dupuytren, à une certaine époque, aurait pu, dit-on, opérer 26 fois la taille sans qu'un malade ait succombé; la même chose serait arrivée à M. Dudley. Assurément il serait facile de faire un relevé tout contraire. Les mêmes variations ont été signalées de tout temps. En 1725, au rapport de Sénac, sur 29 opérés de la taille, à l'Hôtel-Dieu de Paris, il en mourut 16; ce résultat s'accepte facilement, quand on songe à l'insalubrité des hôpitaux dans tous les temps, et surtout à ce qu'elle devait être en 1725. Mais que dire lorsque d'autres relevés montrent les résultats tout différens avant et après : 3 morts sur 23 opérés en 1720; 3 également sur 25 en 1727; cela ne fait encore que 7 ou 8 guéris pour un mort. Mais voici qui est plus extraordinaire : tandis que Morand signale à l'Hôtel-Dieu de Paris 71 morts sur 208 opérés en huit ans; dans une autre période semblable, il donne pour résultat 18 morts seulement sur 594 opérés ; 1 sur 33! ce dernier fait est-il croyable? A quoi donc servent les relevés, à quoi sert l'histoire? Mais considérant comme non avenus la plupart des documens consignés ci-dessus, ou du moins n'accordant qu'une valeur approximative à ces résultats sans rigueur, d'une époque où rien n'était enregistré avec soin, nous allons voir s'il sera possible de tirer quelques inductions positives de documens précis qui semblent revêtus de tous les caractères convenables d'authenticité.

Sans doute nous ne croyons pas tous ces résultats exempts des erreurs plus ou moins involontaires, dont il est toujours raisonnable de supposer une certaine proportion dans les travaux de ce genre. Encore moins doit-on considérer comme absolument *guéris*, non pas de la maladie, l'art n'y peut rien, mais de l'opération et de ses suites, les sujets en masse, appelés guéris en langage de statistique, mais qu'il serait plus exact de désigner sous le nom plus modeste de *survivans*, puisque parmi eux figurent les malades atteints d'infirmités plus ou moins incurables, et de récidives ou de maladies nouvelles, provenant de l'imperfection ou de l'insuccès de l'opération. Toutefois, ces restrictions posées, les documens en raison du grand nombre de faits qu'ils contiennent, conservent encore beaucoup de valeur. En voici le résumé :

De 1719 à 1728, l'Hôtel-Dieu et la Charité ont fourni 812 calculeux, sur lesquels il y a eu 251 morts, ce qui donne 1 sur 3 et 1/5; un résultat aussi mauvais ne peut être attribué qu'à l'insalubrité de ces établissemens, car l'habileté des chirurgiens qui en ont eu la direction pendant ce laps de temps, ne saurait être révoquée en doute.

A l'hôpital de Norwich, où l'on a l'habitude de conserver les calculs avec l'histoire et le résultat de chaque opération, voici, d'après M. Marcet, les résultats obtenus depuis 44 ans sur 506 opérés : il n'y a eu que 70 morts, ce qui donne en moyenne 1 sur 7 2/10. Maintenant si l'on divise ces 706 opérés en deux catégories, savoir : celle des enfans au-dessous de 14 ans, et celle des personnes au-dessus de cet âge, on arrive aux résultats suivans :

	Opérés.	Morts.	Rapport.
Enfans mâles au-dessous de 14 ans. . . .	227	12	1 sur 19
Adultes du sexe masculin.	254	56	1 4 1/2
Enfans du sexe féminin au-dessous de 14 ans.	8	1	1 8
Adultes du sexe féminin.	20	1	1 20

on voit ici confirmé ce que l'observation avait appris depuis long-temps, savoir que la taille réussit beaucoup mieux sur les enfans que sur les adultes, dans les deux sexes.

M. Cross a donné une série de 704 calculeux, tirée des hôpitaux de Norfolk et de Norwich, qui a fourni 611 guéris et 93 morts, ce qui présente pour moyenne 1 mort sur un peu plus de 6 1/2. Voici comment il partage ces 704 opérés.

	Opérés.	Guéris.	Morts.	Rapport.
De 1 à 10 ans,	281	262	19	1 sur près de 15
11 20	106	97	9	1 11 2/3
21 50	143	125	18	1 8
50 80	174	127	47	1 3 7/10

Saucerotte, lithotomiste de l'hôpital de Lunéville, nous a transmis un travail fondé sur 1629 cas, sur lesquels il n'y aurait eu que 147 morts, ou 1 mort sur 11 opérés; comme ce travail a été refait par M. Castara qui a succédé à Saucerotte dans l'hôpital de Lunéville, et qu'il est mieux présenté que celui de son prédécesseur, nous allons donner le résumé du tableau qui en a été publié par M. Velpeau dans sa *Médecine opératoire*.

De 1738 à 1828, c'est-à-dire dans une période de 90 ans, il y a eu 1492 opérés à l'hôpital de Lunéville. En divisant ces malades suivant leur âge en séries de 10 en 10 ans, on obtient le tableau suivant.

SEXE.	AGE.	NOMBRE des OPÉRÉS.	NOMBRE des MORTS.	NOMBRE des GUÉRIS.	RAPPORT.
MASCULIN.	De 2 à 10 ans.	820	57	763	1 sur 14 1/3
	10 20	439	51	388	1 8 6/10
	20 30	89	15	74	1 6 »
	30 40	31	8	23	1 4 »
	40 50	20	2	18	1 9 1/2
	50 60	15	4	11	1 3 3/4
	60 70	14	2	12	1 7 »
	70 78	5	»	5	» »
Totaux.	De 2 à 78 ans.	1433	139	1294	1 sur 10 1/3
FÉMININ.	De 2 à 10 ans.	30	1	29	1 sur 30
	10 20	16	»	16	» 16
	20 30	7	»	7	» »
	30 40	4	1	3	1 4
	40 50	1	»	1	» 1
	50 60	1	»	1	» 1
	60 78	»	»	»	» »
Totaux.		59	2	57	1 sur 29 1/2
Totaux des deux sexes.		1492	141	1351	1 sur 10 6/10

Ce tableau prouve, comme les précédens, que c'est dans les dix premières années de la vie que la taille réussit le mieux, et qu'elle est, en résultat général, moins meurtrière dans le sexe féminin que dans le masculin.

M. Castara a fait aussi connaître une série de 46 individus opérés dans la pratique civile. Cette série se composait de 37 hommes et de 9 femmes, compris entre 5 et 68 ans : tous ont été guéris. Bien que le nombre des opérés soit peu considérable, le résultat néanmoins tend à démontrer, comme toujours, que les opérations réussissent beaucoup mieux dans la pratique civile que dans les hôpitaux.

M. Castara rapporte que des 1433 sujets mâles, 1,103 ont été opérés par la méthode du grand appareil, ou de Marianus Sanctus; que sur ce nombre 110 ont succombé, ce qui donne pour rapport des morts aux guéris : 1 sur 10; les 330 autres ont été opérés avec le gorgeret corrigé d'Hawkins (taille latéralisée); 29 ont péri, ce qui fait 1 sur 11 1/3. Sur les 59 sujets féminins, il y en a 50 chez lesquels le calcul a été extrait par la dilatation de l'urètre, 2 sont morts, ce qui donne 1 sur 25. Chez les 9 autres, on a divisé l'urètre et le col de la vessie de chaque côté.

Dupuytren a donné dans le *Dictionnaire de Médecine et de Chirurgie pratiques*, un tableau qui est loin de présenter des résultats aussi avantageux que celui de M. Castara : il comprend 356 faits pris pendant dix ans, tant dans la pratique publique que dans la pratique particulière des hommes les plus distingués de Paris et de ses environs.

De ces 356 individus il y en avait 312 du sexe masculin et 44 du sexe féminin. Des 44 femmes opérées, 7 seulement avaient de 3 à 15 ans et 11 de 15 à 50; elles ont fourni en tout 5 morts et 39 guéris, ce qui fait 1 sur 9 environ. Les 312 sujets mâles étaient compris entre 3 et 90 ans. Ils ont fourni les cinq séries suivantes :

	Opérés.	Guéris.	Morts.	Rapport.
De 3 à 15 ans,	97	88	9	1 sur 11
15 30	59	51	8	1 7 1/3
30 50	45	35	10	1 4 1/2
50 70	74	56	18	1 4
70 90	37	26	11	1 3 2/5
Totaux.	312	256	56	ou 1 sur 5 1/2 environ

En voyant des résultats si désavantageux, on ne peut se refuser à croire qu'ils tiennent, comme nous l'avons dit ci-dessus, à ce que, dans certains hôpitaux de Paris, les opérations réussissent moins bien que dans la pratique civile.

En résumé, sauf toute observation critique, en prenant comme ils sont donnés les documens qui précèdent, élaguant les relevés de Saucerotte, qui font double emploi avec ceux de M. Castara, et complétant ces données par de nouvelles séries partielles moins nombreuses, provenant de pays différens, voici ce que l'on trouve pour résultats généraux de toutes les tailles :

	Opérés.	Morts.	Rapport.
Frère Jacques	171	3	1 sur 57 »»
Cheselden	213	24	1 9 »»
Hôtel-Dieu et Charité (1719 à 1728)	812	254	1 3 20
Pouteau	80	2	1 40 »»
Locat	63	3	1 20 »»
Mejean	105	1	1 105 »»
Martineau	84	2	1 42 »»
Deschamps	20	1	1 20 »»
Castara de Lunéville (1738 à 1828)	1538	141	1 10 90
Viricel	83	3	1 27 »»
Ouvrard de Dijon	60	3	1 20 »»
Dupuytren	356	61	1 5 80
Marcet (hôpital de Norwich)	506	70	1 7 23
Cross (hôpitaux de Norfolk et Norwich)	704	93	1 7 50
Hôpital de Leeds	197	28	1 7 »»
Hôpital de Moscou (1829 à 1837)	411	42	1 9 80
Pajola de Venise	50	5	1 10 »»
Hôpital de Naples (en 11 ans)	440	65	1 6 70
Clot (école d'Abouzabel en Égypte)	58	6	1 9 67
Brett (dans l'Inde)	22	4	1 5 50
Burnard (id. hôpital de Bénarès)	22	5	1 4 »»
Ajoutons pour la taille hypogastrique en particulier :			
Cheselden et Douglas	31	5	1 6 »»
Frère Côme	100	20	1 5 »»
Souberbielle	133	17	1 7 80
Totaux de toutes les tailles	6259	855	

J'ai réuni exprès dans ce tableau à-peu-près tous les documens connus; voici donc le plus vaste relevé statistique que l'on ait fait en chirurgie, et sur l'une des opérations les plus fréquentes et les plus graves. En résultat, sur 6259 malades opérés à divers temps et sous les climats les plus variés, 855 morts : en moyenne, 1 mort sur 7,32 opérés. Toutefois, en retranchant de ce tableau les succès trop exagérés de Méjean, Martineau, Pouteau, Viricel et surtout du Frère Jacques, dont on ne compte que les séries heureuses, il reste 844 morts sur 5736 opérés, c'est-à-dire 1 sur 6,80. Assurément voici un résultat de statistique remarquable sous plus d'un rapport; quant au résultat général, si l'on se rappelle que par approximation, MM. Roux et Dupuytren évaluaient la léthalité de la taille à 1 mort sur 5 à 6 opérés; Sanson à 1 sur 6; que M. Velpeau, qui a consigné dans sa *Médecine opératoire* presque tous les faits précédens, mais sans avoir fait ces rapprochemens, estime néanmoins que *la taille cause la mort une fois sur six ou sept* (*Méd. opér.*, 2ᵉ édit. tome IV, page 647); en rapprochant ces évaluations du chiffre 7, 32 donné par le tableau, on s'étonne d'y trouver si peu de différence, et si néanmoins le chiffre statistique donne un résultat plus heureux, nul doute qu'on ne doive l'attribuer aux documens eux-mêmes où, s'il y a eu quelques faits omis, sans injustice ni prévention, on peut bien supposer que ce ne sont pas tant les succès que les revers; ce qui rétablirait bien à-peu-près le chiffre réel entre cinq et six, comme l'avaient présenté Roux et Dupuytren. Et si maintenant on tient compte de ceux, un tiers au moins des survivans, qui sont affectés de récidive ou atteints d'infirmités, telles que fistules, incontinence d'urine, etc., le nombre des sujets véritablement guéris se trouverait encore réduit d'autant. Quant aux résultats comparatifs pour des temps et des lieux différens, l'influence de l'hygiène et du climat s'accuse nettement. Le chiffre le plus meurtrier (1 sur 3, 20) est fourni par l'hôpital infect de Paris au temps de la régence; tout près, l'hôpital actuel de Bénarès (1 sur 4) et l'Inde elle-même (5, 50), trahit les effets de son climat brûlant. L'Égypte se montre plus heureuse, et par son chiffre ressemble à l'Europe; mais il faudrait, pour conclure, un nombre de faits plus considérable, et surtout provenant d'opérateurs différens. L'excès de la civilisation à Paris et ses environs, se montre de nos jours, dans le relevé de Dupuytren, presque aussi délétère (5, 80); tandis que sur une masse de faits considérables pendant près d'un siècle, la France provinciale, dans le travail de M. Castara, donne authentiquement le résultat le plus favorable (10, 90) et supérieur à ceux de Norwich, Venise et Moscou qui, avec des climats si différens, rivalisent entre eux.

COMPARAISON ENTRE LA LITHOTOMIE ET LA LITHOTRITIE.

Est-il possible d'établir, comme on le fait dans tous les ouvrages de chirurgie, un parallèle entre la taille et la lithotritie? Assurément une balance statistique entre deux branches de l'art, dont l'une compte autant de siècles d'existence que l'autre d'années, n'est pas même raisonnable. Nous avons vu plus haut qu'il est impossible encore de rien statuer sur la valeur réelle de la lithotritie en elle-même; et c'est tout simple. La lithotritie, encore trop nouvelle, n'est pas même fixée, car elle est toujours en progrès; les documens en sont trop rares pour donner des résultats précis, les intérêts mis en jeu trop palpitans pour en permettre la discussion impartiale.

Voici maintenant les documens fournis par la taille. Ici, contre l'ordinaire, des relevés ont été faits par des chirurgiens, depuis plus d'un siècle, dans des pays différens. Or, en est-on plus avancé? oui sans doute, dans le résultat général, sauf critique, comme intérêt scientifique et philosophique pour la comparaison des méthodes, des temps et des lieux; mais en rapprochant les unes des autres les séries partielles, les contradictions qui fourmillent ne font que démontrer la vanité des statistiques, au point de vue pratique pour un lieu déterminé.

Et puis, on répugne, non sans de très bonnes raisons, à admettre ces chiffres qui présenteraient la lithotomie égale ou supérieure en résultat à la lithotritie. Sans doute en apparence, il n'y a rien à dire contre des chiffres; et cependant, pour exprimer entièrement ma pensée, je crois peu aux grands succès annoncés sur la taille d'une part, et de l'autre, je pense que la lithotritie, née d'hier, a encore beaucoup à gagner, et qu'il faut d'autant moins se presser de la juger que ses résultats, rembrunis par la critique, ayant été obtenus avec les premiers appareils, ceux que l'on obtiendra par la suite, avec l'aide du percuteur par exemple, pourront être beaucoup meilleurs.

La taille n'a donné de très bons résultats que dans les provinces, sur des populations fortes; la lithotritie, au contraire, n'a guère encore été expérimentée que dans les grandes villes, sur des populations énervées. C'est une grande différence.

En outre, plusieurs chirurgiens ne sont pas rigoureusement justes. Ils rapportent sans examen les séries de cas heureux les plus exagérées des lithotomistes, et ils soumettent à la plus dure analyse celles des lithotriteurs. MM. Civiale et Heurteloup ont certainement bien le droit de dire qu'ils ont guéri par la lithotritie, l'un 30 opérés, l'autre 38 contre 1 mort, lorsque, par la lithotomie, Pouteau en aurait guéri 40, Frère Jacques 57, Méjean 105; lorsque Raw en aurait guéri 1547 sans un seul cas malheureux. De tout cela je n'en crois rien; je ne crois pas non plus aux trop grands insuccès d'un opérateur, proclamés par ses antagonistes, et, par exemple, que le chiffre réel de M. Civiale sur une masse d'opérations, ait été de 4 morts sur 9 opérés. Que croyez-vous donc, dira-t-on? je crois ce qui me paraît raisonnable. Je prends la moyenne entre les assertions extrêmes; et cette moyenne se trouve être ici, comme en toutes choses, l'expression du plus grand nombre de faits. Ainsi en moyenne, les deux grandes méthodes de tailles semblent se balancer; elles fournissent, comme nous l'avons vu, ensemble et séparément: 1 mort sur 7 opérés, c'est-à-dire qu'il y aura plus de cas malheureux dans les grands hôpitaux, 1 sur 6, 5 ou 4 suivant les temps et les lieux; à-peu-près le chiffre moyen dans les grandes villes, et 1 sur 8 à 11 ou 12 dans les campagnes.

Quant à la lithotritie, ses résultats doivent être et seront probablement plus avantageux par la suite; mais de combien? Assurément on l'ignore. Seulement je dois, sur ses résultats futurs, exprimer ici mon espérance, l'espérance de tout le monde, pour encourager les chirurgiens à cultiver une nouvelle branche de la chirurgie qui, à mesure qu'elle se simplifie, promet beaucoup pour l'avenir.

OPÉRATIONS QUI SE PRATIQUENT SUR LES ORGANES GÉNITAUX DE LA FEMME.

Les opérations sur les organes de la génération, comme les maladies qui les motivent, diffèrent beaucoup d'importance et de gravité, suivant qu'elles ont pour siége les organes extérieurs ou intérieurs.

MALADIES ET OPÉRATIONS QUI ONT POUR SIÉGE

LES ORGANES EXTÉRIEURS DE LA GÉNÉRATION.

A part le cathétérisme et les causes qui en réclament l'emploi, comme les maladies et les opérations qui ont pour siége le pénil, les grandes lèvres, les petites lèvres, le clitoris, le méat urinaire, et l'orifice du vagin, ne diffèrent que fort peu de ce qu'elles sont dans les autres parties du corps, nous en parlerons aussi brièvement que possible.

CATHÉTÉRISME DE LA FEMME.

L'urètre chez la femme ne ressemble en rien à celui de l'homme; légèrement concave en haut, long de 25 à 30 millimètres (11 à 14 lignes), pour une largeur de 16 à 18 millimètres en diamètre transversal, et de 12 à 15 en diamètre vertical; propre, en outre, à supporter une énorme dilatation, il constitue, en quelque sorte, plutôt un orifice qu'un canal. Borné en bas par la paroi antérieure du vagin avec laquelle il adhère intimement il ne se trouve éloigné que de 7 à 8 millimètres de la symphyse pubienne. Dans l'état ordinaire, chez les filles et chez les jeunes femmes, son orifice externe, ou le méat urinaire, est très facile à trouver; situé dans l'écartement des nymphes, immédiatement au-dessus et en avant de l'entrée du vagin, on le perçoit avec la pulpe du doigt indicateur sous forme d'un tubercule ou d'un bourrelet plus ou moins saillant; mais chez les femmes qui ont eu beaucoup d'enfans, dans la vieillesse, ou pendant la gestation et après l'accouchement, l'urètre est quelquefois assez difficile à percevoir. Les tractions en haut qu'éprouve le vagin pendant la grossesse, et le coït fréquemment répété, le refoulent aussi en arrière et en haut, si bien qu'alors il n'est plus immédiatement au-devant de l'orifice vaginal, mais bien dans la paroi du vagin lui-même, derrière le ligament pubien, de sorte que, pour le mettre en évidence, on est obligé de tirer sur le vestibule et la base du clitoris, par en haut, avec le doigt indicateur, tandis que le médius et le pouce entraînent fortement les nymphes en dehors.

Les sondes de femmes n'ont guère que 14 à 16 centimètres (3 pouces) de longueur. Celles qui se trouvent dans les trousses sont formées avec la partie droite de la sonde d'homme sur laquelle on visse un bout en argent légèrement recourbé. Mais plus généralement elles sont d'une seule pièce.

Procédé ordinaire. On fait coucher la malade sur le dos; on place un oreiller sous le siége pour le soulever, et l'on fait écarter et fléchir un peu les cuisses. Le chirurgien, placé à droite, découvre les parties avec les doigts de la main gauche qu'il porte sur le pubis en pronation; avec le pouce et le médius il entr'ouvre la vulve et écarte les petites lèvres; l'indicateur alors perçoit le méat urinaire, au-dessous du vestibule, et dirige le bec de la sonde, tenue de la main droite, comme une plume à écrire, sa concavité tournée en haut; dès que l'instrument est insinué dans l'orifice, on le fait glisser dans l'urètre en l'abaissant un peu; lorsqu'il a pénétré au-delà du pubis, on le relève et achève son introduction dans la vessie en poussant directement.

Si le bassin est trop enfoncé, et l'urètre trop refoulé en arrière et en haut, de manière à n'être pas ou à n'être que très peu apparent, pour se donner plus d'aisance, on passe la main qui porte la sonde sous le jarret et, comme le recommande M. Velpeau, pendant qu'on écarte les petites lèvres avec le pouce et le médius, le doigt indicateur relève le clitoris et le vestibule de manière à dégager et à ramener en avant le méat urinaire.

Sonder à couvert. Quelques femmes éprouvent beaucoup de peine de se laisser sonder à découvert, il faut alors les sonder sous les couvertures, en se guidant par le toucher; pour cela, la main gauche étant placée comme précédemment, le clitoris et le vestibule relevés par l'indicateur, on porte le bec de la sonde sur l'ongle de ce doigt, et en le faisant glisser de haut en bas sur la ligne médiane, il tombe presque de lui-même dans le méat urinaire.

On réussirait plus sûrement encore en ramenant la sonde de bas en haut, son extrémité étant appuyée sur la pulpe du médius droit, pendant que l'annulaire de la même main, servant en quelque sorte de moyen explorateur, distingue la fourchette, puis l'entrée, puis la colonne antérieure du vagin, dont la terminaison plus ou moins renflée en forme de tubercule, se trouve immédiatement au-dessous de l'orifice urétral. Arrivé à ce point, l'annulaire s'y arrête, les autres doigts font glisser la sonde sur la pulpe et s'en servent comme d'un conducteur; le méat ne peut pas être à plus de 2 à 4 millimètres (une ligne ou deux) de distance. Après quelques tâtonnemens on entre presque toujours avec facilité dans le canal.

Fixer la sonde. Il est rarement nécessaire de laisser la sonde à demeure; d'ailleurs, dit Boyer, sa présence est si incommode, que lors même qu'il y a rétention d'urine, il vaut mieux la retirer chaque fois pour la réintroduire lorsque cela sera nécessaire, surtout si l'on peut le faire sans beaucoup de douleur et de difficulté; la malade elle-même, son mari, ou une femme quelconque, peuvent le faire en le leur montrant. Toutefois, si l'on voulait fixer l'instrument à demeure, il faudrait employer une sonde en gomme élastique, et l'assujettir en attachant les cordons aux sous-cuisses d'un bandage en T double.

TUMEURS DU PÉNIL ET DES GRANDES LÈVRES.

1° *Tumeurs phlegmoneuses.* Elles résultent des frottemens fréquemment répétés dans l'acte de la copulation, chez les femmes récemment mariées : les contusions et les ulcérations peuvent aussi y donner lieu. Elles se terminent toujours par suppuration, dit Boyer; ce n'est que lorsqu'elles sont arrivées à l'état d'abcès qu'elles nécessitent une opération; alors il faut les ouvrir le plus tôt possible, et largement, par une incision longitudinale; Boyer (*Malad. chirurg.* t. x, p. 402) dit qu'elle doit être faite sur la face interne de la grande lèvre, parce que c'est de ce côté que s'ouvrent ordinairement ces abcès lorsqu'on les abandonne à eux-mêmes; d'autres chirurgiens, parmi lesquels se trouve M. Velpeau, prétendent au contraire qu'il vaut mieux les ouvrir par la face cutanée que par le côté muqueux des grandes lèvres. On peut invoquer de bonnes raisons en faveur de chacune de ces manières de faire; du côté de la surface interne, il est vrai qu'il y a moins d'épaisseur de tissus à traverser, mais la cicatrice peut être plus lente à se faire à cause de la sécrétion muqueuse qui a lieu en ce point, et lorsqu'elle est faite, elle peut se déchirer dans l'acte de la copulation; tandis que cet inconvénient n'a pas lieu en incisant en dehors. Ces abcès ont beaucoup de tendance à dégénérer en fistule lorsqu'ils ont été vidés; on évitera cette terminaison fâcheuse en introduisant quelques boulettes de charpie dans la poche qui recélait le pus, pendant les premiers jours qui suivront son ouverture, et plus tard, en cautérisant son intérieur avec un crayon de nitrate d'argent, si son oblitération complète tardait trop à se faire. Si néanmoins la fistule survenait, ce dont on s'apercevrait par la présence, sur la surface interne de la grande lèvre, d'une ouverture d'où l'on verrait sortir la matière purulente, et par laquelle on pourrait faire pénétrer un stylet à une profondeur plus ou moins considérable, on ouvrirait son trajet dans toute son étendue et dans toutes ses directions; on exciserait même les lèvres de l'incision si elles étaient trop amincies et faisaient craindre que la réunion ne fût pas possible, puis on panserait avec un peu de charpie sèche.

2° *Tumeurs sanguines.* Ces tumeurs sont désignées sous le nom de trombus de la vulve, par M. Velpeau (*Art des Accouch.* t. II, p. 645). Bien qu'elles aient été vues de tout temps, leur nature n'était pas bien reconnue avant Levret. Rueff paraît être le premier qui en ait parlé dans son traité *de Concept. et Degener. Homin.* 1554). De la Motte aussi en avait déjà cité deux observations dans son *Traité de Chirurgie*, et depuis dans un mémoire sur ce sujet; M. Deneux en a rapporté un grand nombre d'observations empruntées à divers auteurs, ou qu'il a puisées dans sa pratique. M. Velpeau en a rencontré vingt-cinq cas, et en a donné une bonne description : en résumé, c'est une affection assez généralement connue.

Cette tumeur qui ordinairement n'occupe qu'un seule lèvre, peut néanmoins se développer dans les deux, et même dans le mont de vénus; son volume varie beaucoup; on en trouve qui sont grosses comme une noix, et d'autres qui ont la grosseur du poing; elles se développent ordinairement sous l'influence d'une contusion, ou des efforts de l'accouchement; dans les deux cas, elles résultent de la rupture de vaisseaux sanguins qui rampent dans l'épaisseur de la grande lèvre. Quelquefois elles surviennent spontanément; Boyer en a observé un exemple chez une jeune femme enceinte à la suite d'une attaque d'épilepsie et sans aucune contusion.

Lorsque ces tumeurs sont petites on peut en abandonner la guérison à la nature, en se contentant d'appliquer dessus des compresses imbibées d'un liquide résolutif; mais lorsqu'elles ont un certain volume, ces moyens seraient insuffisans, et il vaut mieux ouvrir et vider la tumeur, soit à l'aide d'une simple ponction, soit par une large incision, jamais par la cautérisation. La ponction ne peut convenir que dans les cas où le sang contenu dans le kyste est encore à l'état liquide; mais comme le plus souvent on le rencontre sous forme de caillots qu'il serait difficile d'enlever à travers une ouverture trop petite, il vaut mieux, en définitive, avoir recours à une longue incision. L'incision est surtout indispensable dans les tumeurs sanguines survenues pendant les efforts de l'accouchement, car, si l'on hésitait en pareille circonstance, l'expulsion du fœtus en serait sinon empêchée, du moins beaucoup retardée, puis déterminerait la rupture de la tumeur comme cela est arrivé dans plusieurs cas; ou bien l'enfant, au lieu de sortir par la vulve, pourrait s'échapper à travers une déchirure du périnée. Dans tous les cas, le volume de la tumeur en serait considérablement accru, par suite du décollement des tissus qui résulterait des efforts de la femme et de la pression de la tête contre les parties environnantes. Rueff avait donné l'exemple d'inciser, et depuis les chirurgiens et les accoucheurs ont continué à suivre cette pratique avec un plein succès. Coutouly condamnait l'incision de la tumeur dans la crainte où il était qu'elle ne fût suivie d'hémorrhagie; mais aucuns des chirurgiens qui l'ont employée n'ont vu survenir cet accident. Au reste l'anatomie indique suffisamment qu'il n'est point à redouter, car il n'y a pas, dans l'épaisseur des grandes lèvres, de vaisseaux assez gros pour donner lieu à une hémorrhagie grave, et d'ailleurs, à supposer qu'elle pût survenir, la torsion, la ligature ou le tamponnement y remédieraient facilement. L'incision ne doit pas toujours être faite du même côté de la grande lèvre; M. Velpeau, qui dit avoir pratiqué cette opération quinze fois avec succès, choisit la surface interne de la lèvre affectée, lorsque la fluctuation est sourde en dehors et très manifeste en dedans; dans le cas contraire, ou même lorsqu'elle n'est pas plus sensible d'un côté que de l'autre, il agit de préférence sur la face externe. Une fois l'incision faite et le sang évacué, il suffit d'appliquer sur la tumeur des cataplasmes imbibés d'un liquide résolutif, ou simplement émolliens, s'il y a un peu d'inflammation, pour voir la plaie se déterger promptement, et la guérison survenir dans un temps qui peut varier entre deux et quatre semaines.

3° *Kystes séro-muqueux*. Observés un grand nombre de fois, ils ont été considérés par quelques auteurs comme une maladie analogue à l'hydrocèle. Ils peuvent acquérir un volume égal à celui d'un œuf ou du poing, et renferment une matière qui est tantôt séreuse, tantôt analogue à de la synovie, ou bien semblable à du mucilage ou à des glaires. Il convient de les traiter par la ponction et l'injection iodée lorsqu'ils sont volumineux; dans le cas contraire, il est plus avantageux de les inciser et d'en faire suppurer le sac, après en avoir au préalable excisé les portions libres.

4° Les grandes lèvres et le mont de Vénus peuvent encore être le siége de tumeurs diverses, *fibreuses*, *cancéreuses*, *variqueuses*, *érectiles* ou autres, en tout semblables à celles qu'on observe sur les autres parties du corps, et qui nécessitent absolument les mêmes opérations et les mêmes moyens thérapeutiques : il serait donc inutile de s'y arrêter plus long-temps.

MALADIES DES PETITES LÈVRES.

Les petites lèvres nécessitent rarement l'excision pour un simple excès de dimensions, circonstance qu'on ne rencontre presque jamais dans nos pays, tandis que dans d'autres elle constitue presque l'état normal; on sait, en effet, que les femmes des Hottentots ont ces parties si développées, qu'elles portent le nom de tablier. Chez nous, pour exciter l'attention, il faut qu'elles soient affectées d'une hypertrophie extraordinaire, ou d'une dégénérescence morbide; pour les enlever, on met en pratique la ligature ou l'excision.

Ligature, procédé de Priéger. On trouve dans le *Journal des connaissances médico-chirurgicales*, t. I, p. 90, une observation de Priéger dans laquelle il est dit que les petites lèvres avaient acquis un volume considérable, et qu'il en fit la ligature des deux côtés; au bout de dix jours, les ligatures étaient tombées avec les tumeurs. Cette opération fut accompagnée d'une violente inflammation, contre laquelle il fut obligé d'employer un traitement énergique antiphlogistique.

Excision. Elle sera toujours préférable. Mauriceau rapporte qu'il fut obligé de la faire à une dame de condition qui montait souvent à cheval, et qui éprouvait alors des cuissons insupportables, produites par le froissement des petites lèvres qu'elle avait fort longues. L'excision peut être faite avec un bistouri ou des ciseaux courbes. M. Velpeau pense qu'un nombre de fils suffisant, préalablement passés à travers les racines des petites lèvres, permet de réunir, immédiatement après l'excision, les deux bords de la plaie par la suture, et de guérir ainsi les femmes opérées dans l'espace de 7 à 8 jours; mais ce procédé ne devrait être appliqué qu'autant que les nymphes seraient malades dans toute leur étendue : si elles n'étaient altérées que dans une petite partie de leur surface, ou si elles étaient seulement le siége de petites tumeurs pédiculées, fibreuses, ou de végétations, etc., il suffirait d'exciser la partie malade, en ayant le soin d'enlever toute la racine du mal.

ABLATION DU CLITORIS.

Cette opération peut être nécessitée par des causes diverses. Autrefois, on la pratiquait souvent dans le but de modérer les désirs vénériens; mais actuellement il n'en est plus ainsi. Cependant, un fait qui prouve que tous les praticiens ne l'ont pas mise en oubli, et qu'elle ne mérite pas de l'être, c'est celui que M. Velpeau relate, et qui lui a été, dit-il, communiqué par M. Robert : il s'agissait d'une jeune fille qui, ayant été conduite au marasme par l'onanisme, fut radicalement guérie de ses mauvaises habitudes par l'amputation du clitoris.

Si, en pareil cas, on voulait suivre la même conduite, il suffirait de faire écarter les petites lèvres, de saisir le clitoris avec des pinces, et de l'exciser avec des ciseaux courbes le plus près possible de ses racines.

Le clitoris peut, de même que le pénis, devenir le siége de tumeurs variables par leur volume et par leur nature. Bonnet rapporte, d'après Welschius, tome III, p. 309, que Molinetti eut occasion d'en enlever une qui pesait 9 livres (4 kilog. 1/2). M. E. Coste a publié (*Journal des connaissances médico-chirurgicales*, t. III, p. 276) l'observation d'une tumeur considérable développée dans cet organe qu'il fut obligé d'enlever. On trouve encore des observations du même genre dans l'*Encyclographie des sciences médicales* et dans les *Archives générales de médecine*. Dans des cas semblables, de même que dans ceux de développement anormal, il faudrait aussi avoir recours à l'amputation de l'organe malade. L'opération serait fort simple : le chirurgien s'emparerait de la tumeur avec la main gauche, pendant qu'un aide saisirait la racine du clitoris, et de la main droite, armée d'un bistouri ou d'une paire de ciseaux courbes, il couperait d'un seul trait l'organe dégénéré. Comme il ne contient aucune artère volumineuse, on ne doit avoir aucune crainte du côté de l'hémorrhagie. Au reste, si, par suite de sa dégénérescence, il s'était développé dans son épaisseur des vaisseaux assez considérables pour donner lieu à un écoulement inquiétant, il serait facile de l'arrêter par la ligature ou la cautérisation.

Ligature. Le chirurgien doit toujours préférer l'instrument tranchant à la ligature, parce que son action est plus rapide et n'est pas plus dangereuse; néanmoins, si le sujet ne voulait pas s'y soumettre, on se déciderait à étreindre la tumeur dans un fil.

Cautérisation. Elle ne conviendrait que dans le cas où la tumeur, large et aplatie, serait dépourvue de pédicule; encore, peut-être vaudrait-il mieux y appliquer des ligatures partielles.

ÉLÉPHANTIASIS DE LA VULVE.

Larrey est un des premiers qui en aient parlé. Delpech rapporte (t. Ier de sa *Clinique chirurgicale*) un fait observé par M. Talrich, fait dans lequel la tumeur, qui avait 38 centimètres de long et 49 centimètres de circonférence, fut extirpée avec succès. Dans l'observation de M. Clot (*Journal hebdomadaire*, t. II, 1835), la tumeur, grosse comme la tête d'un enfant nouveau-né, fut aussi amputée heureusement. Celle que M. Rapatel a enlevée pesait 8 kilogrammes 1/2, et la femme guérit (*Journal des connaissances médicales*). M. Velpeau dit que M. Monod en a enlevé en sa présence une qui avait le volume de la tête d'un adulte, sur une femme de 20 ans qui en guérit très bien; et que lui-même en a extirpé quatre, dont la plus grosse avait le volume d'un œuf d'autruche; toutes quatre étaient pédiculées et pyriformes.

Lorsque les tumeurs éléphantiasiques sont pédiculées, rien n'est plus facile que de les enlever; il suffit de les saisir de la main gauche et de diviser leur pédicule avec un bistouri; mais lorsqu'elles sont développées dans l'épaisseur des parties qui constituent la vulve, il faut les disséquer comme on le fait pour le scrotum, et réunir les lèvres ou les lambeaux des plaies par des points de suture.

OCCLUSION OU IMPERFORATION DE LA VULVE, DU MÉAT URINAIRE ET DU VAGIN.

1° *Occlusion de la vulve*. Elle peut être congéniale ou acquise. Dans le premier cas, l'occlusion, ou s'étend au méat urinaire, ou le laisse intact : si le méat est fermé, l'urine ne peut sortir, et la mort serait certainement occasionnée par la rétention de ce liquide si on ne lui procurait une issue artificielle; si au contraire le méat reste libre, on ne s'aperçoit souvent de l'imperforation de la vulve qu'à l'âge de la puberté. L'occlusion acquise peut être déterminée par une inflammation, une brûlure, un accouchement laborieux, ou par des ulcères syphilitiques. *L'imperforation du vagin* peut aussi être congéniale ou acquise. L'imperforation acquise est très rare; elle ne pourrait survenir qu'à la suite d'une violente inflammation du canal qui serait suivie d'adhérences, comme on en trouve un cas dans les *Transactions philosophiques* (année 1732, p. 45). L'imperforation congéniale peut tenir uniquement à ce que la membrane hymen est plus épaisse que de coutume et imperforée, ou seulement percée d'une ouverture insuffisante pour donner passage au sang des règles, ou bien à ce que le canal vaginal est intercepté par une membrane développée entre son orifice externe et le col de l'utérus, ou enfin à ce qu'il est remplacé dans une partie ou dans la totalité de son étendue par une substance solide.

Quelle que soit la cause de l'occlusion, comme il n'y a qu'une opération qui puisse y remédier, si l'infirmité est reconnue de bonne heure, on fera bien d'opérer avant l'époque de la menstruation, afin de prévenir pour la suite la rétention des règles.

1° Si l'occlusion dépend de la réunion congéniale ou acquise des grandes lèvres, qu'elle soit complète, ou qu'elle laisse une petite ouverture pour le passage des menstrues, comme elle mettrait toujours obstacle au coït et à l'accouchement, car la grossesse peut survenir malgré l'existence d'un obstacle à l'introduction du pénis, ainsi qu'on peut le voir dans une observation rapportée par Moinichen (*Observ. médic. chirurg.*, p. 49), on fera bien de détruire, au moyen d'une incision, l'union anormale des parties. Mais il convient de la pratiquer avant l'époque de la parturition, car alors l'enfant pourrait se créer une voie artificielle pour sortir, et déterminer des déchirures qu'il faudrait ensuite réunir par des points de suture, comme cela est arrivé dans un cas rapporté par Boyer (*Traité des maladies chirurg.*, t. x, p. 399). La femme étant placée comme pour l'opération de la taille, s'il existait une petite ouverture à la partie supérieure des organes soudés, on s'en servirait pour faire glisser une sonde cannelée derrière eux et pour les diviser avec un bistouri droit conduit sur cette sonde; mais si l'occlusion était complète, on ferait tendre les parties, et on les diviserait couche par couche, avec un bistouri convexe; on s'opposerait ensuite à leur réunion en interposant de la charpie ou un linge enduit de cérat entre les lèvres de l'incision.

2° *Occlusion complète ou incomplète du méat urinaire*. Elle se rencontre quelquefois compliquée d'occlusion de la vulve, et d'autres fois seule; si l'on ne s'en aperçoit pas immédiatement après la naissance, l'urine s'accumule dans la vessie, et forme bientôt une tumeur saillante au-dessus de l'hypogastre; l'enfant crie et s'agite. Ces symptômes et l'absence d'urine dans les langes conduisent à examiner le méat, et à reconnaître l'obstacle : s'il est constitué par une simple membrane, il suffit de la fendre et de placer une petite sonde en gomme dans la vessie pendant cinq à six jours. Si la membrane ne présentait qu'un trou insuffisant pour permettre à l'urine de s'échapper, il faudrait se borner à l'agrandir; mais si, au lieu d'être bouché par une membrane mince, l'urètre est oblitéré, le cas devient fort grave. « Quelquefois, dit « Boyer, la nature fournit une route artificielle à l'urine qui coule « par l'ombilic, mais le plus souvent l'enfant succombe, soit « qu'on l'abandonne aux seules ressources de la nature, soit « qu'on lui ouvre une voie artificielle par la ponction de la « vessie. » Nous croyons cependant qu'il ne faudrait pas négliger de faire en sorte de rétablir le canal, ou d'en créer un de toute pièce, dans le lieu où il existe habituellement.

3° Occlusion du vagin. *Occlusion du vagin par l'imperforation de la membrane hymen*. On ne s'en aperçoit ordinairement qu'à l'âge de la puberté, car alors la jeune fille éprouve les symptômes qui annoncent l'établissement de la menstruation, et cependant le sang des règles ne s'écoule pas au dehors, parce qu'il ne trouve pas d'issue pour sortir; chaque mois les mêmes symptômes se renouvellent sans plus de résultats. Au bout d'un certain temps les douleurs augmentent par suite de l'accumulation du sang dans les parties, l'utérus se distend, le volume du ventre s'accroît, les seins se tuméfient, et beaucoup de signes qui pourraient faire croire à une grossesse se manifestent; mais si l'on examine les organes génitaux, on reconnaît bientôt que la maladie n'a pas d'autre cause que l'imperforation de la membrane hymen; elle est tendue et bombée, présente quelquefois un aspect violacé, et donne au toucher la sensation d'une tumeur mollasse. Comme cet état méconnu, malgré la facilité du diagnostic, a quelquefois entraîné la mort des malades, le médecin devra toujours y porter une sérieuse attention. Le remède est aussi simple que facile à appliquer : il suffit de faire coucher la malade sur le dos, les jambes écartées, et de faire à la membrane, avec un bistouri pointu, une incision cruciale dont on excise les quatre angles; aussitôt que cette ouverture est faite, le sang s'échappe quelquefois avec force et en formant un jet qui est projeté à une distance assez grande. Une fois que le trop-plein en est évacué, il continue à sortir peu-à-peu et pendant plusieurs jours, jusqu'à ce que les organes en soient complètement débarrassés. C'est toujours peu-à-peu qu'il doit être évacué; car, de cette façon, l'air ne peut pénétrer au sein des organes et y faire naître des altérations. Il faut éviter d'introduire le doigt à travers l'ouverture de l'hymen ou d'exercer des pressions sur l'hypogastre pour hâter la sortie du sang, parce que l'utérus et le vagin, distendus depuis long-temps, ne pourraient peut-être pas revenir assez promptement sur eux-mêmes pour empêcher que l'air ne prît la place du sang et, en se mêlant aux liquides, dont il altérerait chimiquement la nature, ne déterminât des inflammations graves. Si cependant le liquide qui s'échappe contractait une mauvaise odeur, et si, de plus, on observait quelques-uns des symptômes qui caractérisent les fièvres de mauvais caractère au début, il serait convenable de faire, une ou plusieurs fois par jour, des injections émollientes, détersives, astringentes ou anti-septiques, suivant le besoin, afin d'évacuer les caillots et les fluides altérés encorecontenus dans la matrice. Dans un cas où il avait incisé l'hymen, Dehaen, voyant survenir des symptômes de péritonite, en triompha par des saignées et des antiphlogistiques. Cette conduite devrait être imitée pour peu que l'état de l'opérée présentât des symptômes semblables, car cet état doit être considéré comme l'analogue de celui qui se développe quelquefois à la suite de l'accouchement.

Après l'opération, il est essentiel de maintenir l'ouverture béante à l'aide de mèches ou d'éponges : si l'on s'en dispensait, on courrait le risque de permettre à l'ouverture de se refermer ou de se rétrécir assez pour obliger à faire plus tard une nouvelle incision, comme M. Velpeau prétend que cela lui est arrivé une fois.

Occlusion déterminée par une simple membrane située plus près de l'utérus que l'hymen. Elle présente les mêmes symptômes que dans le cas précédent, et le même traitement devra y être appliqué; seulement, il faudra s'assurer, à l'aide d'une sonde introduite dans la vessie et de l'indicateur gauche introduit dans le rectum, qu'il existe quelque chose d'interposé entre ces deux réservoirs.

Occlusion, soit par adhérence partielle ou totale, soit par absence du vagin. Pour s'assurer de l'état des parties, on introduit une sonde dans la vessie et un ou deux doigts dans le rectum : si l'on sent facilement la convexité de la sonde, et si les tissus intermédiaires ne paraissent pas présenter plus d'épaisseur que les parois recto-vésicales réunies, c'est une preuve que le vagin n'existe pas; enfin si, poussant l'examen plus loin, on ne trouve que quelques vestiges de matrice, ou même pas du tout, il sera évident que les organes génitaux sont absens ou si mal conformés que le sujet serait impropre à la procréation. Lorsque les choses sont dans cet état, on recommande généralement de s'abstenir de toute opération, du moins pour le moment; car si plus tard l'établissement de la menstruation faisait reconnaître que l'utérus existe, il serait toujours temps d'opérer. Boyer, consulté pour deux cas de cette nature, refusa positivement de faire aucune opération. M. Langenbeck, au contraire, réussit à rétablir le vagin chez une femme qui, suivant les probabilités, manquait aussi d'utérus (*Bulletin de Férussac*, t. XIII, p. 334). Assurément, si l'on a lieu de douter de la présence de l'utérus, on doit, à l'exemple de Boyer, s'abstenir d'opérer; mais si l'existence de l'utérus est reconnue, il y a, au contraire, pour le chirurgien, indication d'agir. Il est inutile de faire aucune tentative avant l'âge de puberté, car rien ne presse; mais lorsque la menstruation voudra s'établir, que l'amas du sang causera de vives souffrances, et menacera la vie du sujet, il sera indispensable de lui frayer une issue. Bien qu'on puisse choisir une route différente de celle par où il s'échappe lorsque les parties sont bien conformées, telle que le rectum par exemple, il vaudra toujours mieux, malgré l'avis contraire de Boyer, faire en sorte de rétablir la voie naturelle que de lui en créer une autre. Une fois que l'opération est décidée, on fait placer la femme comme pour l'opération de la taille, et l'on met en usage l'un des procédés suivans.

Procédé ordinaire. L'indicateur gauche étant d'abord introduit dans le rectum, et une sonde étant maintenue dans la vessie par un aide qui dirige son bec vers l'hypogastre, on enfonce dans la direction du vagin un bistouri long, à lame étroite, ou un trocart avec sa canule; le point oblitéré est dépassé lorsque l'instrument cesse de rencontrer de la résistance, et peut être dirigé en tous sens; alors le bistouri, si c'est de cet instrument que l'on s'est servi, doit être retiré en agrandissant la plaie dans toute sa longueur, et le doigt indicateur est introduit à sa place, pour s'assurer si l'incision a une étendue suffisante et n'a pas besoin d'être agrandie dans quelques-unes de ses parties. Si l'on s'était servi du trocart, le sang qui sortirait par la canule indiquerait sûrement qu'on serait parvenu dans le foyer; pour rendre la route plus large, on lui substituerait une sonde cannelée sur laquelle on conduirait un bistouri boutonné pour agrandir l'incision.

L'opération ainsi terminée, pour ne pas en perdre le fruit, il faut appliquer un pansement destiné à conserver la perméabilité du nouveau vagin. Une mèche de charpie dont on augmente chaque jour le volume peut très bien servir à cet objet; toutefois une sonde en gomme élastique, ou bien une canule métallique dont on augmente graduellement la grosseur, méritent cependant la préférence, parce qu'elles permettent aux matières accumulées dans l'utérus ou dans la partie supérieure du vagin de s'écouler au dehors, en même temps qu'elles donnent au chirurgien la facilité de faire des injections pour entraîner ces matières et en éviter la corruption. La sonde ou la capsule doit présenter à son extrémité externe des anneaux propres à recevoir des liens destinés à la maintenir en place.

Procédé de M. Amussat. Il a été mis en usage sur une fille de 15 ans et demi, dont le vagin était fermé dans les deux tiers de son étendue. Avant d'agir, il prescrivit de prendre un bain, d'appliquer un cataplasme émollient sur la vulve, et de vider le rectum. Alors, ayant fait prendre au sujet une position convenable, il déprima avec le bec d'une grosse sonde droite le point qui est ordinairement occupé par l'orifice du vagin, de manière à y produire un léger enfoncement; puis il introduisit l'indicateur gauche dans le rectum, substitua le petit doigt à la sonde, et le poussa avec assez de force pour que la dépression de la muqueuse opérée par lui persistât. Afin de mieux réussir, il attira en même temps à lui le périnée, pincé avec un doigt placé dans le rectum et un autre dans la vulve, et fit attirer l'urètre en haut; pour éviter que l'impression produite ne disparût, il y plaça un morceau d'éponge préparée. Au bout de trois jours il répéta la même manœuvre, mais avec plus de violence; la muqueuse s'érailla, et il s'écoula un peu de sang; il s'arrêta, replaça l'éponge, et recommença deux jours après. Au bout de cinq séances, renouvelées tous les deux jours, l'enfoncement produit avait près de 6 centimètres de profondeur. Il était alors facile de sentir la fluctuation du sang accumulé dans la partie supérieure du vagin, car on n'en était pas séparé par plus d'un centimètre d'épaisseur. M. Amussat traversa cette cloison avec un trocart qu'il dirigea sur l'indicateur, et agrandit l'ouverture qu'il avait faite avec un bistouri à lame étroite, entourée de linge dans les cinq sixièmes de son étendue. Lorsque le sang fut écoulé, il plaça dans le conduit nouveau une grosse canule en gomme élastique. Ce vagin artificiel a persisté après la guérison.

Au lieu d'opérer de prime abord par refoulement et par déchirure, comme l'a fait M. Amussat, il nous semble qu'il serait plus convenable de faire une incision verticale dans la direction de la vulve, et une fois qu'on serait arrivé sur la cloison recto-vésicale, d'en opérer la séparation par décollement, comme on le ferait chez l'homme. L'essentiel est d'agir avec lenteur et de ne jamais pousser le bistouri ou le trocart sans avoir acquis la certitude qu'il n'a pénétré ni dans la vessie, ni dans le rectum; car il pourrait en résulter de graves accidens, et même la mort, comme cela eut lieu dans une observation rapportée par Dehaen. Boyer dit que l'inflammation de la matrice et des parties voisines peut encore faire périr les sujets, et que ce fut ce qui arriva sur deux femmes qui avaient été opérées, et chez lesquelles l'instrument était parvenu au kyste sans pénétrer dans le rectum ou dans la vessie. Une malade opérée par M. Morisson eut un abcès de la fosse iliaque qui s'ouvrit et se vida dans le rectum (*Bull. de Férussac*, t. XIII), et celle de M. Langenbeck succomba à une entérite. Mais aussi nous pourrions citer en compensation un grand nombre d'autres cas où l'on a parfaitement réussi : tel est celui que M. Jefferson a publié (*Med. chirurg. Review*, t. II, p. 193), *où il dit avoir été obligé de pénétrer par la dissection, à 13 centimètres 1/2* (5 pouces) *de profondeur*, avant de trouver le liquide retenu; tels sont aussi ceux de Delpech, de MM. Willaume, Desgranges, Renauldin, Fristo, Keates, etc. On peut donc maintenant considérer l'opération comme suffisamment établie et par la théorie et par l'expérience, pour qu'on ne néglige pas de la pratiquer lorsque la rétention du sang menstruel détermine de graves accidens.

FENTES ET DÉCHIRURES DU PÉRINÉE.

Ces accidens surviennent le plus souvent à la suite d'un premier accouchement, et sont d'autant plus à craindre que la femme est relativement plus âgée, les parties ayant beaucoup perdu de la souplesse qu'elles offrent dans la première jeunesse. Toutefois, les déchirures de peu d'étendue sont presque inévitables, même chez la jeune femme, quelques soins qu'apporte l'accoucheur à soutenir le périnée au moment où la tête franchit la vulve. Les déchirures qui ont une grande étendue tiennent quelquefois à ce que le fœtus se présente et sort dans une position occipito-postérieure, mais le plus souvent à ce qu'on soutient mal le périnée, ou bien encore à ce qu'il n'est pas du tout soutenu. Chez les femmes âgées, dont les organes copulateurs ont subi un retrait sur eux-mêmes, un polype volumineux peut opérer la déchirure du périnée en traversant la vulve.

Guérison spontanée. Lorsque ces déchirures ont lieu en travers ou qu'elles n'intéressent que la fourchette, elles guérissent très bien seules. Les déchirures centrales sont souvent dans le même cas, mais cependant nécessitent quelquefois les secours de l'art. On a aussi vu, dans certains cas, guérir spontanément des déchirures larges et longitudinales, comprenant tout le périnée, et faisant communiquer le vagin et le rectum. Toutefois, bien qu'il existe des observations authentiques de guérisons obtenues par le repos et le rapprochement des membres au moyen d'une bande, comme cela eut lieu dans l'observation de Trainel (*Jour. gén. de méd.*, t. IV), et dans celle de Trinchinetti, on ne doit cependant pas trop compter sur ce résultat, et la suture, comme le dit M. Roux, est le meilleur moyen d'en triompher, quoique elle-même ne réussisse pas toujours.

SUTURE. De La Motte en était grand partisan. Dans un cas où la cloison recto-vésicale était rompue et où le rectum communiquait avec le vagin, il plaça un point de suture sur la cloison, et deux sur le périnée, l'un près de l'anus et l'autre près de la fourchette, et en obtint un succès complet (*Traité compl. des anc. observ.* 401). Guillemeau raconte (*Œuvres complètes*, p. 354) qu'il guérit en 15 jours, par un point de suture entortillée, une fente qui se prolongeait depuis la fourchette jusqu'à l'anus; dans des cas pareils, MM. Dubois père et fils ont échoué. Le *Journal général* contient (tomes IV et VII), trois observations de succès qui appartiennent à Saucerotte, Noël et M. Montain jeune; ce dernier employa la suture enchevillée. Morlanne en a consigné une autre dans le *Journal des accouchemens*. Osiander obtint un succès par la suture simple; il en est de même de Dupuytren et de M. Rowley. Dieffenbach, dans son Mémoire sur les déchirures du périnée chez la femme, en rapporte aussi plusieurs cas; enfin M. Roux qui, dans un mémoire intitulé *Restauration du périnée* rapporte plusieurs observations puisées tant dans sa pratique que dans celle des autres chirurgiens, la vante beaucoup. Aujourd'hui, un grand nombre de praticiens français et étrangers, parmi lesquels nous pouvons citer MM. Velpeau, Convers, etc., ont aussi mis la suture en usage avec des succès variés.

Indications. Il peut se présenter deux circonstances: ou le périnée offre une fente simple et incomplète, qui s'étend plus ou moins près de l'anus, mais qui n'intéresse point les sphincters et la cloison recto-vaginale; ou bien la fente périnéale est complète, c'est-à-dire compliquée de la rupture des sphincters, et le vagin communique avec le rectum. Le premier cas est déjà grave, mais le second, qui réunit le vagin et le rectum en un cloaque, n'est plus supportable. Ici, l'opération seule peut amener la guérison, ou tout au moins une amélioration assez considérable pour mettre la femme dans un état tolérable.

Époque à laquelle on doit opérer. On est assez généralement d'accord sur ce point, que, dans les premiers temps de la déchirure, la suture ne réussirait pas, à cause du boursouflement des parties et de leur état inflammatoire, et pourrait même entraver le travail de la nature; aussi se borne-t-on alors à tenir les cuisses rapprochées, à prescrire le repos, les soins de propreté, et à entretenir la liberté du ventre au moyen de lavemens émolliens et d'alimens de facile digestion. Toutefois M. Dieffenbach a opéré dans un cas le lendemain des couches; il s'agissait d'une demoiselle de trente-six ans, qui, à la suite d'un premier accouchement, eut le périnée déchiré avec communication du rectum et du vagin; un lambeau long de 9 à 10 centimètres et de 5 à 6 centimètres de large pendait hors des parties génitales; il était formé par la paroi postérieure du vagin, qui ne tenait plus que par une bride large de 3 centimètres. Ce lambeau fut réuni par dix points de suture à anse, le périnée par cinq sutures entortillées et trois à anse. Bien que M. Dieffenbach n'eût d'autre espérance que de sauver les jours de la malade et de diminuer un peu les suites d'un accident aussi grave, il eut le bonheur de réussir complétement. Mais M. Velpeau, qui, dans un cas, recourut à la suture le lendemain de la déchirure, eut un insuccès complet. C'est donc en général lorsque les lèvres de la déchirure, cicatrisées isolément, ne sont plus boursouflées, et que la femme est parfaitement rétablie de ses suites de couches, c'est-à-dire un mois ou deux après l'accident, qu'il convient de pratiquer l'opération.

Manuel opératoire. On peut employer des procédés différens, suivant que la déchirure est incomplète ou complète. Dans le premier cas, la suture simple peut suffire; dans le second, quoiqu'on puisse employer la suture simple, on doit cependant lui préférer la suture enchevillée.

Suture simple. La malade étant placée dans la même position que pour l'opération de la taille, le chirurgien avec des fortes pinces et un bistouri étroit avive les lèvres de la plaie dans toute leur étendue et même un peu au-delà du point où elles se réunissent dans le vagin. Lorsque ces lèvres ont été rendues saignantes dans toute leur longueur et leur épaisseur, on saisit la lèvre gauche avec les doigts de la main gauche, ou bien avec une bonne pince, et de la main droite on la traverse de dehors en dedans avec une aiguille courbe, garnie d'un fil ciré, en ayant soin de piquer la peau de 9 à 13 millimètres du bord saignant, et de faire ressortir la pointe, le plus près possible de l'angle d'union et de la muqueuse vaginale ou rectale, suivant qu'on place le point de suture antérieur ou postérieur. Alors, reportant par le fond de la plaie l'aiguille dans la lèvre opposée, on la traverse comme la précédente, mais en sens inverse, pour venir ressortir dans la peau à la même distance de son bord avivé. Après avoir placé de cette manière le fil antérieur et le fil postérieur, on pose celui du milieu, et, pendant que l'aiguille marche dans l'épaisseur des tissus, on a le soin de lui faire traverser en même temps l'angle profond que forment les lèvres en se réunissant, afin qu'il ne reste pas là un petit point par lequel pourraient suinter les matières. On termine en tirant sur les extrémités des fils, afin de mettre les lèvres de la plaie en contact, et en faisant un nœud simple assujetti par une rosette.

Suture enchevillée. Lorsque la cloison recto-vaginale fait partie de la déchirure, et qu'il y a communication entre les deux conduits, la suture simple manque souvent son effet et la réunion ne se fait pas. C'est pour avoir éprouvé un insuccès de ce genre que M. Roux proposa d'y substituer la suture enchevillée, qui, en effet, lui a réussi en pareil cas. Pour la mettre en usage, on prépare des fils cirés, que l'on accole latéralement en assez grand nombre pour en former des rubans larges de 4 millimètres; chacun de ces rubans, qui doit constituer une suture, est disposé sur l'aiguille, et représente une anse à l'une de ses extrémités. Les aiguilles qu'on emploie doivent être longues, fortes, et leur pointe bien tranchante. La femme étant placée comme dans le cas précédent, les lèvres de la division avivées soit avec le bistouri, soit, pour ce cas, avec de fort ciseaux, on saisit la lèvre gauche avec les doigts de la main gauche, et on la pique au dehors avec une des aiguilles préparées, à 13 ou 18 millimètres de la solution de continuité; on la fait glisser dans son épaisseur jusqu'au-delà du point où elle se réunit avec l'autre lèvre, et on parcourt l'étendue de cette dernière de la même façon, mais en sens inverse, jusqu'à la peau, d'où elle sort à une égale distance du bord libre. On applique le premier, le point de suture, qui est le plus rapproché de l'anus, et on s'efforce d'embrasser, de prime abord, dans son anse, l'extrémité de la cloison; les deux autres rubans, appliqués ensuite de la surface vers la profondeur et renfermant la cloison dans leur anse, doivent, le dernier surtout, se rapprocher le plus possible de la muqueuse vaginale.

Il s'agit ensuite de faire pénétrer dans les anses qui se trouvent à l'une des extrémités des fils, et qui sont toutes sur le côté gauche, un morceau de sonde en gomme élastique ou un cylindre quelconque, pourvu qu'il soit lisse et poli; puis d'en placer un autre du côté droit entre les deux chefs de chacun des liens, et de les lier dessus assez fortement pour que les cylindres des deux bords soient refoulés l'un vers l'autre, et que les deux lèvres de la plaie soient rapprochées et comprimées d'une manière égale dans toute leur étendue (Voy. pl. 69, fig. 1).

Procédé de M. Dieffenbach. Dans un cas de rupture complète du périnée, après avoir pratiqué la suture enchevillée telle que nous venons de la décrire, le chirurgien de Berlin, s'apercevant que les parties étaient fortement tiraillées, et couraient le risque d'être déchirées par les fils, pratiqua de chaque côté sur les tégumens, une incision semi-lunaire à concavité interne, s'étendant depuis la partie inférieure de la grande lèvre jusqu'auprès de l'anus. Les lèvres de ces incisions s'écartèrent et procurèrent bientôt un relâchement tel qu'on n'eut plus à redouter de voir les fils couper les tissus : la guérison eut lieu (Voy. pl. 69, fig. 1).

On pourrait, si on le jugeait à propos, mettre en usage diverses autres espèces de suture. Dans un cas Saucerotte pratiqua la suture du pelletier. Noël, fit deux points de suture entortillée l'un placé à l'entrée du vagin, et l'autre à 27 millimètres au-dessus, entre cet orifice et l'angle supérieur de la division. La réunion fut prompte, et ne fut entravée par aucun accident.

Procédé de M. Montain, de Lyon. Une fois que les lèvres de la division sont avivées, au lieu d'employer la suture enchevillée, comme il l'avait déjà fait avec succès, M. Montain se sert d'une longue agrafe, portant à droite et à gauche des griffes qu'on fait pénétrer dans chacune des lèvres de la division, et qu'il rapproche ensuite au degré convenable avec une vis transversale.

Cette manière d'agir ne présente aucun avantage sur la suture; au contraire, comme elle ne peut réunir les lèvres de la division que dans leur partie la plus rapprochée du périnée, elle expose à laisser subsister des fissures qui donneraient passage à des matières.

Appréciation des procédés par la suture. De toutes les sutures, il est maintenant prouvé par des faits authentiques que la suture enchevillée est celle à laquelle on doit accorder la préférence. M. Roux l'a appliquée un grand nombre de fois avec succès, là où la suture simple n'avait pas réussi; plusieurs autres chirurgiens ont obtenu des résultats semblables, en sorte que maintenant elle est généralement considérée comme le moyen le plus sûr d'obtenir la réunion des fentes périnéales complètes et incomplètes. Cependant il faut convenir qu'elle n'est pas facile à exécuter, à cause de la grande étendue que doit parcourir l'aiguille, et du circuit qu'elle est obligée de faire pour revenir à la surface cutanée de la lèvre droite. La forme exactement demi circulaire des aiguilles de M. Roux ne permet pas d'exécuter très facilement ce mouvement. M. Velpeau leur préfère des aiguilles à suture ordinaire un peu fortes, et trouve leur emploi si commode qu'il n'a point songé à employer celle que M. Vidal (de Cassis) a proposée; pourtant cette dernière rend très simple l'application du fil. Montée sur un manche, elle est presque droite, et présente près de sa pointe une ouverture pour le passage du fil : on l'enfonce d'abord dans la lèvre gauche jusqu'à l'angle de réunion; on en dégage le fil et on la retire, puis on la fait pénétrer de la même manière dans la lèvre droite, et lorsqu'elle est arrivée dans le fond de la plaie, on introduit dans son ouverture le fil qu'elle entraîne lorsqu'on la retire à soi.

Soins consécutifs. Quelle que soit l'espèce de suture qu'on ait mise en usage, si l'on veut qu'elle réussisse, il est important que la femme reçoive des soins appropriés. Ainsi, elle devra au moins pendant les huit premiers jours, rester étendue sur le dos dans son lit, les cuisses rapprochées. On la fera uriner avec une sonde toutes les fois que le besoin s'en fera sentir, ce qui vaut mieux que de laisser une sonde à demeure dans la vessie; les intestins ayant été vidés avant l'opération, il faudra faire en sorte que les garde-robes soient rares. Quelques lotions d'eau de guimauve sur la plaie deux ou trois fois par jour, y entretiendront une propreté suffisante; des injections pourront aussi être faites avec précaution dans le vagin, dans les premiers jours, pour en enlever les malpropretés. Elles seront émollientes, détersives ou antiseptiques, suivant les cas. Il n'est pas nécessaire de placer une mèche dans l'intestin ou dans le vagin, car elle ne serait propre qu'à nuire au succès de l'opération. Enfin, il est très rare qu'on ait besoin de faire sur les côtés de la suture des incisions semblables à celles que fit, dans un cas, M. Dieffenbach, parce que les tissus sont presque toujours assez souples pour permettre de réunir facilement les lèvres de la plaie; mais on doit prendre en considération la proposition faite par M. Mercier, de fendre le sphincter de l'anus en arrière, dans le but de relâcher les parties, de faciliter la sortie des matières fécales et d'éviter les tractions sur la suture; seulement cette incision ne doit être mise en pratique que dans les cas excessivement graves, dans la crainte de substituer une infirmité à une autre.

En général du sixième au huitième jour, les lèvres de la plaie sont agglutinées, et les ligatures relâchées. Avant de les enlever il est important de vider les intestins au moyen de lavemens aqueux, à l'aide d'un laxatif. Cet effet obtenu, on coupe et on retire les liens, dont le séjour trop long-temps prolongé, pourrait déterminer une inflammation capable de nuire à la cicatrisation; mais après leur retrait, pour que la cicatrice se consolide, il faut encore maintenir la femme pendant quelques jours au repos et au rapprochement des cuisses. Si rien ne vient entraver la guérison, vers le quinzième jour on pourra lui permettre de se lever, de marcher et de prendre quelques bains.

Accidens.—Hémorrhagie. Elle peut devenir assez forte et durer assez long-temps pour donner de véritables inquiétudes. M. Velpeau parle de deux dames qui en furent prises le troisième jour, et qui eurent plusieurs syncopes.

Péritonite. Observée plusieurs fois, elle a causé la mort de deux femmes, opérées par MM. Roux et Velpeau.

Absence d'agglutination. Dans certains cas, par suite d'indocilité, de mouvemens inconsidérés, d'une mauvaise disposition de la malade, ou par toute autre cause, l'opération ne réussit pas, et l'on est obligé de la recommencer une ou plusieurs fois, ou même de l'abandonner entièrement. D'autres fois, l'agglutination n'est pas complète, et après la guérison il reste une petite fistule dans la partie inférieure de la cloison. M. Roux qui a eu l'occasion de l'observer plusieurs fois, dit que cette fistule finit presque toujours par s'oblitérer, ou par se rétrécir assez pour ne plus laisser passer que quelques gaz; mais suivant les témoignages de MM. Rampon et Velpeau, il paraît cependant que la fistule aur aitpersisté chez plusieurs de ces opérés de M. Roux.

Rétrécissement de la vulve après la guérison. On l'observe très rarement: s'il survenait on y remédierait par des applications émollientes ou des embrocations d'huile. Il n'est pas encore arrivé qu'on ait été obligé d'y porter le bistouri ou les ciseaux.

Cautérisation. Elle a été tentée par M. Jules Cloquet et par M. Velpeau; voici ce qu'en dit le professeur de la Charité: « Portant un petit cautère rougi à blanc, un crayon de nitrate d'argent, ou un petit pinceau chargé de nitrate acide de mercure, dans l'angle le plus profond de la division, et cela une fois par semaine, j'ai cru que la fente se fermerait par degré de sa partie supérieure vers les tégumens.... Ainsi traitée, la cloison recto-vaginale s'abaisse, se durcit, se rapproche de la peau, mais la fente du périnée elle-même ne se rapproche, ne se comble, ne se ferme point, en sorte qu'on diminue la difformité sans la détruire. » (*Méd. opérat.* 24, *p.* 465.)

OPÉRATIONS SUR LES ORGANES INTÉRIEURS DE LA GÉNÉRATION.

Du toucher et du spéculum.

Les maladies du vagin et de la matrice qui nous restent à étudier, nécessitant souvent l'application préalable du toucher ou du spéculum, nous allons traiter de ces deux opérations importantes.

Du toucher.

C'est une opération par laquelle, à l'aide d'un ou de plusieurs doigts, on cherche à reconnaître les changemens et les altérations de forme et de texture qui se manifestent dans l'utérus, ses annexes et les autres organes du bassin. Delamotte et Deventer ont fait ressortir toute l'importance du toucher, appliqué au diagnostic de la grossesse, et depuis long-temps, la plupart des chirurgiens ont reconnu qu'il était indispensable pour apprécier les maladies de la matrice, du vagin, et de tous les organes circonvoisins. Le toucher se pratique sur l'hypogastre, par le vagin et par le rectum.

1° *Toucher abdominal.* Pour le pratiquer avec fruit, il faut faire placer la malade sur un plan horizontal, la tête et la poitrine soulevées par des oreillers, et les jambes et les cuisses demi fléchies, afin de mettre les muscles du ventre dans le relâchement. Alors les mains étant à une température convenable, on les applique sur l'hypogastre, sur les régions iliaques et sur les flancs, et par une dépression graduellement opérée dans les parois abdominales, on parvient à reconnaître les engorgemens et les tumeurs contenues dans les cavités qu'on explore. Pour bien apprécier l'état de l'utérus, il est souvent indispensable de soulever en même temps cet organe avec un doigt situé dans le vagin. On prendra garde de ne pas confondre les tumeurs formées par des matières stercorales, accumulées dans les gros intestins, avec des engorgemens viscéraux. Chez les personnes très grosses le toucher abdominal présente peu d'avantage, surtout si les tumeurs n'ont pas encore acquis un grand développement. On aide singulièrement à la palpation des organes de l'abdomen et du bassin, par la pression qui fait distinguer les différentes sortes de tumeurs produites par des matières solides, des liquides ou des gaz. Le meilleur moyen est d'étendre à plat les doigts d'une main sur les surfaces, pendant que l'indicateur ou le médius, de l'autre main, demi-fléchi, qui retombe dessus comme un marteau, sans occasionner ni choc ni secousse dans les viscères, fait reconnaître par la qualité du son, clair, mat ou *gargouillant*, si l'on a affaire à un gaz, à une matière solide, ou à un mélange de liquide et de gaz.

2° *Toucher vaginal.* Il y a deux manières de le pratiquer: dans l'une, la femme est debout, et dans l'autre, elle est couchée. Pour l'un et l'autre cas, il faut avoir la précaution de faire vider le rectum, afin de ne pas confondre les bosselures formées par les fèces avec des tumeurs morbides.

Premier procédé. La femme ayant le dos solidement appuyé contre un mur ou contre une commode, et les jambes écartées, on se place devant elle, le genou gauche en terre, et le genou droit relevé pour soutenir le coude; on enduit le doigt indicateur droit, dont l'ongle sera assez court pour ne pas blesser les parties, d'un corps gras ou mucilagineux, pour faciliter son introduction et éviter l'absorption des virus dont les organes génitaux pourraient être infectés; puis on présente ce doigt seul à la partie postérieure de la vulve, la main étant entre la pronation et la supination, et en le ramenant d'arrière en avant, on écarte les grandes lèvres, et on trouve facilement l'entrée du vagin dans lequel on l'introduit en suivant l'axe de ce conduit. On a recommandé en général de placer le pouce au-devant de la symphyse pubienne, et de fléchir les trois derniers doigts dans la paume de la main, de manière que leur face dorsale appuie contre le périnée; mais cette manière d'agir, dit M. Lisfranc, fait perdre à l'indicateur près de deux centimètres de longueur; il vaut mieux, suivant lui, tenir tous les doigts étendus, et enfoncer l'indicateur dans le vagin pendant que la vulve sera embrassé dans une fourchette formée par le médius, dont le bord radial reposera sur le périnée, et par le pouce qui prendra un point d'appui sur le mont de Vénus. Désormeaux préférait la première manière. Quelle que soit celle qu'on adopte, à mesure qu'on pénètre dans le vagin, on explore attentivement ses parois dans tous les sens, afin de s'assurer qu'elles ne présentent aucune altération. Pour que rien n'échappe à l'investigation, M. Lisfranc conseille de toucher, en faisant exécuter au doigt indicateur, des zones à mesure qu'il pénètre et qu'il remonte dans le bassin, de manière que la seconde repose sur la première, la troisième sur la seconde, et ainsi de suite jusqu'à ce qu'on soit parvenu au col; arrivé là, on agit différemment suivant les circonstances. *Pour explorer le col*, on cherche d'abord son orifice, s'il est entr'ouvert, on y introduit le doigt, sinon, on part de là pour se rendre à l'insertion du vagin, en décrivant des arcs de cercle disposés comme les précédens (Lisfranc, *Cliniq. de la Pitié*, t. II); puis on presse légèrement sur les différens points de son pourtour, pour reconnaître sa température et son degré de sensibilité; si cette dernière n'est pas très vive, en repoussant l'organe de bas en haut, on peut apprécier son poids et sa mobilité, et dans certains cas sentir son fond avec l'autre main appliquée sur l'hypogastre, et mesurer approximativement sa hauteur.

Si l'on veut explorer le corps de la matrice, il faut porter l'extrémité du doigt dans le cul-de-sac utéro-vaginal, en avant, en arrière ou sur les côtés. S'il arrivait que le vagin fût trop long pour que le doigt pût atteindre les parties qu'il veut toucher, on pourrait recommander à la femme de faire des efforts, comme pour aller à la garde-robe; pressé par le poids des viscères, l'utérus serait repoussé en bas, et descendrait probablement assez pour pouvoir être touché. D'ailleurs on pourrait encore parvenir à une plus grande hauteur en introduisant le médius et l'indicateur au lieu d'introduire l'indicateur seul. Dans un cas où il ne pouvait atteindre le col, avec le doigt seul, et s'assurer de la maladie à laquelle il avait affaire, M. Lisfranc introduisit toute la main dans le vagin, en suivant les mêmes règles que pour pratiquer les versions, et parvint à reconnaître deux polypes.

Lorsque l'examen est terminé, on retire le doigt, on examine les matières qu'il rapporte, et, pour mieux en reconnaître la couleur, on essuie ce doigt sur un linge blanc.

Deuxième procédé. La femme étant placée comme pour le toucher abdominal et le siége relevé, le chirurgien se met à sa droite ou à sa gauche, suivant qu'il veut employer la main droite ou la main gauche. On peut porter la main aux parties soit directement entre les cuisses, soit en passant derrière la cuisse correspondante; dans l'un ou l'autre cas on y pénètre comme dans celui où la femme est debout.

On ne peut accorder de préférence à l'un ou à l'autre de ces procédés d'une manière générale. Lorsqu'on veut constater la direction de la matrice, son poids ou son volume, et surtout le ballottement du fœtus, on doit pratiquer le toucher debout; mais si l'on veut explorer le vagin, le col utérin, le corps de l'organe, ou même ses annexes, on doit préférer la situation en décubitus, parce que, chez les femmes très grasses et dont l'abdomen est très développé, les viscères de cette cavité pèsent considérablement sur la matrice, et l'empêchent de remonter lorsqu'on la pousse en haut. Enfin dans cette position, il est plus facile de joindre au toucher vaginal le toucher abdominal: au reste, le plus souvent, il convient de pratiquer le toucher dans les deux positions.

Toucher par le rectum. Quoique d'une application moins fréquente que le précédent, il est cependant très utile pour explorer la surface postérieure de l'utérus, et pour constater les changemens survenus dans sa direction. Il est encore très avantageux pour reconnaître l'absence de l'utérus, les grossesses extra-utérines, l'état des ligamens larges des ovaires, et surtout celui de la paroi recto-vaginale, dans laquelle il se développe quelquefois des abcès, des tumeurs, des perforations. On peut même toucher en même temps par le rectum et par le vagin, soit avec la même main, dont on place le pouce dans le conduit utéro-vulvaire, soit avec les deux mains, en plaçant l'indicateur d'une main en avant, et celui de l'autre en arrière.

On doit toujours pénétrer dans le rectum avec lenteur et douceur, et le parcourir en tous sens, en effectuant de bas en haut les zones spirales que nous avons indiquées pour le vagin. Parvenu sur la matrice, l'indicateur décrit à mesure qu'il pénètre plus profondément des lignes horizontales, d'abord de droite à gauche et ensuite de gauche à droite: la seconde repose sur la première, la troisième est appliquée sur la seconde, et ainsi de suite. On reconnaît de cette manière, d'après M. Lisfranc, l'étendue transversale de l'organe, et tout ce qu'elle peut présenter d'anormale. Le même auteur fait remarquer que si l'on n'a pas l'habitude de toucher l'utérus par le rectum, on croirait bien, quoique la matrice soit à l'état normal, qu'elle a le double de son volume ordinaire. C'est le même phénomène déjà signalé depuis longtemps par M. Récamier pour le toucher abdominal. Les tumeurs n'étant perçues qu'au travers d'enveloppes, sont grossies, pour la sensation, de la double épaisseur de ces dernières. Il est très important d'être prévenu de cette illusion pour ne pas croire à l'existence d'une maladie lorsqu'il n'y en a pas.

Du spéculum uteri.

Le spéculum dont on se sert pour examiner les parties de la génération, a la forme d'un cône tronqué ou d'un cylindre destiné à écarter les parois du vagin, à les déplisser et à mettre à nu le col utérin pour en rendre les altérations visibles à l'œil. Cet instrument était connu dès la plus haute antiquité; les Egyptiens, les Grecs, les Romains et les Arabes en ont donné la description dans leurs ouvrages. Paul d'Egine dit à ce sujet *l'instrument appelé* διοπτρα *étant introduit fermé de dans la vulve, après soit tourné pour l'ouvrir, afin que les conjonctions du dit instrument soient élargies et la cavité de la femme soit distendue* (traduction de Rondelet). Cette espèce de spéculum était à deux valves, dont le rapprochement ou l'écartement était effectué par une vis. Albucasis parle aussi d'un spéculum à deux branches destiné à dilater le vagin. Franco, A. Paré, Scultet ont donné dans leurs ouvrages la figure d'un instrument semblable, et Garengeot en a décrit un à trois branches. Mais soit qu'on pensât que ces instrumens ne présentaient pas une grande utilité, soit qu'on eût peu d'occasion de les appliquer à cause des préjugés de l'époque, ou pour toute autre raison, il est certain qu'ils étaient presque complétement oubliés, lorsque M. Récamier résolut de les remettre en usage, en démontrant qu'on en avait à tort méconnu toute l'utilité. Celui dont il se servit était un tube en étain, long de 15 à 18 centimètres (5 pouces et demi à 6 pouces et demi), et d'un diamètre qui devait varier suivant la largeur et le degré d'extensibilité des parties sexuelles; il avait la forme d'un cône tronqué; son extrémité la plus étroite, nommée utérine, était coupée perpendiculairement à son axe et terminée par un bourrelet mince et arrondi, pour éviter de blesser le col utérin; la plus large, appelée vulvaire, était taillée obliquement de haut en bas. Les modifications qu'on lui a imprimées ne l'ont pas, en définitive, beaucoup changé. Dupuytren réduisit sa longueur à 12 centimètres (4 pouces et demi) et y ajouta un manche pour le fixer lorsqu'il serait en place. M. Lisfranc, au contraire, trouvant celui de M. Récamier trop court, porta sa longueur à 21 centimètres, et substitua à son manche une queue de même métal de 3 centimètres de longueur (8 pouces). A. Dubois, afin de le faire servir au traitement des fistules vésico-vaginales, fit pratiquer une échancrure vers sa région supérieure, et M. Ricque le fit cribler de trous, pensant qu'ils suffiraient pour constater les lésions dont le vagin pourrait être le siége.

Ici commence une ère nouvelle pour le spéculum. Il a subi depuis lors de si nombreuses, et le plus souvent de si inutiles modifications, qu'il serait difficile de s'y reconnaître, et qu'on ne sait vraiment plus à qui les rapporter: aussi nous bornerons-nous à indiquer les principales, c'est-à-dire celles qui peuvent réellement présenter quelque degré d'utilité. L'extrémité utérine du spéculum de M. Récamier, n'étant pas toujours assez large pour mettre à découvert la totalité du col utérin et le fond du vagin, on imagina dans ce but des spéculums à deux valves, comme ceux de madame Boivin et de MM. Jobert et Ricord; à trois valves, comme ceux de M. Guillon et de M. Charrière, à quatre valves, et enfin à huit valves, comme celui de M. Colombat.

Celui de madame Boivin, un des premiers qui ait paru, se compose de deux demi-cylindres dont les bords de l'un sont recouverts par les bords de l'autre. On l'introduit fermé, et pour l'ouvrir, on agit sur les anneaux qui terminent le manche, comme si l'on voulait ouvrir une paire de ciseaux; mais pour le refermer il est nécessaire d'avoir une clef. Celui de M. Charrière est à trois valves, formant aussi des portions de cylindre; ces trois valves se recouvrent en partie, et peuvent s'écarter lorsqu'on presse sur les branches du manche. Une traverse dentée sur ses bords, sur laquelle roule une poulie pourvue d'un pas de vis, sert à les maintenir rapprochées, ou à les écarter suivant le besoin. Dans un spéculum entièrement semblable de M. Leroy (d'Etiolles), une des branches étant à glissement, peut servir pour incliner à volonté le museau de tanche, ou peut être enlevée complétement pour laisser voir la paroi correspondante du vagin (pl. 76, fig. 31). Tous ces spéculums avaient l'inconvénient de se dilater uniformément depuis un bout jusqu'à l'autre, et de causer à l'orifice externe du vagin une distension qui ne pouvait manquer d'être fort douloureuse, pour peu que la dilatation fût portée loin. Voulant remédier à cet inconvénient, M. Guillon en imagina un, long de 13 à 14 centimètres (5 pouces), et formé de trois valves dont deux étaient réunies par une charnière; la troisième complétait le tube et avait pour objet d'éviter les pincemens de la muqueuse vaginale; il l'ouvrait au degré qu'on voulait, au moyen de deux branches placées à la base, et d'une crémaillère. Celui de M. Jobert n'a que deux valves demi cylindriques, réunies par une charnière située à-peu-près à l'union du tiers interne avec les deux tiers externes. Dans le point où existe la charnière, les deux valves sont légèrement coudées, et s'écartent ou se rapprochent en pivotant sur la vis de la charnière ou par un mouvement de bascule; à leur point d'union, il n'y a jamais d'écartement, par conséquent la distension de l'anneau vulvaire est impossible. Les branches du manche sont fixées au point d'écartement qu'on désire par une vis de pression qui presse sur une traverse. Le spéculum de M. Ricord ne diffère du précédent qu'en ce que la charnière est placée plus près de l'extrémité externe, environ à l'union des deux tiers internes et du tiers externe, et que, par la manière dont les branches sont fixées, leur écartement ou leur rapprochement s'opèrent au moyen de deux rondelles qui courent sur une traverse dentée. La première modification fait qu'on est obligé de donner moins de longueur aux valves.

Les deux spéculums précédens présentaient le grave inconvénient de laisser passer entre leurs valves écartées, la muqueuse vaginale qui masquait le col et les parties malades; pour y obvier, M. Charrière y ajouta deux autres valves demi cylindriques qu'on peut placer ou enlever à volonté: c'est ainsi que fut établi le spéculum à quatre valves qui est un des meilleurs et un des plus usités. Une amélioration importante faite par M. Vidal (de Cassis) à ce spéculum, est la possibilité d'en ôter les branches du manche à volonté.

La difficulté qu'on éprouve quelquefois à introduire le spéculum, ou la crainte de blesser les parties, a fait imaginer d'y ajouter un embout en ébène ou en buis, bien arrondi et bien poli. Madame Boivin passe pour en avoir eu la première l'idée, mais elle ne l'avait fait, ainsi que M. Guillon, que pour les spéculums brisés, M. Galenzowski l'a fait appliquer au spéculum cylindrique (V. pl. 76 fig. 31 *bis*).

Il existe encore une foule de spéculums tels que ceux de MM. Moreau, Clairat, Duparcque, mais ils ne présentent rien de spécial; celui de M. Colombat se compose de huit branches qui forment ensemble un cône creux dont le sommet répond à leur extrémité libre; celui de M. Bertze analogue à celui de M. Colombat, est renfermé dans un tube qui maintient ses branches rapprochées; lorsqu'il est en place on retire le tube extérieur, et ses branches s'écartent. Ces deux spéculums ont beaucoup d'analogie avec le spéculum en grillage que M. Dugès a fait faire, afin de pouvoir explorer et cautériser au besoin les parois du vagin, seulement leur mécanisme est différent. Dans celui de M. Dugès les deux valves sont composées de baguettes longitudinales, en fer, séparées par des vides, il peut être facilement remplacé par les spéculums cylindriques fenêtrés (Pl. 45, fig. 5).

Appréciation. Il serait difficile ou plutôt impossible de faire une appréciation juste de tout ce fatras d'instrumens et de leurs modifications. Celui auquel nous donnons la préférence est le spéculum à quatre valves armé d'un embout, de M. Charrière, parce qu'il découvre parfaitement le fond du vagin, ne distend pas douloureusement l'anneau vulvaire, et peut servir pour tous les cas, quelle que soit la dimension du vagin : il est vrai qu'en l'ouvrant il fait un bruit qui effraie la femme, et qu'il pince un peu la muqueuse vaginale lorsqu'on veut le fermer pour le retirer, mais il a cela de commun avec tous les autres spéculums brisés et à développement; d'ailleurs on peut diminuer cet inconvénient en agissant convenablement, ainsi que nous le dirons dans l'application.

La matière qu'on a employée dans la fabrication du spéculum a beaucoup varié. L'étain, le maillechort et l'argent sont les principaux métaux employés; le verre et les tissus élastiques sont réservés pour des cas spéciaux.

Application du spéculum. Avant d'y procéder, il faut se rappeler les circonstances qui en modifient l'emploi. D'abord, on ne doit pas appliquer le spéculum chez les vierges à moins d'absolue nécessité. En outre les dimensions et la dilatabilité du vagin et de son orifice varient beaucoup suivant les âges : très dilatables chez les jeunes femmes, ces parties le sont déjà beaucoup moins vers 40 ans; après cet âge, leur rigidité va toujours en augmentant, de façon que, dans la vieillesse, le vagin étant rétréci, ses rides presque effacées et l'anneau vulvaire endurci, ils se déchireraient facilement si l'on voulait mettre un peu de force pour introduire l'instrument. Si donc on emploie le spéculum cylindrique, il faudra en avoir de différentes dimensions, qu'on désigne par les numéros 1, 2, 3. Quant au spéculum brisé, il peut servir pour tous les cas.

La position de la femme doit être à-peu-pres la même que celle qu'on lui donne lorsqu'on veut pratiquer la version, ou l'opération de la taille. Lorsqu'il y a un lit dans le lieu où l'on doit appliquer le spéculum, on en profite pour y faire placer la femme : on la fait étendre dessus, en travers, de manière que son siége repose sur le bord, et l'on fait soutenir les jambes et les cuisses demi fléchies par des aides, ou bien on lui fait appuyer les pieds sur des chaises suffisamment écartées; puis le chirurgien se place entre ses jambes. En ville, dans le cabinet, on fait étendre les femmes sur un divan, ou sur un fauteuil à dos renversé, en face d'une fenêtre. Nous nous servons ordinairement d'un fauteuil renversé, au-devant duquel nous adaptons un tabouret de même hauteur convenablement garni, et sur le bord duquel la femme s'assied. Elle renverse son dos sur le siége du fauteuil, et ses pieds appuient sur le parquet; au lieu de nous placer entre ses jambes, nous nous mettons à sa droite. Dans tous les cas, pour s'assurer de la position du col, on pratique le toucher avant d'introduire l'instrument, afin de pouvoir le pousser dans sa direction, et de ne pas l'exposer à exercer des manœuvres long-temps prolongées. Cette précaution prise, on écarte avec les doigts de la main gauche les grandes et petites lèvres, et on soulève l'urètre avec l'indicateur, de manière à mettre à découvert l'orifice du vagin; puis le spéculum étant bien graissé et porté à une température convenable, on le prend avec la main droite comme une plume à écrire, la queue tournée en haut, et on le présente à l'ouverture. Aussitôt qu'elle est franchie, ce qui ne se fait pas sans quelque difficulté, surtout lorsqu'on se sert du spéculum cylindrique, on pousse doucement le spéculum suivant l'axe du détroit inférieur, en lui faisant décrire de petits mouvemens d'arc de cercle à droite et à gauche, et appuyant légèrement sur l'un des côtés, sur la fourchette ou en haut, suivant la direction du col, afin que le bec se présente à son orifice. Si le spéculum a un embout, on retire cette pièce avant d'arriver au siége du mal; lorsqu'on y est arrivé, si l'instrument est brisé, on l'ouvre à un degré plus ou moins considérable, suivant le besoin, de manière à déplisser le fond du vagin et à mettre à nu toutes les parties malades. Quand on se sert du spéculum cylindrique, les parois du vagin le pressent, et sa muqueuse forme une rosace qui présente son orifice au centre de l'instrument, lorsque le col est lui-même au centre du vagin; mais lorsque, au lieu d'être au centre, le col est incliné, l'orifice de cette rosace le suit et se rapproche du bord. Si donc on avait oublié de pratiquer le toucher, cet indice pourrait servir de guide pour arriver au col.

La rosace du vagin dont nous venons de parler, présentant quelque ressemblance avec le col utérin, pourrait être confondue avec lui; mais on évitera l'erreur en se rappelant que le col est plus ferme, n'a pas de ride, et ne se laisse pas déprimer lorsqu'on le repousse avec un stylet ou une sonde de femme.

Quelquefois le col est tellement incliné à droite, à gauche, en avant ou en arrière, qu'il n'est pas possible de le placer au centre du spéculum sans courir le risque de le froisser. Dans ce cas, on a proposé plusieurs moyens pour le ramener au centre. M. Leroy (d'Etiolles) a imaginé à cet effet deux spéculums (fig. 30 et 31 pl. 76); la figure 30 représente un spéculum bivalve avec une plaque, mue par une charnière. Cette plaque étant insinuée entre le col et la paroi correspondante du vagin, on peut l'incliner à volonté, et la ramener au centre du bassin à l'aide d'une vis de pression. Dans la figure 31, le spéculum porte une branche à glissement destinée au même usage. Mais il ne paraît pas que ces instrumens soient susceptibles d'être d'une grande utilité, du moins au dire de M. Lisfranc qui prétend s'en être servi un grand nombre de fois sans en obtenir de bon résultat. Un autre instrument décrit par M. Armand Jobert, de Dole, dans la *Gazette des hôpitaux* du mois de mai 1842, est constitué par une tige qui a le double de la longueur du spéculum, et qui est terminée à l'une de ses extrémités par une gouttière qu'on fait glisser sur l'indicateur entre le col et la paroi du vagin, du côté où il est dévié, jusqu'au fond du cul-du-sac qu'ils forment. On la fait maintenir fixe dans cette position, et on insinue son extrémité externe dans le spéculum qu'on pousse dans le vagin jusqu'au col; alors on fait exécuter à la tige conductrice un mouvement de bascule par lequel on la ramène au centre. Le spéculum, glissant sur elle ne peut faire autrement que d'embrasser l'organe dévié qui n'est jamais trop gros lorsqu'on se sert d'un spéculum brisé. On retire la tige lorsque le col est bien placé. Ce petit instrument, que l'auteur dit avoir employé plusieurs fois avec succès, nous a été également fort utile dans plusieurs cas où le col était fortement dévié et ne se présentait pas au centre de l'instrument.

On s'accorde généralement à considérer comme dangereux, et à rejeter l'emploi d'un stylet introduit dans la cavité du col.

M. Lisfranc recommande la manœuvre suivante. Arrivé sur le col, on retire le spéculum jusqu'à ce que la matrice cesse de descendre avec lui; alors on soulève son extrémité externe vers le pubis et on pousse son extrémité interne de bas en haut et d'avant en arrière, en la faisant glisser sur la paroi postérieure du vagin qu'elle déprime. Lorsqu'on pense qu'elle est arrivée assez haut pour être engagée entre cette paroi et le col, on imprime à l'instrument un mouvement de bascule d'avant en arrière. Cette manœuvre, qu'on est souvent obligé de recommencer plusieurs fois, ne nous paraît pas exempte de danger, et nous préférons suivre le procédé de M. A. Jobert.

Il existe un cas où aucune manœuvre ne peut réussir à ramener le col au centre : c'est celui où il a contracté des adhérences avec la paroi correspondante du vagin.

Quoi qu'il en soit, lorsqu'on est parvenu à disposer le spéculum convenablement, pour l'objet qu'on se propose, on le fait maintenir dans cette position par un aide, et l'on agit ensuite diversement suivant l'objet qui a motivé son application.

FISTULES VAGINALES.

Le vagin, vaste canal, ouvert au dehors par un large orifice, n'étant séparé que par deux cloisons, de la vessie, du rectum et des intestins dont les anses se logent dans ses replis péritonéaux, est susceptible de donner lieu, par la blessure ou l'érosion de ses parois, à des fistules avec chacun de ces organes, entretenues par le passage des liquides ou des matières contenues dans leurs cavités. De là, trois sortes de fistules, *vésico-vaginales*, *recto-vaginales et entéro-vaginales*.

FISTULES-VÉSICO-VAGINALES.

On appelle fistule vésico-vaginale une ouverture qui siége sur la cloison formée par les parois adossées de la vessie et du vagin, et qui fait communiquer ces deux organes entre eux. Elle survient le plus ordinairement à la suite d'un accouchement laborieux qui exige l'usage du levier ou du forceps, et dans lequel la tête de l'enfant, long-temps fixée au détroit supérieur du bassin, comprime fortement la paroi antérieure du vagin contre le pubis, et y détermine une affection gangréneuse. Elle peut encore résulter de plusieurs autres causes; mais quelles que soient les circonstances sous l'influence desquelles elle se développe, une fois établie elle persiste par ses effets, et constitue une infirmité des plus dégoûtantes, qui empoisonne les jours des malades, et peut déterminer des accidens assez graves : ainsi l'on voit des femmes chez lesquelles le contact permanent de l'urine avec les parties génitales les irrite, les enflamme, et donne lieu à des excoriations et des boutons ulcéreux à la partie interne des cuisses, des fesses et des organes génitaux externes.

Ces fistules sont très variées de forme et de direction. Tantôt elles sont longitudinales et s'étendent plus ou moins depuis l'urètre jusqu'au bas-fond de la vessie. Tantôt, et ce sont les plus fréquentes, elles sont transversales ou obliques. Leurs lèvres peuvent être en contact ou laisser entre elles un espace.

Guérison spontanée. Nous avons dit que les malades étaient rarement assez heureuses pour la voir survenir. A propos de la taille vésico-vaginale, nous avons, il est vrai, cité plusieurs observations dans lesquelles la plaie faite à la cloison vésico-vaginale guérit très bien; mais la raison en est que, dans ce cas, la solution de continuité n'est qu'une plaie simple et récente, et non une ulcération à bords calleux et avec perte de substance. La guérison spontanée peut encore survenir lorsque la fistule est très petite, ou siége au-devant du col de la vessie; on doit en effet distinguer trois espèces de fistules, savoir : celles qui siégent au-devant du col, au col même ou au bas-fond de la vessie. Les premières peuvent guérir, ou du moins présentent beaucoup plus de chance pour être guéries par un traitement approprié, que les deux autres espèces.

M. Chailly, pensant que la plaie se fermerait si l'on parvenait à empêcher que l'urine ne passât au travers, avait conseillé la position demi fléchie sur le ventre, afin de forcer les urines à s'échapper par l'urètre ou par la sonde qui y serait placée. Les femmes qui ont été traitées de la sorte : n'ont pu supporter cette position plus d'un ou deux jours; on a donc été obligé d'y renoncer.

Traitement. Jusque vers la fin du dernier siècle, on n'avait essayé que des moyens palliatifs; depuis lors et dans les derniers temps surtout, on a tenté plusieurs méthodes : savoir, 1° l'obturation mécanique de la fistule, 2° le rapprochement mécanique des lèvres de la plaie, 3° la cautérisation, 4° la suture, 5° l'autoplastie, 6° l'oblitération du vagin, 7° la méthode palliative.

OBTURATION MÉCANIQUE DE L'ORIFICE FISTULEUX.

1° *Méthode de Desault.* Ce chirurgien se proposait deux choses : 1° d'assurer à l'urine un écoulement constamment libre par l'urètre, 2° de maintenir mécaniquement oblitéré l'orifice fistuleux du côté du vagin, pensant qu'ainsi la cicatrisation de la fistule pourrait avoir lieu. Pour atteindre ce double but, il plaçait une sonde en gomme élastique à demeure dans la vessie. Afin de la maintenir en position, il faisait entrer son pavillon dans une ouverture faite à une plaque métallique qui descendait au devant de la vulve, et était fixée à un brayer qui entourait le bassin; puis il enfonçait et maintenait dans le vagin un tampon cylindrique en linge ou en gomme élastique. Ce tampon avait pour usage d'obturer la fistule, de mettre ses bords opposés en contact et de favoriser directement leur cicatrisation, en repoussant la lèvre antérieure contre la postérieure, et en tirant ses angles en dehors.

Ce traitement continué pendant plusieurs mois, ou même pendant une année, a pu réussir dans les cas de fistules situées au devant du col de la vessie, ou dans celles de la vessie qui étaient récentes et peu étendues; mais dans les cas plus graves il échouait constamment, quoiqu'on eût la précaution de faire placer la femme sur le côté, afin que la moindre quantité d'urine possible se présentât à la plaie. Cette position et la sonde ne pouvaient entièrement détourner le liquide du bas-fond de la vessie, et le tampon ne s'opposait pas avec une suffisante efficacité à la continuelle filtration de l'urine dans le vagin. D'ailleurs les bords de la fistule, déjà cicatrisés séparément, et devenus durs et calleux, n'auraient pu se réunir, quelque rapprochés qu'ils eussent été, si on ne les eût préalablement rafraîchis. En outre, dans les fistules longitudinales, les bords devaient plutôt être écartés que rapprochés. Desault et Chopart, rapportent cependant un succès obtenu par ce traitement.

RAPPROCHEMENT DES LÈVRES DE LA PLAIE AU MOYEN D'INSTRUMENS PARTICULIERS.

Procédé de M. Lallemand de Montpellier. Ce chirurgien ne pouvant obtenir la guérison des fistules trop étendues par la cautérisation seule, imagina en 1825 de la combiner avec l'emploi d'un instrument particulier qui devait tenir les bords de la fistule appliqués l'un contre l'autre, et publia en 1826 l'observation de sa malade (*Arch. gén. de méd.* t. VII, p. 481).

Voici comment il agit : il cautérisa avec le nitrate d'argent placé sur une bague qu'il portait à son doigt indicateur, les lèvres de la fistule jusqu'à ce qu'elles fussent modérément enflammées, puis il porta dans la vessie, par l'urètre, une sonde en argent appelée sonde-érigne (V. pl. 76, fig. 27), pour procurer un écoulement à l'urine. Des crochets recourbés, mus par une vis placée dans l'épaisseur de l'instrument, en sortaient à volonté par les yeux de cette sonde, et devaient aller s'implanter dans la lèvre postérieure de la fistule à 13 ou 14 millimètres au-delà de son bord, que le doigt indicateur placé dans le vagin était chargé de soutenir : une fois que la cloison vésico-vaginale fut bien saisie, une plaque d'argent qu'un ressort à boudin poussait avec force vers le bec de la sonde, et que jusque-là on avait maintenue à son pavillon, fut abandonnée à elle-même. Une couche épaisse de charpie placée au devant du méat urinaire, reçut l'effort de cette plaque qui refoulait en arrière l'urètre et la lèvre antérieure de la fistule, tandis que la lèvre postérieure fut attirée en avant par les crochets.

Le résultat de la première application de cet instrument fut une amélioration dans l'état de la malade. On en fit quelques jours après une seconde application qui réussit complétement. M. Velpeau pense que, dans ce cas, le nitrate d'argent a fait seul les frais de la guérison, et que l'instrument de M. Lallemand n'y a été pour rien. D'après ce que nous avons dit de la cautérisation, nous ne saurions partager cette opinion. Nous pensons que ce succès a été dû à la combinaison des deux moyens : que l'un a agi, en rendant les lèvres de la fente propres à la réunion, et l'autre en les maintenant en contact assez long-temps pour que ce résultat ait été atteint. Une autre application de cet instrument, faite en 1829 à l'hôpital Beaujon, n'a point réussi. M. Lallemand, qui a maintenant fait quinze ou seize essais, prétend, d'après ce qu'il a écrit à M. Velpeau, avoir obtenu six ou sept succès : ce serait là un beau résultat.

Procédé de Dupuytren. L'instrument imaginé par ce célèbre chirurgien est une grosse sonde de femme présentant près de son bec deux onglets qui s'en écartent ou s'en rapprochent, suivant qu'on pousse ou qu'on tire à soi une tige placée dans son intérieur. On introduit cet instrument fermé : lorsqu'il est en place, on pousse la tige destinée à faire écarter les onglets, on la fixe dans cet état, et l'on tire à soi l'instrument. En arrivant à l'urètre, les onglets s'opposent à la sortie de la sonde, et la lèvre postérieure de la fistule se trouve en même temps entraînée en avant. Il ne s'agit plus que de refouler la lèvre antérieure en arrière, en plaçant, entre l'urètre et la plaque qui est située près du pavillon, une quantité de charpie assez considérable.

Cet instrument a, sur le précédent, l'avantage de ne pas piquer et tirailler la muqueuse vésicale; mais il ne peut réellement être utile que pour les fistules urétrales. Quant à celles du bas-fond de la vessie, il lui est tout-à-fait impossible d'attirer en avant leur lèvre postérieure, et si Dupuytren a obtenu un succès dans un cas de ce genre, on doit en conclure que son instrument n'y a été pour rien, et que le résultat en est dû à la cautérisation.

Procédé de M. Laugier. Les deux instrumens précédens ne pouvaient être employés que dans les cas de fistules transversales. M. Laugier a comblé cette lacune en imaginant un instrument qui agit du vagin à la vessie, et qui est construit différemment, suivant que la fistule est transversale ou longitudinale, il se compose dans les deux cas de griffes placées sur deux tiges.

Lorsque la fistule est transversale, les branches de l'instrument qui sont parallèles, pouvant glisser l'une sur l'autre et être séparées, présentent à l'extrémité qui doit accrocher la fistule des griffes formant avec elles un angle de 80 degrés, et disposées de façon que celles qui doivent accrocher la lèvre postérieure regardent le chirurgien, tandis que celles qui doivent piquer la lèvre antérieure regardent en arrière. Dans les fistules longitudinales, au contraire, les érignes doivent être placées sur le bord des tiges, et se regarder de droite à gauche. On les fixe l'une après l'autre dans la paroi vésico-vaginale, à quelques millimètres des lèvres de la fistule, préalablement rafraîchie. Une fois les branches fixées, pour les fistules longitudinales, on les réunit comme les branches du forceps de Smellie, puis on les rapproche et on les serre avec une vis de traverse. Ce rapprochement de leurs extrémités libres entraîne celui des crochets, et par conséquent des lèvres de la fistule. Si les lèvres de la fistule affectaient une direction oblique, il faudrait, dit M. Laugier, faire disposer les érignes obliquement et les attacher comme dans les autres cas. Les pinces mises en place sont maintenues avec de la charpie disposée dans l'intérieur du vagin.

Les instrumens de M. Laugier appliqués sur un cadavre sur lequel on avait produit une ouverture artificielle, a complétement intercepté le passage aux liquides. Cependant leur application sur le vivant n'a jusqu'à présent jamais été suivie de succès. M. Velpeau croit que ces mauvais résultats peuvent tenir à ce qu'il est impossible que de simples crochets soient assez fixes pour maintenir pendant trois ou quatre jours, dans un contact exact, les deux lèvres d'une fistule un peu étendues. M. Laugier recommande de ne pas faire traverser à ses crochets toute l'épaisseur des parois vésico-vaginales, de crainte qu'il ne se forme des abcès, ou même d'autres fistules, par la filtration de l'urine par les petits trous des crochets. C'est probablement là une des causes de ses insuccès; au bout de peu de temps les pointes de ses érignes, mal assujetties, glissent en déchirant la muqueuse vaginale, et les lèvres de la fistule, n'étant plus en contact l'une avec l'autre, laissent passer l'urine entre elles et ne s'agglutinent pas. Mais, au reste, quand bien même les crochets traverseraient toute l'épaisseur des parois vésico-vaginales il est probable qu'une fois qu'ils joueraient librement dans les trous qu'ils auraient faits, les lèvres de la fistule s'écarteraient de la même manière et laisseraient passer l'urine.

Procédé de M. Dufresse-Chassaigne. Dans sa thèse inaugurale (30 janvier 1834), M. Dufresse a proposé un instrument propre à remédier aux inconvéniens signalés dans ceux de M. Laugier. Il y en a un pour les fistules longitudinales et un autre pour les transversales.

1° Pour les fistules longitudinales, l'instrument a la forme d'une pièce à deux branches articulées entre elles, à la manière d'un compas. Chacune de ces branches est creuse, aplatie en dedans, terminée, à son extrémité saisissante, par une surface plus large destinée, avec celle du côté opposé, à s'appliquer contre les lèvres de la fistule et à les maintenir en contact. Chacune de ces plaques présente sur sa face interne, tout près de son bord supérieur, une ouverture qui laisse passer une érigne mobile placée dans le corps de chaque branche; cette érigne peut être poussée au dehors, ou ramenée au dedans au moyen d'un mécanisme particulier.

Chacune des branches de cet instrument s'applique séparément, les érignes sont enfoncées profondément dans les lèvres de la plaie à 4 ou 5 millimètres de leur bord, puis on articule les branches et on les ramène l'une vers l'autre au moyen de leurs vis de traverse. Lorsque les lèvres de la fistule seront saisies entre les deux plaques, on fera rentrer une partie des érignes; la compression exercée par les plaques devra être assez modérée pour ne pas interrompre la circulation dans les parties; une sonde en gomme sera placée dans la vessie et le poids de l'instrument sera soutenu par de la charpie placée dans le vagin.

2° Pour les fistules transversales, les tiges précédentes présentent leurs plaques situées perpendiculairement à leur extrémité prenante, et glissent l'une sur l'autre comme les deux parties d'un pied de cordonnier, ou par un mécanisme analogue à celui qui existe dans le brise-coque de M. Heurteloup. Lorsqu'elles sont fixées dans les lèvres de la fistule, on les poussera l'une contre l'autre et on les maintiendra dans cette position à l'aide d'un coulant.

Il existe encore plusieurs inventions du même genre et qui ont été faites dans le même but : telles sont les pinces à griffes de M. Leroy d'Etiolles (pl. 76, f. 11 et 12), et celles que M. Récamier a imaginé pour un cas particulier de fistules longitudinales. Mais ces instrumens agissant d'après le même mécanisme que ceux de MM. Laugier et Dufresse, nous ne nous y arrêterons pas plus long-temps.

Enfin M. Colombat pense que, pour les fistules longitudinales, l'aiguille en spirale dont il a déjà été question pourrait servir mieux que tous les instrumens précédens à en maintenir les bords rapprochés, en la laissant en place, sans fil.

Appréciation. Tout le monde sait que, de tous les instrumens dont il vient d'être question, le meilleur ne vaut pas grand'chose. Si l'instrument de M. Lallemand est un des meilleurs pour tenir les lèvres de la plaie en contact, il est certain aussi que ses crochets, placés dans des parties enflammées d'avance, tirent sur elles de manière à les déchirer, et causent des douleurs si vives que la plupart des malades ne peuvent en supporter l'application; car il se développe des accidens nerveux et même une cystite qui obligent de les retirer au moment où il serait le plus nécessaire de les maintenir en place. Les instrumens qu'on applique par le vagin, du moins, n'ont pas l'inconvénient, comme celui de M. Lallemand, de tirer sur la lèvre postérieure de la fistule et de devenir insupportables par leur traction. Nous ne voyons pas non plus pourquoi leurs piqûres, du vagin à la vessie, seraient plutôt suivies d'abcès, de nouvelles fistules ou de déchirures des parties, que celles faites par l'instrument qui agit de la vessie au vagin : il y a donc égalité entre eux sous ce rapport, et de plus les dernières peuvent s'appliquer à tous les cas. Comme conséquence de tout ceci, nous pensons que, si l'on avait à choisir, on devrait donner la préférence aux instrumens qui agissent par le vagin, en leur imprimant les modifications nécessaires pour qu'ils fussent appliqués solidement et que les lèvres de la fistule fussent maintenues dans un contact aussi parfait que possible. Si jusqu'à présent on a porté un jugement contraire, c'est que, d'une part, l'instrument de M. Lallemand, appliqué assez fréquemment, compte un certain nombre de succès, tandis que les autres, d'abord mal construits et rarement appliqués, n'ayant pas réussi, sont restés dans l'oubli.

CAUTÉRISATION.

Elle est due à Dupuytren qui, en ayant retiré d'heureux effets contre les fistules vésico-rectales, résolut de l'appliquer aux fistules vésico-vaginales. Cette opération peut se faire avec le nitrate d'argent ou le cautère actuel.

Cautérisation avec le nitrate d'argent. Procédé de Dupuytren. La malade étant placée comme pour l'opération de la taille, ou bien sur les coudes et les genoux, le siége plus élevé que la tête, un *speculum uteri*, fendu sur sa longueur, est introduit de manière à laisser l'orifice fistuleux parfaitement à découvert, puis un crayon de nitrate d'argent, fixé perpendiculairement à l'extrémité d'une pince à anneaux, est porté dans le vagin et promené pendant quelques secondes sur les bords de l'orifice fistuleux. Immédiatement après l'application du caustique, on doit faire une injection froide, ou placer un linge mouillé dans le vagin, afin de laver les parties de nitrate d'argent non combinées, dans la crainte qu'elles n'étendent trop loin leur action sur les autres tissus qu'on a intérêt à ménager. Ces injections servent en outre à diminuer la douleur produite, qui est souvent très vive.

Cautérisation avec le cautère actuel. Dupuytren qui a eu plusieurs fois occasion d'en faire usage, et de juger de son efficacité, le préférait au caustique toutes les fois que la fistule était plus étendue et que ses bords étaient très épais et calleux. L'orifice de la fistule étant mis à découvert comme dans le cas précédent, un petit cautère ayant la forme d'une fève de haricots, et chauffé à blanc, doit être porté sur la fistule et retiré immédiatement, car il suffit d'en éroder ou même d'en irriter violemment les bords. Loin d'obtenir ce résultat en prolongeant l'action du feu, les lèvres de la fistule seraient détruites dans une certaine étendue, et après la chute des eschares, la fistule reparaîtrait plus grande qu'avant l'opération. La douleur qui succède à l'application du cautère est très vive; une inflammation très intense et qui pourrait être funeste en serait le résultat, si l'on ne s'y opposait aussitôt par des injections émollientes et des bains tièdes.

La manière d'agir et les résultats des caustiques et du cautère actuel sont faciles à apprécier. 1° Ils modifient la sensibilité des membranes muqueuses, et détruisent l'épithélium qui, dans l'état naturel, est le seul obstacle à leur adhésion lorsqu'elles sont en contact. 2° Ils provoquent la tuméfaction et par suite la mutuelle opposition de lèvres des fistules vésico-vaginales. Après la cautérisation, les bords de la plaie sont en contact et aptes à adhérer entre eux : or, ce sont là précisément les deux conditions nécessaires pour que la guérison ait lieu. Aussi, quand les choses marchent bien, le lendemain et les jours suivans, l'urine cesse peu à-peu de couler par le vagin. Vers le quatrième jour, elle recommence à couler, en raison du retour des parties à leur état ordinaire; mais elle est moins abondante, parce que la fistule a subi une réduction dans son étendue, comme il est facile de s'en assurer par le toucher. On peut, au bout de quelques jours, répéter la cautérisation, et à chaque fois on observe une diminution dans l'ouverture, et par suite dans l'écoulement d'urine qui se fait par elle. Une sonde doit être placée et maintenue dans la vessie pendant tout le temps exigé pour la cure. La cautérisation compte des succès, mais ces succès sont en raison de l'étroitesse de la fistule. Elle échoue presque toujours dans les cas où la fistule est grande et surtout accompagnée de perte de substance : c'est ordinairement par la cautérisation qu'on termine la cure des fistules qu'on est parvenu à rétrécir par une autre méthode.

SUTURE.

Jusqu'au commencement du XIXe siècle elle fut toujours considérée comme une opération inexécutable. Dans un cas de fistule vésico-vaginale où J.-L. Petit fut appelé à donner son avis, il s'éleva fortement contre un des consultans qui la proposait. C'est une espèce de suture que M. Lewziski proposa en 1802 dans une thèse soutenue à la faculté de médecine de Paris. M. Nægele professeur à Heidelberg fit en 1811 un grand nombre d'expériences, afin d'établir qu'elle était possible et susceptible de réussir; MM. Erhmann et Deyber de Strasbourg l'ont tentée chacun sur une femme qu'ils ont eue à traiter, et en ont obtenu un résultat heureux. En 1828, M. Malagodi de Bologne parvint à diminuer tellement l'étendue d'une fistule de ce genre par la suture, qu'il put en terminer la cure par la cautérisation. En 1829, M. Roux la pratiqua sur une femme qui succomba quelques jours après; depuis lors plusieurs autres chirurgiens, parmi lesquels nous pouvons citer MM. S. Cooper et Hobard, y ont eu recours, et prétendent en avoir obtenu des succès.

Manuel opératoire. Il diffère suivant qu'on emploie la suture simple ou la suture entortillée.

Suture simple a points passés. *Procédé de M. Malagodi*. Ce chirurgien porta l'index de la main droite recouvert d'un doigtier en peau jusque dans la vessie, en introduisant ce doigt par le vagin au travers la fistule; parvenu dans la vessie, il fléchit l'index en crochet, attira la lèvre gauche au dehors, et la rafraîchit avec un bistouri. Il en fit autant à la lèvre droite après l'avoir attirée avec l'indicateur droit; puis, pour placer les fils, il fit encore saillir une des lèvres de la plaie avec l'indicateur de l'une des mains, et conduisit dans la vessie, à travers la fistule, et près de son extrémité postérieure, une aiguille courbe qu'il piqua à 4 ou 5 millimètres en dehors, et qu'il ramena dans le vagin en traversant la cloison vésico-vaginale. Une seconde aiguille fixée à l'autre extrémité du ruban fut portée aussi par la fistule dans l'autre lèvre, et ramenée de la vessie vers le vagin. Deux autres fils ayant été ainsi placés, leurs bouts furent noués séparément et coupés près des nœuds : les lèvres étaient parfaitement en contact. On plaça dans la vessie une sonde par laquelle toute l'urine s'écoula pendant les deux premiers jours. Mais alors le point de suture le plus rapproché de l'urètre ayant déchiré les tissus, quelques gouttes d'urine s'échappèrent par le vagin; M. Malagodi, au lieu de recommencer la suture, aima mieux tâcher d'achever la guérison par la cautérisation, et réussit très bien. Ce succès est l'un des plus éclatans que l'on ait encore obtenus.

Procédé de M. Lewziski. Le but que se proposait ce chirurgien était de ramener la lèvre postérieure de la fistule en avant, en même temps qu'il refoulerait l'antérieure en arrière. Pour cela il passait avec l'instrument dont il était l'inventeur, autant de fils qu'il le jugeait convenable au travers de la lèvre postérieure préalablement rafraîchie. Ces fils formant des anses dont un bout passait par le vagin et l'autre par l'urètre, il en introduisait tous les chefs dans un serre-nœud dont la striction repoussait la lèvre antérieure contre la postérieure.

Suture entortillée. *Procédé de M. Roux*. Pour saisir les lèvres de la fistule, M. Roux les attira au dehors avec des pinces et les aviva; puis les fils furent passés du vagin dans la vessie à travers l'un des bords, et de la vessie dans le vagin à travers l'autre bord, entraînant après eux, dans les deux lèvres de la plaie, une petite tige métallique fixée à l'extrémité de chacun des fils, qui furent immédiatement entortillés autour d'elles et croisés pour aller de l'une à l'autre. C'est une imitation de la staphyloraphie.

Vers le dixième jour de l'opération la malade fut prise de symptômes très alarmans, et succomba bientôt après à une péritonite intense. L'autopsie démontra que les lèvres de la plaie n'avaient contracté aucune adhérence, et que la fistule avait subi un agrandissement assez considérable.

Procédés de M. Nægèle. Dans le premier procédé, après avoir rafraîchi les lèvres de la fistule, des pinces servent à porter dans le vagin une aiguille courbe qui traverse les deux lèvres de la plaie. Il la laisse dans cette position, retire sa pince, et entoure l'aiguille d'un fil en formant un huit de chiffre.

Dans le deuxième procédé, une sonde courbée portant dans sa cavité un ressort de montre, garni d'une pointe acérée, près de laquelle est creusée une ouverture, est introduite dans la vessie. Le bec de la sonde étant arrivé sur l'un des bords de la plaie, on l'y appuie en poussant la tige, et on fait sortir la pointe qui traverse les parties (pl. 70 f. 1re); le fil est ensuite dégagé du chas de l'instrument qu'on retire. Alors un des chefs se trouve dans le vagin, et l'autre sort par l'urètre: c'est ce dernier qu'on engage dans le chas du ressort; on replace la sonde dans la vessie, puis appliquant son bec sur la lèvre opposée de la fistule, celle-ci est traversée par l'aiguille, et on dégage le fil dont les deux chefs se trouvent alors dans le vagin. Lorsqu'on a placé ainsi autant de fils qu'on le désire, il ne s'agit plus que de les fixer, soit qu'on les noue avec les doigts, qu'on les tortille, qu'on les passe dans un serre-nœud ou dans les trous d'une pince à plaques, de manière, en tout cas, à rapprocher et à serrer les deux lèvres l'une contre l'autre. La sonde qu'a employée M. Nægèle dans ce dernier procédé n'est autre chose que celle que M. Lewziski imagina en 1802.

Procédé de M. Velpeau. La femme est placée sur le ventre, le siége plus élevé que la tête; un aide tient le vagin dilaté au moyen d'une large gouttière en métal ou en corne. 1° *Si la fistule est longitudinale*, le chirurgien agrandit la fente de 3 millimètres environ à chaque angle, en résèque les bords qu'il saisit avec des pinces à staphyrolaphie, passe ensuite les points de suture à 9 millimètres des surfaces rafraîchies, pose de petites aiguilles, comme M. Roux, entortille les fils autour de ces aiguilles et les noue dans le fond du vagin. 2° *Si la fistule est transversale*, un bistouri courbe sur le plat, près de la pointe, et très aigu, porté par le vagin, détache assez facilement un liséré de son bord profond tenu renversé ou abaissé à l'aide d'une érigne ou de bonnes pinces : une fois que les bords sont avivés, le reste se fait comme précédemment. On voit que ce procédé ne présente rien de particulier.

Procédés de M. Schreger. Après avoir rafraîchi les lèvres de la fistule, il fait une suture à surjet, enfile les deux extrémités dans des grains de chapelet, et fait un nœud sur le dernier : dans un cas, il a très bien réussi. La difficulté d'aviver les bords de la fistule et de passer les fils a fait imaginer, pour la résoudre, une foule d'instrumens particuliers. C'est afin de faciliter l'avivement que M. Leroy (d'Etiolles) a inventé son spéculum bivalve (fig. 13, pl. 76); un pignon d'engrenage fait saisir la membrane par une griffe, et une lame poussée par le bouton l'excise. Les figures 15 et 15 *bis* montrent une pince du même auteur, pour les fistules longitudinales, et une lame tranchante qui glisse dans une rainure de la pince pour pratiquer l'excision. La fig. 20 représente la pince de M. Fabrij dont une branche garnie avec une petite plaque en bois, est introduite ou dans le rectum ou dans la vessie, et dont l'autre bifurquée, appliquant sur la première les bords de la fistule, permet d'en pratiquer l'avivement avec un petit bistouri dont la lame a quelque ressemblance avec celle d'un couteau à cataracte. La fig. 2 de la pl. 70, représente *l'avivement avec l'instrument tranchant d'une fistule longitudinale*, dont les bords sont fixés par cette pince qui est un des meilleurs instrumens pour l'avivement de ces sortes de fistules; enfin les ciseaux de M. Coglioso sont destinés au même usage (pl. 76, fig. 19 et 19 *bis*). Il faut bien convenir pourtant qu'avec tous ces instrumens, il n'était possible d'aviver avec facilité que les lèvres des fistules longitudinales. Quant à celles des fistules transversales et obliques, la difficulté subsistait toujours; et cependant, on le sait, c'est dans un grand nombre de cas, de l'avivement bien fait des bords de la fistule que dépend leur adhésion. Sous ce rapport, M. Colombat, de l'Isère, a diminué la difficulté du problème par l'invention d'un instrument spécial. Il se compose d'une lame à deux tranchans presque rectangulaire, de 14 à 15 millimètres de longueur, montée à angle droit sur une tige qui est elle-même coudée à angle obtus. Cette lame peut être disposée et fixée au moyen d'une vis, de manière à couper d'avant en arrière, d'arrière en avant, de droite à gauche, de gauche à droite, obliquement, et dans toutes les directions, ce qui fait qu'avec elle on peut aviver toutes les fistules.

Ce médecin a imaginé dans le même but plusieurs autres instrumens: tels sont ses pinces tranchantes à mors mobiles, destinées à aviver les bords des larges fistules, et ses ciseaux pour aviver la lèvre antérieure des fistules transversales. Néanmoins, après avoir énuméré tous ces instrumens, disons pourtant qu'un bistouri boutonné à double tranchant, à lame très étroite, très mince et légèrement coudée près de sa pointe, que l'on guide sur le doigt indicateur ou sur le petit doigt, nous paraît encore ce qu'il y a de mieux, dans le cas de fistule transversale, parce que la sensation du toucher remplace la vue.

Quant aux difficultés qu'on éprouve pour passer les fils, elles sont sinon vaincues, du moins beaucoup moins grandes, depuis que l'on connaît les instrumens de staphyloraphie ou ceux imités de ces derniers: telles sont les deux aiguilles de M. Fauraytier, (pl. 76, fig. 21 et 22); la première dont la pointe s'enlève après la piqûre, agit comme une alène: elle est portée sur un manche et offre un chas près de sa pointe; dans l'emploi de la seconde, après avoir saisi la partie qu'on veut perforer avec les mors élastiques de la tige bifurquée, il suffit de pousser le bouton qui gouverne la tige centrale, pour faire engager entre ses mors la pointe de l'aiguille qui porte le fil, et se dégage aussitôt de la tige conductrice; on va la saisir ensuite avec des pinces. L'aiguille de M. Leroy (fig 25), imitée de celle de M. Depierris; celles de M. Bourgougnon et de beaucoup d'autres, pourront aussi être fort utiles. La seconde de M. Fauraytier sera surtout très convenable pour les fistules transversales. Quant aux fistules longitudinales, l'aiguille en tirebouchon dont M. Colombat a donné la figure dans son ouvrage, est tout ce qu'on peut imaginer de plus simple et de plus commode. Cette aiguille, dont la pointe a la forme d'un fer de lance de 8 à 9 millimètres de longueur, est armée d'un fil qui se loge dans une rainure, pratiquée sur le bord externe de chaque branche, et qui est ensuite arrêtée près du manche au moyen d'une petite vis. Dans l'application, on perfore la lèvre gauche de la fistule près de son angle inférieur, en commençant par la face vésicale, à 5 millimètres de son bord libre, puis en faisant exécuter au manche de l'aiguille un demi-mouvement de rotation avec le pouce et l'index, et ensuite un petit mouvement de bascule de haut en bas, et de gauche à droite, on pique le bord opposé qui est traversé alors en sens inverse, c'est-à-dire du vagin à la vessie; on continue la même manœuvre jusqu'à ce que les lèvres de la perforation soient complétement rapprochées dans toute leur étendue, puis avec les mors de la pince qui ont servi à fixer les bords de la fistule pendant l'opération, on saisit le fer de lance qu'on rend immobile pendant qu'on fait exécuter au reste de l'aiguille un léger mouvement de rotation en sens opposé, pour le retirer. Les deux bouts de fil, qui sont ramenés à la vulve, sont tordus sur eux-mêmes et fixés près de la suture avec un peu de cire à cacheter pour empêcher celle-ci de se relâcher.

Résultats et appréciation de la suture. D'après ce que les auteurs rapportent de cette méthode, on voit qu'elle a été pratiquée un assez grand nombre de fois avec des succès variés. Dans la plupart des cas cités qui, au reste, ne paraissent pas tous authentiques, on voit qu'elle n'a pu suffire seule à la guérison. Dans celui de M. Malagodi, par exemple, il a fallu terminer la cure au moyen de la cautérisation. Ce succès, de quelque manière qu'il ait été obtenu, est fort remarquable, en ce sens qu'au début la fistule était assez grande pour permettre l'introduction du doigt. Si elle a réussi entre les mains de MM. Ehrman, Deyber, Chranam, Schreger, au contraire MM. Roux, Dieffenbach, Dugès, Robouam n'en ont retiré aucun avantage. Le peu de bons résultats fournis par la suture, jusqu'à présent, tient à plusieurs circonstances, 1° à l'étendue et au siége de la fistule; car, toute fistule qui aura plus de 10 à 12 millimètres d'étendue et qui occupera le bas-fond de la vessie ou le trigone vésical, sera rebelle à toute espèce de traitement; 2° à ce que l'avivement n'est pas complet et à ce que la suture est mal appliquée.

Maintenant que l'on connaît des instrumens propres à bien aviver les lèvres de la fente, et à passer la ligature avec facilité, il est probable que la suture fournira une plus grande proportion de succès, et que, si elle ne suffit pas pour guérir seule, du moins elle rendra, plus souvent qu'elle ne l'a fait jusqu'à présent, les fistules aptes à être traitées par la cautérisation.

Soins consécutifs. De quelque manière qu'ait été faite la ligature, il faut, comme après la cautérisation, faire placer la femme sur le dos, dans son lit, et établir une sonde à demeure dans la vessie, afin d'en vider l'urine à mesure qu'elle y arrive; lorsqu'il ne survient aucun accident, l'agglutination des lèvres de la plaie peut être faite en cinq à six jours. Néanmoins on ne détachera pas les ligatures avant le huitième jour; on commencera par enlever celle des angles, les autres ne seront coupées que deux jours plus tard. On ne devra jamais chercher à s'assurer de l'état des parties, soit par le toucher soit par le spéculum, avant que le temps nécessaire à la réunion se soit écoulé, parce que l'on pourrait, par des tractions inévitables, compromettre le succès de l'opération. Après le huitième jour on pourra, d'abord par le toucher, puis à l'aide d'une gouttière, chercher à mettre les parties à découvert pour les examiner, mais en procédant avec beaucoup de ménagemens pour ne pas déchirer la cicatrice encore récente; et ce n'est qu'après plusieurs semaines que l'on pourra réitérer sans inconvénient la même tentative avec le spéculum fenêtré. Cet examen est utile pour s'assurer des progrès de la cicatrice et faire, au besoin, ce que réclamerait l'état des parties.

ÉLYTROPLASTIE.

Voyant que les méthodes précédentes étaient rarement suivies de succès, M. Jobert imagina de tenter la guérison des fistules vésico-vaginales en obturant l'ouverture anormale avec un lambeau de peau pris dans le voisinage du vagin. Il a déjà appliqué plusieurs fois cette méthode avec des résultats variés (*Bul. de l'Acad. roy. de méd.*, t. 2). D'autres chirurgiens, et entre autres M. Roux, l'ont aussi appliqué, mais sans résultat avantageux.

Procédé de M. Jobert (pl. 70, f. 5). On commence par rendre sanglantes les lèvres de la fistule, comme si on voulait en faire la suture. Puis on procède à la formation du lambeau obturateur, qu'on prend sur la grande lèvre ou sur la fesse, quelquefois même sur les deux parties à-la-fois, afin de proportionner son étendue à celle de la fistule, qu'il doit toujours dépasser, parce qu'il se rétracte par la suppuration; néanmoins, il ne doit pas être trop volumineux, parce qu'il gênerait l'opérateur. Outre la peau il doit encore comprendre, dans son épaisseur, les couches adipeuse et cellulo-vasculaire qui le soutiennent, et renferment les vaisseaux sans lesquels il tomberait en gangrène. Le pédicule doit en être plus large que le lambeau lui-même, et chez les femmes grasses, au point de vue de la vascularité, il est plus convenable de le tailler aux dépens des grandes lèvres que de la fesse. Après avoir rasé la surface tégumentaire, sur laquelle on veut le prendre, le chirurgien la tend avec la main gauche, puis il fait sur sa face externe, et de haut en bas, une incision d'une longueur convenable, qui contourne ses doigts, porte son bistouri sur la face interne et fait, en remontant, une autre incision qu'il termine en face du point où il a commencé la première. Il dissèque ensuite le lambeau de son sommet à sa base, et de dehors en dedans, en se rapprochant plutôt des parties profondes que de la peau.

Il s'agit alors d'introduire le lambeau; pour cela on le rabat sur lui-même, de façon que la peau soit en contact avec la peau, et on le traverse à l'endroit du pli avec un fil ciré, assez fort et assez long; une sonde étant introduite dans la vessie par l'urètre, et de là dans le vagin par la fistule, on introduit les deux bouts du fil dans les yeux de la sonde, et on les retire avec elle par l'urètre; alors, saisissant ces deux fils d'une main, on tire dessus, tandis qu'avec l'autre main on pousse le lambeau jusqu'à la fistule où il doit être disposé de façon que sa face saignante soit en contact avec les bords avivés : il ne reste plus qu'à les coudre ensemble. Pour y parvenir, on donne les fils à tenir à un aide, on porte le doigt indicateur le long du lambeau jusqu'à un des angles de la plaie, on fait glisser sur lui une aiguille courbée, saisie avec une pièce à staphyloraphie, on traverse d'un seul coup, avec sa pointe, le lambeau et les deux lèvres de la plaie, puis on la retire avec des pinces à anneaux, entraînant avec elle au dehors le fil qu'elle porte. On pose de la même manière un autre point de suture à l'angle opposé de la fistule; on en noue les fils assez fortement et à double nœud, à l'aide d'une pince ou d'une sonde de femme, et on en laisse pendre les bouts au dehors de la vulve. Ceux qui sortent par l'urètre doivent être assujettis sur la cuisse à l'aide d'un emplâtre. Une grosse sonde doit être placée à demeure dans l'urètre; en l'introduisant il faut prendre garde de ne pas presser le lambeau. Pour que l'urine, à laquelle la sonde doit constamment donner passage, ne tombe pas sur la plaie de la grande lèvre, on prolonge la longueur du tube au moyen d'une autre sonde qu'on laisse toujours ouverte; on la fixe à un bandage de corps au moyen de fils, puis on place la malade horizontalement dans son lit, et on lui recommande de garder le repos le plus complet, afin d'éviter les dérangemens des parties.

Bien que les fils tombent ordinairement dans les deux premières semaines, M. Joubert ne coupe le pédicule du lambeau qu'au bout d'un mois ou six semaines, lorsqu'il ne peut plus douter que la réunion ne soit parfaite. Alors il le divise vers le milieu de sa longueur pour que, en se rétractant, il puisse former une espèce de bouton à deux têtes, dont l'une serait dans le vagin et l'autre dans la vessie.

Dans un des cas où M. Jobert a appliqué son procédé avec succès, la consolidation s'est si bien faite, et la pièce est devenue si vivace, que les poils qui la recouvraient ont repoussé dans l'intérieur du vagin.

Procédé de M. Velpeau. Un doigt étant introduit dans le rectum, on pousse la paroi du vagin en avant, on accroche sa muqueuse avec une érigne à double crochet, vis-à-vis de la fistule, puis on l'incise transversalement dans l'étendue de 3 à 4 centimètres au-dessus et au-dessous de l'érigne. Alors, glissant un bistouri à plat, sous le lambeau circonscrit entre ces deux incisions, de l'inférieure vers la supérieure, en prenant les plus grandes précautions pour ne pas pénétrer dans l'intestin, on le détache à droite et à gauche dans l'étendue de 2 à 3 centimètres, sans toucher à ses extrémités, de façon qu'il forme une arcade. Ensuite, faisant filer de bas en haut, sous cette arcade, une aiguille courbe armée d'un fil, on pique la lèvre postérieure de la fistule, préalablement rafraîchie, de la vessie vers le vagin, avec cette aiguille qu'on ramène au dehors, en repassant par dessous le pont. On place ainsi autant de fils qu'on le veut, puis avec l'autre bout on traverse la lèvre antérieure de la fistule d'arrière en avant et de la vessie au vagin, et l'on termine en nouant ensemble les deux extrémités. De cette manière le pont vaginal est repoussé dans l'ouverture anormale par les fils sur lesquels il est soulevé, tandis que ses lèvres sont maintenues au contact des bords saignans, avec lesquels elles peuvent contracter des adhérences.

Ce procédé, mis en usage une seule fois, a échoué. Il nous paraît mériter devoir être essayé de nouveau. Dans le cas, où la réunion se ferait, on couperait une des extrémités du lambeau au bout de dix à quinze jours, et l'autre un peu plus tard. Puis on laisserait cicatriser la plaie insensiblement.

Procédé de M. Leroy (d'Etiolles) (pl. 70, f. 3 et 4). Le lambeau est détaché sur l'extrémité antérieure de la face postérieure du vagin; puis, étant retourné, il vient offrir sa face saignante sur la fistule, dont les bords ont été enflammés par un caustique. Une sonde introduite par la fistule dans le vagin est destinée à recevoir les fils d'une double suture enchevillée qui fixent le lambeau contre la paroi vagino-vésicale.

M. *Velpeau* a encore cherché à obtenir l'oblitération des fistules vésico-vaginales par d'autres moyens; ainsi, il a proposé 1° de cautériser énergiquement le contour de la fistule et la paroi correspondante de la cloison recto-vaginale, puis de les maintenir en contact au moyen de tampons ou de corps dilatans, introduits dans le rectum, pensant qu'une agglutination, obtenue de cette façon, pourrait permettre de rétablir plus tard la continuité du vagin. 2° Dans le cas où la fistule est très élevée, il pense que l'on pourrait cautériser fortement la région vaginale où est la fistule, accrocher le col utérin avec une érigne ou avec une anse de fil, et le faire glisser en tiroir jusqu'au-dessus de l'ouverture vésicale. Nous n'avons aucun avis à exprimer sur ces derniers procédés qui n'existent encore qu'en théorie.

OBLITÉRATION DU VAGIN.

Ressource extrême, si toutefois c'en est une, l'oblitération du vagin a été proposée et exécutée deux fois, par M. Vidal (de Cassis), pour remédier aux graves inconvéniens des fistules vésico-vaginales. La première opération fut pratiquée en 1832. La femme avait 35 ans, et la fistule était assez grande pour permettre l'introduction de plusieurs doigts. M. Vidal aviva avec le bistouri l'orifice du vagin, et y plaça trois points de suture de la manière suivante : une aiguille, longue de 5 à 6 centimètres, terminée en fer de lance, et fixée sur un petit manche, portait près de sa pointe un chas assez grand pour permettre d'y passer l'anse d'un fil double; elle fut enfoncée dans l'un des bords avivés du vagin, jusqu'à ce que le chas parût entre les lèvres de la plaie; l'anse fut dégagée, et l'aiguille retirée, puis enfoncée de l'autre côté au même niveau, de sorte qu'il y eut deux anses entre les parties; l'anse gauche fut placée dans la droite qui lui servit de conducteur pour l'entraîner dans la lèvre droite. Deux autres anses furent placées de la même manière, et des morceaux de sonde, en gomme élastique, ayant été placés sur les côtés, la suture enchevillée put être exécutée.

A dater du lendemain, l'urine sortit par l'urètre, et, pendant près d'un mois, il ne vint pas une goutte d'urine par le vagin; les règles survinrent et furent chassées au-dehors par l'urètre; mais un jour que les urines avaient de la difficulté à sortir, l'élève voulant introduire une sonde dans l'urètre, la porta sur la cicatrice qui fut ainsi déchirée. A dater de ce moment, le sang et les urines sortirent par le vagin, et l'opération fut manquée. La seconde opération n'a pas réussi.

M. Vidal croit pouvoir inférer du seul succès de sa première opération : 1° que les règles pouvaient passer par l'urètre; 2° que l'urine peut être expulsée et jaillir de ce nouveau bas-fond de la vessie; 3° que ces urines n'entraient pas dans la matrice pour passer dans la trompe et aller inonder le péritoine; et 4° que la cicatrice s'est assez maintenue pour faire croire que des dépôts calcaires ne se feraient pas facilement dans cette nouvelle vessie.

Il est inutile de faire remarquer à quel point toutes les assertions de M. Vidal sont loin d'être démontrées; d'abord, quand il dit que les règles pouvaient passer par l'urètre, on doit plutôt penser que ce n'était qu'une partie des règles, et que l'autre partie, retenue dans le vagin, tendait à y former des caillots qui rendaient l'expulsion de l'urine difficile; puisque, lorsque la cicatrice fut déchirée, il sortit du vagin du sang et de l'urine. Ensuite, quant aux concrétions calcaires, le temps pendant lequel la cicatrice a existé ne paraît pas assez long pour qu'on puisse se prononcer pour ou contre leur formation. Au reste, indépendamment de ce que la plupart des chirurgiens considèrent la fermeture du vagin comme une opération anormale et qu'on ne doit pas facilement se décider à pratiquer, parce qu'elle détruit la possibilité des rapports sexuels, ils croient encore qu'on ne doit jamais la tenter avant que les règles aient complétement disparu. Dans tous les cas, c'est le dernier moyen à mettre en usage; outre qu'il y a tout lieu de craindre qu'il ne réussisse pas comme opération. M. Velpeau cite, à ce sujet, une observation bien propre à fortifier cette crainte : c'est celle d'une femme qui est atteinte de fistule vésico-vaginale, à la suite d'un accouchement, dont la vulve s'enflamma tellement qu'elle s'oblitéra en totalité, à l'exception d'un petit pertuis qui n'avait pas plus d'un millimètre de diamètre. Avant de rendre à la vulve son ouverture première, M. Velpeau tenta, sans succès, d'oblitérer complétement le vagin, avec le nitrate d'argent, le nitrate acide de mercure, et même le fer rouge; puis, il essaya la même tentative par la suture, après l'avivement, mais il ne put jamais réussir. Cette malade, âgée de près de 40 ans, avait cessé d'être réglée depuis près de deux ans, époque de son accouchement; en conséquence, il ne fut pas possible de constater la difficulté de l'écoulement des règles.

APPRÉCIATION GÉNÉRALE DES MÉTHODES PRÉCÉDENTES.

Cette appréciation n'est pas facile à faire, parce que, jusqu'ici, la plupart des données sur lesquelles on peut s'appuyer manquent de ce degré de certitude que tout homme honnête doit exiger lorsqu'il s'agit de porter un jugement qui doit avoir une certaine influence sur les déterminations des autres hommes de sa profession, et, par suite, sur le sort des personnes qui réclameront leurs secours. Un premier tort qu'on peut reprocher aux chirurgiens, qui ont eu l'occasion de traiter des fistules vésico-vaginales, c'est d'avoir publié trop tôt les observations de personnes qu'ils croyaient guéries, et chez lesquelles la guérison ne s'est pas maintenue. Et puis un second tort, qui est peut-être plus grand que le premier, c'est de n'avoir pas distingué les fistules sous le rapport de leur siége et de leur étendue.

En établissant cette distinction, comme nous l'avons fait au commencement de ce chapitre, nous verrons qu'il eût été plus facile d'arriver à quelque chose de précis. 1° Les fistules qui siégent au-devant du col de la vessie pourraient guérir d'elles-mêmes si l'on avait le soin de maintenir une sonde à demeure dans la vessie, ou seulement de ne pas permettre à la femme d'uriner sans le secours de la sonde, parce que, dans ce cas, l'urine ne passe par la fistule qu'au moment de l'éjection; d'ailleurs, ce moyen fût-il in suffisant, en y joignant la cautérisation avec le nitrate d'argent ou la suture si l'orifice fistuleux était trop grand, on en triompherait facilement. 2° Les fistules qui siégent au col même de la vessie, à son bas-fond, ou même plus haut en arrière, sont, en général, très difficiles à guérir. Cependant, elles peuvent encore être traitées avec succès par la cautérisation, lorsqu'elles sont très petites et n'ont que quelques millimètres de diamètre; mais dès qu'elles ont au-delà d'un demi-centimètre, pour peu qu'il y ait eu perte de substance dans la cloison, la cautérisation seule ne peut plus faire les frais de la guérison. C'est le cas, alors, d'employer la suture. Pratiquée une ou plusieurs fois, si l'on n'en obtient pas la fermeture complète de l'orifice, du moins arriverait-elle à le rétrécir assez pour que le caustique puisse en terminer la cure.

L'élytroplastie peut remplacer avantageusement la suture, surtout lorsque l'orifice fistuleux a plus de 2 centimètres d'étendue, et résulte d'une perte de substance qui pourrait faire craindre que les lèvres de la plaie, trop tiraillées par les points de suture, ne fussent déchirées avant leur adhésion. Toutefois, on ne la met guère en usage qu'après avoir constaté l'insuffisance de la suture. Ainsi que nous l'avons dit, elle compte plusieurs succès remarquables et solides. M. Malgaigne dit, dans la dernière édition (1843) de son *Manuel opératoire*, qu'il a pu en constater deux, dans les salles de M. Jobert, à l'hôpital Saint-Louis. 3° Enfin, il est un certain ordre de fistules qui sont nécessairement incurarables, ou contre lesquelles on ne pourrait raisonnablement tenter d'autre méthode que celle de M. Vidal; nous voulons parler de celles dans lesquelles la cloison vésico-vaginale a subi une perte de substance telle qu'on peut introduire avec facilité plusieurs doigts dans la vessie, ou de celles dans lesquelles, cette cloison étant totalement rompue, la paroi antérieure de la vessie cessait d'être soutenue et descendait jusqu'à la vulve, sous forme d'un fongus rougeâtre, à travers l'ouverture anormale, comme M. Velpeau en a observé plusieurs. Si, dans ces cas, de même que dans ceux où l'on a employé, sans succès, la cautérisation, la suture et l'élytroplastie, on ne se décidait pas à tenter l'oblitération de l'orifice du vagin, il ne resterait plus à leur opposer que la *méthode palliative*.

MÉTHODE PALLIATIVE. Elle consiste à se borner aux soins d'une extrême propreté, afin de protéger les grandes lèvres, les cuisses et les fesses contre l'âcreté des urines qui les baignent, et à chercher à rendre l'écoulement des liquides moins incommode, en employant l'instrument que J.-L. Petit appelait *urinal*, ou bien celui de Féburier qui le remplace parfaitement. C'est une sorte de cuvette en caoutchouc, qui peut être maintenue au-devant de la vulve, et se prolonger dans le vagin, sans empêcher la femme de marcher. M. Burner se sert d'une bouteille allongée, en gomme élastique, susceptible d'être placée dans le vagin, et qui offre, sur sa face antérieure, une ouverture dans laquelle on fixe une éponge qu'on dirige du côté de la fistule, afin que, par imbibition, l'urine s'engage peu-à-peu dans la bouteille. La malade retire le tout deux ou trois fois par jour, exprime le fluide urinaire par la simple pression qui réagit sur l'éponge, et vide en entier l'instrument.

FISTULES RECTO-VAGINALES.

On donne le nom de fistules recto-vaginales à des ouvertures anormales qui font communiquer le vagin avec le rectum. De même que les précédentes, elles surviennent le plus souvent à la suite d'un accouchement laborieux, d'une application mal faite du forceps, d'abcès, de cancer, de gangrène, etc. Dans d'autres cas, c'est le rectum qui s'ouvre dans le vagin; Barbaut (*C. d'accouchem.*, p. 59). Dupuytren, d'après Lépine, etc., en citent des exemples. Un des plus remarquables est celui que rapporte M. Ricord (*J. Hebdom.*, t. XIII); il s'agit d'une femme de 22 ans, forte et d'une bonne santé, chez laquelle l'anus n'existait pas, et qui rendait ses excrémens volontairement par un trou qui faisait communiquer l'intestin avec le vagin.

Les ruptures accidentelles de la cloison recto-vaginale laissent échapper involontairement, et à chaque instant, des gaz et des matières fécales; les plus dures sortent autant par l'anus que par le vagin, et seulement pendant les efforts de la défécation.

Guérison spontanée. Ces fistules sont plus rares que les fistules vésico-vaginales, et ont plus de tendance à guérir spontanément. Ruysch rapporte l'histoire d'une femme qui, portant une ouverture, large de 3 centimètres, à la cloison recto-vaginale, guérit sans opération. M. Philippe de Mortagne en a publié une autre, en 1829 (*Archives de médecine*, t. XXIII, pag. 568). Deschamps a rapporté une observation à-peu-près semblable, sur une femme de 68 ans (Guerbois, *Thèse de concours*, 1834). M. Velpeau parle d'une femme, atteinte d'une pareille fistule, qui, au moyen d'injections de vin rouge, guérit en 15 jours, dans son service, à la Pitié. Il est probable qu'on pourrait obtenir quelques guérisons dans ce genre, si, lorsque la fistule est récente, on secondait les efforts de la nature par le repos, la position sur le côté, la propreté, les lavemens mucilagineux et opiacés, et un régime sévère. Toutefois, comme on aurait tort de compter sur ce résultat avantageux, qui n'arrivera que très rarement, on se trouvera donc presque toujours dans la nécessité d'avoir recours aux moyens chirurgicaux dont nous avons parlé dans l'article précédent.

1° *La cautérisation* ne conviendra que dans les cas de fistules étroites, ou pour terminer la cure de celles qu'on aura traitées par la suture; celles qui ont une étendue un peu considérable réclament l'emploi des pinces-érignes ou de la suture faite par l'un des moyens que nous avons précédemment indiqués.

2° *Suture.* — *Procédé de Saucerotte.* La malade dont nous avons déjà parlé, avait la cloison recto-vaginale perforée au-dessus du sphincter, qui était intact, et le périnée déchiré au-devant de l'anus. Saucerotte plaça un spéculum à deux valves, dans le vagin, et un gorgeret de bois dans l'anus, et en amena la convexité sous la fistule pour servir de point d'appui aux instrumens; puis, il en réséqua les bords avec un bistouri entouré de linge et avec une rugine, et la réunit par la suture du pelletier, qu'il fit à l'aide de deux aiguilles de dimensions différentes. La première, montée sur un porte-aiguille ordinaire, et, armée d'un fil double, fut portée à l'angle supérieur, et arrêtée avec un morceau de diachylum, passé dans son anse pour ne pas faire un nœud; puis, avec l'autre aiguille, armée du même fil, il fit six points de suture à surjet, et noua les deux bouts du fil sur un corps étranger.

Tout marcha bien tant que la malade n'alla pas à la garde-robe; mais les matières dures qui étaient dans son rectum l'obligèrent à pousser avec tant de force que les parties cousues furent déchirées, et que beaucoup de matières sortirent par le vagin. Saucerotte recommença l'opération un mois plus tard, mais il eut le soin de couper le sphincter, de manière à rendre complète la division du périnée: la malade guérit. En pareil cas, nous pensons qu'il serait préférable de pratiquer la suture avec l'aiguille en spirale, de M. Colombat, et de fendre le sphincter en arrière, comme le recommande M. Mercier. En agissant de cette manière, on peut espérer que les matières, ne trouvant plus d'obstacles pour sortir, s'échapperaient librement, et sans amener de déchirures dans les parties fixées par les sutures.

3° *L'anaplastie ou l'élytroplastie recto-vaginale* (Pl. 69, fig. 4) est tout aussi applicable ici qu'aux fistules vésico-vaginales. M. Velpeau a eu l'occasion de l'appliquer en 1837, sur une dame qui, à-peu-près guérie, par M. Roux, d'une rupture du périnée, conservait néanmoins encore une perforation de la cloison. Il tailla un lambeau, long de 5 centimètres et large de 2 centimètres, à sa racine, dans l'épaisseur de la grande lèvre gauche. Un fil, passé au sommet de ce lambeau, servit à l'entraîner du vagin dans le rectum, à travers la fistule, et à le tenir ainsi fixé près de l'anus. Il se mortifia dans le tiers de son étendue, et ne contracta d'adhérences que par un de ses côtés; si bien que la fistule n'en fut rétrécie que d'un tiers.

S'il y avait une double fistule vésico-vaginale et recto-vaginale, on les traiterait l'une après l'autre, et non en même temps, vu l'impossibilité de pratiquer l'opération et d'en gouverner les suites à-la-fois sur les deux faces opposées du vagin. Le mieux serait de commencer par la cure de la fistule vésicale.

FISTULES ENTÉRO-VAGINALES.

Toutes les fois qu'une portion du tube intestinal, supérieure au rectum, vient s'ouvrir dans le vagin, et y verser les matières fécales, on dit qu'il y a fistule entéro-vaginale. Cette lésion, qui constitue une espèce d'anus contre nature, a été observée par M. Roux et par M. Casa-Mayor; l'un et l'autre ont tenté d'y remédier par des procédés différens.

Procédé de M. Roux. Chez la femme qui est le sujet de cette observation, la fistule durait depuis plusieurs années. M. Roux ouvrit les parois abdominales, détacha l'intestin du vagin, et fit en sorte de l'invaginer dans le bout inférieur du gros intestin, et de l'y maintenir par la suture. Mais, la femme étant morte, on découvrit à l'autopsie qu'on avait introduit l'intestin invaginé dans le bout supérieur du gros intestin, au lieu de l'introduire dans le bout inférieur.

Procédé de M. Casa-Mayor. Il consiste dans l'application, avec les modifications convenables, de la méthode qu'employait Dupuytren, pour guérir les anus contre nature. L'instrument dont fit usage M. Casa-Mayor est une espèce de pince, à deux branches, terminées chacune par une plaque ovale, présentant des engrenages sur leur face interne, et dont le grand diamètre a 18 millimètres de longueur, et le petit 9 millimètres. L'une de ces branches fut introduite par le vagin dans l'intestin perforé, et l'autre par le rectum, jusqu'à ce que sa plaque fût arrivée au niveau de la première; alors, on les articula à la manière d'un forceps, on les rapprocha, et on leur donna le degré de constriction nécessaire, à l'aide d'une vis de rappel qui traversait leur partie externe. Ces branches sont tellement construites que le périnée et la cloison recto-vaginale, qu'elles comprennent entre elles, restent intactes lorsque les plaques sont aussi fortement serrées que possible l'une contre l'autre. Au bout de quelques jours, la partie des deux intestins, comprise entre les plaques, étant gangrénée, et ceux-ci ayant contracté des adhérences, on retira les branches; les matières fécales reprirent en partie leur cours naturel, et l'on avait la plus grande espérance de voir la fistule vaginale s'oblitérer, lorsque la femme fit, dit-on, des imprudences qui amenèrent sa perte.

Malgré son insuccès, le procédé de M. Casa-Mayor mérite d'être pris en considération : il est mieux conçu, plus facile à exécuter, et infiniment moins dangereux que celui de M. Roux. Toutefois, s'il venait à réussir, il reste à savoir si, malgré la nouvelle voie ouverte aux matières fécales, l'ouverture anormale du vagin pourrait s'oblitérer.

En dehors de ces deux procédés on ne connaît actuellement contre ce genre d'affection que la méthode palliative.

TUMEURS DU VAGIN.

Le vagin peut devenir le siége de tumeurs de diverse nature. Ce sont des abcès, des tumeurs sanguines, des kystes, des cancers, etc. Le procédé opératoire pour les enlever varie suivant la nature, le volume et le siége de la tumeur. Pelletan a guéri un kyste par une simple incision. M. Voilot (*Gaz. méd. de* 1835) a extirpé avec succès une tumeur très volumineuse qui s'était développée dans la paroi antérieure du vagin et s'avançait jusqu'au devant de la vulve. Le même recueil contient l'observation d'une tumeur concrète développée dans la cloison vésico-vaginale qui a été enlevée par M. A. Bérard. M. Lisfranc (*Arch. gén.*, t. VII, p. 243) en a extirpé une autre qui ne tenait à la cloison recto-vaginale que par un pédicule. De semblables opérations ont été pratiquées par Sanson et M. Velpeau. Enfin on peut encore extraire par le vagin des débris d'embryon résultant d'une grossesse extra-utérine. Nous en parlerons à l'article opération césarienne.

Diverses sortes de tumeurs venant d'autres organes, soit de l'abdomen ou du bassin, peuvent venir faire saillie dans le vagin. Ce sont des kystes de l'ovaire, des dépôts sanguins ou purulens, des tumeurs fibreuses, des hernies, et le fond de l'utérus lui-même, lorsqu'il est renversé en arrière. On conçoit, par conséquent, qu'avant de se décider à porter l'instrument tranchant sur ces tumeurs, il faut s'être assuré, par tous les moyens possibles, de leur nature et de leur étendue. Et lorsqu'elles appartiennent en totalité au vagin, il faut être bien certain que, pour les extraire, on ne sera pas obligé de pénétrer dans l'une des cavités voisines.

Ligature. Lorsque la tumeur est pédiculée on peut porter une ligature sur son pédicule, et la réséquer avec le bistouri ou les ciseaux. Si le pédicule est trop large pour pouvoir être compris dans une seule ligature, on le divise, avec une aiguille, en plusieurs portions que l'on étrangle par autant de fils. La *cautérisation* plusieurs fois répétée, avec la potasse caustique ou le nitrate d'argent, pourra être employée contre les tumeurs érectiles, comme l'a fait une fois M. Laugier. L'*extirpation* convient pour les tumeurs concrètes. Celles qui se développent sur les parties latérales du vagin sont plus faciles à enlever que les autres, parce qu'on peut les circonscrire entre deux ou trois incisions, et diviser assez profondément sans craindre de pénétrer dans les réservoirs voisins. Celles qui siégent sur la cloison recto-vaginale peuvent encore être enlevées avec sécurité, parce qu'on peut placer dans le rectum un doigt qui sert de guide pour ne pas aller trop profondément. Mais, sur la cloison vésico-vaginale, comme on ne peut pas introduire un doigt dans la vessie, il est plus difficile de se guider, et l'on a besoin d'agir avec la plus grande circonspection pour ne pas pénétrer dans le réservoir de l'urine. En général l'hémorrhagie n'est pas à redouter; et s'il s'écoulait un peu de sang, les astringens, la compression avec de la charpie, et même, au besoin, la cautérisation, l'arrêteraient promptement.

Parmi les tumeurs qui se développent en dehors des parois du vagin, il en est quelques-unes qui peuvent être extirpées avec succès. On trouve dans les *Annales de littérature médicale étrangère*, t. VI, p. 545, un fait curieux, chez une femme sur le point d'accoucher, où l'opération fut couronnée d'un plein succès pour l'enfant et pour la mère. La tumeur formée sur le ligament sacro-sciatique droit, occupait si complétement la cavité du bassin qu'on ne pouvait introduire qu'un doigt entre elle et le pubis, et qu'on eut beaucoup de peine à atteindre la tête de l'enfant, quoique la femme eût été en travail pendant deux jours, avant cette exploration. On ne pouvait que choisir entre l'enlèvement de la tumeur et l'opération césarienne, car il n'y avait pas lieu de songer à l'embryotomie; on se décida pour l'extirpation qui fut pratiquée de la manière suivante.

On découvrit la tumeur par une incision faite à droite entre la tubérosité de l'ischion d'une part, l'anus et le périnée d'autre part, et dirigée vers le coccyx; on détacha la tumeur avec les doigts, et on parvint à l'enlever. La tête de l'enfant descendit dans l'excavation, d'où on la retira avec le forceps. L'enfant était vivant, et la mère se rétablit heureusement. » Burns rapporte un fait semblable où l'opération eut également du succès (*Princ. of midwife*, p. 34).

Enfin le vagin peut encore devenir le siége de diverses tumeurs qui nécessitent plus ou moins le secours de la chirurgie. Telles sont les tumeurs formées par les hernies de la vessie, et du rectum par le renversement du vagin et la descente de l'utérus.

Cystocèle et rectocèle vaginaux. Fréquemment confondues avec le renversement du vagin, ces deux espèces de hernies peuvent, dans les cas ordinaires, être réduites et contenues par des pessaires. Mais dans quelques cas ces moyens sont inapplicables et, par exemple, si le cystocèle est très volumineux, envahit la vulve, et vient faire saillie au-dessous, comme on en a observé des exemples, et qu'on n'ait pas pris la précaution de le réduire et de le maintenir réduit pendant l'accouchement, on peut redouter sa compression par la tête de l'enfant contre le cercle pelvien, et par suite sa rupture. Quoique M. Guillemot dise (*Dict. des Etudes méd.* art. *Dystocie*) qu'il n'a rencontré aucun cas où le cathétérisme ait été impossible, il conseille, si cela se rencontrait, d'avoir recours à la ponction de la vessie, à la partie antérieure de la tumeur, avec un trocart, et, après la sortie de l'urine, de maintenir la sonde dans la vessie, afin de prévenir le retour de la hernie jusqu'à ce que la tête soit arrivée au détroit périnéal. Les autres opérations qu'on a proposées étant les mêmes que celles qu'on a recommandées depuis quelque temps contre le renversement du vagin, et la descente de l'utérus, nous renvoyons à ce qui en est dit plus loin.

RENVERSEMENT DU VAGIN.

Chélius admet deux sortes de renversemens : l'un formé au dépens de la membrane interne seulement, et l'autre aux dépens de toutes les membranes du vagin. Dans le premier cas, l'utérus peut ne pas changer de place; mais la chute de toutes les membranes du vagin entraîne toujours celle de l'utérus.

La chute du vagin peut être complète ou incomplète. Elle est complète si le vagin s'abaisse dans toute sa circonférence, et incomplète s'il n'y a qu'une partie de l'une de ses parois qui soit relâchée. La chute complète est la plus fréquente. Il est facile de remédier à la chute du vagin lorsqu'elle est récente et peu étendue, mais, lorsqu'elle est ancienne et considérable, il est difficile de la guérir.

Traitement. *Réduction.* Elle se compose de deux temps : réduire la tumeur, puis la maintenir réduite. En général, quand l'affection est récente, il est facile de refouler les parties renversées; il suffit de faire coucher la femme sur le dos, le siége élevé, et de repousser la hernie avec l'indicateur, enduit d'un corps gras. Mais, lorsque le renversement est ancien et considérable, on éprouve plus de difficulté pour le réduire à cause de la tuméfaction, de l'engorgement ou de l'endurcissement des parois du vagin. Avant de tenter la réduction, on est souvent obligé d'avoir recours aux bains tièdes, aux fomentations émollientes, et au décubitus prolongé, encore ne réussit-on pas toujours. La position horizontale seule peut quelquefois suffire. D'après Hoin et Levret, dans un cas de chute du vagin, où la tumeur faisait une saillie de 7 pouces, on parvint tellement à diminuer son volume, en maintenant la malade continuellement couchée sur le dos, qu'au bout d'un mois on put tout faire rentrer.

Pour maintenir la réduction, on emploie trois ordres de moyens : des injections, des pessaires ou des opérations particulières. Les injections seront astringentes ou toniques toutes les fois que la muqueuse sera flasque et relâchée. Les bains froids et les bains de mer sont aussi recommandés dans ce cas. Aux pessaires, dont nous parlerons plus loin, Chélius préfère, avec raison, l'emploi de sachets remplis de substances astringentes ou d'éponges chargées de liquides de la même nature. Restent les opérations qui consistent dans l'excision des tégumens et de la muqueuse vaginale; celle de la muqueuse seule et la suture vagino-rectale.

1° *Excision des tégumens.—Procédé de Dieffenbach.* Voyant que tous les moyens précédens n'amenaient presque jamais la guérison, M. Dieffenbach résolut d'appliquer à la chute du vagin l'opération que Dupuytren avait pratiquée avec succès pour la chute du rectum. Après avoir réduit l'organe, il excisa, avec une pince et de forts ciseaux, les plis relâchés de la muqueuse de la face interne des grandes lèvres et de la peau du périnée, en ayant le soin de les faire tous converger vers le centre du vagin.

Des lotions, et l'application de charpie sèche, renouvelée chaque jour, suffirent comme pansement; après la cicatrisation, l'orifice du vagin se trouva avoir acquis assez de rigidité et de résistance pour contenir les parties qui avaient coutume de sortir. Plusieurs fois, depuis Dieffenbach, on a mis en usage son procédé avec succès. Toutefois, il est à craindre que le coït, trop fréquemment répété, et surtout un nouvel accouchement, ne ramènent les choses dans le premier état.

2° *Excision de la muqueuse vaginale.* Il consiste à enlever, avec le bistouri et des pinces, un large lambeau de la membrane muqueuse du vagin, soit dans tout le contour de son orifice, soit dans le segment ou la cavité de la membrane est la plus prononcée. Dans divers cas d'opération, la forme du lambeau était elliptique (Marshall, Heming), quadrilatère (Ireland), ou formait une bande longitudinale (Marshall). L'opération terminée, on réunit immédiatement la plaie par la suture. Les auteurs de ce procédé l'ont employé avec succès. Il a probablement agi en condensant le tissu cellulaire sous-jacent à la muqueuse, et en faisant contracter à celle-ci des adhérences plus fortes que celles qu'elle avait auparavant.

Suture vagino-rectale. Ce procédé fut imaginé et employé avec succès, dans un cas, au dire de son auteur, M. Dufresse-Chassaigne, qui nous l'a communiqué. Il consiste à réduire la descente du vagin, et à la maintenir réduite par plusieurs points de suture simple, qui traversent du vagin dans le rectum; la manière de les placer se comprend assez pour que nous n'ayons pas besoin d'insister sur ce point. Au bout de cinq à six jours, le tissu cellulaire des parties traversées par les fils, s'était suffisamment condensé pour que l'opérateur ait pu retirer les anses, sans crainte de voir la chute se reproduire. M. Dufresse pense que l'on pourrait également, au besoin, faire porter la suture par la vessie comme par le rectum, de manière à fixer, en même temps, la muqueuse sur les deux cloisons. L'opérée doit non-seulement garder la position horizontale pendant tout le temps que les fils restent appliqués, mais encore pendant plusieurs jours après qu'ils ont été retirés.

Ce procédé nous paraît devoir suppléer avantageusement ceux

de MM. Dieffenbach, Marshall et Heming, d'autant plus qu'il peut aussi bien s'appliquer à la chute de la totalité du vagin qu'à celle de la muqueuse seule.

Extirpation. Lorsque la tumeur existe depuis long-temps, et que la réduction en est impossible, par suite d'une dégénérescence, Richter a proposé d'extirper une partie ou la totalité de la tunique interne du vagin, soit en l'excisant avec l'instrument tranchant, soit en la faisant tomber avec la ligature, lorsqu'elle est gangrénée. Dans ce dernier cas, Sabatier conseillait de laisser les parties gangrénées tomber d'elles-mêmes, en employant les moyens propres à borner la gangrène. Toutefois, M. A. Bérard a pratiqué une fois l'extirpation avec le bistouri. En pareil cas, dit M. Velpeau, il est difficile d'acquérir la certitude que le vagin seul est tombé, et que l'utérus n'est pas compris dans la masse; en sorte que l'opération ne laisserait pas que d'offrir de graves dangers.

CHUTE OU DESCENTE DE L'UTÉRUS.

La descente de la matrice offre plusieurs degrés : dans le premier degré, il n'y a qu'abaissement; dans le second degré, il y a descente de l'organe, le museau de tanche vient faire saillie à la vulve, et la moitié supérieure du vagin est retournée sur elle-même, comme un doigt de gant; dans le troisième degré, il y a prolapsus complet, le viscère a franchi la vulve, et pend entre les cuisses, recouvert par le vagin tout-à-fait retourné, et contenant d'abord, au moment de la chute, la matrice et ses annexes, puis souvent, plus tard, le rectum et la vessie.

Lorsque le prolapsus existe, quel que soit son degré, il faut en rechercher la cause, et tâcher d'y remédier, parce que, s'il est léger et qu'on l'abandonne à lui-même, il ne fait qu'augmenter, et s'il arrive au second et troisième degré, il cause, chez la plupart des femmes qui en sont atteintes, des dérangemens fonctionnels, plus ou moins graves. Pour le combattre, il y a deux indications principales à remplir. La première consiste à remettre l'organe dans sa position naturelle, et la seconde à l'y maintenir.

Réduction. Tant que l'utérus n'a pas franchi la vulve, et n'a pas contracté d'adhérences avec les parties environnantes, il est facile de le réduire : il suffit d'agir comme nous l'avons dit dans l'article précédent, pour le vagin. Lorsque la descente de la matrice est complète, et que cet organe a franchi la vulve, la réduction est toujours beaucoup plus difficile que dans le cas précédent, lors même qu'il n'y a aucune complication, et quelquefois elle est impossible.

Avant de rien tenter, il est essentiel de voir s'il n'existe pas de contre-indications qu'il faudrait d'abord faire disparaître. Si, par exemple, la tumeur était enflammée, tuméfiée, douloureuse, et donnait lieu à de la fièvre, il faudrait d'abord combattre cet état par les saignées, les bains, les émolliens, le régime et le repos. Mais s'il n'y avait qu'un écoulement blanc, et quelques excoriations sur l'organe, comme ils sont le résultat du prolapsus lui-même, le meilleur moyen de les combattre serait la réduction.

Manuel opératoire. Après avoir vidé le rectum et la vessie, la femme étant placée sur le dos, le siége plus élevé que les épaules, on saisit la tumeur avec la main droite, bien graissée, puis on lui fait subir quelques légers mouvemens de rotation, d'abaissement et d'élévation, pour la dégager de sa position et la disposer à se mouvoir. Alors, pendant qu'avec l'autre main on écarte les grandes lèvres, afin qu'elles ne mettent pas d'obstacle à la rentrée de la tumeur, on refoule celle-ci dans l'intérieur du bassin, en la dirigeant suivant l'axe du détroit inférieur, et un peu vers la partie postérieure de la vulve dont les tissus sont plus souples qu'en avant. Quelques chirurgiens recommandent de la saisir avec un linge enduit de cérat, plutôt qu'avec la main nue, et de la comprimer doucement avec les doigts. De quelque manière qu'on s'y prenne, aussitôt que le fond de la matrice est rentré, l'autre partie se réduit sans peine.

Si la chute était ancienne, et si les parties durcies et engorgées ne cédaient pas à un taxis convenablement prolongé, il vaudrait mieux abandonner les parties à elles-mêmes pour y revenir plus tard, lorsqu'on aurait diminué leur état de congestion, que de s'exposer, par des manœuvres inconsidérées, à faire naître une inflammation dans les organes prolapsés. Il existe cependant un assez grand nombre d'observations qui prouvent qu'on peut tenter avec succès la réduction des hystéroptoses les plus anciennes et les plus volumineuses; Saviard, Mauriceau, Hoin, Sabatier, etc., en ont consigné dans leurs écrits. On lit dans les *Bulletins de la Faculté de médecine*, 1815, n° 4, que MM. Léveillé et Bobe-Moreau ont rendu réductible un prolapsus ancien, au moyen de la compression exercée par un bandage en doloire; mais il vaudra toujours mieux agir avec lenteur.

Lorsque les chutes surviennent pendant la grossesse, on peut encore tenter la réduction jusqu'après le troisième mois; elle est alors d'autant plus facile, qu'on opère plus tôt. A une époque plus avancée de la gestation, il ne serait pas prudent d'essayer cette tentative. De deux choses l'une, ou il faut attendre le terme, ou tout au moins que l'enfant soit viable, et terminer l'accouchement en dilatant le col avec la main, ainsi que l'ont fait Marigues, de Versailles, et M. Capuron, ou bien il faut vider immédiatement la matrice, et en opérer la réduction. Lorsqu'on attend, sans réduire, que le terme de l'accouchement arrive, on doit soutenir la matrice avec un bandage approprié. Si le prolapsus survenait pendant l'accouchement, il faudrait terminer celui-ci le plus promptement possible par les moyens connus, et agir ensuite comme dans le cas précédent.

Fixation de l'utérus. Les moyens proposés pour maintenir la réduction sont généraux ou locaux; parmi ces derniers, les uns ont pour but de guérir radicalement le prolapsus, et les autres de le contenir. Pour obtenir la cure radicale, on a tenté de rétrécir artificiellement le vagin par la cautérisation, l'excision ou la suture, et par le rétrécissement de la vulve.

1° *Cautérisation.* M. R. Gérardin paraît être le premier qui en ait exprimé l'idée dans deux mémoires, l'un adressé en 1823 à la Société médicale de Metz, et l'autre présenté en 1824 à l'Académie de médecine de Paris.

M. Laugier l'a pratiquée en 1833 avec le nitrate acide de mercure; son but était d'obtenir une coarctation circulaire du vagin, d'après le conseil donné par M. Gérardin, et que celui-ci avait conçu en imitation de l'effet produit par un pessaire. M. Velpeau, en 1835, mit en usage le fer rouge. Une seconde tentative du même genre a été faite par M. Jobert. Ces chirurgiens, en cautérisant plusieurs rubans de la cavité vaginale, dans toute sa longueur, depuis la vulve jusqu'au voisinage du col utérin, avaient eu pour but d'obtenir, par la suppuration, un tissu inodulaire assez solide pour fixer le vagin aux parties voisines. Pour pratiquer l'opération en place, dans le vagin, un spéculum brisé ou un spéculum grillé de Dugès, et on touche la muqueuse avec un pinceau imprégné de caustique, ou bien avec un cautère en roseau, en avant, en arrière et sur les côtés. Si on voulait réitérer cette opération, on devrait se rappeler qu'il faut cautériser moins fort en avant, en arrière et dans le fond de l'organe, que sur les côtés, à cause du voisinage de la vessie, du rectum et du cul-de-sac du péritoine. Lorsque les eschares sont tombées, on doit se borner à des soins de propreté, et à faire garder le repos à la femme jusqu'à ce que les ulcérations, qui succèdent à la chute des eschares soient cicatrisées. Jusqu'ici cette méthode n'a produit aucun bon résultat connu. Les malades, traitées par MM. Laugier, Velpeau et Jobert, ont bientôt vu reparaître leur infirmité au même degré qu'avant l'opération.

2° *Excision.* Proposée et exécutée en 1832 par M. Heming, renouvelée en 1834 par M. Ireland, en 1835 par MM. Bérard et Velpeau, cette opération consiste à enlever le long du vagin des bandelettes muqueuses plus ou moins larges, et à réunir les lèvres de la plaie qui en résulte par la suture.

Procédé de M. Ireland. Il recommande de détacher les bandelettes, dont nous avons parlé, sur les côtés du vagin, et de leur donner 27 millimètres (1 pouce) de largeur, sur 8 centimètres (3 p.) de longueur. Les malades, que M. Bérard a opérées de cette manière ont d'abord paru guéries, mais bientôt il y a eu rechute.

Procédé de M. Velpeau. L'affection dont il s'agit étant fréquemment accompagnée de cystocèle ou de rectocèle et de l'hypertrophie des parois du vagin, ce chirurgien, pensant pouvoir remédier en même temps aux deux premières affections, préféra exciser des bandelettes muqueuses sur la paroi antérieure et sur la paroi postérieure du vagin, et afin de rendre l'excision et la suture plus faciles, il commença par placer les fils à la base du pli à enlever. Pour exécuter ces manœuvres, la femme étant placée sur le dos, il accroche le plus haut possible la crête médiane postérieure du vagin avec une érigne, pendant qu'un aide en soulève de la même façon l'extrémité périnéale; confiant alors les érignes à l'aide, il porte son doigt indicateur gauche dans le rectum pour surveiller et diriger le passage de l'aiguille courbe, avec laquelle il place ainsi trois ou quatre fils doubles au travers de la base du pli vaginal, en commençant par le plus élevé. Pendant qu'un autre aide maintient ces fils étalés, le chirurgien, avec un bistouri, détache le pli sur les côtés, puis de haut en bas, à 6 ou 7 millimètres (3 lignes) en dedans des fils. La même opération est recommencée sur la ligne médiane antérieure. M. Velpeau termine en nouant les fils séparément, coupant l'un des chefs sur le nœud, et ramenant l'autre dans le pli de l'aine où il l'assujettit avec une bandelette agglutinative. Au bout de huit ou dix jours, la réunion étant faite, il enlève les sutures. Chez deux malades opérées de la sorte, la maladie a paru guérir d'abord, mais a récidivé après un à trois mois.

M. Malgaigne a également tenté sans succès l'excision de la demi-circonférence de l'orifice vaginal et sa réunion immédiate par la suture; mais un écoulement blanc a détruit tout l'effet des sutures qui avaient été appliquées sur la demi-circonférence postérieure. Ainsi donc, puisque l'excision, jusqu'à présent, n'a jamais réussi d'une manière positive, quoiqu'elle ait été suffisamment expérimentée, il est à craindre qu'elle ne réussisse pas mieux à l'avenir.

Étranglement par suture. On lit dans les *Annales universelles de médecine*, 1836, que M. Bellini, chirurgien italien, l'a faite de la manière suivante: « On pratique, sur un côté du vagin, « une série ou bien deux séries de points de suture, de manière « à faire un ou deux U à coulisse, depuis la vulve jusque sur « les côtés du col utérin prolapsé; en resserrant la coulisse on « étrangle et on mortifie une partie du vagin, d'où résulte un « resserrement de ce canal capable d'empêcher la descente de l'u« térus. » Cette ligature doit être fort difficile à appliquer, très douloureuse, et incapable de donner de meilleurs résultats que les méthodes précédentes. On ne cite aucune guérison en sa faveur.

Rétrécissement de la vulve ou épisioraphie. M. Fricke de Hambourg, pensant qu'il serait plus facile et plus sûr de remédier aux descentes de matrice par ce moyen que par les autres, est le premier qui en ait fait l'application. Il commence par aviver les deux tiers postérieurs de la vulve par excision des tissus, puis il les réunit par quelques points de suture simple. Il en résulte une espèce de prolongation du périnée en avant. M. Fricke recommande de laisser une petite ouverture entre la suture et l'angle postérieur de la vulve, et une autre plus grande en avant, afin de laisser une libre issue aux liquides et de pouvoir plus tard rétablir la vulve dans son état primitif. Il pense que la réunion qui en résulte doit former une barrière assez forte pour s'opposer à la sortie de la matrice (*Gazette méd.*, 1835, p. 249). En 1835, M. Fricke a écrit à M. Velpeau qu'il avait déjà appliqué son procédé douze fois, et toujours avec succès. D'autres chirurgiens, M. Knorre et M. Loscher, prétendent également avoir réussi (*Gazette méd.*, 1839), « mais, dit de cette méthode M. Velpeau, « si elle n'a point échoué entre les mains de M. Fricke, à Ham« bourg, je suis forcé d'avouer qu'une malade opérée par lui « dans ma division, à la Charité, en 1837, n'a point été guérie, « et que l'une des deux malades que j'y ai soumises n'en a re« tiré aucun fruit non plus (*Méd. opérat.*, t. IV, p. 366). » Il paraît aussi que la guérison ne s'est pas maintenue chez plusieurs des opérées de M. Fricke.

Au total, ce moyen n'a pas donné, jusqu'ici, d'aussi bons résultats qu'on l'avait espéré. D'ailleurs à supposer qu'il réussît, on ne pourrait remédier qu'à la sortie de la matrice hors de la vulve, et réduire le troisième degré du prolapsus au deuxième, ce qui n'empêcherait pas l'utérus de peser sur le rectum et sur la vessie, et la femme d'être dans un état encore très fatigant. Enfin, comme, suivant M. Fricke, cette réunion ne doit être que temporaire, il est à croire que, après la destruction de la cicatrice, l'organe à l'état de prolapsus recommencerait bientôt à sortir de la vulve.

Oblitération du vagin. M. R. Gérardin a proposé d'oblitérer le vagin. Pour cela il conseille d'aviver son orifice dans toute sa circonférence et dans l'étendue de 4 centimètres; puis de réunir à l'aide de la position et de la compression. Cette méthode, qui est encore à l'état de proposition, car elle n'a jamais été exécutée, ne pourrait être tentée qu'après la cessation des règles. Comme opération, on peut croire qu'elle réussirait, mais il est aussi probable qu'elle n'aurait pas plus d'action sur le prolapsus que celle de M. Fricke, et qu'elle aurait de moins l'avantage de ne pouvoir pas être pratiquée à tous les âges.

En résumé, de toutes les opérations que nous venons de passer en revue, aucune ne donne un résultat satisfaisant; toutes laissent récidiver la maladie au bout d'un temps fort court, et aucune n'est exempte de dangers. L'épisioraphie elle-même, lorsqu'on veut y réfléchir, ne peut rigoureusement avoir d'autre résultat que de retenir l'utérus dans le vagin; car elle n'allonge pas réellement le périnée dans toute son épaisseur, mais seulement sa surface extérieure. Pour bien faire, il faudrait pouvoir augmenter la courbure postérieure du vagin, en même temps qu'on allongerait le périnée. On sait, en effet, que les déchirures du périnée, en diminuant cette courbure, amènent souvent la maladie dont il s'agit, et qu'on en triomphe en remettant, par la suture, les parties dans l'état où elles étaient avant la déchirure. Il s'agirait donc de considérer un grand nombre de femmes atteintes de prolapsus, comme si elles étaient dans le cas de celles qui ont le périnée déchiré, et de chercher à y remédier par l'allongement de celui-ci. Pour cela M. Dufresse a imaginé un procédé qui tiendrait le milieu entre celui de M. Velpeau et celui de M. Malgaigne, c'est-à-dire qu'au lieu d'exciser comme le premier, une bandelette quadrilatère dans toute la longueur de la paroi postérieure du vagin, ou de n'exciser, comme le second, que la demi-circonférence postérieure de l'orifice vaginal, on circonscrirait, sur la cloison recto-vaginale, un lambeau de la muqueuse ayant la forme d'un triangle isocèle dont le sommet, correspondant à la ligne médiane, serait placé à 7 ou 8 centimètres de l'orifice vaginal, et dont la base, correspondant à cet orifice, aurait 4 centimètres d'étendue, ou plus, si on le jugeait nécessaire. Ce lambeau étant détaché, on ferait la réunion de toute la surface saignante par la suture enchevillée. Dans l'opinion de l'auteur, après la cicatrice, le nouveau périnée aurait 2 ou 3 centimètres de plus que l'ancien, la moitié antérieure du vagin serait seule rétrécie, et sa paroi postérieure, qui irait en s'élevant graduellement depuis le sommet du triangle jusqu'à la vulve, soutiendrait l'utérus, et ne lui permettrait peut-être pas de glisser sur elle, comme dans les cas précédens. Ce procédé n'ayant jamais été appliqué sur le vivant, n'a encore, de même que le précédent, qu'une valeur de proposition.

PESSAIRES.

Le nom pessaire (de πισσειν, retenir, tenir en place) s'applique à des instrumens particuliers, de substances diverses et de formes variées, qu'on introduit dans le vagin pour soutenir cet organe, en empêcher le renversement, s'opposer à la descente ou à la rétroversion de l'utérus, contenir le rectocèle ou le cystocèle; en un mot, pour prévenir tous les déplacemens et les déviations des organes génito-urinaires de la femme.

Le pessaire, n'étant qu'un moyen mécanique grossier, a été connu de tout temps. L'histoire de l'art nous apprend que les Egyptiens, les Grecs, les Romains et les Arabes en faisaient un fréquent usage. La matière et la forme de ces instrumens ont beaucoup varié. Anciennement on employait, pour leur confection, du linge roulé, du chanvre, de la laine, des éponges, des sachets remplis de tan, etc., ou de substances diverses. Albucasis s'est servi, dans le même but, d'une vessie de brebis insufflée. A une époque plus rapprochée de nous, on a fait des pessaires plus durs, avec le buis, la corne, l'ivoire, le liége, le cuir, etc.; puis les métaux, l'or, l'argent, le cuivre, le plomb et l'étain, ont été mis en usage. Parmi ces substances les unes étant trop lourdes, les autres trop facilement altérables par les humidités du vagin, on chercha à leur en substituer d'autres. La cire, employée seule, devenait trop molle par la chaleur des parties, et le pessaire se déformait; unie à la résine elle devenait trop friable. Le liége, excellent à cause de sa légèreté, mais trop poreux, se corrompait, se brisait ou s'incrustait de matières pierreuses, ce qui rendait souvent son extraction indispensable, ainsi que Sabatier et de La Motte en rapportent des observations. On tenta d'y remédier en le recouvrant d'une couche de cire vierge; mais celle-ci, bientôt détruite, laissait au liége tous ses inconvéniens. Ayant également rejeté les métaux, à cause de leur poids et de leur facilité à s'oxider, surtout vers leurs soudures, ce qui pouvait occasionner des accidens fâcheux, comme Morand en cite un exemple dans ses opuscules de chirurgie, on a fini par avoir recours au *caoutchouc* en lame ou en solution.

Ces pessaires sont constitués, comme les sondes, par un tissu de fil de soie, de laine ou de coton, recouvert de plusieurs couches d'une dissolution de gomme élastique. La surface de cet enduit, quand il est sec, est très lisse et très polie, et permet à l'instrument de glisser le long des parois du vagin sans les blesser. Ces pessaires, quoique meilleurs que tous ceux dont nous venons de parler, manquent cependant de souplesse, et doivent être retirés des parties, et nettoyés assez souvent pour éviter qu'ils ne se couvrent d'une incrustation calcaire. Madame Rondet, sage-femme, est une des premières qui ait employé le caoutchouc, soutenu intérieurement par un ressort circulaire très mince et environné de crin; elle en a aussi fait fabriquer dont la cavité est seulement distendue par de l'air insufflé. MM. Leroy (d'Etiolles), Rognetta, Hervez de Chégoin, et plusieurs autres chirurgiens, ont employé le caoutchouc naturel, sous forme de feuilles qu'ils ont appliquées sur des moules plus ou moins souples et plus ou moins élastiques. Enfin l'ivoire, rendu flexible par les procédés de MM. D'Arcet et Charrière, réunit à un haut degré les qualités nécessaires à la confection des pessaires, c'est-à-dire la souplesse à la solidité, et de plus la propriété de n'être pas facilement altérés par les sécrétions vaginales.

Formes générales des pessaires. Il serait difficile de les décrire toutes: il y en a de ronds, d'ovales, de cylindriques, en huit de chiffre ou en gimblette, en bilboquet, en croissant, à cuvette, à tige, à ressort, en bondon, en sablier, en champignon, etc. Avant d'entrer dans plus de détails à ce sujet, il est important d'indiquer quelques règles générales sur la manière de les poser.

Application des pessaires. Lorsque la tumeur est réduite, le choix du pessaire étant fait, on l'enduit d'un corps gras, on écarte avec les doigts de la main gauche les lèvres de la vulve, à laquelle on le présente de champ et de façon que son petit diamètre corresponde au plus grand diamètre de l'orifice vaginal; puis on l'enfonce lentement, de bas en haut et d'avant en arrière, en déprimant la commissure postérieure de la vulve. Lorsqu'il est arrivé dans le vagin, on continue à le pousser suivant l'axe du détroit inférieur, jusqu'à ce qu'il soit arrivé à la hauteur nécessaire; alors on le dispose de façon qu'il écarte les parois du vagin, que le col de l'utérus porte sur ses dépressions et sur ses ouvertures, et qu'il soit solidement assujetti soit par le vagin, soit par les tubérosités sciatiques. Avant de retirer le doigt, il est convenable de lui faire parcourir la circonférence du pessaire pour effacer les plis qui pourraient s'être formés au-dessus.

Parmi les pessaires les uns ont été appelés *vaginaux* et les autres *utérins;* mais cette distinction n'est pas bien fondée, car ils sont tous à-peu-près employés indifféremment à soutenir, suivant le besoin, soit l'utérus soit le vagin ou tous les deux.

1° *Pessaires ronds.* Légèrement aplatis sur leurs faces déprimées, percés d'un trou à leur centre, et de diamètre variable (pl. 72, f. 6), ces pessaires, une fois parvenus dans le vagin, doivent être ramenés à la position horizontale par un mouvement de bascule qu'on produit en attachant à leur bord, avant de les introduire, un petit ruban sur lequel on tire avec la main gauche tandis qu'on repousse le bord opposé avec les doigts de la main droite; puis le doigt indicateur, introduit dans leur ouverture centrale, cherche à ramener le col dans leur cavité.

2° *Pessaires ovales.* Exactement construits comme les précédens, mais plus longs dans un sens que dans l'autre, on les pose de la même manière, mais ils sont très peu employés, parce qu'ils se déplacent facilement, et distendent trop le vagin dans le sens de leur grand diamètre. En outre, si ce dernier est dirigé d'arrière en avant, il comprime douloureusement le rectum et la vessie.

3° *Pessaires en huit de chiffre.* Ils ont été inventés par Bruninghausen. D'après leur forme que leur nom indique assez, on conçoit qu'ils se placent comme les précédens, et présentent les mêmes inconvéniens que les ovales.

4° *Pessaires à cuvette.* Ils ne diffèrent des ronds qu'en ce que l'une de leurs faces est convexe, et ils s'introduisent comme ces derniers; lorsqu'ils sont en place, leur convexité est tournée en bas, tandis que leur concavité reçoit le col utérin.

5° *Pessaires à tige et en bilboquet* (pl. 72, fig. 7 et 9). On les construit en ivoire ou en caoutchouc. Imaginés par Suret, ils sont constitués par une cuvette à bords épais et arrondis, percée au fond de trois ouvertures, d'où append une queue implantée par trois racines sur la surface convexe, dans ceux en bilboquet, et par une seule racine creuse dans toute son étendue, dans ceux à tige. Dans les deux espèces, la queue est percée à son extrémité externe pour recevoir des cordons destinés à le soutenir et à le fixer, qui viennent à s'attacher à un bandage en T, lacé autour du corps. Désormeaux s'étant aperçu que les fluides sécrétés s'accumulaient dans la cuvette, et ne pouvaient pas toujours s'échapper par les trous dont le fond est percé, crut remédier à cet inconvénient en rendant la tige creuse dans toute son étendue; mais, malgré cette amélioration, il arrive encore souvent que ces fluides ne peuvent sortir, et s'accumulent dans la cupule. Il est vrai qu'alors on peut faire des injections à travers le tube, et le débarrasser plus facilement que si la tige était pleine.

Au lieu d'une cuvette percée de trois trous à son fond, E. Beaulieu se servait d'un pessaire en bilboquet composé d'un cercle d'argent soutenu par une fourche à trois branches, entre lesquelles il y avait des espaces suffisans pour permettre aux fluides de s'écouler.

Pour placer ce pessaire, il faut présenter le bord de la cuvette à l'orifice vaginal, et lorsqu'il y a pénétré, l'enfoncer peu-à-peu, et redresser la cuvette, soit en pressant sur la queue, soit en poussant sur le bord opposé; une fois que le pessaire est placé convenablement, on le fixe comme nous l'avons dit. Ce pessaire vacille facilement, sa cuvette bascule en arrière, et toute la circonférence de son bord va s'appliquer contre la paroi postérieure du vagin. Différens moyens ont été imaginés pour éviter cet inconvénient, mais sans grand succès. Dugès voulait que la tige fût oblique sur le plan de la cuvette, suivant la direction du vagin, de manière à en suivre les mouvemens; cette modification ne remédie à rien. Désormeaux avait proposé de fixer la queue dans le vagin, au-dessus du coccyx, mais on a craint, avec raison, que cette extrémité ne perforât le rectum. Depuis, on a pensé qu'on assujettirait mieux la tige en y plaçant un troisième cordon qui irait s'attacher en arrière. D'autres enfin préfèrent la fixer au moyen d'une plaque concave, longue de 10 à 11 centimètres, s'adaptant parfaitement au périnée, présentant un trou pour recevoir la tige, et quatre autres trous à ses angles pour recevoir des cordons ou des courrois qui vont s'attacher devant et derrière à une ceinture hypogastrique. Ce pessaire a été appliqué une fois avec succès par M. Amussat (Pl. 71, fig. 2 et 3).

6° *Pessaire à ressort.* Saviard, trouvant que la plupart des pessaires ne pouvaient s'adapter à tous les cas, avait inventé un appareil qui consiste en un *ressort courbe*, fixé sur l'hypogastre, à une ceinture par une de ses extrémités, tandis que l'autre, surmontée d'un coussinet, se recourbait pour entrer dans le vagin, et pour soutenir l'utérus. Boyer, puis M. Villermé, employaient un appareil analogue à celui de Saviard : celui de M. Villermé, en forme de crochet, dont la queue est fixée à une ceinture hypogastrique, porte à l'autre bout une cuvette concave, qui doit pénétrer dans le vagin et soutenir la matrice. Les pessaires de ce genre ont moins d'inconvéniens que les autres, car, prenant leur point d'appui en dehors du vagin, ils peuvent soutenir plus efficacement les organes.

7° *Pessaire en spirale.* M. Deleau, voyant que les pessaires ordinaires étaient fort sujets à sortir des organes génitaux, imagina de recouvrir de gomme élastique un ressort contourné en spirale dont le sommet ou le premier anneau est fixe, tandis que le dernier, qui forme la base, est libre, et peut être rapetissé par la pression. Lorsqu'on veut le placer, on réduit sa base en le comprimant, ou le monte sur la tête d'un mandrin, on l'introduit de façon que le bout le plus étroit soit en haut, et on l'abandonne à lui-même. Alors, il s'élargit, et, par suite de son élasticité, il se moule sur le vagin, sans pouvoir se déplacer. Mais, en faisant supporter au canal une distension continue, il finit par le fatiguer, et par devenir difficile à supporter.

Les pessaires dont nous venons de parler sont destinés seulement à soutenir la matrice· c'est pour cela qu'on les a appelés *utérins;* mais, à l'exception de ceux à ressort, ils sont presque toujours insuffisans, lorsque le vagin est renversé en même temps que l'utérus. Aussi, en a-t-on imaginé d'autres, qui ont pour usage de soutenir les deux organes en même temps et les hernies qui se font dans le vagin, et qu'on appelle, par cette raison, *pessaires vaginaux.*

8° *Pessaires en bondon* (pl. 72, fig. 4). Ils ont la forme d'un cône allongé, à sommet tronqué, de 10 à 11 centimètres de longueur, d'un diamètre assez considérable pour remplir le vagin, et creux dans toute leur longueur. On les fabrique en caoutchouc. Pour les placer, on les présente à la vulve par leur extrémité la plus large, en ayant soin de l'aplatir entre les doigts pour qu'ils pénètrent plus facilement.

9° *Pessaires élytroïdes.* Inventés par M. Cloquet, ils sont formés de caoutchouc, légèrement aplatis dans le sens antéro-postérieur, concaves en avant et convexes en arrière, afin qu'ils puissent s'accommoder à la forme du vagin, de la vessie et du rectum. Leur extrémité supérieure présente une cuvette ovale, dont le grand diamètre est dirigé transversalement, et l'inférieure se termine sur les côtés par un angle arrondi, qui prend un point d'appui sur les parties latérales du vagin, un peu au-dessus des grandes lèvres. Ils sont percés dans toute leur longueur pour donner un écoulement aux règles et aux mucosités, et permettre aussi de les nettoyer par des injections. On les introduit comme les précédens, seulement, lorsqu'ils sont arrivés dans le vagin, on leur fait subir un mouvement de rotation par lequel on ramène leur face convexe en arrière. Leur forme s'accommode très bien à celle des parties; mais, comme ils sont très lourds, ils fatiguent beaucoup les femmes qui en font usage, et sont difficilement supportés.

10° Dans une note, publiée en 1834, dans le *Journal hebdomadaire*, M. Dufresse a donné la description d'un pessaire, qui peut aussi servir de spéculum. Il se compose d'une carcasse, en fil de laiton, très mince et contourné en spirale; cette carcasse qui a la forme d'un cône tronqué, est revêtue, à sa surface extérieure, par une lame de gomme élastique, dont les bords sont soudés ensemble par simple contact, et dont les extrémités sont invaginées dans la spirale. Ainsi confectionné, cet instrument présente intérieurement un canal de 25 à 30 millimètres de diamètre, ce qui permet aux mucosités de s'écouler facilement. Sa longueur est de 10 à 12 centimètres; ses parois sont très minces et très souples; il peut se plier dans tous les sens, dans sa direction verticale, et, par conséquent, s'accommoder facilement à la forme du vagin, sans s'aplatir ou s'affaisser sur lui-même.

11° M. Malgaigne, dans la dernière édition de son *Manuel opératoire*, donne la préférence aux pessaires en sablier, c'est-à-dire, qui offrent en haut un entonnoir plus ou moins large, pour recevoir le col, et, en bas, un renflement qui repousse le rectum ou la vessie, qui tendent à descendre. Pour l'introduire, on rapproche les deux moitiés de sa circonférence, de manière à l'aplatir latéralement, et à lui donner la forme d'une ellipse.

Quel que soit le pessaire qu'on ait choisi, lorsqu'il est introduit, il faut faire lever la femme, et, conservant le doigt appliqué sur le pessaire, la faire tousser et marcher quelques instans. Si l'instrument se maintient, ne cause pas trop de gêne et contient les organes, ce sera la preuve qu'il sera bien appliqué. Alors il faut faire recoucher la femme, et lui recommander de garder le repos et la position horizontale, pendant quelques jours, afin que ses organes aient le temps de s'habituer au contact du corps étranger et de se mouler sur lui, parce qu'il pourrait la blesser si elle se livrait à des mouvemens forcés; il arrive même assez souvent que le pessaire donne lieu à une phlogose légère, et à un écoulement blanc, plus ou moins abondant, ce dont on doit prévenir la femme, afin qu'elle n'en conçoive aucune inquiétude.

Extraction. Les pessaires doivent être retirés de temps en temps pour les nettoyer, et les empêcher de s'incruster de matières calcaires qui pourraient déterminer des accidens graves, ulcérer et même perforer le vagin. Pour en pratiquer l'extraction, quelques personnes, après avoir introduit le doigt dans le trou du pessaire, tirent directement dessus; mais cette méthode, de même que celle du ruban, sont mauvaises. Il vaut mieux faire placer la femme comme pour l'introduction du pessaire, glisser le doigt dans le vagin, l'insinuer entre les parois de cet organe et le pessaire, et lui faire parcourir toute la circonférence de celui-ci, pour diminuer la cohésion qui les tient accolés l'un à l'autre. Quand on a vaincu cette résistance, on fait basculer le pessaire pour changer sa position horizontale, et le placer de champ dans le vagin; puis, on introduit le doigt, comme un crochet, dans son ouverture centrale, et on l'extrait en lui faisant parcourir une direction analogue à celle que doit suivre la tête du fœtus pour sortir du bassin (Moreau, *Cours d'accouch.*, p. 291).

Appréciation. Pour apprécier les pessaires sous le rapport de leur valeur relative, disons, avec M. Hervez de Chégoin (*Mémoires de l'Académie*, t. II, p. 319) qu'on ne peut accorder de préférence exclusive à aucun d'eux, leur forme, devant, pour ainsi dire, varier pour chaque cas particulier. A-t-on affaire à une simple descente de matrice sans renversement du vagin? le pessaire rond, celui en bilboquet ou à tige pourra suffire. On devra préférer ces derniers toutes les fois que la femme sera très maigre, et que les parois du vagin seront très flasques. Le pessaire en bondon, l'élytroïde, ou bien l'appareil à ressort de Saviard agiront mieux que les autres contre la descente de matrice, compliquée de renversement du vagin. S'agit-il de s'opposer à une version de l'utérus? Si l'on se sert du pessaire en bondon, on devra donner au bord de la cuvette un peu plus de hauteur en arrière qu'en avant, et le terminer inférieurement par un petit prolongement, de façon qu'en le tirant en avant, le rebord de la cuvette puisse repousser le col en arrière, et obliger l'utérus à rester en place. Dans les cas d'antéversion, c'est en avant qu'on donnera plus de hauteur au bord de la cuvette. Dans d'autres circonstances, on devra faire des échancrures latérales, parce que le vagin, venant se loger dedans, contribuera à maintenir le pessaire en place. Ces indications seront suffisantes, nous l'espérons, pour donner l'idée des modifications qu'il conviendrait de faire suivant les cas qui se présenteraient; car on doit non-seulement agir d'après la nature du déplacement, mais encore se guider sur la largeur du vagin et sur la conformation du bassin. Dans un cas où le vagin était très ample, M. Malgaigne se vit obligé, pour soutenir la matrice, d'avoir recours à un pessaire en gimblette, d'une énorme dimension, et M. Hervez, dans un cas de rétroversion, où le sacrum offrait une concavité considérable, ne put soutenir l'utérus qu'en remplissant le vagin avec une forte bouteille de caoutchouc.

Accidens que peuvent déterminer les pessaires. Ces instrumens contentifs sont loin d'être inoffensifs. Ils déterminent toujours sur le rectum et la vessie une compression qui en gêne les fonctions, et ils occasionnent des douleurs qui, parfois, se prolongent jusqu'aux lombes. La négligence que mettent certaines femmes à les retirer de temps en temps pour les nettoyer, fait qu'ils s'incrustent de matières calcaires, qui irritent et ulcèrent quelquefois les parties voisines. Il existe dans la science un grand nombre d'exemples de pessaires qui, oubliés, c'est le mot, dans les organes génitaux, depuis de nombreuses années, ont fini par y déterminer des accidens très graves qu'on attribuait, bien à tort à toute autre cause, puisqu'ils ont cessé peu de temps après l'extraction de ces corps étrangers. Pouteau, Mauriceau, Sabatier, MM. J. Cloquet, Dupuytren, Lisfranc, Bérard, aîné, et une foule d'autres chirurgiens qu'il serait trop long de nommer, ont eu occasion d'en rencontrer. Dans le cas observé par M. J. Cloquet, la malade était traitée pour un cancer du vagin, cet organe étant rempli de végétations fongueuses. Après les avoir enlevées, on reconnut l'instrument qui était masqué par les végétations et garni d'incrustations calcaires. Dans le cas de Sabatier, le pessaire était tellement recouvert d'incrustations salines qu'il était comme une rape, dont les aspérités blessaient le vagin. Dans les cas de Dupuytren, l'instrument avait perforé le rectum et la vessie, et pouvait être senti à nu dans les deux cavités. Pour l'extraire, on fut obligé d'avoir une tenette dentée. La femme guérit en trois semaines. Le fait de M. Bérard est exactement semblable. Dans le cas de M. Lisfranc, le pessaire faisait saillie dans le rectum. M. Colombat rapporte (*Traité des maladies des femmes*) l'observation d'une dame qu'on croyait affectée d'un cancer utérin, et dont tous les accidens étaient causés par la présence d'un pessaire oublié là depuis trente ans. *L'étranglement* du col utérin à travers l'anneau du pessaire a été signalé plusieurs fois. On trouve dans la *Bibliothèque médicale* (t. XVII, année 1806) l'observation d'une demoiselle qui, s'étant servie d'un anneau en ivoire pour contenir un prolapsus utérin qu'elle portait, fut atteinte d'étranglement. La matrice, qui avait traversé cet anneau, formait au dehors une tumeur presque aussi considérable que la tête d'un fœtus à terme. Enfin les sécrétions qui résultent de l'inflammation des parties peuvent s'altérer, être résorbées, et donner lieu à tous les symptômes d'une fièvre putride. Ce sont surtout les pessaires en bilboquet, dont la queue se casse fréquemment, et dont la cuvette est oubliée dans le vagin, qui donnent le plus souvent lieu aux accidens dont nous venons de parler.

Contre-indications. Si les pessaires déterminent assez souvent des accidens lorsque leur emploi est indiqué, c'est bien pis encore lorsqu'on les applique avant de s'être assuré qu'il n'y a pas de contre-indications. Il est donc de la plus haute importance de s'assurer qu'il n'en existe pas. Dans une foule de cas, les chutes de l'utérus sont produites par un engorgement de cet organe qui en augmente la pesanteur: si en pareille circonstance on appliquait un pessaire, on produirait beaucoup plus de mal que de bien. Il en serait de même si le col était ulcéré: le contact du corps étranger en augmenterait l'irritation, tandis qu'en combattant d'abord les symptômes de congestion ou d'inflammation, on parvient quelquefois à guérir la maladie sans pessaire.

En résumé, les pessaires ne doivent être employés que dans le cas où le prolapsus ne consiste que dans une lésion de situation, comme le disaient madame Boivin et Dugès, et lorsqu'il y a réellement prolapsus; encore leur usage doit-il être accompagné de moyens généraux, dont nous parlerons bientôt, de façon à ce qu'ils ne servent, pour ainsi dire, qu'à soutenir les organes dans l'intervalle de l'application de ces moyens.

Plusieurs praticiens, rébutés de ne pas rencontrer dans les pessaires des agens de contention toujours faciles à appliquer, et capables de remplir le but qu'ils se proposaient, ont cherché d'autres moyens d'y parvenir.

COMPRESSION PÉRINÉALE. On lit dans *The Americ. journ.*, 1836, que M. Annun, voulant éviter les inconvéniens de la présence d'un corps étranger dans le vagin, imagina de comprimer le périnée pour empêcher l'utérus de descendre. « Le nouveau « moyen que je vais décrire, dit-il, consiste dans un instrument « que j'ai employé pour la première fois pour une procidence du « rectum avec un succès complet. Il se compose d'un ressort mé« tallique circulaire qui embrasse tout le bassin, et d'une tige « courbe qui, partant de l'angle sacro-vertébral, vient se termi« ner au périnée. Au bout inférieur de cette tige est placée une « plaque circulaire trouée à son centre, à laquelle sont attachées « deux petites courroies. En serrant ou en relâchant un petit « écrou, dont cette plaque est munie, on peut graduer à volonté « sa pression. Cette machine comprime à-la-fois l'anus et le pé« rinée; elle s'oppose parfaitement à la descente de l'utérus, « améliore l'état des hémorrhoïdes, et guérit la procidence rectale « s'il y en a. » La tige courbe peut être déplacée et appliquée à la partie antérieure du cercle pour aller d'avant en arrière comprimer le périnée, au lieu de partir de sa partie postérieure, ce qui était gênant pour les malades lorsqu'elles voulaient s'asseoir. Pour que cette tige n'incommode pas la vulve, il faut qu'elle soit très courbe, qu'elle ne frotte pas contre les grandes lèvres, et que sa plaque s'applique exactement contre la fourchette et le périnée.

L'auteur rapporte que les femmes qui en ont fait usage ont pu faire de grandes courses et vaquer à leurs occupations sans en être incommodées. En France, cette méthode n'a point encore été expérimentée.

Pour les antéversions et les antéflexions simples, une ceinture hypogastrique, qui soulève le paquet intestinal et l'empêche de se porter en avant et de tomber de tout son poids sur le bassin, est ce qu'on peut employer de mieux. Et si l'antéversion est compliquée de prolapsus, après la réduction, la compression hypogastrique, aidée de la compression périnéale, peuvent suffire pour contenir les parties.

Quelques chirurgiens ayant reconnu combien les moyens mécaniques sont infidèles, s'en tiennent à l'emploi d'injections astringentes; mais, comme leur action est trop passagère, et qu'elles sont très difficiles à faire, ils les font agir d'une manière permanente, en soutenant la descente avec des sachets astringens remplis d'eau et imbibés d'une décoction de roses de Provins dans du gros vin rouge, ou d'une solution de sulfate d'alumine, de zinc ou de cuivre, à 5 ou 10 centig. par 30 grammes d'eau, ou de nitrate d'argent à moindre dose. Une éponge ou de gros bourdonnets de charpie environnés d'un linge fin, et trempés dans l'un de ces liquides, peuvent également servir. On peut encore employer dans cette même intention thérapeutique les douches ascendantes avec une décoction astringente, continuées pendant un ou deux mois. Nous avons employé ce moyen avec succès chez trois femmes que l'usage des pessaires avait mises dans le plus déplorable état.

RÉTROVERSION DE LA MATRICE.

Ce mode de déplacement, assez fréquent, consiste dans un mouvement de bascule de l'utérus, tel que son fond s'engage dans la concavité du sacrum, tandis que son col remonte derrière la symphyse du pubis, et que son diamètre vertical se place dans la direction du diamètre antéro-postérieur du bassin.

Historique. Cette espèce de déplacement parait avoir été connue d'Hippocrate, ainsi que l'indique un passage du livre intitulé: *De naturâ mulieris*. La célèbre Aspasie, dont Aétius nous a fait connaître quelques fragmens (*Tetrab.* 4, *sermo* 4, etc.), connaissait très bien la rétroversion; mais, chez les modernes, cette affection avait été fort négligée par les auteurs et par les praticiens, au point qu'il faut arriver jusque vers le milieu du siècle dernier pour voir reprendre la question. Grégoire, chirurgien et professeur d'accouchement de Paris, est le premier qui l'ait observée exactement, et qui en ait fait mention dans ses cours. Walther-Wall, chirurgien de Londres, qui en avait puisé la connaissance dans les leçons de Grégoire, fut appelé en 1754 dans un cas de rétroversion, pour lequel il fit prier W. Hunter de l'aider de ses conseils. Ce dernier s'appropriant, pour ainsi dire, la découverte, après en avoir parlé dans ses brillantes leçons, publia sur ce sujet, en 1770, un mémoire fort remarquable (*Medical. observ. and inquiries*, t. IV), où il donna à ce déplacement le nom de *rétroversion*. Depuis Walther-Wall, Lyne, Levret, Wlzezeck (*De utero reflexo*, 1777), Wall (*Disser. de uter. retrover.*, 1782), Desgranges en 1783 (*Journ. de méd.*, t. LXVI, p. 65), Cockell en 1785, Murray en 1797, Baudelocque en 1803, Meriman en 1810, M. Hervez de Chégoin, madame Boivin et Dugès, et un grand nombre d'autres accoucheurs et chirurgiens, en ont donné la description dans leurs écrits; de sorte que maintenant c'est une affection parfaitement connue. Walther-Wall et Lyne l'appelèrent *hernia uteri;* Levret lui donna le nom de *renversement transversal*, et Desgranges, dont le mémoire a été couronné par l'Académie de chirurgie, *celui d'incubation*. Mais le nom de rétroversion, donné par W. Hunter, a été généralement adopté.

La rétroversion peut survenir lorsque l'utérus est vide, ou dans les trois ou quatre premiers mois de la grossesse; elle ne peut avoir lieu plus tard, parce qu'alors le diamètre vertical de l'utérus étant plus grand que le diamètre antéro-postérieur du bassin, l'organe ne peut plus basculer. Sur 44 observations de rétroversions rencontrées par le docteur Schweighauser de Strasbourg, 35 appartenaient à des femmes dont l'utérus était vide, et les autres à des femmes enceintes. Madame Boivin et Dugès citent aussi 3 cas de rétroversion survenue pendant l'état de vacuité. Lorsqu'elle survient hors de l'époque de la gestation, elle ne produit pas des accidens aussi graves que pendant la grossesse. Les signes généraux sont : des tiraillemens très douloureux dans les aines, les lombes et les cuisses, par l'effet de la compression qu'exercent les extrémités du diamètre vertical de l'utérus sur le rectum et la vessie; les douleurs deviennent plus aiguës pendant la défécation et l'éjection de l'urine, qui sont quelquefois gênées jusqu'à ne pouvoir s'accomplir. Si l'on ne remédie pas à cet état, les accidens augmentent et peuvent être suivis de maladies très graves, et même de la mort, lorsque la rétroversion est survenue pendant la grossesse.

Le *traitement* consiste à réduire le déplacement, et à maintenir la réduction. La ponction de l'utérus devient nécessaire lorsque la réduction ne peut être opérée.

1° *Réduction*. Avant d'y procéder, il faut évacuer la vessie; car si on ne le faisait pas, on pourrait éprouver de grandes difficultés dans le redressement de la matrice, et même ne pas réussir par cette seule cause. Il est souvent difficile, dans ce cas, d'introduire la sonde; car, en même temps que le méat urinaire est tellement retiré derrière les pubis qu'on a peine à le trouver, le canal est si fortement pressé contre la symphyse qu'on ne peut y faire pénétrer une petite sonde. Alors, il faudrait abaisser le col de la matrice avec deux doigts introduits dans le vagin, et faire attirer la commissure de la vulve en avant, pour ramener son orifice dans le même sens et faire cesser la compression de l'urètre. Plusieurs chirurgiens, et entre autres Dussaussoie et Sabatier, ont proposé, si l'on éprouvait des difficultés trop grandes pour faire pénétrer l'algalie, de faire la ponction de la vessie, au dessus des pubis. Une ou deux saignées, des bains et toute la série des médicamens antiphlogistiques doivent être mis en usage avant de procéder à la réduction.

La position n'est pas toujours la même; on a conseillé de placer la femme sur les coudes et les genoux, de façon que les parois abdominales soient dans le relâchement; ou bien sur le dos, les cuisses et les jambes fléchies et écartées, la tête et poitrine relevées comme pour la version ou la réduction d'une hernie. M. Moreau, qui a tenté plusieurs fois la réduction, en donnant aux femmes la première de ces positions, n'a jamais pu réussir. Cette position, dit-il, est très fatigante, et lorsqu'on veut opérer la réduction, la pression qu'on exerce sur l'utérus cause une douleur si poignante, qu'on peut la comparer à celle qui résulte de la compression du testicule chez l'homme; aussi les femmes ne peuvent-elles y résister, et tombent-elles à plat sur le ventre. La seconde position adoptée par ce chirurgien est celle qu'on préfère généralement.

Pour réduire l'organe, il suffit souvent, surtout dans l'état de vacuité, d'introduire l'indicateur et le médius dans le vagin, de refouler d'abord en haut le corps de l'organe, d'accrocher avec l'indicateur le museau de tanche qui est derrière les pubis et au dessus d'eux, et de l'attirer en bas. Lorsque cette manœuvre ne réussit pas, on a conseillé d'introduire deux doigts de l'autre main dans le rectum, et de s'en servir pour en repousser l'utérus en haut, tandis que, avec les doigts placés dans le vagin, on attire le col en bas; mais il n'est pas facile d'introduire en même temps les doigts dans ces deux parties, et d'exécuter avec leur aide les mouvemens nécessaires pour opérer la réduction. M. Moreau assure qu'il n'a jamais pu réussir par ce procédé; car, outre la difficulté qu'on éprouve à introduire les doigts, ils sont le plus souvent trop courts pour atteindre le museau de tanche. Pour remédier à ces inconvéniens, madame Boivin avait conseillé d'aller chercher le col avec un instrument en forme de cuiller, et M. Colombat parle d'un instrument de son invention, qu'il trouve plus commode. La matrice est quelquefois tellement enclavée que les doigts placés dans le rectum n'agissent pas assez puissamment pour soulever l'organe; alors Dussaussoie introduisait la main tout entière dans le rectum, afin de pouvoir repousser convenablement la matrice, tandis qu'il cherchait à abaisser le col avec deux doigts de l'autre main. Comme la distension de l'orifice intestinal est très douloureuse, si on jugeait convenable d'imiter Dussaussoie, avant de le faire, il faudrait introduire dans l'intestin, quelques heures auparavant, soit un suppositoire de cacao, soit un peu de pommade de belladone. Si les doigts dans le vagin ne pouvaient atteindre le col, on pourrait, comme M. Bellanger, introduire dans la vessie une sonde aplatie à son extrémité, pour chercher à déprimer le col utérin à travers ses parois, avec la concavité de l'instrument, en même temps qu'on repousse son fond avec les doigts placés dans l'intestin. De quelque manière qu'on s'y prenne, néanmoins, l'introduction de la main tout entière dans le rectum étant toujours très difficile, et parfois même impossible, il vaudrait peut-être mieux employer le procédé de M. Evrat, qui consiste à faire coucher la femme sur l'un des côtés, et à introduire dans l'intestin une baguette flexible en baleine ou autre, longue de 24 à 27 centimètres et garnie à son extrémité d'un épais tampon de linge bien graissé, pour repousser le fond de l'utérus en haut, tandis qu'avec deux doigts placés dans le vagin on cherche à abaisser et à repousser le col en arrière. M. Moreau, qui préfère ce procédé comme lui ayant le mieux réussi, a fait modifier la baguette de M. Evrat, en remplaçant le tampon par une petite sphère qu'il fait bien garnir de coton et recouvrir d'un morceau de peau très souple.

M. Capuron pense qu'il serait plus facile d'opérer le dégagement de l'utérus en repoussant son fond à droite pour le faire passer ensuite devant la symphyse sacro-iliaque. En agissant ainsi, on place le plus grand diamètre de l'utérus dans le sens d'un des plus grands diamètres du bassin.

Lorsque, par l'un des procédés dont nous venons de parler, on est parvenu à réduire l'utérus, il faut le maintenir. Aspasie, suivant Aëtius, faisait introduire dans le rectum une grosse bougie longue de 11 centimètres, et faisait faire des injections huileuses dans l'intestin et dans le vagin. Parmi nous, on a également tenté de soutenir la matrice, et de l'empêcher de retomber avec des éponges ou des tampons de linge, seuls ou portés sur une baguette dans le rectum; mais ces corps étrangers sont difficilement supportés. On a proposé également de maintenir la réduction au moyen de pessaires; mais ceux-ci ne remédient souvent à rien. Lorsque les organes génitaux ne peuvent supporter les pessaires, le repos au lit, soit sur le dos, soit sur le côté, est un des meilleurs moyens de prévenir la récidive. Les urines doivent être rendues aussitôt que le besoin s'en fait sentir, et le rectum évacué à l'aide de laxatifs.

Lorsque, après des tentatives assez long-temps prolongées, on ne peut parvenir à rendre à la matrice sa position naturelle, comme cela arrive lorsque la rétroversion se fait du troisième au quatrième mois de la grossesse, quelques chirurgiens, et entre autres Gardien, ont pensé qu'on pourrait y remédier par la section de la symphyse pubienne; mais cette proposition n'a pas été acceptée, et ses auteurs ne l'ont jamais exécutée. En effet les dangers de cette opération sont trop grands, et le peu d'augmentation que subit le diamètre antéro-postérieur par la division de la symphyse pubienne ne donne pas assez d'avantages pour qu'on puisse la préférer à la ponction. Il en est de même de la gastrotomie, qui d'ailleurs ne suffirait pas toujours pour vaincre l'enclavement de l'utérus; car, chez une femme qui avait succombé, Hunter ne put parvenir à dégager la matrice qu'après avoir scié le bassin en deux parties.

EXTRACTION DES CORPS ÉTRANGERS CONTENUS DANS LES ORGANES GÉNITAUX.

Des corps étrangers peuvent avoir été introduits dans le vagin et y donner lieu à des accidens qui en nécessitent l'extraction.

1° *Corps étrangers du vagin.* Outre les pessaires dont nous avons déjà parlé, Dupuytren y a rencontré une fois un pot de faïence, une autre fois des aiguilles, venant d'un étui qui s'y était ouvert après son introduction. Pareil fait a été observé par A. Dubois, et M. Grenier a en rapporté un autre dans sa thèse (1834).

Procédés opératoires. On comprend que les procédés à l'aide desquels on peut débarrasser le vagin de ces corps étrangers, doivent varier en raison de leur nature et de leur disposition.

La position de la femme sera la même que pour les cas précédens. Le chirurgien, avant de faire aucune tentative, s'assurera, par le toucher, de la position, de la forme et de la nature des corps, et cherchera à les dégager avec les doigts, des pinces, une curette et un crochet mousse. Quelquefois, il sera obligé de les briser sur place et de les enlever par morceaux. Dans d'autres cas, il lui faudra employer la scie, comme le fit Dupuytren, pour extraire un pessaire, ou bien inciser le devant de l'anus et une partie du périnée, comme l'a pratiqué M. Lisfranc. Des tenettes ou de longues pinces incisives seront parfois indispensables pour opérer le brisement ou la division de ces corps étrangers; enfin, le spéculum brisé pourra être utile dans quelques circonstances pour dilater l'orifice du vagin. Il est impossible de réduire en préceptes généraux toutes les manœuvres variées, nécessaires en pareil cas : c'est au chirurgien à s'inspirer des circonstances qui se présentent.

Lorsque ces corps ont été extraits, il est souvent nécessaire de donner à la femme des soins consécutifs. Le plus souvent, il suffit de quelques jours de repos, d'injections émollientes et narcotiques, de lavemens, de bains tièdes et de cataplasmes sur le ventre pour faire dissiper l'état inflammatoire ou de congestion des parties; mais d'autres fois, surtout lorsque l'inflammation est violente, il faut y joindre les saignées locales et générales. S'il y a eu perforation des parois vésico et recto-vaginales, il est important de placer une sonde à demeure dans la vessie. Du reste, il est à remarquer que ces espèces de fistules guérissent très facilement. Dans les cas d'enclavement de pessaire, le plus souvent, par suite de l'induration et du resserrement qu'éprouve le vagin après l'extraction du corps étranger, la descente de l'utérus ne se reproduit plus.

PONCTION DE L'UTÉRUS.

La ponction de la matrice se pratique non-seulement pour les cas de rétroversion qui n'ont pu être réduits par les moyens ordinaires, mais encore lorsque les règles sont retenues dans la cavité de l'organe, par suite de l'oblitération congéniale ou accidentelle de son col : dans l'un et l'autre cas, la ponction peut se faire par le vagin ou par le rectum. On devra, autant que possible, faire tous ses efforts pour parvenir à l'utérus à travers son col, parce qu'on ne sera pas obligé de toucher au péritoine.

Dans le cas de rétroversion, on a pour but d'évacuer les eaux de l'amnios, afin de diminuer le volume de la matrice. Cette opération, proposée par W. Hunter, a été exécutée avec succès, une fois par M. Jaurel, de Rouen; une autre fois à l'Hôtel-Dieu de Lyon, en présence de MM. Viricel et Bouchet, et une troisième fois par M. Baynham.

Ponction par le vagin. Pour la pratiquer, on se sert d'un bistouri étroit, entouré d'une bandelette de linge jusqu'auprès de la pointe (fig. 5, pl. 73), ou d'un trocart un peu courbe, analogue à celui qu'employait *frère Côme* pour la ponction de la vessie (pl. 73, fig. 1 et 2).

La femme étant placée comme dans les cas précédens, on tâche de trouver avec le doigt le col utérin ou le lieu dans lequel il doit ordinairement se trouver : si l'on parvient à le rencontrer, on cherche à le dilater en introduisant dans sa cavité une sonde d'homme, conique et légèrement courbée. Lorsqu'on est arrivé à l'obstacle, on cherche à le détruire. Si l'on ne peut y réussir, on introduit dans la cavité de la sonde un mandrin flexible et pointu, pour ouvrir les membranes ou détruire les parties qui bouchent le col; si cet instrument est insuffisant, on le remplace par le trocart dont la tige est retirée dans la canule, et, lorsque celle-ci rencontre de la résistance, on pousse la tige jusqu'à ce que l'obstacle soit vaincu.

Mais si le col n'existe pas, ou si l'on ne peut l'atteindre, et que cependant l'utérus fasse une saillie dans le vagin, il faut le perforer dans le point où le col a coutume de se trouver. On conduit donc le trocart jusque sur le point de la matrice qu'on veut traverser, en le conduisant sur le doigt indicateur gauche; puis, on fixe l'organe avec la main gauche, appliquée sur l'hypogastre, et on enfonce le trocart jusqu'à ce qu'on ne sente plus de résis tance. Alors on retire le poinçon, et le sang des règles ou les eaux de l'amnios s'écoulent par la canule.

Ponction par le rectum. Quoique applicable aux cas où le col utérin est oblitéré, cette opération se pratique surtout dans ceux où il y a rétroversion. On choisit la voie du rectum lorsque l'utérus fait plus de saillie vers cet intestin que du côté du vagin : c'est par cette voie que M. Baynham l'a pratiquée avec succès. Le trocart ordinaire doit être remplacé par celui dont se servait Fleuraut pour faire la ponction de la vessie par le rectum, parce qu'il a plus de longueur et donne plus de facilité pour opérer. On conduit, comme dans le cas précédent, le trocart sur le doigt indicateur gauche, introduit dans le rectum, et on le plonge dans le corps de l'organe.

Si, dans l'un ou l'autre cas, il ne sortait rien par la canule du trocart, il faudrait faire glisser un stylet dans sa cavité pour savoir d'où vient l'obstacle, car il pourrait arriver que la canule fût arrêtée dans le placenta, et qu'il fallût la pousser plus profondément. Si elle avait pénétré dans le fœtus, il faudrait au contraire la retirer un peu, afin que son extrémité se trouvât dans le liquide.

Lorsqu'on opère pour la rétention des règles, il peut se faire que le sang ne puisse pas sortir, ou parce qu'un caillot bouche la canule, ou parce que le sang est trop épais pour la traverser : alors on peut faire des injections tièdes dans la matrice pour liquéfier le caillot et en faciliter la sortie. De plus, comme l'ouverture artificielle qu'on vient de faire doit rester permanente, pour que le sang qui viendra par la suite puisse trouver une issue, il est essentiel d'y maintenir un corps étranger, tel qu'une sonde en gomme élastique, qu'on peut remplacer ensuite par une sonde de femme, comme l'a fait M. Hervez de Chégoin dans un cas.

Lorsqu'on ponctionne l'utérus pour une rétroversion, aussitôt que les eaux se sont écoulées, on doit réduire la matrice ; et, comme l'avortement doit être une conséquence de l'opération, on agira comme s'il était survenu naturellement; seulement, on se tiendra en garde contre les accidens consécutifs qui pourraient se déclarer.

POLYPES DE L'UTÉRUS.

On donne le nom de polype de la matrice à toutes les excroissances pédiculées qui naissent à la surface interne de la matrice ou dans la cavité de son col, et qui sont enveloppées par la muqueuse utérine.

Historique. Les polypes étaient peu ou point connu des anciens, qui les confondaient avec des maladies bien différentes. Aspasie les considérait comme *des tumeurs hémorrhoïdales. Ces tumeurs*, disait-elle, *naissent tantôt sur le col et tantôt au fond de la matrice ; rarement sur les organes génitaux externes ; on les excise sans crainte lorsqu'elles sont dures et blanches, et on les lie lorsqu'elles sont disposées à saigner.* Moschion, qui les désigne le premier sous le nom de poulpes ou polypes dans son traité *De mulier. affectibus*, publié par Spachius, en 1566, les prenait pour des varices de l'utérus. Guillemeau, élève d'A. Paré, en donne une description assez exacte, il est vrai; néanmoins, pour avoir quelque chose de précis sur ces productions, il faut arriver au dix-huitième siècle, et surtout à Levret qui en a beaucoup éclairé l'étiologie, le diagnostic et le traitement. Depuis, un grand nombre d'hommes distingués, parmi lesquels on peut citer Desault (*Œuv. chirurg.*, t. II), Bichat (*Mém. de la Soc. méd. d'Emul.* t. II), M. Roux (*Mélanges de chirurg.*), Hervez de Chégoin (*Journ. gén. de méd.*, 1827), Dupuytren (*Cliniq. chirurg.*), Gerdy (*Des polyp. et de leur trait.*, 1833), Dugès (*Malad. de l'utérus*), Malgaigne (*T. d'agrég.*, 1832), Colombat (*Malad. des femmes*), etc., en ont encore fait l'objet de leurs méditations et de leurs travaux; en sorte que maintenant, c'est une des affections les plus connues sous le triple rapport de l'anatomie pathologique, du diagnostic et du traitement.

Les diverses espèces de polypes et leur anatomie pathologique méritent de fixer un instant notre attention, si nous voulons nous rendre raison des traitemens différens qu'on leur applique. Levret ne distinguait que deux espèces de polypes utérins. Depuis lors l'observation et l'anatomie pathologique ont conduit à en admettre un plus grand nombre d'espèces. M. Malgaigne en admet cinq, 1° *vésiculaires;* 2° *cellulo-vasculaires;* 3° *par hypertrophie du tissu utérin ;* 4° *moliformes*, et 5° *fibreux*. M. Velpeau en admet encore deux autres variétés : 6° *fibrineux*, et 7° *cancéreux*.

1° *Polypes vésiculaires* ou *mous*. Parfaitement semblables à ceux qui se développent dans les fosses nasales, ces corps naissent le plus souvent dans le col utérin. M. H. Bérard a eu l'occasion d'en observer plusieurs fois, et M. Velpeau dit en avoir rencontré trois fois sur des cadavres (*Méd. opér.*, t. IV, p. 380). M. Naudin en a vu un attaché au fond de la matrice, et remplissant toute sa cavité, et un autre gros comme une noix, et naissant de la cavité du col. Mous, pédiculés, recouverts d'une membrane fort mince, ils se déchirent facilement (Malg., *T. d'agrég.*, 1832). 2° *Polypes cellulo-vasculaires.* Suivant Herbiniaux qui les a le mieux étudiés, ils prennent ordinairement naissance au col de l'utérus en dedans ou en dehors. Petits, mous, pédiculés, du volume d'un pois à celui d'une fève de haricot, ils sont revêtus par une membrane mince, présentent une couleur plus ou moins foncée, suivant qu'ils sont pourvus d'un nombre de vaisseaux plus ou moins considérables, et laissent constamment exhaler un fluide séro-muqueux ou sanguinolent qui gêne beaucoup les malades en même temps qu'il les affaiblit; cet écoulement augmente au moindre contact et aux approches des règles. Lorsqu'on les examine intérieurement, dit M. Malgaigne, on n'y trouve que du tissu cellulaire plus ou moins dense, et de nombreuses ramifications vasculaires qui présentent quelquefois la figure du tissu placentaire à deux mois de grossesse. Cette sorte de polypes, qui présente plusieurs variétés, ne repullule pas lorsqu'on les a arrachés; mais, par leur petitesse, ils peuvent échapper aux recherches les plus minutieuses et causer de graves accidens avant qu'on ait pu les détruire. Levret les désignait sous le nom de polypes vivaces. 3° *Polypes par hypertrophie partielle du tissu utérin.* D'après Dance, MM. Bérard, Cruveilhier, Velpeau, Mayer, Meisner et Malgaigne, qui ont observé ces tumeurs, leurs fibres se continueraient sans aucune ligne de démarcation avec celles du col ou du corps de la matrice, et leur structure ne présenterait aucune différence avec celle de ce viscère. 4° *Polypes moliformes*, ainsi nommés, parce qu'ils contiennent, dans une poche plus ou moins épaisse, de la matière gélatineuse, des poils ou de la pulpe semblable à de la bouillie; leur pédicule est plus ou moins gros. 5° *Polypes fibrineux*. M. Velpeau a décrit sous ce titre une tumeur formée par une concrétion sanguine qui se greffe sur le col de l'utérus et finit par y vivre. En 1839 il en avait rencontré quatre exemples; dans un cas elle était grosse comme un petit œuf, et se prolongeait par un pédicule distinct jusqu'à la partie supérieure du col. 6° *Polypes cancéreux*. On voit quelquefois des masses encéphaloïdes ou squirrheuses naître dans les parois de l'utérus, descendre, venir dilater le col et se présenter dans le vagin sous forme de tumeurs qui peuvent faire croire à la présence d'un polype. M. Arnott en a rapporté un cas qui avait amené le retournement de l'utérus sur lui-même *Encyclograph. des sciences méd.*, 1836, et M. Velpeau en a observé trois cas. 7° *Polypes fibreux*. Ce sont ceux qui se rencontrent le plus souvent; ils présentent un volume très variable. On en a vu qui avaient à peine la grosseur d'un pois, et d'autres qui avaient le volume de la tête d'un homme. Ils se développent ordinairement dans l'épaisseur des parois de la matrice, repoussent peu-à-peu la muqueuse utérine, s'en forment une enveloppe et pendent dans la cavité par un pédicule. Ce pédicule n'existe pas lorsque ces tumeurs, au lieu de saillir du côté de la face interne, proéminent vers la face externe ou se développent en plein dans l'épaisseur de l'organe. A l'examen anatomique de ces polypes, on y rencontre d'abord une enveloppe tantôt très mince, et seulement formée par la muqueuse; d'autres fois plus épaisse, et formée à-la-fois par cette muqueuse et par une partie plus ou moins épaisse du tissu utérin, suivant qu'il s'est développé plus ou moins près de sa surface interne. Le volume du pédicule est aussi en raison de l'épaisseur de l'enveloppe que la matrice fournit au polype; car il est formé des mêmes élémens unis par du tissu cellulaire et des vaisseaux nourriciers, qui en général sont peu nombreux. On a vu des polypes dont le pédicule avait jusqu'à 11 centimètres de circonférence, et d'autres dans lesquels il était à peine assez gros pour les soutenir. Quant au tissu du polype lui-même, il est dense, ferme et résistant, constitué par des fibres entrecroisées d'une manière inextricable, et a beaucoup de rapport avec celui de l'utérus. Ses fibres sont grises ou blanchâtres, et il ne contient point ou que très peu de vaisseaux. Cette tumeur n'est unie à son enveloppe que par du tissu cellulaire lâche et sans vaisseaux dans les premiers temps; mais qui se condense peu-à-peu, d'abord à sa partie inférieure, puis dans toute son étendue, et se laisse parcourir par les vaisseaux qui servent de moyen d'union, en sorte que, dans le principe, il est facile de séparer le polype de sa coque, de l'énucléer, en un mot, sans crainte d'hémorrhagie, tandis que plus tard il forme un tout inséparable. M. Velpeau pense que ces tumeurs résultent assez souvent d'un épanchement de sang, d'une concrétion fibrineuse qui s'est peu-à-peu organisée, et qui a continué de vivre et de croître par imbibition au milieu des parties environnantes.

Depuis les travaux de Bayle, Dupuytren et de M. Roux, ces polypes sont parfaitement connus; cependant ils présentent quelquefois dans leur structure des variétés qui peuvent les faire confondre avec des tumeurs d'une autre nature. Ainsi, en 1823, Richerand et M. J. Cloquet en ont enlevé un qui pendait depuis plusieurs années à la vulve, et avait le volume de la tête d'un enfant; mais, au lieu de présenter intérieurement une masse fibreuse, il offrait une cavité qui lui donnait la plus grande analogie avec l'utérus, au point qu'ils crurent avoir enlevé ce viscère; cependant, la malade étant morte, la matrice fut trouvée entière dans sa position naturelle. D'autres fois au lieu de se raréfier, le tissu fibreux des polypes peut se condenser davantage et devenir fibro-cartilagineux, et même osseux; il peut aussi dégénérer et devenir lardacé, sarcomateux, fongueux ou se remplir de matière encéphaloïde ou bien analogue à de la bouillie. Il est probable que plusieurs des espèces qui ont été établies étaient primitivement des polypes fibreux, rencontrés et examinés lorsqu'ils étaient passés aux états que nous venons de mentionner.

D'après une remarque importante de Dupuytren la dégénérescence cancéreuse des polypes fibreux commence toujours par leur surface extérieure, et n'atteint leur pédicule qu'en dernier lieu, et très tard, en sorte qu'on peut les enlever avec succès, lors même qu'ils paraissent arrivés à un état de complète dégénérescence.

Les polypes fibreux s'insèrent presque toujours dans la cavité de l'utérus, rarement dans la cavité du col. Ils sont le plus souvent pyriformes, mais dans d'autres cas globuleux ou aplatis; tantôt leur surface est lisse et unie, et tantôt elle est bosselée.

Ces polypes donnent quelquefois lieu à des hémorrhagies qui compromettent les jours de la femme. Tant qu'ils restent renfermés dans la matrice, quels que soient les accidens auxquels ils donnent lieu, comme on ignore l'espèce de maladie à laquelle on a affaire, et qu'il est, pour ainsi dire, impossible de porter sur eux des instrumens, on est obligé d'attendre les événemens. Toutefois, comme d'après une remarque de Dupuytren, il est souvent possible de sentir le polype faire saillie à l'orifice utérin lorsqu'on touche la femme pendant les époques menstruelles, on pourrait peut-être profiter de cette circonstance pour en pratiquer le broiement.

Guérison spontanée. Il existe un assez grand nombre d'observations constatant que des polypes se sont détachés naturellement, et où, par conséquent, la guérison a eu lieu sans le secours de l'art. Mauriceau et Ruysch en ont cité des cas, M. Hervez de Chégoin en a aussi rapporté plusieurs observations. Quelques chirurgiens sont parvenus à provoquer ce résultat en administrant le seigle ergoté. On lit dans *the Lancet* (tom. 1, pag. 24, 1829), que M. Griffith réussit chez un malade. M. Guillou dit avoir obtenu un pareil succès. Les cas où le seigle ergoté doit être administré sont ceux où le polype faisant saillie dans le col utérin, la matrice se contracte sur lui comme pour l'expulser; mais il faut peu compter sur ce moyen, non plus que sur la nature. Les opérations chirurgicales sont en dernier lieu la meilleure ressource. Celles qu'on met en usage sont la cautérisation, l'arrachement, le broiement, la torsion, la ligature et l'excision.

1° Cautérisation employée par les anciens pour les polypes des fosses nasales, presque rejetée de nos jours, son usage, fort restreint pour les polypes de l'utérus, ne peut être véritablement utile que dans les cas de petits polypes cellulo-vasculaires, qui naissent dans le col utérin. Les moyens mis en usage sont: le nitrate d'argent, la potasse caustique, le nitrate acide de mercure ou le cautère actuel. Comme le manuel opératoire est exactement le même qu'on emploie dans les cancers du col, dont il sera traité plus loin, nous ne nous y arrêterons pas plus long-temps.

2° Arrachement. Rarement usitée, cette méthode sera sans doute venue de ce que certains polypes, dont le pédicule est fort aminci, finissent par tomber d'eux-mêmes, ou se détachent sous l'influence de la moindre traction. Dionis et Heister n'avaient appliqué cette opération qu'aux polypes du nez. Boudou l'ayant pratiquée avec succès, en proposa l'adoption qui fut aussi conseillée par Lapeyronie. De nos jours, M. Récamier l'a appliquée plusieurs fois avec succès. On lit dans la *Gazette médicale* (1839, p. 186) que M. Stolz parvint à arracher avec les ongles un polype qui avait près de 30 centim. de longueur et qui pesait une livre. M. Velpeau dit (*Méd. opér.* t. IV, p. 386) que le doigt lui a suffi pour rompre et entraîner au dehors un polype aussi gros qu'une moitié d'œuf, quoiqu'il occupât la cavité même de l'utérus. Dans l'un des cas de M. Récamier, il s'agissait d'un polype petit, mou et vasculaire, il le saisit avec des pinces à polypes ordinaires, pendant qu'un aide pressait sur l'hypogastre pour abaisser la matrice, puis il tira dessus, mais il le déchira et ne réussit qu'à en extraire une partie; pour enlever ce qui restait, il introduisit la pince fermée le long de son doigt indicateur, pressa le polype entre eux et parvint ainsi à l'extraire en totalité dans l'espace de quelques minutes. La malade fut prise de symptômes de métro-péritonite qui se calmèrent bientôt, et elle fut guérie. Au lieu de pinces à polypes on pourrait aussi bien employer des pinces de Museux ou des tenettes, surtout si le polype était mou et petit. Mais s'il était fibreux et très volumineux, de manière à remplir la matrice et le vagin, s'il déterminait de vives douleurs, l'arrachement ne devrait être mis en usage qu'autant qu'il serait impossible de porter une ligature sur le pédicule, ou d'en pratiquer l'excision, et alors ce serait avec divers instrumens, soit une pince à faux germe de Levret, un forceps droit ou courbe, des érignes ou des fils qu'il faudrait aller saisir la tumeur, afin de pouvoir exercer sur elle des tractions méthodiques et de l'amener hors de la vulve. Cette opération a souvent été faite avec succès : Baudelocque rapporte une observation fort remarquable, dans laquelle il pense que l'application du forceps eût amené la guérison si Louis, l'un des consultans, ne s'y fût opposé. Herbiniaux a réussi plusieurs fois à extraire, par l'arrachement, des polypes qui avaient résisté à tous les autres moyens. Depuis, Murat, MM. Deneux, Hervez de Chégoin, Velpeau, et autres, ont également eu l'occasion de l'appliquer avec succès. Au lieu du forceps on pourrait enfoncer des crochets dans la substance du polype pour tirer dessus. Dans trois cas, M. Velpeau embrassa le sommet de la tumeur avec de longues pinces de Museux, puis il conduisit, au-dessus de la portion la plus épaisse, deux fortes érignes à doubles crochets, une de chaque côté, et les enfonça profondément dans son tissu; ensuite, par des tractions méthodiques, il l'amena dans le détroit inférieur, et finit par la détacher. Dans un de ces cas, il fallut faire une incision au pédicule, qui céda facilement après; et dans un autre, il en détacha une partie qui avait la forme d'une tranche de melon, et dont la soustraction permit ensuite de l'abaisser facilement.

Au lieu d'employer le forceps ou des crochets qui pourraient blesser les parties saines s'ils venaient à déchirer tout-à-coup la substance du polype dans laquelle ils sont enfoncés, on pourrait traverser la tumeur, à quelques pouces de son extrémité inférieure, avec une aiguille légèrement courbée, montée sur un manche, et portant près de la pointe une ouverture et un fil assez volumineux. Lorsqu'on en aurait passé plusieurs de la sorte, on pourrait facilement tirer dessus et déchirer le polype sans crainte de rien blesser.

En résumé, l'arrachement n'est bon comme méthode générale que dans les cas de polypes vésiculeux et cellulo-vasculaires qui siégent dans le col ou sur le col; encore faut-il employer quelquefois la cautérisation pour arrêter l'hémorrhagie. Contre les polypes fibreux, l'arrachement ne peut être employé qu'exceptionnellement, et lorsqu'il n'est pas possible de lier la tumeur, ou de lui faire traverser la vulve sans exercer sur elle des tractions assez fortes.

3° Broiement. M. Récamier l'a pratiqué deux fois avec succès. Dans le premier cas, il s'agissait d'un polype ayant le volume du gros orteil, qui s'insérait à la partie supérieure du col, et faisait saillie dans le vagin. Il le comprima avec le doigt indicateur de la main droite, et parvint à l'écraser et à l'extraire par morceaux en moins de quelques minutes. La seconde fois, Dupuytren et M. Récamier avaient affaire à un polype fibreux qui était renfermé dans l'utérus. On tenta d'abord de l'extraire par l'incision du col, mais les tractions qu'on exerçait dessus avec des érignes ne faisaient que le déchirer : d'un autre côté, voyant qu'ils ne pouvaient jeter une ligature autour de son pédicule, tandis que le peu de cohésion de ses parties, permettrait de le broyer, ils l'étreignirent entre des pinces-érignes et les doigts, et ne cessèrent qu'après que la tumeur fût réduite en filamens qui glissaient entre les mors et les griffes de l'instrument. Ce résidu, abandonné à lui-même, fut entraîné par la suppuration. Il ne survint aucun accident, et au bout de peu de temps, la guérison fut complète.

Cette méthode, comme la précédente, ne doit être employée qu'exceptionnellement, lorsqu'on n'a pu ni appliquer une ligature, ni abaisser la tumeur par l'un des moyens que nous avons indiqués, et que, en outre, son tissu est assez friable pour permettre aux doigts de le déchirer. Les polypes qui naissent du corps de l'utérus, et qui ont pour noyau un caillot fibrineux, pourront aussi être traités efficacement par le broiement.

4° Torsion. Ce n'est qu'une espèce d'arrachement fait en tournant, au lieu d'être fait en tirant. Il a été pratiqué avec succès, et conseillé dans le siècle dernier par Boudou et Lapeyronie; ils espéraient par là rompre plus facilement le pédicule, et éviter sûrement l'hémorrhagie. Craignant que la torsion ne fût portée au-delà du pédicule, et n'exposât à enlever en même temps une portion de la matrice, mais croyant néanmoins l'opération bonne en elle-même, Hévin pensa qu'on pourrait éviter la lésion du tissu de l'utérus, en faisant fixer, à sa partie supérieure, l'origine de la tumeur avec une pince, pendant qu'on ferait tourner celle-ci sur elle-même, et fit soutenir son opinion dans une thèse en 1753. M. Pécot assure en avoir retiré de bons effets sur des polypes mous, après l'accouchement. Sanson l'employa une fois avec succès pour extraire un polype fibreux de la grosseur du poing, chez une femme qui venait d'accoucher. Dupuytren qui l'a pratiquée plusieurs fois, conseille de dilater le vagin avec un spéculum bivalve, puis de charger le polype avec l'indicateur gauche, entre les mors de la pince, qui doit briser son pédicule par torsion et arrachement (pl. 71, f. 1).

5° Ligature. Née dans l'école d'Alexandrie, on la voit plus tard décrite par Ætius, puis par Moschion, chez les Arabes. Mais parmi les modernes, il ne paraît pas que, avant Levret, elle eût jamais été appliquée que sur des polypes sortis de la vulve. Levret, en 1742, est le premier qui l'ait portée sur des polypes encore contenus dans le vagin, et qui s'inséraient à sa partie tout-à-fait supérieure, ou même jusque dans le col utérin. Herbiniaux a été plus loin encore; il a lié des polypes qui n'étaient pas encore complètement sortis de la matrice, et dont le pédicule s'insérait dans le fond de cet organe. Maintenant donc, la ligature peut être appliquée dans trois cas différens; savoir: sur les polypes situés hors de la vulve, sur ceux qui sont dans le vagin, et sur ceux qui sont encore en partie contenus dans la matrice.

1° *Ligature des polypes sortis de la vulve.* On peut les lier de deux manières: ou on étreint leur pédicule dans une anse de fil composée de plusieurs brins, ou bien on le traverse avec une aiguille armée d'un fil double, et on étrangle chaque moitié dans l'anse de fil qui lui correspond. La première ligature s'applique lorsque le pédicule est étroit; et la seconde, lorsqu'il est assez épais pour qu'on puisse craindre qu'il ne soit pas convenablement étranglé par une seule anse. Il peut même se présenter des cas où l'on soit obligé d'appliquer un plus grand nombre de fils. Du reste, on doit faire en sorte de les faire porter le plus haut possible, en prenant toutefois la précaution de ne pas les appliquer sur le tissu de la matrice qui, étant renversée, se prolonge avec le pédicule de la tumeur. Lorsque le pédicule est petit, on recommande de le couper immédiatement, près de la ligature; mais s'il est gros, on doit laisser écouler quelques jours avant de le couper, afin de pouvoir serrer davantage la ligature si cela devient nécessaire, ou bien en appliquer une seconde. Toutefois, il ne faut pas trop retarder la fin de l'opération, afin de débarrasser la femme des tiraillemens douloureux qu'elle éprouve, des matières sanieuses et putrides qui viennent du polype, et de la mauvaise odeur qu'il exhale. Après la séparation de la tumeur, la ligature remonte avec son pédicule et ne se détache qu'au bout de quelque temps. Il est essentiel, pendant qu'elle reste en place, de faire des injections dans le vagin, avec un liquide émollient, détersif ou antiseptique, suivant les circonstances.

2° *Ligature des polypes descendus dans le vagin. — Procédés de Levret.* Ainsi que nous l'avons dit, cet accoucheur est le premier qui ait tenté la ligature de ces polypes. Il faisait placer la femme en travers sur le bord de son lit, les jambes écartées et les pieds appuyés sur deux chaises. Pour faire la ligature, il avait inventé plusieurs instrumens auxquels il fit subir par la suite de nombreuses modifications. Le premier qu'il fit connaître, en 1757, était constitué par deux canules soudées ensemble, et séparées par une cloison (pl. 76, f. 33). Il faisait pénétrer dans chaque canule l'extrémité d'un fil d'argent de coupelle, de manière à lui faire former une anse grande à-peu-près comme une pièce de cinq francs. Ce fil, qui avait un demi-millimètre de diamètre et un mètre de longueur, était fixé par un bout à l'un des anneaux que portait la double canule à son extrémité externe. Pour appliquer cet instrument ainsi préparé, il insinuait l'anse dans la vulve et la faisait filer jusqu'au fond du vagin, en côtoyant le polype; arrivé là, il introduisait deux doigts de la main gauche dans le vagin, et s'assurait si l'anse était assez grande pour admettre le polype; dans le cas contraire, il l'agrandissait en poussant le bout libre du fil, et le dirigeant autour de la tumeur. Lorsque celle-ci était comprise dedans, il s'assurait que l'anse montait jusqu'à son pédicule, tirait sur le chef mobile jusqu'à ce qu'elle ne pût plus sortir, fixait et arrêtait le fil à l'anneau correspondant; puis il terminait en faisant exécuter à la double canule plusieurs tours sur elle-même, de manière à étrangler le pédicule, et fixait cette canule à la cuisse. Ensuite, soir et matin, il augmentait la constriction jusqu'à la chute du polype.

Ce procédé était difficile à exécuter, outre que, le fil en se tordant, se cassait quelquefois, ce qui obligeait l'opérateur à réappliquer la ligature. Pour y remédier, Levret imagina une espèce de pince dont les tiges étaient creuses, et se croisaient à-peu-près vers le milieu de leur étendue. Un fil fort étant passé dans chacune d'elles, il s'agissait de renfermer le polype entre les branches de l'instrument, et de repousser l'anse derrière son pédicule; pour cela, il introduisait la pince fermée, puis il l'ouvrait et engageait la tumeur dans le triangle formé par le fil et ses branches; alors, en tirant les deux bouts du fil, la pince se fermait, et le pédicule du polype était étranglé entre elle et l'anse dont on attachait les extrémités autour de la pince pour la fixer. Ce second procédé est fort ingénieux, mais il ne peut s'appliquer qu'à des polypes d'un petit volume, et ne permet pas d'aller les atteindre jusque dans l'utérus. On a donc bien senti le besoin d'en avoir d'autres. Herbiniaux en imagina de fort convenables, et s'en est servi plusieurs fois avec succès pour porter la ligature sur des polypes situés dans la matrice. Mais, comme ceux que le célèbre Desault inventa plus tard dans le même but sont plus simples, plus faciles à appliquer, et conviennent pour tous les cas, nous nous contenterons, ainsi qu'on le fait généralement, d'en donner la description.

Procédé de Desault. L'avantage essentiel qu'il présente est de pouvoir s'appliquer également aux polypes descendus dans le vagin et à ceux qui sont renfermés dans l'utérus. Trois instrumens sont nécessaires : 1° Une pince *porte-fil :* c'est une canule droite, longue de 14 à 16 centimètres (5 à 6 pouces), portant, près de son extrémité externe, deux anneaux. Dans cette canule glisse une tige plus longue, terminée en dehors par un anneau, et bifurquée à son autre extrémité. Les branches s'écartent ou se rapprochent suivant qu'on pousse la tige hors de la canule ou qu'on la retire dedans. 2° Le *porte-nœud*, canule, longue de 18 centimètres, légèrement recourbée et garnie extérieurement de deux anneaux, destinés à arrêter les fils lorsqu'on porte l'instrument dans le vagin. 3° Le *serre-nœud*, tige, de 16 centimètres (6 pouces) de longueur. Une de ses extrémités est aplatie, coudée à angle droit et percée d'un trou, destiné à laisser passer les extrémités du fil; l'autre extrémité, également aplatie, présente une échancrure profonde pour recevoir et arrêter les deux chefs.

Pour procéder à l'application de la ligature, la femme étant placée comme pour l'opération de la lithotomie, on introduit dans la canule porte-nœud une des extrémités du fil qu'on arrête à l'un de ses anneaux; l'autre bout est contenu dans l'anneau que forment les deux branches rapprochées de la pince porte-fil, et fixé à l'un des anneaux qui se trouve à son extrémité externe. On introduit ces deux instrumens, accolés parallèlement, dans le vagin; on les fait glisser entre les parois de ce canal et la tumeur, et on les enfonce jusqu'à l'endroit où s'insère son pédicule dans la matrice. Si c'est à ses parois qu'il s'insère, détachant le bout de la ligature, conduit par la canule porte-nœud, on prend celle-ci avec la main droite, et, pendant que la pince, fixée par la main gauche, reste immobile, on fait décrire à la première une circonvolution qui lui permet d'embrasser le pédicule du polype avec l'anse du fil, dont on croise les chefs en changeant les canules de main. Il suffit de répéter plusieurs fois cette manœuvre, en allant toujours dans le même sens, de droite à gauche par exemple, pour augmenter la constriction du pédicule. Après avoir fait deux ou trois tours, on retire la canule, on introduit les deux chefs de la ligature dans le trou du serre-nœud qu'on choisit assez long pour atteindre à la hauteur du point étranglé du polype, on dégage la pince, en poussant sa tige dans sa canule, et on établit une constriction aussi forte qu'on le désire, en tirant sur les extrémités du fil qu'on vient en définitive fixer dans l'échancrure, placée à l'extrémité externe du serre-nœud. Celui-ci, garni de charpie ou de linge, est laissé dans le vagin jusqu'à la chute de la tumeur.

Sous-procédé de M. Niessen. Il préfère se servir de deux longues sondes ou canules d'argent, dont la courbure peut être augmentée ou diminuée à volonté. Un des bouts du fil étant passé dans chacune d'elles, il est facile de porter l'anse qui les termine autour du pédicule du polype. Lorsque cette manœuvre est exécutée, on engage les chefs du fil dans une autre canule plus grosse, divisée en deux compartimens, par une cloison longitudinale. Cette troisième canule, qui n'a pas plus de quatre à cinq centimètres (1 pouce et demi) de longueur, est enfoncée le plus près possible de la tumeur, soit avec les doigts, soit avec une sonde à crochet, et a pour but de forcer l'extrémité supérieure des deux sondes à se rapprocher de plus en plus l'une de l'autre sans cesser d'être parallèles. Un semblable appareil est loin de présenter les mêmes avantages que celui de Desault.

Sous-procédé de M. Colombat. Ce chirurgien a imaginé, pour porter le nœud autour du pédicule, un instrument auquel il a donné le nom de polypodéon : sa forme est celle d'une pince à disséquer, dont les mors, en cuiller et armés de dents, doivent saisir le polype ; une tige au centre sert aussi à faire avancer, entre les deux lames, un porte-nœud destiné à porter, au-delà des mors, une anse de fil résultant d'un nœud simple. Une fois que la tumeur est saisie par les mors de la pince, il suffit de pousser la tige pour faire avancer le porte-nœud, qui entraîne avec lui le fil. Si la tumeur était trop grosse pour traverser le nœud simple, on tirerait alternativement et séparément sur chacun des chefs de la ligature jusqu'à ce qu'elle fût parvenue sur le pédicule. Quand on aura obtenu ce résultat, on tirera à soi, et simultanément, les deux bouts de fil, de manière à serrer un peu le pédicule du polype ; puis, en ramenant dans le même sens la tige centrale qui fait mouvoir le porte-nœud et les branches de la pince, l'instrument sera retiré en laissant la tumeur liée.

Cet instrument est très ingénieux, très commode et très facile à manier, mais il est spécial et difficile à fabriquer, tandis que ceux de Desault se trouvent partout.

Sous-procédé de M. Mayor. Il consiste à porter la ligature à l'aide de deux instrumens, terminés en forme de pattes d'écrévisses, desquelles on la dégage en tirant dessus. La ligature est soutenue aussi haut que possible, par trois petites fourches, qu'on n'ôte qu'après avoir placé le serre-nœud.

En Angleterre, on a proposé, lorsqu'il s'agit de polypes du vagin, de se servir du doigt indicateur pour porte-nœud ; pour cela, on place le milieu de l'anse sur l'extrémité du doigt indicateur gauche par exemple, on la tend en tirant sur les extrémités du fil avec l'autre main, on la porte derrière le polype, et on cherche à l'y engager, puis on étrangle son pédicule avec le serre-nœud. M. Malgaigne commence par placer le serre-nœud, puis il engage le polype dans l'anse du fil, conduit sur l'indicateur, et établit immédiatement la constriction. C'est à-peu-près là, ce nous semble, l'effet du premier procédé de Levret.

De tout ce qui précède, il résulte que les différentes modifications imaginées pour la ligature des polypes ne sont que des imitations du procédé de Desault. Ajoutons aussi que ses instrumens suffisent dans tous les cas; seulement, il peut être quelquefois nécessaire de les modifier dans leur longueur. Il serait donc fort inutile de parler d'une foule d'autres instrumens dont on encombre sans raison cette branche de la chirurgie. Le serre-nœud fait seul exception; celui de Desault est très bon, et surtout très simple; mais, comme il est utile que cet instrument soit flexible, on peut donner la préférence à l'un de ceux de Rodérick, de Græffe, de Dupuytren, ou de MM. Colombat, Boucher, de Lyon, et Levannier, de Cherbourg, imités de celui de Rodérick.

Lorsque la ligature est placée, on la serre jusqu'à ce que la femme en éprouve une sensation douloureuse. Toutefois, cet effet ne doit pas être porté trop loin, car il pourrait être suivi d'accidens fort graves : des douleurs atroces (Hervez de Chégoin), des convulsions (Herbiniaux), des accidens nerveux, portés au point de causer la mort (Martin), et même une métro-péritonite, comme plusieurs chirurgiens en ont vu des exemples. Pour se rendre raison d'accidens aussi formidables, on a pensé que, dans ces cas, on avait porté la ligature jusque sur le fond de la matrice renversée. Quoique ce ne soit là qu'une supposition, c'est du moins un avertissement de prendre garde, en étreignant le lien, de ne point dépasser la substance du polype; au reste, si la malade éprouvait des douleurs par trop vives, ou si elle tombait dans les convulsions, le meilleur moyen d'y remédier serait de desserrer la ligature, de s'assurer de la zone sur laquelle elle portait, et d'attendre que la malade fût remise avant de resserrer le lien; mais, si, après une nouvelle tentative, les mêmes accidens se reproduisaient, il faudrait enlever tout-à-fait la ligature. Dans le cas, au contraire, où son application n'est suivie d'aucun accident, il faudrait la laisser en place, et en augmenter chaque jour la constriction. En général, la tumeur se détache dans l'espace de cinq à dix jours, rarement plutôt, mais quelquefois beaucoup plus tard, suivant la résistance des tissus. Leblanc rapporte une observation dans laquelle elle mit près de trois mois à se détacher. Peu de temps après que la ligature est appliquée, surtout si le pédicule du polype est volumineux, la tumeur se gonfle, prend une teinte ardoisée ou violacée; les vaisseaux superficiels se déchirent, et laissent écouler du sang; mais aux hémorrhagies, qui ne sont jamais très abondantes, succède un écoulement blanchâtre et d'une fétidité extrême, qui résulte de la décomposition du polype. Pour peu alors qu'il reste long-temps à se détacher, il y a lieu de craindre que le contact de ces matières délétères n'irrite ou n'enflamme le vagin et la vulve, et surtout, si elles venaient à être absorbées et transportées dans le torrent circulatoire, qu'il n'en résultât une fièvre de mauvais caractère. Le seul moyen de prévenir cette fâcheuse complication est d'exciser le pédicule du polype au-dessous de la ligature : dans un cas pareil, M. Demazière, de Bergues, suivant ce qu'il en a écrit à M. Velpeau (*Méd. opér.* t. IV, pag. 392) a parfaitement réussi à exciser, sur une femme de 40 ans, un polype du poids de 2 livres 1/2 (1250 gram.), dont il a opéré l'abaissement avec un forceps. S'il n'était pas possible d'amener le polype assez bas pour exciser son pédicule, le mieux serait encore d'en emporter le plus que l'on pourrait et d'en pratiquer ainsi l'excision partielle, même à des jours différens. Il ne faudrait pas moins que de ne pouvoir y atteindre (circonstance improbable, après la striction opérée) pour en abandonner la chute à la nature. Dans tous ces cas, du reste, il faut avoir soin de faire, plusieurs fois par jour, des injections, soit émollientes, soit de quinquina ou de chlorure d'oxide de sodium.

Une question qu'il n'est pas sans intérêt d'examiner, est celle de savoir si la séparation du polype s'opère dans le point où a été appliquée la ligature, ou bien dans le point où il prend insertion à la matrice, comme le cordon ombilical de l'enfant après la naissance; à cet égard, les opinions sont partagées : Levret et après lui, Gardien et M. Gensoul, de Lyon, ont admis la seconde opinion et se sont appuyés sur des faits. Boyer, au contraire, a combattu cette manière de voir, prétendant qu'il n'y a aucune comparaison à faire entre le cordon ombilical et le pédicule d'un polype sous le rapport de leur structure. « Si l'on prenait « l'opinion hasardée de Levret pour une règle certaine, dit-il, « on conçoit les erreurs de pratique qui pourraient en résulter. » Dupuytren la regardait également comme dangereuse. M. Velpeau pense que les deux manières de voir sont vraies, mais dans de certaines limites. « Les polypes muqueux, dit-il, ceux où « viennent se distribuer de nombreux vaisseaux qui se continuent « d'une manière évidente avec le tissu même de l'utérus, ne s'ac- « commoderaient pas de la théorie de Levret, laquelle ne me pa- « raît applicable qu'à ceux que forment de véritables corps étran- « gers au sein des organes, ou bien encore aux polypes purement « fibreux ou lardacés, dépourvus de système vasculaire appréciable. « J'ai vu plus d'un pouce de la racine d'un polype fibreux tomber « long-temps après la chute du fil, et se putréfier bien au-delà « de son excision dans deux autres cas.» (*Méd. opér.*, t. IV, p. 393.)

Lorsque le polype est détaché, s'il ne sort pas seul ou sous l'influence des efforts de la défécation, on tâchera de le retirer avec les doigts, et si l'on ne peut réussir, on le saisira avec des pinces de Museux, ou bien avec une pince à faux germe.

Après la section du pédicule de la tumeur, la matrice remonte, et son orifice qui était dilaté ne tarde pas à revenir à son état naturel. La femme continue à voir pendant quelque temps un léger écoulement de matière mucoso-purulente qui finit par disparaître sous l'influence des injections et des bains.

La ligature est généralement considérée comme le meilleur mode opératoire qu'on puisse employer pour obtenir la cure des polypes. Il y a des cas où l'on doit lui donner une préférence exclusive sur tous les autres. Ce sont suivant MM. Siébold, Mayer et Colombat. 1° Ceux où l'on sent les pulsations d'une artère dans l'épaisseur du corps de la tumeur; 2° Ceux où le pédicule est très épais, et donne à penser qu'il peut contenir quelque vaisseau artériel dans son épaisseur; 3° Ceux où l'insertion du pédicule se faisant très haut, il serait difficile d'aller l'atteindre pour en faire la résection. Hors ces cas, la ligature présente beaucoup d'inconvéniens, et expose la femme à de graves accidens. Il était à désirer qu'on pût lui substituer une autre méthode, à l'aide de laquelle il fût possible de les éviter, et qui fût aussi sûre et plus rapide : cette méthode est l'excision.

6° Excision. Quoique cette opération, où il s'agit de porter l'instrument tranchant, hors de la vue, dans l'utérus, soit tellement hardie, qu'aujourd'hui même, avec tous les moyens d'exploration que l'art possède, beaucoup de chirurgiens hésitent encore à la pratiquer, il paraît néanmoins qu'elle aurait été l'une des plus anciennement mises en usage. Philoténus, Aétius dans l'antiquité, Moschion chez les Arabes, recommandaient l'excision de ce qu'ils appellent les *excroissances variqueuses* ou *hémorrhoïdales* de l'utérus. Au seizième siècle (1570), Fabrice d'Aquapendente, non-seulement pratiquait l'excision, mais la manière dont il y procédait avec des tenettes terminées en cisailles, qui lui permettaient d'agir profondément sans abaisser l'organe, prouve à quel point il craignait peu l'hémorrhagie, si redoutée depuis par tant de chirurgiens. Après lui, Tulp (1641) et quelques autres, rapportent encore quelques faits d'excision; mais il est évident qu'ils deviennent de plus en plus rares. Lapeyronie (1705) n'ose exciser les polypes qu'autant qu'ils sont situés hors de la vulve. Herbiniaux, plus hardi, recommence à pratiquer plus profondément l'excision, et la porte avec succès jusque dans la cavité de l'utérus. Mais, loin que son exemple soit suivi, cette opération paraît abandonnée des chirurgiens du dernier siècle, toujours par cette même crainte de voir survenir l'hémorrhagie. De nos jours Boyer remit une fois, avec succès, cette excision en pratique, mais seulement pour un polype à pédicule étroit, et il n'osait la recommander que dans les cas de ce genre. Dupuytren, au contraire, s'appuyant sur l'anatomie pathologique et sur un grand nombre d'opérations faites avec succès, a mis tous ses efforts à la faire adopter comme méthode générale, et a réussi.

Manuel opératoire. La femme étant placée, comme nous l'avons dit précédemment, on s'assure d'abord, par le toucher, de la position de la tumeur et de l'insertion de son pédicule. Cette notion acquise, il s'agit d'introduire les pinces de Museux dans le vagin. On peut y procéder seulement par le tact, en dirigeant les pinces sur un ou deux doigts de la main gauche, destinés à protéger les parois du canal contre les griffes de l'instrument; mais il est plus sûr d'agir dans la cavité d'un spéculum, préalablement introduit dans le vagin. Cette disposition étant prise, on accroche le polype, on exerce sur lui des tractions légères et bien dirigées, dans le but de l'attirer jusqu'à la vulve, et l'on enjoint à la femme d'aider à ces tractions en poussant comme si elle voulait accoucher. Lorsque la tumeur descend avec facilité, et qu'on peut atteindre son pédicule, on en fait l'excision avec de longs ciseaux courbés sur le plat (pl. 71, fig. 3), ou bien avec un grand bistouri boutonné, concave et courbé sur le plat (pl. 71, f. 4). Au lieu de n'employer qu'une seule pince de Museux, Dupuytren et M. Lisfranc, ont pensé qu'on saisirait plus solidement la tumeur avec deux pinces, dont on appliquerait les crochets aux extrémités de deux diamètres qui le couperaient à angle droit (fig. 3, pl. 71), et qu'on pourrait ainsi exercer sur le polype des tractions plus fortes et plus soutenues. Cette manœuvre est généralement adoptée par les chirurgiens. Toutefois, M. Colombat rejette l'emploi de ces deux érignes qui gênent, dit-il, l'opérateur; il condamne également le forceps, parce qu'il glisse facilement, et préfère se servir d'une quadruple érigne, de son invention, appelée *utéroceps*, dont les quatre branches, à huit crochets, se rapprochent ou s'éloignent au moyen d'une tige centrale fixée sur un coulant disposé en croix. Cet instrument qui saisit circulairement la tumeur, sans gêner ou masquer les manœuvres, et permet ainsi d'opérer seul, offre bien à la vérité des avantages; mais il offre, comme tous les instrumens spéciaux, l'inconvénient de ne convenir que pour des cas déterminés.

Si la tumeur cédait facilement aux crochets, à cause de sa mollesse, M. Lisfranc conseille de porter les érignes sur le col utérin lui-même, d'abaisser la matrice tout entière et de la maintenir dans cette position jusqu'à ce qu'on ait extrait le polype. Lorsqu'il oppose de la résistance, et qu'on sent qu'il remonterait si on le lâchait, comme il y aurait du danger à vouloir en forcer la descension, et de l'inconvénient à le laisser aller, puisqu'il faudrait recommencer la manœuvre, le mieux est, sans désemparer, de conduire sur les doigts de la main gauche le bistouri boutonné ou les ciseaux, jusque sur la partie la plus rétrécie de son pédicule, et d'en faire la section. Quand même le pédicule du polype serait très court et très volumineux, pourvu qu'il fût de nature fibreuse et ne présentât pas de battemens, rien ne s'opposerait à ce qu'on en fît l'excision.

Lorsque le polype est volumineux, qu'il s'insère profondément dans l'utérus, et que le col de cet organe le serre de manière à l'étrangler, à l'empêcher de s'abaisser, et à faire obstacle à l'introduction des instrumens, on a conseillé de débrider l'anneau constricteur. Dupuytren et M. Hervez de Chégoin l'ont fait avec succès. Dans deux cas où la tumeur ne pouvait sortir, Dupuytren incisa le col de la matrice en arrière et sur les côtés, et parvint facilement à la dégager.

La même opération a été proposée pour les cas d'étroitesse du col, lorsque le polype est encore renfermé dans l'utérus, mais au préalable, il est essentiel de commencer par essayer de dilater le col. La section ne doit venir qu'à la suite et autant que la dilatation obtenue serait encore insuffisante pour permettre les manœuvres.

Si la tumeur était trop grosse pour franchir la vulve, ou si la vulve était trop petite pour la laisser passer, on pourrait tenter d'en faire l'extraction avec le forceps, comme Herbiniaux le premier l'a tenté avec succès, et comme l'ont pratiqué, d'après lui, MM. Deneux, Murat et Hervez de Chégoin. Mais, dans le cas où le polype se laisserait déprimer par l'instrument, et fuirait entre ses branches, comme il faudrait ou élargir l'espace ou diminuer le volume de la tumeur, on aurait à choisir, suivant le cas, de trois choses l'une : ou inciser le périnée, comme M. Velpeau dit l'avoir fait une fois avec succès dans un cas avec M. Demazières de Bergues; ou fendre la tumeur en deux suivant son diamètre vertical, comme le conseillait Béclard, afin d'en exciser les deux moitiés l'une après l'autre, ou bien, pour la rétrécir, se contenter d'en enlever un segment semblable à une tranche de melon, comme M. Chassaignac l'a fait une fois avec succès.

Si la tumeur avait contracté des adhérences avec le vagin, comme cela eut lieu dans une observation rapportée par M. Bérard, il faudrait commencer par la détacher à petits coups avec des ciseaux courbés sur leur plat, avant d'en exciser le pédicule.

Appréciation. L'excision est en général une bonne opération, car elle n'offre pas de difficultés insurmontables, et n'a que très rarement produit des accidens graves. L'hémorrhagie, qu'on a craint de voir survenir, n'a presque jamais eu lieu. Il est vrai que Zacutus Lusitanus en rapporte une exemple (*Praxis medic. Observ.* 86, *lib.* 2), que M. Marjolin dit en avoir observé un autre, et que, dans les deux cas, la femme mourut. Mais Dupuytren qui n'a jamais pratiqué d'autre méthode, ne s'est trouvé qu'une seule fois dans la nécessité de donner quelques soins particuliers à une femme qui, après l'excision, eut une perte assez abondante, mais se rétablit. MM. Siébold, Mayer, Villeneuve, Lisfranc, Velpeau, Hervez de Chégoin, l'ont également mise à exécution sans voir survenir d'hémorrhagie inquiétante. Les faits, d'accord en cela avec l'anatomie pathologique, sont donc maintenant assez nombreux pour prouver que les craintes que l'on avait de l'hémorrhagie étaient presque chimériques; et d'ailleurs, si elle survenait, il serait possible d'y remédier, soit par des injections d'oxicrat, d'alun, ou d'eau de Rabel étendue, soit par le tamponnement avec des bourdonnets de charpie couverts de poudres astringentes et absorbantes, tels que la colophane, ou imbibées de liquides styptiques. Enfin, si l'on voulait avoir plus de sécurité, rien n'empêcherait de placer d'abord une ligature sur le pédicule du polype, et de faire ensuite l'excision de la tumeur.

Outre l'hémorrhagie, on a craint de voir la plaie, qui résulterait de l'excision, être suivie d'une phlegmasie capable de causer la mort. Cette crainte n'est pas sans fondement. A ce sujet, M. Velpeau rapporte avoir excisé un polype qui ne dépassait pas le volume d'une cerise, et que la femme mourut néanmoins d'une métro-péritonite en huit jours; dans deux autres cas, il a vu des symptômes sérieux de phlébite ou de suppuration du bassin survenir après l'opération. Mais, si l'excision a ses dangers, les autres méthodes sont loin aussi d'être exemptes d'accidens. L'arrachement présente autant de chances pour causer une inflammation de matrice consécutive. On peut en dire autant de la ligature qui, en outre, cause de vives douleurs, des accidens nerveux, et a quelquefois été suivie d'hémorrhagie (Monfalcon, *Dict. des sciences méd.* Art. *polypes*). Or, puisque l'excision n'est que rarement suivie d'accidens graves, et qu'elle offre sur les autres méthodes l'avantage de débarrasser plus promptement et plus sûrement les malades des incommodités et des dangers qui accompagnent la présence des polypes, c'est avec raison que l'on s'accorde aujourd'hui, d'après Dupuytren, à l'ériger en méthode générale.

TUMEURS DE L'UTÉRUS.

Il s'en présente de deux sortes : les unes libres et flottantes dans la cavité de l'utérus, après s'être développées soit dans la cavité même, soit dans les parois de l'organe ou dans ses annexes, n'y existent plus que dans les conditions de corps étrangers, dont il suffit de pratiquer l'extraction. Les autres renfermées dans l'épaisseur des parois utérines font corps avec le tissu de la matrice, et ne peuvent en être séparées que par une opération spéciale.

TUMEURS FLOTTANTES DE L'UTÉRUS.

Ce sont tantôt des concrétions pierreuses, tantôt des tumeurs moliformes ou des débris de fœtus. M. Velpeau rapporte (*Méd. opérat.*, t. IV, p. 317) qu'il a rencontré une concrétion du volume d'un gros œuf, arrondie et bosselée, renfermant dans plusieurs points de son épaisseur, des poils et quelques parcelles de tissu osseux et de tissu cutané, tandis que toute sa circonférence n'était qu'une simple croûte calcaire. Les concrétions pierreuses, proprement dites, ont été connues de tout temps. Hippocrate parle d'une servante de Larisse qui, à l'âge de 60 ans, fut saisie de douleurs aussi vives que celles de l'accouchement, et rendit une pierre d'un fort volume. Aétius rapporte des faits semblables; Louis a rassemblé un grand nombre d'observations sur ce sujet : depuis, tous les auteurs en ont parlé.

Tant que ces corps restent renfermés dans la matrice, et loin de l'atteinte des instrumens, la médecine opératoire n'a rien à faire, parce qu'on ignore si les symptômes auxquels ils donnent lieu, dépendent d'eux ou de toute autre cause. Mais si le col utérin est mou et dilatable, et qu'on puisse à l'aide d'un stylet s'assurer de la nature du corps, et si, outre cela, il cause des accidens graves, on doit tâcher d'en faire l'extraction avec des tenettes étroites et allongées, ou tenter de le broyer avec la pince à trois branches, comme le conseille M. Colombat. Dans ce cas, Aétius prescrit de tâcher de le faire sortir de l'organe, en pressant dessus avec deux doigts introduits dans le rectum, et une main appliquée sur l'hypogastre, et d'aller ensuite le saisir dans le vagin. Si l'orifice utérin n'est pas mou et dilatable, mais, qu'on soit sûr de la présence du calcul, il conseille de dilater préalablement le col, même de le débrider sur plusieurs points, pour faciliter l'entrée de l'instrument. Louis a également conseillé le débridement du col, mais avec des ciseaux dont les lames seraient tranchantes en dehors. Si, malgré le débridement, le calcul ne pouvait être extrait à cause de ses rugosités, et parce que la matrice est pour ainsi dire moulée sur lui, M. Colombat pense que, dans ce cas regardé généralement comme au-dessus des ressources de l'art, on pourrait recourir à la lithotritie avec plus de chances de succès, que si le corps était dans la vessie.

TUMEURS FIBREUSES INTERSTITIELLES DE L'UTÉRUS.

Quoique cette maladie, par sa nature et son étiologie, ne soit qu'une variété des tumeurs osseuses et fibreuses, avec ou sans pédicule, décrites par Levret, Herbiniaux, Bayle, Dupuytren, MM. Ribes, Récamier, Breschet, Cruveilhier, Hervez de Chégoin, etc., au point de vue de la médecine opératoire du moins, la circonstance qui fait que ces tumeurs se présentent enchatonnées dans l'épaisseur de l'utérus, revêtues par une couche plus ou moins épaisse du tissu de cet organe, constitue un fait essentiel, puisque, jusqu'à présent, elle avait fait considérer cette variété de tumeur comme *inopérable*, suivant l'expression de Dupuytren. C'était effectivement l'opinion de ce grand chirurgien (*Leçons oral. de clin. chir.*, t. IV, 1839), exprimée avant lui, par Bayle et Boyer, et depuis, par M. Gerdy (*Th. sur les polypes*, 1833). A cet égard, MM. Ribes et Velpeau s'étaient déjà séparés de l'opinion commune en admettant la possibilité de pratiquer l'énucléation des tumeurs fibreuses, au travers d'une incision. « Pourvu, disait M. Velpeau, qu'on incise un peu au-dessus du plus grand diamètre du polype, qu'on puisse donner à l'incision une certaine étendue, et diviser toute la couche de tissu naturel qui enveloppe la production morbide, il n'en faut pas davantage pour que, avec les doigts, le manche de l'instrument ou de simples tractions, on parvienne à le détacher, comme on sépare un noyau de fruit des parties qui l'enveloppent (*Nouv. élém. de méd. opér.*, 1re édit., t. III, pag. 611, 1832). » D'un autre côté, M. Ribes avait été amené à conseiller aussi cette opération d'après la facilité qu'il avait trouvée dans plusieurs autopsies, de détacher et d'énucler, par une simple incision, de leur paroi de revêtement, les tumeurs fibreuses développées dans l'épaisseur de l'utérus.

Tel était l'état de la question lorsque M. Amussat, en réalisant cette espérance, a enrichi la pratique chirurgicale d'une opération importante.

Procédé de M. Amussat. Cette opération, dit l'auteur (*Revue méd.*, août 1840), est basée sur la possibilité d'abaisser l'utérus, d'élargir son col, et d'opérer le renversement de cet organe, imaginé déjà par Herbiniaux, en imitation du procédé de la nature qui en a offert quelques exemples dans des cas de tumeurs fibreuses pédiculées (polypes). La première opération a été pratiquée le 11 juin 1840, sur une femme de 45 ans qui, à la suite des accidens ordinaires de ces sortes d'affections, pertes utérines, leucorrhée, etc., était arrivée au dernier état de dépérissement. L'examen avec le spéculum fit reconnaître une tumeur fibreuse très volumineuse, bridée par la lèvre antérieure du col de l'utérus, aminci en croissant; mais la circonstance de son encastrement dans le tissu de l'utérus ne fut pas diagnostiquée.

Après avoir fait évacuer le rectum et la vessie, la malade étant placée en face d'une croisée, dans la même position que pour la taille, afin d'abaisser et de gouverner la tumeur, trois pinces-érignes furent implantées aussi loin que possible dans son épaisseur, et réunies de manière à pouvoir exercer des tractions, tantôt verticales, tantôt obliques, dirigées de haut en bas ou d'un côté à l'autre, en agissant comme on le fait avec un forceps. Par cette manœuvre, M. Amussat essayait de faire descendre la tumeur, et, ne sachant pas encore qu'elle était enveloppée par le tissu de l'utérus, il s'efforçait, avec le doigt, de détruire ce qu'il croyait être ses adhérences à la partie postérieure du col. Un temps considérable se trouva ainsi perdu en efforts infructueux; l'étroitesse du col faisant obstacle, quelques petites incisions y furent pratiquées et permirent de porter plus haut les érignes; des déchirures, causées par les mors de cet instrument vinrent réformer le diagnostic, en laissant apercevoir une surface, lisse, resplendissante et nacrée qui fut jugée, avec raison, devoir être la surface d'une tumeur interstitielle. A partir de ce moment, l'opération put marcher d'une manière plus assurée. Une incision étant pratiquée dans le tissu de l'utérus qui formait enveloppe, les érignes alors furent enfoncées dans la tumeur elle-même, et, à mesure qu'elle s'abaissait, le chirurgien, tantôt avec l'ongle de l'indicateur, tantôt à petits coups de longs ciseaux, parvenait peu-à-peu à en détruire les adhérences avec le tissu de l'organe. Plusieurs fois, pendant ces longues et pénibles manœuvres, M. Amussat fut obligé de faire suspendre les tractions, parce que la pression du col sur son doigt l'empêchait d'agir. En vain essaya-t-on de passer dans la tumeur une ligature qui aurait permis de tirer dessus sans prendre autant d'espace, il fallut recommencer à se servir des pinces-érignes que l'on échelonnait, en les portant de plus haut en plus haut sur la face antérieure, à mesure que l'on détruisait les adhérences en arrière. Enfin, on était parvenu à engager la tumeur dans l'anneau vulvaire; la région hypogastrique s'était beaucoup déprimée; dans ce moment, la malade fut prise d'une douleur d'expulsion semblable à celles de l'accouchement, mais tellement vive que l'on s'efforça de la modérer, dans la crainte d'un renversement trop brusque de l'utérus. Par suite de cet effort, l'organe se renversa comme un doigt de gant: la tumeur avait descendu et déjà franchissait l'anneau vulvaire qu'elle était encore retenue au fond de l'utérus, retourné sur lui-même, par une large adhérence; celle-ci, formée de bosselures enchatonnées dans le tissu de l'organe, ayant été détruite, peu-à-peu avec l'ongle et la pointe des ciseaux, la tumeur enfin tomba sur le plancher. Immédiatement, l'utérus remonta dans le bassin; le col, en même temps, était resserré sur le fond renversé; la réduction de ce dernier étant opérée par le refoulement des doigts, on put apercevoir la cavité de l'organe où existaient deux lèvres, fermées latéralement par une membrane pellucide, que l'on pensa être le péritoine, peut-être à nu, ou, du moins, recouvert à peine d'une couche très mince du tissu de l'utérus. Pendant les manœuvres pour séparer la tumeur, cette crainte de blesser le péritoine n'avait pas cessé de préoccuper le chirurgien; et, il faut le dire, ce sera toujours à l'avenir l'un des accidens les plus à craindre dans les opérations du même genre, aucun signe ne pouvant faire prévoir la nature et l'épaisseur des tissus qui forment l'enveloppe pelvienne de la tumeur. L'ablation terminée, on pratiqua l'excision de quelques lambeaux de l'enveloppe utérine, qui pendaient dans le vagin; la vulve fut lavée avec de l'eau fraîche, et la malade portée dans son lit.

Cette laborieuse opération avait duré deux heures. Pendant son cours, la malade, outre la fatigue déterminée par la position et la douleur, n'a point éprouvé d'autres accidens que les tiraillemens dans le bassin et les crampes dans les membres inférieurs, causés par les tractions du chirurgien et par la pression de la masse utérine sur les plexus nerveux hypogastriques. L'écoulement de sang a été peu considérable, et il n'y a point eu d'hémorrhagie consécutive. La tumeur constituée par une masse fibreuse, molle, formée de couches concentriques, pesait 338 grammes (11 onces). Sa forme et son volume rappelaient ceux d'un petit œuf d'autruche, son grand diamètre ayant 18 centimètres (4 pouces et demi), et le petit 7 centim. (2 pouces, 7 lignes). Après un état assez grave, causé par une phlébite utérine, la malade, dit-on, était, au bout de deux mois et demi, dans un état satisfaisant.

Telle est la première opération de ce genre, pratiquée par M. Amussat. Depuis, le même chirurgien en a pratiqué une seconde, également avec succès; enfin, il y en a une troisième, de M. Pauly. L'extirpation de ces tumeurs se distingue par des faits essentiels : comme fait diagnostic, avant l'opération, de tâcher de reconnaître si la tumeur est interstitielle; comme fait opératoire, d'éviter la lésion du péritoine. Éclairés par ce qui est arrivé à M. Amussat, les chirurgiens, à l'avenir, pouvant mieux reconnaître quand la tumeur est enkystée, abrégeront beaucoup l'opération par l'incision préalable de la coque utérine. Quant à la lésion du péritoine, comme l'épaisseur de l'enveloppe péritonéale ne peut être prévue, l'incertitude et le danger, dans tous les cas, nécessitent toujours la même prudence et la même habileté dans les manœuvres. Comme derniers conseils, voici ce que dit M. Amussat (*Note à l'Académ. des Scien.*, sur ses titres scientifiques, 1843) : « Par un mouvement de *rotation*, imprimé à la tumeur, au moyen des pinces de Museux, placées successivement les unes au-dessus des autres, on abrège beaucoup l'opération parce que ce procédé trouvera son application dans les cas de polypes volumineux ou de tumeurs renfermées dans l'utérus ou descendues dans le vagin. Quant aux tumeurs trop grosses pour franchir la vulve, je conseille de les diviser incomplétement en deux moitiés latérales, au lieu de les enlever par tranches transversales, ou de toute autre manière; et, si les tumeurs étaient trop grosses ou trop dures, peut-être pourrait-on tenter de les entraver par une espèce d'opération césarienne, mais seulement dans le cas où des accidens graves devraient amener une issue funeste. »

ULCÈRES ET CANCERS DU COL DE L'UTÉRUS.

Les ouvrages de médecine opératoire les plus modernes ne parlent que du cancer du col utérin, et disent que les opérations qui y sont applicables sont la cautérisation la ligature et l'excision. Cependant, il y a un grand nombre d'érosions et d'ulcères du col de la matrice qui ne sont pas cancéreux, qui n'exigent que la cautérisation pour être guéris, et contre lesquels il serait inutile et dangereux d'employer les autres méthodes. C'est pour cette raison que nous trouvons convenable d'établir deux catégories distinctes, savoir : les ulcères et les cancers.

A. ULCÈRES DU COL UTÉRIN.

Les ulcérations du col, fort bien décrites dans la plupart des livres modernes de pathologie externe, sont extrêmement fréquentes, surtout dans les grandes villes. Elles dépendent d'une foule de causes, parmi lesquelles on a cité l'abus ou l'abstinence complète du coït, les accouchemens trop fréquemment répétés, les fausses couches, et une foule d'autres que nous ne pouvons ni énumérer, ni discuter ici. Ces ulcères surviennent après l'âge de la puberté, et se rencontrent aussi souvent de vingt à quarante ans, que chez les femmes les plus âgées. Il est presque certain qu'il existe quelque altération au col de la matrice, chez une femme jeune ou vieille, qui se plaint d'avoir des flueurs blanches, en même temps qu'elle accuse des tiraillemens d'estomac et des douleurs dans les régions lombaires et inguinales. En pareil cas, l'attention du médecin doit être fortement attirée vers ce point, car s'il existe un ulcère au col, il sera rare qu'un traitement purement médical puisse en triompher, et si l'on en néglige le traitement local, il pourra faire des progrès qui, plus tard, en rendront la cure difficile, incertaine et même impossible.

La guérison spontanée de ces ulcères est assez commune. Il est arrivé à beaucoup de chirurgiens de découvrir à l'aide du spéculum une ulcération au col de la matrice, et de proposer aux personnes qui en étaient atteintes de leur pratiquer quelques cautérisations méthodiques; mais, soit insouciance, soit qu'elles ne se crussent pas assez malades pour se soumettre au traitement indiqué, elles ne faisaient rien, et n'en guérissaient pas moins. Cela se comprend; il suffit souvent de soustraire un malade à l'influence des causes déterminantes de la maladie, pour que celle-ci disparaisse. Mais, hâtons-nous de le dire, toutes les femmes ne sont pas aussi heureuses, et beaucoup meurent victimes de leur entêtement à ne pas se soumettre en temps opportun aux conseils salutaires qu'on leur donne. Une chose essentielle dans le traitement des ulcères du col, quels qu'ils soient, c'est de changer leur mode de vitalité. Or, la cautérisation est le meilleur moyen d'y parvenir; si elle ne guérit pas par elle-même, du moins elle modifie l'ulcère, et le place dans des conditions nouvelles, et telles que la cicatrisation s'en opère avec plus ou moins de promptitude et de facilité, suivant son étendue et sa profondeur.

CAUTÉRISATION. On la pratique avec le nitrate d'argent, le nitrate acide de mercure, la potasse caustique, la pâte arsénicale, ou le chlorure de zinc. Le nitrate d'argent solide ou en solution concentrée, de même que le nitrate acide de mercure, conviennent plus particulièrement pour les ulcères superficiels. On doit s'abstenir de pratiquer la cautérisation, lorsqu'il existe en même temps un engorgement assez considérable de la matrice, parce qu'elle pourrait être suivie de métrite, de métro-péritonite, ou hâter la dégénérescence de l'organe. Il faut donc la faire précéder du traitement de l'engorgement. On doit aussi s'abstenir de cautériser quatre ou cinq jours avant l'apparition des règles, pendant leur durée, et trois ou quatre jours après.

La manière de pratiquer la cautérisation et son mode d'action étant fort différens, suivant qu'il s'agit d'ulcères simples et superficiels, ou d'ulcères cancéreux, nous allons en traiter séparément.

1° *Ulcères simples et superficiels.* La femme étant placée comme nous l'avons dit à l'article spéculum, on introduit cet instrument, et le col étant mis à découvert, on enlève les mucosités à l'aide de bourdonnets de charpie fine et douce, ou bien avec un pinceau bien doux et bien fin. S'il s'écoule un peu de sang, on l'absterge, puis on cautérise toute la surface ulcérée, soit avec le crayon de nitrate d'argent, soit avec un pinceau de charpie fine ou de poils de blaireau, trempé dans une dissolution concentrée de nitrate d'argent ou de nitrate acide de mercure. Lorsqu'on juge que la cautérisation est assez forte; on injecte doucement de l'eau froide dans le spéculum, et on la laisse en contact avec la surface cautérisée pendant une minute environ, afin qu'elle puisse dissoudre le caustique en excès, et l'empêcher de se répandre sur les parties saines; puis, on retire le spéculum.

Les cautérisations suivantes doivent être faites de la même manière, et à six, huit ou dix jours d'intervalle, suivant les circonstances. Cette opération cause généralement peu de douleurs, mais lorsqu'il en survient, on la calme par des bains et des injections froides, et même par des émissions sanguines, si cela devient nécessaire. Cinq ou six applications de caustique suffisent en général pour modifier l'ulcère, et pour le rendre apte à se cicatriser. Du reste, en règle générale, on doit cesser de cautériser, lorsque la surface ulcérée présente un aspect rosé et de bonne nature, et se borner alors à faire des injections émollientes ou astringentes avec le sulfate acide d'alumine, ou le sulfate de zinc, à faire prendre des bains entiers, et à recommander à la malade de s'abstenir de tout ce qui pourrait ramener la maladie à l'état où elle était avant.

Assez souvent l'ulcération s'étend jusque dans la cavité du col utérin. Il est important, si l'on veut obtenir une guérison complète, d'y porter le caustique. Pour cela, certains praticiens pensent qu'il suffit d'y appliquer le pinceau ou le porte-crayon pendant que le spéculum est en place; d'autres ont imaginé divers porte-caustiques, à l'imitation de ceux dont on se sert pour l'urètre de l'homme. Quant à nous, qui avons été à même de pratiquer plusieurs fois la cautérisation dans l'intérieur du col, nous nous servons avec avantage d'une sonde en gomme élastique assez fine, montée sur un mandrin, et dont nous remplissons un des yeux de nitrate d'argent fondu.

2° *Ulcères syphilitiques* et *scrophuleux*. Les premiers ne sont pas admis par tout le monde; quant aux seconds, M. Lisfranc est le premier qui les ait particulièrement signalés. Les uns et les autres réclament fréquemment la cautérisation. Les ulcères syphilitiques s'accommodent surtout de l'emploi du nitrate acide de mercure; quant aux ulcères scrofuleux du col, ils ont beaucoup d'analogie avec ceux situés à l'extérieur, et se trouvent surtout très bien d'un traitement général.

3° *Ulcères cancéreux*. Bayle considérait dans ce cas la cautérisation, comme un excellent moyen thérapeutique, l'anatomie pathologique lui ayant appris que, dans les cas où le cancer commence par une ulcération, le tissu de l'utérus est sain à quelques millimètres au-dessous de la surface ulcérée. Ici, il ne s'agit plus seulement de modifier la vitalité des parties, mais bien de détruire toute l'épaisseur du tissu malade, parce que la plaie qui en résultera sera constituée par des tissus susceptibles de devenir la base d'une bonne cicatrice. Après avoir placé le spéculum et soigneusement abstergé les parties, on interpose entre la lèvre postérieure du col et la face interne du spéculum, une boulette épaisse de charpie, pour absorber le caustique et l'empêcher de se répandre sur les parties saines; puis on cautérise, soit avec la potasse caustique montée sur un porte-crayon, soit avec la pâte arsénicale, le chlorure de zinc ou le nitrate acide de mercure, dont on imbibe un pinceau ou un bourdonnet de charpie. Quel que soit le caustique que l'on emploie, son application doit durer une minute environ, afin qu'il ait le temps de se combiner avec les parties, et de former une eschare. Si cependant la malade éprouvait de trop vives douleurs, il vaudrait mieux suspendre plus vite, sauf à recommencer plus tard. C'est ici surtout qu'il faudra faire de copieuses injections d'eau tiède pour dissoudre le caustique en excès, et diminuer les douleurs. Lorsque le spéculum et la charpie sont retirés, il convient de placer la femme dans un bain. Au bout de cinq à six jours, on répète l'opération, mais à mesure qu'on réitère l'application, on cautérise d'autant plus légèrement, qu'on s'approche davantage des tissus sains. Le caustique peut aussi être porté dans le col de l'utérus, et sur les végétations qui se développent sur le col, mais il faut avoir le soin de les exciser d'abord. On a proposé de substituer aux caustiques le cautère actuel, dans la crainte que le nitrate acide de mercure, et la pâte arsénicale, ne causent un empoisonnement. On a malheureusement des exemples qui prouvent que cette crainte est fondée, puisque, dans quelques cas, l'absorption de la substance toxique a déterminé la mort. Pour appliquer le cautère actuel, il faut employer une canule isolante. Larrey se servait d'un spéculum en ivoire, parce que le spéculum de métal, trop bon conducteur du calorique, le transmet trop vite aux parois du vagin. Un spéculum en carton mouillé vaudrait mieux encore.

Lorsqu'on emploie un caustique liquide, il faut avoir soin d'exprimer légèrement le pinceau contre les bords du vase, afin qu'il ne soit imprégné juste que de la quantité nécessaire pour agir sur l'ulcère. C'est le plus sûr moyen d'éviter que le caustique ne se répande sur les parties voisines, et ne détermine des ulcérations, des perforations et, par suite, des adhérences dans les parois du vagin, comme cela a été observé par MM. Lisfranc, Marjolin et autres.

B. CANCER DU COL UTÉRIN.

Lorsque le cancer du col de la matrice ne débute pas par une ulcération, la cautérisation n'y est plus applicable, et on a conseillé d'en pratiquer la ligature ou bien l'amputation. Toutefois, cela ne veut pas dire qu'on n'ampute pas ceux qui ont débuté par un ulcère, ce sont au contraire ceux qui offrent le plus de chance de guérison.

1° LIGATURE. Proposée par M. Mayor de Lausanne, elle se pratique au travers du spéculum, avec un instrument nommé *forceps-érigne*: c'est une espèce de pince à branches séparées, comme celles du forceps ordinaire, et offrant à leur extrémité des crochets droits qui forment avec elles un angle obtus; chacune de ces branches est enfoncée séparément dans la partie supérieure du col utérin, au-dessus de la partie malade. L'instrument en position, on fait glisser dessus la ligature, dont les extrémités sont enfilées dans un serre-nœud; on serre fortement ce lien constricteur, puis on enlève le forceps-érigne. Dans la même journée, on augmente graduellement la constriction; le lendemain, on en fait encore autant, et, en peu de temps, l'étranglement est assez fort pour déterminer la mortification complète de toutes les parties comprises dans la ligature. C'est une mauvaise opération qui est inusitée.

2° AMPUTATION DU COL DE L'UTÉRUS. M. Colombat rapporte, dans son *Traité des maladies de femmes*, que Lapeyronie, consulté sur un sarcôme attaché au bord de l'utérus, qui était calleux dans cet endroit, ayant pensé qu'on pouvait extirper la tumeur, avec la callosité d'où elle prenait naissance, coupa jusque dans la partie saine, et que la malade guérit parfaitement. Suivant Baudelocque, cette opération aurait été proposée par Lauvariol, en 1780; Wrisberg l'a également conseillée, dans un mémoire intitulé : *de Uteri resectione*, etc. (Gœttingue, 1787). Mais Osiander, professeur à l'université de Gœttingue, est réellement le premier qui l'ait pratiquée, en 1801. Quelques années après, ce chirurgien publia, dans le bulletin de la société royale de la même ville, un mémoire, contenant plusieurs observations de résection du col utérin, faites avec succès. Cette nouvelle opération fit beaucoup de bruit en Allemagne. A peine fut-elle connue en France que Dupuytren se mit en mesure de la soumettre au creuset de l'expérience, et la pratiqua un grand nombre de fois. M. Récamier, de son côté, en fit autant; mais, malgré les prétendus succès que ces opérateurs prétendaient en avoir obtenus, leur zèle se refroidissait quand M. Lisfranc vint à son tour, en 1826, rendre compte des résultats auxquels il était arrivé, et ranimer l'ardeur des chirurgiens. Actuellement, il est peu de chirurgiens qui n'aient eu occasion de tenter l'excision du col utérin, les matériaux ne devraient donc pas manquer pour faire l'appréciation de la valeur de cette opération; mais malheureusement il n'en est rien, ainsi que nous le verrons plus loin.

Indications et contre-indications. Avant de passer outre, il est important d'examiner les cas dans lesquels on devra tenter l'amputation du col de l'utérus; M. Lisfranc, dans un mémoire lu à l'Académie des sciences en 1834, résume, en cinq propositions, les cas où il lui paraît convenable d'opérer : 1° lorsque le cancer est bien caractérisé, et qu'il est assez profond pour qu'on ne puisse pas essayer la cautérisation; 2° quand la maladie ne s'étend pas au-dessus de la partie supérieure de l'insertion utérine du vagin; 3° lors même que l'existence du carcinôme ne serait pas bien constatée, M. Lisfranc pense qu'on doit encore opérer, si la santé générale fléchit tous les jours davantage, si les autres moyens thérapeutiques ne guérissent pas la maladie, ou ne l'amendent point, et s'ils ne l'empêchent pas même de faire des progrès qui menacent d'enlever tout espoir de guérison; 4° bien qu'on conseille, en général, de ne point opérer toutes les fois qu'il existe de l'engorgement sur le corps de la matrice, l'auteur croit que cette opinion est trop exclusive; 5° enfin, la pratique a démontré à Larrey et à M. Lisfranc, chacun dans un cas, qu'on pouvait opérer avec succès, quoique les ovaires fussent atteints d'un engorgement qui a doublé leur volume.

La plupart des propositions, émises par le chirurgien de la Pitié, sont sujettes à contestation, car, le plus souvent, il est extrêmement difficile, sinon impossible, de s'assurer exactement de l'état des parties. Et d'abord, quels sont les signes qui indiquent que le cancer est bien caractérisé? Sont-ce les bosselures, les duretés, le changement de forme et de volume, qui se montrent si fréquemment sur cette partie? Mais on en rencontre beaucoup qui dépendent de diverses circonstances, telles que l'âge, de nombreux accouchemens, etc., et n'ont aucune analogie avec le cancer. D'ailleurs, à supposer que la maladie fût réellement un cancer, encore faudrait-il savoir si c'est un squirrhe ou un encéphaloïde; car, si le premier est susceptible de guérison, l'autre repullule constamment. Ensuite, dans l'hypothèse où l'on aurait la certitude d'un cancer, serait-il beaucoup plus facile de savoir jusqu'à quel projet il remonte? Lorsque déjà l'on ne parvient que d'une manière incertaine à déterminer les limites des cancers externes, cette délimitation sera-t-elle plus aisée à établir dans le fond du vagin, où l'on ne peut apercevoir que l'extrémité de l'organe, et s'assurer de l'état de l'autre portion que par le toucher? Concluons de là que, si, pour opérer, on attend que le cancer soit manifeste, soit ulcéré en un mot, on s'exposera à n'enlever qu'une partie du mal, et à le voir repulluler; et, d'ailleurs, fût-il tout enlevé, comme il est probable que les vaisseaux lymphatiques auraient déjà transporté au loin la matière cancéreuse prise au sein de l'ulcère, on devrait encore conserver cette crainte. D'un autre côté, en pratiquant l'amputation du col avant que la tumeur ne soit ulcérée, on s'exposera à enlever un col non dégénéré. Si l'opération ne présentait aucun danger, on pourrait, on devrait même, se décider à la faire, lors même que l'organe ne présenterait que des apparences de cancer; mais, comme il n'en est pas ainsi, en s'y décidant sans nécessité bien démontrée, on courrait le risque de causer la mort d'une femme qui aurait pu vivre long-temps dans l'état où elle se trouvait. D'après ce qui précède, il est facile de voir que l'opération dont il s'agit est rarement indiquée d'une manière précise, à moins toutefois que la maladie n'ait commencé par un ulcère.

L'*anatomie* du col utérin mérite quelque attention. La longueur ou la saillie qu'il fait dans le vagin n'est pas toujours la même; quelquefois nulle, elle varie néanmoins, en général, entre 7 à 15 millimètres (3 à 6 lignes), et souvent plus. Le vagin s'étend plus haut sur l'utérus par sa surface externe que par sa surface interne; en sorte qu'on peut le détacher en haut et en avant dans une certaine étendue qu'on évalue à 12 ou 15 millimètres, sans crainte d'établir une communication entre sa cavité et celle du bassin, ni de blesser le repli péritonéal qui se réfléchit de la face antérieure de la matrice à la vessie; mais il faut bien prendre garde de ne pas léser cette dernière qui adhère intimement au vagin. En arrière il n'en est pas de même : la lèvre postérieure de l'utérus étant plus longue que l'antérieure, le cul-de-sac utéro-rectal du péritoine descend jusque sur la face postérieure du vagin, et ne permet pas de le détacher dans une étendue plus grande que 3 à 4 millimètres sans courir le risque d'ouvrir la séreuse.

EXCISION DU COL DE L'UTÉRUS, PRÉALABLEMENT ABAISSÉ.

Méthodes opératoires. Il y en a deux bien distinctes : dans la première, on attire le col jusqu'à la vulve pour le couper, et, dans la seconde, on le coupe en place.

Procédé d'Osiander. Le chirurgien de Gœttingue, après avoir placé la malade comme pour l'application du spéculum, traversait le col d'arrière en avant et transversalement avec des aiguilles courbes, entraînant après elles des rubans, à l'aide desquels il attirait à la vulve, par des tractions ménagées, l'organe qu'il retranchait avec un bistouri.

Procédé de Dupuytren. Le chirurgien de l'Hôtel-Dieu commençait par découvrir les parties à l'aide du spéculum, et substituait aux rubans d'Osiander de longues pinces de Museux, à crochets peu courbés, avec lesquelles il est également facile de saisir et de lâcher le col utérin. Depuis, ces pinces ont été adoptées d'une manière générale. Après avoir introduit le spéculum, il le donnait à tenir à un aide, saisissait ensuite et attirait légèrement à lui, avec la pince de Museux, toute la portion du col de l'utérus, qui était affectée de dégénérescence carcinomateuse, et la coupait avec un couteau à deux tranchans, courbé sur son plat, ou mieux avec de très longs et très forts ciseaux, également courbés sur leur plat et parfaitement tranchans, tenus de la main droite, et qu'il portait alternativement en haut, en bas et sur les côtés, en tournant en dedans leur concavité et en les faisant agir autant que possible sur les parties saines au-delà des limites du cancer.

Procédé de M. Lisfranc. Après avoir introduit un spéculum bivalve, qui a l'avantage de mieux embrasser la tumeur et de tendre la partie supérieure du vagin, M. Lisfranc absterge soigneusement le col, porte au-dessous de lui une pince de Museux, semblable à celle dont se servait Dupuytren, l'ouvre et cherche à saisir le col par deux points diamétralement opposés, en ayant le soin de pousser un peu dessus en même temps que les griffes pénètrent dedans, afin de suivre le mouvement d'ascension de l'organe et de ne pas le saisir trop bas; cela fait, il retire le spéculum, que la pince ou l'érigne peut facilement traverser, et cherche à conduire le col à l'entrée du vagin, en exerçant sur lui des tractions lentes et graduées, d'abord dans la direction de l'axe du détroit supérieur, puis dans celle de l'axe du détroit inférieur. Le temps nécessaire pour produire cet abaissement est quelquefois très long; mais on ne doit pas regarder à y consacrer cinq, dix, vingt minutes, et même une demi-heure s'il le faut, en tirant toujours avec lenteur. Lorsque M. Lisfranc a réussi, il applique, un peu au-dessus de la première, une seconde pince aux extrémités du diamètre qui coupe le précédent à angle droit; puis, il porte le doigt indicateur sur le pourtour de l'insertion utérine du vagin, et la reconnaît facilement à la présence d'une espèce d'anneau, au-dessus duquel la pression fait sentir du vide. Alors, il confie les érignes à un aide instruit placé, comme lui, entre les cuisses de la femme, mais un peu à droite, tandis que lui-même se met du côté gauche de la malade. Il commande alors de relever les érignes, pour faire un peu basculer la matrice, et rendre la partie postérieure du col plus saillante, porte son doigt indicateur gauche à demi fléchi derrière le museau de tanche, mesure la hauteur à laquelle la section doit être faite, dirige son bistouri, préalablement entouré d'une bande jusqu'à 4 centimètres (1 pouce et demi) de sa pointe, vers ce doigt qui lui sert de guide et de point d'appui, et pénètre dans l'organe malade qu'il a soin de faire abaisser graduellement afin d'en faire saillir successivement toutes les autres parties, et cela, d'autant plus, qu'elles sont envahies plus haut par la maladie. Néanmoins, l'aide n'exercera pas de tractions trop fortes, à mesure que la section s'avancera, dans la crainte de déchirer les tissus. L'opérateur coupe toujours à petits coups et en sciant, afin de ne pas blesser les grandes lèvres et d'éviter les échappées de l'instrument; car le tissu de l'utérus étant très dur présente beaucoup de résistance au bistouri.

Lorsque le col malade a acquis un trop gros volume pour s'engager dans le spéculum, on met cet instrument de côté, et l'on introduit sur le doigt indicateur des érignes simples ou doubles, qu'on fixe sur l'extrémité inférieure de la matrice.

Procédé de M. Colombat. Au lieu d'employer des érignes simples ou des pinces de Museux, pour saisir et abaisser le col, M. Colombat préfère se servir d'un instrument de son invention, auquel il a donné le nom d'*utéroceps*, qui se compose de quatre érignes doubles, et dont nous avons donné la description à l'article excision des polypes. Cet instrument présente l'avantage de saisir d'un seul coup, en quatre points opposés, le col de l'utérus, et de permettre au chirurgien d'exercer lui-même les tractions nécessaires pour le faire saillir dans le sens qui lui paraît convenable.

SECTION DU COL DE LA MATRICE SANS DÉPLACEMENT DE CET ORGANE.

Il y a des cas où l'on ne peut amener le col de la matrice à la vulve, quelle que soit la patience qu'on y mette. Chez cinq de ses malades, M. Lisfranc n'a pu y parvenir, et s'est trouvé dans l'obligation de laisser l'opération inachevée. On a prétendu que les difficultés qu'on éprouvait tenaient à l'engorgement des ligamens larges; mais MM. Tanchou et Malgaigne pensent que ces ligamens n'y sont pour rien. Ce dernier chirurgien attribue la résistance à l'aponévrose pelvienne, et principalement à ses parties latérales et un peu postérieures; au reste, quelle qu'en soit la cause, comme il est important néanmoins d'exciser le col utérin, on a dû chercher les moyens d'y parvenir sans être obligé d'abaisser préalablement la matrice. L'opération, pratiquée de cette manière, offre d'autant plus d'avantages que l'abaissement est toujours douloureux, tandis que la section ne l'est pas.

Dans ces cas, *Dupuytren*, après avoir exactement embrassé le cancer dans l'extrémité du spéculum, cernait le lieu affecté avec une cuiller, tranchante par sa courbe terminale, et, s'il en était besoin, portait la section jusque dans les parois de la cavité utérine. Les parties cernées que la cuiller n'avait pas pu détacher complétement, l'étaient au moyen des ciseaux courbes.

M. *Hatin* voulait que, au travers du spéculum, on fixât d'abord l'utérus avec une tige, appelée *éphelcomètre* (v. pl. 76, fig. 40), qui était introduite fermée dans la cavité de l'organe, puis développée à l'aide d'une vis, de façon à ne pouvoir plus en être retirée; on devait ensuite retrancher la partie malade, à l'aide d'une espèce de forceps, dont les branches, terminées par deux extrémités tranchantes, en forme de croissant, étaient fixées sur l'éphelcomètre, et coupaient le col en se rapprochant.

M. *Colombat* affirme, dans son ouvrage sur la maladie des femmes, avoir appliqué cinq fois, avec facilité, un instrument de son invention, appelé *histérotome*, composé d'une pince dont chaque extrémité se termine par trois crochets; cette pince est destinée à saisir le col de la matrice et à le fixer; ses branches s'écartent ou se rapprochent au moyen d'un coulant mobile. Une lame, en forme de faux, fixée à-peu-près au niveau des érignes, à l'extrémité d'une tige qu'on fait mouvoir circulairement, à l'aide d'un petit levier, coupe le col pendant ce mouvement circulaire. Avant de se servir de cet instrument, il faut commencer par introduire le spéculum qui doit garantir les parois du vagin.

Appréciation des méthodes. Des deux méthodes dont nous venons de parler, la seconde, celle qui consiste à couper le col de l'utérus en place, ne doit être employée que dans les cas où l'abaissement de l'organe ne pourrait être opéré qu'avec beaucoup de difficultés, et sans courir le risque de causer des déchirures et de grandes douleurs à la femme. C'est, en un mot, une méthode exceptionnelle, parce qu'elle ne permet pas d'apprécier aussi exactement que la première l'étendue du mal, et de pénétrer comme elle jusqu'au centre de la matrice. Le spéculum n'a pas une grande utilité. Il nous paraît même qu'il est souvent plus gênant qu'utile, et que, dans la plupart des cas, on place plus facilement et plus sûrement les érignes, en les conduisant simplement sur les doigts. Toutefois, comme il est important que les parois du vagin soient tenues écartées pendant qu'on fait la section, on pourra placer le spéculum après l'application des pinces de Museux (pl. 74, f. 2). Quant au procédé à suivre, celui de M. Lisfranc nous paraît mériter la préférence dans la majorité des cas. Cependant, si l'on voulait exciser en cône le col de l'utérus, on pourrait le faire comme cela est indiqué pl. 74, f. 2. On y voit le museau de tanche, bien saisi entre les mors de deux érignes, et sur un point du cancer qui ne doit pas être trop ramolli. Gouvernant alternativement l'une des érignes de sa main gauche, tandis que l'autre érigne confiée à un aide, fixe le museau de tanche, de peur qu'il ne se détache en coupant sur la première, avec la main droite armée d'un bistouri à long manche. Le chirurgien cerne toute la portion malade qu'il taille en un cône aux dépens du col, et en creusant profondément, s'il en est besoin, jusque dans le corps de l'utérus. Si les tissus offrent assez de résistance, une seule érigne autour de laquelle tourne le tranchant est plus commode.

Dans la seconde méthode, le spéculum est indispensable; celui qui mérite la préférence est le spéculum à quatre valves. Le procédé fondé sur l'emploi de l'instrument de M. Colombat, nous paraîtrait plus facile à pratiquer que les autres, si ce n'était l'inconvénient de nécessiter des moyens spéciaux. En réalité, les instrumens ordinaires, les pinces de Museux, un long bistouri droit ou un peu courbé sur le plat, environné d'une bandelette jusqu'à quelques millimètres de sa pointe, les ciseaux courbes ou la curette tranchante de Dupuytren, suffisent dans tous les cas.

Suites de l'opération, et soins qu'il convient d'y apporter. Lorsqu'il n'y a pas d'accidens immédiats, il suffit de replacer la femme dans son lit: aucun pansement n'est nécessaire. On met la malade au régime des grandes opérations, et l'on se contente de surveiller les accidens consécutifs, afin de les combattre aussitôt qu'ils apparaissent. Une diète sévère est utile les premiers jours; quelques petites saignées du bras, répétées à des intervalles plus ou moins longs, suffisent souvent pour conjurer l'inflammation qui a de la tendance à se développer autour de la plaie et à déterminer une réaction générale. Lorsque, au bout de quelques jours, il n'est survenu aucun accident, il est important de faire quelques injections tièdes et émollientes dans le vagin, afin de le nettoyer. S'il y avait des écoulemens fétides, il faudrait substituer les injections chlorurées à celles d'eau pure, outre qu'elles conviendraient également pour activer la cicatrisation. Les bains, les lavemens composés, et les cataplasmes laudanisés sur le ventre, seront souvent utiles; alors, aussi, on pourra administrer quelque nourriture qu'on augmentera graduellement. Après le dixième jour, tout danger d'hémorrhagie étant passé, on devra pratiquer le toucher, et appliquer le spéculum pour examiner l'état de la plaie: si elle présentait des bourgeons sanieux ou un aspect de mauvaise nature, on pourrait la cautériser avec le nitrate acide de mercure, ou avec le fer rouge. Chez les femmes qui guérissent, la cicatrisation est assez longue à se faire. Sanson dit qu'elle s'opère en trois semaines ou un mois, et quelquefois plus tôt. M. Colombat cite une femme qui fut entièrement guérie en vingt-cinq jours; mais, en général, il faut six semaines ou deux mois pour obtenir ce résultat, ce qui dépend de la densité du tissu utérin. La cicatrice présente une couleur rosée et quelques rides qui vont converger vers l'orifice interne. Plusieurs femmes opérées par Dupuytren et autres ont parfaitement guéri, et ont pu dans la suite concevoir et accoucher comme avant l'opération. Toutefois, lorsqu'on a pratiqué l'amputation du col, on doit recommander à la femme qui l'a subie, de laisser en repos les organes génitaux, de ne se livrer à l'acte du coït, que lorsque la guérison est bien assurée, et de s'abstenir de tout ce qui peut causer une irritation fâcheuse sur l'utérus, soit des travaux pénibles, des veilles, des mets épicés, et surtout l'usage du café. On s'est demandé si l'emploi de l'arsenic, à la dose de 4 à 5 milligrammes par jour, soit en pilules, soit en teinture, pourrait contribuer à détruire la disposition générale à la maladie cancéreuse. Mais ce moyen, quoique soumis à l'expérience, n'est pas encore jugé.

Accidens de l'opération. Les suites de l'amputation du col de la matrice sont loin de se passer toujours aussi bien que nous venons de le supposer. Souvent, au contraire, il se manifeste des accidens qui viennent en compromettre le succès. Ce sont des accidens nerveux, l'hémorrhagie, la péritonite, la phlébite utérine, les phlegmasies des parties contenues dans le bassin, la perforation du rectum et de la vessie, et enfin la récidive.

1° *Accidens nerveux*. Ils se manifestent très souvent immédiatement après l'opération, et sont de nature à effrayer les personnes qui ne les ont jamais observés; mais, en général ils ne durent que quelques heures, et se calment sous l'influence des anti-spasmodiques. 2° *Hémorrhagie*. L'enlèvement du col de l'utérus est toujours accompagné d'une certaine perte de sang qu'on évalue de trois à six palettes. M. Lisfranc pense que cet écoulement est salutaire, et qu'il ne doit pas inquiéter le chirurgien, lors même qu'il est porté au point de produire la syncope. Suivant lui, les chances d'inflammation sont d'autant moindres, que le sang s'est écoulé en plus grande quantité. Si cependant cet écoulement durait trop long-temps, s'il était trop abondant, et si la femme s'affaiblissait beaucoup, il faudrait débarrasser le vagin du spéculum et cautériser ou tamponner. D'après M. Pauly, l'hémorrhagie paraît être un des accidens les plus redoutables de l'opération. Il prétend que, dans treize cas d'excision par le procédé de M. Lisfranc, l'hémorrhagie est survenue sept fois, et que trois des sept femmes qui en ont été atteintes, en sont mortes en peu d'heures. Pourtant, d'après la plupart des auteurs, cet accident ne serait pas aussi commun. Ainsi, Sanson dit que l'écoulement de sang est en général modéré, et s'arrête de lui-même. M. Colombat assure qu'il est très rare qu'on ait besoin de tamponner: sur cinq opérations qu'il a faites, il n'y a pas eu d'hémorrhagie inquiétante. Elle n'est pas non plus survenue dans huit opérations faites par M. Velpeau. M Dufresse qui en a pratiqué une, en 1837, en présence de MM. Camus et Varennes, n'a vu s'écouler que quelques onces de sang. 3° Quant à la *phlébite*, nul doute qu'elle ne puisse survenir, puisqu'elle se manifeste quelquefois après les blessures les plus légères. 4° *La perforation du rectum ou de la vessie* ne peut avoir lieu que dans les cas où on est obligé d'amputer très haut, et où il faut cerner l'intérieur de la matrice. Dans les cas ordinaires, elle ne peut résulter que de la maladresse de l'opérateur. 5° La *péritonite* survient assez fréquemment, mais elle dépend dans la plupart des cas, de ce qu'on a perforé involontairement la séreuse, en voulant enlever le mal dans une trop grande étendue. 6° Enfin, les *récidives* sont, ou doivent être très fréquentes; car il n'y a pas de raison pour qu'un vrai cancer repullule moins à la matrice qu'en tout autre endroit.

Appréciation générale. Maintenant, il nous reste un pénible devoir à remplir; c'est de rechercher, dans les documens publiés, la valeur réelle de cette opération. Dans l'état actuel de la question, une pareille appréciation est difficile, impossible même. Un homme qui a vécu dans des rapports intimes avec M. Lisfranc, est venu l'accuser hautement d'avoir abusé de sa position pour exploiter la crédulité des pauvres malades qui voyaient en lui leur unique planche de salut, et pour tromper le public et les sociétés savantes, auxquels il aurait transmis de fausses statistiques et de faux résultats sur ses opérations. Cet homme, c'est M. Pauly dont le livre (*Maladies de l'utérus*, 1836), jeté parmi nous il y a quelques années, est venu augmenter le trouble qui existait déjà dans les esprits sur ce point. Au lieu de quatre-vingt-dix-neuf opérations annoncées par M. Lisfranc, M. Pauly dit qu'il n'y en a jamais eu plus de quarante-sept; d'un autre côté, M. Pauly faisant le dépouillement d'une liste de vingt-trois succès, déposée à l'Institut par M. Lisfranc, trouve neuf cas supposés, trois double emploi, deux cas où il n'y avait que des petits polypes qu'on a excisés; deux autres où la maladie consistait dans de légères excoriations qui ont été guéries par la simple cautérisation; deux où il y eut récidive, et trois ou quatre seulement où la guérison a été réelle. Enfin, sur quatorze opérations que M. Pauly a vu pratiquer par M. Lisfranc, depuis le commencement de l'année 1833, jusqu'au commencement de l'année 1836, une seule aurait été suivie de succès probable.

Les faits que l'on impute à M. Lisfranc d'avoir supposés forment, selon nous, le point capital de l'accusation de M. Pauly; car on peut se tromper sur la nature des maladies que l'on opère; on peut aussi être trompé sur les résultats des opérations, par mille circonstances diverses; mais sur leur nombre, jamais. Doubler sciemment le nombre de ses opérations, et ranger parmi elles des opérations différentes, et dont le succès est certain, c'est une manière d'arranger les choses, que nous laisserons à d'autres le soin de qualifier. Hâtons-nous de couvrir d'un voile toute cette déplorable affaire, et revenons à notre sujet. Dans l'appréciation dont il s'agit, jusqu'à preuves contraires aux allégations de M. Pauly, preuves qui n'ont pas encore été données, il nous est impossible de tenir compte des faits fournis par M. Lisfranc. Restent ceux des autres chirurgiens. Osiander a pratiqué l'amputation du col vingt-huit fois, et Dupuytren quinze à vingt fois. Parmi les femmes guéries par ces moyens, dit Sanson, interprète de Dupuytren, plusieurs sont devenues mères, et ont accouché sans accidens. Mais ce qui semblerait prouver que cette opération n'aurait pas été aussi heureuse, entre les mains de ces chirurgiens, qu'on a bien voulu le dire, c'est qu'ils avaient pour ainsi dire fini par l'abandonner, décision à laquelle nous ne pouvons qu'applaudir d'après les faits dont nous avons nous-même été le témoin. Nous en tenant donc à quelques faits en petit nombre, qui semblent mieux avérés: sur huit femmes opérées par M. Velpeau, deux ont succombé, chez quatre la maladie a récidivé, et chez deux la guérison a été solide: encore n'est-il pas sûr que pour la dernière on ait eu réellement affaire à un cancer. Dans six cas cités par M. Cazenave (*Bull. de l'Acad. roy. de Méd.*, t. 1), il y a eu quatre morts, une guérison certaine, et une incertaine. Des cinq malades opérées par M. Colombat, deux ont succombé à une récidive, deux auraient guéri; quant à la cinquième, elle a été assez bien après l'opération, mais on ne dit pas si elle s'est complètement rétablie. La malade opérée par M. Dufresse était atteinte d'un cancer encéphaloïde; elle a été très bien pendant les deux mois qui ont suivi l'opération. Mais alors, il y a eu une récidive qui l'a emportée. Ainsi, dans cette petite série de vingt malades, il y en a eu neuf qui ont succombé à des accidens immédiats, quatre atteintes de récidive, deux chez lesquelles on n'était pas assuré de la guérison, et une où il n'y avait pas de certitude de cancer. En somme, une moitié de mortes, un quart de guéries et un quart où l'opération a été pour le moins inutile. Ce résultat, assurément, est peu encourageant au premier abord. Mais si l'on considère que l'excision du col de l'utérus, bornée comme elle doit l'être aux cas avérés de cancer, s'adresse à une maladie nécessairement mortelle; que l'opération par elle-même n'est pas suivie de graves dangers immédiats, pourvu qu'on ne soit pas obligé de dépasser les limites du vagin; enfin, que le plus grand nombre de personnes opérées paraissent d'abord vouloir très bien se rétablir, et ne succombent généralement, plus ou moins long-temps après l'opération, qu'à la récidive, c'est-à-dire à la cause même de la maladie: on ne voit pas là de motifs plus sérieux pour abandonner cette excision, qu'il n'y en a pour abandonner l'amputation des cancers dans les autres parties du corps, soumises aux mêmes chances. Que si les récidives sont si fréquentes, cela tient à ce que l'on agit sous l'influence d'une diathèse cancéreuse ou que l'on ampute trop tard, soit que la maladie ait primitivement débuté plus haut que le col, ou qu'elle se soit propagée du col au corps de l'utérus. L'essentiel est de s'assurer, par un bon diagnostic, avant l'opération, de la réunion de trois circonstances: 1° que la maladie est bien réellement un cancer commençant; 2° qu'elle est en entier accessible aux instrumens; 3° qu'elle est locale, et qu'aucun signe ne trahit l'existence d'une diathèse générale. Que si, en opérant avec ces précautions, la maladie pourtant récidive, comme il faut toujours s'y attendre, du moins, le chirurgien est irréprochable, ayant fait tout ce qu'il a pu pour essayer de guérir.

EXTIRPATION DE L'UTÉRUS.

Cette opération peut être pratiquée dans trois cas différens: 1° lorsque l'utérus est renversé, c'est-à-dire retourné sur lui-même, comme un doigt de gant, de manière que sa surface interne est devenue externe et que, dans cet état, la réduction en est impossible; 2° lorsque la matrice est dans un état de prolapsus complet, et envahie par la gangrène ou la dégénérescence cancéreuse; et 3° lorsque l'organe, sans être déplacé, est envahi par un cancer. Ces trois cas méritent d'être traités à part, parce que les résultats de l'opération sont fort différens dans les uns et dans les autres.

A. Renversement ou inversion de l'utérus.

Le retournement de l'utérus sur lui-même peut être incomplet ou complet. Lorsque l'inversion est incomplète, la maladie peut être assez facilement confondue avec un polype fibreux, car elle fait dans le vagin une saillie pyriforme, prolongée au-delà de l'orifice et du col utérin, par un pédicule qui ressemble beaucoup à celui d'un polype; mais, en pratiquant le toucher vaginal, rectal et hypogastrique, en promenant un stylet autour du pédicule, dans la gouttière du col utérin, et en plaçant une sonde dans la vessie, dont le bec s'enfonce dans le fond de la matrice, on parvient ordinairement à bien établir son diagnostic. — Lorsque le renversement est complet, la maladie est toujours facile à reconnaître; outre que l'utérus fait saillie dans le vagin et pend entre les cuisses, au dehors de la vulve, il ne reste plus de vide entre son pédicule et l'anneau du col, et, si l'on pratique le toucher par le rectum, on ne trouve plus le corps de la matrice au-delà. Si cet état permettait à la femme de se livrer à ses occupations, et ne déterminait chez elle que de légers accidens, on pourrait se borner à un traitement palliatif qui consisterait en injections émollientes ou astringentes, et à soutenir la tumeur avec un pessaire en bilboquet; mais s'il est survenu des accidens graves, il n'y a d'autres moyens d'obtenir la guérison de l'infirmité que la réduction ou l'enlèvement de l'utérus.

Réduction. On ne peut la tenter avec quelque espoir de succès que dans les premiers momens qui ont succédé à l'accident, c'est-à-dire presque toujours à la suite de l'accouchement, qui en est la cause ordinaire; car alors l'anneau, formé par le col autour de la tumeur, est encore souple et peut se laisser dilater assez pour permettre au corps de l'utérus de repasser à travers son ouverture; mais lorsque la maladie, méconnue dans le principe, existe depuis des mois ou des années, la réduction ne pourrait être effectuée, quels que fussent les efforts qu'on fît pour y parvenir, et il serait même imprudent de la tenter; car le col, qui a repris son volume et sa dureté ordinaire, ne se prêterait pas à la dilatation, et le corps de la matrice lui-même, rigide et gonflé, n'offrirait pas moins de difficultés à un retournement. En pareil cas, Millot a proposé d'inciser le col avec un lithotome caché de Frère Côme. M. Colombat pense qu'on ne doit pas entièrement rejeter ce moyen, lorsque tous les autres ont échoué; mais il conseille de substituer à une seule incision, qui, pour être utile, devrait être portée assez loin, ce qui ne pourrait se faire sans danger de pénétrer dans le péritoine, un débridement multiple, semblable à celui qu'on opère sur les anneaux fibreux dans les hernies, et composé de quatre ou plusieurs incisions faites avec un bistouri boutonné. En donnant à chacune d'elles deux à trois millimètres, on obtiendrait, dit-il, plus qu'avec une seule qui en aurait huit à douze. A notre avis, ce débridement ne pourrait être utile qu'autant que l'inversion n'est pas complète, accompagnée de gonflement et surtout un peu ancienne; car, dans ce dernier cas, ce n'est pas seulement le col qui met obstacle à la réduction, mais aussi le corps de la matrice, à l'état pathologique, parfois non moins difficile à retourner de dehors en dedans pour le ramener à son état ordinaire, qu'il l'est de retourner sur elle-même de dedans en dehors une matrice qui est dans son état naturel.

Enlèvement de l'utérus. Il a été proposé, comme ressource extrême, lorsque la réduction a été jugée impossible, et que les malades éprouvent des accidens très graves, tels que des hémorrhagies abondantes et des syncopes répétées qui menacent à chaque instant leur existence. La ligature et l'amputation sont les moyens à l'aide desquels on le pratique. Ces deux opérations ont été plusieurs fois mises en usage avec des succès variés. Béranger de Carpi, Wrisberg, M. Velpeau et autres ont rapporté des cas où l'amputation a parfaitement réussi. D'un autre côté, Faivre de Vesoul, Ant. Petit, Bouchet père, de Lyon, Windsor, Johnson, Chevalier, Grandville, Gooch, Davis, M. Lasserre (*Arch.* t. VIII, pag. 395), M. Bloxam (*Gaz. méd.*, 1837) et autres, ont cité des observations où l'application de la ligature avait été couronnée de succès. Mais, en opposition avec ces cas, on peut en rappeler beaucoup d'autres où elle a échoué : tels sont ceux rapportés par Deleurye, Goulard, Baudelocque, Desault, Boyer, etc.

Manuel opératoire. Les auteurs qui ont écrit sur ce sujet n'établissent pour ainsi dire aucune manière générale de procéder. Ainsi, ils n'indiquent point si l'on doit enlever le col en même temps que le corps de l'utérus. En amputant ou en liant la tumeur, de manière à n'en laisser que ce qui est embrassé par le col utérin, ainsi qu'on l'a toujours fait, on n'a réellement enlevé qu'une partie de la matrice. M. Malgaigne est le seul qui, dans son *Manuel de médecine opératoire*, ait insisté sur ce point. « L'extirpation, dit-il, peut se faire sur l'utérus même, au-dessous « du col, et alors on n'emporte en réalité que le corps de l'utérus. « Elle peut être faite au-dessus sur le vagin, quand celui-ci est renversé et malade, et alors on enlève l'utérus tout entier. »

Excision au-dessous du col. *Procédé de M. Velpeau*. La tumeur fut saisie avec une pince-érigne que l'on confia à un aide. Deux doigts de la main gauche, portés en avant, servirent de guide à un long couteau courbe, avec lequel on divisa, couche par couche, tout le collet de l'organe, de manière à n'en laisser que ce qui était embrassé par le col utérin. Porté par la plaie, le doigt entra librement dans le péritoine et sentit distinctement les intestins.

Ligature au-dessous du col. Elle doit être portée sur le collet de la tumeur et serrée avec un serre-nœud. Baxter l'a pratiquée une fois en traversant le pédicule avec une aiguille, armée d'un fil double. C'est ainsi qu'on agit pour les cas de polypes pendans entre les cuisses, et dont le pédicule est très volumineux.

Procédé proposé par M. Malgaigne. Soit qu'on ampute ou qu'on lie au-dessus du col, sur le vagin, ou bien au-dessous, sur le collet de la tumeur, M. Malgaigne conseille d'inciser, couche par couche, le tissu du vagin ou de l'utérus, jusqu'à la membrane péritonéale, de l'ouvrir avec la même précaution qu'un sac herniaire, de repousser les viscères qui y seraient logés, et d'achever seulement alors l'excision, ou de placer la ligature.

De ces procédés, celui de M. Malgaigne nous paraît préférable aux autres; nous ne voyons pas, à la vérité, la nécessité d'ouvrir le péritoine pour refouler les viscères qui pourraient avoir glissé dans l'infundibulum formé par l'utérus. Comme l'ouverture de cette membrane séreuse, et la communication de sa cavité interne avec l'air extérieur paraît avoir une influence notable sur les phlegmasies consécutives qui accompagnent cette opération, mieux vaudrait agir de la manière suivante.

Procédé proposé par M. Dufresse. Faire coucher la femme sur le dos, le siége plus élevé que la tête, pour déterminer l'ascension des viscères vers le diaphragme; comprimer doucement la tumeur, pour chasser les parties contenues dans son intérieur, s'il y en a; puis diviser, circulairement, couche par couche, et avec une minutieuse attention, jusqu'au péritoine, le vagin ou la matrice, suivant qu'on ampute, au-dessus ou au-dessous du col, et appliquer, dans la rainure pratiquée par l'instrument tranchant, une ligature qui mettra la surface séreuse partout en contact avec elle-même. Au bout de 36 ou 48 heures, elle aura contracté des adhérences qui permettront d'enlever la tumeur et la ligature, ou bien de les laisser en place jusqu'à la chute naturelle du lien.

Il survient quelquefois des accidens nerveux effrayans à la suite de l'enlèvement de la matrice par l'instrument tranchant ou avec la ligature. Après l'opération pratiquée par M. Velpeau, l'hémorrhagie fut légère; mais des douleurs accablantes, des crampes, une agitation extrême, des syncopes qui survinrent bientôt, persistérent avec tant d'intensité pendant trois jours, que le chirurgien avait tout-à-fait désespéré de sa malade. Les mêmes phénomènes se sont manifestés chez les personnes opérées par MM. Lasserre et Bloxam. Comme ces accidens ne se montrent pas lorsqu'on enlève la matrice pour un prolapsus ou pour un cancer, on est porté à penser qu'ils tiennent à ce qu'on agit sur le tissu utérin lui-même.

B. Prolapsus complet de l'utérus.

D'après Ætius, Soranus conseillait déjà cette opération. « Si la portion pendante de l'utérus, dit-il, s'ulcère à cause de l'âcreté des urines, et si elle se putréfie, extirpez-la sans rien craindre; l'exemple nous autorise à la retrancher, car on l'a quelquefois extirpée tout entière, et le succès a couronné l'entreprise. » Paul d'Egine, Moschion, Avenzoar, Rhasès, Christophus à Væga,

Mercurialis, Benivenius, Fernel, A. Paré et autres auteurs anciens en ont rapporté des exemples. Celui d'A. Paré est un des plus concluans. La femme mourut d'une autre maladie trois mois après l'opération. A l'autopsie A. Paré constata l'absence de la matrice, et dit que, à la place de l'organe, il existait une simple dureté dans le bas-fond du bassin. Des auteurs plus modernes ont également enlevé la matrice : tels sont A. Hunter, en 1797; M. Galot de Provins, en 1809; Marschall de Strasbourg, qui ouvrit le cadavre de la femme, morte dix ans après l'opération, et constata l'absence de la matrice; M. Langenbeck, en 1813; Fodéré, dont l'observation fut publiée en 1825; MM. Récamier et Marjolin, Delpech et plusieurs autres.

Ainsi les exemples ne manquent pas pour encourager à enlever la matrice en état de prolapsus; mais on ne doit pas se décider à pratiquer une pareille opération avant d'avoir acquis la certitude que cet organe est affecté de gangrène ou de cancer. La ligature pure et simple, la ligature préalable suivie de l'excision, l'excision pure et simple, et l'extirpation avec dissection du péritoine sont les méthodes qu'on emploie.

1° Ligature. La fig. 3 de la pl. 74 représente cette opération. L'utérus et le vagin sont descendus hors de la vulve et les viscères invaginés dans la poche que forme le vagin renversé, ayant été réduits, un aide, placé à genoux au-dessus de l'opérateur, contient le vagin entre le pouce et l'indicateur des deux mains (a, b) pour empêcher les viscères de redescendre. Le chirurgien qui a passé une double ligature verticalement au travers du vagin a déjà lié la moitié droite, et il est sur le point de pratiquer la ligature de la moitié gauche, dont les chefs sont encore pendans au-dehors. Bien qu'il soit facile de comprendre tout le pédicule de la tumeur dans une seule ligature, il vaut toujours mieux faire une ligature multiple. La ligature constitue à elle seule une opération, si l'on se propose d'obtenir la chute de la matrice par mortification, et forme un temps préparatoire de l'excision, si cette méthode est préférée. Il vaut mieux agir de cette dernière façon que de laisser tomber la tumeur d'elle-même; c'est ainsi que Bernhard, Baxter et autres ont agi. En effet, le seul but de la ligature étant de prévenir l'hémorrhagie, il ne peut y avoir aucun avantage à lui permettre de couper les tissus.

2° L'excision *pure et simple, et sans ligature préalable*, peut être aussi mise en usage. On divisera circulairement le vagin autour du point où il s'insère au col utérin, on accrochera l'utérus avec des érignes, on le fera passer au travers de l'ouverture pratiquée, puis on portera, comme l'ont fait MM. Récamier et Marjolin, une ligature autour des trompes, et on les excisera ainsi que les ligamens ronds. La crainte de l'hémorrhagie fait préférer l'application préalable d'une ligature avant d'exciser.

Procédé de M. Langenbeck. Après avoir incisé circulairement le vagin au-dessous de sa partie malade, on arrive avec précaution jusqu'au péritoine; puis faisant en sorte de ne point ouvrir cette membrane, on en sépare soigneusement la matrice par énucléation, dans toute son étendue, de façon que l'on puisse enlever cet organe en laissant intacte la séreuse que l'on réduit en dernier lieu.

Cette opération, pratiquée sur une femme atteinte de prolapsus incomplet, accompagné de dégénérescence squirrheuse, réussit très bien, ce qu'on attribua à ce que l'air ne pénétra pas dans l'abdomen; elle fut très laborieuse, et cependant M. Langenbeck ayant trouvé sain le fond de la matrice ne l'extirpa pas tout entière.

Avant d'accorder une préférence marquée à l'un de ces procédés, il serait peut-être utile de savoir un peu mieux à quoi s'en tenir sur leurs résultats. Par la ligature on emporte nécessairement une partie du vagin en même temps que l'utérus. Malgré cet inconvénient, c'est encore la ligature suivie de l'excision à laquelle on a ordinairement recours, en ayant soin de ne pas comprendre dans le lien la vessie ou le rectum.

C. Cancer de l'utérus non déplacé.

L'extirpation de l'utérus cancéreux, non déplacé, pratiquée pour la première fois en 1822 par M. Sauter, chirurgien de Constance, le fut en 1824 par Hœlscher et de Siebold; en 1825 une fois par de Siebold et deux par M. Langenbeck; en 1828 on en connaît quatre cas de M. Blundell, un de M. Banner et un de M. Lizars; en 1829 on en signale deux autres de MM. Langenbeck et Récamier; puis en 1830 deux aussi de MM. Récamier et Dubled. Enfin elle a encore été pratiquée plusieurs fois depuis par d'autres chirurgiens, Delpech, Evans, etc., en sorte que, actuellement, on peut compter 20 à 25 opérations authentiques de l'extirpation de la matrice dans sa position normale.

Sur ce nombre quatre femmes seulement se sont rétablies des suites de l'opération; mais trois d'entre elles n'en ont pas moins succombé assez promptement aux suites de la diathèse cancéreuse. La première est celle de M. Sauter qui vécut quatre mois après l'opération; la seconde est une de celles de M. Blundell; elle mourut un an après d'une récidive; la troisième, opérée par M. Récamier, vécut aussi un an et mourut comme la précédente; enfin la quatrième est celle de M. Evans; elle s'est, dit-on, complètement rétablie. Toutes les autres ont succombé aux suites de l'opération dans un délai qui s'est étendu depuis quelques heures jusqu'à quatorze jours, terme le plus long auquel ait atteint une seule d'entre elles.

Méthode opératoire. Il y en a deux principales : dans l'une on fait l'opération par l'hypogastre, *méthode hypogastrique*, et dans l'autre par le vagin, *méthode vaginale*.

Méthode vaginale. C'est celle qu'on emploie le plus fréquemment : elle compte plusieurs procédés. Dans presque tous on cherche d'abord à abaisser l'utérus le plus possible. Pour opérer ce premier temps on se sert de pinces de Museux ou d'érignes, qu'on applique sur le col. Lorsque cet organe est trop mou pour supporter les tractions, ou trop petit pour permettre d'appliquer les crochets, on peut se servir avec avantage d'un instrument imaginé par M. Colombat. C'est une sorte de sonde creuse qui est susceptible d'être introduite dans la cavité utérine, dont les parois sont saisies de dedans en dehors au moyen de quatre petits crochets qui s'y développent plus au moins en faisant tourner une virole.

Procédé de M. Sauter. Voici, en résumé, comment le décrit l'auteur lui-même dans un mémoire inséré parmi les *Mélanges de chirurgie étrangère*, 1824. « L'opérateur introduit l'index et le médius gauches jusqu'au cul-de-sac du vagin, sépare circulairement cet organe de l'utérus avec le bistouri et les ciseaux, glisse les doigts, puis la main gauche tout entière dans le bassin, tire en bas celui des ligamens larges qui est le plus élevé, le coupe avec le bistouri concave, coupe ensuite l'autre, et termine en faisant basculer l'utérus sur lui-même pour l'extraire. Pendant ces manœuvres un aide, appuyant avec ses mains sur l'hypogastre, repousse l'utérus en bas et les intestins en haut.

S'il survient une hémorrhagie, M. Sauter porte des gâteaux de charpie et des plaques d'agaric jusque dans le fond du vagin. Ce pansement terminé, on replace la malade dans son lit, dans la position horizontale, l'aide cesse seulement en ce moment de retenir les intestins avec sa main.

Les procédés suivis par la plupart des autres opérateurs se rapprochent plus au moins de celui de M. Sauter. Ainsi M. *Langenbeck* commença par agrandir la vulve en fendant le périnée, après quoi il divisa circulairement le vagin autour du col utérin, fit culbuter la matrice et termina par la section des ligamens larges. M. *Blundell* préféra commencer par séparer le vagin de la matrice en arrière, fit culbuter cet organe par un mouvement de rétroversion, divisa les ligamens larges, et termina en séparant l'organe de la vessie et de la partie antérieure du vagin.

Sous-procédé de M. Récamier. Abaisser d'abord fortement l'utérus soit avec une pince-érigne, dont une branche à deux griffes serait introduite dans la cavité même de la matrice, et dont l'autre à trois griffes porterait aussi haut que possible sur le contour externe du col, soit avec des pinces de Museux simples, mais mieux articulées en forceps et coudées en Z ou à angle droit pour ne pas masquer et embarrasser les manœuvres. Confiant les pinces à un aide, le chirurgien introduit, protégé par le doigt, un bistouri droit, avec lequel il détache lentement le vagin, comme M. Sauter, au-devant du col, sur sa face vésicale, en n'arrivant qu'avec beaucoup de précaution sur le péritoine pour ne point blesser les organes abdomino-pelviens. Une fois la membrane séreuse mise à découvert dans toute la longueur de l'incision, le bistouri, recouvert et protégé par l'indicateur, incise le péritoine, et détache du bas-fond de la vessie le conduit utéro-vaginal; puis, le doigt glissé d'abord seul de l'un et de l'autre côté, droit et gauche, au-dessus des trompes, permet d'abaisser les ligamens larges et de les inciser dans les deux tiers supérieurs de leur étendue; une aiguille courbe à manche, dont le chas est garni d'un fil, sert à embrasser, chaque côté, dans une anse, le tiers inférieur du ligament large qui renferme l'artère utérine; on en fait la ligature et on achève la section du côté du viscère. Pour terminer l'opération, il ne reste plus qu'à renverser ou faire basculer en avant et en bas l'utérus, à le détacher du rectum, et à compléter par le demi-cercle postérieur, mais alors, de la surface péritonéale vers la surface muqueuse, la section du vagin au-devant du col.

Sous-procédé de M. Dubled (Pl. 75, f. 2). Après avoir incisé la fourchette jusqu'au devant de l'anus, pour faciliter l'extraction, l'opérateur abaisse l'utérus, le sépare circulairement du vagin, et pratique, avec l'aiguille de Deschamps, la ligature du tiers inférieur du ligament large qui contient les vaisseaux; divise ce ligament entre la ligature et l'utérus, attire au-dehors l'organe saisi entre les doigts de la main gauche, pratique la ligature des vaisseaux du ligament large gauche, le coupe comme le précédent, et termine soit en enlevant l'utérus tout entier, après l'avoir attiré jusqu'à ce que son fond soit à la portée du bistouri, ou bien en le coupant au niveau des trompes, si son fond est sain, et même, dans ce dernier cas, il peut se dispenser d'ouvrir le péritoine.

Les tristes résultats obtenus par ces tentatives diverses d'extirpation de la matrice, font que nous n'insistons pas sur quelques autres nuances qui ont été indiquées par MM. Gendrin et Taral. Dans l'état actuel des choses, c'est à peine s'il y a lieu de rechercher auquel de ces procédés on pourrait encore donner la préférence, attendu qu'ils ne réussissent pas mieux les uns que les autres. Dans le but, au moins, de se préserver de l'hémorrhagie, il nous semble qu'il vaudrait mieux employer un de ceux dans lesquels on pratique la ligature des vaisseaux compris dans les ligamens larges. Quant à présenter plus de chances de guérison que ceux dans lesquels on omet cette ligature, on sent parfaitement que les autres accidens immédiats qui menacent la femme, sont trop nombreux pour qu'on puisse se faire à cet égard la moindre illusion. Aucun moyen ne peut garantir de la péritonite à laquelle succombent les opérées. A ce point de vue, le sous-procédé de M. Dubled, dans lequel on s'abstient d'ouvrir le péritoine, devrait être préféré si la maladie le permettait.

Méthode hypogastrique. L'extirpation de la matrice par l'hypogastre aurait, dit-on, été pratiquée fort anciennement; toutefois, il n'était possible de trouver que de vagues données sur ce sujet dans les auteurs, tant anciens que modernes, lorsque, en 1814, M. Gutberlat la proposa définitivement. Il voulait qu'on fixât d'abord l'organe gestateur, en embrassant son col avec un anneau monté sur un long manche, qui servait à le glisser dans le vagin; puis qu'on fît sur la ligne blanche, et au-dessus de la vessie, une incision assez étendue pour permettre l'introduction de la main, afin d'aller saisir la matrice, de l'attirer à soi, de la soulever, et de terminer en coupant les ligamens larges et leurs attaches au vagin, avec de longs ciseaux conduits par la main droite.

Procédé de M. Langenbeck (pl. 75, fig. 3). C'est une légère modification de celui indiqué par Gutberlat. Une incision ayant été pratiquée sur la ligne blanche, depuis la symphyse pubienne jusqu'à deux pouces au-dessous de l'ombilic, le péritoine fut ouvert, puis un aide, de ses deux mains, écarta la plaie et contint les intestins et le péritoine pariétal. Le chirurgien, soulevant l'utérus de la main gauche, introduisit de l'autre main de longs ciseaux fermés, avec lesquels il divisa d'abord le ligament large du côté droit, puis celui du côté gauche, et, s'armant alors d'un bistouri, il isola l'organe de la vessie et du rectum, et termina en pratiquant la section circulaire du vagin.

M. Langenbeck et Delpech sont les seuls qui aient osé pratiquer l'extirpation de l'utérus par incision de la paroi abdominale. La femme opérée par le premier n'a survécu que 32 heures, et l'opérée du second a succombé le troisième jour. C'est assez dire que c'est une méthode très dangereuse. Il est vrai qu'elle permet mieux que la méthode vaginale de voir ce que l'on fait, et d'enlever mieux et plus vite la totalité du mal; mais l'inconvénient d'ouvrir deux fois le péritoine balance avec perte les autres avantages qu'elle présente. Aussi donne-t-on généralement la préférence à l'extraction par le vagin.

En résumé, si déjà les opérations sur le col de la matrice ne sont justifiables que dans les cas les moins graves et où il est raisonnable de pouvoir en attendre une guérison permanente, l'extirpation complète de la matrice cancéreuse dont, sur 25 cas, on ne connaît qu'une malade de M. Evans qui ait été véritablement guérie, est une opération déplorable. Et si, d'abord, les chirurgiens de notre âge ont eu raison d'essayer des chances qu'elle pouvait offrir, les résultats qu'elle a fournis semblent presque devoir l'exclure désormais du domaine de la chirurgie, de même que ceux des opérations pratiquées sur le col utérin devront singulièrement en restreindre l'emploi. Il serait donc bien inutile de discuter longuement les avantages et les inconvéniens des deux méthodes d'extirpation de l'utérus. Le peu de succès qu'on a obtenu des unes et des autres rendra les chirurgiens très circonspects à l'avenir. Ils comprendront facilement que l'opération étant d'abord très grave par elle-même, puisque la plupart des femmes opérées n'ont survécu que quelques heures ou quelques jours, et la récidive étant presque certaine par la nature même de la maladie et l'insuffisance des moyens de diagnostic applicables, qui ne permettent pas d'apprécier toute l'étendue du mal, rien n'autorise à faire subir aux malheureuses femmes dont la matrice est envahie par un cancer, une opération longue et douloureuse qui ne fait que hâter le terme de leur existence.

TUMEURS DE L'OVAIRE.

On a rencontré dans les ovaires diverses espèces d'altérations: mélanose, concrétions calcaires, productions osseuses et cartilagineuses, corps fibreux, tubercules, cancers, hydatides, etc., et des kystes simples ou multiloculaires renfermant des poils, de la matière grasse, des corps analogues à des dents et à des fragmens d'os, que l'on s'accorde généralement à considérer comme les résultats d'une grossesse extra-utérine. Les kystes hydropiques contiennent, soit une sérosité ou claire et incolore, ou citrine, soit un liquide couleur café ou de chocolat, lactescent ou séro-purulent; enfin, dans d'autres cas, des matières graisseuses, suifeuses, semblables à de la colle, à du caséum, à de la gélatine, à de la lie de vin, etc. Les kystes et les tumeurs dégénérées de l'ovaire peuvent acquérir un volume considérable, et tel qu'il ressemble à un état de grossesse avancée. Leur poids alors est très considérable: on l'a vu s'élever jusqu'à 30 et même 50 kilogrammes. Les tumeurs sont souvent libres et flottantes dans la cavité abdominale, mais quelquefois aussi elles contractent des adhérences avec les parties voisines; leur surface externe est ordinairement parcourue par de nombreuses ramifications vasculaires dépendant de l'artère ovarique qui a acquis un développement considérable, et s'oppose à ce qu'on opère l'enlèvement de la tumeur par excision sans ligature préalable. Leur surface interne ne forme quelquefois qu'une seule loge; mais d'autres fois elle en présente un grand nombre. Les tumeurs ovariennes tiennent à l'utérus par un pédicule plus ou moins gros, constitué par la trompe et le ligament large, et renfermant aussi des vaisseaux d'un fort volume. Parfois ce pédicule est englobé dans la tumeur, dont la matrice elle-même ne semble plus être qu'une appendice. Bien que les kystes de l'ovaire puissent se développer chez les jeunes femmes, cependant on les observe surtout chez celles de 40 à 50 ans.

Traitement. On opère ces tumeurs par la ponction, l'excision et l'extirpation.

1° Ponction. Elle se fait avec un trocart, exactement comme pour la paracentèse abdominale; on a le soin de plonger l'instrument dans la partie la plus saillante de la tumeur. La guérison peut se faire spontanément. Burdach (Truckmüller, *Journ. de Græfe*, t. IV) a observé une femme chez laquelle la tumeur se rompit dans un effort et guérit après qu'il se fut écoulé beaucoup de liquide par le vagin. Chez une autre, la tumeur s'ouvrit à la paroi latérale gauche du vagin, tout le liquide s'écoula par cette ouverture, et la tumeur disparut (*Expér.*, t. I, p. 355). Au reste, dans l'hydropisie de l'ovaire comme dans celle de toutes les poches qui sécrètent un liquide, la ponction ne produit en général qu'une guérison momentanée; elle doit être répétée chaque fois que le liquide s'est reproduit en assez grande abondance pour gêner ou produire des accidens. Ledran dit aussi avoir vu la guérison résulter de la simple ponction répétée plusieurs fois; mais une injection un peu excitante est plus sûre, en prenant toutefois les plus grandes précautions pour que le liquide ne s'égare pas au dedans ou au dehors du péritoine. On rapporte (*Archiv. de méd.*, pour 1838) une observation de M. Holscher, dans laquelle la malade fut guérie par l'injection de deux livres de vin dans la tumeur après la ponction; M. Lizars a également réussi une fois (*Journ. l'Expér.*, t. I, p. 354). Il en est de même de M. Samuel qui, après avoir vidé la tumeur, insuffla de l'air par la canule. Toutefois on ne doit pas compter sur ces moyens qui, du reste, sont loin d'être sans dangers. Si le liquide est trop épais ou trop visqueux pour pouvoir être évacué par le trocart, évidemment il faut recourir à l'incision comme le voulait Ledran.

2° Incision. *Procédé de Ledran.* Ce chirurgien conseillait d'inciser longitudinalement les parois de l'abdomen sur la partie la plus déclive de la tumeur. Cette incision devait porter sur la ligne blanche, ou bien en dehors des muscles droits, suivant que la tumeur se trouvait plus ou moins déjetée en dedans ou en dehors. Lorsqu'elle était découverte, il l'ouvrait dans la même direction, divisait toutes les cloisons intérieures qu'il pouvait atteindre sans accident, et livrait l'expulsion du reste à la suppuration. Il plaçait dans l'ouverture une mèche effilée pour servir de conducteur aux matières qui s'échappaient, et les empêcher de tomber dans le ventre; puis, lorsque la tumeur avait contracté des adhérences avec la paroi abdominale, il substituait à la mèche une canule qui servait tout à-la-fois à donner issue permanente au liquide à mesure qu'il se sécrétait de nouveau, et à faire des injections dans le kyste, dont les parois, après suppuration, finissaient par se déterger et contracter des adhérences. La fistule, qui persistait quelquefois long-temps après la guérison de la tumeur, finissait néanmoins par s'oblitérer.

Procédé de Galenzowski. Dans une opération qui avait pour objet l'ablation de l'ovaire, il pratiqua son incision sur la ligne blanche; mais, ayant trouvé en ce point des adhérences trop grandes pour oser tenter l'extirpation de la tumeur, il l'ouvrit et évacua une partie du liquide qu'elle contenait; le doigt, porté par cette ouverture, ayant démontré qu'elle contenait plusieurs loges, il les déchira toutes, passa un fil dans une des parois du kyste, pour l'attirer au-dehors et empêcher le liquide de tomber dans le ventre, plaça de la charpie dans l'intérieur, et réunit en partie la plaie de l'abdomen par quelques points de suture et des bandelettes de diachylum. Au bout de deux mois, plusieurs lambeaux du kyste ayant été expulsés par la suppuration, peu de jours après, sauf une petite fistule, la guérison était complète.

Procédé de Truckmüller. Sur une femme âgée de 45 ans, et portant un ovaire du volume de la tête d'un adulte, ce chirurgien ouvrit l'abdomen avec la potasse caustique, et fit une incision à l'ovaire affecté d'hydropisie. Mais le liquide que contenait la tumeur étant trop épais, et ne s'écoulant point par la plaie, on parvint à le faire évacuer par l'aspiration d'une seringue. Tous les jours, on remplissait le kyste avec une décoction d'écorce de chêne, et on le vidait ensuite; la tumeur diminuait peu-à-peu, et, au bout de quinze jours, elle avait perdu la moitié de sa grosseur. Huit semaines après l'opération, elle était réduite au volume d'un œuf de poule. Bientôt la plaie se cicatrisa, et la malade reprit ses occupations (*Journ. de Græfe*, t. IV).

L'incision, avec ou sans injections, ayant produit quelques bons résultats, elle doit être préférée toutes les fois que le kyste a contracté avec les parties voisines des adhérences si étendues qu'il serait dangereux d'en tenter le décollement.

3° Excision. Elle consiste à mettre la tumeur à découvert, à en enlever, soit du premier coup, soit peu-à-peu, tout ce qui n'est pas adhérent aux parties voisines, et à abandonner l'expulsion de la partie adhérente aux efforts de la nature. Quoique cette manière d'agir ait échoué entre les mains de MM. Lizars et Martini, comme elle a réussi à Dzondi, à d'autres chirurgiens qui l'ont tentée, à M. Deneux, qui dit avoir enlevé, avec succès, une partie d'ovaire qui faisait partie d'une hernie, nous pensons qu'elle ne doit pas être rejetée; elle peut au contraire constituer une ressource précieuse dans les cas où l'existence de la tumeur mettant les jours de la femme en danger, on ne peut néanmoins en faire l'extirpation complète, à cause de ses adhérences.

4° Extirpation. Proposé par Morand, qui voulait qu'on la pratiquât dès le principe, elle le fut également par Théden, qui a décrit un procédé particulier pour l'exécuter, mais ne l'a jamais faite. MM. Power, Darwin et d'Ischier (*Thèse de Montpellier*, 1807) ont soutenu la possibilité de l'exécuter avec avantage. Toutefois, il paraît que personne n'avait osé l'entreprendre avant 1809, époque à laquelle M. Mac Dowel l'a tentée avec succès. Depuis, elle a été faite un assez grand nombre de fois, et par des procédés différens, que nous allons décrire rapidement.

Procédé de Théden. Pratiquer sur la région inguinale une incision courbe, en prenant garde de ne pas diviser tout d'abord le kyste qui doit se trouver en dehors du péritoine; dilater l'ouverture des chairs avec les doigts pour pénétrer jusqu'à l'ovaire; lier les petits vaisseaux qui donnent du sang, car il n'est pas supposable qu'on atteigne la veine et l'artère iliaques. Le kyste étant mis à nu, détruire ses adhérences aux lèvres de la plaie; évacuer le liquide contenu dans son intérieur; séparer le sac du péritoine et des muscles auxquels il adhère encore, puis l'entraîner au-dehors; poser sur son pédicule une ligature qui comprenne l'ovaire; amputer le tout, et réunir la plaie.

Procédé de M. Mac Dowel (pl. 72, fig. 16). La femme étant couchée sur le dos, les membres inférieurs étendus et maintenus par des aides, ce chirurgien, placé entre les jambes de la malade ou à sa droite, fait, sur la ligne blanche, une incision qui s'étend depuis l'ombilic jusqu'à 2 centimètres et demi du pubis, et divise, couche par couche, tous les tissus, jusqu'au péritoine. Arrivé à la séreuse, il la soulève avec des pinces et l'ouvre en dédolant, soit avec le bistouri, soit avec des ciseaux; puis, sur la sonde cannelée ou avec un bistouri boutonné, il agrandit l'ouverture, de manière à pouvoir y introduire deux doigts, en prenant toutes les précautions nécessaires pour éviter la lésion des intestins qui tendent à faire hernie par la plaie, soulève de nouveau le péritoine avec ces deux doigts, et s'en sert pour masquer le bistouri boutonné avec lequel il prolonge l'incision de la séreuse, pour la rendre aussi grande que celle des tégumens. Alors le kyste se montre recouvert du grand épiploon qu'on refoule en haut. Avant d'aller plus loin, on palpe la tumeur avec la main dans tous les sens, pour s'assurer si elle n'est pas adhérente aux parties voisines, en d'autres points que celui de son insertion. Lorsqu'on trouve des adhérences lâches et étroites, suivant le conseil de M. Mac Dowel, on étreint chacune d'elles dans une ligature, et on les divise; dans le cas où elles sont larges et étendues, et surtout si la tumeur adhère aux parois du ventre, il faut renoncer à l'extirper, et ne faire que l'inciser et vider ses loges des diverses matières qu'elle contient. Si elle était fongueuse, si sa base était large, et qu'elle fût pourvue de nombreux vaisseaux, mieux vaudrait, comme le fit M. Dieffenbach dans un cas analogue, renoncer à l'opération et réunir la plaie de l'abdomen, que de s'exposer à voir la femme périr d'hémorrhagie. Enfin, si la tumeur est libre ou si les adhérences qui existaient ont été complétement détruites, on amène le kyste au-dehors sans l'ouvrir, s'il n'est pas trop volumineux pour traverser la plaie; mais, dans le cas où l'excès de son volume fait obstacle, le chirurgien l'incise largement, et, lorsqu'il est vidé et affaissé sur lui-même, il l'attire à lui, fait refouler les intestins par un aide, avec une compresse étendue dessus, isole son pédicule, et l'étreint tout entier dans une ligature. Une seule ligature suffit si le pédicule est étroit; mais, s'il est trop épais et que l'on puisse craindre que la ligature ne l'étrangle mal, il vaut mieux le traverser avec une aiguille armée d'un fil double, et appliquer dessus deux ou trois ligatures, suivant le besoin. On les arrête solidement par un nœud double, on coupe un de leurs bouts, on ramène les autres au-dehors, et on tranche la tumeur avec le bistouri en deçà, à 2 centimètres (8 lignes) environ de la ligature, afin que celle-ci ne glisse pas.

Pansement. L'opération terminée, on enlève avec une éponge tous les liquides qui peuvent s'être épanchés dans le ventre, on ramène les fils de la ligature vers l'angle le plus déclive de la plaie, on réunit les lèvres par la suture, entrecoupée ou enchevillée, pour s'opposer à la sortie des intestins; on laisse l'angle inférieur libre, pour l'écoulement des liquides, et l'on termine le pansement par l'addition de bandelettes agglutinatives, de charpie et de compresses. La position sur le dos, ou sur le côté, est la plus convenable.

Avant d'adopter définitivement l'incision sur la ligne blanche, M. Mac Dowel avait eu recours, dans un cas, à l'incision longitudinale, en dehors du muscle droit, et, dans un autre, il joignit à l'incision de la ligne blanche une incision oblique, partant de l'ombilic et allant se terminer à 5 centimètres (un pouce et demi) au-delà.

Procédé de Monteggia. Afin d'éviter de faire une grande ouverture au péritoine, Monteggia voulait qu'on se servît d'un gros trocart pour extraire le liquide, puis qu'on introduisît à travers cette ouverture des pinces à longues branches pour attirer le sac au-dehors, lier son pédicule et en faire l'excision. Le principal inconvénient de ce procédé est de ne pouvoir être exécuté sans courir le risque de saisir une portion d'intestin, en même temps que les parois du kyste, et d'y déterminer de graves lésions.

Appréciation. La destruction des kystes de l'ovaire a été tentée un assez grand nombre de fois, pour qu'il soit possible d'apprécier la valeur de cette opération. De toutes les méthodes opératoires, l'extirpation est celle qu'on doit préférer toutes les fois qu'on peut l'employer. Après elle vient l'incision suivie de la destruction du kyste par la suppuration. Mais il est essentiel, pour la mettre en usage, qu'il existe, entre la tumeur et les parois abdominales des adhérences propres à empêcher l'épanchement des matières dans le ventre. Parmi les procédés d'extirpation, celui de M. Mac Dowel est le plus généralement applicable. Voyons maintenant quels sont les résultats fournis par l'opération. M. Mac Dowel a réussi quatre fois ; en 1821, Smith fit l'extirpation d'un ovaire, avec succès; il en fut de même une seconde fois, en 1822, sur une jeune femme. M. Lizars réussit également à enlever, en 1823, un kyste ovarique aussi gros qu'un fœtus de 8 mois. Il fut obligé de pratiquer une incision étendue de l'appendice xyphoïde jusqu'au pubis; malgré divers accidens, la malade se rétablit très bien. Le succès couronna encore ses efforts chez une autre malade. Il en fut de même dans les cas de Macdonnald (*Siebold's J.*, tom. v); de M. Chrissmann, qui fendit la ligne blanche de l'appendice xyphoïde au pubis, et extirpa un kyste gros comme la tête d'un enfant (*J. de Græfe*, t. xii); de M. Galenzowsky, qui opéra par incision (*J. de Græfe*, t. xii); de Ritter, où la tumeur pesait 38 livres (*Expér.* t. i, p. 355); de M. Samuel, qui retira autant de livres de liquide (*Hufeland J.*, 1830). MM. Jeaffreson, King, (*Annal. of med.*, t. ii), Quittenbaum, Rogers (*Encyclop. des Sc. méd.*, 1836), et plusieurs autres, qu'il serait trop long de nommer, ont eu le même bonheur. Il est vrai que, parmi les chirurgiens que nous venons de citer, plusieurs ont vu succomber d'autres malades dans les mêmes circonstances où les premières avaient guéri; mais, comme dans la plupart des cas dont il s'agit, l'opération est le seul moyen de guérison, que, sans elle, les femmes succomberaient infailliblement, un peu plus tôt ou un plus tard, et qu'en général, elles ou leurs parens ne permettent d'agir que dans les cas où la tumeur, déjà volumineuse, détermine, soit de l'infiltration dans les membres inférieurs, soit de la gêne et du trouble dans les fonctions vitales, soit enfin une altération dans la santé générale qui fait craindre pour la vie, nous ne voyons pas pourquoi, en présence d'une proportion de succès qui dépasse de beaucoup celle des revers, on reculerait pour pratiquer l'opération. On y est d'ailleurs conduit par l'expérience de tous les jours qui prouve que l'extirpation des ovaires s'applique sans danger aux femelles des animaux que l'on veut rendre impropres à la génération. A la vérité, on peut objecter à ces raisons que le diagnostic de ces tumeurs, n'est pas toujours facile, et que, en général, la maladie marche très lentement, et permet aux malades de vivre assez long-temps. Aussi, ne croyons-nous le chirurgien autorisé à agir que dans les cas où le diagnostic est certain, et lorsque les progrès de la maladie sont assez graves pour que l'opération soit la seule chance de salut.

OPÉRATIONS TOKOLOGIQUES.

PUBIO-SYMPHYSÉOTOMIE.

Séverin Pineau pensait que, dans certains cas, l'accouchement ne pouvait se terminer sans qu'on eût préalablement écarté les os pubis; mais, pour arriver à ce but, il n'avait proposé et employé que des lotions émollientes, des cataplasmes et des corps gras et mucilagineux. On lui accorde cependant d'avoir entrevu la possibilité d'opérer la section pubienne, lorsqu'il dit (*Opusc. phys. et anat.*, lib. ii, chap. 10): *Nec non continentes seu externæ, non tantum dilatari, sed etiam secari tutò possunt, ut internis succuratur, ut Galenus ait.* Quoique de Lacourvée l'ait pratiquée sur une femme morte, avant 1765, et Plenck, en 1766, on a pu sans injustice en faire honneur à Sigault qui, encore étudiant en médecine, osa le premier en faire la proposition à l'Académie de chirurgie, en 1768; mais l'illustre Société l'accueillit fort mal, et la considéra comme une idée absurde. Cependant Sigault n'en persista pas moins dans sa conviction, et revint sur ce sujet dans sa thèse, qu'il soutint, en 1773, à l'école d'Angers. En 1777 il exécuta son opération sur une femme nommée *Souchot*, en présence de A. Leroy, et sauva la mère et l'enfant. Dès-lors, ceux qui avaient pris parti pour Sigault ne mirent plus de bornes à leur enthousiasme. La faculté de médecine de Paris fit graver une médaille d'or en son honneur. L'Académie de médecine embrassa les idées du jeune et hardi chirurgien, et l'Académie de chirurgie, qui continuait toujours à la repousser, devint en butte aux sarcasmes et aux injures. Les uns, pensant que l'opération césarienne pouvait suffire à tous les cas, furent appelés *césariens;* tandis que, par opposition, on nomma *symphysiens* ceux qui croyaient au contraire que la symphyséotomie pouvait, dans tous les cas, être heureusement substituée à l'opération césarienne. Sous ces dénominations, non-seulement les accoucheurs de France, A. Leroy, Baudelocque, Sacombe et autres, mais encore les hommes les plus distingués de l'étranger, Siebold, Plenck, Deventer, divisés en deux camps, prirent part à la dispute, et, comme il arrive toujours dans ces querelles ridicules, publièrent les uns contre les autres des libelles pleins d'inconvenance. Or, si l'on se fût mieux possédé de part et d'autre, on eût vu tout de suite ce que Desgranges démontra plus tard ; c'est que l'une et l'autre opération ont leurs applications spéciales, et ne peuvent être employées dans les mêmes circonstances, ainsi que nous allons le voir.

Indications. La symphyséotomie est maintenant une opération qui ne se fait plus que rarement. Les cas dans lesquels elle peut être applicable sont ceux où l'enfant étant vivant, et où le forceps et la version étant insuffisans, on serait obligé d'avoir recours à la céphalotripsie ou au morcellement pour délivrer la mère; par conséquent, lorsque la longueur du diamètre sacro-pubien varie entre 8 et 6 centimètres et demi (3 p. et 2 p. et demi). En effet, en pareil cas, la section du cartilage inter-pubien pourrait rendre à ce diamètre assez de longueur pour permettre à la tête de sortir seule, ou d'être extraite par le forceps. Les expériences faites sur le cadavre ont démontré que, après cette opération, les os s'écartent en général, et d'une manière spontanée, de 13 à 27 millimètres (1 demi-pouce à 1 pouce). Cet écartement peut être porté par des tractions exercées sur les crêtes iliaques jusqu'à 5 ou 6 centimètres, sans faire courir aux femmes trop de dangers; mais on ne saurait le porter au-delà sans risque de déchirer les symphyses sacro-iliaques, et d'y faire développer des inflammations très redoutables. Or, c'est là le côté faible de la symphyséotomie, car sur le vivant on ne s'aperçoit pas de ces déchirures qui se manifestent quelquefois lorsque les pubis sont tout au plus éloignés de 27 à 36 millimètres, comme Baudelocque dit l'avoir observé dans un cas sur le cadavre. Quoi qu'il en soit, en admettant que l'écartement de 5 à 6 centimètres ne soit pas nécessairement suivi de danger, comme on a reconnu qu'un écartement des os pubis de 26 millimètres donnait lieu à un allongement de 4 millimètres et demi dans le diamètre sacro-pubien, il s'ensuit que, pour un écartement de 6 centimètres, on obtiendra juste 1 centimètre d'augmentation. Et comme il est dit dans tous les traités spéciaux, qu'entre 9 et 8 centimètres (3 pouces

4 lignes, et 3 pouces) l'accouchement est encore possible par le forceps ou par la version, pour que l'opération soit proposable, la question, à la vérité très difficile à juger, consiste à préciser d'abord par le diagnostic si le diamètre sacro-pubien est déjà de 7 à 8 centimètres; enfin, si l'on fait attention que le diamètre sacro-pubien n'est pas le seul qui s'agrandisse par la section des pubis, mais que le transversal et les obliques subissent aussi un allongement assez considérable, on verra que la symphyséotomie est encore susceptible d'être appliquée dans les cas de vices de conformation du bassin qui portent sur les diamètres obliques et transverse, et sur le détroit inférieur.

Toutefois il ne faut pas se dissimuler que les applications de la symphyséotomie ne soient très restreintes. En effet, maintenant, si l'on s'aperçoit de la mauvaise conformation du bassin avant que la femme soit arrivée à terme, on aime mieux provoquer l'accouchement après le septième mois. Restent donc quatre cas d'opération : 1° lorsque, n'étant appelé qu'au moment du travail, on est certain que l'enfant est vivant, 2° quand la tête sera déjà engagée dans le détroit supérieur et enclavée dans la filière du bassin, de manière à ne pouvoir être ni entraînée en bas par le forceps, ni retirée par en haut après l'opération césarienne; 3° si elle est arrêtée par un rétrécissement transversal du détroit inférieur; 4° enfin l'opération a encore été proposée pour les cas où, le tronc étant sorti, la tête est retenue dans l'excavation. Encore beaucoup de praticiens préfèrent-ils sacrifier l'enfant, parce que, en définitive, d'après l'expérience, les résultats de l'opération ne sont avantageux ni pour lui, ni pour sa mère.

Résultats. Le nombre des opérations de symphyséotomie connues s'élève à 44; sur ce nombre 14 femmes ont succombé et un certain nombre sont restées infirmes; quant aux enfans, il en périt aussi beaucoup. Lauverjat, dans sa *Nouvelle méthode de pratiquer l'opération césarienne*, dit que, sur 18 femmes opérées, il y eut, tant de femmes que d'enfans, 21 morts; que sur 2 il fallut en venir à l'opération césarienne; que 5 ont conservé une incontinence d'urine, et une autre une claudication; enfin, sur 34 cas cités par Baudelocque, on n'est parvenu à sauver que 11 enfans. Ces dangers, nous l'avons dit, tiennent aux déchirures et aux inflammations consécutives des symphyses sacro-iliaques; or il est toujours remarquable qu'elles n'ont pas lieu après l'opération de la symphyséotomie, car l'enfant peut rarement passer sans qu'on applique le forceps, et lors même qu'il parvient à sortir seul, il ne peut le faire sans forcer les os iliaques, déjà séparés en avant, à s'écarter au-delà des limites fixées pour que les symphyses sacro-iliaques n'éprouvent pas de déchirures.

L'écartement artificiel des os pubis s'obtient aujourd'hui de deux manières : 1° par section de la symphyse seule; 2° par section double des pubis ou d'un pubis avec la symphyse.

SYMPHYSÉOTOMIE SIMPLE.

Manuel opératoire. Les objets qui composent l'appareil sont : un ou plusieurs bistouris convexes, des linges enduits de cérat, des compresses et un bandage de corps. Le pénis étant rasé, la femme est placée sur une table garnie d'un matelas ou sur un lit, dans la même position que si l'on voulait appliquer le forceps; les cuisses et les jambes fléchies sont maintenues écartées par des aides; les épaules doivent être un peu soulevées par des coussins, et fixées par un autre aide. Le chirurgien fait tendre la peau du ventre, et se plaçant à la droite ou entre les jambes de la malade il procède à l'opération, après avoir toutefois évacué la vessie avec une sonde qu'il y laisse à demeure, afin de pouvoir détourner l'urètre à droite, tandis qu'il dirige son incision vers la gauche.

Procédé ordinaire. On fait une incision, dont l'extrémité supérieure commence à un travers de doigt au-dessus de la symphyse et vient se terminer un peu au-devant de la commissure des grandes lèvres. Après avoir divisé la peau, on incise successivement toutes les parties molles qui recouvrent l'os; quelques personnes coupent même la racine gauche du clitoris, pour éviter une déchirure au moment de l'écartement des os. Le cartilage étant à découvert, il y a deux manières de le diviser : les uns ont conseillé de le couper d'arrière en avant, ou des parties profondes vers les parties superficielles, dans le but d'éviter plus sûrement la lésion de la vessie; mais lorsque celle-ci est vide, elle s'éloigne assez de la face postérieure du cartilage pour qu'on n'ait pas à craindre de la blesser. Les autres, et c'est le plus grand nombre, préfèrent, avec raison, agir d'avant en arrière. En incisant le cartilage couche par couche et avec précaution, on voit les pubis se séparer peu-à-peu, à mesure que les liens qui les unissent vont en s'amincissant. Lorsqu'il n'y a plus qu'une faible épaisseur à couper, on peut toujours, si l'on veut, par prudence et dans la crainte d'une échappée du bistouri au moment où la résistance est vaincue, terminer la section avec le doigt et sur une sonde cannelée passée derrière la face postérieure de la symphyse.

A. Leroy, craignant la présence de l'air dans l'articulation, proposa de pratiquer l'opération en deux temps; mais sa manière de faire n'ayant pas paru convenable, on proposa de faire une très petite incision au-dessus et au-dessous de la symphyse, et d'aller diviser celle-ci à travers une sorte de ponction sous-cutanée. La difficulté d'opérer cette section, pour ainsi dire à couvert, en avait d'abord fait rejeter la proposition. Néanmoins, dans ces derniers temps, M. Imbert a cru devoir renouveler ce procédé sous le nom direct de section sous-cutanée. Après avoir divisé une branche du clitoris, il glisse un fort bistouri boutonné sous la symphyse, le tranchant en haut, puis la coupant d'arrière en avant, il obtient aussitôt après un écartement de 2 ou 3 centimètres. Deschamps, pensant s'être aperçu qu'on coupait fréquemment le pubis, tout en croyant couper le cartilage, a conseillé d'agir de cette façon dans tous les cas. Desgranges avait déjà donné le même conseil. Nous ne voyons pas ce qu'il y aurait à gagner à cet égard.

Dans quelques cas il arrive que la symphyse est déviée de la ligne médiane, et qu'elle ne se trouve pas derrière l'incision des parties molles, mais bien à droite ou à gauche. Il faut dès-lors aller à sa recherche. D'autres fois elle est ossifiée; Siebold l'a rencontrée une fois dans cet état; il fut obligé de la scier, et ne retira qu'avec des peines infinies un enfant mort. Lauverjat, Boer, madame Lachapelle, M. Velpeau et autres, disent avoir observé cette soudure sur des bassins viciés. Si un cas pareil se présentait et qu'on eût déjà incisé les parties molles, on a à se demander s'il ne vaudrait pas mieux recourir à l'opération césarienne, si elle était praticable, ou bien à la céphalotripsie, que de scier la symphyse, non que cette section fût difficile, maintenant qu'on connaît les scies à chaînettes, mais parce qu'on serait à-peu-près sûr d'avance que les symphyses sacro-iliaques n'étant pas mobiles, la section pubienne ne produirait pas un écartement convenable.

Laissant de côté ces anomalies, et supposant que tout se présente bien, lorsque la section de la symphyse est terminée, on voit les os s'écarter peu-à-peu d'eux-mêmes, de 4 à 6 centimètres, et se retirer sous la peau du mont de Vénus. Le plus souvent, comme la symétrie du bassin est détruite, ces os s'écartent inégalement de la ligne médiane. Il n'est point utile, comme on l'a prescrit, de soutenir les hanches, dans la crainte que l'écartement spontané soit trop fort, et produise des accidens; d'autres croient plutôt nécessaire de tirer doucement sur les épines iliaques; mais le mieux est de ne rien faire et d'abandonner la terminaison de l'accouchement à la nature, si les contractions utérines sont assez fortes pour que la femme puisse se débarrasser seule, et d'appliquer le forceps ou de pratiquer la version, quand les efforts de la nature sont insuffisans. Lorsque la tête traversera les détroits du bassin, elle forcera bien les pubis à s'écarter assez pour la laisser passer; et même, dans le moment, il pourra être utile de faire soutenir les hanches pour les empêcher de s'écarter trop brusquement. En général, on doit préférer l'application du forceps à la version, à moins que les pieds ne se présentent en premier lieu. « Je donnerais sans hésiter le seigle ergoté, dit M. Velpeau, pour exciter les contractions utérines, et je tenterais l'emploi du forceps, même dans le cas où la tête, encore engagée dans le détroit supérieur, se trouverait placée transversalement. » Toutefois si l'un des côtés du bassin était très étroit, comme cela arrive quelquefois, et que l'occiput correspondît de ce côté, il serait probablement indispensable de faire la version pour le ramener du côté le plus large.

Soins à donner à la femme. Lorsque l'enfant est sorti, il faut laver la femme, la changer de linge, rapprocher les pubis, réunir la plaie par des bandelettes, appliquer dessus un linge enduit de cérat, de la charpie et quelques compresses, puis soutenir les hanches et les linges au moyen d'un bandage de corps passé sous le siége, et dont les deux extrémités sont fortement ramenées en avant. Ce pansement achevé, on place la femme horizontalement sur le dos, dans un lit convenablement garni, on lui recommande de garder le repos le plus absolu, qui est indispensable pour que la consolidation s'opère, et l'on combat soigneusement, pendant les jours qui suivent, les accidens qui pourraient survenir. Le régime est celui des grandes opérations. Bien que Sigault dise que la dame Laforest, opérée par lui, put marcher le quinzième jour sans béquilles; il n'en est pas moins vrai que, dans les cas ordinaires, le temps nécessaire pour la consolidation n'est pas moindre de deux à trois mois, et c'est là un des graves inconvéniens de la section de la symphyse pubienne, parce que la femme ne peut se dispenser d'exercer quelques mouvemens, soit pour uriner, soit pour aller à la garde-robe, soit pour recevoir des lavemens, des injections, ou pour être nettoyée. Plusieurs ne peuvent garder aussi long-temps un repos absolu, parce qu'il survient des excoriations au sacrum, et dès-lors cette consolidation se fait mal, ou même ne se fait pas; après tout, il paraît qu'elle n'est pas indispensable pour que les femmes puissent marcher. On en a vu qui pouvaient exécuter sans gêne tous les mouvemens quoique les pubis fussent mobiles l'un sur l'autre; on pense alors que cela tient à ce que les symphyses sacro-iliaques postérieures ont acquis une grande solidité. A. Leroy prétend qu'il se forme un tissu cellulo-fibreux intermédiaire qui fait que l'articulation n'est pas moins solide, et rend les accouchemens subséquens plus faciles.

DOUBLE SECTION DES OS PUBIS.

Procédé de Aitken. En 1785, Aitken (*Principl. of midwifery*) proposa d'opérer la section du corps et de la branche des pubis, entre les deux trous sous-pubiens, et se servait, à cet effet, d'une scie articulée, analogue à celle de Jeffrey, si utile pour pratiquer les sections profondes des os.

Procédé de M. Galbiati. En 1819, il publia à Naples une brochure, intitulée *del Taglio della sinfisi del pube*, et dans laquelle se trouve décrit son procédé qui, dit-il, est indispensable toutes les fois que le diamètre sacro-pubien a moins de 3 centimètres d'étendue. Il consiste à découvrir, par une incision verticale de 4 centimètres, la branche horizontale du pubis d'un côté, dans le point le plus voisin du trou sous-pubien; à ruginer l'os, et à le couper avec des cisailles dentées; à continuer cette incision jusqu'auprès de la grande lèvre, et à couper de même la branche descendante du pubis. Une fois que l'os pubis est isolé du reste de l'os coxal, dont il fait partie, on le sépare de celui de l'autre côté par la symphyséotomie ordinaire. Dans le seul cas où M. Galbiati ait pratiqué cette opération, il administra immédiatement le seigle ergoté, et laissa la femme pendant 24 heures sans la délivrer. Le lendemain, voyant que l'accouchement ne se terminait pas, il se décida à séparer l'autre pubis comme il avait fait le premier; la femme fut délivrée, mais elle mourut le lendemain : l'autopsie démontra qu'il y avait du putrilage dans le bassin, mais pas de péritonite.

Il est impossible de juger de la valeur de la bi-pubiotomie par l'opération de M. Galbiati, parce qu'elle a été trop mal exécutée, et qu'on a eu tort de ne pas délivrer la femme immédiatement; au reste, cette opération pourrait être essayée de nouveau, en la pratiquant rapidement avec la scie à chaînette; mais, à notre avis, il vaudrait mieux couper les pubis de chaque côté, comme Aitken, et laisser la symphyse intacte; de cette façon, on obtiendrait, dans des cas de rétrécissement extrême, un agrandissement suffisant pour laisser passer l'enfant, sans courir le risque de déterminer la déchirure des symphyses sacro-iliaques, qui constitue toujours un accident très grave. Enfin, nous pensons aussi qu'il ne faut jamais laisser la femme plus de quelques heures sans la délivrer.

OPÉRATION CÉSARIENNE OU HYSTÉROTOMIE (pl. 77).

Le mot opération césarienne fut long-temps appliqué seulement à l'incision qu'on faisait aux parois abdominales et à la matrice, pour extraire de cet organe un enfant qu'il n'aurait pas été possible d'amener par la vulve. Mais, depuis le mémoire de *Simon* (*Rech. sur l'opér. césar.*), inséré parmi ceux de l'académie de chirurgie, on l'applique aussi maintenant aux incisions du col utérin, faites par le vagin, dans le but de faciliter la sortie de la tête de l'enfant, ou bien aux incisions du vagin lui-même, qui sont quelquefois nécessaires dans les grossesses extra-utérines. C'est pour ces diverses raisons qu'on a admis deux sortes d'opérations césariennes : opération césarienne abdominale, et opération césarienne vaginale.

A. OPÉRATION CÉSARIENNE ABDOMINALE.

HISTORIQUE. L'origine de l'opération césarienne se perd dans la nuit des temps. D'après l'une de ces traditions populaires qui aiment à entourer de merveilleux le berceau des hommes extraordinaires, ce serait de cette opération, à laquelle il aurait dû sa naissance, que le grand César aurait emprunté son nom; comme si le héros, qui devait conquérir le monde, n'avait dû y entrer que par la voie que le fer lui en aurait frayé. Mais c'est en vain que les auteurs à l'envi ont répété cette fable, d'après Pline (1). Loin que le vainqueur de Pompée soit le premier qui ait porté le nom de César, Suétone remonte la filiation des autres Césars, ses ancêtres, jusqu'au temps de la première guerre punique (l'an 456 de Rome). Et quant à l'opération, connue dès les premiers temps de la monarchie, comme la loi n'en permettait l'application que sur la femme morte, il n'est pas même probable que la mère de Jules César l'ait subie, puisqu'elle a élevé son fils (Tacite), et qu'elle a vécu jusqu'au temps où il a fait la conquête des Gaules (Suétone). Au reste, cette fable qui n'a rapport qu'au nom donné à l'opération étant écartée, l'origine de celle-ci n'en demeure pas moins inconnue. Il est probable que la première opération de ce genre a été, comme beaucoup d'autres, le résultat du hasard; et, par exemple, que le ventre d'une femme, sur la fin de sa grossesse, ayant été ouvert par accident, comme il en existe des exemples, quelque homme hardi aura retiré l'enfant vivant, après avoir agrandi l'ouverture: de là sera venue l'idée de régulariser cette opération et de l'appliquer à d'autres cas.

Quoi qu'il en soit, le premier livre où il soit directement traité de l'opération césarienne est celui que Rousset publia à Paris, en 1581, et qui est intitulé: *de l'Hystérotomotokie*. Jusque-là, il n'avait été question de pratiquer l'opération qu'après la mort de la femme; Rousset proposa formellement de l'appliquer sur la femme vivante, et rapporta à l'appui de sa proposition sept observations dans lesquelles les femmes y avaient été soumises avec succès. G. Bauhin, dans son appendice à l'ouvrage de Rousset, dit qu'un nommé J. Nufer, châtreur de bétail, la pratiqua sur sa femme que plusieurs médecins avaient abandonnée, faute de pouvoir la délivrer. On a voulu révoquer en doute l'authenticité de cette observation, ainsi que celle de plusieurs autres, rapportées par les mêmes auteurs, sur ce motif, que, par la suite, les femmes opérées ont pu accoucher par les voies naturelles; mais il faut se rappeler que, à cette époque, on ne connaissait pas le forceps, et que la version était à peine connue, malgré les efforts qu'avait faits A. Paré, en 1573, pour la faire adopter; d'où il résultait que beaucoup d'accouchemens, qu'on parvient à terminer en mettant l'un ou l'autre en usage, ne pouvaient l'être, du temps de Rousset et de Bauhin, que par l'opération césarienne ou par le morcellement. Depuis lors, la section utérine a été pratiquée un grand nombre de fois, avec des succès variés, comme on le verra plus loin.

Indications. Elles varient d'après plusieurs circonstances, dont il importe de tenir compte. Ainsi, on agit différemment, suivant que la femme est morte ou vivante; suivant que l'enfant est mort, et que la femme n'est point en danger; suivant enfin, que l'existence de la mère et celle de l'enfant sont aussi certaines que possible.

Opération sur la femme vivante. Plusieurs motifs peuvent nécessiter, dans ce cas, l'opération césarienne.

(a) *Étroitesse du bassin.* Quelle qu'en soit la cause, l'*étroitesse des détroits supérieur et inférieur* est la circonstance qui oblige à recourir le plus souvent à l'opération. Mettant de côté les exceptions telles que le relâchement des symphyses, et le volume anormal, en plus ou en moins de la tête de l'enfant, on est parvenu à reconnaître comme résultat général de ce qui arrive le plus fréquemment, qu'il fallait, pour le détroit supérieur, que le diamètre antéro-postérieur ou sacro-pubien eût au moins sept centimètres (2 pouces et demi) de longueur pour permettre à la tête du fœtus d'arriver dans l'excavation pelvienne; quant au détroit inférieur, c'est le rétrécissement du diamètre bi-ischiatique qui met obstacle à la sortie de la tête. On s'est demandé si, dans de pareilles circonstances, il ne vaudrait pas mieux sacrifier l'enfant, c'est-à-dire avoir recours dans certains cas à la céphalotripsie, et, dans d'autres, au morcellement, plutôt que d'exposer la mère aux chances incertaines d'une opération aussi grave; voici ce qui est généralement admis en France: 1° Lorsque le diamètre antéro-postérieur du bassin a moins de 3 centimèt. et demi à 4 centimèt. (1 pouce 4 lignes à 1 pouce 6 lignes), que l'enfant soit mort ou vivant, il faut pratiquer l'opération césarienne, parce que, alors, le morcellement serait à-peu-près impossible. 2° Lorsque le diamètre précité a de 4 à 6 centimètres (1 pouce 1/2 à 2 pouces 2 lig.), si l'on a la certitude que l'enfant est vivant, il faut encore opérer. Dans ce cas, les Anglais préfèrent sacrifier l'enfant, en se fondant sur ce que l'opération fait souvent périr la mère, et qu'on ne retire fréquemment qu'un enfant mort. Mais il est prouvé, par un grand nombre d'observations, que même à 6 centimètres, le manuel opératoire du morcellement est assez long et assez difficile pour causer presque toujours, chez la mère, des accidens très graves et assez souvent mortels. — (b) *Déchirure de la matrice.* Survenu pendant les efforts de l'accouchement, lorsqu'il y a un obstacle insurmontable qui s'oppose à la sortie de l'enfant, cet accident réclame impérieusement l'opération, surtout si l'enfant a passé dans le ventre à travers la déchirure de l'utérus; car il ne peut survivre long-temps, et la mère est pareillement en danger de perdre la vie, par l'hémorrhagie considérable qui se fait ordinairement dans la cavité du bas-ventre (Simon). — (c) *Hernie de la matrice.* Lorsque la grossesse s'est effectuée, et que l'utérus s'est développé dans un sac herniaire, si la hernie est irréductible, il n'y a que l'opération qui puisse débarrasser et sauver la femme. Senner rapporte une observation de ce genre, dans laquelle il réussit. — (d) *Tumeurs de la matrice et du bassin.* F. de Hilden dit avoir ouvert une femme qui n'avait pas pu accoucher, bien qu'elle fût en mal d'enfant depuis six jours, et que, après avoir extrait l'enfant, qui était passé dans le ventre à travers la déchirure de l'organe, il trouva, près de l'orifice de l'utérus, une tumeur squirrheuse, grosse comme la tête d'un enfant, et qui adhérait au col. Ici, on aurait à se demander si l'extirpation de la tumeur exposerait la femme à plus de danger que l'opération césarienne: c'est l'avis de Simon; mais ce point est contestable. A notre avis, rien d'absolu ne doit être préjugé à cet égard, les rapports de la tumeur et de l'enfant devant seuls déterminer, dans chaque cas, le choix de l'une ou l'autre opération. — (e) *Tumeurs du vagin.* Elles ne pourraient empêcher l'accouchement, et nécessiter l'opération césarienne qu'autant qu'elles seraient assez volumineuses pour remplir une grande partie de l'excavation pelvienne. D'ailleurs, on aurait à réfléchir s'il vaudrait mieux les enlever avant l'accouchement que d'extraire l'enfant par l'incision du ventre et de la matrice.

Opération sur la femme morte. Lorsque la mort a lieu après le sixième mois, il est de règle de pratiquer l'opération, parce que

(1) *Primusque Cæsarum à cæso matris utero dictus.* Plinii, lib. VII, cap. 9.

l'enfant peut être viable. Si le travail était assez avancé pour permettre d'appliquer le forceps, ou de faire la version, il vaudrait mieux les employer pour retirer l'enfant. A Rome, il y avait une loi, portée, dit-on, par Numa Pompilius, qui prescrivait aux médecins d'ouvrir toutes les femmes qui mourraient enceintes. Lorsqu'on pratique l'opération césarienne après la mort, il faut la faire le plus tôt possible après la cessation de l'existence, parce qu'on a d'autant plus de chances d'amener l'enfant vivant; mais comme, d'une autre part, il n'y a pas de signes certains de la mort, il faut mettre autant de soin dans l'opération que si la femme était vivante, parce que si, par hasard, elle était seulement tombée en syncope ou en léthargie, comme Rigaudaux, Trinchinetti, etc., en ont cité des cas, on aurait d'autant plus de chances de lui faire recouvrer la santé, après l'opération, qu'il y aurait eu moins de désordres produits.

Les résultats de l'opération sur la femme morte sont généralement mauvais; il est rare qu'on parvienne à retirer un enfant vivant, après une heure ou deux de la mort de la mère, ce qui dépend de ce que la circulation cesse chez celle-ci dans tous les points éloignés du cœur, et, par conséquent, dans le placenta, avant que les mouvemens du cœur lui-même soient complétement anéantis. L'opération a cependant été couronnée de succès, et elle réussirait probablement bien plus souvent, si on la pratiquait quelques instans avant la mort, lorsque la femme est atteinte d'une maladie incurable et dans une situation désespérée. Dans un cas rapporté par Millot, l'enfant vivait encore au bout de 48 heures. Chez la princesse de Schwartzemberg, morte d'une brûlure, l'enfant vivait encore le lendemain (Gardien). Guillemeau dit avoir réussi deux fois, en opérant aussitôt que possible; M. Huguier a obtenu un succès pareil, à l'hôpital Saint-Louis, et M. Monod un autre, à la Maternité.

Méthodes opératoires.

L'opération césarienne abdominale a été pratiquée de diverses manières. Autrefois, lorsqu'on n'opérait que sur la femme morte, on pratiquait une incision longitudinale sur l'un des côtés du ventre, mais plus spécialement sur le côté gauche, afin de n'être pas gêné par le foie, ainsi que le dit Guy de Chauliac : « *la femme soit ouverte de long, à côté gauche, d'autant que cette partie-là est plus libre que la dextre, à cause du foie.* » Tous les procédés dans lesquels on employait l'incision latérale sont décrits sous le nom de procédés anciens.

1° *Procédés anciens.* L'incision était tantôt droite et longitudinale ou oblique, tantôt courbe et en forme de croissant. On choisissait le côté gauche, pourvu qu'une tumeur squirrheuse ou une hernie n'y mît pas d'obstacle. Pour Baudelocque, cependant, la raison déterminante était le côté vers lequel s'inclinait la matrice : « S'il fallait inciser sur le côté du ventre, dit-il (t. II, p. 192), il faudrait toujours préférer de le faire sur celui où est incliné le fond de la matrice, pour que ce viscère se présentât mieux à cette ouverture. « Rousset, et, après lui, Levret, donnèrent pour précepte de conduire l'incision parallèlement au bord externe du muscle droit, et de la placer à égale distance de son bord externe et d'une ligne fictive, tirée de l'épine antérieure et supérieure de l'os des iles, jusqu'à l'extrémité antérieure de la troisième fausse côte (pl. 73, t. II).

L'incision latérale présentait bien quelques avantages, mais, surpassés de beaucoup par ses inconvéniens. Ainsi, d'un côté, elle permettait d'éviter sûrement la vessie, et donnait aux matières une issue facile, d'où il résultait qu'elles ne séjournaient pas dans le ventre; mais, d'un autre côté, on pouvait léser l'artère épigastrique ou la récurrente abdominale; on en trouve un cas cité (*J. de méd. Supplém.*, 1770, p. 173); les intestins s'échappaient aussitôt que le péritoine était ouvert. Enfin, bientôt les lèvres de la plaie de l'utérus ne correspondaient plus à celles de la plaie de l'abdomen, et il n'y avait pas possibilité de les maintenir en contact, parce que l'utérus d'une part, et de l'autre les muscles obliques et transverses, se rétractaient en sens opposés.

2° *Incision sur la ligne médiane, ou procédé de Mauriceau.* Voici comment s'exprime cet auteur (*Traité des mal. des femmes grosses*, p. 316). « L'ouverture sera mieux au milieu, entre les muscles droits, car il n'y a dans cet endroit que les tégumens et les muscles à couper. » Mauriceau a peu insisté sur ce précepte, ce qui tient sans doute à ce qu'il n'était pas partisan de l'opération césarienne qu'il disait n'avoir jamais réussi sur la femme vivante, et qu'il ne conseillait de pratiquer que sur la femme morte (ouv. cité, p. 260). Aussi Deleurye a-t-il voulu se donner comme l'inventeur de ce procédé; mais Guénin, Platner et Varoquier l'avaient déjà mise en usage long-temps avant lui, et mériteraient mieux qu'on le leur rapportât. Solayrès, Baudelocque l'adoptèrent, et c'est maintenant celui qu'on suit généralement, et que nous décrirons bientôt comme procédé général. S'il présente l'inconvénient d'exposer à blesser la vessie, s'il ne permet que difficilement aux liquides de s'écouler, soit pendant, soit après l'opération; si enfin les lèvres de la plaie de l'utérus s'écartent de la plaie abdominale lorsque l'organe se contracte, ce procédé offre par compensation l'avantage de ne diviser que des parties indolentes, minces, faciles à reconnaître, et entièrement dépourvues d'artères qu'il serait dangereux de blesser; enfin il agit sur l'utérus dans la direction de ses fibres principales.

3° *Incision transversale, ou procédé de Lauverjat.* Ce chirurgien qui avait d'abord beaucoup vanté l'incision sur la ligne blanche, préconisa plus tard dans un ouvrage intitulé : *Nouvelle méthode de pratiquer l'opération césarienne*, une incision transversale longue de 18 centimètres (6 pouces, 8 lignes), étendue sur le flanc à partir du muscle droit, et correspondant à-peu-près au fond de la matrice. Il disait que son procédé était avantageux sous plusieurs rapports : 1° d'écarter les fibres musculaires plutôt que de les diviser; 2° de ne pas rencontrer les artères épigastriques; 3° d'ouvrir la matrice par sa partie supérieure, de manière à favoriser l'écoulement des lochies par le vagin et par l'hypogastre; 4° de conserver assez facilement le parallélisme des deux incisions; 5° de rendre inutile la suture pour maintenir les lèvres de la plaie en contact; 6° de laisser les fluides et les lochies s'écouler librement par l'angle externe, très déclive, de la solution de continuité. Mais on lui a objecté avec raison, 1° que son incision, portant sur les muscles grand et petit oblique, les lèvres de la plaie devaient s'écarter sous l'influence du moindre effort, et permettaient aux viscères de sortir; 2° que le soin d'éviter l'artère épigastrique ne suffisait pas, puisqu'il coupait les divisions abdominales de la récurrente iliaque; 3° que la matrice, étant divisée dans la partie où elle contient le plus de vaisseaux, pouvait aussi donner lieu à une hémorrhagie abondante. Enfin la plupart des avantages énumérés par Lauverjat lui ont été contestés, en sorte que, quoiqu'il l'ait appliqué deux fois avec succès, son procédé, néanmoins, n'a point été agréé par la majorité des praticiens.

4° *Incisions obliques*. D'après M. Kilian (*Die operat. Geburtshülfe*, p. 796 et 799), Stein, préférant une incision oblique, divisait les parois abdominales suivant une ligne qui, commençant à l'extrémité de la dernière fausse côte, traversait la ligne blanche et venait se terminer à la branche horizontale du pubis de l'autre côté. *Zang*, partant du milieu de la ligne blanche d'un côté, venait terminer son incision à 4 centimètres (1 pouce et demi) du point médial de la branche horizontale du pubis du même côté. Et *Jorg* voulait qu'après avoir ouvert le ventre on se bornât à inciser le haut du vagin, ou tout au plus, en même temps, le col de l'utérus. Le même conseil avait déjà été donné par Ch. Bell et madame Boivin (*Journ. univer.*).

M. *Ritgen* (Kilian, op. cit.), pensant que le danger de l'opération césarienne tenait à la division du péritoine, a proposé, dans le but de l'éviter, le procédé suivant: « Faire en regard de la fosse iliaque une incision semi-lunaire, étendue depuis l'épine des pubis jusqu'à l'extrémité antérieure de la crête iliaque; diviser couche par couche tous les tissus jusqu'au péritoine, et le décoller afin de découvrir le col et l'extrémité supérieure du vagin, dans le but d'y faire un ouverture par laquelle l'enfant sortirait. » Ce procédé que M. Velpeau regarde comme inexécutable, sans ouvrir la membrane séreuse, et comme devant donner lieu à des accidens, pour ainsi dire, aussi graves que les autres, est presqu'en tout semblable à celui que M. A. Baudelocque a préconisé, et exécuté une fois sur le vivant.

Procédé de M. A. Baudelocque. Après avoir, comme M. Ritgen, divisé du côté opposé à l'inclinaison de la matrice, tous les tissus depuis la peau jusqu'au péritoine, en ménageant l'artère épigastrique, l'auteur s'était proposé de décoller et repousser la séreuse, découvrir la partie supérieure du vagin, l'inciser sur la partie latérale, introduire le doigt dans le col utérin par cette ouverture, et tâcher de l'attirer dans l'incision des parois abdominales, pendant que, avec l'autre main, il repousserait l'utérus dans le sens opposé, afin d'augmenter son inclinaison. Après être parvenu à exécuter cette manœuvre, il devait abandonner la terminaison de l'accouchement aux efforts de la nature; mais, si les contractions de la matrice étaient insuffisantes, il croyait possible de dilater le col avec la main, et de retirer l'enfant soit par la version, soit avec le forceps.

Dans un cas où M. Baudelocque voulut essayer ce procédé, il ne put réussir, et fut obligé d'avoir recours à l'incision sur la ligne blanche pour terminer l'accouchement. Jusqu'ici cette manière de faire n'a trouvé aucun partisan, et il est même à croire que son auteur l'a abandonnée. En effet, quoique bien conçue, son application est à-peu-près impossible, et ne laisserait pas, d'ailleurs que d'être suivie d'accidens presque aussi graves que la méthode ordinaire.

Procédé de Physick. D'après M. Dewes (*Systeme of midwifery*), Physick ayant remarqué que le péritoine était facile à séparer de la vessie, et de la zone utéro-vaginale, chez les femmes grosses, avait eu l'idée de faire une incision horizontale, immédiatement au-dessus des pubis, afin de décoller la séreuse, et de parvenir par cette voie au col utérin qu'il aurait ouvert sans léser le péritoine. On comprend qu'une pareille proposition a dû rester à l'état de projet.

Le docteur Marchal (de Calvi) ayant, comme tout le monde, compris l'importance d'opérer hors du péritoine, mais de façon que l'opération soit faisable, a publié dans la *Gazette des hôpitaux* (p. 468, 1842), une lettre, dans laquelle il propose de faire l'opération en deux temps, c'est-à-dire de commencer par faire adhérer le feuillet abdominal du péritoine avec le feuillet utérin, et de n'ouvrir l'abdomen et l'utérus qu'après que les adhérences seraient solidement établies. Ce procédé ne nous paraît pas même proposable: indépendamment du danger de causer, dans un état déjà si grave, l'inflammation d'une si grande surface de la séreuse, l'énorme volume de l'utérus, distendu par le produit de la conception, devant se réduire considérablement aussitôt après l'accouchement, la plaie de l'abdomen qui ne pourrait suivre le retrait de cet organe, resterait froncée sur elle-même du haut en bas, outre que l'utérus, comme accroché à la paroi abdominale au-dessus du pubis, une fois revenu sur lui-même, s'il pouvait y revenir, exercerait sur le vagin et sur toutes les parties voisines des tiraillemens très forts, et insupportables pour la femme.

De tous les procédés dont nous venons de parler, celui dans lequel on fait l'incision sur la ligne blanche est généralement préféré. Voici la manière dont il doit être exécuté.

Opération césarienne sur la ligne blanche. 1° *Préparatifs*. Lorsqu'on a donné des soins à une femme pendant la grossesse, on sait d'avance si on devra la soumettre à l'opération. Dans ce cas, il faudra l'y préparer quelques jours avant l'accouchement par une saignée, une purgation, des bains, et une diminution graduée dans les alimens; mais si, comme cela arrive le plus souvent, on n'est appelé qu'après le commencement du travail, ou lorsque la poche des eaux est rompue, la femme fatiguée, la matrice dans un état d'inertie, et que déjà de mauvaises manœuvres ont été pratiquées, il faut se hâter d'opérer.

Moment d'agir. Suivant Baudelocque, il y a un temps de nécessité et un temps d'élection. Il faut agir nécessairement et immédiatement dans trois circonstances: après l'évacuation des eaux de l'amnios; après la rupture de la matrice et le passage de l'enfant dans le ventre, et lorsque la mère est morte. Le *temps d'élection*, n'est pas le même pour tout le monde. Faut-il opérer avant ou après l'écoulement des eaux? Levret voulait qu'on opérât avant, se fondant sur ce que la rétraction des incisions du ventre et de la matrice s'effectue beaucoup mieux après l'extraction de l'enfant, outre que cette manœuvre est aussi beaucoup plus facile. Cette opinion est partagée par Baudelocque, Désormeaux et M. Velpeau. Mais d'autres pensent qu'il vaut mieux rompre la poche, parce qu'on ne court pas le risque de voir le liquide amniotique s'épancher dans le péritoine et la matrice tomber dans l'inertie. Ces raisons ne manquent pas de valeur, mais elles n'ont pas prévalu: on préfère choisir le moment où le travail est bien déclaré, et où le col est assez ouvert pour que l'écoulement des fluides puisse se faire facilement.

Manuel opératoire. L'appareil se compose des objets suivans: deux bistouris, l'un convexe, et l'autre droit et boutonné; des pinces à disséquer, des ciseaux, des aiguilles à suture, des bandelettes agglutinatives, de la charpie, des linges enduits de cérat, des compresses, un bandage de corps, des éponges fines et volumineuses, une seringue à injections, de l'eau tiède et froide, du vinaigre, du vin, etc.

Position de la femme et des aides. La femme doit être placée horizontalement sur le dos, dans un lit préparé d'avance pour qu'elle puisse y passer les premiers jours qui suivront l'opération, car il est bon qu'on ne soit pas obligé de la transporter immédiatement après; la tête et les épaules seront légèrement soulevées par des oreillers; on placera sous le siége des alèses qu'on pourra enlever à volonté. Baudelocque recommande encore de faire bomber le ventre par un traversin placé sous les lombes. Une chose bien essentielle à observer, c'est que deux aides placés l'un à droite et l'autre à gauche disposent leurs mains sur le ventre, de manière à tendre la paroi antérieure et à circonscrire exactement le fond et les côtés de l'utérus, pour que nul viscère ne puisse se glisser entre eux, et se présenter au tranchant du bistouri; d'autres aides tiennent les bras et les jambes de la femme pour réprimer les mouvemens brusques que pourrait lui arracher la douleur.

Incision des parties. Les poils qui se trouvent entre le pubis et l'ombilic ayant été rasés, et la vessie évacuée à l'avance, l'opérateur, armé d'un bistouri convexe, se place à la droite de la femme, divise la peau en regard de la ligne blanche, dans l'étendue de 13 centimètres (5 pouces) environ, puis successivement le tissu cellulaire, les aponévroses et ouvre le péritoine. Afin de ne pas trop se rapprocher du pubis où l'on serait exposé à blesser la vessie, on a conseillé de commencer l'incision au-dessus de l'ombilic, et, par un surcroît de précaution, de passer au côté gauche de cette cicatrice pour éviter de blesser la veine ombilicale, et surtout l'anastomose accidentelle, signalée dans ces derniers temps, qui existe quelquefois entre elle et la veine épigastrique. Il ne reste plus qu'à augmenter l'ouverture de la séreuse avec un bistouri boutonné, glissé sur l'indicateur, pour que la matrice soit mise à découvert. Reprenant alors le bistouri convexe et recommandant aux aides de ramener le fond de l'utérus en avant, le chirurgien incise couche par couche le tissu de l'organe dans toute son épaisseur, en ayant soin de commencer très haut, afin de ne pas intéresser le col, et en suivant la direction de la plaie extérieure, pour que la solution de continuité de l'organe, lorsqu'il sera revenu sur lui-même, reste en rapport avec celle de la paroi abdominale. Si pendant l'incision, quelques vaisseaux de la matrice versaient du sang en abondance, les aides devraient placer les doigts dessus. Arrivé à ce moment, le chirurgien peut ouvrir la poche des eaux par le vagin, pour leur donner issue, comme cela se fait fréquemment en Allemagne, ou bien l'ouvrir par la plaie, après avoir décollé le placenta ou la membrane, aller chercher les pieds de l'enfant, et l'extraire promptement, comme on le fait ordinairement en France. S'il préfère ce dernier procédé, il doit, ainsi que M. Velpeau le conseille, recommander aux aides de redoubler de soin, pour que les parois abdominales n'abandonnent pas la matrice, afin d'empêcher que le liquide amniotique ne se répande dans la cavité péritonéale, et que les organes qui y sont contenus ne s'échappent au dehors.

Extraction de l'enfant. Aussitôt que la poche des eaux est ouverte, il faut se hâter d'extraire l'enfant. S'il présente la tête ou le siége, on l'extrait par l'une de ces parties, en tirant dessus avec les indicateurs recourbés en crochet (pl. 77, fig. 1) et placés sous la mâchoire inférieure, ou dans les plis des aines, et en recommandant aux aides de presser doucement sur les côtés de la matrice pour favoriser son expulsion. Mais si, au lieu de montrer une des extrémités de son diamètre vertical, il se présentait par toute autre partie, il faudrait enfoncer la main tout entière dans l'utérus par la solution de continuité, afin d'aller saisir les pieds de l'enfant pour le retirer, en suivant les mêmes principes que si l'on pratiquait la version ordinaire; c'est-à-dire, en le pelotonnant sur lui-même dans le sens de sa flexion naturelle, et en faisant en sorte de ne pas contondre ou déchirer les lèvres de la plaie faite au corps de l'utérus (pl. 77, fig. 2).

Délivrance. Il faut la faire aussitôt que l'extraction de l'enfant est terminée, afin d'éviter que l'utérus, revenu sur lui-même, n'occasionne des difficultés. C'est par la plaie qu'il convient de retirer le placenta et les membranes, et non par le vagin, comme le voulait Planchon. Les uns ont conseillé de tirer sur le cordon; mais il vaut mieux aller saisir le placenta par son bord qui, d'ailleurs, se présente souvent à la plaie, le décoller, le rouler sur lui-même, et l'entraîner au dehors avec tout ce qui constitue la délivrance. En ce moment, le sang s'échappe souvent en assez grande quantité; c'est une raison pour recommander aux aides d'être très attentifs à suivre les mouvemens de retrait de la matrice, pour éviter que le liquide ne s'épanche dans le ventre. Si la cavité utérine contient des caillots, il faut les extraire avec la main, puis porter le doigt indicateur vers son extrémité inférieure, et jusque dans le col, pour le déboucher, et ne retirer le doigt que lorsque l'orifice utérin est parfaitement libre, et que l'on est parvenu à mettre en contact les deux indicateurs, dont l'un est introduit par la plaie, et l'autre par le vagin. On a même conseillé de faire des injections tièdes et émollientes dans l'utérus, pour entraîner les débris que la main n'aurait pas rencontrés. Mais, en général, cela n'est pas nécessaire. Lorsque la cavité est complétement débarrassée, le corps de l'organe revient promptement sur lui-même, l'étendue de la plaie se réduit à 5 ou 6 centimètres (2 pouces), et l'écoulement du sang cesse, sinon en totalité, du moins en grande partie. Si ce retrait n'avait pas lieu, et que l'organe restât dans l'inertie, il faudrait l'obliger à revenir sur lui-même en l'agaçant extérieurement.

Rousset et Verduc avaient conseillé d'introduire une canule dans le col de la matrice, dans le but de le tenir entr'ouvert, afin qu'il pût donner passage aux caillots. Mais, ainsi que le fait remarquer Baudelocque, ce moyen serait insuffisant. Il vaut mieux y porter de temps en temps le doigt indicateur pour le déboucher. Dans un cas où un gros caillot avait bouché le col et où il s'était accumulé du sang dans la matrice, Guénin, de Crépy, après avoir enlevé le pansement et débarrassé l'organe, y fit couler du vin chaud qu'il força à passer par le col en y insinuant le doigt, et rétablit ainsi le cours des lochies.

Pansement. On réunit la plaie des parois abdominales par la suture. Celle qu'on préfère est la suture enchevillée, parce qu'elle réunit plus profondément les parties. Il ne faut pas coudre toute l'étendue de la plaie; l'angle inférieur doit être laissé libre, pour donner issue aux liquides, et on en favorise l'écoulement au moyen d'une mèche effilée, dont on place une des extrémités dans l'utérus par cet angle. On complète ce pansement par des bandelettes de diachylum, ou par un bandage unissant, qui aident les points de suture; enfin, on recouvre la plaie avec un linge enduit de cérat, des gâteaux de charpie, et quelques compresses qu'on soutient avec un bandage de corps.

Soins consécutifs. Après avoir nettoyé la femme, puis changé son linge et les garnitures de son lit, on la place de manière que les muscles de l'abdomen soient dans le relâchement, c'est-à-dire les jambes fléchies, et la tête et les épaules légèrement élevées. Les antispasmodiques seront indiqués contre l'agitation nerveuse; la diète et les boissons délayantes sont prescrites dans les premiers jours. La saignée générale, et tout l'appareil des antiphlogistiques, sont de rigueur, aussitôt qu'il se manifeste quelques symptômes inflammatoires du côté de la plaie et du péritoine. Dans tous les cas, des cataplasmes émolliens, des lavemens, le repos et le calme contribueront efficacement à la guérison. Enfin, la médication devra varier suivant les accidens qui se présenteront.

Dans le cas où la guérison a lieu, il faut se rappeler que la femme est exposée aux hernies consécutives, et qu'en conséquence, elle doit toujours porter une ventrière ou un bandage approprié qui contienne les parois du ventre. Dans le but d'éviter une seconde grossesse, Michaëlis, cité par Kilian, a proposé l'extirpation de l'utérus, et Blundell, seulement l'excision d'une petite portion des trompes de Fallope. Ces conseils sont trop dangereux pour avoir été écoutés. On ne peut que faire aux femmes les recommandations convenables en pareille circonstance. Une nouvelle grossesse, en effet, outre le danger d'une seconde opération, expose encore pendant sa durée, surtout dans les derniers temps, à une rupture de la cicatrice, et à la nécessité de pratiquer la gastroraphie, comme dans le cas cité par Dugès, d'après Locher (*Dict. de méd. chirurg. prat.*, tome v, page 170). Disons pourtant que cet accident est très rare.

B. OPÉRATION CÉSARIENNE VAGINALE.

Elle consiste à inciser la matrice en conduisant les instrumens par le vagin. Deux circonstances fort différentes peuvent la nécessiter. Tantôt, en effet, le col utérin existe dans sa position ordinaire, mais il faut l'inciser, parce que, trop dur et trop rétréci, il ne pourrait se dilater suffisamment pour laisser passer l'enfant; tantôt il est si complétement fermé, ou tellement renversé en arrière, que, si l'art n'y pratiquait une ouverture artificielle, l'enfant ne pourrait sortir sans déterminer une déchirure dans les parois de la matrice, et surtout dans sa paroi antérieure qui est souvent poussée dans le vagin. Ainsi, comme on le voit, l'opération à faire est fort différente, suivant que l'une ou l'autre circonstance se présente.

Les causes qui peuvent nécessiter l'opération césarienne vaginale, sont, pour le premier cas, les squirrhes, les cancers, les callosités, les indurations fibro-cartilagineuses, les cicatrices inextensibles du col, etc., qui ne permettent à l'enfant de passer qu'après un travail long et pénible, et en occasionnant des fissures et des fentes plus ou moins profondes et multipliées. Si la pommade de belladone n'a pas réussi à déterminer le relâchement du col, ou si quelque accident nécessite une prompte terminaison de l'accouchement, il ne faut pas hésiter à débrider la circonférence du col sur un ou plusieurs points. Le prolapsus complet de l'utérus a quelquefois aussi nécessité l'opération du débridement. Dans un cas de ce genre, où Marigues, de Versailles, ne put parvenir à dilater le col dont les bords étaient très durs et très calleux, il y fit une incision à droite et à gauche, introduisit la main dans la matrice, et saisit les pieds de l'enfant pour l'entraîner (Chopart, *Traité des malad. des voies urinaires*, t. II, p. 73). M. P. Guillemot cite un fait à-peu-près semblable (*Arch., gén.*, t. XXVII, p. 73). Si la femme était atteinte de violentes convulsions, capables de compromettre ses jours et ceux de son enfant, et que le col, très sensible, et fortement tiraillé, en fût la cause, le meilleur moyen d'y mettre un terme, serait d'y pratiquer une ou deux incisions. Les polypes de l'utérus, ainsi que nous l'avons dit, peuvent aussi les nécessiter. Nous ne pensons pas, comme le dit Bodin (*Essai sur les accouch.*, 1797), qu'on doive pratiquer ce débridement, dans les cas où le bras se présente, et où l'on ne peut aller chercher les pieds; car, dès que le col pourra se dilater assez pour laisser passer le bras, il est probable qu'on pourra augmenter assez cette dilatation pour introduire la main dans l'utérus. Dans le second cas, c'est-à-dire, si le col s'est oblitéré pendant la grossesse, ou bien s'il est renversé en arrière, ce qui peut résulter d'une inflammation ou d'une obliquité très prononcée de la matrice en avant; lorsqu'on a fait inutilement toutes les tentatives nécessaires pour ramener le col au centre du bassin en repoussant le fond de la matrice en arrière, il faut pratiquer une incision sur le point où existe le col, ou bien sur la paroi antérieure de l'utérus qui fait saillie au centre du vagin: c'est le seul moyen de l'empêcher de se rompre.

Méthode opératoire.

1° *Débridement* (pl. 73, f. 3, 4 et 5). Pour faire cette opération, il faut faire placer la femme debout, comme si l'on voulait pratiquer le toucher, ou bien sur le bord de son lit, les jambes écartées et les pieds appuyés sur deux chaises, comme s'il s'agissait d'appliquer le spéculum, ou d'opérer la version. Ensuite, on introduit le doigt indicateur gauche, jusqu'au col; on place son extrémité sur le point qu'on veut inciser, puis on glisse sur lui un bistouri droit boutonné, et enveloppé d'une bandelette de linge jusqu'à 20 millimètres (8 lignes) de son extrémité. On est quelquefois obligé de remplacer le bistouri droit par le bistouri courbe de Pott, qui permet d'agir plus profondément et plus en arrière. Quoi qu'il en soit, on l'insinue dans le col et, retournant le tranchant contre la paroi de manière que le doigt pèse sur le dos de la lame, on fait une incision sur le côté, afin d'éviter de tomber sur la vessie ou sur le rectum; si comme il est ordinaire, elle ne peut suffire, on pratique une seconde incision semblable sur l'autre côté, ou même au besoin, on en fait plusieurs sur le pourtour du col (fig. 3). Toutefois, comme avec plusieurs incisions superficielles on obtient plus vite et sans péril une dilatation plus considérable qu'avec une ou deux incisions profondes, et par cela même, dangereuses; le mieux est de pratiquer de suite, au pourtour du col, une série de petites incisions rayonnées. Ce procédé, qui constitue le *débridement multiple*, déjà vanté par Lauverjat et Coutouly, a parfaitement réussi à M. Moscati fils, chez une femme dont le col était rétréci, au point de laisser à peine pénétrer un stylet (*Journ. univ.*, t. XIV); pareil succès a été obtenu par plusieurs autres praticiens; et, en particulier, par MM. Grimm et Bongiovani (*Journ. univ.*, t. XIV, XVI et XXI). C'est donc, en définitive, à cette espèce de débridement, qu'il convient d'accorder la préférence. Si la pratique et l'observation n'étaient venues démontrer que plusieurs petites incisions, suffisent pour déterminer un agrandissement susceptible de livrer passage à la tête de l'enfant, on aurait eu à craindre que l'accouchement ne pût s'effectuer, sans que ces incisions ne se prolongeassent sous forme de déchirure, jusqu'au-delà du col de la matrice; mais il n'en est pas ainsi: elles ne dépassent jamais l'insertion du vagin, et ne sont jamais accompagnées d'une grande perte de sang.

2° *Ouverture artificielle à la paroi antérieure de la matrice.* Au rapport de Flamant (*Thèse*, n° 130. Paris 1811), Lobstein l'a pratiquée une fois. Lauverjat l'avait déjà faite avant lui, et depuis elle l'a été par MM. Martin, Caffe, et autres. Pour l'exécuter, on peut faire placer la femme debout ou couchée comme précédemment. Si elle est debout, l'utérus, entraîné en bas par son poids, est plus saillant et plus résistant, et, par cela même, l'opération est plus facile, mais l'enfant risque davantage d'être atteint par l'instrument que lorsque la femme est couchée. De quelque manière qu'elle soit placée, on glisse sur le doigt indicateur gauche, introduit dans la matrice, un bistouri pointu environné de linge jusque près de sa pointe, et on incise transversalement la paroi utérine, en procédant avec les plus grandes précautions dans la crainte de blesser les parties de l'enfant qui se présentent. Nous disons qu'il faut inciser transversalement, parce que, dans le sens opposé, on courrait le risque de tomber sur la vessie ou sur le rectum. D'ailleurs il serait inutile de donner une grande étendue à l'incision; il vaut infiniment mieux, lorsqu'on a pénétré dans la matrice, pratiquer plusieurs petites incisions qui viennent converger vers un point central, et qui forment une espèce d'étoile (Pl. 73, fig. 3). Dugès pense qu'il est prudent d'appliquer le spéculum, afin de s'assurer, avant d'enfoncer le bistouri, que c'est bien le fond de la matrice, et non la paroi antérieure ou postérieure du vagin qui va être attaquée par l'instrument.

Suites de l'opération. Elles sont ordinairement très simples. Lorsque l'accouchement s'est effectué, l'ouverture artificielle se réduit promptement à de très petites dimensions, et dans les cas, où le col n'était que renversé en arrière, il ne tarde pas à revenir à sa position normale, parce que la matrice n'étant plus repoussée en avant par l'angle sacro-vertébral, revient à sa rectitude. S'il se manifestait un écoulement de sang assez abondant pour affaiblir la femme et pour causer de l'inquiétude, il faudrait tâcher d'y remédier par des injections froides et astringentes, ou même par le tamponnement. L'écoulement des lochies se fait par le col s'il existe, ou par la plaie s'il n'existe pas. Toutefois, lors même que le col existe, il est convenable de maintenir une grosse canule en gomme élastique ou bien un gros séton dans la division artificielle, pour la maintenir béante pendant quelques semaines. Dans le cas de Lobstein, le retrait de la mèche fut suivi d'une prompte cicatrisation, ce qui n'empêcha pas les règles de venir régulièrement par la suite. Dans le cas rapporté par M. Caffe, les règles se sont effectuées par l'ouverture accidentelle.

Incision des parois du vagin. On est quelquefois obligé d'inciser les parois de ce canal pour retirer de l'abdomen des débris de fœtus ou des fœtus entiers tombés ou développés dans le ventre à la suite de grossesses extra-utérines. Quoique cette opération ne porte pas sur l'utérus, il nous paraît que l'on doit la ranger au nombre des opérations césariennes, au même titre que le procédé de M. Baudelocque, dans lequel on n'intéresse pas la matrice, et qui est néanmoins considéré comme se rapportant à l'opération césarienne abdominale.

L'incision du vagin ne doit être faite que dans le cas où l'on sent, au travers des parois du vagin, les parties que l'on veut extraire. M. Paul Dubois, dans une circonstance analogue, fit une incision sur la tête du fœtus, avec l'intention de la saisir au travers de cette incision avec le forceps, et de l'entraîner au dehors; mais, ne pouvant y parvenir, parce que la tête avait contracté des adhérences avec le kyste, il en abandonna l'élimination à la nature.

Ici il n'y a point de procédé particulier à suivre, c'est au praticien à se conduire d'après les circonstances.

Résultats de l'opération césarienne sur la femme vivante. Probablement en raison de la position intéressante de la jeune mère, et des liens moraux qui font si vivement participer à son malheur tous les membres de la famille et le chirurgien lui-même, aucune opération n'a autant préoccupé les hommes de l'art, et les gens du monde eux-mêmes, que l'opération césarienne, et cependant il s'en faut bien que les résultats en soient assez connus pour être précis et convaincans. Si on consulte les auteurs, on est embarrassé pour adopter une opinion sur ce sujet, car les uns ont beaucoup vanté l'opération et les autres l'ont beaucoup dépréciée. En s'appuyant sur ceux qui ont professé des opinions absolues : à Tenon qui rapporte vaguement le succès impossible de 70 opérations consécutives, on oppose le témoignage bien plus certain de J. Burns et de J. Cooper, qui affirment que sur 15 à 20 opérations en Angleterre, aucune n'a réussi, et celui des chirurgiens de Paris, nos contemporains, qui n'ont pas vu le succès d'une seule opération césarienne depuis le commencement du siècle. Faudrait-il donc accepter pour vrai, comme le dit Boër, qu'on sauve à peine une femme sur 14 : un pareil résultat serait trop décourageant. Pour avoir des idées saines sur la valeur de l'opération césarienne, il convient de relever les faits authentiques connus, et d'établir le rapport des succès aux insuccès; Simon avait déjà écrit son mémoire dans cet excellent esprit, qui était celui de l'ancienne académie de chirurgie. Sprengel, sur 106 opérations, n'accuse que 45 femmes mortes; 1 contre 2 1/3 guéries. Kellie et Hull ont trouvé une proportion moins avantageuse; sur 231 opérés, 123 femmes ont succombé, contre 115 qui auraient survécu. La statistique établie par l'un de nos premiers chirurgiens accoucheurs serait encore plus défavorable. Sur un total de 93 opérations, Baudelocque en comptait 33 faites avec succès, ce qui donne un peu plus de 1 succès sur 3 opérations. Du premier coup-d'œil il est évident que l'on ne peut rien statuer d'après ces diverses évaluations; car, outre que l'on ne sait pas jusqu'à quel point les mêmes faits peuvent se confondre et se reproduire plus ou moins mélangés, quoique avec des significations différentes, les résultats aussi sont contradictoires. Reprenant donc la question comme non jugée, si maintenant on établit le calcul sur un plus grand nombre de cas, ainsi que l'a fait M. Velpeau, on trouve que, jusqu'en 1835, il y a eu 265 opérations pratiquées; sur ce nombre 118 ont réussi, et 147 ont échoué; ainsi les succès sont aux insuccès :: 118 : 147 ou :: 1 : 1,25, ce qui veut dire que, sur 9 opérations, 4 ont réussi. En poussant encore plus loin, les recherches, ainsi que cela a été fait dans l'article hystérotomie du *Dictionnaire des dictionnaires*, on trouve 28 nouveaux cas qui, joints à ceux réunis par M. Velpeau, forment un total de 293 opérations césariennes authentiques, sur lesquelles il y a eu 134 succès et 159 insuccès, d'où il résulte que les premiers sont aux seconds : : 1 : 1, 19 ou comme 5 : 6; c'est-à-dire que, sur 11 opérations, on a réussi 5 fois : c'est un peu moins de moitié. Voilà pour la mère.

Quant à ce qui concerne les enfans, on a observé, dit M. Velpeau, qu'ils sont venus vivans chaque fois qu'on a opéré avant ou immédiatement après la rupture de la poche des eaux. Sur 96 cas notés, il y a eu 67 enfans vivans et 29 morts. Dans les 28 opérations de l'article cité du *Diction. des diction.*, il y a eu 29 enfans, dont 21 sont venus vivans, et ont continué de vivre; deux autres sont venus vivans et ont succombé peu après la naissance; enfin, 6 sont venus morts : ce qui fait, en additionnant les deux nombres, que, sur 125 enfans, 88 ont vécu.

L'expérience a également appris que l'opération était moins

meurtrière en ville que dans les hôpitaux; car, dit M. Velpeau, sur 36 opérations faites dans les hôpitaux, 25 ont été malheureuses; tandis que sur 60 opérations faites en ville, 31 ont réussi.

On connaît un assez grand nombre de cas où l'opération césarienne a été faite plusieurs fois, avec succès, sur la même femme. Michaëlis et Lemaitre, d'Aix, en pareil cas, ont réussi chacun trois fois; M. Dariste, de la Martinique, Bacqua, de Nantes, et aussi Merrem, de Cologne, Schenk, Lorinser, cités par Michaëlis, chacun deux fois; enfin Rousset dit qu'une nommée Godard, demeurant en Gatinais, fut opérée sept fois, et ne mourut enfin que par suite de la dernière tentative. Dans les opérations pratiquées plusieurs fois sur la même femme, le rapport des succès aux insuccès est très favorable.

D'après ce qui précède, et sauf la réserve avec laquelle on doit accepter les résultats consignés plus haut, comme, en général, tous ceux fournis par les statistiques, en somme pourtant, le pronostic de l'opération césarienne n'est donc pas aussi fâcheux qu'on a voulu le dire, surtout hors des hôpitaux; car une opération par laquelle on peut sauver plus des deux cinquièmes des femmes qui, sans elle, périraient infailliblement; une opération qui permet de retirer vivans du sein de leur mère, et de conserver près des trois quarts des enfans, ne manque pas d'une certaine valeur. C'est là ce que nous tenions à prouver, parce que beaucoup de personnes, qui se livrent aux accouchemens, nourrissent encore d'injustes préjugés contre l'opération césarienne, et croient que le morcellement de l'enfant est infiniment moins dangereux pour la mère, ce qui est une erreur très préjudiciable, ainsi que nous croyons l'avoir suffisamment démontré.

FIN DU SEPTIEME VOLUME.

TABLE DES MATIÈRES

CONTENUES

DANS LE SEPTIÈME VOLUME.

OPÉRATIONS SPÉCIALES

QUI SE PRATIQUENT SUR DES ORGANES COMPLEXES OU SPÉCIAUX.

OPÉRATIONS QUI SE PRATIQUENT SUR L'OEIL.

Page 1—30.

OPÉRATIONS QUI SE PRATIQUENT SUR L'APPAREIL DE L'AUDITION.

Pages 30—36.

OPÉRATIONS QUI SE PRATIQUENT SUR L'APPAREIL DE L'OLFACTION.

Pages 36—47.

OPÉRATIONS QUI SE PRATIQUENT SUR LES ORGANES DE LA GUSTATION.

Pages 47—71.

OPÉRATIONS QUI SE PRATIQUENT SUR LE COU.

Pages 71—86.

OPÉRATIONS QUI SE PRATIQUENT SUR LE THORAX.

Pages 86—97.

OPÉRATIONS QUI SE PRATIQUENT SUR L'ABDOMEN.

Pages 97—147.

OPÉRATIONS CURATIVES DES HERNIES DE L'ABDOMEN.

OPÉRATIONS QUI ONT RAPPORT A L'ANUS ANORMAL.

OPÉRATIONS QUI SE PRATIQUENT SUR LE RECTUM ET L'ANUS.

Pages 147—169.

OPÉRATIONS QUI SE PRATIQUENT SUR LES ORGANES GÉNITO-URINAIRES DE L'HOMME.

Pages 169—289.

OPÉRATIONS QUI SE PRATIQUENT SUR LE SCROTUM.

OPÉRATIONS QUI SE PRATIQUENT SUR LES ORGANES GÉNITAUX DE LA FEMME.

ICONOGRAPHIE
D'ANATOMIE CHIRURGICALE
ET DE MÉDECINE OPÉRATOIRE,

PAR

LE DOCTEUR J. M. BOURGERY,

AVEC PLANCHES LITHOGRAPHIÉES D'APRÈS NATURE

PAR N. H. JACOB.

QUALIS ET COECUS FABER IN DEDOLANDO LIGNO,
TALIS AD UNGUEM EST MEDICUS SINE ANATOMES PERITIA,
RHAZIS. — CONTINENS.

DEUXIÈME DIVISION.

PARIS
C. A. DELAUNAY, ÉDITEUR.
LIBRAIRIE ANATOMIQUE, RUE DE L'ÉCOLE-DE-MÉDECINE, N. 13.

IMPRIMÉ CHEZ PAUL RENOUARD, RUE GARANCIÈRE, N° 5.

1840.

SUPPLÉMENT

À

L'ICONOGRAPHIE D'ANATOMIE CHIRURGICALE ET DE MÉDECINE OPÉRATOIRE,

PAR MM. BOURGERY ET JACOB.

SCLÉROTOMIE. (NOVEMBRE 1841.)

Lorsqu'il y a trois ans, nous eûmes à traiter des sections de muscles et de tendons, nous n'osâmes, pour ainsi dire, qu'effleurer ce sujet, encore à peine admis tout récemment dans la science. Ce n'est pas qu'alors, déjà, les chirurgiens ténotomistes n'eussent beaucoup élucidé la matière. Mais le sujet en lui-même était encore trop restreint, les théories trop nouvelles, indécises ou incertaines, les faits et leurs résultats, trop contestés entre les auteurs eux-mêmes; tout cet ensemble enfin circonscrit dans le cercle étroit de la spécialité professionnelle et dépourvu de preuves et d'authenticité scientifiques, ne s'était point assez mêlé à la science pour que le temps fût venu de l'englober avec toutes les acquisitions nouvelles dans un traité général.

Depuis, grâce aux efforts opiniâtres, aux vastes connaissances et aux talens de MM. J. Guérin, Bouvier, Stromeyer et Dieffenbach, la ténotomie a marché avec une rapidité dont aucune branche de la chirurgie n'avait encore offert d'exemple. Les faits, sur certains points, se sont multipliés en nombre immense; les doctrines et les formules, sanctionnées par l'Académie des sciences, se sont répandues dans l'enseignement classique. A mesure que le public s'initiait à cette branche nouvelle de la chirurgie, des demandes nombreuses nous arrivaient de toutes parts de la faire entrer dans notre médecine opératoire. Nous avons long-temps attendu, l'œil fixé sur les événemens, que toute cette matière eût atteint le degré de maturité convenable.

Mais l'apparition du strabisme et du bégaiement est venue imprimer aux sympathies du public médical une activité nouvelle. D'un concert unanime à Paris, en France et à l'étranger on a réclamé de nous cette fraction nouveau-né de la chirurgie avec un empressement et une insistance qui auraient été trompés dans leur objet si nous y avions cédé tout d'abord. L'œuvre en travail de formation n'était pas finie. Des procédés nouveaux apparaissant d'une semaine à l'autre et s'appliquant immédiatement à une masse considérable de faits, soulevaient entre les auteurs des débats contradictoires, chacun louant à l'excès les résultats de la petite modification qu'il appelait sa méthode, et, pour la faire prévaloir, exagérant ses avantages, et par contre les inconvéniens des procédés rivaux. Aujourd'hui même les débats sont loin d'être terminés entre les parties intéressées : heureusement que les faits et les résultats sont assez nombreux pour permettre à un observateur impartial d'asseoir un jugement.

Pour y parvenir, non content de lire tout ce que l'on avait écrit, nous avons voulu examiner les faits, voir opérer les auteurs, discuter avec eux leurs doctrines et balancer leurs déclarations, leurs aveux et leurs témoignages les uns par les autres. C'est le résultat de ces jugemens que nous offrirons dans ce travail. Nous y mettrons toute la réserve et la discrétion que commandent les égards dus aux auteurs, mais avant tout nous chercherons la vérité avec toute l'impartialité que le public a droit d'attendre de nous. Toutefois, si nous croyons pouvoir nous poser comme historien consciencieux, nous n'osons répondre d'être au même degré historien exact, par l'impossibilité de savoir le premier ou le dernier mot de toutes choses, la difficulté de démêler le vrai, au milieu de tant de prétentions qui ne sont pas toujours aussi scrupuleuses, et en raison des incertitudes que doivent naturellement répandre sur la réalité ou le degré de mérite de chacun tant d'assertions et de réclamations contradictoires.

L'orthopédie emploie deux sortes de moyens : les appareils mécaniques, dans le détail desquels nous ne devons pas entrer, et les opérations ou sections de muscles et de tendons, *myotomie* et *ténotomie* qui rentrent dans le cadre de la médecine opératoire. Comme en réalité, au point où l'art est parvenu aujourd'hui, on ne coupe pas seulement des tendons, mais suivant le besoin tous les tissus fibreux, ligamens (*syndesmotomie*), aponévroses (*aponévrotomie*), etc., et que les muscles eux-mêmes appartiennent jusqu'à un certain point à cette catégorie, puisqu'en général, quand il y a lieu de les diviser, c'est qu'ils sont fibreux dans le lieu de la section, à notre avis l'expression générique de ces modes de section doit être la *Sclérotomie*; néanmoins, pour éviter le reproche de néologisme nous n'aurions point employé ce mot, si M. J. Guérin, qui l'a trouvé convenable, ne nous avait assuré qu'il s'en servira à l'avenir.

Deux modes de sclérotomie sont en usage. La méthode ordinaire où, avec le précepte anciennement établi, de préserver les plaies du contact de l'air, les procédés, en réalité, s'en écartent plus ou moins; et la méthode particulière de M. J. Guérin, entièrement basée sur ce précepte auquel se rapportent les procédés et les instrumens de l'auteur. Mais en outre, élevant cette donnée à une signification plus générale, M. J. Guérin en a fait ressortir des applications nombreuses, et toutes différentes, qu'il réunit, avec les premières, sous la désignation commune de *Chirurgie sous-cutanée*.

Nous avons donc à présenter ici deux sortes d'opérations : 1° La sclérotomie ordinaire, agissant plus ou moins à découvert et pratiquée par le plus grand nombre des ténotomistes. En tête de cette fraction se placent le strabisme et le bégaiement, de domaine commun, la plupart de leurs procédés appartenant à des chirurgiens qui ne se sont pas faits spécialement ténotomistes. 2° La chirurgie sous-cutanée de M. J. Guérin dont nous pourrons donner les procédés de ténotomie avec les autres, mais que nous devrons présenter à part dans sa théorie et ses formules opératoires avec leurs principales applications de détail.

Dans le cours de notre médecine opératoire, quand l'intelligence du sujet l'a exigé, nous avons été, malgré nous, entraîné à faire une part assez large aux doctrines chirurgicales pour éclairer la valeur des moyens par leurs indications et leurs résultats. Mais ce qui n'était qu'un utile complément pour la médecine opératoire générale devient une nécessité première pour la sclérotomie encore placée en dehors de l'enseignement. Ainsi donc, sans prétendre en faire positivement une monographie, du moins, pour la rallier avec l'ensemble de la chirurgie, serons-nous dans l'obligation de suivre dans leur étiologie, leur diagnostic, leurs indications et leurs résultats, les divers sujets qui s'y rapportent, un peu plus ou un peu moins, suivant qu'ils seront ou non susceptibles de rentrer dans la pratique usuelle. Nous ferons à cet égard, pour chacun d'eux, ce qui nous paraîtra indispensable, mais nous n'irons pas au-delà.

STRABISME (Planches A, B, C, D, E).

Le strabisme (1), vue de travers ou loucherie, consiste dans un désaccord ou un manque d'harmonie entre les mouvemens des yeux dont un seul ou tous deux à-la-fois se dévient involontairement, pour fixer un objet, de l'axe central de la cornée, de sorte qu'ils ne peuvent jamais converger vers le même point.

DIFFÉRENCES ET PARTICULARITÉS DU STRABISME.

1° Nombre. Le strabisme est quelquefois simple, mais le plus souvent double. Dans le strabisme double presque toujours l'un des yeux est plus dévié que l'autre. On s'assure de la direction de chacun des deux yeux en les fermant et faisant regarder alternativement avec l'un et l'autre. L'œil strabique, s'il n'y en a qu'un, ou s'ils le sont tous les deux, celui qui louche le plus est aussi le plus faible. Ce phénomène est tellement sensible que si la déviation congéniale, ou du moins très ancienne, est portée assez loin pour que la cornée soit presque entièrement cachée sous l'angle de l'œil, cet organe, inutile jusque-là, ne voit encore qu'imparfaitement après avoir été redressé. Du reste tel strabisme paraît simple avant l'opération, qui cependant est double; on s'en aperçoit après le redressement de celui qui était le plus dévié, l'autre alors louchant plus ou moins. Enfin, il est des personnes qui, affectées de strabisme, peuvent néanmoins faire passer la déviation d'un œil à l'autre. M. Dufresse Chassaigne cite un chef de bureau qui, ne pouvant travailler que d'un œil à-la-fois, se servait alternativement des deux à mesure que celui qu'il venait d'employer était fatigué.

2° Intensité relative. Le strabisme s'observe à tous les degrés depuis la déviation exagérée où l'œil se cache sous les angles des paupières jusqu'à cette incertitude du regard que Buffon appelle un *faux trait dans la vue*, et où les yeux ne louchent décidément qu'en fixant des objets à deux ou trois décimètres de portée. D'autres présentent le phénomène tout contraire et louchent d'autant plus que le regard porte plus loin. Les causes de ces différences ne sont pas encore bien connues. Mais ces exceptions, du reste, importent peu sous le point de vue chirurgical, l'opération n'étant justifiable que dans les cas où le strabisme est très prononcé.

3° Permanence ou intermittence. Le strabisme confirmé, congénial ou acquit, constitue un état permanent. Le strabisme intermittent succède, le plus ordinairement, à quelque affection, mais parfois aussi on l'observe chez des individus où il s'est maintenu permanent pendant un certain nombre d'années. Toutefois comme l'intermittence, dans le premier cas, est un fait accidentel et dans le second annonce une disposition de la nature à une guérison spontanée, l'existence de ce phénomène est une contre-indication d'opérer.

4° Variétés. Le strabisme se distingue en six espèces principales fondées sur la direction de l'œil ou des yeux affectés : en dedans ou vers le nez; *strabisme* interne, nasal ou *convergent* (*strabismus convergens*). En dehors ou vers la tempe, strabisme externe, temporal ou *divergent* (*strabismus divergens*). En haut ou vers le front, strabisme supérieur ou frontal (*strabismus sursùm vergens*). En bas ou vers la joue, strabisme inférieur ou jugal (*strabismus deorsùm vergens*). Dans ces quatre premières espèces le strabisme est simple ou du moins l'un des yeux est entraîné par celui où la déviation est le plus prononcé. Les deux variétés suivantes, au contraire, sont caractérisées par l'opposition des forces motrices des deux yeux. Le premier, où l'un des yeux se porte en haut et l'autre en bas, a été nommé, à cause de son affreux aspect, strabisme horrible (*strabismus horrendus*). Le second, signalé par M. Baudens, qui ne l'a trouvé qu'une fois sur huit cents opérés, consiste dans une déviation des deux yeux en dehors, chacun de son côté. Non moins effroyable à voir que le précédent il était caractérisé par la fixité des deux yeux dont les pupilles se cachaient aux deux tiers sous les angles externes des paupières, sans qu'il fût possible au sujet de les ramener d'une seule ligne vers le centre de l'orbite. M. Baudens a nommé cette variété *strabisme fixe, double et divergent* (Voy. pl. A, fig. 10 un nouveau cas rencontré par M. Amussat).

Le strabisme convergent est le plus commun de tous dans une proportion de 25 : 1 d'après les résultats de M. Baudens; de 16 : 1 d'après ceux de M. Dufresse. Des motifs nombreux expliquent cette différence : la propension naturelle des yeux à se porter en dedans pour converger vers un même point, d'où la faculté que tout le monde possède de loucher en dedans à volonté, tandis qu'il est presque impossible de simuler le strabisme en dehors (Boyer (1)); la concordance de trois muscles, les droits interne, supérieur et inférieur, et même celle des deux obliques, sous l'action d'un même nerf moteur oculaire commun (Phillips (2)); la longueur moindre de la paroi interne et du muscle droit correspondant (Rognetta (3)).

Après le strabisme convergent vient, dans l'ordre de fréquence, le strabisme divergent simple. On estime sa proportion par rapport aux déviations en haut et en bas environ : : 4 ou 5 : 1; ce qui rend ces derniers déjà peu communs. Les strabismes horri-

(1) Strabismus, σπραβισμὸς; de στρεφω, στραβιζω, je tourne, je détourne.

(1) Traité des mal. chirur. 2, 5, 513.
(2) Traité du Strabisme, page 23.
(3) Cours d'Ophthalmologie.

bles, ou par opposition entre les forces musculaires des deux yeux, sont, comme nous l'avons dit, très rares.

Toutefois les quatre espèces principales de strabisme étant classées ou plutôt ramenées logiquement aux quatre extrémités des deux diamètres vertical et transversal, il ne s'ensuit pas que la nature se renferme invariablement dans cet ordre systématique, qui suppose qu'un seul muscle produit la déviation sans que les plus voisins y concourent en rien. S'il existe véritablement des strabismes purement internes, externes, supérieurs ou inférieurs, c'est-à-dire à angles droits, à la pratique, il est bien plus ordinaire que la synergie des muscles voisins entraîne l'œil dans les directions moyennes. Prenant pour exemple le strabisme convergent. Soit qu'à l'action du droit interne s'ajoute une traction plus ou moins forte du droit supérieur ou du droit inférieur, la déviation se présente plus ou moins interne et supérieure, ou interne et inférieure, et en outre l'œil sera plus ou moins proéminent, si à cette double action se joint encore celle de l'un des muscles obliques. La même observation s'applique aux autres espèces de strabisme. C'est de ces forces combinées que résultent les variétés *mixtes*, de toutes les plus nombreuses et si variées qu'il n'y a pas, pour ainsi dire, deux cas qui se ressemblent exactement dans la pratique, la formule générale pouvant se résumer dans cette proposition : Que l'œil, dans ses déviations, représentant la résultante moyenne des forces auxquelles il obéit, peut être entraîné dans tous les rayons du cône oculaire dont le sommet est représenté par les insertions orbitaires ostéo-fibreuses des muscles et par le nerf optique.

CAUSES DU STRABISME.

La détermination des causes du strabisme étant d'une grande importance pour motiver ou infirmer l'opération, des recherches nombreuses ont été faites à cet égard, mais, comme on le conçoit bien dans un sujet si nouvellement étudié, sans avoir pu dissiper l'obscurité qui règne encore sur beaucoup de points.

Le strabisme est congénial ou acquis. La proportion de l'un à l'autre n'est pas encore bien déterminée. D'après M. Phillips, le strabisme congénial serait assez rare, son rapport avec le strabisme acquis étant : : 1 : 25. M. Dufresse Chassaigne au contraire le considère comme le plus fréquent et dans le rapport de 3 à 2, car il a constaté 34 cas de strabisme congénial sur 54 ayant pour cause la rétraction musculaire. Les causes auxquelles on rapporte le strabisme acquis sont très nombreuses.

1° *Rétraction spasmodique*. C'est de l'aveu de tous les ténotomistes, la cause la plus commune. C'est vers l'âge de trois à cinq ans que se produisent le plus grand nombre de strabismes au milieu d'accidens convulsifs déterminés par des congestions et des phlegmasies encéphaliques ou oculaires, des névralgies, des paralysies de différens nerfs et surtout de la 5e paire, des opacités des milieux réfringens de l'œil, taies, cataracte, etc. La rétraction spasmodique, sans contracture musculaire, semble prouvée par des faits pathologiques présentés par M. Bouvier à l'Académie de médecine. Sur une femme de 82 ans, affectée de strabisme divergent depuis son enfance, le muscle droit externe n'a point présenté de raccourcissement et n'offrait aucune résistance lorsqu'on déplaçait l'œil. Sur une autre femme de 62 ans atteinte de strabisme convergent depuis l'âge de 12 ans, le muscle droit interne n'offrait qu'une tension légère lorsqu'on faisait subir à l'œil une assez forte rotation en dehors.

2° *Contraction ou raccourcissement musculaire*. M. Phillips nie positivement cette cause qu'il croit empruntée mal-à-propos de la théorie du pied-bot, et allègue pour preuve qu'en fermant l'œil sain, l'autre redevient direct. Cette assertion est vraie pour un grand nombre de cas; mais comme il n'en est pas toujours ainsi, rien ne prouve que les cas où s'effectue le retour de l'œil à sa direction ne soient pas précisément ceux où il y a contracture. Au reste, en s'en tenant aux faits, ce raccourcissement a été observé aussi par M. Bouvier sur le cadavre d'une troisième femme de 72 ans affectée de strabisme convergent depuis son enfance. A l'autopsie le muscle droit interne très mince, était de cinq millimètres plus court que l'externe. Le droit supérieur s'est trouvé incurvé, son bord interne, concave, étant plus court que son bord externe convexe; d'où il paraît que ses fibres internes concouraient avec le muscle droit correspondant pour attirer l'œil en dedans et en haut. Pl. A, fig. 12.

3° *Inégalité de force musculaire*. Cette distinction où l'on suppose que l'un des yeux, le strabique, est mu par une force moindre que celle de l'œil sain, serait précisément l'inverse de la rétraction spasmodique, et toutefois reconnaîtrait les mêmes causes, rien n'étant plus commun pour les affections nerveuses que de produire des effets contraires, l'exaltation ou l'affaiblissement de la contractilité.

4° *Inégalité de force visuelle*. C'est à cette cause généralisée que Buffon rapportait le strabisme. Ayant remarqué que chez la plupart des strabiques l'œil dévié est plus faible que l'autre et ne voit pas aussi loin, il en avait conclu que cet œil, plus tôt fatigué, se détournait instinctivement de l'objet fixé par l'œil le plus fort. Sans nier absolument cette théorie qui rendrait compte de beaucoup de récidives dans des cas où l'opération a été bien faite, la plupart des ténotomistes pensent néanmoins que les faits où elle trouve son application sont les moins nombreux, dans tous les autres au contraire la faiblesse de l'œil étant l'effet et non la cause du strabisme, puisqu'elle cesse après un certain temps par le fait de l'opération qui a détruit cette infirmité. Une autre cause, et qui se rapporterait encore mieux à l'opinion de Buffon, est l'exaltation de la sensibilité de la rétine dans l'œil affecté. Celle-ci, plus facile à reconnaître que l'autre, en raison du rétrécissement de la pupille, nous semble une contre-indication d'opérer.

5° *Opacité des milieux réfringens*. D'après L. Sanson, les taies peuvent déterminer le strabisme « quand elles occupent le « centre de la cornée, de manière à couvrir la pupille et à laisser « cependant entre les bords et la circonférence de la cornée un « intervalle qui permette aux rayons lumineux d'arriver à la pu- « pille et d'y pénétrer de côté; alors les malades louchent en de- « dans pour présenter plus directement à la lumière le point par « lequel la pupille et la cornée sont perméables (1). » M. Dufresse a observé à Bordeaux un cas de ce genre; mais, dit-il, le strabisme ne se produit, chez ces individus, que dans les cas où ils veulent voir un objet avec leur œil affecté de taie; distinction qui détruit le fait, le strabisme dans ce cas n'étant qu'immédiat et instantané. Au même titre que les taies on a admis comme cause de strabisme la cataracte centrale. M. Phillips nie ces strabismes pour cause d'opacité, que M. J. Guérin appelle *optiques* ou *musculaires passifs*, et se fonde sur cette double raison : d'une part,

(1) Dict. de méd. et de chirurg. pratiq., t. xv, p. 38.

que l'opacité centrale n'empêche pas le redressement par l'opération de l'œil strabique; d'autre part, que tous ceux qui offrent de ces opacités devraient loucher, et c'est, dit-il, ce qui n'est pas. Ces remarques sont judicieuses, mais non pas sans réplique. Une cause peut exister sans produire son effet. Il est bon de constater avec M. Phillips que les opacités centrales n'ont pas tout l'effet qu'on leur attribue; mais il n'en résulte pas que cet effet soit nul. Pour ne citer ici que des observations qui me sont propres, j'ai connu deux personnes qui, n'ayant jamais été strabiques, le sont devenues, de leur aveu et de l'observation de tous, après des kératites ayant donné lieu à des taches de la cornée.

6° *Dégénérescence des muscles.* M. Phillips n'a reconnu la transformation fibreuse des muscles que dans 3 cas sur 122; 1 sur 40. La transformation graisseuse est plus rare encore; il ne l'a trouvée que deux fois sur cinq cents; 1 sur 250. Dans la théorie générale de M. J. Guérin, ces dégénérescences, comme nous le verrons plus loin, doivent être bien plus communes. Toutefois on ne peut rien statuer à ce sujet, quant au strabisme en particulier, par manque de documens précis en assez grand nombre.

7° *Hérédité.* Cette cause est fréquente. Rien de plus ordinaire que de voir naître de parens louches des enfans qui le sont aussi. Ce mode d'étiologie n'exclut pas la recherche de la cause mécanique chez les uns et les autres; mais il faut avouer que ces cas qui tiennent à un vice organique constitutionnel laissent peu de chances pour l'opération.

8° *Imitation.* On a vu quelquefois le strabisme persister chez des enfans qui s'étaient fait un jeu de l'imiter d'après des enfans louches. Si cette affection est encore nouvelle, elle laisse assez d'espoir de la guérir par divers moyens, pour ne point tenter d'abord l'opération.

9° Enfin, Maître-Jean invoquait comme cause de strabisme, la *situation vicieuse de la cornée* par rapport à l'axe de l'œil, et Lahire le défaut de concordance entre les points d'insertion des nerfs optiques. Il est possible que ces faits existent, c'est à l'anatomie pathologique à le prouver. En tout cas ils seraient rares et presque impossibles à reconnaître sur le vivant.

COMPLICATIONS ET PHÉNOMÈNES CONCOMITANS DU STRABISME.

1° *Diplopie.* Suivant Boyer, on rencontre quelquefois des strabiques qui voient double. Ce phénomène n'a lieu qu'au début de la maladie, les malades, à mesure que le strabisme se confirme et que l'œil affecté devient plus faible, s'habituant à ne plus fixer les objets que de l'œil sain. Néanmoins, comme toutes les règles générales, celle-ci offre des exceptions. J'ai vu, chez M. Baudens, un homme d'environ quarante ans affecté, depuis son enfance, d'un double strabisme convergent, inégal entre les deux yeux, qui n'avait jamais cessé de voir double. Au reste, la vérité de l'opinion de Boyer, fondée sur l'observation du strabisme acquis, est confirmée en sens contraire par l'absence de diplopie, dans le strabisme congénial, l'enfant, dès qu'il voit, s'exerçant tout de suite instinctivement à ne regarder qu'avec l'œil sain. La cause physique de la diplopie est tellement connue qu'il est inutile de la discuter. Nous renvoyons pour ce sujet aux figures qu'en ont données MM. J. Muller et Dufresse Chassaigne (pl. A, fig. 17 et 18). Quant à la fréquence relative de cet épiphénomène, M. Phillips, sur 100 strabismes, en a trouvé 23 accompagnés de diplopie; 16 de l'œil droit et 7 de l'œil gauche; environ :: 1 : 4. M. Dufresse l'a rencontré dans 9 cas sur 53 ou :: 1 : 6.

2° *Myopie.* Le strabisme, dans l'œil qui en est affecté, s'accompagne fréquemment de myopie. M. C. Phillips, ayant remarqué que la myopie cessait après la section du muscle grand oblique, avait été induit à proposer cette opération pour la guérison de la myopie avec ou sans coexistence de strabisme. D'un autre côté, plusieurs chirurgiens sont parvenus au même résultat par des sections diverses : du petit oblique (M. Bonnet), des deux droits latéraux (M. J. Guérin), ou même du seul droit externe (Dufresse Chassaigne), des deux obliques et des deux droits latéraux (M. Baudens). Nous reviendrons plus loin sur les discussions auxquelles ont donné lieu ces opérations variées, il suffit ici de constater le fait général et la théorie qui en résulte : que la myopie paraît souvent produite par l'allongement du diamètre antéro-postérieur que détermine la pression des muscles de l'œil, aux deux côtés des diamètres vertical et transversal ou circulairement en diagonale, et qu'elle peut guérir, à ce qu'il paraît, en faisant cesser la pression, ou, en d'autres termes, en pratiquant dans l'un ou l'autre sens ou dans tous les deux à-la-fois, la section des muscles qui s'opposent au raccourcissement du diamètre antéro-postérieur de l'œil.

3° *Affaiblissement ou abolition de la vue dans l'œil strabique.* Deux causes de l'affaiblissement de la vue dans l'œil strabique ont été signalées : 1° d'après tous les auteurs, l'état d'atonie ou d'insensibilité plus ou moins complète qui résulte du défaut d'exercice, comme il arrive fréquemment dans la cataracte; 2° suivant M. Dufresse Chassaigne, la compression produite d'avant en arrière, sur la rétine, par l'action rétractive des muscles strabiques. Deux genres de preuves sont invoqués par l'auteur à l'appui de son ingénieuse théorie : la première est la diminution et le trouble instantané de la vue quand on exerce avec le doigt la pression la plus légère sur la paupière supérieure; la seconde, la guérison toute nouvelle, par les sections de muscles rétractés, de certaines vues faibles improprement nommées amauroses par contraction musculaire. Du reste, en admettant cette ingénieuse explication, la seconde cause n'exclut pas la première; et il est probable au contraire que toutes deux concourent en même temps à l'affaiblissement de l'œil. Enfin, c'est à cette diminution de la sensibilité de la rétine que l'on doit attribuer la *dilatation* plus ou moins prononcée de la pupille que présente si souvent l'œil affecté de strabisme convergent.

4° *État convulsif des muscles.* Cette disposition si frappante et que pourtant je ne trouve nulle part mentionnée par les auteurs, ne me semble pas autant une complication qu'un signe de l'état spasmodique dont il décèle l'existence et accuse l'énergie. C'est une cause fréquente de récidive, sinon absolument une contre-indication d'opérer, et dans tous les cas une source de difficultés pour le chirurgien pendant l'opération.

5° *Paralysie d'un ou de plusieurs muscles.* Cette cause qui n'est que secondaire ou symptomatique, produite elle-même par une maladie nerveuse est l'une des contre-indications que l'on doit le plus respecter. L'opération pratiquée dans deux cas de paralysie d'un seul muscle, par MM. P. Guersent et Dufresse Chassaigne n'a produit qu'un résultat temporaire, le strabisme étant revenu lorsque le muscle opposé à la paralysie, celui que l'on avait dû couper, a eu contracté de nouvelles adhérences avec la sclérotique.

La distinction des causes qui produisent le strabisme et des complications qui peuvent s'y adjoindre, sont assurément des notions d'une importance fondamentale, puisque c'est d'elles que dérive le traitement et par conséquent la convenance de l'opération. Mais il faut l'avouer, jusqu'à présent les auteurs se taisent sur cette concordance : comme on s'est beaucoup plus pressé, à l'envi l'un de l'autre, d'opérer que de savoir dans quel cas il y a lieu de le faire; et que d'agir immédiatement est beaucoup plus brillant, plus prompt et plus facile que d'observer des faits et d'en coordonner les rapports, la séméiologie et le diagnostic du strabisme sont encore à établir. Toutefois l'expérience acquise sur un grand nombre de faits ne saurait être stérile : de cette précipitation même il ressort un résultat non moins important, c'est que les causes et les complications de nature à infirmer l'opération du strabisme sont les plus rares, puisque, s'il faut en croire chaque auteur, sur ses propres œuvres, sur plusieurs milliers d'opérations qui ont été faites par divers chirurgiens dans le court espace de moins d'un an, les insuccès et les récidives sont proportionnellement en petit nombre.

Parcourant la série des causes, de leurs influences et des signes propres à les reconnaître, voici ce que la pratique permet de dire jusqu'à présent de plus général. La *rétraction spasmodique* est ordinairement accompagnée d'une contraction convulsive quelquefois peu sensible, mais souvent aussi d'une telle violence que le malade ne peut arrêter son regard, l'œil étant dans une agitation perpétuelle. Quand ce signe manque complétement, on est induit néanmoins à admettre la nature primitivement spasmodique du strabisme dans les cas où il a succédé à une affection nerveuse. Les faits de ce genre, où l'effet a persisté après l'enlèvement de sa cause, sont ceux qui guérissent le mieux et, heureusement, les plus nombreux. La *contracture musculaire* paraît être caractérisée par la tendance de l'œil à rester dans sa position. Dans les cas exagérés, surtout de strabisme convergent, la contracture peut aller jusqu'à produire la fixité absolue ou l'immobilité du globe de l'œil (Baudens). L'*inégalité de force musculaire* n'est qu'une cause rationnelle qui, fût-elle fondée sur l'atrophie musculaire, ne saurait être reconnue sur le vivant. L'*inégalité de force nerveuse* est facile à déterminer; mais, plus souvent l'effet que la cause du strabisme, elle ne peut infirmer l'opération qui généralement la guérit ou la rend moins sensible. L'*opacité des milieux réfringens* se reconnaît tout d'abord. Nous avons vu qu'elle n'empêche pas le redressement de l'œil strabique; mais il nous semble qu'il y aurait lieu de s'abstenir d'opérer, par crainte de récidive, si l'on avait l'assurance que cette opacité, une taie par exemple, est elle-même la cause du strabisme. La section musculaire est indiquée au contraire si la cause première est une cataracte que l'on opère en même temps que le strabisme comme l'a fait avec succès M. Phillips. Les *dégénérescences musculaires* sont rares, et bien heureusement, car nous ne voyons pas comment elles peuvent être caractérisées autrement que par l'autopsie. Tout au plus, la dégénérescence fibreuse serait-elle encore reconnue jusqu'à un certain point en opérant, ou prévue par la théorie générale de M. J. Guérin sur la transformation fibreuse des muscles rétractés, et en tout cas ne serait point une contre-indication d'opérer; mais quant à la dégénérescence graisseuse, comme par ses effets, elle équivaut à une paralysie et que la déviation ayant lieu dans le sens opposé nécessiterait l'opération de ce côté, son existence ne nous semble pas pouvoir être déterminée à l'avance. Dans l'absence des faits, s'il est permis de préjuger, ces derniers cas seraient probablement de ceux où l'opération, après une guérison temporaire, serait suivie de récidive, lorsque le muscle coupé, privé d'antagoniste, aurait contracté avec la sclérotique de nouvelles adhérences. Enfin, l'*imitation* et l'*hérédité* peuvent être signalées par le commémoratif, mais il resterait à déterminer dans quelles conditions anatomiques se trouvent les muscles de l'œil affecté. On le voit suffisamment par tout ce qui précède, la plus grande obscurité règne encore sur l'étiologie du strabisme; et il est heureux en vérité que cette opération réussisse dans la plupart des cas : car, il faut l'avouer, jusqu'à présent il est rare que l'on ait opéré avec connaissance de cause.

Quant aux complications : les paralysies seules sont des contre-indications suffisantes. L'opération pratiquée en pareil cas sur deux sujets par MM. P. Guersant et Dufresse Chassaigne, n'a pas réussi. Les opacités ne peuvent faire rejeter l'opération qu'autant qu'elles sont elles-mêmes incurables. Pour ce qui est de l'affaiblissement de la vue, de la diplopie et de la myopie, ce sont au contraire presque autant de motifs d'opérer, puisque, par expérience, ces trois maladies guérissent et, en quelque sorte, sont détruites dans leurs causes par le fait de l'opération, ou que du moins dans les cas moins heureux, la vue en est encore beaucoup améliorée.

OPÉRATION DU STRABISME. (1)

ANATOMIE OPÉRATOIRE. (2)

Six muscles meuvent l'œil, les quatre droits et les deux obliques, enveloppés dans de petites gaînes de glissement : une même aponévrose réunit ces gaînes et les tendons sur la sclérotique.

1° *Muscles droits.* Opposés par paires aux deux extrémités des diamètres vertical et transversal de l'œil, les quatre muscles droits forment les côtés d'une pyramide dont la base circonscrit le globe oculaire et dont le sommet correspond en arrière aux insertions ostéo-fibreuses, au pourtour du trou optique. Rectilignes, aplatis, musculaires dans la longueur de l'orbite, tous quatre se fixent en avant sur la sclérotique par un tendon membraneux quadrilatère, long de 7 à 8 millimètres (4 à 5 lignes), à-peu-près de même largeur, légèrement étranglé à son milieu ou à bords concaves, adhérent à la sclérotique par sa face oculaire, et terminé par un épanouissement sur cette membrane à environ 9 millimètres (4 lignes) de la cornée. Par leur mode d'insertion au-delà du diamètre transversal du globe oculaire, les quatre muscles droits forment autant de cordes réfléchies sur la portion antérieure de la circonférence, dont la traction s'accompagne d'une rotation légère de l'œil sur l'un de ses axes, dans le sens de chaque muscle en action, les deux d'une même paire se faisant antagonisme aux extrémités du diamètre auquel ils correspondent. Comme les yeux sont destinés naturellement à converger vers un même point, le muscle *droit interne* est le plus court de tous, et le *droit externe* le plus long; la différence est d'environ 4 millimètres (2 lignes). Le mouvement d'élévation de l'œil étant le moins ordinaire, le muscle *droit supérieur* est le plus mince des quatre.

(1) Pl. B, C, D, E.

(2) Pl. A. fig. 1, 2, 3, 4.

Action des muscles droits. (*a*) Les muscles droits *externe* et *interne* font exécuter à l'œil un mouvement de rotation sur son axe vertical. Si l'un d'eux agit séparément, il entraîne de son côté le globe oculaire autour duquel s'enroule en s'allongeant le muscle antagoniste. S'ils agissent ensemble il y a rétraction de l'œil en travers. (*b*) Les muscles droits *supérieur* et *inférieur* agissent précisément de la même manière autour de l'axe transversal. (*c*) Un muscle agissant avec énergie se fait aider par les deux entre lesquels il est situé : soit, par exemple, le droit interne, en contraction, les portions correspondantes des droits supérieur et inférieur concourent également au mouvement interne direct, et se font alors adductrices comme l'a signalé M. Baudens, tandis que l'autre moitié se ferait abductrice pour aider au droit externe. (*d*) Mais si deux muscles seulement se contractent simultanément, le mouvement commun est la résultante moyenne à angle de 45 degrés; soit oblique en dedans et en haut dans l'action combinée des droits interne et supérieur; oblique en dedans et en bas dans celle des droits interne et inférieur.

2° *Muscles obliques.* Le plus long des muscles de l'œil, le *grand oblique*, fixé en arrière à la gaîne fibreuse et à la partie supérieure du trou optique, logé suivant sa longueur dans l'angle intérieur et supérieur de l'orbite, au-dessus du droit interne, se termine en avant par un long tendon grêle qui passe et s'infléchit à angle de 45 degrés dans une petite poulie cartilagineuse à l'angle interne et supérieur du rebord de l'orbite; se dirige en arrière, en dedans et en bas, vers le globe de l'œil, s'insinue sous le tendon du droit supérieur, et s'insère, en s'épanouissant, au milieu de la courbe supérieure de la sclérotique, au niveau du diamètre transversal du globe oculaire. Le *petit oblique*, étendu de l'extrémité antérieure et interne de la face orbitaire de l'os maxillaire, auprès du lac lacrymal, au milieu de la courbe externe de l'œil où il s'insère à la sclérotique, inscrit au-dessous de la moitié antérieure du globe oculaire et du muscle droit inférieur une courbe diagonale, dont la combinaison avec la direction à-peu-près dans le même plan du tendon du grand oblique, représente deux quarts de rotation en antagonisme l'un avec l'autre, sur un axe moyen oblique, qui partant du bord externe de la cornée se dirige d'avant en arrière et de dehors en dedans, le grand oblique par une rotation interne, portant la pupille en bas et en dehors, et le petit oblique par une rotation externe la portant en haut et en dehors. Si les deux obliques agissent simultanément ils attirent l'œil en dedans concurremment avec le droit interne.

3° *Aponévrose oculaire.* M. Bonnet, de Lyon, a décrit récemment (1) une capsule fibro-celluleuse qui enveloppe le globe oculaire dans ses trois quarts postérieurs; fixée à la gaîne fibreuse du nerf optique, à la naissance de la sclérotique, elle enveloppe et double cette membrane à laquelle l'unit un tissu cellulaire lâche, en formant un seul feuillet postérieur jusqu'à la rencontre des tendons musculaires. En ce point elle forme une gaîne pour les tendons des obliques (selon nous sans préjudice de leurs gaînes de glissement) et se dédouble en deux feuillets pour environner les quatre muscles droits. Le feuillet superficiel, libre, va s'insérer aux cartilages tarses des paupières. Le feuillet profond, continu dans toute la circonférence de l'œil, est intermédiaire des tendons à la sclérotique. La gouttière circulaire d'écartement des deux feuillets où aboutissent les quatre tendons, forme sur sa coupe un petit intervalle celluleux triangulaire où se loge le repli oculo-palpébral de la conjonctive.

(1) Gazette des hôpitaux, 4 février 1841.

4° *Tendons et gaînes tendineuses.* De ce qui précède il résulte que les extrémités des quatre muscles droits sont reçues dans autant de gaînes fibro-celluleuses, auxquelles leurs tendons adhèrent fortement; de sorte que, dans les sections pour le strabisme, il est important de diviser entièrement, avec le tendon, les deux feuillets de la gaîne dont il suffirait d'un seul lambeau non coupé pour empêcher la rétraction du muscle et amener une récidive. Une autre observation a rapport aux divisions anormales des tendons. D'après M. Baudens, qui l'a observé plusieurs fois dans sa pratique, le tendon sclérotical de l'un des muscles peut se trouver divisé en deux faisceaux inégaux, ou bien il s'en détache un petit faisceau supérieur, inférieur ou latéral, séparé de l'autre par un espace et qui s'insère à deux millimètres d'écartement du faisceau principal. Au reste cette disposition anatomique, qui se trahit d'elle-même, n'a d'autre inconvénient que de prolonger un instant de plus l'opération, le chirurgien en étant averti par la persistance du strabisme, résultat nécessaire du manque de rétraction du muscle, après la section opérée.

Physiologie pathologique du strabisme. Des considérations anatomico-physiologiques qui précèdent se déduit la théorie des variétés diverses du strabisme et des opérations qui s'y rapportent. — 1° *Strabisme convergent.* Quatre variétés : (*a*) *Interne direct :* la cornée plus ou moins enfoncée sous la caroncule lacrymale, cas de section du droit interne rétracté. (*b*) *Interne et inférieur :* rétraction des deux muscles droits correspondans. (*c*) *Interne et supérieur :* peut être produit par les deux muscles droits du même nom, avec ou sans la coopération de l'un ou des deux obliques, circonstances qui motivent des sections différentes. Si l'œil est comme suspendu en haut et proéminent, il est probable qu'une forte rétraction du grand oblique seul en est la cause. Dans ce cas, suivant M. Phillips (Ténot. p. 88), l'œil strabique est en même temps myope, circonstance qui, d'après ce ténotomiste suffit pour asseoir le diagnostic. L'une et l'autre affections cessent par la section du tendon. Si l'œil est enfoncé en dedans et en haut, il est probable que les deux muscles droits rétractés, en sont également la cause, mais si en même temps le contour externe de l'œil proémine beaucoup en avant, il est probable que l'action des deux obliques coïncide avec celle des deux muscles droits. Du reste le résultat de la section de ces derniers, guide, dans ce cas, le chirurgien. — 2° *Strabisme divergent.* Trois variétés : *direct,* sans être très fort et l'œil plat, on peut supposer que le droit externe agit seul, légèrement aidé peut-être par les muscles droit supérieur et inférieur. *Externe et inférieur :* il est produit par les muscles de ce nom; il en est de même s'il est *externe et supérieur.* Dans les deux cas si l'œil n'est point saillant, c'est un indice que les muscles droits correspondans agissent seuls; mais si l'œil est proéminent on peut supposer qu'à l'action des muscles droits se joint celle des obliques qui ont glissé sur la courbe postérieure du globe oculaire, et en déterminent la prépulsion (Baudens). — 3° Enfin les *strabismes supérieur* et *inférieur*, les plus rares, donnent lieu dans leurs variétés aux mêmes considérations. Telle est en sommaire la théorie des divers genres de strabisme, déduite de l'observation clinique et physiologique. Toutefois il s'en faut bien qu'à la pratique les choses se présentent dans cet ordre régulier. Souvent, au contraire, l'inégalité d'action de chacun des muscles donne lieu à des déviations complexes dont il est bien difficile d'analyser les élémens, et le chirurgien poursuivant un résultat qu'il ne peut atteindre, erre au hasard, coupant un muscle après l'autre jusqu'à isoler le globe de l'œil et produire une exophthalmie, comme déjà il s'en est offert plusieurs exemples sérieux, mais, à la vérité, dans un nombre d'opérés si considérable qu'en rapprochant de cette considération celle de l'inexpérience commune dans un sujet encore si nouveau, on peut espérer que ces faits ne se reproduiront plus à l'avenir.

Historique de l'opération. C'est une tâche épineuse et délicate que d'avoir à présenter l'origine d'une découverte encore toute récente et actuelle par les intérêts qu'elle met en jeu, mais aussi on y apprend le degré de confiance que mérite cette fable convenue que l'on nomme l'histoire en général, en voyant que, sur des faits actuels et qui sont sous nos yeux, il est impossible, entre des prétentions rivales et des assertions contradictoires, de déterminer positivement la part de chacun. Pourtant déjà les droits sont acquis, les positions prises et l'opinion du public s'est formée parce qu'il a besoin de s'en faire une. Nous allons retracer avec impartialité ce que les auteurs spéciaux ont écrit sur la question de priorité, mais sans rien prendre, à ce sujet, sur notre responsabilité personnelle.

Voici ce que rapporte M. F. Cunier le premier qui ait écrit sur cette matière (1) :

« Il y a long-temps qu'un médecin italien a avancé, sous forme « spéculative, que le strabisme, dû à la contracture spasmodi- « que de l'un des muscles droits, lui paraissait curable par la « section de ce muscle. Malgré mes recherches et mes efforts de « mémoire, il m'est impossible d'indiquer le nom de ce médecin, « ni le traité où il a consigné sa proposition; je me bornerai à « dire que M. le docteur Baschieri, de Bologne, que j'ai connu « en 1837 à Montpellier où il était réfugié, a appelé à diverses « reprises mon attention sur la myotomie conseillée par son « compatriote, et m'a même engagé à y recourir sur une de mes « parentes affectée d'un strabisme convergent à droite, qui guérit « par l'usage du bandeau.

« Il était réservé à un Belge, M. J. Guérin, de démontrer « par des expériences la possibilité de guérir les louches en « opérant la section du muscle dont la contracture détruit l'é- « quilibre d'antagonisme. Dès 1837, M. Guérin a signalé dans « ses conférences le procédé opératoire qui lui paraissait le plus « convenable. Il voulait appliquer à la section des muscles droits « la méthode sous-cutanée. Je parlerai plus loin de ce procédé « et de ce qui m'est revenu des expériences auxquelles notre « compatriote s'est livré sur le cadavre en présence de plusieurs « médecins, entre autres de M. Seutin, en 1837, 1838 et 1839. »

Si M. Florent Cunier a été bien informé, c'est le médecin italien dont le nom est jusqu'à présent inconnu qui serait le premier inventeur, puis M. J. Guérin aurait eu la même idée comme induction de sa méthode sous-cutanée et M. Stromeyer comme extension des procédés de ténotomie. Reprenons, pour ce dernier, la citation de M. F. Cunier.

« . . . . En 1838, M. le professeur Stromeyer écrivait dans « ses *Beitrage zur operative orthopœdie* (Hanover) les lignes « suivantes :

(*Suit la traduction du procédé opératoire de M. Stromeyer d'après son propre texte.*) « Des essais tentés sur le cadavre me « portent à recommander le procédé opératoire suivant contre « le strabisme de nature spasmodique.

« On fait fermer l'œil sain, et on recommande au malade de « porter l'œil affecté le plus possible en dehors de la direction « vicieuse qu'il occupe. Si le strabisme a lieu en dedans, on en- « fonce alors dans le bord interne de la conjonctive oculaire une « airigne fine que l'on confie à un aide intelligent, qui s'en sert « pour tirer l'œil en dehors. La conjonctive ayant été soulevée « à l'aide d'une pince, on la divise, au moyen d'un couteau à « cataracte, par une incision pratiquée dans le canthe interne. « La traction en dehors est augmentée jusqu'à ce qu'apparaisse « le muscle droit interne; un stylet fin est passé sous ce dernier, « qui est divisé à l'aide des ciseaux courbes, ou avec le couteau « qui a servi à ouvrir la conjonctive. Aussitôt après l'opération, « on fera pratiquer des fomentations froides, et on administrera « une potion opiacée. Il faudra avoir soin de continuer, pendant « quelque temps, à tenir l'œil sain fermé, afin que l'exercice ait « le temps de rétablir le mouvement normal de l'œil opéré. *La « pratique orthopédique prouve qu'il suffit de diviser un muscle « pour faire cesser le spasme dont il était affecté et le rendre « apte à reprendre ses fonctions ;* quant à l'opération qui vient « d'être décrite, elle ne saurait être plus dangereuse que la plu- « part des extirpations de tumeurs enkystées qui compromettent « rarement l'œil. »

On le voit, rien n'est plus clair que ce texte de M. Stromeyer; rien de plus concluant. Si vraiment aucun mot n'a été dit à ce sujet avant lui ou seulement, ce que l'on doit accorder, s'il n'en a pas eu connaissance, c'est à lui qu'appartient la découverte. Voilà bien comme l'on invente; c'est par induction de faits analogues qu'il procède. Du reste tout est prévu; la cause, ou du moins, l'effet mécanique de la maladie; la possibilité de la guérir; les détails et la marche de l'opération, les soins consécutifs qu'elle réclame, et les résultats qu'on doit en attendre, déduits également des opérations de même importance pratiquées sur le même organe. Peu importe que celui qui a tant deviné n'ait pas le premier pratiqué son opération sur le vivant. C'est pourtant bien lui l'inventeur, et la preuve c'est que ceux qui ont opéré les premiers l'ont fait en suivant pas à pas sa méthode sans y rien changer; la preuve c'est que l'auteur ayant oublié, ou omis une circonstance, les deux premiers opérateurs, abandonnés de leur guide, n'ont pas su lever cette difficulté inattendue, qui a empêché le succès des opérations.

C'est en octobre 1839 que, d'après tous les témoignages, furent faites les premières opérations de strabisme. Mais cette date admise, l'incertitude règne sur la question de priorité. M. Florent Cunier, sans autre appui que sa propre assertion, prétend avoir opéré en octobre 1839, *deux mois* dit-il avant M. Dieffenbach. M. Stromeyer n'ayant point indiqué le moyen d'écarter suffisamment les paupières, «j'éprouvai, ajoute-t-il, la plus grande difficulté à les maintenir convenablement ouvertes», circonstance qui a mis M. Pauli, de Landau, dans l'impossibilité d'opérer. L'auteur rapporte ensuite deux autres faits, mais où le même inconvénient le força d'abandonner l'opération commencée. Toutefois la modestie de ces résultats annoncés par M. Cunier n'a pas suffi pour convaincre M. Verhaeghe de la réalité des opérations auxquels ils se rapportent, et dans tous les cas il pense que M. Pauli, de Landau, les aurait devancées. Ce dernier opérant sur une jeune fille de quatorze ans dont les yeux étaient très mobiles, ne put parvenir à fixer avec des pinces l'œil dans l'ab-

(1) F. Cunier. De la Myotomie appliquée au traitement du strabisme, p. 1, et Baudens. Leçons sur le strabisme et le bégaiement, p. 5.

duction ; une légère hémorrhagie survint, la conjonctive fut déchirée par trois fois, et l'opération fut abandonnée. Ces faits avaient lieu en octobre 1839, mais ce mois ne devait point s'écouler avant que le strabisme ne fût constitué par l'un des maîtres de la chirurgie moderne. D'après M. Phillips, le 26 octobre 1839, M. Dieffenbach opérait pour la première fois sur un jeune garçon de dix ans. L'opération fut longue et laborieuse mais elle réussit. Jusque-là le seul procédé employé avait été celui de M. Stromeyer; les règles opératoires, qui ne se formulent que par la pratique, n'étaient pas encore établies, mais du moins le fait principal, la preuve de la théorie par la réussite de l'opération était acquise; le strabisme prenait rang dans la chirurgie.

Toutefois ce premier résultat heureux n'avait pas eu de retentissement. Mais le grand chirurgien de Berlin, dont l'esprit de suite et la ténacité sont bien connus, ne s'était pas emparé d'une opération aussi belle que neuve pour la laisser imparfaite. Éclairé par les insuccès précédens sur la nature des modifications à apporter à la formule opératoire de Stromeyer, le 1er mars 1840 il opérait sans hésitation et avec un plein succès, par son nouveau procédé, un jeune médecin de Bruges, M. Verhaeghe qui, par reconnaissance, s'est fait l'historien de l'heureuse opération qu'il avait subie le premier. (1)

Comme il arrive de toutes les découvertes brillantes, à peine celle-ci eut-elle fixé l'attention que plusieurs chirurgiens vinrent en réclamer la priorité. M. Carron du Villards affirme dans une lettre (bullet. de thérapeut.) avoir le premier pratiqué cette opération. Un médecin attribue à M. Gensoul un procédé sur le cadavre que, dans un voyage à Berlin, cet habile chirurgien aurait communiqué à M. Dieffenbach; mais, dit M. Phillips, cette communication serait postérieure de quatre mois à la publication de M. Stromeyer. L'opinion publique a tenu peu compte de ces débats. Une réclamation qui serait plus sérieuse, si elle était fondée, est celle de M. Sammels de Courtray, qui prétend avoir opéré vers 1826 deux ouvriers de Roubaix et de Lille dont il cite les noms. Toutefois ce n'est pas à nous qu'il appartient de donner créance à ces faits, puisque M. Verhaeghe, compatriote de l'auteur, qui les rapporte, n'y croit pas. Mais en voici bien un autre. M. Velpeau, à l'érudition duquel rien n'échappe, a révélé à l'Académie de médecine un passage curieux de Lecat, concernant un certain docteur T. sorte d'opérateur ambulant qui, en 1743, vint avec grand étalage à Rouen où il opérait les louches. Voici ce que rapporte Lecat du procédé suivi par cet opérateur. (2)

« Avec une aiguillée de soie, il prenait une portion de la con-
« jonctive de l'œil louche, vers la partie inférieure du globe, et
« ayant fait une anse de cette soie, il s'en servait pour tirer à soi
« la portion de la conjonctive qu'elle comprenait, et la coupait
« avec des ciseaux; ensuite il mettait un emplâtre sur l'œil sain;
« l'œil louche se redressait, et chacun criait miracle!

« J'usai de la liberté qu'il m'avait accordée, en lui demandant
« le motif d'une opération qui me paraissait parfaitement inutile,
« pour ne pas dire dangereuse. Il me répondit qu'un œil n'était
« louche que parce que l'équilibre entre ses muscles était détruit;
« que, pour rétablir cet équilibre, il ne s'agissait que d'affaiblir
« le muscle qui l'emportait sur les autres, et que c'était ce qu'il
« faisait en coupant un des filets nerveux qui se portaient à ce
« muscle trop puissant. »

(1) Lettre du 31 mars 1840, dans les Annales des sciences naturelles de Bruges.

(2) Précis analytique des travaux de l'académie de Rouen. 1803.

Ainsi donc, d'après le rapport d'un grand chirurgien, d'autant plus digne de foi que les choses se passaient contre son gré, en 1743, à Rouen, un homme a opéré devant lui des strabiques, et agissait en vertu d'une théorie qui ne diffère pas sensiblement de celle qu'on professe aujourd'hui. Or, que coupait-il? Selon lui, un filament nerveux; mais selon nous qui ne saurions accepter cette explication, divisait-il le tendon, ou seulement ne faisait-il que débrider le fascia sous-conjonctival? Nul ne le sait; et pourtant, suivant le témoignage même de Lecat qui ne croyait pas au succès définitif, l'œil se redressait; il y avait donc une section suffisante pour qu'il en fût ainsi; il y avait en un mot opération de strabisme. Ce prétendu docteur T. qui a tout l'air d'un adroit charlatan de bon ton, bien renseigné, serait-il donc le premier inventeur? Quant à moi, je n'en crois rien. L'honorable classe des opérateurs ambulans à laquelle, il faut bien l'avouer, la médecine et la chirurgie pratiques sont redevables de tant de moyens nouveaux à toute époque ; ces gens qui exploitent la crédulité publique, n'inventent rien. Collecteurs plus avides qu'intelligens des croyances et des traditions populaires, des idées égarées, des faits perdus; éditeurs sans nom des génies inconnus, par une sorte de mission burlesque ils ne font que recueillir de partout le bon et le mauvais qu'ils vont semer partout. Quoi qu'il en soit, il paraît incontestable que quelque chose de l'opération du strabisme remonterait anciennement à une époque ignorée. Mais comme dans toutes les manifestations de l'instinct, précurseur de la science, il est impossible de savoir si, par une influence traditionnelle, ces notions confuses ont en quelque part au développement de la théorie constituée de nos jours. Néanmoins le fait en lui-même est curieux, sinon instructif, et on doit savoir gré à M. Velpeau de l'avoir fait connaître.

Telle est l'histoire de la première époque du strabisme opératoire. — Reprenant la série des faits au point où nous l'avions laissée, la lettre de M. Verhaeghe éveilla vivement l'attention en Belgique. M. Dieffenbach rendit compte de cette opération à l'Institut de France (février 1840), qui, dit M. Phillips, « accueillit cette communication avec une indifférence que l'on ne comprend guère aujourd'hui. » Cependant les cas de succès s'élevant rapidement à quelques centaines, plusieurs chirurgiens de Belgique, et M. Lucas de Londres s'étant inscrits parmi les opérateurs, M. Dieffenbach écrivit de nouveau à l'Institut (fin avril 1840). Cette fois les chirurgiens français s'émurent et s'empressèrent à l'envi d'essayer de la myotomie oculaire. Néanmoins il est supposable que la méthode opératoire n'avait pas encore été bien comprise en France, puisque les chirurgiens les plus habiles, et qui, plus tard, ont obtenu des succès en nombre immense, ne comptaient presque alors que des revers : M. Guérin 2 (juillet 1840); M. Roux, 2; MM. Sédillot et Amussat, chacun 1; M. Velpeau 6 sur 7 cas, etc. Les choses en étaient là quand M. C. Phillips vint à Paris. S'il faut l'en croire (1), dans une séance opératoire du 15 novembre 1840, il démontra l'opération de Dieffenbach à un grand nombre de chirurgiens des plus distingués : MM. Amussat, Lallemand (de Montpellier), Lisfranc, Baudens, Pinel-Grand-Champ, etc., et tous, ajoute-t-il, furent convaincus des motifs qui, jusqu'alors, avaient causé des revers. Quoi qu'il en soit de l'influence qu'ait pu avoir cette démonstration, que les renseignemens et les observations nouvelles soient venus de là ou d'ailleurs, et ils sont venus en réalité de tous les côtés à-la-fois, il est certain néanmoins que c'est à partir de cette fin d'année que les procédés

(1) Ténotomie sous-cutanée p. 237.

opératoires et les succès se sont tout-à-coup multipliés à Paris, au point que plusieurs chirurgiens, MM. Baudens, Phillips, Velpeau, Amussat, Guérin, etc., les deux premiers surtout, après trois mois, comptaient déjà les faits heureux d'opération par centaines. Aujourd'hui, après un an à peine écoulé, c'est à plusieurs milliers que le nombre peut s'en évaluer dans Paris seulement, de telle sorte qu'avec l'exemple suivi par les provinces, et l'élan imprimé à l'étranger, on peut dire que le strabisme, encore à sa naissance, a déjà été plus expérimenté que la plupart des opérations les plus anciennes.

En résumé, de l'examen des pièces de ce procès sur la découverte de l'opération du strabisme, si vivement agité depuis deux ans en Europe, il nous paraît résulter incontestablement les trois propositions suivantes, qui donnent la marche habituelle de toutes les idées et de toutes les découvertes de l'esprit humain. 1° Le germe de celle-ci, dont on retrouve des traces à un siècle de distance, remonte probablement à une époque plus ancienne et qui restera inconnue. 2° Parvenue à un certain degré de maturité, l'idée mère a été conçue à-la-fois par plusieurs personnes : le médecin italien cité par M. Baschieri, puis M. Guérin, puis M. Stromeyer. 3° Par suite de l'empressement qu'il a mis à publier sa découverte, c'est bien loyalement que l'on qualifie de premier inventeur M. Stromeyer. Mais comme il y a de nombreux exemples qu'une vérité non fécondée peut s'ensevelir à jamais dans la poussière des bibliothèques, Dieffenbach qui l'a réalisée, formulée, prouvée ou plutôt constituée par l'expérience, peut être considérée comme un second inventeur à titre égal, quoique différent. Enfin la priorité d'invention étant justement établie, il reste encore une belle part aux chirurgiens de l'Europe et surtout à nos chirurgiens de Paris, les modifications de leurs procédés, leurs nombreuses découvertes de détail sur l'étiologie et la guérison des cas spéciaux, et les applications qu'ils en ont faites à un nombre immense de faits, ayant largement contribué à élever, en quelques mois, la myotomie oculaire au rang des opérations les plus fécondes, les plus brillantes et les plus avancées de la chirurgie moderne.

EXAMEN DU REGARD.

M. Baudens qui, suivant ce qu'il me disait hier (2 novembre 1841), ne compte pas moins de 1100 opérés, a tracé, sur la manière d'observer le regard des strabiques, les règles suivantes, à une époque (12 mars 1841) où il en avait déjà opéré 700.

Détermination de l'espèce de strabisme.

1° *Strabisme simple. Reconnaître l'œil qui louche ou celui qui louche le plus.* « Pour procéder à cet examen, il faut étudier « d'abord de près l'organe visuel, afin de bien s'assurer qu'il « n'existe pas de complications telles que taies, cataractes, amaurroses, etc., et se placer ensuite à quatre pas de distance pour « éviter de faire loucher les yeux simultanément, ce qui a lieu « quand on est trop près du strabique. Une fois bien en face de « ce dernier, le chirurgien élève son indicateur de la main droite, « en le plaçant dans la direction du nez de la personne qu'il examine, et lui recommande de bien fixer ce doigt. Dans ce moment l'œil dévié se dessine fortement, et l'œil sain fonctionnant « seul, forme un contraste frappant par sa rectitude. » (Baudens, ouv. cité, p. 66.)

2° *Strabisme double, mais inégal entre les deux yeux.* Ce cas, comme le strabisme simple, n'exige habituellement l'opération que d'un côté.

« Dans la loucherie double, dit M. Baudens, quand l'œil le « plus dévié a été seul opéré, le côté non opéré éprouve souvent « une amélioration sympathique et spontanée; et, avec le temps, « deux mois environ, cette amélioration gagne tellement, que c'est « à peine s'il en reste un léger faux trait qui constitue, comme on « le sait, le regard à la Montmorency (page 67).

. . . . « Le faux trait qui subsiste par la légère déviation de l'œil non opéré, n'ôte rien à l'harmonie du regard; les « yeux agissent ensemble avec tant d'accord, que si l'opéré place « devant lui deux doigts de l'une de ses mains et fixe l'un des « doigts alternativement, les assistans pourront lui dire à coup « sûr quel est le doigt sur lequel son regard s'arrête. Cette démonstration prouve, jusqu'à l'évidence, que la loucherie n'existe « plus » (page 69).

De ces passages et de plusieurs autres, il résulte, suivant M. Baudens, auquel sa pratique étendue donne une grande autorité en cette matière que, dans le strabisme double, mais à des degrés différens, il suffit pour guérir l'affection, d'opérer l'œil le plus dévié, l'autre reprenant de lui-même sa rectitude après un temps plus ou moins long. C'est un motif puissant de ne point céder à l'impatience des malades qui, souvent, après l'opération, se voyant encore louches du côté non opéré, réclament avec ardeur une seconde opération pour être immédiatement délivrés de leur infirmité. Le chirurgien doit d'autant plus résister à ces instances que, d'après notre auteur, il ne lui est arrivé qu'une fois sur vingt-cinq, tout au plus, d'être forcé d'opérer des deux côtés.

3° *Strabisme double sans différence apparente.* Le diagnostic en ce cas se fonde sur les *signes différentiels pour reconnaître l'œil qui louche par maladie de celui qui louche par sympathie.* Voici ce que dit à cet égard M. Baudens : « L'œil strabique « pathologiquement est toujours le plus dévié des deux, et la « vision en est plus faible. Quand ces deux caractères sont bien « tranchés il ne saurait y avoir de doute; mais il n'en est pas « toujours ainsi.

« Quelquefois la loucherie est double en ce sens que l'un des « yeux peut loucher aussi bien que l'autre; mais il n'y en a jamais « qu'un seul qui soit dévié à-la-fois, tantôt le droit, tantôt le gauche. Ici, il est souvent extrêmement difficile de reconnaître le « côté pathologique. Ces deux caractères, déviation et affaiblissement de la vue, deviennent à-peu-près négatifs, parce que, « d'une part, la déviation est souvent aussi prononcée d'un côté « que de l'autre, et que, d'autre part, dans ce genre de loucherie, « la vue est ordinairement à-peu-près également bonne des deux « côtés. Dans ce cas l'opérateur n'a pour guide que des nuances « des deux grands signes précités. Il faut étudier le strabique avec « un soin tout particulier; lui faire examiner des couleurs et des « dimensions variées, à des distances qui varient également, tantôt avec un œil, tantôt avec l'autre. Nous avons rencontré des « louches que nous avons soumis à cet examen pendant plusieurs « jours de suite, et toujours nous avons fini par reconnaître que « l'un des deux yeux était plus faible que l'autre. Nous avons « opéré le plus faible, et toujours, nous avons vu la loucherie « sympathique du côté opposé disparaître par cette seule opération. » (page 74).

Un autre signe important pour reconnaître l'œil pathologique consiste dans la *dilatation plus grande de la pupille*. Mais ce signe, dit M. Baudens, n'est pas constant; parfois il manque, et dans certains cas même sa valeur est inverse. Ce chirurgien a vu plusieurs fois, dans le strabisme convergent, la dilatation pupillaire plus grande du côté non dévié. Dans un autre cas, où le strabisme étant égal des deux côtés, la dilatation était plus grande du côté droit, M. Baudens ayant remarqué, dans une série d'expériences répétées pendant plusieurs jours de suite, qu'en faisant fixer au strabique des objets qui exigent une attention forte, sur cinq épreuves l'œil gauche louchait quatre fois, se détermina, sur cet indice, à opérer cet œil et guérit son malade. En somme, le signe que l'auteur regarde comme le moins trompeur est la faiblesse plus grande de la vue caractérisant l'œil le plus affecté. « Pour constater, dit-il, cet état, nous séparons la face en deux parties, en plaçant sur la ligne médiane une cloison; puis, faisant alternativement lire d'un côté et de l'autre, au grand étonnement des louches qui, souvent, ignorent qu'ils ont la vue faible d'un côté, on ne tarde pas à découvrir ce côté faible. Pendant ces épreuves, il faut laisser les yeux ouverts, sans baisser la paupière de l'un des deux, sans quoi on amènerait le redressement de l'œil strabique, et les épreuves n'auraient plus la même portée. »

4° *Strabisme double sensiblement égal des deux côtés.* On en juge par les mêmes épreuves quand elles donnent, à des jours différens, à-peu-près les mêmes résultats des deux côtés. Mais cette concordance, en quelque sorte, dans le désordre fonctionnel, est rare comme elle doit l'être. Ce sont ces cas qui nécessitent une double opération. Nous avons vu plus haut qu'ils ne se rencontrent guère qu'une fois sur vingt-cinq.

Détermination des muscles qui concourent au strabisme.

La séméiologie du strabisme n'est point encore assez avancée pour faire prévoir à l'avance avec certitude le nombre de muscles qui concourent à la déviation. En thèse générale si l'œil se porte franchement dans une direction déterminée, mais qu'avec un peu d'effort de la part du malade il puisse encore être ramené à la direction contraire : si, par exemple, comme le dit M. Baudens, le strabisme convergent est bien direct en dedans ou le strabisme divergent bien direct en dehors, et que cependant l'œil, sans trop de difficulté, se tourne vers l'angle opposé, il est probable que le cas est simple et qu'il suffira pour le guérir de la section isolée du droit interne, dans le premier cas, ou du droit externe dans le second. Mais si l'œil est très enfoncé, s'il garde invariablement sa position, ou ne se déplace que très peu et avec de grands efforts, il est présumable que la section du muscle vers lequel l'œil est entraîné sera insuffisante, les deux plus voisins, au moins, devant concourir à la rétraction. Il en sera de même du strabisme direct supérieur ou inférieur, si tant est que ce dernier existe. Pareillement si la déviation se présente régulièrement à angle de 45 degrés, sans enfoncement de l'œil dans le sens de la rétraction ni proéminence à l'autre extrémité du diamètre, on doit supposer que les deux muscles voisins, soit les droits interne et supérieur, interne et inférieur, externe et supérieur, externe et inférieur, concourent pour une même part, mais tous deux faiblement, au strabisme de même dénomination. Si l'œil au contraire est très enfoncé, surtout s'il est proéminent, il y a lieu de penser que les obliques concourent à la déviation. Mais comme dans ces actions complexes, l'influence proportionnelle de chaque muscle peut se trouver plus au moins exagérée ou masquée par celle des autres, le chirurgien ne saurait asseoir un diagnostic précis, et déterminer nettement à l'avance quels sont ceux qui devront être coupés, dans quel nombre et dans quel ordre? Ce que dit M. Dufresse-Chassaigne, qu'en pareil cas, la pratique est le meilleur guide, ne nous semble exprimer rien autre chose que le vague du diagnostic et les tâtonnemens du chirurgien coupant à l'aventure un muscle après l'autre sans trop savoir, dans une analyse aussi difficile, si telle section ne sera pas un contre-sens qui en nécessiterait plusieurs autres que l'on aurait pu éviter. Si le redressement n'est pas opéré après la division d'un ou deux muscles, le conseil le plus sage est d'attendre pendant quelques jours pour s'assurer que le strabisme continue, et tâcher alors d'en reconnaître la cause, rien n'étant plus ordinaire, au dire de tous les chirurgiens strabistes, que la persistance d'une déviation quelconque après l'opération, par l'effet de la contraction spasmodique des muscles qui est le résultat de la douleur.

MANUEL OPÉRATOIRE.

Appareil instrumental. A peine y a-t-il deux ans qu'existe l'opération du strabisme et déjà la chirurgie est tellement encombrée par la masse d'instrumens qui s'y rapportent, que la mémoire se fatigue à discerner, dans cette foule de petits outils, qui tous se ressemblent, leurs prétendues applications spéciales. Chaque ténotomiste a sa boîte un peu différente de celles des autres. Chaque instrument est modifié pour des motifs très importans, au dire de l'auteur, fort puérils suivant les autres, et qui, au fond, ne valent souvent pas la peine d'être cherchés. M. Phillips, que l'on doit s'attendre à trouver fort au courant de cette matière, donne une liste de soixante-cinq instrumens, et nous en avons vu un grand nombre qui n'y sont pas compris. Rien n'est plus simple pourtant que l'appareil instrumental véritablement obligé. Un dilatateur des paupières ou deux crochets mousses élévateur et abaisseur; une érigne simple et une double pour enfoncer dans la sclérotique, gouverner le globe de l'œil et maîtriser les mouvemens de ses muscles; une ou deux pinces à griffes pour saisir la conjonctive; une pince plate garnie d'une éponge pour absterger le sang; un crochet mousse propre à glisser sous le muscle ou son tendon; des ciseaux mousses droits ou courbes, ou un myotome de dimensions convenables, pour les sections. Cet appareil défini il est peu nécessaire de connaître, et très inutile de posséder à-la-fois, trois releveurs des paupières de Pellier, MM. Casse et Comperat; quatre ou cinq abaisseurs de MM. Dieffenbach, Phillips, Guérin, Charrière, Lucas; huit dilatateurs de MM. Langenbeck, Rigal, Sichel, Charrière, Kelley, Furnari, Velpeau; des blépharostats de MM. Charrière et Bouvier; six variétés d'érignes à un, deux, trois crochets de MM. Charrière, Guérin, Phillips, Carron du Villards, Sédillot, Adams; quatorze bistouris et myotomes de MM. Adams, Guérin, Doubowitski, Lucas, Sédillot, Velpeau, Gairal, Carron du Villards, Phillips; une dizaine de crochets mousses des mêmes auteurs, six ou huit variétés de ciseaux droits et courbes qui sont tout simplement des ciseaux de chirurgie, de dimensions diverses, comme tout le monde les connaît; enfin un dédale de pinces à griffes, à larges mors, à érigne, à crochet, etc., etc., complétant cette myriade d'instrumens dont les trois quarts sont déjà sans emploi.

Position du malade. Elle est la même que pour la cataracte. Le malade est assis sur une chaise, la tête appuyée sur la poitrine d'un aide placé debout derrière lui. Cet aide, qui fixe et embrasse la tête du malade, sert en même temps à l'opération. D'une main il tient l'élévateur de la paupière supérieure, et de l'autre il maintient fermé l'œil sain. Dans quelques procédés pourtant, ou bien, si l'on n'a pas un nombre d'aides suffisant, la seconde main est employée à tenir l'érigne qui gouverne les mouvemens de l'œil. Cette double difficulté de contenir les mouvemens de la tête et de bien relever la paupière supérieure, en prévoyant à mesure les divers temps de l'opération, fait de ce premier aide un personnage essentiel dont les fonctions ne peuvent être confiées qu'à une personne habile et intelligente. Un second aide placé à la droite du chirurgien, tient l'abaisseur de la paupière inférieure et souvent l'érigne qui gouverne le globe de l'œil; un troisième éponge et fait le service des instrumens. Enfin un quatrième aide s'empare des mains de l'opéré, pour contenir ses mouvemens. A la rigueur deux aides suffisent dans la plupart des cas pour opérer sur des adultes ou sur des enfans calmes et courageux; mais si le malade est un de ces enfans indociles et pusillanimes, comme il s'en rencontre tant, plusieurs aides sont nécessaires, seulement les fonctions des deux derniers peuvent être remplies par des assistans.

MÉTHODES ET PROCÉDÉS OPÉRATOIRES.

Il existe deux méthodes opératoires de section des muscles : la section à découvert après celle de la conjonctive et la section sous-conjonctivale; c'est à la première que se rapportent presque tous les procédés. Pour éviter toute ambiguïté et les réclamations auxquelles pourraient donner lieu des interprétations erronées qui se glissent si facilement dans des sujets si nouveaux, quand ils auront décrit leurs procédés, nous laisserons parler les auteurs eux-mêmes.

Section à découvert.

Procédé de M. Dieffenbach. En voici la description donnée par M. Verhaeghe (*Mémoire sur le Strabisme*), qui l'a vu employé par l'auteur sur près de 300 louches.

Appareil instrumental. 1 releveur de Pellier, 1 abaisseur à deux crochets mousses, 2 érignes simples, 1 érigne double, 1 paire de ciseaux courbes sur le plat, 1 pince à griffes, 1 paire de ciseaux courbes sur le côté, 1 petite spatule, 1 crochet mousse, 2 scalpels convexes, 1 bistouri myotome boutonné, courbe.

Le malade est placé comme nous l'avons dit plus haut, vis-à-vis d'une fenêtre bien éclairée; le chirurgien est assis sur une chaise un peu plus élevée, devant son malade, et un peu de côté pour ne pas se faire ombre à lui-même. Soit le texte original :

« Je suppose que ce soit l'œil droit qui louche, c'est sur lui que l'opération est la plus simple. Le chirurgien place l'élévateur de Pellier sous la paupière supérieure et le donne à tenir à l'aide situé derrière le malade; celui-ci le prend de la main droite; l'abaisseur de la paupière inférieure est tenu par l'autre aide, qui s'assure en même temps des mains du malade. Ensuite l'opérateur, fermant ou faisant fermer l'œil sain, ordonne au malade de porter son œil en dehors, et implante un petit crochet aigu dans la conjonctive, près de la caroncule lacrymale. Quand l'œil reste convulsivement tourné dans l'angle interne, ce qui arrive assez souvent, l'opérateur prend le crochet de la main gauche, et le glisse à plat sur le globe oculaire vers l'angle interne, au-dessus des paupières. Après l'y avoir enfoncé à distance convenable, il imprime un léger mouvement au manche, de manière à incliner la pointe du crochet en arrière; puis, saisissant la conjonctive, il peut alors tirer l'œil en dehors. Ce crochet est tenu par la main gauche de l'aide situé derrière le malade. Le chirurgien implante ensuite son second crochet dans la conjonctive plus près de la cornée, à la distance de 1 ligne et demie (3 à 4 millimètres) de celle-ci, et le tient lui-même de la main gauche. La conjonctive étant alors soulevée par les deux crochets en forme de pli, l'opérateur, armé des ciseaux courbes, y fait une section, et continue de donner de petits coups de ciseaux, jusqu'à ce que le muscle soit en vue, en même temps qu'avec le crochet, tenu de la main gauche, il porte l'œil un peu plus en dehors. Il dépose alors les ciseaux, prend le crochet mousse, et le glisse entre la sclérotique et le muscle; il dégage ensuite son crochet aigu, qui devient inutile, et prend le crochet mousse de la main gauche devenue libre. Pour finir l'opération, il ne s'agit plus que de couper le muscle sur le crochet mousse, ce qui se fait avec les mêmes ciseaux qui ont déjà été employés, et au même instant l'œil, comme délivré du lien qui le tenait enchaîné, se met dans sa position normale. On fait ensuite quelques lotions d'eau froide pour enlever le sang, et on fait ouvrir au malade les deux yeux pour s'assurer s'ils sont en parallélisme.

« Si l'œil gauche est affecté de strabisme, le procédé n'est que légèrement modifié, et l'opération peut se faire également de la main droite. L'aide situé derrière le malade tiendra l'élévateur de la main gauche et le crochet de la droite; alors l'opérateur passe son bras gauche transversalement au-devant du front, prend un point d'appui sur lui, et de sa main courbée tient le crochet qui doit porter l'œil en dehors. L'opération ne dure qu'un peu plus d'une minute. »

Tel est en détail le procédé original dont émanent tous les autres, à l'exception de celui de M. J. Guérin.

Procédé de M. C. Phillips (*Ténotomie sous-cutanée*, page 245). « L'opérateur se place debout en face du patient : il introduit sous la paupière supérieure l'élévateur qu'il confie à l'aide placé derrière le malade. Il pose l'abaisseur sur la paupière inférieure, et il le donne à l'aide placé devant le malade. Les paupières sont ainsi largement écartées; les aides chargés de cet écartement doivent donner toute leur attention à la fonction dont ils sont chargés, car s'ils abandonnent l'une ou l'autre paupière, ils peuvent compromettre toute l'opération.

« Le chirurgien accroche la conjonctive avec ses deux petites érignes (pl. B, fig. 3 et 4) qu'il place entre la caroncule lacrymale et le globe de l'œil; il en confie une à l'aide placé derrière et il garde l'autre. Il coupe en travers le lambeau de membrane muqueuse qui a été soulevé, et pénétrant dans l'*orbite* (sous la conjonctive) par cette ouverture, il introduit le crochet mousse pour aller à la recherche du muscle contracté. Cette manœuvre est exécutée avec facilité; il suffit de placer le crochet sur le bord supérieur du muscle, et de tirer un peu en avant pour charger le muscle et le rendre saillant sur le crochet. C'est alors qu'il faut achever la dissection du muscle pour l'isoler entièrement; l'extrémité des ciseaux est portée entre le muscle et le globe de l'œil, afin de détruire toutes les adhérences, et ensuite le muscle est coupé en travers. L'œil fait un mouvement en dehors et l'opération est achevée en réséquant l'attache tendineuse qui vient d'être divisé. »

De la lecture attentive de cet énoncé, comparé à la relation de M. Verhaeghe, il résulte que le procédé de M. Phillips n'est exactement que celui de son maître M. Dieffenbach, si ce n'est, dit M. Dufresse-Chassaigne, que le chirurgien, au lieu d'être assis, se tient debout. J'y vois pourtant encore une autre différence, c'est qu'il y est question de la résection de l'attache tendineuse dont il n'est point fait mention dans le récit de M. Verhaeghe, soit par oubli, soit parce que cette circonstance est étrangère au procédé original; résection qui a valu à M. Phillips des critiques fondées, puisqu'elle n'est point pratiquée par les autres opérateurs, M. Baudens peut-être excepté, sans qu'il en résulte d'inconvénient. Au reste, malgré l'évidente conformité de ce procédé avec celui de Dieffenbach, je n'ai pas cru néanmoins devoir le passer sous silence, tel qu'il est, non à cause de la valeur originale dont il est complétement dépourvu, mais parce qu'ayant été démontré l'an dernier à Paris, par M. Phillips, l'importation du crochet mousse et de la manière de fixer la sclérotique, en faisant voir là les causes des revers que l'on avait essuyés jusqu'alors, a servi, à ce qu'il me semble, de base et de point de départ pour les modifications et les divers procédés dont nos chirurgiens ont depuis enrichi l'opération du strabisme.

Procédé de M. Lucas. Ce chirurgien de Londres, l'un des premiers qui aient suivi l'exemple de M. Dieffenbach, a opéré de la manière suivante : L'œil sain étant couvert avec un monocle, pour fixer l'œil malade, un aide a relevé avec un spéculum la paupière supérieure, et un autre aide a abaissé avec ses doigts la paupière inférieure. Le chirurgien ordonnant alors à la malade de porter son œil en dehors autant que possible, a saisi avec des pinces carrées et plates la conjonctive au côté interne de l'œil, et l'a divisée verticalement, de bas en haut, dans une hauteur de 5 lignes (11 millimètres), avec un petit bistouri (Phillips) ou un couteau à cataracte (Dufresse). Une érigne double, implantée dans la sclérotique a servi à tirer l'œil en dehors, puis le chirurgien éprouvant de la difficulté à isoler le muscle, M. Hingeston, présent à l'opération a conseillé de passer dessous un stylet dont l'introduction, le plus près possible de l'insertion à la sclérotique, en a facilité la section avec des ciseaux courbes.

Cette relation, qui est celle d'une première tentative, en même temps qu'elle montre les hésitations que l'expérience n'avait pu encore surmonter, offre tout le mérite d'une création originale. Elle indique, en outre, qu'à cette époque on ne connaissait pas encore à Londres le crochet de Dieffenbach.

Le procédé mis en usage par M. *Roux* n'est autre que celui de Dieffenbach, seulement il en a fait canneler la petite spatule dont il se sert pour guider le bistouri sur le muscle.

Procédé de M. Ferrall. Voici comment il est décrit par M. Gairal (*Du Strabisme*, page 46). « La paupière supérieure est relevée (par un aide) avec un spéculum, un autre aide abaisse l'inférieure avec les doigts. La caroncule lacrymale est poussée en dedans avec une très petite érigne double; aucun moyen n'est employé pour tirer l'œil en dehors. L'opérateur saisit alors avec des pinces un petit point de la conjonctive à quelques lignes de la cornée, la relève et la divise d'un seul coup avec de petits ciseaux angulaires: voilà le premier temps. On laisse reposer l'œil pendant quelques secondes, puis écartant de nouveau les paupières, on engage une petite érigne mousse entre les lèvres de la petite plaie de la conjonctive, et on accroche par là le tendon du muscle: voilà pour le second temps. Alors une lame de ciseaux angulaire est glissée sous le muscle pour le couper à l'endroit de son adhérence avec la sclérotique. »

M. Phillips reproche à ce procédé l'interruption inutile qui sépare les deux temps. Une autre objection qui nous paraît plus grave, est de n'employer aucun moyen pour attirer l'œil dans la direction contraire à la déviation, ce qui restreindrait l'opération aux cas de strabisme les plus faibles et la rendrait impratiquable toutes les fois que l'œil est très mobile et un peu enfoncé, c'est-à-dire, dans les cas les plus nombreux. Au reste il ne faut pas prendre dans un sens trop absolu une description qui n'a peut-être été faite que d'après quelques premiers essais; mais alors, pour peu que le procédé soit modifié, il se confond avec tous les autres.

Procédé de M. Liston. Celui-ci se distingue par la plus stricte économie dans les ressources auxiliaires. Un aide fixe la tête du malade et relève la paupière supérieure avec l'élévateur de Pellier ou tout simplement avec les doigts : pour tout le reste le chirurgien doit se suffire à lui-même. Il abaisse avec un doigt de la main gauche la paupière inférieure; puis, saisissant avec une pince à ressorts et à mors plats, le pli oculo-palpébral de la conjonctive, dans le point où il veut opérer, il dépose sur la joue et abandonne à elle-même la pince qui, par son application et son poids, maintient la paupière inférieure écartée. Libre d'agir alors, l'opérateur peut se livrer à toutes les manœuvres nécessaires pour la section du muscle rétracté, soit que l'œil étant peu mobile et peu dévié, il puisse immédiatement pratiquer la division, soit au contraire qu'étant difficile à fixer dans la position convenable, il se trouve obligé de le maîtriser de la main gauche avec la pince suspendue elle-même ou avec une érigne, tandis que la main droite opère la section avec des ciseaux.

Si je ne me trompe, on reconnaît suffisamment à la lecture que ce procédé ne saurait être pris au sérieux comme une formule générale également applicable à tous les cas. Evidemment l'opérateur ne saurait s'en tirer quand l'œil est très difficile à fixer; mais d'un autre côté je ne pense pas, comme je l'ai entendu exprimer à quelques chirurgiens, que l'opération simplifiée à ce point soit impossible. L'auteur est homme habile et de mérite, et ce qu'il annonce avoir fait, assurément il l'a fait. Seulement, convenons qu'avec un aide de plus, qui abaisse la paupière inférieure et concourt à fixer l'œil, les manœuvres en seront toujours plus sûres et plus faciles. L'opération du strabisme n'étant pas de celles que l'on soit forcé de pratiquer d'urgence, dans l'absence des moyens nécessaires, je doute que l'exemple de M. Liston trouve beaucoup d'imitateurs, et quant à moi, son procédé me semble moins une suite de préceptes à suivre, qu'une protestation spirituelle contre l'emphase ridicule de quelques ténotomistes qui, pour opérer une petite section sous les paupières, réclament un plus grand nombre d'aides, d'instrumens et de moyens de toute sorte, qu'il n'en faut aux grands chirurgiens pour pratiquer les opérations les plus graves.

Procédé de M. Sédillot. L'auteur, dit-on, opère son malade couché. Cette condition a pu être posée dans les premiers temps; mais aujourd'hui, avec l'expérience acquise par un grand nombre de chirurgiens, sur une masse immense de faits, de la rapidité de l'opération, le malade étant assis, nous ne croyons pas qu'un homme du mérite de M. Sédillot tienne à la situation du décubitus qui, par son appareil embarrassant, et les lenteurs qu'elle entraîne tant de la part du malade que dans les manœuvres, nous semble allonger inutilement l'opération. Quoi qu'il en soit de la position du malade, M. Sédillot fixe l'œil en dehors avec une érigne à trois branches dont les crochets sont renflés à trois millimètres de la pointe, pour qu'ils ne s'engagent pas trop avant dans la sclérotique. Cette érigne étant confiée à un aide, le chirurgien saisit avec une pince un pli de la conjonctive, le divise avec des ciseaux, et glisse sous le muscle mis à découvert une petite spatule cannelée sur laquelle il pratique la section avec les mêmes ciseaux. Faites d'abord tout simplement asseoir le malade, et tout ce procédé est simple et rapide.

Procédé de M. Sichel. Le but de cet ophthalmologiste semble être aussi de faire tout par lui-même, et sous un rapport il enchérit encore sur M. Liston. Comme les autres pourtant il a ses instrumens, au nombre de trois : une petite érigne de Richter, des ciseaux très courbes sur le plat et un crochet mousse et très aplati. Son opération se divise en deux temps. (Pl. C, fig. 8, 9.)

Premier temps. Le malade assis, la tête appuyée sur un corps résistant, tourne l'œil en haut et abaisse lui-même sa paupière inférieure avec l'index; c'est-à-dire que c'est le patient, par la seule force de sa volonté, qui doit contenir ses propres paupières; tout au plus, si ce malade est pusillanime, l'auteur avoue-t-il qu'il faudrait le concours d'un aide. Un semblable précepte de la part d'un oculiste de profession a droit de surprendre. Il suffit d'avoir opéré ou vu opérer quelques strabiques pour savoir à quel point il est difficile de bien maintenir écartées les paupières; que la moindre inadvertance à cet égard suffit pour faire manquer l'opération; et que c'est pour n'avoir pas su faire face à cette condition que les premiers opérateurs ont échoué avec le procédé de Stromeyer. A notre avis, s'il y avait un aide, il ferait tout aussi bien, tout en abaissant avec un crochet la paupière inférieure, de s'armer, pour la paupière supérieure, de l'élévateur de Pellier, ou le chirurgien, s'il tient à être seul, et s'il ne craint pas les mouvemens inconsidérés ou involontaires du malade, devrait-il avoir soin de fixer préalablement les paupières par un rétracteur, comme on en possède plusieurs; encore, dans ce cas, laisserait-on à découvert l'œil sain, ce qui n'est pas moins contre tous les préceptes que d'abandonner le malade à ses propres mouvemens. Quant au reste, l'opérateur accroche avec l'érigne tenue de la main gauche la conjonctive un peu au-dessous et à deux millimètres en dehors de la caroncule lacrymale, divise d'un coup de ciseaux la membrane muqueuse, et glissant dessous la pointe de l'une des lames, achève de la couper de bas en haut dans l'étendue convenable; il éponge ensuite le sang et laisse retomber les paupières : tel est le premier temps.

Deuxième temps. Lorsque le sang est arrêté (ce qui peut durer long-temps), l'opérateur soulève avec le pouce de la main droite la paupière supérieure, et ordonne au malade de regarder droit devant lui (s'il le peut), pour, dit le texte, que le muscle soit dans le plus grand relâchement possible; le chirurgien fait alors glisser de haut en bas, sous le muscle, le crochet tenu de la main gauche, et de la main droite, armée de ciseaux courbes dont la convexité est tournée vers le nez, introduit en se guidant sur le crochet plat l'une des branches sous le muscle, qui doit être coupé d'un seul coup. En somme, le second temps n'est qu'une partie du procédé de Dieffenbach; et, quant au premier, nous avons suffisamment indiqué les singularités qui nous le font considérer comme impraticable. En un mot, ce qui manque à ce procédé, c'est l'ensemble de précautions indispensables auxquelles tout le monde a recours; mais, à la vérité, si l'auteur faisait comme les autres, il n'y aurait plus de procédé, car ce serait celui de tout le monde.

Jusqu'à présent nous n'avons donné à la suite des deux premiers inventeurs que les procédés qui ont été le moins employés, nous allons maintenant présenter l'exposition de ceux qui ont supporté l'épreuve de la plus large expérimentation. Ce qui saisit au premier aperçu, c'est qu'ils sont bien distincts les uns des autres et du procédé de l'inventeur, et plus variés, plus originaux, chacun en soi, que l'on n'aurait dû s'y attendre dans un sujet en apparence aussi restreint. Nous commencerons par M. Baudens, celui de nos chirurgiens qui s'est le plus particulièrement occupé de strabisme, qui a opéré le plus grand nombre de malades, le plus fait, et tracé, pour tous les cas, les meilleurs préceptes sur cette matière.

Procédé de M. Baudens. Les instrumens sont : l'élévateur de la paupière supérieure, de Pellier; le crochet abaisseur de la paupière inférieure, de M. Charrière; une érigne simple; une érigne double; deux myotomes courbes sur le plat et concaves sur le tranchant, un pour chaque angle de l'œil; un crochet-bistouri, dont le manche porte à son autre extrémité une pince plate fermant par un bouton, et garnie d'une éponge; enfin des ciseaux courbes. (*Suit pour l'opération, le texte de l'auteur*, Pl. C, fig. 1, 2, 3, 4, 5.)

« Le strabique est assis sur un tabouret en face d'une fenêtre, ses paupières tenues écartées avec l'élévateur de Pellier et l'abaisseur de M. Charrière. Nous enfonçons d'un coup sec une petite érigne à crochet unique, mais fort, dans l'angle de réflexion oculo-palpébral de la conjonctive, et un peu au-dessus du diamètre transversal de l'œil, si, comme dans ce cas, il s'agit d'un strabisme convergent, pour saisir l'attache musculaire; et, prenant sur elle un point fixe, nous faisons effort comme pour redresser l'œil. Par cette manœuvre se dessine en relief bien senti, et traduisant une véritable corde, le muscle strabique; nous passons sous lui, sans toutefois chercher à l'embrasser en entier, un petit bistouri à tranchant concave, courbe sur le plat de la lame et large à son talon; courbe sur le plat, pour éloigner sa pointe du globe de l'œil à mesure qu'il chemine; large à son talon, pour que l'incision des parties à diviser soit presque accomplie au moment où la lame de l'instrument est arrivée au bout de sa course.

« Dans ce premier temps opératoire, la gaîne est ouverte, et une partie du muscle lui-même a été coupée; nous engageons alors sous ce dernier notre crochet-bistouri pour le soulever et le couper d'un seul coup de ciseaux. L'aponévrose d'enveloppe oculaire est ensuite débridée plus ou moins largement, selon les indications, haut et bas; nous faisons effort de nouveau sur l'érigne pour soulever la greffe musculaire adhérente au globe, et d'un seul coup de ciseaux nous enlevons en entier cette greffe, ainsi qu'un lambeau conjonctival, afin de bien nettoyer la plaie et de ne pas laisser de mâchures sur lesquelles viennent plus tard s'enter des granulations qui forment des excroissances. » (*Leçons*, etc., p. 25.)

Plus loin (page 79), dans un passage où l'auteur résume son procédé, il recommande après avoir débridé les angles de l'aponévrose oculaire, « de bien examiner l'insertion musculaire, et de se convaincre que pas une seule fibre n'a pu échapper au tranchant de l'instrument. »

Tel est le procédé de M. Baudens qui ne ressemble à aucun autre. Son exécution, entre les mains de son auteur, ne dure que quinze ou vingt secondes. C'est ainsi que nous avons vu cet habile chirurgien opérer, en une seule séance, jusqu'à 40 malades.

Procédés de M. Velpeau. Deux procédés ont été publiés par le professeur de Clinique de la Charité; nous les rapportons ici tous les deux, quoique le premier n'ait eu qu'une valeur d'essai.

Premier procédé (*Gazette des hôpitaux du* 17 *septembre* 1840). « Le malade étant assis devant une fenêtre, on écarta les paupières avec l'élévateur de Pellier et un crochet mousse pour abaisseur, en les plaçant, non sur la muqueuse, mais sur la peau, près des cils. On fit porter l'œil dévié aussi en dehors que possible, puis on enfonça, tout près de la caroncule lacrymale, une petite érigne double qui dut pénétrer jusque dans la sclérotique pour faire tourner le globe oculaire en dehors, et on la donna à tenir à un aide. Alors M. Velpeau prit de la main gauche une autre érigne simple, la dirigea en contournant le globe oculaire, d'abord horizontalement au-dessus du muscle à inciser; puis, par un mouvement de bascule de bas en haut, abaissa le crochet verticalement et en arrière du muscle, sans avoir traversé autre chose que le point de conjonctive qui lui avait donné passage. Il tira l'érigne doucement en avant, y amena le muscle recouvert de la conjonctive en forme d'anse; prit un petit bistouri étroit, concave sur son tranchant, et de la forme d'une serpette allongée, l'insinua entre l'œil et l'érigne que tenait toujours la main gauche, et le retira en glissant de haut en bas et d'arrière en avant. De cette façon il divisa transversalement le muscle droit interne et la conjonctive par une seule incision qui eut pour étendue une ligne égale à la hauteur du muscle et à l'épaisseur de l'instrument. »

Ce premier procédé qui emprunte à-la-fois à celui de M. Dieffenbach et à celui de M. Baudens, mais en s'éloignant également de l'un et de l'autre, avait déjà, par cela même, une valeur originale. Son exécution est précise et peu difficile. Mais peut-être le dernier temps ne donnait-il pas toutes les garanties d'une section complète, condition au reste à laquelle il eût été facile de satisfaire par un examen ultérieur.

Deuxième procédé (*Procédé actuel*). Celui-ci, qui constitue le procédé ordinaire de M. Velpeau, et auquel il se tient définitivement, ne ressemble en rien au premier. En voici la description d'après la *Gazette des hôpitaux* du 19 janv. 1841. (Pl. B, fig. 4, 5, 6.)

« Les deux paupières étant préalablement écartées (1), le chirurgien saisit avec une pince à griffes la conjonctive et le muscle rétracté, près de l'attache de celui-ci à la sclérotique; une seconde pince à griffes est ensuite appliquée sur la conjonctive, près de la cornée, et confiée à un aide si l'on opère sur l'œil gauche; elle est au contraire tenue par le chirurgien si l'on opère sur l'œil droit. Une traction légère et en sens opposé de ces deux instrumens donne lieu à un repli transversal de la muqueuse oculaire. C'est sur ce point qu'avec des ciseaux droits et mousses, le chirurgien divise et la conjonctive et la portion du muscle saisie par la première pince. Cela fait, pour bien s'assurer que la division est complète et qu'il ne reste aucune fibre capable de reproduire la difformité, il passe dans le fond de la plaie un crochet mousse semblable à celui de M. Phillips, et si cet instrument ramène une portion du muscle non divisée, il la sépare avec les ciseaux. »

Nous aimons ce procédé de M. Velpeau, simple, expéditif, clair, dégagé de tout appareil instrumental et qui n'exige aucune habileté toute spéciale. Il n'est pas douteux que, dans les autres procédés, les instrumens que l'on y emploie ne soient utiles et ne facilitent l'opération; mais ce qui nous plaît dans celui-ci, c'est qu'il sort le strabisme de la spécialité pour le faire rentrer dans le courant de la chirurgie ordinaire : deux pinces et des ciseaux voilà tout. A la vérité il est utile que les pinces soient à griffes et les ciseaux d'une forme et d'une dimension déterminée; mais à la rigueur on conçoit que de bonnes pinces ordinaires et de petits ciseaux mousses peuvent suffire au besoin; et si, pour le chirurgien éloigné des grandes villes, il ne peut être d'urgence d'opérer le strabisme, du moins est-il bon, s'il veut opérer, qu'il n'ait à se servir que d'instrumens peu différens de ceux dont l'usage lui est familier.

(1) Depuis cette relation M. Velpeau a adopté un rétracteur particulier en fil de fer (Pl. e fig. B) qui retient parfaitement les paupières écartées, de sorte que le chirurgien n'a besoin pour opérer, que d'un, ou au plus de deux aides.

Modification de M. Dufresse-Chassaigne. Ce jeune chirurgien a eu l'occasion d'opérer cent dix-sept fois le strabisme par le procédé de M. Velpeau, mais avec quelques modifications; ainsi, il saisit avec la pince le muscle en même temps que la conjonctive pour ne pas risquer de décoller cette membrane et mieux contenir l'œil. Il se sert, pour la section, du crochet de Dieffenbach dont il a fait user les biseaux vers le bout pour en faciliter l'introduction. Enfin, il excise, comme MM. Baudens et Phillips avec l'attache tendineuse une portion de la conjonctive.

Procédé de M. Amussat. C'est encore dans la *Gazette des hôpitaux* (juillet 1841) que M. Amussat a consigné son procédé opératoire: mais c'est dans la nouvelle brochure de M. L. Boyer que je puiserai les renseignemens nécessaires sur l'opération qu'il annonce lui être commune avec son beau-frère. L'objet de M. Amussat a été d'éviter l'enfoncement de la caroncule entre l'œil et la paroi interne de l'orbite, qu'il croit le résultat de l'incision verticale pratiquée au-devant dans la plupart des procédés. Il s'est donc proposé « de laisser intact le repli semi-lunaire de la conjonctive et la portion de cette membrane qui correspond à la caroncule, de manière à laisser subsister un véritable frein qui la maintienne à sa place. » A ce sujet il pratique l'incision de la conjonctive transversalement au-dessus du muscle. Tout le procédé opératoire qui suit résulte de cette donnée. (Pl. D, fig. 1 et 2.)

Les instrumens particuliers sont deux pinces à griffes dont une à ressort par le mécanisme de M. Charrière et une pince-crochet également à ressort. Suit le texte du procédé opératoire :

« Le malade étant assis en face du jour, la tête appuyée sur le dossier du fauteuil, les paupières modérément écartées, je fais former, avec les deux pinces, un pli vertical à la membrane conjonctive saisie un peu au-dessus du niveau du muscle; avec les ciseaux mousses je divise ce pli horizontalement de la cornée vers la paroi interne de l'orbite, en ayant soin de tenir l'extrémité de l'incision toujours écartée de la caroncule. Saisissant alors avec une pince la courbe celluleuse qui se trouve au-dessous, je la soulève un peu et l'ouvre d'un coup de ciseau donné en emporte-pièce; la sclérotique se trouve alors à découvert, bien reconnaissable à sa couleur d'un blanc mat qui contraste avec la teinte des parties environnantes. L'extrémité du crochet mousse à deux branches pénètre alors sans aucune difficulté entre elle et le muscle qui est facilement ramené au niveau de la plaie; et, en ayant le soin d'abaisser un peu la lèvre inférieure de l'incision, je le coupe entre les deux branches du crochet. En opérant ainsi, il se fait quelquefois aussitôt, au-dessous de la conjonctive, un thrombus qui serait assez long à se résoudre, à moins que l'on ne fasse immédiatement une contre-ouverture à la partie inférieure; cette contre-ouverture n'offre aucune difficulté. Le crochet mousse, passé par la plaie supérieure, soulève légèrement la conjonctive, la couche cellulaire, et il suffit (pour les diviser) d'un seul coup de ciseaux donné entre l'extrémité des deux branches modérément écartées. On dispose alors de deux ouvertures situées, l'une au-dessus et l'autre au-dessous du muscle. »

De cet énoncé il résulte que le procédé opératoire de M. Amussat, en partie sous-conjonctival, est intermédiaire de la méthode de Stromeyer à celle de M. J. Guérin. Considéré en lui-même, ses résultats, indépendamment de l'objet particulier que s'est proposé l'auteur, ne sont pas moins favorables que ceux des autres procédés. Mais la manœuvre en est plus difficile: il exige avec l'emploi d'instrumens spéciaux, plus d'habitude et de dextérité, et laisse l'inquiétude de n'avoir pas coupé le tendon dans toute sa largeur.

SECTION SOUS-CONJONCTIVALE.

Méthode de M. J. Guérin.

L'auteur opère par deux procédés : l'un qui diffère peu de ceux des autres chirurgiens, et où la section se fait avec des ciseaux, et l'autre qui est tout-à-fait spécial, et par les instrumens, et par les manœuvres; c'est le seul qui soit véritablement sous-conjonctival, et celui que son auteur pratique le plus ordinairement. Les instrumens sont : 1° deux refouleurs des paupières; 2° deux petites érignes doubles, une lancette à ponction montée sur un manche, dont la lame incurvée offre deux tranchans latéraux réunis au sommet à angle aigu; 3° deux myotomes coudés, de grandeur différente; 4° un crochet mousse, dans le cas de section des obliques; 5° des ciseaux et des pinces.

Si on n'avait que des myotomes coudés d'un seul côté, à moins que le chirurgien ne fût ambidextre, il faudrait qu'il se transportât de l'un à l'autre côté du malade, pour couper les muscles droits externe et interne. Mais avec des tranchans tournés en sens inverse, la même position peut être conservée pour couper seulement avec la main droite des muscles différens.

Premier procédé (Pl. E, fig. 1, 2, 3). Le malade étant couché, la tête légèrement supportée par un plan incliné, le chirurgien et les aides sont placés latéralement; un premier aide situé obliquement derrière la tête du malade, mais un peu de côté, faisant face au chirurgien, relève avec l'un des refouleurs la paupière supérieure, de la main gauche pour l'œil gauche, de la droite pour l'œil droit, l'autre main devant tenir l'une des érignes pour aider à l'opération; un autre aide abaisse avec l'autre refouleur la paupière inférieure. La manière dont agissent ces instrumens, dits refouleurs des paupières, est l'une des particularités les plus singulières et les plus originales du procédé de M. Guérin. Au lieu que dans les autres procédés, les crochets rétracteurs s'appliquent dans le cul-de-sac oculo-palpébral de la conjonctive, pour écarter ensuite l'une et l'autre paupière, en causant sur la muqueuse une sensation désagréable, qui devient une cause ultérieure d'irritation, les refouleurs de M. Guérin, plus larges et coudés d'une manière convenable pour l'une et l'autre paupière, s'appliquent sur la peau à-peu-près en regard des bords périphériques des cartilages tarses, et par une légère pression enfoncent, ou, comme leur nom l'indique, refoulent véritablement, par adossement des deux surfaces cutanées, l'une et l'autre paupières, en formant un repli qui s'enfonce de chaque côté, entre le contour du globe oculaire et le bord adjacent de l'orbite. Nous avons tâché d'indiquer avec précision cette première manière que du reste les figures achèvent complètement de faire comprendre, parce qu'il nous semble que ce mode d'écartement des paupières, qui permet de les fixer, tout le temps que l'on veut, sans causer la moindre irritation, pourrait être employé avec avantage dans la plupart des opérations qui se pratiquent sur les yeux.

Les paupières étant fixées avec l'une des érignes, le chirurgien traverse la conjonctive et son fascia, et accroche la sclérotique à six millimètres de la cornée, un peu au-dessous de son diamètre transversal, pour fixer l'œil et l'attirer, soit en dehors, soit en dedans, selon qu'il s'agit d'un strabisme divergent ou convergent. En même temps, l'aide qui d'une main refoule la paupière supérieure, de l'autre main avec la seconde érigne, accroche et soulève la conjonctive et le fascia, de manière à former un pont triangulaire. C'est dans cet espace que le chirurgien fait la ponction avec la petite lancette qu'il ne fait que glisser sur la sclérotique; saisissant alors le myotome coudé, il introduit d'abord sa lame transversalement, et à plat, au travers de la piqûre, en insinue le sommet mousse sur le bord supérieur du muscle, et, par un mouvement de quart de cercle, la fait glisser entre le tendon et la sclérotique, de manière que la coudure du manche correspond à l'arcade sous-orbitraire (fig. 2). Cette manœuvre est terminée quand l'extrémité mousse, sensible à la vue et au toucher, apparaît à 2 ou 3 millimètres au dessous du bord inférieur du muscle. Il ne s'agit plus que de faire subir au manche un quart de rotation qui incline la lame en avant, et d'exercer une petite pression pour diviser le muscle dont la section s'annonce par un bruit de craquement. L'opération terminée on retire l'instrument suivant le même trajet oblique que l'on a parcouru pour son introduction et l'on réapplique exactement la conjonctive et son fascia sur l'orifice de la piqûre.

Tel est celui des deux procédés de M. Guérin auquel il paraît se tenir définitivement et qui constitue particulièrement sa méthode. Toutes ces manœuvres, pratiquées par l'auteur, se succèdent régulièrement et avec assez de rapidité. L'opération terminée, à peine en reste-t-il quelques traces; mais d'un autre côté, ce mode opératoire comparé aux autres a paru complexe et difficile. Il exige des instrumens particuliers, beaucoup de dextérité, une habitude spéciale, et enfin on lui reproche, non sans raison, un inconvénient qui balance l'avantage d'opérer sous la conjonctive : c'est, en ne voyant pas ce que l'on fait, de n'être pas certain d'avoir tout coupé. Toutefois, disons que par la forme de la lame et la manière dont elle est introduite, cet accident est peu probable, et s'il survenait, facile à remédier par une nouvelle introduction. Un autre reproche que l'on a fait à ce procédé et qui nous paraît bien plus fondé, c'est le tiraillement excessif que l'on fait subir à l'œil et qui quelquefois, vu la tension du muscle, fait obstacle au redressement de la lame nécessaire pour opérer la section.

Deuxième procédé de M. Guérin (Fig. 5 et 6). Les paupières étant refoulées, comme il a été dit plus haut, et les deux érignes, tant du chirurgien que de l'aide, fixées dans leur position, avec de petits ciseaux courbes sur le plat, le chirurgien incise d'un seul coup le pli de la conjonctive intermédiaire aux deux érignes : faisant alors soulever par l'aide le lambeau *fibro-muqueux* de ce côté, le chirurgien met à nu l'extrémité du muscle par de petits coups de ciseaux, puis insinue au dessous de la corde de rétraction l'un des mors, et pratique d'un seul coup la section : l'opération terminée, il rabat le lambeau, puis l'étale et en affronte les bords de manière à recouvrir exactement la plaie. Le second procédé est aussi simple et expéditif qu'aucun autre, mais à notre sens, il ne mérite pas le nom de sous-conjonctival et n'exempte nullement des inconvéniens, s'il y en a, d'opérer à l'air libre : c'est peut-être la raison qui fait que l'auteur préfère le premier procédé.

APPRÉCIATION DES PROCÉDÉS OPÉRATOIRES.

Nous avons divisé ces procédés en deux ordres ceux qui n'ont été qu'essayés ou, en quelque sorte proposés, et ceux qui ont subi l'épreuve de nombreuses applications. Ces derniers, au nombre de cinq, sont les seuls qui méritent un examen sérieux. M. Dieffenbach compte plus d'un millier d'opérés par lui-même, outre quelques centaines, par ses élèves, en Allemagne et dans le nord. A Paris, M. Baudens compte 1100 opérés; M. Amussat 550; M. Velpeau, tant par lui-même que par ses imitateurs, plusieurs centaines; M. J. Guérin plus de 200. En voilà de part et d'autre plus qu'il n'en faut pour juger la valeur d'une méthode ou d'un procédé opératoire. De l'examen comparatif des résultats avoués par les auteurs, chirurgiens habiles et gens d'honneur, ces résultats semblent à un juge impartial, à-peu-près les mêmes pour tous. Dans le plus grand nombre des cas, peut-être comme 1 est à 10 ou 12, un succès complet; puis quelque demi-succès, des cas de nécessité d'une opération nouvelle ou des récidives sans espoir. Ainsi donc, et quoique le diagnostic et les indications opératoires du strabisme laissent encore beaucoup à desirer, du moins, comme résultat général, il paraît bien que la myotomie du strabisme doit être admise à prendre rang dans la chirurgie parmi les opérations les plus heureuses et les moins offensives. Mais quant au choix du procédé, en est-il un qui mérite une préférence générale sur les autres ? Y a-t-il entre eux des nuances d'indication ou de résultats, et peut-on préciser les cas où l'un d'eux doit être préféré aux autres? Quoiqu'ayant vu tout ce que l'on a fait, et lu à-peu-près tout ce que l'on a écrit sur cette matière, ou plutôt par cela même que j'ai tout vu et lu, je n'oserais je l'avoue, prononcer sur ces questions, et pour dire ici toute ma pensée, je crois que les faits sont encore trop nouveaux, que les preuves confirmatives ou négatives ne sont pas encore toutes acquises, et que si un doute légitime plane encore sur l'opération même du strabisme dans ses résultats vrais, à plus forte raison doit-on s'abstenir de poser sur chaque procédé, entre les illusions de l'auteur et les dénigremens de ses rivaux, un jugement absolu que le temps et l'expérience, les juges souverains de toutes choses, viendraient probablement infirmer. Au reste, pourvu que l'opération soit bien faite, il ne paraît pas qu'entre des procédés si peu différens, le choix particulier de l'un d'entre eux ait une grande importance, puisque tous paraissent également réussir dans une même proportion. Parmi les cinq qui ont été suffisamment expérimentés, je préférerais, quant à moi, celui de M. Baudens, comme étant celui qui a fourni à son auteur les meilleurs résultats en plus grand nombre; mais, du reste, je crois que, d'une manière générale, le procédé le meilleur pour chaque opérateur, est celui qu'il sait le mieux. Ce que l'on peut dire de plus certain a surtout rapport au choix des instrumens. 1° Pour fixer les paupières le mieux assurément est d'employer des aides armés de crochets élévateur et abaisseur. Si l'on manque d'un nombre d'aides suffisans, on peut employer un rétracteur des paupières; celui de M. Velpeau est incontestablement le meilleur. 2° Pour fixer le globe oculaire, l'érigne expose à déchirer la conjonctive par la sclérotique et la cornée, accident qui est arrivé à M. Phillips en opérant sur un chambellan russe, et probablement à beaucoup d'autres et qui est survenu aussi à M. Amussat, dans une expérience sur un cheval. La pince sous ce rapport offre plus de certitude par l'opposition de ses mors. Mais on cite quelques cas où les mors plats ont causé des déchirures, des décollemens et des contusions graves de la conjonctive : c'est cette considération qui a fait adopter les pinces à griffes ou à trois dents très fines, deux sur un mors, une sur l'autre, rentrantes dans l'écartement des deux premières. En faisant mordre cette pince un peu profondément, jusque sur la sclérotique, l'œil est fixé fortement et sans danger. 3° Enfin pour la section des muscles tous les chirurgiens s'entendent à employer des petits ciseaux, et à repousser les petits bistouris ou myotomes de divers genres qui mettent toujours en danger de crever l'œil, si le malade au moment de la piqûre se livre à quelque mouvement inconsidéré. Avec les ciseaux, il sera toujours facile à tout chirurgien de pratiquer avec succès l'opération du strabisme, sans s'astreindre à suivre rigoureusement tel ou tel procédé.

SOINS CONSÉCUTIFS.

Pendant l'opération un aide est chargé d'étancher le sang avec une petite éponge portée par une pince à ressort qui entre dans le matériel de tous les instrumens. Après l'opération, on lave l'œil avec de l'eau fraîche et on l'examine avec attention pour s'assurer si le redressement est complet. Supposé que cette certitude soit acquise, les soins consécutifs sont des plus simples. Quelques opérateurs ne font et ne prescrivent absolument rien à leurs malades, pas même de couvrir l'œil dans les premiers jours, et assurent que la plaie guérit ainsi d'elle-même. Si effectivement dans beaucoup de cas il n'est survenu aucun accident cela prouve que l'opération est très inoffensive ; mais il nous semble que ce n'est pas une raison pour établir la négligence en précepte. M. Dufresse-Chassaigne a suivi avec les opérés les règles suivantes : L'opération terminée, il injecte doucement dans la plaie 40 à 60 grammes d'eau fraîche légèrement aluminée pour faire crisper les petits vaisseaux et tarir l'hémorrhagie. L'œil étant essuyé il applique au-devant des paupières fermées une compresse trempée dans le même liquide et prescrit de la renouveler toutes les demi-heures le premier jour. Les mêmes applications recommencent les jours suivans à quelques heures d'intervalle jusqu'au 6e et 8e jour que l'on enlève définitivement le bandeau. Quelques malades, dont la vue est faible, font usage de lunettes bleues ou vertes pendant un temps convenable.

RÉSULTATS DE L'OPÉRATION.

1° EFFETS PHYSIOLOGIQUES DE LA SECTION.

On reconnaît que l'opération a été bien faite aux caractères suivans. 1° L'œil opéré doit être replacé fixe au centre de l'orbite et la rectitude du regard pour l'œil sain, qui n'est jamais nette chez les strabiques, doit être rétablie de manière que les deux yeux convergent également vers un même point. Toutefois on ne peut, dans les premiers instans, exiger à cet égard un résultat précis, il suffit que les yeux convergent assez exactement vers un petit objet, le doigt de l'opérateur par exemple, présenté à deux ou trois mètres de distance. 2° Dans les procédés où l'on a divisé verticalement la conjonctive, la surface blanche de la sclérotique doit apparaître à nu dans toute la hauteur de l'incision. 3° L'œil opéré ne doit pas pouvoir se tourner dans le sens de sa déviation première, circonstance dont on s'assure en ordonnant au malade de fixer un doigt que l'on offre à quelques centimètres de la racine du nez; si le strabisme était convergent, on a la même distance de l'arcade orbitaire externe, si le strabisme était divergent. Que si, au contraire, l'œil tourne sur son axe vertical pour suivre le bout du doigt, ou seulement témoigne de quelque tendance à commencer ce mouvement, c'est une preuve assurée ou qu'il reste une portion tendineuse du muscle qui n'a pas été coupée, ou que l'un des muscles voisins concourait à la déviation. Un seul filament oublié suffit, suivant M. Baudens, pour faire manquer immédiatement le bénéfice de l'opération et amener une récidive en laissant le muscle, toujours fixé par ses deux extrémités, en mesure de se cicatriser dans le même état de rétraction que la section incomplète n'a pas fait cesser. Une autre cause aussi peut se rencontrer, qui a été vue et signalée par le même chirurgien, c'est l'existence d'un petit faisceau tendineux détaché de l'un des bords du tendon principal, dont il est séparé par un intervalle celluleux, et qui s'insère isolément à un ou deux millimètres de distance. Aussitôt que l'insuffisance de la section est reconnue, il faut rechercher avec soin dans la plaie pour saisir et couper la bride que l'on peut croire faire obstacle; mais si l'on ne trouve rien et que le muscle soit complètement rétracté, il faut, par un examen attentif des mouvemens de l'œil, tâcher de reconnaître celui ou ceux des muscles qui peuvent encore concourir à la déviation. Seulement on ne doit pas trop se hâter de pratiquer une ou plusieurs autres sections pour des motifs qui seront exposés plus loin.

2° MODIFICATIONS ANATOMIQUES PROUVÉES PAR L'AUTOPSIE.

Pour une opération encore aussi nouvelle on ne devrait pas s'attendre à ce qu'il existât déjà des preuves nécroscopiques des résultats de l'opération. Cependant on possède deux cas examinés et publiés par MM. Hewez à Londres et Bouvier à Paris, de dissection, à l'autopsie, de deux yeux opérés du strabisme du vivant des malades, morts peu de temps après par toute autre cause, et de plus des faits de vivisections pratiquées par M. Amussat sur le cheval et le mouton. Ces opérations et vivisections donnent des faits entièrement univoques, de sorte que, à la naissance du strabisme, la théorie anatomico-physiologique de son mode de guérison se trouve immédiatement constituée.

Voici le premier fait :

Georges Clarke, âgé de 30 ans, entre à l'hôpital St-Georges, division Babington, portant un ulcère et affecté en outre de strabisme divergent à l'œil gauche, qui est opéré le 1er décembre 1840. Après deux ou trois semaines, le strabisme se reproduit légèrement. Le malade meurt d'une pneumonie le 1er janvier 1841. A l'autopsie, l'œil ayant été soigneusement disséqué, le muscle droit externe est complétement divisé à la naissance de son tendon. Ce faisceau charnu s'était rétractée de neuf lignes (18 millimètres), en arrière de la section, mais est resté toujours attaché au globe de l'œil par une forte bande de tissu cellulaire. Cette bande, large de trois lignes et longue de six, est fixée au globe oculaire à 2 lignes environ derrière la ligne de section tendineuse. La résistance est telle que l'on peut tirer dessus sans la déchirer. L'auteur de l'observation pense que cette bande est formée par le tissu cellulaire flasque qui unit le muscle au globe de l'œil. Pour nous, en d'autres termes, ce tissu n'est que la gaîne cellulaire fournie à chacun des muscles de l'œil par la mince aponévrose oculaire de M. Bonnet, de Lyon.

Il n'y a rien à ajouter à ce premier fait, que celui communiqué par M. Bouvier à M. Amussat, et les résultats des vivisections de ce dernier ne font que reproduire exactement, comme on peut s'en assurer par les dessins pris sur la nature (Pl. A, fig. 13, 14, 15, 16).

Enfin un fait semblable a été vu sur le vivant par M. Baudens. Dans un cas de récidive, vingt jours après l'opération, ce chirurgien ayant été contraint de couper une seconde fois le muscle droit supérieur remarqua, « que cette greffe était placée sur un point plus reculé que dans l'état normal. »

3° ACCIDENS QUI ONT RAPPORT A L'OPÉRATION.

1° *Ecchymose.* L'infiltration sanguine dans le tissu cellulaire lâche qui unit la conjonctive à la sclérotique, est un fait assez commun, surtout dans les procédés où cette membrane n'est pas largement ouverte. On y remédie par une pression légère qui évacue le sang, au besoin par une piqûre ou contre-ouverture et par des lotions légèrement styptiques. Abandonnée à elle-même, l'ecchymose se résout en 15 ou 20 jours.

2° *Hémorrhagie.* Ordinairement il ne s'écoule pas une petite cuillerée de sang. Néanmoins on cite quelques cas malheureux d'hémorrhagie consécutive. Le plus grave serait celui arrivé à M. S. Lane sur un enfant de onze ans, après la section du droit interne. Des hémorrhagies se succédèrent avec une telle abondance que ce chirurgien aurait été obligé de pratiquer la transfusion de cinq onces et demie de sang, après laquelle le petit malade aurait guéri.

3° *Inflammation.* Cet accident est plus commun, mais bien rare encore, puisque sur plusieurs milliers d'opérés, on ne rapporte que les deux cas publiés par M. Verhaeghe où l'œil ait été perdu par cette cause. Il est étonnant même que les cas d'ophthalmie n'aient pas été plus nombreux, avec l'impossibilité de donner des soins vigilans à un si grand nombre d'opérés qui se sont succédés pendant quelque temps, et dont la plupart ne revenaient pas voir le chirurgien et ne prenaient par eux-mêmes aucune précaution. Cette considération est l'un des argumens les plus forts en faveur de l'innocuité de la myotomie oculaire.

4° *Névralgie.* Je ne trouve que dans M. Dufresse-Chassaigne l'aveu d'un cas de névralgie sus-orbitaire survenue après la section des muscles droits externe, supérieur et inférieur. Il est probable que cet accident doit être arrivé plusieurs fois à d'autres chirurgiens; mais toutefois le silence du public à cet égard prouve qu'il n'est pas commun.

5° *Granulations. Bourgeons charnus.* Laissons parler à ce sujet M. Baudens (p. 51).

« Au bout de quinze jours il reste quelquefois dans le lieu correspondant à la cicatrice, une granulation rouge, de la grosseur d'un grain de groseille. Quand elle ne se flétrit pas spontanément, nous l'enlevons d'un coup de ciseau, et le plus souvent sans recourir à l'érigne.

« On a prétendu qu'en se resservant, cette granulation formait une cicatrice coarctée, et que cette cicatrice amenait infailliblement des récidives, si on ne se hâtait de couper de bonne heure le bourgeon; cette crainte nous a engagé à couper la granulation au bout de quelques jours de développement. Cette petite opération nous a présenté des difficultés; d'une part, parce que la base en était large, proéminente, et de l'autre, parce que se laissant aisément déchirer sous l'érigne, il était difficile de la fixer.

« Depuis que nous avons renoncé à cette pratique, nous attendons que le bourgeon soit rétréci à sa base, qu'il présente un véritable collet ou pédicule, et, d'un coup de ciseaux porté sur ce dernier, nous l'enlevons avec une facilité et une rapidité très grandes, sans être exposé à voir surgir de nouveaux bourgeons, comme cela a lieu quand on le coupe trop tôt. »

6° *Proéminence de l'œil.* La saillie de l'œil avec un léger agrandissement de l'ouverture palpébrale, qui accompagne fréquemment la section d'un seul muscle, n'est que le premier degré de la buphthalmie qui survient presque inévitablement après les sections multiples de quatre ou cinq muscles; à propos de ce dernier accident, nous parlerons de l'opération nouvelle imaginée par M. Baudens pour y remédier.

7° *Abolition du mouvement du muscle coupé.* Il n'est pas rare, après la division d'un seul muscle droit, interne ou externe, pour un strabisme simple convergent ou divergent, que l'œil reste habituellement fixe et soit absolument privé de l'espèce de mouvement qui constituait auparavant la rétraction. D'après ce que nous avons vu de l'anatomie pathologique du strabisme, on conçoit que cet accident a lieu inévitablement lorsque la nouvelle implantation du muscle coupé se fait au-delà du diamètre transverse de la sclérotique; la paralysie partielle étant d'autant plus complète que l'insertion est plus postérieure et par conséquent plus près du centre de l'œil. C'est pour remédier à cet accident que M. J. Guérin a imaginé une nouvelle opération dont il a déjà fait plusieurs fois l'application avec succès.

Opération secondaire de M. J. Guérin (Pl. E, fig. 67).

Saisissant la conjonctive avec la petite érigne double, à deux ou trois millimètres en dedans de la cornée, comme pour l'opération ordinaire du strabisme, M. Guérin divise avec des ciseaux la membrane muqueuse et son fascia dans une hauteur d'environ huit millimètres, puis décolle et renverse le lambeau vers l'angle interne de l'œil, de manière à mettre à découvert l'ancienne insertion tendineuse et à entrer dans la gaîne vide du muscle rétracté; s'il se présente quelques adhérences on les détruit et, faisant pénétrer une pince dans la gaîne, en écartant avec douceur et ménagement, on ne tarde pas à apercevoir au fond l'extrémité divisée du muscle. Dégageant alors l'érigne, on saisit le bout du muscle bien parallèlement, entre les mors de la pince, et on l'amène, en tirant avec douceur, jusqu'au voisinage de son ancienne insertion. Les choses à ce point, avec une aiguille ordinaire, on passe sous la conjonctive et le fascia, sur le côté opposé de la cornée, une anse de fil dont on ramène en dedans les deux chefs de manière à forcer l'œil à se tourner en dedans; on fixe les deux bouts du fil sur le dos du nez avec une petite bande de diachylum, et après s'être assuré que l'extrémité du muscle se présente bien étalée dans la situation convenable, on la revêt avec le lambeau fibro-muqueux que l'on réapplique dans sa position première, de manière à fermer la plaie. Au rapport de M. J. Guérin, au bout de deux où trois jours il s'est formé déjà une cicatrice assez solide pour permettre l'enlèvement de l'anse de fil, et, ajoute-t-il, la présence de cette dernière est si peu offensive, que les malades ont pu dormir l'œil légèrement entre-ouvert et qu'il ne s'est présenté aucun signe d'inflammation.

C'est cette dernière circonstance qui nous paraît extraordinaire et sur laquelle nous craignons que l'auteur ne s'abuse. Avec la sensibilité bien connue de la conjonctive, au contact du corps étranger le plus délié, comment concevoir que l'anse de fil ne donne pas lieu à une vive inflammation. Au reste la même tentative a été faite par M. Baudens, et d'après ce qu'il nous a dit, les malades n'ont pu supporter seulement pendant quelques minutes la présence du fil dans la plaie. Le moyen qu'il a substitué, c'est-à-dire le frottement de l'œil en sens opposé par des compresses graduées, nous paraît donc bien préférable.

8° *Strabisme inverse consécutif.* Cet accident causé par la contraction du muscle opposé à celui qui a été coupé, est, par sa nature, des plus simples, et se rencontre assez fréquemment malgré l'opinion émise par M. Dufresse. Jusqu'à ce moment, on y avait remédié par la section du muscle contracté, mais, si la nouvelle opération de M. Guérin a vraiment les effets qu'il lui attribue, il nous semble qu'on devrait en essayer avant d'avoir recours à une nouvelle section, afin de remettre les choses dans leur état normal par l'allongement, dans la position voulue, du muscle primitivement rétracté.

9° *Récidive.* Sans tenir compte de l'acception erronée dans laquelle ce mot a été pris par divers chirurgiens, il est impossible de comprendre sous cette dénomination autre chose que la reproduction de la même affection dans le même point, après un premier résultat obtenu. Ainsi définie, la récidive plus ou moins complète ne peut reconnaitre pour cause que la cicatrisation du muscle rétracté sur un point trop rapproché de la première insertion; d'où résulte une nouvelle rétraction. Le seul moyen à y opposer est une opération secondaire en ayant le soin, cette fois, de faire porter et de fixer par une compression l'œil en sens opposé, pour contraindre le bout divisé du muscle à se greffer plus en arrière ou donner lieu à la formation d'une cicatrice allongée. Nous verrons plus loin quelles sont les précautions employées et conseillées par M. Baudens à cet égard.

4° ACCIDENS QUI ONT RAPPORT A LA MALADIE.

Les accidens consécutifs les plus ordinaires, dépendant de la maladie, sont : la *diplopie*, la *vue faible de l'œil opéré* et l'*incertitude du regard.*

1° *Diplopie.* Comme, dans le strabisme simple, l'œil est entraîné sympathiquement dans la déviation de l'œil malade, après le redressement de celui-ci, l'autre conserve une tendance à conserver son ancienne direction; de sorte que rien n'est plus ordinaire qu'au moment de l'opération, l'œil opéré ayant le regard fixe, ce soit l'autre œil au contraire qui louche. Mais habituellement cet état n'est que temporaire. La déviation de l'œil sain se corrige peu-à-peu d'elle-même, et, à mesure que l'accord du regard s'établit entre les deux yeux, s'efface dans un laps de temps qui varie de quelques jours à un ou deux mois. Avouons pourtant que les choses ne se passent pas toujours aussi bien. Nous avons vu des strabiques opérés depuis 8 à 10 mois chez lesquels le redressement de l'œil a été suivi d'une diplopie qui dure encore, sans que rien puisse faire préjuger une amélioration dans leur état.

2° *Vue faible de l'œil opéré.* Nous avons eu déjà l'occasion de signaler ce phénomène avant l'opération. Évidemment il doit continuer encore après, du moins pendant un certain temps. Mais comme le précédent, il diminue de jour en jour à mesure que, par l'exercice, l'œil précédemment strabique s'habitue à fixer les objets à toute distance.

3° *Incertitude du regard après l'opération.* Voilà le résultat le plus commun de la myotomie oculaire et la source des reproches les plus fondés qu'on lui ait adressés. Mais, selon nous, c'est à tort que beaucoup de chirurgiens font peser sur l'opération un inconvénient qui a sa source dans la cause même du strabisme et dans ses effets sur le mécanisme des muscles de l'œil. Il faut bien s'en convaincre, le strabisme étant presque toujours le produit d'une affection nerveuse qui se traduit par une contraction permanente de certains muscles, le strabique, même après que l'on a supprimé la rétraction sur les muscles atteints, et aussi par le résultat de cette suppression, ne peut pas regarder comme telle autre personne qui n'a subi aucune des influences de la cause, de ses effets et de l'opération avec ses conséquences anatomiques. Que si, comme il arrive dans la plupart des cas, l'opération a changé un regard vicieux ou fatigant et nul pour le malade, et horrible pour ceux qui le voient, en un regard net ou plus assuré pour le malade et supportable à voir pour les autres, l'opération, disons-nous, par cela même a produit tout le bien qu'elle pouvait faire, et un grand bien. Il ne faut pas exiger l'impossible et demander qu'un œil dont les conditions anatomiques et physiologiques sont changées, soit identique avec celui où ces conditions n'ont subi aucune atteinte. Nous avons présenté ces considérations parce que l'on a confondu l'incertitude du regard avec la récidive, fait très différent et déjà bien assez commun en lui-même, et que cette confusion tendrait à faire condamner à sa naissance une opération qui, dans ses applications légitimes, doit être considérée comme l'un des meilleurs progrès de la chirurgie actuelle.

SECTION DE MUSCLES VARIÉS.

Jusqu'à présent nous avons supposé que l'opération se borne à la section d'un seul muscle et plus particulièrement du droit interne pour le strabisme convergent : nous allons voir maintenant les légères modifications exigées dans les manœuvres et la tenue des instrumens, pour la section des trois autres muscles droits, en raison de leur situation spéciale, et les procédés nouveaux que réclament la section des deux muscles obliques.

Section du muscle droit externe.

D'une manière générale, il ne s'agit ici, dans chaque procédé, que de renverser ce que nous avons dit de la situation de l'œil et des instrumens, pour appliquer à l'angle externe les manœuvres qui précédemment ont été pratiquées sur l'angle interne. Ainsi le malade étant placé dans la situation que nous avons énoncée plus haut, les paupières écartées de la même manière et l'œil sain maintenu fermé, on ordonnera au malade de tourner l'œil le plus possible en dedans ; puis saisissant la cornée avec une érigne double, une pince à griffes, ou de toute autre manière suivant le procédé, on pratiquera l'opération comme il a été dit pour l'angle interne, si ce n'est que la main gauche du chirurgien, qui fixe l'œil, se présentant renversée, le poignet et l'avant-bras forment une arcade au-dessus du sourcil du malade. Il serait assez inutile d'insister sur les petits changemens qui sont également nécessités dans la position des aides.

Section des muscles droit supérieur (pl. D, fig. 3) *et droit inférieur.*

Si on opère pour un strabisme supérieur, et que déjà on ait fait la section du droit interne, pour pratiquer celle du droit supérieur, il suffit d'agrandir en haut, suivant une ligne en quart de cercle, l'incision de la conjonctive et du fascia sous-jacent. Si l'on a affaire à un strabisme supérieur ou frontal, c'est la section du muscle droit supérieur qui constitue l'opération ou au moins son fait principal, et l'opération, telle que nous la connaissons, se pratique alors en attirant l'œil en bas, sans autre modification que d'agir suivant le rayon vertical de l'œil au lieu du rayon horizontal interne. Il est à peine nécessaire de dire que, dans ce cas, il est inutile d'abaisser la paupière inférieure, et fort essentiel au contraire d'élever le plus qu'on pourra la paupière inférieure. Quant aux détails de l'opération, ils nous sont déjà connus. Les mêmes observations s'appliquent à la section très rare *du droit inférieur.* Son application la plus commune est, en coïncidence avec celle du droit interne, dans le strabisme convergent en bas, auquel cas la division du droit inférieur doit succéder, par prolongement de l'incision, à celle du droit interne. La même opération se représente dans les cas de section de plusieurs muscles, mais peut-être n'a-t-on pas encore eu l'occasion de faire cette opération pour un strabisme inférieur direct, les cas qui s'en rapprochent le plus étant ceux de strabisme horrible, où celui des yeux qui se porte en bas est en même temps divergent.

Section du grand oblique.

D'après ce que nous avons vu plus haut, la théorie est loin d'être fixée sur les motifs qui nécessitent la section du muscle grand oblique. Elle a été appliquée à deux maladies, le strabisme et la myopie. Quant au strabisme, ce n'est guère que dans les cas complexes que l'on s'est trouvé entraîné à diviser le grand oblique, lorsque la section de deux ou trois autres muscles ne produisait qu'un résultat incomplet. Le cas d'application le plus ordinaire est le strabisme convergent supérieur, lorsque les muscles droits interne et supérieur étant préalablement divisés, l'œil néanmoins est encore attiré dans la diagonale et un peu proéminent, avec une légère rotation en bas et en dehors, de sorte qu'il semble comme suspendu au tendon du grand oblique. Toutefois, il faut reconnaître que cette théorie est d'une application bien vague à la pratique. Suivant M. Phillips, parmi les sections assez nombreuses du grand oblique à sa connaissance, les unes ont réussi et les autres n'ont eu aucun résultat; à son avis, cette opération ne doit être tentée que lorsque l'œil strabique est saillant et la vue myope. Dans ce cas, ajoute-t-il, la section du droit interne et du grand oblique a rétabli l'œil dans sa rectitude. La proportion de ce genre de strabisme est de cinq à six pour cent.

Procédés opératoires.

1° *Procédé de M. Baudens.* Ce chirurgien ne traite de la section du grand oblique que concurremment avec celle du droit interne. Ce dernier muscle étant divisé, si, ajoute l'auteur, « on fait effort sur l'érigne pour porter le globe oculaire en dehors et en bas, il suffira de glisser avec douceur le bistouri-érigne en dedans et en haut, en rasant le globe oculaire, pour accrocher et raser le muscle grand oblique. »

2° *Section isolée du grand oblique.*

(*a*) *Procédé de M. Dufresse-Chassaigne.* Voici le procédé indiqué par ce jeune chirurgien dans le but assez vague de guérir la myopie, et que, du reste, il n'a pas mis en pratique. Ouvrir la conjonctive, et ajoutons aussi le fascia sous-conjonctival, par le procédé ordinaire sur une étendue de 10 à 12 millimètres dans l'espace moyen entre les muscles droits interne et supérieur; à travers cette ouverture accrocher la sclérotique avec la petite érigne double, et s'en servir pour attirer l'œil en bas et en dehors. Le tendon du muscle venant alors se montrer au fond de la plaie, l'isoler avec le crochet mousse et le couper avec des ciseaux.

(*b*) *Procédé de M. Gairal* (Pl. D, fig. 8). Voici encore un procédé qui n'a qu'une valeur de proposition, n'ayant été pratiqué que sur le cadavre. L'objet de l'auteur est de détacher la poulie du grand oblique sans couper le tendon lui-même; mais hâtons-nous de dire que rien ne prouve que l'opération pratiquée de cette manière aurait le résultat que l'auteur en attend. La nouvelle adhérence du tendon après la cicatrice semblant *à priori* reproduire la rétraction plutôt que celle du tendon qui, par expérience, ne se fait que par écartement ou sur un autre point.

Voici du reste le procédé de l'auteur : au lieu de faire écarter les paupières, il les fait fermer et tirer en dehors, comme pour l'opération de la fistule lacrymale, puis il enfonce perpendiculairement un petit bistouri droit à deux tranchans, en partant de la racine du nez, pour labourer la paroi supérieure de l'orbite dans l'angle de réunion avec la paroi interne. Après avoir pénétré à quelques millimètres de profondeur, il arrive sous la poulie, qu'il divise par de légers mouvemens avec l'un et l'autre tranchant, en rasant à plusieurs fois l'angle osseux où elle s'implante.

Section du petit oblique.

Cette opération est encore au nombre de celles dont les indications auraient besoin d'être mieux précisées par une plus longue expérience. Le petit oblique, avons-nous dit, exerce sur l'œil un mouvement de demi-rotation, qui porte la cornée obliquement en haut et en dehors. D'après ce mécanisme reconnu, il a été tout naturel d'opérer la section du petit oblique en cas de strabisme divergent supérieur, lorsque la division des muscles droits externe et supérieur ne donnait qu'un résultat insuffisant : aussi, est-ce dans cette circonstance que M. Baudens a appliqué cette section spéciale. D'un autre côté, par son enroulement en demi-cercle autour de l'œil, le petit oblique tend à comprimer le globe oculaire et à déterminer l'allongement de son diamètre antéro-postérieur, considération qui a porté M. Bonnet à appliquer la section de ce muscle, à la guérison d'un genre particulier de myopie. De ces considérations ressortent deux modes de division du muscle, soit isolément, soit simultanément avec plusieurs autres, mais qui n'ont d'importance qu'au point de vue théorique, la situation du petit oblique exigeant, dans tous les cas, une opération spéciale.

Procédé imité de la section des autres muscles (Pl. D, fig. 7).

Recommandant au malade de tourner fortement l'œil en haut et en dehors, écarter les paupières avec les crochets rétracteurs, mais surtout faire abaisser fortement par un aide la paupière inférieure, accrocher alors la conjonctive et le fascia sous-jacent avec l'érigne double, à huit millimètres en bas et en dedans de la cornée; coucher cette érigne obliquement en dehors et en haut et la confier à un aide chargé de fixer l'œil dans cette position; diviser alors avec des ciseaux la conjonctive et le fascia sous-jacent dans une longueur de huit à dix millimètres, entre les tendons des muscles droits interne et inférieur. Des flocons graisseux se présentent; pour découvrir le muscle, il s'agit de repousser en haut les graisses en s'approchant du plancher maxillaire; le petit oblique est vu immédiatement dans sa gaîne, près de son insertion osseuse. Rien de plus simple que de l'isoler et de le saisir avec un crochet, puis de l'amener dans l'anse de l'instrument au niveau de la plaie, où on en fait l'incision avec des ciseaux.

2° *Procédé de M. Baudens.* Celui-ci est un peu plus simple et plus rapide. La paupière inférieure étant fortement abaissée par le doigt indicateur d'un aide et le malade tournant l'œil en haut et en dehors, de sa main gauche, armée d'une érigne simple tenue comme une plume à écrire et présentée obliquement de haut en bas, de dehors en dedans, et d'avant en arrière, la concavité de sa courbure tournée vers l'opérateur, il pique et insinue la pointe de l'érigne en rasant le plancher maxillaire, de manière à ressortir en ramassant le muscle dans le crochet de l'instrument; puis, de la main droite, il offre obliquement, la pointe en haut, la petite serpette à double courbure dont il se sert pour la section des muscles droits, et la faisant contourner derrière le muscle, au-dessous du crochet de l'érigne, le plan concave de la lame tournée en haut, la section s'opère par le fait même du glissement sur la courbe du tranchant. M. Baudens a eu déjà plusieurs fois l'occasion de pratiquer ce procédé pour la section du muscle soit isolée, soit combinée avec celle de plusieurs autres. Il s'est à peine écoulé quelques gouttes de sang.

3° *Procédé de M. Bonnet, de Lyon.* Voici la description donnée par l'auteur lui-même. « Je choisis l'insertion antérieure du muscle petit oblique, qui n'est entourée d'aucun nerf et d'aucune artère, et que l'on peut diviser si facilement par la méthode sous-cutanée. Il suffit, pour opérer cette section, de faire une piqûre à la partie moyenne de la paupière inférieure. A travers cette piqûre, on introduit un ténotome mousse, dont on dirige l'extrémité en arrière et en dedans, avec la précaution de lui faire suivre la paroi inférieure de l'orbite. Lorsqu'il est arrivé à trois centimètres de profondeur, on le ramène en avant, jusqu'à ce qu'on le sente au-dessous de la peau; il accroche nécessairement alors l'insertion du muscle petit oblique et le divise complètement, surtout si l'on a soin de diriger son tranchant en bas et au-devant du maxillaire supérieur (Lettre à *l'Académie des sciences*, février 1841).

Ces trois procédés de section du petit oblique ont été également expérimentés sur le vivant, mais le dernier un bien plus grand nombre de fois que les deux autres. Considérés en eux-mêmes, et quel que soit le motif pour lequel a été pratiquée l'opération, les deux premiers sont les plus sûrs, en ce qu'on est certain de couper le muscle en vue; mais, en outre, comme on ne divise aussi que ce qui est nécessaire, il n'y a ni ecchymose, ni hémorrhagie; et, quant à la section de la conjonctive et du fascia, l'expérience de toutes les variétés d'opération de strabisme prouve surabondamment son innocuité. Enfin ces deux procédés sont d'une exécution facile et prompte, surtout celui de M. Baudens. Quant au procédé de M. Bonnet, il ne présente pas de grandes difficultés, mais néanmoins il offre plusieurs inconvéniens assez graves : l'instrument doit pénétrer à une grande profondeur, et peut léser toute autre partie que celle que l'on veut couper; il peut même arriver qu'un chirurgien inexpérimenté, après avoir blessé différentes parties, manque cependant la division du muscle, objet de l'opération; et enfin, entre les mains de son auteur, chirurgien cependant d'une incontestable habileté, la section intérieure des vaisseaux sanguins est assez grave pour que l'opération soit toujours suivie d'une énorme ecchymose, parfois très longue à se résoudre.

SECTION DE PLUSIEURS MUSCLES.

Si déjà, en traitant des sections partielles, nous nous sommes trouvé dans l'embarras de discerner le vrai au milieu d'allégations contradictoires, la question devient beaucoup plus épineuse en ce qui concerne les sections multiples, où le sujet étant plus complexe, les élémens de diagnostic sont plus nombreux et les opinions, entre les divers praticiens, plus divergentes, sans que, pour s'établir juge au milieu de ces débats, on ait d'autres armes que les opinions elles-mêmes, fortifiées toutefois par un examen approfondi des conditions anatomiques et physiologiques qui se rapportent au sujet. Comme on doit s'y attendre, *à priori*, c'est dans les cas les plus simples que l'accord est le plus unanime; mais les oppositions surgissent et fourmillent à mesure qu'on entre dans les sujets plus complexes. Ce sera, comme nous le verrons plus loin, à déterminer à l'avance ces cas embarrassans qu'il convient de s'attacher principalement; la prudence alors, pour éviter tous les accidens consécutifs, nous paraissant devoir prescrire d'arrêter et de restreindre, autant que possible, le nombre et la succession des opérations subséquentes et la limite que l'on ne doit pas franchir; mais il faut avouer qu'une semblable précision, dans le diagnostic, n'est pas encore obtenue dans l'état actuel de la science.

1° *Section de deux ou trois muscles.*

Nous avons peu de chose à ajouter à ce que nous avons déjà dit à cet égard. Si, dans la plupart des cas, le strabisme direct peut être redressé par la section isolée du seul muscle correspondant, soit le droit interne, par exemple, dans le strabisme convergent; il est, comme nous le savons, d'autres cas où, par une habitude vicieuse des deux muscles voisins, il devient nécessaire aussi de les couper, soit les muscles droits supérieur et inférieur pour l'exemple que nous avons cité. Pareillement, dans les strabismes obliques ou en diagonale, il est tout simple de couper les deux muscles droits dont le strabisme semble la résultante moyenne : ex. les muscles droits interne et supérieur, interne et inférieur ou externe et supérieur, pour les strabismes de même dénomination. C'est pourtant dans ces conditions, en apparence des plus claires, que se présentent les difficultés. Tout le monde, en pareil cas, commence, comme nous venons de le dire, par la section des muscles dont la déviation semble la résultante; et, cependant, c'est par la non-réussite ou la production d'une déviation nouvelle, ces deux premières sections étant opérées, que les chirurgiens ont été induits à procéder successivement à une troisième, puis une quatrième, enfin une cinquième section, à mesure que la dernière pratiquée se trouvait insuffisante. Si on consulte, à cet égard, les chirurgiens qui ont écrit les résultats de leur pratique, il devient presque impossible, entre des cas variés, racontés sous la préoccupation d'opinions très différentes, de démêler un diagnostic, et de distinguer dans quelle circonstance l'un ou l'autre a bien ou mal fait, et n'a point pratiqué, en dernier lieu, telle section qui en aurait évité une ou plusieurs autres. Au reste, tout en constatant, à cet égard, l'insuffisance actuelle des connaissances dans un sujet encore aussi nouveau, nous allons du moins extraire ce qu'on en sait, en prenant surtout pour guide M. Baudens, de tous les praticiens celui qui a le plus éclairé cette question : 1° dans le strabisme interne et supérieur il y a des cas où la section du grand oblique a été nécessaire, mais il n'est point dit s'il existait une saillie de l'œil qui ait pu la faire préjuger à l'avance. 2° Dans le strabisme externe et supérieur, il est assez commun que l'on soit obligé de couper ultérieurement le petit oblique, l'œil après la section des muscles droits externe et supérieur continuant à se porter en haut et en dehors; mais alors on se demande, s'il n'y a pas de cas où ce serait précisément le petit oblique seul qui causerait la déviation, ce qui rendrait inutile la section des deux autres. 3° Un autre cas du même genre de déviation, cité par M. Baudens, offre un sens beaucoup plus clair; la section du droit externe produit une amélioration; après celle du droit supérieur la déviation en haut est beaucoup moins sensible; enfin celle du petit oblique amène le redressement complet de l'œil. Ici les trois sections paraissent avoir été nécessaires; mais dans ce cas, comme dans celui qui précède, on ne sait encore à quels signes ce qu'il convenait de faire aurait pu être précisé à l'avance.

Section de quatre muscles.

A mesure que la question se complique, l'obscurité devient plus grande. Suivant M. Dufresse, qui avoue nettement l'ignorance commune à cet égard, on ne peut assurer d'avance combien de muscles on sera obligé de couper. On ne peut que prévoir le cas de sections multiples, sauf à se guider pendant l'opération sur le mode de déviation pour couper tel ou tel muscle. La seule réserve de l'auteur consiste à ne couper les obliques qu'en dernier, lorsque celle des muscles droits est insuffisante; il faut l'avouer, une pareille déclaration, si vraiment elle représentait l'état des connaissances, serait bien propre à prescrire, avant tout, la prudence. Toutefois cette déclaration ne saurait être prise dans un sens trop absolu. M. Baudens donne à cet égard des indications plus précises.

1° *Strabisme convergent.* Le cas particulier est celui-ci : « Le globe oculaire est tellement divisé que la prunelle se cache presque entièrement dans l'angle interne de l'œil. Vous fermez la paupière de l'œil sain, et l'œil strabique ne peut se redresser que peu ou pas du tout. » Dans ce cas, il est arrivé parfois que la section du droit interne, accompagnée d'un large débridement du fascia, ait suffi pour redresser l'œil; mais quand cette première tentative a été sans effet, il a fallu, pour obtenir un redressement complet, couper les deux muscles droits supérieur et inférieur, puis le tendon du grand oblique qui continuait à soulever l'œil en dedans. La même opération a eu le même résultat sur plus de vingt opérés; mais a eu pour effet une légère exophthalmie. »

2° *Strabisme divergent.* La section de quatre muscles est également applicable à la déviation oculaire en dehors, « quand elle est tellement forte que l'œil dévié peut à peine faire quelques mouvemens en dedans. Dans ce cas, il faut diviser successivement les muscles droit externe et petit oblique, examiner de nouveau l'opéré, et si la déviation n'a pas cédé de la manière la plus franche, faire de nouveau la section des muscles droits inférieur et supérieur. » Ce genre de strabisme, du reste, est plus rare que le précédent, et ne s'est offert à l'auteur que dans la proportion d'un à deux cents; 3° un dernier cas est celui du strabisme très prononcé en haut. M. Baudens n'est parvenu à redresser le globe oculaire, qu'après avoir divisé successivement les muscles droit supérieur, grand oblique, droit interne et droit externe.

M. Dufresse a eu occasion de répéter les deux opérations précédentes de strabisme convergent et divergent par la section de quatre muscles, et les résultats confirment ceux obtenus par M. Baudens.

De la comparaison des cas qui précèdent, il nous paraît ressortir cette observation générale qui peut servir d'indice pour le diagnostic : que c'est dans les cas où l'œil est très enfoncé dans un sens et presque fixe en son lieu, que l'on doit prévoir la section nécessaire, d'abord des trois muscles droits synergiques, puis celle de celui des obliques qui appartient au même groupe, le grand oblique pour les strabismes convergens, le petit oblique pour les strabismes divergens.

Sections de cinq muscles. Ce cas a rapport au strabisme convergent lorsqu'après la section des quatre muscles précités, les droits interne, supérieur, inférieur et grand oblique, une déviation, qui survient en dehors et en haut, met dans la nécessité de couper le petit oblique. Cette opération, pratiquée d'abord par M. Baudens (16 mars 1841, pag. 93), a été répétée avec les mêmes circonstances par M. Dufresse (12 juin); mais, dans les deux cas, elle s'est accompagnée d'exophthalmie en dedans et en bas.

En résumé, de tout ce qui précède nous croyons pouvoir inférer, sous le rapport du diagnostic, les propositions suivantes : (*a*) *Strabisme direct*, interne, externe, ou supérieur. 1° Si l'œil est encore bien mobile et que, sauf sa déviation habituelle, il puisse du moins, par la volonté du malade, se porter franchement dans le sens opposé, il est probable que la section du seul muscle rétracté sera suffisante.

2° Si l'œil est très peu mobile, on doit s'attendre à couper avec le muscle principal, les deux latéraux. 3° Si l'œil est très enfoncé et fixe dans sa déviation directe, c'est le cas probable d'une section quadruple, la section de l'un des obliques s'ajoutant à celle des trois muscles droits et peut-être même, aussi, celle des deux obliques.

(*b*) *Strabisme en diagonale.* 1° Si l'œil est encore assez mobile on peut supposer que la déviation cessera par la section des deux muscles dont elle est la résultante. 2° Si au contraire l'œil est fixe dans le sens dévié, comme nous l'avons vu, suivant le degré d'immobilité, on doit prévoir la nécessité de couper l'un des obliques, et peut-être tous les deux.

ACCIDENS PLUS PARTICULIERS AUX SECTIONS MULTIPLES.

Nous ne reviendrons pas sur les accidens possibles déjà connus, communs à toutes les variétés du strabisme, tels que l'ecchymose, l'hémorrhagie, l'inflammation, les névralgies et les productions ultérieures de bourgeons charnus, d'autant plus à craindre, pourtant, que la cause s'en est multipliée avec le nombre des sections. Pour éviter les répétitions nous n'avons à indiquer ici, que ceux des accidens qui appartiennent spécialement aux sections de plusieurs muscles : l'exophthalmie, l'immobilité de l'œil et des névroses de formes variées.

1° Exophthalmie. La proéminence exagérée de l'œil qui semble menacer de tomber, et dite plus exactement œil de bœuf ou buphthalmie, est un accident inévitable des sections multiples, l'œil privé des cordes qui le retiennent dans sa position tendant à repousser les paupières comme pour s'échapper au dehors.

Cette saillie exagérée de l'œil n'est pas seulement une difformité, elle s'accompagne d'aberrations de la vision et d'un allongement du nerf optique et des nerfs en général, qui n'est peut-être pas sans influence sur les névroses consécutives. Dans les premiers temps, cet accident semblait irremédiable, mais depuis quelques mois on a essayé d'y obvier. Nous avons décrit le procédé par lequel M. Guérin cherche à rendre la mobilité de l'œil en dedans, après la section du droit interne, en tâchant de faire cicatriser sur un plan plus antérieur l'extrémité coupée du muscle. L'auteur, d'après ce qu'il nous a dit, aurait déjà fait quelques tentatives sur des muscles différens. De son côté, M. Baudens a eu la même pensée, qu'il a appliquée sur un certain nombre de malades; mais sa manière de procéder n'a rien d'absolu, l'auteur, par une succession de manœuvres, quelquefois inverses à des jours différens, suivant pas à pas la nature et s'inspirant, à chaque fois, de l'indication du moment. Mais outre les opérations secondaires applicables aux muscles eux-mêmes, cet habile chirurgien a imaginé de remédier par une opération spéciale, a l'agrandissement de l'ouverture palpébrale : de là deux sortes d'opérations.

1° *Opérations secondaires sur les muscles.* Ce n'est qu'en suivant pas à pas la succession des phénomènes, comme il se présentent dans la pratique, que l'on peut comprendre la manière de procéder de M. Baudens. Soit, par exemple, un strabisme convergent opéré par la section du muscle droit interne : si à l'instant même il survient un strabisme externe, ce chirurgien procède à la section du droit externe; puis faisant revenir le malade, et observant de jour en jour ce qui arrive, suivant que l'œil annonce de la tendance à se porter habituellement dans l'une ou l'autre direction, il ordonne au malade de regarder habituellement en sens inverse, l'œil opéré se trouvant ainsi entraîné par l'œil sain, de manière à forcer un peu à l'allongement de la cicatrice de celui des muscles qui menace de rétraction. Au besoin, pour contraindre les yeux à se porter dans la direction déterminée, il exerce avec des compresses graduées une compression, sur l'œil du côté de la contraction, pour forcer le globe oculaire à se porter en sens inverse, et il fait porter au malade des lunettes percées dans une direction appropriée. Que si, malgré ces moyens la tendance à la rétraction, dans un sens ou dans l'autre, continue, il met alors à découvert la cicatrice encore molle, en détruit légèrement une portion et tire en même temps l'œil en sens contraire. En procédant ainsi avec ménagement, passant au besoin d'un côté à l'autre, et faisant exécuter chaque jour au malade les mouvemens convenables, M. Baudens se trouve guidé par la nature elle-même, pour n'exercer d'action que ce qui est nécessaire à l'équilibre, jusqu'à cicatrisation parfaite. Que, s'il a affaire à une simple récidive, ou à une immobilité partielle de l'œil, par suite d'une section simple, soit par exemple, celle du droit interne dans le strabisme convergent, il remédie à la récidive en détruisant les adhérences encore nouvelles et, par un mouvement de l'œil en sens opposé, en forçant la nouvelle cicatrice à s'allonger ou à se faire sur un plan plus postérieur. Si au contraire il y a privation de mouvement du côté de la section, il va chercher l'extrémité du muscle qu'il ramène, comme M. Guérin, plus en avant, et par quelques compresses graduées, méthodiquement appliquées en dehors sur l'arcade externe de l'œil et sur les paupières fermées, il contraint le globe oculaire à rester tourné en dedans pendant le temps nécessaire à la nouvelle cicatrisation. Ce moyen innocent est préféré par l'auteur à l'anse de fil, à laquelle, comme nous l'avons dit, les accidens inflammatoires l'ont forcé de renoncer.

2° *Opération pour l'agrandissement de l'ouverture palpébrale.* (Pl. D, fig. 9 et 10). C'est de resserrer l'ouverture des paupières et surtout de faire tendre, comme une bride de contention, la paupière inférieure tombante, qui est l'objet de cette opération. Pour y parvenir, M. Baudens détache, au contour de l'angle interne, en rasant le bord palpébral, un petit lambeau cutané, long d'environ huit millimètres, sur la paupière supérieure, et de six sur la paupière inférieure, et large de deux à trois; ce lambeau étant enlevé par dissection (fig. 9), il rapproche l'un de l'autre les bords écartés de l'angle interne, et les fixe par des sutures à points séparés (fig. 10). L'auteur a déjà pratiqué cette opération, avec succès.

En résumé, d'après les derniers renseignemens qui m'ont été fournis hier (6 janvier) par M. Baudens, qui compte en ce moment près de quatorze cents opérés, ce chirurgien croit pouvoir établir les propositions suivantes : 1° Le strabisme essentiellement double est si rare que l'auteur n'opère plus jamais les yeux en une seule séance, presque toujours la convergence des axes visuels s'établissant d'elle-même à mesure que la vision s'harmonie entre les deux yeux. On est toujours à même d'opérer ultérieurement l'autre œil, si cet accord n'avait pas lieu.

2° Il n'y a en quelque sorte pas d'accidens et de revers du ressort de la chirurgie, c'est-à-dire, les névroses exceptées, auxquels on ne puisse remédier par des opérations secondaires et des soins quotidiens, comme nous venons de l'énoncer ci-dessus. Ainsi, le chirurgien ne doit pas se considérer comme vaincu, ou par un strabisme consécutif, ou par une récidive. Le strabisme inverse consécutif résiste rarement à la section pratiquée de l'autre côté, et quant à la récidive, elle cède fréquemment à de petites tractions méthodiques exercées sur l'œil, plusieurs jours de suite avec l'érigne.

3° Le strabisme en dehors est généralement celui où la réussite est la plus complète; mais, par opposition il est le seul où la récidive semble par fois irremédiable, la maladie étant revenue dans plusieurs cas, après la section de tous les muscles qui pouvaient y concourir. L'auteur pense que cet accident peut tenir à un état de rigidité de l'enveloppe du nerf optique et de la sclérotique, ou à une sorte d'encastrement de l'œil dans une position donnée des tissus ambians.

3° Névroses. Indépendamment des douleurs névralgiques que nous avons signalées plus haut, un autre accident résultant quelquefois de l'opération du strabisme, mais plus particulièrement des sections multiples, est un certain état nerveux dont le récit nous a été fait par plusieurs malades. Ce n'est point une douleur aiguë, mais un état de malaise, accompagné de sensations étranges, irradiant avec la rapidité de l'éclair dans la profondeur du cerveau et selon le trajet de certains nerfs, qui survient brusquement lorsque le malade cherche à fixer un objet, et le met dans un état d'orgasme et d'angoisse inexprimables, comme si quelque brusque accès nerveux allait se déclarer. Cet état maladif m'a paru se rencontrer surtout dans les cas où l'opération est suivie de diplopie, et particulièrement lorsque le malade se trouvant dans une foule, au milieu d'un grand nombre de personnes et d'objets en mouvement, la multiplication des objets lui rend la vision incertaine et confuse : nous ignorons complètement quel remède opposer à un pareil accident. Comme les faits sont encore nouveaux, peut-être le temps améliorera-t-il la situation de ces malades; mais en tout cas, un inconvénient si grave et que l'on ne peut ni prévenir ni guérir, me semble un des plus forts argumens pour rendre les chirurgiens très circonspects sur les sections multiples.

CONCLUSIONS.

Pour une opération si nouvelle, l'essentiel serait de connaître avec précision les résultats généraux obtenus par les divers opérateurs. Quelques renseignemens ont été publiés à cet égard, mais en trop petit nombre, vu la difficulté, pour les opérateurs eux-mêmes, de poursuivre les résultats chez des malades dont la plupart ne reparaissent plus.

Quant aux degrés de fréquence des divers genres de strabisme, M. Phillips, sur 102 opérations pour 100 opérés, a constaté 84 strabismes convergens, et 14 divergens; ce qui établit le rapport du premier au second :: 6 : 1. D'un autre côté, M. Guérin sur 69 opérations, compte, 55 strabismes convergens et 8 divergens, ou :: 8 : 1, plus 6 obliques qui se présentent presque aussi fréquens que les strabismes divergens. Quant aux résultats réels des opérations, M. Ammon, de Dresde, sur 82 opérés, déclare 55 guéris, 13 guéris incomplètement et 14 sans résultats : un cinquième de succès incomplets et un pareil nombre de revers. M. Phillips, sur cent deux, accuse 69 succès, 21 malades avec divers accidens et 12 insuccès, c'est-à-dire, un tiers avec résultat incomplet et un neuvième de revers. M. Dufresse, sur 47 opérations affirme n'avoir éprouvé que 3 revers ou 1/16. Enfin, M. Guérin, 1/15, représenté par 6 récidives sur 92 opérations pratiquées à l'hôpital des enfans. Le terme moyen des quatre, donnerait un malade sur onze, où, soit par récidive ou strabisme consécutif, la maladie aurait résisté aux efforts du chirurgien. Toutefois si on tient compte des illusions auxquelles il est si naturel de se livrer dans ses propres œuvres, et des résultats consécutifs à un temps plus éloigné, qui doivent nécessairement échapper au chirurgien, on peut croire que le chiffre des revers est bien supérieur à la moyenne que nous venons d'exprimer. Il est utile, en outre, de faire remarquer que, dans ces résultats énoncés d'une manière générale et vague, et bornés au point de vue de la déviation oculaire, ne sont pas compris une foule d'accidens dont quelques-uns, les névroses en particulier, constituent des maladies ou des infirmités parfois même plus graves que celle que l'on a voulu guérir.

En résumé, si, sans se montrer trop exigeant, il est cependant impossible de statuer sur la valeur des renseignemens que l'on possède, que sera-ce donc, quand on considère que ces renseignemens ne portent que sur 290 malades, fraction si minime en comparaison des quelques milliers qui ont été véritablement opérés? Convenons donc que le moment n'est pas encore venu d'établir une statistique du strabisme, les documens publiés n'étant pas encore assez nombreux; outre que, le fussent-ils davantage, on ne pourrait rien résoudre encore, le temps seul pouvant décider de la permanence et de la réalité des guérisons que l'on croit avoir obtenues.

APPLICATIONS DE LA MYOTOMIE OCULAIRE A DIVERSES MALADIES.

Dans ces derniers temps on a cherché à tirer de la myotomie oculaire tout le parti possible.

1° STRABISME ARTIFICIEL.

M. Florent Cunier a publié deux observations de cas où il a réussi, par un strabisme artificiel, à déplacer l'axe visuel, pour rétablir la vision chez des malades affectées d'albugo : rien n'est plus simple que la théorie de cette ingénieuse application. Il s'agit de faire revenir artificiellement au centre de l'axe visuel, la portion transparente de la cornée qui s'en trouve plus ou moins écartée latéralement, en coupant le muscle qui en est le plus voisin. Si, par exemple, cette portion transparente est interne ou externe, il est clair qu'il faudra couper le muscle droit de même dénomination, la traction du muscle antagoniste devant, par une légère rotation, ramener, à-peu-près au centre de l'œil, le segment diaphane qui s'en trouvait écarté latéralement. La question, ici, n'est que du plus au moins, pour chaque cas particulier; il suffit pour un chirurgien habile, d'en avoir posé le principe.

2° MYOPIE.

Nous n'avons pour ainsi dire qu'à rappeler ce motif d'opération, les manœuvres qui ont rapport aux sections nous étant déjà connues. Il paraît bien que c'est M. Phillips qui, dans sa lettre à l'Institut, en juillet 1840, aurait appelé l'attention sur la possibilité de guérir la myopie par la section du tendon du grand oblique. En suivant la série des faits, dans le mois de décembre, même année, M. J. Guérin a essayé également de guérir par section des muscles droits latéraux, la myopie compliquant le strabisme. Enfin, au mois de février 1841, M. Bonnet a communiqué, à l'Académie des sciences, deux cas de guérison de myopie, par section du muscle petit oblique. Depuis, les deux derniers ont multiplié les cas d'opérations, et M. Bonnet, en particulier, possède un grand nombre de faits de guérisons plus ou moins complètes de myopie, seule ou accompagnée de strabisme, dont plusieurs opérés ont été vus à Lyon, par notre préparateur M. Bernard. C'est à cette opération en particulier que se rapporte le procédé de section du petit oblique que nous avons décrit plus haut.

3° MOUVEMENS SPASMODIQUES DE L'ŒIL.

Tout le monde a remarqué ces mouvemens convulsifs de l'œil, particuliers à certains strabismes; en ne consultant que la raison, il semble que l'on ne devrait pas songer à guérir par un moyen mécanique une manière d'être qui est plutôt le signe d'une affection nerveuse qu'une maladie propre : c'est pourtant ce cas que M. Phillips a cru pouvoir guérir par la myotomie. Chez un enfant de 13 ans, il affirme, que les mouvemens spasmodiques auraient disparu après vingt jours de la section des droits externe et interne d'un seul œil, et chez un enfant de 10 ans, que le même résultat aurait été obtenu par la section préalable du droit interne de l'œil gauche, et celle quinze jours après, des droits interne et externe de l'œil droit. L'indication donnée par l'auteur est de couper les deux muscles droits lorsqu'il y a mouvement d'oscillation latérale, et le grand oblique lorsque l'oscillation a lieu autour de l'axe de rotation. Nous ne discuterons même pas l'opportunité de cette opération qui ne saurait supporter l'examen au point de vue théorique, et, quant à la pratique, ne s'appuie que sur les seules allégations de son auteur.

4° AMAUROSE.

On se rappelle que nous avons noté la nouvelle espèce d'amaurose soupçonnée par contraction musculaire, ou en quelque sorte par pression de la rétine sous l'influence des muscles droits rétractés. Qu'il y ait ou non strabisme, le signe indiqué est l'abolition de la vue et la dilatation de la pupille, qui a néanmoins conservé sa mobilité. Deux observations de cette nature ont été publiées par M. Phillips : les sujets en étaient deux Russes réputés aveugles, l'un âgé de 43 ans, et l'autre de 48. Le premier était affecté de strabisme divergent de l'œil gauche : le muscle droit externe fut coupé; le malade dit qu'il voyait des étincelles; insensiblement la vue s'éclaircit, et huit jours après le malade était rétabli. Chez le second, non strabique, la section préalable du droit interne détermina la contraction de la pupille et l'apparition d'un strabisme externe, puis, le muscle droit externe étant coupé immédiatement, le malade assurait, aussitôt après l'opération, qu'il voyait la lumière. Un peu d'inflammation survint chez les deux malades, mais la guérison était assurée après trois semaines. Un troisième fait du même genre est dû à M. Adams, en Angleterre. Le sujet était une fille de 32 ans. La vision était nette pour l'œil gauche, mais très confuse pour l'œil droit. Le 1er mars, on pratique sur cet œil la section du droit interne suivie d'une légère amélioration de la vue, mais avec un peu de strabisme en dehors. Le 4, la vision est plus nette, mais il y a diplopie; le 15, section du muscle droit externe suivie du redressement complet de l'œil et de la cessation de la diplopie. Du 20 au 25 la guérison est complète et la vue parfaitement nette.

BÉGAIEMENT. (Planches F, G.)

Le bégaiement est un vice d'articulation de la parole, consistant dans la répétition pénible de la même syllabe et, suivant, les sujets, l'espèce de mots qu'ils ont à prononcer, ou la manière actuelle dont ils sont affectés, tantôt s'annonçant par des efforts convulsifs avant de pouvoir parler, et tantôt débutant par une prononciation facile, qui tout-à-coup devient saccadée, chaque fois que certaines lettres se présentent dans le discours.

DIFFÉRENCES ET PARTICULARITÉS DU BÉGAIEMENT.

L'étude du bégaiement, reprise depuis un an à peine, est encore trop incomplète pour offrir un ensemble satisfaisant, les préoccupations des procédés opératoires l'ayant emporté jusqu'à présent sur la partie dogmatique. Toutefois nous allons essayer de renouer avec la pratique ce que l'on sait en théorie, et notre travail sera le résumé de l'état de la science à ce sujet.

1° *Répétition des consonnes.* Elle constitue le phénomène le plus général et le plus simple du bégaiement, et varie chez les différens bègues. Presque toutes les consonnes peuvent être l'objet de cette infirmité : ainsi tels bègues redoublent les b, p, d, t, et disent be, be, ba, ba, etc. Tels autres hésitent sur les lettres n, c, q, g; chez un grand nombre, le bégaiement porte sur l'h, le k, l'm, l'l, l'r, etc. Il est facile de s'assurer de l'espèce d'infirmité en faisant prononcer aux malades des phrases dans la composition desquelles ces diverses lettres sont fréquemment répétées.

2° *Troubles de la respiration.* Avant d'émettre un son, certains bègues font de larges inspirations, leur poitrine se dilate par secousses, semblables à celles qui précèdent les sanglots; leur visage se crispe, la langue se raidit ou se remue en tout sens dans la bouche; puis, après des efforts plus ou moins longs, quelques syllabes sont articulées, et tout-à-coup ils prononcent avec netteté et volubilité plusieurs phrases de suite.

Chez d'autres, l'inspiration et l'expiration sont troublées à-la-fois; il s'établit alors une lutte des plus pénibles entre les organes de la respiration, les muscles de la langue et du voile du palais; la tête, le cou, la trachée-artère et le larynx s'agitent convulsivement; la bouche ne peut s'ouvrir. Cet état d'angoisse est inexprimable; on dirait que les bègues vont étouffer; ils s'agitent, trépignent; la face est vultueuse, les yeux sont injectés et brillans; force leur est de s'asseoir. La crise passée, la bouche s'ouvre largement, la respiration et la parole redeviennent faciles.

État anatomique de la langue.

Depuis que les observations se sont multipliées, la plupart des chirurgiens, MM. Amussat, Baudens, Bonnet, etc., signalent comme indication la plus précise de l'opération, l'état d'induration du frein et du bord antérieur du génio-glosse, que nous avons nous-même souvent observé, mais que les anciens, comme nous le verrons plus loin, avaient parfaitement reconnu. M. Amussat, en outre, a fréquemment observé la déviation de la langue à droite ou à gauche. M. Bégin a démontré par une pièce d'anatomie pathologique, provenant d'un soldat qui avait été bègue, qu'un côté de la langue était beaucoup plus bombé que l'autre. M. Phillips avance, mais à tort, d'après ce que nous venons de dire, que les deux tiers des bègues ne présentent aucune particularité, aucune modification dans la langue et dans sa musculature. Les bègues sont souvent dans l'impossibilité de porter la pointe de la langue à l'extérieur, soit en haut vers la cloison sous-nasale, soit en bas vers la rainure mentolabiale, ou même, à l'intérieur, de l'appliquer contre la voûte palatine. Ce dernier signe a beaucoup plus de valeur que les premiers à-peu-près nuls pour l'opération. Quelques-uns parlent la bouche entr'ouverte toujours au même degré; ils avancent alors la langue entre les dents, et souvent en mordent la pointe en parlant. Les mouvemens de cet organe sont presque toujours faussés dans la prononciation; la pointe se porte en haut, quand elle devrait être en bas, et *vice-versâ*, ou bien elle reste fixe.

Les trois ordres de phénomènes que nous venons de signaler peuvent se présenter isolés ou réunis; mais on n'a pas observé que l'un d'eux entraînât nécessairement les autres. M. Bonnet les considère comme constituant essentiellement le bégaiement, et partant devant cesser par l'opération faite dans certaines conditions que nous préciserons plus loin.

CAUSES DU BÉGAIEMENT.

Elles sont congéniales ou acquises.

CAUSES CONGÉNIALES. La plus ordinaire est, dit-on, un arrêt de développement dans les ligamens inférieurs de la langue, ainsi que de tout temps on l'a observé chez les enfans, arrêt qui, par la difficulté où se trouve la langue de se mouvoir, suivant le degré, gêne ou même rend impossibles la succion et la prononciation. De là le bégaiement, quelquefois même le mutisme. Cet arrêt, cette rétraction s'étendent sensiblement aux génio-glosses, surtout à leurs tendons réunis que M. Baudens appelle filet sous-muqueux, et sans doute à d'autres muscles de la langue, comme paraissent le prouver des observations récentes.

CAUSES ACQUISES. Les convulsions de l'enfance, par les modifications qu'elles apportent dans la musculature de la langue, sont la cause la plus fréquente du bégaiement. Aussi le même phénomène de rétraction convulsive se présente-t-il fréquemment sur plusieurs points à-la-fois. C'est même en entendant une personne qui louchait, le prier, en bégayant, de l'opérer du strabisme, que M. Dieffenbach eut la pensée de guérir le bégaiement par la section des muscles de la langue. M. Sainti-Sillani (*Gazette médicale*, 18 décembre 1841) cite le fait curieux d'un individu de 57 ans, affecté dans son enfance de convulsions qui avaient amené le strabisme et le bégaiement. Sous l'influence de l'opération du génio-glosse, on vit l'un et l'autre diminuer. Nous avons vu à la clinique de M. Jules Guérin, une jeune fille, offrir à-la-fois la rétraction des yeux, de la langue, des jambes et de la vulve. On pourrait citer un grand nombre d'exemples de ce genre, rien n'étant plus commun que les rétractions multiples sur un même sujet, que celles de la langue s'y trouvent ou non associées. Enfin, vu l'induration qui en résulte, les cicatrices de la langue à la suite de diverses maladies, figurent parmi les causes du bégaiement.

État spasmodique. MM. Dieffenbach, Phillips, Baudens, reconnaissent comme une cause fréquente de bégaiement le spasme convulsif des organes chargés de la phonation et spécialement de la langue, à chaque effort que fait le bègue pour exprimer sa pensée.

Défaut de méthode. La difficulté momentanée ou même l'impossibilité complète de prononcer les syllabes ou les mots, tient souvent à la maladresse dans l'emploi mécanique de la langue. Il suffit, dans ces cas, pour faire cesser le bégaiement, de montrer aux bègues la manière de bien diriger cet organe, et de ménager les différens temps de la respiration. Nous avons été témoin de ces changemens, vraiment merveilleux, apportés en quelques minutes par la méthode de M. Colombat; mais il faut dire aussi que l'infirmité se reproduit souvent par oubli des principes ou par toute autre cause qui échappe. L'opération peut alors être avantageuse, ainsi que nous en verrons des exemples.

Influences morales. La timidité augmente ou fait naître le bégaiement. Ainsi en présence de quelqu'un qui leur en impose, les personnes atteintes de cette infirmité éprouvent un trouble complet qui paralyse la langue, et met en état de convulsion les muscles de la face et souvent aussi ceux de la respiration.

Mais cet effet passager cesse avec sa cause. Lorsque les infirmes de ce genre ne sont plus dans les conditions qui les influencent, ils recouvrent la parole, et lisent ou chantent sans bégayer. M. Bonnet considère les troubles respiratoires en particulier comme dépendant parfois de causes morales, parmi lesquelles l'influence des passions vives doit être signalée.

Imitation, Volonté. Elles agissent dans le bégaiement. Ainsi il me souvient d'un condisciple qui, voulant se faire exempter de ses leçons, s'était exercé à acquérir un bégaiement qui, pour son malheur, réussit bien au-delà de ce qu'il aurait voulu plus tard. Mais si la volonté peut contribuer à acquérir cette infirmité, elle peut aussi dans certains cas en triompher sans le secours de l'opération.

Influences atmosphériques. Les variations atmosphériques, au dire de quelques bègues, agissent puissamment sur le bégaiement qui, souvent alors, se montre intermittent.

Hérédité. On trouve des familles entières chez lesquelles le bégaiement est héréditaire. Je voyais dernièrement un bègue qui m'assurait que, jusqu'aux cousins, presque tous les membres de sa famille bégayaient. Il a eu des enfans qui bégayent. M. Dieffenbach, dans sa brochure, parle d'un père qui a eu neuf enfans dont plusieurs atteints de cette infirmité : les deux filles aînées en sont exemptes; le frère qui vint après elles, bégayait de temps en temps; deux autres fils, plus jeunes, ne bégayent pas; un autre, plus jeune encore, a bégayé quelque temps dans son enfance; la cadette de la famille, enfant de 3 ans, bégaye fortement; le père lui-même a souffert jusqu'à sa 6e année de ce défaut, qui l'a quitté tout-à-coup à cette époque. Tous les cas qui tiennent à un vice organique constitutionnel, ainsi que les faits authentiques de guérison spontanée, diminuent singulièrement les chances et le mérite de l'opération.

INDICATIONS ET CONTRE-INDICATIONS DE L'OPÉRATION.

Indications. La science est loin d'être fixée à cet égard, et ne présente encore que divergence et contradiction dans les auteurs. Comment s'en étonner, quand on se rappelle la marche suivie dans l'étude du bégaiement? Encore dans l'ivresse de l'opération du strabisme, les chirurgiens se sont jetés sur celles du bégaiement, presque sans connaissance aucune des élémens si complexes du problème à résoudre. Qui pouvait alors, et même encore aujourd'hui, qui pourrait préciser la séméiologie et le diagnostic différentiel du bégaiement, sans lesquels pourtant l'opération n'est plus qu'un empirisme aveugle ? Aussi voyons-nous, les chirurgiens, oublieux du passé, tenter les essais les plus irrationnels, coupant suivant les inspirations du moment, et en dépit des moindres notions d'une saine physiologie, toutes les parties les plus essentielles à la vie d'un organe aussi important que la langue, et, dans le but de guérir une simple infirmité, pratiquer presque sans connaissance de cause, les opérations les plus graves. On conçoit alors le blâme qui pèse sur la myotomie du bégaiement, surtout en présence des faits, presque tous de nature à infirmer l'opération. La plupart des physiologistes et des médecins pensent en effet que la section des muscles de la langue ne saurait détruire une maladie qu'ils regardent comme complètement sous l'influence du système nerveux. Mais, outre que cette cause n'est pas unique, il ne faut pas non plus, même quand elle existe, lui donner une signification trop absolue; car dans les cas nombreux où l'affection nerveuse, étant guérie depuis long-temps, ne se trahit plus que par ses effets, la modification pathologique locale peut être attaquée avec plus ou moins de succès par une opération. C'est le cas du bégaiement par rétraction musculaire, qui alors, comme toutes les autres rétractions, est et ne peut être traitée raisonnablement que par des moyens locaux, et jamais par des tentatives de modifications imprimées à quelques parties du système nerveux.

Les véritables bègues, dit M. Phillips (*Ténot.*), et les seuls aptes à être opérés avec succès, sont ceux qui redoublent certaines lettres et ne peuvent pas changer leur manière de prononcer en respirant profondément; ceux chez lesquels le rhythme ou la mesure ne modifient pas la difformité. Comment concilier ces opinions si exclusives, avec les concessions qu'il fait à M. Dieffenbach, dont la prétention est de guérir, par les différentes sections de la langue, presque toutes les variétés de bégaiement et notamment celles pour lesquelles M. Phillips rejette l'opération: c'est vraiment se montrer plus partial que conséquent. Ce dernier chirurgien (p. 355) ajoute que si le bégaiement porte sur l'b, le k ou l'm, l'opération est impuissante et qu'il n'a pu, jusqu'à ce jour, apprécier le plus léger changement sur ces lettres après l'opération. Contrairement à cette opinion, M. Dufresse (*Traité du Strabisme et du Bégaiement*, p. 140) cite un malade qui, après l'opération, prononçait nettement les mots Hugues, Kakoski, maman, etc., et toute espèce de phrases sur lesquels auparavant il bégayait horriblement.

Quant aux conditions anatomiques de la langue, le degré de longueur, de largeur ou d'épaisseur de l'organe, et le rapport de ces trois dimensions ne sauraient manquer d'exercer une grande influence, mais qu'il n'est pas toujours facile de déterminer. Le raccourcissement seul, quand il est bien prononcé, prend une signification précise. Toutefois, l'indication la plus nette, celle à laquelle, avec la plupart des chirurgiens, nous attachons le plus d'importance, c'est la rétraction et la dureté des génio-glosses, ainsi que du frein, et le prolongement de celui-ci vers la pointe de l'organe, quand il en résulte l'immobilité presque absolue de la langue, et l'impossibilité d'en relever la pointe vers le palais. Ce dernier caractère, comme nous le verrons dans l'historique, est nettement posé par les auteurs anciens, et nul doute pour nous que le mot de ligamens qu'ils emploient, ne doive s'entendre du filet sous-muqueux, formé par les enveloppes des génio-glosses rétractés.

Contre-indications. Les variétés diverses de bégaiement, qui dépendent du trouble respiratoire ou, en d'autres termes, dont la cause est transportée de l'appareil musculaire de la langue dans celui des muscles de la respiration, excluent, par cela même, toute idée d'opération, à moins qu'elles ne soient compliquées des signes de rétraction des génio-glosses, cas dans lequel la section du muscle est indiquée comme moyen de remédier à l'un des élémens du mal, mais non de le guérir complètement.

Les bégaiemens congéniaux et surtout ceux qui tiennent à une cause héréditaire, lorsqu'ils ne sont pas accompagnés des signes physiques de rétraction, laissent peu de chances à l'opération. Il faut en dire autant de ceux par causes morales.

L'intermittence, comme caractère principal ou secondaire de la maladie, par la disposition de la nature à une guérison spontanée, est une contre-indication.

Lorsque le bégaiement est le résultat de l'imitation, on conçoit qu'on doive avoir recours aux méthodes, préférablement à l'opération. Ainsi les traitemens locaux qui conviennent dans un cas ne sauraient convenir aux autres : c'est dans chacune des causes variées de bégaiement que les indications et les contre-indications de l'opération doivent être puisées.

En égard à l'âge, M. Bonnet n'admet point l'opération passé vingt-cinq ans. Quelques praticiens citent cependant des guérisons dans un âge plus avancé.

Enfin, quant à la variété du bégaiement, si l'on se bornait, dit M. Bonnet, à n'opérer que les malades qui répètent les mêmes syllabes, dont la langue a de la tendance à se porter entre les dents et dont les inspirations ne sont pas troublées, on compterait presque autant de succès que d'opérations. Mais ajoutons que le nombre en serait singulièrement restreint; au contraire, si l'on opère tous ceux dont la parole est difficile et qui viennent demander les secours de l'art, on doit s'attendre à une grande proportion d'insuccès. Cette manière de voir, que nous partageons entièrement, ressort en effet de la pratique générale basée déjà sur un nombre assez important d'opérations.

OPÉRATION DU BÉGAIEMENT (Pl. F, G).

ANATOMIE OPÉRATOIRE (Pl. F, fig. 1 et 2).

La langue est formée de muscles intrinsèques et extrinsèques. Les premiers constituent la langue proprement dite, et se composent de plusieurs faisceaux musculeux intriqués en différens sens et renforcés par une portion des stylo-glosses et glosso-staphylins. D'après cette disposition anatomique, nous ne voyons pas la possibilité de couper les uns sans les autres, et d'un autre côté, la présence des artères linguales, des nerfs linguaux, grands hypoglosses et glosso-pharyngiens, rend impraticable, sans les plus grands dangers, la section complète de cet organe.

Muscles extrinsèques. Stylo-glosses. Comme élévateurs de la langue, ces muscles devraient être respectés; comme rétracteurs du même organe, peut-être leur section sur les bords pourrait-elle être utile dans certains cas. Toutefois, avouons que l'on ne peut avoir de données positives à cet égard. Les mêmes observations s'appliquent, *à fortiori*, aux muscles *glosso-staphylins* et *myo-glosses*, dont, au reste, la situation profonde compliquerait encore l'opération.

Hyo-glosses. Leur partie postérieure ou les kérato-glosses, à moins de dégâts considérables, est inaccessible isolément aux moyens chirurgicaux et partant hors de cause.

Leur portion antérieure, ou les basio-glosses, est accessible à l'instrument tranchant, mais sans trop savoir ce que l'on fait et sous peine de graves hémorrhagies.

Génio-glosses. Ces muscles, par la place qu'ils occupent, sont les seuls, à notre avis, qui puissent être coupés avec avantage vers leur bord extérieur ou antérieur libre, et à l'apophyse géni; mais nous rejetons la section de leur partie moyenne et profonde, car là encore se trouvent des vaisseaux et des nerfs trop importans.

Génio-hyoïdiens. On doit généralement les respecter.

Nous terminerons ces considérations anatomiques, en rappelant la situation des conduits de Wharton et des glandes sublingales à la base du frein, ainsi que la présence, de chaque côté de cette membrane, des veines ranines si importantes à ménager, en considération des hémorrhagies graves, et même mortelles, qui peuvent être la suite de leur lésion.

HISTORIQUE DE L'OPÉRATION.

Si la révélation faite par M. Velpeau, que l'opération du strabisme aurait pu, quoique très imparfaite, avoir été pratiquée il y a un siècle, a néanmoins singulièrement étonné le public et nous tout le premier, voici, quant au bégaiement, des documens historiques bien autrement importans, précis et circonstanciés, qui ne peuvent manquer d'intéresser le public médical. C'est à M. le docteur E. Joubert qui s'est occupé de cette recherche, que nous devons les renseignemens curieux, d'où il résulte positivement que, sous tous les aspects, quant à l'étiologie, les conditions anatomiques de la langue, l'opération qu'elle réclame, les accidens qui en résultent, les récidives qui en sont la suite, et jusqu'aux moyens de prévenir ces dernières, rien en un mot de ce que nous commençons à savoir du bégaiement, n'a été ignoré des anciens et même des deux derniers siècles; que les mêmes espérances ont amené les mêmes tentatives suivies des mêmes désappointemens, mais pas assez forts pour y avoir renoncé : de sorte que, ce sujet, en apparence aujourd'hui si nouveau, est pourtant, comme l'exprime l'adage vulgaire, littéralement renouvelé des Grecs. Mais, par une circonstance assez singulière, nous allons voir que les mêmes données semblent s'être reproduites à plusieurs fois, sans aucun souvenir scientifique de ce qui avait précédé; si bien qu'à chaque réapparition de la même doctrine, à de longs intervalles, elle a pu paraître nouvelle, comme l'illusion en dure encore dans le public, quant à ce qui se passe aujourd'hui.

Voici donc le résultat des recherches historiques de M. le docteur E. Joubert, sur les auteurs originaux

Galien, dans de nombreux passages, et sous différens noms, traite de la question qui nous occupe; il connaît les modifications anatomiques de la langue, épaisseur, induration, raccourcissement, qui font balbutier ou bégayer les sujets affectés de ces vices de conformation. Il emploie, comme à l'ordinaire, des moyens nombreux, même la cautérisation. Mais nous n'avons pu reconnaître dans cet illustre auteur, et les écrivains ultérieurs n'y ont rien signalé qui se rattache à l'incision.

A près de quatre siècles de distance, nous trouvons *Aëtius* si explicite, en ce qui concerne le bégaiement, qu'il ne laisse en quelque sorte plus rien à désirer : en voici la traduction.

« *Des ancyloglosses* (1) *et de ceux qui peuvent à peine parler.* (2)

« Parmi les bègues, les uns le sont de naissance, les autres par

(1) De αγκυλος, courbé, et γλῶσσα langue.

(2) ÆTIUS *tetrabibli* II, *Sermo quartus*, cap. XXXVI.

De ancyloglossis, et qui vix loqui possunt.

Ancyloglossi quidam fiunt ex nativitate, quidam vero ex aliqua affectione : Ex nativitate fiunt, quum membranæ inferiores, quibus lingua innititur, l'effet de quelque maladie. Ceux-là sont bègues de naissance, chez lesquels, par le fait de la nature, les membranes inférieures qui fixent la langue sont dures et contractées. L'ancylose et l'incurvation de la langue par suite de maladie, sont le résultat d'une ulcération qui laisse sous cet organe une cicatrice dure. Ceux qui en sont affectées parlent difficilement, raison pour laquelle ils sont appelés par les Grecs Mogilali. Les ancyloglosses de naissance, d'abord hésitent longuement lorsqu'ils veulent commencer à parler, mais enfin, l'obstacle vaincu, ils parlent avec assez de volubilité; cependant, s'il se présente, dans la composition des mots ou des verbes, une nouvelle cause de difficulté, comme en produit la rencontre fréquente des lettres r, l ou k, ceux-là ne peuvent être positivement guéris que par la chirurgie. Pour y parvenir, il faut faire asseoir le malade et lui faire relever la langue vers le palais, et si, en effet, les membranes se présentent à l'état d'incurvation, il faut les saisir avec un crochet et les tendre pour les couper, ayant bien soin de ne pas comprendre dans la section les veines sous-jacentes; mais si une cicatrice est cause de cette infirmité, il faut également la saisir et la tendre avec l'érigne, et tout ce que l'on trouve d'induré à la surface des chairs vives doit être divisé. L'opération terminée, on absterge la plaie avec de l'eau froide ou de l'oxycrat. Ensuite on la saupoudre d'encens et y applique une tente de charpie roulée. Les jours suivans on traite la plaie par des lotions émollientes, ou bien on enduit les surfaces d'onguent égyptiac et on y réapplique des brins de charpie contournés afin que, par leur interposition, la plaie se guérisse avec écartement, pour ne pas laisser se former une nouvelle cicatrice semblable à la première.

Le texte de *Paul d'Egine* n'est pas moins curieux, non qu'il exprime rien de plus particulier; mais en ce que les détails sur lesquels il insiste sont différens. Suit la traduction.

« La stricture (*ligatio*) de la langue que les Grecs appellent ancyloglosse, tantôt survient naturellement, et alors elle a pour cause première, l'endurcissement et la contracture des membranes qui retiennent la langue; tantôt provient d'une cicatrice indurée succédant à une ulcération. Ceux qui ont cette infirmité par le fait de la nature, se reconnaissent par cela même qu'ils font avec lenteur des efforts pour commencer à parler, en même temps que la tension sous la langue devient plus apparente; toutefois une ulcération de la langue n'ayant point précédé. Ceux au contraire qui ont ce vice acquis, offrent une cicatrice évidente (1). Le malade étant assis sur une chaise, et la langue relevée vers le palais, on divise le lien membraneux par une plaie transversale. Que si la stricture provient de quelque cicatrice, transperçant avec un crochet la partie supérieure de la callosité pour l'attirer à soi, par une double section latérale nous faisons cesser la déligation de la langue, avec le soin toutefois de ne point inciser les parties profondes, car une hémorrhagie, qu'on ne peut arrêter, en est fréquemment la suite. L'opération terminée, on doit absterger la plaie avec de l'eau froide ou de l'oxycrat, etc. »

On le voit : rien de plus clair que ces textes de deux auteurs des sixième et septième siècles. Aucune circonstance ne manque, pas même la mention des récidives et des moyens de la prévenir ou d'y remédier.

A partir de ces temps reculés, nous ne connaissons rien dans les auteurs, qui ait trait à l'ancyloglosse. Il faut franchir tout le moyen âge pour en voir le nom reparaître au milieu de toutes les résurrections de l'antiquité, non qu'à notre avis, pendant neuf siècles, la notion ait dû en être complètement perdue, mais du moins semble-t-il qu'elle avait disparu des livres usuels et de l'enseignement pour se réfugier dans la tradition. Le premier des écrivains de la renaissance dans les ouvrages duquel se trouve reproduite la doctrine d'*Aëtius*, c'est notre joyeux, mais si savant *Rabelais*, le collecteur et le révélateur de toutes les idées dans la science, comme il a été le metteur en œuvre de tous les élémens de notre langue (1).

En extrayant, dans son récit, le sérieux du bouffon, il est de toute évidence que non-seulement lui, mais la faculté de Montpellier, au commencement du seizième siècle, connaissait l'opération de l'ancyloglosse et même son application aux muets. (2)

A moins d'un siècle de distance, nous allons voir un grand chirurgien de la fin de la renaissance reproduire tous les faits qui nous sont déjà connus et dont il emprunte la notion première à un opérateur ambulant. Une observation d'une bien autre importance, c'est que Fabrice de Hilden n'opère pas seulement pour cause de bégaiement, mais aussi, sans connaissance du renseignement fourni par Rabelais, et seulement guidé par ses inspirations personnelles, pour cause de mutisme congénial, indication qui, jusqu'à présent, n'a pas encore été saisie par les chirurgiens de nos jours.

Fabrice de Hilden, dans sa vingt-huitième observation adressée à Grégorius Horstius, et qui a pour titre : *Dangers de la section du ligament sublingual*, recommande d'agir prudemment en opérant, mais, avant tout, de bien s'assurer si l'ancyloglosse est, ou non, dans le cas d'être opéré. Souvent en effet, une cause toute autre qu'un lien sous la langue empêche les enfans de pro-

duriores et mutilæ è natura sunt productæ. Ex affectione autem ancylosis et incurvatio linguæ contingit, præcedente ulcere, et cicatrice dura sub lingua relicta. Qui hoc modo affecti sunt, difficulter loquuntur, quare etiam Mogilali à Græcis sunt appellati. Qui vero ex natura ancyloglossi existunt, principio quidem tarde in sermonem prorumpunt, ubi vero loqui cæperint, citra obstaculum et satis festinanter loquuntur. Impediuntur tamen in prolatione nominum aut verborum, quorum aliàs difficilis pronuntiatio existit, veluti in quibus r, aut l, aut k, literæ, frequenter occurrunt : hos sane adhibita manu per solam chirurgiam curare oportet. Ad eam itaque perficiendam ægrum desidere oportet, eiusque linguam sursum ad palatum attollere : et si quidem membranæ ipsæ curvitatis causa existant, incurvo uncino eas apprehensas et extensas excindere, animadversione habita ne simul subiacentes venas dissecemus. Si vero curvitatis cicatrix causa fuerit, similiter uncino apprehensa extendatur, et quicquid durum adest, et quod cum naturali carne non consentit excindatur. Ab opere autem patrato aqua frigida aut posca os colluant. Postea inspergatur manna thuris, imponantur que linamenta convulsa : Sequentibus vero diebus curetur ulcus collutione aquæ mulsæ, aut illitione unguenti Ægyptii, linamentis convulsis simul impositis, ut per eorum interstitium cicatrix diducta, coalescat, neque rursus eadem cicatrix relinquatur.

PAULI ÆGINETÆ OPUS DE RE MEDICINA, per JOANNEM GUINTERIUM ANDERNACUM.

(1) *De ligatione linguæ quod ancylion dicitur*, liber IV, cap. XXIX.

Texte de l'opération. Collocari debet ægrotus in sedili ea figura ut linguam ad palatum suspendat, et nerveum illud vinculum transversa plaga incidetur. Quod si ex cicatrice aliqua ligatio provenerit, hamulo transfixam superiorem callum extrahemus, ac laterali facta divisione ligationem soluimus, cura adhibita ne particulas altè latentes incidamus. Nam sanguinis profusio quæ sisti nequeat frequenter inde secuta est. Post hæc aqua frigida aut posca vulnus debet elui, etc.

(1) L.-J. DELÉCLUZE, *François Rabelais*. 1483-1553. Paris 1841.

(2) Tout le monde connait ce passage si comique du *Pantagruel* (liv. III ch. 34), que nous a rappelé fort à propos notre bon ami M. F. Dubois d'Amiens. « Ie ne vous auoys oncques puys veu que iouastes a Montpellier auecques noz anticques amys Ant. Saporta, Guy Bouguier, Balthazar Noyer, Tolet, Ian Quentin, Françoys Robinet, Ian Perdrier et Françoys Rabelays, la morale comedie de celluy qui auoyt espousé une femme mute. Ie y estoys, dist Epistemon. Le bon mary vouloyt que elle parlast. *Elle parla par lart du medicin et du chirurgien qui luy coupparent vng encyliglotte que elle auoyt soubz la langue.* La parolle recouuerte, elle parla tant et tant que son mary retourna au medicin pour remede de la faire taire, etc.

noncer ou de parler; la langue alors n'est retenue par aucun ligament. C'est pour prouver le danger de l'opération faite dans ce cas sans nécessité, qu'il cite l'exemple suivant. (1)

« Au mois de mai 1608, un enfant de deux ans, qui était muet, me fut présenté afin que je lui fisse l'opération du filet; mais ne lui trouvant aucun lien fibreux sous la langue, je refusai de l'opérer. Un mois après, l'enfant fut amené à un empirique ambulant. Celui-ci persuada aux parens que la langue était retenue par un ligament fibreux (nerveum) très dur, mais qu'il rendrait facilement la parole à leur enfant, moyennant un prix convenu. La somme livrée, l'enfant est placé sur les genoux d'une matrone. Alors notre charlatan fit dégager la langue par une incision profonde qui, de la partie antérieure, s'étendait à droite et à gauche de cet organe, ainsi, ajoute l'auteur, qu'il m'a été assuré par les assistans. « Tum impostor linguam ex utraque et anteriore parte altè, ut mihi ab adstantibus relatum fuit, separavit. » Malheureusement cette opération n'eut point le succès désiré, l'enfant fut pris de convulsions et resta infiltré pendant quelque temps. Toutefois Hildanus fit des expériences à ce sujet qui, plus tard, furent couronnées de succès, et l'enhardirent enfin à opérer son frère utérin : voici son récit. « Mon frère utérin, étant enfant, était arrivé jusqu'à l'âge de quatre ans, sans pouvoir prononcer une seule parole. Comme j'exerçais auprès d'un chirurgien fort répandu et que, presque chaque jour je pratiquais avec bonheur la section des ligamens de la langue, il me vint à l'idée, de retour à la maison paternelle, d'observer la langue de mon frère. Je trouvai alors le ligament moyen si épais et si contracté, qu'à peine la langue pouvait atteindre les dents antérieures. « Tum mediante ligamento crasso spissoque linguam adèo annexam inveni, ut ipsa vix dentes anteriores attingere posset. » Ce ligament fut coupé avec le plus de soins qu'il me fut possible; ensuite j'eus soin, trois et quatre fois par jour, d'enduire la plaie de miel rosat. Deux mois après la première opération, trouvant le ligament réuni de nouveau, j'eus recours à une opération analogue à la première. « Quapropter eodem modo ut prius processi. » Grâce à Dieu, je fus si heureux, que peu de temps après, mon frère commença à parler, et depuis, Dieu merci! il parle et articule on ne peut mieux. » (2)

Fabrice de Hilden, termine en décrivant sa manière de procéder.

« Cette opération est exempte de dangers, pourvu qu'elle soit faite convenablement; il faut surtout avoir soin de ne pas inciser trop profondément. La langue étant relevée, avec la pointe des ciseaux je coupe le ligament le plus souvent en deux, quelquefois en trois endroits : de cette manière, la réunion est plus difficile que si l'on n'avait fait qu'une seule incision. Mais je coupe seulement ce qui est fibreux (*nerveum*), en atteignant à peine la chair (génio-glosses). Si par cette première voie, on n'a pas assez coupé, ou s'il y a réunion, on peut alors avoir recours à la même opération.

Le ligament coupé, je recommande à la nourrice de porter très souvent dans la plaie un doigt enduit de miel rosat ou commun, et de relever doucement la langue, afin de s'opposer à l'agglutination et à la réunion des parties divisées. » (3)

Cette narration de Fabrice de Hilden est singulièrement curieuse; il emploie l'expression grecque d'ancyloglosse, et cependant rien ne prouve qu'il ait eu connaissance de l'opération pratiquée dans l'antiquité romaine. Au lieu de cela, c'est par un charlatan que lui en vient la première notion; il s'inspire de ce que cet homme a fait, et y apporte, dans l'opération pratiquée sur son frère, les modifications qu'il juge convenables. Les conseils qu'il donne ensuite, et la manière dont il les présente, suffiraient à prouver qu'il a souvent eu recours à cette opération pour des causes variées, si déjà l'on n'avait à cet égard sa déclaration expresse, le fait unique, rapporté plus haut, n'étant qu'un exemple singulier entre plusieurs autres (1). En outre, chose remarquable, il réitère la section à plusieurs reprises, si, d'abord il n'a pas assez coupé. Or, comme la première fois il ne fait qu'effleurer les génio-glosses, on peut donc induire de ses expressions que dans les opérations subséquentes, il entame au besoin la substance de ces muscles. Enfin, il a eu connaissance des récidives et pour les empêcher de se produire, il détruit ou ordonne de détruire avec le doigt la cicatrice à mesure qu'elle tend à se former. En un mot dans ce texte simple et clair se trouvent nettement formulés le procédé et les modifications qu'a retrouvés de nos jours M. Amussat, et auxquels ce chirurgien attribue avec raison les succès qu'il invoque en faveur de sa pratique.

Toutefois, en restituant à l'art chirurgical ces anciennes conquêtes de nos devanciers, notre intention n'est nullement de frustrer M. Amussat des éloges qui lui sont dus; bien au contraire : comme en fait d'invention, le mérite est le même à toute époque et qu'une idée originale ne saurait rien perdre de sa valeur parce que d'autres l'auraient eue déjà autrefois, nous croyons faire plaisir à M. Amussat en publiant une théorie et des faits anciens qui viennent corroborer sa pratique et la fortifier de l'assentiment antérieur de l'un des plus grands chirurgiens de la renaissance, comme aussi nous espérons, par cette réhabilitation, relever la confiance ébranlée de nos chirurgiens, et les encourager à faire de nouveaux efforts pour ne pas laisser encore une fois retomber dans l'oubli une opération qui, étudiée avec persévérance et pratiquée avec sagesse, est peut-être appelée à prendre rang parmi les plus véritablement utiles.

Au reste et pour tirer tout le parti convenable de ce texte de Fabrice de Hilden si fécond en quelques lignes, nous invitons les chirurgiens à joindre leurs efforts aux nôtres pour étudier profondément l'application de la myotomie sub-linguale au mutisme congénial. Cette infirmité peut provenir de deux organes très différens, l'oreille et la langue. En d'autres termes, si, parmi les muets de naissance, il en est qui ne sont muets que parce qu'ils sont sourds, il en est d'autres aussi, dont le mutisme a pour cause un vice de conformation exagéré de la langue qui ne permet à ces malheureux de s'exprimer que par des gloussemens inintelligibles.

A l'appui de cette assertion, indépendamment du frère utérin

(1) Fabrice de Hilden, *Observatio* XXVIII, *Centuria* III.

(2) Res dei beneficio ita feliciter cessit, ut brevi loqui inciperet, tandemque et huc usque, laus Deo, vocem optime proferre et articulare posset.

(3) *De ligamenti sub lingua periculosa sectione.*

« Vacat autem omni periculo operatio hæc, dummodò rectè administrata fuerat, præcipuè autem perspiciendum convenit, ne nimis profundè incidatur; ego elevata lingua, apice forficulum ligamentum ut plurimùm in duobus, non nunquam et in tribus locis incido; sic enim difficilius coalescit iterum, quàm si in uno tantummodò in loco incisio facta est: incido autem tantummodò quicquid nerveum est, ita ut carnem vix attingam, quod si prima vice non satis abscissum, aut iterum annexum fuerit, poterit postea eadem operatio administrari; inciso ligamento, jubeo ut nutrix sæpissime digito melle ro-aceo, aut communi madefacto, linguam blandè elevet, sic enim agglutinatio atque consolidatio impeditur.

(1) Denique de ancyloglossis inter cætera exemplum unum non vulgare habeo.

de Fabrice de Hilden, nous pourrions citer tant d'autres faits qui pullulent dans les auteurs, si les exemples de muets non sourds n'étaient pas tellement nombreux que chacun de nous a pu en rencontrer. Et si le dix-huitième siècle aux acclamations de ses poètes et de ses philosophes a pu se croire à sa naissance hautement glorifié lorsque, pour la première fois, par la main de Cheselden, l'art a gratifié de la vue les aveugles-nés, c'est pour le nôtre un noble sujet d'émulation et un motif d'espérance, en fécondant l'héritage intellectuel des siècles qui nous ont précédés, de parvenir à faire parler les muets.

Pour terminer cet historique des faits antérieurs à notre époque, nous n'avons plus que quelques mots à ajouter.

Après Fabrice de Hilden, il paraît que l'opération continue à rester dans la pratique. On trouve dans Dionis, écrivant à plus d'un demi-siècle de distance (1672), le passage suivant: on voit souvent des enfans qui bégayent à l'âge de 4 ou 5 ans, parce que leur langue n'a pas la facilité de se remuer pour articuler et prononcer distinctement; on doit alors donner *deux ou trois petits coups de ciseaux en différens endroits* pour la débrider, et par ce moyen rendre à cet organe la liberté de se promener dans toute la bouche, etc.

Un peu plus tard Heister n'est pas moins explicite.

Il arrive, dit-il, quelquefois aux adultes de ne pouvoir prononcer facilement parce que les membranes situées sous la langue sont trop courtes ou trop contractées, l'opération est alors le plus souvent nécessaire pour les guérir.

Enfin dans le siècle dernier, l'auteur de l'article *Ancyloglossum* (*Dictionnaire universel de médecine* de James), après s'être inspiré des textes précédens qu'il cite et résume par centons, donne les détails suivans sur l'opération telle qu'il l'a pratique. » Il faut de la main gauche, soulever un peu le bout de la langue, la prenant avec un linge, de peur qu'elle ne glisse des doigts, ou même avec une petite fourche faite exprès; ensuite on coupera du frenulum, avec des ciseaux, dont chaque pointe sera terminée en bouton, ce qu'on jugera nécessaire, pour qu'il ne reste plus d'obstacle qui empêche l'enfant de téter et de parler. On pourra aussi se servir d'un bistouri, en avançant entre les veines ranines et les conduits salivaires inférieurs : mais il faudra le faire avec beaucoup de précautions, de crainte de couper en même temps les conduits salivaires, les veines ranines ou les nerfs de la langue; car quand ils sont offensés, il en arrive des suites terribles. »

Tels sont, concernant l'opération du bégaiement, les documens authentiques à notre connaissance qui ont précédé la prétendue application nouvelle de myotomie qui est venue l'année dernière étonner le public médical.

De tout ce qui précède, il résulte, comme nous l'avons dit en commençant, que le bégaiement considéré dans son étiologie comme la même affection que le filet, à un degré plus prononcé, a été parfaitement connu dans ses causes et son mode de traitement chirurgical, depuis la fin de l'antiquité latine; et que, si une lacune semble s'offrir entre le bas empire et la renaissance, il est probable que la mémoire des faits se sera transmise par l'intermédiaire des Arabes, de l'antiquité au moyen âge, pour être recueillie par Fabrice de Hilden à la renaissance, sous la forme ordinaire de traditions populaires.

Enfin, de la lecture des trois derniers auteurs que nous venons de citer, il paraît résulter qu'au milieu du siècle dernier, l'opération du bégaiement entrait dans la pratique usuelle, sans toutefois qu'on y mît beaucoup d'importance, et comme rien ne prouve que les récidives aient mis les chirurgiens dans la nécessité d'y renoncer, on ne comprend pas pourquoi le souvenir s'en était si complètement effacé.

Quoi qu'il en soit, après un nouvel oubli d'un siècle, c'est donc bien réellement à M. Dieffenbach, que l'on doit la réapparition de l'opération du bégaiement. Quelque blâme que nous soyons contraint de verser sur sa méthode, l'idée-mère au moins lui appartient aussi originale, en raison de l'ignorance commune du passé, que si aucun chirurgien n'y avait songé avant lui, et la manière même dont cette idée lui est venue ne permet aucun doute sur la réalité de l'invention en ce qui le concerne.

De l'aveu de tous, avant le mois de février 1841, personne ne songeait à opérer les bègues. On en était réduit aux méthodes physiologiques plus ou moins ingénieuses de madame Leigh, de MM. Malbouche et Colombat, de l'Isère. Tout au plus, ce dernier ajoutait-il quelquefois à sa méthode la section du frein, lorsque le *Journal des Débats*, dans son numéro du 1er février 1841, annonça qu'une découverte du professeur Dieffenbach excitait à Berlin l'attention générale. « Ce chirurgien disait-on, a trouvé le moyen de guérir le bégaiement par une incision dans la langue : l'opération qu'il a faite a complètement réussi. Suivant M. Dieffenbach, le bégaiement provient d'une impossibilité d'appliquer la langue au palais. Son procédé consiste à faire cesser cet inconvénient. » L'annonce de cette découverte produisit une grande sensation parmi les chirurgiens à Paris. La lettre de M. Dieffenbach n'étant pas encore connue, chacun, dans l'ignorance des détails de sa méthode, s'ingénia pour en trouver une. Si l'on peut en croire M. Phillips qui s'est fait l'historien de cette époque, le premier il aurait opéré deux sujets le 6 février, et le surlendemain il en aurait écrit à l'Académie des sciences. Que ce chirurgien soit véritablement l'auteur de son procédé, ou qu'il lui ait été communiqué, nous l'ignorons, toujours est-il qu'on ne peut s'empêcher d'y reconnaître une méthode originale, puisqu'il transportait aux muscles sous-linguaux une opération pratiquée d'abord par M. Dieffenbach à la face dorsale, aux dépens des muscles intrinsèques. Au 14 février se rapportent les opérations de MM. Velpeau et Amussat; puis en mars celles de M. Baudens. Bientôt enfin les tentatives et les procédés se multipliant, l'opération du bégaiement put commencer à entrer dans l'enseignement. Jusqu'à quel point des confidences échangées entre divers chirurgiens, suivant l'aveu de M. Phillips lui-même, auraient-elles concentré en commun les idées sur la méthode opératoire sous-linguale, qui deviendrait alors la propriété de tous? Nous ne saurions le dire. Toutefois, cette méthode en elle-même est remarquable en ce qu'elle constitue une réapparition des procédés anciens et qu'elle forme la base de ceux de nos jours qui paraissent devoir être conservés. Après avoir tracé l'historique des méthodes, c'est à un autre point de vue que nous croyons devoir en présenter la description. Chaque auteur ayant successivement modifié sa manière d'opérer, nous commencerons par les procédés que l'on a cessé d'employer pour offrir en dernier ceux que, jusqu'à ce jour, l'expérience nous fait considérer comme les meilleurs.

EXAMEN DE LA LANGUE ET DE LA NATURE DU BÉGAIEMENT.

On conçoit combien cet examen importe dans le choix du traitement et du procédé opératoire. Il faudra donc, d'abord, s'attacher à reconnaître la nature et l'espèce de consonnes sur lesquelles porte le bégaiement. Pour bien observer les bègues, il convient de leur faire répéter les sons élémentaires de leur langue maternelle, ainsi que des mots plus ou moins difficiles à prononcer, en étudiant la position de la langue dans l'articulation des sons.

Les phénomènes respiratoires méritent une attention spéciale. On fera tirer la langue pour reconnaître ses degrés de longueur, de mobilité, et s'il y a ou non déviation. Enfin on la fait relever vers le palais pour s'assurer, par le toucher, du degré de rétraction de ses muscles ou du frein, qui se traduit par des cordes plus ou moins saillantes au niveau des apophyses géni.

MANUEL OPÉRATOIRE.

Appareil instrumental. Il faut savoir gré aux inventeurs d'instrumens de s'être montrés moins féconds pour le bégaiement que pour le strabisme; nous trouvons cependant encore les vingt-et-un petits outils indiqués par M. Phillips comme beaucoup plus dignes de figurer dans un catalogue de coutelier que dans la pratique. Ainsi, pour nous, il suffit d'une pince ou deux pour saisir la langue ou bien de deux érignes; plus une paire de ciseaux courbés ou coudés, un myotome ou un ténotome mousse, et enfin un perforateur pour la méthode sous-cutanée. Après cela, libre aux amateurs des brillantes inutilités d'étaler six ou huit bistouris concaves, à crochet, à simple ou double courbure, etc., quatre ou cinq paires de ciseaux de différens modèles, etc., etc.

Position du malade. Il est assis sur une chaise, la tête appuyée sur la poitrine d'un aide placé debout derrière lui. Cet aide se rend utile à l'opération; ses mains, seules ou armées de crochets ou de pinces, servent à écarter les commissures des lèvres ou à maintenir la langue relevée. Un autre aide, situé à la droite du chirurgien, lui présente et en reçoit les instrumens nécessaires à l'opération.

MÉTHODES ET PROCÉDÉS OPÉRATOIRES.

Trois méthodes opératoires de section de muscles existent pour le bégaiement: 1° La section des muscles intrinsèques de la langue (méthode allemande); 2° la section sous-muqueuse à découvert des muscles extrinsèques; 3° Leur section sous-cutanée; les deux dernières doivent leur origine à la première, et constituent la méthode française proprement dite. Ainsi que nous l'avons fait pour le strabisme, autant qu'ils nous en auront fourni le moyen, nous laisserons les auteurs eux-mêmes décrire leurs procédés.

MÉTHODE ALLEMANDE.

C'est dans une lettre adressée à l'Institut de France (31 janvier 1841), que M. Dieffenbach a consigné sa découverte sur le bégaiement. Voici comment l'auteur s'exprime sur la manière dont l'idée lui vint de pratiquer cette opération. « Cette pensée de guérir le bégaiement par la section des muscles de la langue se présenta pour la première fois à mon esprit, en entendant une personne qui louchait me prier, en bégayant, de l'opérer. Elle était affectée d'un strabisme spasmodique des deux yeux. Dès-lors en y faisant plus attention, je remarquai que plusieurs autres louches avaient en même temps un vice de prononciation; ils louchaient presque toujours d'une manière convulsive, certains jours plus que d'autres : ce qui avait aussi lieu pour le bégaiement. Comme je pensais que le dérangement dans le mécanisme du langage qui produit le bégaiement avait une cause dynamique, et que je le regardais comme un état spasmodique des voies aériennes, qui résidait surtout dans la glotte et qui se communiquait à la langue, aux muscles du visage et même du cou, je devais aussi croire, qu'en interrompant l'innervation dans les organes musculaires qui participaient à cet état anormal, je parviendrais par là à le modifier ou à le faire cesser complètement. C'est par cette raison que, la section transversale de toute la musculature de la langue me parut une entreprise digne d'être tentée et aussi infaillible dans le bégaiement, que toutes les sections de muscles dans un grand nombre de maladies spasmodiques. »

Trois méthodes différentes, qui toutes ont pour but la séparation totale des muscles, ont été essayées par M. Dieffenbach. Voici comment il les a formulées.

1° Section horizontale transverse de la racine de la langue.

2° Section sous-cutanée transversale de la racine de la langue avec conservation de la muqueuse.

3° Section horizontale de la racine de la langue avec incision d'une pièce triangulaire dans toute sa largeur et toute son épaisseur.

C'est particulièrement sur cette dernière méthode que ce chirurgien avait fondé le plus d'espérance de succès, comme ayant pour résultat le raccourcissement de la langue et la facilité d'en relever à volonté la pointe contre la voûte palatine, mouvement qu'on cherche surtout à développer dans les leçons gymnastiques de la langue qui ont pour but de corriger du bégaiement.

Appareil instrumental. Il se compose des objets suivans : une pince de Muzeux, une pince plus petite, droite et dentée; un crochet double à manche, un bistouri à fistule aigu et falciforme, des aiguilles munies d'un fil de soie quadruple et une pince droite pour conduire ces dernières.

1° *Excision d'une pièce triangulaire de la langue* (1). La première opération de M. Dieffenbach fut pratiquée, le 7 janvier 1841, sur Dœnau, âgé de 13 ans. « Voici dit l'auteur, la marche que je suivis pour opérer. Le jeune homme était assis sur une chaise, la tête appuyée contre la poitrine d'un assistant; je fis tirer la langue autant que possible, puis la saisis dans la partie antérieure avec une pince de Muzeux, de manière que les crochets de la pince pénétrassent dans les bords : en serrant les branches de l'instrument, la langue fut ainsi comprimée latéralement, et son volume devenait plus étroit tout en gagnant en épaisseur, deux conditions favorables à l'exécution de l'opération. Pendant qu'un des aides amenait la langue autant que possible en dehors et un peu de côté, et que l'autre retirait en arrière, avec des crochets obtus, les coins de la bouche, je saisis avec le pouce et l'index de la main gauche la racine de la langue, et la relevai en la comprimant latéralement. Cela fait, j'enfonçai la lame de mon bistouri dont le taillant était dirigé en haut, dans la partie gauche de la racine de la langue, et après avoir fait pénétrer mon instrument, jusqu'au point opposé où j'étais entré, je terminai de bas en haut la section complète. Après avoir fixé le bord postérieur de la plaie avec une forte suture, je saisis avec une pince munie de pointes le bord antérieur, et l'ayant ainsi comprimé latéralement, j'enlevai dans toute l'épaisseur de la langue, de

(1) Planche F, fig. 3.

haut en bas, un morceau de 3/4 de pouce en forme de coin. Pour cette dernière section je me servis d'un petit bistouri droit préférablement au bistouri à fistule.

« La lèvre postérieure de la plaie fut, au moyen de la suture dont j'ai déjà parlé et d'un double crochet, amenée assez en avant pour que je pusse recoudre : six forts points de suture réunirent la plaie, etc.

« Pas la plus petite trace de bégaiement, pas le plus léger mouvement convulsif dans les muscles du visage ni dans les lèvres n'est demeuré après le septième jour de l'opération. »

Section sous-cutanée de la racine de la langue. Elle fut faite pour examiner l'importance de cette méthode par rapport à la facilité ou à la difficulté de l'exécution. Herman Kirschberg, âgé de 17 ans, en est le sujet. « La langue saisie avec une pince de Muzeux, le chirurgien la tira fortement en dehors de la bouche, puis enfonça en arrière dans la face inférieure un bistouri à fistule falciforme, et fit l'incision de la racine de la langue dans toute son épaisseur, laissant intacte la muqueuse qui revêt la face supérieure. La largeur de la plaie faite par l'entrée et la sortie du bistouri ne parut pas dépasser celle de l'instrument, ce qui provenait de l'extensibilité de la muqueuse. La langue était si complètement coupée sous la peau dans toute sa largeur qu'il eût suffi, pour la faire céder, de la tirer un peu fortement avec la pince. Le sang jaillit des deux blessures latérales comme s'il fût sorti d'un gros tronc d'artère, et la langue se tuméfia bientôt par la masse du sang qui s'accumulait dans le vide produit par la section sous-cutanée. Pour rétrécir cet espace il fit une forte suture d'arrière en avant dans l'épaisseur de la langue, et ferma aussi les deux points latéraux par lesquels le bistouri avait pénétré.

3° *Section simple et horizontale.* La langue fixée, le chirurgien l'incise transversalement à sa racine. Six fortes sutures réunissent exactement les bords de la plaie et suffisent pour arrêter la perte de sang assez abondante.

Toutes ces opérations sont suivies d'hémorrhagies et de tuméfaction considérables; mais, en outre, dans le premier procédé objet de prédilection du chirurgien, si, aussitôt que la langue est coupée en deux parties, on n'a le soin d'accrocher avec une érigne le moignon postérieur afin qu'il ne retombe pas sur la glotte, il peut arriver immédiatement une suffocation mortelle. Ajoutons encore que la partie antérieure de cet organe, confiée à un aide, peut être arrachée par sa maladresse, et même par les mouvemens brusques du malade. Au reste M. Dieffenbach s'exprime ainsi sur sa méthode. « L'importance d'une si grave opération, les dangers qui peuvent en résulter, la perte de la langue par la gangrène ou par une trop forte suppuration, ou même par la maladresse d'un assistant qui peut facilement la déchirer, sont autant de considération qui demandent à être mûrement pesées, et qui, jointes à la difficulté qu'elle présente, empêcheront des opérateurs peu exercés de vouloir la tenter. » Et cependant quatorze bègues sont opérés et guéris par l'ablation d'une pièce triangulaire de la langue! Après l'excision, dit le chirurgien de Berlin, « les mouvemens sont complètement libres; l'opéré a le sentiment d'un raccourcissement de la langue et d'un relèvement de la pointe de cet organe contre le palais. La section de la langue n'a eu aucune influence sur le sens du goût, qui paraît cependant être moins subtil dans les premiers temps qui suivent l'opération. »

Telle est, en texte original, la méthode de M. Dieffenbach, avec les observations et les résultats donnés par l'auteur. Avant de porter, à cet égard, aucun jugement personnel, constatons que cette méthode, encore à sa naissance, est déjà complètement abandonnée, aucun chirurgien ne se souciant de réitérer une opération que l'on peut considérer comme une nouvelle maladie, bien autrement grave que la simple infirmité qu'elle avait pour objet de guérir. Au reste, s'il est quelque chose qui nous semble plus singulier, plus extraordinaire que cette opération, ce sont assurément les motifs sur lesquels elle s'appuie.

L'objet de l'auteur est, dit-il, de modifier l'innervation de la langue: nous avons décalqué la section représentée sur ses figures; il en résulte positivement que, dans le lambeau en forme de croissant qu'il enlève, se trouve entièrement coupés, à deux reprises, avec excision de la portion intermédiaire, les deux nerfs linguaux et grands-hypoglosses, les artères et veines linguales et une masse assez considérable des muscles intrinsèques dans le milieu de leur longueur. Or, comprend-t-on qu'une résection complète des nerfs sensitifs et moteurs puisse amener d'autre résultat qu'une paralysie du sentiment et du mouvement? Et un pareil effet obtenu peut-il être appelé une modification de l'innervation de la langue? On voit pourtant que nous faisons encore beau jeu à l'auteur, car nous ne semblons pas tenir compte de l'épouvantable hémorrhagie qui doit survenir et qui est survenue effectivement, des accidens de suffocation qui résultent de la rétraction du lambeau postérieur et de l'affluence du sang dans la bouche et le pharynx; enfin des immenses difficultés pour le chirurgien et des douleurs pour le malade, que doivent causer inévitablement la première anse placée dans le lambeau pour en empêcher la rétraction et l'application, puis le maintien pendant tout le temps convenable, de six larges sutures. Si nous insistons avec tant de force sur les motifs et les manœuvres de cette opération, c'est en raison de la noblesse même de son origine. Quand un homme, justement célèbre, est placé si haut dans l'opinion publique par ses œuvres, que sa conduite sert immédiatement de modèle à tous les esprits hardis et novateurs, cet homme doit plus que tout autre être très circonspect avant de proclamer des nouveautés qui ne trouvent que trop d'imitateurs inconsidérés, plus faciles à se laisser séduire par la prétendue originalité d'une tentative que disposés à juger froidement de sa véritable utilité pratique. C'est précisément ce qui est arrivé de l'opération de M. Dieffenbach : sur l'annonce de 14 guérisons par une méthode aussi extraordinaire, on a vu de suite apparaître trois ou quatre sous-procédés encore plus étranges: et cependant qu'en reste-t-il aujourd'hui en Europe parmi les chirurgiens? Un doute très significatif, pour ne pas dire une négation complète de la réalité des succès obtenus. Or, ce premier fait est grave: comme il arrive toujours, à un engouement excessif succède nécessairement un scepticisme complet, et pour avoir trop applaudi d'abord à une opération blâmable, la plupart des chirurgiens en sont aujourd'hui à rejeter absolument même les procédés les plus raisonnables et les moins offensifs, au point qu'il y a, en ce moment, quelque courage à soutenir encore que l'art puisse exercer une influence avantageuse sur le bégaiement. C'est pourtant notre avis, que nous avons déjà exprimé et que nous essaierons encore de motiver plus loin par des faits.

A la méthode allemande se rattachent l'opération de M. Gearsley de Londres et les procédés de M. Velpeau; ces derniers ne sont que des réminiscences des moyens employés pour les cancers de la langue. Nous ne faisons que rappeler ces tentatives qui appartiennent à l'histoire de la première méthode opératoire du bégaiement.

M. Gearsley, en pratiquant la section de la luette et des amygdales, a eu pour but de faire cesser les troubles respiratoires en livrant passage à l'air; mais cette opération, qui ne s'appuie que sur une théorie hypothétique, n'a eu aucun succès et est complètement abandonnée.

M. Velpeau a procédé de trois manières : 1° l'extirpation d'un lambeau en V de la pointe de la langue, déjà condamnée par M. Dieffenbach; 2° la ligature du même organe, opération encore plus douloureuse et moins justifiable. L'objet de ces deux modes opératoires était de rendre la prononciation plus facile chez les bègues où l'on avait pu croire que la langue était trop longue; mais il ne paraît pas que cette étiologie ait subi l'épreuve des faits, puisque l'auteur lui-même a renoncé à l'opération qui s'y rapportait et qu'aucune tentative du même genre n'a été faite. Enfin M. Velpeau a pratiqué la section du pilier antérieur du voile du palais, opération qui ne semble qu'une imitation de celle de M. Jearsley et n'a eu également aucun succès.

MÉTHODE FRANÇAISE.

Bornée à la section des génio-glosses, dans un point différent selon les procédés, cette méthode a pour but de faire cesser la rétraction spasmodique de ces muscles et de permettre à la langue de se porter dans tous les sens, surtout à la voûte palatine.

Procédé de M. Phillips (1). Ses essais sur le cadavre lui ont fait adopter le procédé suivant qu'il doit sans doute avoir pratiqué un grand nombre de fois. « La bouche largement ouverte, l'opérateur saisit le frein à son angle de réflexion sur la langue même; l'instrument qui sert à exécuter cette manœuvre est une érigne coudée à angle droit, afin que l'aide à qui on la confie ne gêne pas les mouvemens de l'opérateur. Ce dernier implante une petite érigne dans le frein, à une demi-ligne des canaux de Wharton, et, entre ces deux érignes, il donne un coup de ciseaux qui ouvre aussitôt largement la muqueuse; alors, en abandonnant les ciseaux, il introduit par cette plaie un crochet mousse, tranchant sur sa concavité, depuis le bouton jusqu'au manche; il ramasse sur cet instrument *toute la musculature de la langue*, et, faisant décrire à ce crochet un demi-cercle étendu, il coupe en un instant *toute la musculature de la langue*. L'hémorrhagie qui suit cette opération est très abondante, *mais elle est salutaire* au malade; le douzième jour la cicatrisation est achevée.» (*Ténot.*, pag. 363.)

Il y a ici une erreur profonde en anatomie. Pour que l'opération de M. Phillips fût possible avec son instrument, il faudrait que la musculature de cet organe fût telle que cet auteur l'a dessinée. Heureusement que rien de tout cela n'est réel. M. Phillips ne coupe pas tous les muscles de la langue, mais il en coupe encore beaucoup trop; et comme le texte et les planches signées par l'auteur s'accordent dans une erreur commune, il nous est permis de le juger rigoureusement, surtout lorsqu'une opération aussi condamnable en a été la suite. Comment M. Phillips a-t-il osé dire salutaire une hémorrhagie qui survient par la section de nombreux vaisseaux artériels et veineux? Pourquoi aussi ne pas faire l'éloge des sections des nerfs de sentiment et de mouvement qu'il pratique avec tant de légèreté? Il ne s'agit pas seulement de blâmer ce jeune chirurgien d'avoir déchiqueté des langues, mais de les avoir en partie paralysées, si même il n'a produit des suites encore plus graves qu'il aurait omis de rapporter. Disons pourtant que, dans le cours de son ouvrage, il condamne lui-même sa méthode, qu'il va même jusqu'à abandonner. Il convient qu'elle est entourée de trop d'écueils pour que l'on puisse la conserver dans la pratique. L'hémorrhagie, dit-il, est toujours très abondante, et l'on ne possède aucun moyen de l'arrêter, si ce n'est par une seconde opération plus pénible et plus cruelle que celle faite pour guérir le bégaiement. En outre la langue est brusquement abandonnée à elle-même, sans appui, sans soutien, et elle a une grande force de rétraction qui la fait renverser en arrière, écraser la glotte et produire une suffocation qui peut devenir funeste à l'opéré. (*Ténot.*, pag. 394.)

De pareils aveux désarment la critique; mais si nous ne voulons pas nous montrer trop sévère à l'égard de ce jeune chirurgien, constatons du moins l'abandon qu'il fait de son procédé, tout en déplorant le retentissement funeste qu'il lui a donné par une activité d'aussi mauvais goût que peu réfléchie.

Procédé de M. Lucas (1). « Après avoir divisé la muqueuse de la langue qui couvre les muscles génio-hyo-glosses dans l'étendue d'un pouce et disséqué soigneusement et largement le tissu cellulaire sous-muqueux, le chirurgien met en évidence leurs bords antéro-inférieurs. A l'aide de deux incisions, il divise les deux muscles et enlève une portion triangulaire de leur substance, dont la base correspond à la muqueuse; puis il fait élever la pointe de la langue vers le palais, et, si elle ne peut y arriver facilement, il enlève encore les fibres qui paraissent s'opposer à ce mouvement. Pendant quelque temps après l'opération, le patient s'est plaint d'une douleur accompagnée de tintement d'oreille, qui partait de la plaie et se prolongeait jusque derrière le lobe de l'oreille, ce qui provenait sans doute de la division de quelque filet de la neuvième paire; mais cette douleur s'est bientôt dissipée. »

Après l'opération quelques malades ont cru sentir leur langue plus libre, et plusieurs prononçaient sans hésiter le mot hyppopotamus: quelques-uns n'ont éprouvé aucune amélioration. Dans aucun cas, M. Lucas n'a eu à combattre d'hémorrhagie, ce qu'il attribue au soin minutieux qu'il a mis d'éviter les veines et les artères qui se présentent sur les parties latérales des deux muscles Nous n'avons aucune observation à faire sur ce procédé d'excision, par cela même qu'il est aujourd'hui complétement abandonné, (Extrait de M. Phillips. pag. 374).

Procédés de M. Velpeau. 1° Placé comme il est convenu, le malade ouvre largement la bouche : l'opérateur saisit la muqueuse avec des pinces ou avec une érigne, puis avec des ciseaux il coupe cette membrane dans l'espace moyen compris entre les canaux de Wharton et la concavité de la mâchoire; par cette ouverture il introduit un bistouri et divise les muscles génio-glosses tout près de leur insertion à l'apophyse-géni. 2° Le dernier procédé de ce chirurgien et celui auquel il s'est arrêté maintenant, est le suivant : La pointe de la langue étant saisie avec une pince, tenue de la main gauche par l'aide placé derrière le malade, puis inclinée en haut et latéralement; avec une autre pince, également tenue de la main gauche et présentée presque parallèlement à la face inférieure de la langue, le chirurgien en saisit et tend le frein; puis d'un seul coup de ciseaux, entre les veines ranines et les conduits de Wharton, divise brusquement la muqueuse et le bord antérieur des génio-glosses, mais sans pénétrer plus loin que

(1) Planche F, fig. 1 et 6.

(1) Planche G, fig. 4.

quelques millimètres ou, tout au plus, un centimètre. Ainsi limitée, cette opération n'est presque plus qu'un simple débridement, comme on le pratiquait au temps d'Heister et de Dionis (Pl. F, fig. 7 et fig. 1, D).

Procédés de M. Amussat. Ce chirurgien étant de tous celui qui a opéré à Paris le plus grand nombre de bègues, a aussi peu-à-peu modifié son procédé. Pour bien comprendre la filiation de ses idées à ce sujet, le plus simple est de donner à-la-fois, le procédé original par lequel il avait opéré d'abord, en le faisant suivre de celui auquel il s'est arrêté aujourd'hui.

1° *Procédé ancien.* Voici comment l'auteur s'exprime dans sa lettre à l'Académie de médecine, en date du 15 février 1841. « Le procédé que j'ai employé consiste, la langue étant renversée en arrière et en haut, la bouche largement ouverte, à couper perpendiculairement avec des ciseaux la muqueuse à la partie inférieure du frein ou filet, entre les deux canaux de Wharton; puis on coupe en travers au dessous, et on écarte les bords de la muqueuse divisée. Alors, en faisant tirer la langue en avant et en haut, hors de la bouche, les muscles viennent s'offrir d'eux-mêmes à la section, avec des ciseaux ou un petit scalpel en rondache, et on la divise plus ou moins suivant leur contraction. Dans le point où je pratique la section des muscles génio-glosses, l'opération est moins difficile et moins dangereuse que dans tous les autres. On agit sur un double faisceau, ou le sommet du triangle, tandis que plus haut, comme on le sait, le muscle s'épanouit en éventail, et il est entouré de vaisseaux et de nerfs. »

A la rigueur, ce premier procédé de M. Amussat peut suffire; mais à la lecture rien ne précise ni la profondeur ni la direction de l'incision. Décrivons sa manière actuelle d'opérer.

2° *Procédé nouveau* (1). Dans celui-ci, l'auteur procède suivant une direction toujours la même, mais avec ménagement, de manière à ne couper que ce qui est absolument nécessaire. Le malade étant placé dans la situation ordinaire, et la tête fixée en arrière, le chirurgien fait ouvrir largement la bouche au malade, puis, avec une pince à ressort, il saisit fortement la membrane muqueuse au-dessus du frein, pour ne pas laisser un petit bourrelet muqueux d'un contact incommode dans les mouvemens de la langue, comme il arrive quand on saisit le frein lui-même. Relevant alors sur le côté du nez la main gauche qui tient la pince, de manière à tendre aussi verticalement que possible le frein qui fait ligament, de la main droite, armée de petits ciseaux courbés sur le plat, il en offre les pointes immédiatement au-dessous de la pince, et, en relevant, l'instrument, de manière à faire une section presque parallèle au bord libre des génio-glosses, comme il est indiqué pl. F, (de *c* en *c*.) Les choses à ce point, suivant que les membranes offrent de la mollesse ou qu'il se présente au contraire une induration en forme de deux petites colonnes verticales, séparées par un sillon mitoyen, et très évidentes, au toucher, comme je m'en suis moi-même assuré en voyant opérer M. Amussat, le chirurgien prévoit qu'il aura à diviser ou superficiellement dans le premier cas, ou beaucoup plus profondément dans le second. Mais ce qui caractérise cette nouvelle manière d'opérer, c'est que, quel que soit l'aspect des parties, le chirurgien ne doit couper qu'à plusieurs reprises et par tâtonnemens, en suspendant après chaque petite section partielle, pour s'assurer de l'effet qu'elle a produit sur la prononciation. Ceci étant posé, un premier coup de ciseaux divise la membrane muqueuse, comme il a été dit plus haut, entre les veines ranines et les orifices des conduits salivaires de Wharton; puis, par deux autres coups de ciseaux, dont une branche s'insinue sous la muqueuse, cette membrane est divisée de chaque côté, de manière à présenter une plaie en losange; mais jusque-là les bords des génio-glosses sont intacts. Arrêtant alors l'opération, M. Amussat fait parler son malade : très souvent cette section suffit et le patient prononce avec assez de facilité. Si le résultat paraît satisfaisant, l'opérateur remet à quelques jours pour s'assurer de la persistance des résultats obtenus. Si au contraire, l'opérateur croit devoir continuer, il saisit de nouveau la langue avec la pince dans le même point, et il divise à petits coups, avec les ciseaux, les génio-glosses, toujours parallèlement à leur bord antérieur, en ne s'en écartant que de quelques millimètres. La section peut atteindre ainsi à une longueur de quatre centimètres; il est rare que l'auteur aille aussi profondément d'une seule fois; ordinairement il n'y est amené que par deux ou trois petites opérations pratiquées à quelques jours d'intervalles.

Soins consécutifs. Nous venons de voir en quoi consiste le procédé opératoire de M. Amussat; mais ce qui caractérise la méthode de ce chirurgien, c'est le soin qu'il a d'empêcher la formation d'une cicatrice entre les parties divisées, pour empêcher la récidive de se produire. Du moment que l'opération est arrêtée au degré convenable, le soin du chirurgien est de détruire chaque jour la cicatrice, et il interpose même, pour empêcher la réunion, un petit instrument en plomb, en forme de fer à cheval, qu'il place entre la plaie et le bord concave de la mâchoire inférieure où il reste à demeure sous la langue. Telle est cependant l'extrême tendance des lèvres de la plaie à se réunir, que l'adhésion s'en opère malgré toutes ces précautions, de la profondeur vers la surface. M. Amussat, qui ordonne à ses malades de revenir le voir fréquemment, à chaque fois qu'il en est besoin détruit les nouvelles adhérences formées, en soulevant la langue et en écartant les lèvres de la plaie avec le doigt. Enfin, si l'adhérence est déjà trop forte, il en pratique le décollement avec un petit bistouri droit et mousse (fig. 10). Nous avons vu plusieurs fois exécuter cette section qui fournit à peine quelques gouttes de sang. Avec ces soins continués pendant tout le temps nécessaire, le chirurgien obtient, sur chaque lèvre de la plaie, la formation d'une fausse membrane muqueuse accidentelle, qui met les parties dans l'impossibilité de se réunir à l'avenir. Le résultat de ce procédé est d'augmenter beaucoup l'angle d'ouverture de la langue à sa face inférieure, et par conséquent de lui donner toute mobilité pour s'appliquer contre le palais ou se porter hors de la bouche : il en résulte que les sujets peuvent continuer de parler. Nous en avons vu plusieurs, après guérison complète, que l'on nous a dit avoir bégayé horriblement, et qui au moment où nous avons constaté leur état, articulaient d'une manière assez satisfaisante, si ce n'est parfaite.

Il est remarquable à quel point ce procédé reproduit, en quelque sorte, pas à pas, ce que déjà nous avons vu faire à Aëtius et à Fabrice de Hilden. Cette rencontre de trois chirurgiens, séparés par plusieurs siècles, qui, sans autre guide que les faits et leurs résultats, sont amenés à une même pratique, nous semble militer fortement en faveur de la méthode qui leur est commune.

(1) Planche G, fig. 8, 9, 10, 11.

Procédé de M. Baudens (1). Le voici textuel :

« Le bègue est assis sur une chaise, la tête légèrement renversée, la bouche ouverte et les lèvres tenues écartées par la main d'un aide. Nous implantons une petite érigne à un seul crochet dans la membrane muqueuse qui recouvre le tendon des muscles génio-glosses, afin de dessiner une corde médiane superposée à celle que forme la portion tendineuse de ces muscles ; nous plongeons à un pouce de profondeur chez l'adulte, moins chez l'enfant, les lames entr'ouvertes et bien effilées d'une paire de ciseaux à staphyloraphie, derrière l'os maxillaire inférieur, dont nous rasons la ligne médiane, en ayant soin d'embrasser l'insertion des génio-glosses ; et en rapprochant brusquement les lames des ciseaux, on entend un claquement qui annonce que cette opération, qui dure à peine quelques secondes, est terminée.

Il s'écoule ordinairement fort peu de sang ; quand l'hémorrhagie dure au-delà de quelques minutes, rien n'est plus aisé que de l'arrêter. Les muscles génio-glosses, par leur rétraction, laissent sous la muqueuse une cavité dont l'entrée, formée par celle-ci, est si étroite, qu'elle permet à peine l'introduction du petit doigt ; on bouche cette cavité avec un bout d'éponge trempée, si on le juge convenable, dans du vinaigre, et la source du sang se tarit spontanément. »

Le procédé de M. Baudens est simple, expéditif et sûr, quant à sa manœuvre opératoire ; peut-être pourtant expose-t-il à léser parfois l'extrémité antérieure des glandes sublinguales, quoique cette circonstance ne paraisse avoir donné lieu à aucun accident. Mais ce qui est le plus important, ce sont les résultats que l'auteur a eu la sincérité de nous faire connaître. Sur une masse d'une soixantaine d'opérés, à part un petit nombre de malades guéris définitivement, le résultat pour les autres a été presque invariablement le même. Aussitôt après la section, les sujets, même ceux dont le bégaiement était le plus affreux, articulent les mots avec netteté, promptitude et sans aucune hésitation. La menace de suffocation par rétraction de la langue en arrière, s'est présentée dans quelques cas, mais a cessé promptement et n'a pas eu d'autres suites. Pendant un temps plus ou moins long, de quelques semaines à deux mois, les malades ont continué de parler ; mais, en règle générale, dit M. Baudens, dès que commence à s'opérer la cicatrisation des tendons divisés, le bégaiement reparaît, si bien qu'au bout de quelques mois, l'infirmité, chez beaucoup de sujets, est la même, et l'amélioration, chez le plus grand nombre, n'est pas assez grande pour légitimer l'opération. L'opinion de M. Baudens, à ce sujet, est si complète, qu'il croit devoir renoncer à l'opération si une dernière tentative qu'il vient de faire n'a pas le résultat qu'il en attend. Convaincu, dans ce moment, que la réaction reparaît après la cicatrisation, il a essayé d'abaisser la membrane muqueuse au-devant du tendon divisé et la fixer en bas par des sutures, de manière à empêcher, par son interposition, la réunion des deux bouts des tendons divisés. Telle est l'opinion, aujourd'hui bien arrêtée, de M. Baudens, sur le résultat de la section des tendons des génio-glosses à l'apophyse géni. Il est difficile, pour une même section, de concilier ces résultats avec ceux que nous allons voir déclarés par M. Bonnet, de Lyon.

MÉTHODE SOUS-CUTANÉE (2).

M. Colombat de l'Isère, d'après sa lettre à l'Institut (19 février 1841), est le premier qui ait pratiqué la section du génio-glosse par un procédé sous-mental : M. Bonnet ne viendrait qu'en second, toutefois sans avoir eu connaissance de ce fait. Mettant de côté ces questions de priorité, voici quelles sont les opérations successives qui constituent la méthode actuelle du chirurgien de Lyon, d'après un Mémoire qu'il a fait insérer dans la *Gazette médicale*, (décembre 1841.)

1° La section sous-mentale du génio-glosse, à son insertion aux apophyses géni ; 2° la section de son aponévrose latérale et le décollement du tissu sous-muqueux à son insertion à la mâchoire ; 3° le refoulement du muscle en arrière. Ces trois opérations ne sont que comme les temps complétifs d'une seule, le chirurgien n'arrivant à pratiquer successivement la seconde ou la troisième, qu'autant que la première, puis la seconde sont insuffisantes.

Nous allons suivre au plus près, dans la narration, le texte original.

Appareil instrumental. 1° Une lancette destinée à percer la peau, le muscle peaucier et l'intervalle qui sépare les digastriques et les mylo-hyoïdiens : 2° un ténotome mousse à son extrémité, pour ne pas léser la membrane muqueuse du côté de la bouche.

« Le malade est assis la tête renversée en arrière : l'opérateur est placé vis-à-vis de lui, tenant le doigt indicateur gauche dans la bouche au-dessus des apophyses géni.

« Après avoir fait une piqûre à la peau et aux tissus sous-jacens, à trois ou quatre centimètres en arrière du menton, on enfonce le ténotome mousse, le tranchant tourné en avant, derrière le menton et sur la ligne médiane, jusqu'à ce que le doigt, placé dans la bouche, le sente distinctement au-dessous de la muqueuse ; on tourne alors le tranchant en dessous et en avant, de manière à couper la moitié gauche, par exemple, du génio-glosse ; puis on le retourne du côté opposé et l'on coupe la moitié droite de ce muscle.

« Chacun des temps de cette opération demande des précautions particulières pour être bien exécuté. D'abord, pour pénétrer sûrement sur la ligne moyenne et à la distance convenable du menton, on se guide, d'une part, sur l'intervalle qui sépare les deux incisives moyennes, de l'autre, sur le lieu où l'on sent le bord postérieur de la concavité de la mâchoire ; un guide plus sûr encore peut être fourni par le doigt indicateur gauche introduit dans la bouche, et au moyen duquel on peut sentir distinctement l'apophyse géni. Le doigt placé sur cette apophyse, et l'ongle du pouce appuyant sur la face postérieure de la concavité de la mâchoire, on peut fixer avec précision le lieu où l'instrument doit s'enfoncer. »

Le ténotome doit être poussé jusqu'à l'endroit où la membrane muqueuse se détache de la mâchoire pour aller former le filet de la langue.

« Lorsque le ténotome a pénétré assez profondément, on doit rechercher quelle est sa position, par rapport aux apophyses géni. Dans ce but, on lui fait exécuter des mouvemens de latéralité, son tranchant toujours appuyé contre la mâchoire : si on le sent arrêté à droite et à gauche, il est placé entre les apophyses géni ; s'il est arrêté à droite, c'est qu'il est à gauche de ces apophyses, et *vice versa.* »

Lorsqu'on a bien reconnu de la sorte la position du muscle, on incline contre lui le tranchant de l'instrument qui regarde alors en avant et sur l'un des côtés. Un bruit particulier et le sentiment d'une résistance vaincue annoncent que le muscle est coupé.

Quand on croit la section complète, on fait passer d'un côté à l'autre des apophyses géni le tranchant de l'instrument, jus-

(1) Planche G, fig. 1, 2, 3.

(2) Planche G, fig. 5, 6, 7.

qu'à ce qu'on sente celles-ci parfaitement dénudées : mais pour bien en juger, avant d'enlever le ténotome, on invite le malade à tirer la langue hors de la bouche ; s'il ne peut lui faire dépasser les dents, l'opération est terminée : c'est une preuve, en effet, que l'action du muscle génio-glosse est complètement détruite. Si le malade tire la langue hors de la bouche, on coupe l'aponévrose du génio-glosse à son insertion à la mâchoire, contre laquelle se tient toujours appuyé le tranchant de l'instrument, et, avec le plat de celui-ci, on refoule le muscle en arrière. Alors de nouveau on fait tirer la langue. « Dans le cas où sa pointe peut encore dépasser les dents, ce qui prouve, comme il a été dit plus haut, que le but immédiat de l'opération n'est pas atteint, on procède au décollement du tissu fibreux de la mâchoire. Il arrive qu'en faisant ce décollement le ténotome pénètre dans la bouche, ce qui amène une effusion de sang qui oblige d'interrompre l'opération. Si cet accident n'a pas lieu, on continue le décollement jusqu'à ce que le malade cesse de pouvoir tirer la langue. »

Quelquefois, chez les personnes âgées, toutes ces sections sont insuffisantes pour enlever à la langue la possibilité de sortir de la bouche. Dans ces cas on peut prédire l'insuccès de l'opération, ou du moins le résultat que celle-ci peut produire doit être à-peu-près nul.

« Ainsi, pour que l'opération soit complète, il faut 1° que le doigt introduit dans la bouche reconnaisse l'extrémité du ténotome, séparée de lui seulement par la membrane muqueuse, et cela dans toute la distance qui sépare les dents incisives externes l'une de l'autre ; 2° que le ténotome puisse passer, de l'un des côtés des apophyses géni à l'autre, sans éprouver aucun obstacle; et comme l'expérience cadavérique démontre qu'on peut ainsi promener l'instrument de gauche à droite de ces apophyses, sans rencontrer un seul obstacle, bien que les fibres externes du génio-glosse aient été conservées, le mouvement du ténotome doit se faire dans l'étendue de trois millimètres en dehors de ces apophyses. Enfin comme preuve la plus concluante, le malade doit être dans l'impossibilité de faire sortir la langue de la bouche; alors on peut retirer sans crainte le ténotome, l'action du muscle génio-glosse est complètement détruite, le but immédiat de l'opération a été atteint. Cette observation judicieuse, appuyée d'un grand nombre de faits, est émise pour la première fois et appartient en propre à M. Bonnet.

Suites immédiates de la section sous-cutanée.

Au dire de M. Bonnet, au moins dans sa pratique, l'état des malades exige à peine quelques soins particuliers. La déglutition reste difficile et quelque peu douloureuse pendant deux ou trois jours; il se manifeste assez fréquemment une salivation, quelquefois abondante, qui dure huit jours au plus; mais l'accident le plus grave et qui appartient en propre à cette méthode, est un épanchement sanguin au-dessous de la membrane muqueuse de la bouche entre la langue et la mâchoire, par suite de la lésion des artères sous-mentales, qu'il faut par conséquent s'appliquer à éviter. Ordinairement, la tumeur, de couleur noirâtre, et du volume de la dernière phalange du pouce, est abandonnée à la nature. S'il se manifeste de la gêne dans la respiration, une saignée suffit pour la faire disparaître du jour au lendemain. Enfin l'épanchement peut entraîner le soulèvement complet de la langue avec menace de suffocation, mais ces faits sont exceptionnels; M. Bonnet n'en cite que trois sur soixante, et encore, ajoute l'auteur, s'il n'a pas réussi à l'éviter, c'est qu'une fois (*il s'agit de sa première opération*), il avait coupé les génio-glosses dans leur portion charnue à 1 centimètre de distance des apophyses géni; et que dans les deux autres, il n'avait sans doute pas tenu avec assez de soin le tranchant de l'instrument contre la mâchoire qu'il ne doit jamais abandonner. Outre l'emploi de la saignée, dans les cas extrêmes, le chirurgien accroche avec un fil la pointe de la langue qu'il traverse sur la ligne moyenne, à 2 centimètres de son extrémité, et la ramène ainsi en avant; cette manœuvre, dit M. Bonnet, suffit pour faire cesser les accidens dès le second jour. Tous les opérés doivent être surveillés pendant cinq ou six heures de suite : ce temps passé, si le soulèvement de la langue n'a pas lieu, on peut être tranquille, cet accident n'est plus à craindre.

ACCIDENS IMMÉDIATS DE L'OPÉRATION DE L'ANCYLOGLOSSE.

Comme il était facile de le prévoir par le volume et le nombre des vaisseaux lésés, ce sont les opérations de MM. Dieffenbach et Phillips qui ont présenté les plus graves accidens.

1° *Hémorrhagies*. Celles qui résultent des procédés des auteurs précédens ne sont pas les seules connues. M. Guersant a publié le fait d'une hémorrhagie des plus opiniâtres arrivée à un enfant de douze ans; la perte du sang fut intermittente pendant une huitaine de jours : en vain employa-t-il l'alun, les lotions froides et la glace; sept fois le fer rouge fut appliqué, et, chose remarquable! pendant cette opération le sang paraissait jaillir sur les côtés du cautère avec plus de violence. Les lotions styptiques et astringentes purent seules en triompher. Dans d'autres cas l'hémorrhagie a pu être assez considérable pour déterminer la mort, quelques auteurs font pressentir que des faits aussi graves, non publiés, ont eu lieu dans la pratique d'autres chirurgiens; ce sont là des enseignemens qui ne sauraient être pesés trop mûrement. En général, à part quelques cas rares, les hémorrhagies sont légères à la suite des opérations qui portent spécialement sur les attaches des génio-glosses (Procédés de MM. Baudens et Bonnet). Quelques gargarismes astringens, des injections d'eau froide, des boulettes de charpie couvertes de poudre alumineuse suffisent pour arrêter le sang. Il faut respecter le caillot sanguin noirâtre et d'aspect fongueux qui forme quelquefois une tuméfaction considérable derrière les dents inférieures, car, en l'enlevant, on peut voir se reproduire une hémorrhagie qui devient alors des plus rebelles aux moyens hémostatiques.

Les procédés de MM. Velpeau et Amussat, où les génio-glosses sont à peine entamés, laissent également peu de crainte d'hémorrhagie.

2° *Tuméfaction*. Ce phénomène est le résultat de l'infiltration sanguine dans l'épaisseur de la langue et des parties environnantes; il a surtout lieu dans les procédés par ponction sous-muqueuse ou sous-cutanée, soit par défaut de parallélisme des plaies, par leur étroitesse, ou encore par les obstacles qu'on oppose à sa sortie du sang. M. Baudens (pag. 104) ne cite qu'un cas, à la suite de la double section des génio-glosses et génio-hyoïdiens, où il vit survenir une tuméfaction assez considérable de la région sous-mentale. Vingt sangsues furent appliquées; l'engorgement subsista pendant douze jours. M. Bonnet signale la tuméfaction comme un accident inhérent à la méthode sous-cutanée. Mais il assure que, dans sa pratique, en général elle est légère, et que jamais elle n'a occasioné d'accidens graves.

3° *Abcès*. On en a vu se développer d'assez considérables sous le menton et sous le cou, mais fort rares relativement au nombre d'opérés. M. Amussat, sur quatre-vingt-cinq sujets, n'en cite que deux cas. Un seul malade est mort, dix-neuf jours après l'opération, porteur d'un vaste abcès, et après avoir éprouvé plusieurs hémorrhagies résultant d'une lésion de l'artère submentale prouvée par l'autopsie. Enfin, M. Baudens parle d'un engorgement lymphatique des glandes du cou qui a nécessité une application de sangsues.

4° *Asphyxie, gangrène*. Ces accidens si graves ont été signalés par MM. Dieffenbach et Phillips, comme résultats de leurs méthodes, mais jamais, au moins à notre connaissance, ils n'ont eu lieu pour les autres procédés.

A part les accidens que nous venons d'énumérer et qui heureusement sont exceptionnels, les opérés n'éprouvent le plus souvent qu'une inflammation légère de la bouche et des glandes salivaires. Une salivation plus abondante que d'habitude se manifeste pendant quelques jours. Il y a de la fièvre; la bouche est mauvaise, pâteuse, la déglutition difficile et douloureuse. Dans quelques procédés, la difficulté de parler augmente le lendemain de l'opération, et continue pendant quelques jours. Ordinairement l'opéré est rétabli et la plaie cicatrisée après huit ou dix jours.

Les malades doivent être surveillés plus ou moins de temps et mis à la diète. Des cataplasmes laudanisés sous la mâchoire, des sangsues, en nombre variable suivant les indications, des gargarismes, de la charpie pour tenir les bords de la plaie écartés, suffisent dans les cas simples. On doit s'attacher à diriger les cicatrices et s'opposer aux adhérences vicieuses qui peuvent renouveler le bégaiement et, souvent, le rendent plus fort qu'avant l'opération. Il y aurait dans ce cas indication d'opérer de nouveau, comme nous avons vu que M. Amussat l'établit en pratique habituelle.

RÉSULTATS DE L'OPÉRATION.

En général, immédiatement après l'opération, la langue acquiert la liberté de se mouvoir, la prononciation devient plus nette, les mouvemens convulsifs de la face ainsi que ceux des muscles de la respiration diminuent ou disparaissent; mais il paraîtrait que ces effets sont loin d'être durables, et qu'à tout prendre, les résultats des divers procédés modernes seraient inférieurs à ceux que les anciens et Fabrice de Hilden auraient obtenu de la section du frein, des parties latérales de la muqueuse et de quelques fibres charnues des génio-glosses. En effet, si nous jugeons la pratique actuelle par les observations consignées dans les ouvrages, les succès ne suffiraient pas pour balancer les revers. Nous négligeons les 19 bègues opérés au mois de mars 1841 par M. Dieffenbach, et qui tous lui faisaient espérer un résultat satisfaisant, ce chirurgien n'ayant alors signalé qu'un insuccès sur ce nombre. Sans nous faire, à cet égard, l'écho des rumeurs qui circulent dans le public, peut-être est-il prudent de mettre provisoirement ces faits hors de discussion.

M. Amussat, sur 85 opérés, a consigné six faits de guérison complète (*Gazette des hôpitaux*, juin 1841). Toutefois, avec les modifications qu'il a apportées à son procédé, ce chirurgien affirme avoir obtenu depuis des succès en bien plus grande proportion, mais dont le chiffre et les résultats précis ne sont pas encore livrés au public.

M. Velpeau ne compte qu'un seul cas où l'opéré, qui d'abord bégayait horriblement, fut complètement guéri quinze jours après. M. Landouzi, chirurgien à Reims (procédé de M. Bonnet), sur 5 opérés, n'en a eu qu'un seul guéri parfaitement. M. Phillips a cité quelques guérisons.

M. Dufresse-Chassaigne, qui a opéré par le procédé de M. Velpeau, compte sur 17 sujets, 7 complètement guéris, 5 avec amélioration et 5 sans résultat satisfaisant; la moyenne de l'âge des six premiers malades guéris est de 13 ans, le septième avait 38 ans.

M. Bonnet, de Lyon (*Gazette médicale* du 11 décembre 1841), sur 69 opérés dont 57 par lui et 12 par MM. Nichet, Colrat et Pétrequin, chirurgiens de Lyon, a obtenu des résultats généralement favorables : voici le résumé des 42 premières opérations, tel qu'il a été rédigé au mois de juillet 1841. 1° Chez deux malades qui n'étaient pas affectés de bégaiement véritable, mais dont la parole était confuse, difficile à comprendre, le résultat a été nul; 2° sur 4 malades dont le vice de la parole dépendait d'une gêne dans les mouvemens respiratoires, 2 ont offert de l'amélioration et les 2 autres sont restés ce qu'ils étaient; 3° six malades, âgés de 31 à 42 ans, n'ont retiré aucun avantage de l'opération; 4° sur les 30 derniers, âgés de 16 à 31 ans, et qui n'offraient point de trouble respiratoire, 9 ont été complètement guéris, 12 ont éprouvé une grande amélioration, 2 des améliorations médiocres et 7 n'ont retiré de l'opération aucun résultat avantageux, de telle sorte que, dans les bégaiemens véritables des personnes qui avaient moins de 31 ans, les résultats ont été avantageux dans plus des deux tiers des cas.

Ainsi dans le bégaiement simple, les résultats sont généralement favorables. La guérison a été complète chez les 12 opérés âgés au plus de 25 ans, cités plus haut, tous avaient de la tendance à porter la langue entre les dents, soit pendant l'articulation des mots, soit lorsqu'ils prononçaient certains sons élémentaires.

M. Bonnet a constaté sur la plupart de ces malades que les faux mouvemens de la langue avaient disparu, et qu'instinctivement ils portaient la pointe de cet organe contre la voûte palatine dans l'articulation des sons, même plusieurs mois après l'opération, tandis qu'auparavant leur langue tendait toujours à venir entre les dents.

L'influence de l'âge sur les résultats de l'opération dans les bégaiemens causés par une difficulté dans les mouvemens de la langue, lui a paru très marquée passé 30 ans. Les bègues qu'il a opérés dans ces conditions d'âge n'ont éprouvé que des améliorations médiocres ou nulles, en définitive. Si ce n'était, dit ce chirurgien en terminant, les succès obtenus par MM. Nichet et Colrat, sur deux individus, l'un de 38 ans et l'autre de 39, je conseillerais de refuser d'opérer tous les bègues qui ont passé 30 ans.

RÉSUMÉ.

De tout ce qui précède, il résulte que la plus grande obscurité règne encore aujourd'hui sur le degré de confiance que mérite la glossotomie. Si l'on interroge la voix publique, on ne peut se dissimuler que l'opinion des chirurgiens, d'abord si favorable à cette opération, lui est en ce moment absolument contraire. A un autre point de vue, en consultant le chiffre avoué par les chirurgiens, si intéressés à publier les succès qu'ils ont obtenus, les résultats ne semblent pas non plus très favorables. Sur un chiffre de 207 opérations pratiquées par MM. Amussat, Velpeau, Baudens, Dufresse et M. Bonnet, soit par lui-même ou ses imitateurs, nous ne trouvons consignés que 24 cas de guérison et 27 avec amélioration, plus 76 d'insuccès et 80 où le résultat est ignoré. En masse 47 cas heureux sur 207; environ 1 sur 5 seulement. Il est vrai de dire que l'ensemble de ces résultats est vague; que le seul opérateur qui ait tenu compte des siens, M. Bonnet, obtient un chiffre meilleur, puisque les succès étant :: 21 : 17, dépassent un peu les revers; peut-être cette supériorité tient-elle à la valeur du procédé et aux soins consécutifs de la part du chirurgien. Que si enfin nous transportons la question sur la valeur relative des procédés, peut-être allons-nous pouvoir asseoir une conclusion plus nette, sauf la vérification qui ne peut s'en obtenir qu'avec le temps. Personne ne songera à remettre en pratique les opérations de M. Dieffenbach, Phillips et Lucas, qui sont un mal plus grave que le bégaiement lui-même. M. Velpeau, avec les restrictions qu'il a mises à son procédé, ne pratique plus, en quelque sorte, que l'incision du filet un peu agrandie. M. Baudens a opéré, il y a trois semaines, la suture de la membrane muqueuse, comme nous l'avons indiquée plus haut. Jusqu'à présent la prononciation s'est maintenue. Ce premier succès, et les résultats du procédé rival sont de nature à encourager ses nouvelles tentatives. Restent donc MM. Bonnet et Amussat entre lesquels provisoirement le débat se maintient. Nous regrettons de ne pouvoir donner les chiffres de la pratique de ce dernier; mais l'opération, comme il la pratique, nous paraît louable, et, par les résultats que nous en avons vus, nous pensons qu'elle peut balancer les succès obtenus par M. Bonnet. Au reste, nous désirons que tous ceux de nos chirurgiens engagés dans cette voie persistent, et nous faisons des vœux pour que leurs efforts acquièrent définitivement à la science une branche de la thérapeutique chirurgicale qui, successivement reprise et oubliée à diverses époques, n'a fait, depuis quinze siècles, que de vains efforts pour se constituer.

TÉNOTOMIE GÉNÉRALE.

En embrassant, sous le nom de sclérotomie, les nombreuses sections qui se pratiquent sur les parties scléreuses de l'appareil locomoteur, à l'état de contracture ou de rétraction, il semble que nous aurions dû présenter d'abord, dans une classification scientifique, les faits divers qui s'y rapportent en commençant par l'exposé des principes généraux qui dominent toute la matière. Néanmoins, guidé par le point de vue pratique ou plus exactement par les habitudes et les besoins des praticiens, nous avons cru devoir adopter un ordre différent. En premier lieu nous avons fait l'histoire du strabisme et du bégaiement, comme appartenant au domaine général de la chirurgie, et par cela même nous en avons traité largement, sous tous les aspects, l'historique, l'étiologie, le diagnostic, les opérations et leurs résultats, de manière à en tracer des monographies iconologiques qui nous ont paru d'autant plus nécessaires que les livres spéciaux manquent encore sur cette matière. Mais, pour avoir détaché deux fractions très restreintes du vaste sujet de la ténotomie, ce sujet lui-même est encore à exposer tout entier. Sans doute, si avec l'énoncé des théories de la difformité nous devions en suivre, dans toute l'étendue de l'organisme, les nombreuses applications de détail et les modifications profondes qui en résultent dans l'exercice des fonctions, ce serait en quelque sorte comme un nouvel ouvrage à commencer. Heureusement que cette nécessité n'est pas la nôtre. Si, à la vérité, la sclérotomie peut être l'objet d'un ouvrage considérable, comme nous savons que MM. J. Guérin et Bouvier en apprêtent, en réunissant, sur les faits de détail, les nombreux matériaux de plusieurs années, il faut convenir aussi que le sujet, par sa nature, peut être présenté, dans un assez petit nombre de pages, presque aussi complet et avec autant de lucidité que dans de gros volumes. Grâce aux recherches de ces deux savans médecins et aux formules qu'ils ont tracées, on peut exposer, dans des généralités, l'ensemble des doctrines claires et fécondes qui guident le chirurgien dans la pratique; et, comme les procédés opératoires, partout applicables, sont eux-mêmes très simples, il suffit d'une description générale, accompagnée d'annotations concernant les lieux différens et les cas spéciaux, pour qu'un chirurgien intelligent soit mis en mesure d'opérer, en toute connaissance de cause, la ténotomie dans les cas particuliers. C'est déjà beaucoup plus que nous-même nous ne croyons absolument nécessaire d'en apprendre pour une branche spéciale de l'art qui, avec les nombreux appareils qu'elle exige et les habitudes déjà prises par le public, n'est généralement pratiquée que dans les établissemens particuliers.

CONSIDÉRATIONS GÉNÉRALES SUR LES DIFFORMITÉS.

Avant de tracer les formules opératoires, il n'est pas hors de propos d'indiquer d'une manière générale les résultats scientifiques auxquels on est arrivé, dans ces derniers temps, sur l'étude des difformités. Mais nous n'emprunterons à la nouvelle théorie que ce qu'il est indispensable d'en connaître au point de vue de la médecine opératoire; c'est-à-dire pour motiver les diverses sections de muscles et de tendons, nous réservant de traiter, avec tout le développement convenable, dans l'anatomie philosophique, des lois fécondes auxquelles est arrivé M. J. Guérin sur l'étiologie de la difformité. Quoique la sclérotomie date déjà d'un certain nombre d'années et qu'un grand nombre de chirurgiens, même des plus distingués en Europe, y aient apporté le tribut de leurs travaux, il faut convenir, néanmoins, que ce sont MM. J. Guérin et Bouvier qui ont donné à ce sujet un caractère scientifique : c'est donc à ces deux habiles médecins, dont les travaux ont été couronnés par l'Académie des sciences, que nous emprunterons principalement ce que nous avons à en dire, nous réservant, pour éviter toute ambiguïté, de citer textuellement les ouvrages qu'ils ont publiés.

Deux grands faits dominent la théorie des difformités : d'une part les altérations du squelette syndesmologique, os et ligamens, et de l'autre les rétractions des muscles qui concourent à mouvoir la fraction déviée du squelette. De ces deux effets principaux, lequel est primitif, lequel secondaire? Y a-t-il des cas opposés où ils sont alternativement causes ou effets? Y en a-t-il où ils soient seulement concomitans? C'est dans la solution de ces questions ardues, éclairées par une masse considérable de faits et travaillées avec d'autant plus d'ardeur qu'elles influent directement sur le choix des agens thérapeutiques, que nous paraissent s'opposer et se combattre les deux théories de MM. J. Guérin et Bouvier. Mais telle est la délicatesse de ces débats, entre deux hommes instruits qui n'ignorent ni l'un ni l'autre les conditions des problèmes, qu'avec les concessions mutuelles, nécessitées par la nature et les complications des phénomènes, il devient souvent, dans le détail, impossible de reconnaître entre eux des différences qu'il est probable qu'eux-mêmes ne pourraient pas toujours établir.

Les deux phénomènes essentiels de la difformité étant reconnus, la plus grande obscurité règne sur leurs causes. Dès le temps d'Hippocrate, on avait attribué le pied-bot à la position forcée du fœtus dans un utérus trop étroit; cette opinion, soutenue par Glisson, Camper et Chaussier, paraît, à M. Bouvier, sans fondement dans certains cas. Le peu d'abondance du liquide amniotique a été signalé dans un cas par Bruckner, comme la cause du pied-bot varus, et MM. F. Martin et Cruveilhier ont cru en reconnaître de semblables. Dans cette théorie, la déviation est le résultat de la situation normale du pied long-temps prolongée; les muscles qui correspondent à la concavité de la courbure devant se développer proportionnellement trop courts, et ceux qui correspondent à la convexité relativement trop longs.

Jærg (1806) est le premier qui ait précisément attribué le pied-bot congénial à la contraction de certains muscles sous l'influence d'une affection nerveuse. De cette théorie se déduisaient deux formules, le raccourcissement dans un cas, pouvant être produit par excès d'innervation des muscles contractés, et dans l'autre cas, par diminution ou paralysie dans les muscles antagonistes.

D'Ivernois professait plus particulièrement la première opinion et Delpech la seconde; mais en réalité toutes deux peuvent trouver leur application suivant les cas. C'est à cette même théorie que se rapportent les pieds-bots produits par les affections convulsives, signalées par Jalade-Lafond, Rudolphi et Béclard.

Au reste, dans l'état actuel de la science, il ne peut guère rester de doutes sur l'influence des affections convulsives comme causes de déviations congéniales ou acquises; des cas de rétraction de toute sorte, en nombre immense, aux membres et au tronc, produites journellement sous nos yeux par des convulsions succédant à des suppressions d'exanthèmes ou d'hémorrhagies, et à des lésions nerveuses traumatiques; le strabisme, le bégaiement et l'hérédité de ces affections; leur coïncidence si fréquente sur un même sujet, et parfois même la guérison de plusieurs d'entre elles par le traitement chirurgical d'une seule; tant de faits de diverse nature, qui se corroborent, nous paraissant mettre cette opinion hors de toute contestation. Quant aux déviations congéniales, il est une autre théorie à laquelle les travaux les plus récens d'embryogénie semblaient avoir donné quelque consistance, c'est celle des arrêts de développement. « Si, dit M. Bouvier (1), nous devons en croire les embryologistes, les pieds sont dans une extension complète quand ils commencent à paraître et, lorsqu'ils viennent à former un angle avec la jambe, ils restent d'abord contournés de manière que leur face plantaire regarde en dedans. Le pied équin pourrait donc résulter de la persistance de la première période, et le varus de celle de la seconde: c'est aussi ce qu'ont admis MM. Meckel, Breschet, Stoltz, I. Geoffroy-Saint-Hilaire, Walther, Burdach, etc. On explique par-là la coïncidence si fréquente des pieds-bots avec des anomalies qu'on rapporte à la même cause, comme des éventrations, l'acéphalie, l'anencéphalie, etc. Diverses imperfections des membres contournés, telles que leur excessive brièveté, l'absence d'un ou plusieurs orteils, la petitesse des pieds, indiquent aussi un défaut d'énergie de la force de formation, qui se rattacherait au même principe. »

(1) Mémoire sur la section du tendon d'Achille dans le traitement des pieds-bot, année 1838.

Telles sont les causes générales reconnues qui ont pour effet simultané les rétractions des muscles et les courbures des os sans altération de texture de ces derniers organes. Un dernier ordre de causes a rapport à ces altérations elles-mêmes lorsque l'os est primitivement affecté. Rien de plus simple que les rétractions qui surviennent consécutivement au rachitisme et à l'ostéomalacie; mais selon M. Bouvier, il existe une autre maladie des os, différente de celles-ci, encore inconnue dans sa nature étiologique, qui, d'après ce chirurgien, entraîne fréquemment l'atrophie ou la résorption du tissu osseux dans les points de pressions, et produit, en particulier, ces incurvations du rachis si fréquentes à la puberté chez les jeunes filles. C'est ce point d'étiologie où M. Bouvier considère la déviation comme primitive et M. J. Guérin comme consécutive à l'action musculaire, qui constitue le nœud d'opposition et la différence de traitement de la même maladie entre ces deux chirurgiens. L'objet essentiel du diagnostic consiste donc à établir s'il y a ou non rétraction, car du moment que ce fait est admis, comme le dit M. Bouvier lui-même, « que le raccourcissement des muscles et des ligamens soit primitif ou secondaire, qu'il dépende d'un excès de contraction d'une classe de muscles, ou du relâchement de leurs antagonistes, que le déplacement et la déformation des os suivent ou précèdent la rétraction de ces organes, toujours est-il, qu'une fois les parties fixées dans une position anormale, la condition de leur allongement se trouve dans la section des liens fibreux et musculaires qui les tiennent infléchies. » C'est précisément à cette indication que répond la sclérotomie.

ALTÉRATION DES TISSUS.

« Toutes les altérations anatomiques qui accompagnent les difformités, portent sur la généralité des organes, tissus et systèmes. On a donc à les suivre dans les os, les ligamens, les muscles, les vaisseaux, les nerfs, les viscères, et dans l'organisme entier, suivant que la difformité occupe une portion du squelette ou qu'elle envahit la totalité du corps. Chacun de ces élémens organiques éprouve, sous l'influence de la difformité, des changemens de forme, de dimensions, de direction et de texture. (1)

Altérations des muscles résultant de la contraction permanente.

Nous empruntons à M. J. Guérin les formules claires et précises qu'il a données sur cette matière. 1° « Dans toutes les difformités anciennes les muscles, au lieu de continuer leurs rapports primitifs avec la portion du squelette déviée, tendent à se raccourcir et à se diriger en ligne droite entre leurs deux points d'insertion. »

2° « La transformation des fibres est graisseuse ou fibreuse : graisseuse, dans les conditions ou les muscles sont frappés d'inertie; fibreuse, lorsqu'ils sont soumis à des tractions exagérées. » (Rapport de M. Double à l'Institut, pag. 10.)

La contraction permanente du muscle se présente dans deux états successifs, la contracture et la rétraction nettement distinguées par M. J. Guérin.

(1) Vues générales sur l'étude scientifique du système osseux, page 31 Paris, 1840.

« La *contracture*, dit l'auteur, c'est le raccourcissement spasmodique du muscle, c'est le plissement permanent de ses fibres sans altération notable de sa texture, de manière que, en étendant le muscle contracturé, on lui rendrait tous les caractères normaux.

La *rétraction* au contraire, c'est cet état de raccourcissement produit d'abord par la contracture, mais dans lequel la texture du muscle a subi consécutivement des altérations profondes en raison de sa tension extrême et de son immobilité prolongée... Cette distinction entre la contracture et la rétraction n'est donc pas nominale, elle est essentielle, elle exprime deux états foncièrement différens et qui appellent deux systèmes de traitement différens. La simple contracture permet d'obtenir l'allongement immédiat du muscle par les moyens propres à l'effectuer : l'extension, le massage, les frictions, etc.; tandis que la véritable rétraction, le raccourcissement avec dégénérescence fibreuse, implique l'impossibilité du retour des muscles à leur longueur normale, ou l'impossibilité d'une élongation mécanique suffisante; par conséquent appelle le secours de l'instrument tranchant » (loc. cit. pag. 73).

Altération des tissus autres que les muscles.

Système osseux. « La portion du squelette qui est le siége de la difformité tend à s'atrophier, à diminuer de longueur et de volume; ce résultat varie suivant la nature, le degré, la variété de la difformité (Rap. page 10).

Système ligamenteux. Par suite de sa texture intermédiaire à celle des os et des muscles, il éprouve des transformations analogues à celles de ces deux tissus. « Comme les muscles, les ligamens se déplacent et se raccourcissent entre leurs points d'insertion rapprochés; au repos ils s'ossifient. »

Vaisseaux. « Les artères au lieu de s'adapter comme les muscles au degré de raccourcissement de l'espace qu'elles mesurent et par conséquent, au lieu de se porter en ligne droite suivant la direction des cordes et courbures, s'adaptent au contraire à ces courbures, les suivent, ou, si elles sont libres, deviennent flexueuses, et cela, d'autant plus que le trajet qu'elles avaient à parcourir est plus réduit » (Rap. pag. 10). Un autre fait plus important a rapport à la diminution de calibre des artères qui, dans les anciennes difformités, va quelquefois jusqu'à n'être plus que le tiers de leur volume primitif. Comme l'observe M. Guérin, ce phénomène rend parfaitement compte de la réduction en tous sens, de l'atrophie et de l'abaissement de température des membres atteints de difformité.

Système veineux. Les veines, quant à leurs trajets, suivent en général la même disposition que les artères; mais quant au volume et au nombre, le phénomène est inverse : par la dilatation générale des rameaux, le système veineux accuse un développement exagéré qui se traduit par la coloration violacée des parties affectées de difformité et la tendance des tissus à passer à la transformation graisseuse.

Système nerveux. Enfin, il est curieux de voir que, dans les grandes courbures, les cordons nerveux, probablement à cause de leur enveloppe fibreuse, diminuent la longueur de leur trajet, et tendent comme les muscles, quoiqu'à un moindre degré, à se diriger en ligne droite. Ainsi dans les déviations anciennes de la colonne vertébrale, la moelle décrit des courbures d'un plus grand rayon que le canal osseux, s'applique fortement contre les convexités intérieures du canal, correspondantes aux concavités à l'extérieur, et se creuse, par l'effet de la pression continue, un canal supplémentaire. Les nerfs sciatiques et cruraux affectent une tendance analogue dans les fortes courbures des membres.

De cet ensemble d'observations originales de M. J. Guérin, l'auteur déduit, parmi plusieurs autres, ces trois propositions générales qui résument toute sa théorie.

« 1° L'histoire des fonctions chez les sujets atteints de difformités du système osseux, constitue une physiologie humaine comparée, d'autant plus précieuse qu'elle se compose elle-même d'une collection d'états anormaux différens, dans lesquels la fonctionnalité est soumise à des conditions incessamment variées, et fournit à l'observateur autant de résultats qu'il y a de combinaisons de conditions (Rap. pag. 14).

« 2° Les causes essentielles des difformités possèdent une telle spécificité d'action, à l'égard des déformations auxquelles elles donnent naissance, que chacune de ces causes se traduit à l'extérieur par des caractères qui lui sont propres, et à l'aide desquelles on peut, en général, par la difformité diagnostiquer la cause, et par la cause déterminer la difformité; d'où il suit que la causalité essentielle est la seule vraie base de distinction pour la classification et le traitement des difformités (Rap. pag. 17).

« 3° Des deux formulent qui précèdent, se déduit naturellement celle qui suit : « La seule définition de la difformité donne immédiatement une anatomie, une physiologie, une thérapeutique spéciales, un immense cadre à remplir, une foule de problèmes intéressans à résoudre » (Vues génér. pag. 21).

Nous bornons ici les généralités extraites du beau travail de M. J. Guérin. Nous n'y avons emprunté que ce qu'il était nécessaire d'en connaître pour l'intelligence des faits, au point de vue chirurgical, nous réservant de consigner, dans l'anatomie philosophique, les lois générales si belles et si fécondes trouvées par ce médecin sur les modifications nombreuses et, en quelque sorte, les transformations que les difformités impriment à l'organisme.

THÉRAPEUTIQUE GÉNÉRALE DE LA DIFFORMITÉ.

Deux sortes de moyens sont employés : les appareils mécaniques et les sections de tissus scléreux.

1° APPAREILS MÉCANIQUES.

« Six conditions capitales président, dans l'opinion de M. J. Guérin, au choix des moyens applicables aux difformités, et décident des résultats que ces moyens produisent. Ces conditions sont : la cause essentielle, le degré, l'ancienneté, le siége, la direction et les particularités individuelles de l'âge, du sexe et de la constitution (Rap. cit., page 25).

Nous n'entrerons point dans le détail des divers appareils si variés que l'on emploie pour les rétractions des diverses parties du corps, il nous suffira d'indiquer les conditions générales qu'ils doivent remplir. C'est encore à M. J. Guérin que nous emprunterons ce que l'on peut dire de plus précis à cet égard.

Voici les principes posés par l'auteur et qu'il étend successivement du pied-bot à toutes les difformités.

« Ces principes sont les suivans : Briser les appareils en autant de points qu'il y a, dans le pied déformé, de brisures du squelette, c'est-à-dire de centres principaux de déformation; faire correspondre les centres des mouvemens de l'appareil à ceux du pied, ou des parties du pied à mobiliser, faire correspondre la plus grande somme d'action et la ligne d'action des machines, à la corde des courbures que la difformité décrit; concentrer l'action des forces sur le plus petit espace possible, et distribuer les points de préhension de l'appareil sur la plus grande étendue de surface possible: tels sont les principes qui ont servi de base aux différens appareils du pied-bot et qui ont réalisé la méthode de la flexion opposée à celle de la compression. Ces principes ont été généralisés dans leur application à toutes les machines orthopédiques; car toutes les difformités du squelette ont les mêmes conditions matérielles d'existence, les mêmes résistances à vaincre, les mêmes rapports à établir avec les machines, et toutes réclament les mêmes précautions; partout c'est un angle à ouvrir, une courbe à redresser, des brisures du squelette à mobiliser les uns sur les autres, et par conséquent partout ce sont des points de centre à circonscrire et des bras de levier à établir et à mouvoir autour de ces points; partout il faut produire beaucoup de résultats avec un peu d'efforts, c'est-à-dire distribuer le mieux les forces afin d'avoir le plus d'effets avec le moins de douleur. »

Les principes généraux de l'action des moyens mécaniques étant établis, le diagnostic du chirurgien consiste à déterminer à l'avance les effets qu'il peut en obtenir. L'action continue des appareils orthopédiques ayant réussi dans un grand nombre de cas à vaincre les contractures des parties molles, et à corriger ou même guérir presque complètement les courbures des os, on ne doit avoir recours aux sections scléreuses qu'autant qu'elles sont jugées indispensables, mais, en thèse générale, c'est dans l'emploi combiné de ces deux moyens, les sections d'abord quand il y a rétraction, puis l'appareil pour obtenir la cicatrisation dans la position convenable, que l'on trouve les ressources les plus efficaces.

2° SECTIONS SCLÉREUSES. — RÈGLES GÉNÉRALES.

La ténotomie, quoique importante dans ses résultats, ne se composant toutefois, au point de vue opératoire, que de manœuvres très simples, toujours à-peu-près les mêmes, et qui, moyennant quelques modifications empruntées des conditions anatomiques des parties, trouvent partout leurs applications, il n'est pas nécessaire ici, comme pour les ligatures d'artères, où les conditions locales sont si exigeantes, de décrire dans chaque lieu des procédés qui ne seraient qu'une répétition perpétuelle d'une formule générale; l'essentiel est de tracer cette formule, sauf à indiquer les petites différences qui sont nécessitées pour chaque genre de section en particulier.

Méthode générale opératoire.

Aujourd'hui il n'existe plus, en réalité, qu'une seule méthode, c'est celle dite *sous-cutanée*, qui a pour objet, en faisant glisser obliquement l'instrument sous la peau, d'éviter l'introduction de l'air dans la plaie. Dans tous les procédés modernes, dont les différences, entre les auteurs, sont à peine sensibles, l'opération se compose de plusieurs temps : 1° la tension des parties sur lesquelles on opère; 2° la ponction de la peau avec un instrument quelconque ressemblant plus ou moins à une lancette aiguë; 3° la section du tendon ou du muscle; 4° la réunion.

Appareil instrumental. Il ne serait pas moins inutile que fastidieux de présenter l'énumération des innombrables instrumens, imaginés par une vingtaine d'auteurs différens, pour pratiquer la ténotomie. Il nous suffit de constater que tout cet échafaudage se réduit à deux petites lames : l'une aiguë, à double tranchant, c'est la lancette à ponction, et l'autre à pointe mousse et à tranchant simple, pour diviser le tendon ou le muscle, c'est le ténotome ou myotome. Cela posé, on comprend toutes les variétés de forme qu'ont pu revêtir ces instrumens, suivant le besoin, le caprice ou l'illusion des auteurs; chacun d'eux, en outre, en possède plusieurs séries de dimensions différentes, proportionnellement au volume des parties à diviser.

Premier temps. Tension des parties. La première condition, dans toute section tendineuse ou musculaire, est de tendre la partie sur laquelle on opère pour la faire saillir, comme une corde, sous la peau, par l'écartement des points d'attache. Un aide est chargé de cette fonction pour les membres et le cou; la meilleure manière d'opérer la tension est de disposer la partie comme pour lui rendre sa position normale. Pour les sections des muscles du dos en particulier, M. Guérin fait exécuter au malade le mouvement d'extension du tronc.

Deuxième temps. Ponction. MM. Duval, Scoutetten et Dieffenbach, qui n'ont recours qu'à un seul instrument aigu, se contentent de perforer la peau obliquement pour arriver sur le tendon. M. Bouvier fait préalablement une piqûre à la peau avec une petite lancette d'une forme particulière (Planche N, fig. 16). La pointe de l'instrument traverse la peau perpendiculairement à un centimètre environ du tendon, puis le ténotome introduit par cette plaie et glissé parallèlement sous la peau jusque sur la corde qui doit être divisé. M. J. Guérin procède d'une manière un peu différente et qui permet un trajet sous-cutané beaucoup plus long (Planche H, fig. 1 et 2). Rassemblant d'abord les tégumens sur l'un des côtés du tendon, entre le pouce, l'indicateur et le médius de chaque main, il forme un pli cutané perpendiculaire, le plus élevé qu'il lui est possible; puis, donnant à tenir à un aide le côté du pli qu'il tenait de la main droite, de cette main il fait d'abord la ponction de la peau avec sa lancette, la retire et sans désemparer y substitue le ténotome qu'il glisse jusque sur le tendon : le pli cutané étant alors abandonné, retombe et vient recouvrir le talon arrondi du ténotome. Quand la partie sur laquelle on opère a une large surface, la plaie cutanée peut se trouver ainsi éloignée du lieu de la section par un trajet de trois à quatre centimètres. Cette condition est importante pour que les surfaces divisées se trouvent absolument hors du contact de l'air.

Troisième temps. Section. Elle se pratique de deux manières, soit de la surface vers la profondeur, *section sus-musculaire* ou *tendineuse;* soit de la profondeur vers la surface, *section sous-musculaire* ou *tendineuse.* Quand c'est la première qui doit être pratiquée, le ténotome ayant été introduit à plat, le doigt indicateur gauche de l'opérateur, presse légèrement sur le talon arrondi de l'instrument, en sens inverse de sa marche, pour empêcher l'introduction de l'air. Au moment d'opérer, il ne s'agit plus que de retourner le tranchant en bas vers le tendon ou le muscle; et alors, suivant que la corde à couper est plus ou moins épaisse, la section s'en opère ou par une simple pression en retirant l'instrument, ou par de petits mouvemens de va-et-vient analogues à ceux d'une scie, et dans tous les cas, par la pression médiate de l'indicateur gauche sur le dos de la lame. Un bruit de craquement, semblable à celui d'une corde qui se rompt, indique en général aux assistans que la section est terminée. Mais il existe deux autres signes plus importans : c'est un vide produit par l'écartement des bouts divisés, entre lesquels l'extrémité du doigt s'introduit en déprimant la peau, et enfin la facilité de faire produire au membre l'espèce de mouvement auquel s'opposait la corde que l'on vient de couper. L'opération terminée, M. Guérin en particulier, à mesure qu'il retire l'instrument, le suit en arrière en comprimant avec le doigt indicateur le long du trajet fistuleux, pour exprimer de la plaie le sang et les bulles d'air qui ont pu s'introduire, de manière que, aussitôt que la pointe de l'instrument se dégage au dehors, le doigt ferme immédiatement la plaie. Si pourtant il survient une petite hémorrhagie, on évacue le sang à mesure en l'amenant de la profondeur vers l'orifice de la plaie, avec les doigts des deux mains qui se succèdent et se suppléent sans jamais interrompre la pression.

Si la section doit être sous-musculaire, l'instrument reposant d'abord à plat au-dessus du tendon, on le retire un peu à soi et on en dirige la pointe au dehors, en s'aidant de l'indicateur, de manière à contourner au plus près le tendon vers soi, pour faire glisser cette pointe sous l'autre face. Il est important dans cette manœuvre de toujours sentir le tendon sur lequel on agit, pour ne pas ramasser sur la lame quelque autre partie, un nerf, par exemple, qui se trouverait coupé avec le tendon. Ainsi donc, si l'opérateur n'était pas certain de sa manœuvre, au lieu de couper, il vaudrait mieux replacer la lame à son point de départ en dessus, pour recommencer de nouveau à contourner au plus près le tendon avec les précautions convenables.

La section sus-musculaire, plus simple et plus prompte, s'emploie de préférence toutes les fois que l'on n'a point à craindre, en appuyant, de blesser une artère ou un nerf, et c'est pour en rendre les applications plus fréquentes que M. Guérin a courbé la lame de ses ténotomes en forme de petit sabre. La section sous-musculaire est préférée, lorsque la partie à couper ayant une grande étendue, la surface profonde garnie de vaisseaux et nerfs n'offre, en outre, qu'un plancher mou qui ne permet pas de diriger méthodiquement la pression, comme, par exemple, la section du sterno-cléido-mastoïdien et des tendons du long fléchisseur superficiel au poignet.

Quatrième temps. Réunion. Rien de plus simple que ce dernier temps opératoire. L'indicateur gauche devant, comme nous l'avons dit, fermer l'orifice de la plaie aussitôt que le ténotome s'en dégage. Il ne s'agit plus que de substituer à ce doigt une bandelette de diachylon.

Muscles à diviser.

Dans tous les genres de rétraction, quel qu'en soit le siége, les muscles à diviser sont, en théorie, ceux, dit M. Guérin, qui tiennent la déformation sous leur dépendance. En pratique, on les reconnaît à ce qu'ils sont les plus tendus et les plus courts. Le lieu d'élection, pour les couper, est naturellement celui où ils font le plus de saillie sous la peau, l'opération dans ce point en étant plus facile, outre que l'on a moins à craindre de léser les organes sous-jacens. Toutefois cette règle n'est pas sans exception, et dans certains cas, au lieu de diviser tel tendon auprès de son insertion mobile en saillie, on obtient un meilleur résultat de la section au voisinage de l'insertion fixe. Tel est, par exemple, le cas du fessier supérieur (abducteur de la jambe). Mais comme il y a souvent plusieurs muscles rétractés, pour éviter de diviser mal-à-propos les cordons qui auraient pu être ménagés, il faut commencer par celui qui est la cause la plus directe de l'espèce de déviation produite, puis se rendre compte du résultat produit en essayant, sans trop d'effort, de ramener la partie à sa position normale. L'arrêt, s'il s'en présente, et la saillie des cordons qui empêchent le retour complet de la partie à sa direction, indiquent quels sont les nouveaux tendons à couper. Ces tâtonnemens, au reste, ne sont nécessaires que dans les cas très complexes, car dans les circonstances ordinaires, la théorie des difformités est aujourd'hui assez avancée pour qu'on puisse déterminer à l'avance toutes les parties qu'on devra couper. Enfin quand la déviation est complexe, comme il arrive si souvent, une adduction avec une flexion, une abduction avec une extension, etc., les sections doivent commencer par ceux des tendons qui concourent à l'un et l'autre mouvement et surtout à celui des deux qui est le plus prononcé. Au reste, dans tous les cas, le chirurgien ne doit point se proposer d'obtenir le redressement complet de la partie difforme, ce qui l'engagerait à pratiquer de proche en proche une série de sections inutiles. Lorsque les sections véritablement indispensables ont été pratiquées, le reste doit être obtenu par l'emploi des appareils, l'exercice habituel de mouvemens convenables et surtout par l'action du temps, conditions indispensables pour modifier les déviations du squelette qui, primitives ou secondaires, une fois qu'elles existent, n'en agissent pas moins sur tout l'ensemble comme une cause fixe et permanente de rapports organiques vicieux.

SECTIONS PARTIELLES.

MEMBRE ABDOMINAL.

PIED-BOT (Planches H, I, J, K).

On appelle du nom générique de pied-bot, toutes les déformations du pied dans son ensemble congéniales ou acquises. On en distingue quatre variétés anatomiques, *l'équin* (1), *le varus* (2), *le valgus* (3), *le talus*. Dernièrement, M. J. Guérin, a établi une cinquième variété qui est *le plantaire*. Ces cinq formes primitives sont plus ou moins susceptibles de se combiner ensemble par deux ou trois, de manière à former des variétés mixtes, les plus nombreuses de toutes, d'après la proportion différente de chacun des élémens dont elles se composent. Le pied-bot en, général, est de toutes les difformités la plus commune : on estime qu'il se présente à l'état congénial, chez un individu sur mille. Quant à la fréquence proportionnelle de ces variétés, le varus est de tous le plus commun. L'équin ne se présente, dit M. Phillips, proportionnellement au varus environ que :: 1 : à 10; le valgus est encore moins commun; enfin le talus et le plantaire sont les plus rares.

(1) Pes equinus, pied de cheval.
(2) Varus ou barus de Βαρύς, pesant, lourd.
(3) Courbé, cagneux (PLAUTE).

Pour établir en quelques mots la principale différence des pieds-bots, nous ne pouvons mieux faire que de citer les proportions établies à cet égard par M. J. Guérin. (1)

« 1° Le pied-bot congénital est le résultat de la rétraction musculaire convulsive des muscles du pied et de la jambe.

« 2° L'affection convulsive qui détermine la rétraction ou contracture musculaire peut aller jusqu'à paralyser un ou plusieurs muscles de la jambe, la rétraction et la paralysie n'étant pour moi que deux degrés différens du même état pathologique. Lorsqu'il n'y a que simple contracture, le muscle, arrêté plus tard dans son développement, ne peut suivre qu'incomplètement le développement du squelette; d'où l'accroissement de la difformité pendant la croissance de l'individu; lorsqu'il y a paralysie, le muscle tend à s'atrophier et n'oppose qu'une faible résistance à l'action de ses antagonistes rétractés ou restés à l'état normal.

« Les différentes formes anatomiques ou variétés du pied-bot, tels que le pied *équin*, le *varus*, le *valgus* et le *talus*, sont le résultat de la rétraction, siégeant spécialement dans tel ou tel muscle, ou de la rétraction de certains muscles avec la paralysie complète ou incomplète de certains autres, en sorte que la direction d'action des muscles rétractés détermine la direction et la forme du pied. C'est ainsi que le pied *équin* résulte de la rétraction des jumeaux et soléaire, et fléchisseurs des orteils; le *varus*, de la rétraction du jambier antérieur; le *valgus*, de la rétraction du péronier antérieur et des péroniers latéraux; le *talus*, de la rétraction du jambier antérieur, des extenseurs des orteils et du péronier antérieur, avec paralysie et atrophie des jumeaux et soléaire.

« C'est encore ainsi que ces formes primitives peuvent se combiner entre elles et offrir encore d'autres élémens, tels que l'enroulement du pied, l'adduction et l'abduction exagérées, tous effets de la rétraction siégeant à différens degrés dans les muscles jambier postérieur, adducteur du gros orteil, péroniers latéraux et pédieux, etc.

« 4° Les conséquences thérapeutiques résultant de l'étiologie du pied-bot, que j'ai établie, et des applications que j'en ai faites aux différentes variétés anatomiques de cette difformité, sont : que l'on doit, dans le cas d'insuffisance des moyens mécaniques et généraux, faire la section des tendons des muscles rétractés, déterminant chaque forme du pied-bot : contre l'équinisme, le tendon d'Achille; contre le *varus*, le tendon du jambier antérieur; contre le *valgus*, le péronier antérieur; contre l'enroulement ou courbure suivant le bord interne, l'adducteur du gros orteil; contre l'adduction forcée du pied, le jambier postérieur; contre l'abduction forcée, les péroniers latéraux; et la section simultanée des tendons de ces muscles, suivant la simultanéité de leur rétraction dans les différentes combinaisons de forme que présente le pied-bot.

« 5° Ces indications résultant d'une analyse étiologique rigoureuse, résultent encore directement d'une expérience long-temps répétée : j'ai fait, en effet, la section de tous les tendons des muscles indiqués, et toujours j'ai remédié par cette opération aux élémens de difformités qu'ils avaient concouru à déterminer. »

De ce qui précède, concernant l'étiologie et le traitement chirurgical des variétés simples, se déduisent naturellement les considérations qui ont rapport aux cas les plus complexes. Au lieu de présenter, comme quelques auteurs, les modifications de chaque forme d'après les dénominations vagues de premier, second, troisième degré, il nous paraît plus convenable d'en donner l'énumération d'après des caractères anatomiques et physiologiques.

1° *Pied équin.* Le pied en extension exagérée permanente, ou faisant suite à l'axe de la jambe, les orteils légèrement relevés, constitue l'*équin simple* produit par la rétraction du triceps sural (Pl. H, fig. 3). Le pied alors pose sur les articulations métatarso-phalangiennes, les orteils à plat. L'équin direct peut se trouver modifié par la rétraction des orteils ou dans le sens de l'extension (Pl. I, fig. 1), ou dans le sens de la flexion (Pl. J, fig. 6). Dans le premier cas, outre le triceps sural, il peut être nécessaire de couper l'un des longs extenseurs ou les deux; dans le second, la section devra comprendre les deux fléchisseurs et l'aponévrose plantaire. Cette dernière variété de pied équin, où la rétraction occupe à-la-fois les extenseurs du pied et les fléchisseurs des orteils, agissant concurremment, peut aller jusqu'à produire le renversement complet du pied qui repose sur la face dorsale tarso-métatarsienne, la face plantaire étant tournée directement en haut. C'est le cas de mademoiselle Élisa G. (Pl. J, fig. 6, 7, 8), guérie par M. J. Guérin, sous les yeux de l'Académie des sciences. Enfin, si, dans le pied équin, il y a inclinaison de la plante du pied en dedans, de manière que le pied pose obliquement en partie sur le bord externe, c'est l'*équin varus*.

2° *Pied varus.* Le varus simple est caractérisé par le relèvement du bord interne du pied. L'organe alors appuie sur son bord externe, la face plantaire étant tournée directement en dedans (Pl. I, fig. 3). Si, en même temps, il y a un commencement d'extension du pied, c'est un *varus équin* (Pl. I, fig. 2). Dans le varus équin, comme dans l'équin varus, il y a rétraction des jambiers antérieur et postérieur, en même temps que du triceps sural, excepté que la rétraction des jambiers prédomine dans le varus équin et celle du triceps sural dans l'équin varus. Enfin, le varus peut devenir plus composé, lorsqu'à la rétraction des muscles précédens s'ajoute celle des fléchisseurs des orteils et même de l'adducteur du gros orteil (Pl. I, fig. 4).

3° *Valgus.* Le caractère de ce pied-bot consiste dans l'élévation externe du pied, dont la plante se tourne en dehors, l'organe appuyant sur son bord interne. Ici les muscles rétractés sont les trois péroniers; mais aussi le valgus peut s'accompagner ou d'un mouvement d'extension du pied produit par le triceps sural (Pl. K, fig. 1), ou au contraire d'une flexion de cet organe causée par la rétraction des extenseurs (Guérin, *loc. cit.*, pag. 42).

4° *Talus* (Pl. K, fig. 5). Le talus est l'opposé du pied équin, c'est-à-dire que le pied est direct à l'état d'extension permanente, le talon étant abaissé et l'extrémité métatarso-phalangienne élevée. Souvent, dans ce cas, le talon est d'un très grand volume, tandis que presque toujours l'avant-pied est amaigri. Les muscles rétractés, dans le talus, sont les extenseurs propres et communs des orteils, le péronier antérieur et parfois le court extenseur ou pédieux.

5° *Plantaire.* Cette dernière forme de pied-bot, trouvée récemment par M. J. Guérin, consiste dans une rétraction des muscles de la face plantaire du pied, qui élève la voussure dor-

(1) Mémoires sur les variétés anat. cong. du pied-bot. 1839, page 7 et suivantes.

sale de l'organe en diminuant sa longueur. Le pied-bot plantaire peut s'accompagner d'inclinaisons du pied, en dehors ou en dedans, qui constituent les variétés planto-varus et planto-valgus. Nous n'avons pu dessiner les faits de cette nature, M. Guérin se les étant réservés pour les publier lui-même.

De tout ce qui précède il résulte : 1° que les variétés de pied-bot ne font que représenter les mouvemens naturels du pied rendus permanens par la rétraction convulsive des muscles qui les opèrent; 2° que ces difformités, quand elles ne sont pas trop anciennes, peuvent être, jusqu'à un certain point, guéries par l'allongement, ou en d'autres termes, par la section des muscles qui les ont produites, et la cicatrisation en situation normale dans un appareil approprié; 3° que presque tous les muscles du pied ou ceux de la jambe, par leurs tendons, peuvent se trouver rétractés dans l'une quelconque des variétés de pied-bot, et par conséquent sont sujets à être divisés, au besoin, avec un ou plusieurs des muscles du groupe musculaire dont ils sont synergiques; 4° que les causes de non-réussite, et par conséquent de contre-indications pour opérer dans les cas les plus graves, sont : d'une part les courbures et les déformations du squelette ostéologique et syndesmologique, ayant pour effet les subluxations des os, leur hypertrophie dans les sens des convexités, et leur atrophie dans le sens des concavités, le tout maintenu en position fixe par des modifications appropriées dans leurs appareils ligamenteux. D'autre part, l'allongement et l'atrophie par le repos des muscles antagonistes de ceux qui ont été rétractés, cette dernière cause n'empêchant pas le redressement du membre, mais pouvant amener des récidives de la déformation, lorsqu'après la cicatrisation les muscles primitivement rétractés ont recommencé d'agir.

Traitement mécanique du pied-bot.

Il y a quelques années qu'on n'avait pas encore d'autre mode de traitement que l'emploi des appareils; aussi n'obtenait-on de guérison que chez les enfans en très bas âge; ce n'est que peu-à-peu qu'on a commencé à pratiquer d'abord la section du tendon d'Achille, puis successivement celle des autres tendons, modification puissante qui a permis d'obtenir des guérisons à un âge plus avancé, et même des améliorations très sensibles chez l'adulte. Toutefois, l'application de la ténotomie n'a point fait abandonner l'emploi des machines, qui n'en est pas moins nécessaire pour obtenir le redressement et la cicatrisation en position convenable. Nous ne pouvons entrer à cet égard dans des détails très circonstanciés ; il nous suffira d'indiquer les règles générales.

Ces appareils, dit M. Phillips, doivent être résistans et inflexibles, afin de ne pas céder à la force musculaire. Ils doivent être construits mécaniquement, de telle sorte ou composés de telle substance, qu'ils puissent se mouler exactement sur la forme du pied, quelles qu'en soient les irrégularités. Mais l'appareil, une fois posé, réclame encore une attention de tous les instans.

Après quelques jours, d'une part les liens se relâchent, et de l'autre, le pied cédant à la pression de l'appareil diminue de volume, et se trouvant plus ou moins libre dans un espace devenu relativement trop vaste, tend à reprendre sa déviation première. Il est donc essentiel de visiter fréquemment l'appareil, pour resserrer journellement ou combler les vides, de manière à maintenir, sans interruption, une compression toujours la même dans la situation voulue. Il est inutile de dire qu'ici, comme dans tous les appareils de fracture et de luxation, la régularité et le degré de la pression doivent être surveillés attentivement, pour ne pas donner lieu à des engorgemens et à des eschares.

En thèse générale, quelle que soit l'espèce de difformité, il s'agit de rétablir le pied dans sa position normale, c'est-à-dire de le replacer dans l'axe de la jambe, à angle droit avec cette dernière. De même que dans les appareils de fracture, les élémens des appareils doivent donc être : 1° une semelle simple ou brisée; 2° une ou deux attelles latérales. Ces pièces sont articulées à charnière, de manière à permettre des inclinaisons variées, et devront être fixées au membre par des liens sur le coude pied et au voisinage des genoux.

Ainsi donc, pour le pied équin, il suffira que la semelle permette un mouvement à angle droit, c'est-à-dire de flexion et d'extension que l'on puisse arrêter à tout angle quelconque. Pour le pied varus, à la semelle doit s'adapter une attelle externe, mobile dans le sens vertical, qui commande le mouvement d'élévation du bord externe du pied dont la semelle elle-même dirige la flexion et l'extension. Pour le valgus, enfin, l'attelle mobile doit se transporter le long de la face interne de la jambe pour forcer, à l'élévation du bord interne du pied, la semelle agissant comme dans les deux autres cas. Ces données générales étant bien comprises, il est facile, à tout chirurgien intelligent, de mettre en usage l'un des appareils connus ou d'en composer un au besoin. Enfin, d'après les mêmes principes, on peut en décomposant par l'analyse les élémens de difformité les plus complexes, satisfaire aux indications que présenteraient les cas de difformités les plus singulières, comme il s'en présente dans la pratique.

Nous ne citerons plus que pour mémoire, la sabot de Venel, la machine de Scarpa et celles de M. Delpech auxquelles aujourd'hui, MM. Duval, Bouvier et Guérin, substituent des appareils plus perfectionnés. Un autre moyen, imaginé par M. Dieffenbach, a été employé par ce chirurgien et par M. Guérin; c'est le plâtre coulé autour du membre que l'on a ramené, autant que possible, dans sa position normale. Toutefois, comme ce mode de contention est inflexible et brutal, il exige d'autant plus qu'on en surveille les effets. Pour vérifier de temps à autre l'état des tissus comprimés, à l'aide d'un ciseau, on brise avec le plus de ménagement possible une partie du moule, et alors, si la pression du plâtre avait donné lieu à quelques lésions, engorgemens, ecchymose, etc., il faudrait se hâter d'enlever l'appareil pour se conduire ultérieurement suivant l'indication qu'il y aurait à remplir. Si au contraire les tissus sont trouvés parfaitement sains, mais que des vides se soient formés, on les remplit en y coulant de nouveau plâtre liquide. Ajoutons, en dernier mot, quant à ce mode de traitement, qu'il faut imiter dans ce procédé ce qui se pratique par les appareils à courroies, c'est-à-dire que le membre diminuant graduellement de volume, et pouvant reprendre peu-à-peu sa position normale, il faut, de temps en temps, briser le moule en entier pour en couler un autre; la guérison ne pouvant s'obtenir que par une succession de moulages qui représentent tous les états de forme et de direction intermédiaires, depuis la difformité première jusqu'à la guérison ou au moins le degré d'amélioration possible.

Quant à la *ténotomie du pied-bot*, il nous paraît inutile d'entrer, à cet égard, dans des descriptions de procédés qui seraient surabondant pour des opérations si simples, les formules générales opératoires que nous avons données précédemment suffisant à toutes les applications, et en outre les petites modifications spéciales qui appartiennent à des lieux différens se trouvant traitées avec tout le détail convenable, en regard des opérations elles-mêmes, dans les explications de planches.

SCLÉROTOMIE DE L'ARTICULATION DU GENOU. (Pl. M).

Les rétractions des tissus fibreux, tendons et ligamens, au pourtour de l'articulation fémoro-tibiale, se produisent sous l'influence de causes très différentes. Tantôt ce sont les muscles eux-mêmes, atteints de contracture convulsive, qui sont primitivement affectés : la subluxation articulaire et la rétraction des ligamens ne sont, alors, que consécutives. Tantôt c'est une maladie de l'articulation elle-même, tumeur blanche, phlegmasie chronique, induration de cause arthritique, etc., réunies vaguement, par quelques auteurs, sous la dénomination impropre de fausse ankylose angulaire, qui a produit la subluxation de l'articulation, et par suite la rétraction des tissus fibreux, ligamens et capsules, et celle des tendons des muscles situés dans le sens de la concavité. Il y aura donc au genou trois genres d'inclinaisons ou courbures permanentes du membre : 1° la demi-flexion dans laquelle se présentent rétractés tous les fléchisseurs; en dehors, le biceps; en dedans, les couturier, droit interne, demi tendineux, demi membraneux; au milieu, le ligament postérieur articulaire; 2° la subluxation, en dedans, entraînant la courbure et la rétraction du ligament externe et du biceps en dehors, avec allongement et affaiblissement des muscles internes; 3° la subluxation en dehors, mais beaucoup plus rare, caractérisée par la courbure en dedans, avec rétraction des muscles internes, et allongement des groupes musculaires de la face opposée. De ces trois formes principales, la plus commune est la demi-flexion permanente avec concavité sur la face externe qui constitue le genou cagneux. Les difformités de l'articulation du genou constituent, au point de vue thérapeutique, un problème beaucoup plus complexe que le pied-bot. En général, quand il y a pied-bot, le genou présente une difformité correspondante pour l'harmonie du mouvement dans une station vicieuse forcée; mais les difformités du genou, surtout quand elles sont acquises et le produit d'une maladie articulaire, s'offrent sans qu'il y ait difformité du pied. Ces affections se présentant fréquemment après la puberté chez l'adulte, et même à un âge avancé, n'offrent quelque chance pour la guérison, qu'autant qu'elles sont toutes récentes; car, après une ou plusieurs années, il existe, pour les divers tissus, des altérations forcées de forme, de volume, de direction et même de texture qui rendent toute modification impossible. Les condyles du fémur s'aplatissent sur les points de pression et s'atrophient sur les autres; les cavités du tibia se creusent, la rotule s'atrophie et contracte des adhérences solides avec l'un ou l'autre condyle, ou s'enclave entre les deux; les ligamens immobiles s'ossifient. Enfin, suivant un fait d'anatomie pathologique, observé par M. Chassaignac, les vaisseaux, l'artère poplitée surtout, se raccourcissent au point qu'il pourrait y avoir du danger à en forcer l'allongement. Toutes ces considérations montrent qu'il faut apporter la plus grande réserve, non-seulement à opérer la sclérotomie, mais même à pratiquer avec violence le redressement du membre par des machines, dans la crainte bien fondée de produire des ruptures et une suite d'accidens funestes.

Traitement chirurgical.

Deux méthodes ont été mises en usage pour redresser les déviations du genou. Dans l'une et l'autre, on pratique préalablement la section des tendons et des ligamens rétractés; puis l'on s'efforce de ramener le membre à sa position normale; mais elles diffèrent en ce que, dans la méthode la plus ancienne, et qui a prévalu comme la plus raisonnable, on n'agit qu'insensiblement par le secours d'une machine dont on gradue la puissance; tandis que, dans l'autre, on procède brusquement avec violence pour obtenir un effet instantané. Michaëlis, en 1809-10, paraît être le premier qui ait fait la section de quelques-uns des tendons fléchisseurs de la jambe. MM. Dieffenbach et Stromeyer ont réitéré la même opération en 1830. M. Duval est le premier (1837) qui ait coupé tous les tendons du jarret, et son exemple a été suivi par M. Bouvier (1838).

Le redressement brusque, à l'aide d'une machine, a été employé, pour la première fois, en 1837, par M. Louvrier, en ramenant violemment le membre dans l'extension; mais cette méthode n'a eu que de mauvais résultats.

M. Dieffenbach, en pratiquant la même méthode, a changé le sens du mouvement; il commençait par détruire les adhérences solides des articulations, en exagérant, avec violence, la flexion du membre et n'en pratiquait qu'ultérieurement l'extension. Quoique, suivant le témoignage de M. Phillips, qui l'aurait pratiquée lui-même, cette méthode soit censée avoir eu de bons résultats, nous croyons, jusqu'à plus ample informé, que le redressement gradué est infiniment préférable.

Section des tendons.

Procédés opératoires. M. Dieffenbach fait placer son malade à genou sur une chaise, soutenu dans cette position par un aide : un second aide fixe d'une main la cuisse du malade, et de l'autre main appuie sur la jambe et le pied pour faire saillir les tendons raccourcis. Insinuant alors à plat, sous la peau, son ténotome en forme de canif, Dieffenbach coupe de la profondeur vers la surface, les tendons des demi tendineux, demi membraneux, puis, sur l'autre côté, divise le biceps. Les sections tendineuses étant pratiquées, supposé que celles du droit interne et du couturier ne soient pas jugées nécessaires, l'opérateur fait presser sur le membre pour en opérer l'extension. Ordinairement le mouvement se trouve arrêté par des brides tendineuses et aponévrotiques, reconnaissables à leur saillie, et que l'on coupe également à mesure qu'elles se présentent. Lorsque le mouvement d'extension est devenu libre, le chirurgien commence à faire mouvoir l'articulation dans le sens de la flexion pour détruire également les adhérences pathologiques en ce sens; puis, s'emparant lui-même des deux extrémités du membre, il le fait mouvoir jusqu'à produire une flexion exagérée : le membre ensuite est placé dans l'appareil. Pendant ces manœuvres, il se produit dans l'articulation des bruits de craquement très forts, mais dont, assure l'auteur, il ne faut pas s'effrayer, aucun accident inflammatoire n'étant survenu après ces tentatives dans un grand nombre de cas. Malgré cette assertion, nous croyons pourtant qu'il faut apporter la plus grande réserve dans les manœuvres, et qu'il vaut mieux procéder avec plus de précautions et de lenteur, pour éviter des déchirures. Tel est le procédé original dont ceux des chirurgiens français sont des modifications.

Procédé de M. Duval. Le malade est couché sur le ventre, position, selon nous, infiniment plus convenable, et adoptée depuis par tous les chirurgiens. Le membre étant mis dans la plus forte extension possible, le chirurgien, pour les sections, se guide sur la saillie que forment les tendons, en commençant par celui dont le relief est le plus apparent : c'est ordinairement le biceps, puis le demi tendineux, et enfin, le demi membraneux. Pour éviter la lésion des vaisseaux et des nerfs, l'instrument est introduit du creux du jarret vers l'extérieur, de manière à laisser tout d'abord le faisceau vasculaire en arrière de la lame; une seule piqûre suffit pour la section des deux tendons internes.

Procédé de M. Bouvier. La position du malade étant la même, les manœuvres, pour les sections, sont un peu différentes. M. Bouvier pique préalablement la peau avec sa lancette, mais pour chaque tendon, à deux ou trois millimètres sur le bord extérieur, c'est-à-dire sur le bord externe pour le biceps, et le bord interne pour les demi tendineux et demi membraneux. Le ténotome est ensuite introduit à plat, comme nous le savons, mais le doigt indicateur de la main gauche déprime les chairs sur le bord opposé du tendon pour refouler les organes sous-jacens et limiter la profondeur à laquelle la pointe doit pénétrer. Cette précaution est surtout indispensable pour la section du biceps où il s'agit d'éviter la lésion du nerf sciatique poplité externe. Coupant alors de la surface vers la profondeur, l'opérateur divise d'un seul coup le tendon du biceps et le faisceau de sa courte portion, et, à deux reprises différentes, les tendons demi tendineux, demi membraneux.

Le procédé de M. Guérin ne diffère pas sensiblement de celui qui précède. Nous renvoyons, en ce qui le concerne, à l'explication de la planche où il est figuré.

Traitement mécanique.

En sommaire, après les sections terminées, le membre est couché et fixé dans un appareil en forme de gouttière matelassée, composé de deux pièces mobiles articulées à charnières sous le jarret, de manière à permettre un redressement progressif.

Ce serait ici le lieu de mentionner les procédés de section des muscles qui meuvent l'articulation coxo-fémorale. M. Guérin a pratiqué la myotomie de l'attache, au sacrum, du muscle fessier supérieur, abducteur de la jambe, et M. Bouvier celle du tendon psoas iliaque; mais comme ces opérations sont encore récentes, et que la dernière, en particulier, offre de telles difficultés que nous ne la croyons pas justifiable, nous ne croyons devoir entrer dans aucun détail sur ces opérations.

MEMBRE THORACIQUE.

Les succès obtenus par les sections du membre abdominal ont engagé les chirurgiens à faire, dans les cas analogues, les mêmes tentatives pour le membre thoracique. Mais, il faut le dire avec sincérité, les résultats sont loin d'avoir été aussi heureux, et telle est l'opposition des deux membres sous ce rapport, que c'est pour le pied que les succès ont été les plus réels, et à la main qu'il est survenu les revers les plus funestes. La cause en est dans la texture fibreuse de la main, le grand nombre de nerfs volumineux qu'elle renferme, dont la lésion donnerait lieu à des suites funestes, et dans l'absence de réunion des longs tendons fléchisseurs. On connaît quelques faits de sections en très grand nombre au membre supérieur; mais s'il n'en est pas survenu d'accidens très graves, du moins il paraît bien que le bénéfice de l'opération a été nul, pour ne pas dire plus. Ainsi donc, pour éviter à-la-fois le double inconvénient, ou d'exciter à faire des opérations blâmables, ou de décourager les chirurgiens de tentatives dont l'intention du moins est généreuse, nous nous contenterons de mentionner ici celles des sections du membre thoracique, dont les résultats ont été sanctionnés par l'expérience. La plupart des ténotomistes pensent qu'on peut à l'avant-bras, dans le cas de rétraction faible, couper sur les attaches supérieures des muscles dont les tendons se rendent à la main; mais il faut le dire, les sections, pratiquées dans ces attaches aponévrotiques si courtes, ne peuvent donner lieu à un allongement bien sensible. En transportant l'opération à l'autre extrémité du membre, en cas de rétraction d'un seul doigt, on peut encore couper le tendon fléchisseur superficiel qui n'annulle pas le mouvement de flexion. Les ténotomistes aussi n'ont pas encore renoncé à la section des tendons fléchisseurs au-dessus du poignet, que nous avons figurée d'après M. Bouvier (Pl. N, fig. 11, 12 et 13). Mais déjà, il faut convenir que, avec la position du nerf médian et la situation latérale des vaisseaux et des nerfs cubitaux et radiaux, cette opération exige beaucoup de précaution et d'habileté dans la manœuvre. Reste donc la première couche de muscles, les deux palmaires et cubital antérieur dont la section est inoffensive, mais aussi ne peut pas amener de grands résultats dans des cas de rétraction commune où l'action des fléchisseurs est la principale. Enfin il y a donc, dans les cas de rétraction du coude, une section tendineuse, celles du biceps brachial (pl. N, fig. 14) dont les bons effets sont approuvés de tous les ténotomistes.

TRONC.

L'étude des difformités du tronc, si nombreuses et si variées, s'offre, *à priori*, au point de vue de l'anatomie physiologique et pathologique, comme le sujet le plus vaste et le plus fécond de l'orthopédie. En effet, toutes les variétés des difformités des différentes parties du tronc, qu'elles soient primitives ou consécutives, une fois parvenues à l'état permanent, sauf quelques exceptions toutes locales, se présentent comme la traduction ou l'expression extérieure des difformités de la tige osseuse centrale, ou du rachis, dont les moindres altérations nécessitent des modifications appropriées pour une résultante moyenne de mouvement. Et cette résultante, à divers temps, constitue, par une série d'états transitoires, autant d'espèces d'harmonies nouvelles, quoique vicieuses, qui réagissent plus ou moins, de proche en proche, sur tout l'ensemble du squelette. Ces considérations qui portent sur la filiation générale de la difformité, dont les accidens et les variétés s'appellent l'une l'autre et s'enchaînent par une série de phases continues, sont également vraies, quel qu'en soit le point de départ, soit les parties molles, soit le système osseux. Ainsi, tantôt la cause première sera une altération locale accidentelle, même la plus légère, telle, par exemple, qu'une simple habitude vicieuse pour une action déterminée, un rétrécissement du thorax après une affection chronique des viscères thoraciques, ou à un degré plus intense, les positions habituelles nécessitées par une première rétraction locale après une affection convulsive; tantôt c'est une affection primitive des os eux-mêmes, et en particulier des vertèbres, qui produira la déviation première à laquelle participeront ultérieurement les muscles qui s'insèrent aux os déviés, puis, par une succession d'effets, toutes les déviations secondaires.

A la pratique, les difformités du tronc se résument en trois groupes : 1° les déviations de la portion cervicale, jusqu'à présent plus ou moins vaguement agglomérées sous le nom de torticolis; 2° Les déviations des épaules; 3° celles de la tige dorso-lombaire du rachis. Ces trois branches, d'un même tronc dévié, se rencontrent presque toujours à des degrés différens sur un même sujet, chacune d'elles sollicitant plus ou moins les deux autres. La désignation spéciale, ici, n'a donc d'autre signification pratique que comme détermination de l'effet le plus apparent contre lequel on se propose de faire agir les moyens thérapeutiques; mais il est clair que, dans un traitement bien compris, un redressement réel ne peut avoir lieu que par une action ultérieure exercée long-temps sur tout l'ensemble du rachis, et même par un traitement médical dans les affections dont la cause est constitutionnelle, après toutefois que les sections partielles ont détruit les principaux effets de la difformité.

TORTICOLIS.

D'après M. J. Guérin (1) : 1° dans le torticolis ancien, presque toujours la rétraction et l'arrêt de développement musculaire sont exclusivement bornés à un seul des deux chefs du sterno-cléido-mastoïdien, et le plus souvent au chef sternal considéré anatomiquement et physiologiquement comme un muscle distinct du cléido-mastoïdien. » Cette assertion de l'auteur est fondée sur cette observation physiologique qu'il a corroborée par des expériences sur les animaux vivans, que le sterno-cléido-mastoïdien est composé de deux muscles, le cléido-mastoïdien, muscle inspirateur, et le sterno-mastoïdien, rotateur de la tête. C'est sur cette distinction que sont fondées les sections partielles de M. Guérin, qui, presque toujours, ne portent que sur le faisceau sternal. Disons, toutefois, comme une modification de son opinion au point de vue physiologique que, si les deux faisceaux ont bien réellement les usages partiels qu'il leur attribue, c'est-à-dire si l'un est plus spécialement rotateur de la tête et l'autre élévateur de la clavicule; comme en réalité ils s'appliquent exactement, presque jusqu'à se confondre dans les deux tiers de la hauteur, ils n'en formeraient pas moins un seul muscle, qui serait à-la-fois dans son ensemble, suivant le déplacement mutuel de son insertion mobile, inspirateur par son attache sterno-claviculaire et rotateur de la tête par son attache mastoïdienne.

2° Dans le torticolis ajoute M. Guérin : « Indépendamment de l'inclinaison de la tête du côté du muscle rétracté, il existe une inclinaison en sens inverse de la colonne cervicale sur la région dorsale qui persiste invariablement après la section du muscle. »

De cette forme de rétraction nous pouvons déduire, quant à ses effets secondaires, et au mode de traitement approprié, les propositions suivantes qui résument les observations de l'auteur et les résultats de sa pratique : 1° le faisceau sterno-mastoïdien forme une corde d'où résulte l'incurvation en sens opposé de la portion cervicale du rachis; 2° les muscles sous-jacens, c'est-à-dire, intermédiaires entre la corde rétractée et l'arc osseux, les splénius, complexus, trapèze, angulaire, cervical descendant, scalènes, etc., se trouvent raccourcis par le rapprochement de leurs attaches. Mais, dit M. Guérin, ces muscles n'éprouvent qu'un retrait passif, sans apparence de contracture, qui les dispose à la transformation graisseuse, au lieu de la transformation fibreuse qui est le fait des muscles rétractés. Pareil fait s'observe, ajoute-t-il, pour le faisceau du sterno-cléido-mastoïdien, qui reste mou et contracté, le faisceau sternal passant à l'état fibreux; 3 de cette disposition se déduit la section spéciale de ce faisceau, et ultérieurement l'emploi des machines pour le redressement de la colonne cervicale du rachis. Mais si le fait que nous venons d'énoncer est le plus commun, on conçoit que, dans d'autres cas, la rétraction peut s'étendre au sterno-cléido-mastoïdien tout entier et même à quelques-uns des muscles sous-jacens. Dans ce cas, on coupe le sterno-cléido-mastoïdien dans toute sa largeur. On peut encore débrider le trapèze dont la position est superficielle, mais quant aux autres muscles situés plus profondément, en raison des dangers auxquels pourrait donner lieu des sections au travers des parties molles abondamment fournies de vaisseaux et de nerfs, on se confie pour le redressement au traitement mécanique.

Telles sont en sommaire, concernant les rétractions du sterno-cléido-mastoïdien, les opinions de M. J. Guérin. Celles de M. Bouvier à cet égard sont loin d'être aussi absolues. En voici la substance (1) :

« Tantôt le faisceau sternal et le faisceau claviculaire sont raccourcis au même degré; tantôt le premier l'est beaucoup plus que l'autre, et paraît seul soulevé et tendu. J'ai vu le contraire dans un cas où le faisceau claviculaire formait seul une corde saillante extérieurement. Quand cette inégalité existe, le faisceau le plus long est tellement relâché qu'on a peine à reconnaître son existence à la vue et au toucher. Ce n'est qu'après la section du faisceau le plus rétracté, que l'autre se tend à son tour et devient apparent. »

L'auteur ajoute en note : « Sur quatorze cas de torticolis ancien, que j'ai notés, cinq fois les deux portions du muscle paraissaient également raccourcies; deux fois le faisceau sternal était seul tendu; une fois c'était au contraire le faisceau claviculaire. Les six autres cas n'ont pas été suffisamment observés sous ce point de vue. »

Ces observations de M. Bouvier, sur les formes de rétraction du muscle sterno-cléido-mastoïdien si différentes des conclusions de M. J. Guérin, si elles ne détruisent pas ces dernières, exigeraient du moins qu'on les soumît à un nouvel examen. Quant à l'état anatomique des muscles sous-jacens signalé par M. J. Guérin, qui concorde si bien avec l'ensemble des théories sur la difformité, comme aucune observation de M. Bouvier ne tend à les infirmer, il nous semble qu'elles conservent provisoirement toute leur valeur.

MANUEL OPÉRATOIRE.

Procédés chirurgicaux de M. J. Guérin.

« Je fais la section du sterno-mastoïdien à six ou huit lignes au-dessus de son insertion sternale. Je fais cette section sous la peau au moyen d'une seule ponction et suivant deux procédés différens.

Premier procédé. Le malade étant couché sur un lit dont le tiers supérieur se relève en pente, un aide lui tient la tête et tend à l'incliner en sens inverse de l'inclinaison pathologique, et à exagérer la rotation existante. Ces deux mouvemens sont indispensables : le premier a pour objet de tendre le muscle à diviser et de favoriser ainsi l'action de l'instrument tranchant. L'exagération de la rotation pathologique est plus importante encore;

(1) Mémoire sur une nouvelle méthode de torticolis ancien. Paris, 1838.

(1) Lettre sur la section du sterno-cléido-mastoïdien, dans le torticolis ancien (avril 1838).

elle a pour effet de faire saillir en avant le muscle sterno-mastoïdien, de le détacher des parties sous-jacentes, en transportant son insertion mastoïdienne dans un plan plus antérieur. Le soulèvement du muscle est quelquefois tel dans cette condition qu'il est complètement séparé de plusieurs lignes des parties profondes, et qu'on peut l'embrasser en totalité entre le pouce et l'index, de manière à ce que la peau seule soit interposée entre les deux doigts qui la pressent. Une fois le muscle soulevé et tendu, je fais à la peau, à six ou huit lignes au-dessus de l'insertion sternale du muscle, un pli parallèle à la direction de ce dernier, pli dont la base répond au point de la peau qui, dans le relâchement, longe le bord externe du muscle. Je plonge à la base de ce pli un bistouri mince, large de deux lignes et légèrement concave sur le tranchant. Dans le premier temps de l'opération, la lame de l'instrument est introduite à plat, le tranchant tourné du côté de la tête; lorsqu'elle a été enfoncée de six à huit lignes, c'est-à-dire de manière à dépasser le bord interne du muscle, sans traverser la peau du côté opposé, je relève, dans un second temps, la lame du bistouri, et j'applique son tranchant sur le muscle. Dans un troisième temps, j'abandonne le pli de la peau et coupe le tendon. La peau relâchée et revenue sur elle-même s'applique contre l'instrument, le presse et le suit pour reprendre les premiers rapports; elle l'empêche ainsi de faire une ouverture plus grande que celle qui a servi à son introduction, le faisceau musculaire est presque spontanément divisé. Il ne faut pas craindre d'appuyer avec quelque force, afin d'éviter une division incomplète de ses fibres. La section complète du muscle s'annonce d'ailleurs par un bruit semblable à celui qu'on entend dans la section du tendon d'Achille, et par le redressement de la tête.

« *Deuxième procédé.* L'application de mon second procédé exige une modification dans la forme de l'instrument, qui, au lieu d'être concave sur le tranchant doit être légèrement convexe. J'introduis le bistouri sous le tendon du muscle, toujours au moyen d'une simple ponction, et après avoir fait préalablement un pli à la peau, je coupe le muscle d'arrière en avant jusqu'à ce que je n'éprouve plus de résistance, ayant soin, comme dans le cas précédent de ne pas percer la peau du côté opposé à la piqûre d'introduction. » (*Mémoire*, etc., pag. 20).

Remarques. Depuis la publication de ces deux procédés, M. Guérin les a modifiés de nouveau. Pour la ponction, afin d'isoler avec plus de sûreté le muscle des parties sous-jacentes, à l'imitation de M. Bouvier, il glisse au travers de la peau, sous le faisceau sternal, le doigt médius qui soulève ce faisceau charnu et dont l'interposition refoule tout d'abord les vaisseaux. Enfin, lorsqu'il convient de diviser le muscle dans toute sa largeur, M. Guérin emploie un myotome à deux lames convexes, portées sur une même tige à quelques centimètres l'une de l'autre, et fait la ponction de part en part, la première lame, reçue par l'extrémité du doigt, venant sortir au dehors par une seconde piqûre, et la section se faisant en retour par le retrait de l'instrument.

Nous n'insisterons pas davantage sur ces détails qui se trouvent suffisamment exprimés (pl. M).

Procédé de M. Bouvier.

Le voici tel qu'il est décrit par l'auteur dans une observation de section du sterno-cléido-mastoïdien.

Il s'agit du fait communiqué à l'Académie de médecine concernant mademoiselle Céline G.... âgée de douze ans et demie, et affectée depuis sa première année d'un torticolis produit par la contracture du sterno-cléido-mastoïdien du côté droit.

« La malade étant assise sur une chaise, la tête tournée à gauche et inclinée dans le même sens, un aide appliqua les doigts de chaque côté du sterno-cléido-mastoïdien, dans sa partie supérieure, pour en mieux dessiner la saillie. J'enfonçai l'indicateur de la main gauche, en refoulant la peau, derrière le bord externe et la face postérieure du muscle, afin de le soulever, de l'isoler des vaisseaux et de guider en même temps le bistouri à l'aide de ce conducteur, de même que dans les incisions profondes où le chirurgien se sert de ce doigt comme d'une sonde intelligente. Une petite piqûre longitudinale, faite avec la pointe d'un bistouri ordinaire au-devant du faisceau sternal, près de sa jonction avec l'autre portion, livra passage à un ténotome concave, dont l'extrémité mousse rencontra la pulpe de l'indicateur gauche, qui pouvait la sentir à travers les tégumens. Je conduisis à plat l'intrument, ainsi appuyé sur l'index, derrière le muscle, jusqu'à ce que la pointe soulevât la peau en dehors de la portion claviculaire, et tournant alors son tranchant en avant, je divisai successivement les deux faisceaux musculaires de l'intérieur à l'extérieur, aussi complètement que possible, en laissant intacte la peau qui les recouvrait. Peu de sang s'écoula au dehors; une petite quantité de ce liquide, épanchée sous la peau, forma un trombus assez saillant. Un morceau de taffetas adhésif sur la piqûre, un tampon de linge maintenu par une bande sur la petite tumeur sanguine, composèrent tout le pansement. »

RÉTRACTIONS DES MUSCLES DU DOS.

M. J. Guérin a opéré avec succès quelques cas de soulèvement de l'épaule par rétraction isolée de l'*angulaire* et du *rhomboïde*. Mais une question bien plus importante, est celle des déviations dorso-lombaires du rachis, pour déterminer s'il est ou non nécessaire de faire concourir les sections myo-tendineuses au redressement de la taille. En effet, si vous faites tenir droit un sujet affecté de ce genre de difformité, par le mouvement d'extension du tronc, vous voyez se dessiner nettement, sous la peau, des cordes fibro-musculaires qui, tantôt se rendent au sommet de la courbure épineuse qu'elles semblent attirer de leur côté, et tantôt au contraire se rendent au point de jonction en S, de deux courbures inverses, et paraissent être en même temps la corde de l'arc inférieur et la force de rappel de la courbe supérieure. Ce point de fait étant établi, suivant M. J. Guérin, ces cordes musculo-tendineuses, formées par un plus ou moins grand nombre des muscles des gouttières vertébrales, sont de véritables cordes de rétraction qui sont fréquemment la cause première des courbures, mais qui, dans tous les cas, une fois produites, maintiennent fixement le squelette dans ces rapports vicieux et doivent être préalablement coupées, sauf ultérieurement à avoir recours à l'emploi des machines.

Dans l'opinion de M. Bouvier, au contraire, la cause des courbures tient le plus souvent à une maladie des vertèbres différente du rachitisme, d'une nature inconnue, mais dont l'effet est de déterminer dans les points de pression une absorption, ou, si l'on veut, une atrophie du tissu osseux qui se traduit par une concavité; la persistance de volume de la vertèbre, et le tiraillement sur les disques intermédiaires produisant une convexité en sens opposé.

Si l'on en croit ce chirurgien, les tractions apparentes des muscles sont uniquement dues aux mouvemens d'extension que M. Guérin fait faire à ses malades couchés sur le ventre, pour augmenter la saillie des muscles vertébraux; mais, dit-il, cette saillie disparaît, les faisceaux musculaires, qui semblent rétractés, redeviennent mous, si le malade, couché sur le ventre, s'abandonne entièrement sur le lit sans faire de mouvement, et il appuie son opinion sur les succès de sa pratique, ayant réussi, dans un grand nombre de cas, à obtenir un redressement assez complet, uniquement par le secours des machines.

Sans prendre parti dans cette discussion, nous dirons pourtant que nous avons vu, chez M. Guérin, des malades où il nous a paru qu'il y avait une rétraction bien manifeste des muscles de l'épine, et nous ne voyons pas, comme le dit M. Guérin lui-même, pourquoi la rétraction musculaire, étant prouvée à-peu-près pour toutes les parties de l'appareil locomoteur, et la nécessité de la myotomie étant admise en pareil cas, les muscles des gouttières vertébrales, déjà mi-parti fibreux dans leur état normal et sujets, plus que tous les autres, à des mouvemens et à des tractions perpétuelles, même pendant le sommeil, à cause de leur participation aux mouvemens respiratoires, se trouveraient, par une exception particulière, incapables d'éprouver les rétractions auxquelles sont sujets tant d'autres muscles de structure moins fibreuse, et qui, par la nature de leurs usages, sont fréquemment au repos. Nous pensons donc que les faits, comme la théorie, militent en faveur de M. Guérin. D'après sa déclaration imprimée, déjà ce chirurgien aurait eu l'occasion de pratiquer environ trois cents fois la myotomie rachidienne, soit sur les faisceaux isolés, soit sur la masse du sacro-spinal. Nous lui avons vu nous-même pratiquer cette dernière opération qui a permis aussitôt le redressement du tronc chez une jeune fille où, à la vérité, les courbures dorso-lombaires n'étaient pas très fortes. Nous serions donc à même de décrire ses procédés, mais comme il ne diffèrent pas de l'énoncé général que nous avons tracé, et que, quant aux particularités, l'auteur se propose de les publier lui-même avec leurs observations détaillées, nous n'avons pu nous permettre de prendre l'initiative.

CHIRURGIE SOUS-CUTANÉE.

Nous savons déjà que M. J. Guérin renferme sous ce titre toutes les opérations, quel qu'en soit l'objet, qu'il pratique actuellement ou même que, par extension du principe, il pourra devenir possible de pratiquer sous la peau. Dans cette formule se trouvent comprises le strabisme, le bégaiement et la ténotomie dont nous avons déjà parlé. Toutefois nous croyons, à propos des ponctions, devoir consigner, dans un chapitre à part, l'ensemble des doctrines de M. J. Guérin, pour en faire comprendre l'origine, la théorie et les applications encore récentes, mais pleines d'avenir. « Le point de départ de la méthode, dit l'auteur, est la section sous-cutanée du tendon d'Achille. Le fait pratique existait, il était presque vulgaire; mais la loi qui y est contenue et la raison de cette loi étaient restées ignorées. »

Delpech, le premier, imagina de diviser le tendon d'Achille sous la peau, à l'aide d'une double incision longitudinale sur les côtés. Le but de ce célèbre chirurgien était d'éviter l'exfoliation du tendon en ne le mettant pas à découvert. La cicatrisation eut lieu en vingt-huit jours, mais avec inflammation et suppuration. En 1822, Dupuytren divisa sous la peau une portion du sterno-mastoïdien par le procédé imité de Delpech, mais avec une seule incision plus petite pour éviter une cicatrice difforme. La plaie se réunit immédiatement, mais la signification réelle du fait ne fut pas comprise par le célèbre chirurgien de l'Hôtel-Dieu. En 1833, M. Stromeyer répéta l'opération de Delpech, dans le même but d'éviter la suppuration et l'exfoliation, et y parvint en limitant exactement les deux orifices cutanés à la largeur même de la lame. Enfin, M. Dieffenbach qui a pratiqué, à l'invitation de M. Stromeyer, un si grand nombre d'opérations de ténotomie, dans ses nombreuses publications de 1838 à 1840, paraît content du résultat obtenu, lorsque la guérison n'a été entravée que par des inflammations peu considérables, des suppurations légères, des abcès circonscrits, etc. Ainsi donc, jusque-là les chirurgiens n'avaient songé qu'à se garantir des accidens les plus graves résultant de l'inflammation, dont la venue leur paraissait inévitable, mais on n'avait pas supposé qu'une section quelconque pût guérir sans une inflammation légère et encore moins par une autre série de phénomènes. Tel était l'état de la question lorsque M. J. Guérin entreprit de l'étudier à un autre point de vue. Par une série d'expériences sur les animaux, confirmée successivement par de nombreuses opérations sur l'homme, ce chirurgien s'est assuré que la diminution ou l'absence des accidens inflammatoires, à la suite de la ténotomie sous-cutanée, ne tenait pas essentiellement, comme tous les chirurgiens et lui-même l'avait cru jusqu'alors, à la nature peu réactive du tissu tendineux et à la petitesse de la plaie de la peau, mais à *l'absence du contact de l'air*. Nous ne pouvons mieux faire que de laisser l'auteur développer lui-même sa théorie à cet égard.

Théorie des incisions sous-cutanées. « Le caractère propre du travail consécutif aux plaies sous-cutanées des tendons, n'est pas, avons-nous dit, un amoindrissement de l'inflammation qui s'arrêterait, comme on l'a pensé, à ses degrés infimes ou à ses préliminaires; c'est au contraire un travail de toute autre nature: c'est l'organisation immédiate. La différence que nous cherchons à établir n'est pas purement nominale. Les conséquences théoriques et pratiques que nous devons tirer de cette distinction le montreront suffisamment. Pour bien comprendre cette différence, il suffit de savoir que, dans toute plaie enflammée, il y a suspension du travail d'organisation et réparation normales, et que ces deux modes d'activité physiologique ne reparaissent qu'alors que le travail inflammatoire cesse, et à mesure qu'il cesse; l'aspect de la plus petite plaie extérieure le démontre. Ajoutons que toute inflammation, quelque circonscrite et quelque ténue qu'elle soit, est toujours accompagnée d'un mouvement de réaction, tantôt local, tantôt général, en proportion de son étendue, de la nature des tissus divisés et des complications qui interviennent. Ainsi, la suspension du travail physiologique et un certain degré de réaction locale ou générale, tels sont les caractères de toute plaie enflammée. Or, rien de semblable n'arrive dans les divisions sous-cutanées des tendons. A partir du moment où la piqûre de la peau est fermée, il s'établit un travail de séparation et d'organisation immédiates, offrant toutes les gradations et nuances de ce travail, sans apparence aucune de réaction inflammatoire. » (1)

De l'ensemble de sa pratique, M. Guérin déduit les cinq propositions suivantes qui donnent le résumé précis de sa théorie :

« 1° Les plaies sous-cutanées des tendons, des ligamens, des muscles, des aponévroses, des artères de petit calibre, des veines et des nerfs, de quelque étendue qu'elles soient, guérissent en s'organisant immédiatement, quoiqu'il y ait un espace considérable laissé entre les lèvres de la solution de continuité.

2° La condition essentielle de ce résultat est que l'intérieur de la plaie n'ait aucune communication avec l'air extérieur; et le moyen de l'obtenir est de pratiquer une très petite ouverture à la peau, le plus loin possible du siège de la plaie interne, et de produire l'occlusion immédiate de cette ouverture avec un emplâtre collant.

3° Le mode d'action de l'air, à l'égard des plaies sous-cutanées, participe à-la-fois d'une action physique, chimique et vitale : physique, en favorisant par les espaces libres qu'il laisse sous la peau, au fur et à mesure de la résorption des parties épanchées, la continuité de la circulation; chimique, en n'altérant pas les principes de la composition du sang; vitale, en laissant à ce fluide sa consistance et les propriétés en vertu desquelles il vit, circule, nourrit et organise les tissus, et en laissant les extrémités des vaisseaux et des nerfs dans les conditions propres à l'exercice de leurs fonctions.

4° Le mécanisme de l'organisation des plaies sous-cutanées est le même que celui de la réunion adhésive, le même que celui de la cicatrisation des plaies qui suppurent. La condition essentielle de cette cicatrisation est la même que dans les trois ordres de plaies : *la soustraction de leurs surfaces au contact de l'air; d'où la condition essentielle de la réunion par première intention des plaies, l'absence du contact de l'air et l'indication pour l'obtenir, l'application hermétique de leurs surfaces et l'occlusion permanente de leurs bords.*

5° Les applications du phénomène de l'organisation immédiate des plaies sous-cutanées sont de ramener toutes les plaies, avec libre communication à l'air, aux conditions des plaies sous-cutanées, et de faire, sous la peau, les opérations qui ne réclament pas indispensablement la division de l'enveloppe cutanée. » (Ouv. cité, page 70.)

Applications de la théorie. M. J. Guérin donne, dans une série de propositions, les diverses applications de la méthode autres que la ténotomie proprement dite et dont la plupart ont été employés avec succès ou par lui-même ou par d'autres chirurgiens. En voici l'énumération d'après le texte de l'auteur :

« 1° L'ouverture des tumeurs sanguines qui se forment et ne se résorbent pas toujours à la suite des sections sous-cutanées des grands muscles; opération répétée quatre fois avec succès complet, c'est-à-dire suivie immédiatement de l'organisation adhésive des parois du foyer sans trace aucune d'inflammation.

2° L'ouverture de poches séreuses qui succèdent assez souvent aux épanchemens sanguins produits par les opérations de myotomie sous-cutanée; opération répétée trois fois avec des résultats semblables à ceux obtenus pour les tumeurs sanguines.

3° L'incision sous-cutanée de tumeurs phlegmoneuses commençantes, dans le but de produire le débridement et le dégorgement de ces tumeurs. Dans les trois cas où j'ai eu recours à cette opération, l'inflammation a été enrayée immédiatement, et les engorgemens se sont dissipés.

4° L'ouverture et l'évacuation d'une loupe mélicérique, suivies de la cicatrisation immédiate du kyste.

5° L'enlèvement d'une petite exostose à la partie supérieure et antérieure du tibia, suivi de résorption des débris de la tumeur, sans aucun symptôme d'inflammation consécutive.

6° L'ouverture de plusieurs abcès par congestion à l'aine, à la cuisse et au dos. Cette application, l'une des plus importantes de celles que j'ai faites jusqu'ici, a été répétée douze fois sur différens individus atteints d'affections tuberculeuses des os, et n'a jamais produit aucun accident.

7° La section sous-cutanée du sphincter de l'anus pour la fissure, opération pratiquée une fois par nous et répétée déjà avec un succès complet par notre honorable ami M. Blandin.

8° Enfin, une foule d'opérations de myotomie entièrement nouvelles et que personne n'eût osé entreprendre avant la connaissance préalable du fait principe de ma méthode. » (Ouv. cité, pag. 34.)

Mais telle est la fécondité de la méthode, qu'outre ces applications déjà si nombreuses, il en a été fait encore de nouvelles, soit par l'auteur, soit par divers chirurgiens, et il y a tout lieu d'espérer que le champ s'en élargira encore davantage.

M. Guérin se propose de pratiquer le débridement sous-cutané des hernies crurales et inguinales pour obtenir l'occlusion adhésive de leur orifice, et déjà il a publié un cas de guérison de cette nature (*Gaz. des hôp.*, 2 oct.).

Parmi les chirurgiens qui ont appliqué la méthode sous-cutanée, citons les suivans :

1° MM. Barthelmy, Chaumet de Bordeaux, Maréchal, Malgaigne et Velpeau pour l'incision de kystes synoviaux, développés autour des articulations. Les quatre premiers avec succès; M. Velpeau sans succès, mais à la vérité la ponction, dans ce dernier cas, a été faite oblique au lieu d'être sous-cutanée.

2° MM. Lisfranc et Pinel Grandchamp pour la ponction de tumeurs articulaires, comme M. Guérin l'a lui-même pratiquée un grand nombre de fois.

3° M. Dufresse Chassaigne, pour fixer les corps étrangers du genou.

4° M. Ricord pour la ligature sous-cutanée des veines dont nous avons parlé dans le traitement du varicocèle.

5° Enfin M. Jobert pour la cure de l'hydrocèle par l'incision sous-cutanée. Nous ne faisons qu'énumérer rapidement ces faits confirmatifs de la méthode, les succès et les revers s'étant montrés proportionnés à l'observation rigoureuse ou à la négligence des préceptes opératoires qui ont pour but d'empêcher l'introduction de l'air.

MANUEL OPÉRATOIRE (Pl. II et P).

Si nous devions suivre la méthode sous-cutanée dans toutes les applications de détail dont elle est susceptible, nous aurions à décrire, comme autant de procédés, un nombre considérable de petites modifications qui, par le fait, rentrent toutes les unes dans les autres et donneraient lieu à une foule de détails inutils. Le temps en outre n'est pas encore venu, pour une œuvre actuellement en formation, d'établir des formules opératoires dont les nuances diffèrent suivant l'indication, la nature de la maladie, leur siège et la composition organique des parties, toutes notions

(1) *Essai sur la méthode sous-cutanée*, Paris, 1841.

qui ne peuvent être acquises que par la pratique. Constatons seulement que toutes ces opérations, quelque spéciales qu'elles puissent être, sont comprises comme manœuvres opératoires sous deux grands chefs, l'incision et la ponction sous-cutanée.

Nous avons décrit plus haut le procédé d'incision dans ses détails les plus circonstanciés ; il ne nous reste plus qu'à donner celui de la ponction en prenant pour exemple deux cas de nature différente, tels que la ponction de l'empyème pour les épanchemens dans les cavités et celle d'un abcès profond de la cuisse pour les collections dans l'épaisseur des tissus.

PONCTION DE L'EMPYÈME (Fig. 1, 2, 4, 5).

Le malade couché sur le dos, mais un peu incliné sur le côté sain, le chirurgien, après avoir déterminé le lieu d'élection, forme un pli soulevé à la peau en ramenant de très loin, de bas en haut, les tégumens de manière que le pli soit entièrement constitué aux dépens de la surface du lieu où doit se faire la ponction. S'il existe dans le tissu cellulaire sous-cutané un empâtement qui empêche la peau d'être suffisamment mobile, on rechasse néanmoins à plat la surface tégumentaire et on supplée à l'absence d'un pli de hauteur convenable en faisant glisser l'instrument sous la peau jusqu'au bord supérieur de la côte où doit se faire la piqûre. Dans les circonstances ordinaires, le pli n'ayant pas moins de cinq à six centimètres de saillie, le chirurgien en confie l'une des extrémités à un aide, l'extrémité supérieure pour le côté droit ou l'inférieur pour le côté gauche, et lui-même avec le pouce et l'index de sa main gauche en saisit l'autre extrémité; puis, après s'être assuré de nouveau, en touchant avec le doigt, entre son pouce gauche et le pouce droit de l'aide, de la position précise de l'espace intercostal au-dessus de la côte inférieure, de sa main droite armée du trocart courbe qui dirige l'indicateur étendu sur la tige, il pique d'abord brusquement à travers la peau et le plan sous-musculaire, en arrêtant le mouvement avec l'ongle de l'index, et ne traverse plus qu'avec lenteur l'espace intercostal. Le jeu libre de la pointe, au dedans, lui indique qu'elle a pénétré dans la cavité pleurale. Lâchant alors et faisant lâcher par l'aide le pli cutané (fig. 2), le chirurgien presse de haut en bas et fait glisser la peau le long de la canule du trocart, de manière à l'en revêtir comme d'un fourreau, en formant ainsi un trajet fistuleux sous-cutané qui doit avoir de six à sept centimètres de longueur, si le pli de la peau a été suffisamment élevé. Dans ce mouvement, le chirurgien presse méthodiquement sur la canule, à partir du point de ponction, de manière à chasser toute bulle d'air qui aurait pu s'introduire. Les choses étant à ce point, sans cesser d'appliquer exactement, avec les doigts de sa main gauche, l'orifice cutané contre la tige, l'opérateur faisant soutenir la boîte à vis par un aide, dévisse lui-même le manche du trocart et retire avec précaution la tige de la longueur nécessaire pour que la pointe arrive à la hauteur du robinet. Une goutte de liquide qui vient s'échapper au dehors indique que ce rapport est obtenu. Faisant combiner alors les mouvemens de son aide avec les siens, en même temps que l'un dégage rapidement la pointe de l'œil du robinet, l'autre en tourne immédiatement le pavillon pour empêcher qu'aucune bulle d'air ne s'introduise dans la canule. Libre d'agir alors, mais toujours sans cesser de maintenir hermétiquement appliqué l'orifice de la peau, le chirurgien fait substituer au manche du trocart la seringue fermée, dont le bec se visse également avec la canule; ouvrant alors le robinet et retirant le piston, le liquide intérieur se précipite dans le corps de pompe. Lorsque la seringue est pleine, on ferme de nouveau le robinet de la canule, on dévisse la seringue pour la vider, puis on la réapplique pour faire une nouvelle succion. Il est clair qu'on peut recommencer ainsi autant de fois qu'il est nécessaire pour évacuer la totalité du liquide. L'opération terminée, reste à dégager la canule de la plaie; d'une main continuant à comprimer l'orifice cutané, avec les doigts de l'autre main, le chirurgien comprime sous la peau l'autre extrémité de la canule correspondant à la plaie intercostale; puis, faisant retirer lentement la canule, par l'effet de cette légère compression, le métal se trouve essuyé de manière qu'aucune goutte de pus ou de tout autre liquide intérieur que ce soit, ni qu'aucune bulle d'air extérieur ne puisse être amenée dans le trajet sous-cutané; condition indispensable pour éviter toute inflammation ultérieure. Dès que l'extrémité de la tige est dégagée de l'espace intercostal, le chirurgien la suit en pressant *à tergo* avec l'index et le médius, et appliquant successivement les deux autres doigts à mesure que le trajet s'allonge, jusqu'à ce qu'enfin elle franchisse l'orifice cutané où l'indicateur lui succède immédiatement, pour être lui-même remplacé par une mouche d'emplâtre adhésif.

M. Guérin a déjà pratiqué avec succès, quant à l'opération du moins, ce nouveau mode de ponction de l'empyème, déduit de sa méthode générale sous-cutanée. Selon nous ce procédé est évidemment supérieur à tous les autres, même à celui de M. Stanski. Son seul inconvénient, mais c'en est un, c'est de ne pouvoir réitérer la ponction qu'en pratiquant à chaque fois une nouvelle opération. Il est bien vrai, comme nous nous en sommes assuré, que dans les ponctions multiples, pratiquées par M. Guérin, les trajets sous-cutanés ne s'enflamment presque jamais; toutefois, reconnaissons que la nécessité d'autant d'opérations nouvelles est un point de difficulté par où l'emporte l'ingénieux procédé de M. Reybard, par exemple, quoique si inférieur à celui de M. Guérin quant à l'opération elle-même.

Ponction des abcès ou des collections liquides de diverse nature, situés profondément.

Ayant suivi pour l'empyème la méthode générale de ponction dans ses détails les plus minutieux, il ne nous reste plus qu'à indiquer rapidement les petites modifications qui ont rapport aux divers autres cas d'application.

Soit, par exemple, un abcès profond à la cuisse; comme il arrive qu'une collection ne soit pas bien formée, ou que la nature même de la tumeur ne soit pas nettement déterminée; s'il reste au chirurgien quelque doute, il commencera d'abord par pratiquer à longues distances une petite ponction exploratrice avec la sonde cannelée à fer de lance (fig. 6). A l'aide de cet instrument qui peut pénétrer à une grande profondeur par un trajet très étroit, le chirurgien s'assure de l'état intérieur de la tumeur, suivant qu'elle forme une cavité ou libre ou multiloculaire, ou qu'elle est entrecoupée d'adhérences et de brides celluleuses et vasculaires, en même temps que la sortie d'une goutte de liquide le long de la cannelure lui en indique la qualité. Si la collection n'est que très peu abondante, on peut, en aidant par la pression, lui donner issue de cette manière. Que si, au contraire, il existe un grand volume de liquide, on en pratique ultérieurement la ponction avec le trocart et la pompe, comme il a été dit pour l'empyème. Nous ne croyons pas devoir insister sur le détail de l'opération qui ne serait que la répétition de ce que nous avons dit plus haut. Les seules observations qui pourraient offrir de l'intérêt ont rapport au siége de la tumeur, à la nature des parties environnantes et de celles qui doivent se rencontrer sur le trajet de l'instrument : toutes considérations anatomiques qui varient suivant le lieu et ne diffèrent pas, quant aux préceptes chirurgicaux, de ceux que nous avons posés pour toute espèce d'opérations, et qui se trouvent longuement traités à propos des incisions en général.

Une première ponction terminée, il s'agit d'avoir recours à un traitement général, attendant qu'une nouvelle collection se forme pour avoir recours à une nouvelle opération. Nous avons vu ainsi M. Guérin pratiquer, à quelques jours d'intervalle, sur des malades scrofuleux, une série de ponctions, tantôt pour un même abcès, tantôt pour des collections nouvelles, en poursuivant ainsi les effets d'une même cause, et la santé générale des malades s'améliorant à mesure, sans que les opérations donnassent lieu à aucun accident local. Nous n'hésitons donc pas à considérer cette méthode comme un progrès remarquable de la chirurgie à notre époque; aussi, avant de fermer notre ouvrage, avons-nous cru devoir y consigner cette théorie, aussi neuve que féconde, pour contribuer à la répandre, désirant, pour l'intérêt commun, que l'exemple de M. Guérin trouve des imitateurs.

TABLE DES MATIÈRES

DU SUPPLÉMENT

A L'ICONOGRAPHIE D'ANATOMIE CHIRURGICALE

ET DE MÉDECINE OPÉRATOIRE.

TRAITÉ COMPLET

DE

L'ANATOMIE DE L'HOMME

PAR

LE DOCTEUR J. M. BOURGERY,

AVEC PLANCHES LITHOGRAPHIÉES D'APRÈS NATURE

PAR N. H. JACOB.

EMBRYOGÉNIE,

ANATOMIE PHILOSOPHIQUE ET ANATOMIE MICROSCOPIQUE.

ΓΝΩΘΙ ΣΕΑΥΤΟΝ.

TOME HUITIÈME.

OEUFS. — DÉVELOPPEMENT DU FOETUS. — ENSEMBLE DU SYSTÈME NERVEUX DANS LE RÈGNE ANIMAL. — STRUCTURE INTIME DES TISSUS GÉNÉRAUX, DES APPAREILS ET DES ORGANES.

PARIS

C. A. DELAUNAY, ÉDITEUR.

LIBRAIRIE ANATOMIQUE, RUE DE L'ÉCOLE-DE-MÉDECINE, N° 17.

IMPRIMERIE DE W. REMQUET ET Cie, RUE GARANCIÈRE, N. 5.

1854.

2

DISCOURS PRÉLIMINAIRE.

> Anatomia ab ortu ad hunc usque diem, progressum habuit non interruptum, vel saltem per tempus exiguum, et nunc ad majorem perfectionem procedit. Quam ob rem spero illam duraturam quamdiu homines erunt curiosi, et morbis obnoxii. Et si forte hæc nobilis facultas periret, cum sit res humana, id non accideret quia inutilis est ac superflua.
>
> MALPIGHI, Opera posthuma. *Amstelodami*, 1700. — *De recent. medic. studio*, p. 382.

Après une longue interruption, commandée par des événemens de force majeure, je reprends le cours de cet ouvrage pour le finir. Dans la pénible et ingrate carrière scientifique que j'ai parcourue depuis vingt ans, la pensée de ce dernier volume ne m'a pas quitté ; c'est dire qu'elle a subi d'année en année, dans mon esprit, de nombreuses modifications. Sans doute le public savant n'attend pas de moi que je m'en tienne à un programme écrit en 1829. Ma tâche n'est pas de reproduire l'état de la science, tel qu'il était ou que je le comprenais alors, mais tel qu'il est ou que je le comprends aujourd'hui; et combien tous ses aspects n'ont-ils pas changé depuis vingt ans! Ce sujet me rappelle un souvenir qui m'est cher. Le grand Cuvier, dont les sympathies étaient acquises à tous les travaux scientifiques, s'intéressait vivement aux premiers débuts de cet ouvrage, et me pria de lui soumettre, avant de le faire imprimer, le manuscrit du discours d'introduction. Il le garda quelques jours et le lut avec attention. La grandeur du plan avait plu à ce vaste esprit encyclopédique, le seul qui aurait pu convenablement le remplir. En me remettant le manuscrit, il y joignit ses conseils donnés avec cette bienveillance affectueuse et cette physionomie pleine de délicatesse qui donnaient un si grand charme à ses paroles.

« Le travail que vous entreprenez, me dit-il, est colossal, mais il n'est pas impossible. Toutefois, sachez-le bien à l'avance, et, croyez-en ma vieille expérience, cet ouvrage vous entraînera beaucoup plus loin que peut-être vous ne le pensez; ce sera l'emploi de votre vie. Toutefois, puisque vous avez conçu ce plan et que vous l'envisagez sans effroi, suivez votre instinct. Les probabilités sont en votre faveur. Vous avez la ferme résolution de bien faire; vous êtes doué d'une force physique sans laquelle je vous détournerais d'un si grand travail, et comme auxiliaire pour l'exécution de vos figures, vous avez eu le bonheur de rencontrer, dans M. Jacob, un artiste dont le talent de dessinateur fait école en ce genre. Vous tenez la fin et les moyens. Courage donc! et marchez droit devant vous sans vous laisser arrêter par aucun obstacle.

« Votre plan me paraît bon, je l'approuve. En embrassant tous les aspects, il est riche en applications de toutes sortes. Mais avant d'appliquer il faut beaucoup et bien voir. Attachez-vous principalement à la recherche de faits bien positifs et faites-les dessiner avec une grande netteté, de manière à éclairer vivement l'esprit et qu'on puisse les retrouver sans peine sur la nature. Dans des études si générales et si variées, vous trouverez certainement de ces faits en grand nombre, qui s'éclaireront les uns par les autres; et il devra en résulter des découvertes importantes pour la science. Suivez toujours cette direction; c'est le moyen de laisser des travaux durables. Tout ce que vous ferez en ce genre restera.

« Dans l'interprétation des faits que vous observez, ne soyez ni trop hardi ni trop timide. Quand un sens clair et naturel se présente à votre esprit, dites-le sans détour; mais ne courez pas après les explications. Dans l'histoire de l'anatomie, comme dans celle de toutes les sciences physiques et naturelles, beaucoup de faits réels et bien observés n'ont trouvé d'abord aucune créance parce que leurs auteurs les avaient accompagnés d'explications téméraires ou hasardées.

« Je ne suis point inquiet de ce que vous pourrez faire dans les cinq premiers volumes d'anatomie de votre ouvrage. Ici les faits certains, soit reproduits, soit originaux, mais partout bien observés et bien dessinés, peuvent se trouver à toutes les pages. Cela dépend de vous entièrement. Vous n'y sauriez donc apporter trop de soin et de persévérante attention, car ce sera là à tout jamais le fondement solide de votre œuvre. Je crois que vous y réussirez. D'une part, le goût vif dont vous témoignez pour les idées générales, vous préservera de cet esprit étroit de spécialité qui, dans le sujet le plus vaste, ne peut et ne veut voir qu'un point; et d'autre part votre habitude acquise de cet esprit de pratique, qui est propre aux médecins, vous fera reconnaître et saisir les applications vraies et utiles.

« Je devrais être très circonspect concernant vos deux volumes d'anatomie chirurgicale qui ne sont pas de ma compétence. Pourtant j'ai, à cet égard, une opinion que je vous exprime d'autant plus volontiers qu'elle n'a trait qu'à la classification de votre ouvrage. Au point de vue spécial des études médicales, je conçois que vous ayez dû faire entrer dans votre plan l'anatomie chirurgicale, et j'accorde volontiers que celle-ci entraînât, comme son application nécessaire, la médecine opératoire dont elle vous fournissait l'occasion de donner l'iconographie. Mais au point de vue général de la science de l'organisation, je suis fâché, je l'avoue, d'y voir encadrer un sujet purement pratique aussi vaste, et qui interrompt le lien scientifique entre l'anatomie descriptive et l'anatomie philosophique. Mais ce qui est un inconvénient bien plus grave, c'est que, ici, votre sujet ne vous appartient plus; vous n'en êtes plus le maître. En anatomie, dans le domaine de la science, vous étiez chez vous, sur le terrain solide de la nature et de la vérité, voyant par vous-même, certain de vos impressions et libre dans vos jugemens. En chirurgie, dans le domaine de l'art pratique, vous êtes chez les autres, sur le plancher mobile des opinions et des intérêts, flottant au gré de l'erreur, de l'illusion et de la vogue, souvent obligé de ne voir que par les yeux suspects d'autrui, et sans certitude pour distinguer la vérité du mensonge. Je sais que les auteurs sont rarement libres de faire ce qu'ils voudraient et que cette iconographie chirurgicale vous a été imposée; mais si vous ne pouviez vous dispenser de la faire, à mon avis, mieux eût valu peut-être en composer un livre à part.

« Le dernier volume de votre ouvrage, qu'il vous faudra extraire en entier de votre propre fonds, et qui, suivant que vous l'aurez compris, pourra être si bon ou si mauvais, est celui qui me préoccupe le plus pour vous. Toute œuvre d'une grande étendue se résume par quelques faits généraux qui sont ce qui reste de l'auteur. Je regrette que vous ayez pris à cet égard, dans votre introduction, des engagemens trop nettement spécifiés. Ce que vous ferez alors, vous l'ignorez vous-même; cela dépendra de ce qu'aura produit la série de vos travaux comparée avec tous ceux dont la science se sera enrichie d'ailleurs. Vous ne pouvez savoir dès le premier jour quel sera votre dernier mot. Laissez le temps mûrir l'œuvre commune: ce que vous aurez à dire à la fin se présentera de soi-même.

« En somme, et pour l'ensemble, vous avez à reprendre et à réédifier dans ses bases la science la plus vaste et la plus imposante, parce qu'elle est le fondement de toutes les autres, la science de l'homme. Votre sujet est beau; ne le gâtez pas. En fouillant ainsi, l'un après l'autre, tous les replis du grand organisme de l'homme et les comparant avec ceux des êtres vivans placés au-dessous de lui, il se peut que vous trouviez une idée générale, simple et vraie qui résume tous les faits et les féconde l'un par l'autre. S'il se présente à vous quelque aperçu de ce genre, saisissez-le. Il imprimera à toute votre œuvre, deux caractères précieux, la clarté dans les détails et l'unité dans l'ensemble. Mais gardez-vous à cet égard de toute illusion. Écartez les points de vue de détails, incomplets et par cela même stériles. Mais surtout évitez ces prétendues grandes vues philosophiques comme il nous en vient tant de l'Allemagne à la suite d'Oken, véritables débauches d'imagination, en désaccord avec les observations et les faits précieux qu'elles ont la prétention de généraliser. Il n'y a rien de bon à attendre de ces conceptions alambiquées qui souvent ne sont fondées sur rien de réel, ne se prêtent à aucune bonne application, dispersent les idées au lieu de les concentrer, faussent l'esprit qu'elles remplissent de chimères et le détournent des études sérieuses et utiles.

« Enfin, soignez votre œuvre dans toutes ses parties. Que l'on puisse dire de vous, ce qui est rare dans les travaux de longue haleine, que mettant à profit de jour en jour l'expérience acquise, loin d'accuser de votre part la fatigue ou le découragement, votre ouvrage, dans son cours, n'a fait que gagner, du commencement à la fin, en perfection et en exactitude. En toutes choses, il n'y a que les œuvres consciencieuses et bien faites jusqu'au bout, qui survivent à leurs auteurs. Tâchez donc de nous élever un beau monument iconographique de la science de l'homme à notre époque. J'ai confiance que vous le pourrez. Un pareil travail vous ferait grand honneur et serait dignement récompensé. Du reste, vous y serez grandement encouragé de toutes les manières; et je m'y emploierai de tous mes moyens. »

Tels sont, dans leur ensemble, les conseils si sages et les encouragemens paternels que j'ai reçus de G. Cuvier, au début de cet ouvrage, et qu'il m'a répétés plusieurs fois dans divers entretiens. Si ce ne sont là ses paroles expresses, du moins en est-ce le sens fidèlement reproduit. J'ai gardé religieusement en mémoire ces préceptes du plus illustre des savans de notre âge, et j'ai tâché de les mettre à profit. Mais comme ils renferment de précieux enseignemens, je les ai considérés comme un legs que je devais transmettre à d'autres. C'est dans ce but que j'ai cru devoir les consigner ici. J'espère que le lecteur ne m'en saura pas mauvais gré.

Et maintenant, sur le point de terminer mon travail dont je possède tous les matériaux, rapprochant ce que j'ai fait de ce que je m'étais proposé de faire, puisse le public reconnaître que je n'ai pas failli à ma tâche comme la fortune a menti aux succès qu'un homme supérieur m'en avait prédits. Hélas! Cuvier jugeait du cœur et de l'intelligence des autres par les siens propres. Mais tout le monde a-t-il le cœur et l'intelligence de Cuvier! Avec lui j'ai tout perdu. Au lieu de cette heureuse carrière qui lui avait souri pour moi, qu'ai-je trouvé? Des dégoûts, des obstacles, des intrigues, une ligue occulte de répulsions tenaces. Depuis vingt ans que je travaille sans relâche, je n'ai pas à me reprocher de ne m'être point aidé moi-même. J'ai fait tout ce qui était honorable pour arriver à quelque chose. Je me suis produit partout où je l'ai pu. Mais c'est en vain. J'ai vu passer tout le monde devant moi, et ceux qui avaient quelques droits et ceux surtout qui n'en avaient pas. Ayant tant à dire sur une science que j'avais tant travaillée, il me semblait qu'il devait y avoir place pour moi quelque part : mais non. Académies, Facultés, Colléges de haut enseignement, je me suis présenté partout : partout il y en avait toujours d'autres à produire. Deux faits résument tout : aujourd'hui, après vingt ans, je ne suis rien et je n'attends plus rien; mon nom même n'est cité dans aucun des livres modernes, quoique beaucoup d'entre eux soient faits avec le mien. J'en ai fini de cette révélation singulière : c'est le cri de vingt ans d'oppression qui m'échappe. Aussi bien je donne mon exemple à fuir, s'il se trouvait quelque imprudent prêt à se laisser séduire, comme je l'ai fait, par un amour inconsidéré de la science. Au moins il apprendra de moi que le travail consciencieux ne mène à rien. Qu'on me pardonne cette plainte! c'est la première, ce sera aussi la dernière. Je reprends.

En 1830, j'avais senti la nécessité de terminer mon ouvrage par une anatomie médicale. C'était alors tout simplement l'anatomie générale à l'œil nu, fondée par Bichat, qu'il ne s'agissait que de continuer avec les médecins, au bénéfice de leur art. Aujourd'hui l'anatomie médicale est encore ce qui manque à la science; seulement avec un horizon scientifique beaucoup plus large, ses sources d'enseignement sont plus nombreuses, ses résultats plus précis et ses applications plus fécondes. Témoin jadis de l'impulsion donnée aux études de texture depuis J.-F. Meckel, j'avais compté m'aider, dans le cours de mon ouvrage, des progrès que les travaux contemporains pourraient amener dans cette direction; mais ils ont bien dépassé tout ce que j'en avais attendu. La science de l'infiniment petit qui forme aujourd'hui la base de toutes les études biologiques, n'existait point encore à cette époque. Ainsi accrue dans son développement, à l'aide du microscope et des agens chimiques, l'anatomie générale poursuivie chez tous les êtres vivans et dans tous les tissus, jusqu'aux dernières limites de la matière organisée, est devenue, sous le nom d'histologie générale, une science toute nouvelle, désormais en dehors des études médicales et dont le cercle immense embrasse l'anatomie et la physiologie de toute la création vivante. Et tandis qu'à l'origine j'étais en peine de trouver des sujets pour remplir mon cadre, aujourd'hui leur nombre m'accable et, dans l'impossibilité de tout embrasser, je suis contraint de beaucoup élaguer pour ne choisir que ce que je crois le plus utile à connaître et le mieux en harmonie avec les études de physiologie et de médecine, l'objet essentiel de cet ouvrage.

Ainsi, je n'ai plus à me préoccuper d'une histologie complète qui d'ailleurs n'offrirait ni utilité ni nouveauté, cette science n'étant plus à refaire. Bornée à l'homme, elle serait trop insuffisante et perdrait le caractère de généralité qui fait toute sa valeur; étendue à toute l'animalité, elle exigerait des volumes en m'écartant de mon sujet et pour ne dire que ce qui est partout. A quoi bon, en effet, reproduire les ouvrages spéciaux de Henle, Mandl, Arnold, Lebert, etc., les monographies de J. Berres, Ehrenberg, Valentin, etc., et tant de travaux consignés dans Burdach, J. Muller, et dans toutes les collections de mémoires sur l'histologie?

C'est donc essentiellement une anatomie médicale philosophique que je me propose de présenter dans ce volume. J'y trouve le triple avantage d'un complément logique indispensable à l'ensemble de mon ouvrage, d'un sujet nouveau, riche en applications pratiques, et d'un cadre tout formé pour les recherches spéciales d'anatomie de texture que j'ai faites au point de vue de la physiologie et de la pathologie.

Mais par cela même que ce sujet est nouveau, j'ai besoin de répondre par avance à une question qui m'a souvent été faite, même par des hommes de mérite. Qu'entendez-vous donc par une anatomie médicale distincte de l'anatomie descriptive et de l'anatomie générale? La réponse est facile et claire, mais elle demande quelques développemens.

Telle qu'on l'a enseignée jusqu'à présent, l'anatomie ordinaire, dite *descriptive*, n'est pas assez utile au médecin et n'intéresse bien positivement que le chirurgien. N'employant que les procédés les plus simples d'investigation à l'œil nu, elle ne traite que des formes générales et des connexions des organes, sans entrer dans leur structure intime. Ce genre de notions, appliqué aux parties qui composent l'appareil locomoteur, le squelette, les muscles, les vaisseaux et les nerfs du plus gros volume, etc., dont les lésions sont du domaine des maladies externes, est très utile au chirurgien pour la pratique des opérations; mais il n'apprend rien au médecin sur ce qu'il lui importe le plus de connaître, la texture intime des viscères et des tissus de toute sorte, dont les lésions fonctionnelles constituent les maladies internes. L'anatomie par la forme exclusive qu'on lui a donnée, est donc restée le partage du chirurgien. Aussi a-t-il suffi de l'étendre dans cette direction pour constituer une science spéciale, l'*anatomie chirurgicale*, fondée par Desault, et qui a pris en France un grand développement.

Or cet enseignement, fort utile mais trop restreint, est aujourd'hui insuffisant.

Parallèlement aux traités si nombreux d'anatomie du chirurgien, il serait essentiel de créer aussi un traité d'anatomie pour le médecin. Mais la chirurgie n'est qu'un art d'application; la médecine est une science qui touche à toutes les autres par ses élémens et ses doctrines : le traité ou le cours d'anatomie médicale aurait donc une beaucoup plus grande extension que celui d'anatomie chirurgicale.

A l'étranger, mais surtout en Allemagne, pour suivre le mouvement scientifique, les ouvrages les plus modernes, soit d'anatomie, soit de physiologie, ont élargi leur cadre et présentent en général la science de l'organisation sous plusieurs aspects. A mon avis, l'anatomie médicale, qui les réunit tous, devrait embrasser les matières suivantes :

1° L'*Anatomie générale*, fondée par Bichat, qui traite des caractères communs et différentiels des organes et des tissus.

2° L'*Anatomie microscopique de la structure intime* (Histologie), sans laquelle il ne saurait y avoir de vraie physiologie médicale.

3° L'*Anatomie pathologique microscopique* (Histologie pathologique), complément de la précédente, qui montre jusque dans son origine, à l'état moléculaire, le mode de formation des maladies.

4° L'*Anatomie comparée* dont l'étude éclaire sur tous les points l'anatomie et la physiologie de l'homme.

5° L'*Anatomie philosophique* qui relie, résume et généralise, dans leurs applications et leurs doctrines, toutes les branches de la science de l'organisation.

Voilà donc cinq objets d'enseignement ou cinq sciences nouvelles dont quatre ne sont professées nulle part en France, et la cinquième (l'anatomie comparée), ne l'est pas dans les facultés de médecine, où cependant son adjonction serait si utile.

Comme ces sciences sont en dehors de tout enseignement, chacun, à part soi, apprend de l'une ou de l'autre ce qu'il peut et comme il peut. Mais, il faut le dire, ces notions qu'il serait si important de mettre à la portée de tous, ne sont guère possédées aujourd'hui, en plus ou en moins, que par les sujets les plus distingués, par des hommes faits, qui, se destinant à des travaux scientifiques, ont eu besoin de compléter leur propre instruction. Du reste, personne encore n'a songé à réunir en un faisceau commun, dans un but précis d'application, toutes ces connaissances isolées, pour extraire de leur ensemble un cours spécial, à-la-fois théorique et pratique. Or c'est là le point essentiel.

En effet, de ces sciences auxiliaires les unes des autres, aucune, prise isolément, ne suffit au médecin; mais chacune d'elles lui fournit des enseignemens utiles. C'est donc de leur réunion et de leur systématisation en un corps de doctrines, au point de vue particulier de la médecine, que devrait ressortir un *Traité spécial de haute anatomie médicale*. Cette branche nouvelle de la science ne ferait, par aucun côté, double emploi avec l'anatomie descriptive telle qu'elle a été professée de tout temps, car elle ne comprendrait que des matières différentes et commencerait où l'autre finit. Partout elle en serait le complément et nulle part la répétition. Il y aurait entre elles cette corrélation qui existe entre les cours de physique et de chimie, dont le second complète le premier et ne fait que le continuer en envisageant les propriétés des corps sous un autre aspect. Cette comparaison même est de la plus parfaite exactitude, car l'anatomie ordinaire ne fait assez bien connaître, et seulement dans leurs formes et leurs fonctions générales, que les organes de la physique animale; tandis que ce sont ceux de la chimie vivante, c'est-à-dire les organules infiniment petits, les agens élaborateurs de toute sorte, poursuivis également dans tous les organes, sans en excepter ceux de la physique animale, qui seraient spécialement l'objet de l'anatomie médicale.

Le *plan* qui devrait être suivi dans le *traité*, ou, si l'on veut, le *cours d'anatomie médicale* est facile à comprendre.

Quel que soit le sujet que l'on eût à traiter, pour l'organisme en son entier comme pour tout appareil organique, soit les appareils nerveux cérébro-spinal et ganglionnaire, ou les appareils respiratoire, circulatoire, digestif, génito-urinaire, etc., un même ordre méthodique présenterait un cadre tout formé dans lequel viendraient se ranger d'elles-mêmes, logiquement et sans confusion, toutes les matières si variées qui feraient l'objet de l'enseignement.

Ceci posé : la connaissance de l'organisation la plus intime du corps de l'homme, dans les deux états de santé ou de maladie, étant le sujet particulier des études du médecin, voyons comment chacune des sciences énoncées ci-dessus, viendrait fournir son contingent dans un cours d'anatomie médicale.

Prenant pour exemple l'*appareil respiratoire*, voici dans quel ordre s'en offrirait l'exposition.

1° Considérer l'appareil respiratoire en général, par rapport à la destination ou à l'objet qu'il remplit dans l'ensemble de l'organisme animal. Montrer les conditions physiques et chimiques auxquelles il doit satisfaire; la situation qu'il doit occuper pour être en rapport avec le monde extérieur; le volume relatif et les connexions qu'il doit offrir par rapport aux autres appareils; les organes particuliers qu'il exige, la texture propre que doivent présenter ces organes, et les modifications spéciales qu'y subissent les tissus généraux. Indiquer d'une manière sommaire la haute importance de la fonction respiratoire dans le règne animal.

Voilà, en débutant par la synthèse, la part de l'*Anatomie philosophique*.

Appliquer toutes ces données générales à l'appareil respiratoire de l'homme, et à cet effet :

2° Décrire sommairement cet appareil dans sa composition anatomique, eu égard à la forme générale et aux connexions nécessaires et possibles de l'organe et des grands canaux qui le composent. C'est là le seul nœud de jonction par lequel se touchent les deux sortes d'anatomie. Aussi ces notions qui ont dû être présentées dans tous leurs développemens avec l'anatomie ordinaire, ne doivent être reproduites ici que très succinctement, sous un point de vue philosophique plus large et comme introduction à des études plus profondes. Celles-ci auraient un double objet.

3° Tracer dans leurs caractères physiques, chimiques et organiques, l'histoire des tissus généraux qui entrent dans la structure des organes de la respiration, avec les modifications spéciales que ces tissus y éprouvent pour s'harmonier les uns aux autres au point de vue particulier de la fonction respiratoire. — C'est la part de l'*Anatomie générale*.

4° Abordant l'*Anatomie microscopique* ou l'Histologie proprement dite, donner une description nette et précise des élémens propres de la texture pulmonaire, c'est-à-dire, des organules qui caractérisent spécialement les organes respiratoires et sont les instrumens essentiels de leurs fonctions dans l'infiniment petit. Avec les modifications de ces organules fonctionnels, dans les deux sexes et à divers âges, montrer aux diverses phases de la vie le mécanisme et les modifications de la fonction respiratoire et l'immense influence qu'elle exerce en plus ou en moins sur l'énergie de tous les autres appareils organiques.

Voici donc avec les deux parties d'anatomie générale et microscopique l'*Anatomie humaine de la structure intime*, c'est-à-dire l'anatomie des organules formateurs des produits nutritifs et dépurateurs. C'est, au point de vue de la chimie du corps vivant, la seule partie véritablement physiologique, car c'est la seule qui montre la corrélation, jusqu'à présent ignorée, entre la structure et les fonctions. C'est donc aussi pour le médecin l'objet essentiel de l'enseignement auquel doivent se subordonner les autres branches comme auxiliaires et complétives.

5° L'Anatomie normale des organes respiratoires dans l'homme étant bien connue jusque dans ses particularités les plus intimes, c'est le lieu de faire intervenir l'*Anatomie comparée*.

Cette science si riche en détails instructifs et où le même problème se trouve résolu de tant de manières différentes appropriées à chaque organisme, va montrer les nombreuses modifications que subit l'appareil respiratoire dans toute la série animale; les différences de texture que présentent ses organes, et les connexions si variées qu'ils affectent avec l'appareil circulatoire suivant les milieux dans lesquels vivent les animaux; enfin, le volume proportionnel et le degré de développement par rapport aux autres appareils qu'il offre entre des animaux de classe différente et même entre ceux d'une même classe, suivant les besoins et les mœurs propres à chacun d'eux. Mais quelle que soit la forme obligée de l'appareil respiratoire, d'après les conditions physico-chimiques dont il doit s'accommoder, le résultat général de cet examen est de montrer que, chez tous les animaux comme chez l'homme, et à tout âge, la respiration mesure, à chaque instant, la somme actuelle des forces de toute sorte dont dispose l'organisme.

6° La texture normale étant éclairée sur tous les points, permettrait d'entrer dans l'*Anatomie pathologique microscopique*. Cette science toute nouvelle montrerait les altérations des organules fonctionnels alternativement cause tantôt première ou tantôt secondaire des maladies. On y verrait, chose certaine quoique si généralement ignorée, comment ces organules se détériorent, se détruisent ou se réparent, et avec eux les fonctions dont ils sont les agens.

A ce point de vue où l'anatomie pathologique de l'enfant et de l'homme adulte s'allie avec l'anatomie normale du vieillard et avec celle des différens animaux, la détérioration et la destruction partielle des organules fonctionnels, résultat commun de la maladie et de la vieillesse, peuvent être considérées comme *une simplification de la texture*, qui redescend de l'organisme le plus élevé vers ceux qui lui sont inférieurs. Appliquée aux organes respiratoires en particulier, cette modification de la texture qui assimile les portions malades du poumon de l'homme aux poumons de reptiles et aux diverses sortes de branchies représente, par cela même, un mode de respiration de plus en plus insuffisant; jusqu'à ce que les organules, à mesure qu'ils se détruisent, étant remplacés par des dépôts de matière organisée et de matière inorganique (phthisie), la perte de la respiration entraîne celle de l'organisme. Tous ces faits si importans, si vrais, et cependant si peu connus, fournissent, comme on le voit, les résultats les plus féconds pour la pratique non moins que pour la théorie.

7° Enfin, pour utiliser encore plus directement toutes ces connaissances si variées au profit de la pratique; de même qu'à l'*Anatomie microscopique normale* se rapporte la *Physiologie proprement dite* ou *de l'état sain* pour chaque organe; de même à l'*Anatomie pathologique microscopique* ou aux altérations de la texture dans l'infiniment petit, se rattache ce qu'il faut nommer la *Physiologie pathologique* ou *de l'état morbide*. C'est, au point de vue clinique, la *Science des signes* (*séméiologie*), sur laquelle se fondent le diagnostic et le pronostic du médecin. Si déjà l'anatomie pathologique, faite à l'œil nu, a jeté de si grandes lumières sur la séméiologie, lors même que les organules fonctionnels étaient inconnus, on comprend à quel point la connaissance de ces organules à l'état normal et pathologique se lie étroitement à l'histoire du mode de formation et des signes des maladies. Pour tout autre organe aussi bien que pour le poumon, on conçoit que le plus ou moins de perfection de cette connaissance où chaque modification bonne ou mauvaise des organules, se traduit par une nuance correspondante dans les signes, mesure le plus ou moins de certitude du médecin, et lui montre immédiatement ce qu'il peut et doit faire. Il n'est pas nécessaire d'entrer dans des détails particuliers à ce sujet. Il est clair qu'en expliquant ainsi les unes par les autres les altérations des organules et celles de leurs fonctions, les indications pour le traitement surgissent d'elles-mêmes. On conçoit alors quelle précision viendrait apporter dans la pratique cette liaison, en un seul faisceau, de l'histologie pathologique, de la séméiologie et de la thérapeutique, les trois branches essentielles de l'art de guérir.

J'ai pris pour exemple de l'ordre à suivre dans l'exposition d'un cours d'anatomie médicale, l'appareil respiratoire, parce que la simplicité de l'organe et de sa fonction, en m'épargnant beaucoup de développemens, m'offrait plus de chances d'être clair en restant concis. Mais il est évident que l'on pouvait prendre aussi bien tout autre appareil qui n'aurait pas été moins fécond. L'ordre méthodique commun à tous étant donné, tout appareil viendrait se produire avec la valeur proportionnelle en anatomie, physiologie et pathologie, que lui assigne son importance relative dans l'organisme.

Ce plan me paraît être celui qui conviendrait le mieux pour un traité *ex-professo* d'anatomie médicale. Au début, il présenterait d'abord beaucoup de lacunes. Mais quel est le sujet scientifique qui n'en offre pas? Et du reste, avec un but clairement indiqué, elles se combleraient rapidement. Ce serait la matière d'un cours particulier d'un grand intérêt. Cette anatomie médicale qui, jusqu'à présent, manque partout à l'enseignement, le féconderait dans toutes ses branches au même titre qu'a pu le faire, dans un cercle plus restreint, l'anatomie chirurgicale cultivée avec tant de succès depuis soixante ans. Mais elle le dominerait de toute la hauteur dont les savantes applications physiques et morales de la médecine en séméiologie, thérapeutique, hygiène, économie politique, etc., surpassent les applications purement graphiques de la chirurgie opératoire.

Toutefois pour qu'une anatomie médicale complète pût se présenter ainsi dans tout son développement, il faudrait qu'elle fût de prime-abord constituée de toutes pièces en un traité spécial. Or, c'est ce qui ne peut être dans cet ouvrage, indivis dans toutes ses parties et où un pareil arrangement exposerait à des répétitions perpétuelles, les détails de tant de sujets variés se trouvant dispersés pour chaque organe à propos de sa texture propre. Si donc, j'ai cru convenable d'exposer ce plan, quoique je ne doive pas le suivre, c'est qu'il montre dans quel ordre pourraient être rassemblés, en un traité spécial, les élémens d'une anatomie médicale, partout dispersés dans cet ouvrage et dans une foule d'autres que la science possède. Privé moi-même de l'avantage, que j'aurais tant souhaité, de tenter le premier essai d'un enseignement dont la haute portée pratique, non moins que philosophique, donnerait une base si sûre à l'art de guérir, je lègue ce soin à ceux qui, dans une situation plus heureuse, ont le droit de parler du haut d'une chaire. Quant à ce qui me reste à faire, la tâche en est encore bien considérable, car il s'agit de systématiser une foule de données éparses et de généraliser un grand nombre de travaux partiels qui n'ont pu trouver place ailleurs parce que leur valeur ne s'exprime que de leurs rapprochemens mutuels. En somme, réunir dans leur signification commune les faits de l'histologie normale; les compléter par leurs analogues dans l'histologie pathologique et l'anatomie comparative, montrer dans les organules microscopiques le siége des fonctions et dans leurs modifications à divers âges, à l'état normal ou morbide, la raison anatomique des modifications correspondantes des fonctions; enfin et surtout, s'il est possible, relier en un faisceau commun tous ces élémens divers et les coordonner dans une doctrine générale, tel doit être l'objet particulier de ce volume. — Je vais essayer d'en tracer l'exposition.

L'objet que je me propose est de tracer, au point de vue général du médecin philosophe, le tableau de l'histoire de la vie dans ses modifications diverses de santé ou de maladie, telle qu'elle me paraît se déduire des progrès récens de la science de l'organisation. C'est donc encore l'anatomie, mais surtout la partie nouvelle de cette science comprenant l'histologie générale et de structure intime, présentée d'ensemble sous ses divers aspects, qui doit être la base fondamentale de tout ce travail.

L'idée générale, anatomique, déjà émise ailleurs (1), est de prendre pour guide, dans l'exposé des faits de toute sorte, le système nerveux, l'agent dominateur dont ils relèvent. Suivant ce que nous avons vu, la vie s'incarne dans le système nerveux, sa gangue organique. D'où il suit que les manifestations immatérielles de la vie étant représentées par les actes du système nerveux, son agent matériel, l'une et l'autre, au point de vue purement scientifique, s'unissent en une seule et même histoire où l'histologie propre du système nerveux vient servir de base à celle de tous les autres appareils organiques, et du même coup à toute la physiologie normale et pathologique.

L'histoire de la vie, ou la succession des actes nerveux entre leurs deux termes extrêmes, se traduit par deux grands phénomènes, la formation et la destruction de l'être vivant, continus l'un avec l'autre, suivant une même ligne, d'abord ascendante, puis descendante. Mais quoique, dans chaque appareil, aucun temps d'arrêt, aucune transition réelle n'existent entre ces deux phénomènes, comme ils s'enchevêtrent l'un avec l'autre, et que, pendant un temps, certains actes nerveux des plus élevés ou les organes qui les représentent, continuent de croître, tandis que tous les autres, fonctions et appareils, ont commencé à décroître, il en résulte dans l'ensemble un état neutre ou stationnaire. De là, dans l'histoire de la vie, trois grandes périodes de durée inégale : la formation et l'accroissement, le développement complet, suivi de l'état, en apparence stationnaire, puis le déclin et la destruction. C'est dans cet ordre naturel où les faits se déroulent, s'enchaînent et se succèdent avec les phases que parcourt et les modifications que subit le système nerveux, qu'il me paraît convenable d'exposer l'histoire anatomico-physiologique de l'homme. Seulement

(1) Exposé philosophique de l'anatomie et de la physiologie du système nerveux. — *Discours préliminaire* du tome III.

pour cet ensemble il importe de s'en tenir autant que possible aux faits généraux, quand les détails en sont consignés ailleurs, mais sans craindre néanmoins d'en donner de nouveaux lorsque leurs rapprochemens prennent une signification générale.

A la PÉRIODE DE FORMATION se rapportent les considérations sur la matière organisée, le germe et l'exposition de l'embryogénie. Ce dernier mot vient accuser ici une modification importante à la première classification de cet ouvrage. C'est bien en vain que j'avais compté devoir placer l'embryogénie à la fin de l'anatomie descriptive, comme on le fait ordinairement, à la vérité, sans autre motif que de la mettre quelque part. Invinciblement, et contraint par la logique, il m'a fallu l'en extraire pour la placer en tête de ce volume où son absence aurait fait défaut. C'est son vrai lieu, car elle représente la période de formation, point de départ des deux autres; et par ses phases elle s'allie à l'anatomie comparative, à l'anatomie pathologique et à toutes les questions de philosophie scientifique. Ainsi remise à sa place, l'histoire de l'embryon concorde parfaitement avec l'idée générale qui doit nous servir de guide. A aucun âge, en effet, n'apparaît aussi clairement que dans l'embryon, l'action formatrice et dominante du système nerveux qui se montre partout, à partir du germe, nerveux lui-même, et semble présider à tous ses développemens.

L'embryogénie, dont les faits innombrables ont exigé le concours d'un grand nombre d'histologistes placés dans des conditions spéciales, ne pouvait se présenter, dans cet ouvrage, comme une œuvre originale; aussi ne suis-je, à cet égard, que l'humble historien de travaux qui me sont étrangers. Les dessins de huit de nos planches m'ont été fournis avec le plus généreux empressement par notre grand embryogéniste, M. Coste, et par son habile préparateur et dessinateur, M. Gerbe, et font partie du grand ouvrage publié par M. Coste. Deux autres planches sont empruntées à des ouvrages de divers embryogénistes et surtout au beau travail de M. Pouchet, de Rouen, sur l'ovulation spontanée. Je remercie d'autant plus ces savans qui m'ont aidé de leurs magnifiques travaux que, sans leur aide, il n'aurait été impossible de figurer l'embryogénie d'une manière satisfaisante.

La PÉRIODE DU DÉVELOPPEMENT COMPLET, suivie de l'état stationnaire, ou l'*âge viril*, est celle qui donne lieu aux considérations les plus nombreuses et doit renfermer les travaux les plus étendus.

L'anatomie descriptive, sans se préoccuper de l'ensemble, a donné la description détaillée de tous les organes considérés en eux-mêmes et dans la moyenne de composition organique propre à chacun d'eux. Ici le point de vue tout différent a rapport à l'ensemble ou à l'organisme fonctionnel. Il se présente sous cinq aspects:

1° L'*organisme en son entier* comme siége de la vie, la grande fonction collective et générale de l'ensemble;

2° Les *appareils organiques*, siége d'une grande fonction collective secondaire, résumant elle-même ces groupes de fonctions spéciales et énergiques dont elle est le produit;

3° Les *organes entiers*, siéges des fonctions spéciales et complètes;

4° Les *tissus*, siéges le plus ordinairement de fonctions tertiaires générales, élémens communs de divers organes à fonctions spéciales;

5° Les *organules*, agens particuliers dans l'infiniment petit des fonctions moléculaires de toute sorte qui s'accomplissent dans les organes et les tissus.

A ces subdivisions de l'organisme, à son état parfait, se rapportent une foule de développemens où viennent figurer l'histologie générale et l'anatomie microscopique normale et pathologique. Enfin, l'organisme de l'homme étant éclairé sous ses divers aspects, sa comparaison avec lui-même mène à la distinction des variétés de l'espèce humaine, et ses rapprochemens avec les organismes inférieurs donnent lieu de faire intervenir l'anatomie comparée.

J'ai dit que l'histologie possédant aujourd'hui ses traités spéciaux, et la plupart de ses détails se trouvant répandus dans les diverses parties de mon ouvrage, il devenait inutile de la reproduire dans son ensemble en un traité spécial. Pourtant il me reste à la compléter, car si j'ai donné en leur lieu toutes les textures spéciales des agens nerveux et splanchniques (t. III et V), il me reste à faire connaître celles des tissus généraux osseux, cartilagineux, fibreux, musculaires, etc., dont les organes sont décrits dans les deux premiers volumes, et la structure des vaisseaux sanguins et lymphatiques qui font l'objet du tome IV. J'aurai soin de combler cette lacune, mais en doublant le point de vue sous lequel on les considère. Les tissus généraux se présenteront ici sous deux aspects: 1° comme on l'a fait jusqu'à présent sous le nom d'anatomie générale, tels qu'ils se présentent à l'observation et qu'on a coutume de les étudier isolément à l'œil nu, dans leur structure d'ensemble et leurs rapports généraux; 2° comme histologie microscopique, dans les caractères et les propriétés résultant de la nature et de la proportion relative des élémens dont ils sont formés. A ces deux points de vue, on sait quel riche parti Bichat a su tirer du premier. Le second, qui ne pouvait s'extraire que d'un état plus avancé de la science, par cela même qu'il embrasse un champ beaucoup plus vaste et qu'il creuse beaucoup plus loin dans les détails, doit se montrer encore plus fécond. C'est de la réunion de tous les deux, l'objet de la science contemporaine, dont il importe de démontrer les résultats d'application au point où l'ont amenée les recherches des histologistes.

Après les tissus généraux, succédant aux textures spéciales comprises dans l'anatomie descriptive, auront à se produire les textures générales qui, en raison même de ce caractère, n'ont pas trouvé place ailleurs et ne pouvaient se produire que par leur réunion dans un ensemble.

Dans ce travail dont l'anatomie positive est la base essentielle, les divers sujets complétifs qu'il me reste à faire connaître se rapportent à cinq divisions.

1° Le *système nerveux,* l'agent secondaire de la vie ou l'élément propre de vitalité dans tout l'organisme, ce que nous avons poursuivi jusqu'aux limites de l'infiniment petit dans tous les organes et les tissus, est pour nous le point de départ de toute organisation. Marié partout avec lui-même en deux appareils cérébro-spinal et splanchnique; allié plus particulièrement, dans la texture intime, par ses nerfs sensitifs, avec le système capillaire artériel et par ses nerfs chimiques, avec le système capillaire veino-lymphatique, il constitue, contrairement à l'opinion commune, l'un des élémens anatomiques les plus abondans et les plus répandus. En lui est une grande partie de l'anatomie, toute la physiologie et toute la médecine.

2° L'appareil capillaire circulatoire, l'élément commun de vitalité de tous les organes et les tissus, qui viendra donner une signification nouvelle à la théorie de la circulation.

3° Le tissu cellulaire, considéré comme le tissu vivant général ou la gangue vasculo-nerveuse commune à tout l'organisme.

4° La structure générale des membranes, le premier point de départ de Bichat, qui, à un autre âge de l'histologie, se présente encore avec des faits nouveaux et des applications d'une grande importance physiologique.

5° L'histoire générale des organules microscopiques de toute sorte, formés de tous les élémens organiques énoncés ci-dessus. Ces organules se montrent partout les agens ou les instrumens matériels des fonctions dont le système nerveux représente les forces d'incitation.

La période de déclin ou de destruction stérile et morbide, outre les effets généraux et d'ensemble bien connus, se traduit anatomiquement par les altérations lentes ou rapides des textures, ou, en d'autres termes, par le mode d'usure et de destruction des organules fonctionnels, résultats de la vieillesse ou de la maladie. A ce sujet se rapporte l'histoire microscopique de l'inflammation, de l'ulcération, des productions et altérations organiques, comme on peut les produire aujourd'hui d'après les observations d'un grand nombre de micrographes. Le guide qui nous a servi jusqu'alors ne nous abandonnera pas dans cette dernière période où nous verrons les altérations et les destructions des organules s'opérer par celles de leurs vaisseaux capillaires, et celles-ci ne faire que traduire dans tous les tissus l'affaiblissement et l'exténuation progressifs de leurs appareils capillaires nerveux.

Suivant qu'on peut en juger, ce plan n'est que l'extension détaillée du programme que j'ai tracé il y a cinq ans dans l'exposé philosophique du système nerveux. (T. III). Mais ici les faits se présenteront dans tous leurs développemens et appuyés de dessins microscopiques qui les représentent, sauf à renvoyer, quand il y aura lieu, à un grand nombre d'autres dessins explicatifs compris parmi les textures partielles.

Comme la plupart de ces travaux de recherches ont été pour moi le sujet de mémoires à l'Académie des Sciences, j'ai cru ne pouvoir mieux faire que de les reproduire dans la forme originale sous laquelle ils ont été soumis à la plus illustre de nos sociétés savantes. Dans l'ensemble de ces recherches se rencontreront un certain nombre de faits et d'idées que l'on pourra peut-être trouver très hardis. Mais il y a ici deux parts : les idées qui peuvent n'être que le résultat de ma manière personnelle de voir et de sentir, je les abandonne bien volontiers au jugement de chacun; mais quant aux faits, sauf erreur de ma part pour quelques-uns, en général, dans leur ensemble, je crois pouvoir les donner avec assurance, ayant acquis, par un grand nombre d'observations, la conviction de leur exactitude. Sans doute, dans un travail si étendu il doit y avoir çà et là des détails d'observation où je me suis trompé, mais j'espère pourtant que cela ne touche pas aux questions essentielles et que, dans l'ensemble au moins, les résultats généraux n'en sont pas moins vrais. Or, c'est là le point essentiel.

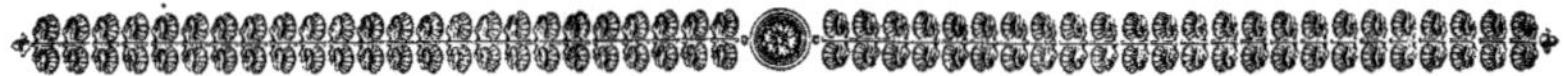

PÉRIODE
DE FORMATION DE L'HOMME.

OU

EMBRYOGÉNIE.

Omne vivum ex ovo.
G. HARVEY.

COUP-D'ŒIL HISTORIQUE SUR L'EMBRYOGÉNIE.

La vie, émanée de la volonté créatrice, se présente dans la nature avec les caractères d'une force spontanée, distincte de la force physique générale, et ne relevant que de la cause première, leur principe commun. La vie ne naît et ne s'entretient que par la vie. Indépendante de la matière, son agent phénoménal qu'elle prend, élabore à son profit et rejette dans son cours, elle apparaît à notre esprit comme une force continue à elle-même qui se perpétue par sa transmission de l'un à l'autre dans les corps qu'elle n'anime individuellement que pour une durée très restreinte. A son principe, le corps vivant procède d'un germe détaché par voie de génération d'un individu de son espèce parvenu à l'apogée de sa force vitale; et plus tard, pour son développement et sa subsistance matérielle, il a besoin de s'approprier la substance d'autres corps qui ont vécu ou la matière déjà organisée par la vie.

Le germe, le principe virtuel du nouvel être vivant, dont l'existence matérielle paraît certaine, mais placée à ces extrêmes limites de l'infiniment petit, où la matière s'évanouit pour notre esprit, a donné lieu de tout temps à une foule d'hypothèses où l'arbitraire n'avait pour bases que l'abstraction métaphysique chez les uns et des explications purement physiques chez les autres. Il ne fallait pas moins que l'immense portée donnée à l'observation visuelle par les progrès récens du microscope pour rendre ces faits accessibles, jusqu'à un certain degré à un examen sérieux, et les faire entrer dans le domaine de l'histologie physiologique.

La question si obscure et si imposante du germe, se présente donc sous deux aspects. L'un est *physique* ou fondé sur l'observation directe d'un rudiment matériel, principe de développement d'un nouvel être. Ce point de vue, le seul dont nous ayons à nous occuper, parce qu'il est le seul véritablement scientifique, est nouveau dans la science où il n'est apparu que depuis deux siècles avec l'emploi des verres grossissans; et, en effet, les études sur le germe, comme toutes celles sur l'infiniment petit, ne pouvaient naître qu'après l'invention du microscope, comme elles n'ont pu s'étendre avec précision et certitude que depuis ces trente dernières années par les perfectionnemens apportés à cet admirable instrument.

L'autre aspect qui recherche l'origine du germe dans la matière et dans le temps, bien au-delà de tout premier indice visible, est par cela même purement spéculatif et sort du domaine de l'histologie pour entrer dans celui de la *métaphysique*. Cette question du germe primitif où l'esprit ne travaille que sur ses propres inspirations, a été, par cela même, la plus anciennement agitée. Mais dans ces régions idéales où elle ne trouve qu'en elle-même ses sources et ses limites, l'imagination a porté la hardiesse jusqu'à se confondre elle-même. Pascal s'écriant : *le ciron du ciron !* avait effrayé son siècle. La science, encore plus osée, a voulu saisir le germe du germe à travers l'innombrable série des générations dans le temps. Et cependant, cette question impénétrable, elle n'est pas vaine. Comme elle touche aux deux problèmes les plus sérieux de la vie, l'origine et la fin dernière de l'homme, de lui-même l'esprit s'y attache, car il sent qu'elle a un fondement logique et que, dans leur examen, nul n'est en mesure de dire où est le faux, où est le vrai, où l'un et l'autre commence et finit. Si donc il est difficile de la passer sous silence, ne pouvant l'abstraire il faut la signaler, sous toute réserve et passer outre.

Des théories qui ont régné dans la science, deux qui sont les plus anciennes sont demeurées célèbres par des luttes qu'elles ont excitées entre les savans depuis deux siècles. L'une suppose que, dans l'acte de la génération, le nouvel être est formé de toutes pièces, c'est l'*épigénèse*, dont, par des travaux subséquens, la théorie s'est étendue au mode de formation et de développement du produit de la conception. L'autre établit que les germes des êtres, tout formés dans les organes de la reproduction, sont antérieurs à l'union sexuelle où ils trouvent seulement la cause excitatrice de leur développement. C'est la théorie dite de l'*évolution* ou de la *préexistence des germes*.

Pour élucider ces questions, qui embrassent l'origine et le développement du germe visible et de l'embryon, il n'est pas inutile de jeter un coup-d'œil rétrospectif sur l'histoire de la science.

Les philosophes spéculatifs de l'antiquité s'imaginant de former le nouvel être par l'agrégation des atômes, n'ont rien dit qui ait mérité d'être retenu.

Aristote, le premier des savans, commence à être plus précis; suivant lui la liqueur séminale est la cause efficiente de la forme de l'animal, la femelle fournit la matière qui reçoit cette forme. Le cœur est le premier organe bien apparent, et par sa force d'impulsion il sculpte les autres organes. *Hippocrate* croit que les deux sexes ont chacun leur fluide séminal. Celui qui prédomine donne la forme et cause la ressemblance du nouvel être avec le père ou la mère. Jusque-là rien que de très vague. La question histologique de la procréation n'est pas même ébauchée, il faudra franchir dix-neuf siècles pour entrer dans le domaine des faits, car il n'y a rien d'utile à recueillir dans les puérilités qui ont régné dans les écoles pendant cette longue période.

Fabrice d'Aquapendente (1625) (1) est le premier fondateur de l'embryogénie. D'après ses observations sur les oiseaux et les mammifères il établit que le principe de la génération est un œuf, et il a cru reconnaître que cet œuf préexiste dans l'ovaire, ce qui est un grand fait pour l'époque. Du reste, il croit que l'ovaire est fécondé par une émanation spiritueuse de la liqueur du mâle. L'ovaire produit la matière de l'être, mais suivant l'idée empruntée d'Aristote, c'est l'esprit séminal qui est la cause efficiente de la génération, doué qu'il est de forces formatrices.

(1) *De formatione ovi pennatorum.* — Oper. anat. Padoue. 1625.

Harvey (1), élève de Fabrice, continue l'œuvre de son maître. Comme résultat de ses recherches en grand nombre sur les biches et les daims des parcs du roi d'Angleterre Charles Ier, il ose poser l'axiôme, devenu depuis si célèbre, que tout être vivant procède d'un œuf. A côté de cette grande vérité il proclame une erreur lorsqu'il dit que le fluide séminal ne fécondant que par son *aura*, ne pénètre même pas dans la cavité de l'utérus.

Needham (2) développe plus complétement que Harvey le principe de l'analogie de l'œuf des ovipares et des vivipares. Il décrit assez complétement toutes les parties de l'œuf, signale dans une ligne blanche le premier linéament de l'embryon et pose, comme loi de son développement, qu'il se forme de dedans en dehors, par une sortie de ses propres parties. Toutes ces observations et leurs résultats, confirmés par la science moderne, assignent à leur auteur un rang élevé parmi les embryogénistes.

De Graaf (3) s'est immortalisé par la découverte de la vésicule ovarienne à laquelle on a donné son nom. Dans ses figures il montre ces vésicules qu'il croit être les œufs du testicule (ovaire) de la femme. Il pense, comme ses prédécesseurs, que les œufs préexistent dans l'ovaire; il exprime cette opinion, remarquable alors, que l'œuf, après la fécondation, descend dans l'utérus par les trompes.

Malpighi (1673) dont le génie observateur se rencontre partout, signala chez les femelles de mammifères, après la copulation, une altération de l'ovaire, et remarqua, chez l'une d'elles, un corps ovale, jaune, où il crut avoir aperçu un œuf d'une petitesse infinie. Dans ce fait Malpighi a-t-il effectivement découvert un ovule dans sa vésicule ovarienne ou n'a-t-il vu que le sac déchiré de cette vésicule que l'on nomme le corps jaune? On ne peut rien prononcer à ce sujet. — Du reste, Malpighi croit que le germe de l'embryon préexiste dans l'œuf qui lui fournit ses enveloppes et la matière nutritive.

Jusque-là tous les embryogénistes sont unanimes. Pour eux il n'y a qu'un germe ou un premier rudiment de l'être vivant, *l'œuf*, et c'est dans la femelle qu'il existe. Toutefois l'intervention du mâle est indispensable, dans la procréation, car sa liqueur prolifique renferme un élément excitateur sans lequel le germe unique de la femelle ou l'œuf, ne pouvant se développer en un nouvel être vivant, demeurerait infécond.

Leewenhoeck et *Hartsocker* (1677) (4), comme résultat de re-

(1) *Exercitationes de generatione animalium*, 1651.

(2) *De formato fœtu*, 1667.

(3) *De mulieris generationi inservientibus*, 1671.

(4) Omnes creaturæ mobili sive viventi anima præditæ, dependent a primo eorum genere, et ut melius dicam, dependent ab animalculis vivis, sive moventibus, in semine virili ab origine creationis confectis.

(Leewenhoeck, *Cont. Epist.*, p. 69.)

cherches sur les zoospermes, récemment découverts par Louis de Hammen, viennent déplacer le siége du germe qu'ils transportent en entier de la femelle au mâle. Selon Leewenhoeck l'embryon n'est autre que l'animalcule spermatique engendré par le mâle. La femelle ne fournit que le réceptacle ou les enveloppes. Le corps est l'animal, la queue devient le canal ombilical de l'embryon.

La conviction que le zoosperme est le véritable germe de l'embryon est complète. « Toutes les créatures animales, dit-il, « proviennent de leur espèce primitive, ou, je dirais mieux, pro- « viennent des animalcules vivans ou mouvans constitués dans « la semence du mâle à l'origine de la création. »

Boerhaave est encore plus explicite. Il greffe l'animalcule spermatique sur la cicatricule de l'œuf, et fait provenir la tête et la moelle épinière, encore invisible, des évolutions du zoosperme, le futur embryon (1).

Andry (1710), d'après une dissertation de Geoffroy sur les *vers* spermatiques, admet aussi l'hypothèse de Leewenhoeck sur les zoospermes considérés comme les véritables germes, et il y ajoute quelques particularités remarquables. Ainsi, les germes mâles ou les zoospermes ne peuvent se développer qu'autant qu'ils sont introduits dans l'œuf préexistant chez les femelles. De ces animalcules projetés par myriades dans les organes de la femelle, un petit nombre seulement arrivent jusqu'à l'œuf qui doit leur servir d'enveloppe et de nourriture. Ils s'y attachent par la queue et s'y développent. Cuvier, en rapportant cette théorie, lui trouve l'air d'une plaisanterie. Pourtant, quant au point essentiel, l'arrivée des zoospermes et leur fixation, en certain nombre, sur l'ovule, c'est aujourd'hui, comme il sera dit plus loin, un fait bien avéré, vu et dessiné par tous les embryogénistes.

Vallisnieri (1721) revient à la théorie de la préexistence du germe dans l'œuf animé, pour la procréation, par l'esprit séminal; mais il se signale surtout comme l'avocat d'une doctrine déjà ancienne et qu'il a contribué à mettre en vogue; c'est celle dite de l'*emboîtement des germes*. Dans l'impossibilité, pour notre esprit de comprendre qu'un être puisse être doué de la faculté de procréer de toutes pièces son semblable à un instant déterminé, cette théorie suppose que tous les germes, d'une même espèce, ont été créés du même coup, emboîtés les uns dans les autres et animés en commun, au souffle de la création. D'où il résulterait que le premier individu aurait contenu en lui-même tous les individus de sa race jusqu'à la fin des temps. Et si l'on y ajoute tous les milliards de germes avortés dans chaque génération, à quel nombre et à quelle ténuité incompréhensibles ces germes auraient-ils donc été créés? Cette doctrine de l'emboîtement des germes dont la grandeur et la hardiesse écrasent l'imagination, a été néanmoins dominante dans la dernière moitié du dix-huitième siècle et n'a pas cessé d'occuper les plus grands esprits. Bonnet, Spallanzani, s'y sont ralliés.

Buffon, dont elle contrariait les idées, la repousse; et, pensant la réduire à néant, calcule qu'un adulte, par rapport seulement au germe de sixième de génération qu'il renferme, serait en volume comme notre système solaire au plus petit atôme percevable au microscope. En fait il y a bien là de quoi effrayer l'esprit de spéculation. Pourtant Cuvier sans se prononcer sur cette théorie, la trouve au moins intelligible, vu, dit-il, l'extrême divisibilité de la matière. Les embryogénistes modernes ne traitent plus cette question. Burdach lui, dont l'immense érudition embrasse tout, s'en occupe, et la nie résolument, fondé sur cette raison qu'aucun embryon n'ayant encore d'ovaires au début de sa vie, il peut encore bien moins contenir d'autres embryons. Mais outre qu'il s'agit ici de ce que l'on voit, est-il bien sûr qu'il n'y ait rien? Si, comme il sera dit plus loin, l'ovule se montre déjà dans l'embryon féminin, où la limite existe-t-elle? Arrêtons-nous où s'arrête la science, et où elle ne peut plus conclure posons le doute. J'ai anticipé sur la série des faits historiques en insistant sur cette théorie; mais j'y ai été entraîné par son intérêt et la haute portée des déductions morales qu'en ont tirées ses partisans. Du reste, en abordant les études générales de l'organisme, où la relation des effets à leurs causes se montre partout dans les débuts de la matière et de la vie, il est bon d'envisager tout d'abord ces grandes questions primordiales, toujours persistantes quoique à jamais insolubles dans la science. Au moins l'esprit vivement frappé dès le début, ne s'étonne-t-il plus si, dans les questions secondaires, il rencontre partout l'infini.

Reprenons à cette même époque la série chronologique des travaux scientifiques entrepris à des points de vue si opposés entre eux.

Maupertuis (1744. — Vénus physique), comme pour montrer la différence du genre d'esprit entre les savans et les philosophes encyclopédistes de cette époque, vient altérer les études sur l'organisation par une théorie mécanique, célèbre lors de son apparition, et toute empreinte de l'esprit matérialiste du dix-huitième siècle. Selon lui, toutes les parties du corps des parens fournissent, dans la génération, leur contingent, et elles forment le corps du fœtus par une attraction élective qu'il qualifia plus tard d'un instinct. Il n'y a rien de plus à dire de cette triste hypothèse empreinte du mauvais esprit philosophique du temps.

Buffon, dont le génie est si fécond et si éclatant partout ailleurs, n'a trouvé sur la génération qu'une bien pauvre hypothèse. Partisan de l'épigénèse, il en fait une force agissant sous l'impulsion d'un prétendu moule intérieur qui domine la forme et ses détails. Suivant lui, la faculté génératrice a pour cause, chez l'adulte, une surabondance de molécules vivantes qui, provenant de toutes les parties, sont forcées, par le moule intérieur, de reprendre, chez le fœtus, une forme et un arrangement analogues à ceux qu'elles avaient chez les parens. Leur premier effet est la formation de l'animalcule spermatique. Si on relate encore aujourd'hui cette malheureuse conception ontologique de Buffon, c'est en raison du grand nom de son auteur et de la réfutation qu'en a faite Haller, si compétent sur cette matière.

Haller (1758) et *Wolff* (1759), dont les recherches ont été faites en même temps sur la nature, quoique à des points de vue différens, sont par les faits nombreux dont ils ont enrichi la science et par l'opposition de leurs doctrines, les deux véritables fondateurs de l'embryogénie moderne.

Les recherches de Haller ont eu pour but de prouver invinciblement par les faits la préexistence du germe dans l'œuf. Elles ont eu pour objet le développement de l'embryon et du fœtus des oiseaux et des mammifères; mais c'est surtout sur l'œuf de

(1) Il dit, en effet, dans un passage : « Videtur adeo vermiculus, futurus homuncio, caput et spinam dorsi invisibilem repræsentare. »
(*Physiol. Prælectiones*. T. 4, p. 198, note XIII.)

poule qu'elles ont été le plus riches en résultats. Haller assiste au développement de l'embryon, jour par jour, heure par heure. Il voit dans le jaune l'appendice de l'intestin, reconnaît assez exactement l'apparition de l'embryon et la formation de ses annexes, l'amnios et l'allantoïde et celles de ses divers systèmes organiques; le cœur, les viscères, les vésicules cérébrales et les membres qu'il voit naître par des bourgeons: Il signale, à l'occasion de ses recherches sur le poulet, un fait curieux et qui l'avait beaucoup surpris, c'est en irritant le corps d'un embryon de voir une légère contraction des petits bourgeons des pattes et des ailes à un âge où le cerveau était encore fluide. Pour tous ce travail a fait loi pendant soixante ans dans la science. Haller se montre le prédécesseur de Doellinger et Pander.

Wolff (1) est encore plus précis. Ses recherches ont pour objet de faire prévaloir le système de l'épigénèse et il l'appuie par des faits qui ont donné à cette théorie toute une apparence de vraisemblance qui a continué jusqu'à ce jour à lui attirer des sectateurs. Ainsi les vaisseaux composant la *figure veineuse* existent avant le cœur, comme si des molécules se creusaient des voies dans la membrane du jaune; d'où il suit que les trajets vasculaires préexistent à leurs parois. La formation du réseau se fait, selon lui, par une nécessité mécanique. Plus tard (2) il a reconnu que l'embryon se forme par une ligne blanche; au milieu est une division causée par le rapprochement de deux masses latérales. — L'intestin se forme par deux lames qui se soudent en un tube. Il en est de même des autres viscères creux, et c'est là le point de départ de toute la dualité de l'épigénèse, appuyée de nos jours par M. Serres et qui enseigne le développement des organes de la périphérie vers le centre.

Bonnet (1762), dont l'influence a été si grande à son époque, n'a pourtant rien ajouté à la théorie de la préexistence du germe qu'il a néanmoins contribué à propager.

Spallanzani (1780), au contraire, a donné beaucoup de certitude à la science, par ses belles expériences sur la fécondation chez les grenouilles, et a ouvert une voie nouvelle en montrant la régénération des pattes des salamandres.

A partir de cette époque, l'embryogénie était fondée. Une suspension s'en est suivie, il s'est écoulé une période de plus de trente ans avant que son étude ait été reprise. C'est par l'ostéogénie qu'ont débuté les premiers travaux. Ces recherches appartiennent à l'ère moderne et trouveront place en leur lieu.

Mais dans la période stationnaire et même bien avant, dans tout le cours du dix-huitième siècle, les théories sur le mystère de la génération s'étaient multipliées par leur fusion les unes dans les autres. Burdach assure qu'à une époque, le nombre en atteignait trois cents. Résumant toutes ces hypothèses, sans lien logique et empruntées de points de départ différens, il les réduit à huit, qui se groupent sous deux principales; celle de la préexistence du germe et celle de sa postformation.

A la PRÉEXISTENCE DU GERME se rapportent six variétés, qui ont trait aux trois points de vue principaux sous lesquels la question générale peut être envisagée. Deux sont fondées sur le siége des germes; deux sur leur mode de développement et deux sur l'époque de leur formation première :

1° *Siége*. Ou les germes proviennent de la femelle et sont renfermés dans son ovaire (*théorie des ovistes*); ou ils proviennent du mâle et sont renfermés dans la liqueur séminale (*théorie des spermatistes*).

2° *Mode de développement*. Ou les germes existent déjà en matière et en forme, et la procréation ne fait qu'y ajouter un principe excitateur propre à les développer (*théorie de la préformation*); ou les germes n'existent qu'en matière et c'est la procréation qui leur imprime la forme (*théorie des métamorphoses*).

3° *Époque de formation*. Ou les germes existent depuis la création des êtres vivans et s'y maintiendront à jamais pour la série des générations jusqu'à leur extinction finale (*théorie de la syngénèse*, bien plus connue sous le nom d'*emboitement des germes*); ou les germes se forment dans les individus procréateurs, à une époque quelconque de leur existence, mais antérieure à la procréation (*théorie de l'épigénèse*).

La POSTFORMATION n'admet que deux hypothèses contraires : à savoir si la procréation est *matérielle* dans toute son essence ou si elle reconnaît une cause *dynamique*.

Aujourd'hui que la science, appuyée par un grand nombre de faits, a commencé de soulever le voile qui couvre les actes les plus mystérieux de la génération, on peut essayer de distinguer ce qu'il y a de plus probable entre ces hypothèses.

La *postformation* ne semble nullement nécessaire à admettre puisque l'on voit des germes antérieurs à l'union sexuelle. L'hypothèse seule du dynamisme peut se soutenir, comme élément de la question, dans la supposition que les germes ne possèdent point absolument leur principe excitateur de développement en eux-mêmes et qu'ils en empruntent une partie des parens, comme cela paraît si probable surtout pour le zoosperme.

C'est donc, comme par le passé, à la *préexistence du germe* qu'il faut en revenir. Mais dans cette théorie, la *préformation* distinguant à plaisir la forme de la matière ne présente à l'esprit qu'une subtilité métaphysique puérile, et semble n'avoir pour objet que de mettre en saillie la doctrine opposée de la *métamorphose*, et celle-ci en séparant arbitrairement deux propriétés que l'esprit ne comprend qu'indivis, heurte toute idée de raison et de cause finale.

La *syngénèse* et l'*épigénèse* qui n'ont trait, comme opposition, qu'à l'époque de formation et au développement du germe, sont également soutenables. Au point de vue de formation, elles sont en dehors de la science positive et n'étant point variables n'ont qu'une valeur secondaire. Mais au point de vue du développement où elles se transforment en deux manifestations phénoménales opérant en sens inverse, elles ont un grand intérêt pour la science, dont elles traduisent les actes en deux séries d'actions et de faits en apparence opposés. La syngénèse, sous les noms divers de *théories d'évolution*, de *dédoublement* et de *substitution organique*, en montrant la formation de l'embryon de dedans en dehors, par la sortie de ses propres parties, reconnaît comme loi générale de l'action formatrice, l'expansion de développement du centre vers la périphérie. L'épigénèse, au contraire, en

(1) *Dissertatio sistem. theor. generationis*. 1760.
(2) Tome 12 des Mém. de l'Acad. de Saint-Pétersbourg.

montrant les premiers noyaux solides dispersés, puis les canaux et nombre d'organes, composés originairement de moitiés qui s'accolent, et enfin les deux moitiés de tout le corps, qui s'avancent à la rencontre l'une de l'autre pour s'unir sur un plan moyen, en infère que l'action formatrice procède de la périphérie vers le centre.

Avec des principes et des pensées si contraires, on conçoit bien que ces deux théories se soient partagées en deux écoles rivales ayant chacune ses partisans. L'épigénèse, plus simple, et qui soulage l'esprit, en l'arrêtant, dans la question d'origine des germes, est peu satisfaisante, au contraire, dans la question du développement et, en disséminant les centres d'action, rompt en apparence le principe d'unité sans lequel on ne peut concevoir l'organisme.

L'évolution, au contraire, que j'appellerais volontiers la *théorie de l'expansion*, en montrant le développement régulier des parties et leur gemmation du dedans en dehors, sous un centre commun d'excitation, bien mieux en harmonie avec les lois de l'organisme dont elle traduit, dans les premiers rudimens embryonnaires, la seule vraie manifestation. Et, pour ce qui est de la formation première, rien n'oblige à l'enchaîner plus que tout autre, comme origine de la loi de l'expansion embryonnaire, à la question syngénétique de l'emboîtement du germe, car aucun lien logique nécessaire ne rattache le connu à l'inconnu. Il suffit que dans les faits certains et visibles, l'expansion concorde avec tous les faits physiologiques de l'organisme, et c'est ce qui est. Aussi est-ce à cette doctrine que se ralient aujourd'hui le plus tous les savans. Mais, dira-t-on, pour abandonner ainsi l'épigénèse, les faits sur lesquels elle s'appuie manquent-ils donc de certitude? Non, ces faits sont vrais, mais s'il faut dire toute ma pensée, je crois qu'ils ont été mal interprétés. On a vu dispersés à la périphérie les premiers noyaux solides de certains organes chez l'embryon, puis dans leurs intervalles, il s'en est développé de nouveaux, et peu à peu on les a vus marcher à la rencontre les uns des autres pour s'unir, et tous ensemble s'étendre de la périphérie vers le centre; voilà comme beaucoup de faits se présentent. Mais on en a conclu que les noyaux sont autant de centres d'une vie plus active, morcelée à la périphérie; or, c'est là l'erreur. Comme je l'ai déjà fait observer ailleurs et comme plus tard nous le démontrerons surabondamment, tous les faits de l'organisme à divers âges, dans tous les organes et tous les tissus, ce n'est point à l'état solide, mais au plus près de l'état fluide, là où, avec moins de matière accumulée, les phénomènes moléculaires sont plus libres de se produire, que l'action nerveuse a le plus de puissance. Elle diminue, au contraire, dans les tissus, à mesure qu'ils se chargent de plus d'élémens solides. Si donc la nature procède dans beaucoup de tissus par solidifications périphériques, c'est pour s'emparer de l'espace, harmonier les formes en fournissant des élémens de consistance aux tissus sur divers point de leur étendue. Mais ce n'en est pas moins dans des organes nerveux plus mous que gît la force nerveuse dirigeante, comme le fait remarquer Haller. En outre, les noyaux solides périphériques ne sont qu'un fait secondaire dans les organes, qui d'abord se sont produits par expansion. Des points d'ossification isolés se montrent aussi dans les os cartilagineux de l'embryon, mais avant, le membre lui-même s'est produit par un bourgeon, issu de dedans en dehors. L'épigénèse n'est donc point, comme on le dit, contradictoire au mode de développement par expansion. Elle y rentre, au contraire, et n'est qu'un de ses moyens ou de ses phases secondaires de développement.

Il ne nous reste plus à mentionner que les deux doctrines qui ont rapport au siége du germe : les théories des ovistères et des spermatistes. Ici, il semble qu'il n'y ait plus rien à dire, car les faits parlent d'eux-mêmes. D'une part on connaît l'ovule, et de l'autre le zoosperme. Mais, comme nous l'avons vu depuis un siècle et demi dans l'histoire de la science, c'est précisément la présence de ces deux élémens générateurs qui fait l'embarras des savans, dont les uns voient le germe dans l'ovule, et les autres dans le zoosperme. N'y a-t-il donc aucun moyen de concilier ces deux opinions? Je crois que l'état de la science permet aujourd'hui d'assigner, avec une grande probabilité, à chaque élément générateur, la place et la destination dans le produit de leur union mutuelle. Je dirai plus loin ce que j'ai cru entrevoir à ce sujet.

Terminons ici ces généralités. Maintenant que nous connaissons l'histoire des opinions et des premiers faits qui appartiennent au germe, il nous sera facile de comprendre le développement de l'ovule et de l'embryon, dans l'enchaînement lumineux des observations positives et des faits concluans dont se compose la science moderne.

DE LA GÉNÉRATION.

La génération constitue avec la nutrition, les deux fonctions élémentaires des êtres organisés. Tandis que l'une a pour but la conservation de l'individu, l'autre, qui repose sur elle, tend à la continuation de l'espèce. Néanmoins, puisque l'accomplissement de cette fonction est dans le plan de l'organisation individuelle, on peut considérer la fonction de génération comme une condition d'existence pour l'individu même qui l'accomplit.

Dans la grande généralité des cas, l'intervention de deux êtres paraît nécessaire. Ces deux êtres sont distingués par leur sexe, que caractérise une conformation organique spéciale, surtout pour l'accomplissement de la part respective qu'ils prennent à cette fonction.

Si d'une part, les sexes sont le plus souvent séparés, ils peuvent se trouver réunis sur le même individu, comme cela a lieu pour beaucoup d'êtres inférieurs.

Enfin, il est de ces êtres qui ne sont caractérisés par aucun appareil sexuel; ces individus se reproduisent par des œufs ou des spores susceptibles de se développer d'eux-mêmes, par des gemmes ou bourgeons, qui se développent en partie, avant de se détacher de la mère; ou même par la scission d'une partie du tout, plus ou moins considérable, et qui se complète, pendant ou après l'acte de la séparation. Ces trois modes se retrouvent, non-seulement chez les êtres inférieurs, mais, à ce qu'il paraît, chez les animaux à sexe distinct.

Existe-t-il une origine différente pour les êtres organisés? La question bien posée présente deux aspects:

1° Un être organisé peut-il naître de toutes pièces; peut-il sortir de l'union d'agrégats moléculaires organiques et inorganiques, placés dans certaines conditions de milieu?

2° Un être organisé peut-il être dissemblable quant à son organisation, de celui qui lui a donné naissance?

La première demande, beaucoup plus générale et plus grave que la seconde, a été et est encore le terrain sur lequel tous les physiologistes se placent.

GÉNÉRATION SPONTANÉE.

Ceux qui se sont proposé de démontrer expérimentalement la réalité du principe de la génération spontanée ont cru que le problème ne serait point résolu tant qu'on n'aurait pas vu se former de toutes pièces, sans le secours de parens, le premier agrégat organique, œuf, vésicule ou cellule, dont le développement appelle la production d'un être vivant. Et, naturellement, c'est parmi les animaux microscopiques qu'ils sont allés chercher les preuves.

Malheureusement, la question ainsi posée rencontre des difficultés jusqu'à présent insurmontables, et, après une longue suite d'expériences, toujours pleines d'intérêt, ce qu'on peut encore dire de plus fort en faveur du principe en litige, c'est que, dans certains cas, on trouve à le nier plus de difficultés encore qu'à l'admettre; par exemple, quand, pour expliquer la présence de vers intestinaux sans le secours de la génération spontanée, on est obligé de faire circuler les œufs de ces parasites dans les capillaires sanguins, infiniment trop petits pour les contenir. Cet argument, cependant, ne vaut pas une démonstration directe.

On devine sans doute que le principal obstacle à cette démonstration vient de l'excessive petitesse des êtres soumis à l'observation; petitesse telle, que, malgré toutes les précautions, il n'est jamais certain que des germes organiques ne se sont pas introduits par le véhicule de l'air et de l'eau, ou par l'intermédiaire même des substances sur lesquelles on opère, dans les appareils qui sont le théâtre de l'expérience. Ainsi les animalcules, les monades ont 1/2000e de ligne de diamètre; les spores des mucédonées sont dans les outres par milliers; et plusieurs milliers de ces outres tiendraient dans l'espace occupé par une tête d'épingle; l'eau distillée jusqu'à cinq fois renferme encore des molécules organiques; enfin, la poussière qui voltige dans l'air contient de petits corps susceptibles de se renfler dans l'eau, et que Schultze regarde comme des monades desséchées, elles revivent dès qu'elles sont humectées.

La difficulté paraît donc insurmontable. Nous verrons si elle est insoluble dans tous ses aspects.

La génération spontanée, comme doctrine, a subi les péripéties les plus variées. Acceptée et rejetée tour à tour, nous la prendrons à son origine et nous chercherons les circonstances où elle a été invoquée, les preuves qui devaient en asseoir la réalité ou en renverser l'illusion.

L'hétérogénie est définie par Burdach: « Toute production d'être vivant qui, ne se rattachant ni pour la substance, ni pour le milieu, à des individus de même espèce, a pour point de départ des corps d'une autre espèce, et dépend d'un concours d'autres circonstances, c'est la manifestation d'un être nouveau et dénué de parens, par conséquent une génération primordiale, une création. Elle est partout où paraît un corps organisé, sans qu'on aperçoive un autre corps de même espèce dont il puisse procéder, ou que l'on découvre dans celui-ci, aucune partie apte à opérer la propagation. » Épicure, parlant de l'idée que les atomes qui constituent la terre ont tout produit, ne répugnait pas à l'idée de faire sortir les êtres vivans de la matière brute. Aristote disait que tout corps qui devient humide, et tout corps humide qui se sèche, produit des animaux, pourvu qu'il soit susceptible de les nourrir.

Ainsi, les poissons sortaient du sable et du limon; les chenilles, des feuilles de choux; les poux, de la chair; les puces, de la fermentation des ordures; les vers, de la chair corrompue et du fromage.

L'air, l'eau et la chaleur intervenaient comme milieux.

Pendant de longs siècles, on attribuait à la terre la formation des serpents, des rats, des taupes; à la boue des étangs, celle des grenouilles et des anguilles; à la carcasse d'un bœuf ou d'un autre animal, celle des abeilles; aux fruits véreux, aux bois, aux viandes pourries, celle des vers, des mouches et de divers insectes. Cette idée de la création journalière d'êtres vivans est très-répandue dans les traités.

Redi, l'un des premiers, démontra que les vers ne naissaient plus des viandes putréfiées, du moment où une gaze les préservait des mouches qui y déposaient des œufs. Ces expériences, renouvelées pour toutes les substances, telles que le fromage, etc., ont renversé l'hypothèse que la vie pouvait naître de la mort. Le même observateur démontra la génération chez les entozoaires. Mais si clairvoyant que fût son esprit, il ne put le mettre à l'abri de quelques erreurs. Tandis que d'une part il démontrait la génération toute simple chez certains êtres, il crut devoir faire des exceptions pour d'autres; ainsi les animaux des galles d'arbres pourraient, selon lui, naître spontanément.

Valisnieri continua l'œuvre de Redi, et démontrait pour les entophyles, c'est-à-dire les larves vivant dans les végétaux, ce que ce dernier avait mis hors de doute pour les entozoaires. A Swammerdam revient l'honneur d'avoir le mieux établi pour les insectes, la génération naturelle.

Réaumur, bien plus tard, il est vrai, reprit la question, et à une époque où l'on semblait avoir oublié les découvertes de ses prédécesseurs. Harvey, enfin, couronna ces idées par l'adage: *Omne vivum ex ovo.* Il est avéré aujourd'hui que le célèbre physiologiste était loin d'attacher à ces expressions le sens général qu'on leur a prêté.

Quand Leuwenhoek démontra l'existence d'animalcules microscopiques dans une foule de circonstances et de lieux, les partisans de la génération spontanée cherchèrent un nouvel appui à leur doctrine. Needham montra que si la putréfaction ne produit pas d'insectes, elle en fait du moins naître dans toutes les infusions renfermant des matières en décomposition; de petits animalcules jusqu'alors inconnus furent aussitôt l'objet de mille recherches. Wrisberg, le premier, leur appliqua la dénomination d'*infusoires*.

Cette expression consacre en son entier l'erreur que nous combattons. En effet, il est d'observation, qu'en abandonnant à la chaleur, à la lumière, des infusions de matières organiques, des moisissures ou végétaux très simples, des animalcules de structure plus ou moins compliquée ne tardent pas à paraître, quand on examine les véhicules au microscope. C'est donc pour exprimer leur principale condition d'existence ou d'origine, que le nom d'infusoires leur fut appliqué.

Ces êtres qui ne seraient précédés d'aucun être semblable à eux, ni même d'aucun être vivant, naîtraient par génération spontanée.

Des hommes éminens professent encore aujourd'hui cette opinion et des cas très compliqués que nous présente la nature semblent nous inviter à un examen approfondi de la matière.

De la génération spontanée des infusoires.

Buffon, ce grand observateur de la nature s'était représenté le monde vivant comme un composé d'un nombre infini de molécules organiques désagrégées; ces molécules constituent les monades. Agrégées, elles constituent les individus même les plus élevés de l'échelle. Ces molécules, en se groupant tour à tour sous les formes les plus variées, engendrent des individus, des espèces toutes nouvelles.

Le nombre de ces combinaisons des molécules organiques est illimité, d'où les mutations de formes sans nombre.

Ces principes ont conduit Buffon à la génération spontanée. Il y a dit-il, peut-être autant d'êtres soit vivans, soit végétans, qui se reproduisent par l'assemblage fortuit des molécules organiques, qu'il y a d'animaux ou de végétaux qui peuvent se produire par une succession constante de générations. Plus on observera la nature, plus on reconnaîtra qu'il se produit en petit plus d'êtres de cette façon que de toute autre. On s'assurera de même que cette manière de génération est non-seulement la plus fréquente et la plus générale, mais la plus ancienne, c'est-à-dire, la première et la plus universelle.

Dès que les molécules organiques se trouvent en liberté dans la matière des corps morts et décomposés, dès qu'elles ne sont point absorbées par le moule intérieur des êtres organisés qui composent les espèces ordinaires de la nature vivante ou végétante, ces molécules toujours actives, travaillent à remuer la matière putréfiée; elles s'en approprient quelques particules brutes, et forment par leur réunion une multitude de petits corps organisés, dont les uns, comme les vers de terre et les champignons, etc., paraissent être des animaux ou des végétaux assez grands, mais dont les autres, en nombre presque infini, ne se voient qu'au microscope; tous ces corps n'existent que par une génération spontanée. Les anguilles de la colle de farine, celles du vinaigre, tous les prétendus animaux microscopiques, ne sont que des formes différentes, que prend d'elle-même, et suivant les circonstances, cette matière toujours active, et qui ne tend qu'à l'organisation.

La génération spontanée s'exerce constamment et universellement, soit après la mort, soit pendant la vie. Les molécules surabondantes qui ne peuvent pénétrer le moule intérieur de l'animal pendant sa nutrition, cherchent à se réunir avec quelque partie de la matière brute des alimens, et forment, comme dans la putréfaction, des corps organisés; c'est là l'origine des tœnias, des ascarides, des douves, et de tous les autres vers qui naissent dans le foie, l'estomac, les intestins; les sinus veineux, les vers qui percent la peau. (Buffon, *Hist. nat.*, t. IV.)

Burdach explique de la manière suivante la possibilité de la génération spontanée: Comme la plasticité individuelle ne peut que conserver les organes supérieurs (viscères, muscles, nerfs, etc.) par la nutrition, tandis que, pour ce qui concerne les organes inférieurs (tissu cellulaire, vaisseaux, os), elle est apte à produire de nouveau, soit en ajoutant à ce qui existe déjà, soit en régénérant les parties perdues; de même la génération ne saurait maintenir les organismes supérieurs que par propagation, mais peut, lorsque les circonstances sont favorables, créer de nouveaux organismes inférieurs. Cette opinion de Burdach pèche par sa base. Les nerfs, par exemple, se régénèrent parfaitement. Puis il ajoute: Si la force plastique de notre planète a été autrefois plus puissante qu'elle ne l'est aujourd'hui, on peut penser que la génération primordiale a été mise en jeu, jadis, par des dépôts inorganiques, produits au sein des eaux; mais qu'aujourd'hui elle a lieu, sinon exclusivement, du moins principalement, lorsqu'on fait infuser dans l'eau une substance qui a joui de la vie. Burdach croit en outre que, dans la propagation par œufs, le nouvel individu se forme aux dépens d'une masse amorphe de granulations microscopiques qui se décomposent.

Cette analogie ne permet pas de regarder comme absolument impossible, que de la substance grenue, produite par la décomposition de la matière organique, il se développe un animal d'une autre espèce, pourvu de bouche, de cavité digestive, d'organes locomoteurs, quoique d'ailleurs d'une structure fort simple.

Voyons les expériences et les observations sur lesquelles reposent les théories favorables ou opposées à la spontéparité.

Après les travaux déjà cités de Leuwenhoek et Needham, Spallanzani fit voir que les substances organiques cuites sont aussi propres que celles qui n'ont pas bouilli, à donner naissance à des infusoires; que l'eau distillée est aussi favorable à leur développement que l'eau ordinaire; que l'air atmosphérique est nécessaire à ce developpement, et surtout, qu'on ne voit naître aucun infusoire dans les infusions que l'on a fait bouillir en vase clos.

Les infusoires, dit-il, tirent sans doute leur origine de principes préorganisés; sont-ce des œufs, des germes ou d'autres semblables corpuscules?

Cependant, il avoue qu'il n'a point de fait pour répondre à ces questions.

Tandis que Tréviranus se rapprochait de Buffon, Wrisberg montrait la nécessité de l'intervention de l'air pour la production des infusoires

La matière verte de Priesley est une croûte verdâtre, formée de granulations rondes et elliptiques, qui a également attiré l'attention des spontéparistes. Les masses isolées d'abord, douées de légers mouvemens, paraissent se transformer en filets transparens qui commencent d'une manière régulière. Ingenhousz et R. Wagner en ont fait l'objet d'études spéciales. Ce dernier admet que c'est un assemblage de cadavres de l'*euglena viridis;* autant de filets mobiles, autant d'êtres différens.

Dans les recherches expérimentales entreprises afin d'élucider la question dont nous nous occupons ici, on a étudié l'influence respective de chacune des substances employées. Ainsi, quelle part revenait au solide ou à la substance que l'on faisait infuser; laquelle à l'eau qui servait de véhicule; laquelle à l'air, au soleil, etc., etc.?

A l'égard des solides, outre les substances organiques, depuis les plus compliquées jusqu'aux plus simples, certains auteurs ont même cru observer cette propriété, dans le granit, le sel marin, le salpêtre. Pour ce qu'il en est de l'eau, Gleichen attribue à l'eau de rosée la plus grande puissance; puis l'eau de puits, l'eau de source, l'eau bouillie conservée, et enfin l'eau distillée.

Quoique Fray prétende avoir vu des êtres se développer sous

la seule influence de l'azote et de l'hydrogène, Wrisberg et Spallanzani ont montré qu'il ne se développait pas d'animalcules, quand on excluait l'air.

Burdach, d'après ce que nous avons dit précédemment, s'est prononcé en faveur de la génération spontanée. J. Müller, au contraire, reproche à toutes ces expériences le manque de rigueur indispensable. D'abord, dans ces expériences, il faut constater au début qu'il n'existe dans les substances aucune matière vivante; secondement, que pendant toute la durée il ne s'en introduise pas. Voyons comment on a réalisé ces conditions: M. Milne Edwards prenait un tube renfermant de l'eau qui tenait une matière organique en suspension. Après avoir fait bouillir le liquide, dans le but d'y tuer les animaux qui auraient pu s'y trouver, il scellait le tube à la lampe. Les animalcules ne se développaient jamais dans ce cas. — Mais ceci prouverait simplement que les matières organiques, plus ou moins minéralisées, sont impropres à la génération spontanée. Et en effet, toutes les conditions étant les mêmes, moins l'ébullition préalable, les animalcules se formaient. Schultze prit un vase à deux tubulures, dans lequel furent mises de l'eau distillée et des matières organiques, telles que du poivre, signalées surtout pour jouir à un haut degré de la faculté de développer des infusoires. Ayant tué tout ce qu'il pouvait y avoir de vivant dans le bocal, en le plongeant dans un bain-marie chaud, il l'exposa à l'air: les infusoires s'y montrèrent au bout de peu de temps.

Dans une autre expérience Schultze s'y prit différemment. Ayant tout disposé d'abord comme précédemment, au lieu de laisser arriver librement l'air atmosphérique en contact avec son mélange, il lui fit subir d'abord un lavage, qui, le purgeant de toute matière organique, n'altérât pas autrement sa composition. Pour atteindre ce but, il ne le laissa se renouveler dans les flacons qu'à l'aide de deux tubes, dont l'un aspirateur, l'autre d'écoulement. Au tube d'aspiration Schultze adapta un appareil à acide sulfurique, que l'air serait obligé de traverser. L'eau traversait ensuite un flacon laveur qui retenait l'acide sulfurique entraîné. Avec ces précautions il ne vit jamais se développer d'infusoire dans l'eau tenant une matière organique en suspension et en contact avec l'air. Sitôt qu'il supprima l'acide sulfurique, les animalcules apparurent.

Schwan a vu que des liquides bouillis chargés de matières organiques, qu'on met en contact avec de l'air préalablement soumis à de la chaleur rouge, mais riche encore en oxigène, ne produisent ni infusoires ni moisissures, et ne subissent pas la putréfaction.

Nous avons signalé le côté faible des expériences affirmatives, signalons celui des négatives.

Pour que l'air se débarrasse de tout acide sulfurique, il ne suffit pas qu'il traverse l'eau; il faut une eau alcaline; donc l'acide sulfurique entraîné a pu altérer la matière organique.

Les liquides bouillis, en coagulant l'élément organique, l'ont rendu impropre; et la preuve, c'est qu'il ne se détruisit pas. Cependant il est à remarquer que ces objections ne renversent pas la négation pour les substances minérales.

Les spontéparistes ont pu invoquer bien des faits à l'appui de la doctrine, mais tout est dans l'interprétation. Que l'apparition d'êtres vivans dans certains lieux soit étonnante, cela est vrai; mais l'air transporte les œufs, les germes infimes, dont les produits développés exigent déjà de très-forts grossissemens du microscope pour être aperçus.

Que, par le fait de ce transport, bien des germes soient perdus, s'ils ne trouvent le milieu nécessaire, cela peut se comprendre, et inférer de cette déperdition qu'il n'y a plus dès lors de but visible pour des êtres innombrables; cela est juste dans une certaine limite. Mais cela semble nécessaire, car la fécondation de chaque germe multiplierait les individus inutiles à l'homme d'une manière désespérante. Chez les mammifères, combien d'œufs ne périssent point pour un seul qui sera fécondé!

Ces germes venant des animaux inférieurs paraissent pouvoir se conserver indéfiniment dans certains milieux jusqu'à la réalisation des conditions capables d'en faire éclore un être vivant. Nous disions que ces germes attendaient une condition de développement; et ce fait est remarquable à cause de la propriété illimitée de conserver cette aptitude à travers les temps et les âges. Par là aussi l'on comprendra la réserve que l'on doit mettre dans les générations spontanées.

Il y a une quinzaine d'années on ouvrait un tumulus, tel qu'il y en a dans le sud-ouest de l'Angleterre. On découvrit, dans le squelette de ce tombeau, des graines de framboisier. Semées dans le jardin de la Société horticole de Londres, elles germèrent. Ce sont des plantes archéologiques. Telles sont les graines qui furent trouvées sur les bords de la Tweed, dans une couche de terre, qui avait constitué la surface du sol à une époque reculée, mais qui se trouve maintenant à huit mètres de profondeur. Ces graines de convolvulus, de polygonum, dataient d'une époque antérieure à l'apparition de l'homme sur la terre.

En 1826, M. Trochu fit ensemencer par planches alternatives, en sarrasin et en millet, une vaste pièce de terre. Quand les graines commencèrent à sortir, le champ fut infesté par des bandes d'oiseaux granivores qui firent tomber une partie des graines sur le sol. Après la récolte, on défonça le champ à la main, à la profondeur de 66 à 72 centimètres, pour y former des pépinières d'arbres forestiers; la couche végétale superficielle, avec les graines de millet et de sarrazin qu'elle contenait, fut jetée au fond du défoncement, tandis que l'argile du sous-sol était ramenée à la surface.

On fit une fouille douze ans plus tard, et ainsi les terres enfoncées anciennement dans la profondeur furent ramenées à la surface. A peine exposées aux influences atmosphériques, elles se couvrirent de jeunes plantes de sarrasin et de millet, aux endroits qu'avaient occupés, douze ans auparavant, les planches de ces deux céréales.

En 1809, cet agriculteur fit défoncer, à un mètre de profondeur, une pièce de lande dont il voulut faire un jardin fruitier. La couche végétale fut jetée au fond de l'excavation, et le sous-sol la remplaça à la surface, en sorte que les nombreuses graines d'ajoncs et de bruyères qui existaient sur le terrain furent enfoncées à près d'un mètre. Vingt-cinq ans après, le terrain se couvrit de ces jeunes végétaux.

Enfin, en 1817, M. Sarrail créa un jardin attenant par un de ses côtés à la rivière de Fresquel. Le terrain était en pente; on le disposa en planches étagées. La planche inférieure, qui courait parallèlement à la rivière et presque à son niveau, était fréquemment submergée; ne sachant trop qu'y mettre, l'agriculteur y sema de la persicaire. L'année suivante, il planta cette pièce de cannes de Provence, afin de la mieux utiliser. La rivière, dans ses crues, y déposa son limon. Les roseaux, tous les ans plus profondément enterrés par ces dépôts, suivirent le mouvement ascensionnel.

En 1852, cette plantation fut détruite; les roseaux formaient trois couches superposées, dont l'inférieure était presque entièrement réduite en terreau ; on les extirpa du sol, et on souleva le terrain. Soudain les persicaires semées trente-cinq ans auparavant reparurent sur le sol.

On comprend sans peine à présent qu'il est difficile d'affirmer l'absence de germe, lorsque l'on voit apparaître des végétaux sur un sol que l'on croit vierge. Ainsi, à l'appui de ces récents exemples empruntés aux publications contemporaines, nous pouvons ajouter les faits de Tournefort. Des marécages desséchés depuis longtemps s'étant renouvelés environ un siècle après leur desséchement, par suite de pluies abondantes, on vit s'y développer de nouveau des plantes marécageuses, qui n'avaient point paru dans le même lieu depuis que l'eau n'y était plus.

Un fait très-curieux, signalé par Linck, trouvera sa place ici. Il rapporte, dans ses éléments de botanique philosophique, que lorsqu'une source d'eau salée vient à sourdre loin de la mer, on voit apparaître dans le sol qu'elle arrose des végétaux essentiellement marins.

Burdach s'est prévalu de ce fait pour admettre une transformation d'une espèce dans une autre, à cause du seul changement de milieu. Ce point de vue est hérissé de difficultés inévitables. Le milieu certes influe considérablement sur l'individu, depuis le moment où leurs rapports sont établis. On ne conçoit même pas l'individu, sans un milieu qui l'ait conduit au degré de développement où on l'envisage. La conservation, et, à plus forte raison, le développement, d'une part, le milieu, de l'autre, sont donc aussi solidaires que la *cause* et son *effet*. Mais étant donné un être, au moment où commencent ses rapports avec le milieu, déterminer ce que le milieu fera de cet être ; quelles conditions le milieu devra remplir pour en faire un individu semblable à son espèce ; quelles conditions de milieu en feront un être différent ; à quel moment un milieu nouveau est incapable de modifier les caractères de l'espèce, etc. : voilà des questions, posées en termes positifs, et dont la solution peut seule juger les nombreux faits qu'invoquent les spontéparistes ; cependant, dans le cas présent, l'objection à faire à Burdach porte sur un point beaucoup plus simple.

Quand il s'agit d'un changement de milieu, et qu'il attribue la présence d'espèces végétales nouvelles à la transformation des espèces inhérentes au sol, ne doit-on pas se demander si ce milieu nouveau n'a pas servi de véhicule à des germes microscopiques, qui bientôt se développeront sur ces lieux ?

De cette question résulte que la connaissance de l'influence des milieux sur la transformation des êtres est subordonnée à une rigoureuse analyse de ce milieu ; il est indispensable de constater préalablement si un milieu ne renferme des germes qui n'attendent qu'une occasion pour se développer. Il en résulte encore que l'influence des milieux sur les individus doit être étudiée avant tout sur des êtres non microscopiques, afin d'être à l'abri de sources d'erreurs souvent négligées.

C'est ainsi encore que Burdach explique l'apparition d'espèces nouvelles (plantes) sur des lieux ravagés par l'incendie, par le seul changement de milieu. Mais on lui répondra avec les nombreux faits que nous avons mentionnés plus haut, et qui établissent la conservation des plantes à l'état de germe jusqu'au moment où le milieu conforme à leur nature se réalise autour d'eux. Est-il besoin de rappeler les graines de sensitive qui germèrent dans le sol, après 60 ans de séjour dans l'herbier de Tournefort, et tant d'autres plus probans encore ?

Nous touchons ici à une solution approximative : si, en effet, tant de plantes restent à l'état de germe, faute d'un milieu conforme à leur espèce, il en résulte que le milieu, loin de transformer aussi aisément les espèces, est complétement impuissant sur certains germes donnés.

Tandis que la propriété du développement semble se conserver indéfiniment pour des germes végétaux, il n'en est pas de même pour les œufs des animaux. Cependant on cite quelques exceptions. Ainsi, dans une basse température, on conserve des œufs de vers à soie pendant un temps assez long.

Pour les œufs de poissons et de crustacés, le fait est bien plus remarquable. Des flaques d'eau apparaissent dans quelque marais desséché ; bientôt on y trouve des poissons, des crustacés, qu'aucun rapport de voisinage ne peut expliquer. Le milieu antérieur était impuissant, le milieu nouveau développera les germes.

Mais s'il est vrai que des œufs aient pu se conserver pendant un temps plus ou moins long, faute d'un milieu approprié, il est digne de remarque que des êtres vivans puissent se conserver dans cet état léthargique, que des auteurs ont pris pour la mort même. Spallanzani avait vu les rotifères desséchés, complétement inanimés : l'addition d'un peu d'eau leur rendait la vie, et en même temps une grande vivacité. Comme tout fait nouveau, celui-ci rencontra des contradicteurs. Le rotifère meurt, disait Bory Saint-Vincent, l'animalcule qui apparaît vivant dans cette circonstance est un œuf promptement développé. Mais les faits si bien observés par Spallanzani furent acceptés, quand on apporta à l'appui des preuves irrécusables, et surtout quand M. Doyère eut montré que ces animaux peuvent être soumis à des températures très-élevées, tout en conservant la faculté de reprendre la vie. Ce naturaliste a observé cette propriété sur des tardigrades, tout comme ses prédécesseurs l'avaient constatée sur des rotifères et des vibrions.

Ces faits inattendus reçurent plus tard une autre confirmation, quand on eut reconnu que des conferves végètent dans des sources thermales à 98°. — M. Chevreul, de son côté, a démontré que l'albumine, préalablement desséchée, pouvait être chauffée jusqu'à 120° sans se coaguler, ou sans perdre la propriété de se redissoudre.

Des travaux récens d'Ehrenberg ont établi une base plus positive à la génération de certains végétaux inférieurs, et ont permis par là de comprendre beaucoup de faits que l'on reléguait dans les générations spontanées, faute de mieux.

Müller nous rend un compte exact de ces recherches. C'est ainsi qu'il nous apprend à produire de nouvelles moisissures avec des graines de moisissures ; qu'il nous montre la structure et les fonctions plus compliquées qu'on ne les avait supposées chez les infusoires. Chez les uns, il observa la propagation par des œufs, chez d'autres, la propagation scissipare, ou bien enfin, la gemmation ou le bourgeonnement.

Un exemple de propagation bien curieux nous est fourni par l'*hydatina senta*, rotateur qui en dix jours peut produire un million d'individus. A cette fécondité prodigieuse, il faut ajouter une richesse et une variété de formes sans pareille, d'où l'explication très naturelle de ces transformations apparentes. — Quoique la plupart de ces individus aient l'organisation complexe, signalée par Ehrenberg, le nom de *polygastriques* ne convient pas à tous. M. Dujardin a montré que plusieurs consistent en une espèce de gelée vivante, de *sarcode*, douée d'une mutabilité illimitée, tant pour la forme que pour la disposition intérieure. Ces animalcules ont des cils vibratiles pour organes locomoteurs; l'estomac n'existe pas, mais les alimens se creusent des cavités stomacales.

Ehrenberg, poursuivant directement la question des générations spontanées, affirme n'être jamais parvenu aux résultats annoncés par Tréviranus. Ce physiologiste, comme on sait, a annoncé qu'il pouvait à l'avance déterminer le genre, l'espèce d'animalcule qui devait naître d'une infusion artificiellement préparée. Bien plus, Ehrenberg voyait sortir d'une même infusion, indifféremment, des êtres très variés quant à l'espèce. Cependant Gruithuisen dit n'avoir jamais trouvé ces animaux parfaitement semblables de forme, dans plus de mille expériences faites sur des infusions de substances diverses, placées dans des circonstances différentes. Burdach, à son tour, affirme que ces individus empruntent un cachet complet aux circonstances qui entourent leur origine.

De tous les faits invoqués par les spontéparistes, le plus curieux peut-être, est la présence de végétaux parasites sur des animaux.

Chez l'homme, on trouve un champignon dans la teigne, dans le porrigo, l'herpes, la mentagre, le muguet. Un algue croît entre les dents et à la surface de la langue. De même, on trouve des cryptogames sur les parties atteintes de gangrène sénile, sur les ulcères, la surface des vésicatoires. Peut-être, comprend-on encore l'origine de ces végétaux; mais le milieu qui les développe, comment conçoit-on son aptitude? C'est là une grande difficulté pour l'intelligence.

Autant il est aisé de comprendre l'origine de certains végétaux dans une cavité en communication avec l'extérieur, autant il est difficile de concevoir la présence de champignons dans des cavités closes. Rien de plus singulier que la présence d'un champignon dans l'albumen, au moment où l'on brise la coquille d'un œuf.

Le *sporotrichium albuminis* a été trouvé en la place d'un blanc d'œuf entier; d'autres, des trichomycites, ne se trouvent que dans la cavité close de certains fruits, sous leur épiderme, au centre d'arbres volumineux. Des naturalistes ont signalé des moisissures verdâtres pulvérulentes dans le péritoine de différens oiseaux. M. Bérard en a vu dans le péritoine d'une femme retirée de la Seine.

Toutes ces espèces que l'on voit ainsi se développer dans des lieux d'élection spéciaux, à l'exception de tous autres, comment comprendre qu'ils aient été transportés dans l'air, et soient venus se fixer dans des cavités closes?

La génération spontanée des entozoaires est acceptée sans réserve par des esprits éminents de notre temps. En scrutant bien la question, ces auteurs arrivent à conclure que les individus n'ayant pu recevoir les entozoaires de leurs parens, soit à l'état d'œuf, soit à l'état d'animal; d'autre part, l'introduction d'œufs venus du dehors étant tout aussi impossible, il faut accepter la génération spontanée.

Le passage d'œufs à travers des membranes est une de ces difficultés que l'on peut, avec quelque raison, regarder comme insurmontable, et tel auteur, qui n'admet pas qu'un globule sanguin puisse sortir d'un vaisseau sans qu'il y ait rupture, ne saurait concevoir différemment la migration d'un œuf.

Il est juste de signaler ici, que l'état des connaissances anatomiques a beaucoup contribué, jusque dans les derniers temps, à coopérer à la spontéparité des entozoaires. D'autre part, une source de doutes naissait de l'impossibilité de réaliser des expériences comme pour les infusoires. C'était donc par voie négative que procédaient les spontéparistes. M. Gros de Moscou a tenté d'établir des preuves positives à l'appui de la doctrine.

A l'endroit où l'intestin sort de l'estomac des sépias, il se détache un appendice, dans lequel M. Gros a vu apparaître des vésicules qui grossissent jusqu'à atteindre un diamètre de $0,12^m$; puis on y voit apparaître un embryon qui se meut, et qui, rompant enfin son enveloppe, se trouve être le plus souvent un tœnia, quelquefois un cestoïde d'espèce différente. Il arrive aussi que ces vésicules donnent naissance à des distomes; ces vésicules, avant de contenir l'embryon, recèlent une autre vésicule qui subit l'évolution des vésicules germinatives.

Il y a plus, c'est qu'on a vu des monostomes, par exemple, dont le corps renfermait un distome, le tout renfermé dans un corps humain.

Mais tandis que, d'une part, on s'efforçait, par des moyens plus ou moins subtils, à bâtir un fragile édifice, Rudolphi fonda la science helminthologique. Mais si grande que soit son œuvre, elle laissait de grandes lacunes à combler : en effet, ce savant en était encore à refuser un système nerveux aux helminthes, tandis que des prédécesseurs n'hésitaient pas à l'accorder. C'est à cette époque que parut le livre de Bojanus, qui donne des détails assez nombreux sur le système nerveux de l'amphistome. Il étudia dans d'autres helminthes, le canal intestinal, les organes de la génération. Ce fut un rude coup porté à la spontéparité que cette démonstration d'organes aussi nombreux, d'appareils aussi complexes, et surtout d'organes reproducteurs.

M. J. Cloquet exposa dans un mémoire étendu l'organisation de l'ascaride lombricoïde, et de l'échinorynque ou strongle géant. Les organes reproducteurs y sont décrits avec toute la précision que ce savant professeur a mise dans ses travaux. Ce serait le lieu de rappeler les recherches de M. Dujardin sur les vers intestinaux. C'est à ce moment que M. Blanchard, reprenant l'anatomie des entozoaires, suivit les plus petits filets nerveux, et rendit avec une rare minutie, dans des planches habilement exécutées, les innombrables détails relatifs aux helminthes.

Il résulte de ces travaux ce premier fait, c'est que, par une délimitation fort nette des espèces fondée sur la forme générale du corps, les caractères zoologiques extérieurs, et toutes les circonstances qui servent à déterminer les espèces, on a pu établir une notable analogie entre les entozoaires et d'autres vers. Cette analogie d'ensemble, jointe à la présence de l'appareil générateur, fait justement supposer que l'analogie est complète.

La classification des vers de M. Blanchard repose sur ces considérations comme on verra. Les *anévormes* comprenant les planaires, les trématodes, les douves, les amphistomes, les tristomes; les *cestoïdes*, dans lesquels il range les tœnias, les botriocéphales, les cysticerques; les ***helminthes*** proprement dits, c'est-à-dire les filaires, les strongles, les ascarides, etc.; enfin les *némertines*, etc.

Voici les caractères de leurs organes reproducteurs.

Chez les anévormes (sans collier nerveux), ces organes ont une constance assez grande; ils permettent de distinguer ces entozooaires des autres vers. Les hirudinées et les lombricinées sont les seuls qui s'en rapprocheraient bien notablement sous ce rapport.

Quant aux organes de la génération, les cestoïdes diffèrent non-seulement des helminthes nématoïdes, mais aussi des anévormes, des hirudinées et des lombricinées; ils n'ont guère plus d'analogie avec les annélides proprement dits.

Dans les tœnias et dans les botriocéphales, où le corps est

nettement divisé en une longue série d'anneaux, il existe dans chacun d'eux, soit en même temps, soit alternativement, un ovaire et un appareil mâle complétement distincts et séparés de ceux de l'anneau précédent et de l'anneau suivant. Dans les cestoïdes, dont le corps n'est pas divisé comme il l'est chez les précédens, les organes de la génération se multiplient néanmoins de la même manière dans toute la longueur du corps. Toujours les sexes sont séparés dans les animaux que nous rangeons dans la classe des helminthes; c'est encore un caractère général qui les sépare des anévormes et des cestoïdes (Blanchard).

Ainsi nous savons, à n'en pas douter, qu'il existe des organes générateurs chez les entozoaires; nous savons que le tœnia, le botriocéphale, font un grand nombre d'œufs : nulle hésitation n'est donc permise sur le mode d'origine de ces helminthes.

Rudolphi aurait vu, dit-il, un cas de génération spontanée du tœnia sur un chien. Voici le fait tel que le rapporte Dugès : Chez l'animal en question les intestins, ne contenant que deux articulations de tœnia caténiforme, il rencontra, attachés à beaucoup de villosités et comme continus avec elles, de petits nœuds blanchâtres, que le microscope démontra être autant de têtes de cette espèce de tœnia, mais sans aucune autre partie de leur corps. Rudolphi fait remarquer à ce sujet que les plus petits de ces animaux, lorsqu'ils sortent de l'œuf, montrent déjà un assez grand nombre d'articles, ce qui prouverait, suivant lui, que ces capitules ne pouvaient provenir d'une génération ovipare.

Eh bien, en général, les spontéparistes admettent très volontiers l'oviparité des entozoaires, puisqu'ils ne sauraient résister à l'évidence des faits; mais, comme la présence de ces animaux dans l'intérieur d'une cavité, par exemple, suppose le transport des œufs, tout en admettant l'oviparité, ils prétendent qu'en présence de la difficulté, sinon de l'impossibilité de ce transport, il faut supposer la génération spontanée pour l'un d'eux au moins, qui alors reproduirait les autres par les œufs, les gemmes ou bourgeons.

Avant d'examiner la nature et la portée de cette objection, constatons que l'oviparité a été constatée pour tous les parasites de notre corps. L'acarus, dont on connaissait l'oviparité et la femelle, a été tout récemment l'objet de recherches minutieuses qui ont fait découvrir le mâle. Les poux, les puces pénétrantes, les filaires de Médine, etc., sont dans le même cas.

On sait aussi que la muscardine des vers à soie n'est pas le produit de quelques mauvaises conditions de milieu. On trouve cette moisissure surtout à l'entrée des voies aériennes. C'est donc l'air qui les y porte, a-t-on dit. Quant aux entozoaires et surtout aux intestinaux, leurs germes s'introduisent avec les alimens; dans certains cas, on a vu les entozoaires déjà formés dans le corps d'insectes, passer sous cette forme dans des animaux auxquels ceux-ci servaient de nourriture.

Est-ce là l'origine des helminthes de l'homme? Si l'on ne s'embarrasse pas du chemin qu'ont dû suivre les germes ayant déjà un volume déterminé, comment leur migration peut s'opérer, tous les raisonnemens sont aisés; mais si, partant du point de vue anatomique, nous analysons avec M. P. Bérard chaque tissu, chaque membrane qu'a dû traverser l'œuf de l'helminthe pour atteindre son but, alors on éprouve de grandes difficultés à ne pas se ranger à son avis.

L'on a remarqué depuis déjà longtemps que certains entozoaires sont endémiques, en Suisse, en Belgique. Il suffit d'habiter ces pays pendant un certain temps pour contracter la même maladie. Comment expliquer ce fait? Par une condition climatérique? Voici l'explication que l'on en a donné; elle est au moins malheureuse. Pour fumer les terres, les Belges, les Suisses versent directement les matières excrémentielles sur le sol; en France, au contraire, dit-on, on se sert de poudrette, c'est-à-dire d'excrémens desséchés et sur lesquels toutes les influences destructives de la vie ont pu s'exercer. Les germes des entozoaires seraient donc absorbés par les végétaux directement, et passeraient de nouveau dans l'intestin de l'homme sous forme d'alimens.

Sans doute, ajoute-t-on, un grand nombre de ces œufs périssent; la multiplication des entozoaires serait sans cela illimitée.

En effet, les plus modernes naturalistes ont reconnu que les organes reproducteurs étaient répartis chez les vers plus largement que dans toute l'échelle animale. Les œufs sont en quantité innombrable dans des ovaires qui occupent la plus grande partie du corps.

Il faut prendre l'argument par sa base. D'abord dans une foule de contrées on ne fait pas de poudrette, et les vers n'en sont pas plus fréquens, témoin, entre autres, la fertile Alsace qui touche à la Suisse. Ensuite, d'où viennent les vers que renferment ces excrémens? Il faut admettre que ces vers ont commencé, au moins une fois, ailleurs que dans les excrémens. Première difficulté. Puis, les entozoaires que l'on ne rencontre que dans des corps d'animaux, ne se développant pas dans les végétaux, s'y sont conservés, un sur million peut-être, à l'état de germe qui, plus tard, se développa dans le corps d'un homme. Mais alors depuis le premier botriocéphale jusqu'au dernier, c'est-à-dire depuis le premier Suisse qui en porta jusqu'aux derniers contemporains, les entozoaires formeraient une lignée non interrompue se régénérant, par un cercle continuel, des excrémens dans les alimens et de l'aliment dans les excrémens.

Reste enfin à comprendre l'origine des entozoaires dans la profondeur des tissus, dans l'embryon humain lui-même.

J. Müller pense à cet égard que l'invraisemblance est autant du côté de la génération spontanée que du côté opposé. Les œufs des entozoaires sont trop gros, dit-il, pour passer des organes où vivent ces animaux dans les vaisseaux lymphatiques, pour circuler dans les capillaires sanguins et enfin pour arriver dans les produits sécrétoires, le lait par exemple. (Bien plus, on en a vu dans des œufs pondus.) L'hypothèse de la transmission des vers intestinaux de la mère à l'enfant est en contradiction manifeste avec les données expérimentales de la micrométrie, à moins de supposer que les plus petites parcelles de substance reproductive de ces animaux sont tout aussi aptes que l'œuf entier à les propager.

Toutefois ici l'on peut invoquer les faits si curieux relatés par M. Dujardin sur la migration des œufs. En parlant des trichosomes, de la musaraigne, la plupart, dit-il, étaient libres dans l'intestin grêle; mais ceux du hobereau étaient engagés dans la muqueuse de l'œsophage. Une fois, dans la musaraigne, je les ai vus engagés par leur moitié antérieure et plus grêle dans l'épaisseur de la muqueuse de l'estomac. Dans la musaraigne, en outre, ils vont chercher à une certaine époque de leur développement un gîte particulier dans l'épaisseur du tissu de la rate : là ils achèvent de se développer. La masse de leurs œufs, jointe à celle de leur corps, prend l'aspect d'un tubercule blanc jaunâtre. Il est vraisemblable que divers tubercules observés ailleurs dans les organes parenchymateux ont une origine analogue. Du reste, les dimensions de cet helminthe sont telles qu'il lui est facile de se frayer un passage entre les fibres des tissus les plus délicats.

Il est à remarquer, sans doute, que nous ignorons les dimensions de bon nombre d'œufs d'entozoaires. Beaucoup de ces œufs, d'autre part, éclosent dans le corps, peuvent, sous la forme d'un animalcule très ténu, écarter légèrement les tissus au devant d'eux et se porter ainsi d'un organe dans un autre.

Cette migration dans le corps humain s'observe pour des corps étrangers tels que des aiguilles. Reste à savoir si l'absorption ne peut produire le même effet que la rigidité et l'acuité de ces corps. Dans le bois, les vers se frayent partout un chemin, et la trace que laisse leur migration, par la perte de substance, peut être réparée pa la plasticité de l'organisme vivant.

Ehrenberg ne doute pas que les œufs des entozoaires puissent être répandus, disséminés par la circulation dans tout le corps d'un animal. C'est ainsi que l'embryon des mammifères, dans lequel on a trouvé des vers intestinaux, peut en avoir reçu les œufs des humeurs de la mère.

M. Dujardin a vu dans des œufs de douve, bien qu'ils fussent encore dans le corps de la mère, l'embryon changer de forme et se mouvoir au moyen de cils vibratiles dont sa surface est recouverte. Cet entozoaire entièrement dépourvu de cils vibratiles extérieurs dans son entier développement et en présentant dans sa vie embryonnaire, M. Dujardin se demande si plusieurs vers, avant de se fixer dans les organes où doit s'achever leur existence, n'ont pas des organes locomoteurs transitoires, et si, durant une première période de leur vie, ils ne sont pas susceptibles de nager librement dans les fluides. Cette considération est importante toutes les fois qu'il s'agit d'expliquer la présence d'un entozoaire à forme nouvelle. Là où on croira devoir invoquer la génération spontanée pour expliquer la formation nouvelle, il n'y aura qu'un fait de métamorphose à se rappeler.

On est allé plus loin, et Miescher et Dujardin ont avancé que les cystiques pourraient bien n'être que des ténoïdes anormaux. Les cystiques, comme on sait, sont dépourvus d'organes de reproduction et ne se rencontrent jamais dans le canal intestinal des animaux, comme font les tœnias, mais seulement dans des kystes à la surface des séreuses, ou à la surface du foie, du poumon; d'où l'on conclut que les œufs de tœnia ayant été introduits dans l'économie animale en dehors du tube digestif, ont pu éclore et donner naissance à de jeunes individus qui se développent incomplétement, dont la forme s'altère, parce qu'ils vivent dans un milieu anormal.

C'est là que nous bornerons nos remarques et observations sur la génération spontanée, en laissant au lecteur le choix entre les nombreux arguments que nous avons tour à tour invoqués pour et contre la spontéparité.

Reproduction par scission ou fissiparité.

Les modes de reproduction, comme nous l'avons fait pressentir, sont variés, quoique étroitement unis au fond.

Certains animaux inférieurs arrivés à un certain degré de développement exagéré peuvent spontanément se diviser, et se multiplient ainsi par le seul fait du partage, chaque part étant apte à se développer, à devenir un individu.

A mesure que l'organisation des êtres se complique davantage, ce n'est plus l'individu tout entier qui se divise; de la surface de son corps, dans un point limité, naissent des bourgeons; ils s'y développent d'abord sans se détacher du tronc, puis acquièrent la forme de l'organisme souche; arrivé à un certain volume, ils s'en détachent ou bien ils continuent à adhérer au tronc; mais en tous cas, ils vivent dès lors d'une existence propre, agrégés ou libres.

Dans les êtres qui occupent le sommet de l'échelle animale, la reproduction se fait à l'aide d'un organe essentiel, qui, par un procédé ignoré, forme des élémens anatomiques susceptibles de se développer en être vivant alors qu'ils rencontrent certaines conditions de *milieu*. Tantôt c'est un élément unique qui se détache de cet organe et se développe de lui-même, tantôt, et c'est le cas le plus fréquent, la condition du développement est dans l'addition d'un élément anatomique d'espèce différente, qui, s'unissant au premier, le féconde et le rend à la vie. Sur certains êtres, on trouve à la fois les deux espèces d'élémens anatomiques réunis; d'autres fois, et c'est la règle la plus générale, ces élémens sont séparés et appartiennent à des individus complétement distincts; nous nous occuperons d'abord de la reproduction par scission; elle est la plus simple, donc la plus élémentaire.

Pour se rendre compte de la nature de cette manifestation il la faut envisager à son origine dans un organisme. Tous les êtres organisés sont doués, dans une limite variable, de la faculté de réparer les pertes normales et anormales que leur font éprouver les circonstances qui les entourent. L'être qui se développe, qui successivement acquiert en leur complète étendue les organes qui lui sont destinés, est la manifestation la plus puissante de cette aptitude. Bientôt elle se bornera à un échange, en une conservation générale, qui dans des circonstances exceptionnelles pour les êtres supérieurs, pourra reprendre le caractère de productivité. C'est comme par une sorte de rupture de l'équilibre normal, que chez un être développé on voit, après une perte de substance plus ou moins considérable, survenir une réparation.

Ainsi donc, la régénération, puissance qui tend à compléter ou à reproduire des organes, et qui se manifeste dans un tout privé de ses parties, s'exerce avec d'autant moins d'étendue et d'intensité que l'être est plus développé, d'une organisation plus compliquée; et, arrivée à l'homme, elle n'agit plus que sur des tissus.

A l'extrémité opposée se trouvent les végétaux qui ont une puissance régénératrice illimitée. Que l'on coupe la tige de tel arbre, bientôt du collet de la racine naîtra une tige nouvelle. Prenez cette tige, enfoncez-la dans le sol, elle poussera (souvent) des racines; l'arbre type sera reconstitué. De là les boutures si usitées dans l'économie agricole.

J. Müller part de ce fait pour considérer le tronc d'un végétal comme le faisceau de tous les individus qui s'en détachent à une plus ou moins grande hauteur; chaque bourgeon, alors, est une jeune plante, parce qu'il peut, isolé du tronc, continuer de vivre ou même devenir un nouveau système d'individu; la feuille elle-même est un individu susceptible de reproduire le type entier de l'espèce, parce qu'on voit les feuilles du citronnier, de l'oranger, pousser lorsqu'on les fiche en terre; enfin, que la plante développée n'est qu'un multiple de la plante primitive, un système d'individus qui peuvent être réduits jusqu'aux feuilles, et qui sont même contenus encore dans le tronc mutilé.

Chez l'homme et les mammifères, il est des tissus qui se régénèrent sans cesse sans qu'ils soient le siége d'une excitation. Ce n'est d'ailleurs là qu'une manifestation de la nutrition normale.

Mais de plus, dans le cas d'une perte de substance, lorsqu'elle ne dépasse pas une certaine limite, la réparation est complète. Les tissus les plus simples, de même que les plus compliqués, se régénèrent chez l'homme.

Il était resté des doutes jusque dans ces derniers temps sur la régénération des nerfs, mais le fait est aujourd'hui acquis à la science. Quelques points litigieux existent encore sur la signification intime de cette réparation de la substance nerveuse, mais l'important est résolu.

L'épithelium qui tombe et se trouve remplacé par un autre, le poil qui, après avoir été coupé, pousse de nouveaux élémens, c'est là la nutrition normale. La dent, par exemple, fait exception, elle ne se répare point, parce que sa nutrition obscure se réalise en l'absence de tout rapport vasculaire immédiat, et que le fluide que Retzius et d'autres y ont reconnu n'a pas de qualités plastiques suffisantes.

Cependant, dans un tissu assez voisin de celui-ci, dans le cristallin, la régénération a été mise hors de doute. Ainsi, chez des mammifères, la capsule cristalline étant partiellement intacte encore, la régénération des cristallins s'est opérée; Vrolik dit même avoir observé un fait analogue, chez un homme dont on avait abaissé la lentille pour l'opération de la cataracte.

Chez les reptiles, l'aptitude que nous envisageons est bien plus complète; le tronc mutilé reproduit les organes entiers qui ont disparu.

Ainsi, tout le monde sait que les crochets des serpens venimeux se régénèrent d'une manière indéfinie. Beaucoup de lézards, d'orvets, se rompent facilement la queue; voici comment Dugès s'exprime sur leur réparation : Il est peu de lézards qui n'aient éprouvé cet accident, et on en reconnaît les traces à la brièveté, à la couleur plus terne, aux écailles plus petites, à la forme plus rapidement conique de la portion reproduite, qui pourtant, à la longue, devient presque absolument semblable à une queue normale. A l'intérieur, on y trouve peau, muscles, vaisseaux, prolongement nerveux enveloppé d'un étui solide; mais cet étui n'est jamais divisé en vertèbres, ni même parfaitement ossifié : c'est un cylindre uniforme de cartilage, auquel est incorporé un peu de phosphate calcaire.

M. Duméril a vu les pattes se reproduire avec une grande facilité chez les grenouilles et les crapauds encore jeunes.

Spallanzani en a vu qui non-seulement reproduisaient une patte, mais toutes les quatre. Il en a vu qui reproduisaient leur queue après qu'il la leur eut coupée. Sur des salamandres, il a vu la mâchoire inférieure elle-même reproduite.

Cependant Bonnet et Blumenbach affirment même avoir observé la reproduction de l'œil, dans l'espace d'une année, quand le nerf optique et une portion des membranes avaient été ménagés.

Broussonet coupa une nageoire à des poissons, et vit bientôt se former un renflement, d'où naquit un prolongement membraneux, d'abord épais, mais qui s'amincit en se développant, et qui, après trois mois, renfermait les rudimens encore cartilagineux de deux rayons. Ces rayons acquirent de la longueur en s'amincissant, et, vers le huitième mois, la nageoire était complétement reproduite.

Chez les articulés, ces phénomènes sont un peu plus sensibles. Les tégumens se reproduisent à chaque mue de larve d'insecte. Réaumur a déjà décrit la reproduction des pattes, des serres et des antennes de l'écrevisse. D'après Amoreux, les autres crustacés, les cloportes et les araignées ont de plus que les insectes une aptitude remarquable à reproduire, tantôt les antennes, tantôt les pattes.

Chez les mollusques céphalopodes on a vu la reproduction des bras, les tentacules des limaçons. Spallanzani et Tréviranus ont observé la régénération de la tête chez quelques-uns d'entre eux.

Bonnet, Gœze, Spallanzani, Sangiovanni, ont vu une reproduction bien plus étendue chez les vers. Coupe-t-on en travers un lombric terrestre, par exemple, chaque moitié reproduit en entier la partie perdue.

Dugès, dans sa *Physiologie comparée*, à laquelle nous renvoyons pour de plus amples détails, rapporte avoir trouvé au printemps des lombrics ayant une sorte de queue, longue quelquefois d'un pouce, beaucoup plus mince et plus pâle que le reste, et parfaitement annelée; ici évidemment, l'anus appartenait à un anneau de nouvelle formation. Nous nous sommes assuré, dit-il, que la reproduction de l'extrémité antérieure n'avait pas toujours lieu, et que le tronçon postérieur périssait, après un temps plus ou moins long, quand on enlevait à l'animal plus de huit segmens antérieurs. Si on lui en retranche une moindre quantité, quoiqu'on enlève la bouche et le ganglion céphalique même, la plaie se cicatrise, et au bout de dix à trente jours, du milieu de la cicatrice commence à saillir un bouton conique et rougeâtre; en huit à dix jours, il devient pointu, rouge, fort contractile, et l'on y reconnaît déjà la bouche, la lèvre, les anneaux voisins, le tout, petit encore, mais servant déjà à conduire l'annélide. Plus tard cette tête prend des dimensions normales, mais reste longtemps moins colorée que le reste.

D'après Bonnet, les naïdes peuvent reproduire la tête et la queue jusqu'à deux fois de suite, quand on enlève la nouvelle partie à mesure qu'elle se forme. Une naïde, divisée en six segmens longitudinaux et plus, donnait lieu à la formation d'un nombre égal d'individus nouveaux, pourvu que le tronçon conservât une longueur de 3 à 4 millim. au moins.

F. Müller a observé des faits bien exacts et bien complets sur la *naïs proboscidea*. Il divisa transversalement cet animal, et il vit, au bout de trois ou quatre jours, le bout caudal se compléter par la formation d'une nouvelle tête et d'une nouvelle trompe.

De même l'extrémité céphalique se complétait par la formation d'une nouvelle queue. Cet animal a encore l'aptitude à se reproduire par bourgeonnement : il se forme à son extrémité postérieure de nouveaux anneaux qui se multiplient au point, qu'au bout d'un certain temps, séparés d'abord par un étranglement, puis par une scission du reste du corps, il se forme un nouvel individu entier par l'adjonction insensible d'une tête. On peut décapiter l'individu souche sans qu'il en résulte aucun dommage pour l'être en voie de développement.

Pour la faculté régénératrice dont sont doués les tœnias, les médecins ne la reconnaissent que trop bien. Tant que la tête n'est pas expulsée l'animal se régénère indéfiniment.

Les planaires vivent tantôt dans les eaux douces, tantôt dans les eaux salées. Ils sont, comme on l'a observé, très voisins des vers intestinaux, malgré la différence des milieux respectifs qu'ils habitent. Voici ce que Dugès a remarqué, en variant autant que possible ses expériences, qu'on divise les planaires transversalement, qu'on les coupe obliquement, ou dans le sens de la longueur, pourvu que le fragment détaché n'ait pas moins de la dixième partie du total, ce fragment devient bientôt un animal parfait. Coupe-t-on un planaire en travers, la partie antérieure et la postérieure séparées continuent à ramper dans le même sens; le bord formé par la solution de continuité se régularise, devient tranchant, saillant, blanchâtre, il s'élargit par degrés, et prend peu à peu la forme d'une queue, au segment antérieur et celle d'une tête, au segment postérieur. Le suçoir ou trompe se reforme de toutes pièces, au segment qui s'en trouve privé, et souvent même à tous les deux, parce que l'ancien suçoir, situé au milieu du corps, s'est souvent détaché à la fois de l'une et de l'autre partie pour mourir dans l'eau, où il s'est agité pendant quelque temps. Si l'on partage un planaire longitudinalement en deux moitiés latérales, chaque partie se refera de la même manière latéralement. Dans toutes ces reproductions, seulement l'animal nouveau est plus petit que l'ancien, et les portions réparées restent longtemps plus blanches.

Quand les rayonnés, les étoiles de mer, par exemple, ont perdu un segment du corps, il se régénère avec tous ses viscères.

Les astéries offrent un fait plus étendu encore, et à la condition de laisser un seul rayon intact jusqu'à l'axe du corps, on en voit naître les quatre autres, et le nouvel animal se reforme en entier.

Chez les actinies et les hydres, la régénération atteint son plus haut degré de développement. Il suffit de dire que toutes les parties du corps d'une hydre peuvent également être restituées; il en résulte que n'importe quel fragment de l'individu, est capable de reproduire l'individu tout entier, que ce fragment ait été coupé en long, en travers, peu importe.

En 1744, A. Trembley fendit une hydre en long, et au bout d'une heure l'animal reparut en entier. Il mangea au bout de trois heures; il ne se développa de membres qu'un peu plus tard. Il reprit un autre animal entier, le coupa en tous sens, et à son grand étonnement vit apparaître autant d'individus qu'il avait de fragmens. Par des divisions incomplètes il obtenait, non plus des êtres distincts, mais, par exemple, une hydre à deux, trois, quatre, sept têtes. Mais observant bien les portions qui régénéraient le plus aisément, il reconnut que chez ces êtres la vie est en partie localisée dans certains points; car tandis que les fragmens de la tête et de la queue pouvaient donner naissance à un nouvel individu, il ne put jamais en obtenir avec des fragmens de pattes.

M. Laurent, dans ses recherches sur l'hydre et l'éponge d'eau douce, a complété les recherches déjà si précises de Trembley. Les bras ou tronçons de bras du polype d'eau douce non continus à des morceaux de lèvres, avortent presque toujours, et quoique pouvant vivre encore pendant plusieurs jours, ils deviennent très rarement de nouveaux individus. Les lambeaux du corps et de la bouche avec ou sans bras, reproduisent des hydres complètes, quelques petits qu'ils soient d'ailleurs. Le pied entier ou des fragmens de pied peuvent aussi régénérer une hydre, mais ils sont déjà susceptibles d'avorter dans leur développement. Les lambeaux du corps, qui ne comprennent que la peau externe ou interne ne produisent jamais de nouveaux individus.

Examinant les premiers phénomènes par lesquels se manifeste la régénération des hydres, M. Laurent a vu qu'en coupant un tronçon transverse du milieu du corps, chacune de ces extrémités s'arrondit et semble se fermer, et la plaie est bientôt cicatrisée; puis la couche des globules qui constitue la peau interne soulève la peau externe, et forme ainsi, des tubercules qui, par leur allongement progressif, deviennent des bras complétement organisés; tandis qu'à l'autre extrémité, cette même couche éprouve une sorte de retrait, et forme un tube continu, en avant, avec l'estomac, et prolongé en arrière, jusqu'au disque qui fonctionne comme pied ventousaire. Quand il n'y a qu'un lambeau du sac stomacal au lieu d'un tronçon complet, ses bords se rapprochent, s'affrontent, se soudent, et se développent ensuite comme un lambeau transverse circulaire. Si le lambeau est si petit que ses bords ne puissent pas, en s'affrontant, produire des tronçons cavitaires, il prend une forme globuleuse; sa couche interne devient un noyau sphérique, qui finit par crever et produire la cavité stomacale et ses deux orifices: alors se forment le pied et les rudimens de bras dont l'aspect reste toutefois plus ou moins monstrueux.

Pour se bien rendre compte de la signification physiologique de cette reproduction et de la loi qui préside à sa manifestation, on doit envisager les classes d'individus qui la présentent, les comparer entre elles, et on reconnaît que cette rénovation est d'autant plus générale dans une classe d'êtres, que ceux-ci sont plus uniformément similaires dans leur constitution organique.

Prenons quelques types: l'hydre a une individualité diffuse. On ne saurait surprendre en quelque point de sa surface une partie plus essentielle qu'une autre. C'est une unité répartie de telle sorte dans la masse qui la constitue, que chaque élément constituant fait, au même titre, corps avec l'individu. Coupez, divisez, et l'individu reparaîtra, partout où une partie du tout existera.

Il n'y a là ni centre de perception, ni centre d'action. Aussi toutes les manifestations de son existence sont-elles obscures, la ténacité apparente de cette vie réside essentiellement dans quelques propriétés de tissus.

D'autres animaux présentent ceci de particulier que la vie, sans être localisée en un centre unique, est, chez eux, fixée en plusieurs points. C'est une série de parties, semblables entre elles et au tout, munies chacune des élémens nécessaires à la vie, de telle sorte que, l'un des élémens étant isolé, quoique muni d'un certain nombre d'organes, il peut avoir une existence propre. C'est comme une colonie d'individus avec une conformation de complexité variable, mais renfermant toutes les variétés de tissus, soit le musculaire, soit le nerveux, soit le vasculaire.

Nous voilà arrivés à des êtres, qui, concentrant la vie dans un nombre déterminé d'organes uniques, pairs et impairs, dans l'économie, ne peuvent plus réparer les pertes que par une exsudation limitée, soit à la surface de l'organe lésé, soit entre les extrémités très faiblement distancées d'un organe atteint de solution de continuité. La plupart des physiologistes admettent que dans ces cas, il existe un centre d'impulsion, origine de toute l'activité. Cela n'est guère probable. La section de la moelle allongée tue le mammifère, parce que là est le centre respiratoire; mais si le poumon n'est pas stimulé par de l'air, en l'intégrité même de la moelle allongée, l'individu meurt de même. Il en est ainsi de toutes les fonctions, il y a une réaction réciproque du centre à la périphérie et de la périphérie au centre, et dont on peut hardiment déduire que le *milieu*, en tant que stimulant, est aussi important que le centre qui agit en s'irradiant. Ces considérations sont une légitime conséquence des travaux sur le mouvement reflexe que publie depuis un certain temps M. Cl. Bernard.

Après tout ce qui précède, après avoir reconnu qu'il est des êtres que l'on peut artificiellement diviser, et dont chaque fragment reproduit un individu entier, il est aisé de comprendre que, par un acte spontané, tous ces êtres se reproduisent à l'infini. Cependant il n'en est pas ainsi, et le nombre des êtres qui se reproduisent par fissiparité est très limité. Ainsi les planaires, les hydres ne sont fissipares que d'une manière exceptionnelle. La planaire subtentaculée est fissipare; d'après Dugès, c'est derrière le suçoir que se fait la séparation; l'individu postérieur est, par conséquent, plus petit que l'antérieur qui, réparant plus rapidement ses pertes, peut bientôt en subir de nouvelles, et multiplier ainsi l'espèce, dont les individus sont très nombreux.

Les hydres, d'après M. Laurent, Rœsel, se divisent aussi par constriction transversale; mais en deux fragmens et trois au plus.

Siebold, dans son *Anatomie comparée*, rapporte que les madréporines se segmentent quelquefois par division longitudinale. Les éponges se reproduisent par bourgeons, par spores et par segmentation.

Mais c'est chez les infusoires que la scissiparité est réellement répandue. Et tandis que les scissions artificielles se font avec un égal succès, indifféremment en tout sens, les scissions naturelles se font toujours dans des directions déterminées, longitudinale ou transversale, soit toujours l'un ou l'autre, soit alternativement.

La division spontanée des infusoires, quoique observée par Beccaria, ne fut réellement interprétée qu'en 1765, par Saussure. Ce sont les travaux d'Ehrenberg qui ont surtout popularisé ces faits remarquables, qui se passent chez les infusoires, les éponges et chez les vorticelles. M. Dujardin, après lui, a décrit le phénomène avec tous les détails. Nous en donnerons une courte analyse.

Dans la fissiparité transversale, un infusoire oblong, tel qu'une *paramécie*, un *trichode*, une *kérone*, présente d'abord au milieu de son corps un étranglement qui devient de plus en plus prononcé; plus tard, la partie postérieure commence à montrer des cils vibratiles à l'endroit où sera la nouvelle bouche, puis cette bouche devient de plus en plus distincte; enfin, la séparation s'achève en laissant voir la substance glutineuse intérieure, étirée jusqu'à ce qu'elle se rompe. Les deux moitiés primitivement courtes, arrondies et comme tronquées, s'allongent peu à peu en s'accroissant, et finissent par ressembler à l'animalcule primitif.

On trouve dans les planches d'Ehrenberg un exemple de cette division transversale, qui se pase chez le *paramœcium chrysalis*. Il y figure un individu qui se divise en travers, un autre en long. Dans la fissiparité longitudinale, le phénomène se produit d'une manière analogue: seulement les deux parties antérieure ou postérieure se séparent en dernier lieu, suivant que la division a lieu de bas en haut, ou de haut en bas, de l'extrémité caudale à l'extrémité céphalique, ou en sens inverse.

Chez le *paramœcium chrysalis*, à côté d'une scissiparité transversale il y a une scissiparité longitudinale, ayant commencé par l'extrémité postérieure du corps, et ne laissant plus adhérens, que par l'extrémité opposée, les deux infusoires qui sont près de se séparer. Cette division d'arrière en avant se retrouve chez le *chilodon accululus*.

La *vorticella microstoma* a une scission qui progresse peu à peu de la bouche à l'extrémité postérieure du corps; à un moment donné, un des nouveaux individus engendrés se détache pour aller se fixer ailleurs, et laisse l'autre sur sa tige indivise. Ces animaux, avec les *appolina*, les *glaucoma*, les *euplobes*, présentent indifféremment la fissiparité transversale et longitudinale.

Il est assez probable que dans tous ces cas un phénomène intérieur précède et semble déterminer, par son influence, la manifestation des phénomènes. Chez presque tous les infusoires, y compris les *rhyzopodes*, il y a dans l'intérieur du corps un noyau très distinct qui, par sa solidité, se distingue du parenchyme mou qui l'entoure. Ces noyaux solides, variables quant à la forme et au nombre chez les différens infusoires, prennent une part essentielle à la division de ces animaux. Quand un infusoire se scinde en long ou en travers, le noyau, placé habituellement au milieu du corps, se divise aussi; de sorte qu'après chaque partage, chacun des deux nouveaux individus possède à son tour un noyau. Une preuve de l'importance qu'acquiert la division de ce noyau, c'est que ces noyaux sont souvent divisés à l'intérieur avant qu'on n'en aperçoive de trace au dehors. Ehrenberg a pris ces noyaux pour des organes générateurs.

Lorsque l'étranglement entre la mère et l'individu qui en naît à la partie postérieure, s'est produit, ce dernier acquiert une tête et une trompe dès avant que la séparation s'accomplisse, et la portion de la mère située au devant de la fille commence à se séparer, avant que la scission de cette dernière soit complète, de sorte qu'on trouve parfois des mères encore unies avec trois jeunes individus, provenant tous des scissions successives qu'a subies sa région postérieure.

La scission spontanée est la plupart du temps complète; mais quelquefois elle ne s'achève pas. Il y a des monades qui se divisent alternativement en long et en travers, sans que la séparation s'achève jamais.

Dans le cas d'une scission longitudinale continuelle, il se produit des séries d'individus unis par leurs bords latéraux. Dans celui d'une scission transversale continue ou sans séparation, on a des séries linéaires ou filiformes.

C'est ainsi qu'Ehrenberg considère les systèmes de vibrions, qu'on trouve composés, tantôt de deux ou trois, tantôt aussi d'un très grand nombre de segmens, et qui se font remarquer par un mouvement particulier de tremblement. Les vorticellines ramifiées qu'il nomme *carchesium* et *epistilis*, naissent d'une division incomplète de l'animal, en deux portions demeurant unies ensemble par un prolongement de leur extrémité postérieure. Rare dans les coraux, ce mode de division, d'après Ehrenberg, s'observe chez les cariophyllées, où il donne lieu à des formes dichotomiques, pénicillées, pédiculées (Müller).

Enfin, d'après des recherches récentes, des animaux pourvus très distinctement d'organes générateurs peuvent, à une certaine période de leur existence, présenter la fissiparité. Tel serait le cas des méduses d'après Sars, Siebold et M. Dujardin.

Des œufs sphériques contenus dans les ovaires et doués de toutes les parties propres à l'œuf, donnent naissance à de jeunes individus ovales ou un peu cylindriques; ceux-ci sont garnis de cils vibratiles et sont contenus, pendant une certaine partie de leur développement, dans des réceptacles nombreux qui se forment en même temps dans les quatre bras environnant la bouche de leur mère.

Puis ces jeunes individus quittent leur mère et nagent comme des infusoires pendant un certain temps; bientôt ils se fixent par une de leurs extrémités à un corps étranger, sur lequel ils s'accroissent, tandis que par l'autre ils sont libres; une bouche s'ouvre à cette dernière extrémité, et peu à peu autour de cette ouverture se forme une couronne de tentacules.

Dans cet état de larve polypiforme il peut en naître par des stolons de nouveaux individus semblables aux larves.

Au bout d'un certain temps la larve se divise en une foule de segmens transversaux qui deviennent de nouveaux animaux. Dissemblables des larves, ils nagent, libres, en tous sens.

Le corps prend la forme d'un disque, dont la périphérie est divisée en huit rayons bifurqués à leurs extrémités; ils ont une bouche quadrangulaire. A mesure qu'ils croissent, les rayons deviennent de plus en plus courts, tandis que les intervalles entre les rayons augmentent d'étendue et donnent naissance aux tentacules marginaux, la bouche se divise et se transforme en quatre tentacules buccaux, et enfin ces individus ressemblent à leur mère.

Tel est le cas de la *cyanea capillata*, qui, de l'état de larve devient un *acaléphe*, puis, sous la forme de segment, prend le nom de *strobila*. Ainsi qu'on en peut juger, ce n'est que la seconde génération qui se transforme en acalèphe.

Les végétaux peuvent-ils être le siége d'une scission spontanée?

D'après Ehrenberg, aucun végétal ni aucun élément de végétal ne subit la scission spontanée. Tout développement végétal a lieu par élongation, suivant lui, et par la formation de bourgeons, et il n'y a de division que lors de la séparation de ceux-ci. Il s'est servi de ce fait pour distinguer parmi les infusoires les végétaux des animaux microscopiques et inférieurs.

Meyen, au contraire, admet la fissiparité chez les végétaux, et il la croit plus générale encore que chez les animaux. Malheureusement l'opinion de Meyen est fondée sur l'observation du *clausterium* qu'Ehrenberg range parmi les animaux. Meyen cite, en outre, des observations faites sur des *palmelles*, des *oscillatoires*, des *nostochinées* et des champignons filamenteux. La masse sphérique colorée qui constitue un individu du genre *palmelle* est toujours incluse dans une enveloppe mucilagineuse, l'analogue d'une cellule mère, et dans l'intérieur de laquelle s'accomplit la division spontanée de cette masse: la division une fois opérée, chaque portion se trouve entourée d'une enveloppe mucilagineuse propre, et en même temps la première est résorbée peu à peu; cependant il lui arrive quelquefois de se distendre beaucoup, et alors on y aperçoit encore les nouvelles palmelles renfermées dans leurs enveloppes particulières, qui sont complétement développées.

Chez les véritables *oscillatoires* à utricule non articulé, Meyen a vu la masse colorée en vert, d'abord dépourvue d'articulations, en être ensuite pourvue; quelquefois elle se divise en morceaux plus ou moins longs, et alors le tube se sépare en portions correspondantes à chacun de ces segmens. Dans ce cas, la scission spontanée est plutôt une division de la masse des spores. Les filamens moniliformes qui, chez les espèces du genre *nostoch*, sont roulés sur eux-mêmes dans la masse gélatineuse, s'allongent, suivant Meyen, par scission spontanée des vésicules ou cellules qui les constituent; lorsque l'ancien nostoch périt, ces cellules s'échappent de la masse gélatineuse, chacune d'elles pouvant s'accroître et se convertir en un nouvel individu.

Les spores consistent en une masse gélatineuse un peu endurcie et colorée en verdâtre, et sont remplies d'un liquide mucilagineux, clair comme de l'eau; au moment du développement, l'enveloppe se gonfle et devient la masse gélatiniforme du nostoch, dans laquelle se manifestent des parties troubles d'où proviennent les premières vésicules, qui, se multipliant par scission incessante, représentent enfin les filets moniliformes dans l'intérieur desquels sont logées les spores.

Pour Meyen, les semences des mousses et des hépathiques ne prennent pas non plus naissance dans l'intérieur des cellules, mais se produisent par division, et chacune d'elles résulte de la scission d'une semence plus grande, qu'on peut considérer en quelque sorte comme mère. Il rapporte également ici la multiplication des cellules qui a lieu chez quelques conferves articulées, par exemple la *conferva glomerata*, par des étranglemens d'une excroissance. Dans les champignons inférieurs, le penicillum glaucum entre autres, la formation des spores est, d'après lui, le résultat de strictures qui s'établissent de distance en distance sur la longueur de l'utricule filiforme.

Dans le champignon de la fermentation, *saccharomyces*, qui est composé d'une série de cellules rangées à la suite les unes des autres, chaque cellule naît d'un bourgeon fourni par l'une des anciennes cellules soit dans la direction générale de la petite plante, soit sur le côté. Les cellules se détachent avec facilité, et une fois séparées, elles poussent à leur tour des bourgeons, de manière qu'elles ne tardent pas à représenter aussi de petits systèmes. Chaque cellule de la plante est ici une spore ou un individu qui produit d'autres individus par gemmation, mais les individus qui constituent le système se détachent les uns des autres. La scission spontanée de ce champignon consiste donc en une séparation d'individus qui se sont formés les uns après les autres par gemmation (Muller).

Gemmiparité, propagation par bourgeons, par gemmation.

Ce mode de reproduction est caractérisé par l'apparition, à la surface d'un être organisé, d'une éminence qui va en se développant normalement par suite de l'accumulation sur ce point d'élémens de tissus qui se multiplient dans une limite variable.

C'est un être doué de vie propre, qui, à un moment donné, envoie de sa surface des prolongemens constitués par des organismes non développés, mais destinés à acquérir l'individualité nécessaire pour vivre indépendamment du tronc maternel.

Après avoir acquis ce développement, ce germe doué de l'organisation particulière à l'espèce dont il émane, apparaît sous les traits d'un nouvel individu, qui tantôt demeure organiquement lié à la souche, tantôt s'en détache.

Pour Müller, cette séparation suppose que le tronc contenait déjà en lui-même le pouvoir de subvenir à plusieurs vies distinctes, et qu'en conséquence il était virtuellement multiple. — Il est facile de remarquer que cette manière de voir est la conséquence de la doctrine générale qui envisage la vie comme une *cause* et non comme un *effet*.

Ce qui distingue la gemmation de la fissiparité, c'est que dans ce dernier cas, l'organisme tout entier se divise en deux ou plusieurs parties complétement organisées, douées de l'organisation propre à l'espèce, et ne subissant plus d'autre changement que celui d'un être adulte. Dans la gemmation l'individu n'est pas complétement organisé, il a seulement le pouvoir d'arriver à une organisation complète.

Le bourgeon est un individu simple, relativement à la composition de l'individu qui le pousse. Ce bourgeon résulte dans les végétaux d'une simple contraction du tissu cellulaire de la moelle et non d'une séparation complète. Les bourgeons se développent le plus souvent sur le tronc, mais ils peuvent aussi se développer à part; exemple, les hépatiques, etc., etc.

Cette manière de comprendre la gemmiparité, et qui appartient à l'Allemagne, n'a qu'un tort, c'est d'omettre un point de contact transitoire. En effet, les individus nés d'une scission de l'individu total, dans un certain nombre de cas, acquièrent des organes nouveaux, au moment où ils bourgeonnent, ou se séparent de l'individu souche. Ils acquièrent alors des organes indispensables à leur existence, et ils se détachent du tout commun quand ils les ont acquis. Ainsi lorsqu'une partie d'un fissipare, encore attachée au tronc par un pédicule, développe un organe qui la rend identique au tronc maternel, à ce moment il n'y a réellement pas de différence effective ni virtuelle entre la gemmiparité et la fissiparité. Voilà le point essentiel.

Quant à l'oviparité, elle est bien plus distincte en apparence qu'en réalité. C'est en envisageant le moyen et non le but que cette distinction semble si grande. Comme cela nous conduirait à exposer la signification rigoureuse de l'œuf, nous renverrons cette exposition au chapitre suivant.

Le bourgeon chez l'animal se creuse d'une cavité en communication avec celle de l'animal souche. Il est à remarquer que ces bourgeons ne végètent pas sur tous les points du corps, de même que la scission ne se réalise pas partout. Ces bourgeons ne se développent pas toujours directement sur le corps de l'animal ou du végétal, mais par l'intermédiaire d'une espèce de pédicule que l'on nomme *stolon* en anatomie végétale.

Lorsque des individus nés médiatement ou immédiatement ne se séparent pas du tronc originel, ils constituent les polypes. Il arrive même que la première génération formée bourgeonne à son tour, mais la séparation se fait tôt ou tard.

Treviranus fait observer que dans les végétaux la formation des bourgeons peut être déterminée par toute circonstance extérieure qui impose des limites à l'accroissement général sur un point quelconque, ou qui seulement porte atteinte à la continuité du tissu cellulaire.

Müller distingue les bourgeons végétaux suivant qu'ils poussent sur des végétaux vasculaires ou non. Tantôt c'est par une striction d'une portion de l'utricule (scission spontanée), tantôt par une prolation d'une partie de la surface des cellules primitives dont les excroissances se détachent ensuite et deviennent cellules indépendantes.

Les bourgeons des végétaux supérieurs sont des formations axillaires et des continuations immédiates de l'axe. Les bourgeons apparaissent la plupart du temps dans les aisselles des feuilles; on en voit aussi se former à l'extrémité des tiges; ce sont les formations terminales.

L'axe est constitué par la moelle celluleuse qui se continue avec le noyau. D'après Meyer, un bourgeon en se développant forme toujours un noyau destiné à la nouvelle pousse.

Treviranus dit que dans la lentille d'eau il sort d'une fente du parenchyme une petite feuille qui devient une plante nouvelle, qui, avant sa sortie, possédait déjà une racine. Dans les arbres le bourgeon se compose d'une partie enveloppée et d'une partie enveloppante.

Le bourgeon y est enveloppé par les premiers rudimens des feuilles qui forment des amas oblongs et celluleux. A cet endroit la moelle est grossie, et le corps ligneux qui l'entoure élargi. Quand le bourgeon commence à se développer, il se forme des vaisseaux en spirale, qui, en bas, s'appliquent au vieux bois, mais qui, en haut, acquièrent leur forme propre à mesure que le bourgeon s'étend; enfin ils constituent la base d'une nouvelle couche de bois, qui devient alors commune à la branche et au tronc, et qui occupe la première place sur la branche, la seconde sur le tronc.

Les bourgeons à fleurs diffèrent en ce que sans fécondation ils ne sont pas susceptibles d'un développement ultérieur. Cependant Meyer prétend qu'il est des boutons à fleur non fécondée qui produisent des branches.

Les bourgeons adventifs percent l'écorce des anciens troncs d'arbres. Ils communiquent avec les rayons médullaires. Quelquefois ils se développent en grande quantité sur des arbres qui ne peuvent plus se propager par des bourgeons axillaires ou terminaux, parce que l'émondage les a privés des aisselles et des extrémités de leurs axes.

Quelquefois il se forme des bourgeons sur les feuilles, dans leurs crénelures, sous forme d'élévations coniques, plus souvent après la chute des feuilles que sur la plante elle-même. Le *cardamine pratensis*, le *lemna*, quelques fougères sont dans ce cas. Les bourgeons apparaissent également sur les tubercules qui sont des tiges souterraines. La moelle en constitue le centre très riche en vaisseaux, c'est leur prolongement qui donnera naissance aux bourgeons. — D'après Treviranus les bulbes ne seraient que des bourgeons à écailles charnues. Ils existent sur les tiges aériennes et souterraines. Ces bulbes se détachent de la tige par la dessiccation. Le bulbe tire sa nourriture des feuilles charnues qui le recouvrent.

Parmi les animaux, les infusoires et surtout les polypes présentent la gemmation.

M. Laurent a bien étudié le phénomène sur l'hydre. Les bourgeons ont d'abord la forme de petites saillies arrondies, excepté sur les bras; on les voit se développer sur tous les points du corps. Le plus souvent c'est à la base du pied qu'ils apparaissent au nombre de quatre environ; quelquefois, plus nombreux, ils s'étendent jusqu'à la bouche. On n'en observe jamais, soit sur le pied, soit sur les bras. Ceux-ci, toutefois, peuvent se multiplier, puisque l'on trouve des bras bifurqués et trifurqués. Ces saillies sont le résultat de l'hypertrophie de l'enveloppe tout entière. C'est même par un cul-de-sac interne que commence le phénomène. Ces saillies se développent promptement. D'abord elles se recouvrent de mamelons qui seront les tentacules entourant la bouche; enfin, elles acquièrent la forme de l'animal.

Déjà Trembley a signalé ce fait remarquable, que le sac stomacal de la mère et du nouvel individu sont continus. Ainsi, la nourriture maternelle profite directement au jeune. Quand celui-ci aura acquis le développement nécessaire pour saisir avec les bras ses alimens, il naîtra sur la limite une contraction circulaire, étranglée à sa base. L'animal peut vivre dans cet état mixte, où fixé presque mécaniquement sur le corps maternel, aucun lien physiologique ne nécessite ce rapport. On peut sans inconvéniens, dans ces cas, détacher le jeune individu.

Parmi les infusoires, les vorticelles et vorticellines, d'après Gruithuisen et Ehrenberg, offrent également l'exemple de la gemmation, quoique peut-être ce soit plus souvent la reproduction scissipare.

Quand ils bourgeonnent, c'est près du pédicule que l'on voit naître le nouvel individu, qui se détache de la mère, quand il a les caractères propres et tranchés de son individualité.

Parmi les entozoaires, ce sont surtout les cystiques qui présentent la gemmation. Meyer a observé dans le genre *cœnurus*, que les vésicules sur lesquelles reposent les individus poussent de petits tubercules. De ces tubercules naîtront, à côté des premiers, de nouveaux individus.

Les échinocoques libres se transforment en vésicules, et à la surface externe ou interne de ceux-ci, apparaissent d'autres échinocoques, qui restent fixés pendant un temps variable par un pédicule grêle. Lorsque l'on rencontre des vésicules mortes, renfermant d'autres vésicules, on les désigne, très improprement, d'après J. Müller, sous le nom d'acéphalocystes. Ces cas de gemmiparité interne se trouvent, et dans les acéphalocystes, et dans les pandorines, et dans les volvoces, etc. La vésicule mère renferme une première génération de vésicules, qui à leur tour contient souvent une seconde génération. Les plus petites vésicules adhèrent le plus souvent à la cellule qui vient de leur donner naissance, par une sorte d'expansion membraneuse. L'acéphalocyste granuleuse de Laennec est surtout un exemple très net de ce mode de reproduction. — Une fois les individus développés, la cellule mère périt, et sa mort leur donne la liberté, quand cela arrive chez des espèces vagabondes, comme les volvoces.

En étudiant ces reproductions jusqu'à la treizième génération, Spallanzani, émerveillé de cette facile reproduction, crut à un simple emboitement de tous ces individus, par conséquent, à la préexistence hypothétique de toutes ces générations, au lieu d'une production réellement subséquente.

Tandis que chez les cystiques et les hydres, les bourgeons se détachent, dans la gemmation extérieure des polypes agrégés, tels que les coraux, chaque individu reste adhérent au pied du polypier.

Néanmoins ces individus, à mesure qu'ils se développent, donnent naissance à d'autres. Ainsi, le polypier s'accroit par l'addition successive de nouveaux élémens semblables entre eux. On distingue, outre les formes générales des polypiers, des différences dépendant du mode d'émergence des bourgeons; que ces bourgeons naissent du corps des polypes, comme chez les alcyons, les plumatelles, ou qu'ils n'émergent qu'à l'extrémité des stolons, comme chez les ascidies, les sertulaires. Les bryozoaires, les larves d'acalèphes offrent surtout l'exemple du développement des bourgeons à l'extrémité des stolons.

Quant à la disposition relative des bourgeons, on voit, par exemple, chez les campanulaires, ceux-ci naître des deux côtés par alternance, et chez les plumulaires, au contraire, d'un seul côté de la tige. Ces rapports, d'après des recherches de M. Milne Edwards, influeraient dans une certaine limite sur des différences organiques observées dans certaines espèces. Quelquefois les jeunes bourgeons se soudent entre eux; d'autres fois la série d'individus, provenant d'une suite de générations, reste isolée, et tous les individus dont elle se compose sont dirigés dans le même sens; d'où des *crisidies* à séries bien dressées et maintenues dans une position verticale, ou des *alectos* à séries rampantes et encroûtantes. Tantôt, tout en restant distincts des séries collatérales, tous les individus d'une même lignée naissent adossés les uns aux autres, et se dirigent alternativement en sens opposé; de là les crisies qui restent dressées, les criserpies qui rampent dans toute leur longueur. Tantôt enfin, toutes les séries collatérales se soudent entre elles, et un même individu ne donne que rarement naissance à deux jeunes; de là les pustulopores, les hornères. C'est généralement sur ces modes de groupement que sont fondées les divisions génériques.

Le bourgeonnement peut se manifester sur tous les points du corps, chez les individus inférieurs. A mesure que l'on s'élève, le bourgeonnement se localise. M. Milne Edwards a vu chez les alcyonides, les bourgeons reproducteurs ne se former que sur le trajet de lamelles membraneuses, étendues longitudinalement dans l'épaisseur des parois du corps. L'ouverture qui fait communiquer le jeune individu avec la cavité maternelle est toujours placée de manière à interrompre un des replis longitudinaux de la cavité abdominale dont il naît. Ce qui est remarquable, c'est que c'est l'ovaire de ces individus qui sert aussi au bourgeonnement; tandis que chez les alcyonides, la communication entre la cavité du jeune et de la mère se fait directement. Chez les alcyons, au contraire, elle se fait par l'intermédiaire du système vasculaire général. Un dernier fait remarquable, c'est que tous les individus nouveaux naissent de la partie commune du polypier.

C'est là ce que l'on observe encore chez les spongiaires; et comme il ne se forme pas de cavité intérieure, les bourgeons qui accroissent et reproduisent l'éponge forment des masses communiquant entre elles seulement par des courans nutritifs.

M. de Quatrefages a décrit un animal marin, voisin des hydres, le *synhydra* parasite. Cet animal n'est pas libre, et se compose de plusieurs individus groupés ensemble, réunis par une partie commune. La reproduction n'est ni celle des hydres (par le corps), ni celle des alcyonides (localisée sur certains points).

La synhydre se reproduit de trois manières différentes: par bourgeons, par œufs et par bulbilles. Les bourgeons semblent résulter également de l'épaississement de la couche épidermique; ils deviennent des polypes qui demeurent adhérens à la masse commune. Les œufs se produisent surtout près du point d'attache des polypes. Il n'a pas été possible de voir par quel mécanisme ils sont chassés dehors, et jamais il n'en a rencontré qui fussent près de la surface, de sorte que probablement ils ne s'échappent pas du milieu des tissus où ils se sont développés, comme chez les hydres d'eau douce. Les bulbilles ou bourgeons caducs naissent sur des animaux particuliers, différens des autres polypes de la synhydre.

M. de Quatrefages nomme cette variété polypes reproducteurs, parce que, dépourvus de bouche et ne pouvant nourrir ni eux, ni leurs frères, ils sont destinés uniquement à propager l'espèce par un mode particulier de reproduction. Ces bulbilles sont de vrais bourgeons qui, dans leur jeune âge, ressemblent entièrement à ceux de l'hydre; mais au lieu de se développer en entier sur le lieu même où ils ont pris naissance, et de ne quitter leurs parens que quand ils sont devenus animaux parfaits, ils se détachent avant cette époque, et vont subir ailleurs leur évolution ultérieure (Müller). Des boutons tentaculaires naissent à l'extrémité opposée et deviennent l'origine d'une nouvelle colonie.

Ehrenberg a vu chez plusieurs polypes, après la mort des polypes individuels, des bourgeons naître sur le polypier.

Nous arrivons actuellement à des individus qui ne se reproduisent plus à la manière des *hydres*, des *alcyons*, des *synhydres*. Les annélides, dont nous voulons parler, ne se multiplient que dans l'intervalle compris entre les deux anneaux. C'est la seule partie aussi qui soit le siége d'un accroissement pendant le jeune âge.

Plusieurs annélides, d'après Fr. Müller, se reproduisent par des bourgeons. La *naïs proboscidea* offre cette particularité, qu'à mesure qu'elle s'accroît, les anneaux se multiplient à l'extrémité postérieure de son corps. Puis cette extrémité s'étrangle, et avant que les nouveaux anneaux se séparent, d'autres anneaux se sont formés en ce lieu. Il en résulte qu'une mère est quelquefois unie à trois jeunes naïdes avec lesquelles elle forme un système, qui s'est produit d'un des anneaux de son propre corps.

Müller a retrouvé plus tard le même fait sur un néréidien qui traînait après lui un de ces bourgeons.

M. de Quatrefages s'est appliqué à l'étude de ce phénomène et lui a assigné une signification. Ce naturaliste avait observé, en effet, chez les syllis, qu'à une certaine époque de leur vie un individu nouveau se développait à la partie postérieure du corps. Le jeune animal naît d'un étranglement que subit la mère dans sa longueur. Sur le fragment qui se détachera, se formera une tête: et la jeune syllis ressemblera à sa mère par ses caractères extérieurs. Mais un fait bien remarquable se passe dans cette séparation. La mère, après avoir reproduit son extrémité postérieure, ne vivra plus que pour sa conservation individuelle, tandis que le jeune a emporté tout l'appareil de reproduction. Chez lui, au contraire, la vie nutritive est faible. La propagation de l'espèce semble son unique destination. Ce seront des œufs, des spermatozoïdes qui y naîtront, et presqu'aux dépens de leur propre substance exclusivement.

Le premier individu a reproduit par gemmiparité; le second reproduit par ovulation. De même que les œufs de méduses donnent naissance à des polypes hydraires qui, en se divisant spontanément, donnent lieu à de nouvelles méduses, de même les œufs de syllis donnent naissance à une annélide, douée au fond, non en apparence, de caractères tout à fait distincts. Mais l'animal-mère, ne peut pousser qu'un bourgeon qui, par son développement ultérieur, reproduira l'espèce et terminera promptement son existence passagère. Il s'atrophie et se détruit en multipliant l'espèce.

Il est difficile de définir l'espèce dans ces cas; la nutrition et la reproduction, qui sont des fonctions individuelles, semblent partagées, au premier abord, entre deux individus chargés de se compléter.

Mais la question, envisagée au point de vue positif, présente simplement le fait de deux individus, dont l'un reproduit à lui seul un être tout entier, tout en se nourrissant, et dont l'autre n'est susceptible que de la formation d'élémens anatomiques, ou de spermatozoïdes ou d'ovules.

Si l'un périt bientôt, c'est que sa désassimilation est plus forte que son assimilation; si l'autre survit à sa perte, c'est que son activité nutritive est composante et non destructive.

Néanmoins, disons que des auteurs admettent que, dans ce cas, l'individualité est dualistique; qu'il faut admettre deux êtres successifs pour comprendre l'espèce.

M. Milne Edwards a fourni à la science un exemple non moins remarquable que les nais et les syllis. L'annélide qui a fait l'objet de cette étude est le myrianide à bandes. Cet animal forme entre la queue et le dernier anneau un premier bourgeon suivi d'une série d'autres, en forme de chapelet, et qui renferment, de même que les syllis, les organes génitaux de la mère.

Ces petits bourgeonnent dans le point où naissent les nouveaux anneaux chez des larves d'annélides. Tous ces individus ne se formant pas en même temps, ils sont d'autant plus jeunes qu'ils sont placés plus près de l'individu producteur. Le premier bourgeon formé refoule en arrière le segment caudal, qui dès lors n'appartient plus à la mère. Le second petit, situé au devant du premier, a dû se développer entre celui-ci et le même anneau terminal du tronc de l'adulte; il ne pouvait être en rapport avec l'anneau caudal primitif, et doit être considéré comme produit sous l'influence du dernier anneau du tronc de l'individu. Telle est l'origine, sans doute, de chacun des individus successifs. Dans ce mode de formation, également, l'animal n'a d'abord que l'anneau caudal et la tête, et c'est entre ces deux segmens que se développe ultérieurement l'individu. Dans l'exemple fourni dans les *Annales des Sciences naturelles*, par M. Edwards, le plus jeune des annélides réunis à l'arrière de l'individu souche se composait de dix anneaux seulement, le second en avait quatorze, le troisième seize, le quatrième dix-huit, le cinquième vingt-trois, le sixième, qui était l'aîné de tous, en présentait trente : les anneaux s'étaient formés d'avant en arrière, car, sauf le dernier, ils étaient d'autant plus prononcés qu'ils étaient plus en avant.

Oviparité ou reproduction par germes.

Nous sommes arrivés, par une série de transitions, aux individus les plus élevés, caractérisés par un mode de reproduction plus parfait, plus complet et plus spécialisé.

Tout-à-l'heure nous examinions des individus se reproduisant par le moyen d'exubérances qui naissaient à la surface de leur corps. Nous avons vu cet espace se circonscrire de plus en plus. Maintenant nous verrons des organes spéciaux et déterminés, qui seuls remplissent l'usage de former un élément reproducteur de l'individu. Ces germes sont des élémens de tissus qui, *par eux-mêmes* ou par l'*adjonction d'un nouvel élément*, peuvent, en se développant, donner naissance à un individu semblable à celui qui les a produits.

Sauf les circonstances d'origine, c'est, dans le premier cas, un fait assez analogue au bourgeon. Mais lorsqu'il faut le concours de deux élémens, le phénomène est bien plus compliqué.

Dans tous les cas, il est à remarquer que le nouvel individu, pas plus que le germe, ne peut se développer isolément. Il lui faut le contact plus ou moins prolongé avec sa mère, son créateur. Ce contact n'a pas lieu sur la place même où le germe a été produit, mais dans une cavité, ou un conduit assez spacieux pour permettre l'expansion du nouvel individu.

Les élémens susceptibles de reproduire leur espèce sans le concours d'un second élément, et par leur développement isolé, ont reçu le nom de *spores;* les élémens qui ont besoin de subir l'influence d'un nouvel élément, ont reçu le nom d'*œufs* ou *ovules*.

Tous les cryptogames se reproduisent par spores. Ces corpuscules reproducteurs ont la puissance de se développer sans subir, comme les autres végétaux, l'influence du pollen.

Existe-t-il pour les animaux un mode de reproduction de ce genre?

M. Laurent n'hésite pas à l'affirmer, et voici comment il décrit le phénomène chez la spongelle : Les corpuscules qui font usage de spores se séparent, à certaines époques, de la masse amorphe de l'éponge, nagent dans l'eau à la manière des infusoires, c'est-à-dire à l'aide de nombreux cils vibratiles, qui sont implantés sur toute la surface de leur corps, puis se fixent aux branches des végétaux aquatiques, ou à quelque objet submergé.

Devenus immobiles, ils se développent, jouissent d'un obscur mouvement de contraction propre aux éponges; il y apparaît des spicules, et enfin des courans nutritifs.

Le polype d'eau douce se reproduirait aussi, d'après M. Laurent, par des spores. Le plus souvent, ils apparaissent à la base du pied, à l'endroit où naissent les bourgeons, et même sur tous les points de l'enveloppe externe de l'animal. Leur apparition se fait au nombre de quatre à la fois, également développés, sous la forme de pustules à base large, et qui deviennent de plus en plus sphériques. Arrivés à leur plus grand développement, ils se font jour à travers la peau qu'ils distendent.

L'individu existe sous forme de corpuscule, dans une enveloppe qu'il perce à un certain moment pour aller vivre dans l'eau.

Pallas, Wagler et Ehrenberg avaient déjà admis le mode de génération par spores, chez les animaux inférieurs.

Des physiologistes, et Siebold entre autres, n'admettent pas cette interprétation. Tantôt, disent-ils, les deux élémens coopérant existent sur le même individu, tantôt ils sont sur deux individus distincts, tantôt ils sont sur des individus appartenant à des polypiers différens.

Chez les pucerons, on observe un fait d'autant plus surprenant, que cet insecte présente une organisation fort élevée. Ces hémiptères, comme on le sait, s'attachent en grand nombre aux jeunes pousses de certains végétaux, de hêtres, de rosiers, etc., en sucent les humeurs, attaquent les feuilles qui s'enflent après d'une manière démesurée. Ces individus sont, en été, extrêmement féconds, quoiqu'il soit impossible de reconnaître parmi eux aucun mâle.

Et de plus ils sont vivipares, fait déjà constaté par Leuvenhoek. Bonnet eut la patience d'observer de jeunes pucerons, depuis la sortie de la mère, et en l'absence de tout mâle, il les a vus se reproduire jusqu'à la neuvième génération; Duvau, jusqu'à la onzième. Mais arrivé à la fin de l'été, il naît tout à coup une génération différant beaucoup des précédentes, elle se compose de mâles. L'accouplement a lieu, et il en résulte une ponte d'œufs considérable; l'animal ovipare périt; les œufs conservés pendant l'hiver laissent éclore de nouveaux animaux vivipares, qui se reproduisent indéfiniment jusqu'en automne.

La première pensée fut de supposer les pucerons vivipares hermaphrodites. Les recherches de Dutrochet et M. Dufour ont établi l'erreur de cette hypothèse. Ils ont vu de plus le jeune puceron renfermé dans l'ovaire, l'extrémité inférieure engagée dans l'oviducte. Ce fait est en rapport avec leur manière de naître. — Y a-t-il bourgeonnement intérieur dans ces cas? Quoi qu'il en soit, ce fait a son analogue dans ceux que nous avons signalés à l'occasion de certains acalèphes, etc., sauf l'organisation plus compliquée de l'insecte.

Dans le règne végétal, la nature a déployé les ressources les plus ingénieuses pour assurer la reproduction. Et d'abord, en raison de l'absence de la locomotion, un grand nombre de végétaux portent, sur le même pied, l'élément mâle et femelle. D'autre part, elle a donné au milieu ambiant des caractères physiques, qui en permettent le transport à des distances incroyables, par l'intermédiaire des courans atmosphériques et des eaux courantes.

Des formes élémentaires de la matière organisée.

Avant d'étudier la reproduction ovipare, il est important, pour l'intelligence complète du sujet, de déterminer la nature et la signification des premiers élémens de la matière.

Comme on le verra, pour nous il y a deux élémens essentiels à considérer; nous chercherons surtout à bien les apprécier, afin de fixer l'esprit sur leur nature toute spéciale, leur rôle unique et limité à eux seuls dans l'organisme entier, en opposition avec la puissance illimitée de reproduction des organismes inférieurs.

La cellule a été considérée, jusque dans ces derniers temps, comme le point de départ de tout organisme, soit animal, soit végétal. Nous en parlerons très succinctement, mais suffisamment pour comprendre la nature et la signification physiologique des élémens de l'œuf.

Duhamel inclina la tête d'un jeune arbre vers le sol, de manière à tourner ses racines en l'air. Puis enfonçant les branches dans la profondeur de la terre, il vit les racines aériennes se charger de feuilles, et les branches terrestres pousser des racines. Tout le monde savait déjà qu'une racine mise à nu par une inégalité de terrain pouvait produire un surgeon, et qu'une tige incisée développait une racine, pourvu que sa blessure fût mise à l'abri de la lumière dans un sol humide.

Ce fait si remarquable, une fois démontré sans réplique, on ne tarda pas à s'enquérir de son explication. Comment pouvait-il se faire que la même partie d'un végétal fût susceptible de produire, au gré des circonstances extérieures, des organes aussi différens que devaient le paraître alors une racine, une tige, un bourgeon, une feuille, une fleur?

A quelle disposition anatomique rapporter une aptitude aussi variée?

Dans la plupart des tissus végétaux et animaux on rencontre, pendant la vie entière, ou à une certaine époque de leur développement, des corpuscules microscopiques, de forme particulière caractéristique, qu'on a coutume de désigner sous le nom de cellules élémentaires, cellules primitives, cellules à noyaux. Ce sont des vésicules dont la membrane fine enveloppe un liquide plus ou moins grenu. Dans leur paroi se trouve un corps plus petit et de couleur plus foncée, qu'on appelle noyau de cellule (cytoblaste-schleiden); le corps présente, en général, une ou deux taches, rarement plus, plus ou moins sphériques, et qui ont reçu le nom de nucléoles, ou corpuscules de noyaux. Le noyau cellulaire a une dimension à peu près constante.

Ces cellules sont situées dans une substance amorphe, appelée *cytoblastème*, par Schwann. Elles nagent dans cette substance lorsqu'elle est liquide, et y sont, pour ainsi dire, empâtées quand elle est molle ou solide. Le cytoblastème, dans lequel les cellules sont plus ou moins serrées les unes contre les autres, joue le rôle de substance inter-cellulaire (Henle).

Cette théorie, si fertile en résultats, a été acceptée, non sans discussion. Beaucoup de zoologistes se sont refusés à l'admission de la doctrine qui faisait dériver tout un organisme vivant de la cellule. Comme nous l'allons voir, les modifications que M. le docteur Ch. Robin a introduites dans la théorie cellulaire sont surtout relatives aux animaux, et ne diminuent pas de beaucoup les déductions que l'on a tirées de la doctrine allemande.

Les élémens anatomiques qu'on appelle cellules sont de petits corps polyédriques, en général pourvus d'un noyau avec ou sans nucléoles, qu'on peut rencontrer, tant sur l'embryon que sur le fœtus et l'adulte.

Mais, dit M. Ch. Robin, contrairement à ce que prétendent beaucoup d'auteurs, et à ce qu'indique leur nom général de *cellule*, ils sont loin de présenter tous une *paroi* et une *cavité* avec *contenu*.

Le nom de cellule, tiré du règne végétal, où il y a en effet ces trois choses bien distinctes, doit néanmoins être conservé dans le règne animal, où, ordinairement, la cellule est formée de deux choses principales: la masse de cellule, ou masse cellulaire d'égale densité au centre comme à la périphérie, plus d'un noyau. Il y a avantage à conserver la dénomination, parce que les caractères généraux des véritables cellules s'y retrouvent. Chez presque tous les vertébrés, il n'y a de cellule avec paroi et cavité distinctes que pendant la période embryonnaire proprement dite, où le nouvel être n'est pas encore formé, tandis que chez le fœtus et l'adulte, quand l'animal a en outre déjà des élémens sous forme de *fibres*, *tubes*, les cellules ne présentent plus de parois distinctes de la cavité. Dans certaines glandes on retrouve encore cette distinction, surtout chez les invertébrés.

La théorie cellulaire, avons-nous dit, repose sur ce fait, que tous les êtres, végétaux et animaux, dérivent d'élémens anatomiques ayant forme de cellule. Tous les êtres qui naissent d'un œuf commencent par être entièrement formés de cellules qui se forment par segmentation du vitellus, et desquelles dérivent les autres élémens anatomiques; tant ceux qui sont sous forme de cellules modifiées dans quelques-uns de leurs caractères, que ceux ayant forme de fibres, tubes, etc. Ces cellules sont appelées *cellules* ou *élémens embryonnaires transitoires*, parce qu'elles n'ont qu'une existence temporaire; elles sont destinées à disparaître, ou au moins à prendre d'autres caractères; elles sont ainsi remplacées par les élémens définitifs ou permanens.

On donne le nom de théorie de la métamorphose des cellules, à ce fait que tous les élémens anatomiques des végétaux (cellules, fibres et vaisseaux) et tous les élémens ou produits chez les animaux, dérivent directement des cellules embryonnaires par métamorphose, c'est-à-dire par changement de forme, volume, consistance, etc., de celles-ci.

On donne encore le nom de théorie de la substitution, à ce fait que chez les animaux, tous les élémens des constituans se forment par substitution de ces élémens aux cellules embryonnaires ou transitoires qui disparaissent. Il y a remplacement d'une partie des cellules embryonnaires qui se dissolvent, par des élémens définitifs qui se forment de toutes pièces, par génération nouvelle spontanée, à leur place, à l'aide du blastème résultant de cette dissolution. Il y a ainsi substitution d'élémens permanens définitifs, à des cellules embryonnaires, élémens transitoires qui disparaissent par dissolution et résorption. Cette manière dont certains élémens définitifs des cellules embryonnaires sont formés est bien plus complexe, bien moins directe que la métamorphose.

Ce mode de formation, la substitution est propre aux animaux seulement, et encore uniquement aux élémens de leurs constituans, qui sont à l'état de fibres, tubes et rarement de cellules. C'est l'inverse pour les produits (Blainville).

Ces trois ordres de faits sont liés intimement, et décroissent en généralité. La *théorie cellulaire*, comme on en peut juger, est l'expression du fait le plus général, celui qui est commun à tous les êtres vivans. On a même, dans ces derniers temps, voulu trouver cette forme utriculaire dans les minéraux.

La théorie de la *métamorphose* s'applique à la formation de tous les élémens définitifs des végétaux et à ceux des produits des animaux. Enfin, la théorie de la *substitution* s'applique aux élémens constituans des animaux, qui ont à la fois, propriétés végétatives et animales (Ch. Robin).

Ainsi donc un végétal, quelle que soit la complication de ses organes, n'est au fond qu'un être collectif, composé d'un assemblage de vésicules, d'utricules ou de cellules qui sont autant d'individus vivans, originairement identiques, jouissant de la faculté de croître, de se multiplier et pouvant au besoin, reproduire la plante dont ils sont les matériaux constituans. Si ces vésicules, ces utricules ou ces cellules ne sont provoquées à aucun développement ultérieur, elles continuent tout simplement à faire partie du tissu de la plante qu'elles forment, ou bien elles peuvent être résorbées pour servir à la nutrition de celles qui sont appelées à de nouvelles transformations.

Mais si, au contraire, l'influence de circonstances plus favorables se fait sentir, on voit leur aptitude originelle s'éveiller et se traduire en acte sous les formes les plus diverses.

En 1827, M. Poiteau, ayant soumis à l'action de la presse un certain nombre de feuilles de l'*ornithogallum*, qu'il avait préalablement placées entre deux papiers, afin de les sécher pour son herbier, les trouva, au bout de vingt-cinq jours, lorsqu'il voulut les exposer à l'air, couvertes d'une multitude de petits corps blanchâtres qui s'y étaient developpés. Ces corps, examinés avec soin par M. Turpin, furent reconnus pour des embryons ou bulbilles, qui, après avoir pris naissance sous l'épiderme de la feuille, l'avaient ensuite crevé pour se faire jour à l'extérieur. Leur structure ne diffère en rien de celle d'un embryon monocotylédon, et ils se composaient, en conséquence, d'une tige ascendante, terminée par plusieurs rudimens de feuilles alternes, engaînantes. Quelques-uns d'entre eux ayant été détachés de la feuille qui les portait, et placés sur un terreau de bruyère, ne tardèrent pas à se fixer au sol en poussant des radicules, et à devenir des plantes tout à fait semblables à celle dont ils provenaient.

En étudiant ceux de ces embryons qui étaient plus ou moins profondément cachés dans le tissu des feuilles, on trouva qu'il y en avait de beaucoup moins développés les uns que les autres, en sorte qu'il devint impossible de remonter, par des nuances insensibles, jusqu'à la première origine de leur formation. Les recherches que l'on fit dans ce but eurent pour conséquence de montrer que chacun d'eux n'était autre chose que le résultat d'une *modification spéciale* de l'une des utricules du tissu cellulaire de la feuille; car parmi ces utricules il en existait dont le changement était si peu prononcé, qu'elles conservaient encore, malgré le commencement de développement dont, par accident, elles étaient devenues le siége, une telle similitude avec celles qui n'avaient éprouvé aucune transformation, qu'il était impossible de se refuser à l'évidence.

Ces faits et une foule d'autres qu'on a pu provoquer à volonté, en plaçant des feuilles dans les mêmes circonstances que celles de l'*ornithogallum*, tendent donc à démontrer, que non-seulement chacune des utricules qui entre dans le tissu d'une plante, doit être considérée comme un individu distinct; mais que cet individu est doué d'une aptitude originelle, qui le rend susceptible de reproduire l'espèce dont il est une partie intégrante (Coste).

Suivant la nature, l'énergie, le mode de succession du milieu, cette aptitude est plus ou moins mise en jeu.

Or, dit-on, si telle est la constitution organique et fondamentale d'un végétal, que son individualité composée se trouve le résultat de l'assemblage d'une multitude d'individualités simples, utriculaires d'une nature originellement identique, possédant toutes originairement la faculté de se développer de la même manière dans des circonstances semblables, il est impossible, lorsqu'on distingue le végétal en sa moitié radiculaire et en sa moitié aérienne, de ne pas admettre que ces deux moitiés ne présentent d'autres dissemblances que celles que la différence des milieux détermine.

En effet, dans cette expériencedu retournement des arbres, ce sont ces individus utriculaires qui produisent indistinctement des racines ou des bourgeons, suivant qu'on les place dans la terre ou dans l'air. Pour expliquer cette propriété qu'ont les plantes de pousser des bourgeons ou des racines, par tous les points de leur surface, on a eu recours à l'hypothèse de l'existence de bourgeons ou germes latens; mais il faudrait alors restreindre la faculté de reproduction, à un nombre déterminé de bourgeons latens, préexistans, et possédant seuls le privilége de se transformer en bourgeons visibles; bourgeons dont les germes latens seraient une infime image.

Or aucun fait ne démontre l'existence de ces germes latens; mais la possibilité de multiplier à l'infini l'apparition de bourgeons ou de racines sur un point quelconque de certaines plantes devrait faire supposer, si les observations que nous avons invoquées n'en donnaient la preuve matérielle, que cette faculté reproductive est inhérente à tous les élémens simples ou utriculaires des tissus. Si, par germe latent, on n'exprime autre chose qu'une prédisposition de toutes utricules, on ne donne pas une idée suffisamment exacte de ce qui est en réalité; mais si, au lieu d'une simple prédisposition, on y voit une aptitude générale, le mot est suffisant. — L'analogie de structure amène donc une conformité d'usage, que le milieu peut entraver ou réaliser.

En exposant le développement anatomique tel que l'envisage M. Ch. Robin, nous avons signalé l'un des points distinctifs qui sépare les végétaux des animaux. Il fallait, pour arriver à l'intelligence de ces faits, étudier les tissus, et dans l'embryon et dans l'adulte, et constater les différences par la comparaison de leurs tissus respectifs.

Or, cette étude du germe et de l'embryon a montré, comme il a été dit plus haut, que la cellule y était également le point de départ de tous les élémens ultérieurs, que ceux-ci en naissent directement par un simple changement de forme ou par une substitution plus ou moins complète.

Ces faits amenèrent naturellement les esprits à se préoccuper du mode de formation des cellules, dont le mécanisme devait fournir ainsi la théorie générale du développement de tous les tissus vivans.

M. de Mirbel a le premier cherché, comment la cellule procède du cambium et forme ses parois aux dépens de ce mucilage.

Il existe, en effet, dans les grands interstices que laissent entre elles les utricules végétales, ou dans la cavité des utricules, une matière mucilagineuse, comparable à la gomme arabique, et qui paraît dépourvue de toute organisation.

Cette matière dont la signification fut annoncée par Grew, M. Mirbel l'a étudiée en 1839, sur la racine d'un dattier.

Il a pu voir ainsi, se manifester au sein de cette masse mucilagineuse, une multitude de masses irrégulières, sphéroïdes, résultant d'une espèce de concentration du mucilage qui, dans chaque masse condensée, montre déjà les rudimens d'une organisation prochaine. Au centre de chaque masse, il vit, en effet, se creuser une cavité, par la condensation en paroi de la matière qui la limitait. Cette matière ainsi refoulée, amincie en membrane par la dilatation de cavité centrale, finit par représenter une sphère creuse, qui n'est autre chose qu'une vésicule moulée sur la cavité qu'elle circonscrit. Par cette condensation du cambium, les parois des cellules végétales se constitueraient, et la matière d'amorphe aurait pris un caractère organique déterminé, une forme anatomique.

Cette évolution, que M. de Mirbel a observée très attentivement, est en opposition formelle avec les observations des Allemands. Schleiden pour les végétaux, puis Schwann pour les animaux, ont imaginé une théorie calquée sur la description qu'a donnée M. Baer, en 1829, de l'évolution de l'œuf, et à laquelle manque malheureusement la sanction des faits.

M. Baer, après avoir reconnu que la vésicule germinative était, de toutes les parties dont l'œuf de l'oiseau se compose, celle qui, dès l'origine, avait un développement proportionnel plus considérable, supposa qu'elle était née la première, et la considéra comme un centre, autour duquel venaient se déposer le vitellus d'abord, et puis ensuite la membrane vitelline qui, à son tour, se coagulait à la périphérie du jaune pour compléter l'œuf ovarien, et renfermer ses élémens dans une membrane enveloppante. Cet emboîtement successif des parties concentriques, mécaniquement surajoutées les unes autour des autres, de façon à ce que les plus extérieures soient les plus récentes, parut à Schleiden et Schwann le moyen le plus simple de concevoir la formation des parois vésiculaires. De là la doctrine que nous allons exposer.

D'après Schleiden, les cellules végétales se forment ainsi: autour des granulations isolées, bien délimitées, c'est-à-dire autour des nucléoles, se disposent des coagulations granuleuses qui représentent le cytoblastème; puis, sur le cytoblastème ainsi développé, s'élève une petite vésicule transparente, qui représente d'abord un segment aplati de sphère, se distend peu à peu davantage, et fait saillie au delà du bord du noyau, jusqu'à ce que celui-ci ne paraisse plus que comme un petit corps renfermé dans une des parois latérales.

Pour les cellules animales, d'après Schwann, il se forme d'abord un nucléole, autour duquel se dépose une couche finement granuleuse, mal délimitée au dehors. Comme il s'accumule toujours de nouvelles molécules entre les molécules déjà existantes de cette couche, et cela seulement à une distance déterminée du nucléole, la couche se limite en dehors, et il se produit un noyau terminé par des surfaces plus ou moins nettes. Si le dépôt est plus considérable à la partie extérieure de la couche, le noyau devient creux, sa surface se condense davantage, et elle peut s'endurcir en une membrane.

La formation des noyaux multi-nucléoles dépend, suivant Schwann, de ce que les couches qui se produisent autour de deux nucléoles voisins se confondent ensemble avant d'être arrivés à acquérir des limites extérieures bien tranchées. La même opération préside à la formation de la cellule autour du noyau. Sur la surface extérieure de celui-ci se dépose une couche de substance qui, différente du cytoblastème enveloppant, n'offre pas d'abord des limites bien tranchées, mais en acquiert peu à peu à l'extérieur par les progrès du dépôt.

De même que pour le nucléole, on voit le noyau quelquefois double enveloppé par une cellule. Lorsque la couche est épaisse, sa portion extérieure se consolide peu à peu en membrane, ou du moins devient plus compacte que sa partie intérieure. Devenue solide, la membrane celluleuse se distend peu à peu, s'éloigne du noyau, et l'espace compris entre elle et celui-ci se remplit de liquide (Henle).

Les opinions de Schwann sont basées sur les deux faits suivans: R. Wagner, en représentant le développement des œufs dans l'ovaire de l'*agrion-virgo,* nous montre la tache proligère, comme se formant en premier lieu; puis autour d'elle la vésicule proligère; autour de celle-ci enfin, le jaune avec la membrane vitelline. Schwann compare l'œuf entier à une cellule, la vésicule proligère pour le noyau, et la tache pour le nucléole; la préexistence de celui-ci serait donc manifeste, si la formation du nucléole précédait celle du noyau, par le seul fait de la comparaison.

Le second fait consiste en une observation du développement

d'élémens cartilagineux. Il s'agit d'un noyau de cellule en train de se former, et autour de ce noyau se trouve un peu de substance finement grenue, et le reste du cytoblastème est homogène.

Henle, qui a observé des faits de ce genre, soupçonne que l'on a confondu des granulations graisseuses avec des élémens futurs de cartilage. Reichert doute également de la préexistence des nucléoles parce qu'on ne peut, dit-il, les voir dans les premiers élémens embryonnaires, et parce qu'ils n'apparaissent que plus tard, alors que les noyaux sont déjà formés.

Henle, Vogel, Gueterbock, ont étudié ce problème, en parlant de la formation de cellules dans ses conditions pathologiques. Voici leur opinion : quand une partie s'enflamme, la portion liquide du sang s'amasse, en plus grande quantité que dans la nutrition normale, au delà de la limite des vaisseaux sanguins, et s'accumule à la surface des membranes, soit au-dessous de leur épiderme, soit dans les interstices du parenchyme, qui grandissent peu à peu, à mesure que le liquide y afflue, et finissent ainsi par se réunir en cavité. Dans le premier cas, il se produit des vésicules ou des pustules ; dans le second cas, un abcès.

Le liquide accumulé reçoit, suivant son degré de consistance, le nom de pus ou de sérosité ; on l'appelle lymphe ou exsudation plastique, quand sa fibrine est coagulée et que la partie liquide a été résorbée ou qu'elle a disparu d'une autre manière quelconque. La consistance ne dépend pas seulement de la quantité de substances dissoutes dans le sang ou de la précipitation d'une fibrine amorphe ; elle tient aussi à la présence de corpuscules microscopiques, qui ont été décrits depuis longtemps sous le nom de corpuscules du pus, et qui, d'après les observations modernes, ne sont autre chose que des cellules élémentaires en train de se transformer en ceux des tissus que l'organisme régénère dans l'endroit lésé. La sérosité dans laquelle ces corpuscules nagent est liquide ; la fibrine coagulée est un cytoblastème solide.

Quand, par l'action de l'acide acétique, on a dissous l'enveloppe, on trouve un noyau ; rarement simple, le plus souvent composé.

Dans les corpuscules frais du pus, le noyau est simple, la plupart du temps pourvu d'une tache centrale ; tantôt il est visible dès le commencement même ; tantôt il ne se montre qu'après un séjour variable des corpuscules dans l'eau. Pour peu que l'action de l'eau ou de l'acide acétique se prolonge, on voit les noyaux pâlir, les bords se dilacèrent, et le noyau va quelquefois jusqu'à se diviser en deux ou trois fragmens. Jusqu'au moment de la scission totale, chaque segment parcourt les autres formes l'une après l'autre, lorsque l'action de l'acide acétique s'exerce avec lenteur.

Or, les corpuscules de pus dont les noyaux sont intacts ressemblent parfaitement aux cellules qui donnent naissance aux tissus. Comme il y a passage insensible de ces cellules aux corpuscules du pus à noyau multiple, la question était de savoir si les cellules, par exemple les épidermiques, se transforment en corpuscules du pus par une sorte de dissolution, ou si, au contraire, les corpuscules à noyaux simples sont un premier degré de développement des cellules élémentaires ordinaires. Eh bien ! Henle n'hésite pas à admettre que le noyau des cellules élémentaires est composé de noyaux plus petits qui, plus ils sont jeunes, plus ils sont faiblement unis ensemble, plus ils peuvent aisément être séparés les uns des autres par l'eau et l'acide acétique, de même que deux corps collés ensemble sont d'autant moins difficiles à désunir que la colle est fraîche. — Gueterbock, et d'autres après lui, avaient découvert dans le pus, outre les corpuscules purulents ordinaires, des granulations plus petites, correspondantes, pour la forme et le volume, à celles qui résultent de la décomposition du noyau des corpuscules du pus.

Ce sont là, suivant Vogel, les premières parties microscopiques qui apparaissent dans le liquide ; on les voit disposées dans le coagulum de l'exsudation plastique ; leur nombre augmente peu à peu, quelques-unes d'entre elles sont plus grosses les unes que les autres. Peu à peu on voit une de ces granulations de couleur obscure, deux ou trois réunies ensemble, qui sont entourées d'une auréole délicate et transparente ; plus tard encore apparaissent des corpuscules plus gros, dans lesquels on ne distingue plus que confusément un noyau foncé, au milieu d'une enveloppe demi-transparente et plus claire, puis apparaissent les corpuscules du pus bien formés.

Ce qui vient d'être dit des corpuscules du pus s'observe également dans la formation des corpuscules muqueux. On les trouve dans les ramifications déliées des glandes muciparess, salivaires, etc. Les corpuscules de la lymphe, qui se transforment en corpuscules du sang, ne diffèrent de ceux du pus que par leur volume moins considérable.

En outre, la lymphe et le chyle, comme le liquide épanché dans les premiers momens par une plaie, contiennent d'abord à l'état d'isolement les petits noyaux qui, plus tard, constituent les cytoblastes.

Telle est la formation du noyau, observée par la plupart des physiologistes allemands.

Le développement de la cellule autour du noyau débute dès avant que la fusion des granulations en cytoblastes ait commencé.

Quand le noyau est devenu solide, la cellule continue d'y croître, elle acquiert plus de consistance et s'emplit de son liquide.

D'après Schwann, la cellule se dépose d'abord à la surface du noyau, sous la forme d'une couche de substance composée de fines granulations et dépourvue de limites précises, et elle ne devient vésicule que plus tard, par l'effet d'une condensation opérée à sa surface. Cette hypothèse est très probable, mais on ne peut pas encore la regarder comme le résultat de l'observation.

Les corpuscules du sang, non mûrs, dans lesquels une substance agglutinante quelconque ne fait que retenir lâchement les granulations autour du noyau, semblent quelquefois, par une condensation périphérique, prendre insensiblement le caractère de la cellule qui se colore bientôt.

De tous ces faits, ce qui ressort le plus clairement, c'est que le noyau, quel que soit son mode d'origine, préexiste à la cellule et que celle-ci se forme sur lui.

Mais il est d'autres cas où rien de semblable n'arrive, où le noyau ne semble jouer aucun rôle.

De même qu'il y a des noyaux sans nucléoles, de même il y a des cellules sans noyau. Dans les cryptogames, d'après Mayer, et dans des végétaux supérieurs même, la formation de nouvelles cellules s'accomplit sans la moindre trace de cytoblastes.

Schwann, chez les poissons, n'a jamais pu voir de noyau dans les cellules de la corde dorsale. De même on ne trouve pas de noyau dans les cellules qui donnent naissance aux spermatozoïdes.

Quant aux cellules du jaune et de la membrane proligère, il règne à leur sujet la plus grande incertitude.

Schwann et Reichert ont vainement cherché le noyau dans les œufs de grenouille et de poule, ce qui ne les empêche pas d'admettre que ce noyau temporaire avait disparu après la formation de la cellule. Les observations de Bergmann sur la formation des globules vitellins chez la grenouille et la salamandre s'élèvent contre cette hypothèse. Suivant lui, le jaune est d'abord composé de granulations uniformément placées les unes à côté des autres, qui se séparent d'abord en quelques grands groupes, puis en d'autres de plus en plus petits; les derniers groupes sont les globules vitellins. Or, Schwann admet une espèce de globules plus petits encore, qui présentent à la surface interne de leur paroi un globule plus petit, semblable à une goutte de graisse. Dans les jaunes encore jeunes, l'eau détruit les globules de la cavité vitelline. Reste à savoir si l'on doit ou non considérer ces globules comme des noyaux. Il est des cas où les globules d'abord pleins se vident peu à peu, jusqu'à ce qu'il ne reste plus qu'un globule nucléaire. D'ailleurs voici ce que Bischoff a observé sur des œufs fécondés de mammifères : il a trouvé des grumeaux de granulations vitellines, dépourvues d'enveloppes, qui s'entouraient plus tard d'une membrane, après quoi les granulations se disposaient en anneaux. Sans doute, dit Henle, que cette apparence annelée tient au mode de dispersion des granulations à la surface des membranes. Valentin, Müller, ont figuré des globules inflammatoires; Hecht, M. Rayer, en ont vu dans les reins, Gerber dans les kystes. Tous ces globules manquent d'enveloppe; les corpuscules sont retenus par une substance albumineuse, soluble dans l'acide acétique, et ils se désagrégent.

Schultz a suivi le développement des corpuscules du sang dans l'embryon de grenouille. D'après lui, il se formerait d'abord des conglomerats sphériques de petits corpuscules bien délimités, qui plus tard s'entourent d'une enveloppe propre. Les globules centraux disparaissent, puis les périphériques; il en reste deux ou trois qui, en se confondant, forment le noyau.

Il résulte de ces observations sur le développement des cellules, c'est-à-dire de l'élément initial et fondamental des tissus embryonnaires, que les premiers élémens morphologiques des tissus animaux sont des granulations, nettement délimitées, semblables à des globules de graisse. A la périphérie d'une granulation de ce genre s'applique peut-être la substance faiblement granulée des cytoblastes, autour de laquelle se forme ensuite la cellule; ou bien deux à quatre granulations, en se fondant ensemble, forment un noyau de cellules, ou se réunissent en plus grand nombre encore, et deviennent sur-le-champ une cellule, dans laquelle un noyau ne se développe que plus tard.

Partout où de nouvelles formations doivent s'accomplir, on rencontre ces granulations : dans le lait, le jaune, le chyle, la lymphe, dans l'épithélium en voie de régénération. De leur métamorphose dépendent apparemment les évolutions ultérieures. Pendant la fusion de ces granulations, il se forme autour d'elles une membrane; ces granulations présentent des différences spécifiques suivant l'humeur où on les examine.

Dans le chyle, la lymphe, le jaune et le lait, cette vésicule, résultat de la fusion des granulations élémentaires, n'est autre chose qu'une goutte de graisse.

Voilà pour l'observation. Mais on voulut constater expérimentalement le mécanisme de la formation des cellules, et à cet égard l'École allemande a erré de la manière la plus profonde.

Acherson avait annoncé qu'en mettant l'albumine en contact avec une graisse liquide, elle ne manque jamais de se coaguler et par conséquent une goutte d'huile ne peut pas être un seul instant entourée d'un liquide albumineux, sans qu'autour d'elle se produise une membrane vésiculaire. La manière la plus simple de produire ce phénomène consiste à mettre tout auprès l'une de l'autre une goutte d'huile et une goutte d'albumine.

Il se forme instantanément, dit-il, une membrane délicate et élastique qui, par l'effet d'une sorte de contraction, ne tarde pas à se couvrir de nombreux plis, souvent fort élégants. Quand cette prétendue pellicule se forme avec lenteur, on voit paraître d'abord au point de contact de petites particules pâles, qui se rapprochent les unes des autres et forment de petits amas irréguliers.

Ces amas prennent souvent, par l'addition de nouvelles particules, la forme d'une sphère ou d'un disque; ils se réunissent ensuite par l'agrandissement continuel de leur pourtour et produisent des lobes membraneux, qui sont granulés d'une manière presque imperceptible à la surface. De la réunion de ces lobes naîtrait une membrane.

Lorsqu'on agite ensemble de l'huile et de l'albumine, les gouttes d'huile, ne resteraient-elles qu'un seul instant plongées dans celle-ci, s'entoureraient d'une membrane, constituant ainsi les véritables cellules adipeuses.

Acherson croit démontrer l'existence de la membrane par les formes si variables des cellules artificielles; il pense que c'est la membrane qui empêche les gouttes d'huile de reprendre la forme globuleuse qu'elles ont perdue en pénétrant dans un liquide visqueux.

Quant à l'argument déduit de la forme, Henle n'hésite pas à le rejeter, parce qu'il a produit le même effet en mêlant l'huile à l'eau distillée. Quant au plus ou moins d'obscurité des bords, comme c'est un pur effet d'optique, il n'y a pas plus lieu d'en tenir compte. En effet, les gouttes sphériques ont des bords clairs; l'inverse a lieu pour les bords aplatis. Mais dans l'eau les gouttes d'huile montent aisément à la surface et s'y aplatissent. Dans un liquide visqueux comme l'albumine, elle est maintenue au fond, et rien de ce genre n'a lieu. Un autre argument a été tiré des propriétés d'endosmose d'exosmose dont ce produit serait doué.

Toutes les fois que ces prétendues cellules furent commises à des réactions, ces propriétés se manifestèrent d'une manière évidente.

La membrane *haptogène* est donc, de l'avis de l'inventeur, d'origine toute physique. C'est une condensation qui s'opère à la surface de deux liquides hétérogènes en contact l'un avec l'autre.

Cette condensation a lieu, il faut en convenir, en beaucoup de circonstances, et c'est elle qui fait que des bulles d'air, des globules de mercure épars dans un liquide ne s'unissent pas immédiatement.

La résistance de ces membranes deviendrait proportionnelle au degré de condensation. Elle se réalise très aisément entre l'huile et l'albumine, ce qui peut tenir à l'attraction mutuelle; d'un autre côté, à la propriété remarquable de la coagulabilité.

L'albumine, la caséine, la fibrine, déploient cette propriété en différentes circonstances, à des degrés variables, abstraction faite de l'état auquel elles passent par l'effet des combinaisons chimiques. L'albumine ne se coagule que par la chaleur et par le contact de substances qui, à l'exemple de l'alcool, des acides, ne se rencontrent pas dans l'organisme.

Il est assez difficile de le démontrer, mais la caséine forme sans doute l'enveloppe des globules du lait. C'est ainsi que l'on cherche à se rendre compte d'une formation organique. La graisse et les substances albumineuses sont sans cesse apportées dans l'organisme par les aliments; il s'en trouve dans toutes les humeurs; ainsi il arrive que les gouttelettes de gaisse ne sont qu'exceptionnellement libres; et, ajoute Henle, c'est du pur hasard qu'il dépend que de la graisse puisse exister libre. Cependant Henle fait bien judicieusement observer qu'une goutte d'huile entourée d'albumine condensée n'est pas une cellule animale. Quoi qu'on puisse conclure des propriétés purement physiques dont certaines matières jouissent après avoir été séparées de l'organisme, quelle peut être leur manière d'être pendant la vie, les transformations morphologiques, sans être, comme le veut une école, sous l'influence de forces spéciales, se font à l'aide de propriétés organiques, inaccessibles dans leur essence à ces moyens d'investigation. Henle, tout vitaliste et physicien qu'il est, dit très formellement qu'on ne saurait expliquer par des causes physiques pourquoi les granulations élémentaires ne se réunissent que deux à deux ou trois à trois.

Il est tout aussi impossible d'expliquer par la physique pourquoi les corps qu'elles forment sont réduits à certaines limites. Ascherson a même cherché à déduire la formation des cellules à noyau, du même principe que celle des granulations élémentaires. Les cellules vivantes n'ont pas besoin, selon lui, quoique formées de graisse et d'albumine, d'exhaler des gouttes d'huile quand elles absorbent du sérum par endosmose, et que ces gouttes d'huile, pendant que la cellule s'emplit d'un autre liquide et s'agrandit, se mettent en contact avec la face interne de la paroi, de manière à déterminer la formation d'une nouvelle paroi cellulaire autour d'elles. Voilà donc l'aptitude au développement dans les cellules vivantes. Mais, d'autre part, si la cellule se produit par un précipité grenu autour du noyau, il faut que celui-ci ait déjà passé par la phase huileuse quand la cellule se forme autour de lui. M. Raspail a pensé que cette transformation de la graisse en matière albumineuse se faisait par une simple absorption d'azote. Signalons maintenant des faits très voisins des précédens en l'absence de toute graisse, la coagulation du sang, dont la fibrine emprisonne le sérum et les globules. Il se forme une substance d'apparence vésiculaire, que l'on a aussi confondue avec du tissu. Henle, qui n'hésite pas à leur accorder le caractère celluleux, croit que les hydatides pourraient bien être enveloppés de ces cellules fibrineuses. La formation des cellules tiendrait donc à ce que, pendant la coagulation d'un liquide contenant un mélange de fibrine et d'albumine, le sérum liquide serait emprisonné dans les cavités du caillot, dont les parois se condenseraient et se distendraient par les progrès de la coagulation, et qui s'agrandiraient plus tard, soit par endosmose, soit par réunion d'un certain nombre d'espaces les uns avec les autres.

Des métamorphoses de ce genre ont été signalées par Dujardin, qui observa le corps mourant des infusoires, ou des fragments de cadavres frais d'autres animaux. Dans ces cas, il vit exsuder une substance qu'il a dénommée *sarcode*. Le sarcode est demi-liquide, forme de grandes taches irrégulières, dont les limites extérieures sont des lignes courbes. Quelquefois la masse prend l'aspect globuleux.

Il naît alors, dans l'intérieur de ceux-ci, de petits globules isolés qui se multiplient et grandissent. Ils forment alors des sphères creuses ou vacuoles, qui, après avoir acquis un certain développement, s'affaissent et laissent un résidu grenu peu considérable. Le sarcode a un pouvoir restringent moins prononcé que la graisse; les acides et l'alcool le coagulent.

La formation des vacuoles dépend d'une séparation entre les parties solubles et insolubles; c'est l'eau qui se retire de la substance animale.

Ascherson établit un rapprochement entre ces faits et les siens. Tout cela est malheureusement d'une confusion inextricable.

M. Ch. Robin pense qu'il y a dans les assertions d'Ascherson :

1° D'abord une illusion d'optique; 2° une erreur d'interprétation.

Au lieu que ce soit l'albumine qui forme une enveloppe à la goutte d'huile, c'est l'huile qui se saponifie autour de l'albumine alcaline.

Cette couche savonneuse, de nature et d'origine chimiques, est donc parfaitement étrangère à la nature organique de la cellule.

D'après l'ensemble de ces vues, quoi d'étonnant à ce que l'on ait établi un rapprochement entre les cellules élémentaires et les cristaux, comme l'ont fait Raspail et Schwann? Les cristaux organiques n'auraient en plus que l'imbibition, parce qu'ils reçoivent de nouvelles molécules destinées à s'accroître, entre les anciennes molécules déjà précipitées, tandis que les cristaux inorganiques ne croissent que par apposition.

Schwann parle de l'hypothèse que les nucléoles, les noyaux et les cellules, formés d'après le même type, sont des vésicules emboîtées les unes dans les autres; les vésicules sont les analogues des cristaux, avec cette différence que les couches des vésicules ne se touchent pas par l'interposition d'un liquide. Les cristaux croissent par un double mode d'apposition; les molécules s'appliquent en partie les unes à côté des autres pour étendre la surface, en partie les unes au-dessus des autres pour augmenter le volume et l'épaisseur. Mais l'accroissement en volume est limité, de telle sorte que, arrivé à une certaine dimension, les molécules ne se confondent plus ensemble, mais procèdent à la formation d'une couche nouvelle. Si donc, dit Schwann, on veut admettre que des corps susceptibles d'imbibition puissent cristalliser, une formation de couches aura également lieu chez eux.

La combinaison aussi intime que possible des molécules ne s'effectuera que dans chaque couche. Or, comme les nouvelles molécules peuvent se déposer entre celles qui existent déjà, la couche s'étendra et se séparera de la portion achevée du cristal, de sorte qu'entre elle et celui-ci naîtra un espace vide, qui s'emplira de liquide par imbibition. C'est de la concentration du liquide, du cytoblastème comparé par Schwann à l'eau-mère, qu'il dépend que telle ou telle quantité de substance solide puisse se séparer par voie de cristallisation; la quantité qui peut, dans cet intervalle, s'appliquer à la couche déjà formée, dépend de son aptitude à l'imbibition.

S'il cristallise plus de substance solide qu'il ne doit s'en apposer à la couche déjà formée, une nouvelle couche doit se produire.

Une fois formée, celle-ci s'étend rapidement en une vésicule à la face interne de laquelle se trouve appliquée la première vésicule avec des corpuscules primitifs.

Schwann regarde comme l'analogue, dans les cristaux, de l'extension d'une cellule en fibre, la transformation du cube en prime, qui résulte également de ce que les nouvelles molécules se déposent en plus grande partie d'un côté que de l'autre. Et parce que les cristaux s'associent de manière à figurer des arborisations, comme dans l'arbre de Diane ou l'eau sur les vitres, Schwann se croit autorisé à dire que l'organisme n'est qu'une agrégation de cristaux de substances susceptibles d'imbibition.

Schwann part de là pour contester dans l'organisme l'existence de la force vitale, agissant d'après une idée déterminée, mais par la force aveugle de la nature inorganique.

Outre que la première proposition est vraie et la seconde fausse, il est à remarquer que tout cet édifice a été élevé sur l'hypothèse toute gratuite de la précipitation successive des différens élémens, d'une manière excentrique, du dedans au dehors du noyau autour du nucléole, de la cellule autour du noyau. Mais, de plus, l'analyse rigoureuse de chacun des phénomènes élémentaires qui donnent lieu à une cristallisation ou à la formation d'élémens anatomiques, démontre toute l'irrationnalité d'un pareil rapprochement.

DE L'OEUF EN GÉNÉRAL.

Tout corps vivant, végétal ou animal, est un être logique dont toutes les phases de développement et de déclin, circonscrites dans une durée déterminée, s'enchaînent et se succèdent d'une manière rigoureuse. D'où il suit que, à partir du germe qui contient virtuellement toutes les manifestations ultérieures, dans chacun des âges qui suivent la moyenne de l'organisme, en qualité d'une phase intermédiaire transitoire à une époque donnée, est nécessairement le produit composé de tout ce qui précède, et renferme la raison complexe de tout ce qui doit suivre.

Ainsi donc, la vie embryonaire dans sa durée si courte, est cependant le premier état dont la vie extérieure, beaucoup plus longue, parce qu'elle est l'objet même de l'être, ne forme que la continuation.

Toutes deux ont leurs phases qui se sollicitent de proche en proche, s'enchaînent et se succèdent de l'une à l'autre et dans chacune d'elles, et se fondent en un ensemble, pendant toute la durée de l'être, par une série non interrompue de nuances insensibles.

Leur succession suivant une ligne d'abord rapidement ascendante, puis lentement descendante, trace entre les deux termes extrêmes, le germe et la décrépitude, la courbe continue de la vie, dont un tiers de son parcours, l'âge viril dans la plénitude de ses facultés, si variable entre les individus, montre avec plus ou moins d'éclat le sommet.

Harvey a dit avec cet élan d'instinct scientifique qui est la vue d'avenir des hommes supérieurs: *omne vivum ex ovo;* tout ce qui vit procède d'un œuf. La science de nos jours a reconnu que tout être vivant ne procède pas toujours directement d'un œuf qui lui soit propre; car dans les organismes inférieurs, il peut naître également, ou par gemmation ou par scission, d'un autre individu de la même espèce. Toutefois, comme ce dernier, soit par lui-même, soit avec l'intermédiaire d'une suite de générations, par l'un de ses ancêtres, procède nécessairement d'un œuf, l'axiome du grand physiologiste anglais n'en reste pas moins profondément vrai. Aussi, loin de le démentir, notre science moderne n'a-t-elle fait que le confirmer pleinement; mais elle en étend plus loin la formule et dit: Tout être vivant, et successivement dans le corps vivant, par une série continue de développemens, chacune de ses parties procède d'une cellule ou vésicule vivante particulière à l'espèce dont l'individu fait partie. L'œuf, lui-même, ou l'ovule primitif n'est originairement qu'une vésicule renfermant le principe générateur et la cause secondaire de développement de tous les organes propres à former un nouvel être vivant.

L'*ovule*, dans les animaux supérieurs, se compose essentiellement d'une enveloppe ou vésicule, la *membrane vitelline*, contenant une masse jaune, granuleuse, le *vitellus*. Dans le *jaune*, se trouve renfermée une *vésicule* beaucoup plus petite, dite *germinative*, laquelle contient elle-même un noyau vésiculaire, appelé la *tache germinative*. C'est à ce terme que s'arrêtent la plupart des embryologistes. Mais s'il faut en croire des observations encore plus récentes, la tache germinative aussi est remplie de cellules, qui elles-mêmes en renferment d'autres. Poursuivie dans cette voie, où des organules de plus en plus petits, renfermés les uns dans les autres, se révéleraient toujours sous le microscope, à mesure qu'augmenteraient les grossissemens, la science, désormais sans limites, entrerait dans l'infini.

Purkinje (1825) (1) ayant découvert la vésicule germinative de l'œuf des oiseaux, en a inféré que son développement précédait celui de la membrane vitelline. Plus tard, Wagner (1835) a reculé le point de départ du germe formateur visible, à la tache germinative qu'il a trouvée dans la vésicule du même nom.

Cette théorie centrifuge du développement de la matière vivante amorphe, par trois cellules emboîtées les unes dans les autres, incontestablement vraie par rapport aux vésicules génératrices, a été appliquée d'une manière trop exclusive par Schleiden (1838) dans l'organogénie végétale, par Schwann (1839) dans l'organogénie animale, puis successivement par les divers micrographes allemands, comme une loi générale et unique dans la formation et le développement de tous les tissus. Des faits nombreux d'embryogénie et d'histogénie montrent qu'il se développe, dans beaucoup de cas, des cellules simples, soit par elles-mêmes, soit d'après une action centripède s'exerçant de plusieurs manières: 1° par condensation en une enveloppe autour d'un globule graisseux; c'est le cas des sphères vitellines; 2° par cloisonnement et scission d'une cellule mère en plusieurs autres; 3° par refoulement, d'où résulte la *segmentation* d'une cellule en deux, des deux en quatre, etc.; 4° par bourgeonnement, comme dans la vésicule ombilicale des reptiles, où des cellules germent les unes sur les autres (Coste).

La loi qui préside au développement et aux évolutions de l'œuf et de tout ce qu'il renferme dans l'homme et les animaux, ne consiste point dans une transformation des organes les uns dans les autres, mais dans un simple perfectionnement des organes pour un état plus avancé de l'organisme, ou dans un fait général que M. Flourens a désigné, sous le nom de *dédoublement ou de substitution organique*. Si une fonction doit être profondément modifiée, un organe approprié se développe, pour suppléer

(1) Symbola ad avium historiam ante incubationem.

l'ancien qui s'atrophie à mesure. Toute fonction nouvelle appelle un nouvel organe.

DU FOETUS.

On désigne sous le nom de fœtus, dans les hauts organismes, le produit vivant de la procréation entre les individus adultes des deux sexes, ou le nouvel être conçu par la femelle et destiné à perpétuer l'espèce.

Le nom de fœtus ne s'applique qu'au très jeune individu encore renfermé dans l'utérus maternel, et, par conséquent, restreint aux petits des mammifères, pendant l'état de gestation.

Pour répondre à deux périodes de développement très différentes, on distingue chez le nouvel animal, à deux époques successives, le *fœtus* proprement dit de l'*embryon*. Quoique la langue scientifique ne soit pas bien arrêtée sur ces matières dont l'observation est encore si nouvelle, l'usage motivé par une distinction anatomique et physiologique précise, semble néanmoins désormais établi d'appeler le nouvel être du nom d'*embryon*, à partir de l'époque de son apparition, et pendant tout le temps qu'il parcourt ses phases et évolution. D'où il suit qu'on ne doit commencer à le nommer *fœtus*, que lorsqu'il est arrivé, par le perfectionnement gradué de chacun de ses organes, à cet état permanent de l'organisme de son espèce, où il ne lui reste plus qu'à acquérir, dans la pondération relative des divers appareils, le développement convenable pour vivre, par ses propres forces, de la vie extra-utérine dans le milieu ambiant.

D'après les exigences de la vie qui ne s'entretient que par une harmonie fonctionnelle incompatible avec les transitions brusques, cette conversion de l'embryon en fœtus ne peut s'opérer, comme toutes les phases de l'organisme, que par des fusions lentes et graduées. Il en résulte que la transition d'un état à l'autre, d'une marche inégale dans les divers appareils, suivant leur importance relative plus prochaine dans le développement commun, loin de s'accomplir dans un instant donné, se répartit dans une période incertaine, plus ou moins prolongée, dont on fixe, par approximation, le terme à l'âge de deux mois et demi à trois mois de la vie intra-utérine.

Mais à l'époque de la fixation de l'état fœtal, difficile à saisir, vu les inégalitée relatives de développement et les enchevêtremens des divers appareils nécessaires pour maintenir l'harmonie qui doit présider aux modifications intermédiaires, si la distinction anatomique et physiologique entre les deux états embryonaire et fœtal semble équivoque à leur nœud de jonction, du moins on ne peut disconvenir qu'elle ne soit précise et utile: entre ces états, dans les phases qui leur sont propres. Conséquemment, elle peut être maintenue avec avantage, pour caractériser deux âges distincts de la vie intra-utérine, au même titre que plus tard on divise la durée de la vie extérieure en quatre âges, l'enfance, la jeunesse, l'âge mûr et la vieillesse, que l'on pourrait nommer ses évolutions, insensibles aussi dans leur transition de l'un à l'autre, mais pourtant bien distincts par l'ensemble de leurs caractères en anatomie, physiologie et pathologie.

Dans la masse du produit de la germination et de la conception, on distingue deux sortes de parties: l'*embryon* ou le *fœtus* proprement dit, et ses *annexes*.

Mais il est évident que sous cette désignation générale d'*annexes du fœtus*, se trouve comprise la durée tout entière de la vie intra-utérine à partir du germe. C'est-à-dire qu'il faut traiter des états ovulaire et embryonaire avant l'état fœtal, puisque le premier renferme le rudiment nécessaire, et le second, les phases initiales de formation, dont le troisième n'est que la suite et le complément pour la destination finale de l'ensemble; ou, en d'autres termes, pour amener le nouvel individu à cette moyenne de développement qui le rend apte à vivre par lui-même dans le monde extérieur.

Les annexes rudimentaires de l'embryon et de leur développement.

Les annexes de l'embryon se composent de trois sortes de parties:

1° Les membranes, cellules et vésicules, tant de formation que d'enveloppe du germe, de l'embryon et du fœtus.

2° Leurs organes accessoires.

3° Les liquides organiques qui s'y trouvent contenus.

Comme ces parties sont très différentes dans leur configuration, leur composition organique et leurs usages, suivant les âges divers de la vie intra-utérine, et que chacune d'elles, par la rapidité des phases de son développement, est aussi très variable pendant la durée d'un âge déterminé; les parties qui forment les annexes du fœtus ne peuvent être rigoureusement définies que relativement à la période à laquelle elles appartiennent.

Ces périodes, ou ces âges, au nombre de trois, sont caractérisés par des états très différens.

1° L'ovule avant la fécondation.

2° La fécondation de l'ovule et ses effets jusqu'à la formation du blastoderme, dans la substance duquel doit apparaître l'embryon.

3° Le développement des annexes de l'embryon, à partir de la formation du blastoderme.

D'où il suit que l'histoire des annexes du fœtus, c'est celle de l'œuf lui-même.

En effet, ces trois périodes de développement de l'œuf, les deux premières, où l'embryon n'a pas encore paru, appartiennent à l'œuf dans son entier. Ce n'est que dans la troisième, à partir de la formation de l'embryon, que l'étude de ses annexes, quoique liée intimement à la sienne, peut néanmoins en être distinguée. Toutes deux ont pour objet et pour résultat de montrer les phases harmoniques d'évolutions, parcourues concurremment par tout l'ensemble de l'œuf, les annexes d'une part, et de l'autre, le fœtus, pour amener celui-ci à cet état de maturité où il va se détacher de la vie maternelle intra-utérine qui ne lui suffit plus, pour entrer, comme individu isolé, dans la vie extérieure.

Des caractères qui distinguent ces trois périodes, il résulte évidemment que les deux premières étant communes à toutes les parties de l'ovule, ne présentent que des sujets d'observation d'ensemble. Autant qu'il nous est donné de percer l'obscurité qui règne à ces limites de l'infiniment petit, ce qui nous paraît évident c'est que, dans ces premiers élémens matériels de l'être à venir, si tout est insaisissable, tout néanmoins est essentiel. Là où il n'existe que des germes isolés, c'est-à-dire où il n'y a point encore de nouvel individu produit, il n'y a point d'annexes; tout est indivisible. Pourtant on ne peut passer sous silence les phénomènes de ces deux premières périodes qui, outre qu'elles appartiennent au sujet, sont nécessaires à l'intelligence des phénomènes subséquens. C'est la transition nécessaire pour arriver à la troisième période, où l'apparition de l'embryon permet de suivre ses phases d'évolutions, parallèlement à celles de ses annexes.

L'homme étant l'objet particulier de nos études, c'est de son ovologie que nous avons principalement à traiter; aussi aurons-nous soin de n'emprunter à l'embryogénie comparée que ce qui peut éclairer et compléter l'histoire de l'œuf humain.

De l'ovule avant la fécondation.

L'*ovule* non fécondé est une vésicule microscopique, baignant dans un liquide et renfermée avec celui-ci dans une autre cavité de beaucoup plus grande dimension, la *vésicule de de Graaf*, qui elle-même est contenue dans l'*ovaire*.

L'*ovaire*, d'un accord à-peu-près unanime entre les histologistes allemands, dont les doctrines et le vocabulaire dominent dans la science moderne, est assimilé à une glande, dont les vésicules de de Graaf représenteraient les *acini* et les ovules avec leurs annexes, les produits de sécrétion solide et liquide. Je me suis déjà exprimé, à propos des généralités des viscères (1), contre cette mauvaise direction imprimée à l'esprit de généralisation qui dénature les idées par une extension abusive de la signification des mots. L'ovaire n'est point une glande, car il ne sécrète pas un fluide; les vésicules ovariennes ne sont pas des acini, dont le nom même ne représente rien qu'une métaphore insignifiante. L'ovule enfin, germe de la race, antérieur à l'ovaire et préexistant, n'est pas le produit sécrété de cet organe et de la vésicule, puisqu'il en est lui-même, au contraire, la cause finale secondaire. Évidemment, pour ne point forcer le sens des faits, au lieu d'une glande, il faut voir dans l'ovaire un organe tout spécial, distinction qui est justifiée doublement et par sa texture et par ses fonctions. En effet, l'ovaire, environné par une forte capsule fibreuse imperforée, la *tunique albuginée*, que double le péritoine, ne se compose intérieurement que d'un tissu mou et très vasculaire, nommé par de Baer le *stroma*, dans lequel sont renfermées les vésicules de de Graaf. En outre, il est séparé de son conduit vecteur et non excréteur, la *trompe utérine* ou l'*oviducte*, flottante à l'état ordinaire dans la cavité du bassin, et n'entretient avec ce canal que des rapports accidentels et périodiques, concordant avec les époques d'expulsion de l'ovule, le contenu de la vésicule ovarienne. Du reste, l'ovaire est complétement dépourvu de canalicules excréteurs arborisés, le trajet d'expulsion de l'ovule s'opérant à chaque fois par rupture résultant d'une inflammation ulcérative. Tous ces caractères spéciaux font, je le répète, de l'ovaire un organe à part.

La *vésicule de de Graaf*, ainsi nommée du nom de l'anatomiste hollandais qui l'a trouvée (1671), est une petite vésicule sphéroïdale, apparente sous la tunique albuginée de l'ovaire, d'un volume ordinaire de 2 ou 3 à 5 millimètres et au-dessous, mais qui, à mesure qu'elle se développe, atteint graduellement 5, 8, 10 et enfin à maturité jusqu'à 15 et 18 millimètres de diamètre chez la femme.

Le nombre des vésicules contenues dans un ovaire est très variable. Tel, parfois, n'en a trouvé, ou du moins n'en a pu reconnaître, que deux (Haller), ou trois (Chambre); tel en a vu de trente à cinquante (Rœderer); en moyenne on en compte

(1) Tome V, *Discours préliminaire*, page 12.

habituellement de quinze à vingt. Mais, suivant Barry, ce nombre ne serait que celui des grandes vésicules, faciles à reconnaître en raison de leur volume. D'après les recherches de cet embryologiste, il en existerait beaucoup d'autres d'un volume de 1/25 à 1/50 de millimètre et au-delà, qu'il a nommées *ovisacs;* les unes en voie de développement, les autres en voie de déhiscence, et dont il porterait le nombre à plusieurs millions. Sans l'élever aussi haut, Bischoff, au moins, d'après ses observations, sur diverses femelles de mammifères et sur la très jeune fille et l'embryon féminin, pense que ce nombre est très considérable, et confirme d'autant, sous ce rapport l'opinion, de Barry. Les vésicules de de Graaf sont encastrées dans le *stroma*, c'est-à-dire dans cette gangue organique visqueuse et rougeâtre, entremêlée de filamens celluleux et parcourue par de nombreuses ramifications vasculaires, qui forment, avec ces vésicules, le tissu de l'ovaire.

Chaque vésicule de de Graaf se compose d'une tunique externe fibro-vasculaire, fine et dense (*theca*), doublée par une autre tunique plus épaisse, opaque et molle, lisse par sa face extérieure en rapport avec la tunique fibro-vasculaire, grenue à sa face intérieure où elle est tapissée par un épithélium à cellules rhomboïdales allongées (Valentin). La cavité de la vésicule est remplie par un liquide visqueux, jaunâtre, diaphane, tenant comme en suspension une multitude de granulations de 1/60e (Bischoff) à 1/125e (Wagner), et 1/180e (Krause) de millimètre de diamètre, entremêlées de globules huileux. Suivant Bischaff, les granulations rassemblées et condensées à la face interne de la vésicule ovarienne, y forment une couche ou *membrane granuleuse*. Cette membrane s'épaissit en regard du point où la vésicule ovarienne est en contact avec la capsule de l'ovaire. Dans ce lieu est situé l'ovule qu'elle enchâsse dans un renflement granuleux annulaire (1), le *disque proligère* (*discus proligerus* de de Baer). La couche granuleuse extérieure, très mince, diminue encore à mesure que l'ovule s'applique plus étroitement contre les enveloppes de la vésicule ovarienne qu'il met en saillie. La masse granuleuse, au contraire, plus épaisse à l'extrémité opposée du même diamètre en dedans, y forme un renflement hémisphérique continu avec le disque et encastrant l'ovule à l'intérieur, le *cumulus proligerus* de de Baer. D'après cet embryogéniste le cumulus, cylindre chez tous les animaux avant sa maturité, varie ensuite de forme entre les espèces différentes; déprimé dans la chienne et la vache, il est globuleux chez la lapine, et hémisphérique chez la femme.

(1) M. Pouchet modifie un peu cette théorie sur la situation première de l'œuf. Je rapporte en entier son opinion à ce sujet, pour n'y plus revenir, quoique les détails qu'il y consigne anticipent un peu sur notre novation :

« Bischoff se trompe évidemment en considérant l'œuf comme prenant « naissance dans la membrane granuleuse. Ce savant n'a embrassé cette erreur « que parce qu'il a omis de suivre toutes les phases du développement primi- « tif de l'ovule. Pour moi, j'ai constamment trouvé celui-ci implanté vers le « fond de la vésicule de de Graaf, et toujours, je l'ai vu prendre naissance à « la surface interne de la membrane propre, étant recouvert là immédiate- « ment par la membrane granuleuse.

« La dissection vient elle-même démontrer les connexions intimes de l'ovule « et de la membrane propre; quand on enlève la membrane granuleuse, ce « n'est point elle qu'il suit, mais il reste adhérent à l'autre.

« Ce n'est que plus tard, quand son évolution s'accomplit, que l'œuf tra- « verse le liquide de la vésicule, en se portant vers sa région superficielle.

« Et c'est lorsqu'il a atteint cette région, qu'on le trouve entouré du disque « proligère, organe formé par la concentration des vésicules de la membrane « granuleuse, qui ont été poussées à la superficie de la capsule de de Graaf, « par le mécanisme de l'ovulation. »

(*Théorie positive de l'ovulation spontanée*, page 72.)

L'*ovule*, renfermé dans la vésicule de De Graaf, qui semble avoir été entrevu deux fois dans l'ovaire, d'abord par Malpighi (1673), puis après un long temps par Cruikshank, paraît avoir été découvert de nos jours par Blagge (1), puis, dit Bischoff, par MM. Prévost et Dumas. Mais, ajoute-t-il, ces observateurs « étaient si peu préparés à ce fait, et si imbus des anciennes doctrines, qu'ils ne donnèrent aucune suite à leur remarque; aussi passa-t-elle inaperçue (2). » Ce jugement expéditif du célèbre embryologiste allemand ne semble pas juste envers MM. Prévost et Dumas. De Baer lui-même ne s'y est pas mépris; car dans son commentaire, ce grand embryogéniste avoue avec candeur que peu s'en est fallu qu'il ne fût précédé dans sa découverte par MM. Prévost et Dumas. Au reste, voici le texte de ces auteurs :

« Les ovules qu'on rencontre dans les cornes (chez la chienne) « sont remarquables par leur petitesse. Ils ont en effet 1 ou 2 « millimètres de diamètre au plus, *tandis que les vésicules de cet* « *organe* (l'ovaire) *contiennent dans leur intérieur les petits* « *ovules des cornes*, qui s'y trouvent environnés d'un liquide « destiné peut-être à faciliter leur arrivée dans l'utérus. *Il nous* « *est survenu deux fois, en ouvrant des vésicules très avancées,* « *de rencontrer dans leur intérieur un petit corps sphérique de* « *1 millimètre de diamètre.* Mais il différait des ovules que nous « observions dans les cornes par la transparence qui était beau- « coup moindre (3). »

Que restait-il après cela? De prononcer positivement que le petit corps sphérique de 1 millimètre de diamètre contenu dans la vésicule de de Graaf était l'ovule des mammifères, et de poursuivre cet aperçu expérimentalement comme, plus loin, les auteurs le proposaient eux-mêmes. C'est ce qu'a fait Baer et, il faut le dire, avec toute la lucidité, tout le soin, et tout le succès désirables. Loin de moi assurément l'idée de porter la moindre atteinte à la gloire de Baer qui est et doit demeurer très grande. Mais, sans diminuer en rien le mérite de sa grande découverte, il me semble qu'une part légitime en appartient à ses illustres devanciers. C'est cette part, qu'on ne leur a point faite assez large, pour laquelle la justice enjoint de réclamer.

Ainsi donc, Baer (1827) découvrit de nouveau, mais en toute connaissance de cause, l'ovule dans la vésicule de de Graaf, chez la chienne d'abord, puis chez diverses femelles de mammifères et chez la femme.

Mais ce grand embryogéniste (4), après avoir trouvé le véritable ovule des mammifères, n'en avait pas compris la signification. Il ne sut pas se séparer de l'ancienne opinion qui voyait dans la vésicule de de Graaf l'œuf des mammifères. Il l'appela l'*œuf maternel*, dont la vésicule incluse était pour lui l'*œuf fœtal*. D'où il crut pouvoir établir, en opposition aux ovipares, cette formule que *les mammifères ont un œuf dans l'œuf, ou un œuf élevé à la seconde puissance*. MM. Coste et Wharton Jones ont démontré chez les mammifères (1835), l'existence de la vésicule germinative, trouvée par Purkinje chez les oiseaux, et ils ont prouvé l'identité de la vésicule primitive dans tous les animaux.

(1) *Journal complémentaire du Diction. des Sciences médicales*, tome XII.

(2) Développement de l'homme et des mammifères. — T. VIII de l'*Encyclopédie anatomique*, p. 6. — Trad. par Jourdan. Paris, 1843.

(3) 3e Mémoire. De la génération des mammifères, etc., p. 135, *Annales des Sciences naturelles*, tome III, octobre 1824.

(4) *Lettres* à l'Académie de St-Pétersbourg, sur la formation de l'œuf. Leipzig, 1827, p. 33.

L'ovule est une vésicule sphérique, d'un jaune clair, dont le volume à maturité est de 1/8 à un 1/10 de millimètre chez la femme (1). Les parties qui le composent sont :

1° Une enveloppe entièrement diaphane, la *membrane vitelline* (Coste), ou la zone transparente (*zona pellucida* de Baer), d'une épaisseur de 1/27 à 1/40 de millimètre, c'est-à-dire, relativement très considérable puisqu'elle est du 1/3 au 1/4 du diamètre de l'ovule; du reste élastique, résistante et solide, car elle résiste à la pression et supporte un traitement assez rude (Bischoff, p. 10) sans laisser échapper aucun liquide;

2° Le *vitellus* ou jaune, masse molle, épaisse, visqueuse, renfermant un grand nombre de granulations de 1/90 à 1/150e de millimètre de diamètre. D'après *Bischoff*, le jaune *humain* et celui de plusieurs animaux est une masse, comme je l'ai indiquée ci-après, cohérente qui, lorsqu'on fend l'enveloppe, s'échappe en entier ou par fragmens *adhérens aux lambeaux* (Donné, p. 14) et

3° La *vésicule germinative* (2), du volume de 1/30 de millimètre, hyaline, sphérique ou oblongue, située dans la masse du jaune ou vitellus, en regard de la surface ovarienne. Elle est remplie par un liquide translucide dans lequel sont suspendus des globules également diaphanes. Mais le corps le plus important qu'elle renferme est le suivant :

4° La *tache germinative*, corpuscule opaque, contenu dans la vésicule du même nom, d'un volume de 1/100 à 1/150e de millimètre (Huschke). Unique, suivant l'opinion la plus générale, dans l'ovule de l'homme et des mammifères, mais multiple chez d'autres animaux et particulièrement en grand nombre (25 à 30) chez le lézard; au contraire d'après les observations de Barry et Vogt, formée de couches concentriques de cellules incluses, qui elles-mêmes en renfermeraient d'autres. Enfin, par surcroît d'opposition, confirmé par les uns et nié par les autres, chez quelques oiseaux et chez les poissons; et cependant, malgré ces contradictions, considéré par presque tous les embryogénistes, d'accord en ce point avec Barry, Bagge, Bergmann, Bischoff, Wagner, comme l'organule le plus important pour la fécondation et le développement du germe.

L'ovule se développe de très bonne heure. Carus le premier (1837) eut l'idée de rechercher la vésicule primitive chez l'enfant. Sur une petite fille de dix-huit mois il reconnut des vésicules de de Graaf de 1/2 à 1 millimètre. Sur une autre âgée de quatre ans (3), il put reconnaître des vésicules ovariennes de 1 millimètre et plus, et y trouva des ovules de 1/7e, 1/13e et 1/30e de millimètre. Depuis, tous les observateurs ont retrouvé l'ovule et sa vésicule jusque dans l'embryon (4). *Carus* dit que

(1) Voyez *Wagner*, Œuf tubaire de l'homme, à peine 1/7, 1/8 de millim., rarement 1/6.

(2) Purkinje. *Symbolæ ad ovi avium histor. ante incubationem.* Leipzig, 1825, in-4, p. 2. Elle est, dit-il, peut-être le liquide séminal, *lymphâ propriâ, fort generatrice repletam.*

(3) Voyez *Bischoff*, p. 3 et 10 *de la thèse.*

(4) Entre autres particularités sur cette enfant, il trouva un *ovule* avec *vitellus* et *vésicule primitive*, renfermant sa *tache germinative;* le tout environné d'un liquide transparent, contenant de fines granulations dans un liquide albumineux. — Il a vu aussi des ovules parfaits dans une enfant de *quatre jours.* *Carus.* Découverte de l'ovule primitif ou de la vésicule vitelline, à une épo-

ces ovules sont déjà tout formés *avant la naissance*; de sorte que dans la dernière période de la grossesse d'une femme qui porte un enfant du sexe féminin, trois générations humaines bien distinctes, dont la dernière au moins à l'état de germe visible, existent simultanément dans un même individu, p. 418. C'est sur cette découverte que Carus a fondé son ingénieuse théorie de la vie latente dans l'ovule non fécondé, antérieure à la vie individuelle de tout l'âge de la mère depuis son état embryonnaire.

Dans la formation des quatre vésicules emboîtées les unes dans les autres, la vésicule ovarienne, l'ovule, la vésicule et la tache germinatives, on a cherché à savoir si le développement procède des parties contenantes aux parties contenues, ou des parties contenues aux parties contenantes. D'après les faits, c'est cette seconde forme, ou le développement centrifuge, qui paraît le vrai. Sur une coupe d'ovaire des fœtus femelles, où l'on distingue les vésicules de de Graaf en voie de formation, il a paru évident que, en principe, c'est l'ovule lui-même, en contact direct avec la substance de l'ovaire, qui existe seul, et par son développement excentrique, en refoulant le stroma à la manière d'un kyste, s'apprête à lui-même l'espace que doit occuper sa vésicule ovarienne (1). Bien plus, l'ovule primitif, sous le microscope, paraît ne consister d'abord que dans sa vésicule germinative, de sorte que ce serait, conformément à la théorie de Schwann, c'est-à-dire du centre à la circonférence, que se ferait le développement des vésicules génératrices.

Les ovules et leurs annexes, dont nous avons vu Carus faire remonter la vie latente à l'époque fœtale de la mère, et qui se développent ensuite si lentement, arrivent néanmoins successivement à maturité, à des intervalles qui prennent la forme périodique. Parvenus à ce point, qu'ils soient ou non fécondés, ils doivent se détacher naturellement comme un fruit mûr. M. Négrier d'Angers (1833) devina le premier ce phénomène, oublié depuis longtemps, mais déjà connu de *Buffon* et autres, en trouvant des corps jaunes sur des filles vierges, et comprit que la chute spontanée de l'ovule devait être l'un des effets essentiels concomitans, si toutefois elle n'est pas absolument la cause déterminante de la menstruation. Ce phénomène de l'expulsion nécessaire de l'ovule mûr, quoique non fécondé, observé de tout temps chez les oiseaux, et qui assimile le rut des femelles de mammifères à la menstruation de la femme, n'a pas tardé à prendre rang dans la science. Cette idée, sanctionnée rapidement par les recherches de MM. Coste (1836), Pouchet de Rouen (1842), Bischoff (1843-44), et Raciborski (1844), etc., forme la base de la théorie connue aujourd'hui sous le nom de *ponte périodique*. C'est la réhabilitation, motivée par un fait essentiel et caractéristique, de cette ancienne opinion de Baudelocque que la menstruation n'est qu'un avortement périodique.

Le mode d'expulsion de l'œuf de l'organisme maternel se distingue de celui de tous les autres produits qui lui sont propres, et trace l'un des caractères qui séparent l'ovaire de toutes les autres glandes. Son mécanisme, si je ne me trompe, par une exception singulière, emprunte, jusqu'à un certain degré, la forme pathologique qui préside à l'élimination des corps étrangers au dehors, et semble montrer, par cela même, que le produit à expulser ne fait pas partie intégrante de l'individu.

Voici en quelques mots ce que l'on sait, et ce que l'on pense, du dernier développement des vésicules génératrices et du mode d'expulsion de l'ovule à maturité.

A mesure que la vésicule de de Graaf, se développe elle gagne lentement la périphérie de l'ovaire et vient s'appliquer contre sa capsule d'enveloppe. En même temps l'appareil vasculaire qu'elle emprunte au stroma, très développé au contour de la vésicule qui y plonge, surtout vers la portion la plus intérieure de la circonférence, tend, au contraire, à se flétrir et à s'atrophier à l'extrémité opposée du même diamètre, à mesure qu'augmente la pression de la vésicule contre l'enveloppe albuginée de l'ovaire qu'elle soulève. Au-dedans, peut-être, comme le pense M. Serres, par un accord dont sa légèreté spécifique est le moyen, l'ovule s'applique contre la paroi de la vésicule qui correspond à la capsule de l'ovaire, soutenu dans cette position par son disque proligère. Enfin, à l'intérieur de l'ovule, la vésicule germinative, dans un même but, et peut-être par un mécanisme analogue, vient aussi se présenter au contour ovarien de l'ovule. Lorsque les choses sont arrivées à cet état qui constitue l'époque de maturité, par l'une de ces excitations vitales qui caractérisent et accomplissent les phases les plus importantes de l'organisme, une congestion sanguine envahit l'appareil capillaire de la vésicule de de Graaf; cette vésicule dans laquelle s'accumule un liquide, devient turgide, soulève et comprime la paroi ovarienne. Par l'effet de la pression intérieure cette paroi formée dans un triple adossement par l'enveloppe vésiculaire, la capsule de l'ovaire et son feuillet de revêtement péritonéal, subit les effets de l'inflammation étranglée, s'amollit, s'amincit, puis se rompt, et projette l'ovule environné de son disque proligère dans le pavillon de la trompe qui, par une coïncidence physiologique remarquable, s'est appliqué sur l'ovaire pour cet instant donné.

Après l'expulsion de l'ovule, l'inflammation de la tunique interne de la vésicule de de Graaf et la rétraction de sa tunique externe qui précèdent la cicatrice définitive, donnent lieu à ce que l'on nomme le *corps jaune*. La présence de tout corps jaune prouve donc l'expulsion d'un ovule (1).

DE LA FÉCONDATION DE L'OVULE ET DE SES EFFETS JUSQU'A L'APPARITION DU BLASTODERME.

La fécondation ne s'opère que par la rencontre, l'action et la fusion mutuelles de deux élémens formateurs, de deux parties vivantes mâle et femelle, provenant, dans l'acte de la copulation, des individus des deux sexes qui ont acquis le développement caractérisé par le nom de *puberté*.

Si, dans la procréation, l'ovule est ou contient l'élément générateur femelle, la liqueur prolifique du mâle, ou le sperme, contient l'élément générateur mâle.

La partie génératrice femelle paraît consister dans la vésicule germinative de l'ovule et plus essentiellement (Wagner)

que très précoce du corps féminin, 1837. — Automne 1836, génisses. — Printemps de 1837, petites filles.

Bischoff. 1° Chienne d'un mois; aspect fibreux et grenu du stroma. (Pl. 2, fig. 11 et 12.)

2° Truie de trois semaines, dans la vésicule de de Graaf, tapissée de cellules épithéliales; vésicule germinative, entourée de granules. (Pl. 2, fig. 13 et 14.) — Génisse de quelques jours d'âge, mêmes détails.

(1) *Courty*, p. 45.

(1) *Haller* croyait la vascularisation et la rupture de la vésicule de de Graaf consécutives à la fécondation.

Contre Buffon et autres, il nie les corps jaunes déjà observés chez des vierges et de jeunes femelles d'animaux, non antérieurement fécondées. (Duméril.)

dans la tache germinative qu'elle renferme. La partie génératrice mâle du sperme consiste dans un corpuscule, le *spermatozoïde*, qui se trouve en nombre immense dans la liqueur séminale.

Le spermatozoïde, découvert en 1677 d'un côté par Ham et Leuwenhoeck et de l'autre par Hartsœker, et sur lequel depuis on a tant écrit, appartient, comme les vésicules génératrices, à tout le règne animal. Mais, comme on le conçoit, il est différent dans toutes les espèces animales, dont chacune a le sien qui forme l'un de ses caractères essentiels de race. Ses apparences sont précises. D'une longueur totale de 0,048 à 0,058 de millim. (Dujardin), il se compose d'un renflement, dit la tête ou le corps, ovoïde et aplati, long de 0,0053 de millim. et large de 0,0035 de millim., terminé par un filament très délié, nommé la queue, dix fois plus longue que le corps et nettement articulée à sa base par trois à cinq nœuds. Les spermatozoïdes sont doués de mouvemens très vifs, et surtout très énergiques puisque, d'après les observations de Henle, un seul de ces corpuscules vivans peut déplacer des cristaux dix fois plus gros que lui. Pourtant leur vitesse ne paraît pas très grande si, comme l'affirme le même auteur, elle n'est que de 4 millim. par minute (quatre-vingts fois la longueur totale). Du reste, les mouvemens des spermatozoïdes, qui semblent volontaires, sont si distincts et si variés de l'un à l'autre que, sous le microscope, dans une goutte de sperme qui renferme des milliers de ces atômes vivans, à cela près de l'exiguité de leur volume et de leur transparence, on croirait voir une flaque d'eau pleine de jeunes têtards de grenouilles dont ces petits êtres rappellent complétement la forme et les allures.

Par rapport à l'espace parcouru ce n'est rien, car qu'est-ce que 4 millim. en une minute? Si donc les mouvemens de ces petits êtres nous semblent si rapides, c'est que sous le microscope qui multiplie l'espace, soit, par exemple, à un grossissement de 500 décimètres, les 4 millim. en représentent 2 000 ou 2 mètres, mais considérés relativement, ils ne sont que de 80 fois la longueur totale; or, en une seconde, une puce franchit 20,000 fois sa longueur; un cheval de course, dans une minute, parcourt 260 fois sa longueur et un levrier qui l'accompagne, aussi rapide et des 2/8 plus petit, 800 fois la sienne.

Ces mouvemens sont plus vifs que rapides en droite ligne, c'est-à-dire que le mouvement est rapide, mais la progression assez lente, probablement à cause de la résistance du liquide. En effet, les mouvemens des zoospermes, à une observation attentive, sont comme ceux des têtards de grenouilles dans de la vase. Ils se composent d'un petit frémissement latéral très vif et rapide du corps et de la queue, d'où résulte une progression, relativement assez lente.

Mais, comme nous l'avons vu, si l'élément générateur femelle, ou l'ovule non fécondé, préexiste longtemps à l'individu auquel il est destiné, au point d'être déjà formé chez le fœtus qui doit devenir la mère, il n'en est pas de même de l'élément générateur mâle ou du spermatozoïde. Celui-ci, comme s'il ne pouvait être le produit que d'une action vitale très intense, ne se forme que chez le mâle à son état complet de développement. C'est là, il faut le dire, un très fort argument en faveur de l'opinion de MM. Prévost et Dumas qui, en montrant dans le spermatozoïde l'élément du système nerveux cérébro-spinal et de ses annexes, semble en faire, par cela même, le principe essentiel de l'animal.

Au reste, c'est dans les diverticules des conduits séminifères du testicule que se développent les spermatozoïdes, contenus en certain nombre dans une cellule mère (Wagner). Chacun d'eux procédant isolément de granules, est renfermé dans une cellule spéciale où il est enroulé en spirale (Kœlliker). Puis les cellules partielles venant à s'ouvrir, les spermatozoaires se déroulent (Kœlliker, Lallemand), s'accolent parallèlement et continuent de s'accroître pendant que se consume la masse grenue qui les environne (Wagner). Enfin la cellule mère, venant à s'ouvrir, les abandonne en liberté dans les canicules séminifères; mais leur développement continue toujours, car ce n'est que dans le canal déférent qu'ils commencent à se mouvoir (Henle).

Le spermatozoïde est-il ou n'est-il pas un animalcule? Ce n'est pas ici le lieu de discuter les argumens pour et contre cette question qui semble loin encore d'être résolue d'un accord général entre les micrographes. Quant à son action fécondante, il n'en est pas de même: elle est si nette et si précise qu'on peut dire qu'il n'y a point d'organules microscopiques dont l'objet et l'influence soient aussi bien connus. Spallanzani et plus récemment MM. Prévost et Dumas, ayant réussi à pratiquer à volonté, des fécondations sur des œufs de grenouilles et de salamandres, avec les spermatozoïdes obtenus isolément par filtration du liquide séminal, et le reste de ce liquide s'étant montré infécond, ces expériences ont prouvé jusqu'à l'évidence, que c'est dans ces corpuscules que gît la faculté fécondante. La physiologie fournit aussi ses preuves; le spermatozoïde, comme il est dit plus haut, n'existe dans le liquide séminal que dans l'âge de la puissance virile, s'y montre toujours dans un nombre et un développement proportionnés avec la force et l'énergie vitale du sujet. Il épuise rapidement la vigueur du mâle en diminuant lui-même brusquement de nombre, par l'émission trop fréquente du liquide séminal, et ne reparaît avec abondance qu'après un temps de repos. On ne le trouve dans le sperme ni chez le jeune garçon encore impubère, ni chez le vieillard, c'est-à-dire ni avant que la virilité soit acquise, ni après qu'elle est perdue; enfin il ne se forme, chez certains animaux, qu'au printemps (Wagner), à leur époque de rut, et, selon M. Flourens, il manque absolument chez les métis, à la seconde génération où ils sont frappés d'impuissance.

De ces faits, on conclut que la fécondation résulte de l'application du spermatozoïde à l'ovule. Mais comment et où se fait la rencontre de deux élémens générateurs? Au moment de son expulsion de la vésicule de de Graaf, l'ovule est reçu dans la trompe qui embrasse l'ovaire et tombe dans son canal vecteur. On croit que l'ovule, chez la femme, doit mettre plusieurs jours à parcourir le canal de la trompe, du moins il n'existe pas de fait avéré de l'apparition d'ovule humain dans l'utérus, avant le huitième jour, comme M. Coste en possède un cas. S'il n'y a pas eu copulation, le germe avorte; c'est ce qui survient dans la ponte menstruelle. D'un autre côté, les spermatozoïdes remontent en grand nombre dans la trompe, dès les premières heures après la copulation. On pense que cet acheminement inverse peut s'opérer par une double action péristaltique et anti-péristaltique de la trompe, aidée de la contraction de ces cils vibratiles, quant à l'ovule, et quant aux spermatozoïdes de leurs mouvemens propres. La rencontre des deux élémens générateurs peut donc se faire à des points et à des époques très variables: depuis l'ovaire, comme le prouvent les grossesses ovariennes et abdominales, jusqu'à l'utérus, comme le démontrent les grossesses tubaires et interstitielles. En somme, la plupart des embryogénistes croient que la fécondation a lieu le plus fréquemment dans l'oviducte où séjourne longtemps l'ovule, et le plus habituellement vers son milieu. Mais un phénomène important de cette période est celui de la dissolution de la vésicule germinative (d'après les recherches de Purkinge et de Baer. Müller, t. II, p. 603), au dedans de l'ovule, un peu avant la sortie de ce dernier de la vésicule de de Graaf. Cette dissolution admise par MM. Coste et Warthon Jones, est corroborée par les observations des auteurs qui n'ont plus trouvé la vésicule du germe même sur l'œuf à maturité, encore dans l'ovaire : Baer, chez les oiseaux et R. Wagner, chez divers animaux. Bischoff y croit d'après ses observations sur des chiennes, mais à une époque incertaine, dans ou hors l'ovaire, avant ou après la fécondation. Dans l'opinion de M. Coste, cette dissolution de la vésicule germinative, qui est instantanée, est un phénomène essentiel. Ses élémens se mêlent à la surface du jaune, et c'est à cet état que les spermatozoïdes s'y unissent.

La dissolution de la vésicule germinative semble bien s'opérer spontanément à titre d'une phase préparatoire de l'ovule à la fécondation. Comme elle a lieu avant les métamorphoses du jaune, on peut soupçonner, avec plusieurs embryologistes, qu'elle ait pour objet de mettre en liberté la tache germinative. Quoi qu'il en soit, la disparition de la vésicule du germe termine la première période, celle de l'existence isolée du principe générateur féminin, c'est-à-dire la vie latente de l'ovule non fécondé. Si, dans cet état, il n'y a point rencontre du vitellus avec le spermatozoïde ou l'élément générateur mâle, l'ovule meurt; si au contraire cette rencontre a lieu, il y a union des deux germes mâle et femelle, ou fécondation.

Suivant MM. Prévost et Dumas, il existerait au niveau de la cicatricule, dans l'œuf de l'oiseau, un pertuis ou une fente par où ils auraient vu un spermatozoïde s'introduire pour s'appliquer au vitellus. Barry aussi aurait observé un fait analogue sur la brebis, chez laquelle il croit avoir vu un spermatozoïde, s'enfoncer dans un orifice dont serait percée la zone transparente vers sa face ovarienne. Dans l'opinion de MM. Prévost et Dumas, renouvelée de Leuwenhoeck et Bœrhaave, et qui est partagée aujourd'hui par beaucoup de physiologistes, le spermatozoïde, qui s'accole à la membrane vitelline, serait le germe du système nerveux cérébro-spinal, le premier qui apparaisse chez l'embryon.

L'effet immédiat de la dissolution de la vésicule germinative et de l'imprégnation spermatique du vitellus, est la phase la plus mémorable de l'histoire de l'ovule, qui passe de sa vie latente, stérile, à la fécondation ou à l'existence individuelle d'un nouvel animal, résultat de l'union de deux germes. C'est le moment solennel de la *conception*, dont l'effet principal est de donner lieu, par une série de métamorphoses, à la création d'une vésicule secondaire qui désormais va jouer le premier rôle, le *blastoderme*, appelé aussi la *membrane* ou *vésicule blastodermique*, dans la substance de laquelle va bientôt apparaître l'embryon.

A partir du moment de la fécondation, les métamorphoses de l'œuf, étudiées par Barry et Bischoff sur la lapine, portent à la fois sur les deux parties contenante et contenue ; le disque proligère et le vitellus. Le premier effet de la fécondation sur les granulations ou les cellules du disque, chez la chienne et la lapine, est de changer leur forme qui, de sphérique qu'elle était, devient conique, en forme de cornet, de sorte que l'œuf, tout environné de ces petits prolongemens rayonnés, fusiformes, ressemble, dit Bischoff, à un barreau aimanté, hérissé de limaille de fer. Mais cet aspect qui n'a été vu qu'à la sortie de l'ovaire est très fugitif, et les granulations, à la descente de l'ovule dans l'oviducte, ne tardent pas à reprendre la forme sphérique. Puis enfin ces nouvelles granulations sphériques se fondent elles-mêmes peu à peu et s'effacent dans le trajet de l'oviducte, à mesure que s'accomplissent les évolutions du vitellus.

Les métamorphoses du jaune ou vitellus, à mesure qu'il descend dans l'oviducte, sont l'un des phénomènes les plus remarquables de l'histoire de l'œuf fécondé, tant par les formes singulières qu'elles affectent que par l'importance de leur résultat, la formation de la vésicule blastodermique. En voici la rapide énumération, d'après les faits observés sur les œufs de chienne et de lapine.

Le premier effet est le rétrécissement du jaune fécondé, accompagné de la disparition graduelle des granulations du disque redevenues sphériques. Une couche d'albumen se dépose autour du jaune. Des spermatozoïdes existent en grand nombre dans la zone transparente, dans des positions variées, mais plus généralement le renflement ou le corps tourné vers le vitellus.

Un second fait, aperçu par Bischoff, mais qui n'a été reconnu encore par aucun autre embryologiste, quoique des exemples du même genre aient été signalés par beaucoup d'auteurs depuis Leuwenhoek, c'est l'apparition de cils vibratiles autour du jaune, auquel ils font exécuter lentement un mouvement de rotation sur lui-même.

Puis succède un phénomène très singulier, reconnu d'abord par Barry, et dont on connaissait déjà beaucoup d'analogues dans les classes inférieures, c'est la segmentation du jaune, si contraire à la théorie de Schwann, sur la formation des cellules (1).

D'abord le jaune qui s'était rétréci, soit régulièrement, soit par échancrure de l'un de ses segmens (Bischoff), se partage en deux moitiés ovales, puis les deux en quatre, celles-ci

(1) Ce phénomène de la segmentation du vitellus a été parfaitement observé et très bien décrit par MM. Prévost et Dumas, sur les œufs des grenouilles.

« La fécondation avait été opérée à 2 heures après-midi, à 9 heures « du soir ; tous ces singuliers accidens avaient eu lieu d'une manière uni- « forme, continue, et sans qu'il fût possible de saisir un intervalle de « repos. » — Ces accidens étaient le partage, par des lignes et sillons, du vitellus, en un grand nombre de granulations, d'abord en 2 portions, puis 4, 8, etc. ; elles atteignent bientôt 40, 80, et la masse alors ressemble à une framboise (2me *Mémoire*, page 111).

— Ils savent que les oiseaux n'ont d'animalcules spermatiques qu'à l'époque de leur accouplement (1er *Mémoire*, page 290).

— Spallanzani a reconnu que 3 grains de sperme et 18 onces d'eau, produisaient des fécondations aussi heureuses que celles qui s'opèrent naturellement. Avec plus d'eau, le pouvoir fécondant diminue.

— Par une expérience répétée, de Spallanzani, Prévost et Dumas ont reconnu que la vapeur spermatique est impropre à la fécondation (page 38).

— *Page* 143. Récit de l'expérience du filtrage du liquide spermatique à cinq filtres (Prévost et Dumas). — Elle avait eu le même succès entre les mains de Spallanzani. Il l'a consignée dans une note de son ouvrage. — D'après Spallanzani, la diminution des fécondations diminuait avec le nombre des papiers; et enfin, la liqueur filtrée, devenait (comme dans l'expérience à cinq filtres de Prévost et Dumas) entièrement inféconde, « quoique la liqueur exprimée des papiers conservât les propriétés fécondantes. »

en huit et successivement celles qui suivent en seize, trente-deux, etc. Si cette division régulière n'est pas bien certaine, au dire de la plupart des embryologistes, au moins tous conviennent du fait essentiel de la segmentation du jaune en un nombre très considérable de petits corpuscules, nommés les *sphères vitellines*, dont les divisions dernières donnent au vitellus une apparence moriforme. Chacune de ces sphères offre une tache claire, centrale, que Bischoff, qui est parvenu à l'isoler, a comparée à une gouttelette d'huile. Suivant cet auteur, les sphères vitellines sont dépouvues d'enveloppe et ne peuvent encore être nommées des cellules. Dans l'opinion de Bergmann, Barry et Bagge, à laquelle adhère Bischoff, le point de départ de la fécondation et de la segmentation qui s'ensuit, serait dans la tache germinative, mise en liberté par la dissolution de sa vésicule enveloppante, et dont les métamorphoses aux dépens du vitellus formeraient la transition de l'ovule non fécondé à l'apparition du blastoderme. Assurément cette théorie ne manque pas de vraisemblance, mais il est prudent néanmoins de s'abstenir de conclure, tous ces faits, dans l'état actuel de la science, étant encore très obscurs. Enfin, comme dernier résultat de cette période tubaire, pendant que s'opère la segmentation, la couche enveloppante d'albumen augmente progressivement d'épaisseur. Les spermatozoïdes sont toujours visibles, encastrés dans la zone transparente. L'œuf, dont le volume s'est augmenté peu à peu, a continué son acheminement dans l'oviducte dont il atteint l'orifice utérin.

A l'arrivée de l'œuf dans l'utérus, la segmentation arrive à ses dernières limites, l'albumen à son maximum de développement triple le diamètre de l'œuf, les spermatozoïdes sont encore visibles dans la zone; l'œuf, qui avant la segmentation n'offrait que 1/4 de millimètre de diamètre, atteint environ 1/2 millimètre. Les phénomènes ultérieurs consistent dans les suivans: 1° l'ampliation des sphères vitellines et leur conversion graduée par pression mutuelle, excentrique, en cellules hexagonales à paroi membraneuse probable (Bischoff) et à noyau; 2° l'amincissement progressif de l'albumen et de la zone transparente (*membrane vitelline* de M. Coste), par l'extension que leur fait éprouver l'ampliation de l'œuf; 3° la disparition des spermatozoïdes; 4° la réunion par application mutuelle de l'albumen et de la zone amincis en une seule enveloppe qui, après s'être encore beaucoup plus amincie, va devenir le feuillet d'enveloppe du blastoderme ou le premier chorion; 5° enfin la condensation, au dedans de l'enveloppe externe, de la plus grande partie des cellules vitellines, en une couche membraneuse interne, qui bientôt va constituer le blastoderme lui-même ou la vésicule blastodermique.

Tels sont les phénomènes de la métamorphose du vitellus chez la lapine, d'après les recherches des embryologistes, et en particulier de Bischoff. Les observations montrent qu'ils sont à peu près les mêmes pour l'œuf de tous les mammifères; sauf quelques légères différences, telle en particulier que l'absence de l'albumen sur l'ovule tubaire de la chienne, qui se trouverait réduit à l'enveloppe de la zone transparente. On croit donc, en général, à l'accomplissement de ces divers phénomènes chez la femme. C'est aux observations à venir qu'en appartient la vérification.

Avec la formation de son feuillet en une cellule close renfermant un liquide, la *vésicule blastodermique* est constituée.

DU DÉVELOPPEMENT DES ANNEXES DU FOETUS

A PARTIR DE LA FORMATION DE LA VÉSICULE BLASTODERMIQUE.

De l'Œuf utérin jusqu'à l'apparition de l'embryon.

La vésicule blastodermique renferme le germe et le principe de développement de tout ce qui doit provenir de l'œuf fécondé. D'où il suit qu'elle est le point de départ de toutes les évolutions, soit de l'embryon, soit de ses annexes.

Déjà De Graaf avait reconnu dans l'ovule utérin de la lapine une vésicule hyaline libre de toute adhérence et formée de deux membranes. Au dixième jour il signala un mucus épais, rudiment de l'embryon, dont il compare la forme à celle d'un petit ver. Ces observations sont confirmées par Cruikshank. MM. Prévost et Dumas, au huitième jour, voient l'ovule utérin libre, parfaitement diaphane, d'un volume de 1 à 2 millimètres. A sa partie supérieure est un écusson floconnenx. Au douzième jour, l'ovule est pyriforme. Son sommet, centre de l'écusson, est marqué par une ligne noire que les auteurs caractérisent le rudiment de la moelle épinière. Baer, sur la chienne, trouve aussi l'ovule libre dans l'utérus, et de 2/3 de millimètre de diamètre. Des deux enveloppes, il pense que l'externe, la zone transparente, est la même qui enveloppe l'œuf dans la trompe et, dans le commentaire à sa lettre, il signale déjà l'enveloppe interne comme le blastoderme. A une époque un peu plus avancée, il reconnaît le dédoublement de la vésicule blastodermique en deux feuillets, de la vie animale et de la vie organique. C'est ce précieux travail de Baer où, indépendamment de sa découverte principale, il en poursuit les complémens avec tant de bonheur et de précision, qui sert de base à toutes les recherches subséquentes.

Au point où en est la question, pour en bien préciser les termes, traçons les caractères de l'œuf utérin dans son premier état.

A son arrivée dans l'utérus, suivant l'ancienne observation de De Graaf, confirmée par MM. Prévost et Dumas, Baer et Coste, l'œuf est complétement libre. L'œuf humain, âgé de huit jours, trouvé par M. Coste chez une fille suicidée, était seulement environné d'un mucus et ne se trouvait maintenu dans l'utérus que par le rapprochement de ses parois. Il n'était point coiffé d'une fausse membrane, comme on l'avait cru antérieurement, et comme le professent encore quelques embryologistes. « Il ne faut pas, dit à ce sujet M. Courty, oublier cette circon-« stance des relations premières entre l'œuf et la matrice, car « elle nous servira à déterminer plus tard la nature de ce qu'on « a appelé *membrane caduque*. »

Dans cet état l'œuf, dont le volume est de 1/4 de millimètre, se compose: 1° d'une enveloppe extérieure diaphane, *zone transparente* de Baer, *membrane* ou *vésicule vitelline* de M. Coste; 2° d'une membrane ou vésicule intérieure opaque, la *vésicule blastodermique*, formée, comme nous l'avons vu, par le rapprochement et l'aplatissement des cellules vitellines exagonales, dont la convexité se prononce encore pendant quelque temps à leur surface intérieure; 3° d'un liquide opalin renfermé dans la cavité blastodermique, et contenant encore de fines granulations.

Pendant son séjour dans l'oviducte, c'est aux dépens de l'albumen que vivait l'œuf; dans l'utérus il vivra aux dépens des liquides qu'il y trouvera. Quel que soit le mode d'origine que l'on attribue à l'enveloppe extérieure, toujours est-il que cette vésicule très mince, en contact avec les parois de l'utérus, devient villeuse (1) pour en absorber les liquides. C'est le premier chorion de M. Coste, et le chorion de la plupart des embryogénistes.

Bischoff, qui a observé sur la lapine le développement de la vésicule blastodermique, nous fournit à ce sujet des détails précis, dont voici l'exposé succinct. L'ovule, qui déjà tend à devenir elliptique, offre un volume de 1 à 2 millimètres. L'enveloppe externe, ou la zone transparente, anhyste, forme, quand elle s'affaisse, des plis semblables à ceux de la capsule cristalline. La vésicule interne, ou blastodermique, est formée de cellules encore apercevables, mais qui tendent à se fondre en une membrane. Le contenu est composé de grains fins de couleur pâle. Bischoff croit que la multiplication des cellules continue encore (peut-être par absorption de la part du chorion), après que les matériaux vitellins primitifs ont été consommés. Il a trouvé souvent des cellules de volumes divers et qui paraissaient différer d'âge. Mais, contrairement à la théorie de Schwan, il n'a jamais vu se développer des cellules dans des cellules. La tache embryonaire s'est montrée au septième jour. A son début elle a paru composée, comme toute la vésicule interne, de cellules et de noyaux de cellules, mais agglomérés en plus grand nombre, et plus serrés que dans tout le reste de la vésicule blastodermique. Un examen très attentif lui a montré qu'à l'endroit de la tache embryonaire, et un peu au-delà, la vésicule blastodermique est formée de l'adossement de deux feuillets adhérens l'un à l'autre, et tous deux formés de cellules qui paraissent identiques, si ce n'est que celles du feuillet externe (ou séreux) sont plus serrées, plus fournies de molécules et déjà en partie confondues, tandis que celles du feuillet interne (ou muqueux) sont encore isolées, tout à fait rondes et très ténues. Ces observations, comme l'auteur en fait lui-même la remarque, sont confirmatives de celles déjà faites par Baer et M. Coste sur le dédoublement, en deux feuillets, de la vésicule blastodermique, dont elles montrent le point de départ.

Après un temps assez court, que M. Coste estime au huitième jour de la conception, et par conséquent, eu égard à la copulation, à une époque incertaine que Bischoff évalue au dixième ou douzième jour, sur un point de la membrane celluleuse à noyaux, devenue plus transparente, qui constitue le blastoderme, le microscope fera distinguer une tache blanchâtre, arrondie ; c'est la *tache embryonaire* de M. Coste, appelée aussi, par analogie avec l'œuf d'oiseau, l'*area germinativa*.

Le développement de la tache embryonaire, la base fondamentale de l'embryogénie, en est aussi le point le plus difficile, car, à aucune autre époque ne se succèdent des phases aussi importantes, et à aucune aussi leurs phénomènes de transitions ne s'accomplissent avec autant de rapidité. Comme les faits manquent encore en nombre suffisant pour l'œuf humain, ce n'est que d'après l'œuf des animaux que l'on a pu en saisir les principaux caractères.

Dès que les premiers linéamens de l'embryon sont apparus, les parties composantes de l'œuf vont prendre de nouvelles dénominations. A ce degré d'infiniment petit, où les occasions de voir les phénomènes de transition sont si rares, et où les observations elles-mêmes sont si délicates et si fugitives, il en est d'autant plus important de bien fixer d'abord la nature des faits et la signification des mots qui les représentent, pour ne pas répandre de confusion dans les idées.

(1) *Voir* les caractères de la villosité, d'après M. Velpeau.

Tout procède du blastoderme. Sur ce point, pas de contestation possible entre les embryologistes. De la vésicule blastodermique, comme son nom l'indique, vont germer, bourgeonner toutes les parties de l'embryon et de ses annexes, par l'intermédiaire de productions membraneuses ou de vésicules secondaires. Or c'est ici qu'il faut bien s'entendre sur la détermination relative et la caractérisation spéciale de ces formations premières. Mais pour y parvenir, il convient d'anticiper un peu, pour faire comprendre le rôle que doit jouer la vésicule blastodermique, dans le développement d'ensemble.

En conséquence, établissons d'abord que les grands appareils de l'embryon et aussi ses annexes, vont procéder de membranes vésiculaires superposées, que l'on appellera, par rapport à la vésicule blastodermique elle-même, ses *feuillets*, d'abord au nombre de deux, *externe* et *interne*. Le *feuillet externe* dit *supérieur* par sa position, et *séreux*, à cause de l'une de ses fonctions par rapport à l'œuf, est appelé aussi *feuillet de la vie animale*, parce que c'est de lui que procèdent le système nerveux cérébro-spinal et toutes les parties qui en dépendent, les sens, la peau, les muscles, etc., en un mot, tout ce qui appartient à l'appareil locomoteur volontaire. C'est, au point de vue le plus général, l'enveloppe tégumentaire externe. Le *feuillet interne* ou l'*inférieur par position*, est appelé aussi *muqueux* ou *feuillet de la vie organique*, parce que c'est de lui que procède d'abord tout l'appareil digestif. Un peu plus tard, c'est de lui encore que naît l'appareil génito-urinaire ; en sorte qu'il mérite bien le nom de feuillet *végétatif*, *viscéral* ou *splanchnique*, qu'on lui donne, et qui le distingue nettement du feuillet cérébro-spinal. Entre ces deux feuillets primitifs, s'en développe secondairement un autre appelé, à cause de sa position, *feuillet intermédiaire* ou *moyen*, et par sa fonction *feuillet* vasculaire, vu que c'est lui qui donne ultérieurement naissance à tout l'appareil circulatoire.

Ces préliminaires étant posés, rien ne va être plus facile que de comprendre la première formation embryonaire.

Au début, dit Bischoff, un examen microscopique attentif montre que *les deux vésicules de l'œuf* prennent part à la formation de la tache embryonaire. Dans ces deux membranes, on distingue un anneau périphérique plus dense, et par conséquent opaque ou obscur, l'*area germinativa obscura*, circonscrivant un espace plus clair, l'*area pellucida* (de Baer), dont la ligne médiane est dite la *ligne primitive*. Cette ligne que Baer avait vue comme un léger renflement, forme au contrire, d'après MM. Coste et Delpech, Reichert et autres, une *gouttière* dite aussi *primitive*, que Baer et tous les embryogénistes, ne faisant en cela que confirmer les premières observations de MM. Prévost et Dumas, considèrent comme le *rudiment de la moelle épinière*.

Dans ce premier état de l'embryon, la tache dans laquelle il se développe, d'abord arrondie, devient successivement ovalaire, puis en forme d'ellipse plus ou moins allongée. Enfin, elle se dessine bientôt comme une sorte de navicule, concave en dedans, convexe et formant, sur la face opposée, une petite élevure en saillie sur le contour de l'œuf. C'est avec ces caractères que s'est présenté l'œuf vu par M. Coste au huitième jour de la conception. Pour ce savant embryogéniste, à cette première période, la tache embryonaire, ou l'embryon qu'elle constitue, n'est autre chose qu'un point de la substance même de la vésicule blastodermique. Simple elle-même primitivement, cette vésicule ne tarde pas à se dédoubler, d'abord sur la tache embryonaire, puis dans tout son contour. Elle se trouve alors composée de deux feuillets, l'*externe*, *séreux* ou *cérébro-spinal*, et l'*interne*, *muqueux* ou *splanchnique*. Ces deux feuillets juxtaposés de la vésicule blastodermique, peuvent dès lors se diviser eux-mêmes en deux portions : l'une, très exiguë, n'est que l'embryon lui-même à la formation duquel ces deux feuillets concourent en commun; l'autre, relativement très grande, va constituer, quant au feuillet séreux, la duplicature du chorion primitif, et représente, par le feuillet muqueux, la vésicule ombilicale naissante ou à son plus grand développement.

En continuant de poursuivre la série des développemens, suivant Baer, des deux côtés de la gouttière primitive dans le feuillet séreux, s'élèvent deux renflemens, *les lames dorsales*, puis un peu plus tard, en dehors de ceux-ci, deux autres renflemens, les *lames ventrales*, considérées par Baer et Bischoff comme les premiers linéamens du corps de l'embryon. L'*area pellucida* prend de plus en plus la forme elliptique. D'abord plate et comparée à une guitare, à cause de son rétrécissement moyen, c'est alors qu'elle s'incurve pour prendre celle d'une nacelle. L'œuf a une forme légèrement elliptique, dont le grand diamètre est coupé perpendiculairement par celui de l'area placé en travers et à son milieu. D'après Bischoff, avant que la gouttière ne soit close, elle se remplit intérieurement de masse nerveuse. Fermée ensuite en un tube, par le rapprochement en dedans, de lames ventrales, on ne tarde pas à y distinguer de petites plaques obscures et carrées qui sont les premiers rudimens des vertèbres. En dehors les lames latérales ventrales, après s'être développées à plat dans le plan du blastoderme qui les fournit, commencent à s'infléchir en dessous, ou si l'on veut, en devant, vers l'intérieur de la cavité blastodermique, et venant des deux côtés, à la rencontre l'une de l'autre, commencent à dessiner l'indication des parois latérales du corps.

Ainsi donc, d'après l'accord unanime des embryogénistes fondé sur des faits irrécusables, c'est l'élément nerveux cérébro-spinal, par son feuillet blastodermique, qui prend l'initiation dans l'apparition et le développement de l'embryon. Mais pendant que s'opère la série des évolutions que nous venons de parcourir, le feuillet muqueux ou splanchnique blastodermique a aussi commencé les siennes. Comme nous l'avons vu, la vésicule blastodermique, incluse dans le chorion primitif, se trouve alors composée de deux membranes : l'une externe, le feuillet cérébro-spinal et tégumentaire, qui va bientôt constituer le feuillet séreux du chorion, auquel il commencera par s'unir, pour définitivement s'y substituer; l'autre interne, le feuillet muqueux, qui deviendra, d'une part, le tube intestinal, de l'autre, deux vésicules destinées à jouer un grand rôle dans les phases subséquentes, la vésicule ombilicale d'abord, puis l'allantoïde. Nous ne sommes encore que du huitième au dixième jour de la conception, et déjà voici que se dessinent les rudimens de toutes les parties essentielles de l'embryon et de ses annexes.

Terminons en quelques mots. Pendant que se forme en dedans la gouttière primitive, ses deux extrémités se dilatent : l'une en trois vésicules superposées, premier rudiment du cerveau, dont le grand volume relatif commence à faire deviner la tête; l'autre en un renflement lancéolé, indice futur de l'extrémité de la moelle épinière qui doit former plus tard le bulbe lombaire. L'embryon fait une forte saillie en dehors du contour de la vésicule blastodermique, et à mesure que l'extrémité céphalique se développe, commence à s'incurver plus fortement sur lui-même. D'une autre part, les lames ventrales en dessinant une gouttière, indication commençante de la future cavité abdomino-thoracique, entraînent le feuillet viscéral qui s'applique en dedans ou en avant du feuillet cérébro-spinal.

A partir de cette époque, le nouvel être est constitué. Toute confusion a cessé dans les parties composantes de l'œuf. Désormais une distinction précise est établie entre l'embryon et ses annexes dont l'histoire, de chaque côté, peut se poursuivre isolément.

ANNEXES DE L'EMBRYON ET DU FOETUS.

Les annexes de l'embryon se composent de six sortes de parties :

1° L'*amnios*, enveloppe séreuse de l'embryon, primitivement développée aux dépens de son feuillet cérébro-spinal.

2° La *vésicule ombilicale*, portion périphérique du feuillet muqueux blastodermique de l'embryon.

3° L'*allantoïde*, production secondaire intestinale du feuillet splanchnique, et origine, dans l'homme, de l'appareil de nutrition fœtal, le placenta.

4° Le *chorion*, enveloppe externe de l'œuf, variable dans sa composition organique à diverses époques.

5° Le *placenta*, organe vasculaire de nutrition du fœtus, intermédiaire entre son appareil circulatoire et celui de l'utérus de la mère. Au placenta s'adjoint le *cordon ombilical*, son faisceau vasculaire de communication avec l'embryon.

6° Enfin, la *membrane caduque* appartenant à l'utérus maternel et non au fœtus, mais qu'il convient d'ajouter aux annexes, vu ses usages pour la circulation intermédiaire de la mère au fœtus.

Formation de l'amnios.

Pour bien comprendre la formation de l'amnios, il faut se reporter au premier état de l'œuf lors de l'apparition de l'embryon. On se rappelle qu'à cette époque, l'œuf est formé de deux vésicules exactement appliquées l'une contre l'autre : à l'extérieur, la membrane vitelline (zone transparente), constituant le premier chorion, devenu villeux pour absorber les liquides; et à l'intérieur, le blastoderme. On se rappelle aussi que l'embryon, se formant avec son area sur un point de la paroi, c'est-à-dire dans la substance même du blastoderme, s'y étale d'abord à plat, ou comme un segment très peu étendu de la courbe continue de la vésicule, déjà dédoublée en ce point. Or, à partir de ce moment, les phases ultérieures, ou les évolutions des deux feuillets, vont être différentes, chacun d'eux, tant dans sa portion périphérique que dans sa portion embryonaire, s'apprêtant pour une destination qui lui est propre. D'une part, le feuillet cérébro-spinal et tégumentaire de l'embryon va former deux enveloppes séreuses : l'une pour l'embryon, l'amnios; l'autre pour le chorion de l'œuf. De l'autre part, le feuillet splanchnique de l'embryon, appliqué en dedans du précédent, va constituer, par sa portion périphérique, la vésicule ombilicale.

Au point de départ, tant que l'embryon est encore à plat dans la paroi, les deux feuillets, accolés l'un à l'autre, représentent deux surfaces cérébro-spinale et splanchnique de l'area, sensiblement d'égale étendue. Mais dès que la portion embryonaire du feuillet cérébro-spinal de l'embryon a commencé à s'incurver en long et en travers, pour prendre la forme de navicule, comme elle n'est qu'un segment épaissi du feuillet séreux, elle se revêt nécessairement de ce dernier, qui est continu partout à sa circonférence. Quant à la portion embryonaire du feuillet splanchnique, comme elle est accolée à sa congénère du feuillet cérébro-spinal, elle suit naturellement le retrait de sa face concave, et déjà commence à s'y trouver enfermée à proportion même du degré de l'incurvation. Or, dans cet état, l'embryon, à ses extrémités, forme deux petites saillies, la *céphalique* d'abord, formée la première et toujours la plus volumineuse, et la *caudale*, moins hâtive et plus ténue, toutes deux recourbées en crochet, et revêtues par un pli de réflexion du feuillet séreux qu'elles ont entraîné avec elles. Le même phénomène, quoique moins prononcé, s'opère un peu plus tard en travers ou sur les côtés, le long des lames ventrales moins saillantes. Ce pli de réflexion ellipsoïde du feuillet séreux, continu avec le contour de la portion cérébro-spinale et tégumentaire de l'embryon, c'est le commencement de l'amnios. Le bord elliptique de l'ouverture qu'il circonscrit est l'indication première de l'orifice ombilical dans son aire initiale, la plus grande possible, puisqu'elle s'étend jusqu'aux extrémités de l'embryon dans ses deux diamètres. Enfin, la gouttière inscrite par le relèvement des bords est le commencement de la grande cavité abdomino-thoracique, tapissée déjà par le feuillet splanchnique, et s'ouvrant à toute largeur dans la vésicule périphérique ombilicale.

C'est encore à Baer que l'on doit la découverte du mode de formation de l'amnios chez les mammifères. Il l'avait observé d'abord chez les oiseaux, comme Pander l'avait fait avant lui, et en vérifia ensuite les phénomènes chez la brebis, la truie et la chienne. Ces faits, confirmés depuis par MM. Coste, Bischoff, etc., sont acceptés aujourd'hui par tous les embryologistes.

Suivant ce que nous venons de voir, contrairement à une opinion auparavant en crédit, qui faisait procéder l'embryon de l'amnios, c'est aujourd'hui l'amnios que l'on fait procéder de l'embryon. Le mécanisme de la formation de l'amnios repose sur un fait essentiel, l'ampliation de l'œuf et la tendance de la grande portion périphérique du feuillet externe blastodermique, désormais simple feuillet séreux, à s'accoler au chorion pour s'y unir. Nous avons laissé l'amnios apparaissant au contour de l'ouverture ventrale; c'est à partir de cette ligne elliptique de continuation avec le bord tégumentaire, que s'opère partout à la fois le renversement de l'amnios, de la face ventrale à la face dorsale. Les extrémités céphalique et caudale étant plus volumineuses, le phénomène s'y prononce d'une manière plus apparente; ce qui fait que l'on a donné aux deux replis correspondans de l'amnios, les noms de *capuchons céphalique* et *caudal*. Mais il est clair que le renversement s'opère de la même manière sur les côtés. Dans cette évolution, la portion du feuillet séreux qui va devenir l'amnios, s'applique sur l'embryon, et des divers points du contour, s'avançant à la rencontre d'elle-même, par une série de plis concentriques, tend à se réunir sur la face dorsale. Lorsque le resserrement vers un centre commence à s'opérer, il en résulte une ouverture qui tend de plus en plus à se rétrécir et que l'on nomme l'*ombilic amniotique*. Ce point de réunion est situé à diverses hauteurs de la face dorsale. A son milieu chez l'homme et beaucoup de mammifères; à la région cervicale chez la brebis; au contraire, chez les oiseaux, en regard de la région sacrée. Dans cet état, comme il n'y a point encore de liquide dans sa cavité, l'amnios, avec ses plis concentriques, s'applique directement sur l'embryon. Presque en même temps, l'œuf augmentant de volume et le feuillet séreux venant à adhérer au chorion, en regard de l'embryon dont il s'éloigne, celui-ci s'en trouve écarté en dedans, et l'ombilic amniotique, qui s'est encore rétréci, devient un canal, qui lui-même s'oblitère par le rétrécissement, puis l'accolement de sa paroi. Enfin, il se transforme en un filament, dernier moyen d'union du feuillet externe et de l'amnios, et qui lui-même ne tarde pas à disparaître. En cet état l'amnios est constitué.

Mais pendant que ces changemens s'accomplissaient dans le côté embryonaire du feuillet séreux, d'autres s'opéraient dans son contour. Son union avec le chorion, qui avait commencé à l'extrémité du diamètre, opposée à l'*area*, s'en est rapprochée peu à peu, et c'est lorsqu'elle y atteint, qu'en s'éloignant de l'embryon, ce feuillet donne lieu au canal amniotique, puis à son filet d'oblitération. On croit que l'union du feuillet séreux avec le chorion est facilitée par l'épanchement d'un liquide entre ce feuillet et le muqueux ou la vésicule ombilicale. Enfin, une dernière formation de cette importante période est l'apparition sur la vésicule ombilicale du feuillet moyen et vasculaire. Les résultats si nombreux de ces évolutions sont: 1° la conversion du feuillet externe blastodermique en deux séreuses, l'une fœtale, l'amnios, l'autre ovulaire; 2° l'union du feuillet séreux avec le chorion primitif de l'œuf, et son isolement de la vésicule ombilicale; 3° la formation du rudiment du feuillet vasculaire. Mais ce qui est remarquable, c'est l'extrême brièveté de la période dans laquelle s'accomplissent tous ces importans phénomènes. Suivant Bischoff, sa durée pour l'œuf de la chienne et de la lapine, n'excède pas les vingt-quatre heures qui succèdent à l'apparition de la gouttière primitive.

Ces curieux phénomènes observés sur les animaux manquent peut-être encore d'une vérification assez complète d'après l'œuf humain. Dans deux cas, vus par Allen Thomson, sur des œufs de douze à quinze jours, l'embryon tenant au chorion par le dos, c'est de ce seul indice que l'on peut déduire l'existence de l'amnios qui n'a pas été reconnue. Les faits de ce genre les plus concluans sont ceux qui ont été vus par Wagner et Müller sur des œufs de vingt à vingt-cinq jours. Dans tous deux, l'embryon était étroitement enveloppé par l'amnios.

L'amnios complétement formé se développe, et sa cavité ne tarde pas à s'emplir d'un liquide. En qualité d'enveloppe séreuse de l'embryon, qui flotte dans sa cavité, il paraît avoir pour fonctions, de préserver l'embryon de tout choc et de toute compression, d'éloigner de lui le feuillet du chorion, et de venir en aide à son accroissement, plus facile dans un liquide, qu'il ne l'aurait été au contact de parties plus résistantes. Le reste de son histoire appartenant à des époques plus avancées, se retrouvera en parlant des autres annexes du fœtus.

Formation de la vésicule ombilicale.

Nous savons déjà que c'est du feuillet interne appelé aussi, en raison de ses épanouissemens futurs, feuillet muqueux ou *splanchnique* de la vésicule blastodermique, que doivent procéder la vésicule ombilicale et l'allantoïde.

On se rappelle que primitivement le feuillet interne blastodermique tapisse la gouttière commençante de l'embryon : de là une distinction première de ce feuillet en deux portions. Le petit diverticule embryonaire est ce qui va donner naissance à l'intestin. Tout le reste forme la vésicule ombilicale, déjà séparée du chorion, depuis la formation de l'amnios, par une couche liquide et le feuillet vasculaire naissant. D'où il suit qu'au début la vésicule ombilicale, c'est, en volume, tout l'œuf sous son premier chorion doublé par le premier feuillet séreux blastodermique, moins le feuillet interne de l'*area*. Mais, par suite, à mesure que la cavité splanchnique de l'embryon va se circonscrire et se fermer, un collet de rétrécissement, puis un canal ou pédicule va établir une séparation entre les deux portions du feuillet interne blastodermique. La partie abdominale forme l'intestin; la partie vésiculaire devient la *vésicule ombilicale* proprement dite qui, à mesure qu'elle est refoulée par la sécrétion séreuse du nouveau chorion, revient sur elle-même, diminue peu à peu, et finalement s'atrophie.

Avant la formation bien déterminée de la cavité ventrale de l'embryon, du feuillet muqueux et vasculaire qui la tapisse, naît le tube intestinal. Situé longitudinalement au devant du rudiment de la colonne vertébrale auquel il adhère, l'intestin se dessine d'abord comme une gouttière dont l'ouverture est tournée vers la cavité blastodermique. La gouttière, pour se transformer en canal, procède des extrémités supérieure et inférieure vers le milieu. Mais déjà cette partie a subi une modification. L'intestin, d'abord droit, commençant à s'allonger, sa portion moyenne forme une incurvation, qui sera plus tard l'anse iléo-cœcale. A partir de ce point, à mesure que l'ouverture ventrale se rétrécit, le double feuillet muqueux et vasculaire s'étire en un canal, d'abord largement ouvert, et perpendiculaire à celui de l'intestin. Comme nous le savons déjà, la portion périphérique des *feuillets muqueux* et *vasculaire* située au dedans de l'œuf, et que le rétrécissement de l'ouverture ventrale isole de son prolongement embryonaire, n'est autre que la *vésicule ombilicale*, dont le canal ouvrant, en haut et en bas, dans les deux bouts du tube intestinal, va être désormais la seule communication avec l'embryon.

La vésicule ombilicale elle-même est donc composée de deux feuillets. Sur son pédicule sont appliqués les vaisseaux qui se rendent à son feuillet vasculaire, où ils forment, à la surface de la vésicule, un épais réseau. Ils se composent de deux veines et d'une ou deux artères, nommés les *vaisseaux omphalo-mésentériques*, communiquant avec l'appareil vasculaire de l'embryon. Les veines s'ouvrent dans le vestibule du cœur, et les artères naissent du milieu de l'aorte abdominale. Le pédicule lui-même, par le retrait de la vésicule ombilicale, ne tarde pas à s'allonger en un conduit qui prend aussi le nom de *canal omphalo-mésentérique*. A mesure que la vésicule s'atrophie, l'extrémité correspondante du canal s'oblitère et se convertit en un mince filament; mais son extrémité ventrale restant long-temps très large, à mesure que les anses intestinales se développent, en loge une partie. Toutefois cette espèce de hernie normale de l'embryon se réfléchit d'elle-même. C'est le résultat naturel du développement des parois latérales et antérieures de la grande cavité abdomino-thoracique, lorsque les lames viscérales du tégument externe venant à se rapprocher, l'ouverture abdominale, resserrée autour du canal omphalo-mésentérique, constitue l'orifice appelé l'*ombilic cutané*.

Les phases et la durée de la vésicule ombilicale diffèrent beaucoup entre les oiseaux et les mammifères. Comme elle renferme le jaune, la matière nutritive première de l'embryon, chez l'oiseau qui n'en aura pas d'autre, le jaune devait être en quantité assez considérable pour nourrir l'embryon, au moins jusqu'à l'époque de son éclosion. C'est effectivement ce qui a lieu. Chez ces animaux la vésicule ombilicale persiste, puis, lorsque l'abdomen se ferme, elle rentre dans sa cavité avec les débris du jaune qui se loge entre les branches intestinales; car telle a été son abondance première, qu'après avoir suffi au développement du fœtus, elle est encore la matière dont il se nourrit dans les premiers instans après son éclosion.

Chez l'homme et les mammifères, au contraire, où le jaune de l'ovule microscopique ne suffit pas même à sa vie tubaire (si bien que l'œuf a déjà besoin de matières nutritives empruntées aux liquides de la mère, dès son trajet dans l'oviducte et à son arrivée dans l'utérus), la vésicule qui prendra le nom d'ombilicale n'a plus la même importance. Aussi s'atrophie-t-elle de très bonne heure, et déjà, dans un œuf de cinq à six semaines, on la trouve flottante dans le liquide, entre les deux sacs séreux de l'amnios et du chorion, réduite à l'apparence d'un petit sac de quelques millimètres d'étendue, vide et flétri, n'attenant à l'ombilic cutané que par un long et grêle filament; mais témoignant encore néanmoins d'une circulation sanguine par la réplétion de son réseau capillaire microscopique.

Formation de l'allantoïde et du cordon ombilical.

L'existence de l'allantoïde, chez l'homme et les mammifères, a été long-temps un objet de doute pour les embryogénistes. Des causes nombreuses faisaient, de la solution de cette question, l'un des problèmes les plus difficiles à résoudre: 1° la difficulté de saisir l'origine de l'allantoïde, d'après ses premiers linéamens microscopiques chez l'embryon; 2° l'extrême rapidité des formations plastiques dans cette période, et qui est telle, que les phases si fugitives de chaque évolution échappent à l'observateur, s'il n'a pas saisi l'instant précis de leur accomplissement; 3° enfin, dans l'œuf humain, où les phénomènes sont encore plus rapides, l'extrême rareté des cas où des observations peuvent être faites sur l'œuf dans ses conditions normales, et en dehors de tout état pathologique, soit de l'œuf lui-même, soit de l'utérus qui le renferme, ou de la mère qui le porte. Aussi, n'est-ce que dans ces derniers temps, que l'existence de l'allantoïde chez les mammifères et l'homme a pu être déterminée, on peut dire, presque avec certitude. La solution de ce problème, long-temps si obscur constitue l'une des découvertes les plus importantes pour l'intelligence de l'embryogénie; car, outre qu'elle révèle la double origine d'organes de l'embryon et d'annexes très essentielles de l'œuf, elle montre aussi, quant à ces dernières, les modifications que subit l'appareil d'hématose de l'embryon d'oiseau, pour devenir la source circulatoire ou l'appareil de nutrition, intermédiaire de l'embryon du mammifère à l'utérus de sa mère.

A l'époque où les feuillets muqueux et vasculaire, par leur rétrécissement à la sortie de l'embryon, commencent à marquer la séparation de l'intestin avec la vésicule ombilicale, à l'extrémité inférieure on voit apparaître une vésicule microscopique, d'abord ronde, puis pyriforme, couverte de ramifications capillaires très déliées: c'est cette vésicule qui est l'*allantoïde*.

Séduits par l'observation qu'ils avaient faite, à une époque un peu plus avancée, de la communication de cette vésicule avec la partie inférieure (rectale) de l'intestin, Baer, Rathke, Valentin et d'autres embryogénistes avaient cru que c'était là son origine, et conséquemment avaient prononcé que l'allantoïde n'était qu'une exsertion creuse de la portion terminale de l'intestin, d'où elle empruntait naturellement ses deux feuillets muqueux et vasculaire. D'un autre côté, Reichert avait cru voir, chez le poulet, que l'allantoïde procédait de l'extrémité des corps de Wolf par deux petites élévations, en communication avec leur canal excréteur, et qui ne tardaient pas à se réunir en une vésicule. Suivant M. Coste, l'allantoïde est une production de la vésicule blastodermique primitive, après que celle-ci, produisant la tache embryonaire, s'est divisée en embryon et en vésicule ombilicale. C'est de l'extrémité de cette tache, ou de son bord caudal, que se détache une petite vésicule qu'un examen attentif montre, formée par le feuillet interne continu avec l'extrémité inférieure de l'intestin : ce qui expliquerait du même coup leur communication ultérieure. D'où il suit, observe à ce sujet M. Courty (1), que « l'intestin, la vésicule ombilicale et l'allantoïde forment « alors trois compartimens, trois lobes d'une seule et même « cavité, de la grande vésicule blastodermique primitive. » Cette théorie de notre ingénieux embryogéniste est celle qui paraît devoir réunir le suffrage des savans. Bischoff, après l'avoir mise en doute, finit par l'accepter après l'observation qu'il a faite de la préexistence de l'allantoïde à l'intestin sur le lapin.

C'est sur un embryon âgé de quinze à dix-huit jours, que M. Coste a pu observer le développement de l'allantoïde dans l'œuf humain. L'embryon, long de 3 millimètres, était enveloppé dans l'amnios encore peu distendu et adhérent au pourtour de l'ombilic. Cet orifice, largement ouvert, permettait de distinguer et même de toucher isolément, avec une pointe fine, l'intestin et les pédicules de la vésicule ombilicale et de l'allantoïde. Celle-ci offrait l'aspect d'une vésicule pyriforme, dont le pédicule canaliculé ouvrait dans l'intestin rectum. Les mêmes faits ont été observés dans des œufs de vingt et vingt-cinq jours, par Allen Thomson et J. Müller. Dans la description du dernier il est déjà question du cordon ombilical, dont le diamètre est de 1 millim. Enfin suivant M. Courty, M. Dubreuil, sur un fœtus de six semaines, a cru voir distinctement l'allantoïde entre le chorion et l'amnios, mais il n'a pu suivre son extrémité jusqu'à la vessie de l'embryon.

L'allantoïde, après son apparition, croît très rapidement. Il s'y développe un appareil vasculaire très abondant que, pour plus de clarté, il convient de caractériser par anticipation. Ce sont : 1° deux artères, branches des iliaques de l'embryon ; 2° des veines, deux d'abord, puis bientôt une seule, en communication avec la veine-cave inférieure et la veine-porte abdominale du foie. Ces vaisseaux, appelés d'abord *allantoïdiens*, prennent plus tard, réunis en faisceau, le nom de *vaisseaux ombilicaux*, parce qu'ils sortent ou entrent par l'anneau ombilical du fœtus. Quant à la vésicule elle-même, le rapprochement des lames ventrales, d'où résulte la formation de l'ombilic ou de l'anneau ombilical, la divise en deux portions : la plus petite, qui reste renfermée au dedans de l'embryon, est la seule qui conserve désormais la forme vésiculaire, c'est la vessie *urinaire ;* la portion qui lui fait suite et qui traverse l'ombilic, côtoyée par les vaisseaux appelés ombilicaux, se resserre d'abord en un canal, qui plus tard doit lui-même s'oblitérer pour se transformer en un conduit ligamenteux, c'est l'*ouraque*. Au dehors, l'ouraque, les vaisseaux ombilicaux et le pédicule vasculaire de la vésicule ombilicale, environnés comme dans une gaine par l'amnios, constituent ce que nous pouvons commencer à nommer le *cordon ombilical*, en raison de son point d'origine, quoique sa destination ultérieure ne nous soit pas encore connue.

Dans sa formation première, l'allantoïde est en communication avec le rectum et les corps de Wolf; aussi y a-t-on signalé de l'urée chez divers animaux, en particulier la brebis et les oiseaux : mais cette forme vésiculaire qu'elle conserve chez les rongeurs, va bientôt disparaître chez les autres mammifères et surtout chez l'homme, après avoir donné lieu à une évolution nouvelle. Dans ces hauts organismes, la vessie urinaire étant formée, l'objet essentiel de l'allantoïde est d'établir au profit de l'embryon, pour sa nutrition et son développement, une vaste communication vasculaire à la surface de l'œuf : c'est au dehors du *chorion*, dans l'enveloppe extérieure, que va se développer cet appareil qui prendra le nom de *placenta*, et dont le *cordon ombilical* va être le moyen de communication.

Ainsi, le développement de l'allantoïde, en concordance avec celui de l'amnios, fait généralement antagonisme avec celui de la vésicule ombilicale, entre les ovipares et les vivipares, ou plus précisément, pour ne s'attacher qu'aux organismes les plus élevés, entre les oiseaux et les mammifères. La vésicule ombilicale, réservoir alimentaire et premier organe respiratoire de l'oiseau, s'atrophie chez le mammifère, qui doit puiser chez sa mère ses élémens de formation ; et au contraire, l'allantoïde, le second appareil respiratoire de l'embryon de l'oiseau, qui vient remplacer la vésicule ombilicale dans cette fonction, va, chez le mammifère, se développer bien davantage et remplacer la vésicule ombilicale, comme double appareil de nutrition alimentaire et respiratoire, aux dépens du sang tout formé de la mère. L'intermédiaire de ces deux genres d'organisme se montre, par exception, très clairement chez les didelphes, où l'allantoïde ne pouvant se convertir en placenta comme chez les autres mammifères, la vésicule ombilicale persiste plus long-temps. Mais dès qu'elle ne suffit plus à la nutrition l'embryon sort, et la mère le saisissant avec ses lèvres, le dépose dans sa poche abdominale, où il s'attache immédiatement à une tétine. En dernier résultat l'allantoïde, chez les mammifères, suivant une opinion qui semblait définitivement établie, disparaîtrait dans sa forme première vésiculaire, dès qu'elle a conduit les vaisseaux de l'embryon au chorion. Mais au contraire nous allons voir que, dans l'opinion de M. Coste, même dans cette forme vésiculaire, elle va prendre ultérieurement un énorme développement vasculaire. Nous ne la suivrons pas plus loin, ses phases ultérieures ne pouvant être comprises qu'en traitant du chorion et du placenta.

Formation du chorion.

Nous savons déjà que, dans l'opinion des embryogénistes allemands, le chorion, enveloppe propre extérieure de l'œuf (c'est-à-dire la caduque exceptée), est formé originairement par la zone ovarique ou la membrane vitelline, que vient doubler le grand feuillet séreux blastodermique, lorsqu'il s'est détaché du fœtus après lui avoir fourni l'enveloppe de l'amnios. Plus tard, dans la même opinion, c'est ce chorion, rejoint, puis traversé par les vaisseaux ombilicaux, dont l'allantoïde est le conducteur, qui supportera les villosités d'où naîtra le le placenta fœtal.

A cette manière de voir empressons-nous de substituer l'ingénieuse théorie de M. Coste, qui a reçu parmi nous un accueil flatteur, bien justifié par son accord avec les faits et par la fécondité des résultats qu'elle fournit.

Le *chorion* dont la composition organique a été supposée

(1) De l'œuf et de son développement dans l'espèce humaine, page 6, Montpellier, 1845.

permanente pendant toute la durée de la vie intra-utérine, se compose, en fait, d'après M. Coste, de trois sortes de parties à trois époques différentes. D'où il suit qu'il y a trois chorions qui, à divers temps, se substituent l'un à l'autre.

A son arrivée dans la matrice, l'œuf a pour enveloppe la membrane vitelline, ou zone transparente. Cette membrane que l'on a considérée comme le chorion, l'est bien en effet; mais tandis qu'on l'a crue définitive, elle n'est que transitoire : ce n'est que le *premier chorion*.

Après très peu de temps (dixième ou douzième jour), vu la rapidité des phases qui accompagnent la formation de l'*area germinativa*, nous savons que le grand feuillet séreux blastodermique, séparé de sa petite portion, l'amnios, dont il a environné l'embryon, s'applique à la membrane vitelline, qu'il double en lui formant un feuillet séreux; puis s'y incorpore, et finalement, suivant M. Coste, en détermine l'atrophie et la remplace. C'est là le *deuxième chorion*, dans un point duquel s'est primitivement développé l'embryon, avant qu'il ne lui fournît une membrane séreuse propre, et qu'il ne s'en isolât que pour en constituer une seconde à l'œuf tout entier. Ces deux premiers chorions sont villeux dans toute leur superficie utérine, mais ils ne sont pas vasculaires.

Le *troisième chorion* des mammifères et de l'homme va être constitué par le développement périphérique de l'allantoïde. C'est le cas de compléter l'histoire interrompue de cette production singulière.

Le caractère histologique de l'allantoïde est d'être très vasculaire. Rapidement développée, elle atteint la circonférence de l'œuf où, rencontrant le second chorion, elle s'étale à sa circonférence interne, en déplaçant le liquide épanché entre cette membrane et l'amnios. Peu à peu, en envahissant ainsi sur toute la surface de l'œuf, les points opposés de son contour arrivent à se rejoindre sur la face opposée au point de départ. Une fois en contact ils s'unissent et se confondent en une enveloppe continue. Dès lors, le troisième chorion allantoïdien est formé, en dedans du deuxième chorion blastodermique. Celui-ci refoulé au dehors, s'atrophie et disparaît comme avait fait le premier chorion vitellin. La seconde et dernière substitution est accomplie. Examiné sur l'œuf humain, au vingt-cinquième ou trentième jour de la conception, le chorion est villeux et vasculaire dans toute son étendue. Il se continue avec le cordon ombilical par quatre vaisseaux, deux veines, dont l'une s'oblitérera plus tard, et deux artères; les unes et les autres accolées à un pédicule qui se continue avec l'ouraque, et au-delà, avec le sinus uro-génital.

Plus tard la surface du chorion opposée à l'insertion du cordon ombilical, éprouve des modifications. Les vaisseaux venant peu à peu à s'oblitérer, les villosités s'atrophient. Le même phénomène s'opérant de proche en proche, à mesure que la vascularité se retire vers le lieu où s'insère le cordon ombilical, toute la surface externe correspondante du chorion devient lisse et glabre. Mais ce phénomène qui marche avec beaucoup de lenteur n'est terminé que vers le troisième mois. On dit alors que le chorion est chauve. La seule partie demeurée vasculaire, mais alors qui l'est beaucoup, et dans une étendue assez considérable, est celle qui correspond à l'insertion du cordon ombilical. C'est ce qu'on nomme le *placenta*.

Telle est succinctement la théorie de M. Coste sur la formation du chorion et le développement de l'allantoïde : d'où il résulte que la destination essentielle de cette production, si long-temps méconnue chez l'homme et les mammifères, n'est autre que la formation du placenta.

Formation du placenta en général et du placenta fœtal.

Dans ce qui précède, nous avons vu naître : 1° de la dispersion périphérique de l'allantoïde, le troisième et dernier chorion; et 2° de la réunion en trois troncs principaux des vaisseaux de la tige embryonaire allantoïdienne, le cordon ombilical, dont l'épanouissement, à la surface extérieure du chorion, en un disque vasculaire, épais et large, constitue le *placenta*.

Le placenta, devant être l'organe intermédiaire chargé de puiser dans le sang artériel de la mère les matériaux nécessaires à la nutrition de l'embryon, devait, pour condition première, s'appliquer à la surface de l'utérus et présenter une organisation moyenne, qui permît le contact de la circulation sanguine entre les deux individus. Mais cet effet ne pouvait s'obtenir que par l'intermédiaire de deux sortes de productions vasculaires dégagées, les unes de la surface du chorion de l'œuf, les autres de la surface muqueuse utérine; et il fallait aussi que ces deux espèces de productions, allongées en petits cônes aigus, ou villeuses, marchant à la rencontre les unes des autres dans leur développement, arrivassent, par un concours mutuel, à s'engrener, puis à se pénétrer sur tous les points par des villosités nouvelles, de plus en plus ténues, de manière à multiplier jusqu'à l'infini, le contact entre les circulations des deux individus. C'est la définition du placenta le plus général, celui des mammifères. (*V.* pl. 61.) De cette disposition résulte un organe vasculaire placé sur la limite de deux individus, greffe intermédiaire transitoire, commune à l'un et à l'autre sans appartenir exclusivement à aucun d'eux, et qui lie étroitement deux existences sans les confondre. Or, cette organisation mixte est précisément celle du placenta. Conséquemment tout placenta est un organe double, c'est-à-dire que, dans un seul placenta, il y en a deux, l'un *fœtal*, l'autre *utérin*. Ce n'est que du placenta fœtal que nous pouvons encore nous occuper. Le placenta utérin ne saurait être compris qu'en traitant de la *membrane caduque* qui le forme : d'où il suit que ce n'est qu'après la notion acquise de cette dernière, que l'on peut traiter de la structure du placenta dans son entier.

Nous avons vu le placenta remplaçant, pour une époque plus avancée, les villosités du chorion, à la surface duquel il ne reste plus de vasculaire que la partie dans laquelle se développe le placenta fœtal. C'est aux dépens des villosités de cette région que le placenta se forme. A partir du cordon ombilical, des troncs vasculaires principaux naissent des branches et des rameaux secondaires qui s'étalent en disque sur le chorion, et vont, par leurs extrémités, se distribuer à des groupes plus ou moins nombreux de villosités. Cette organisation du placenta fœtal, commune à tous les mammifères, offre néanmoins entre eux des différences. Chez l'homme, les groupes de villosités se rassemblent en un seul organe qui n'occupe qu'un segment de l'œuf. Chez les singes, déjà il existe deux placentas. Les carnassiers n'en ont qu'un, mais très vaste et qui envahit toute la circonférence de l'œuf. Chez les herbivores, au contraire, où l'organe vasculaire se divise, les groupes de villosités se circonscrivent en autant de placentas, cinquante ou soixante, sous forme de plaques nommées les *cotylédons*; mais c'est chez les pécaris que cette division est la plus prononcée; les petits îlots placentaires y sont en nombre immense, disposés linéairement par couches irrégulièrement concentriques.

La formation du placenta étant due à la dispersion des ramifications des vaisseaux ombilicaux, au début, ces capillaires pénètrent dans les villosités du chorion, sur la portion de circonférence de l'œuf qui est appliquée à l'utérus. D'après les observations de E. H. Weber, chaque villosité reçoit d'abord une double ramification des vaisseaux ombilicaux, une artériole et une veinule. Du moment qu'elle en est pénétrée, elle se développe avec ces vaisseaux eux-mêmes, en un petit système de ramifications spongieuses et vasculaires. Du tronc des vaisseaux primitifs se dégagent des branches et des rameaux dont l'expansion périphérique donne lieu à la production de branches et de rameaux de villosités correspondans, de manière à former, en commun, une arborisation. Nous verrons plus loin qu'un phénomène de même nature s'accomplissant en même temps du côté du placenta utérin, il y a bientôt engrenage mutuel par des milliers de points ou plutôt de petites surfaces sinueuses, continues, partout appliquées les unes contre les autres et formant, par leur réunion, une surface immense qui, à part le volume des vaisseaux, représente le cube même de l'organe en son entier.

Dans cet état, le placenta fœtal développé dans le chorion allantoïdien, forme un disque vasculaire appendu au cordon ombilical et à ses branches principales. Lisse à sa face interne où il est tapissé par l'amnios, il se mêle par sa surface externe avec le placenta utérin, dont on ne peut le distinguer, puisqu'il forme avec lui un seul et même organe. Mais pour achever de connaître le placenta dans son entier, il nous reste à voir la part que prend à sa formation la surface utérine.

Formation de la membrane caduque.

L'utérus, comme tous les organes qui ouvrent par un canal à l'extérieur, est tapissé par une membrane muqueuse. Mais cette membrane offre des caractères qui la distinguent de toutes les autres. D'un blanc rougeâtre, lisse, très mince, ponctuée dans son état ordinaire, elle est, en outre, si étroitement unie à la couche fibro-musculaire sous-jacente que, beaucoup d'anatomistes, n'ayant pu la détacher, en ont mis en doute l'existence. Épaisse de 1/4 de millimètre, elle renferme par myriades, dans son épaisseur, des glandules de 1/5 de millimètre de longueur sur 1/12 de millimètre de largeur, séparées par des intervalles de 1/7 de millimètre. Ces glandules qui se contournent en trois tours de spirale, se recourbent en crochet à leur extrémité terminale où elles versent, par un très petit orifice (1/18 millimètre), à la surface de la muqueuse, le liquide qui la lubrifie. A la surface de cette membrane est un épithélium vibratile qui se détache facilement. A l'époque de la menstruation les glandules de la matrice deviennent plus saillantes; des points blancs, environnés dans l'épithélium d'un réseau capillaire très fin, marquent les orifices de ces glandules sur la muqueuse turgescente elle-même. Tous ces caractères vont être importans pour fixer la signification de la membrane fœtale utérine.

A partir du moment de la conception, la matrice commence à se disposer pour la fonction qui va s'accomplir, et qui est à elle-même sa propre destination. Les simples phénomènes de turgescence qui accompagnent déjà la menstruation ont ici un résultat important. A l'arrivée de l'œuf dans l'utérus, déjà la surface interne de ce viscère est tapissée par une membrane blanchâtre, étendue jusqu'à l'entrée de son col, épaisse, adhérente au tissu de l'organe par sa face adjacente, libre du côté de la cavité utérine. Un épais flocon albumineux bouche la cavité du col utérin. Cette formation d'une couche membraneuse qui préexiste à la descente de l'ovule est constante, semble si bien un effet intimement lié à l'état de gestation, qu'elle accompagne même la grossesse extra-utérine. M. Velpeau ne l'a vue qu'une fois sur trois cas semblables. Cette production, d'une apparence si nouvelle, est ce que l'on nomme la *membrane caduque vraie périone* de Breschet, ou *utérine*. Mais à peine l'œuf a-t-il séjourné dans la matrice qu'il se trouve aussi revêtu d'une membrane analogue à la première, et qui se continue avec elle au segment de contact de l'œuf avec l'utérus. C'est cette seconde membrane que Chaussier appelait *caduque épichorion* de Chaussier, *ovuline*, et que l'on nomme généralement *caduque réfléchie*, en raison de l'opinion que l'on s'est faite de sa formation. Entre les deux membranes est situé un liquide albumineux, l'*hydropérione* de Breschet.

La caduque, signalée déjà par Arétée de Cappadoce, a été reconnue par Fabrice d'Aquapendente, Hervey, et successivement par tous les embriogénistes; mais c'est W. Hunter qui l'a le mieux et le plus complétement étudiée. C'est lui qui l'a nommée *membrane caduque* (*membrana decidua*), parce qu'il la supposait temporaire, et qui l'a distinguée en deux portions: la *caduque utérine* (*decidua uterina*), et la *caduque réfléchie* (*decidua reflexa*). Mais un fait plus important a rapport aux deux opinions successives qu'il s'était faites de sa formation et de sa texture. L'ayant trouvée préexistante à l'arrivée de l'œuf, très vasculaire et terminée en bas au col de l'utérus, et de chaque côté à l'orifice des oviductes, c'est-à-dire interrompue dans sa continuité par trois ouvertures, il pensa d'abord que la caduque n'était qu'une exfoliation de la face interne de l'utérus. Mais plus tard il abandonna cette idée pour lui en substituer une autre, et pensa que la caduque n'était qu'une fausse membrane exhalée par la muqueuse utérine. C'est entre ces deux opinions que se sont partagés les embryogénistes qui font le plus autorité.

La seconde, le plus généralement en faveur jusqu'à ces derniers temps, a eu pour partisans d'abord J. Hunter, et plus récemment MM. Moreau, Bojanus et Breschet, etc. Dans l'ingénieuse théorie de M. Moreau (1), la fausse membrane utérine étant continue sur toute sa circonférence, l'œuf qui ne trouve aucun orifice pour entrer dans l'utérus, refoule la caduque qui lui fait obstacle, et peu à peu, à mesure qu'il chemine, s'en enveloppe, jusqu'à ce qu'il soit lui-même en contact avec la paroi de la matrice par un segment de son contour. Dans cet état il est donc logé, comme le sont les viscères dans les séreuses, sous une double enveloppe nouvelle, fournie par la fausse membrane ainsi dédoublée, par rapport à lui, en deux feuillets: l'un qui tapisse tout le reste de la matrice, la *caduque utérine*, l'autre qu'il a détaché de sa paroi et dont il s'est immédiatement enveloppé, la *caduque réfléchie*, évidemment continue à son contour avec la première. Mais comme la surface du contour de l'œuf avec l'utérus se montre aussi pourtant recouverte par une caduque, dans l'opinion qui précède on croit qu'elle résulte d'une nouvelle exsudation pseudo-membraneuse de remplacement. On nomme *caduque tardive* (*serotina*) ou *consécutive*, *caduque*

(1) *Thèse inaugurale*, Paris, 1814.

inter-utéro-placentaire, cette troisième production, très importante parce qu'elle occupe le lieu où doit plus tard se développer le placenta.

Les partisans de cette opinion invoquent à l'appui plusieurs argumens très bien résumés par M. Cruveilhier (1) : 1° la facilité avec laquelle ils s'expliquent la formation de la caduque réfléchie; 2° l'identité de structure entre les deux caduques, qu'ils font peut-être plus grande qu'elle ne l'est en réalité. *Cruveilhier* croit bien que la caduque vraie est plus vasculaire que la caduque réfléchie, mais pourtant cette dernière aussi, pour lui, est *vasculaire* et *organisée* à la manière des fausses membranes; 3° la fragilité de l'adhérence de la caduque utérine avec la surface de la matrice, et qui est telle que, dans l'avortement à toute époque, la caduque utérine est toujours entraînée avec l'autre; 4° enfin, l'analogie qui montre qu'aucun tissu ne se sépare et ne s'élimine que par ulcération et gangrène; qu'aucune membrane muqueuse ne s'exfolie pour être remplacée par une autre de nouvelle formation.

La première opinion de W. Hunter, que la caduque n'est qu'une exfoliation de la muqueuse utérine, a repris faveur dans ces derniers temps et, vu le nombre et l'autorité de ses adhérens, semble destinée à prévaloir. *Oken*, *Baer*, ont reproduit l'opinion de W. Hunter, Weber, Sharpey, MM. Coste, Courty, Cruveilhier, et jusqu'à un certain degré, Huschke et Bischoff pensent, que la caduque n'est autre chose que la muqueuse utérine. Voici les argumens sur lesquels cette opinion est fondée.

1° L'ovule, comme nous l'avons déjà remarqué, est libre à son arrivée dans l'utérus. Au lieu d'une caduque, il n'est environné que d'un liquide toujours muqueux. 2° Il n'est pas exact de dire que la caduque utérine forme une surface continue. Au contraire, l'examen de l'utérus, à toute époque de la gestation, montre les trois ouvertures du col et des trompes complétement libres; si bien qu'un stylet y pénètre avec facilité sans produire aucune déchirure. W. Hunter, le premier, avait reconnu ces ouvertures, qui l'ont été aussi par Oken, Baer, Bojanus, M. Coste et beaucoup d'autres observateurs. 3° L'œuf, à son arrivée dans l'utérus, n'est point en contact direct avec la surface de l'utérus; la caduque est intermédiaire, et rien ne montre ni qu'elle soit un nouveau produit, ni que la membrane utérine, dans son voisinage, ait été décollée. 4° Dans l'hypothèse d'une caduque réfléchie, l'insertion de l'ovule devrait toujours avoir lieu à l'orifice de la trompe. La supposition qu'il peut glisser n'est point admissible, retenu qu'il est par la pression des parois; et d'ailleurs, ajoute très sensément M. Cruveilhier, « comment admettre qu'un ovule, qui n'a guère que 1/15e de millimètre « quand il arrive dans la cavité de l'utérus, puisse décoller « quoi que ce soit? » (*Phys.*, t. 2, p. 697.) Enfin d'autres argumens, et les plus concluans, se tirent de l'examen de la texture. 5° En examinant la caduque à deux ou trois mois de la conception, on trouve qu'elle est composée, comme la muqueuse utérine : (a) de filamens blancs glandulaires, de forme sphéroïde; (b) de vaisseaux très considérables, surtout en regard du placenta, et qui communiquent avec ceux de la matrice. 6° Le détachement de la caduque utérine ne s'obtient que par déchirure, et laisse à nu le tissu de l'utérus. 7° Enfin, chez les femmes très nouvellement accouchées, la muqueuse utérine manque complétement. M. Cruveilhier, qui a pu constater ces faits à la Maternité, s'est convaincu que la muqueuse, après l'accouchement, se reformait entièrement, et, par une exception singulière, avec tous les caractères de sa texture première; de manière, comme le prouve l'expérience universelle, à recommencer les mêmes fonctions.

De tous ces faits on conclut : 1° que la membrane caduque n'est qu'une modification, au point de vue des fonctions gestatives de l'utérus, de la membrane muqueuse de cet organe, qui s'exfolie ou plutôt se détache avec l'œuf, au point de manquer complétement après la parturition; 2° que, par une exception, unique dans l'organisme, mais motivée par les fonctions spéciales de l'utérus, sa membrane muqueuse, éliminée par le fait, à chaque gestation, se reproduit aussi à chaque fois que cette fonction est accomplie. D'où il semblerait résulter que la membrane muqueuse utérine, différente en cela de toutes les autres, n'existerait pas moins en vue du fœtus à venir, c'est-à-dire d'un autre organisme étranger à la mère, que comme surface de protection de celui de ces organes qu'elle tapisse.

Dans le cours de la gestation, la caduque, ou la membrane muqueuse utérine, qui a subi une hypertrophie considérable, constitue pour l'œuf une membrane extérieure adventive, dont une portion est destinée à former, avec le chorion, l'organe vasculaire de nutrition du fœtus. Maintenant que nous savons que c'est la caduque qui fournit le placenta utérin, le moment est venu de compléter l'histoire du placenta dans son entier.

Du placenta utérin et du placenta entier ou utéro-fœtal.

L'hypertrophie de la muqueuse, pour former la caduque, est surtout très considérable dans la région qui constitue le placenta-utérin. Les vaisseaux, artères et veines, qui établissent ce mode de circulation, prennent le nom de *vaisseaux utéro-placentaires*, démontrés d'abord par W. Hunter. La forme, le volume et le mode de distribution des vaisseaux du placenta utérin, diffèrent beaucoup de ceux du placenta fœtal, avec lequel pourtant il est en communication si intime.

W. Hunter avait reconnu que l'appareil vasculaire de la caduque placentaire se distinguait par de nombreuses cellules d'un grand volume et à parois très minces, dans lesquelles s'insinuent les villosités du placenta fœtal. Mais il pensait que ces cellules sanguines étaient intermédiaires entre les artères et les veines, selon lui, très peu ramifiées, qui formaient leurs vaisseaux d'apport et de retour. Parmi les micrographes modernes, c'est à Weber que l'on doit les détails les plus précis sur cette matière. D'après ses recherches, en général confirmatives de celles de W. Hunter, chez la femme, les artères utérines pénètrent en décrivant de longues flexuosités, de l'utérus dans son placenta, et, sans fournir de ramifications, vont se jeter dans les sinus veineux. Ces sinus, très vastes, mais par une observation plus détaillée que celle de Hunter, fréquemment anastomosés les uns avec les autres, forment un système de cellules sanguines, qui marquent la délimitation du placenta, et d'où le sang est repris par des veines placentaires qui le portent dans les veines utérines.

1° Artères utéro-placentaires. En nombre considérable, plus au centre qu'à la circonférence; de 1 milli. à 1/2 milli. de diamètre, spiroïdes, à parois épaisses, friables, s'enfoncent entre les cotylédons du placenta; faciles à voir par le redressement de leurs flexuosités en décollant le placenta.

(1) *Traité d'anatomie descriptive*, t. IV, p. 816.

2° Veines utéro-placentaires. Droites, faciles à rompre, en plus grand nombre, plus volumineuses que les artères, fréquemment anastomosées entre elles; *garnies de valvules*, terminées en cul-de-sac dans le placenta, sans dilatations ni cellules. Au travers de leurs parois minces, le microscope montre appliquées les villosités des vaisseaux ombilicaux, mais aucune communication directe avec eux.

— Point d'anastomoses entre les artères et veines utéro-placentaires.

— Il existe quelques vaisseaux en dehors de la circonférence du placenta, qui peuvent causer des hémorrhagies par leur rupture.

— L'auteur croit que la rupture des veines utéro-placentaires est une cause fréquente d'apoplexies placentaires.

Vaisseaux sanguins. (Velpeau, p. 66.) A l'âge de trois semaines, dit-il, ce ne sont que des spongiales, des radicules analogues aux végétaux. (Il confond avec les chorions 1er et 2°.)

— *Wrisberg* a démontré que les lobes s'isolent dans les injections.

— *Vaisseaux* utéro-placentaires admis par M. *Dubois* — *Biamini* décrit les artères et veines utéro-placentaires, p. 73-4. — M. *Velpeau* ne croit pas (avec raison) à la communication des deux circulations fœtale et maternelle. Il n'admet pas le mélange du sang en nature.

Les injections de M. Bonami, soit de chaque placenta, soit du placenta entier à quatre couleurs, montrent l'indépendance complète des deux circulations.

Seulement, M. Cruveilhier admet qu'il existe des cercles visibles après l'injection par les artères ombilicales; c'est une erreur due, ou à des extravasions, ou au manque d'observation au microscope (1).

La paroi du sinus veineux étant réduite à sa tunique interne très amincie, suivant le travail de Weber, la pénétration des deux placentas, dans l'espèce humaine, est très simple. Les extrémités des villosités du chorion, dont il a donné une figure grossie à 100 diamètres, consistent dans un système d'anses capillaires provenant d'une artériole, qui se contournent en flexuosités ou circonvolutions très nombreuses, et s'anastomosent fréquemment les unes avec les autres, avant de se réunir à la veinule fœtale de retour. Les circonvolutions soulèvent la membrane, excessivement mince et molle, du sinus veineux du placenta utérin, s'y appliquent, s'en enveloppent, et paraissent suffire, à travers les parois juxtaposées, au moyen d'échange entre les sangs des deux placentas fœtal et utérin, sans qu'il y ait eu mélange des liquides renfermés de part et d'autre dans leurs vaisseaux. Chez les mammifères, selon Weber, la surface vasculaire du placenta utérin est différente, et forme des gaines de vaisseaux capillaires, dans lesquelles sont reçues les villosités du placenta fœtal. Eschricht, au contraire, croit que chez la femme aussi, ce n'est que par un réseau capillaire que la caduque est en contact avec les villosités fœtales. Bischoff pense que c'est à une destination de ce genre que doivent appartenir les canaux glandulaires reconnus par Weber et Sharpey dans la caduque. C'est aussi l'idée d'une pénétration mutuelle des deux placentas, que font naître les figures microscopiques qu'il en a données d'après des pièces à leur état naturel; mais le mode de pénétration serait différent, puisqu'il consisterait dans l'application des villosités sur les deux surfaces adjacentes. Dans l'une de ces figures, la villosité du chorion se présente sous forme d'une élégante foliole d'un aspect ponctué, dont le bord découpé en laciniures profondes est épais et opaque. L'autre figure montre, à un grossissement de 250 diamètres, l'épithélium de la membrane muqueuse utérine, terminé par de petits appendices coniques, ou de véritables villosités, remplies de corpuscules, qu'il appelle des noyaux de cellules confondues. Comme on le voit, il serait à désirer que de nouvelles recherches, entreprises à un point de vue critique de vérification, permissent de lever les doutes que ce conflit d'opinions différentes laisse encore à ce sujet.

Toutefois, si l'anatomie microscopique n'offre pas encore toute la précision désirable à cet égard, au point où en sont les recherches, elle permet néanmoins de prononcer sur la valeur relative des trois opinions que l'on s'est faites à divers temps de la circulation placentaire.

1° La communication vasculaire entre les deux placentas, avec un mélange du sang de la mère au fœtus, admise autrefois par beaucoup d'anatomistes, Cowper, Vieussens, Haller, Senac, etc., d'après l'examen d'injections extravasées, dès aujourd'hui n'est plus soutenable. S'il pouvait rester encore quelques doutes en anatomie, ils seraient levés par trois preuves physiologiques irrécusables.

a. La différence de rhythme des battemens du cœur de la mère et de celui de l'enfant, facilement vérifiable par l'auscultation.

b. Le volume plus considérable, et la forme un peu différente des globules sanguins du fœtus, et surtout de l'embryon: preuve évidente que son sang est formé par lui, et n'est pas le même que celui de la mère.

c. Enfin l'observation faite par Wrisberg et Osiander que chez les fœtus avortés, qui viennent au monde avec toutes leurs enveloppes et leur placenta, la circulation continue néanmoins pendant un temps considérable, sans qu'il s'échappe du sang de la masse placentaire.

M. *Velpeau*, qui nie le mélange, dit que le sang du fœtus n'a point l'aspect de celui de la mère. Il est d'abord rosé, puis devient plus rouge, puis noirâtre, et ne présente pas de différence de couleur dans les artères et dans les veines.

— Il croit sa composition chimique différente et variable suivant les âges (ce qui est très sage). Le sang d'une femme adulte ne serait-il pas comme un poison pour un être aussi frêle que le fœtus?

Ovol. p. 74. *Jacquemier*. Les deux fluides sont animés d'une vitesse inégale.

M. *Flourens*, d'après des injections sur des placentas de lapines, chiennes, chattes, comme aussi de femmes, faites, soit par les vaisseaux ombilicaux, soit par les artères utérines, aurait toujours vu le passage du fœtus à la mère, ou de la mère au fœtus.

Il en excepte toutefois les pachydermes et les ruminans.

Il en conclut que la communication dans les mammifères est de deux sortes, par continuité ou par contiguïté.

Par continuité, elle ne se ferait que par un seul point, et par contiguïté elle aurait lieu par une grande surface. (*Recherches sur les communications vasculaires entre la mère et le fœtus*. *Ann. des Scien. natur.*, 1836, 2e série, t. 5, p. 65.)

2° L'opinion d'un certain nombre d'anatomistes, Lee, Rad-

(1) Breschet 1820 (*Soci. philom.*), avait déjà démontré que deux injections utérine et fœtale ne se mêlent pas.
Et aussi Blandin et Moreau.

fort, Seiler, Ramsbotham, Millard, etc., qui ne voient dans les deux placentas qu'une application ou une superposition de surfaces, sans aucune connexion médiate entre les vaisseaux capillaires, n'est pas plus fondée. Il s'agit d'une superposition du placenta à l'utérus. Burns croit au mélange des vaisseaux utéro-placentaires avec la couche externe de la caduque. Il en est de même du liquide lactescent intermédiaire admis par Breschet. Rien ne prouve l'interposition d'un tissu spongieux inorganique, admis par quelques-uns d'entre eux. Enfin, le mode unique de communication par des lymphatiques, admis par M. Lauth, n'est pas plus démontré.

C'est donc la théorie de la pénétration mutuelle par des organules vasculaires imperforés, qui est la mieux en rapport avec les faits en anatomie et en physiologie.

Développement des annexes du fœtus au troisième mois de la gestation.

Nous avons fait voir le mode de formation des parties composantes de l'œuf depuis l'apparition du blastoderme, et nous avons suivi chacune d'elles dans ses évolutions. Mais comme leurs phases, leur destination temporaire et leur durée sont différentes, dès qu'un état définitif est constitué, il importe de revenir un peu sur les diverses parties, pour les relier entre elles et juger de leurs rapports dans l'ensemble. C'est ce que nous allons faire en peu de mots.

Chez la femme, au troisième mois de la gestation, les phases harmoniques du fœtus et de ses annexes, qui se sont régulièrement suivies dans leurs cours parallèles, sont terminées. Désormais toutes les parties ont pris la forme et la structure qu'elles doivent conserver. C'est la fin de l'état transitoire embryonaire auquel succède l'état fœtal permanent. Examinons rapidement à ce point de vue chacune des annexes.

La VÉSICULE OMBILICALE, dont les phases sont si éphémères dans l'œuf humain, se détache de l'anse iléo-cœcale du trente-cinquième au quarantième jour; et ordinairement disparaît du quatrième au cinquième mois. Parfois cependant, on la retrouve encore, même jusqu'à la fin de la grossesse (Bischoff), sous la forme d'une petite vésicule pyriforme, aplatie et ridée, de 2 ou 3 millimètres de longueur, appliquée non loin du cordon ombilical, sur quelque point du chorion ou de l'amnios.

L'ALLANTOÏDE, nous le savons, s'est transformée, dès la troisième semaine, d'abord en cordon ombilical, et en vessie urinaire (premier mois), puis en troisième chorion et ultérieurement en placenta. De sa forme première vésiculaire il reste la vessie, et au-dessus l'ouraque, qui presque toujours (p. 66) a déjà disparu du cordon ombilical, et jusqu'à la naissance, demeure parfois creux entre la vessie et l'ombilic (Bischoff).

L'AMNIOS, enveloppe séreuse permanente de l'embryon, est l'une des parties dont l'étude a le plus d'importance pendant toute la durée de la vie intra-utérine.

Au troisième mois l'amnios offre les formes qu'il doit conserver. D'abord séparé du chorion par une matière fluide albuminiforme, souvent entrecoupée de flocons ou de filamens de même nature (le *magma réticulé* de M. Velpeau); peu à peu, par suite de l'accumulation de son liquide, il s'est développé jusqu'à s'appliquer partout à la circonférence interne du chorion vasculaire, et autour du cordon ombilical qu'il enveloppe dans une gaîne. Déjà, en cet état, l'œuf distendu par l'amnios, forme une poche de 12 à 15 centimètres, dans laquelle l'embryon, relativement assez petit, flotte au milieu du liquide, suspendu à son cordon ombilical.

Examiné à son point d'origine au pourtour de l'anneau ombilical, il semble se continuer avec le tégument du fœtus. Dans sa texture, il est devenu plus ferme, commence à résister à la traction, et offre tous les caractères des membranes séreuses. Dans l'origine, sous le microscope, il apparaissait formé de cellules à noyaux; mais cette apparence diminue à mesure qu'il augmente d'épaisseur et de densité; si bien que, vers la fin de la grossesse, on n'en observe plus aucune trace. Mais à sa face interne se forme un épithélium à cellules pavimenteuses, qui deviennent polygoniques par leur aplatissement (Breschet et Gluge, Bischoff). A aucune époque on n'y distingue des vaisseaux.

Le *liquide amniotique*, chez les jeunes embryons, se montre limpide et opalin (Bischoff). Plus tard il devient jaunâtre ou blanchâtre et moins transparent; ses réactions sont neutres, son odeur fade, sa saveur légèrement salée. En voici l'analyse faite par Vogt, sur les eaux de l'amnios d'un fœtus de trois à quatre mois:

Eau.	979,45
Extrait alcoolique, composé d'une matière animale indéterminée et de lactate sodique..	3,69
Chlorure sodique.	5,95
Albumine ou résidu.	10,77
Sulfate et phosphate calciques (perte). .	0,14
	1000,00

Le CHORION offre peu de chose à dire. Par suite de son développement, il est devenu plus dense et a pris une texture légèrement fibro-celluleuse. Il est glabre, excepté dans la portion où est situé le placenta.

Le PLACENTA forme un disque de 6 à 7 centimètres de diamètre, sur une épaisseur proportionnée. Il est greffé à peu de distance des trompes. Sur 34 *femmes* récemment accouchées, le centre du placenta correspondait:

20 fois à l'orifice tubaire;
6 fois au fond de l'utérus;
3 *id.* en avant;
2 *id.* en arrière;
3 *id.* au-dessous de l'une des trompes;
34 (Velpeau, p. 70), sur l'une des faces antérieure ou postérieure de la matrice, mais parfois envahissant un peu sur l'un des côtés droit et gauche. Dans des cas rares néanmoins, il s'insère plus bas vers l'orifice de la matrice (*placenta prævia*). Cette disposition est fâcheuse parce qu'elle dispose à des hémorrhagies, par l'effet de la dilatation du col avant le terme de la grossesse. Les détails dans lesquels nous sommes entrés concernant la structure du placenta, s'appliquent déjà à cette période où il est tout formé.

Le *cordon ombilical*, suivant la moyenne établie par M. Velpeau, pour les divers âges de la gestation, offre à peu près la longueur du fœtus. En général il est encore, sinon droit, du moins contourné sur lui-même. Il se compose d'une seule *veine* et de deux *artères ombilicales* (Velpeau, p. 60). Vers deux mois, rentrée du canal digestif dans le ventre: l'ouraque, le conduit vitellin et les vaisseaux s'oblitèrent.

A trois mois, comme à neuf, il n'y a plus dans le cordon que la veine, les deux artères, la gélatine de Warthon ou le tissu spongieux de Rouhault, et la gaîne de l'amnios.

Suivant M. *Flourens*, le cordon formé par les trois vaisseaux ombilicaux, outre les gaînes propres des artères et de la veine, est renfermé sous cinq enveloppes superposées. (Rech. sur la struct. du cord. ombil., et sur sa contin. avec le fœtus.) (*Annales des Sci. natur.*, 2e série 1835, t. III, p. 334, t. IV, p. 40-129.)

1° Deux fournies par l'amnios et continus,
- A. Le *feuillet externe amniotique* avec l'*épiderme* du fœtus.
- B. Le *feuillet interne* avec le *derme* du fœtus.

2° Deux fournies chez l'homme par le chorion,
- C. Le *premier feuillet chorial* avec le *tissu cellulaire* sous-cutané.
- D. Le *deuxième feuillet chorial* avec l'*aponévrose* des muscles abdominaux.

3° Un feuillet unique, celluleux *sous-chorial* dans l'homme, et continu avec le *péritoine*.

Chez les animaux (pachydermes, rongeurs, carnassiers), les trois feuillets sont seulement sous-amniotiques, et non continus au chorion (les deux premiers). Parfois (*v.* p. 64) le vestige de l'ouraque y apparaît encore sous la forme d'un cordon fibreux. L'orifice ombilical d'où il sort, est situé encore au-dessous du milieu de la longueur totale du fœtus. A son autre extrémité le cordon ombilical s'insère plus ou moins près du centre du disque placentaire; de ce point l'on voit, sous l'amnios, les branches provenant de la distribution de ses vaisseaux, s'étendre en rayonnant vers la circonférence du placenta, en fournissant des rameaux qui vont se distribuer aux groupes des villosités.

La MEMBRANE CADUQUE, dont les deux portions (*utérine* et *réfléchie*) étaient primitivement séparées par un liquide albumineux sanguinolent, a suivi les progrès de l'œuf. A trois mois la cavité intermédiaire a disparu (Coste), et, des deux membranes, on ne tarde pas à n'en plus reconnaître qu'une seule. De là une double opinion entre les anatomistes, dont les uns admettent la fusion des deux membranes, et dont les autres croient à la probabilité d'une résorption de la caduque réfléchie pendant le cours de la grossesse.

Ainsi donc, à la fin du troisième mois, l'état permanent des annexes, comme celui des organes du fœtus, est définitivement constitué. L'organisation de l'œuf, qui est complète, est aussi très simple. Désormais les phrases qui suivent n'amènent plus que des états transitoires de nutrition et d'accroissement, mais sans nouvelles évolutions. Il suffit donc, pour terminer, de montrer l'état des diverses annexes du fœtus au moment de la naissance.

Du développement des annexes du fœtus à la fin de la gestation.

A la naissance l'œuf forme une masse de 25 à 28 centimètres de hauteur, sur 18 environ en largeur et en épaisseur. Ses parties constituantes sont les mêmes que celles que nous avons reconnues à l'âge de trois mois, mais seulement amplifiées dans leurs dimensions.

AMNIOS. C'est une enveloppe séreuse complète, qui forme l'enveloppe interne de l'œuf. Née du bord de l'orifice ombilical où elle fait suite à la peau, en marquant par un sillon circulaire son point de départ, elle enveloppe le cordon ombilical et se réfléchit à son extrémité placentaire sur le chorion. Par sa surface externe, elle tapisse la face fœtale du placenta et le chorion dans toute son étendue, mais sans adhérence avec cette membrane. Entre les deux existe, pendant tout le temps de la grossesse, une couche de liquide gélatiniforme (le *magma réticulé* *V.* la note au bas de la page 71), qui diminue graduellement d'épaisseur et a disparu à l'époque de la naissance. Par sa surface interne, blanchâtre, lisse et unie, l'amnios offre l'aspect commun à toutes les cavités séreuses. Toutefois il y a ici cette différence physiologique, qui doit en être une aussi de texture, c'est que l'amnios paraît sécréter normalement son fluide, tandis que l'exhalation dans les séreuses est un phénomène pathologique. Du reste, ce liquide, à mesure que le fœtus se développe, n'est plus proportionnellement en si grande abondance qu'il l'était dans les premiers mois de la grossesse. A la naissance il est assez diminué pour que l'amnios touche le tégument du fœtus, circonstance favorisée aussi par sa pesanteur. Cette juxtaposition explique les adhérences qui ont été trouvées entre l'amnios et divers points de la peau du fœtus (M. Cruveilhier).

A la fin comme au commencement de la gestation, l'amnios paraît complétement dépourvu de vaisseaux sanguins. On n'a pas réussi non plus à y démontrer par l'injection, ni d'aucune autre manière, l'existence de vaisseaux lymphatiques. Le liquide amniotique est légèrement trouble. Le microscope y démontre des cellules et des noyaux d'épithélium détachés, tant de la peau du fœtus que de la couche épidermique de l'amnios. A ses usages pendant la grossesse le liquide amniotique ajoute au moment de l'accouchement, de faciliter la dilatation du col de l'utérus, d'humecter les parois et de frayer la voie au produit de la conception dans le vagin; jusqu'au moment où survient, par pression, la rupture des membranes, ou de ce que l'on nomme la *poche des eaux*.

CHORION. Enveloppe extérieure propre de l'œuf, le chorion est en rapport, par sa *surface interne*, avec l'amnios, et par sa *surface externe* avec le placenta et la caduque, auxquels il s'unit par des prolongemens, qui ont été ses villosités à une époque antérieure. Ces prolongemens, devenus fibreux, rares et grêles en regard de la caduque, sont beaucoup plus nombreux et plus épais, en regard du placenta, dans lequel ils s'insinuent pour faire partie de sa texture. Mince, dépourvu de vaisseaux, d'une structure légèrement fibreuse, le chorion forme comme la duplicature ou le feuillet fibro-celluleux de sustension de la membrane séreuse, représentée par l'amnios; mais il n'accompagne pas cette membrane sur le cordon ombilical, au contour duquel il se perd à son insertion placentaire.

PLACENTA. Disque vasculaire, spongieux et mou, de 18 à 24 centimètres de diamètre; épais de 20 à 25 millim. au centre, de 6 à 10 sur son bord circulaire. Sa *face utérine*, inégale, bosselée, tomenteuse et recouverte par une membrane molle et couenneuse (la portion de caduque dite *consécutive*), est celle par conséquent qui adhère à l'utérus. Elle est entrecoupée à des profondeurs très inégales, par des sillons irréguliers qui s'entrecroisent dans diverses directions, et la partagent en lobes ou cotylédons, dont ceux qui sont les plus excentriques dessinent, dans un contour sinueux et accidenté, la circonférence plus mince de l'organe. Ces cotylédons formant autant d'îlots placentaires, appendus à des vaisseaux différens, figurent comme autant de centres circulatoires, ou de petits placentas partiels, pouvant s'accroître, s'atrophier ou se détacher isolément les uns des autres; indépendance des lobes démontrés par Wrisberg.

Les placentas de deux enfans ne communiquent point entre eux.

Pourtant il y a deux faits contraires de Désormeaux et de M. Mancel où le sang revenait d'un cordon par l'autre.

M. Velpeau, page 67, a vu aussi le même fait dans trois cas de placentas doubles. La *face fœtale* du placenta est lisse, recouverte quelle est par l'amnios, que double le chorion. Au travers des deux membranes se voient, en relief et en transparence, les vaisseaux qui vont en rayonnant se distribuer du centre à la circonférence. Leur disposition est simplement radiée en branches de longueur inégale, lorsque le cordon ombilical s'insère auprès ou sur la circonférence du placenta ou même à une certaine distance de cet organe sur le chorion. Quant à celui-ci, il n'est que contigu avec l'amnios; mais sur l'autre face, outre les prolongemens qu'il envoie entre les cotylédons, traversé comme il est par les ramifications des vaisseaux ombilicaux, il ne peut être séparé sans rupture du tissu placentaire, et forme l'enveloppe périphérique du placenta fœtal, au même titre que la caduque forme celle du placenta utérin. D'où il résulte que le placenta, dans son entier, est renfermé entre deux membranes, ou, si l'on veut, n'est qu'une sorte de gâteau vasculaire, développé entre les deux membranes superposées, au travers desquelles il reçoit, de part et d'autre, ses vaisseaux. La structure vasculaire sanguine du placenta nous est déjà connue; nous n'y reviendrons pas. Mais nous allons voir que M. Fohmann croit avoir réussi à démontrer, dans le placenta, la présence de lymphatiques.

Lymphatiques admis par Warthon, Cruikshank, Mascagni, Wrisberg, Michades, Schrœger.

Nerfs admis par Verheyen, Chaussier, Ribes, Home et Bauer.

Suivant Chaussier, l'anneau ombilical, à la naissance, mesure le milieu de la longueur du fœtus.

M. *Velpeau* distingue dans le cordon, les nœuds des replis vasculaires. Ses *replis* sont formés plutôt par la *veine* que par les artères, suivant *Harvey*. Au contraire, ils le sont plutôt par les *artères* que par la veine, d'après Hoboken et M. Velpeau.

— Le cordon ombilical existe déjà à 3 et 4 lignes de dimension (*qu'il appelle* 15 *jours*, 3 *semaines*). — De la 4e à la 9e semaine il offre des bosselures, vésicules, renflemens, 2, 3 ou 4 (pl. 8, fig. 6 et 8; pl. 12, fig. 4), qui s'effacent pendant le troisième mois.

Les vaisseaux ombilicaux ne se contournent en spirale qu'après la disposition des renflemens du cordon (7e ou 8e semaine). — Parfois c'est la veine qui se contourne sur les artères, mais le plus souvent les artères qui se contournent sur la veine. — Point de valvules dans les vaisseaux ombilicaux contre ce que disent *Hoboken* et *Reuss*.

M. Velpeau décrit son *magma réticulé*, qu'il croit être l'*allantoïde*, comme un tissu réticulé formé de lamelles et de filamens entrecroisés dont les mailles sont remplies d'une matière blanche, grumeleuse, crémeuse, albuminiforme. Il croit que c'est la même matière, ou au moins très analogue, qui remplit les vésicules du cordon.

— Il admet les cordons multiples au placenta, procédant en divergeant d'une seule tige ombilicale (cas que lui a montré *Deneux*). — Mais il ne croit pas à plusieurs cordons nés du fœtus (p. 62).

CORDON OMBILICAL. Ce faisceau vasculaire offre, à la naissance, un diamètre d'environ 1 centimètre: sa longueur moyenne, déduite de 474 cas observés par Tiedemann, est de 54 centimètres, c'est-à-dire à peu près égale à celle du fœtus. Toutefois, dans des cas exceptionnels, cette dimension a offert en plus ou en moins des différences très considérables, depuis 6 centimètres (Guillemot), jusqu'à 170 centimètres, comme il en existe un fait dans le Cabinet de Vienne. L'excès de longueur du cordon donne lieu à des accidens funestes; des nœuds, des strangulations qui peuvent causer parfois la mort du fœtus, et des constrictions auxquelles on croit pouvoir rapporter certains cas d'amputation spontanée d'un membre. Le cordon ombilical ne sort pas toujours uniquement par l'anneau ombilical, son orifice normal de passage. On cite des cas, à la vérité très rares, où il était inséré sur un point des parois du tronc, du cou, ou de la tête. Ces anomalies singulières, qui ne peuvent résulter que de très grandes modifications dans la circulation du fœtus, sont surtout remarquables au point de vue de l'embryogénie; car, dans ces cas, il est bien évident que le cordon ombilical, et par lui le placenta, avaient dû se développer aux dépens de toute autre partie de la vésicule allantoïde.

Le cordon ombilical, dans le fœtus à terme, est formé par ces trois vaisseaux, dans l'axe médian la veine ombilicale, côtoyée par les deux artères du même nom. C'est en commun que ces vaisseaux se contournent en spirale ou en corde, presque toujours de gauche à droite, vingt-huit fois sur trente-deux d'après Hunter. Des hypothèses que l'on a faites sur la cause de ce phénomène, la plus probable est qu'il est dû aux mouvemens du fœtus; mais il faut convenir néanmoins que cette explication ne satisfait pas complétement.

Il existe à Bruxelles un fœtus dont le cordon ombilical est inséré sur le crâne. M. Jules Cloquet qui l'a examiné avec soin, croit que la circulation se faisait par là.

M. *Velpeau* ne croit point à ces faits. — Il cite un fait (Mme Jagu) d'un cordon qui semble en faire quatre, deux au ventre, deux à la poitrine, ce ne sont que des adhérences.

— Oui, mais il y en a une normale.

Le nombre des vaisseaux ombilicaux n'est pas toujours invariablement le même. On a trouvé non-seulement deux veines ombilicales (Haller), ce qui ne serait encore qu'une persistance du premier état embryonaire; mais on en a vu jusqu'à trois (Haller). Quant aux artères, dans les cas les plus nombreux, les deux se réunissent à la sortie du fœtus en un seul tronc (Weitbrecht, Fleischmann, Henkel); mais on a vu aussi des cas où il n'y en avait qu'une (Bauhin, Haller, Wrisberg, ajoutez Marin, Velpeau, et *Blandin* (pièce déposée dans le muséum de la Faculté), et, au contraire, Osiander mentionne un autre fait où il y en avait trois. Les vaisseaux ombilicaux sont renfermés dans la gaîne que leur fournit l'amnios, unis entre eux par un tissu cellulaire à filamens épais (Breschet et Gluge), entre lesquels est déposée une substance albumineuse, épaisse, nommée la *gélatine de Wharton*, dont le plus ou moins d'abondance détermine principalement les différences de volume que présente le cordon ombilical.

Une dernière considération a rapport aux lymphatiques et

aux nerfs du cordon ombilical. Après de longues discussions pour et contre entre les anatomistes, Fohmann, le premier, assure avoir injecté en grand nombre, dans le cordon ombilical, ses vaisseaux lymphatiques remontant jusque sur le placenta. Cette assertion semble n'avoir trouvé que des contradicteurs; pourtant une pareille affirmation de la part d'un homme d'une si grande expérience sur cette matière, mériterait bien d'être soumise à un sérieux examen. D'un autre côté, Chaussier et Ribes, ont affirmé avoir trouvé des nerfs dans le cordon ombilical, et E. Home, en ayant vu aussi, les avait même fait dessiner (1825). Leur découverte avait été accueillie avec la même incrédulité. Mais voici pourtant que Schott, en démontrant l'origine de ces nerfs (1836), qu'il avait aussi trouvés depuis long-temps, est parvenu à convaincre beaucoup d'anatomistes de leur existence. Suivant Schott, d'une part, des filamens nerveux, nés du plexus hépatique, vont former sur la veine ombilicale un plexus, d'où il a vu émaner un filet sortant avec la veine ombilicale, et d'autre part, il a signalé aussi des nerfs nés du plexus hémorrhoïdal chez les fœtus mâles, du plexus utérin chez les femelles, qu'il a pu suivre jusqu'à 5 centimètres au dehors de l'ombilic sur le cordon. Valentin, depuis a pu voir ces nerfs et y reconnaître des fibres primitives jusqu'à 12 et 16 centimètres de l'ombilic dans le cordon. Je crois d'autant mieux à cette double assertion que, dans mes recherches sur le système nerveux splanchnique, sans être prévenu de cette découverte antérieure, j'ai moi-même trouvé chez l'adulte, sur la veine et les artères ombilicales, ces mêmes plexus provenant des mêmes origines, et dont j'ai vu les filets, dans l'organisation constituée, se terminer en nervules péritonéaux. C'est l'objet de figures où je les ai fait représenter dans mon ouvrage (t. III, pl. 94, et t. V, pl. 42).

Membrane caduque. Ce n'est plus que pour la mentionner que nous rappelons cette membrane. La caduque des derniers mois, réduite à un seul feuillet, et qui s'est beaucoup amincie à mesure que l'œuf a augmenté de volume, forme autour de lui, en qualité de membrane adventive, une dernière enveloppe complète, molle, tomenteuse, qui augmente graduellement d'épaisseur, en se rapprochant du placenta dont elle revêt la face utérine. Unie au chorion, dans tout son contour, par ces prolongemens fibreux espacés, que nous avons reconnus pour être les vestiges des anciennes villosités de cette membrane, la caduque, l'ancienne muqueuse de l'utérus, devenue étrangère à cet organe et incorporée aux enveloppes de l'œuf, est expulsée après la sortie du fœtus avec la masse de ses annexes, composant ce que l'on nomme l'*arrière-faix*.

M. Velpeau dit que les deux portions peuvent toujours être isolées jusqu'à la fin de la grossesse (p. 10).

En résumé, la succession des évolutions de l'œuf se compose des phases suivantes :

1° Le *vitellus primitif* sous son enveloppe le *premier chorion* (zone transparente ou membrane vitelline), dédoublé en vésicule blastodermique et son contenu ;

2° La *vésicule blastodermique* dédoublée dans ses deux feuillets cérébro-spinal et splanchnique ;

3° Le *feuillet cérébro-spinal* dédoublé dans la portion cérébro-spinale de l'embryon et le grand feuillet séreux blastodermique ;

4° Le *grand feuillet séreux blastodermique* dédoublé en deux sacs séreux : l'amnios, la séreuse propre de l'embryon qu'il enveloppe, et la grande séreuse de l'œuf sous son premier chorion;

5° Le *feuillet splanchnique* dédoublé en feuillets muqueux et vasculaire, et le double feuillet muqueux et vasculaire divisé en trois compartimens : l'intestin, la vésicule ombilicale et l'allantoïde;

6° Le *premier chorion vitellin* remplacé par le grand feuillet séreux, qui s'y substitue pour former le *deuxième chorion* (chorion blastodermique);

7° La *vésicule ombilicale* et le *deuxième chorion* remplacés par l'allantoïde ;

8° L'*allantoïde* qui, elle-même se dédouble et forme la *vessie urinaire* et l'*ouraque*, puis le *troisième chorion* (le chorion vasculaire substitué au chorion blastodermique), et le *placenta fœtal ;*

9° Enfin, l'*utérus* lui-même qui vient contribuer pour sa part, et jusqu'à un certain degré, se dédouble, en quelque sorte, pour céder sa membrane muqueuse à l'œuf, et former le *placenta utérin*, dont l'application à celui de l'allantoïde, complète l'organe vasculaire double, commun à l'œuf et à l'utérus, le *placenta dans son entier*.

Ces phases des annexes de l'œuf, dont les analogues se répètent chez l'embryon avec les formes qui lui sont propres, justifient donc cette proposition que nous avions émise en commençant : la loi qui préside au développement et aux évolutions de l'œuf et de tout ce qu'il renferme, est celle que l'on a désignée sous le nom de *loi de dédoublement et de substitution organique*.

DÉVELOPPEMENT DES ORGANES ET APPAREILS.

DÉVELOPPEMENT DU SYSTÈME NERVEUX.

Quand un œuf est fixé définitivement dans la matrice, la vésicule blastodermique laisse apercevoir un point remarquable par une accumulation plus grande d'élémens plastiques, qu'on nomme tache embryonaire.

Les cellules qui forment cette tache d'abord uniformément étalées, se concentrent vers la périphérie, y produisent un anneau qui circonscrit un centre clair. Puis l'anneau s'allonge en ovale, et dans le grand axe de cet ovale qui correspond au petit axe de l'œuf, apparaît une ligne plus claire, aux deux côtés de laquelle se dessine aussi un amas un peu plus considérable de matériaux de cellules. Si l'on sépare les feuillets blastodermiques, on voit que les deux feuillets ne prennent pas une part égale à la formation de la tache. La ligne du feuillet muqueux n'est qu'une empreinte ou un moule de celle du feuillet animal.

Peu après, l'aire germinative prend la forme de lyre et, en même temps, son aspect change par l'effet d'un autre mode de répartition des matériaux.

La forme de lyre et de biscuit circonscrit immédiatement l'espace clair, au centre duquel apparaît une tache obscure de même forme.

Ainsi, après que l'*area germinativa* s'est partagée en une portion obscure et une portion claire, on distingue dans cette dernière une ligne claire, limitée des deux côtés par un amas obscur. Ces deux amas réunis constituent ce que Baer appelait écusson ; ce que Coste et Reichert disent être les moitiés primitives du système nerveux central. La ligne claire est, suivant Bischoff, une gouttière. Cette gouttière, dit-il, n'est point comme le veut Baer, précédée d'une ligne primitive. Mais où Baer a raison, c'est quand il déclare que les parties obscures limitant le centre clair, sont plus que les rudimens du système nerveux, mais ceux de l'embryon même. Bischoff explique l'assertion de Reichert et Coste de la façon suivante :

Avec Baer, il croyait que les bords du rudiment de l'embryon, qui limitent la gouttière primitive, s'appliquent l'un contre l'autre au-dessus d'elle, pour former le canal rachidien, dans lequel la masse nerveuse se dépose sous forme d'un tube. Mais avant la réunion des deux moitiés du rudiment de l'embryon, la couche qui limite la gouttière se métamorphose en masse nerveuse ; de la sorte, la gouttière primitive se transforme réellemens en cavité médullaire, et les dilatations supérieures en ventricules cérébraux. La partie qui touche immédiatement au tube médullaire s'épaissit de plus en plus ; il s'y développe les rudimens des vertèbres, et elle se distingue réellement par là, à tel point qu'avec Baer et Bischoff, nous la nommerons lames dorsales, et la partie périphérique, d'où proviennent les parois antérieures du corps, lames ventrales ou viscérales. Le tube médullaire continue de se séparer en cerveau et en moelle épinière, par l'effet de l'agrandissement et du développement de son extrémité antérieure.

Bischoff fait observer que la question du développement du cerveau et de la moelle, dans l'ordre de leur apparition, tant de fois controversée, est des plus simples. Là où on voulait de la succession, il y a simultanéité. De la sorte aussi, on n'est pas autorisé à considérer l'un comme une dérivation de l'autre.

Bischoff n'a jamais pu voir la corde dorsale, base de la colonne vertébrale des oiseaux, chez les mammifères.

Le canal du tube médullaire s'élargit en haut peu après sa clôture, et prend la forme de trois dilatations placées à la suite l'une de l'autre ; ce sont les cellules cérébrales, c'est d'elles que se développent les portions principales de l'encéphale.

Développement du cerveau.

La cellule cérébrale antérieure apparaît la première, et ne tarde pas à être suivie des deux autres, dont la dernière se termine peu à peu en pointe, du côté de la moelle épinière. Le tube médullaire concourt de très bonne heure à la clôture des deux premières, la substance nerveuse se déposant tout autour des parois du canal des lames dorsales, mais la cellule postérieure n'est close en haut que par les lames dorsales.

Bientôt il se manifeste deux compartimens dans la cellule antérieure et dans la postérieure ; il résulte de là cinq cellules. La paroi antérieure et supérieure de la cellule antérieure croît des deux côtés de la ligne médiane, avec plus d'énergie que ne le fait sa paroi postérieure, de sorte que, vue d'en haut, elle représente d'abord une double vésicule, qu'une faible dépression médiane divise en deux moitiés latérales.

Baer et Bischoff, après lui, appellent cette portion, *cerveau antérieur.*

La portion postérieure de la première cellule demeure impaire, et un léger étranglement la sépare de la double portion antérieure, c'est le cerveau intermédiaire. La seconde cellule primitive reste indivise, et constitue le cerveau moyen. Mais la troisième se divise en deux portions, l'une antérieure, l'autre postérieure, dont la première, plus courte, est le cerveau postérieur, la seconde plus longue, finissant en pointe, se continue avec la moelle épinière ; c'est l'arrière cerveau.

Pendant cette évolution des trois cellules cérébrales primitives en cinq, la partie antérieure de l'embryon, qui correspond plus tard à la tête, au col et à la poitrine, s'élève au-dessus du plan de la vésicule blastodermique et se détache d'elle ; en même temps, la partie supérieure de l'embryon et du tube médullaire décrivent plusieurs courbures, qui se lient intimement à la forme future du cerveau et de la tête.

En premier lieu on observe au niveau du cerveau moyen, une forte courbure en avant, qui se fait presque à angle droit, de manière que le cerveau moyen corresponde à son sommet. Puis il s'en dessine une seconde, également en avant et à angle droit, dans l'endroit où la moelle épinière se continue avec le cerveau.

Insensiblement on voit les deux saillies vésiculeuses de la première cellule cérébrale, ou le *cerveau antérieur*, croître davantage que la partie postérieure, ou le *cerveau intermédiaire*, ce dernier se fend à sa partie antérieure et s'y affaisse sur lui-même. Alors il devient plus aisé aux vésicules antérieures de former, par leurs bords postérieurs, une voûte qui s'étend peu à peu, de plus en plus, au-dessus du cerveau intermédiaire, quoique leurs parties postérieures demeurent écartées l'une de l'autre par ce dernier, qui fait l'office de coin. Cette formation peut varier chez les divers animaux, mais dans l'espèce humaine, les vésicules cérébrales antérieures couvrent le cerveau intermédiaire, moyen et postérieur ; de là, les *hémisphères* du cerveau. N'embrassant au début qu'une cavité commune, la partie antérieure de la cellule cérébrale supérieure, par suite de l'affaissement médian entre les deux moitiés des vésicules cérébrales antérieures et du développement du fond de celle-ci, il apparaît une cloison médiane, la *cloison transparente*, et la cavité de simple est devenue double ; telle est l'origine des deux ventricules *latéraux* du cerveau.

A ce développement de la cloison se lie celui du *corps calleux* et de la voûte à trois piliers. Cette lame médullaire, première trace du corps calleux, s'infléchit d'avant en arrière sous forme de genou, et se prolonge en arrière dans la même proportion que les vésicules elles-mêmes ; ses bords inférieurs, internes et postérieurs deviennent les piliers postérieurs de la voûte et les cornes d'Ammon. Déjà avant, on voit se développer du fond et des parois externes des deux vésicules cérébrales antérieures, deux renflemens qui ne tardent pas à prendre les caractères des *corps striés*.

Pendant ce temps la vésicule du cerveau intermédiaire se transforme, à sa partie supérieure, en *couches optiques*. De creuse elle devient pleine.

Mais la partie antérieure se fend et s'affaisse sur elle-même, tandis que la partie postérieure continue de demeurer unie dans les régions supérieures, et la masse naissante devient la *commissure postérieure* et la *commissure molle*. La conséquence nécessaire de ces changemens est que le canal de la moelle épinière se prolonge à travers l'arrière-cerveau, le cerveau postérieur et le cerveau moyen.

Tandis que le cerveau intermédiaire se fend et devient solide, les bords postéro-supérieurs des vésicules du cerveau antérieur se sont étendus sur lui dans la même proportion, et forment un couvercle au-dessus de lui, d'où résultent les parties latérales et supérieures du *troisième ventricule*.

A la surface du bord postérieur du cerveau intermédiaire, on voit encore apparaître alors la glande pinéale, en connexion avec lui par le moyen de ses pédoncules.

Le fond de la cellule antérieure ne subit pas de scission de ce genre; il se transforme en entonnoir, d'où un prolongement en bas.

La glande pituitaire serait, suivant Rathke, une excroissance de la cavité pharyngienne qui se porte à la rencontre de cette partie inférieure, et finit par se détacher de la cavité qui lui sert d'origine, pour se mettre en connexion avec l'entonnoir.

La seconde cellule cérébrale primaire, le cerveau moyen, ne subit pas de changemens si essentiels. Sa cavité se remplit peu à peu de bas en haut, par une masse qui forme les *pédoncules cérébraux*. Il subsiste un étroit canal, l'*aqueduc de Sylvius*, qui ne mène plus dans la cavité du cerveau intermédiaire, mais dans l'intervalle de ses deux moitiés, c'est-à-dire dans le troisième ventricule. Le couvercle ne se fendant point, il s'y forme un affaissement cruciforme qui donne naissance aux *tubercules quadrijumeaux*.

La troisième cellule cérébrale primaire se divise en deux parties, le cerveau postérieur et l'arrière cerveau. La séparation est moins prononcée dans les commencemens, parce que la cellule cérébrale est d'abord close en haut par les lames dorsales seules, de sorte que le tube médullaire se trouve largement ouvert à sa partie supérieure, et représente là une fosse. Plus tard, la séparation en deux parties devient plus marquée, attendu qu'une lamelle médullaire s'étend des deux côtés sur la portion de cette fosse la plus voisine de la cellule des tubercules quadrijumeaux, et représente le cerveau postérieur qui, par les progrès ultérieurs du développement, deviendra le cervelet. La partie la plus postérieure de la troisième cellule cérébrale, l'arrière-cerveau, reste ouverte en haut, et représente la moelle allongée avec le quatrième ventricule, sur lequel finit par s'étendre le cervelet. La paroi inférieure de la troisième cellule, en s'infléchissant en avant et en arrière, devient le point de départ du pont de Varole.

Les hémisphères cérébraux sont aisés à distinguer de bonne heure chez l'embryon. Au moment où celui-ci fléchit l'extrémité céphalique, on les aperçoit sous forme de deux vésicules faisant saillie à l'extrémité antérieure du tube médullaire. Selon Valentin et Tiedemann, ils représentent deux lamelles médullaires lisses à la surface, qui surmontent en manière de voûte les ventricules latéraux. A cette époque apparaissent les premiers rudimens des circonvolutions, qui représentent des dépressions très superficielles. A partir du septième mois ce développement marche avec une grande rapidité, et au neuvième mois elles sont arrivées à leur perfection. Les circonvolutions, d'après Baer et Bischoff, résultent de la trop grande expansion des vésicules, par rapport au développement du crâne; de cette disproportion résulte un plissement obligé. Tiedemann dit que l'on découvre, au quatrième mois, la scissure de Sylvius, affectant la forme d'un petit enfoncement, encore assez peu profond qui, devenant de plus en plus prononcé, divise les hémisphères en un lobe antérieur et une portion postérieure commune aux deux lobes moyens et postérieurs. Les vésicules des hémisphères couvrent les corps striés, lesquels d'ailleurs, se développent dans leur intérieur. Les couches optiques, au contraire, sont recouvertes, petit à petit, par les hémisphères qui apparaissent un peu plus tard. Au quatrième mois, ils atteignent les tubercules quadrijumeaux, au sixième, ils couvrent le cervelet, au-delà duquel ils s'étendent dès le septième.

La formation du corps calleux et de la voûte à trois piliers est, jusqu'à présent, un des points les plus obscurs du développement de l'encéphale, de l'avis de tous les ovologistes.

Leur développement date du troisième mois; il se manifeste comme une petite commissure étroite, presque verticale; du bord antérieur interne des hémisphères, il se développe avec lenteur jusqu'au sixième mois. A cette période il existe en avant, plié en genou, horizontalement placé. Tiedemann le considère comme le résultat de la fixation des extrémités des fibres rayonnantes dans les deux hémisphères. Par les progrès, cette partie croît peu à peu de bas en haut, puis d'avant en arrière, pour produire le corps calleux, tandis que les bords internes des deux vésicules sont rejetés en dehors, pour donner naissance aux piliers postérieurs de la voûte. Les piliers antérieurs de celle-ci se produisent ensuite par une formation de substance à l'endroit même où le corps calleux apparaît d'abord.

Les ventricules latéraux sont la partie antérieure de la première cellule cérébrale primitive. Nous avons vu le corps calleux et la voûte naître des bords des vésicules. C'est de leur saillie que dépend la scission de la cavité cérébrale unique en deux latérales. Le développement du corps strié donne naissance aux différentes éminences de la cavité ventriculaire.

Les couches optiques datent de l'apparition des vésicules du cerveau antérieur.

Dans le principe elles ne sont qu'une vésicule simple, et circonscrivent aussi une cavité commune, qui se continue, par une large ouverture, en arrière avec la cavité de la cellule cérébrale moyenne, en devant avec la cavité du cerveau antérieur. Mais à mesure que les cellules du cerveau antérieur se séparent davantage du cerveau intermédiaire, les deux actes qui transforment ce dernier en couches optiques se développent de plus en plus. La glande pinéale, d'après Baer, est produite par la partie de la voûte cérébrale intermédiaire, qui se continue en arrière avec le cerveau moyen, et qui ne se fend pas, lorsque la partie antérieure subit ce changement. Mais il ressort des travaux de Tiedemann, que ce n'est qu'au quatrième mois, que l'on rencontre la glande pinéale reposant sur son mince pédicule. Chez le fœtus il n'a jamais de sable.

Rathke pense que la glande pituitaire part d'une dépression en forme de sac, qui se développe, avant la formation du palais, dans la membrane buccale, au fond de la bouche. Cette excavation communique d'abord librement avec l'arrière gorge. En s'enfonçant peu à peu dans la base du crâne, elle devient un court canal terminé en cul-de-sac, dont le fond touche l'extrémité obtuse de l'entonnoir. Ensuite il se développe une valvule à l'entrée du petit canal, dans la cavité buccale, de manière que cette entrée devient de plus en plus cachée, jusqu'à ce que enfin, elle soit tout à fait close. Ce canal est devenu vésicule close, tenant à l'entonnoir par un pédicule grêle.

Reichert voulait que la glande pituitaire fût le résidu de l'extrémité antérieure de la corde dorsale.

Les tubercules quadrijumeaux viennent du cerveau moyen. Après que cette vésicule a subi son inflexion antérieure, sa cavité creuse se continue en avant et en arrière avec la cellule correspondante. Cette partie dont le développement propre est très lent, s'avance de bas en haut insensiblement, avec la masse générale du cerveau; de là, résulte dans cette cavité une saillie en forme de genou qui, par son augmentation insensible, se rapproche peu à peu de la voûte; quand elle y a touché, le cerveau moyen est devenu une masse solide. Mais en bas, sur la ligne médiane où le développement a été un peu plus lent, il reste un canal, l'aqueduc de Sylvius, qui conduit, de la cavité du cerveau postérieur et de l'arrière-cerveau, dans la cellule du cerveau intermédiaire.

Le *cervelet* se développe de la troisième cellule primaire. L'inflexion qui s'y produit de dehors en dedans la partage en deux parties, l'une antérieure (cerveau postérieur), l'autre postérieure (arrière-cerveau); celle ci, après avoir décrit un nouvel arc, se continue avec la moelle.

De même que les deux antérieures, cette troisième cellule cérébrale doit sa naissance à un évasement du canal des lames dorsales.

Le dépôt de la masse nerveuse se fait à la face inférieure et sur les côtés. Il ne s'effectue point encore vers le haut durant les premiers temps, de sorte que la face supérieure de la cellule présente un vide clos par la substance des lames dorsales élargies et par le blastème des méninges appliqué sur ces lames. Peu à peu le segment antérieur de cette cellule, c'est-à-dire le cerveau postérieur, se clôt par un dépôt de blastème nerveux qui vient fermer le tube médullaire supérieur sur ce point, en s'avançant des côtés vers la ligne médiane supérieure. De là, vers le second mois, résulte le premier rudiment du cervelet, sous forme d'une lame, apparaissant derrière la cellule des tubercules quadrijumeaux, sur le tube médullaire, dont la face supérieure est largement ouverte en cet endroit. Telle est l'origine du cervelet, d'après Bischoff.

Par conséquent, le tube médullaire n'est pas fermé, dit-il, à la troisième cellule cérébrale, il ne se produit pas de fissure à sa face supérieure, autour de laquelle s'élèvent deux lamelles qui finissent par se toucher.

Au quatrième mois, paraît à sa face inférieure un renflement qui est l'origine du noyau médullaire de Reil. Au cinquième mois, on voit à sa surface quatre sillons transversaux qui le divisent en cinq lobes, lesquels, sur la coupe de l'organe, représentent cinq branches formées par les replis extérieurs de la pie-mère, mais jusque-là, dépourvues de ramifications latérales. A six mois, les replis de la pie-mère, développés davantage, produisent un grand nombre de lobes et de lobules à la surface et des branches ramifiées à l'intérieur; les parties latérales croissent aussi plus que la partie moyenne, de sorte qu'on commence à distinguer des hémisphères et un ver, ainsi que l'échancrure postérieure du milieu.

A sept mois, les sillons se multiplient, les branches se garnissent de rameaux, la distinction entre les hémisphères et le ver devient plus prononcée; sur le vermis apparaissent les nodules, les pyramides, les valvules de Tarin, la luette, les touffes de Reil. Au huitième et au neuvième mois, enfin, toutes ces parties ont acquis leur plein développement. Mais pendant ce temps, les formations qui unissent le cervelet avec les autres parties se sont développées également. Dès le troisième mois on peut distinguer les pédoncules inférieurs, qui joignent la lamelle inférieure du cervelet avec l'arrière-cerveau. A quatre mois, lorsque se forme le pont de Varole, on aperçoit également les pédoncules moyens, et au cinquième, les pédoncules supérieurs avec la valvule de Vieussens.

Le *pont de Varole* apparait, au cinquième mois, au niveau de l'inflexion de l'arrière-cerveau et du cerveau postérieur. Tiedemann pense que les fibres sortant des noyaux médullaires du cervelet se contournent autour de la masse nerveuse déposée sur la face antérieure, qui correspond aux cordons olivaires et pyramidaux de la moelle allongée, et s'unissent ensemble au-dessous d'elle. D'après Baer, au contraire, le pont de Varole résulte du refoulement en bas de la substance cérébrale interposée, puis, quand les fibres apparaissent, cette substance se continue avec les fibres du cervelet.

Enfin la partie postérieure de la cellule cérébrale primaire postérieure, ou l'arrière-cerveau, produit la moelle allongée en se développant. Le tube médullaire ne se ferme jamais, vers le haut, par de la substance nerveuse, la cellule n'y est close que par les lames dorsales et plus tard par les méninges. De là vient, qu'en ce qui concerne la masse nerveuse seulement, le tube apparaît comme fendu en deux; et d'autant plus, que la masse nerveuse se dépose en grande abondance inférieurement. Le tube forme alors la moelle allongée, à travers laquelle la substance nerveuse se continue de la moelle épinière dans le cerveau.

La partie supérieure, celle qui semble comme fendue, représente le quatrième ventricule qui, attendu que la cellule cérébrale postérieure n'était pas close, et qu'elle n'a été ouverte que plus tard à sa partie antérieure par le cervelet, se continue au-dessous de ce dernier, et par le moyen de l'aqueduc de Sylvius, en passant sous les corps quadrijumeaux, avec le troisième ventricule et avec les ventricules latéraux. Les trois paires de cordons que renferme la moelle allongée commencent à se séparer au troisième mois: on voit paraître d'abord, en même temps que le cervelet, les corps restiformes, puis les cordons pyramidaux et les cordons olivaires, distincts, à cinq mois selon Meckel, à six suivant Tiedemann. Les bandelettes grises du plancher du quatrième ventricule se dessinent, d'après Tiedemann, du quatrième au cinquième mois, sous la forme de deux petites élévations oblongues, tandis que les stries médullaires blanches ne deviennent perceptibles qu'après la naissance.

Le cervelet semble arriver plus tard que le cerveau au terme de sa perfection.

Moelle épinière.

La moelle tire aussi son origine du tube médullaire. Pendant que l'extrémité antérieure de celui-ci se dilate pour produire les cellules cérébrales, le reste de son étendue conserve la forme d'un tube de même ampleur, qui, seulement, s'allonge un peu en pointe à son extrémité inférieure. Cependant il se produit aussi à cette extrémité inférieure un renflement rhomboïdal, qui correspond au point de départ des nerfs du membre inférieur.

Ce renflement a été figuré par Prévost et Dumas, chez le lapin et le chien et par Bischoff d'après le chien. La moelle épinière, quand on veut la suivre à partir de ses premiers linéamens, représente d'abord un demi-canal ouvert par le haut, mais qui ne tarde pas à se convertir en un canal ou tube complet, par l'accolement de ses bords supérieurs. Ainsi, Tiedemann a vu le canal de la moelle épinière ouvert par le haut, chez un fœtus de la neuvième semaine; chez un autre de la douzième semaine toute la face supérieure offrait une gouttière dont on écartait sans peine les bords, ce qui permettait de voir la cavité intérieure.

Tantôt, comme chez les oiseaux, le canal ne se ferme point en dessus, à l'endroit de la dilatation rhomboïdale; tantôt, comme chez les mammifères et l'homme, son occlusion sur ce point n'a lieu que tard, de sorte que la moelle épinière y semble, en quelque sorte, fendue, ce qui produit le sinus rhomboïdal. Mais comme la masse nerveuse solide continue toujours de se déposer dans l'intérieur du canal, celui-ci diminue de plus en plus, et finit par s'oblitérer complétement chez l'homme, de manière qu'il n'en existe plus aucune trace chez le nouveau-né, tandis qu'il persiste pendant toute la vie chez les animaux vertébrés des trois autres classes et chez quelques mammifères. Le quatrième ventricule est, comme nous l'avons dit, la continuation immédiate du canal, dont la substance nerveuse ne clôt pas la région supérieure; la pointe du *calamus scriptorius* marque le point où la ramification avait lieu dans le principe.

Suivant Tiedemann, vers la fin du troisième mois, la moelle épinière offre aussi un renflement dans les régions qui correspondent à la sortie des nerfs branchiaux et cruraux, et là le canal est également un peu plus large. On sait que ces renflemens persistent pendant toute la vie.

En outre, durant les premiers mois de la vie embryonaire, la moelle épinière occupe la longueur entière du canal vertébral; elle descend jusque dans le sacrum et le tubercule coccygien, et la queue de cheval n'existe pas encore. Mais à partir du quatrième mois, les vertèbres se développent plus que la moelle, qui paraît alors se retirer vers le cerveau, dans le haut du canal rachidien. Alors la portion inférieure de la colonne vertébrale n'est plus remplie que par les nerfs lombaires et sacrés, qui prennent un grand accroissement, et constituent la queue de cheval.

D'après Burdach la moelle s'étend, au septième mois, jusque dans les vertèbres lombaires supérieures; Tiedemann assure qu'au neuvième mois, son extrémité est arrivée à la hauteur de la troisième vertèbre des lombes.

Quant à la proportion de volume de la moelle comparé à celui du cerveau, aux diverses époques de développement, elle est d'autant plus considérable que celui-ci a fait moins de progrès. Suivant Meckel elle est comme 1 : 18 au troisième mois; comme 1 : 63 au cinquième; comme 1 : 107 chez le fœtus à terme. Plus tard, cette proportion change en faveur de la moelle épinière, puisqu'elle est :: 1 : 40 chez l'adulte.

Développement des méninges.

La première substance déposée dans le canal des lames spinales, tant dans sa portion cérébrale que dans sa portion rachidienne, sert à la fois à la formation des diverses membranes enveloppantes du cerveau et de la moelle épinière; mais il n'existe au début aucune différence entre la substance cérébro-spinale et l'enveloppe.

De là résulte que, plus tard, quand cette différence s'est prononcée, et qu'on commence à distinguer les méninges, elles se continuent d'une manière insensible avec la substance cérébrale et que ce sont elles qui, dans les points où il ne se dépose pas d'abord de masse nerveuse, ferment le canal du tube médullaire dont, sans elles, la partie supérieure serait ouverte en différens points.

— C'est ce que l'on remarque surtout au cerveau postérieur et à l'arrière-cerveau. Dans la cellule cérébrale postérieure, le tube médullaire n'est d'abord clos que par les matériaux destinés à la production des méninges, parce que la masse nerveuse ne se dépose là, qu'au côté antérieur ou inférieur. Plus tard, au cerveau postérieur, cette masse croît des côtés vers la ligne médiane supérieure, et la séparation histologique se réalisant, la partie formée la dernière apparaît comme cervelet, tandis que les cellules qui existaient précédemment se convertissent en méninges. Mais à l'arrière-cerveau les choses restent dans l'état primitif; en haut il ne se sépare aucune cellule apte à devenir substance cérébrale: il ne s'en développe que pour les méninges; de sorte que, en cet endroit, le sinus rhomboïdal n'est clos que par les membranes.

— On croit généralement que pour que le cerveau arrive à cette division en lobes, lobules, circonvolutions, il faut que la pie-mère s'enfonce mécaniquement dans la substance nerveuse; la séparation tient partout à ce qu'une substance, en apparence homogène, déposée d'abord sous forme de cellules, se développe en deux parties différentes, la substance cérébrale et les méninges, de manière à séparer ce qui était confondu.

Tiedemann a distingué les méninges de la substance cérébrale dès la huitième semaine; la tente du cervelet existait déjà, la faux cérébrale existait aussi chez un embryon de trois mois, et dans ce repli, ainsi que dans la tente, le sinus longitudinal et les sinus latéraux. Les plexus choroïdes étaient déjà formés dans les ventricules latéraux et dans le quatrième ventricule. Mais les premières traces d'arachnoïdes ne devenaient perceptibles qu'au cinquième mois (Bischoff).

Nerfs cérébraux et rachidiens.

M. Serres a soulevé la question de savoir si les nerfs se développent du centre à la périphérie, ou de la périphérie au centre, et il l'a résolue dans ce dernier sens. S'il est des personnes qui prétendent avoir vu, tantôt l'extrémité périphérique d'un nerf, sans sa connexion avec le cerveau, tantôt celle-ci sans celle-là, il faut se l'expliquer par la difficulté d'observer des parties si délicates.

Toutes les fois que l'on examine les premiers rudimens d'un tissu ou d'un organe, on voit qu'ils se produisent à l'endroit même où on les rencontre, et qu'ils sont le résultat de différences survenues entre des parties paraissant d'abord similaires. C'est ainsi aussi que naissent partout les nerfs sans qu'il soit toujours facile de les distinguer. C'est ce qui explique comment, tantôt la périphérie, tantôt le centre peut manquer; le développement d'un des côtés étant, jusqu'à un certain point possible, sans celui de l'autre, c'est à tort qu'on a cru pouvoir citer ces cas à l'appui des deux hypothèses opposées. Il est assez naturel que les parties périphériques dépendent plus des centrales que celles-ci de celles-là, tant au point de vue de leur développement complet que de leur conservation; ce n'est pas parce que la périphérie tire sa nourriture de la partie centrale, mais parce que celle-ci sert à relier le tout.

D'après cette donnée, on conçoit que l'on ne rencontre jamais de partie périphérique développée sans son nerf correspondant, ni de nerf sans la partie à laquelle il se rapporte. Ils ne se caractérisent tous deux que par la manifestation d'une différence dans un germe qui leur appartenait primitivement en commun, et avait une apparence homogène.

Les nerfs et l'organe se trouvent dans un accord si complet, que la disparition d'une partie résulte souvent des progrès du développement; le nerf et l'organe marchent parallèlement, ou ne peut donc attribuer la disparition de l'une à celle de l'autre. Telle est, par exemple, la réduction simultanée des cordons nerveux et des parties du corps, lors du passage de la larve à l'état d'insecte parfait, ou la disparition de la moelle, du rachis et des muscles de la queue chez les batraciens anoures, qui avant leur état définitif affectent la forme de têtards à longues queues.

Tiedemann a cherché à son tour à montrer que les organes dépendent du développement des nerfs, et a pris la simultanéité pour la subordination.

— L'époque à laquelle les nerfs prennent la forme distincte de cordons, chez l'embryon humain, n'a pu être précisée. Tiedemann ne put point encore les apercevoir au cerveau d'un embryon long de 7 lignes et ayant sept semaines. Chez un autre de douze semaines, long de 16 lignes, ils étaient tous visibles, ce qui fait supposer naturellement à cet anatomiste qu'ils existaient déjà depuis un certain temps. Eu égard aux nerfs de la périphérie, Bischoff a distingué les troncs du plexus brachial chez un embryon, dont la longueur était de 8 lignes, jusqu'à la tête qui avait été arrachée. Sur un fœtus de 13 lignes de long, il reconnut les nerfs vagues et l'hypoglosse.

Développement du grand sympathique.

Le développement de ces nerfs a toujours été poursuivi dans le double but, anatomique et physiologique. On cherchait à induire, de la dépendance ou de l'indépendance de ce développement et de celui de l'axe cérébro-spinal, la solidarité fonctionnelle qui unissait les organes.

Ackermann, on le sait, avait imaginé de faire dériver le grand sympathique du cœur. D'autres, entraînés par l'idée que les nerfs poussent d'un centre, ont recherché l'époque et les circonstances du développement de la chaîne ganglionnaire parallèle à la moelle épinière, et comme ils la voyaient, relativement à celle-ci, fort développée, ils en conclurent que le sympathique forme un tout indépendant, et qu'il ne saurait être envisagé comme une pousse du système cérébro-spinal. Cette idée si juste, acceptée par Bischoff et par les esprits judicieux, ne renverse en rien la détermination de la région cilio-spinale, faite par Budge et Waller, à l'occasion des découvertes de Cl. Bernard. La dépendance fonctionnelle ne sous-entend nullement la dépendance nutritive. Et la preuve en est fort simple dans le cas particulier, c'est que le sympathique est bien plus développé que la moelle à certaines époques de la vie embryonaire. La portion thoracique du cordon ganglionnaire est plus développée relativement au corps entier, dans les premiers temps, qu'à une époque plus reculée : cependant, vers le milieu de la vie embryonaire, elle est revenue aux proportions qu'elle aura pendant le reste de la vie. Ainsi, l'embryon de l'homme et des animaux supérieurs s'écarte, dans ce cas, d'une loi générale, à savoir qu'il présente transitoirement des états qui sont permanens chez les vertébrés inférieurs.

On sait en effet que leur sympathique est peu développé.

De plus, on distingue déjà la chaîne ganglionnaire, alors même qu'il n'est point encore facile d'apercevoir les divers filets qui l'unissent au cerveau et à la moelle, d'où l'on aurait tort de conclure que ceux-ci n'existent pas encore. On ne peut pas dire que les ganglions sont indépendans des parties centrales, parce qu'on parvient à les distinguer avant d'autres nerfs, car chez l'embryon humain privé de tête, long de 8 lignes, que mentionne Bischoff, les troncs du plexus brachial étaient visibles, et il fut impossible de découvrir des traces du plexus brachial.

Kiesselbach a vu le grand sympathique chez un embryon de vache, long de 8 lignes et demie, et chez un embryon humain, long de 9 lignes. Valentin l'a vu chez un embryon de truie, long de 8 lignes. Bischoff, sur un embryon de 13 lignes, a très bien distingué la chaîne des ganglions, dans les portions cervicale et thoracique. Kiesselbach a reconnu dans un embryon de la onzième ou douzième semaine, outre ces parties, la portion lombaire, la portion sacrée et le grand nerf splanchnique. Le petit splanchnique n'a été découvert qu'au sixième mois; alors déjà le cervical supérieur et le premier thoracique avaient un volume notable. Le ganglion cœliaque n'apparut qu'au septième mois, quoique Lobstein dise l'avoir vu au bout de quatorze semaines. Kiesselbach a reconnu le ganglion ophthalmique et le sous-maxillaire au cinquième mois; au sixième, le ganglion sphéno-palatin, et au neuvième, le ganglion coccygien; il manque chez le nouveau-né quelquefois.

Kiesselbach a vu au cinquième mois, les filets de jonction des ganglions thoraciques et de la moelle épinière. En résumé, la portion thoracique du grand sympathique se développe la première et plus que les autres.

Développement des organes des sens.

Le développement de ces organes se rattache très directement à celui du cerveau, et l'organe visuel plus particulièrement que les autres. Voici la théorie de Baer sur ce développement : les yeux sont constitués d'abord par deux excroissances du plancher de la première cellule cérébrale, surtout de la partie de la cellule qui appartient au cerveau intermédiaire, c'est-à-dire aux couches optiques. De là, s'élèvent deux saillies coniques et creuses qui s'enferment de chaque côté dans la masse plastique de la tête.

La portion antérieure du cône devient le bulbe de l'œil, et la partie postérieure le nerf optique. Les anatomistes allemands se sont efforcés de montrer une continuité entre les parties du cerveau et les élémens de l'œil.

La sclérotique et la cornée sont analogues à la dure-mère; la *lamina fusca* et la membrane de Descemet, les analogues de l'arachnoïde; la choroïde, l'analogue de la pie-mère; enfin la rétine, l'analogue de la substance cérébrale.

— Huschke veut, au contraire, que les deux yeux proviennent d'un rudiment d'abord simple, c'est-à-dire d'une fossette que les lames dorsales forment au devant de leur dilatation antérieure, la première cellule cérébrale, en s'écartant encore une fois l'une de l'autre, et se réunissant ensemble par devant.

Cette fossette ne tarde pas à se convertir en une vésicule, par le moyen d'une membrane fixe qui s'étend sur elle, à partir des deux bords libres des lames dorsales; mais une large ouverture la fait communiquer en arrière, avec la cellule cérébrale antérieure qui se produit par l'occlusion des lames dorsales supérieures. La cellule cérébrale, en s'enfonçant dans la partie postérieure de la vésicule oculaire, la divise en deux moitiés latérales; à mesure que la division de la vésicule oculaire progresse, la communication se réduit à deux canaux latéraux qui deviennent de plus en plus étroits. Le développement du maxillaire supérieur et de l'inter-maxillaire rend la séparation complète.

— Valentin s'est rangé à la théorie de Huschke. Arnold a attaqué cette théorie, et tandis que le premier fait remonter la première apparition de l'œil, chez le poulet, avant la fin du premier jour, Arnold dit que les yeux n'étaient pas visibles sur un embryon d'une ligne et demie. Ammon, qui a cherché la solution de cette question, ne croit pas non plus à la simplicité primordiale des deux yeux; ils ont une situation latérale dès les premiers momens de leur formation. Bischoff, malgré l'importance qu'il accorde aux cas de cyclopie, croit avec Baer que les deux yeux sont séparés dès leur origine, quoiqu'ils s'écartent de plus en plus, par l'accroissement du tube médullaire antérieur. La cyclopie s'expliquerait par un simple arrêt de développement de la partie antérieure de la cellule primaire antérieure.

— L'extrémité antérieure close, du prolongement oculaire creux du tube médullaire, se dilatant en forme de sphère, tandis que la postérieure devient tubuleuse et solide, il en résulte que la première se transforme en bulbe de l'œil, et la seconde en nerf optique. Une différence qui s'établit entre les cellules, d'abord homogènes, du prolongement médullaire, fait qu'il se développe d'abord, dans la première à l'extérieur, une couche correspondante à la dure-mère, qui doit constituer la sclérotique et la cornée transparente. Cette couche ne présente les caractères d'une enveloppe spéciale de l'œil, qu'à la cinquième semaine, chez l'embryon humain; mais il n'existe pas encore de délimitation entre la sclérotique et la cornée; cette dernière forme le segment antérieur de l'autre. La différence se manifeste vers la sixième semaine seulement. A cette époque, la cornée transparente a tous ses caractères distinctifs. La courbure proportionnelle de la cornée est plus considérable chez l'embryon de douze semaines que chez le fœtus plus avancé en âge et chez l'adulte; puis elle diminue peu à peu.

— Cette membrane est aussi plus épaisse chez l'embryon et même chez le nouveau-né que chez l'adulte, et cela d'autant plus qu'on remonta davantage vers les premiers temps. Valentin a distingué dans la cornée d'embryons de cinq semaines des granulations infiniment petites.

Le segment postérieur de la membrane externe de l'œil, la sclérotique, est à l'opposite de la cornée transparente, beaucoup plus mince, pendant toute la durée de la vie embryonaire, et même encore après la naissance, que chez l'adulte. C'est pourquoi la membrane est translucide, et à partir du troisième mois, elle reçoit du pigment à sa face interne.

Une formation que les Allemands ont considérée comme l'analogue de l'arachnoïde, plus prononcée chez le fœtus que chez l'adulte, tardivement développée, c'est la *lamina fusca* et la membrane de Demours.

Meckel, Arnold, ont signalé l'analogie avec l'arachnoïde.

— Arnold croit pouvoir fixer à la fin du premier mois la formation de la *choroïde*, comme analogue de la pie-mère cérébrale, parce qu'il a pu distinguer à cette époque des vaisseaux qui pénètrent dans l'intérieur de l'œil. Cependant il est difficile qu'on puisse l'apercevoir avant la huitième semaine, époque à laquelle Valentin parvint à la discerner pour la première fois. L'iris ne se produisant que plus tard, la choroïde atteint d'abord jusqu'au bord antérieur de la pupille et comme là aussi, c'est à son bord antérieur que commence la formation du pigment, ce bord semble alors constituer un iris, bien qu'il n'existe pas encore.

Le *ligament ciliaire* a été vu par Valentin vers le milieu du troisième mois, sous l'aspect d'un anneau assez large.

Le corps ciliaire commence, pendant la cinquième semaine, par de très petits plis, les procès ciliaires, qui apparaissent au bord antérieur de la choroïde, là où elle entoure la capsule du cristallin. Ces procès sont très visibles dans la sixième semaine. Suivant Ammon, on ne les découvre que chez le fœtus de trois à quatre mois.

Le développement de l'*iris* est postérieur à celui de la choroïde; cette membrane apparaît, d'après Valentin, vers le milieu ou la fin du troisième mois; selon Arnold, déjà dans le cours de la septième semaine; ceux qui pensaient avoir vu cette membrane avant, ont confondu avec elle, comme nous l'avons dit, le bord antérieur de la choroïde, qui forme au début une espèce de pupille.

L'iris apparaît sous la forme d'un anneau étroit, transparent, incolore et parfaitement clos, sur le bord antérieur de la choroïde, où peu à peu il s'étend de dehors en dedans. Arnold fait provenir l'iris d'une expansion membraniforme des longues artères ciliaires; de même qu'il considère la choroïde comme une expansion membraniforme des ciliaires courtes. Rathke, qui observa l'iris sur la couleuvre, y vit un prolongement immédiat de l'iris.

— Quelquefois on rencontre un vice de conformation qui consiste en une division en fente de l'iris: le *colomba iridis*. Walther avait imaginé, pour expliquer cette mal formation, de faire dériver l'iris de deux moitiés latérales accolées l'une à l'autre. Ceux qui confondaient le bord antérieur de la choroïde avec l'iris et qui admettaient une fente, considéraient le colomba comme un arrêt de développement du prétendu iris. Ceux qui pensaient que l'iris ne prend normalement aucune part à cette fente, dans aucun temps de la vie du fœtus, crurent que la fente de la choroïde persistant plus que de coutume, par suite d'un arrêt de développement, l'iris y participait aussi, anormalement, au moment de sa formation. Arnold fait observer qu'il se rencontre des embryons, chez lesquels la fente de la choroïde n'est point encore fermée, et où cependant, l'iris représente un anneau complet; de même que l'on trouve des colombas, dans lesquels l'anneau interne de l'iris est seul fendu, l'externe étant clos. Il pense que le colomba tient à ce que le cercle vasculaire des ciliaires longues, dont dérive l'iris, ne se ferme pas en général. Mais ceci n'explique pas la position de la fente.

Baer, qui n'admet de fente ni dans la choroïde ni dans l'iris, n'a donné aucune explication de cette difficulté.

La membrane qui forme le sac capsulo-pupillaire se compose, à vrai dire, de deux parties: la première, membrane pupillaire, a été vue par Wachendorff et Haller; cette membrane vasculaire clôt la pupille pendant une grande partie de la vie extra-utérine, et acquiert son plus grand développement, au sixième mois à peu près, et disparaît vers le septième; à cette époque, elle perd, du centre à la périphérie, ses vaisseaux, qui ont disparu au moment de la parturition, et il ne reste qu'une mince membrane transparente, qui persiste peut-être encore quelque temps après la naissance. Une longue discussion s'est élevée sur son origine. Est-elle la continuation de l'iris, de la choroïde, n'a-t-elle qu'un feuillet ou deux?

Hunter, le premier, aperçut dans l'œil du fœtus une membrane mince, très riche en vaisseaux, qui s'étend de la paroi postérieure de la capsule cristalline à l'iris et à la membrane pupillaire, en traversant la chambre postérieure; Wrisberg, qui l'avait révoquée en doute, malgré la mention qu'en avait faite Haller, la fit oublier jusqu'à ce que Henle et J. Müller l'eurent découverte pour la seconde fois. De nos jours, Czermack l'a décrite dans l'œil du léopard, Reich, Valentin et R. Wagner dans celui d'autres embryons; quoique Retzius, Rudolphi et Schlemm aient confirmé aussi son existence, elle a récemment encore été niée par Arnold.

Toute la question se réduit à savoir si les vaisseaux qui se rendent de la capsule à la pupille, sont ou non supportés par une membrane.

Or, des vaisseaux que rien ne supporte, étant inadmissibles, l'existence de cette membrane est incontestable.

Les membranes pupillaire et capsulo-pupillaire doivent donc être étudiées ensemble. Or, cette étude apprend que la membrane pupillaire ne contient pas la choroïde ni l'iris. Pour cette dernière surtout, Henle, Rudolphi, etc., ont reconnu qu'elle ne part point du bord libre de l'iris, avec la face antérieure, duquel elle communique à une certaine distance de ce bord. Elle n'est pas non plus, comme le croient Cloquet, Meckel, une membrane double. — La disparition de la membrane pupillaire n'est pas liée à une époque déterminée, chez la plupart des individus; car, quoiqu'elle disparaisse petit à petit, à partir du septième mois, et n'existe plus au moment de la naissance, cependant, Jacob, Tiedemann et Retzius ont fréquemment observé, chez le nouveau-né, une membrane transparente, fermant la pupille, et dans laquelle Arnold a même vu des vaisseaux. Lorsqu'elle persiste d'une manière anormale, il en résulte l'atrésie congéniale de la pupille.

La rétine fut observée par Arnold dans la quatrième semaine, par Ammon dans la septième, par Valentin dans la huitième; Arnold y voit une expansion de l'artère centrale de la rétine. Elle est le résultat d'une différence qui s'établit dans les matériaux de cellules constituant les saillies du tube médullaire.

Cette différence donne naissance à la substance cérébrale dans le tube médullaire; de même, elle compose la substance du nerf optique, sous forme d'un cordon, et l'expansion membraniforme de la rétine.

On ne peut pas dire que la rétine se fend en avant. Huschke et Rathke pensent que la rétine constitue d'abord un sac clos par devant. Rathke dit avoir observé qu'elle se continue au bord de la capsule cristalline, sous la forme d'une membrane très mince, qui s'applique immédiatement à la moitié postérieure de la capsule. Mais la rétine est d'autant plus épaisse, proportionnellement, dans l'œil du fœtus, que celui-ci est plus jeune.

Valentin l'a trouvée dans la dixième semaine, comparée au bulbe de l'œil :: 1 : 8, tandis que chez l'adulte, ce rapport est :: 1 : 25. D'après les observateurs, elle s'étend en devant, jusqu'au bord même de la capsule cristalline, et cette portion de son extrémité antérieure, est surtout facile à distinguer chez le fœtus de deux à quatre mois, en raison de sa grande épaisseur; ni Baer ni Valentin ne l'ont vue se réfléchir à son bord antérieur.

Peu à peu ce bord s'amincit, et tandis que le corps ciliaire se forme en cet endroit, la partie antérieure de la rétine se métamorphose de suite, d'après Baer, en procès ciliaires ou zône de Zinn. Suivant Arnold, la zône de Zinn se développe de la membrane hyaloïde, et on peut apercevoir la portion ciliaire fort amincie de la rétine sur les procès ciliaires, bien qu'à l'œil nu la rétine paraisse s'arrêter brusquement. Valentin a reconnu les procès ciliaires avant le commencement du cinquième mois. Arnold, au contraire, en reporte le développement au commencement de la sixième semaine.

La rétine montre d'abord à son côté inférieur et interne la fente qui sert, d'après Bischoff, d'entrée au nerf optique. Chez les mammifères et l'homme, la choroïde ne pénètre pas comme chez l'oiseau, dans ce pli, dont les taches jaunes sont les restes permanens. Suivant Arnold, cette fente a disparu dans la septième semaine, et à sa place, on aperçoit au fond de l'œil un pli bien plus marqué, qui augmente de dimensions pendant la vie embryonnaire et qui fait empreinte sur le corps vitré.

Le corps vitré est, d'après Baer, Huschke et Valentin, une métamorphose de la portion du liquide primairement contenu dans la saillie du tube médullaire, qui ne sert pas à la formation d'autres parties. Huschke compare l'humeur vitrée au liquide des ventricules, et la membrane hyaloïde à l'épithélium de ces cavités; il appelle le corps vitré une sérosité cérébrale cristallisée en cellule. Arnold croit que ce liquide ne sert qu'à la formation du cristallin, et que le corps vitré est le produit d'une sécrétion séreuse. Il serait difficile de décider la question par l'observation directe, attendu qu'elle se rapporte aux temps les plus éloignés. Du reste, le corps vitré a d'autant moins de volume que l'embryon est plus petit, et le cristallin s'y enfonce aussi dans la même proportion, de manière que l'excavation antérieure est d'abord large et profonde. Ce corps possède aussi, au dire de Valentin, une aréa Martigiani. Il est toujours clair, transparent, très limpide, et il a une teinte rougeâtre, parce qu'il est entouré et parsemé d'un grand nombre de vaisseaux sanguins.

Hannover a trouvé dans la membrane hyaloïde, chez un chat nouveau-né, de grandes cellules transparentes et ovales, avec de gros noyaux grenus et des nucléoles. Chez un animal âgé de huit jours, on n'aperçoit plus que des noyaux ronds, avec des nucléoles et des filamens qui en partent. Le corps vitré d'un embryon de chien, long de trois pouces, a offert à Bischoff, des cellules à queues éparses; chez un lièvre presqu'à terme, la membrane hyaloïde était parcourue par de nombreux vaisseaux sanguins, dans les parois desquels on pouvait très bien distinguer les noyaux de cellules: quelques globules plus gros et plus clairs étaient épars dans les mailles des réseaux vasculaires.

La plupart des auteurs pensent que les matériaux destinés à produire la lentille cristalline, sont contenus dans la vésicule oculaire primitive, et tandis que quelques-uns font provenir le corps vitré de ce liquide, Arnold le destine tout entier à la formation du cristallin et de la capsule. D'après Huschke, le cristallin a une toute autre origine. Les tégumens s'enfoncent dans la partie médiane antérieure de la vésicule oculaire primitive, ce qui fait que la capsule se produit la première, sous la forme d'un sac largement ouvert en devant, mais dont l'entrée se resserre peu à peu; il en résulte une petite ouverture qu'on voit encore à la fin du troisième jour chez le poulet.

Le cristallin se développe dans le sac. Rathke cite à l'appui de cette opinion la persistance des connexions intimes entre la capsule cristalline avec la cornée. Cependant Bischoff n'a pu, chez de très jeunes embryons de chien, de lapin et de rat, apercevoir, sur la face antérieure de l'œil, aucune trace d'une semblable introduction des tégumens extérieurs, quoiqu'il ait été dans le doute quelquefois, pour savoir s'il existait déjà une capsule cristalline et un cristallin.

Valentin dit que les muscles de l'œil ne sont visibles qu'au commencement du quatrième mois, et les muscles droits avant les obliques.

Les yeux sont libres jusqu'au commencement du troisième mois, la peau passe sur eux à plat, en s'amincissant et prenant peu à peu le caractère de la conjonctive. Dans le cours de la dixième semaine, on voit paraître en haut et en bas, deux étroits bourrelets, qui peu à peu deviennent des replis cutanés, et représentent les paupières. Vers le commencement du quatrième mois, ces plis couvrent le globe de l'œil, car ils sont appliqués immédiatement l'un contre l'autre par leurs bords, et légèrement adhérens ensemble, ou seulement, comme le croit Arnold, collés par la sécrétion des glandes de Meibomius. Chez les animaux, il y a adhérence complète. Plus tard, l'union des paupières se détruit, et on naît avec les yeux ouverts. Les cils paraissent vers le sixième mois.

Développement du labyrinthe de l'oreille.

L'oreille interne se développe chez l'embryon, séparément de l'oreille externe ou du tympan, avec les osselets, la trompe d'Eustache et le pavillon.

La première procède du tube médullaire, la seconde des lames viscérales, et surtout des branchies et fentes de la tête. C'est parce que le labyrinthe dérive des métamorphoses du tube médullaire que nous en parlons ici.

Le premier rudiment du labyrinthe ressemble à celui de l'œil : il consiste en une saillie vésiculeuse du tube médullaire à la région de la troisième cellule cérébrale primaire, entre le cerveau postérieur et l'arrière-cerveau, saillie qui s'enfonce dans le blastème entourant les lames dorsales. Le labyrinthe se montre donc à l'extérieur, sous la même forme que l'œil, c'est-à-dire, sous celle d'une vésicule claire, entourée de deux lignes circulaires obscures, et placée sur le côté de la tête future, vers le point mentionné. Quand on examine la vésicule à partir du tube médullaire, on remarque, dans le lieu qu'elle occupe, une protubérance vésiculiforme, communiquant par une grande et large ouverture avec la cavité du tube, ou celle de la troisième cellule cérébrale.

Cette période a été vue par les anciens observateurs, chez les oiseaux, par Rathke chez la couleuvre, par Baer et Bischoff chez de très jeunes embryons de mammifères. Bischoff a observé à une époque où l'embryon se trouvait dans le plan de la membrane blastodermique, et avait à peine deux lignes de long; mais le labyrinthe de l'oreille ne devient jamais visible sous cette forme qu'après les yeux. Plus tard la vésicule se détache davantage du tube médullaire, et alors on remarque un petit pédicule sur le côté par lequel elle regarde le tube; le pédicule devient le nerf acoustique, et la vésicule elle-même constitue le labyrinthe.

La grande difficulté qu'on éprouve à étudier les métamorphoses ultérieures du labyrinthe nous oblige à recourir, surtout aux travaux de Valentin et de Rathke. Ce dernier a vu apparaître au bord inférieur de la vésicule une partie semi-lunaire qui, reposant sur ce bord, embrasse la vésicule par le bas. Peu à peu cette partie, renfermée dans la substance des parois de la tête, et située immédiatement au-dessous des tégumens cutanés, devient plus large et plus longue, s'étend de plus en plus sur la vésicule, et se convertit en une plaque arrondie, assez semblable à un verre de montre profond, qui entoure la vésicule et l'embrasse en dehors. Cette plaque se transforme ensuite en une capsule, qui renferme la vésicule jusqu'à l'endroit où celle-ci communique avec le tube médullaire. Les parois s'épaississent de bonne heure. C'est avec les corps des vertèbres, la première partie qui devient cartilagineuse et osseuse; elle devient ainsi le rocher, et de plus le labyrinthe osseux, parce que, à l'intérieur, elle s'enroule autour de toutes les parties qui résultent du développement ultérieur de la vésicule. Celle-ci est le sac du vestibule.

Chez tous les vertébrés et même chez les cyclostomes, les canaux demi-circulaires se développent de la vésicule. Suivant Valentin, ils en font des protubérances creuses, qui se contournent en arc et qui viennent se replonger dans le vestibule par leur extrémité libre. Rathke pense que les canaux demi-circulaires doivent naissance à ce que le vestibule membraneux, après avoir quitté la forme ronde, pour en prendre une triangulaire produit sur ses bords des plis dont la convexité regarde en dehors, à ce que, ensuite, les deux feuillets de ce pli se rapprochent à leur base et adhèrent ensemble, enfin à ce que, dans les points adhérens, leur substance se trouve résorbée, de manière que le conduit de formation nouvelle se trouve séparé, dans son milieu, du point où il avait pris naissance et détaché, en quelque sorte, du vestibule. Les canaux demi-circulaires sont d'abord libres dans la capsule du rocher futur ; puis la substance de la capsule croît en dedans et les enveloppe de plus en plus, en sorte qu'elle finit par les entourer au complet.

Après l'apparition des canaux demi-circulaires, le côté de la vésicule vestibulaire, tourné vers le bas, produit aussi une dilatation qui forme un petit appendice arrondi à l'extrémité et caché dans une excavation analogue de la capsule. C'est le rudiment du limaçon, qui conserve cette forme chez les poissons, les reptiles et les oiseaux, et qui, chez ces derniers, se recourbe un peu et s'allonge. Chez les mammifères, il prend beaucoup d'accroissement et s'enroule sur lui-même, dans l'intérieur de l'excavation toujours ample de la capsule auditive. Il acquiert ensuite des parois bien plus épaisses que celles du vestibule, et du côté qui regarde le cerveau, il envoie un pli qui ne tarde pas à devenir une cloison complète, occupant toute la longueur du tube. Ce n'est que long-tems après la formation de ce pli que l'excavation de la capsule auditive qui entoure le limaçon membraneux, fournit une lame roulée en spirale entre les deux feuillets du pli, et se convertit ainsi en la portion osseuse de la lame spirale.

Déjà, au troisième mois, Meckel a trouvé chez l'homme toutes les parties du labyrinthe complétement formées, et depuis lors elles se développent de plus en plus, et font des progrès dans leur ossification.

Il se produit dans le liquide limpide que renferme le sac vestibulaire et le sac limacéen, des formations calcaires cristallines, otolithes ou otoconies, qui sont d'autant plus volumineuses et solides, que l'animal occupe un rang moins élevé dans l'échelle. Mais chez les mammifères et chez l'homme, on n'en rencontre point dans le limaçon ; il n'y en a que dans le vestibule, notamment dans les deux dilatations, le saccule arrondi et le saccule semi-elliptique. Elles représentent des cristaux aciculaires.

Développement de l'organe olfactif.

Le nerf olfactif est, comme l'optique et l'acoustique, une excroissance vésiculiforme du tube médullaire qui pousse de très bonne heure.

Baer a reconnu le nerf olfactif sous cette forme, chez le poulet, pendant le cours du troisième jour, à la face inférieure de chaque hémisphère, et il l'a vu pénétrer dans le tissu destiné à faire le crâne. De là résultait une petite surface ronde et claire, entourée d'un cercle obscur, ce qui s'accorde avec la forme qu'affectent les nerfs de la vue et de l'ouïe.

Rathke a également trouvé, dans des embryons de brebis, la portion la plus antérieure du cerveau appliquée immédiatement à la paroi mince de la tête, dans l'endroit où se prononçaient, à l'extérieur, les premiers vestiges des fosses nasales. Il a constaté chez la couleuvre, que le devant de la cellule cérébrale antérieure, ou cerveau antérieur de Baer, montrait déjà de faibles traces d'une séparation en deux moitiés, une très petite saillie, intimement adhérente à la fossette nasale externe. Reichert, qui avait d'abord confondu les deux vésicules cérébrales antérieures avec les rudimens du nerf olfactif, a vu depuis, que ce nerf vient de la paroi latérale de la vésicule du troisième ventricule, de laquelle émanent, comme nous l'avons dit, les nerfs optiques.

Développement du système vasculaire.

Nous avons vu précédemment qu'après la réunion des lames dorsales, en canal médullaire et boîte cérébrale, l'embryon commence à soulever son extrémité supérieure ou céphalique au-dessus du plan de la membrane blastodermique. Pour Bischoff, ce soulèvement tient à ce que les bords externes des premiers rudimens des corps embryonaires, que nous avons nommés lames viscérales, s'approchent rapidement, d'avant en arrière de cette extrémité, et se réunissent ensemble; ce qui détache l'extrémité céphalique de la membrane blastodermique, et produit la cavité viscérale antérieure.

Cette paroi inférieure est donc formée par les lames viscérales appartenant au feuillet séreux, contre lequel s'applique le feuillet muqueux.

Lorsque cette formation et cette séparation ont fait des progrès, on voit apparaître entre les deux feuillets un cylindre oblong, terminé en haut et en bas par deux branches. Les branches inférieures ou postérieures se continuent peu à peu, de chaque côté, avec le plan de la vésicule blastodermique qui se joint au corps de l'embryon. Les deux supérieures ou antérieures se perdent dans les parois latérales de la portion céphalique de l'embryon. — Ce cylindre est le *cœur* futur. Les deux branches postérieures sont les troncs des vaisseaux, qui se ramifient plus tard dans la vésicule blastodermique, et ramèneront le sang, de là au cœur, ou dans les veines *omphalo-mésentériques*. Ces deux branches antérieures sont les deux premiers arcs aortiques futurs qui conduisent le sang, du cœur dans l'embryon. Cette période du développement du cœur a été vue chez l'embryon de poulet: Pander, R. Wagner, Schultz, Reichert. D'après ces observateurs, jamais il n'y a de cavités dans le cœur à cette époque: ce sont des cellules pleines juxtaposées. La surface extérieure en devient plus ferme par le rapprochement de celles-ci. Il se développe à l'intérieur une cavité dans laquelle s'amasse un liquide, premier vestige du sang.

C'est au cœur que les parois s'isolent le plus tôt de la masse environnante, avec laquelle celles des vaisseaux se confondent insensiblement. Le canal cardiaque prend ensuite la forme d'un S, et commence à se contracter et se dilater avec un rhythme très lent, ce qui chasse en haut et en avant, vers les aortes, les cellules flottantes, au milieu d'un liquide transparent, et, d'un autre côté, en fait affluer de nouvelles, en arrière et en bas, par les troncs veineux.

En même temps que le canal cardiaque se développe ainsi, dans le centre de la vésicule blastodermique ou dans l'embryon, un développement de vaisseaux et de sang a lieu dans cette vésicule, autour de lui, et dans la portion la plus rapprochée de la périphérie. Ce développement se fait dans une couche particulière de cellules qui s'amassent entre le feuillet animal et le feuillet végétatif, et qui se réunissent bientôt en une lame membraneuse parsemée de vaisseaux, que l'on a considérée comme un troisième feuillet de la vésicule blastodermique, sous le nom de feuillet vasculaire.

Bischoff dit avoir démontré ce feuillet; mais il ne se développe pas dans toute l'etendue de la vésicule blastodermique. Il n'apparaît que dans la partie la plus rapprochée de la périphérie de l'embryon, qui se distingue par une teinte plus obscure, c'est l'*area vasculosa*.

Pander, qui mentionna le premier le feuillet vasculaire, le regardait comme une membrane délicate, ne se formant que pour remplir les intervalles existant entre les premiers courans sanguins. Baer, en le décrivant après Pander, fit remarquer qu'il ne constitue au fond que le tissu plastique compris entre les feuillets séreux et muqueux, et qu'il n'est pas aussi indépendant que ceux-ci. Après plusieurs observateurs, Valentin admit la présence d'un feuillet vasculaire préexistant aux vaisseaux, et servant de fond à leur formation. Prévost et Lebert, en soutenant cette opinion, ont donné au feuillet vasculaire le nom de feuillet angioplastique. Suivant eux, ce dernier serait toujours antérieur au développement des vaisseaux; ils s'y développeraient par le décollement de deux couches secondaires qui les constituent: l'adhérence de ces deux couches membraneuses limiterait le calibre et l'étendue des vaisseaux.

Bischoff a vu ce feuillet sur des embryons à vaisseaux déjà développés. Reichert, faisant provenir ceux-ci de sa membrane intermédiaire, comme tous les autres organes, à l'exception de l'axe nerveux et de la muqueuse intestinale, ne peut admettre l'existence d'un feuillet vasculaire distinct. Enfin, d'après Courty, il n'existe primitivement entre les deux feuillets du blastoderme, qu'un plasma organisable, une matière plus ou moins fluide contenant les vésicules en voie de formation. C'est l'apparition des vaisseaux qui détermine l'organisation du feuillet vasculaire, et non l'existence de ces feuillets qui détermine la formation des vaisseaux. Les vaisseaux préexistent à la membrane dans laquelle ils se trouvent, et l'organisation de celle-ci est consécutive à leur apparition. Il ne faudrait donc pas considérer le feuillet vasculaire comme ayant une existence propre et antérieure à la formation des vaisseaux.

Le champ blastodermique dans lequel se passe l'organisation des premiers vaisseaux est limité par une courbe circulaire, circonscrivant l'aire au centre de laquelle se trouve l'aire transparente, et en dehors de laquelle s'étend une substance peu considérable, le reste de l'aire embryonaire. Cet espace, Coste le représente par des raies claires (les vaisseaux) entre des îles obscures; Schultz, par des raies obscures (les vaisseaux) entre des espaces clairs.

Les parties obscures sont dues à l'accumulation des globules, qui semblaient d'abord répandues uniformément dans toute la partie obscure de l'aire germinative. A mesure que les vaisseaux se forment et deviennent plus distincts, cette accumulation de globules se régularise. Ils se tassent le long des lacunes vasculaires et de leurs divisions. L'accumulation est surtout considérable et uniforme sur une vaste lacune qui parcourt toute la limite de l'aire vasculaire et forme à celle-ci une circonférence complète, interrompue seulement au-dessus de l'extrémité céphalique de l'embryon. Cette lacune porte le nom de sinus ou veine terminale.

En même tems que les premiers vaisseaux s'organisent dans

l'aire vasculaire et dans l'aire transparente, ils semblent tendre chez le poulet vers quatre points principaux, dont deux situés aux extrémités de l'embryon, et les deux autres sur les côtés. A ces derniers aboutissent les deux artères omphalo-mésentériques, branches des deux aortes qui, réfléchies, du sommet du cœur sur les parties latérales et antérieures de la corde dorsale, descendent tout le long de la paroi postérieure du ventre. Les deux premiers servent d'origine à deux veines, l'une supérieure, l'autre inférieure, venant du sinus terminal, recevant dans le trajet les autres veines de l'aire vasculaire, et convergeant dans le sinus ou la base du cœur. Ainsi s'établit, chez le poulet, le mode primitif de la première circulation.

Plus tard, quand les vaisseaux plus volumineux commencent à proéminer à la surface interne du blastoderme, les deux veines blastodermiques supérieure et inférieure commencent à s'atrophier. Pour les remplacer, deux nouvelles veines blastodermiques ou omphalo-mésentériques se sont formées sur le trajet des artères du même nom.

Le sang, poussé par le cœur dans les artères omphalo-mésentériques, et de là, dans toute l'aire vasculaire jusqu'au sinus terminal, revient alors par les nouvelles veines omphalo-mésentériques qui, arrivant de droite et de gauche, côte à côte avec les artères, se déversent dans le sinus de l'organe vasculaire central. Tel est le mode secondaire de la première circulation.

L'établissement de la première circulation est un peu différent chez les mammifères.

La différence réside surtout dans la situation des veines omphalo-mésentériques. Celles-ci consistent d'abord en quatre branches principales, deux supérieures plus grosses, deux inférieures moins volumineuses, partant du sinus terminal, recevant dans leur trajet les autres sources sanguines du blastoderme, et aboutissant à deux troncs courts, qui s'abouchent eux-mêmes à l'extrémité inférieure du canal cardiaque, c'est-à-dire dans le sinus du cœur. Plus tard, les deux troncs courts se développent au point qu'on ne compte plus que deux veines vitellines ou omphalo-mésentériques.

D'autre part, les deux branches supérieures du cœur se sont transformées plus distinctement en deux arcs vasculaires. Les deux arcs aortiques se recourbent à la base future du crâne, dans le fond de l'embryon, et arrivent jusqu'à la future colonne vertébrale, c'est-à-dire jusqu'aux lames dorsales actuelles. Dans ce point, les deux aortes restent peu de temps doubles ; elles se réunissent bientôt en un tronc très court, et qui se divise, ou du moins laisse voir au-dessous de lui les deux aortes non réunies. Ces deux branches qui sont les aortes ventrales ou inférieures (auxquelles on a encore donné le nom de vertébrales inférieures) descendent, en parcourant toute la longueur de l'embryon, devant le futur rachis jusqu'à son extrémité caudale. Elles fournissent pendant ce trajet un certain nombre de rameaux de chaque côté et qui sortent de l'embryon, passent dans le plan de la vésicule blastodermique, et s'y divisent en s'anastomosant avec les ramifications du réseau veineux et surtout de la veine terminale.

Parmi ces branches latérales des deux artères vertébrales inférieures, il en est une de chaque côté, qui se développe plus que les autres, et qui ne tarde pas à devenir plus volumineuse que les troncs aortiques dont elle était d'abord un rameau. Ce sont les artères omphalo-mésentériques, qui conduisent le sang de l'embryon dans le blastoderme.

Telles sont les connexions vasculaires entre l'embryon et le blastoderme ou vésicule ombilicale. Pendant qu'elles s'établissent, le cœur s'est courbé davantage en S, et presque en fer à cheval. En même temps, les cellules contenues dans les canaux vasculaires que rien ne distinguait d'abord des autres cellules primitives du tissu de l'embryon, se rapprochent peu à peu, par leurs caractères, des globules de sang de l'adulte.

La première circulation est alors développée. Tout récemment MM. Prévost et Lebert ont repris leur premier travail. Voici le résumé des principaux points qu'ils ont élucidés dans ces nouvelles recherches, sur le développement du cœur et de l'aorte, pendant les 144 premières heures de l'incubation.

Le fœtus, dès les premières heures de l'incubation dans la partie moyenne du blastoderme, se développe dans la partie de cette membrane, que ces auteurs ont appelée feuillet *angioplastique*, et qu'ils nomment aujourd'hui feuillet parenchymateux. C'est dans ce feuillet, comme ils l'ont reconnu, que, limités par le feuillet séreux en haut, le muqueux en bas, s'organisent les parenchymes de l'embryon.

A la partie antérieure et moyenne, on voit le blastoderme se renfler et former une petite éminence creuse, que l'on a comparée à un doigt de gant. Cette pyramide s'élève d'abord verticalement, puis en prenant de l'accroissement, elle se couche sur le blastoderme, et ses parties latérales contractent des adhérences avec le feuillet séreux.

Dans les parois de cette éminence, se développent supérieurement et en arrière, la tête et la région spinale, latéralement et antérieurement, l'appareil brachial et les membranes de la cavité concave. On peut déjà, à la vingtième heure, voir le petit trait transverse ou buccal qui formera la fente de la bouche, et mettra en communication l'intérieur de la pyramide avec l'extérieur; cette partie intérieure formera comme un canal large et très court qui s'ouvrira, d'une part à la bouche, de l'autre au jaune; c'est là ce que MM. Prévost et Lebert nomment cavité commune.

Depuis la vingt-quatrième heure de l'incubation, on aperçoit les premiers linéamens du cœur. Le renflement cylindrique que nous avons signalé, et qui s'étend depuis le renflement au dessous du trait buccal jusqu'au sommet de cet angle, plan que forme la pyramide avec la surface du blastoderme, sur laquelle elle est couchée. En ouvrant le péricarde adventif que la face antérieure de la pyramide d'une part, le feuillet séreux du blastoderme de l'autre, forment au cœur, on trouve déjà deux divisions à l'extrémité supérieure: l'origine des premiers arcs branchiaux qui se dirigent à droite et à gauche dans la masse de substance au-dessous du trait buccal.

Inférieurement le cœur est aussi renflé, tourné à gauche, et adhérent au fond de l'angle signalé.

Vers la trente-deuxième heure le cœur prend l'apparence d'un sac dont l'ouverture serait tournée en bas. C'est à cette forme qu'il faut attribuer l'erreur de ceux qui ont avancé que cet organe n'était d'abord qu'un sac arrondi par le haut; mais en opérant une traction en bas avec la pointe du stylet, l'erreur se dissipe, la portion arrondie du sac n'était qu'un pli, et l'on retrouve le bulbe et les deux divisions des vaisseaux plus avancées.

A cette époque déjà on remarque, sur la face antérieure du cœur, une ligne qui la divise longitudinalement en deux portions symétriques et égales de l'auricule au bulbe; ce trait est le premier rudiment du ventricule gauche. L'auricule, car il n'y en a qu'un encore, commence à se soulever du bas en haut, et d'abord d'avant en arrière; on voit déjà surgir à sa partie supérieure, deux petits filets qui deviendront plus tard les veines de retour du sang à cette cavité. On observe encore sur l'auricule deux petits tubercules, l'un en avant, l'autre en arrière; en se développant, ils deviendront les appendices de l'auricule gauche.

Le cœur à cette époque est très mou, et si l'on place le fœtus sur le côté droit, on croit y voir un nœud. Cette apparence qui a trompé quelques anatomistes, résulte du croisement l'une sur l'autre des deux portions la supérieure et l'inférieure de cette espèce de boyau que forme l'organe qui nous occupe. C'est de la trente-sixième à la quarantième heure de l'incubation, que le cœur commence à se contracter d'une manière bien évidente chez le poulet. Le fœtus est encore placé dans le blastoderme, de manière à présenter le dos à l'observateur, et le cœur paraît à droite, sa convexité en dehors.

Le sang commence à rougir le vaisseau placé sur la grande courbure du cœur (le trait longitudinal); il coule dans le sinus placé à la base du septum, qui divise le cœur en deux cavités longitudinales. Le septum est lui-même composé de deux feuillets adhérens l'un à l'autre, sauf sur le point où ils s'écartent pour laisser passer le sang. Le décollement s'augmentera peu à peu, et à la place d'un sinus très étroit, se formera la grande cavité du ventricule gauche. Les portions contractiles du cœur sont, au début: l'auricule, le sinus et la portion du sinus engagée dans le bulbe. Les tissus qui forment le cœur extérieurement n'ont aucune propriété contractile; ils consistent en un tissu élastique et fibreux; les cavités d'une et d'autre part du septum sont pleines d'un sérum fort transparent; cette disposition a donné lieu à une illusion de la part de Haller.

Dans les premiers momens, le sang passe par gouttelettes très petites dans le sinus, et comme le septum et le sérum, vu leur grande transparence, ne se distinguent pas l'un de l'autre, le sang paraît courir au travers d'un liquide incolore, mais sans s'y répandre et sans s'y mêler.

L'auricule prend de l'extension par l'afflux du sang. On remarque dans sa cavité une espèce d'arête qui s'étend de droite à gauche; elle vient aboutir à l'ouverture de l'orifice auriculo-ventriculaire, d'où le fluide coule par un conduit placé sur la grande courbure dans le ventricule. Le cœur se rétrécit dans ce point, et forme un canal qui, plus tard, se raccourcira considérablement et ne sera plus, au lieu d'un conduit, qu'une gorge.

Des deux côtés de ce conduit auriculo-ventriculaire, on remarque des petites languettes élastiques; lorsque l'auricule se contracte, elles se fléchissent en dehors et se prêtent à la dilatation du passage, puis se redressant par leur élasticité, elles aident à chasser le sang dans la région ventriculaire. Ces deux bandelettes s'épanouissent et forment les deux parois antérieure et postérieure du cœur; puis se rétrécissant de nouveau, elles deviennent la gorge qui termine la région ventriculaire. Cette gorge est très courte, les fibres qui en partent s'épanouissent de nouveau sous la forme de deux autres languettes, placées sur les côtés du bulbe, de telle sorte que la bandelette droite appartient à la face gauche ou antérieure; la gauche provient de la face droite ou postérieure.

Le canal contractile, qui, par son développement, formera le ventricule gauche, se renfle dans le bulbe comme dans la région ventriculaire, composée de deux feuillets adhérens l'un à l'autre, sauf dans la partie où l'on aperçoit un décollement au travers duquel le sang se fraye une route.

Ce décollement ira croissant, et formera vers la cinquantième ou la soixantième heure, une cavité ovoïde entre les deux languettes, qui se remplit de sang par la contraction ventriculaire, et le projette dans le vaisseau branchial.

Ce vaisseau assez étroit monte vers la partie supérieure du fœtus, et se termine par deux divisions symétriques, à droite et à gauche, qui, donnant un gros rameau à la tête et se courbant en bas, forment deux canaux que MM. Prévost et Lebert appellent les sinus branchiaux, parce que, successivement, de chaque côté on voit sortir du vaisseau branchial des rameaux qui, passant dans le centre des arcs branchiaux, vont s'ouvrir dans ces sinus.

Entre la quarantième et la quarante-huitième heure, les deux premières paires d'arcs branchiaux sont achevées; ils ont leur forme cylindrique, et dans leur partie moyenne ils contiennent les artères branchiales qui vont du vaisseau de ce nom aux sinus. Leur accroissement est d'abord rapide, mais il s'arrête bientôt, et elles s'oblitèrent vers la fin du sixième jour, alors que les autres croissent

Du vaisseau branchial part une troisième paire d'artères qui montent d'abord parallèlement à celui-là, et après un chemin assez court, se divisent en deux rameaux qui entrent dans les troisième et quatrième paires d'arcs branchiaux. Sur le vaisseau branchial, nous n'avons donc que quatre paires d'artères et non pas cinq, comme comptent les embryologistes. Les derniers arcs branchiaux sont plus grêles que les deux premiers; le col, en s'allongeant, sépare le dernier système du supérieur, dont la circulation s'éteint avec l'oblitération de la portion correspondante du vaisseau branchial. A l'endroit où la troisième artère branchiale entre dans le sinus de même part, on voit se détacher un vaisseau qui se porte en dehors, c'est l'artère de l'aile.

Arrêtons-nous un moment, et comparons cette circulation du fœtus de l'oiseau, telle que la conçoivent Lebert et Prévost, à celle du poisson; une seule auricule projette le sang dans un ventricule unique; il existe un système branchial au lieu de poumons, dont le sang passe dans deux sinus qui vont se joindre pour former l'aorte. Ici peut-être faut-il mentionner l'opinion de M. Serres qui, avec les auteurs précédemment cités, a cru voir deux aortes qui se réunissaient plus tard.

Or, MM. Lebert et Prévost sont arrivés aux résultats que voici, sur ce point : vers la quarante-huitième ou cinquantième heure de l'incubation, en soulevant le cœur, on voit les deux sinus branchiaux distinctement s'aboucher, et former un vaisseau extrêmement court, qui se divise en deux autres, descendant le long de l'épine dorsale; ces artères donnent dans la région pectorale charnue, aux vertèbres qui leur correspondent, des vaisseaux nourriciers, et dans la région ventrale, un gros rameau qui se porte au jaune; les artères omphalo-mésentériques sont alors au nombre de deux ; ces deux artères provenant de l'aorte, continuent à descendre jusque dans le bassin. Entre ces deux vaisseaux, depuis leur origine, on observe un espace vide.

Lorsque le volume du sang augmente, la portion antérieure de l'enveloppe aortique qui, se joignant à la postérieure, formait ainsi une gaine à chacun des vaisseaux latéraux qui provenaient du tronc principal, se décolle, et les deux vaisseaux se trouvent ainsi réunis en un seul, jusqu'à un point immédiatement au-dessous de l'origine des omphalo-mésentériques; celles-ci se trouvent alors placées sur une petite ampoule qui se moule bientôt en un tronc très court, celui de l'artère omphalo-mésentérique étant supérieur.

Peu à peu l'aorte continue son développement jusqu'au bassin; elle fournit l'évolution de deux nouvelles artères: les iliaques primitives, sur une ampoule aussi et l'artère sacrée termine son cours.

Il existe à ce moment déjà des traits différentiels entre l'oiseau et le poisson.

Le cœur de l'oiseau n'est pas placé symétriquement sur la ligne médiane; l'auricule présente en avant la face gauche au lieu de montrer la droite. La face droite du cœur et du bulbe est en avant chez le poisson, et non tournée latéralement à gauche, comme cela a lieu dans le cœur du poulet, ce qui oblige le vaisseau branchial de ce dernier à décrire une courbe, pour arriver aux arcs branchiaux.

Plus tard, par l'allongement du col et l'atrophie du vaisseau branchial, le bulbe se déforme et disparaît. Le cœur passe, à cette époque, de la région trachéale à la pectorale, où il doit être définitivement placé.

De la centième à la cent trentième heure, le cœur du poulet achève de s'organiser et présente les formes qui appartiennent spécialement aux vertébrés à sang chaud; son diamètre de l'auricule au bulbe se raccourcit, et ce mouvement amène l'évolution de la pointe, qui se dirige en bas et un peu en arrière, le bulbe se contourne de droite à gauche et présente sa face en avant.

La face droite de l'auricule, laquelle est demeurée entièrement dépouillée de fibres musculaires, se gonfle et forme comme une protubérance, qui devient l'auricule droite; elle communique largement avec la cavité gauche; toutefois, une bride circulaire en forme d'anneau indique déjà une division; si l'on ouvre la cavité auriculaire, l'on voit, sur la limite des deux auricules, les rudimens des membranes semi-lunaires qui fermeront le trou de Botal et la rainure entre ces deux feuillets, d'où le sang veineux passe dans l'auricule droite.

Cette face de l'auricule gauche qui se distend pour former la cavité auriculaire droite, reste dépouillée de fibres musculaires; la même chose est arrivée à la partie inférieure du cœur, dans l'endroit où sa pointe se prolonge.

Le ventricule gauche perd de sa longueur lorsque la pointe du cœur se forme; par contre, il gagne en profondeur ce qu'il perd ainsi. Sur sa face supérieure, qui ne semble plus qu'une arête, on trouve vers cette époque un vaisseau considérable, dont on voit l'orifice dans le ventricule gauche, dès la cent huitième heure; à droite de l'orifice auriculo-ventriculaire il rampe sur la face supérieure du cœur, et passant dans la languette droite du bulbe, il s'ouvre à l'origine de l'artère branchiale. A cette époque le bulbe cesse ses fonctions. Il est aisé de reconnaître dans l'artère qui sort du ventricule gauche l'aorte à son origine; c'est le bulbe de l'aorte, parce que l'on croyait que cette partie est une transformation du bulbe adventif, erreur renversée par les recherches de Prévost et Lebert.

Nous avons laissé l'auricule droite se développant: de cette cavité part, en arrière et à droite, un vaisseau mince qui va porter du sang à un gros point rouge qui est le ventricule droit. En dehors du bulbe et de ce point, le sang va dans un autre conduit qui croise l'origine de l'aorte, passe au devant d'elle et se jette dans la languette gauche du bulbe adventif: c'est l'artère pulmonaire. Quelques heures plus tard, le ventricule droit s'étend, devient une véritable cavité, et le canal auriculo-ventriculaire se réduit à un orifice. On croyait que les ventricules primitivement se divisaient en deux compartimens, par une membrane semblable à celle qui sépare les deux auricules; il n'en est rien, et les ventricules sont toujours séparés; le gauche est formé par l'extension du ventricule originairement moyen; le droit, par un vaisseau sanguin qui pénètre dans l'espace contenu entre la paroi droite du ventricule gauche et les tégumens musculaires de la paroi droite du cœur.

De la cent vingtième à la cent quarante-quatrième heure de l'incubation, l'appareil circulatoire grandit et se perfectionne; ainsi, les orifices de l'aorte et de l'artère pulmonaire sont pourvus de valvules qui fonctionnent à peine, il est vrai. Le cœur, rentré dans la cavité pectorale, est environné d'un péricarde encore fort transparent.

Quant aux vaisseaux, le vaisseau supérieur de la troisième artère branchiale gauche donne le tronc innominé de même part, et il en est de même à droite: mais ici, nous devons faire remarquer une autre différence entre les animaux à sang chaud et les poissons. A gauche, le rameau supérieur de la troisième artère donne le tronc innominé de même part; puis toute la portion du sinus branchial qui, de ce point va à l'aorte descendante, s'oblitère et disparaît. A droite, le rameau supérieur de la troisième artère branchiale donne le tronc innominé de même part, l'inférieur donne une portion de l'aorte, qui est formée par l'artère branchiale du quatrième arc, et la portion du sinus branchial, qui va du point où cette artère entre dans le sinus, jusqu'à celui où le sinus va former l'aorte descendante.

Nous avons vu comment s'établit la première circulation chez le poulet; les choses se passent un peu différemment chez les mammifères.

Les veines omphalo-mésentériques consistent d'abord en quatre branches principales, deux plus grosses, supérieures, deux inférieures, moins volumineuses, partant du sinus terminal, recevant dans leur trajet les autres sources sanguines du blastoderme, et aboutissant à deux troncs courts qui s'abouchent eux-mêmes à l'extrémité inférieure du canal cardiaque, c'est-à-dire dans le sinus du cœur. Plus tard, les deux troncs courts se développent au point qu'on ne compte plus que deux veines vitellines ou omphalo-mésentériques.

D'un autre côté, les deux branches supérieures du cœur se sont transformées plus distinctement en deux arcs vasculaires. Ces deux arcs aortiques se recourbent à la base du crâne futur, dans le fond de l'embryon, et arrivent jusqu'à la future colonne vertébrale, c'est-à-dire jusqu'aux lames dorsales actuelles. Dans ce point, les deux aortes resteraient doubles pendant un temps très court. Le tronc qui résulte de cette fusion, laisse voir en bas les branches non réunies. Les deux branches qui sont les aortes inférieures, descendent après avoir parcouru l'embryon, le long du futur rachis, jusqu'à la queue. Deux branches émanent des vertébrales inférieures, acquièrent plus de développement que les troncs dont ils dérivent: ce sont les artères omphalo-mésentériques, conduisant le sang de l'embryon dans le blastoderme.

Pendant que s'établissent ces connexions entre l'embryon et le blastoderme le cœur s'est recourbé, les cellules vasculaires prennent les caractères des globules du sang.

Les contractions du cœur plus fréquentes chassent alors le sang à travers les deux aortes, dans le corps de l'embryon, et par suite, dans les artères omphalo-mésentériques ou vitellines qui se portent dans l'aire vasculaire. De là, le sang passe dans les ramifications terminales veineuses, ainsi que dans les branches supérieures et inférieures des veines vitellines; après avoir parcouru ces troncs veineux, il arrive dans le canal cardiaque.

La durée de cette forme circulatoire est subordonnée à l'importance et à la durée de la vésicule ombilicale. Dans l'espèce humaine, la vésicule se développe si peu, sa durée est si courte, que la première circulation n'y acquiert jamais beaucoup d'extension et cesse de bonne heure. Quoique cette vésicule constitue le premier appareil nutritif, c'est à peine si elle en remplit les fonctions. Elle s'atrophie de bonne heure; et d'après la constitution de l'œuf nous savons qu'elle ne renferme pas d'élémens alimentaires.

— Chez l'homme, la nutrition de l'embryon, à la première période du développement, se fait bien moins aux dépens du jaune qu'aux dépens des liquides dont l'œuf est entouré dans la matrice. Ces liquides, ces sucs nutritifs, absorbés directement par les feuillets externe et interne du blastoderme, pénètrent, par endosmose, dans les cellules dont sont formées ces membranes, dans la vésicule ombilicale elle-même, s'y modifient probablement en passant par divers états globulaires et vésiculaires, et s'ajoutent définitivement au fonds commun duquel se créent les cellules du tissu propre de l'embryon. La vésicule ombilicale grandit considérablement à l'aide de cette absorption, et ses vaisseaux y puisent les sucs qui y ont pénétré, pour les porter de là dans l'embryon. Quoiqu'ils s'atrophient de bonne heure, ces vaisseaux persistent encore, pendant que les autres parties de l'appareil vasculaire s'organisent et que les autres formes de circulation se développent. Une des artères vitellines, une des veines du même nom finit par disparaître: mais il reste encore deux de ces vaisseaux, bien que le placenta soit développé, et l'on peut les trouver sur la vésicule ombilicale.

Seulement le développement du reste du système vasculaire a considérablement modifié les relations d'origine et de terminaison des vaisseaux vitellins. L'artère est devenue une branche de l'artère mésentérique, la veine une branche de la veine mésentérique, et par suite une dépendance de la veine-porte qui a commencé à se développer.

Il n'en est pas de même chez les oiseaux et chez les reptiles écailleux. La vésicule ombilicale et les vaisseaux omphalo-mésentériques y constituent un vaste appareil nutritif, qui devra servir au jeune animal pendant toute la durée de la vie embryonaire et de l'éclosion. Les veines s'érigent en système absorbant; le jaune se modifie pour passer dans leur cavité et fournir au développement de l'embryon. Le mode particulier par lequel s'exécutent, dans ce cas, l'absorption et l'assimilation, mérite d'être étudié: bien qu'il ne se produise pas chez l'homme ou qu'il ne s'y produise que d'une manière rudimentaire, il importe de l'observer, afin de mieux comprendre les modifications qu'éprouvent les parties alimentaires pour entrer en communication avec l'embryon qui se développe, et participer à la formation de ses organes.

Aussitôt que la vésicule ombilicale s'est constituée chez le poulet, en se séparant de la cavité intestinale naissante, les vaisseaux veineux répandus à sa surface et provenant de l'extension de l'aire vasculaire, prennent un développement considérable. Ce développement donne lieu à la formation de nombreux appendices hérissés d'une multitude de veinules et de papilles veineuses absorbantes, comparables aux villosités qui tapissent la surface interne de l'intestin. Dès lors, l'organe de nutrition fœtal est constitué: à l'absorption vague, qui s'opérait par la surface externe du blastoderme, succède l'absorption, qu'effectuent localement sur le jaune les appendices vitellins.

Haller a décrit l'aspect de ces appendices valvuleux et deviné leurs fonctions. Courty a étudié leur mode de formation et leur mécanisme fonctionnel; il leur a donné le nom d'appendices vitellins. Ces appendices, groupés à la surface interne de la vésicule ombilicale, constituent un appareil veineux très développé qui plonge dans la liqueur du jaune. Les veines de cet appareil se forment par la naissance de bourgeons sur les veines mêmes du blastoderme.

Ces bourgeons naissent et se développent par la transformation de globules agminés en cellules transparentes, qui constituent leurs parois. De la jonction de ces bourgeons ou papilles veineuses les uns avec les autres, résultent des arcades anastomotiques, et de nouvelles veines donnant naissance à de nouveaux bourgeons, jusqu'à ce que les villosités et appendices vitellins aient acquis leurs plus grandes dimensions (Courty).

Par ces bourgeons et par ces veines, offrant une surface très étendue, se fait, du huitième au vingt-et-unième jour, une absorption très active. Cette absorption s'exerce sur le jaune, mais indirectement. Voici comment le vitellus se transforme pour être assimilé: ses élémens donnent lieu à une multiplication de globules et de granules semblables par leur structure, sinon par leurs dimensions, à ceux de la cicatricule et à ceux que possède le blastoderme à toutes les périodes de son développement. Ces globules et ces granules se groupent en petites masses. De la coagulation membraneuse qui se fait autour d'eux, résultent des globules agminés, dont une couche épaisse enveloppe les branches des appendices veineux. Le contenu de ces globules, ou plutôt de ces vésicules, se dissout et passe par endosmose de leur cavité dans celle des cellules adjacentes, et de là dans les papilles veineuses, et dans les veines dont ces cellules forment les parois.

Enfin, leurs enveloppes constituent autant de vésicules et de cellules nouvelles susceptibles de participer à l'accroissement des vaisseaux qu'elles entourent.

Lorsque la matière du jaune est épuisée, la résorption porte sur les globules agminés, sur les vésicules et sur les vaisseaux eux-mêmes, jusqu'à ce que la totalité de la vésicule ombilicale soit atrophiée.

La matière vitelline ne sert jamais directement à la nutrition du fœtus; elle n'est pas absorbée en nature par les veines valvuleuses; elle passe encore moins d'une manière immédiate dans la cavité du tube intestinal. Chez le poulet comme chez l'homme, le conduit omphalo-mésentérique ou vitello-intestinal est oblitéré de bonne heure. La vésicule ombilicale représente ici, de tous points, un organe nutritif, et l'on peut presque dire, un organe digestif fœtal, comparable, bien plus qu'il ne le paraît au premier abord, à l'organe digestif adulte.

On peut d'autant moins supposer la pénétration directe du jaune dans la cavité intestinale, que celle-ci serait impropre à son absorption: l'intestin n'est pas encore un organe constitué, il est seulement en voie de formation, et ne devient apte à fonctionner qu'à l'époque de la naissance.

Mais tandis que chez l'oiseau la vésicule ombilicale sert à la nutrition durant toute l'incubation, chez l'homme, au contraire, où son rôle est purement accessoire, de nouveaux organes d'absorption apparaissent de très bonne heure: ce sont le chorion et le placenta. Avec eux se développent d'autres appareils vasculaires et une nouvelle forme de la circulation.

— L'apparition et le développement de l'allantoïde, la formation du placenta, en déplaçant l'activité fonctionnelle de l'appareil circulatoire et en la transportant des vaisseaux omphalo-mésentériques aux vaisseaux ombilicaux, déterminent le caractère de la seconde circulation.

Tandis qu'une artère et une veine omphalo-mésentérique s'atrophient et disparaissent, tandis que l'artère et la veine restantes s'atrophient également, on voit naître, des deux aortes inférieures, deux volumineuses artères, dont l'origine sera plus tard celle des hypogastriques. Ces deux vaisseaux, en se ramifiant sur l'allantoïde, se développent en même temps qu'elle et dans les mêmes proportions: ce sont les artères ombilicales. Deux veines se forment en même temps pour rapporter le sang de ces vaisseaux dans le tronc de la veine omphalo-mésentérique, et de là au cœur: ce sont les veines ombilicales. Les communications entre ces dernières et la veine omphalo-mésentérique se font par l'intermédiaire de quelques veines des parois abdominales inférieures. Puis survient l'oblitération de la veine ombilicale gauche. La veine ombilicale droite avec les deux artères, sert la circulation placentaire.

Le *cœur*, courbé en S, subit bientôt une torsion sur son axe, de manière que la courbure inférieure se place en arrière, et la supérieure en avant. Quoiqu'à cette époque il représente encore un canal rond et de diamètre égal, il est aisé de voir néanmoins qu'il se dirige un peu à droite, en arrière et en haut, puis à gauche, en avant et en bas; ensuite, en haut et en arrière, vers la colonne vertébrale, où il se partage en deux arcs aortiques. Pendant que se font ces torsions, le canal se dilate sur trois points, entre lesquels il éprouve deux rétrécissemens. La première dilatation se manifeste à l'inflexion située le plus à droite et en haut, la seconde, à celle qui regarde à gauche et en bas, et la troisième, à l'endroit où le canal se dirige de nouveau vers le haut. Ces dilatations se transforment peu à peu, la première en sac veineux ou oreillettes; la seconde en ventricules; la troisième en un renflement: le bulbe de l'aorte d'où l'aorte tire son origine.

Le rétrécissement entre la première et la seconde a été appelé canal auriculaire ; celui entre la seconde et la troisième, détroit de Haller.

Surle premier renflement, situé un peu à droite et en arrière, on voit paraître d'abord, de deux côtés opposés, deux saillies en forme de poche, que la plupart des auteurs ont regardées à tort comme les deux oreillettes, tandis que Valentin et Rathke les qualifient d'appendices auriculaires, attendu qu'à cette époque les oreillettes elles-mêmes occupent la région moyenne ou la continuation proprement dite du canal, qui jusqu'à présent n'offre rien de particulier, qui la fasse reconnaître pour une partie spéciale du cœur.

Cette région ne se développe que plus tard, et on voit alors qu'elle devient les oreillettes, et que les deux poches deviennent les auricules. Rathke a cherché à montrer que chez la couleuvre les oreillettes ne se développent point, et que les parties que l'on désigne sous ce nom sont les auricules agrandies. Cette région moyenne, située entre les deux auricules, demeure une cavité simple, longtemps encore, et mérite, par conséquent, le nom de sac veineux. Plus tard, quand les deux ventricules se sont séparés l'un de l'autre par une cloison, on y voit croître de bas en haut et d'arrière en avant, à l'endroit où elle touche aux ventricules, une cloison qui la divise en deux oreillettes. Cette cloison offre une échancrure semi-lunaire du côté de la cavité du sac veineux, en s'allongeant plus par le haut et par le bas que dans le milieu. Le tronc veineux s'abouche vis-à-vis d'elle au côté postérieur dans le sac veineux. Puis apparaît le sillon extérieur.

— La séparation ultérieure des deux oreillettes dépend de l'accroissement que la cloison continue de prendre, et du changement que subit l'embouchure des veines dans le sac veineux. On sait, d'après ce que nous avons dit plus haut, que toutes les veines s'abouchent d'abord dans le canal cardiaque par un tronc unique, ou plutôt, que le commencement de celui-ci est une continuation immédiate du tronc veineux. Ce n'est que quand les auricules se prononcent que l'on peut distinguer le cœur du tronc veineux. Mais deux vaisseaux, la veine-cave supérieure et l'inférieure, amènent le sang au cœur. Plus la portion inter-auriculaire se dilate, plus le tronc des deux veines-caves est attiré en haut; et quand il a ainsi disparu, les deux veines-caves sont séparées.

Baer a très bien décrit ce phénomène dans l'embryon d'oiseau; Bischoff a vu également qu'il y a une époque où les deux veines-caves semblent, extérieurement, avoir encore un tronc commun, tandis qu'à l'intérieur, leurs orifices sont déjà séparés, celui de la supérieure se reportant de plus en plus en haut et en avant; celui de l'inférieure, en bas et en arrière.

Bientôt cette séparation est complétée, parce qu'il s'élève de l'orifice de la veine-cave inférieure deux valvules saillantes dans l'intérieur du sac veineux, et qui naissent, l'un au bord antérieur inférieur, l'autre au bord postérieur supérieur.

La première porte le nom de valvule d'Eustache; elle dirige le courant du sang amené par la veine-cave vers la moitié gauche et la paroi postérieure du sac veineux, et l'empêche de pénétrer dans la moitié droite et antérieure de ce sac. L'autre, appelée valvule du trou ovale, n'est que le complément de la cloison provenant du côté antérieur, complément qui vient du côté postérieur du sac veineux, de l'angle situé entre les embouchures des veines-caves inférieure et supérieure. Les deux moitiés marchant à la rencontre l'une de l'autre par un bord convexe, il en résulte l'apparence d'une cloison partageant le sac veineux en deux moitiés. Cette cloison est interrompue dans le milieu, et un peu en arrière, par une ouverture ovale. D'autre part, le bord convexe de la moitié postérieure de la cloison croît d'arrière en avant, et se rapproche de celui de la moitié antérieure, il semble se produire une valvule qui bouche cette ouverture.

Ainsi, les deux oreillettes du cœur se trouvent séparées l'une de l'autre; la séparation entre les orifices des deux veines-caves devient aussi de plus en plus complète, et il s'ensuit que celui de la veine-cave inférieure se place dans la partie inférieure et postérieure de la moitié droite du sac veineux; celui de la supérieure, dans la partie supérieure et antérieure de cette même moitié, et que le courant du sang qui coule de chacune reçoit une direction particulière.

Le développement et la séparation des ventricules ont lieu avant la formation des oreillettes. Les ventricules naissent, avons-nous dit, de la seconde inflexion du canal cardiaque, située à gauche et en devant. De très bonne heure on voit la paroi de cette région s'épaissir; elle se reporte de plus en plus à droite, tandis que l'inflexion des oreillettes se rejette derrière elle de droite à gauche. Bientôt aussi on remarque une division à l'extérieur de ce renflement du canal cardiaque, c'est-à-dire qu'il se développe un assez fort sillon, premier indice du partage en deux ventricules.

Bischoff a observé sur des rats, des lapins, des chiens, que les embryons ont encore les fentes branchiales ainsi que la cavité abdominale encore largement ouvertes et que la vésicule ombilicale communique librement avec l'intestin, à une époque où Meckel admet déjà la séparation des ventricules. Ces deux observateurs se trouvent ainsi en opposition.

A la scission, extérieurement visible, correspond le développement d'une cloison à l'extérieur. Cette cloison naît sous la forme d'une saillie qui s'élève de la convexité du renflement du ventricule, et dont le bord semi-lunaire se dirige, tant vers le bulbe aortique que vers la limite du renflement ventriculaire et des oreillettes. De sorte que l'on peut distinguer deux périodes à cette séparation du renflement ventriculaire en deux loges. Elle se prononce d'abord au sommet de celui-ci, et se manifeste en dernier lieu à sa base, de manière qu'il résulte de là des formes semblables à celles que nous trouvons persistantes chez les reptiles, dans les sauriens, les ophidiens et les chéloniens.

Pendant la production de la cloison, le pont se rétrécit entre les renflemens auriculaire et ventriculaire, de même que celui entre le renflement auriculaire et le bulbe aortique; par conséquent le canal auriculaire et le détroit de Haller sont attirés dans la formation des ventricules, de sorte que les divers segmens du cœur se rapprochent et s'accolent plus intimement : une fois que la cloison des ventricules a atteint la concavité du renflement ventriculaire, la séparation qu'elle établit entre une moitié droite et une moitié gauche fait aussi que le passage de la cavité ventriculaire dans la cavité auriculaire se trouve partagé en deux orifices auriculo-ventriculaires, l'un à droite, l'autre à gauche, et que l'orifice de l'aorte, jusqu'alors simple, l'est également en deux, dont l'un conduit dans le ventricule droit, et l'autre dans le ventricule gauche.

Le troisième renflement du canal cardiaque, le bulbe aortique, n'acquiert jamais des dimensions aussi considérables que celles des deux précédens.

S'il persiste pendant toute la vie chez les vertébrés inférieurs, poissons et reptiles, il disparaît de bonne heure chez l'embryon des oiseaux, des mammifères et de l'homme, et s'allonge en crosse de l'aorte.

Rathke en a très bien représenté les phases chez la couleuvre, Haussmann chez des embryons de chiens, âgés de vingt-quatre et vingt-cinq jours, et Baer, chez un embryon humain de cinq semaines. Les métamorphoses de cette aorte qui se produit aux dépens du renflement aortique consistent : en ce qu'on la voit d'abord se tordre en spirale, après quoi il se développe dans son milieu une cloison, de laquelle résultent deux canaux tordus sur eux-mêmes. L'un de ces canaux communique avec la portion ventriculaire droite, l'autre avec la gauche. — Mais l'aorte semble ne venir tout entière que de la portion droite de la cavité ventriculaire; mais réellement elle appartient aux deux. Cette apparence tient à ce que la moitié antérieure vient du ventricule droit, et couvre entièrement l'autre. Quand la division intérieure de l'aorte devient perceptible à l'extérieur, on voit sortir du cœur deux aortes provenant, l'une de la portion droite, l'autre de la portion gauche. D'après Baer, chez l'embryon de poulet, on distingue, du 8ᵉ au 10ᵉ jour, la valvule du ventricule droit; les autres valvules et les colonnes charnues du cœur seraient également faciles à voir.

Le cœur ayant pris naissance dans la paroi inférieure de la portion supérieure de la cavité viscérale, entre les lames viscérales formées par le feuillet séreux et déjà réunies ensemble, et le feuillet muqueux appliqué sur elles, qui affecte alors la forme d'un canal s'étendant jusqu'au devant de la vésicule cérébrale antérieure, la portion de l'embryon dans laquelle se forme le cœur, correspond à la tête, au cou et à la poitrine; mais le cou et la poitrine n'existent pas encore, et le développement de la tête prédomine beaucoup. Voilà pourquoi le cœur est comme situé au-dessous de la tête; mais avec le temps, le cou et la poitrine se développent aussi, d'où il résulte que le cœur semble être situé plus en arrière.

Le cœur, en se recourbant et en s'accroissant écarte l'un de l'autre les deux feuillets de la membrane blastodermique; le feuillet muqueux, refoulé en arrière, donne naissance à l'intestin, tandis que les parois de la poitrine se développent aux dépens des lames viscérales du feuillet séreux ; cet organe se trouve donc au-dessous ou au devant du commencement de l'intestin.

En contemplant l'embryon par le côté ventral, le renflement qui devient oreillettes se trouve à droite, et celui qui produit les oreillettes à gauche.

C'est le cas de tous les vertébrés, selon Bischoff; il existerait quelques exceptions seulement chez les poissons. La situation permanente est amenée parce que le renflement auriculaire se reporte de plus en plus en arrière et de droite à gauche, par l'effet du développement; le renflement ventriculaire revient en avant et de gauche à droite, de sorte que le cœur entier subit une torsion sur lui-même.

Durant l'accomplissement de ces phénomènes, le canal auriculaire et le détroit de Haller disparaissent, attirés qu'ils sont dans les ventricules, et par le rapprochement des divers segmens du cœur.

Le cœur est d'autant plus grand, comparé au volume de l'embryon, que celui-ci est plus jeune. D'après Meckel, ce rapport serait comme 1 : 50 au second et au troisième mois; comme 1 : 120, chez le fœtus à terme. La partie veineuse est, d'après Bischoff, longtemps prédominante sur la partie artérielle; c'est le cas inverse durant la dernière moitié de la vie embryonaire, et cette disposition persiste ensuite.

L'oreillette droite, ou plutôt l'auricule droite est d'abord beaucoup plus grosse que la gauche; puis elles deviennent égales. Enfin, des deux ventricules, le droit est d'abord plus petit que le gauche; puis il le dépasse de beaucoup en volume, et vers la fin de la vie intra-utérine il devient plus petit; les deux premiers de ces rapports remontent aux premiers moments du développement.

On ignore à quelle époque de la vie humaine le canal cardiaque est droit ou peu courbé. Les deux petits embryons vus par Wagner et Müller offraient la forte courbure en S, avec les trois renflemens principaux et le développement commençant des auricules. L'embryon humain semble parcourir les premières périodes avec plus de rapidité encore que celui des autres mammifères. Toutes les parties étaient cependant déjà formées à l'extérieur, chez les embryons de lapins du premier mois examinés par Meckel, ainsi que chez ceux de Weber, etc.

La cloison des ventricules existait aussi déjà chez les embryons vus par Meckel; mais jusqu'à la fin du second mois, elle était encore incomplète à sa partie supérieure; puis elle devint complète et ses deux moitiés se réunirent.

La cloison des oreillettes manque long-temps en entier; son apparition ne se fait jamais avant la fin du second mois. Meckel ne l'a vue que chez un fœtus long de 1 pouce 4 lignes.

La partie que l'on nomme valvule du trou ovale ne se montre que vers la fin du troisième mois, au côté postérieur du pourtour de la veine-cave inférieure. La valvule d'Eustache, qui tient en quelque sorte lieu de cloison, est formée beaucoup plus tôt; on sait que la cloison des oreillettes ne se clôt qu'après la naissance.

Baer dit avoir reconnu le péricarde chez l'embryon du poulet aux cinquième et sixième jours. Après que le cœur s'est entouré d'une masse musculaire, dit-il, on remarque sur sa surface une couche de substance transparente, destinée à produire la séreuse. Suivant Rathke, on n'aperçoit le péricarde, chez la couleuvre et le poulet, qu'après que le foie a grossi assez déjà pour acquérir la forme d'un fer à cheval. Il tire alors son origine du blastème qui s'amasse autour du foie, s'élève de plus en plus en devant, et couvre les deux faces du cœur, jusqu'à ce qu'il soit arrivé au détroit de Haller, moment où il se détache du foie. Reichert dit qu'on reconnaît déjà sur le premier rudiment du cœur une membrane blastodermique correspondante au capuchon céphalique. Cette membrane, qui revêt l'extrémité postérieure et libre du cœur, correspond à la portion fibreuse du péricarde.

Développement des artères.

Le canal cardiaque encore droit se termine vers la tête de l'embryon par deux branches, qui se développent bientôt en deux arcs vasculaires, lesquels s'unissent en un seul tronc, au devant de la colonne vertébrale. Ce tronc descend le long du rachis, mais se divise en deux branches qui s'étendent de chaque côté des vertèbres qui sont en voie de formation; de là, elles se dirigent dans la gouttière du corps de l'embryon, formée par les lames ventrales, et jusqu'à la queue de ce dernier. Les deux arcs vasculaires qui sortent du canal cardiaque sont les arcs aortiques : on a donné le nom d'aorte au tronc unique qui résulte de leur réunion. Baer donne le nom d'artères vertébrales postérieures aux deux branches en lesquelles celui-ci se divise de nouveau. Elles fournissent de chaque côté plusieurs rameaux qui sortent du corps de l'embryon, vers la vésicule blastodermique, et y amènent le sang. Chez les mammifères, il n'existe pas de tronc unique qui conduise le sang à la vésicule blastodermique. Pendant que l'intestin se développe, l'un des troncs devient plus fort que les autres, d'où l'artère omphalo-mésentérique, qui est alors le plus gros des vaisseaux émanés de l'aorte.

Les deux arcs aortiques par lesquels se termine le canal cardiaque ne restent pas long-temps simples; car lorsque le cœur se retire, et que les deux côtés de l'embryon se forment ainsi que les arcs branchiaux, il se développe rapidement plusieurs arcs vasculaires situés l'un derrière l'autre, qui, prenant tous leur origine au bulbe aortique, se réunissent également de chaque côté en un tronc commun. Ces deux troncs sont pour Baer les racines de l'aorte, parce que d'eux naît simple, la crosse de l'aorte.

Suivant Baer, il se produit, tant chez l'embryon d'oiseau que chez celui des mammifères, cinq arcs aortiques de chaque côté; ils se développent successivement. Les plus antérieurs, les premiers en date s'effacent, tandis qu'il s'en forme d'autres en arrière. Ce fait est lié à la rétraction du cœur, qui semble d'abord être placé au cou, sous le crâne, tandis que plus tard, il est dans la poitrine. Cependant vers la fin du troisième jour de l'incubation, on observe à la fois quatre paires d'arcs, dont les postérieurs sont encore très faibles. Lorsque ceux-ci deviennent plus forts, la paire antérieure disparaît, et quand la cinquième paire se rencontre en arrière, la seconde paire s'efface aussi; Baer a vu aussi quatre paires aortiques chez l'embryon de chien.

Rathke a fait la même observation sur la couleuvre. Suivant Reichert, il n'y en aurait jamais plus de trois. Il nie la rétraction du cœur et la disparition successive des paires antérieures. Les parties placées au devant du cœur, pense-t-il, les arcs viscéraux acquièrent, selon lui, un développement proportionnel plus considérable.

Bischoff assure avoir vu en même temps quatre arcs viscéraux chez des lapins et des chiens. Le quatrième était peu développé et difficile à apercevoir.

Les vaisseaux se développent de trois paires d'arcs aortiques. D'après Baer, chez les oiseaux, les deux arcs antérieurs deviennent les troncs innominés, avec les deux carotides et sous-clavières. Le second arc persiste au côté droit et se développe de plus en plus; il constitue l'aorte située au côté droit chez les oiseaux; du côté gauche, il produit l'artère pulmonaire gauche, et s'oblitère dans le reste de son trajet. Le troisième se convertit à droite en artère pulmonaire droite, avec oblitération de la partie inférieure à gauche, et représente encore, durant quelque temps, une aorte qui disparaît bientôt.

Pendant ces transformations, la séparation du bulbe de l'aorte se fait aussi, et cette séparation se lie à la métamorphose des arcs, de manière que les premiers de chaque côté, et le second du côté droit, c'est-à-dire les troncs innominés de l'aorte naissent de la moitié gauche et du ventricule gauche du cœur, tandis que le second gauche et le troisième du côté droit, ou les deux artères pulmonaires, proviennent de la moitié droite et du ventricule droit.

Chez les mammifères, d'après Baer, des trois arcs aortiques qui restent en dernier lieu, les deux antérieurs se convertissent également en carotides et sous-clavières. Le second de gauche devient l'aorte permanente; celui de droite s'oblitère, le troisième enfin, devient de chaque côté l'artère pulmonaire.

Mais en se divisant, le bulbe de l'aorte se modifie de manière que les deux paires antérieures, les futures carotides et sous-clavières, ainsi que l'aorte persistante, occupent sa partie postérieure et viennent du ventricule gauche, tandis que la troisième paire, ou les artères pulmonaires, reçoit son tronc de la moitié antérieure du bulbe, et sort du ventricule droit.

Mais les formes transitoires présentent également, chez les mammifères et chez l'homme, des aspects variés. Chez les mammifères, l'aorte permanente se développe à gauche et non à droite, comme chez les oiseaux, quoique le troisième arc se maintienne plus long-temps à droite qu'à gauche.

— Cette circonstance tendrait d'ailleurs, d'après Baer, à ce que au moment même où la cloison commence à paraître, les deux ventricules en voie de formation paraissent plus rapprochés l'un de l'autre et plus distincts, qu'en conséquence, le courant du ventricule droit se dirige davantage vers l'arc postérieur et le courant de gauche davantage vers le second à gauche. Bischoff signale une différence dans la division et l'origine des carotides et des sous-clavières, qui viennent toujours, selon lui, des arcs antérieurs. Baer pense qu'il faut attribuer leur diversité en partie à la manière dont les deux courans de sang passent du ventricule droit et du ventricule gauche dans le tronc artériel commun.

Ainsi, chez des mammifères, le cheval, par exemple, où un seul tronc innominé donne les deux carotides et sous-clavières, ce tronc se serait formé tout entier du premier arc droit, le gauche s'étant totalement oblitéré. Chez les carnassiers, les rongeurs, où le tronc innominé donne les deux carotides et la sous-clavière droite, la gauche naissant à part, le premier proviendrait du premier arc droit, et le second du gauche. Là, où, comme ordinairement chez l'homme, un tronc innominé fournit la carotide et la sous-clavière droites, tandis que celles du côté gauche naissent chacune à part, on pourrait faire dériver le premier du premier arc droit, et les deux autres du gauche.

Chez les mammifères, chez l'homme, ces métamorphoses s'accomplissent de si bonne heure et avec tant de rapidité, qu'on ne doit pas être surpris de ce qu'elles n'ont point encore été constatées. Ce que l'on en a vu cependant suffit pour les faire regarder comme très vraisemblables, et pour expliquer par elles les formes sous lesquelles la disposition des vaisseaux se présente plus tard.

Baer pense que dans les premiers temps, après la disparition des arcs aortiques primitifs, on voit sortir de la moitié droite du cœur un tronc qui fournit ensuite une forte arcade qui se porte à gauche.

Cette arcade descend, comme aorte, au devant de la colonne vertébrale, mais auparavant donne, aussitôt après son origine, deux ramuscules aux poumons, qui sont encore petits et non développés.

Ce tronc est l'aorte droite ou l'artère pulmonaire future. Ce n'est autre chose que le tronc des deux arcs aortiques primitifs postérieurs; du droit persiste le ramuscule pulmonaire; le gauche s'est développé, il figure un arc aortique permanent, et la branche pulmonaire n'en est qu'une ramification. Mais plus les poumons se développent, plus ces branches pulmonaires croissent, de sorte que peu à peu elles deviennent branches principales; la continuation de l'arc, au delà d'elles, diminue dans la même proportion.

Plus tard, ce prolongement apparaît comme un rameau de communication, entre le tronc qui se divise en entier dans les artères pulmonaires et l'aorte descendante, laquelle s'est développée, pendant ce temps, en un second tronc, d'où vient le canal artériel de Botal.

Après la naissance, cette partie de l'arc aortique primitif postérieur gauche s'oblitère totalement, et tout le sang passe dans les poumons par le tronc des deux arcs postérieurs, devenu artère pulmonaire.

Derrière ce tronc, il s'en produit un second qui semble réuni au premier du cœur droit, quoiqu'en dedans il tienne au cœur gauche.

Ses branches principales se dirigent vers le haut, et fournissent aux parties supérieures du corps constituant, d'un côté la sous-clavière et la carotide droite naissant d'un tronc commun, le tronc innominé; de l'autre côté, la carotide et la sous-clavière gauche. Une branche plus petite que celle-là se recourbe en arcade, de haut en bas sur la colonne vertébrale, et s'unit avec l'arc du premier tronc, de sorte que tous deux ensemble forment l'aorte thoracique descendante. Cependant cette artère paraît d'abord être plutôt la continuation immédiate du premier tronc, et l'arc du second semble n'être qu'une branche de communication. Le second tronc est né de deux arcs aortiques primitifs antérieurs et du second du côté gauche. En se réunissant ainsi pour produire un seul tronc, les deux premiers sont devenus artères sous-clavières et carotides; le troisième n'a pas changé, et s'est réuni avec le troisième arc aortique du côté gauche, pour représenter la racine de l'aorte.

Tandis que les poumons se développent peu à peu, et que leurs artères provenant du premier tronc acquièrent plus de volume, le rapport se renverse. Les sous-clavières et les carotides, comme branches du second tronc, continuent bien aussi de croître, mais le rameau de communication avec l'arc du premier tronc devient de plus en plus considérable, et finit par en représenter la continuation principale, de sorte que celui-ci prend de plus en plus les caractères de l'aorte gauche. Quant à l'arc aortique droit, il ne paraît plus que comme une communication entre son tronc, qui se répartit presque en entier dans les artères pulmonaires et l'aorte permanente; il prend alors le nom de canal artériel et s'oblitère à la naissance.

On connaît peu le développement des artères en particulier. Celles du cerveau et de l'œil sont très précoces. L'artère vertébrale est perceptible aussi dès une époque très reculée; elle provient des arcs aortiques antérieurs, de manière à prolonger l'aorte et à ce que la sous-clavière semble n'en être qu'une branche, jusqu'au moment où les membres se développent davantage; celle-ci devenant le tronc prédominant. Les intercostales se voient aussi de très bonne heure aussitôt après l'oblitération des fentes branchiales. Quelques auteurs pensaient que l'union des deux artères vitellines donnait naissance à l'aorte ventrale. Baer croit aussi que le tronc supérieur simple de l'aorte peut prendre de l'accroissement, et que les artères vertébrales postérieures, reportées plus en arrière, deviennent branches latérales permanentes de l'aorte, et représentent alors des artères iliaques.

Valentin pense qu'entre ces branches se développe un troisième vaisseau, qui plus tard devient l'aorte ventrale. Celle-ci chemine entre les corps de Wolff, auxquels elle fournit de nombreuses ramifications. Mais lorsque l'allantoïde pousse avec plus de force hors du corps, des vaisseaux ombilicaux, branches des artères iliaques, deviennent les plus fortes branches de l'aorte, et elles ne sont surpassées en volume par leurs troncs, que plus tard, quand les membres inférieurs prennent plus d'accroissement.

Développement des veines.

Baer a publié ses recherches sur le développement des veines chez l'oiseau; lui et Rathke, sur celles des mammifères; Haller, E.-H. Weber, Meckel, ont écrit sur le développement de la veine ombilicale chez l'homme.

A une époque peu avancée de la vie embryonaire, presque toutes les veines des parties du corps de l'embryon aboutissent à deux paires de troncs veineux, symétriquement réparties dans les deux moitiés latérales. La paire supérieure naît par les branches nombreuses de la tête, surtout du cerveau et de ses membranes, et descend immédiatement au-dessus des fentes branchiales, derrière lesquelles elle décrit un arc léger, va au cœur, et y représente les jugulaires.

Les deux troncs inférieurs naissent doubles à l'extrémité de la queue, se dirigent en avant, entre les corps de Wolff, ayant entre eux l'aorte, et gagnent également, en bas, le cœur, à l'extrémité antérieure de ces organes: Rathke les appelle veines cardinales. Dans chaque moitié latérale, les extrémités du tronc supérieur et du tronc inférieur se réunissent en un court canal, qui descend à peu de distance derrière les fentes branchiales, immédiatement sur l'œsophage: c'est le canal de Cuvier. Ces deux canaux répondent en effet aux appendices du cœur des poissons chez lesquels ils sont à demeure les troncs de toutes les veines du corps.

Ces deux canaux convergent ensuite vers le bas, et, au-dessous de l'œsophage, se réunissent en un canal unique, plus court encore, qui aboutit au côté supérieur de l'oreillette primitive du cœur.

Les veines cardinales reçoivent des branches, d'un côté des corps de Wolff, et d'un autre côté de la paroi dorsale du tronc, de petites branches qui forment deux séries l'une derrière l'autre. Les branches de la série supérieure sont les futures veines intercostales et lombaires, y compris leurs ramifications venant de la colonne vertébrale, de la moelle épinière et des muscles du dos. Aux deux troncs se joignent aussi plus tard les veines crurales, de sorte que celles-ci semblent en être des branches.

Par les progrès du développement, les veines cardinales se resserrent et disparaissent d'abord dans le milieu. La moitié postérieure s'efface ensuite, et les veines caudales s'unissent aux veines hypo-gastriques. Quant à la moitié antérieure, la partie qui en reste, constitue ensuite la portion antérieure de l'azygos et de la demi-azygos.

Les premières branches qui paraissent des deux troncs supérieurs sont situées dans le crâne; elles se confondent de chaque côté en une seule, qui doit être considérée comme le commencement du tronc, et de laquelle se développe plus tard le sinus transverse. Mais ce tronc ne sort pas du crâne par le futur trou déchiré; il en sort par un foramen, situé entre l'articulation de la mâchoire et les parties osseuses externes du labyrinthe de l'oreille, de sorte qu'il correspond à la veine jugulaire externe et non à l'interne. Cette dernière naît plus tard de l'externe, tout auprès du canal de Cuvier. Une de ses branches passe ensuite dans le crâne, par le trou déchiré.

Pendant que cette branche grossit de plus en plus, et finit par ramener tout le sang du crâne, la communication primitive de la veine jugulaire externe avec les veines crâniennes s'efface de plus en plus et s'oblitère ainsi que le foramen jugulaire. La veine jugulaire interne devient par là le vaisseau principal, et la jugulaire se trouve réduite à la sphère qu'elle doit avoir désormais. De la jugulaire externe naissent aussi la linguale, la faciale antérieure et postérieure, qui se mettent également plus tard en communication avec la jugulaire interne, de sorte qu'il ne reste plus qu'une anastomose entre elles et la jugulaire externe. A peu de distance du canal de Cuvier, les veines sous-clavières viennent se joindre à la jugulaire, lors de l'apparition des membres supérieurs.

Le canal commun auquel aboutissent les deux canaux de Cuvier se trouve attiré de très bonne heure dans l'oreillette du cœur, quand celle-ci s'agrandit, de manière à disparaître tout à fait, et qu'ensuite les deux canaux de Cuvier s'ouvrent chacun à part dans cette partie du cœur.

Ils représentent alors les deux veines-caves supérieures. Mais plus tard, il se développe, entre les deux veines jugulaires, là où les veines sous-clavières viennent s'y joindre, une anastomose transversale, qui s'agrandit de plus en plus, tandis que la portion de la jugulaire gauche, située entre elle et le cœur, et le canal gauche de Cuvier représente alors la veine-cave antérieure.

Pendant le développement de cette partie du système veineux se produit la portion des veines vertébrales. Des deux côtés de la colonne vertébrale, on voit paraître deux paires de troncs veineux, qui se rendent de la tête et de la queue au cœur. Ces troncs naissent d'anastomoses déliées qui se forment entre les veines intercostales du cou et du tronc appartenant originairement aux veines jugulaires et aux veines cardinales, et reçoivent peu à peu tout le sang de ces veines, tandis que leur union avec les jugulaires et les cardinales s'efface. Ce sont les veines vertébrales antérieures et postérieures de Rathke. Les veines vertébrales antérieures sont les veines vertébrales permanentes, elles sont enfermées par les apophyses transverses des vertèbres cervicales qui se développent. D'abord chacune d'elles s'abouche dans le conduit de Cuvier, de son côté. Mais, entre ces troncs, des deux côtés, il se développe des anastomoses, dont l'inférieure devient peu à peu plus forte, et finit par conduire tout le sang de la vertébrale gauche dans la droite, et par celle-ci, dans le canal de Cuvier du côté droit, la future veine-cave supérieure.

Les veines vertébrales postérieures se forment d'anastomoses longitudinales, entre les veines intercostales et lombaires, qui avaient jusqu'alors des branches des veines cardinales. Mais pendant qu'elles se développent de plus en plus, et qu'elles reçoivent tout le sang des veines intercostales, les veines cardinales disparaissent jusqu'à leur partie supérieure, dans laquelle s'abouchent les veines vertébrales; ces veines deviennent par là l'azygos et la demi-azygos. Par l'effet du développement d'une anastomose transversale entre leurs deux extrémités supérieures, le sang finit par passer de la veine vertébrale gauche, ou demi-azygos, dans la droite, et tandis que le canal de Cuvier disparaît, celui du côté droit se transforme en veine-cave supérieure.

Voyons le développement de la veine omphalo-mésentérique. Elle constitue le premier vaisseau qui apparaisse dans la vésicule blastodermique.

Lorsque l'embryon s'est séparé de la vésicule blastodermique qui par là devient vésicule ombilicale, et qu'en même temps se forme le canal intestinal, sous forme d'un tube, la veine omphalo-mésentérique ramène à l'embryon le sang que les artères omphalo-mésentériques ont conduit de celui-ci à la vésicule, et elle s'unit avec la veine mésentérique, qui est beaucoup plus petite.

Elle monte d'abord à gauche de l'intestin, se porte ensuite de gauche à droite sur le côté antérieur de celui-ci, puis marche de haut en bas et d'arrière en avant, à son côté droit; enfin au côté inférieur de la portion la plus antérieure, elle gagne, sans interruption, le cœur, à l'oreillette simple duquel elle aboutit, dans l'angle que laissent entre eux les deux canaux de Cuvier. — Bientôt ce tronc du vaisseau est embrassé, à peu de distance derrière le cœur, par le foie d'abord divisé en deux parties, et il se forme en cet endroit deux groupes de vaisseaux, dont l'un mène le sang du tronc dans le foie, tandis que l'autre le ramène du foie dans le tronc. Pendant que la veine provenant du sac vitellin ou de la vésicule ombilicale, devient de plus en plus petite, et enfin disparaît, que la veine mésentérique née de l'intestin acquiert un volume relatif au développement de ce dernier, et que, par conséquent, leur proportion qui existait primitivement se renverse, le tronc du vaisseau s'efface peu à peu complétement, entre les deux groupes de branches appartenant au foie, et son sang est conduit tout entier dans le foie, par l'extrémité antérieure de sa partie postérieure et par le premier groupe.

Ainsi naît la veine-porte. La partie antérieure devient l'extrémité antérieure de la veine-cave inférieure, dont le reste a pris naissance pendant ce temps; les branches du groupe antérieur constituent les veines hépatiques.

La veine-cave postérieure naît aussi de très bonne heure, dès avant que les veines cardinales commencent à disparaître : c'est même son développement qui amène la disparition partielle ou totale de ces dernières. Elle consiste d'abord en un tronc d'une longueur médiocre, qui se divise postérieurement en deux branches symétriques, dont chacune parcourt un trajet assez long d'avant en arrière, le long du bord interne d'un corps de Wolff, et reçoit beaucoup de ramifications de cet organe, outre une qui lui vient du rein.

Le tronc continue encore de marcher en arrière, au delà de l'angle de sa bifurcation, car il envoie une branche qui, non loin de l'extrémité postérieure des corps de Wolff, donne un rameau au testicule ou à l'ovaire de son côté.

Mais derrière cette dernière branche, il se forme, entre l'extrémité du tronc et la portion de chaque veine cardinale à laquelle aboutissent la veine crurale et la veine hypogastrique de la même moitié latérale, une courte anastomose qui est située au côté supérieur du corps de Wolff, derrière le rein.

Lorsque les veines cardinales et les corps de Wolff disparaissent, cette anastomose devient la veine iliaque, la paire postérieure des branches latérales de la veine-cave devient les veines spermatiques internes; enfin, la paire antérieure devient les veines rénales. L'extrémité antérieure de la veine-cave inférieure s'abouche d'abord dans la partie la plus antérieure de la veine omphalo-mésentérique, ce qui fait qu'elle en paraît une simple branche assez grêle; au bout de quelque temps, elle acquiert un calibre égal à celui de la portion omphalo-mésentérique, située au devant du foie, et lorsque ensuite la portion de cette veine, située en arrière d'elle, a disparu, elle représente l'extrémité antérieure de la veine-cave, dans laquelle s'abouchent les veines hépatiques.

La veine ombilicale tire son origine de l'allantoïde ou du placenta, formé par les vaisseaux de cette vésicule, pénètre par l'ombilic dans la cavité abdominale de l'embryon, et se dirige en avant, au-dessous des tégumens du ventre. D'abord son tronc devient la partie la plus antérieure de la veine omphalo-mésentérique, c'est-à-dire, celle qui constitue plus tard la partie la plus antérieure de la veine-cave postérieure, et peut-être même le tronc de la veine ombilicale se produit-il avant le foie.

Mais bientôt il se développe, au côté postérieur du foie, une courte anastomose entre la veine ombilicale et la veine omphalo-mésentérique, après quoi cette anastomose se développant rapidement, la portion de la veine ombilicale qui se trouve au devant d'elle et au côté inférieur du foie disparaît.

Un peu plus tard, la veine ombilicale, en passant devant la face, envoie dans cet organe quelques ramifications, par le moyen desquelles elle lui fournit, à une certaine époque, beaucoup plus du sang qu'il n'en reçoit par la veine omphalo-mésentérique. La portion de l'anastomose qui se trouve comprise entre ces ramifications et la veine omphalo-mésentérique se fait connaître au bout de quelque temps, comme partie de la branche gauche de la veine-porte. Le canal d'Aranzi établira une communication entre la veine ombilicale et la veine-cave postérieure; plus ce canal se dilate, plus il coule de sang de la veine ombilicale dans la veine-cave, plus il s'en détourne du foie.

Après la naissance, les veines ombilicales et le canal veineux se rétrécissent dans l'intérieur de la cavité abdominale, puis s'oblitèrent; il ne reste plus que les cordons représentant le ligament suspenseur du foie.

Comment la veine ombilicale qui se développe sur l'allantoïde, à l'extrémité inférieure de l'embryon, peut se mettre en communication avec les veines des parties antérieures du corps? Rathke a observé que ce phénomène a lieu par le moyen de deux réseaux veineux très développés, qui s'étendent sur les deux côtés du corps de l'embryon, depuis le col jusqu'à la queue.

Nous mentionnerons les recherches de Stark sur les veines azygos et demi-azygos.

D'après cet auteur, ce sont les troncs veineux inférieurs primitifs qui ramènent aussi le sang des membres pelviens au cœur. Peu à peu la veine-cave inférieure se développe davantage et reçoit le sang des extrémités inférieures.

Développement des vaisseaux capillaires.

La première qui se présente d'abord est de savoir comment se produisent, en premier lieu, les vaisseaux en général, et puis les vaisseaux capillaires qui, par leurs métamorphoses progressives produisent, et leurs formes transitoires et leurs formes permanentes. Ce problème s'étend au delà de la vie embryonaire, il embrasse tout celui de l'accroissement, même la vie entière, pendant le cours de laquelle on voit se former de nouveaux vaisseaux, physiologiquement et pathologiquement. C'est pourquoi ces observations ont été faites chez l'adulte comme chez l'embryon.

C'est dans le blastoderme de l'œuf d'oiseau, que Wolff a fait, le premier, des recherches un peu complètes sur la question.

D'après cet auteur, il se produit dans la substance, jusqu'alors uniformément grenue du blastoderme, des vides dont l'apparition amène celle d'îles grenues et obscures, séparées par des gouttières claires; dans ces dernières s'amasse un liquide, d'abord incolore et immobile, puis rougeâtre et mobile; le sang, et en même temps ces gouttières, acquièrent des parois solides, formées par les îles: elles deviennent des vaisseaux. Pander et Doellinger avaient admis que les îles obscures devenaient des vaisseaux, tandis que les interstices clairs appartiennent à la substance solide.

Ils placèrent dans le feuillet médian du blastoderme, dans celui qu'on appelle vasculaire, le travail de séparation en amas obscurs et en intervalles clairs, dont les premiers se convertissent peu à peu en sang et en vaisseaux. Baer paraît accepter l'opinion de Wolff. Ailleurs il dit, d'après ses observations sur la formation des vaisseaux dans les extrémités des membres de l'embryon, que les vaisseaux sont d'abord de simples vides dans la substance solide, des conduits creusés dans son intérieur, et qui n'acquièrent que plus tard des parois plus denses. La formation de ces vides appartient à une fluidification.

Baumgaertner pense également que les vaisseaux sont des gouttières creusées au milieu de la masse organique sensible, dans lesquelles une partie des globules vitellins se dispose en arcade, se détache peu à peu, finit par devenir libre, et se meut sous la forme de corpuscules de sang. J. Müller adopte à peu près l'opinion de ces auteurs. Schulz suppose que Pander a décrit une époque de formation postérieure à celle qu'indique Wolff. Suivant lui, il y a entre les îles obscures des gouttières claires, dans lesquelles un plasma se sépare de la substance.

Ce n'est qu'ensuite qu'il apparaît dans ces gouttières des globules vitellins qui les rendent obscures, de manière qu'elles semblent alors formées de séries de globules semblables à ceux des îles; mais peu à peu ces globules se fluidifient aussi, et les gouttières obscures se transforment alors en vaisseaux.

Valentin conçoit la question tout différemment : il pense que, dans le feuillet vasculaire du blastoderme, se forment des amas d'un liquide visqueux, parfaitement transparent et blanc. Le feuillet vasculaire diminue et se fluidifie ainsi sur plusieurs points; sa masse s'amoindrit et disparaît dans les interstices de ces amas. Dans les vides résultant de là s'insinuent le feuillet muqueux et la couche superficielle plus cohérente du jaune, qui s'adaptent aux sillons produits. Les amas de la masse fluidifiée du feuillet vasculaire, après avoir grandi, s'unissent en réseau; le liquide qui les constitue, se sépare extérieurement en parois vasculaires d'une transparence parfaite, intérieurement en corpuscules qui plus tard seront ceux du sang.

Ces diverses observations faites sur l'œuf d'oiseau s'accordent sur ce point, que la liquéfaction de la substance solide donne naissance d'abord au sang et ensuite aux parois vasculaires. Dœllinger a cru voir là, 1° que parfois un corpuscule du sang abandonnait son ancienne route, et se frayait une nouvelle voie à travers la substance animale molle, soit pour retourner, après avoir décrit une arcade, dans le courant d'où il sortait, soit pour passer dans un courant voisin, et que d'autres corpuscules ne tardaient pas à le suivre dans cette route nouvelle; 2° que les corpuscules muqueux situés au voisinage d'un courant sanguin se mettent quelquefois spontanément en mouvement, et, après avoir flotté de droite à gauche pendant quelque temps, finissent par former un petit courant qui entre en communication avec l'ancien.

Les auteurs qui admettaient pour les globules une force motrice spéciale, ceux qui refusaient des parois propres aux capillaires, furent de cet avis.

Bischoff explique l'opinion erronée de Dœllinger. Les embryons sur lesquels observait ce dernier, avec des instrumens incomplets, montrent tous les jours des phénomènes de ce genre, et induisent forcément dans la même erreur si l'on n'est pas prévenu. — Sur des embryons de grenouille ou de poisson, on voit des anses vasculaires, à parois très apparentes, qui pendant quelque temps ne laissent passer aucun corpuscule du sang, et ne charrient qu'un liquide sanguin transparent; tout à coup, un corpuscule sanguin vient à sortir du vaisseau voisin, suivi de plusieurs autres, et le vaisseau capillaire transparent ne tarde pas à paraître plein de corpuscules, comme les courans voisins.

— Lorsque le phénomène de l'arrêt du sang a lieu dans un capillaire, le courant continue dans un vaisseau voisin. Alors les granulations abondent et les corpuscules deviennent rares. Le mouvement ne cesse pas tout à fait, l'impulsion du cœur continue d'agir sur lui : pendant la systole il y a progression; pendant la diastole, rétrogradation. La petite colonne oscille, jusqu'à ce que le courant reprenne avec une grande force dans le vaisseau et entraîne les corpuscules oscillans.

Schwann a appliqué la théorie cellulaire à la formation des vaisseaux.

Les cellules du blastoderme envoient des prolongemens creux qui, en se rencontrant et se juxtaposant, forment un réseau de canaux.

Reichert, après avoir observé la formation du canal cardiaque et des troncs qui s'y rattachent, comme étant les premières parties du système vasculaire, vient à l'hypothèse que le sang, poussé par la force impulsive du cœur, se fraie un chemin à travers le tissu composé de cellules rondes et peu adhérentes, et que les parois ne se forment que plus tard.

Cette hypothèse, dit Bischoff, qui suppose la mollesse du système, omet que l'organe impulsif lui-même n'a pas plus de consistance.

Valentin pense que les parois des cellules adossées, allongées ou ramifiées, disparaissent par résorption, dans les points de contact, et de là, résulte un réseau de tubes.

Cette étude a été reprise, dans ces derniers temps, par MM. Prévost et Lebert, et nous emprunterons à ces auteurs la partie qui se rapporte à l'étude des capillaires, ayant déjà analysé antérieurement l'autre partie de leur travail.

Dans la substance des branchies d'un lézard de 7 à 8 millimètres, on voit, à la place que doivent occuper les vaisseaux, des globules de 2 à 3 centièmes de millimètre remplis de granules, et une substance inter-cellulaire granulo-vésiculaire; à mesure que les branchies grandissent, les granules et les vésicules diminuent, deviennent plus diaphanes et s'écartent pour laisser entre eux l'espace qu'occuperont bientôt les vaisseaux.

La première circulation ne les creuse pas; les vaisseaux se forment dans la membrane hémo-plastique.

Quand les voies principales sont établies, il se forme de tous côtés des vaisseaux de communication, dont on suit le développement dans la queue de la grenouille et du triton. On ne voit d'abord des deux côtés de la corde dorsale que les globules serrés et opaques; ceux-ci deviennent ensuite plus tranparens et anguleux par juxtaposition ; enfin, ces globules s'écartent comme dans les branchies et il se forme des arcs collatéraux, passant directement d'une petite artère à une veine; puis, entre ces arcs secondaires, se développent des arcs tertiaires allant toujours du système artériel au système veineux; la dimension de ces capillaires varie entre 0,016 et 0,025 de millim.; les parois sont distinctes; on ne voit nulle part de globules errer dans la substance de la queue.

Dans tous les capillaires se forment d'une manière centrifuge, et toujours sous l'influence de la circulation générale. Prévost et Lebert n'ont jamais observé dans l'embryon des vertébrés des vaisseaux se formant indépendamment de la circulation générale et finissant par y aboutir.

Des observations faites par M. Ch. Robin sur les larves du triton cristatus lui ont montré des faits semblables, dont il a publié les dessins, dans la queue de ces animaux, ayant déjà de 12 à 15 millim., et nageant librement dans l'eau; on voit, au sommet des arcades vasculaires simples que forment les branchies qui, de l'aorte, se rencontrent simplement pour rentrer dans la veine-cave, on peut voir, disons-nous, se faire un petit prolongement en cul-de-sac, de la largeur du vaisseau d'où il part; ce cul-de-sac s'allonge peu à peu d'une manière assez notable pour qu'on puisse s'apercevoir d'une différence de longueur du conduit, dans l'espace de deux heures environ.

Il n'est pas rare de voir un ou plusieurs globules blancs surtout, et quelquefois des globules rouges s'engager dans ce cul-de-sac et y demeurer.

Quand ces prolongemens en cul-de-sac ont acquis une certaine longueur en dehors des muscles de la queue, dans le tissu cellulaire sous-cutané, ou mieux dans la substance homogène à peine striée qui le représente, le vaisseau se recourbe vers son extrémité et s'allonge alors parallèlement à l'axe du corps, pendant qu'un conduit voisin en fait autant, quelquefois, avant de se recourber, le prolongement en cul-de-sac envoie latéralement une branche qui s'allonge de la même manière, jusqu'à ce qu'elle rencontre un vaisseau dans son voisinage.

Si nous passons aux recherches faites sur l'embryon de poulet on voit, qu'après la 24me heure, on reconnaît, autour des plis caverneux du capuchon céphalique, les premiers vestiges des vaisseaux dont l'existence est bien manifeste après la 28me heure.

Sur l'œuf incubé depuis 32 heures, les plus petits canaux ont de 0,020 à 0,025 millim. de diamètre; les vaisseaux commencent tout près du cœur, et quoique séparés par des globules, on voit le parallélisme entre les canaux vasculaires et les branches qui renferment le cœur. Nulle part encore ne se montrent les globules. — Les vaisseaux, sur plusieurs points de leur trajet, présentent de légères saillies latérales, ou des éperons qui finissent par se rencontrer entre deux vaisseaux.

A partir de la 34me heure, on voit des globules sanguins dans quelques capillaires, tandis que le cœur qui est en communication avec les premiers vaisseaux est encore sans mouvement. — Après 35 heures d'incubation on voit encore, le long des vaisseaux, des éperons latéraux qui tendent les uns vers les autres entre deux vaisseaux. — C'est sur une observation insuffisante de ces éperons et des interstices vasculaires, que Schwann a basé sa théorie.

C'est à partir de la 36me heure que les premiers mouvemens péristaltiques du cœur commencent, alors que dans les parties périphériques se sont déjà développés des globules sanguins, qui ne prennent une teinte rougeâtre qu'après la 39me heure d'incubation, — époque à laquelle le tissu cellulaire est bien formé.

A 35 heures, le diamètre des vaisseaux varie entre 0,014 et 0,054 de millim.; à 48 heures, il varie entre 0,016 et 0,160, et l'on distingue alors parfaitement les capillaires à une tunique des capillaires à tuniques.

— Vers la fin du 3me jour, le vaisseau terminal commence à s'effacer; à la fin du 4me, il a à peu près disparu; les vaisseaux sont alors plus réguliers, on ne voit plus de nouveaux éperons; la différence entre les troncs vasculaires et les capillaires devient de plus en plus tranchée, et les vaisseaux se rapprochent de leur forme complète et définitive.

M. Nat. Guillot a décrit, pour les tubercules pulmonaires, la formation d'un réseau vasculaire, d'abord indépendant, qui s'aboucherait ensuite avec les artères bronchiques; les formations accidentelles de vaisseaux ont fait penser que ceux-ci dérivaient des vaisseaux qui avoisinent les formations anormales, suivant les mêmes cas qu'à l'état normal; et en particulier d'après le mode observé par M. Robin, dans la queue des larves de triton.

M. Lebert a exposé sa théorie à peu près en ces termes: Lorsque la stase capillaire inflammatoire a arrêté la circulation dans un certain nombre de vaisseaux, la force d'impulsion que le sang reçoit par les contractions du cœur, exercera une plus forte pression sur les petites artères les plus rapprochées des vaisseaux devenus imperméables.

Il arrive ici ce qui survient dans les artères un peu plus volumineuses après la ligature. L'élasticité et la contractilité se prêtent aux divers degrés de pression circulatoire. Cette dernière, trouvant un obstacle à la propulsion directe, s'exercera sur une foule de points latéraux, sur de petits vaisseaux, et le sang formera, par une espèce de vagination, des prolongemens latéraux des parois vasculaires; ceux-ci atteindront très promptement, soit des capillaires voisins, soit des petites veines, dans lesquelles ces arcs vasculaires de nouvelle formation se creuseront facilement une ouverture, poussés toujours par la force d'impulsion du sang, à laquelle ils doivent leur origine.

De même qu'après une ligature ou l'oblitération spontanée d'une artère, les petits vaisseaux collatéraux peuvent se changer en troncs considérables; de même aussi une partie des petits vaisseaux créés par la phlegmasie, passeront de l'état de capillaires à celui de veinules ou d'artérioles, différence qui s'établit de la même manière que dans l'angioplastie du poulet. Ce fait doit, d'ailleurs, arriver dans le cas d'une ligature. L'oblitération du tronc amène celle de beaucoup de capillaires. Si les collatéraux se dilatent, si les rameaux deviennent des troncs, il faut qu'une partie des capillaires devienne plus développée, et comme la circulation capillaire est indispensable à la nutrition, il faut admettre la formation d'une quantité notable de capillaires. Ce mode est la combinaison du poulet et du batracien.

La formation a donc lieu d'une manière centrifuge provenant des vaisseaux de la circulation générale; elle se fait, ou par la dilatation des vaisseaux existans à l'état normal, mais trop fins pour laisser passer des globules sanguins, ou par de nouveaux arcs vasculaires capillaires, qui se forment par l'impulsion augmentée du sang, entre les vaisseaux existans.

Formation du sang.

On est à peu près d'accord pour reconnaître la préexistence du sang aux vaisseaux de la membrane blastodermique de l'œuf. Les uns admettent qu'au milieu d'une substance solide se forment d'abord des gouttières ou des amas d'une substance liquide; qui n'acquièrent que plus tard leurs parois propres.

A la vérité, les auteurs sont partagés en ce qui concerne l'état primitif de ce liquide. Les uns l'ont vu semblable au sang proprement dit; suivant eux, celui-ci affecte d'abord la forme de points rouges épars, qui peu à peu se réunissent et forment des courans, quoique la couleur rouge tire plus ou moins sur le jaunâtre; ils semblent donc admettre une formation simultanée de la liqueur et des corpuscules du sang.

D'autres au contraire, veulent que le liquide qui remplit d'abord l'office du sang soit clair et transparent, qu'il coule même dans les gouttières et les vaisseaux commençans, dès avant l'apparition des corpuscules sanguins et de la couleur rouge, qui ne se développent que peu à peu; suivant eux, la liqueur du sang ou le plasma existe en premier lieu, et les corpuscules sanguins se développent dans ce liquide. Wolff, Baer, Delpech, Valentin, Schultz, ont la seconde opinion. Ainsi, il paraîtrait établi, dit Bischoff, que le liquide sanguin est d'abord transparent, et qu'il ne rougit que plus tard.

— La question de l'origine des corpuscules sanguins, qui donnent sa couleur rouge au sang, a été posée récemment seulement. Hewson, le premier, annonça que les corpuscules de sang, dans les embryons de vipère et de poulet sont non elliptiques, mais ronds et plus gros que chez l'animal adulte. Prévost et Dumas confirmèrent le fait à l'égard des embryons de poulets, chez lesquels ils trouvèrent les corpuscules du sang absolument ronds jusqu'au sixième jour, et elliptique au huitième seulement.

Chez les embryons de chèvre, ils étaient plus gros que ceux de la mère. Baumgaertner a également trouvé les corpuscules du sang, ronds et sphériques, chez les embryons de grenouille et de poisson, observation répétée par E.-H. Weber; par R. Wagner, chez des têtards de batraciens; par Schultz, chez des embryons de grenouille, de salamandre, de lézard, de poisson et d'oiseau; par Valentin, chez les oiseaux. Quant aux mammifères, les opinions sont contradictoires. Non-seulement qu'on n'aperçoit aucune différence entre les globules du sang des jeunes veaux et ceux du bœuf, mais encore que ceux de l'enfant nouveau-né sont plus petits d'un cinquième ou d'un sixième que ceux de l'adulte, et R. Wagner n'a pas non plus remarqué la moindre différence entre ceux de très petits embryons de brebis et de brebis adultes. Cependant Wagner revint sur cette opinion. Avec Weber, il a décrit les corpuscules ronds chez la chauve-souris, la lapine, la brebis, le faucon, le poulet, la grenouille, comme étant plus gros que ceux de l'adulte. Telle aussi est l'opinion de Bischoff, sur le sang des embryons de vache, de chienne, de lapine, de rat, et de l'embryon humain.

Cette différence de volume ne s'observe que chez les très jeunes embryons.

Bischoff croit que cela ne s'observe que jusqu'à la disparition des fentes branchiales. Chez les très petits embryons, tous les globules de sang ont le même volume: chez ceux qui sont plus avancés en âge, il s'en mêle de plus en plus petits avec l'âge.

D'après ce dernier physiologiste, ces différences de volume et de forme des globules du sang se rattachent à leur formation. D'après Baumgaertner, dans la grenouille, les corpuscules proviennent de globules vitellins, et se composent d'un simple agrégat de granulations vitellines noirâtres, sans enveloppe propre.

Insensiblement ces granulations se convertiraient en une substance transparente; il se forme un anneau transparent autour du globule qui s'aplatit, acquiert une forme elliptique, se colore en rouge, et devient peu à peu un véritable corpuscule du sang.

Les choses paraissent se passer ainsi chez les salamandres, les serpens et les poulets. Schultz fait, comme Baumgaertner, naître les corpuscules du sang, du jaune. Suivant lui, chez la grenouille, ils ont d'abord la même constitution que ces globules, et sont composés de granulations vitellines; mais il leur accorde une membrane propre dès alors.

Le passage des globules vitellins dans les vaisseaux est en connexion avec la formation des vaisseaux eux-mêmes; quand il s'opère, le parenchyme vasculaire, qui sépare les globules vitellins de l'intérieur des vaisseaux, est résorbé sur divers points, d'où résultent les dilatations latérales, et les globules vitellins arrivent ainsi à se trouver dans l'intérieur des vaisseaux.

Mais des observateurs, parmi lesquels Valentin, se sont élevés contre cette hypothèse de la dérivation des corpuscules du sang, des globules du jaune.

Valentin dit que les premiers corpuscules du sang ont, chez l'embryon de grenouille, quelque ressemblance avec les globules vitellins, et qu'ils sont, comme eux, composés de grains plus petits, mais que les corpuscules entiers et leurs élémens sont plus petits que les globules vitellins, etc.

Chez l'embryon de poulet, la grosseur des globules vitellins est double de celle des globules sanguins. Ces derniers doivent naissance ici, d'après Valentin, à la première liqueur du sang, très transparente, qui se sépare du côté externe, en parois vasculaires; du côté interne, en corps sphériques et oblongs, qui acquièrent une forme de plus en plus sphérique, et deviennent, en rougissant, des corpuscules du sang.

R. Wagner, ainsi que Bischoff, rejette la théorie de Schultz. En effet, dit ce dernier, il est impossible, chez les mammifères, que les corpuscules du sang se forment immédiatement des élémens du jaune, puisque ceux-ci sont employés en entier au développement de la vésicule blastodermique, avant qu'il soit encore question ni d'embryon ni de sang.

Schwann pensait que les corpuscules du sang sont des cellules, leurs noyaux, des noyaux de cellules, et la matière colorante, un contenu de cellules. Leur nature cellulaire lui paraît ressortir de la propriété qu'ils ont de se gonfler dans l'eau et d'y prendre une forme ronde.

Leur formation peut ensuite s'accomplir par des procédés différens, suivant les auteurs.

Valentin croit avec toute l'Allemagne à l'origine cellulaire des globules sanguins, mais il ne les considère pas comme des noyaux de cellules, et leurs noyaux sont pour lui des nucléoles.

Mouvement du cœur et circulation du sang.

Le canal cardiaque est la première partie de l'embryon que l'on voie fonctionner. Ses contractions commencent à être perceptibles chez le poulet entre la 36ᵉ et la 40ᵉ heure. Chez le lapin, Bischoff a vu le cœur à peu près vers le milieu du neuvième jour, à une époque de son développement à laquelle commencent ses contractions.

Les mouvemens sont d'abord faibles, pour ainsi dire ondulatoires, et ils affectent un rhythme très lent, avec de grandes pauses. Bientôt ils deviennent plus rapides et plus énergiques; et quand alors le canal s'emplit et se vide alternativement de sang rouge, ce phénomène devient évident, dans l'œuf de poule couvé et ouvert, au point d'attirer immédiatement l'attention. Les anciens pensant que le cœur se développe aussi le premier, le nommèrent *punctum saliens*.

Le mode de cette première action du cœur n'est peut-être pas parfaitement connu, de même que sa manière d'influer sur le mouvement du sang.

La première question est celle de savoir si le sang se meut après les mouvemens du cœur ou avant. Pander et Wolff croyaient que le sang se meut avant le cœur dans l'*area vasculosa*.

Baer, Müller, Valentin, Richert, Bischoff, affirment que le sang ne se meut jamais avant le cœur. Mais il faut pour cela être prévenu que les contractions se succèdent souvent à de longs intervalles. Alors le cœur semble en repos, tandis que le sang est encore en mouvement. Une autre opinion répandue fut que les veines se développant avant les artères, à la périphérie, la circulation commençait dans les veines avant de se faire dans les artères.

C'est là une excellente occasion pour voir si le cœur possède à la fois, une action attractive et propulsive. Bischoff a vu chez des embryons de poulet, dit-il, la dilatation du cœur tout active; surtout au moment où la circulation se ralentissait.

Ces observations demandent une grande circonspection, les parties ne se trouvant plus dans leurs rapports naturels. Baer rapporte que deux fois, probablement après avoir ajouté de l'eau trop chaude à un embryon qu'il observait dans un verre, il vit un renversement complet de la direction du mouvement du sang, qui passait des artères dans le cœur, et de celui-ci dans les veines.

Ce renversement a pu être une anomalie, mais non une circonstance analogue au mouvement du sang chez les animaux inférieurs, les acéphales, par exemple. Cette succion, si elle était, dit Bischoff, serait la preuve la plus directe de l'activité du cœur pendant la diastole.

Examinons rapidement au point de vue fonctionnel ce que nous avons déjà esquissé au point de vue anatomique.

La première circulation se développe entre l'embryon et l'aréa vasculosa de la vésicule blastodermique. Le canal cardiaque, en se contractant, chasse le sang par les arcs aortiques, en partie vers les régions supérieures de l'embryon, en plus grande partie dans les deux racines de l'aorte et le court tronc de l'aorte descendante produit par leur réunion, tronc d'où il passe de suite dans les deux artères vertébrales inférieures. Plusieurs branches latérales de celle-ci, les artères omphalo-mésentériques, le conduisent alors, à travers un réseau artériel, situé profondément, dans l'aréa vasculosa, et en grande partie dans son vaisseau terminal, une partie se rend déjà dans un réseau veineux superficiel.

De la veine terminale et de ce réseau, il passe, par deux branches supérieures et deux autres branches inférieures, moins grosses, des veines omphalo-mésentériques dans les deux troncs courts de ces veines, qui le ramènent à l'extrémité inférieure du canal cardiaque. Lors du développement du canal intestinal et de ses vaisseaux de l'artère et de la veine mésentériques, ainsi que des autres vaisseaux de l'embryon lui-même, cette première circulation change; le sang ne tarde pas à n'être plus conduit dans l'aréa vasculosa par plusieurs branches latérales des artères vertébrales inférieures; il l'est par une seule de chaque côté, la supérieure, et bientôt même ces deux branches n'ont plus qu'un seul tronc commun, l'artère omphalo-mésentérique.

L'artère mésentérique n'est d'abord qu'une petite branche de cette dernière; mais quand l'intestin se développe, elle ne tarde pas à devenir si volumineuse que le rapport se renverse et que l'artère omphalo-mésentérique ne constitue plus qu'une branche de la mésentérique, branche qui subsiste aussi long-temps que ce mode de circulation, dans les différens ordres de la classe des mammifères.

Les veines omphalo-mésentériques ramenaient, dans le principe, seules le sang au cœur; à mesure que se développent les veines du corps, qui n'étaient d'abord que de petites branches du tronc de la veine omphalo-mésentérique, le tronc acquiert le caractère de la veine-cave inférieure, dont la veine omphalo-mésentérique ne paraît plus être qu'une branche.

En même temps le foie s'est développé sur le tronc de la veine omphalo-mésentérique, et beaucoup de petites ramifications se sont plongées dans sa substance, de sorte que le sang qui arrivait à l'embryon par la veine omphalo-mésentérique, arrive maintenant en grande partie dans le foie, d'où les veines hépatiques le font passer dans la veine-cave inférieure et le cœur. Pendant ce temps, de concert avec le développement de l'intestin, marchait celui de la veine mésentérique qui, d'abord très petite branche du tronc de la veine omphalo-mésentérique, amenait le sang à ce tronc, avant qu'il se plongeât dans le foie.

Le tronc de la veine mésentérique grossit peu à peu et finit par surpasser celui de la veine omphalo-mésentérique, de sorte que celle-ci n'en est plus qu'une petite branche, et conduit le sang au foie, comme veine-porte.

Ainsi, la veine omphalo-mésentérique, qui était originairement le seul vaisseau amenant le sang au cœur, finit par ne plus représenter qu'une branche de la veine-porte, tant que demeure la vésicule ombilicale.

Cette forme de circulation dure aussi peu que la vésicule ombilicale elle-même.

La seconde forme de circulation se développe chez l'embryon entre le cœur et l'allantoïde, avec le placenta auquel cette dernière donne naissance, et elle s'accomplit par l'intermédiaire des vaisseaux ombilicaux. Lorsque l'allantoïde sort de l'extrémité inférieure de l'embryon, elle entraîne avec elle deux petites branches des artères vertébrales inférieures, les artères allantoïdiennes. Il est probable que les artères vertébrales inférieures sont plus tard les iliaques, et que les vaisseaux qui s'étendent d'elles à l'allantoïde, sont les artères ombilicales. Amenées par l'allantoïde à la périphérie de l'œuf, elles traversent la membrane externe de cet œuf, et représentent par leurs nombreuses ramifications arborescentes la partie artérielle du placenta.

— Les artères se transforment immédiatement par arcade en veines, qui se réunissent d'abord en deux troncs, les veines allantoïdiennes. De celles-ci naît un tronc dans l'intérieur de l'embryon. Chez l'homme on ne trouve de très bonne heure qu'une seule veine ramenant le sang du placenta, et qui porte le nom de veine ombilicale. Dans les commencemens elle s'abouche avec la partie supérieure du tronc de la veine omphalo-mésentérique qui conduit le sang au cœur. Ce tronc devient celui de la veine-cave inférieure, à laquelle le sang arrive de la veine ombilicale.

Pendant ce temps le foie se développe, et quand la veine omphalo-mésentérique se forme dans son intérieur, de petites branches de la veine ombilicale, qui passent sur la face inférieure de l'organe, vont se jeter dans cette veine, et amènent au foie une partie du sang qui revient à la veine-cave inférieure par les veines hépatiques, tandis qu'une autre partie passe devant le foie, par le tronc de la veine ombilicale.

Peu à peu, les branches de la veine ombilicale qui s'introduisent dans le foie, deviennent les plus volumineuses; une anastomose surtout entre la veine ombilicale et la veine mésentérique, convertie en veine-porte, devient si considérable, que la plus grande partie du sang traverse le foie, que l'ancien tronc de la veine ombilicale ne figure plus qu'un canal anastomotique entre la portion qui se plonge dans le foie, et celle qui s'unit à la veine-porte, et qu'on lui donne le nom de canal veineux d'Aranzi.

Ainsi, la veine-cave inférieure, amène au cœur, dans lequel il coule de bas en haut et de droite à gauche, d'un côté le sang veineux provenant des extrémités inférieures, des reins et des parties génitales de l'embryon, d'un autre côté, le sang de la veine ombilicale qui se rend au foie, enfin, le sang de la veine hépatique, le tout au moyen des veines mésentérique, porte et ombilicale. Le sang des parties supérieures du corps revient au cœur par la veine-cave supérieure; il y coule dans la direction de droite à gauche et de haut en bas.

Le sang marche différemment chez le fœtus, suivant le degré de développement de l'organe cardiaque. Tant que ce dernier représente un canal simple droit ou recourbé, le sang qui y arrive par son extrémité inférieure est tout simplement chassé, par les contractions des parois vers le haut, dans les arcs aortiques; mais quand il s'est produit des cloisons et des compartimens dans ce canal, et que le tronc aortique s'est divisé, au moins à l'extérieur, en deux vaisseaux, il y a deux oreillettes incomplétement séparées l'une de l'autre, et deux ventricules bien distincts, de chacun desquels sort un arc aortique; de là, résulte une circulation du sang qui persiste pendant la plus grande partie de la vie embryonaire.

— Le sang qui arrive par la veine-cave inférieure, qui, par conséquent, revient en grande partie du placenta et du foie, coule presque tout entier, en vertu de la direction que cette veine affecte en s'abouchant dans le cœur, et à cause de celle de la valvule d'Eustache, située sur ce point, vers la paroi postérieure de l'oreillette droite, il passe ensuite dans l'oreillette gauche, incomplétement séparée de cette dernière, sans pénétrer dans le ventricule droit. Celui au contraire qui arrive par la veine-cave supérieure, et qui revient uniquement des parties du corps de l'embryon coule en grande partie dans l'oreillette droite à cause du mode d'insertion de la veine dans cette dernière.

Cependant le sang des deux veines-caves se mêlent toujours ensemble en petite quantité. Les deux oreillettes se contractent alors et chassent le liquide dans les deux ventricules, qui sont déjà totalement séparés l'un de l'autre, et de chacun desquels sort un arc aortique. L'arc aortique du ventricule droit fournit de très petits vaisseaux aux poumons, qui ne sont point encore développés; le reste décrit une arcade au-dessus de la bronche gauche, descend dans la poitrine et représente l'aorte descendante pendant toute la durée des premiers temps de la vie embryonaire.

Ainsi, quand le ventricule droit se contracte, le sang des parties supérieures du corps qui s'y trouve contenu, ne passe qu'en minime quantité dans les poumons; le reste arrive dans l'aorte descendante, et, par elle, dans les organes du bas-ventre, notamment dans les artères ombilicales, qui le conduisent au placenta.

Du ventricule gauche sort l'arc aortique gauche, qui se résout presque entièrement en deux sous-clavières et deux carotides et d'où ne se détache d'abord qu'une branche insignifiante, passant au-dessus de la bronche gauche, pour aller s'anastomoser avec l'aorte droite.

Donc, quand il se contracte, le sang du corps, du foie et de la veine ombilicale, qui lui a été amené par la veine-cave inférieure, passe presque tout entier dans la tête et les membres supérieurs; il n'y en a qu'une petite portion qui s'introduit dans l'aorte descendante, pour aller se distribuer avec le sang des veines des parties supérieures du corps qui renferme ce vaisseau. Ainsi, quoique le sang amené par les deux veines-caves puisse se mêler dans l'oreillette droite; quoique aussi, les veines pulmonaires ramènent un peu de sang purement veineux dans l'oreillette et le ventricule gauches, parce que les poumons ne respirent point encore; quoique l'anastomose entre l'aorte droite et l'aorte gauche permette quelque mélange entre le sang veineux du corps et le sang des veines placentaires et hépatiques, il résulte néanmoins de cette disposition que la tête et les parties supérieures du corps ne reçoivent pas le même sang que les parties inférieures; que celui des premières est, pour la plus grande partie, amené par les veines placentaires et hépatiques, tandis que celui des autres consiste presque uniquement en sang veineux du corps.

La différence entre le haut et le bas du corps est d'autant plus grande que l'embryon est plus jeune; car plus il avance en âge, plus la cloison inter-auriculaire se développe; plus les artères et les veines grossissent, plus ces dernières amènent de sang veineux du corps dans l'oreillette et le ventricule gauches; plus enfin, l'anastomose entre les deux aortes se développe, plus il s'introduit de sang des veines placentaires et hépatiques dans l'aorte descendante et les parties inférieures du corps.

Au moment de la naissance, cet état de chose a fait des progrès si notables, que toutes les parties du corps reçoivent à peu près le même mélange de sang.

Lors de la naissance, le sang n'arrive plus par la veine ombilicale qui se convertit en ligament rond du foie. La veine-cave inférieure n'amène plus à l'oreillette droite que le sang veineux du corps et du foie. La veine a changé de direction, la cloison auriculaire a tellement changé de direction que le sang ne passe plus qu'en petite quantité, de la veine-cave inférieure dans l'oreillette gauche, mais qu'il se mêle avec celui de la veine-cave supérieure dans l'oreillette droite qui le transmet au ventricule droit.

Les contractions du ventricule le chassent dans l'ancienne aorte droite, dont les branches pulmonaires ont alors assez de volume pour représenter les artères pulmonaires qui le conduisent presque tout entier dans le poumon : il n'y a plus qu'une petite portion qui continue encore pendant quelque temps de couler dans l'aorte gauche, par l'ancien prolongement de l'aorte droite, réduit maintenant au calibre d'une simple anastomose, à laquelle on donne le nom de canal artériel de Botal.

Cette anastomose s'oblitère bientôt complétement, et tout le sang est amené aux poumons par l'aorte droite convertie en artère pulmonaire (Bischoff).

Développement de la bouche et de la face.

Le développement de la face se fait par des productions analogues à celles qui se déposent, dans toute l'étendue du tronc, en dedans des deux lames de la membrane naissante inférieure, pour former les parois de la poitrine et du ventre. A la face et au cou, ces productions sont isolées; elles croisent individuellement, sous formes de lamelles qui se réunissent sur la ligne médiane, mais qui sont séparées les unes des autres par des fentes, pendant un temps plus ou moins long. Elles portent le nom d'arcs branchiaux ou viscéraux. Nous allons examiner leur formation, et comment elles donnent naissance aux mâchoires, à la cavité buccale, à l'hyoïde, à la paroi supérieure du cou.

Rathke découvrit, sinon l'existence des fentes sur le côté du cou de l'embryon, du moins l'universalité de cette disposition anatomique chez les embryons de tous les animaux vertébrés et chez celui de l'homme. Ces fentes transparentes sont disposées régulièrement au-dessous les unes des autres, et comprennent entre elles des languettes de substance organique; l'idée que ces arcs et ces fentes étaient, sinon les analogues, du moins les représentans de l'organe respiratoire des poissons, leur a fait donner le nom d'arcs branchiaux, fentes branchiales.

Reichert a substitué à cette dénomination vicieuse celle d'arcs viscéraux, fentes viscérales. Mais il n'est pas d'accord sur le nombre des arcs viscéraux : il n'en admet jamais que trois, tandis que d'après Rathke et Baer, on en observerait cinq chez l'oiseau et quatre chez les mammifères.

Ces lamelles dérivent de la partie supérieure de la colonne vertébrale : Les trois premières correspondent aux trois cellules cérébrales, ou plutôt, partent des corps vertébraux qui leur servent de support; elles commencent sous forme de prolongemens appliqués contre la face interne des parois latérales du capuchon céphalique, et s'avancent vers la ligne médiane, de la même manière que les prolongemens costaux, qui procèdent des vertèbres du dos pour former les parois thoraciques. Le quatrième arc viscéral chez les mammifères, le quatrième et le cinquième chez les oiseaux, ont les mêmes relations avec les vertèbres cervicales supérieures, que les trois premiers avec les vertèbres céphaliques; mais leurs métamorphoses, au lieu de donner naissance à des parties permanentes du squelette, ne servent à produire que des parties molles du cou.

Nous savons que le feuillet séreux se réfléchit de toutes parts, au-dessous de la tête de l'embryon, et forme entre elle et le rachis, une cavité close, limitée en avant par la première cellule cérébrale, et postérieurement, par la muqueuse de l'intestin futur continu avec celle de la vésicule ombilicale, cavité dans laquelle se développe le cœur. Plus tard, l'œsophage et les organes pulmonaires se développeront dans ce même capuchon céphalique, aux dépens de la membrane intermédiaire ou de la masse du blastème qui la remplira; mais auparavant, on voit se former à son intérieur les dépôts organiques, nommés arcs viscéraux, et se produire à sa surface des ouvertures, dont une partie se fermera, dont l'autre se transformera en orifices ou canaux permanens.

Ces ouvertures se trouvent comprises entre les extrémités d'un même arc viscéral, ou de chaque côté entre les arcs viscéraux voisins.

La *bouche* et ses dépendances, le nez, les deux mâchoires, le palais, se produisent aux dépens du premier arc viscéral. Pour l'intelligence de cette révolution, voyons d'abord l'apparition de l'ouverture buccale chez l'embryon.

Un bourgeon frontal, descendant au-dessous de la cellule cérébrale antérieure et deux bourgeons latéraux convergent vers un point de la ligne médiane, laissant entre eux un intervalle. Cet intervalle, derrière lequel le blastème contenu dans le capuchon céphalique se creuse pour former le pharynx, et au devant duquel le feuillet séreux, qui forme le même capuchon, se détruit peu à peu comme par une sorte de corrosion, est le futur orifice buccal. Tout autour de cet orifice, se développent ensuite plusieurs appendices qui, en se combinant ensemble, constitueront le nez et la bouche, ou l'entrée des cavités naturelles. Cette entrée est d'abord simple; elle ne se dédouble que plus tard par les progrès des appendices, de manière à constituer supérieurement, l'ouverture et la cavité nasales, inférieurement, l'ouverture et la cavité buccales. Les appendices dépendant du premier arc viscéral, qui concourent à cette formation, sont au nombre de six, et même de huit en y comprenant les ailes du nez.

Les deux appendices postérieurs ou inférieurs sont destinés à former par leur réunion la mâchoire inférieure. En avant et en dehors d'eux, sont deux autres appendices plus éloignés l'un de l'autre, et qui resteront plus long-temps séparés : ce sont les mandibules supérieures ou antérieures, destinées à former, par leur union sur la ligne médiane, la mâchoire supérieure.

Mais ils sont d'abord tout à fait rejetés de côté, et si éloignés l'un de l'autre que, dans l'intervalle qu'ils laissent entre eux, on voit se développer les bourgeons incisifs, sortes d'excroissances du bourgeon frontal primitif.

Ces deux bourgeons incisifs et les deux mandibules supérieures sont si écartés de chaque côté de la ligne médiane, que l'œil est, à ce moment, refoulé en arrière, et qu'en regardant l'embryon de face, il est impossible d'apercevoir cet organe. Enfin, sur les côtés, entre la future narine et l'œil, se développent deux autres bourgeons dont l'accroissement donnera naissance aux ailes du nez.

— Au-dessous de toutes ces parties, dans l'épaisseur du capuchon céphalique, s'est formée une vaste cavité communiquant avec l'extérieur, de chaque côté, par quatre fentes transversales. Ces fentes sont d'autant plus longues qu'elles sont plus antérieures; elles sont formées aussi par érosion de la portion du feuillet séreux interposé aux trois seconds arcs viscéraux, et font communiquer directement la surface extérieure du corps de l'embryon avec la cavité nouvellement formée, qui prend le nom de pharynx.

En regardant ce nouvel appareil par sa partie postérieure, on ne peut s'empêcher d'y reconnaître l'aspect de l'os hyoïde et de l'appareil branchial des poissons.

Les mandibules inférieures commencent à se réunir pour que le vestibule ou cloaque antérieur constitue la bouche et les fosses nasales. Il en sera de même plus tard des mandibules supérieures; mais avant la réalisation de cette union, on remarque un sillon qui se porte de l'angle interne de l'œil sous l'appendice de l'aile du nez, vers l'ouverture buccale: c'est l'origine du canal nasal, lequel s'ouvre à cette époque dans la bouche, aussi bien que la narine correspondante. En même temps que les mâchoires supérieures marchent à la rencontre l'une de l'autre, les bourgeons incisifs diminuent de volume, à tel point, qu'ils finissent par ne plus suffire qu'à l'implantation d'une seule dent, la dent incisive.

A mesure que la mâchoire supérieure tend à se fermer, les bourgeons de l'aile du nez se développent. Une suture se produit sur la joue, le canal se trouve complété. L'aile du nez n'est plus libre alors par son bord externe, mais repose par ce bord, sur la mandibule supérieure; de sorte que, quand cette dernière se rapproche de la ligne médiane, elle entraîne avec elle l'aile du nez: celle-ci se réunit à celle du côté opposé, et achève la formation de la face. Plus tard, le bourrelet labial vient se surajouter aux diverses formations, dont la fusion a formé l'orifice buccal.

A ce moment il se passe des phénomènes analogues dans la profondeur des organes, à savoir : la séparation de la bouche et des fosses nasales, et la division de celles-ci en deux moitiés latérales. Sur les bourgeons incisifs, dont les ailes du nez sont des sortes d'appendices, se creusent, en dedans et en haut, des dépressions qui finissent par donner naissance inférieurement à une demi-voûte palatine de chaque côté. Chacune de ces demi-voûtes s'avance vers la ligne médiane poussée, pour ainsi dire, par les mandibules supérieures; leur union détermine la séparation de la bouche et du nez. La cloison des fosses nasales vient toujours de la voûte, et descend jusqu'à la rencontre du plancher, avec lequel elle se soude.

L'arrêt de développement de quelqu'une de ces formations donne naissance aux monstruosités par division, qui portent sur les aboutissans de l'orifice buccal, tels sont: les becs de lièvre, simples ou doubles, la division du voile du palais, de la voûte palatine (Coste).

Goodsir a étudié de très près la façon dont les germes dentaires garnissent les mâchoires.

Vers la sixième semaine environ, chez l'embryon humain, la muqueuse qui tapisse primitivement le bord des mâchoires, s'épaissit par l'effet d'un dépôt extérieur de masse grenue. La gouttière dentaire primitive s'y développe, d'arrière en avant, sous forme de sillon. Du fond de cette gouttière, s'élèvent bientôt de petites saillies ou papilles ovalaires, qui sont les germes des dents. Entre ces germes se développent les futures alvéoles, d'abord très petites comparativement aux germes, mais finissant par les envelopper plus tard. De là, naissent les follicules dentaires; entre le follicule et le germe s'amasse une substance gélatineuse grenue. Après la naissance, la dent se forme en partie aux dépens du germe, en partie du follicule.

Les follicules des appareils des deux dentitions ne se forment pas en même temps et n'affectent pas tous la même disposition. Vers le commencement du troisième mois après la conception, chaque cavité des deux mâchoires contient quatre sacs, dont deux antérieurs et deux postérieurs, adossés par paires, étroitement l'un contre l'autre, de manière à laisser, entre les deux sacs antérieurs et les deux postérieurs, un intervalle assez grand. Les premiers sont plus petits et appartiennent aux incisives temporaires; les autres appartiennent aux molaires de la même classe. A la fin du troisième mois, au milieu et en dehors de l'intervalle que nous venons d'indiquer, et qui est marqué par une forte saillie de la lame externe de l'os maxillaire, on découvre un cinquième sac pour la canine, lequel complète ainsi le nombre total des follicules des premières dents.

Le développement des follicules de la deuxième dentition s'annonce, vers la fin du quatrième mois, par l'apparition d'un sixième sac, au fond de la gouttière que représente l'intérieur des mâchoires. Ce sac appartient à la première grosse molaire. Ce n'est que dans le cours du septième mois qu'on aperçoit distinctement les capsules des incisives secondaires, et plus tard celles des canines. A l'époque de la naissance, tous ces petits sacs existent, accolés contre les follicules des dents temporaires; il faut prendre quelques précautions pour les découvrir. Le meilleur moyen est d'enlever la lame interne des os maxillaires: on trouve alors, à la partie supérieure et postérieure, des sacs des incisives et des canines temporaires, un nombre égal d'autres petits sacs qui leur correspondent et que l'on reconnaît bientôt, après avoir incisé la face postérieure de leurs capsules, pour être les follicules des incisives et des canines, permanentes. Ces sacs sont plus élevés que les autres et sont situés très près des gencives, avec lesquelles il serait facile de les enlever si l'on n'agissait avec soin.

La pulpe des incisives permanentes est alors très développée et sa configuration dessinée. Celle de la canine est beaucoup plus petite et bien moins avancée. Ces sacs ne sont séparés des follicules des temporaires que par une lame fibreuse fort mince, et sont soutenus dans les mêmes cavités alvéolaires. Quant aux follicules des bicuspides, on sait que M. Serres en signale la présence à cette époque déjà. Mais d'autres anatomistes prétendent ne les avoir pas rencontrés.

Ce n'est qu'à la fin de la 2me année, le plus souvent dans le cours de la 3me, qu'on voit apparaître le follicule de la bicuspide antérieure, précédé de quelques mois par celui de la deuxième grosse molaire permanente, et bientôt suivi du follicule de la bicuspide postérieure.

Développement du tube digestif et de ses annexes.

Wolff, en observant l'embryon de poulet, a reconnu le premier que le tube digestif a pour point de départ immédiat les membranes de l'œuf qui se continuent avec l'embryon lui-même; mais Pander apprit à distinguer les divers feuillets du blastoderme, et montra que c'est du feuillet interne seulement que l'intestin tire son origine. — Baer et Reichert ont repris successivement la question, et ils sont d'accord sur les points fondamentaux.

La description qu'a donnée Baer d'un très jeune embryon de chien, les travaux d'Oken, rendent très probable l'analogie qui existe sur ce point entre les mammifères et les oiseaux. Voici comment Baer et Bischoff, et en partie Coste, décrivent ce développement:

La formation de l'intestin remonte à l'époque où les bords latéraux du corps de l'embryon se continuent encore à plat, avec le plan de la vésicule blastodermique, et où les extrémités céphalique et caudale commencent à se séparer de cette vésicule, la première un peu plus que la seconde.

Les deux feuillets sont encore appliqués les uns aux autres.

Lorsque l'extrémité céphalique de l'embryon se sépare de la vésicule ombilicale, il se développe dans cette même extrémité une cavité que les auteurs ont nommée partie antérieure de la cavité viscérale. Si l'on regarde l'embryon par son côté inférieur, c'est-à-dire du côté de la cavité de la vésicule blasto-dermique, on aperçoit l'intérieur de l'excavation de l'extrémité céphalique; le feuillet pénètre à la base de cette cavité, par un léger prolongement en cul-de-sac qui se réfléchit aussitôt supérieurement, pour se continuer avec la vésicule ombilicale.

Wolff a donné le nom de *fovea cardiaca* à l'entrée de la partie antérieure de la cavité viscérale. Baer l'appelle entrée antérieure de l'intestin. Cette entrée n'est point la bouche. En effet, la cavité dans laquelle elle-même se termine en cul-de-sac, par devant, là où sera plus tard la bouche.

Une excavation analogue moins prononcée se produit à l'extrémité caudale pour former le rectum, sur lequel naîtra l'allantoïde: c'est le fovea inférieur de Wolff, et l'entrée postérieure de l'intestin de Baer. A la partie moyenne de l'embryon, qui commence seulement à se creuser un peu en nacelle, le feuillet muqueux passe encore à plat sur la paroi antérieure du rachis.

Dans toute leur portion tapissant la face antérieure de l'embryon, les feuillets vasculaire et muqueux se séparent du feuillet séreux; ils ne lui restent unis que par la ligne médiane, correspondant à la colonne vertébrale.

Par là ces feuillets se trouvent refoulés en gouttière. En même temps, ils s'épaississent de chaque côté, le long de leur attache, au devant de la colonne vertébrale, de sorte que ce point est le dernier où ils arrivent à se toucher. Le feuillet muqueux se soulevait même dans le point correspondant à la colonne vertébrale, et n'y restait attaché que par la partie qui est sous-jacente du feuillet vasculaire, dont les deux côtés, se réunissant sur un plan médian, entre le rachis et la gouttière du feuillet muqueux, formeraient par leur soudure le futur mésentère.

Dès que la réunion des lames mésentériques est accomplie, et que par là, les feuillets vasculaire et muqueux se sont de nouveau appliqués l'un contre l'autre, ils s'épaississent de nouveau le long de leur attache, à la colonne vertébrale, par le moyen du mésentère, et représentent ainsi deux languettes, appelées par Baer lames ventrales, qui laissent entre elles la gouttière intestinale. Cette gouttière se convertit en canal, parce que ses bords s'inclinent l'un vers l'autre; ses extrémités supérieures et inférieures se portent également à la rencontre l'un de l'autre, et, s'unissant en avant dans la plus grande étendue, produisent le tube intestinal.

Celui-ci conserve encore quelque temps dans le milieu la forme d'une gouttière dont les bords se confondent avec la vésicule ombilicale. Mais la clôture de cette gouttière fait tous les jours de nouveaux progrès, de sorte que la partie moyenne du tube intestinal se complète tous les jours davantage, et finit par ne plus conserver avec la vésicule ombilicale qu'une très petite communication, à laquelle Baer a donné le nom d'ombilic intestinal.

Ainsi, l'intestin se sépare de plus en plus de la vésicule ombilicale dont il n'était, dans le principe, qu'un simple diverticulum. Bientôt même, les communications qu'il conservait avec elle, par l'intermédiaire du conduit omphalo-mésentérique, s'effacent complétement, et ce conduit se réduit à l'état de pédicule. Les vaisseaux omphalo-mésentériques établissent seuls des relations entre la vésicule et l'intestin, ou plutôt, l'appareil vasculaire de l'embryon, et ces relations elles-mêmes, ne doivent pas être de longue durée dans l'espèce humaine.

Le futur canal digestif représente donc d'abord un tube droit, parallèle à l'axe de l'embryon, et fixé en arrière au rachis, par le mésentère. A mesure que sa partie moyenne se distingue de la vésicule ombilicale et devient tubulaire, il s'allonge, s'éloigne de la colonne vertébrale, sans pourtant s'en détacher, et forme une première anse dirigée vers l'ombilic, sortant même, par cette ouverture, des parois de l'abdomen.

Dès ce moment, on peut distinguer à l'intestin trois parties: la partie stomacale (ou ovale); la partie anale (ou rectale), et la partie moyenne, de laquelle se formeront l'intestin grêle et le colon.

L'intestin ovale, c'est-à-dire la partie stomacale du tube digestif, en se développant, demeure droit dans la plus grande partie de son étendue. Il produit la cavité buccale, avec la langue, l'œsophage, l'estomac et le duodénum, les glandes salivaires, les poumons et la trachée; plus loin naissent, le foie, etc. La bouche, qui n'existe qu'à l'état de cul-de-sac, se forme bientôt après : elle ne tarde pas à se prononcer lors du développement des arcs branchiaux et des fentes branchiales.

Ce qu'il est bon de remarquer, c'est que ce n'est pas la bouche proprement dite que l'on voit, mais simplement une grande ouverture du canal intestinal; ce n'est que quand les deux mâchoires, avec les os palatins, se sont développés des arcs branchiaux, qu'on voit paraître une bouche bordée de lèvres.

Ce n'est guère que durant la neuvième semaine que se forme en réalité la bouche chez l'embryon humain. La langue pousse du plancher de la cavité buccale, à peu près vers la septième semaine chez l'homme; Valentin et Bischoff l'ont vue plus tôt chez les mammifères.

D'après Reichert, chez les mammifères, sa formation a pour point de départ la face interne du premier arc viscéral. Elle croît assez rapidement. A neuf semaines elle est très grosse, ronde, large, et fait saillie hors de la bouche; à quatre mois, elle a plus d'épaisseur, et les papilles sont distinctement développées.

La portion du commencement de l'intestin qui vient après la cavité ovale est d'abord une réunion de l'œsophage et de la trachée, qui se séparent bientôt l'un de l'autre. A part son accroissement, l'œsophage ne subit aucun changement notable.

L'estomac n'est d'abord qu'une simple dilatation du tube intestinal. On le reconnaît à une légère bosselure de ce dernier, en arrière et à gauche; cette bosselure deviendra la grande courbure; comme le reste de l'intestin, il a une direction verticale. A mesure qu'il se développe, il acquiert peu à peu une situation horizontale, la portion cardiaque se portant à droite, et la portion pylorique, à la suite de laquelle se développe le duodénum, se portant à gauche.

Le bord convexe de cette bosselure, qui regarde à gauche, devient la grande courbure de l'estomac, et le bord droit tourné à droite et en avant, qui est d'abord droit, puis concave, devient la petite courbure.

Ainsi, l'estomac est primitivement vertical, comme il le demeure chez beaucoup d'animaux vertébrés. A mesure qu'il se développe, il acquiert peu à peu une situation horizontale, la portion pylorique se tournant à droite, et la cardiaque à gauche.

L'estomac divisé des ruminans est d'abord simple; ses divisions s'annoncent par des échancrures qui deviennent de plus en plus profondes.

D'après Meckel, la valvule pylorique n'est point visible avant la fin du troisième mois; au sixième, la saillie qu'elle fait en dedans se réduit à peu de chose, et elle est elle-même très peu prononcée chez le nouveau-né.

Enfin, la terminaison de l'intestin supérieur devient dans la suite le duodénum.

L'intestin moyen, ou l'anse du tube intestinal qui passe au travers de l'ombilic cutané, est, de toutes les parties de ce tube, celle qui se développe le plus, surtout dans sa portion supérieure, qui bientôt va s'allonger, en décrivant des circonvolutions, parce qu'elle est destinée à se transformer en la partie inférieure de l'intestin grêle. La partie inférieure croît bien aussi, mais beaucoup moins que l'autre, car elle ne doit représenter que le gros intestin, c'est-à-dire le colon. Mais la manière dont ces deux portions se comportent à l'égard l'une de l'autre, est de grande importance.

L'une d'elles, avons-nous dit, est d'abord supérieure, et l'autre inférieure; mais peu à peu elles s'enroulent, toutes deux exécutent une torsion, dit Bischoff, de manière que l'inférieure ou gros intestin se place en haut et en avant; l'inférieure ou l'intestin grêle, en bas et en arrière. De cette manière, l'intestin grêle se glisse au-dessous du gros intestin. Le colon ascendant se produit le dernier, et de haut en bas, ce qui fait que pendant longtemps encore, on le trouve dans la région supérieure de la cavité abdominale, au-dessous du foie.

Du quatrième au cinquième mois, les intestins ont acquis, chez l'homme, la situation qu'ils doivent conserver désormais.

Le cœcum, avec son appendice vermiforme, se produit à la jonction de l'intestin grêle et du gros intestin; cette jonction ne correspond pas à l'endroit où la portion supérieure de l'anse de l'intestin médian s'infléchit pour gagner la portion inférieure, et une partie de celle-ci est entraînée aussi dans la formation de l'intestin grêle.

Ceci détruit l'opinion d'Oken, suivant laquelle le cœcum serait un débris du canal de la vésicule ombilicale, puisque ce canal aboutit au point le plus élevé de l'anse. Baer et Bischoff ont vu le cœcum très petit encore chez les animaux à sabot. Meckel l'a aperçu chez un embryon humain de 7 lignes. L'appendice vermiforme et le cœcum ne sont point d'abord séparés l'un de l'autre, et le premier se développe du cul-de-sac du second.

La vésicule iléo-cœcale est visible à partir du troisième mois.

L'intestin anal conserve sa direction droite et devient rectum. De même que l'intestin ovale, il est d'abord en cul-de-sac, à la rencontre duquel, l'anus vient de dehors en dedans. On dit que l'anus se ferme ensuite pendant quelque temps, et qu'il s'ouvre enfin d'une manière permanente.

C'est à l'extrémité inférieure de cet intestin que se forme l'allantoïde.

Nous avons dit ailleurs que Baer attribue l'insertion du tube intestinal à la colonne vertébrale, au feuillet vasculaire du blastoderme. Celui-ci se séparerait du feuillet séreux, dans toute l'étendue de l'embryon, le long de l'axe duquel il reste adhérent; il se place ensuite le long de cet axe, en formant deux lamelles, qui seront le mésentère. Cette description de Baer considère à tort l'existence distincte du feuillet vasculaire comme douteuse.

— Voici comment Müller décrit le développement des épiploons et des attaches de l'estomac. Au commencement, lorsque l'estomac est encore vertical ou à peu près, et ne représente qu'une partie légèrement dilatée de l'intestin, marchant lui-même en ligne droite, il s'insère à la colonne vertébrale comme le reste du tube intestinal. Quand l'estomac se développe davantage, et que la grande courbure se tourne à gauche, il entraîne avec lui ce repli mésentérique; de là, la bourse semi-lunaire qui formera l'arrière-cavité avec le trou de Winslow.

Vers le haut, entre la petite courbure et le foie, il se trouve couvert, parce que le mésogastre passe de la petite courbure à la scissure transversale du foie, d'où naît le petit épiploon.

Pendant que ces phénomènes subissent leur évolution, le gros intestin s'est produit, et le colon transverse se rapproche de plus en plus, par son mésocolon, de l'estomac et du mésogastre, qui lui-même descend de plus en plus.

Le feuillet inférieur du mésogastre et le feuillet supérieur du mésocolon passent d'abord l'un sur l'autre sans se réunir, et le grand épiploon passe également sur le mésocolon. Bientôt ces feuillets s'accolent, et le feuillet inférieur du mésogastre s'unit avec la surface supérieure du mésocolon.

De là paraît résulter plus tard la disposition définitive des divers feuillets de l'arrière-cavité des épiploons.

Développement des glandes annexes du tube intestinal, glandes salivaires, etc.

D'après Rathke, les glandes salivaires constituent d'abord des grumeaux de masse organique primitive, implantés sur le côté externe du canal digestif.

D'après Müller, les canalicules de la parotide ne sont point une continuation de la membrane muqueuse de la bouche.

Les recherches de la plupart des anatomistes semblent démontrer que la glande sous-maxillaire se développe la première d'entre les glandes saalivires, puis la sub-linguale; la parotide vient la dernière. Comm la masse du blastème est considérable dans les commencemens, ces glandes se prêtent bien aux recherches. Nous verrons le développement de ces organes dans la partie histologique de ce volume.

Le *pancréas* avait été de tout temps rapproché des glandes salivaires, de telle sorte que les auteurs en ont toujours parlé à propos de celles-ci.

Les propriétés de son tissu, les fonctions ou usages si distincts de l'organe, ont été déterminés tout récemment par les beaux travaux de M. Cl. Bernard. Ce n'est donc que pour mémoire que nous traitons ici de cette partie.

Le pancréas apparaît avant les glandes salivaires, sous la forme d'un tubercule creux du tube intestinal; suivant Reichert, sous celle d'un bourgeon. Bischoff l'a observé chez un fœtus de vache long de 7 lignes, où la membrane intestinale interne, pénétrant dans le blastème qui partait de l'externe, produisait un rudiment de glande bifurquée.

Quoiqu'il se développe sur le côté gauche de l'intestin, cependant Baer dit avoir rencontré assez souvent, chez le poulet au côté droit, un bourgeonnement analogue. Rathke croit que chez la couleuvre, il procède de la paroi du tube intestinal tournée vers le dos, et qu'ensuite il se porte à droite.

Jamais Bischoff n'a rencontré de traces du pancréas chez les mammifères, du côté droit. Cet auteur dit avoir constaté cette différence entre les glandes salivaires et le pancréas, à savoir, qu'on ne voit pas dans ce dernier aussi distinctement les ramifications du conduit excréteur futur.

Chez les embryons de vache, les blastèmes du pancréas et de la rate sont confondus. Cette disposition, transitoire dans ce cas, est permanente chez les ophidiens. Chez le cochon, les deux blastèmes sont distincts.

Développement du foie.

D'après Rolando, le foie se développerait d'un petit diverticulum, ou exsertion creuse du tube digestif. De Baer, Rathke, ont, avec d'autres auteurs, adopté cette opinion. Reichert prétend que les rudimens du foie ne sont jamais creux dans le principe, qu'ils naissent aux dépens d'un blastème dont la déposition sur ce point de l'intestin forme un petit bourgeon, et que plus tard seulement un appendice cœcal, partant de la membrane muqueuse du tube digestif, pénètre dans ce blastème, et y devient l'origine des canaux excréteurs.

Bischoff a vu le foie se produire chez les mammifères comme chez les oiseaux, sous la forme de deux bourgeons, des parois intestinales qui deviennent les rudimens de ses deux principaux lobes. Nous avons vu la même disposition primitive de cet organe sur un embryon humain appartenant à la collection de M. Coste.

Dès que l'organe destiné à sécréter plus tard la bile s'est montré sur la paroi de l'intestin, il grandit avec une rapidité extraordinaire, de sorte qu'on le trouve déjà très volumineux chez les embryons très jeunes. De là résulte que de bonne heure il devient l'organe le plus volumineux du corps entier.

Il occupe, en effet, comme on le sait, dans la cavité abdominale, bien plus de place que tous les autres viscères réunis. Ce précoce développement est-il dû, comme le pense M. Coste, à sa connexion intime avec le système vasculaire sanguin? On sait qu'il reçoit de nombreux rameaux des veines omphalo-mésentériques et ombilicales.

L'on a attaché de tout temps une grande importance à étudier le développement du foie; il devait donner la clef du développement glandulaire en général.

D'après Bischoff, on remarque d'abord, dans l'endroit du tube intestinal correspondant, un point qu'occupera la future glande, une bosselure de la couche interne, à laquelle la couche externe ne prend aucune part. La membrane intestinale externe ne tarde pas à se développer aussi sur ce point, et à y former un petit tubercule saillant au dehors, dans l'intérieur duquel pénètre la membrane intestinale interne. La portion de la membrane externe qui concourt à la formation de ce tubercule est ce qu'on appelle le blastème de la glande future, et celle de la membrane interne est la saillie de l'intestin, qui représente le rudiment du canal excréteur.

Des bords du blastème, en contact avec le rudiment cœcal du canal excréteur et aux dépens des cellules qui composent ce blastème, poussent des bourgeons latéraux qui, après avoir acquis un certain volume, en produisent de nouveaux, de manière à former un petit tronc terminé par de légers renflemens.

Les bourgeons représentent des vésicules glandulaires, et le tronc avec ses ramifications représente le canal excréteur. La cavité du tronc, des ramifications et des vésicules glandulaires se produit par la dissolution des cellules internes, et par la fusion des cellules périphériques, formant une enveloppe homogène propre, qui s'entoure elle-même d'une couche plus ou moins épaisse de tissu fibreux.

Bischoff dit que le foie apparaît plus tard que les corps de Wolff et l'allantoïde, mais quand l'intestin communique encore largement avec la vésicule ombilicale. Ainsi, il dit avoir rencontré plusieurs fois, sur des embryons de lapins, des corps de Wolff déjà perceptibles, sans qu'il y eût traces du foie, des poumons et de l'estomac; mais peu de temps après, ces trois organes se manifestent.

Chez un chien, immédiatement derrière l'estomac qui ne représentait encore qu'une dilatation verticale de la couche intestinale interne, il a vu deux saillies sur les deux côtés de l'intestin. Chez un rat où l'organe était un peu plus développé, il consistait en cinq prolongemens un peu renflés à l'extrémité, venant des deux couches intestinales, et s'étendant dans le blastème. Chez les embryons de chien, il a vu les canaux biliaires.

Développement des poumons, etc.

Les poumons ont également été considérés comme un bourgeonnement creux du canal intestinal. Cependant cette opinion repose uniquement sur l'idée suivante, émise par Baer, que chez l'embryon d'oiseau, après le milieu du troisième jour, il s'élève sur le conduit alimentaire deux petits tubercules creux n'ayant qu'un faible diamètre, dont chacun renferme une courte cavité conique s'ouvrant dans l'œsophage. Rathke avait d'abord pensé que le blastème des poumons était solide, et qu'au dixième jour, il s'y creusait par résorption une cavité communiquant avec celle de la trachée.

— Suivant Reichert, les poumons sont une masse de cellules, qui, partant de la membrane intermédiaire, apparaît en même temps que le foie.

— Bischoff, qui se range à l'opinion de ce dernier anatomiste, dit les avoir vus se développer sous forme de deux tubercules situés à la partie supérieure de l'intestin, au-dessus de l'estomac. Un examen attentif a démontré à cet ovologiste que ces tubercules proviennent du bourgeonnement de la couche intestinale externe dans laquelle ne pénètre pas la couche interne.

On pourrait croire que peu de temps après, une communication s'établit entre les tubercules pulmonaires et la cavité intestinale, par suite de l'introduction de la couche intestinale interne dans ces tubercules; mais Bischoff n'admet pas ce fait comme vrai.

Baer a établi un rapport intime entre cette formation et celle de la trachée. Il pense qu'après l'abouchement des deux tubercules pulmonaires dans la cavité intestinale, ils s'allongent en un pédicule commun, et ils se continuent aussi avec un canal, qui est la trachée, et qui, tout en s'allongeant, se sépare de l'œsophage, d'arrière en avant, et ne reste plus uni avec lui qu'à son extrémité antérieure, à l'endroit du futur larynx.

Rathke a reconnu le rudiment de la trachée, sous la forme d'une couche muqueuse qui s'étendait le long de l'œsophage entier, depuis le rudiment du poumon jusqu'à l'endroit où doit être placé plus tard le larynx, couche dans l'intérieur de laquelle une cavité se développe vers le 4me jour.

Les poumons seraient donc un bourgeonnement de la couche intestinale externe, dans lequel les branches se développent, sans que la couche interne de l'intestin y prenne la moindre part.

La trachée paraît avoir une origine toute semblable, et les deux organes, se détachant bientôt de la paroi intestinale qui avait été leur point de départ, deviennent indépendans.

Du reste, Bischoff dit avoir toujours vu les poumons séparés à leur origine, et non confondus en une seule masse. Ces organes, qui se forment en même temps que le foie, ne font que des progrès lents, et ne représentent encore que des tubercules peu sensibles à la surface du tube intestinal, quand le foie est déjà très avancé.

Suivant Valentin, le larynx est d'abord indiqué par deux renflemens qui entourent l'entrée de la trachée, à partir de l'œsophage, et laissent entre eux une fente linéaire. On doit les regarder comme les rudimens des cartilages aryténoïdes, les plus importans, et qui, d'après les principaux observateurs, se développent les premiers.

Quand le larynx est devenu reconnaissable à l'extérieur, l'on a pu reconnaître les autres cartilages. Fleischmann dit avoir connu chez l'homme le larynx, dès la sixième semaine, à un renflement arrondi, mais il n'y a découvert aucune trace de cartilages, même chez un embryon de sept semaines, où sa longueur était d'une demi-ligne; mais il remarqua les cartilages chez un embryon de huit semaines, et il vit le thyroïde et le cricoïde devoir naissance à deux moitiés latérales qui ne se réunissaient que dans le cours du 6me mois. Le larynx est en général, d'autant plus volumineux et arrondi, que l'embryon est plus jeune.

— Fleischmann prétend aussi que les anneaux de la trachée résultent de deux moitiés latérales soudées ensemble, qu'il a distinguées pour la première fois, durant la 4me semaine, chez l'embryon humain. Il en a compté seize à 10 semaines, et vingt à 18 semaines. Valentin a vu les mouvemens vibratiles sur la muqueuse de la trachée, chez des embryons de cochon longs de deux pouces.

Développement des corps de Wolff.

Deux opinions, résultant d'observations incomplètes régnaient dans la science, relativement aux corps de Wolff. Les uns s'accordaient à les regarder comme des organes purement embryonaires qui, destinés seulement à certaines parties de la vie fœtale, disparaissent avant la naissance, sans laisser aucune trace de leur existence; les autres professaient que les corps de Wolff servent à former certaines parties des organes génitaux. Les noms les plus recommandables se rattachent à ces deux opinions.

— M. Kobelt, dans un récent ouvrage, a avancé que les corps de Wolff servent d'origine aux *vasa efferentia* du testicule. Les corps de Wolff ne disparaissent pas complétement avec la vie fœtale, et dans l'espèce humaine, comme chez les animaux, on en trouve des traces très manifestes à la naissance et dans l'âge adulte. De plus, l'examen attentif du développement de l'appareil génital ne permet pas de penser que les corps de Wolff y entrent pour quelque chose: ce sont là deux appareils appartenant à des organismes distincts, dont l'évolution est tout à fait propre.

— Destinés à des rôles complétement différens, ils parcourent sans se mêler, toutes les phases de leur développement. Les corps de Wolff ne forment ni les reins, ni les testicules, car ils coexistent avec ces organes. Leur conduit excréteur ne forme ni la trompe, ni le canal déférent, ni son origine, l'épididyme.

D'autre part, que penser de la théorie de la bisexualité, suivant laquelle la persistance de quelques canalicules des corps de Wolff, chez la femme, prouve l'impression du sexe masculin chez elle à l'état normal. Cette théorie, qui devait expliquer l'hermaphrodisme, manque de fondement.

En effet, c'est le testicule qui caractérise l'homme, c'est l'ovaire qui caractérise la femme. Les autres parties de l'appareil sexuel sont secondaires.

Wolff, qui le premier figura les deux organes en question, les avait vus sur les oiseaux, et ne leur connaissait pas de canal excréteur, et croyait qu'ils servaient de gangue à la substance rénale.

Oken étudia ces mêmes corps chez les mammifères, et montra qu'ils étaient indépendans des reins.

Meckel, sans nous faire connaître aucun fait nouveau de leur histoire, avança que les corps de Wolff consistaient d'abord en des lames qui se recourbaient en gouttières, puis finissaient par former un canal complet, ouvert à ses deux extrémités. Développant cette gratuite hypothèse, Meckel ajoute que, si ces canaux restent ouverts à leurs deux extrémités, ces tubes formeront des oviductes, et que s'ils viennent à se fermer à leur extrémité antérieure, ils constitueront les canaux déférens.

Meckel commence la série des anatomistes qui ont voulu voir dans les corps de Wolff les rudimens de quelques parties des organes génitaux.

Rathke émit après lui l'opinion que les corps de Wolff formaient une sorte de gangue, commune à l'appareil génital et aux reins.

Il prétendit, dans un premier travail, que le canal déférent et la trompe se forment à part des conduits excréteurs des corps de Wolff; mais il pensa de plus, et là est l'erreur, que quelques canalicules servaient à former l'épididyme, en s'unissant d'un côté avec le testicule, de l'autre avec le canal déférent. Il pensait aussi, et à tort, que chez les femelles ces canalicules disparaissent sans laisser de trace.

Depuis, Rathke a modifié ses opinions, les choses se passent, selon lui, différemment dans les deux sexes : chez la femme, il se forme à côté du canal des corps de Wolff une bandelette, d'abord pleine, qui se creuse plus tard, s'ouvre en avant, et forme la trompe, tandis que le corps de Wolff et son canal disparaissent; mais chez l'homme, cette bandelette de formation temporaire et parfaitement inutile est résorbée, et le canal des corps de Wolff, en s'unissant au testicule, produit directement le canal excréteur.

J. Müller pense aussi qu'une portion du canal excréteur des corps de Wolff, la portion inférieure, entre comme partie constituante du canal déférent ou de la trompe.

M. Coste, dans ses recherches sur le développement des corps de Wolff de la brebis, établit que la masse qui doit former l'appareil génital, n'a avec le corps de Wolff aucune relation directe, ni aucune communauté de substance, et tout se réduit, selon lui, à une simple juxtaposition.

Chez les plus jeunes embryons de brebis qu'il ait examinés, M. Coste a également noté une indépendance complète entre le conduit excréteur du corps de Wolff et le conduit excréteur de l'organe génital; le tout exprimait cette idée fondamentale, que les organes ne se transforment pas.

Cette question a été reprise et traitée au complet par M. Follin, dans sa thèse inaugurale; nous lui ferons de nombreux emprunts.

Les corps de Wolff sont des organes qui appartiennent aux premiers temps du développement. Dès que le tube intestinal s'est constitué, on les voit sous la forme de deux masses allongées, de chaque côté de l'intestin droit, occupant toute l'étendue de la cavité viscérale, depuis le cloaque jusque au-dessous du point où existe le cœur.

Ces masses semblent naître par deux parties distinctes. Rathke, au contraire, pense qu'elles sont primitivement simples sur des embryons d'oiseau, et qu'elles se divisent plus tard. Baer, Müller, Valentin, Bischoff, les ont toujours vues doubles. Valentin a pratiqué des coupes transversales sur des embryons de poulet, du 3me au 6me jour de leur développement, et a toujours vu les corps de Wolff doubles; il ajoute qu'ils doivent être doubles dès leur origine, parce qu'ils se développent après l'aorte qui les sépare primitivement.

A mesure que le développement avance, les corps de Wolff s'épaississent en diminuant de longueur, et à des périodes variables, suivant les espèces animales, on les voit se renfler considérablement; c'est alors qu'ils prennent des formes particulières : effilés à leur extrémité supérieure et à leur extrémité inférieure, chez certains animaux, ils ressemblent à un fuseau; dans d'autres, on dirait une pyramide à trois faces arrondies sur les angles, à sommet supérieur et à base inférieure.

Pendant que ces phénomènes se passent dans les corps de Wolff, on constate autour d'eux plusieurs choses distinctes d'une grande importance.

Au bord interne du corps de Wolff, on voit apparaître une petite bandelette blanchâtre, laquelle occupe la partie moyenne du corps de Wolff, déjà diminué de hauteur. Cette bandelette amorphe subit bientôt des transformations très évidentes; elle se renfle sur la partie moyenne, prend des formes de plus en plus ovalaires, et ne tarde pas à se manifester sous la forme d'une glande génitale, testicule ou ovaire. Au côté externe de ce corps, apparaît une bandelette, également blanchâtre, longitudinale, à laquelle semblent venir aboutir toutes les stries transversales qu'on constate à la surface du corps de Wolff.

Le corps de Wolff est donc renfermé comme entre deux lignes blanches.

La ligne externe, chez la plupart des mammifères, contient un double filament creux. L'un, le plus interne, est le conduit excréteur des corps de Wolff; l'autre, le plus externe, est le conduit génital. Ce conduit, dans cette période, est encore complétement séparé de sa glande.

Quand on détache légèrement ces corps de Wolff de la paroi postérieure de l'abdomen, on voit en arrière quelques petits tubercules, au nombre de trois de chaque côté, sur des embryons de brebis, plus nombreux sur des embryons de poulet. Ces tubercules, qui tendent à grossir et à se confondre, sont les rudimens des reins. Ainsi, les organes urinaires permanens ne proviennent pas des corps de Wolff, dont cet anatomiste voulait les faire dériver; seulement, comme les reins grossissent en même temps que les corps de Wolff disparaissent, on conçoit qu'il ait pu croire un instant que les corps de Wolff forment une gangue pour les reins.

Arnold s'est trompé à son tour, en faisant provenir les reins de la paroi postérieure des corps de Wolff, ces deux choses sont très-distinctes.

Les branches des artères vertébrales postérieures fournissent d'abondans corps de Wolff. Plus tard, quand l'aorte s'est réalisée, ces branches proviennent directement de l'aorte. Elles sont au nombre de six de chaque côté, parallèles entre elles et un peu obliques de haut en bas et de dedans en dehors; elles pénètrent dans le corps de Wolff par son bord interne, et là, s'y répandent en branches multiples. Rathke a prétendu que dans les corps de Wolff comme dans les reins, les vaisseaux sanguins y prenaient, à leur extrémité, une forme enroulée, et y constituaient des glomérules analogues aux corpuscules de Malpighi. M. Follin n'a pu vérifier ce fait, ni sur les mammifères, ni sur les oiseaux.

Le premier de ces conduits chez les oiseaux plonge dans l'extrémité inférieure des corps de Wolff, et le conduit génital en longe le bord externe. Müller croit à tort que le conduit excréteur des reins primitifs est situé en dehors chez les oiseaux; il n'a trouvé là que le canal déférent. Quant au filament de Müller, d'après MM. Coste et Follin, ce ne serait qu'un repli du péritoine.

Rathke croit aussi à la transformation du conduit excréteur des corps de Wolff en canal déférent, et il établit l'union par quelques canalicules qui vont former l'épididyme Bischoff, parce que le canal déférent naît d'un épaississement à son bord antérieur du filament qui renferme le conduit excréteur de Wolff.

Or ces transformations n'existent pas. M. Follin a vu sur des embryons de porc que le canal déférent s'unit au testicule sans aucun intermédiaire.

D'abord la traînée blanchâtre qui marque le trajet du canal déférent futur est séparée de l'organe génital par un espace assez considérable pour d'aussi petits organes. Plus tard, on voit l'union s'établir entre le canal excréteur et la glande à l'aide d'une sorte de crochet brusquement coudé. Dès que l'union s'est faite, il est facile de constater un très léger plissement à la surface du canal excréteur, surtout à son origine testiculaire. Ces plissemens augmentent et constituent plus tard l'épididyme. Cette portion des voies génitales se développe donc complétement en dehors de ceux de Wolff.

Ainsi, nulle partie des corps de Wolff ne sert chez l'homme à la formation des organes génitaux. Leurs fonctions cessant, ils disparaissent. Leur disparition est-elle complète? Chez la femme, nous avons retrouvé les restes dans l'organe de Rosenmüller; chez l'homme, on n'en a jusqu'ici guère signalé de trace. Le dernier auteur qui ait traité la question en Allemagne, Kobelt, pense encore en faire dériver l'épididyme.

M. Follin a démontré que chez l'homme les corps de Wolff persistent sous la forme d'un organe analogue au corps de Rosenmüller.

Pour le prouver, il s'appuie 1° sur des pièces préparées, 2° sur une étude anatomique très précise de l'épididyme.

Quand on soumet à l'injection par pression un testicule frais et normal, voici ce qui arrive d'ordinaire : le liquide à injection traverse le canal déférent, arrive dans la portion inférieure de l'épididyme et chemine ainsi lentement jusqu'à la tête. Quand l'injection réussit et arrive sans rupture jusqu'à la tête de l'épididyme, on la voit traverser les vaisseaux efférens en laissant à la partie la plus supérieure de l'épididyme, un point d'un volume variable et non injecté. Souvent dans les injections le mieux réussies, dans celles où les canalicules séminifères s'injectent facilement et sans rupture il, reste un point d'un gris jaunâtre non injecté. Mais dans un bon nombre de cas, tout ou une partie de cette masse jaunâtre s'injecte.

L'injection a lieu en retour, c'est-à-dire que la matière colorante arrive dans le testicule et vient ensuite injecter d'autres canaux situés dans la tête de l'épididyme; enfin dans un certain nombre de testicules, on voit s'injecter aussi une sorte de vaisseau qui remonte du côté du canal déférent, suivant le trajet du cordon.

M. Gosselin, dans son travail sur les oblitérations des voies spermatiques, a noté la difficulté qu'on éprouve à injecter un point spécial de la tête de l'épididyme; il a aussi suivi le trajet rétrograde du liquide à injection, du testicule vers la tête de l'épididyme; cherchant à interpréter la signification d'un pareil fait, il se demande s'il s'agit là d'une oblitération ou d'une ténuité trop grande dans les canaux qui ne peuvent pas être ici remplis par le liquide à injection.

Après avoir examiné les raisons pour et contre l'idée d'une ténuité trop grande, il conclut à une oblitération dans ces canaux diverticulaires que l'injection montre dans la tête de l'épididyme. « Je crois bien, dit M. Gosselin, que la ténuité des canaux a pu être la cause, quelquefois, qui s'opposait à l'arrivée du liquide; mais sur plusieurs testicules, j'ai dû l'attribuer à une oblitération de ces fins conduits. En effet, j'ai plusieurs fois disséqué attentivement et avec précaution les vaisseaux efférens sans les ouvrir jusqu'au point où l'injection cessait; alors, mettant bien à découvert ce point, je pressais avec le manche du scalpel, ou les doigts, de manière à forcer l'injection d'avancer.

« Or, malgré les fortes pressions, ce liquide n'avançait pas. Craignant que l'accumulation du sperme, dans ces petites voies, n'apportât un obstacle sur plusieurs testicules, je fis des incisions, des ponctions dans la partie non injectée; je pressais pour exprimer le liquide, d'ailleurs en minime quantité, et il n'avança pas davantage, »

« Deux fois, ajoute-t-il plus loin, j'ai constaté la disposition suivante : trois des canaux efférens (diverticulaires) notablement dilatés se terminaient brusquement; ils étaient pleins de mercure, et semblaient finir en cul-de-sac. Je coupai au-delà, c'est-à-dire dans la portion non injectée, puis j'exerçai des pressions sur les conduits dilatés; il me fut impossible de faire sourdre la moindre gouttelette de liquide par la surface de section, ce qui devait avoir lieu, et les conduits n'étaient point oblitérés et ne formaient pas de cul-de-sac véritable.

M. Gosselin crut un instant à l'existence en cet endroit de conduits glandulaires isolés; mais il aime mieux toutefois n'y voir que des conduits oblitérés. Outre que la fréquence de ces oblitérations serait grande, puisque presque tous les testicules présentent ces particularités, on verra que c'est là que le corps de Wolff, dans l'embryon humain, a laissé des conduits particuliers.

M. Follin, dans ses injections de testicule, s'est convaincu de l'existence, dans la tête de l'épididyme, d'un appareil composé de plusieurs vaisseaux qui sont comparables aux diverticulum de Rosenmüller. Ces canaux sont ordinairement au nombre de sept ou de dix; ils sont flexueux, contournés plusieurs fois sur eux-mêmes, et terminés en cul-de-sac. La description que nous avons donnée des canalicules de Rosenmüller leur est en grande partie applicable; souvent ils forment un pinceau bien distinct qui se détache de la tête de l'épididyme.

Mais sur des testicules non encore disséqués il est facile de voir qu'ils font corps avec le reste des vaisseaux efférens; l'enveloppe fibro-séreuse qui recouvre la tête de l'épididyme les englobe aussi et les circonscrit. Assez souvent quand l'injection a bien réussi, on peut voir s'injecter aussi un long conduit qui remonte du côté du cordon : c'est le vas aberrans.

Les auteurs ne s'accordent point sur sa description. Haller, qui l'a bien décrit, le regarde comme unique ; il prétend qu'il remonte au milieu des élémens du cordon. Soemmering assure qu'après un certain trajet, il se termine en cul-de-sac, et Cruikshank, qu'il revient sur lui-même. Lauth lui donne de 1 1/2 à 3 pouces de long. Dans sa longueur il offre des renflemens, puis finit par se terminer en cul-de-sac. Son trajet est plus ou moins flexueux; et il n'est pas rare de le voir alternativement tortueux et droit. On a constaté parfois plusieurs de ces canaux.

Cooper a figuré un vas aberrans triple ; on en a aussi signalé un, offrant des ramifications. Ces conduits diverticulaires et le vas aberrans se voient très distinctement sur des fœtus de 5 à 6 mois. Il y a au point où le conduit excréteur, déjà plissé en épididyme, s'est uni à l'organe génital, une série de petits canaux remplis d'une matière jaunâtre. Sur un fœtus mâle, dont les testicules étaient encore dans la cavité abdominale, M. Follin a très bien observé les dispositions.

Au-dessus de l'entrée du canal inguinal, on voyait très bien le testicule uni inférieurement au gubernaculum testis, et longé sur les parties latérales par un cordon plissé ; l'organe génital, comme son conduit, était enveloppé par une gaîne péritonéale. Vers l'extrémité supérieure du conduit plissé, on observait un amas jaunâtre sans forme bien distincte ; mais en écartant la gaîne péritonéale qui recouvrait cet amas, il était facile de constater qu'il s'agissait de lignes parallèles jaunâtres, formées par des tubes terminés en cul-de-sac.

Ces tubes, au nombre sept environ, convergeaient tous vers un point commun, le voile du testicule, dans lequel pénétraient aussi des vaisseaux.

Sur un autre fœtus mâle, plus jeune, on distingue nettement l'organe génital et son conduit, vers l'extrémité supérieure duquel existe aussi un très léger renflement. Mais en dehors, dans une sorte d'aileron péritonéal qui fixe l'organe génital et son conduit à l'abdomen, on voit un certain nombre de petits tubes rapprochés de l'extrémité supérieure du conduit, et qui ont avec le reste du corps de Wolff, chez les animaux, la plus parfaite ressemblance.

Chez le cobaye mâle, on voit aussi très distinctement, au voisinage de l'épididyme, certains canaux identiques, pour la position et l'aspect, à ceux que nous venons d'indiquer.

Les débrits des corps de Wolff, sur tous les embryons de cochon, longs de 8 à 10 cent., sont situés dans un rempli du péritoine qui enveloppe l'organe génital et forme une sorte de méso, qui donne à cette partie une assez grande mobilité. Le testicule est doué de mobilité, et dans le mouvement de descente qu'il subit, on le voit se contourner de telle sorte, que la position des canalicules diverticulaires et du vas aberrans représente exactement celle des canaux supérieurs des corps de Wolff et du conduit excréteur de Wolff.

Par l'examen d'une série de pièces, M. Follin est conduit à avancer que les cônes diverticulaires de l'épididyme sont des canalicules des corps de Wolff, et le vas aberrans, le reste du canal excréteur.

Déjà, Lauth l'avait pensé pour le vas aberrans, mais il n'avait porté aucune preuve à l'appui. Valentin, qui ne partage pas cette idée, ne fait pas valoir de raisons plausibles. Dans le cas où, comme Lauth l'a vu, le vas aberrans offrait des ramifications, c'est qu'il possédait encore un certain nombre de canalicules sur son trajet, et non oblitérés.

Il est facile de concevoir que, au-delà d'un certain point, le vas aberrans n'est plus perméable, c'est que le rapprochement entre les deux conduits, l'un de l'organe génital, l'autre des corps de Wolff, se fait plus ou moins haut.

Lorsqu'on examine par transparence le repli péritonéal qui longe l'organe génital, chez le cobaye, à moitié de sa vie intra-utérine, on y découvre deux canaux bien distincts, l'un plus externe, évasé supérieurement ou légèrement coudé, l'autre situé plus en dedans, séparé en haut du précédent, par un espace bien marqué, mais qui s'en rapproche en bas, et finit par s'accoler au conduit externe et se fusionner avec lui ; en dedans du conduit interne, viennent s'aboucher les canaux glandulaires des corps de Wolff.

Ainsi, à la partie supérieure, les deux conduits sont isolés ; mais en bas, ils sont intimement accolés l'un à l'autre, au point de n'en plus former qu'un seul.

Cette apparence, que l'état transparent des parties ne permet pas de méconnaître, est rendue encore plus sensible par l'injection. Ce mode de démonstration rend évident qu'il est possible d'injecter des débris des corps de Wolff par le canal déférent.

Quand on prend des embryons de cochons très jeunes et qu'on cherche les deux conduits parallèles, l'un de l'organe génital, l'autre du corps de Wolff, on peut isolément les suivre et les injecter. Plus tard, ces injections isolées ne sont guère possibles, et sur des pièces plus avancées, la chose fut possible avec de l'encre.

Il semble que la pathologie soit aussi appelée à donner sa sanction sur ce point, et à confirmer les faits anatomiques. M. Follin, comme nous l'avons noté, a signalé sur le trajet de l'organe de Rosenmüller, des kystes dus au développement des canalicules, par un épanchement séreux, dans leur intérieur. Ce fait, incontestable chez la femme, puisqu'on voit le canalicule du corps de Rosenmüller se renfler, puis reprendre son calibre normal, se reproduit aussi chez l'homme. Amené par ses recherches antérieures à établir les kystes si fréquens au niveau de la tête de l'épididyme, M. Gosselin en a fait connaître, avec un grand soin, les rapports et la structure intime, tant celle des parois que celle de leur contenu. Un fait qui l'a frappé, c'est que certains de ces kystes ne contiennent pas de spermatozoïdes.

Leur liquide, d'aspect varié, n'en a jamais montré à l'observation; leur position est celle des *vasa aberrantia*, car M. Gosselin a vu qu'ils se développaient à l'extrémité libre de la tête de l'épididyme. Ast. Cooper n'était pas éloigné de penser que ces kystes pourraient bien être dus à la dilatation partielle de certains canaux séminifères; mais dans ce cas les kystes contiendraient des spermatozoïdes, et on n'en a jamais trouvé.

On peut se demander si la position des *vasa aberrantia* n'explique pas très bien la fréquence plus grande des petits kystes au niveau de la tête de l'épididyme. Leur origine donne alors l'explication de l'absence des spermatozoïdes

Il existe à la surface de la tunique albuginée une production variable dans sa constitution, et connue sous le nom d'hydatide de Morgagni; elle est presque constante. Huschke dit qu'elle manque à peine une fois sur dix. Kobelt l'a trouvée vingt-cinq fois sur vingt-neuf; elle représente, dans la série du développement, l'extrémité supérieure du conduit de Wolff, toujours plus ou moins renflée.

Cette hydatide, signalée d'abord par Morgagni, se voit, le plus ordinairement, au voisinage de la tête de l'épididyme, sous forme d'une petite masse fongueuse, arrondie, pourvue d'un pédicule plus ou moins étroit. Souvent elle est formée par un kyste séreux ; elle contient alors, dit M. Follin, un liquide séreux; mais le plus souvent elle n'est formée que par du tissu cellulaire et des vaisseaux.

Il y a même là une belle disposition des vaisseaux dans cette masse celluleuse; ils y décrivent des arcades régulières et concentriques par toute l'étendue de la masse. Dans certains cas, plus rares, cette hydatide de Morgagni semble formée par un amas de graisse. En la comprimant on en fait sortir un suc huileux. C'est sans doute cet aspect exceptionnel qui a porté Huschke à admettre une certaine analogie entre cette masse graisseuse accidentelle et les lobes adipeux des grenouilles ou les épiploons lombaires de plusieurs mammifères. La connaissance des lobes adipeux ne permet guère d'admettre la comparaison.

Par leurs rapports, par leur multiplicité, par leur structure, les lobes adipeux des grenouilles ne sont pas du tout comparables aux vésicules de Morgagni devenues graisseuses: il serait difficile d'en dire autant des épiploons lombaires.

Aussi comprend-on difficilement l'assimilation supposée par Huschke. Le volume de la vésicule de Morgagni est très variable ; il y en a de très petites; quelques unes, au contraire, atteignent le volume d'un pois, et pendent librement dans la cavité de la tunique vaginale.

L'hydatide de Morgagni est supportée par un pédicule plus ou moins long. Dans certains cas, on dirait un simple soulèvement de la tunique albuginée. Alors ce pédicule est très large ; dans d'autres, le pédicule est étroit et assez long ; l'étroitesse de ce pédicule devient souvent assez considérable. M. Gosselin, chez un enfant dont il disséquait le testicule, a trouvé ce pédicule rompu, et sur la surface du testicule gisait la petite masse fongueuse de l'hydatide détachée.

Du reste, les variétés sont si grandes relativement à l'hydatide de Morgagni, qu'il n'est guère possible de donner une description générale qui s'applique à tous les cas.

M. Kobelt prétend que la vésicule de Morgagni n'est que le reste du filament de Müller; mais il faudrait d'abord démontrer l'existence de ce prétendu filament. Il paraît plus probable que la vésicule de Morgagni représente l'extrémité renflée du conduit terminal des corps de Wolff.

Chez la femme, nous trouvons quelque chose d'analogue à l'hydatide de Morgagni : c'est une vésicule plus ou moins pédiculée, et qu'on trouve, dans la grande majorité des cas, au niveau de la partie externe du ligament large et souvent insérée sur le pavillon de la trompe. Sur cent soixante-quinze cas, M. Kobelt l'a vue dépendre de l'entonnoir de la trompe quatre-vingt-sept fois.

En résumé donc, nous admettons, avec M. Follin, qu'on trouve des restes du corps de Wolff au niveau de la tête de l'épididyme, chez l'homme, et que ces restes sont constitués par quelques vaisseaux diverticulaires, et aussi par le vas aberrans de Haller, qui suit la direction et affecte les rapports du canal sécréteur du corps de Wolff, après la descente du testicule.

Des corps de Wolff et de leur disparition chez certains mammifères.

Ces recherches portent sur les porcs, les truies, les brebis, les vaches, les chats, les lapins et les cochons d'Inde.

Chez les embryons très jeunes, de porc de 1 centimètre environ, les corps de Wolff remplissent à peu près complétement la cavité viscérale ; ils forment deux longues bandelettes qui s'étendent de la partie supérieure à l'inférieure de cette cavité. Leur forme est légèrement prismatique, et à leurs deux extrémités, ils sont effilés. On ne distingue dans leur épaisseur qu'une masse grenue et quelques vaisseaux. A leur bord interne, on voit une bandelette, longue de 1 millim., large de 1/6 millim., c'est cette bandelette qui, subissant plus tard des changemens dans sa forme, deviendra le testicule ou l'ovaire. Au côté externe du corps de Wolff on ne distinguait qu'un filament transparent, mais très mince.

A l'extrémité inférieure de ce filament, le corps de Wolff est très rapproché par sa pointe légèrement effilée, du cloaque commun au pédicule de l'allantoïde, à l'intestin et aux conduits excréteurs des corps de Wolff. Ces conduits se reconnaissent à un filament qui se dirige en bas et en dedans.

Si l'on enlève avec grand soin cette longue masse qui constitue le corps de Wolff, et si on l'étend sur une lame de verre, on peut, en comprimant légèrement, distinguer des canaux très légèrement flexueux, renflés un peu à leur sommet, qui se terminent en cul-de-sac et se dirigent transversalement en dedans, vers l'axe du corps.

Des cellules peu granulées, quoique bien distinctes, forment alors toute la structure de ces canalicules; on sait, du reste, qu'à cette période de la vie fœtale les organes les plus importans sont constitués par de simples élémens cellulaires. A mesure que le développement s'opère, le corps de Wolff augmente considérablement de volume, et prend peu à peu une forme ovalaire, devient grisâtre et comme strié à sa surface ; les tubes qui le constituent végètent avec une si grande rapidité, qu'ils se répandent dans toute l'épaisseur de l'organe. Ainsi, au voisinage du conduit excréteur, les tubes sont à peu près droits et transversalement dirigés ; mais par les progrès du développement, ils décrivent des flexuosités telles, qu'elles contribuent à la plus grande masse de l'organe. En même temps que le corps de Wolff se montre et grandit, apparaissent les organes génitaux; la ligne blanche située au bord interne du corps de Wolff, et dont nous avons parlé, prend un volume proportionnel au temps du développement, et s'épaissit en son milieu; quant à la bandelette blanche externe, on ne tarde pas à y distinguer deux canaux dont la position varie un peu en haut et en bas; ainsi, vers la partie supérieure, le canal le plus interne appartient au corps de Wolff, et plus bas, ce canal se cache derrière le conduit plus extérieur, celui de l'organe génital, car les deux filamens qu'on voit au bord externe des corps de Wolff ne sont l'un, que le conduit excréteur des corps de Wolff, l'autre, que le conduit génital, soit l'oviducte, soit le spermiducte.

Ainsi dès le début les deux conduits sont distincts, et il ne viendra dès lors à l'esprit de personne de répéter que le canal déférent ou la trompe proviennent des corps de Wolff; dès cette époque, et plus tard encore, il est facile d'en avoir la preuve.

Dans les embryons de truie, il est facile de suivre la disparition successive des corps de Wolff. Le corps de Wolff diminue à la fois de longueur et d'épaisseur de bas en haut, les canalicules s'effacent, et il n'en persiste qu'un certain nombre qu'on voit vers l'extrémité supérieure du ligament large et au voisinage de la trompe; là, on les distingue très bien sur les fœtus à terme, et durant les premières années. Quant au conduit excréteur du corps de Wolff, il a subi une sorte de tiraillement par l'allongement progressif du vagin et des cornes de l'utérus; toutefois il a persisté dans la plus grande partie de son étendue, et par les progrès de l'âge, il devient analogue à une sorte de cordon fibreux canaliculé. C'est alors le canal de Gaertner.

Quand on prend un ligament large de truie ou de vache à terme, on distingue, vers l'extrémité frangée de la trompe, un appareil assez compliqué.

Il se compose de quinze à vingt tubes terminés en cul-de-sac, plus ou moins flexueux, parfois anastomosés ensemble, et qui, dans certains cas, offrent des renflemens bien marqués, suivis d'étranglemens assez fins. Tous ces tubes aboutissent vers un renflement, lequel est le commencement élargi d'un canal excréteur commun à tous les canalicules; à ce renflement fait suite ce canal qui ne tarde pas à venir se cacher vers la partie postérieure des cornes utérines.

Cet appareil est le reste évident des derniers canalicules des corps de Wolff; par ses rapports, sa structure, la direction de son canal, il est analogue à l'organe de Rosenmüller chez la femme, et son conduit excréteur a la même position que nous verrons occupée par le conduit de Gaertner.

Mais les parties sont si ténues et la transparence faisant défaut, il n'est plus possible de suivre le conduit par en bas. Si on examine les mêmes parties sur une truie de 1 à 2 ans et sur la truie plus avancée en âge, on constate:

Que rarement on voit un grand nombre de ces très fins canalicules au voisinage de la trompe, et cela est facile à comprendre. Ces parties se sont infiltrées d'une graisse épaisse qui s'est déposée entre les deux lames du péritoine, et masque par sa présence les canalicules décrits. Sur une jeune vache, il a été possible d'en découvrir quelques-uns; mais, ajoute M. Follin, si on ne voit pas facilement ces canalicules si ténus, qui sont les canalicules des corps de Wolff, il est facile de trouver à la paroi postérieure et latérale du vagin et de l'utérus, et même dans le ligament large, un long conduit.

Entrevu par Malpighi chez la vache, ce canal a été mieux décrit par Gaertner dont il porte le nom. C'est là le conduit excréteur des corps de Wolff.

En examinant plusieurs utérus, pendant et hors l'état de gestation, et même les matrices de ces animaux auxquels on a extirpé les ovaires, il trouva toujours un canal qui commence de chaque côté de l'endroit où le vagin finit dans les cornes de l'utérus, passe à travers un corps glanduleux au milieu du vagin, se dirige sous le sphincter de la vessie, et perfore le vagin étroitement, de chaque côté de l'orifice de l'urètre.

Gaertner put, dans certains cas, suivre l'extrémité supérieure de ce conduit plus loin qu'il ne l'a décrit; il a réussi à le suivre jusqu'à un ou deux pouces des ovaires. En général, on ne peut le suivre distinctement plus loin que l'endroit où le vagin se termine dans l'utérus. Depuis, Gaertner, Jacobson et Rathke ont décrit ce canal. M. Coste a émis l'opinion que ces canaux de Gaertner sont probablement les restes du conduit de Wolff.

Le canal de Gaertner est un long conduit qui règne, suivant toute la paroi inférieure du vagin, d'une portion de l'utérus, et qui va se perdre dans l'épaisseur du ligament large, vers un point plus ou moins rapproché de l'ovaire. Ce canal offre dans les différens points de son étendue, des renflemens ou des rétrécissemens, parfois même des oblitérations complètes, de telle sorte qu'on le voit cesser plus ou moins haut, reprendre au-dessus de la partie oblitérée, et finir vers un point plus ou moins rapproché de l'ovaire.

Pour trouver chez la truie le canal de Gaertner, rien de si simple. On enlève l'utérus, le ligament large et le vagin d'une truie jusques et y compris les parties génitales externes. On isole avec soin le rectum de la paroi supérieure du vagin et l'on incise sur la ligne médiane cette paroi supérieure du conduit urétro-vaginal. L'incision doit s'étendre jusqu'au col utérin; elle permet d'avoir sous les yeux la face interne de la paroi inférieure du vagin. Pour trouver l'orifice inférieur du conduit de Gaertner, il faut diriger ses recherches de chaque côté de l'orifice de l'urètre qu'on a sous les yeux. L'orifice du conduit de Gaertner n'est souvent pas visible, et dans la majorité des cas, c'est un pertuis des plus ténus.

La muqueuse vaginale est, chez la truie et la vache, hérissée d'un très grand nombre de saillies, sortes de crêtes disposées d'une façon longitudinale, et qui, par leur nombre, forment à l'intérieur du vagin des traînées saillantes séparées par des sillons. C'est le plus souvent à la base de ces colonnes longitudinales qu'on trouve le conduit de Gaertner. On peut suivre facilement, durant une certaine étendue, ces canaux de Gaertner.

Suivant de Blainville, ce canal, chez la vache, se dilaterait en une ampoule immédiatement après son origine; mais chez la vache comme chez la truie, toujours ce conduit est d'un calibre à peu près égal, à partir de son orifice jusqu'au sommet du vagin. L'assertion de l'anatomiste précité peut être vraie, dans certains cas où un liquide muqueux, s'accumulant à l'extrémité inférieure de ce canal, peut se distendre et lui faire perdre son calibre normal.

Le conduit de Gaertner est placé assez profondément au-dessous de la muqueuse et au milieu des fibres musculaires. Au point où le vagin s'unit à l'utérus, le conduit de Gaertner subit presque toujours un rétrécissement très marqué, et parfois une oblitération. Aussi, dans certains cas, semble-t-il finir à l'extrémité du vagin; mais une dissection attentive le fait voir au-dessus de ce point, et en général, il longe la paroi inférieure du col de l'utérus, au milieu des fibres musculaires, il se prolonge en suivant le bord externe de la corne utérine dans l'épaisseur du ligament large, où il se termine différemment chez les individus de la même espèce, et souvent des deux côtés chez le même individu.

Chez certaines truies, le conduit de Gaertner est divisé par des oblitérations et des renflemens successifs; dans l'intervalle de deux oblitérations, le conduit s'était renflé par un épanchement de liquide dans sa cavité, et il y avait des kystes analogues à ceux que l'on voit chez la femme, dans l'épaisseur du ligament large et sur le haut des corps de Rosenmüller; d'autres fois, on rencontre également des oblitérations et des renflemens successifs.

L'intérieur du canal de Gaertner sert en grande partie pour le développement des accidens signalés. — En résumé, chez la truie comme chez la vache, le corps de Wolff ne disparaît pas complétement après la naissance; il laisse des traces de sa présence, qui persistent toute la vie.

Ces vestiges sont:

1° Quelques canalicules, visibles au voisinage de l'extrémité libre de la trompe et qui, dans l'âge adulte, s'effacent ou sont masqués par des dépôts de graisse.

2° Un long conduit, qui naît au point où l'on trouve ces canalicules, parfois se relie avec eux, et, descend d'abord dans l'épaisseur du ligament large, puis le long de la corne utérine, et enfin dans l'épaisseur de l'utérus et du vagin, jusqu'à l'extrémité inférieure de ce canal. Chaque conduit s'ouvre au dehors par un orifice étroit, de chaque côté de l'ouverture uréthrale.

3° La position des canalicules, le trajet du conduit de Gaertner, son ouverture dans le cloaque, où s'ouvrait aussi le corps de Wolff, la disparition progressive de ce corps, conduisent à admettre les vestiges manifestes du corps de Wolff.

4° Dans ces deux anneaux, le corps de Wolff ne sert en rien à la formation des organes génitaux.

Les premiers temps du développement du corps de Wolff sont les mêmes dans le cobaye qui porte 60 jours, que dans la truie ; les deux longues bandelettes occupant toute la cavité viscérale de chaque côté de haut en bas, se retrouvent là avec leur forme bien caractéristique. La diminution progressive de ces corps se fait plus rapidement, et déjà, sur des embryons de 2 centimètres, qu'on pouvait à peine supposer à la moitié de la gestation, on a constaté que le corps de Wolff, perdant sa coloration et son aspect particulier, avait une transparence et un défaut d'épaisseur qui, sans un examen attentif, l'auraient fait méconnaître.

Les reins existaient déjà, surmontés de volumineuses capsules surrénales. Dans une espèce de ligament large enveloppant les organes génitaux, existaient les traces du corps de Wolff. Ces traces persistent. On les trouve très manifestement après la naissance, au voisinage de l'ovaire et de la trompe, ce sont des canalicules analogues à l'organe Rosenmüller, chez la femme. Mais aucune partie des corps de Wolff ne sert à former quelque chose des organes génitaux internes de la femme.

Baer a émis sur la distribution des vaisseaux sanguins dans les corps de Wolff différentes hypothèses. Selon lui, les artères vertébrales postérieures émettraient de chaque côté des troncs artériels qui, se recourbant en anse, formeraient un rameau veineux, et dans la concavité de cette anse un dépôt de blastème organique y constituerait un canalicule des corps de Wolff.

Les auteurs sont partagés d'opinion sur les rapports du canal excréteur des corps de Wolff avec l'organe central.

M. Follin, dans ses recherches sur les embryons de mammifères, homme, porc, mouton, lapin, cobaye, chat, a vu le conduit excréteur longer le bord externe de la glande, et les canalicules se rendre successivement dans toute son étendue. Ce rapport est un peu masqué, quand les canalicules sont devenus très-flexueux ; le canal excréteur est alors caché par les canaux devenus si nombreux, et pour peu qu'on exerce quelques pressions sur le corps de Wolff, il semble que ce conduit soit situé en arrière.

A mesure que le phénomène rétrograde se produit, on voit ce conduit excréteur reprendre la position qu'on lui a assignée. Dans tous les cas, ce canal règne dans toute la hauteur des corps de Wolff. J. Müller assure que chez les mammifères ce canal pénètre vers la partie inférieure de l'organe, s'y ramifie, et qu'au bord externe, c'est la trompe ou le canal déférent qu'on aperçoit ; Valentin professe la même opinion.

Quand on injecte à l'encre, comme l'a fait M. Follin, le corps de Wolff, on voit s'injecter d'abord les canalicules de la partie inférieure de l'organe, et le liquide coloré monter peu à peu de bas en haut. Cela n'implique pas l'absence d'un canal situé au bord interne. Telle est l'opinion de Rathke, Coste et Bischoff.

Quels sont les rapports du conduit excréteur du corps de Wolff avec l'allantoïde?

Reichert a avancé que l'allantoïde était un produit du développement des corps de Wolff. L'allantoïde naîtrait, chez le poulet, par deux petites élévations à l'extrémité inférieure du corps de Wolff en rapport avec leur conduit. Il ajoute que ces élévations s'unissent en une vésicule qui marche à la rencontre de la paroi embryonnaire.

Mais il résulte des recherches de MM. Coste et Bischoff, que les premières traces de l'allantoïde existent avant qu'on aperçoive le moindre vestige du corps de Wolff. Plus tard, toutefois, cette allantoïde communique avec les conduits excréteurs du corps de Wolff. Dans le cloaque, commun à plusieurs parties, s'ouvrent le pédicule de l'allantoïde, les canaux excréteurs des corps de Wolff, ceux de l'organe génital, et enfin ceux des reins. Puis, par des cloisonnements successifs, le rectum s'isole du canal commun aux voies génitales et à la secrétion urinaire ; le canal vaginal, chez la femme, se sépare aussi du canal urinaire.

Quant aux canaux du corps de Wolff, ils disparaissent chez la plupart des mammifères, ne persistent que chez certains, et s'ouvrent dans le même point où ils s'ouvraient chez l'embryon. Dans les premiers temps de la vie embryonnaire, la fusion s'opère facilement entre les divers organismes ; les corps de Wolff ne proviennent pas plus de l'allantoïde, que celle-ci de ceux-là ; leur union se fait par une fusion des parties rapprochées. Ainsi il se dépose à la surface de l'intestin une masse granuleuse qui entre plus tard en rapport avec l'intestin, c'est le foie.

Dans les premiers temps, cette masse est seulement appliquée sur l'intestin ; plus tard l'union s'opère. Quant aux corps de Wolff, ils ne sont point appliqués sur l'allantoïde, et ce n'est que par leur canal excréteur que l'union s'opère inférieurement. Toutefois, les deux conduits des corps de Wolff convergent vers le même point, et semblent devoir s'aboucher dans l'allantoïde par un simple canal. Il n'en est rien : les conduits s'ouvrent isolément vers le milieu de l'extrémité inférieure de l'allantoïde par une fente oblongue. Chaque ouverture est séparée de sa voisine par une mince cloison.

Quels sont enfin les rapports des conduits excréteurs des corps de Wolff avec les conduits génitaux ?

M. Follin dit avoir toujours vu le canal des corps de Wolff indépendans du conduit génital, et à aucune époque la fusion de ces deux canaux ne lui a paru évidente. Il suffit d'ailleurs de suivre dès leur début l'évolution de ces organes pour s'en assurer. Ainsi, peu après l'apparition des corps de Wolff, on distingue vers leur bord externe une bandelette blanchâtre, dans laquelle on voit déjà deux stries longitudinales. Sur des embryons de brebis, longs de trois centimètres, il est facile de distinguer ces deux lignes, trace des deux conduits séparés ; à mesure que le développement avance, ces deux lignes s'isolent complétement. Le corps de Wolff, devenu plus volumineux, cache souvent par son bord externe le conduit excréteur, et le conduit génital apparaissant seul, on a pu croire qu'il résultait d'une transformation de ce conduit. Les deux canaux n'en sont pas moins distincts, et dès que le corps de Wolff a subi un retrait, on l'aperçoit mieux. Du reste, à l'aide de tractions légères, on peut parvenir à isoler et à injecter ces deux conduits. Ainsi, chez certains mammifères, les canaux marchent isolés et parallèles, durant une certaine étendue ; puis le conduit des corps de Wolff vient se placer en arrière du conduit génital et disparaît.

Chez le cobaye, la lapine et dans l'espèce humaine la disparition du conduit est complète ; chez la truie elle ne l'est pas ;

mais en même temps que le corps de Wolff s'atrophie, d'autres phénomènes se passent dans les conduits génitaux.

La traînée blanche qui représente le conduit excréteur de la glande génitale est d'abord séparée de cette glande par un espace notable.

Le corps de Wolff occupant une grande étendue dans la cavité viscérale, et la glande génitale n'ayant qu'une moyenne grandeur, le corps de Wolff vient se placer entre la glande génitale et son conduit; mais peu à peu, les reins primitifs subissant par en haut un mouvement de retract, l'extrémité supérieure du conduit génital se trouve au même niveau que sa glande. Cette ligne saillante, future trompe ou futur conduit déférent, ne représente point primitivement de cavité à son intérieur, c'est un cordon qui se creuse plus tard; il y a là identité entre les deux sexes, et ce n'est que postérieurement que le sexe se détermine.

Quand le sexe masculin va se constituer, on voit l'extrémité supérieure de cette ligne blanchâtre se très légèrement plisser, et se coudant au milieu de ces nombreuses flexuosités, elle se rapproche par en haut de l'organe génital. Ainsi s'opère le rapprochement, ainsi s'établit l'union.

Pendant ce temps, le corps de Wolff, dans la plupart des mammifères, s'est considérablement rétréci, et n'est plus formé que par un certain nombre de canalicules qui se trouvent renfermés dans l'espace compris entre le testicule et l'origine de l'épididyme. Là se fait l'union de l'organe génital et de son conduit, et l'épididyme subissant une très-rapide évolution, les derniers vestiges du corps de Wolff viennent s'accoler en ce point des conduits spermatiques.

Quant au conduit excréteur des corps de Wolff, il est annexé aussi au conduit déférent; plus tard le gubernaculum testis, entraînant dans les bourses de la glande génitale et l'extrémité réunie de son conduit excréteur, l'épididyme, il en résulte que c'est dans les bourses, au voisinage de l'epididyme, qu'il faut chercher les débris des reins primitifs.

Mais, si l'individu est dévolu au sexe femelle, les choses se passent autrement; les plissements du sommet du conduit génital n'ont plus lieu, et cette même extrémité ne se rapproche pas de l'ovaire, mais elle se renfle légèrement et se creuse. Dans l'espèce humaine, l'ovaire n'en subit pas moins un léger mouvement de descente tandis que dans certaines espèces animales il reste situé très haut. Dans l'espèce humaine, il existe toujours un certain espace entre l'extrémité libre de la trompe et l'ovaire; c'est là qu'on voit des restes très manifestes du corps de Wolff. On voit par conséquent dans cette évolution des deux sexes:

1° L'indépendance primitive de l'organe mâle ou femelle et son conduit.

2° Leur rapprochement progressif et leur union dans le sexe masculin.

3° la persistance de leur séparation dans le sexe féminin.

Le corps de Wolff n'apparaît pour rien dans tout cela, il diminue progressivement. Mais, comme à l'époque de la formation complète de l'épididyme, le corps de Wolff est encore bien développé, comme d'ailleurs tous ces phénomènes se produisent dans un court espace, la confusion a été possible.

C'est dans l'indépendance primitive de l'organe génital et de son conduit excréteur, qu'il faut voir, dit M. Follin, l'origine de la théorie qui nous fait tous naître du sexe féminin. Mais les sexes sont primitivement distincts, et l'organe génital a reçu, *ab ovo*, l'impression du sexe mâle ou femelle.

A cette indépendance primitive de l'organe génital et de son conduit excréteur, on peut, avec cet anatomiste, rattacher certaines anomalies qui constituent des vices d'organisation.

Des corps de Wolff chez les poissons, les reptiles et les oiseaux.

Chez les poissons cartilagineux comme chez les poissons osseux, on ne trouve rien d'analogue aux corps de Wolff. Les organes passagers, chez les autres vertébrés, paraissent former, chez les poissons, les organes urinaires permanens, les reins. Les reins, en effet, sont d'abord constitués par le dépôt d'un blastème particulier, le long et de chaque côté du rachis.

Ce dépôt, contemporain de la formation du foie et des fentes branchiales, occupe toute la longueur de la cavité abdominale; au début, cette sorte de blastème est amorphe; bientôt on voit s'y creuser des tubes parallèles les uns aux autres et transversalement situés dans ce corps. Ces canalicules, assez courts d'abord, se terminent tous dans un canal qui longe leur extrémité externe; mais peu à peu ils s'allongent et deviennent des tubes enroulés. Ces organes persistent alors comme reins; quoi qu'il en soit, on retrouve, pour la situation, l'aspect extérieur, la structure et la position du canal excréteur une grande analogie entre les corps de Wolff des mammifères et les reins des poissons.

Les corps de Wolff, d'abord striés chez les reptiles, y ont été indiqués par Müller, Vogt et Rathke.

On ne les avait pas vus dans les poissons et les reptiles. Müller affirma qu'ils existent chez les batraciens à l'état de fœtus comme à celui de têtard. Il les place au sommet de l'abdomen, au-dessous des masses branchiales.

Chez les larves de grenouilles et de salamandres, ils forment, selon lui, à la partie supérieure de la cavité abdominale, un paquet de canaux courts, d'où un canal excréteur long et grêle descend de chaque côté de la colonne vertébrale, et se porte en arrière, vers le sac vitellin ou le canal intestinal; leur existence est aussi longue que la vie des larves.

Les corps de Wolff ne disparaîtraient que durant la période où la queue s'étend. J'ai examiné un assez grand nombre de jeunes têtards, dans le but de vérifier l'assertion de Müller; mais, tout en constatant l'existence de deux masses grisâtres au sommet de la cavité abdominale, au-dessous des branchies, M. Follin n'a pu leur constater de canal excréteur, ni la présence de cœcums.

On trouve chez les grenouilles, à la partie supérieure de l'abdomen, deux points plus blancs que le reste, et qui semblent être ces organes en voie de résolution; on n'y voit pas de cœcums.

La même signification a été donnée à des masses analogues, par Vogt, dans ses recherches sur le développement de l'*alytes obstetricans*.

Rathke, dans ses recherches sur le développement de la couleuvre à collier, a décrit la formation des corps de Wolff comme indépendante des reins. Sur des embryons de couleuvre de 9 lignes de long, il a vu, en avant de la paroi dorsale et tout le long de la cavité du corps, deux organes symétriquement placés, terminés en pointe obtuse sur le devant, et de plus en plus minces en arrière, où ils finissaient par une pointe aiguë; un long tube longeait cette masse et semblait s'y perdre, mais on voyait y aboutir un grand nombre de petits cœcums, dont la longueur augmentait d'arrière en avant, de telle sorte, qu'à la partie antérieure, c'étaient des tubes déjà flexueux.

Rathke ajoute qu'il n'existait encore ni reins ni organes sexuels. Ces tubes flexueux grandissent jusqu'au milieu de la vie embryonnaire, et dans leur intervalle, Rathke assure avoir trouvé des corpuscules de Malpighi; mais l'accoissement de ces reins primitifs ne suit pas celui des corps, et après le milieu de la vie embryonnaire, leur volume diminue; toutefois il en reste encore des traces après l'éclosion.

Rathke a vu les reins se développer séparément entre la paroi dorsale du corps et les reins primitifs. Ce sont d'abord deux lames très étroites, peu épaisses et très peu longues, d'un blastème blanchâtre, assez résistant et peu translucide, dont la droite est un peu plus longue que celle du côté gauche.

— Le développement des organes génitaux se fait de telle façon, que les corps de Wolff occupent la même place que dans les mammifères. L'organe génital se forme au bord interne de la partie inférieure du rein primitif, et le conduit déférent ou l'oviducte au bord externe. C'est donc dans l'espace intermédiaire à ces deux parties qu'on voit encore quelques tubes, trace des reins primitifs.

Sur les oiseaux, les corps de Wolff ont été vus pour la première fois. Ces organes apparaissent pendant la seconde moitié du 3me jour, sous forme d'un filament épais, s'étendant de la région du cœur à l'allantoïde. Vers la fin de ce 3me jour, on voit dans l'intérieur du corps de Wolff un canal situé à la partie postérieure, qui contient quelquefois une gouttelette de sang.

Dès cette époque, cette masse amorphe semble striée en travers, par des saillies et des dépressions successives, situées transversalement. Vers le 4me jour, on distingue nettement un vaisseau sanguin dans toute la longueur du corps de Wolff. Il est facile de voir que les stries transversales ne sont que de petits tubes terminés en cul-de-sac; leur couleur jaunâtre est due à leur contenu. Ces tubes sont d'une finesse extrême.

Au 5me jour, les corps de Wolff ont augmenté de volume; les tubes qui les renferment s'y ramifient et se contournent; une circulation très active se développe dans leur intérieur. C'est à cette époque qu'apparaît, au bord interne des corps de Wolff, un petit corps allongé qui sera le testicule ou l'ovaire. En haut et en dehors, on voit une partie lamelleuse qui se continue avec la paroi de la cavité abdominale. C'est dans cette lame qu'au 6me et au 7me jour apparaît un canal à parois épaisses et qui longe le corps de Wolff dans toute son étendue.

Ce canal se continue avec l'extrémité du rectum en bas et dépasse en haut l'extrémité supérieure du corps de Wolff. Au delà du corps de Wolff, il devient beaucoup plus grêle et se prolonge sur le poumon entier, jusqu'à la partie antérieure du cœur.

Vers les 8me, 9me et 9me jours, les corps de Wolff commencent à diminuer de volume; ils deviennent plus larges dans le milieu, et plus pointus vers les extrémités. Du reste, des vaisseaux sanguins existent assez abondamment dans ces corps. Quant au canal placé à leur côté externe, on le voit chez la femelle acquérir une extrémité antérieure plus renflée.

Aux 11me, 12me et 13me jours, la diminution continue le raccourcissement se produit dans les corps de Wolff, mais il s'y fait un circulation très active; toutefois la diminution n'est pas égale des deux côtés. Le corps de Wolff, du côté droit, diminue plus vite que celui du côté gauche, surtout chez les femelles. Les conduits se resserrent et s'entortillent.

Il n'est pas vrai, comme le dit Baer, que ces conduits se rapprochent pour former le conduit excréteur. La diminution s'opère graduellement, et à la naissance, on en voit encore des traces manifestes.

Chez un poulet, au 21me jour, on distingue très bien, entre le rein considérablement développé et l'organe génital qui l'est encore peu, un petit corps grisâtre, finement canaliculé, et qui, par son extrémité inférieure effilée, donne naissance à un filament très grêle. Ce filet longe le bord externe et la face antérieure du rein et il aboutit au cloaque, ce n'est que le reste du conduit du corps de Wolff. On le voit très bien chez de jeunes poulets durant toute la première année, et souvent pendant les années suivantes on reconnaît, à la partie inférieure de l'ovaire, ou au bord externe du testicule, un amas grisâtre isolé de tout le reste. Ce sont les derniers vestiges de cet organe naguère volumineux.

Des restes du corps de Wolff chez la femme.

C'est surtout dans le sexe féminin qu'il est facile de démontrer la persistance de quelques canalicules des corps de Wolff.

Nous avons vu que le corps de Wolff était situé entre l'organe génital et son conduit excréteur. C'est donc dans le ligament large, au voisinage de l'ovaire et de l'extrémité frangée de la trompe, qu'on trouvera les restes plus ou moins distincts du co ps de Wolff. C'est là, en effet, qu'on voit un certain nombre de petits canalicules rapprochés les uns des autres, et qui, signalés d'abord par Rosenmüller, reçurent le nom de cet anatomiste.

Pour bien voir, chez la femme, l'appareil de Rosenmüller, il faut prendre un ligament large peu infiltré de graisse, et qui n'ait pas été le siége d'une phlegmasie. C'est dans le ligament large des jeunes enfans, là où la graisse ne prédomine guère, qu'on voit bien cette série de tubes. Il suffit de placer le ligament large entre la lumière et l'œil pour distinguer facilement quelques-uns des canalicules en question. La forme, les couleurs, l'aspect général enfin, apparaissent alors d'une façon bien distincte.

Pour étudier davantage ces organes, il faut enlever la lame péritonéale qui les recouvre; on les distingue alors au milieu du tissu cellulaire, et on peut en isoler les canalicules. Cette pyramide de Rosenmüller est située en avant des vaisseaux ovariques, et devient de la sorte, très distincte. Wrisberg a donné à cet ensemble, vaisseaux sanguins et canalicules, le nom de corps pampiniforme.

Ce petit appareil est situé dans le ligament large entre l'ovaire et la trompe. Chez la femme adulte, on le voit comme appendice à la moitié externe de l'ovaire; chez les fœtus à terme, il répond au milieu du bord supérieur de cet organe. Sa longueur, sa forme, son volume, sont très variables. Chez l'enfant, il est formé d'un certain nombre de tubes plus ou moins plissés, et comme appendice au tube de l'ovaire. Par leur plissement, ces petits tubes représentent un certain aspect des *vasa efferentia* également tortueux. Tous ces canalicules, à peu près parallèlement disposés, convergent vers un point central situé au-dessus de l'ovaire.

Quelques autres canalicules qui ne sont pas en relation si intime avec l'ovaire, se voient au dedans et en dehors de l'organe de Rosenmüller proprement dit.

Ce petit appareil, d'un aspect fort régulier, subit, par les progrès de l'âge et du développement, des changemens qui en modifient un peu l'aspect général. Ainsi, les tubes augmentent de volume, se renflent dans certains points, se rapprochent davantage les uns des autres.

Le nombre de ces canaux assez apparens est de 10 à 20; dans certains cas il est plus considérable. Ceux qui viennent adhérer au hile de l'ovaire et constituent l'organe proprement dit de Rosenmüller, correspondent aux canalicules moyens du corps de Wolff.

Dans les premiers temps du développement, l'ovaire occupe une position verticale, il en est de même du corps de Wolff. A mesure que le développement s'accomplit, l'ovaire subit un mouvement d'abaissement; de vertical qu'il était il devient horizontal. Le corps de Wolff subit les mêmes changemens. On ne sera donc pas étonné de voir que les canalicules supérieurs du corps de Wolff sont, dans le ligament large, les tubes les plus externes, et les inférieurs, ceux qui sont situés les plus en dedans.

Les culs-de-sac supérieurs du corps de Wolff, ainsi que le renflement du canal excréteur, ne vont pas former la pyramide de Rosenmüller; ils n'atteignent pas le hile de l'ovaire, mais s'oblitèrent ou forment des renflemens vésiculaires remplis de sérosité. On voit assez souvent de ces vésicules au bord externe de la pyramide de Rosenmüller, dans le ligament large, à l'endroit qui correspond, chez l'homme, au dos de l'épididyme, siége aussi de kystes nombreux et fréquens.

Le renflement terminal du canal excréteur subit cette dilatation vésiculaire, et la vésicule se pédiculise souvent dans une grande étendue. On voit presque constamment cette vésicule hydatifère au niveau de l'extrémité frangée de la trompe. Dans le cas où elle est moins apparente, c'est qu'elle a subi un mouvement de retrait, et s'est comme affaissée sur elle-même. Cette vésicule, dit M. Follin, m'a semblé tout à fait semblable à ce que, chez l'homme, on décrit sous le nom d'hydatide de Morgagni.

Il est assez souvent facile de constater que ces vésicules ne sont formées que par une portion plus ou moins renflée d'un canalicule; car, au delà de ce renflement, comme en deçà, le canalicule reprend son calibre normal.

Au troisième mois, les changemens se sont opérés dans le corps de Wolff et ses vestiges, l'organe de Rosenmüller est très visible à l'œil nu.

Au quatrième mois, cet organe a 1 et 1/2 ligne de long; au sixième, 2 et 1/2; vers le neuvième, 7 à 8 lignes.

Ainsi l'organe de Rosenmüller continue à croître pendant l'enfance et vers la puberté; on le trouve développé chez la jeune fille; les canalicules de l'organe de Rosenmüller sont très fins, égaux en volume, et décrivent des flexuosités très régulières. Ce pinceau de petits canaux est d'une structure élégante; à mesure que la femme avance en âge, ces canalicules augmentent de volume, deviennent plus opaques, et se renflent en divers points. Ils ressemblent alors à des filamens noueux de tissu fibreux. En même temps les flexuosités s'effacent et les canalicules deviennent peu à peu plus ou moins rectilignes. C'est alors qu'il n'est pas rare de voir plusieurs de ces canalicules s'accoler les uns aux autres.

— Durant l'âge adulte, si la femme n'éprouve aucune affection morbide dans le ligament large, les canalicules y sont très visibles. Sur un très grand nombre d'utérus, ils sont toujours plus ou moins rapprochés de l'ovaire, de là le nom de *parovarium*. Plus tard, ils subissent dans leurs parois un phénomène de retrait; mais on les voit encore dans le ligament large des plus vieilles femmes. Chez une vierge de 62 ans, dont les ovaires étaient atrophiés et remplacés par un amas de vésicules, la plupart de ces culs-de-sac étaient oblitérés à 5 ou 6 lignes au plus de l'ovaire, qui ne recevait plus que des filamens pleins.

Des vaisseaux sanguins en grand nombre se répandaient entre les canalicules et sur leurs parois. Il faut donc supposer qu'il a participé au développement de la matrice pendant la gestation.

La structure de l'organe sera examinée ailleurs.

Que devient le conduit excréteur du corps de Wolff? Il disparaît dans la majorité des cas. Quelques anatomistes ont retrouvé dans l'épaisseur du ligament large un cordon qu'ils ont comparé au conduit de Gaertner.

Baudelocque fit une observation de ce genre. Gardien, Moreau, Boivin, paraissent avoir vu quelque chose de semblable. Blainville a vainement cherché ces canaux chez la femme. M. Follin dit n'avoir pas été plus heureux que lui en examinant un grand nombre d'utérus; mais, d'une part, l'analogie est si complète entre l'organe de Rosenmüller de la femme et les canalicules qu'on voit au voisinage de l'ovaire, chez les ruminans, et d'autre part, il existe une communication si directe entre ces canalicules et les conduits de Gaertner, qu'on peut s'étonner de voir persister, dans le ligament large de la femme, les canalicules glandulaires, et de voir disparaître leur canal excréteur.

Chez l'oiseau, on peut suivre la disparition si rapide du conduit des corps de Wolff, alors que l'organe central est encore développé, que l'étonnement ne se justifie pas; on voit du reste souvent les canalicules de Rosenmüller s'aboucher, suivant une ligne continue qui disparaît promptement en s'effilant, et qui indique la trace primitive du canal excréteur. Supposons l'exagération de cette ligne et son étendue considérable en bas et en dedans, aux côtés de l'utérus, et nous avons le cas signalé par certains auteurs.

Dans tous ces cas, il ne s'agit point d'une bifurcation de la trompe, et jamais le sperme ne peut arriver par cette voie à l'ovaire.

Des restes des corps de Wolff dans l'homme.

Les corps de Wolff qui existent dans les deux sexes, persistent-ils chez l'homme, sous une forme déterminée?

M. Follin, examinant la question avec le plus grand soin, dit n'avoir jamais saisi de rapport entre l'épididyme et les corps de Wolff.

On sait que la bandelette blanche qui longe cet organe, et qui contient dans son épaisseur le conduit excréteur de l'organe génital, subit, quand le sexe se détermine et devient masculin, des changemens fort curieux.

Elle éprouve d'abord un léger plissement qui lui donne un aspect strié, et la fait facilement reconnaître; puis à son extrémité supérieure elle se recourbe en un crochet brusque, qui vient s'accoler à l'organe génital et l'union est faite. Le développement se continuant dans ces parties, on les voit augmenter de volume; et dès lors prennent naissance l'épididyme et le canal déférent.

Ainsi, le corps de Wolff est complétement étranger à la formation de l'appareil génital mâle. J. Müller pensait que, chez les oiseaux, les conduits excréteurs des corps de Wolff se métamorphosaient immédiatement en canal déférent, et que l'union se faisait par quelques canalicules testiculaires, qui partaient de l'organe génital et se prolongeaient vers son conduit. Chez les mammifères, il faisait provenir le canal déférent d'une sorte de filament blanchâtre qu'on voit sur la face supérieure des corps de Wolff, et qui, par en bas, communique avec le conduit excréteur des corps de Wolff. C'est donc, selon lui, la partie inférieure de ce conduit qui servirait à former le canal déférent. Mais cela n'est pas. Le canal des corps de Wolff ne se transforme nullement en canal déférent.

Développement des reins et des uretères.

Nous avons vu précédemment quel rapport existe primitivement entre les reins et les corps de Wolff. Il en résulte que ces organes doivent leur développement à une masse plastique, formant un dépôt secondaire. Il serait donc à peine exact de les dériver du feuillet séreux. Ils sont situés, dès l'origine, aux deux côtés de la colonne vertébrale, derrière les corps de Wolff, qui les couvrent entièrement.

Plus tard en remontant, ils font saillie au-dessus de ces corps qui finissent par se trouver à leur bord inférieur et externe. C'est ainsi que Rathke a vu les reins, chez un embryon de cheval long de 8 lignes, placés au côté supérieur et externe des corps de Wolff, auxquels ils adhéraient intimement. Chez un autre embryon, il les a trouvés totalement couverts par ceux-ci.

Bischoff dit avoir vainement cherché les reins chez des embryons de vache, encore enfermés dans l'amnios, et n'a pu les remarquer que chez un fœtus de 10 lignes. Ils étaient derrière les corps de Wolff, sous la forme de très petits corpuscules. Valentin les a découverts, pour la première fois, chez des embryons de cochon, longs de 5 lignes. Chez l'homme, on croit les avoir vus vers la 7me semaine.

Dans le principe ils ont une forme ovoïde. A mesure que le développement intérieur continue, ils acquièrent la forme d'un haricot. A peu près vers le milieu de la vie embryonaire, il se manifeste à leur surface, chez les vaches et les brebis, des sillons qui, peu à peu, deviennent plus profonds, de sorte que l'organe acquiert la forme lobuleuse qu'il conserve chez certains animaux mammifères, surtout ceux qui vivent dans l'eau.

Chez l'homme, on observe aussi la division des reins en plusieurs lobes ; durant la 9me semaine, ils sont composés de petits grumeaux qui se réunissent peu à peu, de sorte que pendant la 10me semaine on remarque environ huit lobules d'un certain volume. Le nombre des lobules augmente ensuite, puis il se réduit, et à la naissance on en compte une quinzaine environ.

Les reins ne sont point encore unis aux uretères, qui manquent à cette époque. Par la suite, le nombre de ces petits corps augmente ; ils sont rangés en plusieurs séries ; leur forme et leur situation font que le bord externe du rein s'allonge beaucoup plus que l'interne, et que l'organe entier est obligé de se recourber de plus en plus sur lui-même. Vers cette époque, se développe l'uretère, dont l'extrémité supérieure et renflée, qui représente déjà un bassinet, communique avec le hile du rein et avec ces petits corps claviformes. Ces derniers, examinés à un fort grossissement, paraissent creux.

Chez des embryons un peu plus âgés, on trouve les bassinets partagés dans la profondeur des reins en quelques branches larges et courtes, qui s'écartent les unes des autres en rayonnant, et dont chacune se divise à son tour une ou deux fois en rameaux très larges et courts. Ce sont les calices dans chacun desquels s'abouchent un petit nombre de canalicules urinifères, avec lesquels il représente une sorte de petit pinceau.

Peu à peu le nombre des canalicules de chaque pinceau augmente, jusqu'à ce que enfin, leurs issues réunies figurent un mamelon criblé de trous, qui fait saillie dans la cavité du calice.

Valentin dit avoir vu l'uretère uni au rein chez les plus petits embryons de cochon observés par lui, et qui avaient 5 lignes de long. Déjà l'on distinguait dans l'intérieur du rein quatre cavités. Ce rein, soumis à une légère pression, laissait apercevoir le bassinet, affectant la forme d'un triangle, dont la base était tournée en dehors, et le sommet regardait l'uretère ; mais il ne communiquait ni avec l'uretère ni avec les quatre cavités. Valentin conclut de cette observation, que l'uretère, le bassinet et les conduits urinifères se développent les uns sans les autres.

Sous le rapport du volume et du poids des reins, il est à remarquer qu'ils sont, relativement à ceux du corps, plus considérables chez l'embryon que chez l'adulte.

Bischoff, dans ses recherches sur les reins d'embryons, arrive à donner plein assentiment aux assertions de Rathke. Cependant il dit n'avoir jamais vu ces organes sans les uretères ; et comme Valentin a fait la même remarque chez les plus petits embryons, comme Rathke lui-même a vu les uretères dès le principe chez des ophidiens, il est à croire que s'il ne les a pas aperçus dans l'embryon de vache, c'est qu'il n'a pas poursuivi ses recherches assez loin.

L'uretère est tellement délicat dès le principe et si peu distinct du blastème général qui l'entoure, qu'on ne peut le reconnaître qu'à la lumière transmise.

Bischoff n'a point pu constater si le conduit, le bassinet et les canalicules urinifères se développent d'abord chacun isolément, et leurs rudimens ne formeraient, par conséquent, qu'un tout continu.

Développement des organes génitaux.

Les opinions les plus divergentes ont été produites sur cette intéressante question.

De tous les problèmes à résoudre, il n'en est peut-être pas un seul qui ait excité à un plus haut degré l'attention des anatomistes et des tératologistes, que celui de la signification et du développement des parties sexuelles ; cependant il faut arriver au travail de M. Coste, publié en 1838, pour avoir un travail complet et démonstratif.

Déjà l'on avait soutenu que les grandes lèvres, par exemple, sont les analogues du scrotum, sans s'appuyer sur des preuves plus concluantes que celle d'une similitude de position plus ou moins approximative. On sait, du reste, que la hernie inguinale, chez la femme, descend dans la grande lèvre, comme le testicule dans le scrotum, et que dans certains cas d'hermaphrodisme mâle, les testicules sont dans des scrotums séparés qui simulent de grandes lèvres.

D'autres arguent de la forme spéciale des petites lèvres chez les femmes hottentotes, et considérant qu'elles sont pendantes et dépassent les grandes lèvres, de manière à prendre une véritable apparence de scrotums, ont pensé que c'est avec les petites lèvres qu'il faut établir une comparaison.

D'autres enfin, combinant les deux opinions, ont supposé

que c'étaient les grandes et les petites lèvres réunies qui étaient les représentans des scrotums.

Cette hypothèse exclut toute comparaison des nymphes avec le pénis, puisqu'elles sont un des élémens qui ont servi à compléter l'analogie avec les bourses scrotales.

A l'exemple de M. Coste, et en suivant sa méthode, nous décrirons les phénomènes qui accompagnent le développement des organes génitaux du mouton qui, dans les deux sexes, manifeste au plus haut degré les conditions convenables pour l'observation.

Lorsqu'on examine un fœtus de brebis parvenu à une certaine époque de son développement, on remarque sur la ligne médio-ventrale, immédiatement en avant du point où s'ouvre l'anus, une petite aspérité d'une forme à peu près conique, mais dont il est difficile de donner une idée exacte.

Cette aspérité tient à la face abdominale par une base assez large, se termine en pointe par son extrémité libre et ne présente, dans les premiers momens de son apparition, aucune courbure dans le sens de sa longueur.

Cette éminence ou aspérité n'est autre chose que le premier vestige de l'appareil génital externe. Il serait difficile d'en distinguer tous les détails sur un fœtus entier, et pour bien les reconnaître, il faut couper la queue tout près de sa racine, afin de laisser arriver la lumière: quand cette opération a été faite, l'objet à examiner se trouve plus directement placé sous les yeux de l'observateur qui constate les faits suivans.

Sur toute la longueur de la face postérieure ou anale de la petite aspérité dont il s'agit, on remarque, non sans quelques difficultés, dans les premiers momens, une ligne transparente qui règne depuis son extrémité libre jusqu'auprès de l'ouverture de l'anus.

Quelle est cette ligne? Nous y reviendrons.

La base de la petite aspérité est circonscrite par un léger repli de la peau, qui forme une sorte de couronne, ou mieux, de fer à cheval, et en dehors de ce repli, de chaque côté, on voit une petite éminence arrondie, située un peu en avant de la base de cette même aspérité. Il y a donc:

1° Une aspérité centrale, ayant une ligne transparente dans toute sa longueur.

2° Un léger repli de la peau, qui forme une couronne autour de la base de cette aspérité.

3° Deux éminences arrondies placées, une de chaque côté du repli de la peau et un peu en avant de la base de l'aspérité.

Or, toutes ces circonstances se présentent à cette époque et au même degré chez tous les fœtus que l'on examine, d'où il suit qu'il est impossible de distinguer le mâle de la femelle, tant l'identité est complète ici.

Mais, comme l'aspérité centrale devient manifestement le pénis chez le mâle, on n'a qu'à suivre les transformations qu'elle subit chez la femelle, pour y trouver l'analogue de ce même pénis. Comme le repli de la peau qui entoure la base du pénis, constitue le prépuce du mâle, on n'a qu'à voir ce qu'il devient chez la femelle pour y reconnaître son représentant.

— Enfin, comme les éminences arrondies, situées sur les côtés du prépuce naissant, sont les véritables scrotums du mâle, on peut aussi démontrer par le même procédé à quoi ils correspondent, chez la femelle, qui en est ici pourvue.

Rappelons ici que les scrotums sont placés de chaque côté ou en avant de la base du pénis, et voyons si ce fait ne nous donne pas la raison de la position des scrotums chez les lapins et les kanguroos.

Pour atteindre la solution de chacune de ces questions, il est nécessaire de suivre le développement successif de toutes les parties qui entrent dans la composition de l'appareil génital externe. M. Coste se demande si la ligne transparente dont nous parlions plus haut, n'est pas le canal de l'urètre qui se dessine à travers la transparence des tissus; mais un examen plus attentif ne tarde pas à démontrer qu'au lieu d'un canal complet, il n'y a là qu'une gouttière, qui plus tard se convertira en un véritable canal chez le mâle, mais qui maintenant affecte les formes qu'il conserve toujours dans les deux sexes, chez les tortues.

A l'une des extrémités de cette gouttière, s'ouvriront les deux orifices qui conduiront, l'un dans la vessie, l'autre dans les vésicules séminales, chez le mâle, dans la vessie et la matrice, chez la femelle, quand ces organes sont développés.

Ainsi donc, à cette époque, les parties génitales externes sont ouvertes chez le mâle, comme chez la femelle, et d'une manière à peu près semblable à celle que conservera cette même femelle pendant l'état adulte; d'où il suit que l'on a eu raison de dire qu'il n'y a primitivement qu'un seul sexe, et que ce sexe est femelle, ou mieux, neutre.

Les anciens avaient déjà constaté cette similitude des deux sexes. Au reste, les pathologistes ont depuis longtemps constaté chez l'adulte mâle des fissures inférieures du pénis, connues sous le nom d'hygrospadias, qui ne sont autre chose que la permanence plus ou moins approximative de l'état primitif du sexe neutre ou femelle, et cette permanence, quand elle est complète, constitue l'hermaphrodisme.

Mais cette gouttière existe-t-elle bien réellement? Pour s'en convaincre on n'a qu'à laisser macérer les fœtus dans l'eau pendant quelques heures.

Bientôt l'épiderme se détache, et si l'on place sous un grossissement peu considérable le lambeau qui recouvre les parties sexuelles, on reconnaît facilement qu'il porte l'empreinte de la gouttière dont il s'agit.

Cette gouttière se présente chez les fœtus de la brebis, comme, du reste, chez ceux de tous les mammifères, avec une conformation dont le pénis mâle ou femelle des chéloniens est l'image permanente; car on sait que chez ces derniers le pénis mâle, véritable gouttière, ne diffère du clitoris de la femelle que par le volume. Or, les choses étant en cet état, et la similitude étant complète entre les fœtus mâles et femelles de la brebis, il arrive que les bords de la gouttière se réunissent et se soudent dans toute leur longueur sur la ligne médiane, et cette gouttière, en se convertissant en un véritable canal, réalise le pénis et donne ainsi au mâle, des caractères extérieurs qui lui sont propres, pendant que, chez la femelle, les bords de la même gouttière, demeurés libres, constituent, en s'exagérant, les petites lèvres chez les espèces qui en sont pourvues, et que le reste, ou le corps du pénis primitif, devient le clitoris proprement dit.

Il résulte donc de ces faits que le pénis du mâle n'est pas l'analogue du clitoris seul, comme beaucoup d'auteurs le supposent, et comme on l'a nouvellement exprimé, mais des petites lèvres et du clitoris qui, par leur ensemble, forment le système pénien de la femelle. Il s'ensuit aussi qu'à ce point de vue, le sexe mâle n'est, si l'on peut ainsi parler, qu'un perfectionnement du sexe femelle, et que la nature arrive à son but par la simple modification d'un seul et même organe.

Cela est tellement dans les faits, que l'on peut dire que le sexe femelle n'est, si l'on a égard à l'appareil générateur externe, qu'un arrêt de développement par rapport au sexe mâle.

Pour démontrer que les petites lèvres ne sont que les bords libres de la gouttière du pénis primitif exagérés ou permanens, il faudrait que la brebis prise pour exemple en fût pourvue à l'état d'adulte, et ces animaux, au contraire, en sont privés.

Cette circonstance serait presque une objection contre la doctrine de M. Coste, car, chez la brebis adulte, les bords de la gouttière du pénis primitif, au lieu de s'être exagérés et d'avoir pris la forme sous laquelle se présentent les petites lèvres de la femme, s'émoussent et constituent l'ouverture de la vulve, ou du moins son angle antérieur. Si donc l'on ne voulait reconnaître des analogues que par la configuration, il est évident que l'on devrait repousser la théorie du savant embryogéniste. Mais il s'est proposé pour but, non pas de démontrer que les brebis adultes ont des représentans des petites lèvres; « il suffit, dit-il, de constater qu'à une certaine époque, le pénis primitif se présente avec la forme d'une espèce de gouttière; car si nous parvenons à montrer que, dans l'espèce humaine, il affecte la même disposition, et que ce sont bien les bords libres de cette gouttière qui se convertissent en petites lèvres, le problème est résolu. »

Si l'on examine des fœtus humains à une époque convenable, on constate que les choses se passent comme nous venons de le dire, et avec une assez grande identité. Qu'on suppose, en effet, les petites lèvres ou leurs représentans, soudées sur la ligne médiane, on aura l'image d'un véritable pénis; car le système pénien est tellement saillant chez les fœtus du sexe féminin, qu'on serait tenté de les considérer comme des mâles, ou au moins comme des hermaphrodites.

Après avoir vu dans les petites lèvres et le clitoris les analogues du pénis, il nous reste à montrer ceux du fourreau de la verge et des scrotums.

Plus haut, nous avons dit que, autour de la base de la petite aspérité qui se transforme en pénis chez le mâle; en clitoris et en petites lèvres; quand ces derniers se manifestent ou persistent, nous avons vu, qu'il existe un léger repli ou bourrelet de la peau, dont la forme est identique dans l'un et l'autre sexe. Or, chez le mâle, ce repli cutané devient manifestement le fourreau de la verge, qu'il finit par revêtir complétement.

Chez la femelle, les choses se passent différemment : le repli s'efface. Quoiqu'il n'ait qu'une existence transitoire, il n'en est pas moins le véritable représentant du fourreau ou du prépuce. Aussi, dans l'espèce humaine, chez laquelle il persiste pendant toute la durée de la vie, personne n'élève des doutes sur la signification que tous les auteurs, du reste, lui assignent.

Chez les lapins, dont la différence des sexes ne se manifeste à l'extérieur qu'assez tard, et ne sort à aucune époque des limites de grande ressemblance, le fait est encore plus évident; car le prépuce ou le fourreau, chez la femelle, acquiert une épaisseur et un développement presque aussi grands que chez le mâle.

Scrotums et grandes lèvres.

De chaque côté du fourreau rudimentaire, un peu en avant de la base du pénis primitif, il existe chez le mâle, comme chez la femelle de la brebis, une petite éminence arrondie. Ces deux éminences sont séparées, à cette époque, par tout l'intervalle qu'occupent transversalement le pénis et le fourreau. Or, à mesure que les sexes se distinguent, des phénomènes, dont on peut déduire d'importantes conséquences, vont se manifester, et voici ce qui arrive :

L'on voit chez le mâle le fourreau rudimentaire revêtir peu à peu le pénis, de manière à lui servir de gaîne, et pendant ce temps, le pénis et le fourreau marcher ensemble vers l'ombilic, dont ils se rapprochent de plus en plus. Les deux éminences arrondies dont nous venons de parler ne peuvent être un obstacle à ce mouvement, puisque, comme nous l'avons dit, elles sont placées de chaque côté, en dehors des parties qui se meuvent.

Mais il arrive qu'à la suite de ce changement de position, le pénis et le fourreau, lorsqu'ils ont atteint la place qu'ils doivent définitivement conserver, se trouvent désormais situés en avant de ces éminences, qui finissent par se rapprocher et se réunir sur la ligne médiane, pour y former les scrotums, en attendant les testicules qui sont encore dans l'abdomen, et n'y ont pas même pris les caractères propres au sexe mâle; car les corps de Wolff sont bien loin de l'époque à laquelle ils doivent disparaître.

Ici donc, à l'extérieur, le sexe mâle commence déjà à se distinguer du sexe femelle, pendant qu'à l'intérieur, leur similitude est encore incomplète; ce qui démontre bien l'indépendance du développement des deux parties dont se compose l'appareil génital, comme nous aurons soin de le rappeler lorsqu'il s'agira de classer et d'expliquer les monstruosités dont elles sont susceptibles de devenir le siége.

Cette indépendance dans le développement des deux parties distinctes, mais qui doivent s'influencer plus tard, dont se compose le système générateur, se comprend facilement, lorsqu'on a égard aux élémens primitifs qui leur donnent naissance. En effet, l'externe appartient à l'enveloppe extérieure ou sensoriale; l'interne, à l'intestin : or, l'enveloppe extérieure de l'animal est le résultat d'une modification spéciale de la couche externe ou séreuse du blastoderme; l'intestin provient d'une modification de la couche interne ou muqueuse, et ces deux couches, superposées dès l'origine, peuvent être considérées comme tout à fait distinctes. Il s'ensuit donc que la portion de l'appareil génital qui s'émane de ces couches peut, jusqu'à un certain point, se développer indépendante de l'autre.

Par ces motifs, il est donc possible de comprendre comment peuvent se produire certains cas de monstruosité, dans lesquels tout l'appareil génital externe persévère à l'état primitif ou femelle, pendant que l'externe poursuit tout son développement, et prend les caractères du sexe mâle, et réciproquement.

Il est aussi possible de concevoir, jusqu'à un certain point, comment il arrive qu'à un certain degré de la série animale, la partie interne, qui est la plus importante, se manifeste seule, pendant que l'externe manque toujours, ce qui a conduit de Blainville à désigner, avec raison, l'appareil génital externe sous le nom d'appareil adjonctif. Mais c'est là un fait spécial.

— Chez le fœtus femelle, le pli de la peau qui s'est converti, chez le mâle, en fourreau de la verge s'efface, et le clitoris, au lieu de se porter en avant comme le pénis du mâle, tend au contraire, à se porter en arrière, pour rentrer dans le vagin, et les deux éminences arrondies, qui, chez le mâle, se sont converties en scrotums, restant à la place qu'elles occupaient primitivement, finissent par se trouver placées en avant, et à une distance d'autant plus grande du clitoris, que ce dernier a reculé davantage, et que l'animal a acquis un plus grand développement.

Chez le mâle, ces éminences sont devenues les scrotums; elles existent tout à fait identiques chez la femelle : donc cette dernière est aussi pourvue de scrotums, et ces scrotums y occupent, par rapport au clitoris, une position à peu près semblable à celle des grandes lèvres, chez le fœtus humain du sexe féminin. Ces scrotums sont donc aussi les analogues des grandes lèvres.

A mesure que ces scrotums femelles s'éloignent de la place qu'occupent, d'une manière permanente, les grandes lèvres dans l'espèce humaine, ils affectent de plus en plus la forme des bourses scrotales du mâle, et c'est à un tel point de ressemblance, que si l'on n'avait égard à la configuration spéciale du clitoris, on serait tenté de prendre un fœtus femelle de brebis pour un kanguroo mâle.

L'existence de véritables scrotums chez le fœtus femelle de la brebis est un fait nouveau, et dont l'importance nous paraît d'autant plus grande que, d'une part, il nous permet d'affirmer une incontestable analogie, et que d'autre part, il nous explique pourquoi les lapins et les didelphes ont normalement leurs scrotums placés en avant du pénis, phénomène qui, jusqu'aux travaux de M. Coste, était resté sans interprétation satisfaisante.

Il suffit, en effet, de se rappeler que chez les didelphes et les lapins le pénis, dans l'âge adulte, se trouve fort en arrière de la position qu'il occupe dans les premiers momens de son apparition, ou que même il s'est porté en arrière, comme le clitoris de la femelle de la brebis, et que comme chez cette dernière dont il doit nécessairement avoir ses scrotums placés en avant.

Ainsi donc, les lapins et les didelphes sont, sous le rapport de la distribution de leur appareil génital externe, l'image permanente d'un état transitoire ou fœtal, et que, par conséquent aussi, sous ce rapport, ils présentent un caractère d'infériorité.

On pourrait dire peut-être, qu'il est difficile de considérer comme de véritables scrotums des organes transitoires, et qui ne sont, par conséquent, chez la femelle de la brebis, destinés à remplir aucune fonction.

Cette objection qui a quelque apparence de fondement tombe devant les faits dont la science fourmille, et parmi ces faits, il nous suffit de citer l'existence des mamelles dans les deux sexes, quoique l'un des deux n'en doive jamais faire usage; la bourse marsupiale du fœtus mâle des didelphes, bourse qui, dans l'âge adulte, ne laisse pas la plus légère trace de son existence passée, si ce n'est dans quelques cas exceptionnels.

Ainsi donc, le fait de l'existence de scrotums chez le fœtus femelle de la brebis n'a rien de surprenant. MM. Laurent et Eydoux ont observé, chez les fœtus mammaires de didelphes mâles, la coexistence de la bourse marsupiale et des scrotums, et ils ont vu que cette bourse marsupiale n'a qu'une existence temporaire.

Développement des testicules, des ovaires, des canaux déférens et des trompes.

Les organes qui élaborent le germe, testicules et ovaires, n'apparaissent qu'après les autres organes principaux, et que les corps de Wolff ont fait de grands progrès dans leur développement. Bischoff croit cependant les avoir vus avant les reins. Il dit en avoir remarqué des traces bien sensibles chez des embryons de brebis, qui n'offraient encore nulle trace des organes sécréteurs de la génération.

Tous deux, le testicule et l'ovaire, se ressemblent parfaitement, sous le rapport de l'apparence et de la texture qu'ils présentent dans les derniers momens.

Comme nous l'avons vu pour les organes génitaux externes, il n'existe non plus, durant les premiers temps, aucun signe auquel on puisse reconnaître la différence des deux sexes. Ce fait ne peut étonner l'embryologiste, puisque le même phénomène lui est offert par les rudimens des organes les plus divers.

Le testicule passe bientôt de la forme allongée à une forme plus arrondie : il devient un corps cylindrique, arrondi aux deux extrémités; mais il conserve la situation qu'il avait d'abord, c'est-à-dire que son axe longitudinal demeure dans l'axe longitunal du corps. Rathke et Valentin ont fait remarquer avec beaucoup de justesse que le testicule possède déjà dans l'abdomen sa tunique albuginée, revêtue du péritoine. Œsterreicher avait prétendu à tort que le développement de cette tunique n'a lieu que dans le scrotum. On s'est beaucoup occupé du déplacement que le testicule doit subir pour passer du lieu où il s'est produit dans la cavité abdominale, à celui qu'il occupe d'une manière permanente dans le scrotum, phénomène connu sous le nom de *descente* du testicule.

L'attention de plusieurs anatomistes a été attirée sur ce point, tant au point de vue physiologique normal qu'à celui de la pathologie.

Bischoff a pensé avec les anciens, qu'au moment de sa première apparition, le testicule est placé, dans l'abdomen, au côté interne de la partie supérieure du corps de Wolff, tout près de la colonne vertébrale. Là se développe aussi sa tunique propre ou albuginée, et il est recouvert par le péritoine. Par son côté postérieur, lui arrivent ses vaisseaux sanguins et ses nerfs, qui sont situés hors du péritoine, ainsi que son conduit excréteur, le canal déférent, lorsque celui-ci devient visible après la disparition des corps de Wolff.

De très bonne heure, quand ces derniers corps sont encore en plein développement, et que les testicules reposent en haut sur le côté externe, on découvre un repli du péritoine renfermant de la matière plastique, conjointement avec laquelle il forme un cordon mince qui s'étend depuis la région de l'anneau inguinal interne jusqu'à l'extrémité inférieure du corps de Wolff, et là, s'applique à son conduit extérieur.

Le cordon prend par la suite plus de développement; quand le corps de Wolff a disparu, qu'au contraire le testicule a fait des progrès et s'est abaissé déjà, il s'étend jusqu'à l'extrémité inférieure de la glande, notamment de l'épididyme, et de l'autre côté, se rend dans le scrotum, à travers le canal inguinal. On le nomme *Gubernaculum-Hunteri* ou *testis*. Sa nature n'est pas fixée définitivement. On l'a cru tour à tour de nature musculeuse ou celluleuse, ou comme Rathke, de nature fibreuse; nous verrons rétablir la première opinion.

Lorsque le gubernaculum a atteint son maximum de développement du 5me au 6me mois, le testicule repose, en quelque sorte, sur lui, par son extrémité inférieure. Sa partie supérieure est renfermée dans le pli du péritoine qui enveloppe le testicule; tandis que celle qui avoisine l'anneau inguinal, et celle qui le traverse sont situées hors du péritoine.

En effet, ce dernier passe alors tout à plat sur l'orifice interne de l'anneau inguinal.

Peu à peu le testicule descend de plus en plus vers l'anneau inguinal interne; le gubernaculum doit nécessairement se raccourcir en proportion, pour ainsi dire, comme s'il entrait dans cet anneau. Dès que la glande est arrivée tout auprès de celui-ci, on remarque là un petit enfoncement dans le péritoine. Or, d'après Seiler, cet enfoncement existe dès avant que le testicule soit parvenu assez près de l'endroit qu'il occupe pour donner à penser que le péritoine a été refoulé par lui. Bientôt la glande s'enfonce dans cette fossette et continuant de la creuser, elle passe de l'anneau interne dans le canal, le traverse et arrive au scrotum; une fois arrivée là, elle se trouve donc placée au fond d'une excavation du péritoine, qui est d'abord largement ouverte derrière elle, et qu'on nomme prolongement vaginal; mais elle y est située comme elle l'était auparavant dans l'abdomen, c'est-à-dire que ses vaisseaux, ses nerfs et le canal déférent sont hors de la gaîne.

Tandis que le testicule, avec le prolongement vaginal, descend dans le scrotum par le canal inguinal, le tissu du gubernaculum doit s'effacer, soit que la glande le pousse devant elle hors du canal, soit, comme des auteurs le pensent, qu'elle le retourne à l'instar d'un doigt de gant, mais de façon qu'elle reçoive, ainsi que ses vaisseaux et le prolongement vaginal, une enveloppe de son tissu et de la substance celluleuse contenue dans le canal. Le testicule entraîne aussi avec lui quelques fibres des muscles oblique et transverse.

Voici comment survient ensuite la disposition connue du testicule chez l'adulte : le prolongement vaginal ne reste pas long-temps en libre communication avec la cavité abdominale; il ne tarde pas à se clore, et son oblitération procède dans la direction de haut en bas. Il se produit, de la sorte, à l'anneau inguinal interne, une cicatrice qui indique le lieu où le péritoine s'est enfoncé pour produire le prolongement.

Lorsque le conduit s'est complétement oblitéré et changé en tissu cellulaire, la cicatrice s'efface, le péritoine est tout aussi facile à détacher là que dans les autres points des parois abdominales, et il ne reste plus aucune trace du creusement qui a eu lieu. Cependant, l'oblitération de la gaîne n'est pas complète, elle ne va que jusqu'au voisinage du testicule; la portion inférieure de cette gaîne, qui entoure immédiatement le testicule, représente alors la tunique vaginale propre, dans laquelle le testicule occupe la même situation qu'autrefois dans le péritoine, c'est-à-dire que les vaisseaux du cordon spermatique sont placés en dehors.

Quant au tissu du gubernaculum qui s'est étalé sur le prolongement vaginal et sur les vaisseaux, il constitue la tunique vaginale commune (Bischoff).

Curling prétend que le gubernaculum renferme une masse molle et transparente, qui se compose de cellules à noyaux allongées en fibres et constitue le tissu cellulaire. Le tissu est entouré de faisceaux musculaires. Vers le bas et en dehors, de chaque côté du canal inguinal, le gubernaculum s'étale en trois prolongemens, dans lesquels pénètrent aussi les fibres musculaires. L'externe, qui est le plus large, s'applique au ligament de Poupart; le moyen descend jusque dans le scrotum, et se réunit avec le dartos; l'interne, enfin, s'attache au pubis et à la gaîne du muscle droit du bas-ventre.

Une partie de ces faisceaux musculaires, sur le côté antérieur du gubernaculum, provient de l'oblique interne. Toutes ces fibres charnues forment plus tard le crémaster. Curling pense, avec les anciens, que leur action fait descendre le testicule de l'abdomen dans le scrotum. H. Weber pense que le gubernaculum est creux, et que les parois de la vésicule formée par son tissu sont entourées de fibres musculaires.

La descente du testicule a lieu ordinairement, chez l'homme, dans le cours du 7me mois. Presque toujours le prolongement vaginal est complétement oblitéré à l'époque de la naissance.

Au reste, physiologiquement parlant, il sera toujours difficile de se bien rendre compte de la migration du testicule, surtout en présence des opinions si divergentes des modernes.

En 1849, M. Ch. Robin lut à la Société de biologie un travail sur ce sujet important, et nous en extrairons les points principaux, qui sont, à ce moment, la dernière expression de l'observation.

Après avoir fait remarquer avec Hunter que tous les viscères sont placés plus haut dans l'abdomen du fœtus que chez l'adulte, cet anatomiste ajoute que les testicules ne se trouvent pas immédiatement au-dessous des reins : c'est à 7 ou 8 millimètres, chez les fœtus longs de 10 centimètres, et 15 millimètres chez ceux de cinq mois.

Ils sont bien placés au devant du psoas, de chaque côté du rectum, mais à 6 millim. chez les plus jeunes. Le bord qui reçoit les vaisseaux est tourné tout à fait en arrière chez les plus petits, mais à dater du 4me mois, il regarde un peu en dedans. L'épididyme est situé en haut du bord postérieur du testicule, dont il dépasse un peu l'extrémité supérieure sur l'un des fœtus.

Sa partie supérieure est volumineuse, arrondie, il se termine en pointe inférieurement, et se continue par le canal déférent, qui longe le côté externe du bord postérieur du testicule. Ce conduit, arrivé à l'extrémité inférieure de la glande, la contourne d'arrière en avant et de dehors en dedans, en passant par-dessus l'insertion du gubernaculum testis; il continue son trajet vers la ligne médiane et passe sur l'artère ombilicale, puis sur l'uretère correspondant qu'il croise à angle droit, et plonge ensuite dans le bassin pour gagner la ligne médiane, au-dessous de la vessie. L'artère ombilicale soulève le péritoine sur les côtés du bassin, et en même temps le canal déférent.

Ce dernier ne présente pas de flexuosités onduleuses jusqu'au troisième mois; mais à partir de cette époque, il devient très flexueux, toutefois d'autant moins qu'il approche davantage de la vessie, ce qu'a remarqué Hunter, sans signaler l'époque où commencent à apparaître les ondulations.

Les vaisseaux se comportent, chez ces fœtus, à peu près de la manière indiquée par l'anatomiste anglais. L'artère et les veines testiculaires proprement dites, arrivées vers le testicule, contournent en dedans l'extrémité supérieure de l'épididyme, pour se porter ensuite brusquement en dehors et pénétrer dans le testicule. Leur ensemble forme un faisceau plus ou moins élargi; tous sont faciles à voir, à cause des veines pleines de sang.

Le testicule et l'épididyme sont contenus dans un repli du péritoine, comme nous l'avons dit plus haut. Ce repli large a reçu le nom de *mésorchide;* mais le docteur Robin fait observer que le meso-testis est un feuillet aplati plus ou moins large, mais non un pédicule étroit, comme le veut Hunter.

La position de l'épididyme fait qu'il se trouve plus rapproché du psoas que le testicule. A mesure que le fœtus avance en âge, et que le testicule approche du canal inguinal, le mésorchide devient plus court, et les adhérences plus larges et plus serrées, fait déjà signalé par Hunter.

Les reins, nous l'avons dit, ne sont pas à la même hauteur;

mais, contrairement à ce qu'ont dit quelques auteurs, et à ce qui existera plus tard, l'extrémité inférieure du rein gauche est à 2 ou 4 millim. plus bas que celle du rein droit.

Le bord inférieur du foie ne dépasse pas, ou à peine, l'extrémité inférieure du testicule.

Les testicules sont placés au même niveau. On avait admis le contraire jusqu'ici, et on expliquait même *à priori* le fait, en disant que le testicule droit étant placé plus bas que le gauche, à cause des différences de hauteur des reins (dues à la pression du lobe droit du foie sur la glande urinaire correspondante), le canal déférent droit doit être plus court que le gauche, et par suite le testicule correspondant placé plus haut que l'autre dans le scrotum.

Ainsi, on ne peut rien déduire de la situation des reins dans l'abdomen, pour la hauteur des testicules dans les bourses. Chez un embryon femelle, long de 11 centimètres, les ovaires étaient placés comme chez les embryons mâles de même longueur; seulement, ces organes ayant une longueur plus que double de celle des testicules de fœtus de même âge, leur extrémité supérieure est à peu près en contact avec le rein correspondant.

Le rectum remonte assez haut, au devant de la colonne lombaire. Ce n'est qu'à partir du troisième mois, qu'il commence à devenir plus large que le colon, ce qui fait croire que Hunter n'a pas eu en vue, dans sa description, de fœtus au-dessous de cet âge, puisqu'il l'indique comme toujours plus large que le reste de l'intestin. Il se recourbe ensuite directement en dehors, à gauche et un peu en bas, pour passer dans l'intervalle qui sépare le testicule et le rein gauches. Cette partie forme une ou deux flexuosités au niveau du rein, suivant les sujets, et représente l'S iliaque du colon; mais elle est placée bien au-dessus de la fosse iliaque correspondante.

A droite, le cœcum se trouve encore bien plus haut, il est à 3 ou 4 millimètres au-dessus de l'extrémité inférieure du rein correspondant et pourvu d'un méso-cœcum assez lâche. Il n'est pas plus large que le reste du colon, qui lui-même est à peine plus large que l'intestin grêle. Le cœcum a 2 ou 3 millimètres de long; de son extrémité libre part l'appendice cœcal, qui s'en distingue par une largeur un peu moindre, quoique peu marquée; il est très long et recourbé en dedans, de manière à s'appliquer contre l'iléum; son extrémité terminale est recourbée en crochet sur le reste du tube.

A partir du quatrième mois, le cœcum se trouve un peu descendu; il est alors au niveau de l'extrémité inférieure du rein, et vers le cinquième mois, il est même un peu plus bas; en même temps son méso-cœcum disparaît.

Gubernaculum testis. Contrairement à l'opinion de Bischoff, dit Ch. Robin, le gubernaculum testis ou crémaster, ou musculus testis de Hunter, est bien un muscle, c'est-à-dire un cordon formé de fibres musculaires, et il s'est assuré, sur un fœtus de 4 mois, que ce sont des fibres musculaires striées en travers, semblables dans ce muscle à celles que l'on trouve à cet âge dans tous les muscles, le crural antérieur, par exemple. Chez tous les animaux qui ont le testicule dans l'abdomen et peuvent le faire sortir à volonté en tout temps, ou seulement à l'époque du rut, le crémaster est un muscle qui conserve toute la vie la disposition que nous allons décrire chez le fœtus de l'homme et les autres animaux qui ont les testicules extérieurs.

C'est chez eux un véritable *musculus testis*, étendu du pli de l'aine à l'extrémité inférieure du testicule placé dans l'abdomen, et passant au travers du canal inguinal; il est celluleux au centre et se retourne sur lui-même, se déverse dès que le testicule est arrivé à l'entrée du canal inguinal, pour tomber dans le scrotum. Tel est le cas de beaucoup de rongeurs et de la plupart des insectivores.

Après le rut, en se contractant, il remonte jusque dans le canal inguinal le testicule qui a diminué de volume. Ce muscle manque chez les animaux dont les testicules restent toute la vie durant dans l'abdomen, comme l'éléphant, le damant, les cétacés, le phoque.

Chez l'homme et les autres animaux dont le testicule est extérieur pendant toute la vie extra-utérine, le crémaster est disposé comme il l'est temporairement chez les rongeurs insectivores, c'est-à-dire de haut en bas, du pli de l'aine au testicule, au lieu de se diriger de bas en haut, entre les deux mêmes points, mais en passant à travers le canal inguinal, pour pénétrer dans la cavité abdominale. Hunter a déjà signalé que c'est au crémaster qu'est due la circonstance de l'élévation du testicule chez les jeunes gens qui toussent, par exemple, ou quand, pour une cause quelconque, on fait entrer en action les muscles abdominaux.

D'après Marshall, cette contraction est volontaire et bornée au crémaster chez quelques individus. M. Malgaigne a aussi observé ce soulèvement dans les circonstances signalées.

Le *gubernaculum testis* présente deux portions distinctes par leur situation, quoique continues: l'une est placée dans l'abdomen, étendue du testicule à l'orifice supérieur du canal inguinal; l'autre la continue à partir de ce point, traverse le canal inguinal qu'elle remplit, pour se terminer en trois faisceaux: l'un externe, va en dehors à l'arcade crurale; le deuxième ou interne, va au devant du pubis; le troisième ou médian, plus gros, plus large que les autres, continue la direction du muscle, et se perd en bas dans le tissu cellulaire du scrotum, en s'amincissant peu à peu; c'est le seul qu'a décrit Hunter.

La portion intra-abdominale du gubernaculum représente un petit cordon arrondi, inséré à l'extrémité inférieure du testicule, et quelques fibres se prolongent en arrière, jusqu'à l'extrémité inférieure de l'épididyme. De là, il se dirige en bas et en dedans, au devant du psoas auquel il adhère lâchement en arrière, tandis que, dans tout le reste de sa circonférence, il est enveloppé par le péritoine et recouvert par l'intestin grêle; nous avons déjà vu qu'en haut il est croisé par le canal déférent.

En bas, au niveau de l'orifice supérieur du canal inguinal, il semble un peu renflé, comme trop large pour le conduit qu'il doit traverser. Il a 3 millim. de long sur 1 1/2 de large chez les fœtus de deux mois; 6 sur 3 chez ceux de quatre mois. A cinq mois, cette portion intra-abdominale a diminué de longueur environ de moitié, ce qui tient à ce que le muscle s'est contracté, et en se retirant, il a entraîné avec lui le péritoine dans le canal. Aussi le péritoine, au lieu de se réfléchir directement du gubernaculum sur les parois abdominales, forme une dépression circulaire de 2 millim. de profondeur dans le canal inguinal, ce qui dessine nettement son orifice supérieur péritonéal.

La portion qui traverse le canal le remplit exactement et semble trop grosse pour lui, car elle soulève un peu le péritoine en haut et sur les fœtus frais; elle s'élargit un peu dès qu'on a ouvert le trajet dans toute sa longueur.

On peut voir alors un faisceau qui se porte immédiatement en dehors et s'insère sur l'arcade crurale; un autre plus large qui, au sortir de ce canal, se porte en dedans, et se perd au devant de la partie externe du pubis; enfin, la partie moyenne s'épanouit en s'amincissant dans le tissu cellulaire du scrotum; elle est très vasculaire; ses vaisseaux semblent marcher de bas en haut, et on peut en suivre jusque dans la portion intra-abdominale.

Cette seconde portion du gubernaculum a la même disposition chez tous les fœtus étudiés ici, sauf les différences de volume.

Le crémaster, ou gubernaculum testis, est un véritable muscle du testicule chargé d'attirer, chez le fœtus humain et chez le fœtus d'autres mammifères, cette glande de l'abdomen dans le canal inguinal. Arrivé là, l'organe achève de descendre dans le scrotum, soit par pression des viscères, soit par son propre poids, et le muscle se déverse comme une poche musculaire, qu'il représente réellement, surtout chez les insectivores, mais dont le centre est rempli de tissu cellulaire lâche.

Cette action, qui n'a lieu qu'une fois chez l'homme et autres mammifères, se renouvelle à chaque période du rut chez les animaux précités, sur lesquels on peut étudier l'organisation précédente en grand, et suivre très facilement toutes les phases du phénomène.

Il n'y a donc plus lieu de tenir compte de l'opinion de Carus, selon laquelle le crémaster serait formé par les fibres inférieures du transverse de l'abdomen entraînées par le testicule au moment de la descente; comme si, par la pression seule des viscères abdominaux, le testicule pouvait traverser obliquement les parois abdominales, sans une action qui le sollicite précisément dans cette direction.

Chez les embryons femelles du deuxième mois, et déjà bien avant, on reconnaît que le ligament rond est l'analogue du gubernaculum testis, il est seulement plus mince et plus long, mais ses insertions inférieures sont les mêmes, et comme lui, il traverse le canal inguinal, bien plus étroit chez la femme que chez l'homme.

L'*ovaire* se distingue du testicule dès les temps primitifs, parce qu'il reste plus allongé, plus aplati, et qu'il prend de très bonne heure une situation oblique, qui peu à peu devient de plus en plus transversale. En même temps, il descend, mais beaucoup moins que le testicule. Lorsqu'on peut se procurer simultanément des embryons de même âge et différens de sexe, ces différences suffisent pour faire distinguer de très bonne heure les mâles des femelles.

Les auteurs ont émis des opinions fort diverses relativement à la formation des conduits excréteurs des organes chargés de préparer le germe, c'est-à-dire du canal déférent et de la trompe: ce sont surtout les rapports de ces conduits avec ceux des corps de Wolff qui ont amené de grandes divergences d'opinion. Rathke prétendait que le canal déférent et la trompe se forment à part dans les conduits excréteurs des corps de Wolff, quoique dans leur voisinage immédiat; qu'après la résorption de ces conduits ils prenaient leur place; que quelques canalicules des corps de Wolff persistaient, et que ceux-là formaient l'épididyme, en s'unissant d'un côté avec le testicule, de l'autre avec le canal déférent.

J. Müller, au contraire, croyait que, chez les oiseaux, les conduits excréteurs des corps de Wolff se métamorphosaient immédiatement en canal déférent et en trompe, et que la jonction entre eux et le testicule, par conséquent aussi la formation de l'épididyme, tenaient à ce que quelques canalicules sortaient du testicule pour aller gagner le conduit excréteur.

Nous avons vu ailleurs qu'il croyait que, chez les mammifères, le conduit excréteur des corps de Wolff régnait tout le long de ces organes; que, suivant lui, il y pénétrait probablement par leur extrémité inférieure, et que la face supérieure du corps de Wolff n'offrait d'ailleurs qu'un filament qui communiquait par le bas avec le canal excréteur.

Rathke avait imaginé que ce filament devait se développer en conduit déférent ou en trompe, et qu'en conséquence, chez les mammifères, la partie inférieure du conduit excréteur des corps de Wolff est la seule qui se métamorphose en partie inférieure de l'un ou de l'autre de ces canaux.

Depuis lors Rathke a émis une opinion différente; dans cette nouvelle hypothèse il se développerait, chez les deux sexes, à côté du conduit excréteur des corps de Wolff, une languette d'abord pleine, puis creuse, et dont la cavité s'ouvrirait à l'extrémité antérieure de ces corps; cette bandelette serait et resterait la trompe chez la femme, où le conduit excréteur disparaîtrait avec les corps de Wolff.

Chez l'homme, le nouveau canal produit serait résorbé à une certaine époque, et disparaîtrait complétement; mais le conduit excréteur des corps de Wolff deviendrait le canal déférent, parce qu'une partie de ses canalicules s'unirait au testicule, et donnerait ainsi naissance à l'épididyme.

Bischoff a poursuivi cette recherche sur un grand nombre d'embryons de mammifères, particulièrement de grands animaux, cochons, vaches et brebis. Voici ce qu'il a vu :

Dès que les corps de Wolff se sont développés jusqu'à un certain point, on voit apparaître, sur leur bord antérieur et externe, un filament qui monte depuis la paroi postérieure de l'allantoïde jusque vers le diaphragme. Ce filament contient, dit-il, le conduit excréteur des corps de Wolff; mais de très bonne heure on le voit s'épaissir considérablement à son bord antérieur interne, jusqu'à l'extrémité supérieure des corps de Wolff. Le bord antérieur, devenant de plus en plus épais, était d'abord solide; lorsqu'à l'extrémité supérieure, un peu terminée en pointe, des corps de Wolff, les deux parties du filament se séparaient l'une de l'autre, le conduit excréteur continuait de monter sur le sommet de ces corps.

Mais le cordon plein antérieur se courbait là de dehors en dedans, sur la face interne des corps de Wolff, pour gagner l'extrémité supérieure de l'organe préparateur du germe. A cette extrémité se développait ensuite une fente.

Le cordon lui-même devient creux et représente la trompe chez la femme. Probablement il devient aussi le canal déférent chez l'homme, et à cet effet son extrémité ouverte s'oblitère et se convertit en épididyme.

Cependant, Bischoff dit avoir vu quelquefois s'étendre du testicule vers les corps de Wolff un filament semblable à celui que J. Müller décrit et figure comme étant le commencement de l'épididyme.

Une circonstance toute particulière contribue encore à favoriser la réunion du testicule avec son conduit excréteur : c'est que les corps de Wolff se tordent d'autant plus que le conduit excréteur et le futur canal déférent viennent se placer davantage au côté interne, de sorte que le testicule continuant de croître, ils finissent par s'appliquer immédiatement au bord externe de cette glande, qui alors couvre entièrement la face interne des corps de Wolff.

Il résulte de là, pour Bischoff, que les conduits excréteurs des corps de Wolff ne se métamorphosent pas en canal déférent et en trompe. Cette opinion est aussi celle de M. Coste.

Développement de la vessie, des vésicules séminales, de la matrice et du vagin.

En parlant de l'allantoïde, nous avons montré que cette vésicule naît de l'extrémité inférieure de l'embryon, qu'elle acquiert de très bonne heure une cavité communiquant avec l'intestin, qu'elle se développe en manière d'ampoule et qu'elle sort promptement du corps de l'embryon pour conduire les vaisseaux ombilicaux au chorion. Puis nous avons vu les conduits excréteurs des corps de Wolff, les uretères, enfin les conduits excréteurs des testicules entrer de bonne heure en communication avec elle.

Lorsque les parois du bas-ventre se forment et viennent à se rencontrer à l'ombilic cutané, de très bonne heure chez l'homme, l'allantoïde éprouve naturellement une constriction sur ce point; elle ne tarde pas à s'oblitérer dans l'espèce humaine, et toute la portion qui excède la surface de l'embryon disparaît. Celle qui se trouve dans l'intérieur du corps a d'abord une forme allongée, cylindrique, et s'étend depuis l'intestin jusqu'à l'ombilic.

La région inférieure seule continue de se développer, se distend, acquiert des parois plus épaisses, montre plus tard une couche musculaire distincte, avec une muqueuse à l'intérieur, en un mot la *vessie*.

La région supérieure reste étroite, la vessie s'y termine en pointe, et on la nomme alors *ouraque*. L'ouraque demeure fréquemment, jusqu'à la naissance, ouvert depuis l'extrémité de la vessie jusqu'à l'ombilic, et même un peu au-delà; mais après cette époque, il s'oblitère complétement et ne représente plus qu'un cordon étendu du sommet de la vessie à l'ombilic.

C'est ce mode de développement de la vessie, joint à celui du bassin, qui fait qu'elle est d'abord située hors de la cavité pelvienne, et qu'elle n'y entre que peu à peu. En outre, comme elle communique d'abord avec l'intestin, et qu'en conséquence elle a, par le bas, un bas-fond qui lui appartient en commun avec ce dernier, on peut dire avec raison que le fœtus de l'homme et de tous les mammifères possède, dans l'origine, un cloaque semblable à celui qui se rencontre, mais d'une manière permanente, chez le plus grand nombre des animaux vertébrés. Cependant l'allantoïde ou la vessie se sépare très promptement de l'intestin chez la plupart des mammifères et chez l'homme en acquérant un conduit excréteur devant l'orifice du tube alimentaire, à travers le futur périnée.

On ne sait pas bien positivement comment cette séparation s'accomplit. Rathke croit que c'est par des plis qui se développent dans le cloaque, et qui, venant à la rencontre les uns des autres, de droite à gauche et de haut en bas, finissent par se souder ensemble. Cependant Valentin n'a jamais vu ces plis; il pense que la portion commune à l'allantoïde et à l'intestin, c'est-à-dire le cloaque, se raccourcit, puis finit par disparaître entièrement, jusqu'au point de réunion des deux organes, époque à laquelle chacun de ceux-ci acquiert son orifice extérieur propre.

Il se produit ainsi, au devant de l'intestin, une issue commune aux organes génito-urinaires, que l'on a nommée sinus ou canal urino-génital.

Jusque-là le développement marche de la même manière dans les deux sexes. Chez l'homme, les choses restent aussi dans le même état où elles sont présentement, si ce n'est que le sinus urino-génital prend la forme d'un canal, et représente le col de la vessie, avec le commencement de l'urètre, qui entre alors en communication avec les parties génitales externes. Mais chez la femme, il s'opère encore une séparation des tissus des deux canaux réunis dans le sinus urino-génital; le conduit excréteur de la portion terminale de la trompe ou de l'utérus se sépare de la vessie et des uretères, non pas, il est vrai, assez complétement pour que chaque partie obtienne un orifice externe tout à fait distinct, mais de façon à former, d'un côté le vagin, et au devant de lui l'urètre.

La dernière portion du sinus urino-génital demeure commune, c'est le vestibule. La manière dont s'effectue cette séparation n'est pas claire non plus. Müller et Valentin réduisent l'opération à une scission des deux parties, ce qui est vrai, si la scission marche d'arrière en avant, entre la vessie et le point d'insertion des trompes.

D'après Rathke, le vagin se formerait différemment; et nous y reviendrons bientôt.

Mekel dit, qu'à partir du 5me mois, il se développe dans le vagin, chez le fœtus humain, des plis qui représentent un réseau compliqué. Cette formation est plus prononcée qu'en tout autre temps au 7me et au 8me mois, on l'aperçoit déjà moins que chez le nouveau-né.

Le vagin est d'abord fort étroit; mais du 7me au 8me mois, il a une ampleur relative plus considérable qu'à aucune autre période de la vie. Il est également plus long, proportion gardée, chez le fœtus, qu'à aucune autre période subséquente.

Le développement de l'urètre et du vagin a les connexions les plus intimes avec celui des portions terminales des conduits excréteurs des organes chargés de préparer le germe. Lorsque les conduits excréteurs des organes génitaux se développent, pour ainsi dire, des parois de ces canaux, il en résulte qu'ils s'ouvrent séparément l'un et l'autre dans le sinus.

Rathke et Müller admettent que les choses se passent ainsi d'abord chez les deux sexes; Valentin affirme le contraire, c'est-à-dire que, chez les deux sexes, les deux conduits excréteurs s'ouvrent ensemble dans une portion médiane simple de l'appareil génital.

Rathke prétend que plus tard, vers l'embouchure des trompes et des conduits déférens, il se produit, à l'allantoïde ou au sinus urino-génital, une petite bosselure conique, dans laquelle s'ouvrent les extrémités de ces canaux, de manière que ceux-ci auraient alors un orifice commun dans le sinus.

De cette bosselure, naissent les vésicules séminales, chez le sexe masculin, sous la forme de deux autres petites bosselures latérales, qui communiquent médiatement avec les canaux déférens et le sinus urino-génital, puisqu'elles s'ouvrent avec eux dans la cavité de la bosselure conique qui leur sert de support.

Peu à peu cette dernière se raccourcit, et enfin disparaît, de sorte qu'alors les vésicules séminales se trouvent placées tout auprès du sinus urino-génital ou de l'urètre actuel, et que les canaux déférens se rapprochent également d'elles, pour finir par se confondre avec elles. Le reste de la bosselure se fend encore, d'où il résulte que les canaux déférens, dont chacun tient à une vésicule séminale, s'ouvrent tous deux séparément dans l'urètre.

Chez le sexe féminin, au contraire, la bosselure conique, à

laquelle aboutissent les trompes, augmente considérablement de longueur et d'ampleur, de manière qu'elle devient de très bonne heure la continuation principale du sinus urino-génital, tandis que la jonction avec la vessie, qui constituait d'abord le principal canal, semble n'être qu'un prolongement accessoire de l'autre.

C'est ainsi que la bosselure conique devient enfin la matrice, dans laquelle s'ouvrent les trompes; son prolongement dans le sinus urino-génital devient le vagin, et son union avec la vessie l'urètre. Les deux portions terminales des trompes prennent part aussi à la formation de la matrice, et c'est d'elles que dépendent les différentes formes de cette dernière.

Si la part qui revient aux trompes prédomine, il se produit une matrice double, ou une matrice bicorne; et quand, au contraire, la bosselure se développe de préférence aux ovaires, on a la matrice de la femme.

Les extrémités inférieures des trompes concourent aussi, chez la femme, à la formation de la matrice: seulement elles rentrent plus tard dans le corps de l'organe qui naît de la bosselure; de là vient que, dans l'espèce humaine, le fœtus a d'abord une matrice bicorne, et que cette matrice peut même persister par l'effet d'un arrêt de développement.

Quant à la séparation de la matrice et du vagin par le développement d'un col utérin et d'un museau de tanche, Rathke dit que, chez les truies et les vaches, elle dépend d'une formation de plis, avec épaississement simultané des parois de la partie supérieure de la bosselure, tandis que la partie inférieure, avec le ci-devant sinus ou canal urino-génital, demeure munie de parois minces et devient le vagin.

Les vésicules séminales ne sont donc point les parties latérales de la matrice.

— D'après Bischoff, l'épaississement des portions inférieures des canaux déférens a des connexions avec la formation de la prostate. Les glandes de Lowper sont visibles de très bonne heure à l'extrémité du sinus urino-génital, à la racine de la verge.

D'après ce qui précède, l'état des choses serait le même aussi, depuis l'origine, chez les animaux à matrice double, puisque les extrémités inférieures des trompes deviendraient les deux matrices, que leurs orifices dans le canal urino-génital deviendraient les deux orifices utérins, et que le canal lui-même se métamorphoserait en vagin. Mais là où l'on rencontre un corps de la matrice, et où l'orifice utérin est unique, il faudrait admettre que le point d'insertion des trompes, dans le canal, s'allonge, et que l'allongement se transforme en matrice.

Tout semble tenir à l'existence ou à l'absence d'une cloison à la terminaison des canaux déférens ou des trompes réunies. Or, cette cloison semble exister toujours chez les embryons des mâles, dans les commencemens chez les femelles, jusqu'à ce que le point d'insertion se soit allongé.

Suivant Meckel et J. Müller, la matrice de la femme est bicorne jusqu'à la fin du 3me mois, et ce n'est qu'à la fin du 4me qu'elle s'élargit pour produire un fond. Pendant toute la vie embryonnaire et jusqu'à l'âge de cinq ans, cet organe offre, dans son intérieur, des rides transversales et obliques qui convergent supérieurement vers les orifices des trompes.

L'orifice utérin paraît d'abord comme une saillie à peine sensible dans le vagin; mais cette saillie grossit peu à peu, et de manière que, dans les derniers temps de la vie embryonnaire, la portion vaginale de la matrice est beaucoup plus volumineuse qu'aux époques suivantes. En outre, au septième et au huitième mois, cette portion est fort inégale à la surface, ridée en long, et munie de bords tranchans, profondément échancrés; plus tard elle se raccourcit, devient lisse et en forme de bourrelet, et l'orifice utérin représente alors une simple fente transversale et lisse.

Développement des poumons et de l'appareil respiratoire.

Baer écrit que les poumons sont un bourgeonnement du canal intestinal. Il dit, en effet, avoir vu s'élever sur le conduit alimentaire deux petits tubercules creux, n'ayant encore que trois quarts de ligne de diamètre, dont chacun renfermait une courte cavité conique s'ouvrant dans l'œsophage. Quoique Müller et Valentin partagent l'opinion de Baer, Reichert a rejeté cette hypothèse.

Bischoff pense comme ce dernier. Les poumons se sont offerts à lui, sous leur forme primitive, chez des embryons de chien et de rat, tels qu'ils ont été décrits d'après les embryons d'oiseaux.

Un examen suffisant l'a convaincu que ces tubercules, situés à la partie supérieure de l'intestin, bourgeonnent de la couche intestinale externe, dans laquelle ne pénètre pas la couche interne, celle qui avoisine la cavité de l'intestin.

La cavité intestinale n'était nullement dilatée en cet endroit, tandis qu'un peu au-dessous, dans le lieu où se formait l'estomac, elle se comportait d'une manière inverse. Là, en effet, la couche intestinale interne présentait une bosselure fusiforme à laquelle la couche externe ne participait en rien, de sorte que l'estomac ne se voyait point à l'extérieur.

On pourrait être tenté de croire que, très peu de temps après, une communication s'établit entre les tubercules pulmonaires et la cavité intestinale, par suite de l'introduction de la couche intestinale interne dans ces tubercules. Mais cette opinion n'est guère justifiée.

Baer a établi un rapport intime entre cette formation et celle de la trachée. Suivant lui, après que les cavités des deux tubercules pulmonaires se sont abouchées dans l'intestin, ils s'allongent en un pédicule commun et ils se continuent aussi avec un canal, la trachée. Celle-ci, en s'allongeant, se sépare de l'œsophage d'arrière en avant, et ne lui reste unie que par son extrémité antérieure à l'endroit du futur larynx.

Rathke a reconnu la trachée rudimentaire sous la forme d'une couche muqueuse qui s'étend le long de l'œsophage entier, depuis le rudiment du poumon jusqu'à la place du larynx.

Si, comme cela ressort des diverses observations, la trachée se produit d'un seul coup le long de l'œsophage entier, il est difficile de concevoir comment les rudimens des poumons pourraient être en communication, d'abord avec la cavité intestinale, plus tard avec la trachée-artère.

Bischoff dit avoir toujours vu les poumons séparés dès l'origine et non confondus en une seule masse, comme l'avait d'abord dit Rathke.

La difficulté d'observation a pu seule empêcher Meckel de voir ces organes chez un embryon humain de six lignes. Ils se forment en même temps que le foie; mais, au lieu d'avancer rapidement comme lui dans leur développement, ils ne forment encore que deux petits tubercules, alors que celui-ci est déjà très avancé.

La forte courbure de l'embryon est cause qu'ils sont totalement couverts par le cœur et le foie, ce qui en rend nécessairement l'observation difficile.

Suivant Valentin, le larynx est indiqué d'abord par deux renflemens, qui entourent l'entrée de la trachée, à partir de l'œsophage, et laissent entre eux une fente linéaire. On doit les regarder comme les rudimens des cartilages aryténoïde. Reichert les décrit, ainsi que l'épiglotte, comme un bourgeonnement de la face interne du troisième arc branchial ou viscéral.

Plus tard, quand le larynx est déjà reconnaissable à l'extérieur, Rathke y a distingué les cartilages cricoïde et thyroïde, dont il assure d'ailleurs que la formation a lieu en même temps que celle des cartilages aryténoïdes. L'épiglotte se produit en dernier lieu. Fleischmann dit avoir reconnu le larynx sur un fœtus humain de six semaines. Il formait un renflement arrondi qui, même à sept semaines, n'avait aucune trace de cartilages. Ce n'est qu'à huit semaines qu'il vit le thyroïde et le cricoïde devoir naissance à deux moitiés latérales, qui ne se réunissaient que dans le cours du sixième mois.

En général, le larynx est relativement d'autant plus volumineux et arrondi que l'embryon est plus jeune.

Fleischmann prétend aussi que les anneaux de la trachée résultent de deux moitiés latérales soudées ensemble, qu'il a distinguées, pour la première fois, durant la quatrième semaine, chez l'embryon humain. Suivant cet auteur, leur nombre croît, chez l'embryon humain, pendant le cours du développement, de manière à en compter seize à dix semaines, et vingt à dix-huit semaines.

Développement de la rate.

La rate paraît après la formation de l'intestin et de l'estomac, quand on peut déjà reconnaître ces deux derniers organes pour ce qu'ils doivent être, elle se montre au côté gauche et au fond de l'estomac. Suivant Arnold, elle commence à se développer, chez l'embryon humain, dans la septième ou huitième semaine, et, de même que le pancréas, elle provient du duodénum. Les deux organes forment d'abord une masse commune qui, du duodénum, se porte directement à gauche, puis monte vers le côté gauche de l'estomac.

L'extrémité gauche supérieure de cette masse se sépare bientôt du reste; elle semble d'abord homogène à l'autre portion, mais en recevant de nombreux vaisseaux, avec sa couleur rouge, on la distingue du pancréas proprement dit.

Bischoff dit aussi avoir observé plusieurs fois, dans des embryons de vache, cette connexion de la rate avec le pancréas. Il n'en a pas déduit une origine commune aux deux organes, mais simplement la confusion de leurs blastèmes. Celui du pancréas part du duodénum, et celui de la rate de la grande courbure de l'estomac; tous deux se rencontrent au devant de la colonne vertébrale.

Meckel a commencé à voir la rate, chez l'homme, au second mois; Burdach dans la dixième semaine, sous la forme d'un petit corpuscule lobuleux, blanchâtre et terminé en pointe aux deux bouts.

Chez l'embryon sans tête, long de huit lignes, la rate se voyait très bien à la grande courbure et au grand cul-de-sac de l'estomac, mais elle n'était point lobulée.

Développement de la thyroïde du thymus.

Suivant Huschke, la thyroïde procéderait des arcs branchiaux antérieurs, ce que Rathke regarde comme fort peu vraisemblable. Arnold dit qu'elle pousse de la trachée membraneuse, là où se forme le larynx; qu'elle apparaît dans le cours de la septième à la huitième semaine, chez l'embryon humain, et que, dans le principe, elle est réellement pourvue d'un conduit excréteur.

Bischoff rejette les deux opinions. Selon lui, la thyroïde tire son origine d'une masse plastique qui dépose son blastème aux deux côtés du larynx.

Fleischmann l'a décrite, chez un embryon de quatre mois, comme composée de deux lobes séparés; et Meckel a fait de même.

Cependant elle existe bien certainement depuis une époque plus reculée.

Arnold prétend que le thymus procède de la muqueuse des organes respiratoires, qu'elle apparaît à l'endroit où se forme le larynx, et qu'en croissant elle descend sur la trachée. Bischoff n'a pu trouver de vestige de thymus chez un embryon de vache long de 9 lignes.

Meckel, Burdach et Haugsted fixent à la huitième semaine la première apparition du thymus chez l'homme; il continue ensuite de croître jusqu'à la fin de la vie embryonnaire. Sa croissance marche encore après la naissance, mais avec moins d'énergie, et paraît s'arrêter à partir de la seconde année, puis il persiste pendant un laps de temps variable, non-seulement jusqu'à l'âge de 12 ans, mais jusqu'à 30 et 50 d'après Krause, mais c'est l'exception.

Développement des capsules surrénales.

A en juger d'après leur grand développement chez le fœtus, les capsules surrénales paraissent avoir des rapports intimes avec la vie embryonnaire. Arnold pense qu'elles naissent des reins primordiaux ou corps de Wolff, par le moyen d'une scissure, et qu'elles ont la même structure que ces organes.

Suivant Valentin, ces capsules surrénales naissent à part chez la brebis et le chien, sous la forme d'une masse simple qui se sépare du sang, au dessus et au devant du rein, se renfle et se divise en deux moitiés symétriques.

Meckel dit aussi que chez un embryon du sexe féminin, long d'un pouce, les capsules étaient confondues en une seule masse, depuis leur milieu jusqu'à leur extrémité inférieure. D'un autre côté, J. Müller les a trouvées séparées chez un embryon long de 8 lignes, quoiqu'elles fussent très rapprochées à leurs extrémités inférieures, où elles semblaient réunies ensemble, quoiqu'elles ne le fussent pas. Bischoff ne les a jamais vues que doubles, tant chez l'embryon humain de 8 lignes, que chez divers embryons de mammifères. Mais il a reconnu, chez les embryons de vache surtout, que leur blastème était uni d'une manière si intime avec l'extrémité supérieure du corps de Wolff, que l'assertion d'Arnold semble justifiée; toutefois, quand on vient d'enlever les parties, il est facile de reconnaître que les capsules en sont distinctes.

Elles se comportent envers ceux-ci comme la rate vis-à-vis du pancréas, et probablement aussi le thymus vis-à-vis la thyroïde, c'est-à-dire que les blastèmes des deux glandes sont d'abord accolés l'un à l'autre, et qu'une séparation entre elles n'a lieu qu'au moment où se développent les tissus propres à chacunes d'elles.

Au reste, de même qu'un grand nombre d'organes, les capsules surrénales sont, proportion gardée, bien plus volumineuses chez l'embryon que chez l'adulte, par rapport au corps entier, et surtout par rapport aux reins. Meckel et Müller ont soutenu contre

Oken, que, dans l'espèce humaine, leurs dimensions dépassent beaucoup celle des reins. Ceux-ci ne deviennent égaux, sous ce rapport, que chez les embryons de dix à douze semaines longs de 2 pouces.

Ce cas n'arrive jamais chez les mammifères, où les capsules surrénales sont toujours plus petites que les reins.

Il est bien facile d'admettre qu'aucun rapport direct n'existe entre elles et les reins, dont elles ne partagent pas toujours les déplacemens, non plus que l'atrophie. Dans un cas d'atrophie de l'un des reins, avec hypertrophie de l'autre, les capsules surrénales présentaient la même anomalie.

Quant à ce qui concerne leur forme extérieure, il est à remarquer que, la plupart du temps, elles offrent des lobules plus marqués et plus nombreux chez l'embryon que chez l'adulte.

Fonctions générales du fœtus.

On peut affirmer, dans l'état actuel de la science, que les substances indispensables à la nutrition du fœtus sont fournies au sang de ce dernier par celui de la mère dans le placenta. Chacun convient que la chose est possible, qu'elle ressemble à toute admission quelconque de substance dans le système vasculaire.

La question est de savoir si c'est là l'unique voie par laquelle les matériaux arrivent de la mère à l'enfant, et ce que nous devons penser de la respiration placentaire.

Quant au premier point, rien n'empêche d'admettre que la transsudation à travers les membranes de l'œuf, qui avait lieu avant la formation du placenta, continue encore après. Du reste, la sécrétion des glandes de la muqueuse utérine, devient sans doute la source principale des eaux de l'amnios. Ceux qui, arguant de ce qu'on a trouvé du liquide amniotique dans la bouche, etc., voudraient considérer cet organe comme une voie de nutrition, ne rejetteront pas pour cela la signification de ces eaux.

Bischoff a d'ailleurs démontré qu'il n'y a pas à se préoccuper de cette voie de nutrition, il croit de plus que s'il se fait un échange de matériaux à travers les membranes de l'œuf, c'est plutôt pour débarrasser l'amnios d'excrémens que pour introduire des produits assimilables.

Les recherches de Liebig ont montré que, si l'on suppose justes ses calculs, la nature, en instituant la respiration, s'est proposé d'éliminer les matériaux usés des organes.

Le carbone et l'hydrogène, selon lui, servent surtout à la production de la chaleur animale. Le fœtus ne prend point par la bouche d'alimens qui, outre leur destination plastique, seraient susceptibles d'être brûlés ou dédoublés.

Il n'attend du sang de la mère que les combinaisons azotées nécessaires à la formation de ses organes. L'augmentation de masse est si considérable chez lui et les manifestations de la vie si faibles, qu'il n'en doit résulter qu'une décomposition très faible Cependant elle s'accomplit, puisqu'elle est inséparable de la vie.

Les combinaisons azotées, en petite quantité, qui proviennent de là, sont, comme chez l'adulte, éliminées du sang; est-ce par les corps de Wolff et les reins, comme le veulent beaucoup d'auteurs? Elles passent dans l'allantoïde, de là dans l'amnios.

Les combinaisons carbonées sont éliminées, pensent-ils, par le foie, et comme en l'absence de la respiration cet émonctoire est plus important, on le voit, plus développé chez le fœtus que chez l'adulte, où une grande quantité du carbone sort par les poumons.

Les produits de l'élimination à laquelle préside le foie s'amassent dans l'intestin, où ils constituent le méconium, qui n'est point résorbé. Aucune combustion ne s'opérant, le fœtus manque de chaleur propre.

Ainsi le défaut d'ingestion d'alimens par la bouche, celui de chaleur propre et celui de respiration propre se tiennent de près.

Cette théorie de la respiration et de l'influence de l'oxygène sur l'organisation animale est d'ailleurs en soi bien plus compliquée que cet énoncé ne le peut faire supposer. Les travaux modernes de MM. Cl. Bernard, Ch. Robin et Verdeil, appuyés de recherches précises de M. Regnault, enlèvent à cette théorie tout son élément d'équation.

Il existe probablement une différence essentielle entre le fœtus des ovipares et celui des mammifères. Les matériaux qui servent au développement du premier, quoiqu'ils contiennent tous les élémens dont ses organes se composent, et que nous sachions qu'ils n'exigent pas une grande métamorphose pour représenter immédiatement la substance du fœtus, ont cependant besoin d'une assimilation plus considérable que ceux qui servent au développement du fœtus des mammifères.

Celui-ci les trouve immédiatement dans le sang de la mère qui ressemble au sien, tandis que le fœtus des ovipares est obligé de convertir le jaune et l'albumine en sang. C'est à cette circonstance que Bischoff attribue la nécessité de l'influence immédiate de l'oxigène atmosphérique pour le développement de l'œuf des ovipares.

Chez ces animaux, l'allantoïde et les vaisseaux ombilicaux semblent n'avoir guère que cette fonction, tandis que l'absorption des matériaux nutritifs a lieu par les vaisseaux ombilicaux. De là vient que chez eux le sang des vaisseaux ombilicaux diffère de couleur.

Mais le défaut de production de chaleur prouve que la respiration n'est point non plus ici une fonction d'excrétion.

ANATOMIE PHILOSOPHIQUE

DU SYSTÈME NERVEUX

COMPARÉE

DANS L'HOMME ET LES ANIMAUX.

« Le plus grand obstacle qu'on ait jamais pu opposer à la connaissance de la nature humaine, c'est de l'avoir isolée des autres êtres, et d'avoir voulu la soustraire aux lois qui les gouvernent. » S'il est un appareil, s'il est un ordre de fonctions auquel s'appliquent de préférence ces paroles de Gall, c'est sans contredit le système nerveux, si compliqué, il faut presque dire si confus, surtout dans sa partie céphalique, ce sont les fonctions cérébrales dont l'analyse, tant de fois tentée par les philosophes de tous les âges, est aujourd'hui encore à peine ébauchée. Au point de vue physiologique, la détermination positive des propriétés nerveuses sur la sensibilité et la motilité exigeait un perfectionnement des procédés d'expérimentation, qui ne pouvait résulter que d'une éducation préalable sur des sujets plus simples, tels que les présentent les sciences physiques et chimiques. Au point de vue psychologique l'analyse des facultés intellectuelles, si long-temps retardée par les influences théologiques ou métaphysiques, ne pouvait surgir qu'après une lente évolution, qui permît à l'esprit humain de saisir ses lois propres, trop compliquées dans l'individu d'influences secondaires pour qu'on ait pu les dégager de cette source, mais qui apparaissent dans le développement de l'espèce, quand on s'élève à la hauteur convenable pour n'apercevoir d'abord que l'ensemble de la route suivie, sauf à en expliquer ensuite les variations d'ordre inférieur, et à instituer sur l'homme et les animaux les vérifications essentielles.

Sous le rapport anatomique, on comprendra qu'un appareil dont la physiologie n'était pas faite, dont les fonctions ont entre elles une telle connexité et dont, par conséquent, l'homogénéité des parties doit être plus complète que partout ailleurs, on comprendra, dis-je, que la recomposition d'un tel système en appareils et en organes nettement séparés soit encore presque entièrement à faire. Les quelques points qui sont jusqu'ici acquis à la science sont dus à l'anatomie comparée. Tous ces ganglions cérébraux, si intimement condensés dans le cerveau humain, se trouvent naturellement disséqués à mesure qu'on descend la série zoologique, et c'est là qu'il faut chercher leur détermination, en suivant pas à pas leur développement ou leur disparition successifs.

Mais le but de toute recherche vitale, c'est d'assigner à chaque organe une fonction, c'est pour chaque fonction de trouver un organe qui en soit le siége, car nous ne comprenons pas plus des agens inactifs que des actes sans agens. Or, ce que nous connaissons le mieux dans un pareil sujet, ce n'est pas l'agent, c'est l'acte : c'est donc par les actes que nous devons diriger nos recherches ; partout où nous trouverons des actes identiques, nous conclurons à des organes analogues, et il nous faudra les chercher; partout où nous verrons une fonction nouvelle, nous devrons nous attendre à rencontrer un organe surajouté.

C'est donc l'ordre physiologique que nous suivrons.

La plupart des auteurs ont procédé autrement ; en plaçant la description des organes avant l'étude des fonctions, l'anatomie semble dominer la physiologie ou du moins y conduire. Cette marche, qui, dans l'exposition dogmatique d'une science faite, peut présenter des avantages, ne nous paraît ni naturelle ni logique dans un pareil sujet où nous allons à la découverte de faits non encore établis.

Elle n'est pas naturelle, car l'esprit humain dans ses recherches spontanées, ne procède pas ainsi. Ce n'est pas l'étude de l'organe qui conduit à la détermination de la fonction, car la fonction est toujours connue avant qu'on lui ait assigné un siége.

Elle n'est pas logique, car l'anatomie ne peut donner sur son organe que des notions géométriques de position, de rapports, de forme, de volume de masse, mais les propriétés supérieures, bien que subordonnées, jusqu'à un certain point, aux premières, ne peuvent nullement en être déduites. Les démonstrations purement empiriques de cette manière de voir ne nous manqueraient pas, si c'était le lieu de les exposer ici; tandis que l'anatomie seule, marchant sans direction et sans but, conduit à des recherches inutiles et encombre souvent la science de faits oiseux; la physiologie, au contraire, qui aperçoit une fonction, en cherche naturellement l'agent et explique alors, par les différences anatomiques de structure, de volume et de rapport, les propriétés diverses des organes.

Bien que placés dans des milieux différens, les animaux empruntent à ces milieux la même nourriture fluide ou solide, ils reçoivent des mêmes circonstances extérieures les mêmes stimulations. soit pour entretenir, soit pour régler leur existence. Au point de vue de la composition chimique, la constitution générale des êtres animés est sensiblement identique. La constitution des alimens vitaux est essentiellement la même dans toute la série. Les mêmes fonctions organiques se retrouvent partout, quoique à des degrés de complication divers, et quand nous arrivons aux fonctions supérieures, à celles qui ont été si long-temps considérées comme exclusivement propres à l'homme, l'étude des mœurs et des facultés des animaux les montre encore, à un esprit dégagé de toute prévention, s'accomplissant dans toute la série, quoique avec d'immenses différences de degré, si nous considérons les extrêmes, mais avec des nuances que nous pouvons concevoir comme insensibles, si nous en suivons pas à pas le développement progressif dans l'échelle zoologique. (Et puisque nous en sommes sur l'anatomie comparée, qu'il nous soit permis de dire un mot sur la manière dont nous entendons avec de Blainville l'échelle zoologique. Considérée comme l'expression d'un fait réel, cette image est une notion inexacte, considérée comme un moyen de faire l'analyse d'un organisme quelconque, et c'est là le vrai point de vue auquel l'envisageait son auteur, c'est un artifice logique d'une grande puissance.)

Quelle que soit l'extrême simplicité par laquelle débute l'organisation animale, il n'est pas démontré qu'il y ait nulle part absence de centre nerveux. Du moment qu'un mouvement succède à une impression, il faut reconnaître que cette liaison de la sensibilité avec la contractilité ne saurait être vraiment directe. Cela suppose nécessairement un organe central, et au sein de cet organe lui-même, une vitalité intermédiaire qui, affectée par les sentimens, détermine les actes. Partout il doit s'y mêler un certain degré d'intelligence qui apprécie les impressions reçues et juge les réactions convenables.

Sans doute l'automatisme existe dans tous les êtres, les fonctions purement organiques sont soumises à cette loi, mais on n'est pas fondé à croire qu'il existe jamais seul autre part que chez les végétaux.

L'individu végétal n'existe pas, c'est une famille d'êtres emboîtés, en quelque sorte, les uns dans les autres, se reproduisant par un bourgeonnement indéfini, et n'ayant de commun que le tronc primitif, qui leur sert de soutien.

L'animal, au contraire, est un, et cette unité se trouve représentée par un centre, auquel viennent aboutir toutes les perceptions, d'où partent les volontés, de sorte qu'il suffit qu'un seul point du corps soit atteint par un agent extérieur ou soit spontanément modifié, pour que l'influence s'en fasse sentir dans tout le reste de l'organisme.

Les impressions produites sur le centre nerveux sont de deux ordres : ou elles concernent la vie purement végétative, et alors elles arrivent au cerveau et sont transformées par lui, sans que l'animal, quel qu'il soit, en ait conscience, ou elles résultent des rapports de l'animal avec les êtres extérieurs, et alors il y a réellement perception. Mais tantôt le mouvement succédera à la sensation, sans que les parties intelligentes du cerveau en aient jugé la convenance et déterminé la mesure, il sera dit alors *instinctif* ou *réflexe*, tantôt, au contraire, l'intelligence, appréciant la sensation, commandera, après délibération, le mouvement qui sera dit *réfléchi*.

Or, quel que soit l'animal, à quelque degré qu'on le prenne, comme il est obligé de saisir au moins sa proie, qu'elle passe à sa portée ou qu'il aille se mettre à la sienne, comme cette proie d'ailleurs se présente à lui de mille manières différentes, il faut bien qu'il modifie en conséquence ses efforts, qu'il les approprie à chaque circonstance nouvelle. Le végétal subit les influences extérieures, l'animal s'arrange de manière à s'y accommoder le mieux possible.

Sans insister plus long-temps sur cette notion, nous voyons qu'il y a dans les êtres vivans trois ordres de mouvemens :

1° Les mouvemens anatomiques propres à la vie végétative.

2° Les mouvemens réflexes où l'animalité entre déjà en jeu.

3° Les mouvemens réfléchis où elle développe ses attributs supérieurs.

La prédominance de plus en plus marquée des seconds sur les premiers, des troisièmes sur les seconds, réalisée dans les animaux, constitue une échelle physiologique à laquelle doit nécessairement correspondre une échelle anatomique exactement parallèle. Cependant, dégagés que nous sommes de tout optimisme surnaturel, n'allons pas nous faire illusion, la nature ne comporte en aucun sujet cette perfection idéale, d'autant moins que les phénomènes sont plus compliqués. Mais là, comme dans toute autre science, l'esprit humain n'a besoin que d'une image approchée de ce qui est, aussi simple que possible, eu égard aux faits observés.

Chacun de ces trois ordres de phénomènes fondamentaux que nous essaierons plus tard de décomposer, doit donc correspondre à un appareil spécial dans le système nerveux. Puis, comme ces mouvemens supposent des sensations, il y a un appareil sensitif.

Enfin, comme entre l'appareil sensitif et l'appareil moteur certains phénomènes indiquent que la liaison entre la sensation et l'acte n'est pas purement automatique, il y a un appareil intermédiaire dont les opérations succèdent aux perceptions ou précèdent les mouvemens.

En poursuivant cette analyse, nous savons qu'à une sensation succède un sentiment, qu'un sentiment éveille ou provoque un jugement.

L'appareil intermédiaire se décomposera donc en deux appareils secondaires, l'un affectif, l'autre intellectuel.

Enfin, quand un sentiment a éveillé une réflexion, quand la réflexion a jugé la convenance d'un acte, il reste encore à l'entreprendre, et ce sont des facultés nouvelles qui y président, partout des organes nouveaux qui entrent en jeu.

La marche d'une opération cérébrale complète, qui commence par une sensation et qui aboutit à un mouvement, passe donc par les étapes successives du sentiment de la réflexion, du commandement et met en jeu les organes qui donneront lieu à diverses manifestations.

Il y a lieu de penser que l'appareil intellectuel doit être surtout en rapport avec les organes du monde extérieur, que l'appareil qui détermine l'action doit être en rapport avec les nerfs du mouvement, et enfin que l'appareil affectif se trouve plus ou moins en rapport avec les deux précédens.

L'animal est un être essentiellement synthétique, toutes ses parties sont profondément liées entre elles par des actions et des réactions réciproques. Sans doute, pour instituer l'étude d'un ordre de fonctions il est commode, pour l'esprit, de les concevoir isolées, afin d'en formuler les lois propres. Mais, comme il faut, en définitive, placer l'appareil, agent de ces fonctions, dans un être où il se trouvera en rapport avec tous les appareils, recevant leur influence et réagissant sur eux à son tour, nous ne devons pas oublier que l'étude de ces rapports forme le complément indispensable de l'appareil d'abord abstraitement envisagé.

Nous aurons donc à considérer le système nerveux dans l'être vivant, à le mettre en relation avec les autres organes et à montrer qu'il y a entre eux une harmonie suffisante dans leur développement respectif comme dans leurs fonctions mutuelles.

Jusqu'où va cette harmonie entre les divers organes? Est-elle si complète, que l'un d'eux étant donné, on puisse déterminer tous les autres, ou ces relations n'ont-elles rien d'assez fixe pour être assujetties à des lois?

Les zoologistes se sont partagés entre ces deux opinions, trop préoccupés, les uns de ce qu'ils voyaient, les autres de ce qu'ils concevaient, oubliant, pour la plupart, ce double caractère de la science, d'être objective dans ses fondemens, subjective dans ses moyens et dans sa fin. Car il en est de cela comme de toute notion humaine, qui n'est jamais qu'une image aussi approchée que possible de la réalité, sans la représenter complétement. La marche d'un phénomène est toujours plus compliquée que la loi mentale qui le représente. Mais cette simplicité fictive de la loi est nécessaire pour que l'image ne soit pas confuse. Il en est de même, et à plus forte raison des êtres, l'harmonie de tous leurs organes est loin d'être parfaite, mais nous avons besoin de nous la représenter telle pour nos déterminations pratiques, sauf dans les cas spéciaux, à rectifier cette notion par les données de l'expérience de chacun.

Tout le monde comprendra maintenant comment, dans une étude aussi difficile et encore aussi obscure que celle du système nerveux des êtres organisés, nous avons eu besoin d'éclairer notre route, en nous faisant d'abord l'idée la plus simple possible de la manière dont doivent se distribuer les différentes parties fondamenteles du système nerveux central, en avertissant que nous ne devons pas chercher à en forcer la confirmation à l'encontre des faits. Dans toute science, on ne procède pas autrement : lier les faits connus par une hypothèse en rapport avec eux, et n'attacher à cette hypothèse qu'une valeur provisoire et relative.

DU SYSTÈME NERVEUX EN GÉNÉRAL

ET DE

SES MANIFESTATIONS CHEZ LES ANIMAUX INVERTÉBRÉS.

INFUSOIRES, ACALÈPHES, POLYPES.

Sur les limites du règne végétal et du règne animal, l'observateur s'arrête parfois indécis, pour déterminer dans laquelle de ces deux grandes divisions il doit ranger les êtres qui s'agitent sous son microscope. Parmi ces petits corps qui nagent à l'aide de cils vibratiles, les uns semblent naître spontanément, mais au milieu de liquides chargés de détritus organiques, les autres se détachent par bourgeonnement d'êtres semblables à eux, d'autres enfin se dégagent des sporules de végétaux cryptogames, se meuvent comme les premiers et, tant est grande la ressemblance, qu'on leur a donné le nom d'anthérozoïdes.

Mais, « les seuls caractères que les organismes végétaux inférieurs aient en commun avec les organismes animaux qui doivent être regardés comme de véritables infusoires, sont la structure cellulaire et la libre motilité. Depuis que Schwan a démontré l'uniformité de structure et de développement des plantes et des animaux, il n'est plus permis d'être étonné que les organismes végétaux et animaux inférieurs ressemblent les uns et les autres, dans leur composition, à une cellule simple. Quant à la libre motilité, on doit distinguer les mouvemens volontaires des infusoires d'avec les mouvemens involontaires qui sont propres aux végétaux les plus simples, distinction à laquelle on n'a pas fait assez d'attention jusqu'ici. En observant avec soin la manière dont se comportent les vorticellines, trachelines, kolpoldines, oxytrithines, etc., on ne tarde pas à se convaincre que les mouvemens de ces infusoires procèdent d'une volonté intérieure. A ces manifestations libres de leurs volontés, ces animaux joignent la faculté de produire des contractions et des expansions volontaires dans la masse de leurs corps. Les choses se passent autrement dans les mouvemens des végétaux inférieurs. Ceux-ci ne sont pas la conséquence d'une volition intérieure, et ne résident pas dans un parenchyme contractile et expansible ; ils dépendent, au contraire, d'organes vibratiles ou d'autres causes spéciales qui ne sont pas encore connues, mais qui probablement sont physiques. Les organes vibratiles ne sont plus la propriété exclusive du règne animal, ce qui doit surprendre d'autant moins, que les mouvemens de la plupart de ces organes, chez les animaux, sont déjà entièrement soustraits à l'influence de la volonté.

« Aussi long-temps qu'on ne se familiarisera pas avec l'idée que des épithéliums ciliaires et des filamens motiles existent aussi dans le règne végétal, on sera indécis chaque fois qu'il s'agira de décider si certains organismes appartiennent à l'un des règnes plutôt qu'à l'autre. D'ailleurs, la nature des organismes végétaux se reconnaîtrait au besoin, à cette seule circonstance, qu'ils conservent toujours la rigidité propre aux formes végétales, et ne changent pas leurs contours par des contractions et des expansions volontaires de leur parenchyme, lorsqu'ils se meuvent dans l'eau, d'une manière en apparence volontaire, à l'aide de leurs cils vibratiles. » Siebold.

Le corps des infusoires, malgré sa contractilité, a une forme déterminée, et les mouvemens s'exécutent principalement au moyen de cils vibratiles. Chez les rhizopodes voisins de ceux-ci, le corps, au contraire, ne présente que des contours indécis et ce n'est pas à l'aide d'organes vibratiles qu'il se déplace avec lenteur, mais par des prolongemens ramifiés changeant sans cesse de forme, tantôt rentrant sur eux-mêmes, tantôt s'allongeant à la façon d'un doigt de gant.

Ehremberg avait attribué à ces petits êtres une complication d'organes qui n'a pas été confirmée par des observations récentes; chez un grand nombre d'entre eux, les astomes, la nutrition se fait par simple imbibition, chez d'autres, l'appareil digestif se compose d'un sac creusé dans le parenchyme, quelquefois pourvu d'une bouche et d'un anus, et dans lequel sont introduits des alimens solides. Des cavités contractiles, pulsatiles, répandues dans l'intérieur du tissu, forment le système circulatoire. Du reste, ni organes de sécrétion, ni organes de génération, ni système musculaire, ni organes des sens, ni système nerveux distinct, telle est l'organisation de ces êtres si simples et si ténus.

Cependant ils se montrent susceptibles de diverses impressions sensitives; chez presque tous on observe de la sensibilité pour la lumière, ils se contractent au moindre ébranlement, et ils paraissent apporter un certain choix dans leurs alimens.

Les animaux privés de système nerveux sont-ils pour cela dépourvus de toute substance nerveuse? Il y a évidemment une substance sensible, puisqu'il y a des mouvemens en rapport avec certaines perceptions. Mais peut-on admettre pour cela cette opinion d'Oken, adoptée avec enthousiasme par Carus:

« La substance animale a commencé par la masse nerveuse, c'est-à-dire par la chose la plus élevée, par celle que les physiologistes ont considérée comme étant la dernière à se montrer. L'animal tire son origine du nerf, et tous les systèmes anatomiques ne font que se dégager ou se séparer de la masse nerveuse, l'animal n'est que nerf: ce qu'il est de plus ou lui vient d'ailleurs, ce n'est qu'une métamorphose du nerf. La gelée des polypes, des méduses, etc., est la substance nerveuse au plus bas degré, de laquelle n'ont point encore pu s'isoler les autres substances qui sont cachées en dedans ou fondues avec elle. La masse nerveuse désigne ce qui, chez l'animal, est dans l'état d'indifférence absolue et peut, en conséquence, acquérir la polarité par le moindre souffle, même par une pensée. » (Lehrbuch, *Der Naturphilosophie*, 2e édition, Iena, 1831.)

Cette assertion n'est jusqu'à présent rien moins que démontrée.

De ces êtres chez lesquels nous assistons aux débuts de l'organisation animale, qui commence par une cellule douée d'un mouvement spontané, si nous passons aux animaux qui produisent ces concrétions pierreuses, dont l'origine a été si long-temps méconnue, les polypiers, nous ne trouvons guère d'autres fonctions que celles que nous avons signalées pour les premiers. Mais l'organisme devient plus compliqué, on aperçoit des fibres musculaires, un appareil digestif qui n'est plus un simple sac, au moins dans les plus élevés d'entre eux, un système circulateur, des organes de génération distincts, il faut alors un centre qui maintienne l'unité réflexe entre ces divers appareils. Aussi la substance nerveuse commence à paraître sur quelques points, on trouve répandues dans le parenchyme des masses arrondies qu'on a déterminées comme des ganglions, et il est intéressant de remarquer déjà que c'est autour de l'orifice buccal que se montrent d'abord ces premiers rudimens d'un système nerveux, fait qui se répétera toujours dans la grande série des invertébrés avec les formes les plus variées.

Les acalèphes qui ne diffèrent guère des polypes qu'en ce que leur corps, entièrement gélatineux, n'est point fixé au sol par une concrétion pierreuse, ne nous présentent, chez la plupart d'entre eux, rien de plus, mais chez quelques-uns, les ctenophores, par exemple, on trouve l'œsophage entouré de huit ganglions, desquels partent des filamens nerveux très fins. Les tentacules des méduses ont aussi, à leur base, des ganglions qui leur fournissent des filets nerveux.

Dans les échinodermes, l'organisme se complique davantage, et tous ont alors un anneau nerveux bien manifeste, ordinairement pentagonal, situé autour de l'œsophage. Des troncs nerveux principaux naissent des angles de cet anneau et se rendent à l'extrémité opposée du corps, en suivant la ligne médiane. Il en est de même chez les astéroïdes, ou les parties analogues du système cutané chez ceux de ces animaux dont le squelette cutané forme une boîte close. Dans leur trajet ces troncs nerveux fournissent des filets destinés aux ambulacres, et semblent composés d'un double cordon nerveux, ce que paraît indiquer le sillon longitudinal qui règne sur toute leur étendue.

Quant aux sens de ces animaux, ils se bornent, comme pour les précédens, au toucher. Certains points colorés répandus sur le corps des êtres que nous avons passés en revue jusqu'ici, ont été considérés comme pouvant servir soit à la vision, soit à l'audition. Leur détermination est encore extrêmement vague et les opinions sont contradictoires à ce sujet.

Sans nous arrêter plus long-temps sur des organisations aussi simples et encore si peu connues, soit quant à leurs fonctions, soit quant à la détermination de leurs organes, hâtons-nous d'arriver à des animaux mieux étudiés et plus complets, chez lesquels l'existence d'un système nerveux parfaitement distinct et des sens bien constatés, ne sauraient faire l'objet d'une contestation et sur les facultés desquels nous avons quelques données.

SYSTÈME NERVEUX DES MOLLUSQUES.

Si l'on concevait par la pensée qu'entre la membrane externe des mollusques et la séreuse qui enveloppe les organes internes, un système osseux vînt à se développer, on aurait un animal qui, pour la perfection de ses viscères végétatifs, ne le céderait en rien à la plupart des animaux supérieurs. Un appareil digestif à peu près complet, un appareil circulatoire richement développé, la respiration nettement localisée dans des poumons ou des branchies, ont fait hésiter long-temps si dans la série zoologique on ne devait pas classer ces êtres immédiatement après les vertébrés. Mais sous le rapport des fonctions qui déterminent la supériorité de l'animal, le moindre examen les montre réellement inférieurs à la grande classe des articulés. Leur vie de relation est très restreinte, leurs facultés sont fort obtuses. Cependant, tout en faisant la part la plus large aux incitations végétatives, qui déterminent évidemment chez eux tous les actes d'une existence purement personnelle, qui paraît réduite à se nourrir et à se perpétuer, nous devons reconnaître chez quelques-uns d'entre eux des instincts de perfectionnemens que nous n'avons pas trouvés chez les êtres dont nous nous sommes entretenus, et l'exercice, sans doute fort restreint, des facultés appréciatrices des influences qui agissent sur eux. Il n'y a pas encore de sociabilité réelle; quoiqu'on les rencontre souvent réunis en grand nombre dans les mêmes lieux, quoiqu'il y ait entre certains d'entre eux des agrégations quelquefois fort intimes, cela tient uniquement à ce qu'ils sont nés ensemble et qu'ils trouvent ensemble la nourriture qui leur est propre. Mais chez la plupart d'entre eux, la génération exige un rapprochement des individus, et l'instinct sexuel, premier mobile de toute société, détermine à certaines époques une communauté d'existence entre ces êtres. Il y a alors des préludes, des caresses mutuelles, des manœuvres excitatrices, comme on l'a remarqué vulgairement chez les hélices et les limaces. L'instinct maternel semble aussi prendre naissance, on dit que les poulpes ont quelque soin du produit de leur génération. Adanson rapporte que la femelle du volute gondole recueille ses petits, pendant un certain temps, dans le pli de son pied. La femelle de la paludine, des héritines, des navicelles les porte aussi quelques jours sur sa coquille. Quant aux œufs, il est certain que l'animal les place souvent d'une manière convenable, comme cela se voit dans les buccins. Les limaces, les hélices, les cachent dans des anfractuosités, sous des pierres, dans les lieux humides et à l'abri du soleil. L'acythoé de l'argonaute les loge constamment au fond de la coquille qu'il habite.

Ces instincts de conservation, soit de l'individu, soit de l'espèce, sont assistés par un toucher ordinairement fort délicat, localisé souvent, dans certains points, comme les palpes labiaux des acéphales, les cornes des céphalés; par un goût et un odorat quelquefois très subtils, comme le savent les jardiniers, par un organe de la vue très développé dans les poulpes, les nautiles, et enfin par des organes de l'audition déjà pourvus de pièces calcaires, otolithes.

Certains actes de leur existence ne sauraient d'ailleurs s'effectuer sans quelque discernement. Les limaces qui sortent le soir de leur retraite pour aller quelquefois à une grande distance chercher leur nourriture dans un potager, savent y rentrer au lever du soleil. Les hélices, aux approches de l'hiver, ne se logent pas indifféremment à toutes les expositions, elles choisissent un mur au midi, autant que possible, non recrépi et dont les anfractuosités leur servent d'abri.

Il y a évidemment des facultés plus développées chez les mollusques qui sont carnassiers, tels que les poulpes, les sèches, les calmars qui livrent de si rudes combats aux crabes, aux langoustes, aux homards, dont on ne rencontre presque que des individus mutilés par le terrible bec de ces animaux. La sèche qui à l'approche du danger s'enveloppe d'un nuage épais, attrape non-seulement de petits poissons, mais jusqu'à des muges, et emporte tout dans le domicile qu'elle habite d'où elle rejette ensuite au dehors les parties osseuses.

En rapport avec ces facultés dont il serait si curieux de déterminer le siége, nous trouvons un système nerveux dont l'organisation va en se concentrant depuis les biphores jusqu'aux céphalopodes, chez lesquels il atteint le maximum de développement propre à cette classe.

Dans les *tuniciers* qui n'ont encore qu'une organisation simple, qui n'ont pas de système locomoteur distinct, dont les organes des sensations se réduisent à des filamens tentaculaires, disposés autour de l'orifice du sac branchial, et qui n'ont d'autre usage que d'avertir l'animal de la nature des objets qui se présentent à cet orifice, on ne trouve qu'un seul ganglion, oblong, placé dans l'épaisseur de la tunique propre de l'animal, entre les deux tubes respiratoires, la bouche et l'anus. Quelques nerfs émanent de ce centre, les uns pour aller former autour de l'œsophage l'anneau primitif qu'on rencontre déjà dès qu'on voit apparaître les rudimens d'un système nerveux, les autres pour se rendre aux viscères dont ils rattachent la vitalité au centre commun. Il est clair que dans un tel organisme, comme dans les précédents, la part réservée aux fonctions animales est extrêmement faible, le système nerveux n'a guère encore d'autre usage que de maintenir l'unité dans l'individu, chez lequel le rôle des actions automatiques et réflexes est certainement prépondérant.

Les fonctions de relation n'occupent pas beaucoup plus de place dans la classe suivante, les *acéphales testacés* auxquels s'appliquent les mêmes remarques générales. Tous ces animaux ne restent cependant pas fixés au sol qui les a vus naître, la plupart se déplacent, vont plus ou moins loin chercher la nourriture qui leur est propre, soit par le mouvement de leurs pieds, soit par la brusque contraction de leurs valves. D'autres enfin comme les pholades taraudent les roches les plus dures pour s'y creuser une retraite. On a découvert chez les lamellibranches des organes des sens.

L'extrême bord du manteau est garni de pédicules tactiles et pédicules oculaires qui reçoivent leurs nerfs du cordon circumpalléal, dont nous parlerons bientôt. (Pl. XXV, fig. 5, 6 et 7.)

Les pédicules oculaires méritent une description spéciale et on peut les étudier sur le peigne, les huîtres où ils sont très visibles.

Au milieu des pédicules tactiles se trouvent d'autres petits appendices dans lesquels sont enchâssés jusqu'à moitié de la hauteur de petites sphères aplaties, ce sont les yeux dont la moitié externe ne se trouve recouverte que par la peau.

La partie centrale du globe oculaire qui est libre, est une sorte de cornée transparente autour de laquelle il y a une zone colorée par une sorte de pigment qui a dans l'état de vie un reflet d'un beau vert d'émeraude.

Le globe oculaire présente deux corps transparents. L'un plus dense que l'autre, qui a la forme lenticulaire et touche par sa connexité supérieure à la cornée transparente. Par sa connexité inférieure, il est enchâssé dans le deuxième corps transparent, moins consistant, qui remplit le reste de l'œil et forme une sorte de corps vitré.

Le nerf optique qui se détache du cordon circumpalléal, pénètre dans l'axe du pédicule jusqu'à la sclérotique; là il se sépare en deux branches, l'une qui s'étale au fond de l'œil pour former une espèce de rétine, l'autre qui s'élève jusqu'à la hauteur d'une sorte de diaphragme qui sépare le cristallin du corps vitré.

Jusqu'où peut aller la netteté des sensations dans un pareil système, c'est ce qu'il est difficile de déterminer. Quoi qu'il en soit, dans ces êtres le système nerveux se perfectionne, les ganglions se multiplient et se disposent avec une grande symétrie au moins dans les espèces équivalves et chacun d'eux paraît remplir une fonction spéciale.

Nous empruntons aux travaux de M. Duvernoy la description du système nerveux des mollusques acéphales lamellibranches.

Le système nerveux des *acéphales lamellibranches* se divise en parties centrales et en parties périphériques.

Les parties centrales sont composées par trois paires de ganglions, réunis par des cordons nerveux qui forment un grand et un petit anneau ou collier.

Ces trois paires de ganglions ont toujours la même position relative entre eux, et le plus souvent avec les autres parties de l'organisme. L'une est antérieure et située ordinairement de chaque côté de la bouche près des palpes labiaux ou même à leur base et un peu plus en arrière. Les ganglions sont réunis l'un à l'autre au devant de l'orifice buccal. (Pl. XXV, fig. 1 *a*, fig. 8 *a*, fig. 9 *a*.)

La deuxième paire de ganglions est située dans les parois abdominales, elle n'existe que lorsque ces parois se séparent des viscères pour former un pied (Pl. XXV, fig. 8 *e*, fig. 9 *h*); on ne la rencontre donc pas dans l'huître, mais on trouve les rudimens du collier formé avec la première paire.

La troisième paire postérieure et en même temps supérieure est formée de deux ganglions rapprochés et en général plus ou moins soudés ensemble, quelquefois même jusqu'à une fusion complète.

Les ganglions antérieurs et leurs commissures, avec les ganglions postérieurs, au moyen du cordon nerveux qui réunit le ganglion antérieur et le ganglion postérieur du même côté, forment le *grand collier*. (Fig. *cc*, fig. 1 et 2 *f*, fig. 8 *i*, fig. 9.)

Les ganglions antérieurs et les ganglions pédieux, au moyen de la même disposition, forment le *petit collier*. (*l* fig. 8, *f* fig. 9.)

Le premier nerf que donne le ganglion postérieur est le nerf branchial, puis viennent les nerfs *palléal latéral, palléal postérieur*, destinés exclusivement au manteau.

Le *palléal antérieur* est fourni par les ganglions labiaux.

Telle est la disposition générale du système nerveux des mollusques acéphales; nous dirons quelques mots des particularités qu'il présente dans les animaux représentés sur la planche 25.

Le système nerveux de l'huître se distingue au premier coup d'œil par la grande prédominance de ses deux ganglions postérieurs appliquée sur la circonférence du muscle adducteur des valves du côté du ventre et un peu en arrière, et par l'absence des ganglions pédieux, ce qui s'explique par l'absence de l'organe correspondant.

Dans le peigne, l'huître, l'anomie, et probablement la plupart des mollusques acéphales lamellibranches, M. Duvernoy a signalé l'existence d'un cordon nerveux ganglionaire, *circumpalléal*, qui forme un cercle complet en dedans de l'extrême bord du manteau (fig. 2, a a, fig. 5 et 7, h h). Ce nerf, par son côté externe, fournit des filets nerveux aux pédicules tactiles et oculaires qui garnissent le bord du manteau. Chaque pédicule tactile reçoit deux ou trois de ces filets. Un pédicule oculaire en reçoit un central, c'est son nerf optique, et un pour les enveloppes et la substance fibreuse et contractile du pédicule.

Dans le *lithodomus caudigere* (fig. 8, 6), on trouve un nerf singulier en arcade complémentaire du nerf palléal antérieur et qui n'a, à proprement parler, point d'origine. Il semble que ce soit un fragment ou un rudiment du nerf palléal circulaire décrit précédemment. Il présente trois filets commissuraux avec le palléal antérieur et un ganglion à la jonction du troisième de ces filets.

Nous devons encore à M. Duvernoy, qui a tant éclairé l'anatomie de cette classe, la découverte d'un plexus nerveux très fin qui règne sur tout le bord du manteau, et dont la complication est au plus haut degré dans la partie postérieure de ce manteau, dont le bord est garni de papilles et d'organes sensitifs.

Beaucoup de filets nerveux naissant du coude que fait le nerf branchial (fig. 3), vont se répandre sur l'organe que Bojanus regardait comme le seul organe de respiration de ces animaux, en limitant les branchies aux fonctions d'organes d'incubation. Ces filets, qui forment un plexus très compliqué, se prolongent ensuite dans les branchies.

Enfin on trouve, mais avec beaucoup de peine, un nerf viscéral gastrique extrêmement fin et délié, et il faut remarquer à ce sujet la grande prédominance de la partie du système nerveux qui préside aux sensations et aux mouvemens relativement aux nerfs de la vie de nutrition ou de propagation, ce qui caractérise l'animalité. Les fonctions nutritives, en effet, surtout dans les êtres plongés dans un milieu qui suffit presque directement à leur assimilation, sont indépendantes du système nerveux animal, et ont besoin seulement de lui être reliées, ce qui suffit pour maintenir l'unité dans des organismes où l'harmonie générale n'est pas encore fortement concentrée. L'indépendance physiologiquement constatée des fonctions nutritives vis-à-vis des fonctions supérieures se trouve ainsi anatomiquement rétablie.

Gastéropodes. Nous arrivons à des êtres dont les rapports sont évidemment bien plus nombreux et dont les facultés sont moins bornées. Tandis que les acéphales, qui n'ont guère que des sens rudimentaires, excepté celui du toucher, ne peuvent avoir que des idées fort restreintes du monde antérieur, à partir de la classe des gastéropodes, nous allons voir des sens plus complets communiquer aux divers animaux des notions plus étendues; en vertu de l'harmonie générale des êtres, certaines facultés d'appréciation se développeront en conséquence, et le système nerveux se perfectionnera, au moins sous le rapport du volume relatif, ce qui est déjà un symptôme de supériorité.

L'anneau œsophagien, commun à tous les invertébrés se compose, chez les gastéropodes, d'un nombre de ganglions qui est variable presque pour chaque espèce.

Deux de ces ganglions, quelquefois réunis en un seul, occupent la partie supérieure de l'œsophage. Leur position, les nerfs qui en partent pour se rendre aux yeux, aux capsules auditives, aux tentacules, à la trompe, lui ont fait donner le nom de *ganglion céphalique*. Quand plusieurs de ces organes avortent, ce qui a lieu dans certaines espèces, le ganglion céphalique diminue de volume ou même disparaît complétement. Au-dessous de l'œsophage, il existe généralement un autre ganglion, quelquefois plus volumineux que le ganglion supérieur d'où partent les nerfs pédieux ou viscéraux, qui proviennent aussi des ganglions latéraux ou des filets qui établissent les commissures. L'anneau nerveux des gastéropodes est ordinairement double, disposition qui paraît être en rapport avec le développement du larynx.

L'escargot a cinq ganglions et quarante et un nerfs. Les ganglions sont disposés autour de l'œsophage, deux à la partie supérieure et latérale de l'anneau, ce sont les ganglions céphaliques; deux à la partie inférieure et moyenne, ce sont les ganglions viscéral et pédieux qui semblent se confondre, mais qui sont séparés l'un de l'autre par une ouverture qui donne passage à l'aorte; le cinquième est adossé à la partie inférieure de l'œsophage, il communique avec l'anneau, par deux filets nerveux formant une anse.

Les deux ganglions céphaliques fournissent chacun cinq nerfs qui se rendent aux organes des sens et à la verge. Leuret, qui a comparé le volume relatif des ganglions avec celui des nerfs qui en émanent, a trouvé que c'était le ganglion céphalique qui (quoique le plus petit en grandeur absolue) était le plus considérable, par rapport au volume des nerfs qui en sortent. Il est donc présumable que comme aboutissant des nerfs de connaissance spéciale, il exerce sur eux une action nouvelle et différente de celle que les ganglions pédieux ou viscéraux exercent sur les leurs.

Des plexus, formant quelquefois des ganglions, communiquant par des filets très grêles avec l'anneau œsophagien, et distribuant des filets aux viscères, forment le *système nerveux splanchnique*, dont de nombreuses observations ont constaté l'existence.

Céphalopodes. Dans cette famille, où la taille des animaux atteint les plus grandes proportions et où les facultés sont évidemment beaucoup plus développées, le système nerveux se perfectionne beaucoup, par une centralisation encore plus manifeste. La portion céphalique se rapproche du cerveau des animaux supérieurs, par l'accroissement extraordinaire de sa substance ganglionnaire et par la présence d'une boîte cartilagineuse qui quoique incomplète, forme une espèce de crâne.

Les deux nerfs optiques très volumineux et les nerfs olfactifs naissent à la partie supérieure de ce ganglion, tandis que les nerfs acoustiques prennent leur origine de la partie inférieure. Deux larges filets de communication entourent les parties latérales de l'œsophage, et l'anneau nerveux se trouve complété en dessous, par un ganglion d'où partent des nerfs viscéraux et locomoteurs.

Le système nerveux sphanchnique n'est pas moins développé, on y distingue manifestement deux plexus.

Un *plexus splanchnique antérieur*, qui consiste en un ganglion situé au-dessous du phaynx, communiquant par deux commissures avec le ganglion cérébral inférieur, et donnant quelquefois naissance à un ganglion pharyngé supérieur. Il fournit des filets à la bouche et à l'œsophage.

Un *plexus splanchnique postérieur*, caractérisé par un ganglion volumineux appliqué sur l'estomac, qui envoie des filets aux viscères, et reçoit deux filets de communication du ganglion pharyngé inférieur.

Ainsi, en résumé, dans la classe des mollusques, on trouve les deux systèmes nerveux des animaux supérieurs.

Le système nerveux de la vie de relation consistant en ganglions, en nerfs et en filets commissuraux.

Chez les plus simples de ces animaux un seul ganglion fournit à tout l'organisme, mais bientôt les ganglions se spécialisent. Les uns sont plus particulièrement destinés aux organes des sens; les autres aux organes de la locomotion et aux viscères.

Le ganglion sensoriel par excellence, est toujours situé au-dessus de l'œsophage, et comme dit Carus, au côté lumineux de l'animal. Cependant il faut remarquer que le ganglion céphalique n'est jamais le plus volumineux. Il paraît présider au choix des alimens et à leur préhension, il agit aussi sur les organes extérieurs de la génération qui en reçoivent un nerf immédiatement. Enfin, comparativement aux nerfs qui en émanent, il est beaucoup plus volumineux que les autres.

Les ganglions œsophagiens sont reliés entre eux par deux cordons nerveux adossés, d'où il ne sort jamais aucun nerf.

Le système nerveux de la vie organique se compose aussi de ganglions et de plexus, reliés au système précédent, il ne comporte pas la symétrie qui se trouve constamment dans l'autre.

La structure de ces organes a été l'objet de recherches nombreuses. La petitesse des ganglions, la ténuité, la transparence des filets nerveux, permettent de placer ces parties tout entières sous la lentille du microscope. Ainsi chez les mollusques on peut suivre chaque nerf jusque dans la substance du ganglion, voir si les filamens qui vont aux appareils des sens sont les mêmes que ceux qui se rendent aux muscles et aux organes nutritifs.

Chez les acéphales les fibres nerveuses sont excessivement grêles, cependant on distingue un névrilemme; dans les ganglions qui sont ordinairement parsemés de granules de couleur orangée, elles s'écartent pour embrasser un tissu très lâche qui semble formé de très petites vésicules transparentes, analogues probablement aux globules ganglionaires si distincts chez les autres invertébrés.

Chez les gastéropodes le névrilemme est parfaitement distinct, il pénètre dans l'intérieur des ganglions et y forme des cloisons qui divisent en groupes les globules ganglionaires. Ceux-ci présentent très souvent des pédoncules qui s'étendent ordinairement à une assez grande distance dans les nerfs qui naissent des ganglions, de sorte qu'on est porté à croire que ces globules ganglionaires sont les organes ou les terminaisons des fibres nerveuses. Ces dernières du reste ne font que traverser les ganglions et se réunissent toujours sur la face qui est dirigée du côté de l'œsophage ou du pharynx, tandis que les globules ganglionaires sont accumulés vers la face opposée.

Nous avons déjà parlé de la boîte cartilagineuse des céphalopodes; le cerveau, qui est loin d'en remplir toute la cavité, est enveloppé par une *dure-mère* qui envoie des gaînes aux nerfs et traverse le cartilage céphalique sur plusieurs points.

Les nerfs et les filets de communication sont tous formés de fibres rectilignes, finement granulées, dont les unes paraissent être à double contour, les autres à simple contour; elles sont réunies par un névrilème très distinct, en faisceaux plus ou moins gros, et entremêlés de corpuscules ovales qui appartiennent probablement au névrilemme.

Enfin, les nerfs qui sortent d'un ganglion naissent de ce ganglion et ne lui sont pas fournis par un autre à travers les filets de communication.

L'ensemble des considérations précédentes et des aperçus généraux sur la constitution du système nerveux des mollusques, nous permettent maintenant d'aborder la question de la désignation de ses différentes parties, et de la détermination du siége des diverses facultés de ces animaux. Un certain nombre d'anatomistes, parmi lesquels il faut citer Ackerman et Rech, considérant davantage la disposition du système nerveux des mollusques en ganglions et nerfs, plutôt que les fonctions de ces diverses parties, avaient pensé qu'il était l'analogue du système ganglionaire ou du nerf grand sympathique des animaux vertébrés. Au premier abord, la ressemblance paraît complète;

mais bien des faits concourent à prouver qu'il ne faut pas conclure à des fonctions semblables quand on a rencontré des formes analogues. Les instrumens physiologiques des mêmes fonctions présentent entre les êtres la plus grande variété d'aspects extérieurs, surtout quand on considère les organes de la vie de relation qui présentent des différences infiniment plus variées, par cela seul qu'ils sont moins essentiels que ceux de la vie végétatrice auxquels ils doivent nécessairement se subordonner. Aussi cette opinion n'a-t-elle pas été généralement admise, surtout depuis qu'on a découvert d'une manière indubitable les rudimens d'un système splanchnique chez ces animaux.

Ainsi, par les fonctions et par les nerfs qui en émanent, le système nerveux principal des mollusques est l'analogue du système cérébro-spinal des vertébrés; cela ne saurait faire aucun doute. Mais si nous passons à la détermination des diverses parties de cet appareil, nous sommes loin de trouver une analyse satisfaisante. Cuvier, dans la description qu'il a donnée des ganglions nerveux du poulpe, se fondant sur une dépression transversale placée sur le ganglion œsophagien, sépare ce ganglion en deux parties, dont l'antérieure serait le cerveau et la postérieure le cervelet. M. Garner va plus loin, il trouve une très grande ressemblance entre le système nerveux des céphalopodes et celui des poissons. Selon lui le ganglion supérieur des mollusques n'est autre que le lobe optique des poissons, et sa partie antérieure ne serait peut-être qu'un rudiment des hémisphères cérébraux; mais il ne reconnaît pas de cervelet aux céphalopodes.

Leuret ne pense pas que le ganglion céphalique des mollusques puisse être désigné sous le nom de cerveau.

« Le cerveau n'est qu'une partie de l'encéphale des vertébrés, il y a, en outre, les tubercules quadrijumeaux, le cervelet, la moelle allongée, qui en sont aussi des organes constitutifs. Or, si dans les mollusques il n'y a qu'une seule partie, à laquelle de ces quatre divisions se rapportera-t-on? »

Le prétendu cerveau du nautile a pour caractère d'être une commissure placée en dedans des nerfs optiques et de donner naissance aux nerfs linguaux et maxillaires : dans l'encéphale des vertébrés, qui ressemble le plus à ce cerveau? C'est la moelle allongée. En effet, la moelle allongée donne naissance aux nerfs de l'encéphale, et de plus elle est vraiment une commissure. Toutefois, dans le ganglion céphalique des mollusques, il n'y a pas seulement une commissure, c'est-à-dire des fibres nerveuses passant d'un côté à l'autre; on y découvrira en outre une substance granulée, globuleuse; or, la même substance se trouve dans la moelle allongée des vertébrés. (Leuret.)

M. Serres a émis cette idée, que le ganglion dont il s'agit est l'analogue du ganglion appartenant au nerf trijumeau des vertébrés.

Mais les observations modernes n'ont pas confirmé les opinions de cet anatomiste, au sujet des fonctions du nerf trijumeau. On sait aujourd'hui que si ce nerf est indispensable à l'exercice des sensations olfactives, gustatives, visuelles et auditives, ce n'est pas à titre de nerf spécial qu'il agit, mais comme simple adjuvant destiné à entretenir les conditions physiologiques, seulement au point de vue de l'intégrité vitale des organes auxquels il se rend.

Suivant une ingénieuse hypothèse de Carus, le système nerveux de tout animal se partage en deux parties fort distinctes, polarisées aux deux faces opposées de l'animal. L'une, destinée aux fonctions organiques, est placée au côté ventral au *pôle terrestre*, l'autre, qui préside aux actes de la vie animale, se trouve au côté tergal ou *pôle lumineux*. Chez les vertébrés cette distinction est fort nette, et les mollusques et autres invertébrés ne dérogent pas à cette loi. Le ganglion céphalique placé au-dessus de l'œsophage occupe le pôle lumineux, c'est l'organe central de relation; les autres ganglions placés au-dessous du tube alimentaire occupent le pôle terrestre et président aux fonctions secondaires.

Weber, Tréviranus, Leuret, sont d'avis que les ganglions des mollusques et des articulés représentent la moelle épinière et les ganglions spinaux des animaux supérieurs. Cette opinion a acquis, depuis les recherches de M. Quatrefages sur le système nerveux de l'amphyoxus, une grande probabilité. Cet anatomiste a fait voir que dans cet animal qui commence la série des vertébrés, la moelle épinière est formée par une suite de renflemens allongés, placés les uns au bout des autres et paraît, par conséquent, composée de véritables ganglions comme chez les invertébrés, et ce qui rend la ressemblance encore plus frappante, c'est que les nerfs partent toujours du centre de chaque ganglion. Laissons parler Leuret :

« Malgré la forme fort différente de ces parties, on peut remonter des unes aux autres par une gradation évidente et facile à saisir. Le système nerveux de l'anatife étudié d'abord par Cuvier, puis par M. Martin Saint-Ange, va me servir de preuve. Ce système se compose d'une double chaîne dont la partie antérieure représente l'anneau œsophagien des autres mollusques, et dont la postérieure rappelle la moelle épinière des vertébrés. Le long de cette chaîne règne une série de ganglions correspondant au volume et au nombre des cyrrhes de l'animal.

« Supposez réunis tous les ganglions latéraux en une seule masse centrale, et vous aurez le ganglion viscéro-pédieux de l'escargot; réunissez, au contraire, les deux colonnes nerveuses le long desquelles règnent les ganglions, et vous aurez une moelle analogue à celle des animaux articulés, et de ces derniers à la moelle des vertébrés la transition est facile. »

Nous avons vu que le système nerveux de l'amphyoxus établissait cette transition.

Les recherches de MM. Audouin et Milne Edwards sur les crustacés ont démontré cette concentration successive des ganglions, depuis le talitre jusqu'au maia.

Ainsi, en résumé, les ganglions des mollusques représentent la partie du système nerveux des animaux supérieurs, qui préside aux phénomènes réflexes, lesquels ont évidemment une grande prépondérance dans la vie de tels animaux. Le ganglion céphalique dont le volume, comparativement aux nerfs qui en sortent, est supérieur de beaucoup au volume relatif des autres ganglions, présenterait des organes surajoutés pour l'exercice de fonctions plus relevées, en rapport avec les déterminations réfléchies de l'être, et serait l'analogue de l'encéphale.

SYSTÈME NERVEUX DES ARTICULÉS.

Envisagé d'une manière générale, l'embranchement des articulés domine évidemment celui des mollusques, sous le rapport des fonctions supérieures. Mais prévenus d'avance qu'une série linéaire n'est qu'une institution logique de l'esprit scientifique, qui approche jusqu'à un certain point de la réalité sans la représenter complètement, pas plus qu'aucune loi astronomique et physique ne représente exactement les faits, puisqu'on écarte, provisoirement au moins, les variations secondaires, et qui le compliqueraient inutilement sous prétexte d'une vaine précision, nous ne devons pas nous attendre à voir les animaux inférieurs de la série des annelés succéder, par une transition insensible, dans l'ordre de supériorité générale ou partielle, aux plus élevés des mollusques. Pour nous qui cherchons à arriver par les degrés successifs du développement à la décomposition élémentaire d'un appareil encore si peu connu, pour en construire abstraitement l'histoire, nous sommes en droit d'écarter pour le moment les animaux qui nous embarrassent, peut-être parce que les documens que nous avons sur eux sont encore insuffisans, sauf à y revenir plus tard pour introduire dans nos déterminations les corrections nécessaires. Ces considérations qui sont applicables à tous les degrés de la série zoologique, doivent trouver naturellement leur place dans la transition des deux embranchemens principaux des invertébrés, afin que nous n'ayons pas besoin d'y revenir par la suite.

Sans entrer dans les interminables discussions sur la question de l'*âme des bêtes* suscitée surtout à propos de l'industrie de certains articulés, et résolue le plus souvent dans le sens de l'orgueil humain, secondé par les croyances théologiques et les opinions métaphysiques, nous entrerons immédiatement, et resterons dans le domaine des faits, sans avoir besoin pour nous guider d'autre principe que celui que nous avons énoncé plus haut, et qui résume toutes les acquisitions à la science humaine, à savoir : que nous ne connaissons point de phénomènes qu'on ne doive rattacher à une substance, point de substance qui n'ait ses propriétés.

Nous indiquerons pour mémoire la classe des helminthes, sur laquelle nous n'avons encore que des données anatomiques et physiologiques plus ou moins contestées.

Nous connaissons aussi assez peu les fonctions des annélides. Ces animaux vivent dans l'eau et dans la terre, ils y trouvent, presque sans les chercher, les substances dont ils se nourrissent. La plupart sont dépourvus d'organes de la vision, cependant ils paraissent sensibles à la lumière, car la sangsue s'agite quand on approche une chandelle allumée du vase où elle est renfermée. On a découvert, en effet, à la partie supérieure de la ventouse orale, de petits tubercules plus ou moins saillans, d'une couleur noirâtre ou brune plus ou moins foncée, dont le nombre et la position varient dans les différens genres; une dissection délicate a fait voir que chacun de ces tubercules recevait un filet nerveux, on a pensé que c'étaient des yeux; ce sont probablement des points un peu plus sensibles à la lumière, mais la vision ne saurait être distincte avec de semblables appareils. Les organes de l'audition, s'ils existent, sont au moins fort rudimentaires, mais le toucher est très délicat, surtout du côté de l'extrémité céphalique. Chacun sait avec quelle rapidité se retirent les lombrics quand on approche de leur trou dont ils ne sont qu'à demi sortis. Cependant ils savent se creuser un trou dans la terre et y revenir quand ils s'en sont éloignés, d'autres demeurent dans des tubes calcaires, et tels que la fripière, consolident ces tubes par des fragmens de toute espèce agglutinés par une exsudation superficielle. Les expériences prouvent aussi que l'olfaction est très développée chez les lombrics qui sont attirés de fort loin par certaines pâtées animales. La sangsue ne pique pas indifféremment le premier point venu de la peau, elle choisit la place. En somme, les sens de ces animaux étant fort peu développés, leurs rapports avec le monde extérieur sont fort restreints, et la part des fonctions purement réflexes doit être chez eux très considérable. On sait d'ailleurs que le corps de ces êtres est composé de parties se répétant exactement dans toute sa longueur, et qu'on a appelés des zoonites, lesquels sont pourvus chacun d'une vie propre et en quelque sorte indépendante, à tel point que la segmentation artificielle reproduit des animaux complets.

Il n'en est pas de même des crustacés, ceux-ci ont, comme les insectes, une unité vitale bien constituée, et quoique certaines parties puissent être séparées du corps et s'agiter encore de mouvemens réflexes ou manifester des déterminations volontaires suivant qu'elle est caudale ou céphalique, cependant la vitalité ne saurait s'y conserver long-temps. Presque tous carnassiers, obligés par conséquent de chercher, de poursuivre et d'attaquer une proie, ils ont les sens du toucher, du goût, de l'odorat, de la vue, de l'ouïe, très développés et les facultés nécessaires pour apprécier les circonstances extérieures et arriver à la satisfaction de leurs instincts. Ils savent se défendre et se cacher devant un ennemi supérieur, et nous remarquons chez eux, comme chez tous les animaux, la conscience de leur faiblesse ou de leur force relative, suivant les êtres dont ils veulent faire leur pâture. Un instinct est par lui-même aveugle, son expression, c'est le désir, mais il ne juge pas. Il suffit pour nous en convaincre de réfléchir sur nous-mêmes, quand, dominés par une passion, ce qui n'est en définitive qu'une forme de l'instinct, nous n'avons plus conscience ni de nous-mêmes ni des objets qui nous environnent, et agissons alors sans que la réflexion ait suffisamment apprécié la convenance des mouvements.

Les écrevisses s'attaquent aux grenouilles, et on a vu, dit Latreille, des langoustes d'un mètre de long saisir une chèvre et lui faire perdre terre. Les carophies, au rapport de M. Dorbigny, remuent la vase en tous sens avec leurs grands bras, pour tâcher d'y découvrir les annelides dont ils font leur proie, et ne cessent leur carnage que quand ils ont fouillé partout. On prétend même qu'ils coupent les soies des clayons renfermant les moules, afin de faire tomber ces mollusques et de les manger.

Les sexes sont dans ces animaux nettement séparés, et les organes de génération sont doubles le plus souvent. L'instinct sexuel est extrêmement développé, au point qu'il se trompe d'objet, comme cela arrive chez les argules, qui prennent souvent un sexe pour l'autre, ou s'adressent à des femelles mortes. Quelques crustacés parasites sont toujours accouplés. On voit que les influences viscérales sont très énergiques chez ces animaux, et sollicitent puissamment leurs divers instincts.

L'instinct maternel paraît exister chez eux, les écrevisses conservent leurs œufs entre leurs fausses pattes, et quand les petits sont éclos, ils restent sous le ventre de la mère jusqu'à ce que leur enveloppe ait acquis une solidité suffisante.

On trouve les crustacés en général rassemblés en troupes nombreuses, ils vont ensemble dans les lieux où ils doivent effectuer la ponte, ils se précipitent ensemble sur la proie et se sauvent dès qu'ils entendent du bruit; y a-t-il là les germes d'une société analogue à celle que nous rencontrerons plus tard chez les insectes ?

D'autres vivent isolés, ce sont ceux qui, comme l'hermite Bernard, n'ont pas le corps entièrement recouvert d'une enveloppe calcaire. Ils prennent domicile dans des coquilles de mollusques qui leur servent d'abri.

Au point où nous en sommes, nous avons assisté déjà à la naissance des principaux instincts et de quelques facultés fondamentales. Et d'abord l'instinct nutritif, universel et permanent, l'instinct sexuel, universel du moins, partout où nous trouvons des sexes séparés, mais temporaire. L'instinct maternel, dont quelques mollusques et quelques crustacés paraissent nous offrir les germes. Nous voyons aussi quelques espèces de ces derniers animaux nous présenter l'instinct destructeur, qu'il ne faut pas confondre avec le besoin de satisfaire l'instinct nutritif chez les carnassiers, quoique celui-ci le provoque le plus souvent. Tous les êtres, en effet, détruisent, indépendamment du besoin de se nourrir, pour détruire. Et afin de s'en convaincre, il suffit de jeter les yeux sur certains actes même humains, où quand l'individu commence une œuvre de destruction, il la pousse jusqu'à s'enivrer de carnage et de sang, sous l'influence de l'incitation croissante de l'organe mis en jeu. Enfin, l'instinct constructeur, qui va acquérir une si grande extension dans les classes suivantes, commence à apparaître.

Quelques facultés de comparaison et de jugement sont manifestes, encore fort restreintes à la vérité, mais pourtant constatables.

Sans entrer dans des détails que tout le monde connaît sur les mœurs des arachnides, nous devons signaler l'extrême développement que prennent, et l'instinct industriel qui les pousse à améliorer, par des constructions appropriées, leur condition personnelle, et l'instinct maternel indiqué par la sollicitude des femelles pour le produit de la conception. L'araignée porte en effet ses œufs renfermés dans un petit sac de soie suspendu à son abdomen; si on les lui enlève, elle devient inquiète et les cherche partout, si forcée de fuir, elle a dû les abandonner momentanément, elle reviendra les prendre sitôt que le premier sentiment de terreur sera passé.

Parmi les aranéides, les unes sont vagabondes et vont à la chasse. Elles se mettent en embuscade, guettent l'insecte qui passe, et s'en emparent quand il est à leur portée; les autres sont sédentaires et attendent patiemment qu'une proie vienne s'embarrasser dans leur toile. Le caractère qui paraît dominer tous leurs actes, c'est la prudence qui ne les abandonne jamais, même quand elles sont sollicitées par un instinct puissant, comme l'instinct sexuel. Elles se dévorent entre elles et elles le savent : aussi, quand le mâle, qui est en général plus faible que la femelle, veut s'approcher d'elle, ce n'est qu'en s'entourant de mille précautions, toujours prêt à remonter rapidement le fil auquel il se tient suspendu, si le moindre mouvement de l'autre lui inspire quelque crainte.

L'araignée sur sa toile sait fort bien distinguer la nature des mouvemens qui peuvent l'agiter, et ce n'est qu'à bon escient qu'elle se décide à sortir de sa retraite. On a cru qu'on pouvait apprivoiser ces animaux. L'histoire de l'araignée de Pelisson et d'autres plus ou moins dignes de foi ne seraient qu'un cas particulier de ce fait général qui porte tous les animaux à revenir aux mêmes lieux où l'expérience leur a prouvé qu'ils trouvaient une nourriture abondante. Il n'y a d'animaux sociables pour l'homme que ceux qui sont sociables entre eux, et ce n'est pas le cas des araignées. On a parlé aussi de leur goût pour la musique, nous passerons ces histoires sous silence. Toujours est-il qu'on n'a pas pu déterminer d'une manière satisfaisante le siége de l'audition chez ces êtres. Il en est de même pour l'odorat et le goût qu'il y a lieu cependant de leur attribuer. Le toucher s'exerce chez eux à l'aide de leurs longues pattes et de leurs palpes mandibulaires. La vue a pour organes un certain nombre d'yeux simples composés d'une cornée, d'un cristallin et d'une humeur vitrée s'étendant sur la rétine.

Jusqu'ici les animaux que avons considérés nous ont montré une existence uniquement dominée par la satisfaction des besoins personnels de l'individu. Nous n'avons vu aucun d'eux se consacrer au service d'une société et subordonner ses besoins à ceux d'êtres semblables à lui, sauf les cas rares et d'ailleurs temporaires où les instincts maternels et sexuels agissent chez les espèces où les sexes sont séparés et où il y a quelque sollicitude pour les œufs. La classe des insectes va nous présenter des phénomènes nouveaux. Pris isolément, la fourmi, l'abeille, le termite, ne sont pas supérieurs à certaines arachnides; considérés en masse, leurs facultés, stimulées par des instincts sympathiques puissants, s'élèvent à une hauteur où un grand nombre de vertébrés ne les suivent pas. Et c'est là un fait constant : tant que l'existence reste purement personnelle, le développement des facultés intellectuelles n'atteint pas un grand développement, dès que l'être a pour mobile de ses actions un sentiment social, son intelligence devient capable d'efforts que ne comporte pas la satisfaction de l'égoïsme.

La plupart des insectes ne nous présentent pas d'autres instincts ni d'autres facultés que celles que nous avons rencontrées chez les arachnides, il n'y a le plus souvent de bien évidentes que des différences de degré. Cependant comme leurs mœurs nous sont en général mieux connues, certaines de leurs manifestations ne sauraient être passées sous silence, ne fût-ce que pour insister encore sur cette notion, que partout où nous trouverons des rapports étendus avec le monde extérieur, nous verrons aussi des preuves de réflexion, d'expérience et de jugement.

Les êtres pourvus de sens assez développés distinguent parfaitement, parmi les objets qui les environnent, ceux dont ils doivent craindre l'approche. Pour en citer quelques exemples, la mante religieuse, les saltiques, tournent les yeux ou la tête vers l'homme qui s'avance, se tiennent prêts à partir, dès qu'ils jugent que la distance devient pour eux un sujet d'inquiétude réelle. La mouche commune se soulève sur ses pattes au soupçon d'un danger, et s'envole en s'éloignant de l'ennemi. Dans les appartemens elle se dirigera toujours vers la lumière, parce qu'elle sait que le salut est de ce côté; elle ira se heurter à nos vitres. Cependant certaines d'entre elles, les mouches à viande, acquièrent bientôt à ce sujet l'expérience d'un obstacle insurmontable, et elles ne vont s'y butter qu'à la dernière extrémité, et si elles n'ont pu trouver ailleurs d'autres issues. Quand on se promène dans un jardin, il y a certains insectes, les criquets, la cigale plébéienne, qu'on ne découvre que très difficilement, parce qu'à mesure que l'on s'avance, ils tournent autour de l'arbre ou de la branche sur lesquels ils se tiennent, de façon à être toujours cachés, à la manière des écureuils, dont un bois peut être peuplé sans qu'on en voie jamais un seul. — Tout le monde sait que quand on s'approche d'un lieu où l'on entend chanter une cigale, le chant cesse et ne recommence que quand on s'est éloigné.

Dans la recherche de leur nourriture, les insectes à suçoirs, tels que les bourdons, les abeilles, ne se rebutent pas quand elles rencontrent des corolles au fond desquelles elles ne peuvent plonger directement leur trompe; elles tournent alors autour de la fleur et s'insinuent entre le calice et la corolle qu'elles percent à sa base.

Une foule d'insectes contrefont le mort quand ils sont saisis, espérant ainsi se dérober au danger qui les menace. Les larves des hydrophyses poussent si loin cet artifice, que malgré leur extrême vivacité quand elles sont libres, elles se laissent allonger et tirailler dans tous les sens sans donner signe de vie. On doit voir dans de tels actes une grande prédominance de la volonté sur les mouvemens réflexes, en général si spontanés, auxquels donnent lieu de semblabes tortures.

La plupart des insectes apportent un grand soin dans le choix du lieu où ils doivent déposer leurs œufs. Ils savent les mettre auprès des substances dont la jeune larve doit se nourrir, et il est rare qu'ils se trompent à cet égard. Certains d'entre eux, les nécrophores, par exemple, exécutent des actes plus compliqués de prévoyance: ce sont des enfouisseurs de cadavres, attirés de fort loin par l'odeur d'un petit animal qui vient d'être tué; mammifère, oiseau ou reptile, ils se réunissent quatre à cinq pour le traîner dans un lieu propice, ils creusent la terre en dessous, et l'ensevelissent en amassant tout autour les débris de la fouille, puis ils y déposent leurs œufs.

Presque tous les insectes, soit à l'état de larve, soit à l'état parfait, ont un domicile approprié à leur genre de vie, mais aucuns, sous ce rapport, ne méritent plus d'attention que ceux qui vivent en société et dont nous ne pouvons nous dispenser de dire quelques mots, pour apprécier les facultés élémentaires qu'exige le maintien de ces petits états.

Toute société suppose dans les êtres qui la composent, des instincts sympathiques, sans lesquels on ne concevrait pas son existence. L'instinct sexuel, à cause de son énergie supérieure, ne détermine que des rapprochemens passagers; pour que le lien soit durable, il faut des sentimens d'un ordre plus relevé et dont l'activité soit permanente. Les fourmis et les abeilles nous montrent des cas bien tranchés de la distinction de ces divers instincts fondamentaux. Dans ces deux sociétés, en effet, les fonctions de reproduction sont confiées à un petit nombre d'individus, et le reste s'occupe uniquement des travaux nécessaires à la subsistance et à la conservation commune. A cette première remarque, il faut en ajouter une autre non moins importante sur le développement que prend l'intelligence, quand ses efforts ont un but collectif, au lieu d'avoir un but purement personnel. Partout où nous voyons une société, nous voyons naître une industrie et des travaux qui ont un caractère vraiment humain. Ce n'est pas que l'intelligence de chaque individu d'une espèce sociale pris isolément, soit plus développée que celle de l'individu d'une espèce insociable, c'est surtout par suite de cette réaction trop peu appréciée du cœur sur l'esprit, dont les spéculations n'ont une utilité et une consistance réelles qu'autant qu'elles ne sont pas dirigées par un pur égoïsme. C'est là un fait qu'on peut constater en germe dans toute la série animale, où il est nettement accusé, pour l'étendre ensuite aux sociétés humaines où il peut être facilement poursuivi, quand on le dégage de ses complications secondaires.

Une fourmilière est une communauté dont tous les membres vivent sur le pied de l'égalité. Elles se construisent des habitations creusées avec un art remarquable, suivant un plan commencé par l'une d'elles, et apprécié ensuite par les autres qui en continuent l'exécution; elles se rendent des secours mutuels et travaillent de concert pour atteindre un but déterminé. Le soin qu'elles prennent des petits est d'autant plus remarquable chez les ouvrières, que celles-ci ne concourent pas à la reproduction, ce qui implique une distinction évidente entre l'instinct sexuel et l'instinct maternel.

Elles se livrent de fourmilière à fourmilière des guerres acharnées, moins pour se détruire mutuellement, que pour faire des esclaves destinés à les servir, car certaines espèces sont incapables de pourvoir elles-mêmes à leur subsistance et ne savent, comme les peuplades guerrières, qu'aller en chasse et se reposer.

Non-seulement elles ont des esclaves, mais elles ont des bestiaux, qui sont les pucerons et les galle-insectes, qu'elles savent enfermer dans la fourmilière, pour les faire pâturer sur certaines racines et les traire au besoin.

Comme toutes les opérations faites en commun exigent des moyens de communication, elles ont un langage, ou plutôt une mimique au moyen de leurs antennes, par laquelle elles s'avertissent et se concertent.

Les abeilles, au contraire, forment une monarchie dont la reine, uniquement chargée de l'acte le plus important pour la société, celui de la reproduction, est entourée de prévenances et de vénération.

Tout le travail de la communauté est confié aux ouvrières, qui remplissent les mêmes fonctions que chez les fourmis. Il faut remarquer chez ces animaux ce fait physiologique de l'atrophie d'un organe sous l'influence d'une nourriture particulière. Chacun sait en effet, que les ouvrières ne sont que des femelles dont l'organe sexuel est avorté par suite d'une alimentation spéciale.

Nous n'insisterons pas plus long-temps sur ces mœurs dont les détails si intéressans ont été donnés par les patientes recherches de Hubert, pour chercher quels sont les organes qui se trouvent en rapport avec de telles manifestations.

En même temps que les rapports de l'animal avec le monde extérieur deviennent plus nombreux et plus variés, les organes de la vie de relation deviennent plus parfaits, en prenant cette symétrie qui se maintiendra désormais dans les classes supérieures, et le système nerveux, qui met en jeu les organes, acquiert une régularité binaire correspondante à ses fonctions nécessairement intermittentes comme les mouvemens qui en dérivent. On ne rencontre plus chez les articulés de ganglions épars, sans ordre; la matière nerveuse se rapproche pour former une double chaîne située dans l'axe du corps, renflée de distance en distance par de petits centres secondaires : tel est le type général.

Le nombre de ces ganglions est en général assez considérable, et chez les animaux inférieurs de cette série, comme chez ceux dont la structure est plus parfaite, mais dont le développement n'est pas achevé, ces centres nerveux sont tous semblables entre eux, sauf vers l'extrémité céphalique où le volume est un peu plus considérable, également espacés, de façon à former avec leurs commissures transversales et leurs troncs inter-ganglionaires deux cordons garnis de nœuds, étendus parallèlement d'un bout du corps à l'autre, et assez semblables à une échelle de corde.

Les *hirudinées*, dont nous donnons d'après M. Moquin-Tandon, l'ensemble du système nerveux (pl. XXIV, fig. 4, 6, 7), présentent nettement cette disposition; elles n'ont pas de cerveau. On ne trouve chez elles qu'un collier médullaire analogue à celui des gastéropodes, une longue chaîne de ganglions et des nerfs très déliés. Cet appareil est revêtu de deux membranes protectrices: la membrane externe sorte de dure-mère est noirâtre, au-dessous d'elle se trouve la deuxième enveloppe, l'arachnoïde, qui est blanche.

Le *collier médullaire* entoure le commencement de l'œsophage, au-dessus de ce canal on aperçoit un ganglion bilobé assez gros (fig. 5, b b), qui s'unit, par une anse nerveuse, courte et épaisse, avec un autre ganglion un peu échancré en avant et très gros; c'est le premier ganglion sous-œsophagien (c c), qui est accolé postérieurement à un deuxième ganglion arrondi, deuxième *ganglion sous-œsophagien* (d) qui devrait être considéré comme le premier ganglion de la chaîne médullaire.

La chaîne ganglionaire s'étend depuis la bouche jusqu'à la ventouse anale. La sangsue compte vingt-trois de ces centres secondaires, placés de cinq en cinq anneaux.

Le ganglion terminal est oblong (fig. 7), et composé de sept ou neuf petits ganglions qui ne sont distincts que lorsque l'animal n'est pas encore complétement formé. Enfin Brandt a découvert chez la sangsue un nerf gastrique situé dans toute la longueur du ventre.

Mais à mesure qu'on s'élève, soit dans la série, soit dans les âges successifs du développement individuel, on voit s'opérer progressivement d'abord la condensation de cette double chaîne en un cordon unique, de telle sorte que les commissures transversales disparaissent ou se confondent avec la masse des ganglions, mais les troncs inter-ganglionaires persistent.

Si l'on s'élève davantage, la réunion va se faire dans le sens longitudinal, de façon à déterminer la fusion de plusieurs paires en une seule masse, et cette centralisation est quelquefois portée si loin, qu'il n'existe pour tous les anneaux du corps que deux masses nerveuses, l'une située dans la tête, l'autre dans le thorax; mais elle ne saurait aller plus loin, car ces deux masses étant situées l'une au-dessus, l'autre au-dessous de l'œsophage, on comprend que leur fusion soit impossible.

C'est dans les *crustacés* que la concentration des ganglions est poussée le plus loin, et depuis le talitre jusqu'au maïa on peut suivre, comme l'ont fait MM. Audoin et Milne Edwards, toutes les transitions entre la chaîne ganglionaire étendue dans toute la longueur du corps à peu près uniformément, jusqu'à sa réunion, en deux masses principales. Du reste, cette disposition paraît en rapport avec la forme générale du corps, allongée dans le premier cas, très resserrée dans le second où les anneaux thoraciques acquièrent un énorme développement aux dépens des anneaux postérieurs, qui tendent à disparaître, en vertu de la loi du balancement des organes.

Le même fait se retrouve chez les *arachnides* dont l'abdomen est fort raccourci. Leur système nerveux ne présente guère que trois ganglions correspondant aux trois divisions si nettes du corps de ces animaux.

« L'immense variété des formes extérieures qui se présentent ici, est cependant enchaînée par une loi explicite, celle de la séparation du corps en ventre, poitrine et tronc, et l'existence de trois paires de pattes à la poitrine. De là résulte aussi une plus grande fixité dans la disposition du système nerveux dont l'anneau antérieur, avec ses deux ganglions et la moelle ventrale, n'offre jamais un total qui dépasse douze ganglions. Il s'y joint cependant, chez les insectes supérieurs, un petit système ganglionaire partant aussi de l'anneau nerveux de la tête, destiné aux organes de la vie végétative, et à peu près analogue au grand sympathique des animaux supérieurs. En se répétant pour ainsi dire lui-même de cette manière, le système nerveux prouve jusqu'à quel point il est avancé dans son développement. Il n'est pas non plus sans intérêt de faire remarquer que chez quelques insectes les commissures et la chaîne ganglionaire traversent des parties qui ressemblent à des vertèbres, c'est ce qu'on voit dans la tête de plusieurs coléoptères et dans la poitrine des santerelles (Carus). »

Dans les larves des insectes, les ganglions de la moelle ventrale et ceux de l'anneau nerveux sont égaux en volume et bien distincts les uns des autres. Cependant, dans la lame frontale des premiers anneaux céphaliques, on trouve un ganglion céphalique manifestement bilobé, comme le montre la figure 14, pl. VIII, empruntée à l'étonnante anatomie de la chenille du saule, par Lyonnel.

Ce ganglion fournit huit paires de nerfs : la première forme les trois ganglions frontaux, et le premier de ces ganglions donne à son tour un nerf récurrent (fig. 14, o), qui marche le long du dos et se distribue aux viscères. Les sept autres paires fournissent aux organes de la mastication, aux yeux et aux trachées.

Enfin, du ganglion cérébral partent les commissures latérales de l'anneau nerveux entourant l'œsophage, et qui se réunissent inférieurement pour donner naissance au premier ganglion de la chaîne ventrale. Celle-ci offre en tout douze renflemens secondaires, dont les deux postérieurs s'appliquent immédiatement l'un contre l'autre, tandis que les autres sont séparés par les commissures longitudinales (fig. 13); de tous ces ganglions partent deux ou trois paires de nerfs, dont les uns se rendent aux organes voisins et les autres montent le long des parois latérales du corps jusqu'à la région du vaisseau dorsal, représentant ainsi, sur chaque segment du corps, le vestige de l'anneau œsophagien.

Hérold a suivi dans le papillon du chou les modifications du système nerveux pendant la métamorphose de la chenille en insecte parfait. Déjà dans la chrysalide on aperçoit une plus grande centralisation de la chaîne ganglionaire; mais dans l'insecte parfait, non-seulement le système nerveux n'a plus que la moitié de la longueur qu'il offrait dans la chenille, mais plusieurs ganglions ont tout à fait disparu, et la chaîne entière ne se trouve plus formée que de deux masses nerveuses centrales, plus grosses que les autres dans la poitrine, et de cinq ganglions abdominaux qui se sont peu modifiés.

Il en est à peu près de même pour le ver à soie, dont le système nerveux, comparé dans la chenille et le papillon, se trouve parallèlement représenté (pl. XXIV, fig. 15 et 16).

Les orthoptères ne présentent rien de particulier, leur cerveau est bilobé, il est joint au premier ganglion sous-œsophagien par deux commissures.

On trouve ensuite, dans la chaîne ventrale, deux ganglions thoraciques assez volumineux, et six ganglions abdominaux plus petits, dont le dernier envoie deux filets comme d'ordinaire aux organes génitaux.

Le cerveau des insectes, surtout de ceux qui manifestent l'industrie la plus merveilleuse, a été l'objet de recherches nombreuses de la part des anatomistes; nous laisserons parler à ce sujet un auteur bien compétent en pareille matière, M. Félix Dujardin :

« On a considéré, avec raison, les animaux articulés comme formés d'une série de segmens homologues, répétant chacun, tant à l'intérieur qu'à l'extérieur, la même organisation, et, par suite, on a voulu considérer aussi chacun de ces segmens comme un individu d'un ordre inférieur, qu'on a appelé zoonite. D'après cela, on a regardé les ganglions nerveux correspondant à ces segmens comme ayant la même valeur, comme autant de cerveaux. D'autre part, on a cru que les articulés, dépourvus de la faculté d'acquérir et de comparer les idées, sont mus simplement par l'instinct qui les détermine à agir, par des sensations innées. Conséquemment, on a pensé que cet instinct avait son siége également dans chacun des ganglions, d'autant plus qu'on voit un insecte décapité continuer à courir, brosser ses ailes, ou même voler et se remettre sur ses pattes. Cependant, on ne peut voir dans tous ces faits que des mouvemens purement instinctifs, et rien qui tienne à l'intelligence. Mais en outre des actes produits par l'instinct, il y a ceux qu'on ne peut attribuer qu'à l'intelligence, et qui prouvent que les insectes doués de la mémoire des lieux et des objets qu'ils ont déjà vus, sont capables d'acquérir et de conserver des idées; tels sont tous les faits signalés par Réaumur, par Bonnet, par Huber, etc., sur la vie sociale des abeilles et des fourmis. Ces actes ne pouvant se produire qu'avec le concours des organes faisant partie de la tête, il est clair que l'on ne peut tirer aucune lumière des expériences de décapitation pour ces insectes; c'est donc en étudiant la structure même du ganglion sus-œsophagien que nous devons reconnaître si ce ganglion est un véritable cerveau, et si cette structure est en rapport avec le développement de l'intelligence. »

« Le cerveau des insectes vivans est tellement mou et translucide, qu'on n'en peut bien constater la structure, et même la forme, qu'après l'avoir consolidé par l'alcool ou par l'essence de térébenthine, comme l'avait fait Swammerdam. Mais il est essentiel de reconnaître préalablement dans le cerveau frais les caractères de la substance dont il est formé et les enveloppes dont il est revêtu. Quand on enlève la partie supérieure du crâne d'une abeille, on ne voit d'abord que du tissu adipeux, des glandes salivaires, des trachées et des sacs trachéens, qui cachent complétement le cerveau; en écartant ces tissus, on voit que le sac trachéen seul tient au cerveau, qu'il entoure de sa double paroi et qu'il protége comme un coussin rempli d'air. Si l'on essaye de l'arracher, il se déchire, on enlève seulement sa paroi externe, qui est plus épaisse et striée comme celle des trachées; mais il reste sur le cerveau l'autre paroi beaucoup plus mince qui, faisant l'office de la pie-mère, envoie dans l'intérieur une infinité de petites trachées, partant du sac trachéen, et ne peut s'enlever sans déchirement de la substance cérébrale; si on consolide par l'essence de térébenthine le cerveau ainsi mis à nu, on voit paraître, à la partie supérieure, des circonvolutions régulières. Si on enlève la membrane trachéenne et la substance pulpeuse ou corticale, qui masque ordinairement ces circonvolutions, on finit par les voir tout à fait à nu, et l'on reconnaît qu'elles appartiennent à une substance interne, plus blanche et plus consistante, qui correspond au noyau de substance blanche du cerveau des vertébrés. Chez les ichneumons, les circonvolutions forment de chaque côté une masse continue, ovoïde; chez les abeilles, les sphex, les guêpes, les fourmis, etc., les circonvolutions forment deux paires de disques gauchis et repliés, dont le bord est saillant et renflé comme un bourrelet souvent multiple, et dont l'aire ou la partie centrale est élégamment radiée par des stries ou lamelles partant du centre comme dans un polypier lamellifère. Ces disques varient d'ailleurs beaucoup, et par l'épaisseur du bourrelet, et par le rapprochement des bords opposés. Chez les criquets, il n'y a qu'un seul disque convexe dans chacun des lobes qui porte le nerf du stemmate latéral. »

« Si l'on continue à enlever la substance pulpeuse ou corticale, on finit par isoler les corps auxquels appartiennent exclusivement ces disques ou ces circonvolutions que l'auteur nomme *corps pédonculés*. Ils sont symétriquement placés à la partie supérieure du cerveau et se composent d'un pédoncule épais et court, bifurqué en bas pour se terminer par deux tubercules, et portant en haut les disques radiés qui rappellent ainsi, par leur forme et par leur insertion, certains champignons ou la fructification des lichens. Des deux tubercules, l'un, dirigé vers le tubercule correspondant de l'autre *corps pédonculé*, paraît destiné à mettre en rapport les deux moitiés du cerveau; l'autre tubercule, dirigé en avant, et recouvert seulement par la double membrane trachéenne, correspond à cette partie du crâne où les fourmis se touchent mutuellement avec leurs antennes, pour se transmettre les indications nécessaires au service de la colonie; il est donc vraisemblable que ces tubercules sont destinés à percevoir certains ébranlemens immédiats; c'est comme une modification du sens de l'ouïe. Les antennes ont aussi un tube particulier contenant une petite masse de substance blanche de forme bien déterminée.

« Toutes ces masses, indépendantes, ne peuvent recevoir que par l'intermédiaire de la substance pulpeuse corticale les sensations transmises par les nerfs; aucune fibre ne se continue des unes aux autres. Les nerfs s'enlèvent en même temps que la membrane trachéenne qui paraît se continuer avec leur névrilemme.

« Ces parties, qui paraissent plus spécialement en rapport avec les facultés intellectuelles, sont plus ou moins enveloppées par la substance pulpeuse qui seule existe chez les insectes auxquels on ne peut reconnaître d'autres facultés que l'instinct, et qui seule aussi constitue les ganglions du thorax et de l'abdomen. Plus l'intelligence prédomine sur l'instinct, plus le volume des corps pédonculés tend à devenir considérable. Ainsi dans l'abeille les corps pédonculés forment la 5me partie du cerceau et la 950me partie du volume total du corps, tandis que dans le hanneton ils sont moindres que 1/33000e.

« Dans la fourmi neutre, dont le corps, sans ailes, sans organes sexuels et réduit pour ainsi dire à sa plus simple expression, est protégé par un tégument solide contre l'exhalation et n'a presque pas de besoins individuels, la substance pulpeuse du cerveau a presque disparu, et ce n'est pas sans étonnement que l'on voit chacune de ses parties isolées, dans le tégument trachéen, comme autant de petits cerveaux distincts; aussi trouve-t-on ici que l'ensemble des parties blanches représente la moitié du cerveau, lequel est la 286me partie du corps, 16 millim. cubes. »

De ces faits et des observations du même genre qu'il a faites sur de nombreuses espèces, l'auteur conclut:

« 1° Que chez certains animaux articulés il existe un véritable cerveau, dont la structure et le volume sont en rapport avec le développement des facultés intellectuelles.

« 2° Que ce cerveau contient des corps symétriques de forme complexe, bien déterminés, les *corps pédonculés*, lesquels sont entourés d'une substance corticale pulpeuse, d'autant plus abondante que l'instinct tend à prédominer sur l'intelligence.

« 3° Enfin, la même substance pulpeuse, qui existe seule chez les insectes qui paraissent n'avoir d'autres facultés que l'instinct, constitue aussi les ganglions du thorax et de l'abdomen, lesquels doivent régir et coordonner les actes purement instinctifs. »

Quant à la structure intime des nerfs, on les voit dans tous les embranchemens des insectes composés de fibres primitives et de corpuscules, quelquefois énormes comme dans les crustacés, quelquefois très fins comme dans les arachnides. Les fibres nerveuses, enveloppées d'un névrilemme quelquefois très apparent, prennent naissance dans les ganglions; les nerfs ont pour la plupart une double origine, l'une dans les fibres longitudinales des cordons médullaires, l'autre dans les fibres transverses des ganglions, sauf pour le ganglion céphalique où cela n'a pas lieu.

Enfin, le système splanchnique est manifestement développé chez la plupart des articulés. Il se compose d'un nerf tantôt simple, tantôt double, qui communique avec des ganglions en nombre variable, appliqués sur l'estomac, de manière à former des plexus, et d'où sortent des nerfs qui se rendent aux différens viscères végétatifs.

Ainsi, chez l'invertébré nous trouvons autant de centres de réflexion nerveuse qu'il y a de ganglions. Sans doute ceux-ci sont rattachés les uns aux autres et dominés par un ganglion prépondérant, d'où émane la volonté plus ou moins intelligente de l'animal; mais ces relations sont encore peu intimes, ces divers centres ne sont pas encore fortement unis, fondus, pour ainsi dire, les uns dans les autres, comme nous le verrons dans les vertébrés, et quoique, en général, chacun d'eux soit indispensable à tout être où la spécialisation de fonctions se trouve suffisamment établie, cependant l'harmonie n'est pas encore tellement nécessaire entre les diverses parties du corps de l'animal, que l'une quelconque d'entre elles ne puisse jouir d'une existence isolée, pendant quelques heures après sa séparation du reste de l'individu. A mesure que nous allons voir les fonctions se relier d'une manière plus intime à un centre commun, qui prendra dès lors l'initiative générale de la plupart des mouvemens, nous verrons aussi cette vitalité partielle persister de moins en moins longtemps dans les parties séparées du tronc, quoiqu'elle ne s'éteigne jamais immédiatement, quelle que soit la concentration de l'organisme d'où elle a été détachée. Ce qui confirme cette notion, qu'aucun phénomène vital ne comporte un caractère absolu ; il y a à la fois dans un être organisé, indépendance et harmonie limitées entre les divers élémens qui le constituent.

ÉTUDE DU SYSTÈME NERVEUX

ET DE

SES MANIFESTATIONS CHEZ LES VERTÉBRÉS.

ANIMAUX A TEMPÉRATURE VARIABLE. — POISSONS.

L'être vivant est nécessairement dominé par le milieu qu'il habite. Son organisation doit être en harmonie avec les circonstances habituelles de son existence ; ses fonctions, ses facultés, ses mœurs étant la conséquence de son organisation, sont donc, jusqu'à un certain point, commandées par le milieu. Dans le perpétuel contact de l'organisme avec le monde extérieur, le phénomène universel est un échange de température, et tout acte, toute manifestation vitale, se réduit en définitive à une perte de chaleur. L'aliment est moins immédiatement nécessaire à l'animal, que le maintien de la température qui lui est propre soit constante, quand il appartient aux classes supérieures, soit seulement entre les limites extrêmes compatibles avec son existence, quand sa température varie avec celle du milieu. Dire qu'un être organisé est à la température ambiante, c'est dire qu'il ne se passe en lui aucun phénomène vital, c'est dire qu'il est mort. C'est dans le monde extérieur, par l'alimentation, que l'être vivant puise à chaque instant les élémens nécessaires à l'entretien de la chaleur vitale et dont le besoin se manifeste en lui par la sensation de la faim d'autant plus impérieuse que les pertes sont plus incessantes. Un des modes de réparation pour les animaux qui vivent dans l'air, c'est le repos physique, dans lequel le corps se mettant en équilibre de température avec les objets extérieurs, l'activité organique suffit à l'entretien de la chaleur, qui se fait alors avec le moins de dépense matérielle possible. C'est ce qui explique comment les animaux hibernans peuvent vivre pendant plusieurs mois sans consommer autre chose que la faible quantité de graisse contenue dans les mailles de leur tissu cellulaire. Mais pour le poisson qui est plongé dans un liquide dont les molécules sont, en vertu de ses conditions d'équilibre, incessamment renouvelées autour de lui, il n'y a pour ainsi dire pas de repos. La chaleur qu'il produit, et dont la transmission n'est point arrêtée par des couches non conductrices, est incessamment absorbée par l'eau environnante.

Quand la température de l'eau descendra au-dessous des limites que comporte la vitalité de la fibre musculaire, celle-ci perdra d'abord sa propriété contractile ; l'animal tombera dans la stupeur et dans le repos, mais les propriétés nutritives suffisantes à l'entretien de la vie pourront encore persister, et le mouvement essentiellement vital de composition et de décomposition continuant au moins dans les organes intérieurs, réduira l'animal à la condition du végétal. Car, malgré qu'on en ait dit, nous avons peine à croire qu'un animal, réellement et totalement gelé, c'est-à-dire passé à l'état solide, qui ne permet plus l'accomplissement du premier et du plus nécessaire de tous les phénomènes vitaux, le double mouvement dont nous parlions tout à l'heure, nous avons peine à croire, disons-nous, que la vie puisse se rétablir dans un tel être, où, par le fait même de la solidification, elle a dû se trouver interrompue pendant un temps plus ou moins long. Quand on étudie, avec Bichat, l'extinction successive des divers modes de vitalité que comporte l'existence animale, pour aboutir à la mort totale, dans les cas où celle-ci arrive naturellement par suite de l'âge, ou par l'influence destructive du milieu, on voit ces modes de vitalité disparaître dans chacun des systèmes qui en sont les agens, suivant l'ordre de leur généralité décroissante. Ainsi, quand on refroidit un animal, les fonctions cérébrales supérieures commencent par disparaître pour ne plus laisser subsister d'abord que les instincts les plus grossiers, qui paraissent seuls être compatibles avec le degré de température habituelle du poisson et du reptile; celles-ci passent à leur tour, avant que les phénomènes qui tiennent à la conductibilité aient cessé. Enfin, la nutrition peut encore persister dans le système après la disparition des propriétés supérieures.

Il en est de même pour le système musculaire, dont la contractilité animale commence par se perdre bien avant que les actions organiques l'aient abandonné. Quant au système cellulaire dont le rôle se réduit au seul mode végétatif, il persiste encore après la disparition des deux autres, comme semble le prouver la pousse des poils et des ongles après la mort.

Cette nécessité d'une certaine chaleur, différente pour la manifestation des diverses facultés vitales, se trouve suffisamment réalisée dans la série zoologique, où nous voyons les fonctions animales supérieures de chacun des grands systèmes généraux de l'économie ne se développer qu'avec l'élévation de la température générale de l'être.

Chez le poisson, la contractilité musculaire est presque constamment en jeu, mais la locomotion dans un milieu liquide n'exige qu'une faible dépense de forces.

Chez le reptile, ces actions contractiles sont parfois très énergiques, mais elles ne sont que momentanées, et la torpeur ne tarde pas à suivre un instant d'activité.

Dans les animaux à sang chaud, au contraire, toutes les propriétés animales supérieures atteignent leur plus haut degré de développement. Mais il y a entre elles une sorte de balancement en rapport avec le milieu habité.

Chez les oiseaux, la nécessité de déployer de grands efforts pour se maintenir dans l'air, donne à la contractilité musculaire sa plus haute puissance; aussi, la température générale dépasse-t-elle celle de tous les autres animaux, et le système nerveux locomoteur conserve encore un volume relatif, qui semblerait contradictoire avec les principes généraux de la hiérarchie animale, si on ne lui considérait pas précisément cette destination de se trouver en rapport avec une musculation plus énergique que dans tout autre être.

Les mammifères se trouvent dans un cas précisément inverse. Ayant besoin de dépenser moins de forces pour leur locomotion, et revêtus, d'ailleurs, d'une épaisse couche de graisse ou de poils, l'activité organique suffit pour maintenir la température au niveau constant nécessaire pour l'exercice de leurs fonctions supérieures, dont l'appareil correspondant l'emporte alors de beaucoup sur celui qui préside à la locomotion.

Les facultés intellectuelles sont évidemment rudimentaires dans toute la classe des poissons. Mais tout ce qui tient à la satisfaction de l'appétit a reçu un développement considérable. Des mâchoires, en général fortement armées, un appareil digestif d'une grande puissance, servent merveilleusement cet instinct.

Les sens de l'odorat, de la vue et de l'ouïe, toujours ouverts aux impressions extérieures, ont une grande perfection. Le goût est à peu près nul.

L'existence dans le milieu liquide détermine encore la forme générale du corps, qui s'allonge en même temps que les membres disparaissent, et qui devient presque l'unique organe de locomotion.

Nous retrouverons le même fait dans les mammifères et les reptiles aquatiques et amphibiens, sur lesquels on peut suivre toutes les transitions de la diminution successive des membres jusqu'à leur disparition complète.

Cette considération du milieu et des lois physiologiques générales qui déterminent l'existence d'un être organisé, permet donc de concevoir *à priori* quels sont les phénomènes de la vie dans l'animal aquatique à température variable, et l'organisation qui sera plus ou moins adaptée à la manifestation de ces phénomènes.

Chez le poisson, le besoin de réparer les pertes incessantes de chaleur enlevée par l'eau environnante déterminera une voracité habituelle et insatiable. Le besoin de se nourrir absorbe en effet chez lui tous les autres instincts, même celui de la conservation individuelle. Les harengs, par exemple, dont les bandes innombrables sont toujours escortées de beaucoup d'autres animaux qui en font leur proie, ne paraissent faire aucun effort pour s'y soustraire. Les instincts sexuels se réduisent à de pures sensations viscérales, car l'accouplement n'a lieu que chez un très petit nombre d'entre eux. L'instinct maternel y est complétement inconnu, et son absence, du reste, se trouve en rapport avec leur prodigieuse fécondité.

Le système nerveux se trouve adapté à ces diverses manifestations et les représente statiquement. Quand le sens de l'odorat est plus utile, comme dans la raie, il y a de gros nerfs olfactifs et des lobes antérieurs très volumineux; quand la vue est plus nécessaire à l'animal, comme dans la morue, les lobes antérieurs deviennent plus petits; les nerfs olfactifs décroissent dans le même rapport, mais les yeux sont plus larges, les nerfs optiques plus volumineux, et les parties du cerveau d'où ils tirent leur origine plus développées comparativement.

Quand des phénomènes particuliers viendront se surajouter à l'organisme, pour des moyens de défense, ou pour les nécessités de l'attaque, comme dans la torpille, nous trouverons des organes nouveaux, recevant des nerfs dont l'origine répondra à des ganglions nouveaux dans l'encéphale, de sorte que l'harmonie générale de l'organisation devient d'autant plus manifeste qu'on arrive à des êtres plus élevés. Cependant quoique toutes les parties soient bien reliées au centre commun, ce que nous ne trouvons qu'à un degré beaucoup moindre dans les invertébrés, leur dépendance mutuelle n'est pas telle que la vie ne puisse continuer encore pendant assez long-temps dans les parties séparées du tronc, ce qui indique que le rôle des actions réflexes est encore prédominant dans un tel organisme.

Nous allons voir en effet l'étude du système nerveux confirmer ces indications dynamiques.

Si nous faisions l'étude des êtres, nous chercherions vainement dans la nature des types pour servir de passage des invertébrés aux animaux pourvus d'un squelette intérieur articulé. Nous serions obligé, d'après la conception de Blainville, de les créer de toutes pièces. Mais la série ascendante des perfectionnemens d'un appareil spécial nous présente beaucoup moins de lacunes, surtout quand cet appareil, comme le système nerveux, est indispensable à l'organisme. Nous avons vu en effet, la chaîne nerveuse des insectes se contracter d'autant plus, soit transversalement, soit dans le sens longitudinal, que l'animal était plus élevé, soit dans la série, soit dans les âges successifs de son développement individuel. Faisons un pas de plus, supposons les ganglions suffisamment rapprochés les uns des autres, pour qu'on n'aperçoive plus entre eux de commissures longitudinales, mais seulement des étranglemens indiquant la séparation des divers centres, et nous aurons le système nerveux du dernier des vertébrés, de l'amphioxus.

L'importance que le petit poisson a acquise dans ces derniers temps parmi les zoologistes, nous fait un devoir d'extraire d'un mémoire de M. de Quatrefages les parties qui rentrent dans notre sujet, renvoyant, pour le reste, aux observations du même auteur, publiées dans les *Annales des Sciences naturelles* et les *Comptes rendus* de l'*Académie des Sciences*, 1845.

« Les premiers observateurs qui s'occupèrent de l'anatomie de l'amphioxus annoncèrent qu'on ne trouvait pas chez lui trace de cerveau ni d'organes des sens. Plus tard, Retzius regarda comme des yeux deux points colorés placés des deux côtés de l'axe cérébro-spinal. M. Koelliker, de son côté, décrivit un organe impair placé entre les yeux, qu'il regarda comme l'organe olfactif. »

« Müller, tout en reconnaissant que l'axe cérébro-spinal ne se terminait pas en pointe antérieurement, comme l'avait cru Goodsir, pensa que le cerveau ne se distinguait en rien de la moelle épinière. Il admit la détermination des yeux proposée par Retzius, mais il n'y trouva aucun rudiment d'un appareil d'optique. »

« Mes observations ne sont pas ici entièrement d'accord avec celles de l'illustre professeur de Berlin, ce qui tient, je crois, à ce que ce naturaliste a pris, pour l'axe cérébro-spinal lui-même, la dure-mère fort épaisse qui l'enveloppe, et que, dans ce cas, il n'aurait pas distinguée.

« Le fait suivant me semble venir à l'appui de cette manière d'expliquer notre désaccord. Müller, comme Retzius, a dit que les points oculiformes reposaient immédiatement sur les côtés de l'extrémité antérieure de la moelle épinière. Ni l'un ni l'autre n'ont rien dit du nerf optique, dont les dimensions sont pourtant très appréciables. Or, ces yeux sont enchâssés en partie dans la dure-mère elle-même qui, dans ce point surtout, est séparée de la masse nerveuse par un intervalle très marqué.

« Müller n'ayant pas distingué, je crois, ces deux parties, n'a pu remarquer une circonstance qui m'a frappé; c'est que la moelle épinière est formée par une suite de renflemens allongés, placés les uns au bout des autres, et paraît, par conséquent, composée de véritables ganglions, comme chez les animaux articulés. Ce qui rend la ressemblance plus frappante, c'est que les nerfs partent toujours du centre de ces ganglions, et d'une manière qui m'a paru entièrement symétrique.

« Le ganglion antérieur représente le cerveau. Müller a cru qu'on n'y trouvait, comme dans les autres points de la moelle épinière, qu'une seule paire de nerfs. J'en ai compté cinq bien distinctes, et, dans ce nombre, ne figure pas le nerf terminal que Goodsir a décrit et figuré. Ce filet, comme l'a très bien montré Müller, n'existe réellement pas.

« L'appareil optique de l'œil, quoique très réduit, existe réellement. Il en est de même de l'organe olfactif.

« Entre la masse nerveuse cérébro-spinale et la dure-mère, existe un vide rempli par un liquide analogue, par conséquent, un liquide céphalo-rachidien. »

Tous les caractères qui constituent l'animal vertébré sont réduits, dans l'amphioxus, à leur plus extrême simplicité, de sorte que le système nerveux se trouve en harmonie parfaite avec l'ensemble de son organisation.

Il est le seul qui n'ait pas d'encéphale proprement dit, car les myxines qui, après l'amphioxus, doivent se placer comme les derniers poissons, nous montrent déjà des ganglions surajoutés à l'axe médullaire.

A partir de ce point, nous trouvons dans toute la série des vertébrés le système nerveux central, composé d'une moelle épinière qui communique à l'être vivant le premier degré d'animalité, consistant à relier, par une action réflexe, une impression à un mouvement, et des ganglions surajoutés à celle-ci pour le degré supérieur, déterminant des actes volontaires et plus ou moins réfléchis.

Il importe ici, et nous allons voir les agens des facultés supérieures se séparer nettement, de fixer la distinction, trop peu sentie, qui existe entre un mouvement réflexe et un mouvement instinctif.

Un mouvement réflexe est purement automatique, il succède à une impression dont l'animal a eu cependant conscience.

Un mouvement instinctif, au contraire, est le mode par lequel se manifeste l'activité spontanée d'un des organes de l'instinct qui veut être satisfait, sans qu'il soit besoin d'une réaction viscérale ou d'une impression antérieure pour le déterminer.

Les instincts fondamentaux, ceux qui assurent l'existence de l'individu ou de l'espèce, ont besoin, à cause de leur importance supérieure, d'une stimulation incessante. Cette condition, nécessaire pour le maintien de la vie, se réalise par la liaison des organes qui en sont les agens avec les viscères correspondans. Ceux-ci, constamment excités par le milieu ambiant, transmettent leur excitation à l'organe cérébral qui alors éprouve un désir, un besoin manifesté par une volonté.

Mais l'organe cérébral lui-même, par cela seul qu'il vit, ne saurait être purement passif, le repos ne peut être en lui que momentané, et s'il ne reçoit pas de réactions viscérales, il n'aura pas moins des désirs, c'est-à-dire des manifestations de son activité nécessaire.

En effet, nous avons vu chez l'invertébré l'instinct maternel s'exercer sans que l'animal qui l'éprouvait fût dans l'état particulier qui suit la conception, où certains viscères, éprouvant des modifications spéciales, transmettent leur excitation au cerveau. Chacun sait qu'il y a des désirs sexuels chez l'homme et les animaux privés de testicules.

Mais il y a aussi des instincts qui ne sont point immédiatement liés à un viscère, par exemple l'instinct destructeur. Ceux-là ont, eux aussi, besoin de déployer leur activité spontanément. Dans ces cas, l'être détruit souvent non plus pour se nourrir, mais pour détruire; comme d'autres fois il construira non plus pour s'abriter, mais pour satisfaire son instinct constructeur.

Plus les organes cérébraux se développent, comme leur développement est en rapport constant avec la perfection des sens de l'animal, celui-ci éprouve des impressions plus nombreuses, plus de désirs, c'est-à-dire plus de manifestations instinctives. Et comme toute sensation donne en même temps une notion du monde extérieur, les organes cérébraux de cette connaissance, soit passive par la contemplation, soit active par la méditation, prennent ainsi un développement parallèle à celui des organes sensoriels externes.

Chez le poisson, par exemple, qui est dépourvu de membres, et dont la peau est revêtue d'écailles, les impressions tactiles sont peu délicates, l'ouïe paraît assez obtuse, le goût presque nul, la vue et l'olfaction seules acquièrent une certaine perfection, aussi les organes cérébraux où arrivent les sensations sont-ils rudimentaires, tandis que la portion du système nerveux affectée aux mouvemens réflexes prédomine sur les organes supérieurs de l'animalité.

A ce degré de la série animale, nous allons voir cependant le type qui se maintiendra désormais dans tous les vertébrés.

La moelle épinière se compose de quatre faisceaux fibreux

dont la réunion forme un canal intérieur; on y aperçoit deux scissures, l'une supérieure assez profonde, l'autre inférieure plus superficielle; dans quelques poissons cartilagineux, dans les lamproies par exemple (Petromyzon), la scissure inférieure s'ouvre tellement derrière le cerveau, que la moelle prend l'aspect d'un ruban et que le canal central s'efface tout à fait à cause du peu d'épaisseur du tout.

A la partie postérieure, la moelle se termine par un filet simple appartenant aux commissures longitudinales inférieures, car les fibres longitudinales supérieures cessent plus tôt, cette terminaison a lieu généralement vers les vertèbres caudales.

Les nerfs rachidiens prennent comme dans l'homme naissance par deux racines. Les inférieurs offrent de petits ganglions et leur origine est placée un peu plus en arrière que les supérieures.

La moelle offre des renflemens volumineux partout où elle donne naissance à des gros nerfs. Ainsi dans le poisson volant (Trigla), dont les nageoires pectorales très développées reçoivent six paires de nerfs, on trouve de chaque côté six ganglions correspondans à l'origine de chacun d'eux, on retrouve donc là le type de l'invertébré, où chaque ganglion devient un petit centre relié simplement aux autres par le système des fibres longitudinales.

Dans certains poissons, comme dans l'anguille, la moelle présente, ainsi que nous l'avons vu pour l'amphyoxus, des renflemens successifs, mais cette apparence paraît due à une sorte de froncement de cet organe en rapport avec la flexibilité de cet animal.

L'encéphale des poissons se compose de sept paires ganglionaires et de trois autres ganglions impairs.

En procédant de la partie antérieure, on trouve d'abord les *ganglions olfactifs* presque toujours distincts, parfois même doubles de chaque côté, mais souvent aussi réunis au ganglion cérébral et se confondant avec lui. La morue, la baudroie, offrent des exemples de cette disposition, tandis que chez l'anguille, le squale renard, le brochet, il y a au contraire une séparation bien tranchée. Dans les plagiostomes, ces ganglions sont réunis aux lobes cérébraux, d'où naissent les nerfs olfactifs ordinairement très gros (excepté dans la torpille où ils sont extrêmement faibles), et creusés d'une cavité qui continue les deux ventricules latéraux des animaux supérieurs.

Quelle que soit du reste la disposition des lobes olfactifs, qu'ils soient séparés ou qu'ils paraissent réunis, on les distinguera toujours des suivants par ce caractère, qu'ils n'ont aucune communication directe, qu'ils sont simplement adossés et ne s'envoient aucun filet de communication.

Les *ganglions cérébraux* placés derrière les précédens, leur ressemblent souvent par la coloration et le volume, mais ils ne donnent naissance à aucun nerf, et sont réunis entre eux par une commissure, qui consiste en un petit filet blanc très ténu réunissant les centres de ces ganglions.

En arrière de ceux-ci, on voit les *ganglions optiques*, qui chez la plupart des poissons atteignent un développement supérieur à celui de tous les autres lobes. Chez les poissons osseux ils sont tout à fait à découvert, chez les cartilagineux ils sont en partie cachés par un prolongement antérieur du cervelet. On aperçoit à leur partie interne et supérieure une des racines du nerf optique et à leur partie interne et inférieure une deuxième racine du même nerf. M. Gottsche a observé que chez les pleuronectes, dont les yeux sont d'inégale grosseur, les lobes optiques sont inégalement développés.

A l'intérieur, ces masses renferment une cavité spacieuse dans laquelle on trouve plusieurs autres ganglions, elles sont formées par une lame fibreuse qui se réunit sur la ligne médiane avec celle du côté opposé, de manière à constituer une commissure. La cavité intérieure est divisée en deux ventricules par une petite lame analogue à la cloison transparente des animaux supérieurs; elle présente chez les poissons osseux une commissure blanche qui réunit l'une à l'autre la partie antérieure des deux lobes optiques, en arrière les prolongemens inférieurs de la moelle qui servent de base à tous ces ganglions, laissent entre eux un écartement qui rappelle l'*infundibulum* et qui est creusé d'un trou communiquant dans la glande pituitaire, dont le volume est très gros comparativement à celui du cerveau; en arrière est la commissure postérieure, au-dessus de laquelle se trouve un tubercule bilobé, aplati, muni de deux longs appendices de substance médullaire qui représentent les tubercules quadrijumeaux. Au-dessous de ces tubercules règne l'aqueduc de Sylvius, qui établit la communication entre la cavité des ventricules optiques et un autre ventricule analogue placé sous le cervelet; de chaque côté le ventricule du lobe optique présente un renflement analogue au corps strié.

Chez les poissons cartilagineux, cette cavité ne présente pas de commissure ni de tubercules quadrijumeaux distincts, mais seulement un infundibulum et l'entrée de l'aqueduc de Sylvius.

Les lobes optiques que nous trouvons chez les ostéo-ptérygiens, plus développés que toutes les autres masses cérébrales, ont au contraire, un volume moindre que les ganglions formant la première masse encéphalique chez les plagiostomes, comme on peut le voir (pl. XXIII), en comparant l'encéphale de la torpille avec ceux des autres types.

Les *tubercules quadrijumeaux* que nous venons de voir contenus dans les ventricules des masses optiques, sont en communication directe par leur partie postérieure, avec le cervelet, au moyen de véritables *processus cerebelli ad testes*. A leur partie antérieure, ils se continuent en une longue lame plissée qui se recourbe sur eux et les recouvre en partie.

Derrière les masses optiques, se trouve chez tous les poissons, sauf les cyclostomes où on n'en voit pas trace, un ganglion impair qu'on doit considérer comme le cervelet; ce lobe médian, offre une disposition fort remarquable dans les plagiostomes, où nous le trouvons composé de plusieurs lamelles, ou de plis transversaux.

Chez les autres poissons, il est en général beaucoup plus simple, il porte quelquefois des appendices latéraux, et présente dans son intérieur, une cavité qui est le prolongement du ventricule cérébral commun.

Enfin, derrière le cervelet, se trouvent d'autres tubercules qui ne se présentent pas constamment, mais qui, quand ils existent, sont adhérens aux côtés externe et postérieur de la moelle, et concourent à former les parois du ventricule cérébelleux. Les nerfs de la deuxième et de la huitième paire viennent s'y implanter.

A la partie inférieure de l'encéphale de quelques poissons, on trouve encore en arrière du chiasma des nerfs optiques, des ganglions aussi volumineux que les ganglions cérébraux fixés sous les prolongemens antérieurs de la moelle, pourvus d'une commissure parallèle à la direction des nerfs optiques dont elle est distante de deux à trois millimètres. Ces organes ont été trouvés par M. Gottsche, constamment creux.

Comment se comportent les faisceaux médullaires dans leurs épanouissemens vers l'encéphale?

A l'extrémité céphalique de la moelle, les deux faisceaux supérieurs s'écartent les uns des autres, pour former le quatrième ventricule dont les faisceaux inférieurs déterminent le fond.

Ces faisceaux supérieurs, pyramides postérieures et corps restiformes se rendent dans les ganglions postérieurs de la moelle et le cervelet.

Les faisceaux inférieurs se prolongent en avant, sans se croiser, jusqu'à la pointe antérieure de l'encéphale et s'épanouissent dans les lobes optiques, les tubercules quadrijumeaux, les lobes inférieurs, les lobes cérébraux, les lobes olfactifs.

A leur entrée dans le cervelet, quelques fibres des corps restiformes s'unissent aux fibres correspondantes du côté opposé, et forment un pont au quatrième ventricule.

Un gros faisceau qui se détache des cordons inférieurs ou antérieurs, se dirige en bas et en dehors de la lame optique où il s'élargit un peu, rencontre une masse de substance granulée, le corps strié au delà duquel on retrouve les fibres du faisceau primitif s'épanouissant en éventail, couronne rayonnante. Cet isolement s'opère à la partie externe et supérieure de la lame optique. Les fibres sont placées à côté les unes des autres, réunies en dessous par une lame membraneuse et vasculaire. Arrivées là, presque toutes les fibres de la lame optique convergent vers deux points, l'un inférieur et externe, l'autre supérieur et interne, et y forment deux faisceaux qui se joignent à la partie antérieure des lobes optiques et de la jonction desquels résulte le nerf optique.

Les fibres du nerf optique viennent en partie de la moelle épinière; mais il y en a qui prennent également naissance dans le ganglion de renforcement placé à la partie inférieure de la lame optique, puisque le faisceau sortant a un volume double du faisceau entrant.

Les deux lobes optiques sont unis par une commissure formée de fibres transverses qui se continuent jusqu'au ganglion de la lame optique.

Après avoir fourni ce faisceau, le prolongement antérieur de la moelle s'avance et se divise en autant de faisceaux secondaires qu'il y a de ganglions; chacun d'eux se perd au milieu de la substance granulée du ganglion.

Tous les ganglions sont composés de substance fibreuse et de substance granulée; excepté pour le ganglion olfactif, il existe entre eux des fibres transverses qui forment leurs commissures.

Tous, à l'exception du ganglion cérébral et du cervelet, donnent naissance à des nerfs.

Enfin, on trouve des fibres se dirigeant du cervelet aux tubercules quadrijumeaux, qui ne sont autre chose que le *processus cerebelli ad testes*.

Quant aux nerfs, leur distribution est sensiblement la même que chez l'homme pour les points essentiels; cependant ils présentent quelques particularités que nous devons signaler.

L'accessoire, le facial, le glosso-pharyngien manquent, l'absence de ce dernier coïncide avec le peu de développement de la langue, comme organe gustatif. Cependant on trouve des traces d'un nerf hypoglosse.

Le nerf acoustique est extrêmement grêle, cependant il ne fait pas partie de la cinquième paire, et il a une existence indépendante, comme l'ont démontré Tréviranus et Weber.

Le nerf branchial (paire vague) est ordinairement très développé.

Les nerfs rachidiens proprement dits, ou intervertébraux, se distribuent d'une manière très simple entre les côtes et les apophyses épineuses, ils sont quelquefois extrêmement minces, comme chez les lamproies, où on a peine à les suivre hors du canal vertébral.

Le nerf sympathique existe chez les poissons, mais fort mince et l'on a beaucoup de peine à l'y trouver. Cependant son mode de distribution et sa terminaison céphalique sont les mêmes que dans les classes supérieures des vertébrés.

Telle est la composition et la structure de l'ensemble du système nerveux chez les poissons; il nous reste, pour terminer avec eux, à décrire le système nerveux dans la torpille, dont les fonctions électriques présentent des particularités si intéressantes.

La torpille appartient au genre raie, de la famille des sélaciens, de la classe des chondro-ptérygiens. A la partie antérieure de son corps orbiculaire et lisse, entre les nageoires pectorales et les branchies, ce poisson possède, comme chacun sait, un appareil électrique formé de tubes membraneux serrés comme des rayons d'abeilles, subdivisé en petites cellules pleines de mucosités. Des nerfs très gros et très nombreux de la deuxième et de la huitième paire, des vaisseaux sanguins abondans pénètrent dans ces organes et s'y ramifient dans tous les sens.

En rapport avec ces organes nouveaux, le système nerveux va nous montrer des modifications particulières, dont M. Paul Savi a fait l'objet d'un remarquable travail auquel nous allons avoir recours dans tout ce qui va suivre.

La *première masse encéphalique* (I) est globuleuse (pl. XXIII, fig. 1, 2, 3 et 4), et un peu plus grande que la masse optique (II). Ses hémisphères sont séparés l'un de l'autre par un léger enfoncement qui commence antérieurement par une cavité, et finit postérieurement près de la *glande pinéale*. Sur ses deux flancs il existe un renflement, qui se prolonge antérieurement en devenant plus mince, et se termine ainsi par le nerf olfactif.

On doit donc regarder ces renflemens comme des *lobes olfactifs*.

La *deuxième masse encéphalique*, un peu plus petite que la précédente, est également globulaire et partagée en deux, par un sillon très peu profond qui commence postérieurement au-dessous du bord antérieur du cervelet, et se termine antérieurement près d'une cavité, au fond de laquelle s'ouvre le troisième ventricule, par un trou vertical très étroit. Au devant de cette cavité, se trouve un corps rougeâtre qui peut être regardé comme la *glande pinéale*. Les anatomistes regardent cette seconde masse comme formée de deux lobes optiques qui représentent les tubercules quadrijumeaux supérieurs, et correspondant, suivant Strauss, aux éminences *Nates*. Elle est traversée dans son axe longitudinal, par une fente a T qui commence postérieurement au quatrième ventricule, et se termine antérieurement au petit trou dont on a parlé. Comme elle est la seule cavité qui soit dans cette seconde masse, elle doit correspondre au troisième ventricule.

Au-dessous des pédoncules cérébraux qui unissent cette seconde masse aux hémisphères, se trouvent dans la torpille, deux tubercules assez gros, d'une substance blanchâtre, appelés par Cuvier, *lobes inférieurs*, et considérés par Strauss, comme les analogues des couches optiques, *lobules optiques*. Ils se trouvent placés derrière l'insertion du nerf optique, leur couleur est blanchâtre, ils ne présentent pas de cavité intérieure; à leur partie postérieure on trouve une masse, en apparence formée de deux lobes, d'une couleur gris rougeâtre, sur laquelle est appuyée la glande pituitaire.

La troisième *masse encéphalique* ou *cervelet* (III) est formée de trois parties, d'un lobe médian et de deux lobes latéraux.

Le lobe médian correspondant au vermis est tout à fait plat supérieurement, quadrilatère à angles arrondis, présentant deux sillons en croix qui en partagent la surface en quatre triangles. Ce lobe médian offre une cavité intérieure qui communique postérieurement avec le quatrième ventricule. Appuyé antérieurement sur les lobes optiques, il se continue par ses parties latérales avec les parties antérieures de la moelle allongée, et postérieurement il se prolonge sur ces côtés avec deux appendices feuilletés ou *feuillets restiformes* de Serres (fig. 1, 2, 3, 4. *e.*), qui adhèrent aux bords les plus rapprochés et libres des *pyramides postérieures*, par lesquelles se trouve formé le *sinus rhomboïdal;* ils forment un trajet sinueux marqué par trois plis. Chacun de ces lobes latéraux est uni aux pyramides par des fibres médullaires; de chacun d'eux, naît chez la torpille, la plus grande partie de la racine supérieure du nerf de la deuxième paire. Toutefois d'autres racines de ce nerf naissent certainement de la moelle allongée.

Telle est certainement la partie la plus importante du système nerveux de la torpille; sa longueur est presque la moitié de celle de tout l'encéphale, sa largeur est plus grande que celle de toutes les autres parties du cerveau. Les pyramides qui forment le bord du sinus rhomboïdal sont très grosses, et sont réunies entre elles par une commissure transversale assez grosse, derrière elles, on voit clairement en dehors les cordons restiformes ou les pyramides latérales qui se distinguent de la portion antérieure de la moelle à l'aide d'un sillon très visible.

Le sinus rhomboïdal est entièrement rempli par les *lobes électriques* (IV, fig. 1, 2, 4), qu'il faut enlever pour l'examiner: il présente alors une ligne médiane longitudinale, qui résulte de la division des pyramides antérieures, et de chaque côté un faisceau blanc homogène, qui peut être regardé comme la surface postérieure de ces pyramides antérieures.

Les lobes électriques remplissent le sinus rhomboïdal et se touchent sur l'axe longitudinal sans adhérer; la fente qui les sépare pénètre jusqu'au sinus rhomboïdal. Le lobe électrique est formé de deux portions ou lobes distincts; il est composé en grande partie d'une substance grise amorphe et de globules avec un noyau central semblable aux corpuscules ganglionaires. Il y a dans ces lobes un grand nombre de fibres élémentaires qui vont de cet organe à la moelle allongée et *vice versa.* Enfin, tous les troncs nerveux, soit de la huitième, soit de la cinquième paire, qui se distribuent dans l'organe électrique, sont produits par des fibres élémentaires ayant leur origine dans le lobe correspondant et dans l'intérieur duquel elles semblent se replier en anses.

Si l'on fait une section verticale et transversale de la moelle allongée, de manière à couper les lobes électriques dans le plan dans lequel on voit une des racines de la huitième paire pénétrer dans la moelle allongée (fig. 9), on distingue alors que cette racine, ou au moins sa partie apparente, ne pénètre pas dans la moelle allongée, mais traverse la pyramide latérale, passe au-dessous des pyramides postérieures, et pénètre dans les lobes électriques correspondans, dans lesquels elle se répand et rayonne, de manière à remplir tout le plan de la section.

Indépendamment de cette origine élémentaire des nerfs électriques que nous avons décrits, il y a d'autres de ces fibres qui émergent de la partie moyenne du sinus rhomboïdal, et pénètrent aussi dans les lobes électriques.

On voit encore qu'un tronc de la cinquième paire tire les fibres élémentaires de sa racine du lobe électrique, et que ce tronc est précisément celui qui pénètre dans le lobe correspondant, tandis que les autres fibres du même nerf prennent leur origine, ou des pyramides restiformes, ou du lobe latéral du cervelet.

Ces nerfs de la cinquième et de la huitième paire atteignent dans cet animal un développement énorme, comme on peut le voir (fig. 1). Nous venons d'examiner leur origine, nous allons dire quelques mots de leur distribution.

La cinquième paire se compose essentiellement de deux parties, l'une qui se distribue à l'organe électrique et qui est exclusive à l'animal, l'autre qui forme la portion normale de la cinquième paire.

Celle-ci se compose de deux troncs principaux : 1° un tronc antérieur et un tronc postérieur ou électrique, contenant cependant une petite portion de la cinquième paire normale. Le tronc *antérieur* se divise en deux groupes, le groupe *oculaire interne*, formé de deux nerfs, dont le premier (fig. 1, E), tire son origine du feuillet restiforme et se termine dans la masse des follicules muqueux qui se trouvent au devant du crâne, le deuxième, (D) prend son origine au flanc de la moelle allongée, passe à travers les muscles de l'œil et pénètre aussi dans la même masse des follicules muqueux.

Le deuxième groupe *oculaire externe* (B), sort en partie des *feuillets restiformes*, en partie de la moelle allongée, et se distribue aux muscles de la mâchoire et à l'appareil *folliculaire nerveux* et aux follicules mucifères dont nous dirons un mot tout à l'heure.

2° Le deuxième tronc se compose aussi de deux faisceaux, un faisceau antérieur A, qui a la même distribution que les précédens.

Et un faisceau postérieur I, remarquable par son volume qui se distribue à l'organe électrique et qui tire son origine du lobe correspondant.

On voit donc en résumé que cette cinquième paire se compose, comme dans les autres animaux, d'une portion ganglionaire affectée aux fonctions végétatives de la nutrition et d'une paire non ganglionaire qui se rend aux muscles.

La huitième paire, nerf vague, se partage en six troncs principaux. Elle présente sur sa face supérieure six renflemens ganglionaires, tous très distincts entre eux, occupant le trajet des ramifications nerveuses déjà séparées des troncs principaux.

Ces rameaux porteurs de renflemens ganglionaires constituent manifestement un système distinct, et représentent le nerf vague proprement dit, en y comprenant le tronc (P), aussi pourvu d'un ganglion et qui se rend aux viscères abdominaux.

Les nerfs électriques propres à cette huitième paire sont privés de tout appareil ganglionaire.

Indépendamment de ces organes centraux, la torpille présente encore des particularités dans l'organisation de son système nerveux, que M. Paul Savi a, le premier, parfaitement décrites, mais dont on ignore encore les usages. C'est l'*appareil folliculaire* nerveux.

Cet appareil (pl. XXIII, fig. 8) occupe le bord antérieur de la bouche et des narines, et s'étend sur la périphérie de la partie antérieure des organes électriques, jusqu'à leur côté externe où il repose sur le cartilage de la nageoire, et sur les membranes aponévrotiques qui en couvrent la surface. Quelques parties de ce même appareil se montrent du côté du dos, mais la plus grande partie occupe la face ventrale Il est formé par de grandes séries linéaires de follicules ou de cellules membraneuses fermées à double parois (fig. 6), remplies d'une humeur gélatineuse, et renfermant chacune une petite masse de substance granuleuse amorphe, qui a beaucoup de l'aspect de la matière grise amorphe des hémisphères cérébraux. Un rameau nerveux provenant de la cinquième paire donne des fibres à cette masse granuleuse, tandis que d'autres de ces fibres réunies en faisceaux sortent du follicule, pénètrent dans la masse grise du follicule voisin et se réunissent avec son nerf.

Ces follicules ne sont jamais libres, on les trouve toujours solidement fixés sur des expansions aponévrotiques bien tendues, ou sur des rubans tendineux (fig. 5, c c). Chacune des ramifications nerveuses de la cinquième paire (b b b) qui se distribuent à ces organes, passe préalablement dans un trou en forme de boutonnière qui est dans le tendon. Après se passage, il se replie au-dessous de la masse granuleuse (fig. 5 et 6 d), et va sortir en (l, fig. 6) plus mince qu'il n'était entré, longe le tendon et se réunit au filament nerveux du follicule voisin. On voit au microscope que le nerf du follicule donne, dans son trajet, au-dessous de la masse granuleuse, un grand nombre de fibres élémentaires dont la terminaison n'est pas bien connue.

La figure 5 représente l'ensemble et la disposition de ce système particulier.

Enfin, parmi les organes propres à la torpille, il faut noter les *organes mucifères*, placés symétriquement dans le museau, et à côté de l'organe électrique. Ils consistent en groupes de vésicules globuleuses (fig. 7 f f) qui se continuent en forme de tubes parfaitement cylindriques (t t). Ces tubes, réunis en faisceaux, débouchent à la peau dans deux séries parallèles à la limite extérieure de l'organe électrique, pour y verser continuellement un liquide glaireux assez dense. Ils reçoivent leurs nerfs de la cinquième paire; on ignore leurs usages.

Tel est l'ensemble du système nerveux, chez cet être qui est plus propre qu'aucun autre à montrer l'harmonie statique qui existe entre le système nerveux et les organes affectés aux manifestations de l'animal.

La prédominence du lobe électrique sur toutes les autres parties de l'encéphale est parfaitement en rapport avec l'énorme développement que prend l'appareil auquel il envoie ses ramifications.

Enfin, chez les poissons, comme chez les vertébrés, nous trouvons le système nerveux par lequel se transmettent les mouvemens purement automatiques propres à la vie végétative. Dans cette classe, le grand sympathique est très difficile à découvrir, à cause de son extrême ténuité et de sa transparence. Il ne présente qu'un petit nombre de ganglions. Carus est cependant parvenu à le poursuivre jusque dans la tête, et il a trouvé que sa terminaison, quant aux points essentiels, s'effectuait de la même manière que chez l'homme. Dans la lote, en particulier, on le voit passer constamment d'un nerf intervertébral à l'autre, former de petits renflemens, et se terminer sur le nerf trijumeau, après avoir fourni des filets au nerf branchial.

A son extrémité caudale, il devient d'une telle ténuité, qu'il est presque impossible de le suivre.

Swan, dans son magnifique ouvrage sur l'anatomie comparée du système nerveux, a décrit le système sympathique de la raie, dont le centre occupe l'abdomen et forme un ganglion oblong, de couleur rouge cendrée, qui émet de chaque côté des nerfs de différens volumes, passant avec les vaisseaux sur le mésentère, et communiquant par quelques branches avec le pneumo-gastrique. D'autres filets se rendent à l'aorte et aux testicules.

Le gros ganglion communique, par un tissu semi-transparent avec un petit, celui-ci avec le voisin, et ainsi de distance en distance, au-dessous de l'épine dorsale.

L'étude des poissons a une importance physiologique considérable; elle détermine les conditions d'existence d'un animal vertébré dans un milieu liquide, existence qui n'est pleinement normale que pour l'animal à sang froid. Nous trouvons en effet en eux, une harmonie complète entre l'ensemble de l'organisme et le milieu; elle nous donne la clef des modifications qui doivent survenir dans les mammifères aquatiques, qui sont nécessairement exceptionnels dans la classe supérieure. Les conditions d'équilibre et de mouvement sont les mêmes dans les uns et dans les autres, et déterminent la forme du corps et les modifications correspondantes de l'appareil locomoteur; mais les conditions de vitalité organique sont fort différentes. Le mammifère aquatique, en effet, n'existe dans le milieu liquide avec la température propre, qu'à la condition d'avoir tous les organes viscéraux et locomoteurs, doublés d'une couche épaisse de graisse, qui empêche la déperdition de la chaleur qui lui est nécessaire pour le maintien de ses fonctions.

Pour ce qui rentre plus spécialement dans notre sujet, l'étude du système nerveux des poissons nous montre d'abord que le cerveau n'est pas un organe, mais un appareil composé d'organes distincts, dont chacun doit fonctionner à sa manière, et qui soit en harmonie avec la pluralité et l'énergie des diverses fonctions cérébrales; nous voyons en outre, que quand une fonction nouvelle, comme l'électrisation dans la torpille, vient à se manifester avec une certaine intensité, elle se trouve représentée dans le système nerveux, par un organe dont le développement est proportionnel à l'intensité de sa fonction, ce qui déjà déterminé *a priori*, avait besoin d'être confirmé par une expérience directe. Il faut encore remarquer à cet égard, que l'appareil électrique de la torpille est surtout destiné à servir l'instinct nutritif ou conservateur de l'animal, comme moyen de défense et d'attaque, et que le ganglion si développé d'où il tire son incitation, se trouve relégué tout à fait à la partie postérieure de l'encéphale, vers le point où Gall avait placé le siége des instincts avengles, aussi éloigné que possible des parties antérieures, qui sont les agents producteurs des actes intellectuels. Ces ganglions antérieurs sont eux-mêmes subordonnés comme volume dans l'ensemble de l'appareil, et nous avons vu que les actions de ces animaux supposaient peu de facultés de conception; nous verrons ces mêmes ganglions se développer au fur et à mesure que nous considérerons des êtres plus élevés. La séparation si tranchée des diverses parties de l'encéphale, et la vitalité si tenace des poissons permettront sans doute, d'instituer un jour sur eux des expériences physiologiques, pour localiser dans chaque portion, le groupe de facultés dont la notion résulte de leurs manifestations instinctives et volontaires.

AMPHIBIENS ET REPTILES.

C'est dans les classes où les caractères sont bien tranchés, où l'habitation dans un milieu est tout à fait générale, qu'il faut étudier les rapports qui existent entre la forme, les fonctions, les mœurs d'un animal et les circonstances permanentes qui agissent sur lui. La classe des poissons nous a offert le type de l'existence aquatique, et nous a permis d'ébaucher quelques-unes de ces relations nécessaires. Quand, au contraire, on aborde l'étude d'un groupe intermédiaire, comme celui des reptiles, qui participent à la fois à deux modes d'existence, on doit s'attendre à rencontrer une complication qui, dans l'état d'imperfection où se trouve encore, à l'heure qu'il est, la théorie des milieux, échappe sur beaucoup de points à l'analyse scientifique.

Que nous prenions les *amphibiens* que, à cause de leur mode de respiration branchiale, soit temporaire, comme chez les batraciens, soit permanente, comme chez les ichthyoïdes, l'on a séparés des reptiles proprement dits, ou que nous envisagions ces derniers, nous trouvons toutes les formes possibles, depuis le corps allongé et sans appendices du poisson, jusqu'au corps raccourci et pourvu de membres très développés, comme dans les mammifères. Néanmoins, si pour les reptiles branchiaux, l'habitation est nécessairement aquatique, pour les reptiles pulmonés, au contraire, la fréquentation d'un milieu liquide ou au moins chargé de vapeur d'eau, ne tient qu'à des conditions secondaires de constitution épidermique, ou de modification des organes locomoteurs.

Si donc, à beaucoup d'égards, les amphibiens inférieurs, tels que les cecilies, les protées, les lepidosyrenes se rapprochent tellement des poissons, qu'à la limite leur classement devient incertain; pour la plupart des autres reptiles, même pour ceux dont la vie aquatique n'est qu'un état transitoire et fœtal, l'existence est aérienne et terrestre, et leur impose alors des conditions qui déterminent leur supériorité relative.

Il y a toujours une certaine harmonie entre l'organisme d'un être sensible et les circonstances habituelles dans lesquelles il se trouve. L'existence terrestre comporte des notions bien plus étendues et plus variées que l'existence aquatique. Le poisson, en effet, vit dans un milieu où les contacts, pour ainsi dire, n'existent pas. En équilibre de température avec l'eau environnante, la fluidité des molécules liquides ne donne à l'animal aucune sensation de frottement, ou tout au plus des impressions trop générales pour être précises; tandis que le fait seul de la locomotion terrestre, soit exercée par le corps tout entier de l'animal, soit seulement et d'une manière plus nette par l'extrémité des membres, communique à l'intelligence des notions aussi nombreuses que diverses. En outre, pour le poisson, l'odorat et le goût doivent se confondre, l'ouïe ne peut être que rarement et faiblement exercée; la vue est le seul sens vraiment prédominant, aussi trouve-t-on les lobes correspondans fortement développés. L'animal terrestre se trouve, au contraire, dans des conditions bien plus favorables sous tous ces rapports; son cerveau percevant davantage, doit aussi réagir davantage sur ces perceptions, d'où résultera, comme nous le verrons plus tard, une amplitude correspondante des lobes cérébraux.

Cependant, pour le reptile, la composition générale de son organisme doit contenir ce développement dans certaines limites. Les liquides vivans sont encore en petite quantité; leur affinité assez faible pour l'oxigène ne dégage pas la somme de chaleur nécessaire pour maintenir une température constante, et un sang froid ne saurait fortement exciter les fonctions supérieures. Le corps est ou complétement nu, et soumis alors à une réfrigération perpétuelle, ou recouvert de parties dures, et qui n'empêchent pas le refroidissement; les membres souvent nuls, mais peu développés, laissent l'animal en contact permanent avec le sol. Toutes ces circonstances concourent pour maintenir dans un degré d'infériorité les facultés qui dépendent des centres nerveux. Il y a harmonie entre ces conditions d'existence, les organismes et leurs manifestations.

Si nous entrons maintenant dans l'étude des fonctions animales des reptiles, nous allons voir en eux, poussé aussi loin que le comporte l'organisation des animaux à sang froid, le développement des facultés nerveuses.

Sans parler des phénomènes automatiques propres à tous les êtres, il est clair que dans cette classe la part des actions réflexes est encore énorme : c'est la moelle épinière qui a l'initiative générale des mouvemens, et l'encéphale n'est encore qu'un organe surajouté, dont l'utilité est, jusqu'à un certain point, contingente. On sait en effet qu'on peut couper la tête à une grenouille ou à un serpent, et que le corps continuera encore pendant fort long-temps à vivre et à s'agiter; dans certains cas même, comme paraissent le prouver quelques expériences faites sur les salamandres, ces parties pourront se reproduire. Du reste, c'est là un fait général, la vitalité est d'autant plus énergique dans un tissu et dans un organisme, que ce tissu et cet organisme reçoivent des excitations moins fortes d'un sang moins oxigéné.

La locomotion ne s'exerce que par intervalles. L'état habituel du reptile, c'est le repos, d'où le péril ou la faim peuvent seuls le faire sortir pour quelques instans. Cette torpeur qui exige peu de dépenses indique aussi que l'animal n'aura pas besoin d'une fréquente réparation, et chacun sait que ces êtres restent des temps considérables sans prendre aucun aliment. Incapables de résister à un abaissement de température par des contractions musculaires que ne comporte pas long-temps leur vitalité, ils s'engourdissent avec les premiers froids. Il en est de même encore toutes les fois qu'une fonction fortement excitée absorbe momentanément toutes les forces de l'animal, comme la digestion et la génération.

Sous le rapport des facultés intellectuelles et morales, ils sont évidemment fort au-dessus des poissons. L'instinct nutritif qui, ainsi que nous venons de le dire, n'est pas très développé, laisse la place à l'exercice d'instincts plus élevés.

L'instinct sexuel, aux époques du rut, absorbe tous les autres, même celui de la conservation personnelle. On sait qu'on peut tirailler, pincer, blesser un crapaud ou une grenouille, sans qu'il se détache de sa femelle; si des serpens sont surpris au moment de leur union, le mâle protégera sa femelle, et se laissera mutiler plutôt que de fuir. Pendant le temps des amours on peut remarquer déjà, chez des êtres aussi inférieurs, des ébauches d'une société temporaire. Il y a de la part des femelles, surtout chez les salamandres, des sortes d'agaceries pour exiter les désirs du mâle. L'iguane défend aussi sa femelle avec une sorte de rage, et ce qui est plus remarquable, c'est qu'il ne l'abandonne pas de suite après l'accomplissement de l'acte sexuel. Il en est de même chez les crocodiles où, pour la copulation, il faut que la femelle soit sur le dos, le mâle l'aide ensuite à se retourner.

L'instinct maternel commence aussi à se prononcer dans cette classe. Le crapaud accoucheur favorise l'expulsion des œufs et se les attache sur le dos par pelotes assez considérables, au moyen d'un filet gélatineux dont ces œufs sont munis. Ainsi chargé de sa progéniture, l'animal se rapproche des eaux qu'il avait jusqu'alors soigneusement évitées, il y entre lorsque les têtards sont prêts d'éclore, afin que ceux-ci puissent s'y développer, et prend les plus grandes précautions pour les mettre à l'abri de tout accident. C'est le mâle qui se charge de tous les soins de la maternité. Le pipa, autre espèce de crapaud, prend les œufs un à un au fur et à mesure qu'ils sortent, et les place sur le dos de la femelle où ils s'attachent, s'enkystent par suite d'une sorte de travail inflammatoire, et achèvent là leur évolution. Quoique la plupart des autres reptiles ne prennent pas soin de leurs œufs, cependant l'instinct maternel les pousse à les déposer dans des lieux propices où ils seront à l'abri de tout danger.

Ils sont susceptibles de colère, ce qui n'est qu'une manifestation de l'instinct destructeur. Quant à l'instinct industriel, il est en général peu prononcé, excepté chez les femelles, et encore se borne-t-il généralement à creuser un trou dans la terre pour y placer leurs œufs.

Ils paraissent susceptibles d'attachement. Les lézards, les serpens sont sensibles aux caresses et se plaisent dans la société de l'homme.

Quant aux facultés intellectuelles, leurs manœuvres pour s'emparer de leur proie, leurs ruses, prouvent qu'ils savent combiner par le jugement, les images qui leur sont fournies par les objets extérieurs.

Ils savent exprimer leurs désirs, leurs colères, ou leurs appels de secours, par des notes diverses, qui sont comprises par les individus de même espèce et auxquels ceux-ci répondent.

Sous le rapport des facultés actives, la principale, le courage, ne se manifeste que quand l'organe correspondant est fortement excité par un instinct supérieur. La prudence des serpens est proverbiale, et leur patience est connue.

Sans insister plus long-temps sur ces diverses manifestations que nous n'avons voulu faire que constater, parce qu'elles sont encore peu développées dans cette classe d'animaux, il suffit de faire remarquer que tous les instincts principaux, toutes les facultés fondamentales que nous retrouverons à un si haut degré chez les vertébrés supérieurs et surtout chez l'homme, se trouvent là déjà en germe.

Plusieurs anatomistes ont comparé, dans les poissons et les reptiles, le volume et le poids du système nerveux central avec le poids et le volume du corps. On a également comparé entre elles les diverses parties de ce système. Quoique ces déterminations laissent beaucoup à désirer sous le rapport de la précision, cependant les mesures obtenues suffisent pour indiquer que la classe des reptiles s'élève, d'une manière notable, au-dessus de celle des poissons.

Ainsi, dans ces derniers, le poids de l'encéphale forme une fraction beaucoup plus petite du poids total du corps que dans les reptiles. Il en est de même pour la comparaison du cerveau à la moelle épinière.

Celle-ci diffère beaucoup quant à la longueur, suivant que l'on considère les chéloniens et les batraciens dans lesquels elle est nécessairement très courte, comme le corps de l'animal lui-même, ou les sauriens et les ophidiens, dans lesquels elle s'étend comme chez les poissons, d'un bout à l'autre de la colonne vertébrale. Son diamètre transversal est en raison inverse de sa longueur totale. Très large dans les batraciens, elle devient, au contraire, fort étroite à mesure qu'elle s'allonge dans les autres reptiles. Elle présente encore dans quelques genres des traces de ces renflemens successifs que nous avons déjà vus exister chez les poissons inférieurs, notamment dans l'amphyoxus.

Le caméléon représenté (pl. XXII, fig. 8) nous offre cette disposition qui nous paraît correspondre, comme nous l'avons dit plus haut, à une certaine indépendance relative des diverses portions de cet appareil.

Dans tous les animaux pourvus de membres il existe des renflemens à l'origine des nerfs qui se rendent à ces organes.

La moelle épinière, qui diffère peu de celle des poissons, est parcourue dans toute sa longueur par quatre sillons.

Un sillon inférieur, qui n'est interrompu dans aucune portion de son étendue, et au fond duquel on ne trouve pas d'entre-croisement des faisceaux latéraux, un sillon supérieur un peu plus profond, qui se continue en avant avec le quatrième ventricule, largement ouvert chez les crapauds et les grenouilles (fig. 6), mais qu'on découvre à peine chez les ophidiens (fig. 1).

Tout près de ce sillon médian supérieur existent de chaque côté deux sillons latéraux très superficiels, dans lesquels viennent s'implanter les origines des nerfs rachidiens. Ils se terminent en avant, en circonscrivant les pyramides postérieures placées sur les côtés du quatrième ventricule.

Les nerfs spinaux s'implantent sur la moelle par deux racines, dont les inférieures s'enfoncent dans le sillon latéral, tandis que les supérieures s'étalent à la surface de la moelle et se continuent directement avec les fibres.

L'encéphale de ces animaux ne présente pas la variété de formes qui existe chez les poissons; il offre, comme chez ces derniers, les masses principales placées à la suite les unes des autres, dans l'ordre où nous allons les étudier successivement.

Lobes cérébraux. Nous avons vu, dans les considérations générales sur les manifestations des reptiles, qu'il devait y avoir chez eux plus d'intelligence que chez les poissons. Nous trouvons, en effet, beaucoup plus développées que dans ces derniers, les parties de l'encéphale où se trouvent localisées ces fonctions.

Le volume des hémisphères cérébraux est supérieur, en effet, à celui de tous les autres ganglions céphaliques, et même l'emporte de beaucoup sur eux (pl. XXII, fig. 1, 2, 3 et 6), surtout dans les ophidiens et les chéloniens. Ils sont allongés et piriformes. La petite extrémité en avant se termine par un prolongement qui, après s'être un peu renflé, fournit les nerfs olfactifs (fig. 5, 11, fig. 6, 16).

Chez quelques amphibiens, les grenouilles, les crapauds et les salamandres, il existe en avant du lobe cérébral, un petit ganglion olfactif (fig. 4 et fig. 7 a).

Dans les ophidiens, les lobes cérébraux sont presque aussi larges que longs, et ils se terminent par d'épais nerfs olfactifs en forme de massue (fig. 1, 1).

Quand on écarte les deux lobes cérébraux, on les trouve distincts et séparés l'un de l'autre, dans les trois quarts antérieurs. Dans le quart postérieur, ils sont réunis, au moyen d'une commissure qui est analogue pour l'appareil, à la commissure molle des couches optiques de l'homme. Leur surface est lisse; cependant, chez la tortue, on voit à la partie externe comme un rudiment de la scissure de Sylvius.

L'intérieur de ces masses est pourvu d'une cavité qui se continue en avant, au moyen d'un canal, dans le lobule olfactif. Leur surface interne est parsemée de nombreux vaisseaux sanguins. Les parois sont minces, excepté la partie externe et inférieure, où l'on trouve un renflement fort analogue à ce qu'on appelle le corps strié chez l'homme.

Chaque lobe cérébral est comme implanté sur l'extrémité antérieure du faisceau antérieur correspondant.

Lobes optiques. Placés en arrière des précédens, arrondis, piriformes et parfaitement blancs, ces lobes, qui dans les poissons présentaient un volume supérieur à celui de toutes les autres parties de l'encéphale, sont, au contraire, dans les reptiles, tout-à-fait subordonnés aux précédens dont ils sont souvent moins du quart, comme on peut le voir dans la tortue (fig. 5) et le boa (fig. 1). Implantés également sur les prolongemens des faisceaux antérieurs de la moelle, ils sont réunis l'un à l'autre par une sorte de raphé qui est plus marqué en arrière qu'en avant.

Ils se rapprochent ainsi de la forme des masses optiques chez l'homme, constituée par la paire antérieure des tubercules quadrijumeaux. Cependant, outre les masses optiques proprement dites, tous les animaux de cette classe présentent une paire de ganglions plus petits, situés au devant des précédentes, qui correspondent aux couches optiques, ou ganglions des hémisphères du cerveau humain, et que Gall appelait les grands ganglions inférieurs du cerveau. Ils fournissent déjà quelques filets aux nerfs optiques qui prennent leur origine par deux racines, comme chez les poissons.

L'intérieur des lobes optiques est creusé d'une cavité qui communique de droite à gauche. Une dépression médiane et longitudinale les distingue sans les séparer, et répond à la voûte à trois piliers. La surface interne de ces lobes, ou plutôt de ces lames optiques, est lisse et très vasculaire.

Entre les ganglions des hémisphères et les lobes optiques, on remarque toujours une petite glande pinéale, qui est d'un rouge intense chez les grenouilles et les salamandres, et qui dans l'iguane adhère avec force aux veines cérébrales.

A la face inférieure, on voit l'amas de substance grise qu'on rencontre chez l'homme, dessous le chiasma des nerfs optiques, lesquels présentent un véritable entrecroisement. On y aperçoit aussi la glande pituitaire dont le volume continue à être très considérable relativement à celui du cerveau.

Le *cervelet* présente des différences de conformation très grandes dans les différens reptiles : chez le protée, l'amphisbene, le menobranchus, le crapaud, la grenouille, la salamandre, les serpens, le cervelet ne présente qu'une étroite bandelette médullaire, sur laquelle s'applique, en arrière, une lamelle vasculaire représentant le plexus choroïde du quatrième ventricule, très petit chez les ophidiens.

Chez les tortues il forme, au contraire, une masse globuleuse arrondie, dont le volume est supérieur à celui d'un des lobes optiques.

Dans les sauriens et les ophidiens, le cervelet est quelquefois plissé, une ou plusieurs fois. Dans le crocodile, il est pourvu de deux petits appendices latéraux, comme dans le squale et quelques chondro-ptérygiens.

La moelle allongée des serpens se fait encore remarquer par un fort renflement inférieur, pour lequel existe à la surface et à la base du crâne un enfoncement particulier. Ce renflement existe aussi chez les chéloniens et les sauriens.

Dans les amphibiens, la moelle allongée est encore plate comme dans les poissons, et sa largeur est supérieure d'un quart ou de moitié à celle des hémisphères.

Au dessous du cervelet et à l'origine du nerf acoustique, on trouve encore deux petits ganglions bien manifestes.

Quant aux nerfs qui émanent de ces diverses parties de l'axe cérébro-rachidien, ils sont les mêmes et ont la même disposition que chez l'homme. Cependant, quand dans certains animaux, comme le protée, qui habitent des lacs souterrains complètement privés de lumière, les organes de la vision viennent à manquer, les nerfs correspondans font également défaut.

Comme nous l'avons dit précédemment, il y a harmonie entre l'organisation d'un être et les circonstances habituelles dans lesquelles il se trouve. L'absence de l'organe de la vision, chez des êtres qui vivent dans un milieu où les rayons lumineux n'arrivent jamais, est trop importante dans notre sujet, pour que nous n'y insistions pas en passant. On trouve, en effet, dans des lacs souterrains, de la Carniole et de l'Amérique, des animaux aquatiques, poissons, reptiles et invertébrés, chez lesquels, la forme générale du corps ne diffère pas sensiblement des espèces communes, sauf l'absence d'yeux et partant de nerfs optiques. Il y a là la preuve la plus évidente des modifications que le milieu peut imprimer à son organisme ; car il est fort probable que ces animaux ont été amenés dans ces lacs par des causes géologiques, qu'ils sont les descendans d'espèces non aveugles, mais que le repos forcé dans lequel se trouvaient leurs yeux, par suite d'une obscurité complète, a dû en déterminer, à la longue, l'atrophie et la disparition.

Nous retrouverons le même fait dans des mammifères subterranéens.

Enfin, pour terminer ce qui a rapport au système nerveux des reptiles, il nous reste à dire quelques mots du système nerveux de la vie de nutrition. Le système sympathique a été peu étudié dans ces animaux, comme dans les poissons. Il présente, du reste, une disposition analogue. Il est composé de ganglions assez apparens dans la tortue bourbeuse, où Cuvier l'a décrit, qui sont unis par de doubles filets, sur les deux côtés de la colonne vertébrale.

Carus l'a étudié chez les grenouilles et en a suivi un filet fort mince qui remonte le long de la colonne vertébrale jusqu'au ganglion de la paire vague, pénètre dans le crâne et se termine sur le gros ganglion de la cinquième paire. A la partie postérieure, il présente cette particularité remarquable observée par Weber : c'est que le dernier ganglion qui est assez gros, et qui s'unit avec la seconde racine du nerf sciatique, au moyen d'un double filet de communication, n'envoie pas de commissure au ganglion correspondant de l'autre côté.

On n'a pas encore découvert ce système dans les ophidiens, quoiqu'il soit présumable qu'il ne manque pas plus dans ces animaux que partout ailleurs.

ANIMAUX A TEMPÉRATURE CONSTANTE. OISEAUX.

A tous les points de vue, la distance qui sépare les reptiles des oiseaux est énorme, et tous les efforts des classificateurs ne parviendront pas à combler cet intervalle.

Dans l'histoire géologique du globe, on a espéré trouver dans certains fossiles des types de transition. Les ptéro-dactyles ont paru répondre à ce besoin d'une série linéaire objective, et de Blainville en a fait un groupe intermédiaire. Pour nous qui prenons la question du côté physiologique, et qui cherchons à établir le rapport qui existe entre l'organisation d'un être et le milieu dans lequel il vit, nous ne concevons pas de passage de l'animal dont la température est variable, à l'animal dont la température se maintient à un degré constant, et nous ne pensons pas que les efforts musculaires qu'exige la locomotion dans un milieu gazeux, soient compatibles avec l'organisation viscérale du reptile. Nous ne craignons pas d'affirmer que si le ptéro-dactyle est un reptile aérien, le vol était dans l'existence de cet animal, un fait exceptionnel, momentané, incapable d'être long-temps soutenu, et nous comprenons alors pourquoi, une telle espèce, aussi impropre par son organisation à la locomotion terrestre qu'à la locomotion aérienne, a dû disparaître du globe, soit dans une révolution géologique, soit par suite de son impuissance à se soustraire à ses ennemis.

L'existence dans un milieu gazeux, impose à un organisme des conditions toutes nouvelles. Nous avons vu dans les deux classes que nous venons de parcourir des animaux pour lesquels la somme des dépenses musculaires est toujours très faible. Vivant dans un fluide dont la densité est égale à la leur, le déplacement des poissons exige peu de forces. Quant aux reptiles terrestres, on connait leur tendance naturelle au repos qui est pour eux une nécessité.

Dans les animaux que nous allons passer en revue, au contraire, le mouvement devient une condition de l'existence.

Le poisson glisse dans l'eau, le reptile ne fait guère que se traîner, l'animal à sang chaud se soutient et marche.

L'oiseau, pour se déplacer dans le milieu gazeux, a besoin de déployer une puissance musculaire considérable; il faut donc que sa fibre contractile reçoive, d'un sang plus riche en élémens vitaux, des excitations proportionnelles aux effets produits. Mais, de même que, dans le règne inorganique, tout mouvement ne se fait point sans production de chaleur et sans dépense de matière, il faudra dans l'oiseau une vitalité très énergique qui entretiendra la contractilité et sera, à son tour, entretenue par elle, par une action réciproque et harmonique.

L'activité organique atteint, en effet, dans la classe que nous considérons, son plus haut degré de développement. La température des oiseaux est supérieure à celle des mammifères, et l'ossification de leur squelette est bien plus complète que chez ces derniers.

L'animalité caractérisée, surtout par le mouvement, s'y manifeste par une vivacité et une agitation plus grandes que dans aucune autre classe, et les fonctions nerveuses s'y élèvent dans le même rapport.

Indépendamment de ces conditions générales et intimes, qui mettent en harmonie l'animal dans le milieu dans lequel il vit, il y a d'autres conditions secondaires que nous devons examiner rapidement.

Le maintien d'une température constante n'est plus compatible avec la nudité de la peau; aussi, se développe-t-il un système phanérique particulier qui, par son peu de conductibilité, s'oppose à des pertes de chaleur au dehors.

Pour l'équilibre et le mouvement dans l'air, le tronc se raccourcit et se ramasse, de grandes lacunes laissées entre les viscères se remplissent d'air et diminuent la densité générale; les diverses parties cessent d'être mobiles les unes sur les autres, se soudent entre elles, afin d'offrir aux membres antérieurs qui, pourvus d'appendices accessoires deviennent des rames très étendues, un point d'appui solide, soit pour les leviers, soit pour les muscles considérables qui mettent ces organes en mouvement.

En même temps et en relation avec l'étendue que parcourt l'oiseau, les sens qui reçoivent les impressions des objets éloignés acquièrent une grande perfection, tandis que ceux qui agissent au contact se trouvent encore dans un état d'infériorité relative. Pour les mêmes causes que dans le poisson, mais à un bien moindre degré, les sensations tactiles sont peu nombreuses et peu précises, quoique l'animal soit fréquemment obligé de poser sur des corps solides, et d'acquérir certaines notions de dureté et de solidité, cependant son mode d'existence ne permet pas que ces notions soient fort étendues et fort variées.

Le goût, qui est une modification du sens du toucher, ne paraît pas non plus très développé; dans beaucoup de ces êtres, en effet, la mastication est tout intérieure, et le besoin incessant d'alimentation qu'exigent leurs dépenses de mouvement, ne sauraient les rendre fort difficiles à cet égard. C'est un sens, d'ailleurs, dont il nous semble difficile de déterminer la nature chez les animaux, nous sommes habitués à le considérer à un point de vue beaucoup trop humain, modifié, perfectionné, quelques-uns disent perverti dans notre espèce par les habitudes de la civilisation. Il suffit évidemment chez l'animal qu'il puisse distinguer les substances assimilables, d'avec celles qui seraient inutiles ou nuisibles; cependant il est clair qu'il y a des préférences dans toutes les classes, pour tel ou tel aliment, indépendamment de ses qualités nutritives.

L'odorat n'acquiert une certaine perfection que dans les espèces où la nourriture carnassière se fait distinguer au loin par la nature des émanations, il est presque nul dans les granivores.

Dans tout animal, chaque mouvement spontané est l'expression d'un désir, et le résultat d'une pensée, expression en général intelligible pour tous les autres êtres chez lesquels elle éveille des sensations diverses, soit qu'ils s'y intéressent, soit qu'ils y restent indifférens. Le langage vocal n'est lui-même qu'une modification de cette mimique générale qui s'adresse au sens de l'ouïe, au lieu d'affecter celui de la vue, c'est encore le résultat d'un mouvement qui ici est lié à l'acte respiratoire.

Comme l'exercice répété de la locomotion exige une respiration très active, nous ne devons pas nous étonner de trouver une liaison constante entre ces trois faits: mouvement, respiration, langage vocal.

Les oiseaux, qui sont de tous les êtres ceux qui s'agitent le plus, qui respirent le plus, sont aussi ceux qui parlent le plus.

Au sujet du langage, dans une classe où il commence à se manifester, nous avons à examiner brièvement si ce n'est qu'une simple modalité de la motilité générale au service des instincts, ou si l'on doit admettre une faculté cérébrale qui préside aux moyens d'expression et les détermine.

Tout mouvement, traduisant au dehors une impression du dedans, devient un signe qui, en général, est compris par tous les êtres vivans susceptibles de l'apercevoir. L'intelligence universelle de ce premier langage, langage d'action par excellence, d'où tous les autres tirent leur source, serait déjà une preuve suffisante de l'uniformité des facultés cérébrales dans toute la série, si nous n'avions, pour l'établir, des manifestations spéciales de chacune d'elles.

Un grand nombre d'animaux n'ont pas d'autres moyens pour exprimer leurs émotions intérieures, traduites par des gestes et des cris naturels. Dans les classes élevées, ces premiers procédés de communication involontaire, sous l'influence des instincts sociaux surtout, sont modifiés par un travail particulier, et finissent par constituer pour chaque espèce une véritable langue, dont les sons primitifs sont toujours compris de tous, mais dont les formes secondaires ne sont accessibles qu'à la classe dans laquelle ils ont été créés.

Mais dans des animaux à intelligence égale, dont les sentimens sympathiques pour leurs semblables sont développés au même degré, il s'en faut de beaucoup que le langage ait la même étendue; et si l'on pousse l'analyse jusqu'à l'homme, chacun sait que les moyens d'expression sont fort distincts des facultés qui président à la conception, il est même remarquable de voir que ces facultés sont rarement unies; chez les uns, l'aptitude à la communication est considérable, tandis qu'elle est très faible chez les autres. La femme, comme chacun sait, se distingue à cet égard nettement de l'homme, tandis que dans d'autres espèces c'est le contraire qui a lieu.

Il faut donc admettre au sein de l'appareil cérébral un organe dont l'activité porte l'être à traduire au dehors ses impressions, qui, stimulé par les instincts et éclairé par l'intelligence, prenant à son service, parmi tous les appareils, ceux qui conviennent le mieux à ses manifestations, produit le langage oral, comme celui qui peut le plus facilement se transmettre à distance, et qui, lié à une fonction continue, est toujours, par une certaine modification de l'appareil respiratoire, à la disposition de l'animal.

Ainsi, à mesure que nous nous élevons dans l'échelle des êtres, nous voyons le caractère principal de l'animalité, le mouvement, devenir sous la dépendance de plus en plus immédiate de l'intelligence, au point de construire enfin un système de signes artificiels, mais nullement arbitraires, qui tirent leur source des signes naturels et involontaires, graduellement simplifiés et décomposés, sans cesser de devenir intelligibles.

Ce langage, d'ailleurs, est perfectible, comme l'ont fort bien remarqué des observateurs judicieux tels que Georges Leroy; mais la prépondérance humaine, sur notre planète, ne tarde pas à en arrêter le développement, comme il arrête tous les autres progrès dans les sociétés animales, qui trouvent en lui un maître ou un ennemi.

Sans doute il y a dans tous les êtres des aptitudes, des dispositions innées, ou résultant d'un perfectionnement apporté par l'hérédité dans un organisme; mais dire qu'il y a des idées innées, c'est ne pas comprendre la marche de l'éducation intellectuelle, dont les facultés méditatives, la pensée si l'on veut, ne peuvent raisonner que sur les images venues de l'extérieur ou les sensations du dedans. En un mot, il faut des matériaux pour construire, et l'esprit n'est pas soustrait à cette loi.

L'hirondelle construit toujours son nid de la même manière pour un œil peu exercé; mais ceux qui regardent de plus près, ne tardent pas à distinguer le premier nid d'un jeune couple d'avec celui d'individus plus âgés et qui n'en sont pas à leur coup d'essai.

La perfectibilité animale, soit dans les individus, soit dans les espèces, ne saurait être mise en doute. Les observations judicieuses de Georges Leroy et l'expérience journalière des chasseurs le prouvent surabondamment.

L'éducabilité, qui n'est qu'une forme de la perfectibilité, pourra être, comme chacun sait, poussée bien plus loin qu'on ne le suppose généralement, quand la connaissance suffisante des facultés cérébrales permettra de les manier avec plus d'habileté.

Après avoir considéré ces divers points de vue généraux, nous avons à passer en revue la détermination spéciale des facultés des oiseaux.

Nous ne rencontrerons rien que nous n'ayons déjà vu en germe dans les classes inférieures, nous en avons dit la raison, fondée sur l'intelligence générale des signes naturels par lesquels se traduisent les mêmes impressions chez tous les animaux.

L'instinct de la conservation individuelle ne se borne pas, comme dans les classes précédentes, à stimuler les organes de la vie de nutrition. Il commence à se manifester sous d'autres formes, par exemple, comme sentiment de propriété.

L'oiseau, en effet, a en général un domicile, qu'il a ou construit, ou amélioré suivant les circonstances et les besoins; il le défend contre tout être qui chercherait à s'en emparer.

Dans quelques espèces, dans les pies, par exemple, on doit reconnaître un sentiment de cupidité qui les pousse à faire des provisions et à s'emparer de tous les objets qu'elles rencontrent pour les transporter dans des retraites qu'elles connaissent.

Au sujet de l'instinct nutritif, et quant à l'influence qu'il exerce sur l'ensemble des autres fonctions cérébrales, il faut distinguer les animaux en deux groupes : ceux qui se nourrissent de chair de vertébrés et ceux qui se nourrissent d'insectes, de grains, d'herbes.

Les premiers, essentiellement carnivores, obligés de se nourrir d'une proie difficile à trouver, et en conséquence, presque constamment dominés par la faim, qui étouffe en eux la plupart des autres instincts, ne peuvent vivre qu'isolés sur une grande étendue de terrain qui fait leur domaine.

Les sentimens sociaux, qui se trouveraient toujours en lutte avec les besoins de la vie, rendent leur réunion impossible, sauf passagèrement, pour attaquer leur proie en commun, ainsi que le font les vautours.

Aussi, ce qu'il y a de plus saillant chez les rapaces, ce sont les facultés qui servent le plus spécialement à la satisfaction de l'appétit.

L'instinct destructeur, constamment stimulé par le précédent, les rend essentiellement farouches.

Les qualités pratiques y sont fort nettes dans les diverses espèces. Courage chez les uns, tels que les aigles, les faucons, qui s'attaquent hardiment à toute espèce d'animal; prudence chez les autres qui, comme les milans et les vautours, n'engagent de luttes qu'avec des animaux plus faibles qu'eux et préfèrent même les cadavres.

Chez les espèces qui sont moins bien douées sous le rapport de la locomotion, c'est par la persévérance qu'elles arrivent à pourvoir à leur alimentation. On sait que le héron, par exemple, restera des heures entières immobile au bord d'un ruisseau, attendant qu'un poisson vienne à passer à sa portée.

Pour les espèces omnivores, au contraire, une nourriture ordinairement toujours abondante et trouvée sans peine, en les laissant dans une sécurité complète sous le rapport de leur alimentation, permet en eux l'exercice et le développement des penchans sociaux qui, se combinant avec les instincts personnels, déterminent des actes dont le caractère participe à la fois de cette double influence.

Ainsi, l'instinct sexuel et l'attachement sont dans les êtres deux sentimens bien distincts; seul, le premier n'est que brutal, et le second n'a nul besoin du premier, quoiqu'il soit souvent provoqué par lui. Mais quand ils sont combinés, ils produisent ces sociétés monogames des oiseaux, soit temporaires, soit permanentes, qui nous offrent de si touchans exemples de dévouement et de fidélité réciproques.

Probablement ces couples ne s'apparient pas au hasard, il y a des préludes, des caresses, des agaceries qui indiquent un certain choix comme certaines conditions dans leurs amours. La femelle conserve toujours une réserve qui procède ici de la crainte, et qui, dans l'espèce humaine, assistée de la vanité ou de l'orgueil, deviendra la pudeur.

Puis, sous l'influence des réactions viscérales produites par la conception, un nouvel instinct s'éveille, l'instinct maternel dont nous avons déjà trouvé des germes ailleurs, mais qui, dans les oiseaux, atteint son plus haut degré de puissance. C'est surtout à cette époque, où toutes les facultés de l'animal sont surexcitées et mises au service de l'amour de la progéniture, qu'il faut étudier ces êtres, pour remarquer combien les instincts sympathiques élèvent les facultés intellectuelles d'un être vivant. C'est là en effet une loi que la série animale confirme pleinement. Du moment que l'existence d'un être cesse d'être purement personnelle, soit dans l'individu à l'époque des amours, soit dans les espèces constamment sociables, les actes révèlent une intelligence qui ne comporte jamais l'état d'égoïsme. C'est ainsi que les constructions de nids les plus remarquables sont exécutées par les oiseaux où la sociabilité est le plus développée. Les nids des carnassiers ne sont que de grossières ébauches.

Tous ces faits sont suffisamment connus pour qu'il nous suffise de les indiquer en passant.

L'instinct destructeur se manifeste dans beaucoup d'espèces où on ne peut pas le rapporter au besoin de satisfaire la nutrition. Les perroquets, par exemple, prennent plaisir à détériorer tout ce qui les approche, à mordre par caprice ou par colère.

Quant à l'instinct industriel, son existence ne saurait faire aucun doute.

D'autres sentimens personnels, mais déjà plus relevés, apparaissent dans certains cas :

L'orgueil, ou le besoin de domination, chez les espèces polygames, où les mâles ne supportent pas de rivaux ; la vanité, ou le besoin d'approbation, dans les perroquets, les paons, etc.

Parmi les penchans sociaux, nous avons déjà cité l'attachement qui franchit les bornes de l'espèce, comme on peut le constater dans les volières, et surtout vis-à-vis de l'homme.

La vénération dont Gall faisait à si juste titre le principal lien de toute société, qui consiste à savoir se subordonner librement à un chef plus fort et plus habile, est manifeste chez les oiseaux voyageurs.

Si nous arrivons maintenant aux facultés intellectuelles, sans chercher autre chose qu'à constater leur existence, nous les trouvons toutes en germe.

La contemplation concrète, ou relative aux êtres, qui fait que l'oiseau, embrassant l'ensemble des caractères d'un individu, sait le distinguer de ses semblables et des autres, y est aisément constatable.

Et comme les chasseurs savent très bien que les mêmes oiseaux ne se laissent pas reprendre deux fois aux mêmes piéges, qu'ils ne se laissent pas approcher quand ils ont une fois l'expérience du danger, que les pies en particulier se tiennent toujours hors de la portée d'un fusil, il faut bien admettre en eux un certain degré d'abstraction relatif aux événemens ou phénomènes qui dépendent des objets de leur observation. Ils ont une idée abstraite, non pas de tel homme qui les a poursuivis, mais de l'homme, comme leur ennemi. Il y a des oiseaux, au contraire, qui à cet égard sont complétement stupides.

Quant à leurs facultés méditatives, il faut bien qu'ils procèdent par comparaison dans toute abstraction opérée par eux, et qu'ils coordonnent les notions acquises, dans toute opération entreprise dans un but plus ou moins éloigné.

Le langage enfin, dont nous avons déjà parlé, résume toutes ces facultés, comme il en est la plus haute expression.

Quant aux qualités pratiques, le courage, la prudence, la persévérance, elles ont déjà été indiquées.

Il n'entre pas dans notre plan de donner plus de détails sur cette partie psychologique, il nous suffisait d'en tracer les points principaux, laissant à chacun le soin de les compléter par ses observations personnelles, et d'expliquer tous les actes animaux et volontaires, par la combinaison de ces diverses facultés fondamentales.

La volonté, la mémoire, l'attention, le jugement, etc., comme Gall l'a parfaitement démontré, ne sont pas des facultés élémentaires, ce sont des phénomènes complexes. Les véritables moteurs cérébraux, ce sont les instincts dont l'activité, tantôt spontanée, tantôt déterminée, produit un acte volontaire ou non. L'attention n'est que l'exercice d'une des facultés de contemplation, fortement fixée sur un objet sous l'impulsion d'un sentiment personnel ou social.

La mémoire est une combinaison des diverses fonctions intellectuelles de conception, assistée des signes, etc.

Ce sont des résultats, des produits, et non pas des facultés primordiales.

Il nous resterait à montrer dans le cerveau de l'animal la place de chacun des agens de ces diverses manifestations; mais c'est là le problème de l'avenir ; quant à présent, il commence à peine à devenir abordable, parce que la physiologie cérébrale exigeait, pour être fondée, des conditions que ce n'est pas le lieu d'exposer ici, mais qui ne sont remplies que depuis peu d'années.

Quoi qu'il en soit, nous allons passer en revue les principales particularités que présente le système nerveux cérébro-spinal des oiseaux.

La classe des oiseaux a toujours présenté aux zoologistes classificateurs de grandes difficultés. Sous cette seule condition que le milieu habité par eux comporte beaucoup moins de variété que le sol lui-même, il en résulte que le type diffère peu entre les plus élevés et les derniers de cette série. Mais dans ces limites fort rapprochées, il faut placer un nombre extrêmement considérable d'espèces qui, dès lors, ne sont pas séparées par des caractères bien tranchés.

Cette similitude dans les formes extérieures se traduit en dedans par une grande uniformité dans le système nerveux cérébro-spinal.

Jusqu'à présent la moelle épinière avait surpassé le cerveau en poids et en volume, il n'en est plus de même maintenant. L'encéphale devient la partie prépondérante, sa forme globuleuse, sa largeur, établissent une ligne de démarcation bien tranchée avec la prolongation spinale.

La moelle épinière s'étend encore dans toute la longueur de la colonne vertébrale, mais sa portion caudale est très courte, en rapport, du reste, avec le peu de développement du squelette à la partie postérieure. Elle s'amincit considérablement en arrivant aux vertèbres coccygiennes. Sa forme est cylindrique et présente deux renflemens, l'un antérieur, plus petit, qui correspond à l'origine des nerfs qui se rendent aux ailes ; l'autre postérieur, beaucoup plus considérable, d'où sortent les nerfs des membres pelviens, qui présente cette particularité, qu'à sa partie dorsale, le canal de la moelle s'élargit d'une manière fort remarquable, de sorte que les cordons médullaires finissent par le séparer, comme à la région du quatrième ventricule, et qu'on aperçoit sur ce point un amas de la liqueur du canal médullaire renfermé dans la pie-mère. Cet enfoncement sur la moelle épinière des oiseaux a reçu le nom de *sinus rhomboïdal*.

Elle présente dans toute sa longueur un sillon médian antérieur, un sillon médian postérieur, et deux sillons latéraux vers lesquels se dirigent les racines spinales des nerfs rachidiens. Un canal central le parcourt dans toute son étendue.

Plusieurs anatomistes, Haller, Cuvier, Carus, Leuret, ont comparé le poids relatif de l'encéphale et de ses diverses parties. En examinant le rapport de l'encéphale avec la masse générale du corps, nous allons voir se manifester cette loi, applicable aux vertébrés à sang chaud, sur laquelle nous nous étendrons surtout à propos de la classe suivante, et qui consiste en ce que la masse de l'encéphale est d'autant plus considérable relativement à la masse du corps, que l'animal est plus petit. En effet, si nous prenons quelques oiseaux pour fixer les idées, voici ce que nous donne cette comparaison :

Le poids de l'encéphale est au poids du corps

dans une Mésange	comme 1 est à	12.
Serin		14.
Pinçon.		19.
Rouge-gorge.		23.
Perruche.		23.
Pie mâle		44.
Perroquet.		45.
Pigeon.		91.
Canard sauvage . . .		107.
Faucon.		160.
Canard.		202.
Poule		257.
Oie		377.
Autruche		467.

On comprend de reste que de semblables mesures ne peuvent donner que des résultats approximatifs, surtout pour les animaux domestiques, qui acquièrent son développement cellulo-graisseux qu'on ne rencontre pas dans la vie sauvage.

Si nous prenons maintenant les rapports du poids du cervelet et de la moelle allongée au cerveau, d'après Leuret, nous trouvons les proportions suivantes :

	Rapport du cervelet au cerveau.		Rapport de la moelle allongée au cerveau.	
Pie femelle. . . .	1 est à	11. 33. . . .	1 est à	5.
Pie mâle.		10. 6. . . .		4. 2.
Perroquet amazone .		8. 6. . . .		6. 66.
Perruche femelle. .		7. 5. . . .		6.
Serin femelle . . .		7. . . .		2. 33.
Oie.		5. . . .		6. 4.
Perdreau		5 . . .		1. 53.
Alouette.		5. . . .		2. 5.
Poule.		4. . . .		1.
Coq		3. 41. . . .		2. 04.

Il est clair qu'il n'y a aucune conclusion à tirer de semblables déterminations.

On a pris également des rapports linéaires, celui, par exemple, du diamètre transverse du cerveau au diamètre longitudinal de cet organe. Il serait,

		Rapaces.		Carnassiers insectivores.		Frugivores.
d'après Venzel, comme	1 est à	0. 70.	1 est à	0. 84.	1 est à	0. 97.
M. Serres,		0. 67.		0. 78.		0. 82.
M. Lalut,		0. 67.		0. 84.		0. 80.

Si nous rapportons ces résultats de recherches, c'est surtout pour établir ce fait, que la notion de volume et de forme ne peut, en physiologie, conduire à rien de précis, ou du moins donner seulement des indications tellement générales qu'elles sont extrêmement vagues par cela même. De telles déterminations, auxquelles on attache encore beaucoup trop d'importance, témoignent de l'inutilité des mesures géométriques, dans une question essentiellement vitale.

A mesure que le cerveau prend un plus grand développement il se porte en arrière et tend à recouvrir de plus en plus les parties postérieures. Aussi chez le pigeon, chez la poule, chez la buse, les lobes optiques restent encore très à découvert. Dans le pluvier, le vanneau, le coucou, le loriot, le merle, l'autour, les lobes optiques sont en partie cachés par les hémisphères ; enfin, ceux-ci recouvrent complétement et dépassent même les autres, dans le corbeau noir, le pic vert, le canard domestique, le canard sauvage, la sarcelle, mais surtout dans la pie, les perroquets et les geais.

Ce qui mérite surtout d'être remarqué dans l'encéphale des oiseaux, c'est que ses trois masses principales ne sont plus disposées à la suite les unes des autres, comme nous l'avons vu dans les deux classes précédentes : on aperçoit une subordination beaucoup plus marquée entre elles, provenant surtout des hémisphères cérébraux et du cervelet, qui acquièrent des dimensions prédominantes.

La *première masse*, ou *cerveau*, est représentée par les hémisphères encore presque complétement lisses. Cependant à la partie inférieure de ces lobes, la plupart des oiseaux présentent une légère dépression qui indique un rudiment de scissure de Sylvius. Chez le canard, la pie et surtout chez le perroquet, on trouve à la partie supérieure du cerveau une dépression profonde qui semble être l'origine d'une circonvolution antéro-postérieure que nous verrons plus tard dans les mammifères.

Ces deux lobes sont plus ou moins pyriformes ; la partie interne de chacun d'eux, par laquelle ils sont en contact, est plane et on y aperçoit une membrane mince et rayonnée. Si on les écarte l'un de l'autre, on constate entre eux plusieurs commissures, l'une antérieure et inférieure, touchant le chiasma des nerfs optiques, et une autre petite et molle, située au-dessus de la précédente, et que Meckel considère comme un rudiment du corps calleux dont elle représenterait le genou.

La troisième est située un peu en avant des couches optiques.

Ces lobes présentent des cavités qui ont beaucoup d'ampleur, mais qui sont très rapprochées de la surface ; les ouvertures qui leur servent d'entrée sont tournées en arrière et bouchées par un petit plexus choroïde. Dans l'intérieur de ces cavités il y a un gros renflement qui correspond au corps cannelé des ventricules latéraux du cerveau humain.

A l'extrémité antérieure de ces lobes, naissent toujours les deux nerfs olfactifs, au moyen de deux renflemens qui se prolongent en arrière et en dessous, par des bandelettes médullaires qu'on aperçoit à la base du cerveau.

La deuxième masse cérébrale où les lobes optiques commencent, comme nous l'avons dit plus haut, à être cachés par les hémisphères ; pour en suivre et en reconnaître l'existence du reptile à l'oiseau, il faut prendre pour moyen terme le cerveau d'un embryon d'oiseau un peu avancé. On aperçoit alors, derrière les hémisphères encore peu développés, les lobes optiques appliqués l'un contre l'autre, tandis que dans l'oiseau arrivé à l'état adulte les lobes antérieurs recouvrent généralement ces derniers.

Les masses optiques, qu'on voit du reste parfaitement dans l'encéphale des gallinacés, sont placées plus bas, et plus rejetées sur les côtés chez l'oiseau que chez le reptile, ce qui tient, du reste, à l'amplitude plus grande des hémisphères. Cependant elles sont encore unies par une lame médullaire qui correspond au toit de l'aqueduc de Sylvius dans le cerveau humain. Leur intérieur est creusé d'un ventricule qui s'ouvre sous la commissure dans l'aqueduc de Sylvius. Leurs faces internes et externes sont revêtues d'une grande quantité de substance médullaire et par là, comme par leur volume relatif, inférieur à celui des autres parties de l'encéphale ; elles se rapprochent des tubercules quadrijumeaux antérieurs du cerveau humain, quoique ceux-ci soient beaucoup plus petits.

« Quant à ce qui concerne les ganglions des hémisphères, dont les physiologistes ont d'ailleurs donné des interprétations fort différentes, dès qu'on considère avec attention la série des formations cérébrales plus ou moins perfectionnées, il devient tout à fait hors de doute qu'ils correspondent parfaitement aux couches optiques dans le cerveau humain. Ici également ils sont traversés par les faisceaux fibreux qui vont de la moelle allongée aux hémisphères, et forment des masses plates, entre lesquelles descend l'entrée qui mène à l'entonnoir. On doit principalement signaler un faisceau fibreux extérieur et latéral, qui tourne autour d'eux, de haut en bas et de dehors en dedans, et qui finit par se répandre dans la radiation des grands ventricules latéraux (dont il a été parlé précédemment). Dans les espèces où les hémisphères sont très volumineux, comme dans quelques passereaux et palmipèdes, la surface de chacun d'eux offre une élévation grise : il y en a deux chez l'autruche, d'après Cuvier. C'est aussi sur eux, à l'issue antérieure de l'aqueduc, et au confluent des vaisseaux veineux du cerveau, que se trouve la glande pinéale qui tient solidement à ces vaisseaux, et qui parfois, comme dans le pigeon, se compose de plusieurs segmens, mais qui, la plupart du temps, est simple et de forme conique. On rencontre en outre, à la face inférieure de la seconde masse cérébrale, un petit amas de substance grise, et à l'extrémité d'un court entonnoir (comme dans les classes précédentes et chez l'homme lui-même), la glande pituitaire qui repose dans une fosse assez profonde de la base du crâne et dont le volume, proportionnellement à celui du cerveau, est un peu moins considérable qu'il ne l'était précédemment. » (Carus.)

Quant au cervelet, il présente chez les oiseaux, beaucoup d'analogie avec le *vermis superior*, ou partie moyenne du même organe chez les mammifères. Chez quelques poissons cartilagineux et chez quelques reptiles, il présente des rudimens de plis qui deviennent, dans cette classe, très apparens et divisent l'organe en lamelles dont le nombre varie de seize à trente.

Il ne présente pas encore de lobes latéraux, car on ne peut pas appeler de ce nom deux petits appendices qui débordent à droite et à gauche les faces externes de cet organe. On doit plutôt considérer ces appendices comme les analogues de ce que Reil appelle les *flocons*. Avec cette absence de lobes latéraux du cervelet coïncide l'absence du pont de Varole, dont cependant, on a trouvé quelques traces dans l'autruche et le casoar. La moelle allongée forme au-dessous du cervelet un renflement considérable, sur lequel on distingue clairement les divers faisceaux pyramidaux.

Quant aux nerfs, il faut signaler le volume extraordinaire des nerfs optiques, en harmonie avec la vision puissante de ces êtres. Ils prennent leur origine sur le contour extérieur des masses optiques et présentent, au niveau de l'entonnoir, un entre-croisement complet.

Les autres nerfs cérébraux et les nerfs rachidiens ne présentent rien de spécial, si ce n'est, pour ces derniers, les ganglions, proportionnellement très volumineux, de leurs racines sensitives.

Le grand sympathique est bien plus développé dans cette classe que dans la précédente ; il présente des ganglions correspondant, à chaque trou vertébral, avec des filets de communication dont la disposition est la même que chez l'homme. Cette chaîne ganglionnaire présente, dans la région cervicale des oiseaux, une disposition fort remarquable. Au lieu d'être placée, comme chez les autres animaux, sur les muscles antérieurs du cou, elle se trouve logée de chaque côté, dans le canal formé par les apophyses transverses des vertèbres où l'on a assez de peine à le découvrir et qui a été, pour la première fois, observé par Weber. Carus a vu, chez un faucon où ce canal se termine sur la troisième vertèbre cervicale, que la chaîne cessait aussi au même endroit, et se terminait par un petit filet qui allait s'anastomoser avec le nerf vague et les nerfs de la cinquième et de la sixième paire.

Les connexions transversales inter-ganglionnaires sont simples.

MAMMIFÈRES.

L'harmonie des êtres avec le milieu s'établit de deux manières fort différentes. Chez les animaux à température variable, tels que les poissons et les reptiles, la vitalité est en rapport direct avec l'élévation ou l'abaissement de la chaleur environnante. Ce rapport, au contraire, paraît inverse chez les vertébrés à température constante. Les premiers subissent les influences extérieures et s'y conforment ; les seconds réagissent sur elles avec d'autant plus d'énergie, qu'elles sont elles-mêmes plus actives. Ainsi, quand on examine la distribution géographique des vertébrés à la surface du globe, on ne tarde pas à remarquer que les reptiles vont en diminuant de nombre et manifestent moins d'activité, des contrées chaudes vers les contrées froides, tandis que c'est à peu près l'inverse pour les mammifères, surtout si l'on y comprend l'homme.

Le milieu extérieur est donc loin d'agir dans des conditions identiques sur les uns et sur les autres. Aussi, la nature complete d'un animal ne peut-elle résulter que de la combinaison de son organisme avec l'ensemble des influences qui agissent sur lui.

Nous avons vu dans l'oiseau se manifester au plus haut degré la vitalité animale caractérisée par le mouvement, et la vitalité organique, caractérisée par une température supérieure à celle de tous les autres êtres.

Comment donc la classe des mammifères se trouve-t-elle supérieure à celle des oiseaux, quoique ces deux conditions se rencontrent chez eux à un moindre degré ?

C'est encore là une question d'harmonie entre l'organisme et le milieu.

Quoique la locomotion soit moins énergique et la chaleur du sang moins élevée chez le mammifère, celui-ci présente dans l'ensemble de ses facultés animales un équilibre qui n'existe pas dans l'oiseau.

Prenons les sens, par exemple : chez l'animal qui habite l'air, un seul sens a besoin d'être extrêmement développé, et il l'est en effet, c'est celui qui peut donner les notions les plus étendues des objets éloignés.

Tous les autres sens semblent sacrifiés à celui de la vision, ou plutôt, par la loi du balancement des organes et des fonctions, l'organe de la vue absorbe presque complétement les autres organes sensoriels qui, en effet, sont peu développés, comme nous l'avons vu plus haut.

Dans le mammifère il n'en est plus ainsi en général; par cela seul qu'il habite un sol où les accidens divers sont infiniment variés, son simple déplacement à la surface fait naître en lui, à chaque pas, des notions différentes et qui s'adressent à tous les sens. Le toucher est continuel et s'exerce par l'extrémité des membres où il est fort délicat, au moins chez les animaux dépourvus de sabots. Les rencontres avec les objets qu'il faut éviter sont bien plus fréquentes que dans la locomotion aérienne, où l'oiseau n'a en général rien qui l'arrête. Le quadrupède sonde, pour ainsi dire, à chaque instant, le terrain, tandis que l'oiseau se laisse aller confiant dans la puissance de ses ailes.

L'odorat placé, par la disposition du corps, dans le voisinage continuel du sol, perçoit mille sensations qui échappent nécessairement à l'oiseau.

L'ouïe est éveillée constamment par une foule de bruits qui résultent du choc des corps solides, mais qui ne s'étendent pas à une grande distance.

Quant au goût, nous avons dit, à propos des oiseaux, comment il était difficile pour nous d'en juger; mais la constitution de la bouche des mammifères permet de supposer qu'il doit être infiniment plus parfait dans cette classe que dans la précédente.

Il y a encore un élément qu'il faut faire entrer en ligne de compte, c'est le volume relatif; sans qu'on doive lui attacher plus d'importance qu'il n'en mérite, on doit toujours cependant le considérer comme un symptôme de supériorité, d'après cette harmonie constante qui existe entre les différentes parties d'un être.

De cette comparaison générale, entre les deux types animaux dans lesquels la température est constante, il résulte ce fait, qui doit être considéré comme le point de départ de toute théorie psychologique: un être présente un développement intellectuel d'autant plus grand, qu'il est susceptible de recevoir par les sensations plus de notions du monde extérieur. La loi générale de l'harmonie synthétique des organismes nous indique que les facultés méditatives, qui combinent les perceptions pour éclairer les actes, doivent se trouver en rapport de développement avec ces facultés perceptives.

Quand une sensation arrive du cerveau, elle ne s'y fixe pas comme sur une plaque daguerrienne, pour produire une image objective; elle y est transformée, décomposée par les organes de la méditation, en même temps qu'elle éveille quelque sentiment ou quelque instinct.

La mémoire n'est que la reproduction de cette image affaiblie par une opération inverse. C'est alors un désir qui sollicite à fonctionner l'organe méditant, celui-ci recompose subjectivement l'image précédemment venue du dehors, et produit le souvenir, qui est un acte beaucoup plus complexe qu'on ne le pense généralement.

Tous les êtres se souviennent, donc tous présentent les mêmes agens de la mémoire.

C'est chez les mammifères que ce phénomène existe au plus haut degré, c'est donc en eux que l'intelligence totale est le plus développée.

Nous avons vu pour les oiseaux que le langage devait conduire aux mêmes conclusions. Cette aptitude, au premier abord, paraît être à un moindre degré dans la classe qui nous occupe; mais si nous combinons tous les élémens de la question, si surtout nous prenons celle-ci dans toute sa généralité, nous verrons qu'il n'en est rien.

Si l'organe vocal est moins employé, en revanche, tous les autres moyens de communication le sont beaucoup plus, ce qui tient à ce que le mammifère a la face, les membres et la queue bien plus mobiles que l'oiseau, de sorte que la mimique supplée ici à l'imperfection de la voix dont le besoin, dès lors, est beaucoup moins senti.

L'harmonie générale de l'être avec le milieu et des différentes parties de l'organisme entre elles se trouvant ainsi ébauchée, nous pouvons passer à la détermination spéciale des facultés des mammifères. Nous devons avertir d'abord que nous ne trouverons rien de nouveau, qu'une plus grande perfection dans l'accomplissement de chacune des fonctions cérébrales.

Et d'abord, l'intégrité de l'organe central d'harmonisation est bien plus nécessaire au mammifère qu'à l'oiseau. On sait en effet, par des expériences établies sur ces derniers, qu'ils peuvent vivre encore fort long-temps après qu'on leur a enlevé des parties même importantes du cerveau. Dans le mammifère, au contraire, la concentration de l'organisme est telle, qu'aucune partie ne peut être enlevée dans l'appareil cérébro-spinal, sans que l'animal n'en meure rapidement.

Nous n'insisterons pas sur les instincts fondamentaux de conservation de l'individu ou de l'espèce, parce que leur existence et leur spontanéité ne sauraient être mises en doute, cependant nous devons faire à ce sujet une remarque en passant.

En vertu de leur importance supérieure, la spontanéité des trois instincts fondamentaux, nutritif, sexuel, maternel, n'est jamais complétement pure de toute excitation extérieure. L'ensemble de l'organisme, par la sensation composée du besoin de réparation matérielle, tient toujours le premier en éveil. Le second, à certaines époques, est fortement sollicité par les organes viscéraux correspondans. L'instinct maternel, qui existe cependant chez les mâles, quoiqu'à un faible degré, où on est porté à le confondre avec l'attachement, se manifeste surtout dans les femelles par la réaction que lui imprime, après la gestation, l'activité de la sensation mammaire.

Pour les autres facultés, nous chercherons, dans les actes les mieux connus de ces animaux, à les constater par l'analyse.

Et d'abord, établissons une distinction nécessaire entre les carnassiers et les herbivores ou omnivores. Les instincts étant les mêmes chez les uns et les autres, ils ne diffèrent guère entre eux que sous le rapport de leurs qualités pratiques, le courage devant être prédominant dans les premiers, la prudence chez les seconds.

Pour les carnassiers, les instincts égoïstes de la nutrition difficiles à satisfaire, si leurs réunions sont nombreuses, doivent absorber les instincts sociaux, que les mêmes sentimens de conservation personnelle et de défense mutuelle doivent, au contraire, resserrer chez les herbivores, où ils ne sont pas en hostilité trop prononcée avec les besoins d'une alimentation beaucoup plus facile.

Dans le premier cas, il y a concours passager pour la chasse, dans le second, il y a concert permanent pour la résistance.

Le genre chien et toutes ses variétés, le loup, le chacal, le renard, nous offrent, parmi les animaux qui se nourrissent de chair, à peu près les seuls exemples d'une sociabilité réelle. Dans les pays déserts, ces diverses espèces se réunissent en troupes nombreuses, ils chassent en commun, et ne craignent pas d'attaquer les sangliers, les taureaux et même les lions et les tigres.

C'est à ces instincts sociaux que l'homme doit d'avoir pu se les attacher de façon à en faire d'utiles auxiliaires. Beaucoup d'animaux peuvent être soumis, soit par la crainte, soit par l'égoïsme, qui leur fait trouver dans la fréquentation de l'homme des avantages que leur état sauvage ne leur fournirait pas, le chat est de ce nombre, mais le chien reconnait en l'homme un maître et un ami. Cette sympathie, qui va jusqu'à un dévouement sans bornes, ce désir de plaire à l'homme, qui va jusqu'à supporter, sans chercher à s'y soustraire, des châtimens souvent injustes, produisent, par leur réaction sur l'intelligence, des effets incroyables s'ils n'étaient vulgaires. L'attachement des chiens se porte également sur d'autres animaux, mais il n'est jamais aussi vif, car il s'y joint, vis-à-vis de l'homme, un sentiment de vénération marqué.

Il est rare de voir retomber les chiens dans les fautes pour lesquelles on les a punis, et quand pareille chose leur arrive, ils savent par leurs gestes et leurs cris en implorer le pardon. Ils ont le sentiment de leurs devoirs et de leurs droits. M. Dureau de Lamalle raconte qu'au collége de La Flèche quatre gros mâtins étaient employés à tour de rôle pour tourner la broche. Ces chiens connaissaient parfaitement leur tour de service, et se révoltaient constamment lorsqu'on voulait les contraindre à une corvée qui devait être acquittée par un de leurs camarades. M. Arago a été témoin d'un acte semblable dans une auberge. C'est là un fait qui résulte d'une combinaison d'idées très complexes.

Parmi les hommes qui ont le mieux observé les animaux, Georges Leroy est certainement le plus recommandable de tous, et nous ne saurions mieux faire que d'en citer quelques passages.

« Dans les lieux où ses besoins (le loup) se trouvent en concurrence avec les désirs de l'homme, la nécessité continuelle d'éviter les piéges qu'on lui tend et de pourvoir à sa sûreté, le contraint d'étendre la sphère de son activité et de ses idées à un bien plus grand nombre d'objets. Sa marche, naturellement libre et hardie, devient précautionnée et timide; ses appétits sont souvent suspendus par la crainte; il distingue les sensations qui lui sont rappelées par la mémoire, de celle qu'il reçoit par l'usage actuel de ses sens. Ainsi, en même temps qu'il évente un troupeau enfermé dans un parc, la sensation du berger et du chien lui est rappelée par la mémoire et balance l'impression actuelle qu'il reçoit par la présence des moutons; il mesure la hauteur du parc, il la compare avec ses forces, il juge de la difficulté à le franchir lorsqu'il sera chargé de sa proie, et il en conclut l'inutilité ou le danger de la tentative. Cependant, au milieu d'un troupeau répandu dans la plaine, il saisira un mouton à la vue même du berger, surtout si le voisinage du bois lui laisse l'espérance de s'y cacher avant d'être atteint. »

« Les précautions relatives à la sûreté exigent plus de prévoyance, c'est-à-dire un plus grand nombre de faits gravés dans la mémoire; il faut ensuite comparer tous ces faits avec la sensation actuelle que l'animal éprouve, juger du rapport qu'il y a entre ces faits et la sensation, enfin, se déterminer d'après le jugement porté. Toutes ces opérations sont absolument nécessaires et, par exemple, on aurait tort de croire que la crainte qu'excite un bruit soudain fût, pour la plupart des animaux carnassiers, une impression purement machinale. L'agitation d'une feuille n'excite dans un jeune loup qu'un mouvement de curiosité; mais le loup instruit, qui a vu le mouvement d'une feuille annoncer un homme, s'en effraie avec raison, parce qu'il juge du rapport qu'il y a entre ces deux phénomènes. »

« Il peut arriver que l'idée de ce rapport entre le mouvement d'une feuille et la présence d'un homme, ou de tel autre objet soit très vive et réalisée par différentes occasions : alors elle s'établira dans la mémoire comme idée générale. Le loup se trouvera sujet à la chimère et à de faux jugemens; et si ces faux jugemens s'étendent à un certain nombre d'objets, il deviendra le jouet d'un système illusoire qui le précipitera dans une infinité de démarches fausses, quoique conséquentes aux principes qui se seront établis dans sa mémoire. Il verra des piéges où il n'y en a point, la frayeur, déréglant son imagination, lui représentera, dans un autre ordre, les différentes sensations qu'il aura reçues, et il en composera des formes trompeuses auxquelles il attachera l'idée abstraite du péril. C'est en effet ce qu'il est aisé de remarquer dans les animaux carnassiers, partout où ils sont souvent chassés et continuellement assiégés d'embûches. Le chasseur en suivant les pas d'un animal, ne cherche qu'à découvrir le lieu de son rembûchement; mais le philosophe y lit l'histoire de ses pensées » (Georges Leroy, *Lettres philosophiques*).

Il faudrait citer tout entier cet admirable livre, où les actes des animaux sont analysés avec tant de profondeur et de modestie, par un homme qui passait sa vie au milieu des bois.

... Sous le rapport de l'instinct sexuel: « ... On sait cependant qu'il entre dans la conduite de la louve une sorte de coquetterie qui est commune à toutes les femelles dans toutes les espèces : elle entre en chaleur la première, elle dissimule ou même refuse assez long-temps ce qu'elle désire, et il est vraisemblable qu'il entre du choix dans son association, car elle s'enfuit avec celui qui reste son mari et se dérobe aux autres prétendans; alors, et pendant tout le temps de la gestation, elle demeure avec celui qu'elle a adopté ou qui l'a conquise, et ensuite ils partagent ensemble les soins de la famille. »

« Les couples chassent ensemble, et le secours qu'ils se prêtent rendent leurs chasses plus faciles et plus sûres. S'il est question d'attaquer un troupeau, la louve va se présenter au chien qu'elle éloigne en se faisant poursuivre, pendant que le mâle insulte le parc et emporte un mouton que le chien n'est plus à portée de défendre. S'il faut attaquer quelque bête fauve, les rôles se partagent en raison des forces : le loup se met en quête, attaque l'animal, le poursuit, et le met hors d'haleine, lorsque la louve, qui d'avance s'était placée à quelque détroit, le reprend avec des forces fraîches, et rend, en peu de temps, le combat trop inégal. »

« On voit combien de telles actions supposent de connaissances, de jugemens et d'inductions. Il paraît même difficile que des conventions de cette nature puissent s'exécuter sans un langage articulé. » (*Loc. cit.*)

Un des premiers effets de l'industrie par laquelle le renard est supérieur au loup, c'est de se creuser un terrier qui le met à l'abri des injures de l'air, et lui sert en même tems de retraite. Pour s'épargner de la peine, il s'empare ordinairement de ceux qu'habitent les lapins, il les en chasse et s'y établit. Lorsque quelque raison le détermine à changer de pays, son premier soin est d'aller visiter tous les terriers dont la position peut lui convenir, surtout ceux qui ont été anciennement habités par des renards. Il les nettoie successivement, et ce n'est qu'après les avoir tous parcourus qu'il se fixe à la fin. Il en parcourt en peu de temps tous les alentours à une assez grande distance. Il prend connaissance des villages, des hameaux, des maisons isolées et il évente les volailles; il s'assure des cours où l'on entend des chiens et du mouvement, et de celles où le repos règne; il reconnaît les haies et les lieux couverts qui pourraient, en cas de péril, favoriser son évasion. Cet attirail de précautions, tant de possibilités prévues supposent nécessairement beaucoup de faits déjà connus. Lorsqu'il s'est bien assuré que la tranquillité règne dans une basse-cour, il y pénètre, et alors, s'il n'est point troublé, il en profite pour multiplier les meurtres et il emporte tout ce qu'il a tué, jusqu'à ce que les approches du jour lui fassent craindre moins d'assurance pour sa retraite. Il amasse ainsi des vivres pour plusieurs jours et cache avec soin tous les restes pour les retrouver au besoin.

La chasse n'est pas toujours l'objet de ses recherches : la prévoyance le pousse à prendre des connaissances plus sûres et plus étendues du pays qu'il habite. Il revient souvent aux terriers qu'il a nettoyés d'abord, il en fait le tour avec beaucoup de précaution, il y entre et en examine avec soin les différentes issues, il s'approche par degrés des objets qui lui sont nouveaux; toute nouveauté lui est d'abord suspecte, et chacun de ses pas vers l'objet indique la défiance et l'examen. Jamais il ne se laisse prendre deux fois aux mêmes piéges, et si, poussé par l'appétit, il s'enhardit jusqu'à s'en approcher, il parviendra à saisir l'objet de sa convoitise sans s'exposer.

Si toutes les gueules de son terrier sont fermées par des piéges, le renard les évente, les reconnaît, et plutôt que d'y donner il s'expose à la faim la plus cruelle. Cette frayeur qui retient l'animal n'est alors ni machinale ni inactive, il n'est point de tentative qu'il ne fasse pour s'arracher au péril; tant qu'il lui reste des ongles, il travaille à se faire une nouvelle issue par laquelle il échappe souvent aux embûches du chasseur. Si quelque lapin enfermé avec lui dans le terrier vient à se prendre à l'un des piéges, ou si quelque autre hasard le détend, l'animal juge que la machine a fait son effet, et il y passe hardiment et sûrement. La seule passion qui fasse oublier au renard une partie de ses précautions ordinaires, c'est la tendresse pour sa famille : la nécessité de la nourrir, lorsqu'elle est enfermée dans le terrier, rend le père et la mère, mais surtout celle-ci, plus hardis qu'ils ne le sont pour eux-mêmes, et cet intérêt pressant leur fait souvent braver le péril.

Les animaux qui ne peuvent se défendre que par la fuite emploient un art véritable à se soustraire, par toutes sortes de ruses, à leurs ennemis. Mais ces ruses ne sont jamais que le résultat de l'expérience qu'ils ont acquise, et il leur a fallu une certaine combinaison d'idées pour arriver à en faire usage. Les chasseurs savent très bien que si la fuite d'un jeune cerf est simplement directe, celle d'un vieil animal se complique, au contraire, d'une foule de tentatives pour mettre les chiens en défaut.

D'autres animaux, tels que les chamois, les lapins, qui vivent en troupes nombreuses, commettent à la sécurité commune des sentinelles qui les avertissent de l'approche d'un ennemi.

Les bœufs sauvages, lorsque quelque péril les menace, ou qu'ils sont attaqués par de grands carnassiers, se forment en bataillon circulaire, hérissé de tous côtés par leurs cornes, et au centre duquel sont placés les femelles et les petits.

Un animal qui de tout temps et à juste titre a attiré l'attention et la sympathie humaine, c'est l'éléphant, qui est presque vénéré dans certains pays. Les actes qu'il exécute, l'éducation dont il est susceptible, les qualités morales qu'on ne saurait lui refuser, le placent au premier rang des animaux intelligens.

Enfin, les singes nous montrent mieux que dans toute autre espèce toutes les passions humaines, telles qu'on pourrait les trouver dans l'enfant mal élevé.

Quand ils sont réunis en société, leurs jeux sont, tantôt des caresses mutuelles, tantôt des espiégleries et des méchancetés sans nombre. Si on y introduit un nouvel arrivant, celui-ci deviendra d'abord le jouet de tous les autres, après que ceux-ci, toutefois, se seront assurés de sa force. C'est pourquoi le premier mouvement du nouveau venu sera de montrer les dents, suivant la longueur desquelles les autres jugeront du point jusqu'où ils peuvent pousser leurs mauvais traitemens à son égard.

Cependant, si le nouveau venu est faible, il trouve dans quelques espèces des protecteurs qui le défendent.

L'instinct maternel est très développé chez eux et se manifeste par des soins et des caresses de tout genre. Les mères font la toilette de leurs petits; malgré les cris de ces derniers, elles les portent à la rivière, les débarbouillent, les essuient, les sèchent. Au défaut de la mère, le père se charge de l'éducation de l'enfant.

Non-seulement ils exécutent avec leurs mains, si admirablement conformées, une foule d'actes délicats, mais ils savent aussi se servir d'instrumens, de bâtons par exemple, qu'ils tiennent fort adroitement, et dont ils se servent comme de leviers, ou comme moyens d'attaque et de défense.

Nous n'en finirions pas si nous voulions parler de tous les actes des animaux qui témoignent de l'intelligence et de la réflexion, nous terminerons en racontant un dernier fait observé par M. Geoffroy Saint-Hilaire au Muséum d'Histoire naturelle.

Cet éminent naturaliste avait chez lui un orang-outang qui, quand l'heure du dîner était venue, avait l'habitude d'ouvrir la porte de la chambre où il prenait ses repas en compagnie de plusieurs personnes. Comme la clef était trop élevée au-dessus du sol pour qu'il puisse l'atteindre, il se suspendait à une corde, et au moyen d'un balancement il parvenait à la saisir. Un jour on fit trois nœuds à la corde qui se trouva alors trop courte. L'orang, après avoir fait une épreuve infructueuse, se plaça au-dessus des nœuds et les dénoua successivement. Si on lui mettait entre les mains un trousseau de clefs, il les essayait successivement, jusqu'à ce qu'il trouvât celle dont il avait besoin.

Ces exemples nous suffisent pour nous montrer que s'il y a, dans les mammifères, les mêmes instincts et les mêmes facultés que dans les oiseaux, ces manifestations animales sont portées bien plus loin dans les premiers que dans les seconds.

Tout acte volontaire est en lui-même un phénomène très complexe, toujours produit sous l'impulsion d'un moteur affectif, éclairé par un travail intellectuel, et déterminé par une qualité pratique. Le besoin d'en instituer l'analyse élémentaire a été compris de tous les temps et a été tenté par tous les philosophes. Mais c'était là un des plus difficiles problèmes de la science, et la solution ne pouvait surgir que d'une double série d'observations instituées d'une part sur l'étude comparative des animaux, de l'autre, sur l'histoire du développement humain individuel et collectif dont la théorie positive, souvent ébauchée à des points de vue spéciaux, ne pouvait arriver que de nos jours à sa phase scientifique.

Il était réservé au puissant et synthétique penseur qui a posé les lois de ce développement social, d'instituer enfin cette analyse élémentaire des facultés supérieures. Nous ne saurions mieux faire que de placer ici ce lumineux tableau de l'âme, par M. Auguste Comte (1), au moyen duquel on peut décomposer tout acte volontaire dans ses divers élémens cérébraux : impulsion, conseil et exécution.

(1) *Traité de Politique positive*, par Auguste Comte.

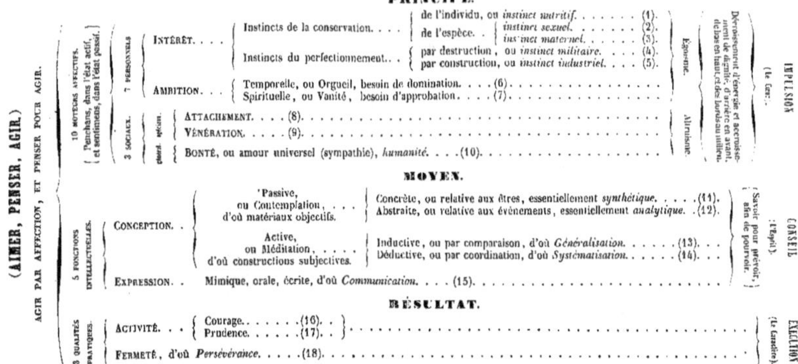

(AIMER, PENSER, AGIR.)
AGIR PAR AFFECTION, ET PENSER POUR AGIR.

PRINCIPE.

10 MOTEURS AFFECTIFS. (Penchans, dans l'état actif, et sentimens, dans l'état passif.)

7 PERSONNELS
- INTÉRÊT. . . .
  - Instincts de la conservation. . . .
    - de l'individu, ou *instinct nutritif*. . . . . . . (1).
    - de l'espèce. . { *instinct sexuel*. . . . . . . (2). / *instinct maternel*. . . . . . (3).
  - Instincts du perfectionnement. . { par destruction, ou *instinct militaire*. . . . (4). / par construction, ou *instinct industriel*. . . . (5).
- AMBITION. . . { Temporelle, ou Orgueil, besoin de domination. . . . (6). / Spirituelle, ou Vanité, besoin d'approbation. . . . (7).

Égoïsme.

3 SOCIAUX.
- spécial. { ATTACHEMENT. . . . (8). / VÉNÉRATION. . . . . (9).
- général. { BONTÉ, ou amour universel (sympathie), *humanité*. . . . (10).

Altruisme.

Décroissement d'énergie et accroissement de dignité, d'arrière en avant, de bas en haut, et des bords au milieu.

IMPULSION (le Cœur).

MOYEN.

5 FONCTIONS INTELLECTUELLES.
- CONCEPTION. .
  - Passive, ou Contemplation, . . . d'où matériaux objectifs. { Concrète, ou relative aux êtres, essentiellement *synthétique*. . . . .(11). / Abstraite, ou relative aux événements, essentiellement *analytique*. .(12).
  - Active, ou Méditation, ... d'où constructions subjectives. { Inductive, ou par comparaison, d'où *Généralisation*. . . . . .(13). . . / Déductive, ou par coordination, d'où *Systématisation*. . . . . .(14). . .
- EXPRESSION. . Mimique, orale, écrite, d'où *Communication*. . . . (15).

Savoir pour prévoir, afin de pourvoir.

CONSEIL (l'Esprit).

RÉSULTAT.

3 QUALITÉS PRATIQUES.
- ACTIVITÉ. . . { Courage. . . . . . .(16). . / Prudence. . . . . .(17). .
- FERMETÉ, d'où *Persévérance*. . . . .(18).

EXÉCUTION (le Caractère).

Mais si la physiologie cérébrale, ébauchée par Cabanis, Georges Leroy et Gall, se trouve enfin fondée par M. Auguste Comte, il s'en faut de beaucoup que l'anatomie lui corresponde. La localisation des facultés dans des organes spéciaux pour constituer l'appareil encéphalique, tentée par le génie de Gall, est encore loin d'être accomplie d'une façon positive. On n'a pu encore, à cet égard, qu'instituer des hypothèses, suffisantes pour diriger les recherches, mais qui n'ont point encore reçu la confirmation de l'expérience.

Le système nerveux a été étudié sous divers points de vue par les anatomistes. M. Bourgery, dans un beau mémoire qui trouve naturellement ici sa place, a considéré un des côtés de la question, celui de la quantité, et a comparé les masses relatives des divers organes encéphaliques.

Voici ce mémoire qui a été lu à l'Académie le 23 septembre 1844 :

« Jusqu'à présent on a très mal pris, à ce qu'il me semble, la question de la masse relative du système nerveux dans l'ensemble de l'organisation, tous les auteurs s étant contentés de rechercher le rapport, en poids, de l'encéphale avec le corps en son entier. Il ne s'agit pas, en effet, de savoir ce que pèse l'encéphale par rapport au plus ou moins de liquides, de graisse, de poils, etc., ou même, eu égard aux nombreux organes de l'appareil locomoteur, os, cartilages, tissus fibreux, sans en excepter les muscles, qui ne reçoivent que des nerfs assez petits et pourtant représentent la plus grande partie du poids de l'animal.

Partant de ce principe, que j'ai posé ailleurs, que le système nerveux, agent de toutes les fonctions, les représente toutes matériellement, l'objet essentiel de ce travail est de déterminer les rapports du système nerveux avec lui-même, par la comparaison des divers appareils dont il se compose.

A prendre la question dans toute son immense étendue, aucun problème n'est plus complexe que celui de la mensuration des organes nerveux. A la pesanteur absolue de la substance nerveuse, il faudrait ajouter sa pesanteur spécifique, son volume, et donner pour chaque organe l'étendue relative, en surface et en épaisseur, les deux substances blanche et grise; toutes questions sur lesquelles j'aurai à revenir plus tard. Mais ces rapports, déjà très difficiles à déterminer, et qui donneraient lieu à tant de recherches, étant obtenus, on ne serait encore fixé que sur la question physique de la *quantité* de la matière nerveuse; resterait, en physiologie, à en apprécier la *qualité*, c'est-à-dire les *aptitudes*, l'*harmonie fonctionnelle* et l'*activité*, conditions de manifestation bien plus importantes, mais d'une observation encore bien autrement complexe. Pour commencer, abordant cette question si ardue par son côté le plus accessible, armé simplement de la balance, j'espère montrer que la quantité en poids absolu fournit déjà des résultats assez satisfaisans pour encourager de nouvelles recherches dans toutes les autres directions de la science.

Le travail que j'ai l'honneur de présenter à l'Académie se compose de deux parties :

1° Déterminer les rapports, en pesanteur absolue, des organes nerveux de l'homme et de quelques animaux mammifères, et en déduire les conséquences qui ressortent naturellement des faits.

2° Établir, dans l'espèce humaine, les rapports de volume et de pesanteur absolue et relative des mêmes organes, entre l'homme adulte, la femme, l'enfant et le vieillard.

C'est la première partie qui fait l'objet de ce mémoire, ayant besoin pour l'autre, d'un grand nombre de faits que je m'occupe actuellement de recueillir.

Parmi les observations qui ont été faites pour déterminer le poids de l'encéphale humain en son entier, je ne prendrai, comme étant les plus concluantes, que celles des anatomistes qui ont expérimenté sur un grand nombre de sujets. M. Parchappe, sur 29 hommes adultes; M. Longet, sur 22; M. Lélut aussi, sur des masses. Ces observateurs ont trouvé, pour le poids moyen de l'encéphale : M. Parchappe, $1^{k}323$; M. Lélut, $1^{k}320$; M. Longet, $1^{k}318$; dont pour le cerveau, 1,155, 1,170 et 1,050, et pour le cervelet, $0,179^{g}$ et 0,176. Je ne relève, pour les deux premiers, une petite erreur en trop, de 11 et de 20 grammes, que parce qu'elle me paraît porter sur le cervelet, que je n'ai jamais trouvé excédant 145 grammes. Au reste, je fais remarquer que ces anatomistes n'ont pas retranché du cerveau le prolongement céphalique de l'axe cérébro-spinal. M. Longet s'est montré plus précis, car son poids de $1,050^{g}$ ne représente que les hémisphères cérébraux, moins toutefois le corps calleux, ce qui explique la différence entre son chiffre et celui de 1,095g que je vais donner plus loin. Quoi qu'il en soit, la moyenne de 1,320g de ces trois anatomistes, concordant parfaitement avec celle de 1,321g que j'ai obtenue provisoirement sur douze encéphales d'hommes, je les réunis d'autant plus volontiers, pour les appréciations de ce travail, que c'est comme s'il avait été fait d'après environ 80 sujets.

Pour la division de la masse encéphalo-rachidienne, je l'ai séparée en autant de parties qu'il s'en présente anatomiquement, auxquelles la physiologie soit à peu près arrivée à distinguer des fonctions différentes : 1° la moelle épinière ; 2° le bulbe rachidien ; 3° la protubérance avec ses pédoncules cérébelleux et cérébraux, les tubercules quadrijumeaux, les couches optiques et corps striés, considérés ensemble comme le prolongement céphalique de l'axe cérébro-spinal, ou séparés en trois portions ; puis 4° le cervelet, et 5° les hémisphères cérébraux. La séparation de la couche optique avec le corps strié est un élément qui manque de précision, car ces ganglions se confondent avec les hémisphères cérébraux. Toutefois, ne pouvant les abstraire puisque, sans être bien fixés sur leurs fonctions, on croit savoir au moins que ce ne sont pas des organes proprement psychologiques chez l'homme, ou instinctifs chez l'animal, j'ai dû les détacher dans leur saillie ventriculaire en rasant à plat la surface cérébrale. Cette observation faite, j'entre en matière.

Sur douze hommes adultes, la moyenne de l'encéphale en son entier étant de 1,321 grammes, les hémisphères cérébraux y figurent en moyenne aussi pour 1,095g ; le cervelet, pour 141g ; le prolongement céphalique de l'axe cérébro-spinal, pour 85g, dont les couches optiques et les corps striés représentent 57g, et le bulbe rachidien avec la protubérance et ses quatre demi-pédoncules, 28g. La moelle, épinière qui n'a été pesée que sur quatre sujets, a donné en moyenne 26 grammes.

En tirant de ces faits ce qu'ils offrent de signification positive,

Dans l'homme, les hémisphères cérébraux, les organes propres des manifestations psychologiques, renferment une masse nerveuse qui est, par rapport aux autres appareils :

Quatre fois celle de tout le reste de la masse encéphalo rachidienne (0,272g).

Près de *cinq fois* celle de tout le reste de l'encéphale (0,226g).

Neuf fois celle du cervelet, organe présumé de la coordination des mouvemens.

Près de *treize fois* celle de la tige céphalique de la moelle épinière, réunissant les organes des sens, moins l'olfactif, ceux de transmission de la sensibilité générale et des volitions, et ceux aussi de la portion chimique de la respiration.

Dix-neuf fois celle des couches optiques et des corps striés, peu connus dans leurs fonctions physiologiques, que l'on rapporte à la vision et aux mouvemens, mais en tout cas, distincts de la masse proprement psychologique, et, anatomiquement au moins, nœud de concentration des sensations et des volitions.

Trente-neuf fois celle du bulbe rachidien et de l'isthme de l'encéphale, représentant les organes de l'ouïe et du goût, la sensibilité et le mouvement de toute la face et d'une partie du cou, et, de plus, la respiration et les diverses fonctions du pneumo-gastrique.

Quarante-deux fois celle de la moelle épinière, cordon de conductibilité et d'incitation de la portion physique de la respiration et aussi de la sensibilité et des mouvemens de tout le corps, les viscères mêmes compris.

Je crois pouvoir ajouter aussi que la proportion de la substance nerveuse des hémisphères cérébraux est peut-être encore plus considérable relativement aux nerfs eux-mêmes, c'est-à-dire aux deux appareils nerveux périphérique et ganglionaire. On sait, en effet, que la matière nerveuse proprement dite de ces organes n'est qu'une fraction assez faible de leur masse totale, presque, entièrement formée par les gaînes isolantes névrilématiques, renfermées à l'infini les unes dans les autres.

Après avoir montré les rapports des diverses parties de la masse encéphalo-rachidienne, dans l'homme considéré isolément, voyons ce qu'ils vont nous donner relativement, dans l'homme et dans quelques mammifères comparés entre eux.

Quant aux nombres qui fixent les poids relatifs des organes nerveux, il est évident que je les donne tels que je les ai obtenus, sans rien préjuger sur les légères différences qu'ils peuvent offrir d'un animal à un autre de la même espèce, comme il s'en présente également dans l'homme.

Poids absolus, exprimés en grammes, de l'encéphale et de différentes parties, comparés dans l'homme et quelques mammifères.

	Bulbe rachidien et isthme de l'encéphale.	Couches optiques et corps striés.	Cervelet.	Hémisphères cérébraux.	Encéphale en son entier.
Homme adulte.	0, 028	0, 057	0, 141	1, 095	1, 321
Poids moy. de 2 chev. .	0, 051	0, 064	0, 072	0, 404	0, 591
Chien de moyen. taille.	0, 008	0, 009	0, 010	0, 072	0, 099
Petit chien de 2 ans. .	0, 0045	0, 005	0, 007	0, 037	0, 0535
Chat de 1 an.	0, 003	0, 0035	0, 0045	0, 021	0, 0325
Veau pesant 76 kilogr.	0, 028	0, 034	0, 052	0, 211	0, 325
Mouton.	0, 010	0, 010	0, 012	0, 057	0, 089

D'après ce tableau, les hémisphères cerébraux sont au reste de l'encéphale (tige céphalique de la moelle et du cervelet)

Dans l'homme.	comme	1	est à	0, 206
— le chien de moyenne taille.	: :	1	:	0, 375
— le petit chien.	: :	1	:	0, 446
— le cheval.	: :	1	:	0, 463
— le chat.	: :	1	:	0, 523
— le veau.	: :	1	:	0, 540
— le mouton	: :	1	:	0, 561

Comme on le voit, la prédominance des hémisphères cérébraux ou, par ceux-ci, de l'encéphale entier sur les centres nerveux des sens, de la sensibilité générale et des mouvemens, énorme dans l'homme, tombe brusquement à une moyenne très inférieure dans les animaux et, parmi ceux-ci, diminue graduellement du chien au cheval, puis au chat, au veau et au mouton, suivant un rapport physique et anatomique, qui représente assez bien les différences physiologiques que nous sommes à même d'observer entre ces animaux. Ainsi, les hémisphères qui forment quatre fois en poids le reste de l'encéphale dans l'homme, en sont plus du double dans le chien et le cheval, moins du double dans le chat, le veau et le mouton. La différence, qui est de 2 à 1 de l'homme au chien, n'est plus que de 1/5e à 1/10e en plus, du chien et du cheval sur le veau et le mouton.

En outre, il est remarquable que le cervelet ne décroisse pas autant que les autres organes, et se maintienne dans une proportion plus uniforme, relativement aux hémisphères cérébraux, comme s'il existait entre eux quelque analogie de fonctions.

Un deuxième rapport est celui des hémisphères cérébraux de l'homme comparés avec ceux des animaux.

Leur poids, qui est de 1095 grammes dans l'homme, étant pris pour unité, ces hémisphères sont, à ceux des animaux :

Pour le cheval.	comme	1	est à	0, 378
— le veau.	: :	1	:	0, 193
— le chien de moyenne taille. .	: :	1	:	0, 075
— le mouton.	: :	1	:	0, 050
— le petit chien de 2 ans. . .	: :	1	:	0, 034
— le chat de 1 an.	: :	1	:	0, 019

Il est évident que le poids total de l'animal est pour beaucoup dans la différence de ces rapports, vu la quantité de substance cérébrale étrangère aux fonctions instinctives, et proportionnelle aux masses et aux surfaces des diverses parties du corps, qui est nécessitée pour l'incitation musculaire, la sensibilité générale et les fonctions organiques. C'est comme cela que le chien semble moins bien partagé que le veau. Mais si ses hémisphères cérébraux, 1/14e de ceux de l'homme, ne sont absolument que les 2/5e de ceux du veau, il reprend son avantage quand on considère qu'il ne pèse que le 1/5e (15^k 5^g) de ce dernier, dont le poids total de 76^k est celui de l'homme pour des hémisphères cérébraux cinq fois moins pesans. Au contraire, le chien l'emporte beaucoup sur le mouton, quoique avec un poids total, près de moitié moindre. Au reste, un exemple comparatif montre la valeur de ces différences. Un petit chien griffon de deux ans et un chat d'un an, sensiblement de même poids, ont offert :

	Cervelet.	Hémisphères cérébraux.	Encéphale entier.
Le chien. . . .	7 gr.	37	53
Le chat. . . .	4 5	20	32

C'est-à-dire que les masses nerveuses du chat n'étaient que les 3/5e de celles du chien. Cette différence, je l'avoue, me paraît plus considérable qu'on ne devait s'y attendre; mais peut-être aurait-elle diminué, après quelques mois, d'une proportion assez notable si, comme on peut le supposer, les organes du jeune chat n'avaient pas encore atteint tout leur développement.

Pour un troisième rapport, si l'on fait un même groupe des hémisphères cérébraux et du cervelet, qui semblent inséparables, et qu'on les compare, dans l'homme et les animaux, avec la tige céphalique de la moelle épinière, on obtient :

	POIDS des hémisphères et du cervelet réunis.	POIDS de la tige céphalique.	RAPPORT de la tige céphalique aux hémisphères et au cervelet réunis
Homme.	1238	85	0, 069
Chien de moyenne taille .	82	17	0, 207
Le petit chien.	44	9, 5	0, 216
Cheval.	478	115	0, 242
Chat.	25, 5	6	0, 235
Veau.	263	62	0, 236
Mouton.	69	20	0, 290

Ici encore, les rapports entre les systèmes nerveux sont très significatifs. Celui de l'homme avec le chien, l'animal le plus favorisé, est comme 3 est à 1. Le chat et le veau semblent s'offrir de pair. Quant au cheval, s'il semble relégué un peu plus bas, cela tient à la proportion beaucoup plus considérable de substance nerveuse, tant de l'hémisphère que de la tige centrale, nécessaire pour la masse musculaire et l'activité des mouvemens de ce noble animal.

Au reste, aux hémisphères et au cervelet, on pourrait, si la séparation en était plus facile, réunir la couche superficielle de la protubérance qui les unit entre eux et avec la moelle, car il est remarquable à quel point son volume, chez l'homme, l'emporte sur celui qu'elle offre dans les animaux, où elle figure comme un cordon d'étranglement entre le bulbe rachidien et les quatre pédoncules. Cette prédominance relative de la protubérance, dans l'homme, ne semblerait-elle pas indiquer qu'elle participe de la supériorité des nobles organes qu'elle réunit?

Un quatrième rapport, dans l'homme et les animaux, a pour objet le poids du cervelet comparé avec celui des hémisphères cérébraux pris pour unité. Il est :

dans l'homme.	: :	1	:	0, 129
le chien de moyenne taille.	: :	1	:	0, 140
le petit chien.	: :	1	:	0, 189
le cheval.	: :	1	:	0, 178
le chat	: :	1	:	0, 214
le veau.	: :	1	:	0. 246
le mouton.	: :	1	:	0, 210

On voit que dans l'homme, et après lui le chien et le cheval, le poids du cervelet, par rapport au cerveau, se soutient beaucoup plus fort que dans les autres animaux. Parmi ces derniers, par une singularité qui n'existe que pour le cervelet, le mouton semble l'emporter sur le chat et le veau; mais il est évident que cela ne tient pas à la masse plus considérable du cervelet, mais au contraire, à l'infériorité relative du cerveau.

Un cinquième rapport montre, dans l'homme et les animaux, le poids de la tige céphalique de la moelle épinière, bulbe rachidien, protubérance, pédoncules cérébraux, couches optiques et corps striés, comparé avec celui des hémisphères cérébraux :

dans l'homme.	: :	1	:	0, 078
le chien de moyenne taille.	: :	1	:	0, 236
le petit chien de deux ans.	: :	1	:	0, 256
le cheval.	: :	1	:	0, 284
le chat de un an.	: :	1	:	0, 309
le veau.	: :	1	:	0, 293
le mouton.	: :	1	:	0, 351

D'après ce tableau, l'homme est le seul qui offre une supériorité si grande du poids du cerveau sur celui de la tige céphalique représentant les organes des sens, de la sensibilité générale et du mouvement. Sa proportion décroît ensuite assez régulièrement du chien au mouton, sauf le veau; mais peut-être cette apparence de supériorité relative de ce dernier sur le chat ne dépend-elle que de ce que la tige céphalique n'avait pas pris encore tout son développement proportionnel, eu égard à celui du cerveau.

Pour terminer, il ne me reste plus qu'à représenter les divers systèmes nerveux, réduits parallèlement à une unité commune.

Tableau de la fraction comparative que représente chaque organe nerveux dans l'homme et les animaux, le poids de l'encéphale entier de chacun d'eux étant exprimé par 1000.

	HOMME.	CHIEN MOYEN.	PETIT CHIEN.	CHEVAL.	CHAT.	VEAU.	MOUTON.
Moelle épinière	19. 68	». »	». »	». »	». »	». »	». »
Bulbe rachidien et isthme de l'encéphale	21. 20	80. 81	84. 11	86. 29	93. 75	86. 15	112. 36
Couches optiques et corps striés	43. 15	90. 91	93. 46	108. 29	109. 37	104. 62	112. 36
Cervelet	106. 73	101. 01	130. 84	121. 83	140. 63	160. »	134. 83
Hémisphères cérébraux	828. 92	727. 27	691. 59	681. 59	656. 25	649. 23	640. 45
	1000. »	1000. »	1000. »	1000. »	1000. »	1000. »	1000. »
dont { hémisphères cérébraux et cervelet	935. 65	828. 28	822. 43	805. 42	796. 88	809. 23	775. 28
dont { tige céphalique	64. 35	171. 72	177. 47	194. 58	203. 12	190. 77	224. 72
	1000. »	1000. »	1000. »	1000. »	1000. »	1000. »	1000. »

Il n'y a, pour ainsi dire, aucune observation à faire sur ce dernier tableau, qui montre de lui-même les rapports de pesanteur dans lesquels sont entre eux les différens organes d'un même encéphale, et la proportion relative qu'ils affectent les uns à l'égard des autres, dans la comparaison des divers organismes. Les chiffres qui n'accusent de l'homme, à l'animal, que de un à deux dixièmes pour la supériorité de poids des hémisphères sur les centres nerveux de la sensibilité et des mouvemens montrent, par cela même, la loi générale qui préside à l'organisation des animaux mammifères. Mais, au contraire, ces nombres sont impropres à exprimer la différence réelle, énorme de l'homme à l'animal, et beaucoup plus faible d'un animal à un autre, qui ne peut ressortir que de la comparaison des poids absolus, comme nous l'avons vu plus haut.

Tous ces faits étant établis, le résultat le plus général de ce travail et qui me paraît d'un grand intérêt, c'est que les organes nerveux, agens des fonctions, et dont les organes proprement dits ne sont que les expansions matérielles ou les appareils élaborateurs, exigent, pour leurs manifestations, une masse de substance nerveuse d'autant plus considérable que les fonctions elles-mêmes sont plus spontanées, plus indépendantes des lois de la physique et de la chimie générales, et que, loin de pouvoir s'aider de ces lois, elles doivent tout créer en dehors et malgré la résistance du milieu physique.

En sens contraire, la masse nerveuse est de moins en moins considérable à mesure que l'organe, exerçant des actions graduellement physiques, puis chimiques, peut se faire aider par l'action des lois générales de la nature et que, du reste, il les applique sur de la matière déjà plus élaborée par l'organisme à son usage.

A ce point de vue, les deux grands appareils nerveux vont nous présenter huit sortes de fonctions exercées par des masses nerveuses graduellement décroissantes. Pour plus de clarté, nous ne ferons porter cet examen que sur le système nerveux de l'homme, dans lequel celui de l'animal se trouve compris, quant à ses fonctions organiques, et dominé dans ses manifestations cérébrales de toute la hauteur qui sépare l'humble instinct sans conscience de lui-même, de l'intelligence raisonnée qui se connaît.

En preuve des propositions énoncées ci-dessus :

La masse nerveuse totale, attribuée à l'organisme pour ses fonctions, est absorbée presque en entier par l'appareil de relation cérébro-spinal qui constitue proprement l'animal, prend l'initiative de tous les actes, pour approprier la matière à l'organisme, et requiert, pour ses fonctions physiques, un nombre considérable d'organes dont la masse ne forme pas moins que les 2/3 du poids de tout le corps. Évidemment, c'est parce qu'il agit de toute manière sur le milieu physique et sur l'organisme, que le système cérébro-spinal offre une masse si considérable, le volume des organes nerveux étant proportionné aux deux conditions qu'ils doivent remplir : avant tout la spontanéité de leurs fonctions, puis la nature et le degré de l'action qu'ils exercent sur les corps extérieurs, par les sens, pour acquérir une notion exquise de leurs phénomènes, et par les mouvemens, pour vaincre partout les résistances de la loi physique.

Dans l'appareil nerveux cérébro-spinal se distinguent quatre sortes de fonctions :

1° La masse nerveuse est énorme pour les manifestations psychologiques de l'homme, et instinctives de l'animal, par leur nature spontanée, les plus éloignées des lois de la physique et de la chimie générales. Nous voyons plus haut que cette masse est, chez l'homme, supérieure, comme je le démontrerai plus tard, elle est environ le quintuple de celle de tout le reste du système nerveux cérébro-spinal et ganglionaire. Les instincts de l'animal ne paraissent exiger en poids et sauf la question différentielle de qualité, que du 5e au 6e environ, de la masse de substance nerveuse nécessaire aux manifestations psychologiques de l'homme.

2° Après l'appareil psychique de l'homme, et instinctif de l'animal, où le cerveau proprement dit se présente, par la masse proportionnelle de substance nerveuse, le cervelet, organe de coordination des mouvemens, qui en exprime l'harmonie métaphysique; mais peut-être aussi, siége de quelque fonction inconnue plus rapprochée de celles du cerveau.

3° A un degré plus bas, viennent les organes qui exercent pour les centres nerveux, et en quelque sorte imprègnent de la vie, des actions physiques. D'abord les nerfs des sens spéciaux, les plus volumineux de tous en eux-mêmes et par leurs bulbes d'origine, eu égard à leurs organes; puis les nerfs de la sensibilité générale, beaucoup plus forts que ceux des mouvemens, dans une même paire; les uns et les autres destinés à nous traduire en impressions propres à l'organisme, les phénomènes du monde extérieur et quelques-uns de ceux du corps lui-même.

4° Enfin au dernier terme, la fonction purement physique du mouvement, qui a pour objet de dominer la loi de la pesanteur, est commandée par les nerfs les plus petits du système cérébro-spinal.

5° A l'appareil de relation, psychique dans l'homme, instinctif dans l'animal, et en même temps, physique dans tous les deux, succède, pour le volume des nerfs, l'appareil intermédiaire ou physico-chimique de la respiration, qui transforme immédiatement un gaz, c'est-à-dire, de la matière brute en matière vivante. Cette importante fonction, comme je l'ai démontré dans un autre mémoire, mesure à chaque instant, dans tous les animaux, quoique d'une manière inégale suivant le sexe et l'âge, la somme de forces dont dispose l'organisme. Aussi la masse de substance nerveuse où elle puise son action est-elle encore très considérable : 1° pour l'harmonie physique avec la pression de l'atmosphère ambiante, une grande partie de la moelle épinière, les deux nerfs phréniques et treize paires des nerfs musculaires du tronc; les onze intercostales, à partir de la seconde et les deux premières paires lombaires, qui concourent perpétuellement à la respiration pendant le sommeil comme dans la veille; 2° pour l'acte chimique respiratoire, les deux grands nerfs pneumo-gastriques et leurs anastomoses cervicales avec le grand sympathique.

Après l'appareil physico-chimique respiratoire, viennent les fonctions purement chimiques du système nerveux ganglionaire, où nous allons voir aussi la somme de la substance nerveuse diminuer avec l'intensité des actions organiques.

6° En premier lieu, l'*appareil digestif* qui commence le système ganglionaire, témoigne par la nature différente, le nombre et le volume beaucoup moins considérable de ses nerfs, qu'il ne travaille plus que sur de la matière déjà préalablement organisée, ou qui a vécu dans d'autres organismes.

L'abondance des nerfs y diminue graduellement, de l'orifice d'entrée vers l'orifice de sortie, à mesure que la matière organisée, d'abord étrangère à l'individu, s'y trouve plus élaborée pour ses fonctions.

En avant de l'appareil digestif, les organes qui lui apprêtent l'aliment ont encore besoin du concours du système nerveux cérébro-spinal, mais dans une proportion très inférieure à l'appareil respiratoire, puisqu'elle se borne, pour la mastication, à quelques rameaux du facial, à la branche motrice du trijumeau et à l'hypoglosse, pour la langue et ses muscles auxiliaires; et, pour la déglutition, au spinal et à quelques rameaux des paires cervicales.

L'*estomac*, qui exerce, pour une première élaboration, une double fonction chimique et encore un peu physique, a besoin: 1° comme le poumon, de nerfs très abondans fournis par le tronc mixte, cérébro-spinal et ganglionaire du pneumo-gastrique, renforcé par les anastomoses dorsales du grand sympathique; 2° de petits plexus partiels accompagnant les artères, et fournis par les ganglions solaires.

Au-dessous, les nerfs du tube digestif, proprement ganglionaires, pour les fonctions purement de chimie vivante, ne proviennent plus que du plexus solaire.

A l'*intestin grêle* appartient le plexus mésentérique supérieur, le plus fort de tous ceux qui proviennent des ganglions solaires, mais dont les nerfs sont beaucoup moins considérables que ceux du pneumo-gastrique à l'estomac.

Enfin le *gros intestin* est commandé par le plexus mésentérique inférieur, beaucoup plus faible que l'autre pour une fonction moins active. A son orifice cutané, où intervient une fonction physique d'expulsion, il reçoit des nerfs de mouvement.

7° Après l'appareil digestif, les glandes et les membranes, qui n'opèrent que sur le sang, ou le liquide vivant propre à l'individu, et déjà confectionné à son usage par l'ensemble de l'organisme, ont des nerfs ganglionaires encore plus petits.

8° Enfin, les nerfs ganglionaires de nutrition dans tous les tissus, qui ne font plus, en quelque sorte, que mettre en place les élémens déjà tout préparés par l'organisme, sont tellement déliés, que leurs troncs principaux, sur les artères, sont à peine visibles.

CONCLUSIONS.

De l'ensemble de ce travail, il me paraît que l'on peut tirer les conclusions suivantes:

1° De même que, dans l'homme, comme il ressort de tous les travaux de la science moderne, l'étendue et la variété de l'intelligence sont généralement en proportion de la quantité anatomique de la substance cérébrale, sauf les conditions physiologiques de la texture; de même aussi, chez les animaux, la précision et la lucidité des instincts paraissent en rapport avec la quantité de la matière cérébrale dans chacun d'eux, sauf également la question de qualité entre les individus d'une même espèce.

2° La somme des instincts, chez les animaux comparés entre eux, est d'autant plus grande que le poids proportionnel des hémisphères cérébraux, et peut-être aussi du cervelet, est plus considérable par rapport à celui des centres nerveux de l'axe cérébro-spinal. Ce sera l'objet d'un autre mémoire, de montrer que la supériorité relative du cerveau et du cervelet est encore bien plus grande pour la somme des facultés psychologiques chez l'homme.

3° La vie n'étant que l'harmonie, dans l'accord et l'antagonisme, c'est-à-dire une lutte perpétuelle des organismes contre le milieu physique, le système nerveux, l'agent matériel de la vie, exerce trois sortes de fonctions: les premières spontanées ou propres à l'être vivant, et qui ne peuvent ressortir uniquement de l'action des lois générales de la nature; les secondes, physiques, les troisièmes, chimiques, qui se nuancent, d'un groupe à l'autre, par des fonctions mixtes intermédiaires.

Les fonctions spontanées indiquent la destination de l'être vivant; les autres établissent, pour l'entretien du corps matériel, ses rapports avec les lois de la chimie et de la physique générales.

Ces conditions posées:

En dehors de toute question de la qualité relative de substance:

1° Une masse nerveuse cérébrale, qui est quatre fois celle de tout le reste des organes encéphalo-rachidiens, est exigée pour les manifestations psychologiques de l'homme.

2° Les instincts de l'animal, sortes d'intermédiaires, à ce qu'il semble, plus rapprochés de l'action physique des sens que de l'intelligence de l'homme, ne requièrent que cinq ou six fois moins de la substance nerveuse qui leur est propre.

Au-dessous, la quantité de substance nécessaire aux organes, pour leurs fonctions, diminue graduellement dans cet ordre:

3° Les sens et les nerfs de la sensibilité générale, organes de physique vivante;

4° La fonction physique du mouvement;

5° La fonction physico-chimique de la respiration.

Puis, parmi les fonctions chimiques:

6° La digestion;

7° Les élaborations organiques;

8° L'assimilation.

Tels sont les résultats qui ressortent de la détermination en poids de la substance nerveuse. Mais pour si curieux et féconds qu'ils puissent être, pour conclure, à la *quantité anatomique*, il faudrait pouvoir ajouter la *qualité physiologique*, c'est-à-dire un certain arrangement moléculaire plus délicat et plus précis, et peut-être une proportion différente et mieux équilibrée, des élémens de la matière nerveuse, constituant une condition de manifestation plus essentielle, à laquelle semblent se rattacher l'aptitude spéciale, l'activité, l'harmonie fonctionnelle et quelque chose encore de plus pénétrant, de plus exquis, et par cela même d'indéfinissable, qui imprime un si grand caractère aux manifestations psychologiques de l'homme. C'est que, de même que pour tous les tissus qui diffèrent dans les animaux, il y a aussi une substance nerveuse propre à chacun d'eux et, avant tout, à l'homme. Gardons-nous donc d'assimiler entre eux des organes dont les manifestations physiologiques, loin d'être généralement analogues, sont partout si profondément différentes. Et comme aucune comparaison ne peut être admise à cet égard, de l'animal à l'homme, tout en constatant l'énorme différence matérielle qu'elle accuse, avouons que la quantité qui ne montre que le côté physique d'une question qui ne l'est plus, ne suffit pas à mesurer l'immense intervalle qui sépare l'instinct organique irresponsable de l'animal, du sens moral et de l'intelligence responsable de l'homme. » (Bourgery.)

La première question positive qu'on puisse se poser en anatomie, celle de la quantité relative donne sans doute, comme on le voit par le précédent mémoire, des indications, mais qui sont extrêmement vagues; quoique les questions qu'il nous reste à passer en revue soient plus spéciales, nous verrons cependant que jusqu'à ce jour l'anatomie pure ne les a point éclaircies.

Au point de vue de la forme, l'appareil encéphalique a été également l'objet de nombreuses recherches. Quant à la disposition générale de ses diverses parties chez les mammifères, elle est essentiellement la même que chez l'homme; c'est pourquoi nous n'entrerons pas dans sa description spéciale, et nous nous bornerons à signaler les différences secondaires.

La moelle épinière offre une particularité qu'on retrouve dans des mammifères d'ordres fort différens, et qui ne se rencontre pas chez l'homme: c'est l'existence d'un canal intérieur; en outre, elle descend très bas dans le canal vertébral, elle occupe le sacrum et fournit même des nerfs qui sortent par les trous coccygiens, mais elle ne pénètre nulle part dans les vertèbres caudales. Cependant cette disposition n'est pas tout à fait générale, car Meckel a trouvé que dans le hérisson et la chauve-souris la moelle se terminait déjà dans les vertèbres thoraciques.

Elle présente aussi trois renflemens, comme chez l'homme; avec ceci de remarquable chez les mammifères à cou court comme le rat, la souris, que le renflement supérieur (moelle allongée) et le renflement moyen, correspondant à l'origine des nerfs pour les membres antérieurs, sont tellement confondus que la portion de la moelle épinière renfermée dans le canal cervical est près d'une fois aussi grosse que dans le reste du cordon.

La disposition des masses encéphaliques présente dans cette classe des perfectionnemens essentiels. Chez les poissons, le cerveau n'est représenté que par un petit ganglion placé tout à fait en avant des autres ganglions cérébraux; chez les reptiles, ce ganglion est déjà creusé d'une cavité, et il commence à s'étendre en arrière sur les lobes optiques qu'il recouvre complétement chez les oiseaux. Chez les mammifères, le développement des hémisphères est bien plus considérable encore. Les lobes optiques, le cervelet lui-même, dans un certain nombre de cas, sont recouverts en totalité.

Les lobes cérébraux, en se rapprochant par la partie inférieure, forment le troisième ventricule; en se repliant autour des masses optiques et des autres ganglions céphaliques, ils forment les ventricules latéraux.

Mais les principales différences qui distinguent le cerveau des mammifères de celui des oiseaux, consistent dans l'apparition d'une large commissure, le corps strié, qui réunit les deux hémisphères, et dans l'accroissement considérable du cervelet, tandis que les masses optiques diminuent beaucoup de volume et se partagent en deux paires de ganglions qui constituent les tubercules quadrijumeaux.

Ces tubercules, qui sont sensiblement égaux en volume chez l'homme, ont des proportions variées dans les autres classes; ainsi, chez les ruminans et les rongeurs, la paire antérieure est quelquefois double et triple de la paire postérieure. C'est le contraire chez les carnassiers.

Les hémisphères cérébraux présentent ici des parties que ne nous ont pas offertes les vertébrés dont nous nous sommes occupé jusqu'à présent. Il ne paraît pas y avoir dans les mammifères de ganglions nouveaux, mais les diverses parties de l'encéphale sont unies les unes aux autres par des commissures qui semblent devoir établir une harmonie plus intime entre les divers centres d'activité de l'appareil céphalique. On voit apparaître le corps calleux qui, indépendamment de la commissure antérieure qui existe déjà chez les poissons, unit latéralement les deux moitiés du cerveau et la voûte à trois piliers, et met en relation les parties antérieures avec les parties postérieures. Cette commissure antéro-postérieure est double de chaque côté, elle est formée par les piliers de la voûte et la bandelette demi-circulaire.

Cependant les mammifères qui expulsent, à l'état de fœtus, les produits de la génération, les marsupiaux et les monotrèmes, se rapprochent des ovipares par l'absence du corps calleux.

En même temps que la lamelle médullaire qui, en se repliant sur elle-même, forme les grands ventricules latéraux, acquiert plus de développement, les circonvolutions deviennent plus nombreuses et plus profondes, et chacun des hémisphères se divise de plus en plus en deux lobes, qui correspondent aux lobes antérieur et moyen du cerveau de l'homme. Les solipèdes, les ruminans, les pachydermes, présentent cette scissure parfaitement marquée. Les tubercules quadrijumeaux sont alors complétement recouverts par le cerveau, mais le cervelet ne commence à l'être que chez le dauphin, où les hémisphères cérébraux atteignent la plus grande longeur. Chez les singes, la distinction extérieure entre les diverses parties des hémisphères est encore poussée plus loin; il se forme un troisième lobe, le lobe postérieur. Avec ces perfectionnemens, et en rapport avec eux, les parties commissurales du cerveau acquièrent plus d'étendue, le corps calleux, qui est très court dans les chauves-souris et les kanguroos, où sa longueur égale à peine celle des tubercules quadrijumeaux et rappelle ainsi la disposition présentée par les oiseaux, devient beaucoup plus long dans les classes supérieures.

Les ventricules latéraux comportent aussi plusieurs changemens. Leur grandeur est d'autant plus considérable, que la substance des hémisphères est moins développée. En général, ils ne présentent encore que deux cornes, l'une antérieure, l'autre descendante, cependant les singes, les dauphins, chez lesquels commencent à se manifester les rudimens d'un lobe postérieur, offrent aussi les vestiges de la corne correspondante.

Les corps striés dans les groupes inférieurs de la classe des mammifères, comme les rongeurs et les édentés, offrent encore, comme chez les oiseaux, un volume relativement très considérable; ils commencent à présenter dans leur intérieur, le rayonnement caractéristique des fibres médullaires vers la substance corticale de la périphérie.

Les nerfs olfactifs ne tiennent plus que comme des mamelons creux à l'extrémité antérieure des hémisphères cérébraux, leur cavité communique toujours avec celle des ventricules latéraux. Chez les singes, comme chez l'homme, les cordons des nerfs olfactifs sont tout à fait libres. Ces parties manquent complètement dans les cétacés, ou ne sont représentés, comme chez les dauphins, que par des filets nerveux très fins.

Les *couches optiques*, qui correspondent aux ganglions inférieurs des hémisphères chez les poissons, acquièrent ici un développement très considérable, et qui le deviendra encore plus chez l'homme.

Les *masses optiques* proprement dites se sont développées en deux paires de ganglions, les tubercules quadrijumeaux, dont la paire antérieure fournit encore les racines principales des nerfs optiques.

Dans les herbivores, les taupes, les musaraignes, les cheiroptères, ce sont les tubercules antérieurs qui l'emportent sur les postérieurs, tandis que le contraire a lieu pour les carnassiers. On ne trouve plus de cavité dans leur intérieur.

A la face inférieure de ces masses, on ne distingue dans les souris et les chauves-souris, à la place de l'entonnoir, qu'une élévation simple et grise, mais dans les genres supérieurs, les tubercules maxillaires commencent à apparaître, seulement ils sont presque toujours fondus en une seule masse, au lieu de former deux éminences distinctes comme chez l'homme.

La *glande pituitaire* n'offre rien de particulier, si ce n'est qu'elle est en général plus volumineuse que dans le cerveau humain.

Le *cervelet* présente surtout de grandes différences avec les classes que nous avons considérées jusqu'à présent. Il offre des lobes latéraux et une portion moyenne.

Cette portion moyenne, éminence vermiforme qui est si petite chez l'homme et chez le singe, est au contraire fort développée dans tous les autres mammifères; mais elle y est singulièrement contournée en forme d'S, ainsi que la plupart des feuillets cérébelleux qui, quoique fort nombreux, le sont cependant toujours moins que chez l'homme.

Les lobes latéraux qui présentent également une disposition fort irrégulière sont moins développés proportionnellement que dans notre espèce.

Les accroissemens du cervelet, sous le rapport du volume et du développement des parties latérales, déterminent l'apparition d'une partie nouvelle, du *pont de Varole* dont aucun vestige n'existait dans les animaux que nous avons déjà passés en revue. Cette commissure, qui unit par-dessus les fibres de la moelle, les lobes latéraux du cervelet, et qui est si forte chez l'homme, est en général très mince dans les mammifères, surtout dans les rongeurs et les carnassiers.

Le pont de Varole se partage en deux faisceaux; l'antérieur, dans les souris et les chauves-souris principalement, paraît réunir les tubercules quadrijumeaux postérieurs; le postérieur, encore très aplati, qui réunit les lobes latéraux du cervelet.

Les *corps olivaires* semblent manquer complétement chez les mammifères, ou du moins ils ne présentent plus les arborisations qu'on y rencontre chez l'homme.

Les nerfs cérébraux et rachidiens ne présentent rien de particulier, si ce n'est la grosseur remarquable de la cinquième paire.

Il en est de même du système grand sympathique.

Il y a donc dans l'encéphale des mammifères un grand nombre d'organes distincts, plus ou moins intimement unis les uns aux autres, comme il y a dans leurs manifestations volontaires un grand nombre d'actes dont l'analyse permet de remonter à des facultés élémentaires. La comparaison purement anatomique des diverses parties antérieures de cet appareil si compliqué eût dû, ce nous semble, devoir appeler d'abord l'attention des observateurs, mais c'est ce qui, en général, n'a pas eu lieu. On s'est préoccupé surtout de la forme extérieure de la disposition de l'enveloppe générale, en un mot des circonvolutions qui atteignent, dans les vertébrés supérieurs, un si grand développement et une si grande complication. On a classé alors les animaux suivant le nombre et la disposition de ces circonvolutions, et on y a attaché une importance descriptive dont la physiologie cérébrale a tiré peu de profits.

Dans l'étude succincte que nous avons faite des actes des animaux, nous avons vu qu'il y avait des instincts fondamentaux à peu près les mêmes, et à peu près au même degré de développement chez tous les êtres; mais ce qui les différencie surtout, c'est la manière dont ils arrivent à la satisfaction de ces instincts, c'est la part que prend l'intelligence dans chacun de leurs actes. Or il est évident, pour quiconque a étudié ces manifestations, que les mammifères offrent au plus haut degré les facultés consultantes. En rapport avec cette série de phénomènes indiquant des fonctions de conceptions de plus en plus prononcées, nous trouvons que les parties antérieures acquièrent, des poissons aux mammifères, une prédominance de plus en plus marquée. C'est pourquoi de tout temps on avait, avec juste raison, regardé les hémisphères cérébraux comme les organes de l'intelligence.

Mais quand on met en rapport une fonction avec un appareil, il ne faut jamais perdre de vue l'ensemble de l'organisation, et c'est ce dont on n'a pas suffisamment tenu compte au sujet des circonvolutions cérébrales.

Si nous envisageons la question d'un point de vue tout à fait général, nous voyons que ces replis de la substance cérébrale, nuls chez les poissons, les reptiles et les oiseaux, où on peut à peine en découvrir quelques germes, très rudimentaires chez la plupart des rongeurs et des édentés, commencent, dans les carnassiers, à prendre des proportions remarquables, deviennent plus prononcés et plus nombreux dans les solipèdes et les ruminans, où ils semblent atteindre un développement au moins égal, sinon supérieur à celui qu'ils présentent chez les singes et l'homme lui-même.

Mais si, à côté de cette série, de laquelle nous avons dû écarter beaucoup d'êtres, nous classons les animaux suivant la taille de chaque groupe pris aussi d'une manière tout à fait générale, surtout à partir des oiseaux, pour comparer ensemble les êtres qui ont le plus de rapports communs, nous trouvons cette deuxième série parallèle à la première, et lui correspondant terme à terme.

Il en est sensiblement de même pour les différens genres d'une même famille, pour les âges successifs d'un individu: partout nous trouvons les circonvolutions cérébrales se développer avec la taille de l'animal.

Ainsi, prenons pour exemple l'ordre des primates, celui qui, sous le rapport de l'intelligence, domine évidemment tous les autres; il se divise, comme chacun sait, en quatre familles: les simiens, les cynopithériens, les cébiens, les hapaliens. La taille de ces animaux va en décroissant des simiens aux hapaliens, les circonvolutions si nombreuses dans le premier groupe ont complétement disparu dans le dernier, dans les ouistitis, par exemple, qui sont beaucoup plus intelligens que certains cynopithériens. Il en est de même des saimiris qui appartiennent au groupe des cébiens dont le cerveau présente peu de replis.

Chez les singes, les petites espèces, les miopithèques, les ouistitis, les saimiris, ont un cerveau bien moins riche en circonvolutions que les grandes, et cependant leurs facultés intellectuelles sont souvent supérieures à celles que nous rencontrons dans ces dernières.

Si nous suivons pas à pas l'accroissement d'un des grands singes, comme le cynocéphale, nous allons trouver les mêmes rapports entre la taille et le développement des circonvolutions. Le jeune animal a le cerveau relativement très volumineux, mais ces replis nombreux ne s'y sont pas encore manifestés; les parties supérieures du crâne prédominent sur la face, à tel point, que le squelette est très semblable à celui d'un enfant. Ses mœurs sont alors fort douces; il est très intelligent, en ce sens au moins, que les instincts personnels qui se développeront plus tard chez lui, n'étant pas encore fort prononcés, il sait vouloir ce que veut son maître et l'exécuter avec adresse. Plus tard, à mesure que l'animal grandit, la face proémine, l'angle facial décroît considérablement, le front si développé dans le premier âge, devient fuyant, la brutalité se manifeste chez l'animal, mais les replis du cerveau se creusent et se multiplient.

La partie qui, dans le développement individuel apparaît la première, c'est l'axe nerveux cérébro-spinal, et dans l'état fœtal où l'être n'a aucune préoccupation de sa subsistance, elle conserve toujours sa prédominance relative, de sorte que depuis l'apparition du nouvel être dans la matrice, jusqu'à l'état adulte, le rapport entre une dimension linéaire quelconque de la portion encéphalique, et la longueur totale du corps va constamment en diminuant. Cependant il est permis de supposer que l'accroissement de la fibre nerveuse est la même partout, si elle devient quatre fois plus grande dans le tronc, elle doit également s'allonger dans la tete, mais les parties osseuses ne s'étendent pas d'une manière proportionnelle, la substance cérébrale sera donc obligée de se replier sur elle-même.

La comparaison des circonvolutions dans les espèces différentes, nous semble devoir être fort restreinte.

Néanmoins nous allons décrire succinctement la disposition générale de ces replis cérébraux.

Leuret les divise en *circonvolutions constantes ou primitives*, et *circonvolutions additionnelles ou de perfectionnement*.

Le type des circonvolutions primitives se rencontre dans le renard qui en présente six : la première qui borde la scissure de Sylvius. Au-dessus de celle-ci, une seconde, une troisième et une quatrième, qui marchent parallèlement d'avant en arrière et répondent à la face externe de l'hémisphère cérébral. La cinquième borde le corps calleux dans toute sa longueur. La sixième enfin, appelée aussi *sus-orbitaire*, répond au lobe antérieur, et se dirige, comme les précédentes, d'avant en arrière.

Toute la famille des renards, les loups, les chiens, les chacals, présentent sensiblement la même disposition élémentaire.

La famille des féliens ne diffère de la précédente que par trois circonvolutions supplémentaires qui servent de point d'union aux replis fondamentaux que nous avons vus exister chez le renard.

Si nous passons de ces mammifères où la disposition de ces replis est encore peu compliquée, à ceux où, au contraire, elle l'est beaucoup, nous trouverons des modifications successives dans leur volume, dans la profondeur des sillons, dans leur tendance à la bifidité. Des dépressions légères d'abord, puis de plus en plus prononcées se forment à la surface, pour se creuser davantage, il y aura des allongemens, des sinuosités plus nombreuses, et des branches anastomotiques qui s'étendent d'un point à l'autre.

Chez l'éléphant, les lemuridés, les singes et l'homme, on voit apparaître des circonvolutions nouvelles sur la région moyenne ou pariétale des hémisphères. Ce sont les replis additionnels étudiés par Leuret. Si on supprimait par la pensée ce système intermédiaire, perpendiculaire à la direction des circonvolutions primitives, on retrouverait le type signalé dans le renard, en réunissant les parties frontales et occipitales des replis fondamentaux. (Pl. XVIII, fig. 1 et 2.)

Supposez ces circonvolutions de perfectionnement moins nombreuses ou moins prononcées, vous aurez la disposition extérieure du cerveau dans les solipèdes et la plupart des ruminans.

Telles sont les dispositions générales des replis du cerveau dans les mammifères, et les relations de filiation qui existent entre elles.

Les notions de forme extérieure de l'enveloppe cérébrale ne sauraient venir qu'en second ordre dans la détermination de l'étendue des facultés cérébrales, dont les siéges distincts doivent être cherchés parmi les nombreux ganglions de l'appareil encéphalique. Si la forme extérieure peut donner quelques indications, ce qui est incontestable, il faut reconnaître qu'elles sont nécessairement extrêmement vagues, et se rapportant bien plus à des évaluations générales qu'à des déterminations particulières. La doctrine des bosses n'a aucun fondement sérieux, et ne vaut plus aujourd'hui la peine d'être discutée.

Quant à la fixation du siége des diverses facultés cérébrales, elle est encore complètement à faire; les expériences qui ont été tentées à ce sujet sont beaucoup trop grossières pour être concluantes. Une fonction résulte toujours de la combinaison d'un certain nombre d'actes élémentaires qu'il faut savoir abstraire et isoler les uns des autres, pour les poursuivre jusque dans l'organe qui en est le siége.

C'est ainsi, pour prendre un exemple plus grossier, que la digestion n'a été connue que du moment qu'on ne l'a plus considérée comme une fonction simple, mais comme composée de plusieurs actions distinctes.

Cet esprit d'analyse a manqué jusqu'ici à tous les observateurs, excepté pourtant Gall, malgré qu'il ait laissé son œuvre incomplète; mais son admirable génie a fort bien senti et établi la différence d'un acte complexe, comme la mémoire, le jugement, la volonté, d'avec les fonctions élémentaires qui les produisent.

La localisation qu'il a donnée, à part les grands départemens de l'encéphale, dont on peut avec assez de certitude déterminer le groupe de facultés correspondantes, est au moins fort incertaine. Il y a lieu de penser que ce véritable fondateur de la physiologie cérébrale n'a donné à ce sujet qu'une construction purement hypothétique, nécessaire pour fixer les idées sur des objets réels, sans y attacher peut-être d'autre importance que la facilité de vulgarisation, comme l'événement l'a si rapidement justifié.

Aujourd'hui encore il n'y a de possible qu'une hypothèse de même nature, c'est-à-dire presque entièrement subjective, au moins pour les déterminations de second ordre; car il paraît suffisamment démontré, et par les recherches physiologiques, et par des observations pathologiques, par l'anatomie comparée des animaux et des races humaines, que les parties antérieures du cerveau sont les agens de l'intelligence, les parties postérieures, les agens des instincts et des sentimens, tandis que les parties moyennes appartiennent aux qualités pratiques.

En dehors de cela, les facultés élémentaires ne peuvent être encore localisées que par une hypothèse scientifique, c'est-à-dire soumise à la vérification et à la confirmation de l'expérience directe. Nous n'entrerons pas dans le détail de cette construction, que les observateurs futurs devront toujours avoir comme guide de leurs recherches, nous nous contenterons d'en indiquer le principe, qui repose sur l'observation psychologique des relations de continuité ou de simultanéité qui existent entre les diverses facultés mises en jeu dans tout acte cérébral. Il est permis alors de supposer, jusqu'à la démonstration expérimentale, que les organes correspondans ont des rapports analogues de voisinage et de contiguïté.

Ici donc, comme partout ailleurs, et plus que partout ailleurs, la physiologie aura précédé l'anatomie.

ANATOMIE GÉNÉRALE.

INTRODUCTION.

On donne le nom de *parties constituantes de l'organisme* aux espèces des corps qui, par leur réunion, forment les tissus et les humeurs, et consécutivement toutes les parties de l'économie, par suite de dispositions nouvelles et de plus en plus compliquées des premiers.

Cette définition peut être plus analytiquement présentée, en disant : ce sont les dernières espèces de corps irréductibles anatomiquement, c'est-à-dire sans décomposition chimique, mais par simple isolement successif, auxquelles on puisse ramener les tissus et les humeurs, et par suite, toutes les autres parties de l'organisme plus compliquées encore.

Boerhaave, comme le fait observer Ch. Robin, distinguait assez nettement ces différentes parties.

Tout ce qui entre dans la composition des êtres organisés, tout ce qui concourt à les former et à les placer dans les conditions qui rendent possibles les actes qu'ils accomplissent, est du ressort de l'anatomie : cette science, en effet, est la statique des corps vivans.

Dans ces corps organisés, on trouve des gaz qui sont à l'état de dissolution dans les liquides de l'économie. D'autre part, des liquides de natures très diverses. Les plus nombreux sont aqueux, séreux ou muqueux, les autres sont graisseux ou huileux. Les premiers sont formés par l'eau qui tient des sels très nombreux en dissolution, principalement des sels à base terreuse ou alcaline. Quelquefois ce sont des sels acides que cette eau tient en dissolution.

Outre les sels, d'autres substances bien plus complexes, quant au nombre des élémens combinés par les formes, sont, en même temps qu'eux, dissoutes dans l'eau. Ce sont l'albumine, la fibrine, la caséine et autres corps analogues, toujours très complexes, et par suite, peu stables, cédant aux moindres forces qui tendent à les décomposer ou à les dédoubler en composés plus simples et plus fixes.

L'expérience montre que la présence des sels dans l'eau facilite la dissolution de ces substances complexes, et que réciproquement, leur présence dans les liquides de l'économie influe sur la quantité de sels qui peuvent s'y trouver dissous.

Les liquides huileux ou graisseux sont peu abondans. Les huiles pures surtout sont rares et contiennent toujours un peu d'eau, servant de véhicule à ces sels. Telle est l'huile qui suinte de l'orifice des glandes sébacées de l'homme, dans quelques circonstances, et de celles de quelques animaux, celle qu'on extrait des vésicules du tissu adipeux, comme des cellules des végétaux à huile. Quelquefois les matières grasses y sont à l'état de gouttelettes liquides et tenues en suspension dans un sérum, comme dans le lait, le chyle, le sang de la veine-porte.

Nous arrivons ainsi à l'étude du troisième état des parties constituantes des corps organisés : ce sont les solides. Ils se présentent sous un grand nombre de formes.

La plus simple est celle de granulations moléculaires, sorte de poussière organique qui est en suspension dans les liquides de l'économie sans exception, en quantité variable. Ces granulations sont de nature diverse : les unes sont des corpuscules graisseux, d'autres fibreux ou de nature azotée, enfin, quelquefois ce sont des corpuscules de nature minérale, cristalisées ou non, comme certains carbonates, des urates, de l'acide urique.

Les autres solides ont des formes particulières, dont les plus simples sont celles de globules ou de cellules. Parmi ces globules, les uns sont librement en suspension dans les humeurs, dont ils sont les parties constituantes ; d'autres sont réunis ensemble, groupés en masses, et forment des tissus et non des liquides. Les solides de formes moins simples sont des fibres, des tubes, des lamelles, des masses homogènes dures ou molles, parsemées ou non de granulations moléculaires, de globules, de cellules ou de fibres.

Ces corps sont réunis en grande quantité, soit entre eux, soit avec d'autres, d'espèces différentes, et forment ainsi des tissus.

Tous ces solides ont un volume tellement petit, qu'ils sont invisibles à l'œil nu; ainsi, par conséquent, tous exigent de toute nécessité l'emploi du microscope pour être étudiés, et ce n'est que réunis en quantité considérable, qu'ils forment des masses que nous puissions voir, masses que nous nommons *tissus*, disposés en systèmes, ceux-ci en organes, etc.

Chacune de ces parties solides a, elle-même, une constitution qui lui est propre. Ainsi, quand par la chaleur on en chasse l'eau, cet élément perd beaucoup de son volume et de sa forme.

L'étude des élémens anatomiques proprement dits, tels que fibres, tubes, cellules, est bien reconnue aujourd'hui comme branche de l'anatomie.

Quant aux principes immédiats qui composent ces fibres, tubes, globules, cellules et les humeurs, comme le sang, la lymphe, les produits sécrétés, c'est Ch. Robin qui, le premier, les a introduits dans l'étude de l'anatomie générale qui, pour cette raison aussi, ne peut plus être appelée anatomie microscopique.

L'étude de l'anatomie générale se divise donc pour nous en deux groupes.

Les auteurs qui jusqu'ici se sont le plus rapprochés de cette manière de voir, n'étudiaient que les humeurs. Nous ne ferons pas ici l'étude des principes immédiats; nous renverrons au *Traité* de MM. Ch. Robin et Verdeil, qui n'est qu'une introduction à l'étude de l'anatomie générale.

Les principes immédiats sont destinés à la formation des tissus. Ceux que l'on rencontre dans un organisme vont servir, servent ou ont servi déjà.

Les élémens anatomiques sont les véritables agens des corps organisés, ce sont eux, qui, réunis de diverses façons, agissent, et jouissent des propriétés fondamentales qui caractérisent ces êtres.

De même que l'élément anatomique est la partie constituante du tissu, de même le principe immédiat constitue l'humeur. De sorte que les principes immédiats, comme les élémens anatomiques, sont des élémens organiques.

Il faut, pour l'étude des parties constituantes, rechercher les principes et les élémens dans les animaux, en commençant par les plus élevés, parce que l'observation montre qu'au fur et à mesure de la simplification de tout l'organisme, la structure des élémens se simplifie aussi.

Une fois bien connus, là où l'appareil et la fonction sont le plus nettement déterminés, on en peut suivre la simplification et la disparition.

Étant donné un animal ou un groupe d'animaux analogues entre eux, ce sont les élémens les plus simples qui doivent être étudiés d'abord, puis il faut passer graduellement à l'étude des plus complexes. Non pas que l'observation montre une transition des uns aux autres, par des élémens intermédiaires qui auraient autant de caractères d'une espèce, que de ceux d'une autre; la liaison, le rapprochement des espèces d'élémens les uns des autres n'est pas graduel et régulier.

Il y a au contraire fort peu de liaison entre les espèces qu'on est forcé d'étudier à la suite l'une de l'autre, elles semblent même disposées de la façon la plus disparate.

Les espèces qui paraissent se ressembler par quelques caractères de forme ou de volume, conservent toujours, au milieu de leurs variations, des différences caractéristiques qui n'échappent que faute d'attention.

Ces différences portent sur la netteté ou l'irrégularité des bords, sur la disposition, le volume, la couleur, du noyau, du nucléole, des granulations moléculaires graisseuses ou non, etc.

Les individus de chaque espèce oscillent, en quelque sorte, autour d'un type, et, lors même qu'ils s'en écartent le plus, ils n'en perdent jamais tous les caractères, de plus, lorsqu'ils varient, on ne les voit pas se rapprocher d'un autre élément, soit par la forme, soit par le volume, ou prendre les formes cristallines d'un autre principe.

C'est donc à tort qu'on a cherché à faire une série graduelle des élémens anatomiques en partant d'un type, la cellule, sorte de radical, à partir duquel on aurait établi une échelle ascendante graduelle sans transition brusque, dont chaque élément n'eût été qu'un échelon. En fait, il n'en est point ainsi. Si d'ailleurs il y avait un pareil enchaînement dans leur développement, il y aurait aussi quelque enchaînement dans les propriétés.

Or, ce serait supprimer toute organisation, que de faire dériver tous les élémens d'un même type. Il y a, grâce à la solidarité des élémens, certaine homogénéité; mais l'indépendance existe, sauf la contiguïté qui fait adhérer les élémens, et puis la subordination à un ensemble de conditions d'existence, qui ont un centre commun, — le sang.

C'est M. Serres surtout qui a présenté une échelle des tissus commençant par le tissu cellulaire et finissant par le tissu nerveux. Chacun ayant son rôle dans l'économie animale, chacun est facteur d'un produit de l'organisation.

Ainsi, nous voyons, en passant du plus composé au plus simple, le corps de tous les êtres vivans composé d'appareils chargés de remplir les grandes fonctions de l'économie.

Les appareils sont formés par des organes de différentes natures, jouant chacun leur rôle dans l'appareil qu'ils concourent à former, et dans le but d'accomplir l'ensemble des actes constituant la fonction.

L'ensemble de toutes les parties analogues entre elles quant à l'aspect extérieur, à la composition anatomique et aux fonctions, constitue ce que l'on appelle un *système* d'organes ou système : système musculaire, nerveux, osseux, cellulaire, fibreux végétal et animal; vasculaire, artériel, nerveux, lymphatique, médullaire végétal et animal. Il entre, comme on le voit, dans chaque *appareil*, des *organes* appartenant à plusieurs systèmes différens.

Le nom de *tissu* a été donné à la substance particulière qui compose les parties de chaque système. Le nom vient de ce que beaucoup de tissus sont composés de filamens diversement réunis et entrecroisés comme pour les fils des étoffes ou tissus. Il y a des organes qui sont composés par des substances compactes plus ou moins homogènes, comme les os et les cartilages et non filamenteuses : on leur a conservé le nom de *tissu*.

Il entre toujours plusieurs tissus dans la composition de chaque organe, avons-nous dit; mais il y en a un qui prédomine, les autres ne sont qu'accessoires et disparaissent même quelquefois complétement.

Les muscles, par exemple, sont toujours formés de tissu *musculaire*, *fibreux*, *cellulaire*, etc. Chez certains animaux comme les insectes ce dernier tissu disparaît. Il y a chez l'homme des muscles qui n'ont ni tendons ni aponévroses.

Tous les tissus sont formés par des élémens. Ces élémens *anatomiques* ont reçu aussi le nom de tissu *simple*; expression qu'avec Ch. Robin nous rejetons. Les élemens ont besoin de s'unir entre eux pour former un tissu ; c'est en se réunissant en grand nombre avec d'autres, soit de même espèce, soit d'espèce différente qu'ils forment des tissus.

Un ou deux élémens restant les mêmes, peuvent, en prenant une texture, c'est-à-dire un arrangement réciproque différent, former plusieurs tissus distincts. Ainsi les séreuses, le tissu du derme, le tissu du dartos, sont formés des mêmes élémens anatomiques. Il faut aussi tenir compte des différences dans les proportions des élémens, dans ces tissus distincts formés des mêmes élémens anatomiques.

Nous avons maintenant à envisager ces élémens à un autre point de vue. En effet les parties *constituantes* des tissus proprement dits sont distinctes des *produits* de l'organisme ; les parties constituantes peuvent être envisagées ainsi, soit qu'ils s'appellent élémens, soit qu'ils se nomment principes immédiats.

Ainsi dans les parties constituantes et les tissus, les uns sont produisans, les autres produits. C'est à de Blainville que la science est redevable de cette distinction.

Établie par lui à propos des tissus proprement dits, qui à cette époque étaient encore considérés comme étant des élémens anatomiques des corps organisés, Ch. Robin l'a étendue aux subdivisions très nettes qu'il a établies en *éléments* et en *principes immédiats*.

La vie est due à un double mouvement continu d'absorption et d'exhalation dû à l'action réciproque de l'organisme et du milieu ambiant, et propre à maintenir entre certaines limites de variation, pendant un temps donné, l'intégrité de l'organisation. Par conséquent, envisagé à un instant quelconque de sa durée, tout corps vivant doit nécessairement présenter, dans sa structure et dans sa composition, deux ordres de principes très différens : les matières absorbées à l'état *d'assimilation*, les matières exhalées à l'état de *séparation*.

Telle est la source de la distinction entre les élémens et les produits.

Les corps absorbés, quand ils ont été complétement assimilés, constituent seuls, en effet, les véritables matériaux de l'organisme proprement dit.

Les substances exhalées, les fluides surtout et beaucoup de solides, après leur entière séparation, sont devenus réellement étrangers à l'organisme, et beaucoup ne pourraient y séjourner long-temps sans danger. Considérés à l'état solide, les vrais élémens anatomiques se trouvent toujours nécessairement en continuité de tissu avec l'ensemble de l'organisme, à l'état de mélange et d'intrication avec d'autres élémens. S'il s'agit des parties constituantes, principes immédiats et élémens anatomiques des humeurs destinées à être assimilées et non à être rejetées, elles siégent constamment dans la profondeur même des tissus.

Quant aux simples produits, ils ne sont jamais que déposés, pour un temps plus ou moins limité, sur toutes les surfaces tant internes qu'externes avec lesquelles ils sont contigus et adhérens sans constater aucune véritable continuité ; ou bien ils sont liquides, semi-liquides, et sont contenus dans des réservoirs communiquant à l'extérieur, annexés aux organes qui les sécrètent.

Au point de vue dynamique, les élémens des tissus proprement dits présentent une bien plus grande activité du double mouvement vital d'accroissement et de décroissement par intussusception, que ceux des élémens des produits qui en sont doués.

En effet, la plupart des produits, avant même d'être finalement excrétés, sont déjà des substances presque mortes, insensibles, qui ne croissent que par addition lente, quelquefois même inorganique.

Leurs altérations chimiques ultérieures, indépendantes de l'action vitale, sont nécessairement identiques avec celles que ces substances pourraient éprouver, en dehors de l'organisme, sous de semblables influences moléculaires.

Les parties constituantes sont donc celles qui composent les tissus eux-mêmes ; tandis que les produits sont étrangers à ces tissus, bien qu'émanés d'eux et susceptibles d'être repris par l'absorption.

Parmi ces produits, les uns sont, comme la sueur, l'urine, les fèces, destinés à être plus ou moins immédiatement expulsés. Sans aucun usage dans l'économie organique, dès qu'ils sont formés, ils peuvent être considérés comme des corps étrangers, dont le séjour trop prolongé peut entraîner la mort.

Plusieurs autres, tels que la salive, les sucs gastrique, biliaire, pancréatique, le sperme, l'ovule, les épithéliums, le cristallin, les dents, les poils, les ongles, sont des produits de perfectionnement.

Les premiers sont liquides et servent, soit à la conservation et à la propagation de l'espèce, comme le sperme et l'ovule ; soit à la conservation de l'individu, comme la salive, les sucs gastrique, pancréatique, etc. Ceux-ci ont été conservés, ils prennent part à la série d'actes qu'on désigne collectivement sous le nom de digestion.

Ils exercent, comme les substances extérieures et en vertu de leur composition chimique, une action indispensable pour préparer chez les êtres un peu élevés l'assimilation des matériaux organiques, et deviennent ainsi susceptibles de rentrer dans l'organisme, en partie du moins.

La plupart des produits solides sont étroitement unis à de vrais tissus dans la structure des appareils ; tels sont les épithéliums, les poils, le cristallin, les dents.

On reconnaîtra facilement que ceci est un perfectionnement des tissus. En effet, quand on suit la hiérarchie animale, on voit, de la manière la plus sensible, que ces parties, douées seulement d'une vie lente de nutrition, qui de plus, chez l'homme et les animaux, paraissent inséparables de l'appareil fondamental, ne constituent réellement ailleurs que de simples moyens de perfectionnement. On peut, comme pour les humeurs et quelques solides des milieux de l'œil, de l'oreille, constater leur introduction graduelle.

Mais c'est surtout en poussant l'étude des parties constituantes des corps, au point de vue pathologique, que l'étude des parties constituantes des produits devient importante, afin de distinguer la production nouvelle d'élémens semblables à ceux existant déjà, d'avec la production d'élémens qui en diffèrent. Les premières de ces productions ont reçu de M. Lebert le nom d'homœomorphes, et les secondes, celui d'hétéromorphes.

Parmi les productions homœomorphes, les unes sont une formation exagérée d'élémens des tissus proprement dits, et dont on peut, par divers moyens, quelquefois enrayer la formation ou amener la dissolution.

Les autres sont dues à une formation exagérée des élémens des produits proprement dits, et à cause de leur lente vitalité, de leur nutrition très obscure, déterminent un autre ordre de phénomènes que les premiers, altèrent l'exercice des fonctions d'une autre manière.

Tels sont, dans le premier cas, les hypertrophies de toutes

sortes, musculaires, cellulaires, glanduleuses, etc., et dans le second, les produits épidermiques, cornés et autres.

Cette division ne s'applique pas seulement aux solides, mais encore, d'une part, aux humeurs assimilables, et de l'autre, aux liquides sécrétés, dont la production exagérée ou diminuée entraîne à sa suite des ordres différens de symptômes.

Ils peuvent être altérés par diminution, augmentation ou modifications diverses, éprouvées par leurs parties constituantes, soit principes immédiats, soit élémens anatomiques.

Enfin, l'étude des produits hétéromorphes, c'est-à-dire des produits réellement nouveaux, sans analogues dans l'économie, doit achever de faire sentir le besoin de connaître toutes les classes de produits.

Les produits hétéromorphes ont pour correspondans les principes immédiats hétérogènes. Ce sont ces principes immédiats qui n'ont pas d'analogues dans l'organisme. Mais tandis que les tissus ne peuvent naître qu'au sein de l'organisme où on les rencontre, les principes immédiats hétérogènes peuvent naître, soit de réactions réciproques, ou de décomposition au sein de l'organisme, ou bien y être introduits du dehors de toute pièce.

Cette séparation rationnelle des produits tend à fixer l'attention sur la participation réelle, d'une part, des tissus, d'autre part, des produits qui en dérivent, à l'ensemble des actes vitaux.

Ce principe a été méconnu. Du temps de Bichat on a pu confondre les dents avec les os. C'est cette marche fausse qui a conduit Henle à commencer l'étude des tissus, par les épithéliums, les poils, ongles, etc., pour traiter des dents, à la suite du tissu osseux.

Déjà Mayer de Bonn avait réuni en un seul genre de systèmes, le cristallin, les épithéliums, les systèmes corné, pileux, unguéal et dentaire, dont il faisait le premier genre des huit qu'il avait établis, et il avait assez nettement établi les caractères qui distinguent ces tissus des autres; mais de Blainville a définitivement assis la science sur ce point important.

DES PRINCIPES IMMÉDIATS EN GÉNÉRAL.

Les principes immédiats, tels qu'ils sont dans l'organisme, présentent des caractères de nombre, de situation, de durée ou de séjour plus ou moins long dans l'organisme, quelquefois de forme et de volume, qui sont autant de caractères d'ordre *mathématique*. Ils sont à divers degrés de solidité ou de fluidité, ils sont pesans, ils présentent divers caractères optiques : ils ont donc des caractères *physiques*. De plus, ils sont solubles ou non, et présentent divers autres phénomènes moléculaires de composition et de décomposition qui se passent encore ici, comme dans le règne minéral, suivant certaines lois définies. Ce sont là les caractères chimiques qu'il faut étudier dans les élémens anatomiques, les tissus, les systèmes, les organes et les appareils.

Les principes immédiats ont des caractères organiques; tel est l'état liquide ou demi-liquide par dissolution réciproque les uns dans les autres, ou la solidité et demi-solidité spéciale qu'ils présentent dans les corps organisés, lorsqu'ils n'ont pas encore été extraits des tissus. C'est là un ordre de caractères dont on ne rencontre pas la notion dans les sciences inorganiques; il y faut joindre surtout la manière dont ils affectent les organes des sens, ce que M. Chevreul a désigné sous le nom de caractères organoleptiques.

Voici les principes immédiats dont l'existence est bien déterminée :

Oxigène.
Hydrogène.
Azote.
Acide carbonique.
Hydrogène protocarboné.
Hydrogène sulfuré.
Sulfhydrate d'ammoniaque.
Eau.
Silice.
Chlorure de sodium.
Chlorure de potassium.
Chlorhydrate d'ammoniaque.
Fluorure de calcium.
Carbonate d'ammoniaque.
Bicarbonate d'ammoniaque.
Carbonate de chaux.
Bicarbonate de chaux.
Carbonate de magnésie.
Carbonate de potasse.
Bicarbonate de potasse.
Carbonate de soude.
Bicarbonate de soude.
Sulfate de potasse.
Sulfate de soude.
Sulfate de chaux.
Phosphate neutre de soude.
Phosphate acide de soude.
Phosphate basique de chaux.
Phosphate acide de chaux.
Phosphate de magnésie.
Phosphate ammoniaco-magnésien.
Acide lactique.
Lactate de potasse.
Lactate de soude.
Lactate de chaux.
Oxalate de chaux.
Acide urique.
Urate de potasse.
Urate de soude.
Urate acide de soude.
Urate de chaux.
Urate d'ammoniaque.
Urate de magnésie.
Acide hippurique.
Hippurate de chaux.
Hippurate de soude.
Hippurate de potasse.
Inosate de potasse.

Acide pneumique.
Pneumate de soude.
Acide lithofellinique.
Taurocholate de soude.
Hyocholmate de soude.
Glychocholate de soude.
Urée.
Allantoïdine.
Cystine.
Créatine.
Créatinine.
Sucre de diabète.
Sucre de lait.
Acide stéarique.
Acide margarique.
Acide oléique.
Oléate de soude.
Margarate de soude
Stéarate de soude.
Sels de soude ou de potasse à acides gras volatils.
Cholestérine.
Séroline.
Oléine.
Margarine.
Stéarine.
Stéarérine (suint de mouton).
Elatérine.
Butyrine.
Hircine.
Cétine.
Phocénine.
Fibrine.
Albumine.
Albuminose.
Caséine.
Pancréatine.
Mucosine.
Musculine.
Globuline.
Ostéine.
Cartilagéine.
Kératine.
Cristalline.
Hémalosine.
Biliverdine.
Mélanine.
Urrosacine.

Les principes immédiats se séparent naturellement en deux groupes, par un ensemble de caractères communs des plus tranchés.

Les uns, ce sont les plus nombreux, quoiqu'ils forment généralement la moindre portion de la masse du corps, si l'on fait abstraction de l'eau, sont des principes cristallisables ou volatils, sans décomposition.

Ils sont dans l'organisme, généralement à l'état de liquide par dissolution dans l'eau, ou tout à fait solides, unis à d'autres principes, mais solubles dans les précédens.

Leur composition chimique est définie, déterminée, caractère qui coincide avec la propriété physique de cristalliser, ou de se volatiliser sans décomposition, ou tout au moins, dans quelques cas, de former avec d'autres corps des composés cristallisables.

Tout aussi indispensables que les autres à la constitution de substance du corps, ils ne concourent à la former que comme condition d'existence du groupe suivant, c'est-à-dire que comme condition de formation et de terminaison, ou encore, d'entrée et de sortie de ceux-ci. On peut donc dire, jusqu'à un certain point, qu'ils n'en forment pas la partie essentielle ; mais de même que le milieu extérieur est indispensable à l'organisme total, ils sont indispensables, de la même manière, aux autres principes, ils sont le milieu intérieur qui permet à ces principes d'exister.

Ces faits sont en rapport avec leur état cristallin, leur volatilité, leur solubilité les uns dans les autres, et leur composition définie.

Quelquefois leur origine, leur séjour dans l'organisme n'est qu'un passage, et ils retournent aux milieux ambians.

Aussi, ces principes ne participent jamais aussi directement à d'autres actes qu'aux actions physiques élémentaires des fonctions de la nutrition, et aux actes chimiques élémentaires, dont l'ensemble et la simultanéité caractérise cette propriété, savoir : l'assimilation d'une part, la désassimilation d'autre part; nutrition qui est la propriété la plus générale de la substance organisée, mais la plus simple, et qui se distingue surtout des actes chimiques, par la continuité de son action, composante et décomposante.

Les autres participent directement aux propriétés d'élasticité, de rétractilité, à celles de contractilité et de sensibilité dont jouit la substance organisée, disposée sous forme d'élémens.

Les autres, et ce sont les moins nombreux, quoiqu'ils forment généralement la majeure portion de la masse du corps, si l'on tient compte de l'eau qu'on en peut chasser, ne sont pas cristallisables ni volatils, à moins de décomposition.

Ils sont généralement insolubles et à l'état demi-solide dans l'organisme, ou en dissolution à l'aide des précédens.

L'expérience montre qu'avec ces caractères comparatifs, en coïncide un autre, qui est celui d'avoir une composition chimique non définie, indéterminée, et en même temps très peu stable, très peu fixe.

Quoique n'étant pas plus indispensables que les autres à la constitution de la substance de l'organisme, ils y prennent la plus grande part; on peut dire, jusqu'à un certain point, qu'ils en forment la partie essentielle et fondamentale. Mais de même que l'organisme suppose le milieu extérieur, dans lequel il prend et rejette, ils ont pour condition indispensable d'existence, les précédens, soit comme condition de formation et de terminaison, soit comme condition d'entrée et de sortie des matériaux ; car c'est à eux qu'ils les empruntent, et c'est du milieu d'eux qu'ils rejettent ceux qui sont devenus impropres à en faire partie.

Ils se forment dans l'organisme et y restent, leurs matériaux seuls se renouvellent.

Notons que ces faits sont en rapport avec leur état non cristallin, non volatil, leur insolubilité, leur composition par des matériaux unis en un nombre illimité de proportions et leur peu de stabilité, ce qui les sépare radicalement des corps composant le milieu inorganique, mais les rapproche des corps organisés.

Outre donc que ces principes non cristallisables participent par leurs matériaux à tous les actes élémentaires des fonctions de nutrition, tant physiques que chimiques, ils participent directement aux propriétés d'élasticité, de rétractilité, à celles de contractilité, de sensibilité, dont jouit la substance organique, disposée sous forme d'élémens anatomiques.

Dès l'étude de ce groupe, nous trouvons une différence tranchée entre les corps du règne minéral et ceux du règne organique; c'est ici que commence à se montrer, par l'examen des principes constituans, la différence qui sépare les végétaux des animaux.

Cette différence devient plus tranchée quand on arrive aux élémens anatomiques; là, se trouve alors le caractère qui permet de distinguer les animaux les plus simples des plantes, différences qui vont en croissant, à mesure que l'on s'élève aux tissus, etc.

Parmi les principes immédiats du premier groupe, il s'en trouve un certain nombre qui sont entièrement semblables, par leurs propriétés et leur composition, aux composés qu'on extrait des couches solides, liquides et gazeuses du globe terrestre. Ils existent à la fois dans les corps bruts et dans les corps vivans; ils sont communs aux uns et aux autres. Seulement ils constituent entièrement les corps minéraux, et ne prennent qu'une part accessoire, quoique indispensable à la constitution des êtres organisés.

Ils y existent comme condition de formation des principes du deuxième groupe, soit en leur fournissant des matériaux (plantes), soit en fournissant à ceux-ci des moyens d'entrée par dissolution, quand ces matériaux n'ont plus à subir que des modifications isomériques pour être assimilés (animaux).

Ils se trouvent encore dans les êtres organisés, comme condition de séjour des autres principes en les maintenant à l'état de dissolution ou demi-solide.

Ils existent enfin, comme condition d'issue ou de sortie de ceux-ci, en les dissolvant. Leur séjour dans l'économie n'est qu'un passage, car ils pénètrent tout formés dans l'organisme, et ils sortent tels qu'ils étaient entrés; mais de telle sorte qu'une partie de chaque espèce, qui a pénétré, se soit décomposée pour fournir des matériaux à la formation des autres principes.

Les autres principes du premier groupe n'ont de commun avec les précédens que leur propriété de cristalliser et la composition définie qui lui correspond. Mais leur constitution élémentaire en est différente, tant par la nature des élémens chimiques, au nombre de quatre seulement, qui rentrent généralement dans leur composition (oxygène, hydrogène, carbone et azote) que par le nombre des équivalens de chacun de ceux-ci. C'est d'après ce fait qu'on dit que leur composition est très-complexe ; elle présente en même temps une stabilité moindre que celle des principes précédens.

On ne les rencontre que dans les corps organisés. C'est dans l'organisme vivant qu'ils se forment par catalyse dédoublante. Ce sont les principes dits *d'origine organique.*

Leur séjour dans l'organisme n'est aussi, comme pour ceux de la première classe, qu'un passage ; car, une fois formés, ils ne peuvent séjourner en trop grande quantité sans danger pour l'économie, et ils sortent tels qu'ils sont après leur formation, sans donner naissance à de nouvelles espèces, sans se décomposer ou se dédoubler avant de sortir de l'organisme.

De même que les principes de première classe sont, par leur entrée dans l'économie, une des conditions d'existence des substances organiques, de même ceux dont nous traitons sont également une de leurs conditions d'existence par leur formation, qui n'est que la réunion en principes cristallisables des matériaux de celles-là, d'où leur rénovation continue.

Les principes restans du premier groupe, après qu'on a retiré ceux qui constituent la première classe, forment donc aussi une classe de principes très naturelle, tant par les propriétés et la composition des composés qu'elle renferme, que par leur origine purement organique.

Les 32 premiers corps de notre tableau forment à peu près la première classe du premier groupe. Les 48 suivants forment la seconde classe du premier groupe. Les 16 derniers constituent le second groupe à lui seul.

Ces principes forment une seule classe. Elle est très nettement caractérisée par la propriété de ces principes de rester toujours amorphes dans toutes les conditions, par leur composition chimique indéfinie, très peu stable ; par leur formation dans l'organisme, par catalyse combinante ou isomérique ; par leur séjour permanent dans l'organisme, une fois qu'ils sont assimilés, et enfin par la rénovation molécule à molécule de leurs matériaux, au lieu de sortir tout formés.

C'est surtout leur propriété de rester amorphes dans toutes les conditions, de se former dans l'organisme dont ils constituent la plus grande masse, et de n'en jamais sortir tout formés, qui leur a fait donner le nom de substances organiques.

Les principes immédiats se divisent donc nettement en deux groupes suivant l'origine de leurs matériaux. Cet important point de vue établit la relation entre les trois grands règnes de la nature.

Nous avons des principes dont les matériaux sont des espèces de corps n'ayant pas vécu ou pouvant n'avoir pas vécu. Tel est le cas surtout des végétaux, qui n'empruntent pour la plupart au dehors que des matériaux de ce genre pour former leurs principes.

D'autres principes sont formés de matériaux de corps ayant déjà vécu soit dans les plantes, soit dans les animaux. Tous les animaux et beaucoup de plantes ont besoin de ces matériaux pour la formation de leurs principes.

Enfin, il est des principes dont les matériaux viennent de l'organisme où ils se forment, c'est-à-dire qu'ils participaient déjà aux actes nutritifs de l'être où se forme le principe.

Dans l'énoncé de cette division on retrouve le caractère le plus fondamental de la division en trois classes. Quelques principes ont été omis dans l'énumération, parce que leur constitution chimique réelle dans l'organisme n'est pas encore connue, comme la silice, le fer, le cuivre, le plomb, le manganèse. Quelques-uns de ces principes, on l'a vu, sont gazeux ; et alors ils pénètrent par le poumon, par la peau, ou par la voie digestive, tantôt par déglutition gazeuse, tantôt à l'état de dissolution dans des liquides, ou enfin de condensation dans les solides.

Ceux de ces principes qui sont liquides, comme l'eau, pénètrent par les voies digestives surtout, et servent de véhicule à ceux qui sont solides comme les différens sels solubles. Les solutions de ceux-ci servent à leur tour de dissolvant pour les sels insolubles, tels que les sels de chaux, lesquels peuvent encore être dissous par les eaux chargées d'acide carbonique.

Les matériaux de la seconde catégorie arrivent exclusivement par les voies digestives. Introduits dans l'intestin avec les précédens, c'est surtout à leur aide qu'ils pénètrent dans l'économie, ce sont eux qui leur servent de véhicule et quelquefois de condition de dissolution.

De ces principes les matériaux seuls pénètrent dans l'organisme. Ces matériaux sont des substances d'une constitution analogue à la leur, matériaux dont la formation a eu lieu dans les végétaux, qui seuls ont généralement la propriété de les former à l'aide des matériaux de notre premier groupe, tous en général puisés directement par eux dans les milieux cosmologiques solides, liquides ou gazeux.

Ces matériaux élaborés par les végétaux y forment les substances grasses ou azotées ; les plantes mangées par les herbivores et accessoirement par les omnivores, servent de matériaux pour la formation de ces principes.

Les principes immédiats de cet ordre, localisés dans les herbivores, servent à leur tour de matériaux pour la formation de principes analogues qu'on trouve chez les carnivores et les omnivores.

Dans la troisième catégorie nous avons des principes qui, comme l'acide carbonique, tirent les matériaux soit des substances grasses, soit des corps azotés. Le carbonate d'ammoniaque, par exemple, les emprunte aux substances azotées.

L'urée, l'acide urique, hippurique, la créatine, etc., les empruntent aux mêmes substances. Les acides stéarique, margarique et oléique libre empruntent les leurs aux substances grasses. Les différens sels des acides précédens, l'hydrogène sulfuré, tirent leurs bases des principes du premier groupe.

On ne sait pas encore auxquels des principes précédens les sucres empruntent leurs matériaux ; mais on sait qu'ils se forment dans l'économie, à l'aide de ceux que leur fournit la substance du corps. De plus le foie a la propriété de transformer en glucose le sucre de canne (Cl. Bernard), et enfin du glucose venant de l'amidon, qui pendant la digestion a subi la catalyse glucosique, peut directement être introduit dans l'économie.

Quelques principes particuliers comme la cystine et les acides des sels biliaires tirent leurs matériaux probablement des substances azotées, sulfurées ; mais ce sont encore des hypothèses.

Les principes des deux premiers groupes, ou leurs matériaux, pénètrent par les voies digestives et pulmonaires ; le résultat de leur pénétration est l'accroissement de la substance du corps, la formation des principes qui la constituent. Les matériaux des principes du dernier groupe viennent des principes précédens qui se décomposent ; le résultat de leur formation et de leur issue, est le décroissement de la substance du corps. L'arrivée et la formation des premiers, la formation de l'issue de ces derniers, ont pour résultat, la rénovation de cette substance et la caractérisent.

L'intégrité de ce double acte élémentaire est la condition nécessaire de l'intégrité des autres actes que manifeste la substance organisée, dans les divers degrés de complication qu'elle est susceptible de présenter.

La formation des principes immédiats n'est pas une naissance, c'est un fait chimique, soit combinaison directe, soit catalyse métamorphosante ou avec dédoublement. Ce n'est pas, comme pour les êtres vivans, ce fait vital caractérisé par la production par un être vivant, à l'aide de principes variés d'un élément anatomique spécial, ovule ou gemme ; élémens qui dès leur naissance ont un volume déterminé, qui apparaissent de prime abord avec certaines dimensions, pouvant ensuite se développer ou non.

Mais on ne les voit nullement, comme les composés chimiques qui se forment, partir de l'état de molécule physique, ou mieux de l'état de cristaux à peine perceptibles, qui s'accroissent ou s'arrêtent, selon l'état du liquide où a lieu leur formation.

L'ovule donc, dès la naissance, a, comme tout élément anatomique, un volume déterminé, et sa substance est vivante elle-même, et douée pendant la durée de sa vie, comme ovule, d'une certaine indépendance, envers les parties formées d'une substance pareille ou analogue à la sienne. Naturellement la formation des principes immédiats n'est pas non plus un développement, car développement suppose naissance, celui-ci est caractérisé par l'augmentation incessante de la masse de l'individu, par suite d'addition de nouveaux principes à ceux qui se sont réunis pour donner naissance au nouveau germe, ou à ses nouvelles parties.

Pour ceux des principes immédiats qui sont assimilés, c'est-à-dire unis pour un temps avec les principes déjà existans, de manière à faire partie constituante de la substance des élémens jouissant des propriétés vitales, il y a à examiner s'ils sont assimilés en conservant la même nature chimique qu'ils avaient en faisant partie de l'aliment. Il faut, en un mot, rechercher si l'on trouve dans l'être vivant le principe immédiat assimilé, encore tel qu'on le trouve dans les alimens.

A cet égard, on sait déjà que la légumine, le gluten et autres principes des végétaux sont assimilés en conservant la même composition élémentaire, mais ayant acquis, des propriétés nouvelles prouvant un changement de composition immédiate. Il reste encore à préciser quels sont les principes de ces substances organiques qui sont modifiés; par suite de quelles modifications chimiques ils deviennent aptes à être assimilés.

Outre les modifications successives que subissent les principes immédiats des alimens, pour arriver jusqu'à l'état de principes, faisant réellement partie des élémens anatomiques en action, il reste encore à prendre les principes lorsqu'ils sont encore en cet état, et à suivre les simplifications graduelles, par lesquelles ils passent dans les tissus, avant que les élémens chimiques qui les constituent, reviennent à l'état cristallisable.

Il faudrait avant tout reconnaître quels sont les principes immédiats qui fournissent pour la formation de tels ou tels autres principes. Il faudrait voir, par exemple, quels sont les principes qui fournissent à la formation du sucre dans le foie, lorsqu'on nourrit un animal exclusivement avec des alimens azotés, et si les substances amylacées fournissent à la formation de ce principe. Une fois que l'on aura déterminé les principes qui concourent à cette formation, il sera nécessaire de rechercher la nature des modifications chimiques successives qu'ils présentent, lorsqu'ils cèdent quelques-uns de leurs élémens pour former du sucre ou d'autres principes.

Il est à remarquer, sous ce rapport, que les végétaux peuvent seuls, avec de l'eau et de l'air, c'est-à-dire avec des matières minérales n'ayant pas vécu, former des principes immédiats non cristallisables, ou substances organiques. Encore est-il à remarquer qu'ils ne font qu'augmenter la quantité de ceux qui existaient en eux, ce qui est certainement bien différent que d'en faire de toutes pièces, sans la présence de corps analogues.

Toutefois, les animaux ne peuvent pas faire ce que font les végétaux, ils ne vivent essentiellement que de choses ayant vécu; ils modifient simplement les substances organiques pour se les assimiler. Mais ils ne peuvent pas augmenter la quantité de celles qu'ils renferment déjà, en n'absorbant que des matières minérales. Il faut pour eux, de toute nécessité, que ce soient des substances organiques qui fassent la base de leur alimentation; avec elles ils font des substances semblables aux leurs, en les modifiant légèrement par les actes chimiques ou moléculaires indirects.

Les végétaux vivent plus énergiquement, plus facilement, si on leur donne des substances organiques pour matières nutritives, ils les transforment en d'autres analogues aux leurs; mais à la rigueur, ils peuvent s'en passer et en faire avec des principes minéraux, et eux seuls le peuvent.

Nous voyons, dès à présent, que le mot assimilation désigne le phénomène par lequel une espèce de corps, qui a pénétré moléculairement dans l'organisme, par une voie quelconque, s'unit et devient semblable aux espèces qui constituent la substance de celui-ci, et participe aux actes qu'elle accomplit.

C'est donc une propriété inhérente aux principes des tissus que l'assimilation, et qui doit être déterminée ici, et ici seulement.

L'assimilation du premier groupe est caractérisée par un simple mélange ou une dissolution de ces principes dans ceux existant déjà; chez d'autres, on observe un plus haut degré d'intensité du phénomène; c'est la fixation des sels de chaux, de magnésie, etc. aux substances organiques.

Cette fixation présente un assez haut degré d'intensité; il y a union directe du sel aux substances organiques; celle-ci est analogue, au fond, à la combinaison que nous obtenons à l'aide des sels de mercure, zinc, etc. et des substances azotées, comme l'albumine, la fibrine: elle est certainement moins fixe, ce qui tient à la nature différente des sels; mais c'est l'union de ce genre, la plus fixe que l'on trouve dans l'économie.

L'assimilation des principes immédiats d'origine minérale est donc au fond un phénomène chimique direct, mais des plus simples.

Généralement ces phénomènes appartiennent aux dissolutions, plus rarement aux combinaisons, molécule à molécule..

Ils ont lieu entre un composé défini et une substance organique, cela suffit pour leur donner un cachet particulier que n'ont pas les combinaisons entre deux corps cristallisables. Cette union assimilatrice, molécule à molécule entre un composé défini, principe d'origine minérale, et une ou plusieurs substances organiques, constitue, dans l'organisme vivant, ce que l'on appelle incrustation ou encroûtement. Cette union prend le nom d'ossification, dans le cas spécial du cartilage, et non dans d'autres cas.

Nous avons fait remarquer déjà que, dans cette assimilation, les principes du premier groupe, restent ce qu'ils étaient avant, tandis que ceux du groupe dont nous parlons, les substances organiques, ont un mode d'assimilation caractéristique, qui est une formation. Assimiler ou faire de la matière vivante est tout un pour eux; d'où résulte qu'on dit qu'ils se forment par assimilation, c'est-à-dire qu'ils se forment en même temps que leurs matériaux, de dissemblables qu'ils étaient aux matières déjà existantes dans le corps, leur deviennent identiques ou analogues.

Ce mode d'assimilation est commun aux plantes et aux animaux; mais chez les végétaux, et peut-être quelques animaux les plus simples, on trouve en outre un mode d'assimilation plus élevé: c'est celui dont l'accomplissement a pour résultat la formation des substances organiques, à l'aide des matériaux fournis par les principes puisés directement dans les milieux minéraux.

La formation d'un corps nouveau nous montre qu'il s'agit ici, comme plus haut, d'un phénomène chimique; seulement, c'est un phénomène d'ordre indirect, et non pas l'union directe d'un corps à un autre, c'est une catalyse combinante. Enfin, chez les animaux élevés et quelques végétaux supérieurs, l'assimilation des matériaux ayant déjà vécu, caractérisée par la formation de substances organiques à leur aide, est aussi un phénomène chimique indirect, mais du groupe des catalyses isomériques.

Ce qui caractérise le mode d'assimilation par les végétaux, des matériaux n'ayant pas vécu, c'est la formation des substances organiques par combinaison chimique indirecte des matériaux venus du dehors. Ce fait, quoique chimique, exige la réunion d'un certain nombre de conditions, telles que l'état de dissolution, des conditions de température, d'électricité, de plus, la présence d'un corps qui ne cède rien, ne prend rien et semble n'agir que par sa présence.

Pour la formation des substances organiques, nous avons vu qu'il fallait un corps vivant, dont la présence assure l'existence préalable de matériaux déjà vivans. Le nouveau principe formé est identique ou analogue avec celui qui le précède.

Ce fait, joint à la formation d'un corps nouveau, lui a valu le nom de catalyse combinante.

Ces trois cas d'assimilation par dissolution ou union directe, par catalyse combinante et par catalyse isomérique, sont autant de faits très généraux, représentant les propriétés des principes immédiats les plus élevés, et sur lesquels repose la vie entière.

Les principes immédiats, dont la formation a lieu dans l'organisme par assimilation sont, chez les animaux et chez des végétaux élevés, tous les principes dont les matériaux venant du dehors ont déjà vécu, le mode de formation de ces principes n'est pas étudié.

Après avoir éprouvé pendant la digestion, une modification isomérique, qui en a changé le mode de coagulabilité, de stabilité, ces matériaux, qui sont des substances organiques, quelquefois modifiées par la coction, se trouvent à l'état d'albumine, de fibrine et d'albuminose dans le sang, qui sont trois substances presque identiques au point de vue de l'analyse élémentaire, mais non de l'analyse anatomique. Elles fournissent à leur tour des matériaux à toutes les substances qui constituent la partie fondamentale des solides, comme l'osséine, la musculine, la Kératine, celles-ci sont à peu près identiques avec elles, quant aux proportions des élémens, mais en diffèrent par leurs propriétés.

Cette formation de musculine, nous ne pouvons pas l'obtenir artificiellement hors de l'organisme vivant, même avec les substances qui nous servent d'alimens. Sans parler des conditions de température, de dissolution, etc., ce n'est qu'en présence, au contact de substances semblables (chez l'adulte) ou analogues (chez l'embryon), que cette formation a lieu. Ainsi, d'une part, la formation de ces substances montre qu'il se passe là un phénomène moléculaire, et par suite chimique au fond ; d'autre part, la nécessité de la présence d'un corps semblable ou très analogue à celui qui se forme, montre que c'est un phénomène chimique indirect ou de contact, et enfin le corps formé ne diffère des matériaux qui ont servi à sa formation que par ses propriétés, et non essentiellement par sa nature chimique élémentaire, fait qui montre qu'il se passe là simplement une catalyse isomérique.

Quoique ce soit un acte moléculaire que cette formation des substances organiques, celle-ci ne saurait être examinée autrement que comme un phénomène vivant.

La désassimilation désigne d'une manière générale le fait par lequel une espèce de composé, qui fait partie consituante de la substance de l'organisme, se sépare de celle-ci, pour cesser de participer aux actes qu'elle accomplit.

Comme l'assimilation, la désassimilation est au fond un fait chimique; mais c'est également un fait spécial par les conditions complexes qu'il exige, par le milieu organisé dans lequel il s'opère. Comme l'assimilation, la désassimilation est généralement un fait chimique indirect ou de contact; mais ni l'une ni l'autre n'appartiennent à un ordre chimique simple; ce n'est un fait chimique direct que dans des cas particuliers.

Nul principe immédiat d'origine minérale ne se forme par l'assimilation; il ne s'en forme pas non plus de ceux qui sont cristallisables, bien que prenant origine dans l'organisme. Il ne se forme par assimilation que des substances organiques; principes qui ne sont pas cristallisables, dont la composition chimique n'est pas définie.

Pendant la désassimilation, qui est aussi caractérisée par des actes chimiques, il ne se forme que des principes cristallisables, soit analogues à ceux d'origine minérale, soit très différens de ceux-ci.

Ces principes, pour se former, empruntent leurs matériaux à tous les principes qui ont été assimilés, c'est-à-dire à ceux des deux groupes précédens, mais surtout aux substances organiques. Dans l'un et dans l'autre cas, du reste, cette formation n'a pas lieu par combinaison directe des élémens chimiques des principes assimilés ; l'acte est catalytique.

Ce ne sont pas des doubles décompositions ou des combustions, ce ne sont même pas des fermentations ni des putréfactions ; ce sont des catalyses généralement, ayant pour résultat le dédoublement des corps en deux ou en plusieurs autres, et quelquefois ce sont d'abord des catalyses isomériques pour arriver finalement à un dédoublement : tel est le cas des sucres.

Une série de phénomènes de ce genre peut quelquefois conduire aux mêmes résultats définitifs que s'il y avait eu combustion, comme à la formation d'eau, d'acide carbonique. Mais l'acte n'est plus le même.

Quelques principes analogues à ceux d'origine minérale, ou semblables à ceux que nous pouvons faire artificiellement se forment par désassimilation dans l'économie, empruntant aussi aux principes assimilés tous leurs matériaux. Mais pour ceux-là, leur petit nombre, les conditions de formation en font un fait chimique direct.

Tel est souvent le cas de l'hydrogène sulfuré, du sulfhydrate d'ammoniaque ; la désassimilation est un fait chimique direct; alors les composés sont fixes, stables, rapprochés ou semblables sous ce rapport autant que possible aux corps minéraux, et l'on comprend que la désassimilation ne saurait être poussée plus loin.

Pour la désassimilation des principes du premier groupe, nous voyons qu'ils restent ce qu'ils ont été, et ne font que traverser l'organisme, tandis que la désassimilation des substances organiques est une décomposition par catalyse dédoublante. Dans cette désassimilation, il se forme des principes immédiats nouveaux.

Dans les plantes, les principes immédiats, dont la formation a lieu par désassimilation que caractérise une catalyse isomérique, dérivent de l'amidon et des gommes; etc. Ces substances dont nous avons indiqué le mode général de formation par catalyse composante, passent dans la graine et dans la fleur à l'état de glucose par catalyse isomérique, puis peut-être à l'état d'acide lactique.

Peut-être ces corps arrivent-ils alors à l'état d'acide carbonique par une combustion lente, ce que semblent annoncer, le dégagement de chaleur et de gaz. Chez les animaux les gommes et les fécules introduites dans le tube digestif passent d'abord à l'état de glucose par catalyse isomérique, et on les trouve dans le sang sous cet état. Il y éprouve rapidement la catalyse lactique, et peut-être ensuite s'unit-il à la soude par l'expulsion de l'acide, du carbonate de cette base. Là il éprouve peut-être une nouvelle combustion lente qui l'exhale sous forme d'acide carbonique. Il se peut que le fait résulte du dédoublement de l'acide lactique.

On sait que le sucre de canne passe à l'état de glucose dans le foie, mais on n'a encore aucune donnée précise sur la formation de ce sucre. Quant à savoir s'il est le résultat d'un acte chimique direct, d'une catalyse combinante, ou d'un phénomène de contact avec dédoublement, des expériences ultérieures pourront seules l'apprendre. Mais on sait qu'il éprouve comme les sucres introduits du dehors, la catalyse lactique, dès qu'il arrive dans le sang des veines sus-hépatiques, en sorte qu'au delà du poumon, il n'en reste que fort peu, comparativement à la quantité contenue par le liquide des veines sus-hépatiques.

Ce que nous avons dit sur le passage du sucre de canne et de l'amidon à l'état de glucose, ce que nous venons de dire aussi de la formation du sucre du foie, s'applique aux principes gras.

Ils arrivent tout formés du dehors; certains de ces principes, ou du moins des corps qui leur sont isomères, proviennent des alimens végétaux huileux ou de graisses animales qui ne font que se mêler à ceux préexistant déjà, ou qui, au moment où ils sont assimilés, éprouvent dans l'économie une catalyse isomérique, à la manière de ce qui a lieu pour les fécules et le sucre de canne. Mais de plus il s'en forme de toutes pièces. D'après Cl. Bernard ce serait aussi dans le foie qu'aurait lieu cette formation. Seulement ces principes ne donnent pas lieu comme le glucose, aussitôt qu'ils sont formés, à la formation d'autres principes, par une série de catalyses dédoublantes; mais ils se mêlent ensemble, puis s'accumulent et séjournent dans l'économie.

Ils y constituent la partie principale des élémens anatomiques tout particuliers, d'un tissu tout spécial aussi, le tissu adipeux, qui ne jouit d'aucune autre propriété vitale que la nutrition, et qui ne semble remplir aucun rôle actif.

Du reste, ces principes, après avoir fait partie plus ou moins long-temps, soit des vésicules adipeuses, soit d'autres élémens, finissent par disparaître aussi dans l'économie, en donnant lieu à la formation d'autres espèces, d'après les mêmes modes que le sucre, lesquelles sont expulsées directement.

Les principes immédiats dont la formation a lieu par le mode de désassimilation des substances organiques, que caractérisent les catalyses dédoublantes sont dans les plantes, les alcalis et des acides végétaux, ainsi que certains sels.

Chez les animaux se forment ainsi, l'urée, la leucine, l'acide urique, l'acide hippurique, la créatine et les autres principes azotés considérés comme des produits de combustion; c'est-à-dire comme des produits d'actes chimiques plus énergiques, admis là où ne se passent que des phénomènes lents.

C'est par suite d'un dédoublement du genre de ceux dont nous venons de parler que se forment les acides oléique, margarique, stéarique, existant à l'état libre ou combiné dans le sang, et non pas par pénétration de ces corps de l'intestin dans le chyle ou dans les veines. La formation des sels qui ont pour acides les précédens, ainsi que les urates et les hippurates, considérés comme sels, pourrait être considérée comme le résultat direct de la désassimilation, tandis qu'il est plus probable que c'est l'acide libre qui est formé directement. Par leur contact prolongé avec les sels à base alcaline et terreuse, ces acides, quoique faibles, peuvent dans certaines circonstances s'emparer d'une partie de cette base et passer eux-mêmes à l'état de sels.

Par la formation de ces principes salins, nous voyons reparaître des corps revenant de plus en plus aux caractères des composés d'origine minérale, et susceptibles de passer à l'état d'espèces tout à fait minérales par un ou deux pas de plus dans la série de leur dédoublement, ce que l'on peut obtenir à volonté hors de l'organisme.

C'est à quoi on arrive en faisant, par exemple, subir à l'urée la fermentation ammoniacale, qui la fait passer à l'état de carbonate de cette base.

Le fait peut même avoir lieu pathologiquement dans l'organisme.

Dans ce cas exceptionnel, on arrive déjà aux fermentations, ordre de phénomènes de contact donnant des produits de décomposition ou de dédoublement bien plus stables, plus voisins par leurs caractères de ceux des espèces minérales; on peut dans d'autres circonstances également morbides, voir se produire des principes qui caractérisent le dernier degré de la décomposition, lorsque surviennent des putréfactions, du pus et d'autres liquides, phénomènes chimiques de contact qui poussent au degré le plus extrême, la désassimilation, voire même la destruction.

Telle est la formation de l'hydrogène sulfuré, du sulfhydrate ammonique, dans les cas de putréfaction, du pus voisin d'une muqueuse soumise elle-même au contact habituel ou fréquent de l'air.

Qu'il s'agisse des animaux ou des végétaux, toutes les fois que pendant la désassimilation, les principes d'origine minérale sont en jeu, nous voyons se former quelques principes très analogues à ceux d'origine minérale.

A l'exception des cas que nous allons signaler, partout ailleurs la désassimilation des principes d'origine minérale n'est autre chose qu'une dissolution, un passage à l'état liquide de principes solides, sortant tels qu'ils s'étaient fixés par assimilation, chlorures, phosphates, etc.

Quelques-uns sortent même en partie, sinon en totalité, sans s'être jamais fixés à d'autres qu'à l'eau, qui les dissout, sel marin, etc.

Ceux des principes qui se forment par action chimique directe et désassimilatrice, sont le phosphate ammoniaco-magnésien, le bicarbonate, l'hydrogène sulfuré. Ici l'ammoniaque s'unit directement au phosphate de magnésie, l'acide carbonique aux carbonates.

Les urates, stéarates, oléates, pourraient être considérés comme formés par le déplacement du CO^2 des carbonates. Mais il n'y a guère que les lactates qui semblent être dans ce cas. Dans les composés de nature minérale, comme l'hydrogène sulfuré, l'ammoniaque, il faut surtout voir des produits de dédoublement.

Il importe de connaître le lieu précis de la formation des principes immédiats. Après avoir vu les principes qui se forment hors de l'organisme, et ceux qui se forment dans l'organisme; nous allons préciser les organes qui président à cette formation d'après les phénomènes qui s'y passent.

Qu'il s'agisse de principes qui se forment par catalyses combinante et isomérique ou bien de ceux qui se forment par catalyse avec dédoublement, il est facile de reconnaître que le phénomène a lieu dans toutes les parties du corps, où il y a nutrition.

Dans la substance des élémens du poumon existe un acide; dans le sang existe du bicarbonate de soude; le sang traverse les capillaires des membres, et le sel ne se décompose pas; arrivé au poumon, il y a comme partout, échange entre les principes du sang et les principes de la substance des organes, et aussitôt le sel est décomposé. Il se forme de l'acide carbonique dans le sang.

Mais l'acide pneumique qui est dans les élémens anatomiques du poumon, ne se forme sans doute pas dans le sang comme acide libre.

C'est donc un principe qui se forme dans ces solides. Ce principe est de plus cristallisable.

Prenons maintenant, les substances azotées non cristallisables, se formant par catalyse isomérique assimilatrice, comme l'osseïne, musculine. Elles proviennent des substances azotées contenues dans le sang; mais on ne peut s'empêcher de reconnaître que c'est dans les élémens musculaires et osseux qu'elles se sont formées comme musculine, etc; que c'est là qu'elles ont pris, au moment de leur assimilation, les caractères spécifiques qui les distinguent les unes des autres, et que chez l'embryon c'est au milieu de substances isomères ou analogues à elles, qu'elles se sont formées.

D'autre part les principes cristallisables, comme la créatine, la créatinine, qui se trouvent dans les muscles, et éminemment destinés à être expulsés par les urines, ne peuvent se former dans le sang, pour se déposer dans les muscles, ou leur accumulation semble nuisible.

Le sang porte partout les matériaux destinés à former des principes par assimilation; il reçoit de partout ceux qui se forment par désassimilation.

Le sang est une humeur vivante, c'est-à-dire présentant un double mouvement de composition et de décomposition d'une manière continue et sans destruction de sa substance; mais dans ce double mouvement, il ne fait pas que recevoir des principes tout formés et en rejeter de tout formés; il renferme des principes qui lui sont propres, comme l'albumine et la fibrine; ces substances, formées peut-être dans le sang, ne sont rejetées que pathologiquement.

Il n'y a donc pas, dans l'économie, un lieu unique où s'élaborent les principes immédiats; il s'en forme partout où il y a *nutrition*, et cette formation a lieu par des catalyses.

Il s'en forme, par conséquent, dans les solides plus encore que dans le sang et la lymphe, où il s'en forme aussi. Le fait a lieu au moment de la fixation des matériaux dans le solide, ou au moment où des matériaux élémentaires d'une espèce changent d'état moléculaire, pour former une autre espèce. C'est ainsi que du moment de leur entrée jusqu'à celui de leur sortie, les matériaux introduits, passent successivement par une série d'états, lesquels constituent autant d'espèces de principes distincts quoique analogues; ces espèces sont de plus en plus compliquées, puis de plus en plus simples, lorsqu'on part des végétaux pour arriver jusqu'aux excrétions animales.

Il n'y a pas non plus un mode unique et absolu de phénomènes caractérisant la formation des principes immédiats. Nous avons vu en effet qu'il existe deux ordres d'actions; les actions chimiques directes, les actions chimiques indirectes.

Quelle est l'issue et la fin des principes immédiats?

L'ovule avant la fécondation, est un produit faisant partie de l'être qui le porte; son mode de nutrition est le même que celui des élémens *produits*. Il prend à cet être et lui rend tout ce que l'on constate dans son organisation, mais sans détruire son individualité, et par rénovation moléculaire.

Chez tous les vivipares, après la fécondation, c'est encore le même fait qui continue, jusqu'au moment assez précoce, où les matériaux ayant servi sont rejetés dans la vessie, puis de la cavité amniotique et accessoirement dans l'intestin, pour arriver finalement au dehors dans les milieux solides et liquides à l'époque de la naissance.

A cette époque aussi, les principes gazeux sont rejetés dans l'atmosphère. Chez les ovipares, et pendant la germination des graines, il y a surtout exhalation des principes gazeux. Ce n'est que plus tard que viennent les principes solides et liquides.

De même qu'il est impossible de ramener la formation de l'ovule, en tant qu'élément anatomique, ou de tout autre germe à une formation de principes immédiats; il est impossible aussi d'en réduire la disparition à une décomposition chimique. C'est une résorption ou atrophie, c'est-à-dire la rentrée, molécule à molécule, des principes de sa substance dans les parties d'où ils étaient venus. La fin des principes immédiats, est un fait chimique; c'est une décomposition de chaque espèce de ces corps, en plusieurs composés.

De même que nous avons rencontré, à l'état d'ébauche, dès l'histoire des principes immédiats, la notion de naissance et de développement, nous trouvons ici celle de fin ou mort, réduite aussi à son fait le plus élémentaire et le plus simple.

Le fait consécutif à la mort, correspondant au développement, est la destruction de l'organisme. Ce fait est propre aux êtres organisés. Le développement en effet, étant le résultat d'une assimilation, l'emporte sur la désassimilation, amène une accumulation des principes immédiats réunis en substance organisée. Une fois le développement achevé, les principes ne disparaissent pas tous par désassimilation, par issue graduelle de ces corps; quelques-uns d'entre eux, au contraire, s'accumulent et se fixent de plus en plus; par ce fait l'harmonie entre l'assimilation et la désassimilation se trouve rompue: il y a mort.

Ce fait est d'observation; et nous ne pouvons savoir pourquoi la rénovation matérielle, ne persiste pas indéfiniment chez les principes susceptibles d'y participer.

La mort diffère de l'atrophie, précisément parce que, dans cette dernière, il y a issue graduelle pure et simple des principes hors de la masse dont ils formaient la substance; atrophie qui, pour un élément anatomique peut être une fin quand elle est complète. Enfin comme conséquence nécessaire, après la mort vient la destruction de l'organisme, dont la substance ne saurait être conservée indéfiniment, sans qu'il en résultât manque de matériaux.

La destruction de l'organisme mort est donc une condition d'existence des autres organismes vivans, végétaux et animaux. Cette destruction, condition qui rend possible le retour aux milieux ambiants, est caractérisée aussi par un ordre de faits chimiques indirects ou de contact.

Ce sont des fermentations et des putréfactions; fermentations, quand il s'agit de principes formés par désassimilation, et qui devaient être rejetés définitivement après une série de catalyses; putréfactions, quand il s'agit essentiellement des substances organiques et de principes venus du dehors, unis ou non à ces substances mêmes.

De tous les principes qui ont pénétré dans les végétaux et de ceux qui s'y sont formés, il en est peu qui sortent; il en est peu qui soient expulsés au dehors. Les principes gazeux seuls s'échappent par échange avec les gaz du dehors, en vertu de la propriété d'endosmose ou d'exosmose dont jouit la matière organisée de toutes les parties du corps quelles qu'elles soient.

Nul appareil n'existe dans la plante qui puisse expulser les principes liquides ou solides. Aussi en résulte-t-il pour les végétaux, que l'accroissement est indéfini chez un certain nombre, jusqu'à ce que l'encroûtement des élémens finisse par rendre complétement impossible le double mouvement nutritif.

Lorsque chez d'autres cet encroûtement survient rapidement, du moins dans l'appareil destiné à puiser au dehors les matériaux, l'existence de l'être est limitée, et l'on a alors les plantes annuelles ou bisannuelles.

Les végétaux donc absorbent, assimilent, se développent, s'encroûtent et meurent; ils ne rendent aux milieux que par putréfaction et fermentation, les principes solides qu'ils leur ont pris ou qu'ils ont formés à l'aide des matériaux qu'ils leur ont empruntés.

Ce n'est qu'après avoir été assimilés par les animaux que les principes des plantes retournent au règne minéral, dans un état qui se rapproche des corps qui constituent celui-ci. Les quelques principes liquides ou solides que rejettent les plantes, diffèrent beaucoup des corps du règne minéral et beaucoup aussi des principes rejetés par les animaux. Ce sont quelques corps résineux ou des huiles essentielles servant à la protection des fruits, des feuilles et des rameaux, ne subissant que difficilement les phénomènes de putréfaction, qui font retrouver à l'état de composés fixes et peu complexes, les élémens qui les composent.

Ainsi les plantes assimilent beaucoup plus qu'elles ne désassimilent; elles empruntent au règne minéral, plus qu'elles ne lui rendent.

Telles sont les faits les plus généraux dont nous avons cru devoir parler, avant d'entrer directement dans l'anatomie telle qu'elle a été envisagée jusqu'ici. C'est toute une vaste branche qui vient, en la précédant, s'ajouter à l'anatomie générale des auteurs. Cette partie de la science fut pour la première fois, distinguée et consacrée par les travaux de M. Chevreul, et enfin récemment MM. Ch. Robin et Verdeil l'ont systématisée dans leur ouvrage par une coordination très remarquable.

Pour la première fois, ils ont proclamé que cette étude était la première partie à étudier lorsque l'on veut aborder l'anatomie générale. Ils ont montré comment elle doit précéder l'étude des humeurs, à l'égard desquelles les principes immédiats jouent le même rôle que l'élément anatomique envers les tissus.

Ils ont eu peu de difficulté à établir, que l'anatomie embrasse tous les faits qui sont du ressort de l'organisation, et que tout ce qui est vivant, doit être étudié dans sa partie statique, par une espèce de dissection, qui laisse aux corps que l'on étudie, toutes leurs particularités, tous leurs caractères. Par là seulement, le physiologiste comprend les propriétés de la matière organisée, qui se révèlent le plus souvent très obscurément par les usages si variés dont se composent les fonctions d'un être organisé.

Cette étude, ensuite, est la base de toute étude humorale, comme chacun le conçoit. Elle nous fait remonter à l'origine et à la constitution d'une humeur, en nous montrant par quelle association d'élémens (principes immédiats) celle-ci se trouve arriver à ce haut degré de complication.

Elle apprend surtout à saisir les notions d'ordre *relatif*, qui résultent de l'observation de faits très inattendus, à savoir, que dans une humeur, nous ne retrouvons pas tous les caractères étudiés dans les principes qui la constituent.

Chaque principe immédiat étudié isolément, a des caractères et des propriétés, dont une partie est conservée, une partie modifiée et une partie annihilée par le fait du *contact* avec d'autres principes. Les facteurs du produit ne sont plus connus dès lors tout entiers, il faut l'observation et l'expérimentation, pour nous apprendre comment trois principes, par exemple, mis en présence se comportent réciproquement. Comment telle dissolution est devenue possible, par le fait de la présence simultanée de principes dont aucun, isolément envisagé, ne pouvait se dissoudre.

On se convainc, d'après ces observations, que l'humeur existe telle qu'on la connaît par la présence solidaire d'un certain nombre de principes, dont chacun a une égale importance, dont aucun ne prédomine, et qui se tiennent en présence, dans un état d'équilibre dont la rupture constitue un état pathologique.

Il faut donc, après les avoir étudiés, prendre un à un tous les principes immédiats, les associer, afin d'arriver à comprendre comment ils ont pu s'associer dans la nature.

Avant l'étude des principes immédiats, impossible, par conséquent, d'aborder l'étude d'une humeur, qui est elle-même de nature plus compliquée que celle des principes immédiats, tout en reposant nécessairement sur elle.

Il résulte de ce point de vue capital, dans l'étude d'un être vivant dont une grande partie est toujours à l'état de *liquides* ou d'*humeurs*, que l'on a encore à faire l'étude toute entière de celles-ci, c'est-à-dire la moitié de la statique des êtres vivans.

Il résulte surtout de ces faits d'observation, relatifs aux influences réciproques des principes immédiats, des propriétés inattendues, qui naissent de cette disposition nouvelle, que le nœud compliqué de l'organisation des humeurs, doit être dénoué par l'anatomiste et non par le chimiste. En admettant, bien entendu, que le chimiste peut user tour à tour de tous les agens, pour arriver à la connaissance des corps qu'il étudie, tandis que l'anatomiste doit se borner exclusivement à ces moyens, qui isolent, en conservant intégralement la matière vivante, ou plutôt la *matière telle qu'elle vit*.

Rien de ce qui sort d'un creuset chimique, ne peut apprendre au physiologiste le mécanisme de la vie. Il ne voit que des résultats ultimes; les plus simples des actes vivans ne peuvent s'éclaircir par ce genre de recherches. Et de plus, l'expérience nous montre que pour légitimer ces recherches, on a été amené précisément à ne voir dans l'être vivant, que les actes purement physico-chimiques, qui ont attiré le juste dédain des médecins. L'observation la moins intelligente a appris à chacun d'eux, que cette comparaison de la vie à la matérialité, avec suppression de l'intermédiaire obligé, l'état d'organisation, est la plus fausse, et par cela même, la plus stérile de toutes les conceptions.

DES ÉLÉMENS ANATOMIQUES EN GÉNÉRAL.

On donne le nom d'élémens anatomiques à de très petits corps formés de matière organisée, libres ou contigus, présentant un ensemble de caractères géométriques, physiques et chimiques spéciaux, ainsi qu'une structure sans analogue avec celle des corps bruts; caractères qui, quoique variables de l'un à l'autre, entre certaines limites, leur sont pourtant tout à fait propres (fibres élastiques, tubes nerveux, cellules épithéliales, cellules des plantes).

A un autre point de vue, ce sont les plus petites parties du corps auxquelles on puisse ramener les *tissus*, par l'analyse anatomique, douées de caractères géométriques, physiques, chimiques plus variables que dans les autres corps, mais avec des particularités qui n'appartiennent qu'à elles, et une structure ou caractères d'ordre organique que ne présentent pas les corps bruts.

Les élémens anatomiques animaux, se distinguent de ceux des végétaux en ce qu'ils sont formés de substances organiques azotées, le plus souvent sans cloison, lorsque ce sont des tubes, sans cavité, lorsqu'ils ont même la *forme* dite de *cellule*.

C'est par leur réunion, leur enchevêtrement en nombre plus ou moins considérable, que sont constitués les tissus; à eux seulement et non aux tissus ou organes, s'applique l'idée de vie.

Leur forme de fibres, de tubes, de cellules plus ou moins compliquées, de corpuscules arrondis ou ramifiés, ou de masse homogène molle, granuleuse, ou parsemée de divers corpuscules déterminés; leur structure en un mot, leur mollesse, leur manière de se comporter avec les réactifs, les distinguent de tous les êtres connus, et en font des corps entièrement nouveaux.

Ils ne peuvent par conséquent être désignés par les termes employés pour caractériser la matière brute et méritent des noms spéciaux.

A la notion d'élémens se rattachent, comme attribut statique, la forme, le volume et la structure de chacun d'eux, et, comme attribut dynamique deux ordres de propriétés. 1° Propriétés physico-chimiques, en corrélation immédiate avec la forme, le volume, etc; ce sont à l'état d'ébauche les propriétés de tissu.
2° Les propriétés vitales.

Les élémens anatomiques, en tant que corps, jouissent de toutes les propriétés physiques dont jouissent les corps, quels qu'ils soient; mais ces propriétés sont en rapport avec leur petit volume, c'est-à-dire que les effets sur chaque élément pris à part sont fort peu prononcés.

Ainsi: 1° Les élémens anatomiques sont susceptibles de se rétracter; 2° Sous l'influence d'une traction, ils s'étendent, ils sont donc extensibles; 3° Le même élément, une fois étendu peut revenir sur lui-même, c'est-à-dire que les élémens sont doués d'élasticité, propriété qui est la combinaison des deux précédentes. 4° Enfin ils sont hygrométriques, c'est-à-dire susceptibles de se laisser pénétrer de corps fluides par endosmose et d'en abandonner par exosmose; 5° ils sont de plus susceptibles de se raccourcir par dessiccation, par le feu ou sous l'influence de divers agens chimiques: ce qui est un effet physico-chimique de l'enlèvement de un ou plusieurs principes immédiats.

Ils ont aussi des propriétés chimiques. Ainsi comme tous les corps: 1° Ils sont susceptibles de se combiner aux corps dont ils ont été pénétrés par endosmose, c'est là un acte de combinaison ou de composition: qu'on mette du bichlorure de mercure au contact de ces corps, d'un globule sanguin, d'une cellule d'épithélium, et le phénomène s'accomplit; 2° Ils peuvent se décomposer totalement ou partiellement, et dans ce dernier cas ils laissent sortir en conséquence de leur propriété exosmotique les parties décombinées ou décomposées.

Qu'on mette de l'éther en contact avec une cellule renfermant des granulations graisseuses, et la matière grasse après avoir été dissoute par un liquide qui a pénétré, après avoir été enlevée à la substance avec laquelle elle était combinée dans la cellule, sortira avec l'éther dans lequel on la retrouve.

Ce sont là, comme on voit, des propriétés que les corps bruts présentent aussi, quand on les met au contact d'un réactif convenable.

Les élémens anatomiques ont d'autres propriétés que celles-là, propriétés qui les caractérisent exclusivement. Ce sont celles que l'on a appelées propriétés d'ordre organique ou *vitales*, ce qui les distingue des propriétés physiques, chimiques, qui n'en rendent pas compte, malgré toutes les tentatives faites dans cet esprit.

La plus générale, la plus indépendante de toutes ces propriétés, la plus simple a reçu le nom de *nutrition*, d'où existence, vie.

Elle est caractérisée par le double mouvement continu de combinaison et de décombinaison que présentent, sans se détruire, les élémens anatomiques des corps organisés; et par suite tout l'organisme.

C'est la plus générale, car tous les élémens anatomiques en jouissent, et il y a des élémens qui n'ont pas d'autre propriété: telles sont les cellules d'épithélium, celles de l'épiderme, des plantes, etc. Lorsque les élémens cessent de présenter cette propriété, on dit, ainsi que nous le disions plus haut, qu'il y a mort. Alors ils ne présentent plus que les propriétés des corps d'origine organique; ils se décomposent, à moins qu'on n'en fasse chimiquement des composés plus stables, en les combinant avec le sublimé, l'alcool.

Toutes les autres propriétés supposent la nutrition, tandis qu'elle ne suppose aucune propriété vitale; elle est une condition d'existence pour toutes les autres, et caractérise la vie plus que toute autre propriété vitale.

La nutrition est la propriété vitale la plus indépendante; car le corps organisé, l'élément anatomique étant donné, elle ne dépend que de sa propriété physique d'endosmose et d'exosmose, et des propriétés chimiques de combinaison et de décombinaison que possèdent les principes qui constituent la substance des élémens.

Elle ne dépend que des propriétés d'ordre inorganique de ces derniers, tandis que toutes les autres propriétés vitales sont sous la dépendance de la nutrition.

La combinaison et la décombinaison constituent les deux actes élémentaires, dont la synthèse résume l'acte nutritif. C'est l'assimilation et la désassimilation du corps vivant, qui expriment physiologiquement le premier résultat le plus immédiat de cette propriété.

La vie n'est pas seulement particulière à certaines substances organisées suivant certains modes. De plus, elle ne se montre jamais que temporaire dans les molécules qui en jouissent, en sorte que tout l'organisme devient inerte et se dissout, si ces matériaux ne sont pas renouvelés.

La nutrition, quoiqu'elle ait pour condition d'accomplissement les propriétés physiques et chimiques dont nous avons parlé, n'est pas une conséquence de celle-ci. Il pourrait se faire qu'il y eût simplement endosmose et exosmose, sans combinaison ni décombinaison, ou encore, que la combinaison restât fixe.

C'est ce qui a lieu dans les corps d'origine inorganique, de là vient qu'on les nomme corps bruts ou non vivans.

Au point de vue morbide, il se pourrait faire que les élémens anatomiques fussent placés dans des conditions telles, que la nutrition devînt plus rapide ou plus lente, sans autre modification du reste. On ne connaît encore aucune maladie dans laquelle l'un ou l'autre de ces faits ait été démontré, comme existant seul; ce seraient les seules maladies sans altération de la substance des élémens qu'on pourrait supposer; et encore faudrait-il étudier les changemens survenus dans les conditions nécessaires à l'accomplissement de la nutrition.

La vitalité fondamentale seule, commune à tous les êtres organisés, consiste dans leur continuelle rénovation matérielle, unique attribut qui les sépare universellement des corps inertes, où la composition est toujours fixe. Toutes les autres propriétés vitales reposent d'abord sur cette existence nutritive, résultant d'un suffisant conflit entre l'absorption et l'exhalation que chaque masse vivante exerce sans cesse sur le milieu correspondant.

A la propriété de se nourrir, que possèdent tous les élémens, c'est-à-dire à la propriété de se combiner incessamment avec les substances qui pénètrent en eux par endosmose, et d'abandonner en même temps par décombinaison, des principes qui sortent par exosmose, sans que pour cela ils cessent d'exister, se rattachent deux autres propriétés qui sont secondaires. C'est l'absorption et la sécrétion.

Ces deux propriétés sont des cas particuliers de la nutrition, et chacune d'elles se rapporte plus essentiellement, à l'un des actes chimiques élémentaires. L'absorption se rattache au fait de combinaison qui a pour condition physique d'accomplissement l'endosmose, et la sécrétion au fait de décombinaison ou de décomposition, qui a pour condition physique d'existence l'exosmose.

C'est pour cela que l'absorption et la sécrétion reçoivent le nom d'acte de la vie de nutrition, quand on veut les désigner dans leur ensemble.

L'existence de ces deux propriétés sont un effet de la nutrition; mais elles n'en sont pas une conséquence nécessaire. Toutefois ce ne sont pas des propriétés aussi fondamentales que celles de développement et de reproduction, qui reposent également sur la nutrition.

Il n'y a, en effet, pas d'élément qui ne se nourrisse, il n'y en a pas non plus qui ne se développe, une fois formé, et qui ne se reproduise, ou ne puisse se reproduire d'une manière ou d'une autre avant de mourir. Il y a, au contraire, des élémens qui ne sécrètent pas, comme la substance des os, celle des cartilages, celle des ongles; il y en a aussi qui n'absorbent pas, tels sont ces mêmes élémens.

Je dis qu'ils n'absorbent pas, il ne faut pas confondre l'imbibition ou l'endosmose, fait physique, avec l'absorption. Ce fait vivant diffère des phénomènes physiques avec lesquels on est porté généralement à le confondre, en ce que la matière absorbée subit au passage des modifications, lesquelles lui enlèvent ou lui fournissent quelques principes. Ceci s'applique, mais en sens inverse, à la sécrétion.

De plus, il n'y a pas d'espèce d'élément qui, si ce n'est dans des cas morbides, se développe ou se reproduise plus ou moins qu'un autre, tandis que normalement il y a des élémens qui ont la propriété d'absorber ou de sécréter beaucoup, et d'autres, celle de sécréter ou d'absorber peu.

L'absorption est donc une propriété caractérisée par ce fait, que la plupart des élémens se laissent pénétrer et traverser par des substances liquides qu'ils modifient, chemin faisant, en leur enlevant ou leur ajoutant quelques-uns de leurs principes, par le double mouvement nutritif de combinaison et de décombinaison.

Les exemples de ce fait élémentaire, s'accomplissant indépendamment des autres, sur un seul élément anatomique, sont difficiles à rencontrer.

Mais, comme le fait observer Ch. Robin, on peut déduire son existence de ce qui se passe dans un liquide pénétrant des tissus formés d'une ou deux espèces d'élémens, comme les séreuses. D'autres exemples nous sont offerts par les liquides intestinaux, dont une partie pénètre dans les chylifères, et pourtant sont très différens du chyme; par les capillaires des muscles, qui empruntent à ce tissu la créatine, la créatinine, et ne lui enlèvent pas, ou que peu de chlorure potassique.

La sécrétion est la propriété caractérisée par ce fait, que la plupart des élémens laissent exsuder ou échapper des substances liquides ou demi-liquides qu'ils modifient, chemin faisant, en leur ajoutant ou en leur enlevant quelques-uns de leurs principes, par le double mouvement nutritif de combinaison et de décombinaison.

Il est facile de voir ce fait s'opérer sur des élémens considérés isolément, abstraction faite de l'idée de tissu.

Dans les végétaux, par exemple, on voit une cellule isolée, à l'extrémité d'un poil, sécréter des substances huileuses; dans les animaux on voit des cellules épithéliales du foie former chacune, de la même manière, des matières graisseuses de la bile. Enfin, on voit la substance des parois des capillaires, mise à nu, sécréter, exsuder, comme on dit, un liquide différent du sérum qu'il renfermait, ce qui est une véritable sécrétion, c'est-à-dire la séparation d'un certain nombre de substances de celles dont est constitué un autre liquide.

Ce fait, que la nutrition, la sécrétion, l'absorption appartiennent en propre aux élémens, suffit pour montrer que ce ne sont pas là des fonctions.

La deuxième propriété vitale est celle du développement, d'où accroissement.

Elle est caractérisée par ce fait, que tout élément anatomique qui vit, c'est-à-dire qui se nourrit, grandit en tout sens, dans toutes les dimensions, a une fin, mort ou terminaison.

Le développement suppose la nutrition; il est fondé sur elle, mais il en est distinct; ce n'en est pas une conséquence: car on pourrait concevoir un corps qui existât indéfiniment sans se développer, qui, par exemple, se nourrirait par simple oscillation de ses matériaux, c'est-à-dire par un échange égal entre les parties qui sortent et les parties qui pénètrent.

La mort est un fait contingent à la nutrition, de même que le développement; ce n'en est pas non plus une conséquence nécessaire, car on pourrait, sans qu'il y eût là rien d'opposé à la logique, concevoir un corps qui vécût indéfiniment, par un échange égal entre les matériaux qui entrent et qui sortent.

Mais la mort est une conséquence de la propriété qu'ont les élémens de se développer; car on ne conçoit pas un corps susceptible de se développer indéfiniment, sans enlever, à la longue, toute condition d'existence aux autres corps.

Ainsi donc, quoique la mort soit essentiellement caractérisée par la cessation de la nutrition, la mort n'est pas une suite naturelle de cette propriété, mais de propriétés plus complexes et en premier lieu, de celle du développement.

Voici donc une propriété vitale moins simple et moins complexe que la nutrition, puisqu'elle la suppose. Elle est commune à tous les élémens anatomiques sans exception. Mais elle est moins générale dans le *temps*, car le développement peut cesser, s'arrêter, sans qu'il y ait mort immédiate; alors la nutrition se fait pour un temps par échange égal, entre les matériaux qui entrent et ceux qui sortent.

La rénovation matérielle détermine les deux autres attributs connexes de la vie : d'une part, le développement qui aboutit à la mort individuelle ; d'autre part la reproduction qui perpétue l'espèce.

A la propriété du développement des élémens anatomiques, se rattachent plusieurs propriétés secondaires, qui la supposent toutes, sans en être une suite nécessaire ; elles ne sont cependant pas aussi distinctes du développement, que cette propriété l'est de la nutrition. Toutes cependant sont, dans la science, le fruit de l'expérimentation.

Ce sont des cas particuliers du développement ne se manifestant que dans des conditions spéciales.

1° Le développement d'un ou plusieurs élémens, peut ne pas atteindre les limites ordinaires ; arrivé à un certain degré, il cesse ; l'assimilation ne l'emporte plus sur la désassimilation : il y a égalité entre ces deux actes élémentaires, égalité qui peut durer plus ou moins long-temps. C'est l'*arrêt de développement*. Ce fait *anormal*, spontané, est dit *tératologique ;* beaucoup de cellules végétales et animales, des épithéliums, des ovules, des fibres en offrent des exemples.

2° L'accroissement peut atteindre son degré habituel ou non, et alors l'élément prend une conformation particulière, extraordinaire.

Au lieu de se faire uniformément, le développement peut avoir lieu d'une manière plus prononcée, dans une de ses parties que dans l'autre : il y a alors *déformation*. Le phénomène rentre dans les cas tératologiques proprement dits ou *déformations*. On en rencontre de nombreux exemples, dans tous les élémens qui ont la forme de cellules ; dans les fibres et des vaisseaux des plantes, dans des fibres animales.

Avant ou après le développement des élémens, il peut se faire que un ou plusieurs ou tous les élémens décroissent sensiblement, qu'ils diminuent, que l'acte de désassimilation l'emporte sur celui d'assimilation : c'est le phénomène inverse du développement. Cette propriété des élémens anatomiques, a reçu le nom d'atrophie, qui peut aller jusqu'à la *résorption*, c'est-à-dire, la disparition complète.

La propriété de s'atrophier et de se résorber, rentre suivant les conditions dans lesquelles on l'observe, dans les cas anormaux ou tératologiques et dans les cas morbides ou pathologiques.

Les exemples d'atrophie sont très nombreux ; ils constituent une manifestation dynamique normale, pour des organes transitoires. Tel est le cas des corps de Wolff : tel est le cas aussi de la résorption des vésicules adipeuses au fur et à mesure des progrès de l'âge. On l'observe tératologiquement dans les cas où des ovules des plantes, en voie de développement, sont comprimés par d'autres, qui les font avorter, et non seulement se dessécher, mais se résorber en partie.

Il y a des familles où apparaissent toujours cinq mamelons pour les étamines, dont un s'atrophie normalement d'une manière constante.

A l'état morbide, l'amaigrissement par résorption des vésicules adipeuses est un exemple d'atrophie des élémens. La mort est ici une suite, une conséquence nécessaire, puisque le corps organisé disparaît après la résorption

Si la nutrition s'arrête, il y a mort, toutes les autres propriétés vitales cessent.

Si elle devient plus active qu'à l'ordinaire l'élément s'hypertrophie. On ne sait pas, pour l'atrophie et l'hypertrophie, si c'est dans la nutrition l'acte de combinaison qui cesse, tandis que celui de décombinaison continuerait, ou vice-versâ.

3° Plus ou moins de temps après l'accroissement du développement, le mouvement nutritif peut dépasser les limites ordinaires. Il y a alors hypertrophie.

La propriété de s'hypertrophier est pour les élémens anatomiques une propriété anormale, et qui ne se manifeste que dans quelques conditions accidentelles. C'est en raison de ce fait qu'elle prend le nom d'anomale ou tératologique, et celui de morbide ou pathologique, quand de cette hypertrophie résulte une gêne douloureuse ou non dans l'accomplissement des fonctions.

Cette propriété est surtout prononcée dans les cellules végétales ou animales, dans les fibres musculaires, et d'autres élémens anatomiques.

La nutrition peut bien être modifiée en plus ou en moins, mais pour cela, elle n'est ni lésée ni altérée. Caractérisée par un double phénomène continu de combinaison et de décombinaison, elle ne saurait, comme fait général pris en lui-même, être altérée sans cesser d'être aussitôt. Elle se fait vite ou lentement, suivant les conditions de milieu. Voilà en quoi cette nutrition peut se modifier.

Il n'est d'ailleurs pas de maladies dans lesquelles la nutrition des élémens ne soit, ou activée, ou ralentie, suivant la nature des principes immédiats qui leur arrivent et suivant diverses autres conditions. Ce phénomène est tellement simple et tellement uniforme, que partout il ne présente que des différences de rapidité, selon la nature des matériaux destinés à s'organiser ; ce n'est par conséquent pas sur les manifestations de cette propriété, que peuvent être basées les divisions relatives aux différentes espèces d'altérations.

Si donc, dans un élément anatomique, auquel des principes immédiats plus abondans ou d'une autre nature sont fournis, la nutrition devient plus rapide, si le mouvement de composition l'emporte sur celui de décomposition, et qu'il y ait hypertrophie, la propriété de nutrition n'est ni lésée, ni altérée en rien. La propriété qui est changée est une de celles qui ont pour condition d'existence la nutrition ; c'est le développement qui est modifié.

Ce changement se manifeste par l'apparition de la propriété qu'ont les élémens de s'hypertrophier. L'hypertrophie n'ayant lieu que dans certaines conditions, cette modification du développement a reçu des noms qui se rapportent à celles-ci.

4° Certains élémens ont la propriété de se liquéfier quand leur développement est accompli ; c'est un des modes de terminaison de ces élémens. Les élémens chez lesquels la liquéfaction se manifeste à l'état normal, sont certaines cellules embryonnaires des animaux seulement ; elle se montre aussi quelquefois dans certaines conditions morbides, sur les élémens anatomiques de l'adulte, dans certains cas d'ulcérations.

5° Sur certains élémens, quand le développement a atteint un certain degré, il se manifeste une propriété secondaire, connue sous le nom de *métamorphose*.

Elle est caractérisée par ce fait, que l'élément, sans changer de nature, prend une autre conformation, un autre volume.

Tous les élémens anatomiques des plantes sont primitivement

sphériques, et arrivés à un certain degré de développement, deviennent polyédriques ou allongés, aplatis. Il en est de même aussi pour les élémens des épithéliums, chez les animaux, et pour quelques autres élémens, comme ceux du pigment. Cette propriété n'est pas une suite nécessaire du développement, puisqu'elle n'existe pas dans la plupart des élémens des animaux.

Chacune de ces perturbations peut conduire, comme on le voit, à la fin ou terminaison de l'élément, et par suite à la mort de l'organisme : par arrêt de développement, par déformation, par hypertrophie, par atrophie, par liquéfaction. La destruction de l'organisme est la conséquence de la mort. — La troisième propriété vitale élémentaire est la reproduction ou naissance, d'où multiplication.

Tous les élémens anatomiques naissent dans l'être vivant qui les présente; aucun ne vient du dehors, aucun n'est introduit tout formé, aucun ne pénètre tout construit dans l'intérieur des corps, dans l'épaisseur : c'est là un fait d'observation. Pour l'étude des différens modes de reproduction, nous renvoyons à la partie de ce volume, qui traite de l'embryogénie.

Les élémens anatomiques à étudier ont été classés, par Ch.-Robin, de la manière suivante :

PREMIÈRE TRIBU. Élémens constituans.

1re *section*. Matières amorphes, homogènes, unissantes (intercellulaires) avec ou sans granulations.

2me *section*. Élémens ayant la forme de globules, cellules, noyaux et vésicules.

A. Élémens transitoires, temporaires ou cellules embryonnaires; 1. cellules embryonnaires des ovules végétaux : *a.* mâles, passent par métamorphose à l'état : 1° de grains de pollen; 2° de spermatozoïdes des algues, des fougères, etc.; *b.* femelles, passent à l'état d'élémens définitifs par métamorphose; 2. cellules embryonnaires des ovules animaux : *a* mâles, passent par métamorphose à l'état de spermatozoïdes; *b.* femelles (deux espèces au moins), passent à l'état d'élémens définitifs, 1° par métamorphose; 2° par substitution; 3. cellules de la cicatricule.

B. Cellules, vésicules et noyaux définitifs, ou des tissus constituans définitifs; 4. cellules de la corde dorsale (transitoires ou temporaires, chez les vertébrés à sang chaud et quelques reptiles); 5. globules rouges du sang; 6. globules blancs du sang ou leucocytes; 7. globulins; 8. noyaux libres et cellules de la rétine et de la substance cérébrale grise, ou myélocystes; 9. cytoblastiens; 10. corpuscules ou cellules ganglionaires; 11. cellules médullaires (moelle des os) ou médullo-cellules; 12. cellules propres de la substance des disques intervertébraux; 13. plaques ou lamelles à noyaux multiples, multinucléées des os, ou myéloplaxes; 14. élémens fibro-plastiques; 15. vésicules adipeuses; 16. substance du tissu phanérifère, amorphe, granuleuse quelquefois, avec des noyaux ou fibroïde (matrice des ongles, bulbe des poils, etc.).

3me *Section*. Élémens ayant forme de fibres pleines : 17. fibres du tissu cellulaire ou lamineuses; 18. globes enroulés de tissu cellulaire des poissons; 19. f. élastiques; 20. fibres musculaires de la vie organique; 21. substances contractiles sans fibres ou fibroïdes; 22. fibres musculaires lisses de la vie animale (quelques invertébrés); 23. fibrilles musculaires striées de la vie animale, réunies en faisceaux striés avec un périmysium à noyaux (vertébrés).

4me *Section*. Élémens tubuleux : 24. tubes larges des nerfs moteurs ou sans corpuscules; 25. tubes larges des nerfs sensitifs, ou à corpuscules ganglionaires; 26. tubes minces ou sympathiques, à corpuscules; 27. tubes minces ou sympathiques sans corpuscules; 28. tubes des capillaires; 29. bâtonnets pleins de la rétine.

5me *Section*. Élémens formés de substances amorphes avec corpuscules ou cellules et cavités; 30. substance des cartilages; 31. substance des os; 32. substance du tissu électrique : 1° matière amorphe, 2° cellules et granulations.

2me *Tribu*. Élémens produits ou des produits.

1re *Section*. Homœomorphes :

A. Essentiellement transitoires ou temporaires. 1. Ovules : 1° du mâle; 2° de la femelle; 2. spermatozoïdes (produits par métamorphose des cellules embryonnaires de l'ovule mâle); 3. cellules du jaune de l'œuf; 4. cellules de la face interne de la vésicule ombilicale (sauriens, etc); 5. globules du colostrum.

B. Profonds ou permanens intérieurs; 6. substance de la tunique commune de Bichat ou interne des vaisseaux; 7. fibres à noyaux du cristallin; 8. fibres dentelées sans noyaux; 9. substance de la capsule du cristallin; 10. substance des canaux demi-circulaires; 11. substance de la membrane de Demours; 12. substance amorphe du corps vitré; 13. Élémens pigmentaires : 1° granulations libres; 2° amas étoilés avec ou sans noyaux; 3° cellules pigmentaires : 4° lamelles avec ou sans noyaux; 14. spicules siliceuses des éponges; 15. spicules calcaires des éponges; 16. substance des coraux; 17. substance des polypiers; 18. substance du tissu de l'enveloppe des échinodermes.

C. Produits superficiels ou caducs; 19. élémens épithéliaux; 1° pavimenteurs; 2° cylindriques; 3° sphériques; 4° nucléaires; 20. substance des ongles et cornes (dérive de cellules épithéliales métamorphosées); 21. substance des poils ou fanons; 22. substance des écailles de poisson; 23. substance du tissu chitonéal (cellules encroûtées de calcaire); 24. substance du tissu du fil spiral des trachées d'insectes; 25. substance du tissu ostréal (cellules encroûtées de calcaire) 26. substance de l'ivoire dentaire; 27. substance de l'émail.

2me *Section*. Élémens hétéromorphes ou des produits hétéromorphes; 28. globules d'exsudation ou globules granuleux de l'inflammation; 29. globules du pus; 30. élémens cancéreux; 31 globules granuleux spéciaux des cancers et des tumeurs épithéliales; 32. corpuscules du tubercule.

Élémens accessoires.

On donne ce nom aux élémens anatomiques qui n'entrent que pour une part secondaire, dans la composition des tissus. C'est en effet, un fait général que tous les tissus constituans sont composés : 1° d'une espèce fondamentale d'élémens anatomiques, qui prédomine quant à la masse, et dont les propriétés se retrouvent parmi les plus essentielles du tissu; 2° d'une ou de plusieurs espèces d'élémens qui n'entrent que comme partie accessoire dans la composition du tissu, quant à la masse, dont l'arrangement est relatif à celui de l'espèce fondamentale, et dont les propriétés ne font que modifier d'une manière secondaire ou à peine notable, celles de l'espèce fondamentale, à l'état normal du moins.

Tel est le cas du tissu musculaire de la vie animale, par exemple. Il a pour élément fondamental, les *faisceaux striés*; pour élémens accessoires, des *fibres lamineuses*, des *vésicules adipeuses* en séries moniliformes, entre les fibres, des *capillaires* et des *tubes nerveux*.

Les tissus lamineux, médullaire des os, les glandes salivaires, eu égard aux vésicules adipeuses, nous offrent d'autres exemples. Accessoire n'est bien entendu pas synonyme d'inutile.

Un fait analogue s'observe aussi dans les humeurs, quant aux principes immédiats qui les constituent, surtout quant aux substances organiques, et aussi quant aux élémens anatomiques qu'elles tiennent en suspension.

Cette loi ou ce fait général de constitution des tissus est importante à connaître dans l'étude des produits morbides. C'est ainsi par exemple, que la plupart des humeurs homœomorphes sont dues, à ce qu'un élément accessoire à l'état normal, venant à se multiplier outre mesure, finit par prédominer localement sur l'élément fondamental, et devient ainsi la base du tissu qui est nouveau *anormalement*, quoique formé d'élémens normaux.

En général, l'élément qui était fondamental, disparaît devant l'accessoire qui pullule; mais il peut rester et devenir accessoire, de fondamental qu'il était. Les différentes espèces de substances amorphes, qui ne sont qu'un élément très accessoire des tissus normaux et de quelques tissus morbides, deviennent, dans certains cas, très abondantes, relativement aux autres espèces d'élémens dans les tumeurs diverses, épithéliales, tuberculeuses, cancéreuses, etc.; et dans une affection particulière de la synoviale des tendons, où le tissu séreux est remplacé par une masse demi-transparente, sans que le tendon lui-même soit détruit, bien que le tissu morbide lui adhère, affection analogue ici, à celle qui produit les grains riziformes.

Les tumeurs qui ont pour élément essentiel des élémens hétéromorphes, offrent constamment une ou plusieurs espèces d'élémens normaux, comme accessoires; sans que pour cela, la nature du produit soit changée.

Les globules de pus sont assez fréquemment élémens accessoires des tumeurs caverneuses, et de diverses tumeurs épithéliales: ils se trouvent alors dans l'épaisseur du tissu même. Ce fait s'observe surtout dans les tumeurs volumineuses.

Dans les parenchymes glandulaires, dans le testicule, dans la peau, dans les muqueuses, les épithéliums pavimenteux ou autres, sont assez souvent élémens accessoires des tumeurs cancéreuses.

Les corps, dits globules granuleux d'exsudation, sont élémens accessoires d'un grand nombre de tumeurs. Ch. Robin.

Nous n'avons pas l'intention d'examiner ici tous les élémens anatomiques; nous ne décrirons que ceux de ces élémens dont la description se rattache aux tissus que nous devons étudier.

Élémens anatomiques.

Les substances ou matières amorphes, sont des substances représentant des élémens anatomiques variés; tous sont de la matière organisée qui entre, comme élément accessoire, dans la constitution de divers tissus normaux et morbides, à côté des fibres et des cellules; mais ils n'ont pas de forme propre, et empruntent leur configuration aux interstices qu'ils remplissent.

Ces élémens se distinguent en plusieurs espèces, d'après leur composition immédiate, leurs réactions, et le plus ou moins de granulations moléculaires qui les accompagnent.

Il y a une espèce de matière amorphe, fort abondante dans la substance grise de l'encéphale et de la moelle rachidienne; une autre dans la moelle des os; une autre très granuleuse, abondante dans le tissu tuberculeux; une autre dans le cancer; les tumeurs fibro-plastiques, cellulo-fibreuses, hypertrophiques des glandes qui ont l'aspect colloïde, et les tumeurs colloïdes proprement dites, doivent leur aspect gélatiniforme, chacune à une espèce différente de matière amorphe.

Il y a des espèces de matières amorphes qui sont normalement disposées en couches membraniformes ou tubuleuses, telle est celle de la capsule du vestibule, des parois des tubes des diverses glandes.

Cellules.

Les cellules constituent un groupe caractérisé ainsi: c'est un corps polyédrique ou sphérique, dont le volume est au plus de 1/10e de millimètre.

Il y a à distinguer une masse cellulaire et un corpuscule ou noyau. Les cellules ont reçu ce nom, parce qu'elles ressemblent, dans les végétaux, à des corps ayant cavité et parois.

Dans le règne animal, c'est bien encore la forme signalée plus haut, mais la cavité n'est pas distincte de la paroi. Chez l'embryon, toutefois, elle subsiste. — Les *granulations moléculaires* qu'on y rencontre ont le *mouvement brownien.*

Ces granulations sont très petites, formées de substances organisées, larges de 5 dix millièmes de millim. au minimum. On les trouve, soit en suspension dans toutes les humeurs du corps, soit interposées aux fibres des tissus, soit comme dans le cas présent, incluses dans la substance des cellules, soit enfin, dans les fibres ou autres élémens anatomiques, soit surtout dans beaucoup d'espèces de matières amorphes. Elles peuvent être fort abondantes, surtout dans le tissu tuberculeux, etc.

La dénomination de mouvement brownien, a été appliquée à une agitation plus ou moins vive que présentent, dans les liquides placés sous le microscope, toutes les granulations moléculaires qui ont 1 millme de millim. Ce nom a été donné par Brown, qui montra qu'une foule de substances minérales traitées par les acides, la chaleur, présentent cette agitation, et par conséquent, les mouvemens des grains de la fovilla, du pollen, n'indiquent pas que ce fussent des animaux. Quelle que soit la nature du liquide, dès l'instant où il est susceptible de couler, le mouvement s'y observe, la chaleur l'active. Les granulations peuvent se déplacer de quatre ou cinq fois leur diamètre dans un sens, puis dans l'autre, sans qu'il y ait progression.

Lorsqu'il se manifeste dans un élément ayant forme de cellule, il nous montre qu'il y a parois et cavités distinctes. Il importe de savoir que les globules blancs du sang et les infusoires, en se décomposant, laissent échapper des granulations moléculaires offant un mouvement brownien des plus intenses.

Contrairement à ce que prétendent beaucoup d'auteurs, et à ce qu'indique le nom général de cellules, ils sont loin, cependant, de présenter tous une *paroi* et une *cavité* avec *contenu.* Le nom de cellule, nous l'avons dit, tiré du règne végétal, où il y a en effet ces trois choses bien distinctes, doit être conservé dans le règne animal, où ordinairement la cellule est formée de deux choses principales: 1° de la masse de cellules, ou masse cellulaire, d'égale densité au centre, comme à la périphérie; 2° d'un noyau. Ce nom doit être conservé, parce que les caractères généraux des véritables cellules s'y retrouvent, savoir: une masse polyédrique limitée dans son volume, avec des granulations au dedans, souvent la forme, et très habituellement le noyau.

Chez presque tous les vertébrés, il n'y a de cellules avec *paroi* et *cavité* distinctes, que pendant la période embryonnaire proprement dite, où le nouvel être n'est encore formé que de cellule. Chez les fœtus et chez l'adulte, quand l'animal a, en outre, déjà des élémens sous forme de fibres ou tubes, etc., les cellules normales et morbides ne présentent plus les parois et cavités distinctes. Ces deux choses ont pris une égale densité. Il n'y a que dans certaines glandes que l'on trouve la paroi, la cavité et son contenu, distincts l'un de l'autre.

Ce fait est plus général dans les invertébrés, où il est à peu près la règle, que chez les vertébrés.

Dans le groupe des élémens anatomiques, offrant les caractères des cellules, on compte un assez grand nombre d'espèces distinctes à la fois, par leur volume, leurs réactions chimiques, et surtout par leur structure, c'est-à-dire le volume et la forme du noyau et du nucléole, l'abondance et la distribution des granulations moléculaires, situées entre le noyau et la périphérie de la masse cellulaire.

Il importe de savoir qu'il est des espèces d'élémens du groupe de cellules qui, normalement, sont dépourvues de noyaux; on leur applique plus particulièrement le nom de vésicules (vésicules adipeuses). Quant aux espèces dont le noyau est partie constituante normale, il peut pourtant manquer, et cela dans deux ordres différens de conditions.

1° Tantôt la masse de la cellule naît seule, sans noyau, fait dont on trouve des exemples dans toutes les espèces de cellules. De telle sorte, que sur quelques dizaines de cellules quelconques, placées sur le champ du microscope, il en est toujours une ou deux qui manquent de noyau à côté de toutes les autres qui en possèdent.

2° Tantôt le noyau a existé, mais il a disparu; il s'est résorbé dans une phase ultérieure de son développement, comme les cellules épithéliales cutanées et les tumeurs de cet ordre, soit par suite de dépôt de gouttes d'huile, dans la masse de la cellule (cellules de l'épithélium hépatique, cellules des cavités des cartilages).

Ces élémens n'en sont pas moins des cellules rattachées, comme variétés, à l'espèce dont elles ont tous les caractères moins la présence du noyau.

On observe de plus un fait inverse: presque toujours, avec des cellules pourvues de noyaux, on voit naître des noyaux seuls, sans masse cellulaire autour d'eux; c'est ce qu'on appelle des noyaux libres. Comme ils sont tout à fait semblables aux noyaux inclus dans les cellules complètes qu'ils accompagnent, ils se rattachent naturellement, en tant que variété, à l'espèce dont ils ont tous les caractères, moins la masse fondamentale enveloppante.

Toutes les espèces de cellules offrent partout où elles se rencontrent quelques individus de la variété *noyaux libres*, soit dans l'état normal, soit dans des produits morbides. C'est ce que montrent les épithéliums, les cellules médullaires des os, les élémens fibro-plastiques, les cellules du cancer. On ne sait pas encore si un noyau primitivement inclus dans une cellule peut devenir libre par suite de la destruction de celle-ci, dans les conditions normales ou morbides, mais les cellules des invertébrés, ou du fœtus des vertébrés, qui ont paroi et cavité distinctes, ainsi que les cellules sans cavité de certains tubes glandulaires, salivaires, pancréatiques, peuvent être rompues et écrasées, de manière à rendre libre le noyau.

Les cellules animales étaient autrefois appelées cellules élémentaires, primitives, à noyau et globules ou vésicule organique, lorsqu'on croyait que tous les autres élémens dérivaient nécessairement et directement d'une cellule métamorphosée.

Pendant long-temps en effet on nomma théorie cellulaire une hypothèse d'après laquelle tous les élémens anatomiques qui composent les tissus des animaux adultes (fibres, tubes) dériveraient directement, par simple changement de forme ou par soudure, des cellules qui primitivement constituent l'embryon, comme cela a lieu dans les plantes. Mais on a reconnu que, sous cette seule dénomination, se trouvaient confondus trois faits distincts.

On donne le nom de théorie cellulaire, aujourd'hui, à ce fait général élevé en principe, que tous les êtres végétaux et animaux dérivent d'élémens anatomiques ayant l'état de *cellule*. Tous les êtres qui naissent d'un œuf commencent par être entièrement composés de cellules qui se forment par segmentation du vitellus, et desquelles dérivent les autres élémens anatomiques, tant ceux qui sont sous forme de cellules modifiées, quant à quelques-uns de leurs caractères, que ceux ayant forme de fibres.

Ces cellules sont appelées cellules ou élémens embryonnaires, transitoires parce qu'elles n'ont qu'une existence temporaire; elles sont remplacées par les élémens définitifs ou permanens.

On donne le nom de théorie de la métamorphose des cellules à ce fait, que tous les élémens anatomiques des végétaux (cellules du tissu cellulaire, fibres et vaisseaux) et tous les élémens des produits chez les animaux, dérivent directement des cellules embryonnaires par métamorphose, c'est-à-dire par changement de forme, de volume, de consistance de celles-ci.

On donne le nom de théorie de la substitution à ce fait, que chez les animaux tous les élémens constituans se forment par substitution de ces élémens aux cellules embryonnaires ou transitoires qui disparaissent.

Il y a remplacement d'une partie des cellules embryonnaires, qui se dissolvent par des élémens définitifs qui, naissant de toutes pièces, sont dus à une génération nouvelle, spontanée, à l'aide du blastème résultant de cette liquéfaction.

Il y a ainsi substitution d'élémens permanens définitifs à des cellules embryonnaires, élémens transitoires qui disparaissent par liquéfaction, et résorption. Cette manière dont certains élémens dérivent de la cellule embryonnaire est bien plus complexe que la simple métamorphose.

Ce mode de génération, la substitution, est propre aux animaux seulement et encore uniquement aux élémens de leurs tissus constituans ou des constituans.

Ces élémens ont encore on le sait, pour la plupart, l'état de fibres, de tubes, de matière homogène et très rarement celui de cellules. C'est l'inverse pour les produits.

Ainsi qu'on vient de le voir, ces trois ordres de faits s'enchaînent l'un et l'autre, sont liés intimement et décroissent en généralité.

D'abord la théorie cellulaire est un fait général, commun à tous les êtres vivans; puis la théorie de la métamorphose s'applique à la formation de tous les élémens définitifs des végétaux, et à ceux des produits seulement chez les animaux.

Enfin la théorie de la substitution ne s'applique qu'à la formation des élémens anatomiques des tissus constituans animaux, c'est-à-dire aux élémens qui en général, outre les propriétés végétatives, jouissent des propriétés animales.

Les *cellules végétales* sont des corps extrêmement petits et variables dans leur forme, immédiatement juxtaposés les uns aux autres ou libres, creux généralement, clos de toutes parts, représentant ainsi des utricules ou cellules dont le contenu est variable et la paroi formée d'une ou de plusieurs substances organiques analogues à la cellulose. Les élémens anatomiques animaux se distinguent de ceux des végétaux en ce qu'ils sont formés de substance azotée, le plus souvent sans cavité, lors même qu'ils ont une forme dite de cellule.

Lorsqu'ils ont cavité distincte et paroi de cellulose, comme on le voit dans la tunique protectrice des mollusques tuniciers, les utricules ne sont pas immédiatement juxtaposées: car dans l'épaisseur de la substance qui sépare les cavités prises pour des cellules, se trouvent inclus des noyaux ou corpuscules spéciaux.

Tout élément anatomique végétal se compose d'une cavité remplie d'un contenu et limitée par une paroi. C'est la présence constante d'une cavité circonscrite par une paroi généralement close de toutes parts, qui fait employer souvent l'expression de cellule végétale, comme synonyme d'élément anatomique végétal, bien que quelques élémens, comme certains vaisseaux à leur état de complet développement, soient formés de plusieurs cellules superposées avec résorption complète ou incomplète des parois formant cloison au point de contact.

Ces expressions ne sont donc synonymes que d'une manière relative.

La paroi ou enveloppe est toujours bien distincte du contenu.

D'abord souvent on voit deux lignes qui limitent l'épaisseur de la paroi; on peut rompre celle-ci, le contenu s'échappe et la cavité se vide.

A la paroi adhère un corps particulier, le noyau, qui en fait partie, au moins pendant quelque temps; car dans beaucoup de cellules son existence n'est que temporaire; dans le noyau existent un ou deux nucléoles.

Ainsi paroi et cavité, ou contenant et contenu, voilà autant de choses distinctes que l'on peut observer dans les élémens anatomiques des végétaux. La paroi est formée de cellulose unie à quelques sels, ou à de la subérine, ou à du xylogène, ou bien à la subérine presque pure avec des sels et un peu de cellulose.

Cette paroi porte le nom de paroi de cellulose, parce que ce principe s'y trouve à peu près constamment. Le plus souvent, mais il a des exceptions, elle est tapissée d'une seconde membrane ou couche formée de substances organiques azotées ou demi-solides: c'est l'utricule azotée, primordiale ou primitive. A celle-ci se trouvent annexés quelquefois un ou deux petits corps sphériques ou ovoïdes de même nature qu'elle: c'est ce que l'on appelle, le noyau, le nucleus, le cytoblaste; celui-ci renferme un ou deux petits corpuscules appelés nucléoles, qui manquent quelquefois.

Ainsi, dans tout élément anatomique végétal il faut, à l'égard de l'enveloppe, étudier la paroi de cellulose et l'utricule azotée, laquelle, à son tour, possède ou non un noyau. Le contenu, appelé quelquefois enchondrome, est solide, liquide ou gazeux. Le contenu solide est formé de grains de fécule pressés les uns contre les autres, dans les interstices desquels se trouvent ou des gouttes d'huile, ou un liquide avec ou sans granulations moléculaires.

Le contenu liquide est quelquefois huileux et homogène (huiles essentielles des aurantiacées) ou aqueux, avec ou sans granulations moléculaires azotées, grains de fécule, de chlorophylle ou gouttes huileuses ou résineuses en suspension.

Le contenu gazeux est formé d'acide carbonique, d'oxigène, quelquefois d'azote.

Tous les élémens anatomiques végétaux sont des cellules dans le sens propre de ce mot. Cependant lorsqu'on veut en étudier tous les caractères, on reconnaît bientôt qu'ils se séparent en groupes très différens. Ce sont des types d'une même espèce, plutôt que des espèces distinctes. Ces types présentent eux-mêmes des variétés. Les individus de ces types ne se transforment pas en individus d'un autre type: c'est ainsi que, d'une cellule quelconque, on ne verra pas provenir un laticifère, une trachée ou même une fibre ligneuse, ni surtout un filament de mycélium ou une cellule ramifiée des algues. Les principaux types des cellules végétales sont les suivans.

Premier type. *Cellules proprement dites.* Élémens sphériques, ovoïdes, cylindriques polyédriques, aplatis ou étoilés, à peu près d'égales dimensions en tous sens, quelle que soit l'épaisseur des parois, ou ayant une longueur égale à trois ou quatre fois la largeur, mais avec coïncidence de parois minces, et à peu près égale adhérence aux élémens voisins dans tous les sens. C'est à ce type que se rattachent les individus des espèces végétales qui ne sont représentés que par un seul élément anatomique libre et isolé, ayant une existence indépendante.

Il offre plusieurs variétés, telles que les cellules épidermiques, cellules ponctuées, rayées, cellules du suber ou du liége, de l'endoderme ou cambium.

Deuxième type. *Cellules filamenteuses.* Élémens cylindriques, rarement prismatiques par compression réciproque, dans lesquels un diamètre étroit coïncide généralement avec une longueur au moins huit ou dix fois et jusqu'à cinquante fois plus grande, et de parois minces, assez souvent des ramifications et une adhérence plus grande, par leurs extrémités contiguës que par la périphérie, lorsque toutefois elles ne sont pas libres.

Ce type est représenté par les cellules des filamens de mycélium, de tous les cryptogames, souvent par une partie des tissus de leur stipe, ou la totalité de celui-ci dans les parties simplement filamenteuses.

C'est à ce type plutôt qu'aux cellules pileuses et fibreuses que se rattachent les filamens qui accompagnent la graine de certaines salicinées. Les plantes dites cellulaires, ne renferment que des élémens appartenant aux deux types précédens.

Troisième type. *Cellules fibreuses* ou fibres végétales. Élémens superposés bout à bout, cylindriques, à diamètre généralement étroit et à longueur considérable, avec des parois épaisses (ou assez minces quand elles sont jeunes et seulement 5 ou 6 fois plus longues que larges, mais pourtant relativement plus épaisses et plus longues que les cellules du tissu cellulaire ambiant), adhérant généralement bien plus ensemble par leurs extrémités que par leur circonférence.

Ce type est représenté par des cellules qui, superposées bout à bout, ou empiétant l'une sur l'autre à l'aide des extrémités coniques (clostres), forment les fibres ligneuses du bois et celles, du liber. Elles offrent plusieurs variétés: cellules libériennes, très larges, à parois épaisses et homogènes, cellules ponctuées, cellules rayées, etc.

Quatrième type. *Cellules vasculaires.* Élémens superposés ou articulés bout à bout, à parois minces, soit absolument, soit par rapport au diamètre; plus souvent cylindriques que polyédriques; étroits et à extrémités conoïdes, empiétant l'un sur l'autre; ou bien larges et à extrémités aplaties, exactement superposés, généralement beaucoup plus longs que larges. Les élémens de ce type sont représentés par les cellules qui, superposées ou articulées bout à bout, forment des vaisseaux des plantes dites vasculaires.

Ils offrent plusieurs variétés : cellules vasculaires à filament spiral, ou trachées ; cellules vasculaires ponctuées ou vaisseaux ponctués ; cellules vasculaires laticifères, ou vaisseaux laticifères, parois généralement minces, homogènes, translucides, s'affaissant sur elles-mêmes. Aux cellules trachéales se rattachent celles des vaisseaux réticulés, et à la variété des cellules vasculaires ponctuées se rattachent celles des vaisseaux rayés et scalariformes. (Nysten.)

Chez les végétaux, un simple changement de forme, un allongement donne lieu à un vaisseau ponctué. Dans les végétaux les fibres et vaisseaux naissent par métamorphose. Chez les animaux, nous l'avons dit, les cellules de la surface de l'embryon sont les seules métamorphosées, ainsi elles s'aplatissent, les granulations diminuent. Ainsi l'épithélium et le cristallin seuls se métamorphosent.

Les cellules centrales du corps se manifestent vers le douzième jour chez les animaux vertébrés. Elles deviennent cohérentes, se fondent entre elles, d'où naît un blastème. Mais les noyaux se liquéfient plus tard que les cellules. Il apparaît alors des élémens anatomiques très variés, de toute pièce.

Pendant un certain temps, les uns naissent, tandis que les autres sont en voie de dissolution. De là vient la théorie de la substitution. C'est là la seule génération spontanée. Les élémens naissent du blastème, dans les plaies comme ailleurs. Chez l'adulte il vient des vaisseaux par exsudation. Dans le blastème naissent les fibres striées dont le volume augmente. Les phénomènes sont différens chez l'adulte.

Chez lui, les fibres ne sont jamais précédées de cellules. Dans l'embryon, c'est la dissolution même des cellules qui leur donne naissance ; chez l'adulte, les fibres naissent directement des vaisseaux. Les élémens fibro-plastiques naissent, chez le fœtus, avec les fibres, et sont enveloppés par du blastème granuleux.

Les fibres se rapprochent par la disparition de cette substance, d'où la rétraction des cicatrices chez l'adulte. Chez l'embryon, il se forme aussitôt d'autres élémens en place de ceux qui sont résorbés.

Variétés de cellules.

La *cellule médullaire* des os se rencontre exclusivement dans la moelle des os ; c'est le premier élément qui y apparaît. C'est un corps polyédrique de 0,014 millim., grisâtre, offrant un noyau non attaquable par l'acide acétique. On peut bien distinguer ici la masse celluleuse du noyau. Des granulations en quantité variable sont répandues entre les deux. Le noyau est sphérique ; il est granuleux et n'a pas de nucléole ; le noyau a de 0,006 à 0,008 de mm.

Ils paraissent plus abondans dans la médullite, par la disparition des vésicules adipeuses.

On donne le nom de *myeloplax* à des plaques à noyaux multiples répandus dans le tissu médullaire. Ces plaques sont plus abondantes chez le fœtus, appliquées contre les parois surtout dans les os nouvellement formés, variant de 0, 020 à 0, 080. Tantôt aplatis, tantôt polyédriques, leur situation entraîne leur forme. Ils offrent également une couleur grisâtre. Insolubles dans l'acide acétique, leur forme est des plus variables ; ils renferment des noyaux nombreux, ayant de 0,008 à 0,009 millim. de longueur. Leur contour est irrégulier ; à l'intérieur, ils sont granuleux et ont de 1 à 2 nucléoles.

Ces élémens ont une forme limitée qui n'est ni fibreuse ni celluleuse.

Ce sont des élémens accessoires. Ils peuvent, en se développant d'une manière exagérée, donner naissance à des tumeurs, dites épulis de la mâchoire, qu'on ne doit pas confondre avec des tumeurs propres aux gencives et dites épulis aussi.

Ces tumeurs s'ulcèrent, et ont, de plus, la forme arrondie des cancers. Mais on peut les distinguer. Les myeloplax vont jusqu'à la surface de la tumeur. On les trouve dans toutes les régions, quelquefois sous forme d'une tumeur pédiculée.

Élémens fibro-plastiques.

Sous ce nom, Lebert a fait connaître le premier un élément anatomique particulier et les tumeurs qu'il constitue quelquefois.

Cette espèce d'élément, à l'état normal, est toujours partie constituante accessoire des tissus dont il fait partie ; ce sont tous ceux où se trouvent des fibres lamineuses et la moelle des os, surtout chez le fœtus. Il est plus abondant chez ce dernier que chez l'adulte. Mais il n'est pas vrai que cet élément constitue les fibres lamineuses en voie de développement, que ce soient des fibres à l'état embryonnaire, et elles ne se métamorphosent en fibres d'aucune espèce.

Le passage de cet élément accessoire à l'état d'élément principal dans une partie du corps caractérise un état morbide. C'est ce fait que désigne le mot *fibro-plastie,* récemment introduit dans la science.

Le tissu nouveau, mais homœomorphe, résultant de cette pullulation d'un élément normalement accessoire, est le tissu fibro-plastique, présentant généralement la forme de tumeur ou d'induration.

Cet élément, désigné substantivement sous le nom de fibro-plastique, peut, dans des cas morbides, se développer dans des tissus où il manque normalement, comme dans la pulpe cérébrale. Partout où il y a inflammation chronique et ulcération d'un tissu, on le trouve plus abondant qu'à l'état normal.

L'élément fibro-plastique présente trois variétés, dont les deux premières coexistent toujours, et quand on trouve la troisième, les deux autres l'accompagnent constamment en quantité plus ou moins grande.

Ce sont : 1° les *noyaux fibro-plastiques ;* 2° les fibro-plastiques fusiformes, corps ou fibres fusiformes, fibro-plastiques, cellules fibro-plastiques fusiformes de quelques auteurs ; 3° les cellules fibro-plastiques. — 1° La variété noyau est répandue plus abondamment à l'état normal que les autres, et l'emporte aussi sur elles dans la plupart des tumeurs. Les noyaux sont ovales, rarement sphériques, à bords nets ou un peu denticulés, surtout dans le tissu cellulaire normal, où ils sont un peu plus allongés et moins réguliers que dans beaucoup d'autres points de l'économie.

Leur longueur varie normalement de 0,007 à 0,010 millim. et leur largeur est de 0, 005 à 0,06 millim. Lorsqu'ils constituent à eux seuls les tumeurs, beaucoup peuvent être d'un tiers ou du double plus longs, la largeur restant la même, ce qui leur donne un aspect allongé particulier. Ils sont insolubles dans l'acide acétique. Tous contiennent quelques fines granulations moléculaires, et souvent, mais pas toujours, un ou deux nucléoles, tantôt foncé, tantôt à centre brillant. 2° Les fibro-plastiques fusiformes se montrent sous forme de corpuscules allongés généralement fusiformes. Tous contiennent (à très peu d'exceptions près) un noyau central, toujours placé au niveau de la partie renflée de la fibre, et paraissant déterminer ce renflement par sa présence.

Ce noyau rappelle en tous points les caractères énoncés tout à l'heure pour les noyaux libres. Les extrémités pointues du corps fusiforme sont quelquefois très prolongées et très minces, soit d'un seul côté, soit des deux côtés à la fois. Ce cas se présente surtout quand le noyau lui-même est très allongé.

Quelquefois, au contraire, elles sont très courtes, étroites, aiguës, et plus ou moins droites ou recourbées, soit d'un seul, soit des deux côtés. Quelquefois une extrémité entière manque d'un côté; rarement la fibre dépasse d'un tiers en largeur celle du noyau. Il n'est pas rare de voir l'une des extrémités de ces corps coupée carrément.

Une des variétés les plus fréquentes est celle où quelques fibres ont une de leurs extrémités bifurquée, fendue plus ou moins profondément. L'acide acétique les pâlit beaucoup sans attaquer le noyau.

3° Les cellules fibro-plastiques sont généralement de forme ovoïde. Dans quelques tumeurs, elles peuvent être dentelées ou pourvues de prolongemens. Elles sont toujours finement granuleuses, contiennent un noyau semblable aux noyaux libres, c'est-à-dire ovoïde, rarement allongé, insoluble dans l'acide acétique, tandis que la masse de cellules s'y dissout tout à fait. A l'état normal, cette variété ne se trouve guère que dans la muqueuse utérine et dans la paroi des vésicules de l'ovaire.

On donne le nom de *tissu fibro-plastique* au tissu qui a pour élément fondamental le fibro-plastique. Ce tissu se présente toujours comme production accidentelle, sous forme de tumeur. On peut en distinguer trois variétés :

1° Tumeurs composées surtout de corps fusiformes ; on y trouve, en outre des vaisseaux, du tissu lamineux, de la matière amorphe et quelquefois des vésicules adipeuses. Elles sont généralement rougeâtres, de consistance *sarcomateuse*, ne donnent pas de suc.

Elles se développent dans la dure-mère ou dans le tissu lamineux de tout le corps. Les fuisformes sont toujours accompagnés de noyaux libres, et quelquefois de cellules fibro-plastiques. Les fibro-plastiques fusiformes étant un élément accessoire de toutes les espèces de tumeurs, moins le tubercule, les observateurs, frappés surtout de la présence de cet élément, ont appelé *fibro-plastiques* bien des tumeurs qui n'en sont pas (tumeurs fibreuses, épulis à myeloplaxes), ce qui les fait croire plus communes qu'elles ne le sont réellement.

C'est ainsi encore qu'on a été conduit à les confondre avec les cellules cancéreuses des os à cellules fusiformes. 2° Tumeurs fibro-plastiques surtout composées de noyaux. On y trouve toujours quelques fusiformes, quelques cellules, mais généralement fort peu. C'est surtout dans ces tumeurs que les noyaux offrent la forme allongée, ovale, étroite, avec ou sans nucléoles brillans. Elles sont généralement molles, friables, vu que les fibres de tissu cellulaire y manquent presque complétement, ne donnant pas de suc, ou seulement une sorte de sérosité visqueuse, mais se réduisant souvent par le raclage. Selon la proportion de vaisseaux ou de matière amorphe ou sans granulations graisseuses, elles offrent un aspect rougeâtre, ou blanc rosé, ou blanc opalin, ou gris demi-transparent et même gélatiniforme. Les parties les plus molles peuvent souvent offrir des épanchemens sanguins capillaires ou des végétations fongueuses. Ces tumeurs se rencontrent surtout dans les organes parenchymateux et dans le tissu lamineux sous-cutané.

Ce n'est guère que celles-là et les suivantes qui se généralisent, et encore les tumeurs fibreuses proprement dites offrent plus souvent ce phénomène. Elles se reproduisent assez souvent sur place et se développent rapidement.

3° La troisième variété de ces tumeurs, moins connue que la précédente, a pour élément principal des cellules fibro-plastiques, régulières ou non, reconnaissables surtout au caractère de leur noyau (on en trouve deux dans quelques cellules), particulièrement après l'action de l'acide acétique. Elles renferment, outre quelques fibro-plastiques fusiformes et nucléaires, des fibres lamineuses entourant quelquefois des groupes arrondis de cellules et s'irradient à partir du bord de ces groupes.

Il est commun d'y trouver beaucoup de matière amorphe, leur donnant l'aspect colloïde, sinon elles ont un aspect grisâtre, charnu ou blanc rosé mat, soit par points peu étendus, sous forme de tubercules, soit partout. (Nysten.)

Vésicules adipeuses.

C'est encore une variété d'élémens cellulaires; elle n'offre jamais de noyaux. Leur volume est de 0,040 à 0,080 de millimètres. Elles sont ovoïdes ou spermatiques. Chez le fœtus, leur volume est moindre. Elles conservent leur forme et sont lisses, à la température du corps, sous l'influence de laquelle la graisse demeure liquide.

Par le refroidissement, elles deviennent irrégulières; et souvent jusqu'à la forme polyédrique, en raison de la pression qu'elles exercent les unes sur les autres. Fréquemment aussi elles sont plates et présentent des impressions, des inégalités comme la cire pétrie entre les doigts.

Elles sont très caractérisées par leur surface lisse, brillante et fortement réfringente, par leurs contours nets, et obscurs à la lumière transmise; par leurs bords d'un éclat argentin et leur milieu blanchâtre à la lumière incidente. Ces caractères les distinguent de tous les autres élémens anatomiques, dit Henle.

Elles sont peu résistantes au toucher, jaunâtres au centre. Un caractère tout à fait propre à la graisse, c'est d'avoir le centre brillant et le contour noir, dit Ch. Robin.

L'éther bouillant enlève la graisse aux vésicules, il reste une trame incolore transparente.

L'acide acétique dissout l'enveloppe, et chaque vésicule est composée d'une enveloppe azotée.

Si donc on ajoute aux cellules adipeuses de l'acide acétique, l'huile s'écoule, si on ajoute de l'éther, il reste une membrane.

Elle est formée de margarine, d'oléine et de stéarine. Jamais dans tout cela trace de noyau. La proportion d'oléine est telle, que le contenu est toujours liquide. Lorsque l'animal est mort, la solidification a lieu d'autant plus vite qu'il y a plus d'oléine.

Les cellules adipeuses ont une enveloppe toujours si délicate, qu'on la distingue à grand'peine du contenu. Schwann a trouvé chez un enfant rachitique la membrane de la cellule presque aussi épaisse qu'un globule de sang humain. Dans ce cas, la paroi contient un organe de forme ronde ou ovale, tantôt aplati, tantôt non aplati.

paroi contient un noyau de forme ronde ou ovale, tantôt aplati, tantôt non aplati.

Très fréquemment, la paroi présente une saillie sur un point quelconque de son étendue. Cette saillie n'est qu'un effet d'optique, que Henle décrit encore comme un noyau ou une trace de noyau. Il va jusqu'à admettre quelquefois la présence de deux noyaux. Mais il est loin de donner l'absence de ce noyau comme caractère constant, ainsi qu'on pourrait le croire.

Quelquefois on rencontre des cellules adipeuses à forme étoilée. Immédiatement au dessous de leur surface, d'un point central, partent dans tous les sens, des rayons plus ou moins longs, qui couvrent tantôt une moitié entière, tantôt une faible partie de la cellule. Vogel ainsi que Henle ont vu ces formes étoilées.

Pour le premier des anatomistes cités, ce sont des groupes d'acide margarique.

On peut, par une compression exagérée, rompre la cellule adipeuse et faire échapper la graisse, qui se répand en nappe, et la vésicule conserve sa forme primitive. Ou bien encore, dit Henle, par l'effet d'une rupture, le contenu s'écoule d'un seul côté et se réunit en une grosse goutte qui demeure adhérente à l'enveloppe affaissée et grenue, représentant alors une sorte de pédicule étroit ou de col.

Après que l'on a versé l'acide acétique, la graisse échappée, sous forme d'un petit courant, va former de petits îlots isolés, irréguliers.

L'enveloppe des globules de sang se dissout aussi par l'acide acétique, mais si l'action est lente, les globules de sang grossissent et font éclater l'enveloppe, tandis que cela se passe d'une manière inverse pour la graisse.

On trouve d'autres formes de cellules adipeuses, qui ne sont peut-être que des degrés de développement de celles décrites jusqu'ici.

Henle a trouvé sur le cadavre d'un sujet hydropique la graisse du tissu aponévrotique de la cuisse moins abondante et remarquable par une couleur jaune intense. Ces vésicules étaient isolées et à des distances régulières les unes des autres de manière à former une figure élégante; presque toutes étaient entourées de globules plus petits et également jaunâtres.

On découvrit que chaque grosse cellule, avec les petites qui l'entouraient, était enfermée dans une cellule granulée, claire, ovale. Ces cellules étaient isolées le long des vaisseaux capillaires.

Chez l'homme les cellules adipeuses n'existent que dans le tissu cellulaire lâche; on les y trouve, sous la peau, formant une couche assez cohérente, appelée pannicule adipeux, dans les membranes dites séreuses, dans les épiploons et les mésentères, dans les sillons du cœur, autour des reins.

Le pannicule adipeux est plus épais que partout ailleurs à la plante des pieds, aux fesses et autour de la mamelle; il ne manque entièrement qu'aux parties génitales et aux paupières. Du reste ses dimensions varient beaucoup.

Comme les tissus sensibles et vasculaires, les élémens adipeux se forment de toutes pièces.

Dans quel lieu naissent ces élémens? Chez le foetus à la paume des mains et à la plante des pieds on en trouve dès le 55me jour de la vie intra-utérine. Dans la moelle des os c'est à six mois après la naissance, seulement.

On voit d'abord des gouttes d'huile libre, dans l'interstice des fibres. Ces gouttes se réunissent et en forment de plus grosses.

Lorsque les amas ont 0,040 de ^{mm} il apparaît une enveloppe soluble dans l'acide acétique. Les gouttes se fondent alors en 2 ou 3.

Elles apparaissent dans un lieu où il n'y a pas de cellules. Ainsi l'on comprend tout ce qu'il y a d'erroné à dire que c'est une cellule embryonnaire qui se remplit d'huile, afin de rattacher forcément son origine à la théorie cellulaire. Dans le tissu adipeux de l'orbite on peut suivre aisément toutes ces phases.

C'est ce qui constitue le tissu dit adipeux dont nous parlions au point de vue de sa situation générale dans le corps. Cet élément peut du reste être accessoire dans d'autres tissus, comme nous l'avons déjà vu et le verrons encore pour divers élémens de tissu.

Ils sont accessoires dans les interstices des culs-de-sac des glandes lactées, salivaires, pancréatique, dans la thyroïde: Dans des conditions morbides, l'hypertrophie de ces glandes donne lieu à l'aspect *lipomateux*. Les glandes salivaires entre autres ont souvent de ces petites tumeurs; mais normalement déjà il y avait une partie invisible de ces élémens.

De tous les tissus, la graisse est celui qui se forme et se détruit le plus facilement. Sous l'influence d'une nourriture abondante, elle s'accumule. Elle disparaît avec autant de rapidité quand le corps éprouve une perte de sucs, ou que les moyens de répartition viennent à manquer.

Chez certains animaux elle apparaît en grande quantité dans des conditions données, tel est le cas des hibernans par exemple qui en font une vraie provision.

Il en est de même chez les insectes, alors qu'ils sont à l'état de larves.

Un fait très intéressant et auquel nous avons déjà touché, c'est le mode de formation du tissu; nous avons nié la préexistence de la cellule.

Béclard dit à cet égard, que les vésicules disparaissent quand la graisse cesse d'exister. Hunter au contraire assure qu'on peut distinguer ces vésicules vides. Gurlt prétend que chez les animaux maigres, elles contiennent de la sérosité en guise de graisse.

On trouve chez les animaux des graisses colorées, notamment chez beaucoup d'oiseaux, au-dessous de la peau du bec et des pattes et chez les crustacés inférieurs d'après Berzélius et Acherson.

La coloration de l'iris, d'après R. Wagner, dépend chez les oiseaux, d'une graisse qui est accumulée en gouttelettes, peut-être aussi dans les cellules. Chez l'homme on ne rencontre pas de graisse dans l'iris.

La graisse des différens animaux diffère moins par la forme des cellules que par la nature chimique de leur contenu. Elle est plus ou moins molle, onctueuse ou oléagineuse, suivant que la stéarine ou l'oléine y prédomine.

La graisse des carnassiers, des pachydermes et des oiseaux est celle qui ressemble le plus à celle de l'homme; elle est plus ferme chez les ruminans et les rongeurs. Chez les cétacés et les poissons on connaît son caractère huileux.

Outre la graisse proprement dite renfermée dans les cellules dites adipeuses, Chevreul a trouvé dans le saindoux une matière jaune dans la proportion de 0,06 pour cent, ayant une odeur et une saveur nauséeuse de bile, du chlorure sodique, de l'acétate ou plutôt du lactate sodique, et des traces de carbonate calcique et d'oxide ferrique.

Tissu médullaire des os.

On donne le nom de moelle à la substance jaunâtre ou rougeâtre contenue dans la cavité des os longs, dans les cavités cellulaires des extrémités de ces mêmes os, dans le diploé des os plats, et même dans les canaux vasculaires ou de Havers.

Celle qui occupe le canal des os cylindriques représente un cylindre moulé sur les parois osseuses de ce canal.

C'est un tissu bien distinct de l'adipeux, par sa consistance et surtout par sa composition.

Il est formé, 1° de myéloplaxes adhérens en général à la substance osseuse; 2° de médullo-cellules qui prédominent dans la moelle des fœtus et dans celle des adultes, qui a l'aspect gélatiniforme; 3° de matière amorphe granuleuse, qui prédomine dans la variété gélatiniforme; 4° des capillaires; 5° des vésicules adipeuses, qui ne s'y montrent qu'après la naissance, et disparaissent en partie, lorsque la moelle a pris naturellement ou accidentellement l'aspect gélatiniforme; elles prédominent dans la variété graisseuse ou adipeuse de la moelle. On distingue, en effet, trois variétés de ce tissu, d'après son aspect extérieur et sa texture.

1re *variété*: fœtale ou sanguine. Rougeâtre, opaque, pulpeuse, presque complétement dépourvue de vésicules adipeuses.

2me *variété*: gélatiniforme. Demi-transparente, molle, grisâtre ou rosée, se rencontre chez des sujets sains, mais surtout après de longues maladies.

3me *variété*: adipeuse. Blanche, opaque, plus ou moins dense; se rencontre plus communément que les autres, surtout dans les os longs et chez les herbivores.

Nous avons décrit le myéloplaxe, il ne nous reste plus qu'à parler de la médullo cellule.

Médullo-cellules.

Robin a donné ce nom à une espèce particulière d'élément anatomique qui se trouve dans la moelle des os à tous les âges, d'autant plus abondant qu'il y a moins de vésicules adipeuses et de matière amorphe, soit à l'état normal, soit dans les cas morbides.

Cet élément comprend deux variétés.

1° Les noyaux libres sphériques à bords plus ou moins réguliers, larges de 5 à 8 mil^mes^ de millimètre, finement granuleux, généralement sans nucléoles, et insolubles dans l'acide acétique;

2° Les cellules médullaires proprement dites, sphériques ou un peu polyédriques, à bords un peu dentelés ou réguliers, offrant un noyau semblable aux noyaux libres.

Entre le noyau et le contour de la cellule, existent les granulations moléculaires plus nombreuses près du noyau que ailleurs.

La première variété est riche en cellules médullaires, sa consistance est molle, sa coloration rougeâtre; on la rencontre surtout chez le fœtus. Le tissu spongieux renferme cette variété, tandis que le canal renferme la deuxième ou la troisième.

Dans la médullite cet élément est abondant, ainsi qu'au voisinage des parties amputées. Lorsque la coloration est très rouge, les vésicules adipeuses ont été résorbées, et les cellules médullaires sont proportionnellement plus abondantes.

Dans la deuxième variété à aspect extérieur mi-transparent, les vésicules adipeuses sont peu abondantes, surtout vers l'âge de 14 à 15 ans. Les sujets peuvent avoir de l'embonpoint, et néanmoins de la moelle gélatiniforme; et d'autre part, on ne la trouve pas chez les phthisiques. Chez les rongeurs elle constitue l'état normal.

La troisième variété est très riche en vésicules adipeuses. Elle graisse les doigts; très abondante chez les ruminans, elle est de toute la vie. Chez l'homme, on la trouve abondamment à 15 ans.

Globules du sang.

On donne le nom de globules du sang à des corpuscules réguliers suspendus dans le sang de presque tous les animaux. Il faut en excepter les polypes, quelques annélides, quelques larves aquatiques d'insectes, etc.

C'est Malpighi, qui le premier, sans s'en douter, les a décrits. Leeuwenhœk vit ces corpuscules rouges très distinctement. Haller, le premier, confirma cette opinion, et cependant il n'avait pas encore vu les globules des animaux à sang chaud. Il n'avait vu ni la forme régulière, ni le volume déterminé des particules du sang, dans les diverses classes d'animaux, ni dans les diverses parties d'un même animal.

La raison pour laquelle tant d'hommes n'ont pu découvrir les globules du sang, tient à une cause fort simple. Dans l'intention d'étendre le liquide, la plupart des personnes ajoutaient un peu d'eau. Or, aussitôt cette addition faite, il n'y a plus rien de régulier à observer. Les globules, par endosmose, ont absorbé de l'eau, ils changent de forme dès lors; bientôt la matière colorante les a abandonnés, et s'il s'agit des globules des mammifères, lesquels sont très petits et n'ont pas de noyau, leur surface est devenue parfaitement transparente. Schultz, Mandl, Lebert affirment que, dans ces cas, l'enveloppe n'est pas détruite.

Hewson, Müller ont fait observer qu'il fallait toujours conserver les globules dans le sérum. Pour éviter le trouble que la coagulation de la fibrine peut introduire, il est bon de défibriner le sang en le fouettant. Le liquide rouge qui reste est le sérum, tenant en suspension les globules non altérés.

On observe dans le sang de l'homme trois espèces de globules. 1° Les globules rouges, globules proprement dits; 2° les globules blancs; 3° les globulins. Ces trois espèces de globules se trouvent dans le sang des mammifères et des oiseaux.

Globulins.

Le chyle, privé de graisse par l'éther, conserve ses véritables globules. Quelles que soient les parties du système lymphatique et chylifère, où l'on étudie les globules, partout ils présentent les mêmes caractères. On les trouve en suspension dans le liquide; ils ne sont jamais en assez grande quantité pour colorer le liquide. Ils concourent à lui donner une légère teinte grisâtre.

On en trouve à peu près autant dans le chyle transparent que dans la lymphe. Leur volume est, pour la plupart, 0,005. Suivant Müller, les globules du chyle du veau, de la chèvre et du chien, n'ont guère que le tiers du volume des globules du sang; chez les chats, ils égaleraient en volume les globules sanguins. Enfin il aurait vu, dans le chyle du lapin, des globules dont les uns égalaient le volume des globules du sang, tandis que les autres restaient au-dessous de ce volume. Dans une autre expérience, les globules du chyle d'un lapin dépassaient tous, en volume, les globules du sang.

Les corpuscules sont tout à fait sphériques, réguliers, à bords assez nets. Ils sont constitués par une masse homogène contenant cinq ou six granulations, disposées dans son épaisseur, à peu près à égale distance les unes des autres.

Elles ont toutes un demi-milli^{ème} de millimètre et sont sphériques, noirâtres ou grisâtres; un peu plus rapprochées les unes des autres vers le centre qu'à la circonférence, mais non cohérentes. Cette constitution est la même pour tous, quel que soit leur volume, en sorte qu'il n'y en a qu'une seule espèce.

On les trouve constamment incolores, un peu grisâtres. Ni rougeâtres, ni jaunâtres, sphériques et non discoïdes, parsemés de granulations, voilà de quoi les distinguer des globules du sang.

Ils sont insolubles dans l'eau et ne s'y gonflent pas. L'acide acétique les attaque à la longue. Il les rend plus pâles, fait ressortir les granulations qui sont inattaquables.

Des physiologistes ont cru que les globules du chyle se formaient dans le canal digestif. MM. Home et Bauer disent avoir vu ces globules dans le grand cul-de-sac de l'estomac. D'autres, après eux, prétendent également les avoir vus dans le tube digestif. Ces globules se forment dans les chylifères comme dans les autres lymphatiques, et le travail, comme le pense P. Bérard, commence dans les radicules des vaisseaux. Bouisson a voulu distinguer une autre espèce de globulins qui n'est, en réalité, que celle que nous venons de décrire et qu'on retrouve dans le sang en quantité variable.

Globules blancs.

Les globules blancs, plus abondans que les globulins que nous venons de décrire, sont incomparablement moins nombreux que les globules rouges. Ils s'attachent au verre et se montrent complétement immobiles, alors qu'au début de l'expérience, les globules rouges sont entraînés dans divers courans, avant d'arriver au repos. Leur volume excède un peu celui des globules rouges, il est de 0,008 à 9^{mm}.

Ils sont sphériques, transparens, incolores, à surface nette et brillante.

Dans leur intérieur on trouve des granulations fines. Dans du sang en repos, après avoir été défibriné, ils forment une couche intermédiaire à la masse des globules rouges qui tiennent le fond, et au sérum qui surnage.

L'eau gonfle ces globules d'un tiers, et alors, on voit les granulations entraînées dans un mouvement brownien. L'acide acétique les gonfle aussi, mais moins que l'eau. Pendant ce temps, les granulations se rassemblent tantôt en un amas central, tantôt en plusieurs amas, quelquefois en demi-cercle ou en un anneau complet.

Les globules du pus ont été confondus avec les globules blancs. Cependant ils sont plus grands que ces derniers; ils ont 0,01 à 0,015^{mm}. L'acide acétique les gonfle davantage et les dissout ensuite presque entièrement (Bérard).

Lebert et Ch. Robin ont décrit en 1846, un phénomène que Davaine a étudié depuis avec beaucoup de soin. Voici le résumé de ses observations.

On a déjà remarqué que lorsqu'on place une gouttelette de sang frais entre deux lames de verre, le globule blanc ne tarde pas à se fixer; il résiste au courant qui se manifeste en ce moment dans le liquide, il se reconnaît, en général, très facilement aux îlots des globules rouges qui se forment autour de lui. Quand le liquide s'est uniformément répandu sous les lames et que le mouvement s'est apaisé, alors commence le phénomène que nous allons décrire.

Le globule blanc perd sa forme arrondie; d'un point de sa circonférence, s'avance très lentement, une expansion plus transparente que la masse du globule, qui devient ainsi, ovalaire ou irrégulier, suivant la forme de l'expansion produite; bientôt après, il se montre sur un autre point, une nouvelle expansion qui amène une nouvelle forme du globule, soit que l'expansion première rentre dans la masse primitive, soit qu'elle reste étalée au dehors. De nouvelles expansions continuant à se produire, en même temps que des retraits s'opèrent sur d'autres points de la circonférence du globule, donnent incessamment à ce corpuscule, un aspect nouveau et différent des précédens. Ces expansions et ces retraits se produisent avec une grande lenteur; il faut beaucoup d'attention pour en suivre le développement, mais les variations qu'elles déterminent dans la forme du globule blanc sont très faciles à constater, si on l'examine à de courts intervalles.

Pendant que l'on remarque ces changemens dans la conformation extérieure du globule, on peut en constater aussi dans son intérieur; ainsi, certains points deviennent plus ou moins transparens ou cessent de l'être; sur plusieurs corpuscules j'ai pu constater un ou deux points plus clairs, semblables en apparence, à des vacuoles qui ne disparaissaient jamais complétement et qui, par les transformations successives de la masse, en occupaient tantôt un point central, tantôt un point quelconque de la circonférence.

Davaine a suivi sur un globule, dans l'espace d'une demi-heure, une vingtaine de changemens de formes. Toutes les fois qu'une forme a persisté pendant plus de vingt minutes, c'était la dernière.

Ces variations des globules blancs frappent d'autant plus l'observateur, que les globules rouges dont ils sont entourés conservent leur apparence primitive pendant longtemps, lorsqu'on ne les déforme point par la compression ou par l'addition de l'eau ou de quelque autre substance qui les altère. Ces changemens de forme sont si remarquables et se succèdent en nombre si considérable, que l'idée de mouvemens spontanés dans ces corpuscules, se présente à l'esprit.

On ne peut les attribuer à la dessiccation, puisque ces changemens de forme ont lieu lorsque les globules blancs sont baignés par une légère couche de sérum, et pendant que les globules rouges nagent et circulent dans la gouttelette de sang en observation.

De plus, on a constaté, en étudiant sur la grenouille le mouvement des globules sanguins dans les vaisseaux, que les globules blancs restent souvent immobiles et comme adhérens aux parois de ces vaisseaux, pendant que les globules rouges, beaucoup plus nombreux, suivent le torrent de la circulation.

Or, ces globules blancs, ainsi fixés sur les parois des vaisseaux, présentent des changemens de forme analogues à ceux qu'ils offrent dans une gouttelette de sang placée sur une lame de verre.

Ce n'est pas seulement chez l'homme que les globules blancs présentent ces changemens de forme; Davaine les a observés dans d'autres classes d'animaux vertébrés : de plus, en étudiant le sang des animaux inférieurs, il a retrouvé ces variations de forme.

Globules rouges.

Ce sont eux que l'on désigne, en général, sous le nom de globules du sang.

Leur forme est circulaire chez l'homme et les mammifères. Ils ne sont pas sphériques, puisqu'ils sont aplatis comme des disques.

Haller et Leeuwenhoek les ont vus sphériques parce qu'ils avaient absorbé de l'eau. Les globules sont marqués d'une tache centrale, ce qui fit dire à certains auteurs que le milieu était saillant, et à d'autres, qu'il était déprimé. Ces apparences sont faciles à produire. Tantôt on voit le milieu plus clair, et la circonférence plus opaque; tantôt c'est le contraire. Il est d'ailleurs bien connu qu'il n'y a pas de renflement de la surface des globules des mammifères : la partie moyenne paraît plutôt déprimée, et la circonférence renflée, surtout quand les globules ont été soumis à l'évaporation.

On a depuis déjà long-temps abandonné l'idée de Della Torre qui admettait un trou au centre des globules, lesquels ressembleraient plutôt à un anneau qu'à un disque. Voici comment on constate l'absence de ce disque :

On mélange du sang, du sperme frais d'âne ; les animalcules s'y meuvent, frappent de leur tête le milieu des globules qu'ils rencontrent, sans jamais passer au travers. Les infusoires du sérum, en retournant les globules, servent à la même démonstration.

Une exception se présente chez les mammifères, relativement à la forme des globules. Mandl a découvert que ceux du dromadaire et de l'alpaca, sont elliptiques. C'est ce que M. Milne Edwards a également montré sur les globules des chameaux.

Les globules de l'échidné et de l'ornithorynque ne ressemblent pas à ceux des oiseaux, ils sont circulaires comme ceux de l'homme ; il en est de même des globules du kanguroo.

Les globules du sang des oiseaux, des poissons et des reptiles sont elliptiques et non circulaires ; tous sont aplatis. Les oiseaux les ont en forme de courge, une fois aussi longs que larges. L'eau, en gonflant les globules elliptiques, rapproche leur forme de la sphérique c'est ce qui a trompé Haller.

Müller nous apprend qu'il avait aussi contribué à répandre une erreur touchant les globules du sang des poissons, qui paraissent ronds quand l'eau les a pénétrés, mais qui en réalité sont elliptiques. Il n'est point vrai non plus, comme l'ont dit à tort de Blainville, Schmidt, etc, que les poissons aient des globules rouges de plusieurs sortes, les uns circulaires, les autres elliptiques.

Rudolphi était encore moins fondé à dire que la forme circulaire était le type normal chez les poissons. Dans le sang de l'ammocète et dans le sang de la lamproie, les globules du sang ne sont pas ovales, mais discoïdes, arrondis, et un peu déprimés au centre. Wagner et Rudolphi disent à tort que ceux de la carpe sont ronds.

Spallanzani, et plus récemment Wedemeyer, ont vu quelques globules circulaires parmi les globules elliptiques de la salamandre ; c'était la seule exception que Spallanzani eût rencontrée à cette loi, qu'ils se ressemblent tous chez un même animal. Gulliver a vu des globules elliptiques mêlés aux globules circulaires de quelques espèces de cerfs.

Les globules des grenouilles sont très plats, ceux de la salamandre le sont encore davantage.

Les globules elliptiques sont marqués d'une tache centrale, comme les globules circulaires. Dans le sang de grenouille, cette tache correspond à une saillie qui s'augmente à mesure que le globule est soumis à l'évaporation, cela ressemble à une saillie ombilicale.

Les globules constituent des particules excessivement ténues. Leur volume n'est point proportionné à celui de l'animal auquel ils appartiennent.

Ceux des mammifères sont plus petits que ceux des trois autres classes de vertébrés. Les globules des grenouilles sont deux fois environ plus volumineux que ceux des poissons, et quatre fois plus volumineux que ceux de l'homme. Ceux de la salamandre étaient regardés généralement comme les plus volumineux, lorsque Mandl découvrit que les globules d'un protée dépassaient encore en dimension ceux de la salamandre.

Les globules de l'homme ont 0,007^{mm}. Parmi les nombreuses évaluations qui ont été faites, M. Donné prend 1/120e de millimètre, Mandl 1/125e, etc.

Le volume dépasse un peu celui des globules du plus grand nombre des quadrupèdes. Le singe, suivant Wagner est dans le même cas que l'homme, et tous deux l'emporteraient sur tous les autres mammifères ; cependant, les globules du sang de l'éléphant et du paresseux sont plus gros que ceux de l'homme : ils ont 0,010^{mm}. Les ruminans les ont moins gros que les carnassiers, et parmi les ruminans on cite la chèvre comme ayant les plus petits, 1/300e de milli. ; mais de plus petits globules ont été mesurés par MM. Bonerbank et Gulliver, dans le sang du tragulus japonicus, où ces globules ont 1/4545e de ligne.

Les globules de la grenouille ont, dans leur plus grand diamètre, 1/37^{mm}, et dans le plus petit, 1/75^{mm}, comme ceux du caïman à museau de brochet, où la disproportion est très marquée, entre le diamètre longitudinal et le transversal, ont de 1/35 à 1/40^{mm} de longueur ; enfin, ceux vus par M. Mandl avaient, dans le plus grand diamètre de l'ellipse, de 1/16e à 1/18e de millimètre.

Les globules examinés au microscope paraissent ordinairement transparens ; cependant ils sont rouges, et si la couleur n'est pas apparente, cela tient à ce que l'on observe à la lumière réfractée. Déjà Senac, ensuite Spallanzani l'avaient fait remarquer. Vus à la lumière réfléchie, ils se montrent colorés en rouge, alors même qu'ils sont isolés. Lorsqu'ils forment des amas ils sont rouges de quelque manière qu'on les examine. Ainsi, il est bien établi que ce sont eux qui sont chargés de la matière colorante du sang.

Leeuwenhoek avait cru voir le globule sanguin se séparer en six petites espèces, chacune desquelles aurait été composée de six globules lymphatiques, ce qui aurait porté à trente-six le nombre des parties constitutives d'un globule sanguin, il soupçonnait même que chacune de ces particules pourrait se résoudre en six autres, et par conséquent, le globule tout entier en deux cent seize sphères.

C'est, comme le fait observer M. Bérard, sans doute pour les diverses espèces de globules, rouges, jaunes, pellucides, que Boerhaave créa les vaisseaux décroissans ; après quoi il fonda sur cette double erreur anatomique, la *théorie de l'erreur de lieu.*

La prétendue fissidité des globules était un effet de dessiccation. Ces particules n'avaient aucune existence individuelle.

D'après Hewson, le globule est formé d'un centre solide, entouré d'une vésicule colorée, laquelle contient, en outre, un fluide, de sorte que la petite sphère centrale pourrait rouler dans son enveloppe.

La présence d'un noyau central, indépendant de la forme générale du globule, a été admise par Young, mais il n'a pu voir la vésicule d'enveloppe dont il a par conséquent nié l'existence.

Everard Home croyait que le globule sanguin était formé d'un globule ou noyau incolore central, entouré d'une écorce de matière colorante.

Home croyait que trente secondes après que le sang est sorti de la veine, la matière colorante se sépare en partie du globule, se rabat autour de lui en forme de collerette, pendant que les noyaux, qu'il croyait fibrineux, s'accrochaient les uns les autres pour former la trame du caillot.

MM. Prévost et Dumas décrivaient aussi une partie centrale, entourée de matière colorante.

Dans ses premières publications, M. Donné modifiait l'opinion de Home, en décrivant, dans le globule, un noyau à surface tomenteuse, retenant la matière colorante dans ses inégalités extérieures.

Y a-t-il donc véritablement un noyau? nous demanderons-nous avec M. Bérard. Le globule est-il limité par une pellicule membraneuse? Consiste-t-il en une vésicule ou cellule? La matière colorante occupe-t-elle seulement la périphérie du globule?

Pour la question relative au noyau, il faut tenir compte de l'espèce animale et de l'âge. Nul doute qu'on n'aperçoive un noyau dans les globules elliptiques des reptiles. C'est lui qui détermine la saillie au niveau de la tache centrale des globules de la grenouille, saillie que MM. Prévost et Dumas ont figurée dans les globules vus de champ. La tache centrale, vue de face, paraît éclairée d'un côté et obscure de l'autre.

Wagner a constaté que le noyau fait aussi bomber les globules des poissons.

Müller, qui n'admet pas que le noyau fasse saillie, excepté chez la grenouille, a donné une démonstration de l'existence de ce noyau.

Après avoir privé de la fibrine, comme nous l'avons dit ailleurs, le sang de la grenouille ou de la salamandre, il traite par l'eau aiguisée d'acide acétique le mélange de sérum et de globules. L'enveloppe est détruite, et les noyaux devenus libres se précipitent sous forme d'une masse blanchâtre insoluble dans l'eau. Quelques-uns de ces noyaux conservent la forme du globule, mais ils n'en ont pas le volume; d'autres sont arrondis. Le noyau est granulé, et l'on y découvre un nucléole.

Celui-ci porte des gouttelettes huileuses, ou qui du moins ont cette apparence, fait qui semblerait en rapport avec la théorie d'Acherson, dit M. Bérard.

Wagner, Mandl, ont prétendu que les noyaux n'existaient pas dans le sang vivant, et qu'ils résultaient de la coagulation d'une partie fibrineuse. Cependant, le sang de la grenouille offre cette apparence, dès qu'on l'a tiré de la veine.

On n'a pu jusqu'ici donner des preuves de l'existence d'un noyau dans les globules du sang de l'homme et des autres mammifères. La présence d'une tache centrale dans certaines conditions de l'expérience ne suffit pas pour que l'on se prononce affirmativement sur la question qui nous occupe.

Certaines dissolutions concentrées déterminent dans les globules un état de condensation qui y fait naître l'apparence d'un noyau, qui n'existe donc pas en réalité. Certains globules elliptiques en sont dépourvus; d'autres, discoïdes, arrondis et déprimés, au contraire, en sont pourvus.

Les embryons, d'après Lebert, seraient tous pourvus de globules à noyau.

Relativement à l'existence d'une membrane d'enveloppe pour le globule, voici ce que dit M. Donné: Le globule des mammifères est une vésicule colorée, circulaire, aplatie, éminemment flexible, contenant une matière semi-liquide. L'acide acétique la fait s'étaler sans résidu; M. Donné croit cette enveloppe de nature albumineuse et soluble dans l'eau.

Sur ce point, il a été combattu par M. Mandl, qui a rappelé que l'eau ne fait que décolorer la partie extérieure des globules, à laquelle l'iode peut rendre de la couleur. En 1842, Owen Reex et Samuel Law ont décrit le globule du sang comme un kyste aplati, adhérent par son centre à un axe ou noyau, qui lui-même serait entouré d'un fluide sur tous les points, sauf ceux par lesquels il tient à l'enveloppe extérieure.

Lebert, Schultz, Acherson, croient aussi à l'existence d'une vésicule.

Lorsqu'un globule, d'aplati qu'il était devient sphérique par un effet d'endosmose; lorsqu'un globule elliptique s'arrondit par la même influence, on est porté à croire que l'on a distendu un petit sac préexistant.

Mais ce changement de forme peut, à la rigueur, s'expliquer par le gonflement d'une petite masse de matière organique qui aurait absorbé de l'eau.

Les cas où le globule, en se gonflant, devient irrégulier, s'accommoderaient même mieux de cette dernière explication.

S'il y a donc des motifs plausibles de s'attacher, soit à la première, soit à la seconde opinion, il n'y en a pas qu'on puisse considérer comme parfaitement décisifs. Mandl et Robin ne croient point à une enveloppe dont on pourrait dire qu'elle a une face externe et une face interne. Quant au siége du pigment, il n'est évidemment pas à l'écorce. Chez les mammifères au moins, lesquels n'ont pas de noyau dans leurs globules, le microscope montre ceux-ci pénétrés partout par la matière rouge.

On voit aisément le centre et les bords également colorés, de sorte qu'on ne peut admettre non plus qu'il y ait une enveloppe incolore contenant un liquide coloré.

Un autre fait, signalé d'abord par Virchow, et constaté ensuite par Lebert et Robin, montre que le globule, privé de sa matière colorante, peut conserver sa forme et ses dimensions.

Dans les globules elliptiques des reptiles et des oiseaux, le noyau est vraisemblablement incolore; la matière colorante pénètre également toute la partie qui entoure le noyau.

Les globules sont mous, souples, élastiques; ils se laissent déprimer, s'allongent quelquefois en traversant les vaisseaux capillaires. Les globules sanguins sont quelquefois déformés, à bords irréguliers, crénelés, chiffonnés. Cet aspect, selon M. Andral, serait dû à un dépôt de fibrine qui se ferait à la surface du globule.

Lorsque par l'action de l'eau ou de l'acide acétique, le globule est devenu transparent, on peut le faire apparaître par l'iode, l'acétate de plomb qui ne contracte pas les globules, comme le fait la teinture d'iode.

Les acides minéraux et le chlore coagulent la matière colorante dans ces globules, lesquels ne le cèdent plus à l'eau. L'éther dissout presque complétement les globules après les avoir rendus plus petits et plus pâles. Il enlève aux noyaux leurs granulations, et il se charge en même temps de graisse.

L'influence des sels est plus remarquable à étudier. Stevens, comme on sait, a fondé toute une théorie sur l'artérialisation du sang, basée sur les propriétés des sels. Certains sels, certaines substances conservent pendant quelque temps l'individualité des globules, c'est-à-dire qu'ils empêchent que la matière colorante n'abandonne ces petits corps et ne se répande, par diffusion, dans le liquide au milieu duquel ils flottent.

Si, après avoir défibriné le sang, on verse le sérum chargé de globules sur un filtre de papier joseph, la filtration se fait mal, et le papier laisse passer une liqueur rouge, de sorte que sérum et globules altérés le traversent; mais si, avant de filtrer le sang, on le délaye avec trois ou quatre fois son volume de sulfate de soude, la dissolution passe incolore, laissant, après un écoulement rapide, les globules de sang parfaitement intacts sur le filtre.

Cette remarquable propriété, Haller l'avait déjà vue dans le sel d'Epsom.

Si le sang défibriné était resté pendant quelques heures avant d'être soumis à cette opération, il passerait coloré, malgré l'action du sulfate de soude. Enfin, il vient un moment où la liqueur qui passe, prend une teinte foncée qui annonce que les globules commencent à s'altérer.

Toutefois, si l'on établit un courant d'air dans la liqueur, les globules, dont la couleur s'avive et dont l'intégrité est conservée, cessent de traverser le filtre.

D'autres sels agissent, comme le sulfate de soude, sur les globules de sang. Certains sels semblent ôter aux globules la propriété de se laisser aviver par l'air, et de rester intacts sur le filtre. Tel est le cas, d'après M. Dumas, du chlorure de potassium, du chlorure ammonique et même du sel marin.

Bonnet, mettant à profit cette notion, que le sang, dans une dissolution concentrée de sucre, et jeté sur le filtre, passe clair, les globules restant intacts sur le papier, il a recherché quelles substances, ajoutées au mélange de sang et de sucre, ne changeraient rien à l'apparence des globules, et quelles autres les altéreraient au point qu'ils ne fussent plus retenus par le filtre (Bérard).

Dans la première catégorie, il a placé, avec les sels déjà indiqués, les préparations de ciguë, de belladone, le lait, l'urine, le pus frais, etc.

Dans la seconde catégorie, se trouvent les acides, les alcalis puissans, etc.

— Tous les invertébrés ont dans le sang plus d'une espèce de globules.

D'après Wharton Jones, on peut les diviser en deux groupes : globules avec noyaux et globules sans noyaux. Toutes les deux espèces ont des granulations. Les globules qui ont un à deux noyaux sont, en outre, plus volumineux que les seconds. Presque tous l'emportent, et quelques-uns de beaucoup sur le volume des globules de l'homme. Il y en a de sphériques et d'ovales chez le même animal. Ceux des mollusques sont tous sphériques. L'eau les gonfle et repousse leurs granulations vers le centre; l'acide acétique ne détruit point le noyau.

Chaussat a considéré les globules du sang de l'écrevisse, des moules et du *lumbricus terrestris*, comme des amibes, opinion que rejette Robin.

Fibres.

Les fibres sont des élémens anatomiques plus longs que larges. Parmi les variétés que nous avons à étudier, se présentent d'abord les *fibres du tissu cellulaire*.

Contrairement à ce que ferait croire ce nom, il n'y a pas de cellules dans ce tissu, ce qui détermina Henle à le dénommer tissu connectif, unissant; mais d'autre part ce tissu n'unit pas, et c'est une hypothèse qui lui a valu cette dénomination. La largeur de ces fibres est de 0,001^{mm} à 2. Elles sont cylindriques, très transparentes, à bords pâles, incolores. L'eau est sans action sur elles. L'acide acétique gonfle les fibres du tissu cellulaire. Au lieu de former des faisceaux, elles deviennent plus transparentes. Elles sont composées, dans certains cas, d'un cylindre non ramifié, sans noyau ni nucléole.

Dans les parois de certains kystes, dans les plaques laiteuses des séreuses il y a des granulations moléculaires le long de la fibre.

La première variété est la fibre tendineuse d'un diamètre de 0,005^{mm}, à bords nets.

La deuxième variété est dans le névrilème du grand sympathique, caractérisée par la présence de noyaux ovoïdes dans les fibres; ce sont les fibres dites de Rémak. Dans un cordon du grand sympathique, les tubes forment la moindre partie; l'élément fibreux, le névrilème, en constitue la majeure partie.

Dans les plaies et chez le fœtus, les fibres se forment de toutes pièces.

Le blastème renferme des stries: la fibre s'élargit. Le tissu cellulaire sous-cutané a les fibres de tissu cellulaire; le tissu tendineux a des fibres parallèles et non entre-croisées. La différence dans l'arrangement établit les différences extérieures. Il n'y a guère que dans les interstices des muscles que le tissu cellulaire est sans fibres de noyaux; partout ailleurs, dans la peau, le péritoine, dans les glandes les deux tissus sont mêlés.

La trame du derme est presque entièrement formée de tissu cellulaire. Il y a mêmes élémens, mais texture bien différente que dans la plèvre ou le péritoine. Dans le dartos, il y a encore plus de fibres de noyaux que dans le derme. Là elles sont en faisceaux noueux.

Le dartos a été décrit comme du tissu cellulaire contractile.

On ne connait pas encore la fibre du noyau isolé, on ne la connait qu'en masse. Il est sûr que les organes à beaucoup de fibres de noyaux sont contractiles par le froid, les émotions, l'électricité; diffèrent-elles donc du tissu cellulaire? Les fibres contractiles sont incontestablement, d'après Robin, des fibres musculaires.

Les fibres à noyau n'ont ordinairement pas de bifurcation, mais il y a une variété qui est bifurquée ou trifurquée, avec conservation de tous les autres caractères. Elle est mélangée avec des fibres non ramifiées.

Tissu adipeux.

L'élément fondamental est constitué par les vésicules adipeuses et des faisceaux du tissu cellulaire. L'arrangement en est fort simple. Elles sont contiguës. Réunies, elles forment des lobules et des lobes. Des capillaires circonscrivent les vésicules; ils s'y subdivisent en une ou deux branches. Ces vaisseaux enveloppent deux ou plusieurs vésicules.

Il est très facile de comprendre les actes élémentaires de la nutrition, par l'échange des principes immédiats au point de contact. Quelquefois cela passe ainsi pour une masse, relativement très grande. La nutrition se fait par imbibition. Suivant le nombre de vaisseaux, la nutrition est plus ou moins active.

Dans le lipome, le tissu cellulaire se développe ainsi que l'élément adipeux. Quand il y a égale quantité des deux élémens le tissu est fibro-adipeux. Les lipomes offrant de grandes différences, leur structure peut seule servir de base à une classification, comme pour toutes les espèces de tumeurs. Les lipomes proprement dits sont donc, pour nous, distincts des tumeurs fibro-adipeuses.

Le cholé-stéatome renferme de la cholestérine, qui est en minime partie à l'état normal. Dans les hypertrophies glandulaires, mammaires, les parotides, il y a de la cholestérine. Les tumeurs adipeuses renferment quelquefois des parties égales d'élémens fibro-plastiques et adipeux. La coupe est très homogène. Les tumeurs sont demi-transparentes, et quelquefois leur fausse fluctuation en a imposé.

Le cancer, les tumeurs fibro-plastiques, les colloïdes, donnent lieu à cette fausse fluctuation.

Fibres élastiques.

On donne ce nom à une espèce d'élémens anatomiques caractérisés par, 1° leur forme de fibres tortueuses, souvent minces, peu ou pas ramifiées et anastomosées; fibres dartoïques ou dartoïdes, fibres de noyaux; 2° leur forme de fibres larges (ligamens jaunes), ou très étroites (endocarde, paroi des artères), ramifiées et anastomosées fréquemment; 3° leur forme de substance, disposée en lames minces, membraneuses, striées et réticulées, fenêtrée par place (tunique moyenne des artères).

Toutes ces formes constituent autant de variétés, auxquelles leur pouvoir réfringent considérable, leurs bords nets et foncés, avec un centre brillant et de teinte jaune, donnent une apparence toute particulière, auxquelles enfin leur absolue résistance à l'action de l'acide acétique et d'autres réactifs conserve une communauté d'aspect très évidente.

Du reste, de toutes les espèces d'élémens anatomiques, c'est celle qui offre le plus de diversité de conformation extérieure d'un tissu à l'autre.

Leur examen en peut seul donner une idée. Ces deux premières variétés sont indifféremment appelées élastique fibreuse, ou fibres élastiques avec ou sans anastomoses. La dernière est dite élastique lamelleuse, réticulée, fenêtrée ou non.

L'élastique fibreuse est élément accessoire de toutes les parties qui ont pour élément fondamental les fibres lamineuses, sauf les tendons. Elle abonde dans la peau et le poumon, où elle offre des dispositions remarquables.

L'élastique fibreuse ramifiée et anastomosée est l'élément fondamental du tissu élastique ou jaune élastique.

L'élastique lamelleuse est élément fondamental de la tunique moyenne des artères générales et pulmonaires et des veines pulmonaires. Elle existe surtout avec la forme réticulée, comme élément accessoire, quoique fort important, et souvent très important, mais mélangé de tissu lamineux, de la tunique à fibres circulaires des veines. Chez le fœtus la forme fibreuse non anastomosée précède la forme anastomosée dans les ligamens jaunes.

L'élastique lamelleuse est remarquable par la netteté de sa déchirure, sa fragilité, la manière dont ses lambeaux se recourbent et couvrent par ses orifices à bords pâles.

Les fibres élastiques le sont aussi par la netteté de leur cassure et la courbure en arc de leurs branches rompues.

La première variété que l'on trouve dans le tissu jaune se retrouve encore dans le ligament cervical postérieur, dans le ligament rétractile de l'aile des oiseaux, dans les ligamens rétractiles des pattes des carnassiers.

Elle est en petite quantité dans les cordes vocales, dans les tendons du muscle du marteau. Les fibres ont de 0,002 à 7^{mm}. Des anastomoses assez nombreuses se rencontrent dans cette variété.

Dans la seconde variété, le diamètre des fibres est de 0,001 à 2^{mm}; elle est moins colorée, plus étroite, assez égale, les anastomoses y sont fréquentes. Les bords ne sont pas toujours réguliers. Ces fibres sont, comme nous l'avons dit dans l'endocarde, la membrane moyenne des artères. Ces deux variétés constituent les élémens fondamentaux du tissu élastique.

La troisième variété est la plus répandue dans toutes les muqueuses, la peau, les capsules articulaires, les ligamens: c'est toujours l'élément accessoire. Ce sont les fibres de noyaux.

Henle, voyant que la cellule est soluble, et que les fibres du tissu cellulaire sont dans le même cas, pense que les fibres insolubles dans l'acide acétique venaient du noyau. C'est là un pur caractère chimique. Ces fibres ont reçu, à cause de leurs propriétés mixtes, le nom de fibres dartoïdes.

Ce sont des fibres longues, flexueuses, peu anastomosées. Leur diamètre transversal est de 0,001 à $0,004^{mm}$. Elles sont très minces, surtout dans les muqueuses. Elles sont abondantes dans les régions où il y a beaucoup de mouvement. En effet, on sait que, pour cette fonction, les fibres nerveuses et contractiles interviennent bien moins que les fibres élastiques.

Elles naissent alors qu'il n'y a plus de cellule embryonnaire, au deuxième mois de la vie intra-utérine. Les ligamens jaunes sont formés par la première variété tout à fait exclusivement.

Tissu cellulaire.

On a appelé tissu cellulaire, aréolaire, lamineux, réticulé, muqueux, et dans ces derniers temps, coalescent, conjonctif ou unissant celui qui, sur presque tous les points de l'économie, remplit les vides entre les tissus d'une importance physiologique plus grande, et qui à la surface du corps et de ses cavités, ainsi qu'au pourtour des organes, se condense en membranes enveloppantes.

Ce nom lui vient de ce qu'on y développe artificiellement des cavités ou cellules par insufflation d'air, mais il est mal choisi, nous en avons déjà donné la raison. Celui de tissu lamineux est le meilleur, car les derniers élémens de ce tissu sont des filamens longs, aplatis, minces, grêles, mous, balins, tissus peu élastiques, fasciculés. Ils décrivent des ondulations, souvent fort régulières, qui donnent à toutes les parties formées du tissu cellulaire l'apparence rubanée, ou celle d'être striées.

En masse et à l'œil nu, ces fibres ont une couleur blanche. Par la dessiccation, le tissu lamineux devient une substance jaunâtre, cassante, translucide, qui se ramollit de nouveau dans l'eau; l'ébullition finit par le transformer en colle. Celui qui remplit les interstices irréguliers des organes ou des portions d'organes est le tissu lamineux proprement dit, dont les faisceaux s'accolent de manière à produire de minces lamelles qui, à leur tour, forment des espaces celluleux communiquant ensemble par de larges ouvertures.

Il est généralement plus riche en vaisseaux que les organes qu'il enveloppe, et c'est proprement lui qui supporte les réseaux de ces vaisseaux. Quant au tissu lamineux qui affecte des formes spéciales, au lieu d'être amorphe comme le précédent, il y en a deux variétés: l'une non susceptible de se contracter sous l'influence de certains stimulans, comprend les tendons, les ligamens, les disques ligamenteux des articulations, les membranes fibreuses, la tunique dite nerveuse des viscères creux, les membranes séreuses, la pie-mère, la choroïde; l'autre variété, qui possède la propriété de se contracter quand on l'irrite, forme la peau, le dartos, le tissu des corps caverneux de la verge et le tissu contractile des fibres longitudinales et annulaires des veines et des vaisseaux lymphatiques.

Le tissu cellulaire est, après l'épiderme, le tissu qui se régénère le plus aisément. Quand une perte de substance l'intéresse seul, elle se répare presque complétement, et la cicatrice ne diffère de la forme normale, que parce qu'elle se compose de faisceaux solidement unis ensemble et entre-croisés; lorsque d'autres tissus sont détruits conjointement avec lui, et qu'ils ont moins d'aptitude à se régénérer, c'est lui seul qui forme la cicatrice.

Il se produit aussi pathologiquement avec une grande facilité pour donner naissance à des polypes, à des tumeurs fibreuses, à des pseudo-membranes, à des indurations, à des hypertrophies.

Le tissu cellulaire est formé de quatre élémens, qui sont: 1° les fibres du tissu cellulaire; 2° les fibres dartoïdes; 3° les élémens fibro-plastiques; 4° des capillaires et des nerfs.

Ces différens élémens sont très diversement disposés, mais de manière à laisser des interstices. C'est ainsi que l'on peut expliquer le gonflement que présente ce tissu au contact de l'eau. L'œdème des cadavres est le passage du liquide contenu dans les vaisseaux, dans ces intervalles. L'infiltration dans les engorgemens est un blastème qui peut s'organiser plus ou moins. Dans l'induration, le blastème est riche en élémens solides.

Les fibres offrent une disposition fasciculée, et c'est dans leurs interstices que sont les capillaires. Les fibres élastiques accompagnent les faisceaux, qu'ils entourent quelquefois. Les élémens fibro-plastiques sont dispersés sans ordre. Les faisceaux de fibres sont entre-croisés. La maille a trois fois le diamètre des vaisseaux qui la circonscrivent.

Les cylindres du tissu cellulaire sont très solides et supportent une pression très considérable, sans subir de changement ou sans se déchirer. Leur manière de se comporter avec les réactifs chimiques est assez cureuse.

L'acide acétique ne les dissout pas dans l'espace de plusieurs heures, mais il leur enlève leur couleur blanche, et les rend transparens, gélatiniformes, cassans; les faisceaux perdent toute trace de division en fibres longitudinales; ils deviennent homogènes, grenus, se gonflent un peu, et se frisent lorsqu'ils ne sont pas maintenus étendus par la pression. Souvent et surtout au commencement de l'action de l'acide acétique, on remarque des stries transversales peu marquées et très serrées les unes contre les autres, qui semblent formées de globules entièrement petits, et qui donnent aux faisceaux du tissu cellulaire une certaine ressemblance avec des faisceaux musculaires macérés ou altérés par l'acide acétique.

Après le traitement par cet acide, l'axe de quelques faisceaux plus volumineux que les autres offre une substance grenue, d'apparence spéciale (Henle).

Nous avons dit que les fibrilles du tissu cellulaire sont, la plupart du temps, réunies en nombre plus ou moins considérable, et forment ainsi des faisceaux aplatis, d'épaisseur diverse.

Ces faisceaux se réunissent à leur tour, pour en produire d'autres plus gros ou des membranes; à cet effet, tantôt ils s'appliquent parallèlement les uns aux autres, tantôt ils se croisent suivant les directions les plus variées.

Lorsque le tissu cellulaire remplit les interstices des organes, sous la forme d'une masse molle, facile à déplacer et extensible, les faisceaux s'aperçoivent sans préparation, attendu qu'ils se croisent et s'entre-croisent en tous sens.

Ces faisceaux, que Henle nomme primitifs, ont environ 0,006^{mm} de largeur. La plupart des faisceaux primitifs sont dépourvus d'enveloppe spéciale. Ces fibrilles peuvent aisément être détachées les unes des autres, et se séparent d'elles-mêmes, quand on courbe fortement un faisceau.

Dans beaucoup de points, ils sont entrelacés et retenus par des filamens qui diffèrent des fibrilles du tissu cellulaire par leurs propriétés chimiques.

Outre les faisceaux du tissu cellulaire simples et pourvus de fibres enveloppantes ou intersticielles, on en trouve sur beaucoup de points, d'autres, d'une autre forme, qui prennent un aspect différent après le traitement par l'acide acétique. Là, on trouve sur les faisceaux, ou entre eux, quand il y en a plusieurs situés les uns à côté des autres, des corpuscules ovales, semblables à des cytoblastes ou des granulations obscures, fort allongées, souvent semi-lunaires, serpentiformes ou anguleuses, et des stries de longueurs diverses, pour la plupart terminées en pointe à l'une de leurs extrémités, ou à toutes deux.

Ces corpuscules ont presque toujours leur plus grand diamètre parallèle à l'axe longitudinal du faisceau, et forment des séries longitudinales, dont chaque faisceau offre un nombre variable. Souvent aussi, on voit l'un ou l'autre de ces corpuscules placés en travers, ou plusieurs disposés en zigzag les uns à l'égard des autres. Fréquemment les deux extrémités, ou l'une d'elles s'étend en un long filament délié, qui tantôt s'allonge entre deux faisceaux, tantôt aussi se porte obliquement sur un seul ou plusieurs faisceaux.

Le tissu cellulaire amorphe a été divisé par les auteurs, à l'exemple de Bordeu, en extérieur ou enveloppant, et en intérieur ou parenchymateux. Béclard distingue, outre le tissu cellulaire parenchymateux, celui qui constitue l'enveloppe des organes; enfin l'extérieur, général ou commun.

Dans le tissu cellulaire amorphe, tantôt les faisceaux primitifs sont réunis en paquets distincts, plus ou moins volumineux, qui s'entrelacent en manière de réseau et s'anastomosent fréquemment ensemble, quelques-uns d'entre eux abandonnent un des paquets pour s'appliquer à un autre; tantôt ces mêmes faisceaux sont accolés exactement, et en des directions diverses, de manière à produire de minces lamelles qui, à leur tour, s'arrangent entre elles de telle sorte, qu'elles forment des espaces celluleux, communiquant ensemble par de larges ouvertures.

Le tissu cellulaire amorphe affecte cette disposition, partout où il se trouve accumulé en grande masse, sous la peau, à la surface des muscles.

On ne saurait tracer une limite rigoureuse entre le tissu cellulaire amorphe et celui qui est revêtu d'une forme quelconque. Quand ce tissu unit ensemble deux surfaces, par exemple, le dessous de la peau et la face supérieure d'un muscle, ou les faces correspondantes de deux muscles, c'est naturellement une membrane.

Ainsi, il advient que des sujets robustes offrent des membranes bien limitées et brillantes, autour de leurs muscles ou de leurs groupes de muscles qui, chez des sujets faibles, sont seulement entourés de couches d'un tissu cellulaire amorphe.

Le tissu cellulaire revêtu d'une forme affecte celle de membranes, de disques, de vésicules, etc., qui pour la plupart ont un aspect fibreux et une surface lisse, d'autant plus brillante, que les faisceaux de fibres sont plus parallèles et plus serrés. Nous avons dû, à cause de leur manière de se comporter avec les stimulans, les diviser en deux groupes : contractile et non contractile.

La contraction du tissu cellulaire du dartos se manifeste par l'aspect que prend la peau du scrotum. Comme les faisceaux du tissu contractile sont disposés longitudinalement les uns à côté des autres, la peau se dispose en plis transversaux ; elle devient en même temps plus dense, plus ferme, et se resserre en quelque sorte sur elle-même, par la contraction des faisceaux qui entrent dans sa contexture, et qui se croisent en tous sens. La peau montre ce mode de contraction sur le reste de la surface du corps.

En l'exécutant, elle s'affaisse, et les orifices des follicules pileux qui, lorsqu'elle est à l'état de turgescence, représentent des enfoncemens, apparaissent sur des saillies, parce que les poils ne se rétractent pas aussi facilement, et que la substance de la peau est plus solidement fixée autour du conduit excréteur, de même que celui-ci l'est autour du poil. C'est là ce que l'on nomme chair de poule. La contraction qu'éprouve tout son tissu peut aussi changer, jusqu'à un certain point, la direction oblique des follicules pileux, et faire que les poils se redressent, se hérissent.

Les mamelons des seins sont formés de la même substance contractile (Henle), qui dans l'état de repos est étalée à plat, mais qui, sous l'influence d'une irritation, se contracte à partir du sommet du mamelon, en sorte que celui-ci devient cylindrique et peu à peu plus saillant.

L'irritabilité du tissu cellulaire diffère de celle des muscles, par le mode de contraction et par la manière de se comporter envers les irritans. La contraction ne s'opère que peu à peu, avec plus de lenteur encore que dans les muscles involontaires. Elle n'est ni momentanée, comme dans les muscles du tronc, ni rhythmique et péristaltique, comme dans ceux des viscères ; cependant elle se propage aisément à de grandes distances, alors même qu'elle a été provoquée par une cause du dehors.

Une circonstance toute particulière dans la manière dont le tissu cellulaire contractile se comporte, c'est qu'il n'est sollicité à déployer son activité ni par la volonté ni par les irritations diverses, mais seulement par des états généraux des organes centraux, ou par une modification survenue dans l'excitement des nerfs sensitifs, peut-être aussi par l'excitation des nerfs musculaires, ce qui paraît plus que probable.

Le dartos se montre insensible, dit-on, au galvanisme et aux irritations mécaniques ; mais il se resserre par le froid, par exemple, il se contracte dans des efforts. Le phénomène de la chair de poule, l'érection du mamelon, ont lieu sous l'influence du froid, d'impressions désagréables ou agréables de n'importe quel sens. La crainte, la frayeur, doivent se placer ici au premier rang, comme déterminant cette influence, la contraction de la peau, dans ces cas-là surtout, constitue un phénomène complexe.

Certaines affections morales agissent comme la chaleur, en relâchant le tissu cellulaire, c'est ce qui est manifeste pour la peau du scrotum.

Elle devient lisse alors, et ne soutient plus le testicule. Le relâchement du tissu cellulaire a lieu aussi dans des conditions de paralysie, de débilité, simultanément avec une faiblesse générale des muscles, ce qu'explique mieux que tout le reste, la présence de fibres musculaires organiques que Henle n'a cependant pas admise ni constatée.

Schwann décrit de la manière suivante le premier développement du tissu cellulaire : Dans une substance gélatiniforme, cytoblastème du tissu cellulaire se forment des cellules en nombre toujours croissant. Plus la quantité de ces cellules augmente, plus la masse devient blanche.

Nous ne rappellerons pas comment il faut dériver les cellules adipeuses de ce blastème.

Les fibres du tissu cellulaire paraissent d'abord sous la forme de globules grenus, avec un noyau, dans lequel on aperçoit un ou deux nucléoles.

Il est probable que ces cellules se forment autour du noyau préexistant, attendu que, dit-il, on ne trouve jamais de cellules sans noyau, mais beaucoup de noyaux sans cellules. Les cellules s'allongent en pointe dans deux directions opposées, rarement d'un plus grand nombre de côtés à la fois, et se prolongent ainsi en fibres pâles, à grains, dont le trajet est généralement droit.

A cette époque donc, la cellule (fibre) représente un corpuscule fusiforme, dont le renflement médian entoure le noyau de plus ou moins près, et souvent s'y applique d'une manière si intime, que les fibres semblent en partir immédiatement.

Beaucoup de ces fibres sont aplaties latéralement, comme on le voit, quand elles tournent sur elles-mêmes. Elles donnent souvent des branches et se terminent enfin par un pinceau de filamens extrêmement déliés.

La résolution de la fibre principale originelle en d'autres plus grêles, se rapproche peu à peu du corps de la cellule, de sorte que plus tard un faisceau de fibrilles part immédiatement de ce dernier ; enfin, le corps entier de la cellule se réunit également en fibres.

On n'a pas observé, dit Schwann, si la cellule est d'abord creuse, et si la cavité, *dans le cas où elle existe*, se prolonge dans la fibre.

Henle croit que les faisceaux de fibres sont la continuation de plusieurs cellules. Ainsi, souvent on voit, selon lui, des cellules qui semblent se prolonger de deux côtés en une fibre déliée ; mais lorsqu'on y regarde de plus près, on s'aperçoit que les prolongemens de la cellule ne sont pas plus étroits qu'elle-même, qu'ils sont aplatis comme elle. Cependant, Henle et Valentin disent avoir vu des cellules s'allongeant en fibres de plusieurs côtés ; mais le premier de ces anatomistes se demande à lui-même s'il en naîtra des fibres du tissu cellulaire.

Le tissu *fibreux* est formé des mêmes élémens que le tissu cellulaire ou lamineux, mais réuni en faisceaux compactes visibles à l'œil nu, plus fortement adhérens entre eux à leur tour, et entre-croisés en tous sens. Les vaisseaux sont nombreux dans les parties de ce tissu, disposées en membranes ; peu abondans au sein des ligamens, des ménisques inter-articulaires, moins encore dans les corps ou tumeurs fibreuses, dont quelques-unes en sont même tout à fait dépourvues, dans les plaques ou fausses membranes d'aspect cartilagineux, des plèvres ou du péritoine que ce tissu forme, uni à de la matière amorphe.

Les tissus élastiques et tendineux sont différens du tissu fibreux et ne doivent pas être confondus avec lui. Il forme particulièrement, uni à de la matière amorphe compacte, les ménisques inter-articulaires du genou ; la périphérie de ceux des vertébrés, les capsules et les ligamens articulaires, les ligamens interosseux, le ligament obturateur.

Souvent, affectant la forme de membranes, il sert d'enveloppe à des organes. On nomme alors membranes fibreuses ces expansions de tissu fibreux qu'on distingue en plusieurs catégories. 1° Celles d'enveloppement, qui sont: blanches, brillantes, entourent un grand nombre de viscères, et qui servent à en protéger le parenchyme mou, ou donnent attache à des muscles: tels sont la sclérotique, l'albuginée du testicule, les membranes enveloppantes des reins, de l'ovaire, de la rate, de la prostate, des corps caverneux de la verge, de l'uretère et du clitoris, la dure-mère, tant cérébrale que rachidienne, et le péricarde. 2° La membrane tendineuse qui sépare la cavité abdominale de la cavité thoracique, et qui sert d'insertion aux fibres charnues du diaphragme. 3° La membrane du tympan et celle du tympan secondaire. 4° Le tissu des valvules du cœur, des veines et des lymphatiques. 5° Les aponévroses d'enveloppe. 6° Enfin, le périoste et le périchondre.

En pathologie, on a donné le nom de tissu fibreux accidentel à un tissu formé de fibres semblables à celles du tissu fibreux naturel, mais développé dans l'organisme, par suite de conditions morbides. Le tissu fibreux se présente dans l'organisme, tantôt sous forme de membranes, tantôt sous celle de corps isolés, ou enfin, de production fibreuse informe.

Dans le tissu fibreux, les faisceaux sont très adhérens. La présence de la matière amorphe y est remarquable. Des tumeurs fibreuses ont quelquefois l'aspect de disques inter-articulaires. Là où il y a peu de vaisseaux, la matière amorphe prédomine. Il résulte de là, que si un disque est lésé, la réparation est difficile.

Les tendons sont composés de faisceaux parallèles, réunis en masses plus ou moins considérables, très serrés les uns contre les autres, et séparés par des couches minces d'un tissu cellulaire plus lâche. Celles-ci se détruisent les premières par l'effet de la macération, qui réduit ainsi les tendons en plusieurs cordons distincts. Entre les faisceaux primitifs se trouvent fréquemment des fibres de noyaux non développés, ayant la forme de noyaux allongés.

Les ligamens, si l'on excepte les ligamens élastiques et les ligamens inter-articulaires de la colonne vertébrale, sont des couches de tissu cellulaire, constituées absolument de même que les tendons, mais la plupart du temps plates en grande partie, et même étalées en forme de membranes.

Le ligament rond de l'articulation coxo-fémorale a jusqu'à la configuration extérieure d'un tendon, tandis que les ligamens capsulaires des grandes articulations, la membrane interosseuse et la membrane obturatrice, font le passage aux membranes fibreuses.

Les disques ligamenteux sont les plus solides de tous les organes formés de tissu cellulaire. On pourrait, sous le rapport de l'apparence extérieure, les rapprocher des cartilages inter-articulaires, dont ils diffèrent cependant d'une manière essentielle par leur composition. Ils sont, d'ailleurs, plus mous que les cartilages, plus flexibles, élastiques. Les faisceaux de tissu cellaire y sont presque toujours disposés parallèlement les uns aux autres. Voilà pourquoi on peut déchirer les disques en fibres parallèlement à leur bord, et une fibre ainsi obtenue montre des faisceaux parallèles au bord avec des fibres de noyaux grêles et assez nombreuses.

Quelques-unes offrent encore, de distance en distance, des renflemens annonçant qu'elles étaient originairement composées de plusieurs noyaux.

Une coupe verticale montre les diamètres des faisceaux sous la forme d'aréoles avec des divisions plus petites dans leur intérieur.

Les membranes fibreuses d'enveloppe paraissent quelquefois entièrement homogènes, et alors on n'y découvre que des fibres parallèles non distinctement séparées en faisceaux, mais dont la direction semble varier dans les différentes couches. Ailleurs, elles se composent de gros faisceaux entrelacés, dont chacun comprend des fibres parallèles, et qui sont séparés par des couches d'un tissu cellulaire plus lâche. La dure-mère et le feuillet fibreux du péricarde appartiennent à la seconde catégorie.

Après le traitement par l'acide acétique, on aperçoit, entre les faisceaux primitifs et à leur surface, beaucoup de granulations ovales, souvent disposées à la suite les unes des autres, en forme de filamens, et de véritables fibres de noyaux, en nombre plus ou moins considérable.

Ces faisceaux sont très nombreux, et en même temps plus forts que partout ailleurs, dans les gaînes fibreuses des corps caverneux, de sorte qu'on peut les apercevoir aisément, sans même avoir recours à l'acide acétique.

La couche la plus interne de la sclérotique se compose de fibres qui ne sont point réunies en faisceaux, s'entre-croisent en plusieurs sens et représentent ainsi un réseau, avec des interstices considérables qui paraissent être remplis d'une membrane solide, mais dépourvue de structure.

Le névrilème a la même structure que les autres parties fibreuses.

A l'entrée du nerf optique, il se continue sans interruption avec la capsule fibreuse du globe de l'œil. Son tissu ne diffère de celui des tendons que par le moins de solidité, et parce qu'il se sépare moins brusquement du tissu cellulaire, plus lâche et amorphe qui, d'un côté, remplit les interstices à travers lesquels passent les nerfs, d'un autre côté, s'insinue entre les faisceaux dont l'assemblage constitue le cordon nerveux.

Il n'y a pas, dit Henle, de ligne de démarcation nette entre les aponévroses et les couches du tissu cellulaire amorphe qui enveloppe de grands groupes de muscles. Lorsqu'une pareille couche se développe en aponévrose, des faisceaux de texture fibreuse se déposent en elle et forment une membrane fibreuse continue, comme au côté antérieur et externe de la cuisse et au côté externe de la jambe, ou se dispersent en bandelettes plus étroites, parallèles, souvent entre-croisées.

Le *tissu tendineux* est formé par des fibrilles tendineuses, dans lesquelles on ne trouve que rarement des fibres dartoïques.

Les fibrilles sont parallèles, d'où leur aspect nacré. Les fibrilles tendineuses sont disposées par faisceaux. Dans les cas où le tendon traverse du tissu cellulaire, le tendon est entouré d'une synoviale.

Les faisceaux sont entourés de tissu cellulaire avec des vaisseaux. Les cloisons seules sont vasculaires. Les tendons aplatis ont des faisceaux aplatis juxtaposés.

Dans beaucoup d'animaux, les tendons sont composés de tissu jaune élastique.

Tissu jaune élastique. Ce tissu est composé de fibres jaunes élastiques, de fibres du tissu cellulaire, de matière amorphe fenêtrée, de vaisseaux. Ceux-ci se trouvent surtout là où on rencontre le tissu cellulaire. Au contraire, la substance fenêtrée en est dépourvue. Dans les deux variétés, d'ailleurs, la distribution est la même. Dans ce tissu, les faisceaux ont les dispositions des élémens isolés. Dans les interstices des ramifications il n'y a pas de capillaires. Ils sont tous dans le tissu cellulaire.

Pour élément fondamental, nous trouvons dans ce tissu la fibre dite élastique fibreuse, anastomosée, et l'élastique lamelleuse. La première variété de ces fibres se trouve dans les ligamens jaunes des arcs postérieurs des vertèbres, au ligament phalangetto-phalangien, rétracteur de la phalange unguéale des carnassiers; dans le ligament cervical postérieur, surtout chez les quadrupèdes, vers le point d'attache des tendons fléchisseurs aux phalangiens et phalangettes dans l'aile des oiseaux.

La deuxième variété se trouve dans la tunique moyenne des artères et dans celle des veines pulmonaires. Ici le tissu est remarquable, en ce qu'il se déchire transversalement, ou en spirale, ce qui correspond à la direction transversale, par rapport à la direction du vaisseau, des réticulations de l'élastique lamelleuse.

Cette variété de tissu est tout à fait dépourvue de vaisseaux, et comme les cartilages, se nourrit en empruntant aux tissus vasculaires voisins.

C'est la première variété qui a pour élémens accessoires des fibres élastiques, soit des fibres lamelleuses, soit des capillaires.

Mais ceux-ci accompagnent le tissu lamineux sans pénétrer dans l'épaisseur des faisceaux constitués par les fibres élastiques. Les faisceaux s'avancent de l'une à l'autre des subdivisions anastomotiques. Le tissu élastique est, suivant les espèces et les parties du corps, d'un blanc mat ou jaunâtre, ou jaune plus ou moins prononcé. Il est remarquable par sa consistance considérable et son élasticité.

Les élémens de ce tissu, dit Henle, se distinguent sans peine des fibrilles proprement dites du tissu cellulaire et qui marchent entre les faisceaux de ce dernier. Cet anatomiste pense que la seule différence qui existe entre la première variété de ces fibres et les fibres de noyau du tissu cellulaire consiste en ce que ces dernières sont isolées entre les faisceaux du tissu cellulaire, tantôt parallèles les unes aux autres, et tantôt croisées en des directions diverses, tandis que les fibres élastiques, placées côte à côte dans le sens de leur longueur, forment des faisceaux avec peu de tissu cellulaire.

Dans les ligamens jaunes les fibres sont plus fortes; elles sont non pas régulièrement onduleuses, mais courbées en *S* et fournissent fréquemment des branches à formes très variables. Dans les fibres de noyaux, proprement dites, on ne voit presque jamais d'autre extrémité que celle qui résulte de la coupe artificielle; ici au contraire on rencontre souvent de courts fragmens contournés et ramifiés en manière d'arabesque.

En général, sans que les branches paraissent naître avant les troncs, le volume des fibres diminue peu à peu d'une extrémité vers l'autre. Les plus grosses offrent quelquefois l'apparence de stries longitudinales et présentent des fissures en long, comme une baguette dont les faisceaux ligneux auraient été désagrégés.

La variété anastomotique est la plus remarquable. Tantôt les anastomoses sont fréquentes, tantôt rares. Quelquefois elles sont si multipliées et les intervalles si petits, proportionnellement aux fibres qu'on croirait avoir sous les yeux, une membrane réticulée, offrant des ouvertures arrondies et ovales.

Les ligamens jaunes offrent déjà quelques branches qui s'anastomosent ensemble; mais cette forme devient prédominante dans la tunique élastique des vaisseaux.

Les parties formées de tissu élastique ont beaucoup plus d'élasticité et beaucoup moins de cohésion que celles qui sont composées de tissu cellulaire, comme on peut s'en convaincre en comparant les ligamens jaunes élastiques de la colonne vertébrale avec des ligamens fibreux ou des tendons. Les ligamens jaunes n'ont pas non plus l'aspect de ligamens fibreux. On ne peut pas les diviser aussi bien en faisceaux, et ils se déchirent facilement dans le sens transversal; les déchirures offrent des bords bien nets.

La fragilité de ce tissu se reconnaît jusque dans les fibres élémentaires, qui se réduisent très aisément en petits fragments dont la cassure est nette; elle frappe surtout lorsqu'on la compare à celle du tissu cellulaire qui, même en masses bien moins volumineuses, supporte une extension beaucoup plus forte sans se rompre, et qui, quand il vient à céder, se retire lentement à chaque bout et en se frisant.

Les ligamens jaunes fondent quand on les chauffe, se boursouflent, et après la combustion complète, laissent une petite cendre qui se convertit en phosphate de chaux. Berzélius a trouvé que les ligamens jaunes de l'homme n'avaient subi aucun changement en quinze heures d'ébullition.

Les ligamens jaunes sont formés de fibres allongées, très serrées les unes contre les autres, et entremêlées d'une très petite quantité de faisceaux de tissu cellulaire. L'enveloppe extérieure de ces ligamens est un tissu cellulaire amorphe, contenant un petit nombre de fibres de noyaux éparses, et qui, selon Henle, diffère de tout autre tissu cellulaire par l'étendue et le rapprochement de ces inflexions onduleuses. Les faisceaux de tissu cellulaire contenus dans l'intérieur des ligamens ont souvent des contours bien nets et des fibres moins prononcées que dans les autres régions du corps.

Les ligamens jaunes diffèrent aussi des fibreux par leur mode de fixation aux os; leur insertion semble se faire sans l'intermédiaire du tissu cellulaire.

La couche du tissu élastique est plus mince dans la trachée, plus mince encore dans les bronches. Ici les fibres forment, dans les points où elles sont un peu plus accumulées, les stries jaunes qu'on aperçoit à travers la muqueuse. Elles marchent longitudinalement au-dessous de cette membrane, entre elle et les muscles ou les cartilages. Il existe également des fibres élastiques sur la face externe du larynx et des bronches.

Le développement des fibres élastiques a lieu de la manière suivante d'après Valentin : on voit d'abord des fibres particulières, granulées et semées de petites molécules à l'extérieur. D'abord il n'existe aucune trace de fibres élastiques; elles apparaissent plus tard et embrassent entre elles les précédentes cellules aplaties et à parois granulées; en conséquence, il admet qu'elles se produisent par apposition de substance autour de celles-ci, ou de la manière analogue à la substance osseuse.

Gerber assigne la substance intercellulaire pour base aux fibres élastiques; les cellules élémentaires primitives s'allongent dans le sens de la fibration primaire, s'aplatissent et deviennent fusiformes.

Mais Gerber pense aussi qu'il se forme des cellules dans la substance cellulaire, des cellules creuses d'abord, qui, en s'accolant ensemble, deviennent des fibres élastiques.

La grande affinité qui existe entre les fibres de noyau du tissu cellulaire et les fibres élastiques, et le passage insensible des premières aux secondes, pourraient mener à conclure avec Henle que le tissu élastique n'est qu'un tissu cellulaire modifié, en ce sens que, dans les membranes élastiques simples, mêlées de tissu cellulaire, les fibres de noyaux interstitielles n'arriveraient qu'accidentellement à représenter une couche supérieure continue, tandis que, dans les ligamens jaunes, elles auraient la prédominance, et auraient refoulé le tissu cellulaire.

Les animaux présentent du tissu élastique dans des points encore où il n'y en a pas chez l'homme, et parfois même ce tissu s'y trouve accumulé en très grande quantité. Le ligament cervical qui, chez les mammifères, s'étend de l'occipital aux apophyses épineuses des vertèbres dorsales, est composé de fibres élastiques.

Ici se rangent encore, chez les chats, les ligamens rétractiles des griffes; chez le cheval et d'autres animaux, d'après Bendz, dans la membrane orbitaire; chez les oiseaux, le tendon du muscle qui tient tendue la membrane des ailes; chez quelques espèces de struthionides, un ligament arrondi qui tire le pénis en arrière.

Eulenberg rapporte aussi au tissu élastique un cordon tendineux peu élastique, qui existe dans la moelle épinière des poissons, dans une gaîne particulière, et qui se compose de gaînes tendineuses mêlées avec des fibres élastiques très fines et peu entrelacées.

Bichat avait déjà signalé la différence qui existe entre les ligamens jaunes et les autres ligamens. J. Cloquet reconnut leur analogie avec la tunique moyenne des artères, le ligament cervical et la membrane des poumons, qu'il réunit ensemble pour en former un système élastique. Les fibres particulières de ce tissu furent découvertes par Lauth en 1834. Plus tard, Eulenberg entreprit, sous la direction de Schwann, sur ce sujet.

On a discuté au sujet des anastomoses des fibres élastiques par scission de fibres simples, qu'on a prétendu n'avoir pas lieu comme le disaient Lauth et Eulenberg.

Raeuschel croit que les fibres du ligament cervical du bœuf sont composées de fibrilles; il leur assigne un diamètre un peu trop considérable d'après Henle. Valentin est du même avis, parce qu'à l'endroit de la bifurcation on voit une ligne rentrante dans le tronc; parce que les fibres élastiques du chorion du python tigris, après avoir été traitées par la potasse caustique, se divisent jusqu'à une certaine distance en filamens parallèles les uns aux autres; enfin, parce que les fibres élastiques sont plus volumineuses chez les gros animaux que chez les petits, tandis que les faisceaux sont généralement proportionnés à la taille de l'individu.

Cependant, il est douteux que les fibres du chorion appartiennent réellement au tissu élastique : sans doute, la scission s'étend à quelque distance dans le trou, mais elle ne va pas bien loin, et pour ce qui concerne le diamètre des fibres élastiques, tous les animaux en offrent de grosses et de petites à côté les unes des autres.

Une circonstance qui témoigne, au contraire, en faveur de la simplicité des fibres, même d'une certaine largeur, c'est leur mode de développement, quel que soit le type qu'ils suivent.

Raeuschel, qui regarde les fibres du tissu élastique et celles de la tunique moyenne des artères comme identiques, les croit creuses, parce que ces dernières offrent une ligne ponctuée sur leur plat et un point central sur leur coupe transversale.

Nous reviendrons sur cette particularité des fibres artérielles.

On ne voit rien de semblable, dit Henle, sur aucun des tissus compris dans le groupe Tissus élastiques.

Élémens et tissus des cartilages.

Le cartilage est caractérisé par une substance homogène, solide, creusée de cavités contenant un liquide clair, des corpuscules ou des cellules.

On donne ce nom à un tissu solide du corps qui, malgré sa dureté, jouit d'un assez haut degré d'élasticité et de flexibilité. La couleur en varie du blanc opalin au blanc jaunâtre. Lorsqu'on les fait bouillir avec de l'eau, les cartilages se dissolvent en entier et se convertissent en une substance nommée chondrine.

Suivant que la masse qui les constitue est homogène ou fibreuse, on les distingue en cartilages vrais ou fibro cartilages (Ch. Robin).

Parmi les cartilages vrais, on a établi une distinction en trois variétés; les fibro-cartilages forment la quatrième variété.

1re *Variété.* Cartilages formés d'une substance homogène, creusée de cavités larges de 1 à 2 cent. de millimètre, sans corpuscules ni cellules. Robin range ici les cartilages d'ossification des os du crâne du fœtus et les couches d'accroissement des os.

2e *Variété.* C'est une substance homogène creusée de cavités étroites et allongées, aignës à leur extrémité, contenant seulement des corpuscules ou amas de granulations. Exemple : les cartilages d'ossification du fœtus autres que ceux du crâne; vers le sixième mois, il y en a qui passent peu à peu à la suivante.

3e *Variété.* Cartilages vrais. Substance homogène creusée de cavités souvent très grandes contenant une ou plusieurs cellules pressées les unes contre les autres, offrant un noyau sphérique, quand il ne s'est pas résorbé sous l'influence de gouttes d'huile qui souvent se déposent dans ces cellules en grande quantité avec le progrès de l'âge ou pathologiquement.

4e *Variété.* Fibro-cartilages. Ils se distinguent des précédens en ce que la substance fondamentale, au lieu d'être homogène, est fibroïde, sans cependant se subdiviser en fibres isolées.

La troisième variété passe facilement à l'état de fibro-cartilages.

Dans les enchondromes, les corpuscules et cellules manquent souvent. Robin fait observer que les auteurs distinguent à tort, sous le nom de cellules du cartilage, à la fois la cavité et sa cellule. Nous reviendrons sur ce point. — La plupart des cartilages manquent de vaisseaux. La surface libre de ceux qui sont indépendans est revêtue d'une membrane à laquelle on donne le nom de périchondre, et qui seule reçoit des vaisseaux.

L'absence des vaisseaux fait qu'ils ne sont sujets à aucune des maladies dépendantes des anomalies de circulation, qu'ils ne peuvent ni s'enflammer ni s'hypertrophier; ils ne s'atrophient non plus qu'avec peine, et seulement lorsque le sang cesse d'affluer dans les parties dont les vaisseaux amènent les matériaux de leur nutrition.

Mais ils s'usent par le frottement. Le seul cas, comme nous le dirons plus loin, où il se développe des vaisseaux dans le tissu cartilagineux, c'est quand il s'y forme des vaisseaux.

Le cartilage peut se cicatriser, soit immédiatement, soit lorsque les fragmens sont trop écartés par l'intermédiaire du tissu fibreux.

Les cartilages précèdent les os; les cartilages articulaires et les permanens sont formés d'une substance fondamentale, homogène, amorphe, hyaline, dense, élastique, dans laquelle sont creusées des cavités : cavités du cartilage. Dans chacune de ces cavités se trouvent de une à trente cellules : cellules du cartilage, de celles pour lesquelles la paroi distincte de la cavité ne peut être démontrée; ces cellules sont plus ou moins granuleuses, ont un noyau nucléolé. Il y a quelquefois des cavités qui restent vides : elles sont toujours bien plus petites que les autres.

Chez le fœtus, jusqu'à l'âge de quatre à cinq mois, ce n'est pas une ou plusieurs cellules que renferment les cavités de tous les cartilages, mais un ou plusieurs amas de granulations jaunâtres, toutes à peu près d'égal volume. Ces amas sont nettement limités sur les bords; en général mal limités, reproduisant à peu près la forme de la cavité sans jamais la remplir, ces amas peuvent être appelés corpuscules du cartilage.

Peu à peu se développent là les cellules qui remplacent les corpuscules; ces cellules se forment de toute pièce, mais les phases de ce développement qui se rapportent à cette cellule qui naît, soit à l'amas préexistant, sont encore peu connues.

M. Lewy de Boston a montré que lorsque le cartilage grandit avec l'âge, les cavités grandissent aussi, et en même temps aux dépens de la cellule qui la remplissait s'en forment plusieurs autres par segmentation, de la même manière que se multiplient les cellules du blastoderme animal et la plupart des cellules végétales. Chez l'adulte ces cavités sont assez écartées et proportionnellement peu nombreuses, chez le fœtus elles sont rapprochées et séparées alors par des cloisons un peu plus éparses que celles des cellules végétales.

Le tissu du cartilage a dans ce cas été comparé quelquefois aux cellules des végétaux. Quelques auteurs appellent les cavités creusées dans la substance fondamentale *cellules du cartilage*, et *contenues*, les cellules du cartilage et les amas de granulations jaunâtres ou corpuscules signalés chez le fœtus.

On appelle quelquefois corpuscules caractéristiques du cartilage le tout représenté par la cavité avec cellules; il ne faut pas les confondre avec les granulations ou corpuscules jaunâtres contenus, au lieu de cellules, dans les cavités du cartilage du fœtus, il vaut mieux les appeler cavités caractéristiques.

Dans le fibro-cartilage, la substance fondamentale est fibreuse ou fibroïde au lieu d'être homogène, elle est remplie de cavités contenant des cellules comme dans le cartilage proprement dit, avec quelques particularités de dispositions sans importance.

Les corpuscules de cartilages ont l'aspect granulé; peut-être sont-ils creux, se demande Müller, et placés dans des cavités de substance homogène; chez certains poissons ils deviennent des cellules. De là, des cartilages *hyalins* pourvus de corpuscules, et *spongieux*, où les corpuscules se sont transformés en véritables cellules. L'anneau cartilagineux de la gueule du *pétromigon marinus* présente directement cette transition. La partie gélatineuse de la portion centrale de la colonne vertébrale des cyclostomes, et la corde dorsale des animaux supérieurs sont composés de cellules transparentes, analogues aux cellules des plantes.

Miescher divise les cartilages en *véritables* et en *fibreux*.

1° Cartilages de l'oreille, nez, trompe d'Eustache, larynx, trachée, côtes, appendice xyphoïde, cartilages diarrhiodiaux.

2° Cartilages inter-vertébraux, inter-articulaires, quelques points des tendons.

Les véritables sont bleus ou jaunes, ils présentent partout des corpuscules cartilagineux; les seconds, comme les cartilages de l'oreille, de l'épiglotte, etc., sont formés par un réseau très serré, opaque, composé de petites taches remplies d'une substance transparente, contenant un corpuscule au centre.

Les cartilages fibreux ne présentent ni corpuscules ni réseaux, mais des fibres en cercles, alternantes, parallèles, et des fibres convergentes. Les acini renferment, de l'avis de Meckauer et Purkinge, d'autres corpuscules à noyaux. Schwann voit dans les cartilages à réseau des cartilages de même ordre que les corpusculeux, mais dans un degré de développement différent de ces cartilages.

Les cartilages, pour *Mandl*, consistent en *corpuscules* plus ou moins nombreux, placés dans une *substance intermédiaire* qui est homogène ou fibreuse : ce sont les véritables cartilages : poulies et cartilage du nez, ceux de l'appareil respiratoire, excepté l'épiglotte, appendice de Santorini, cartilages cunéiformes, corpuscules *tritices* et les ligamens hypthyroïdiens latéraux, les cartilages des côtes, le xyphoïde, les cartilages inter-articulaires, excepté l'enveloppe cartilagineuse de la cavité glénoïde et de l'articulation maxillaire pour ceux pourvus de substance intermédiaire homogène, avec corpuscules; ceux pourvus de substance intermédiaire fibreuse, avec corpuscules, sont les cartilages fibreux; ligamens inter-vertébraux synchondroses, cartilages de l'oreille, épiglottes, les cartilages de Santorini et de Wrisberg, le cartilage de la trompe d'Eustache, les cartilages de l'articulation sterno claviculaire, les enveloppes de l'articulation maxillaire. — Il n'y a pas de limite absolue. Ces corpuscules viennent des *cellules polyédriques* unies par une substance inter-cellulaire. Au milieu des cellules primaires, il s'en forme de secondaires, avec corpuscules placés dans le noyau.

Ce noyau est absorbé; la substance inter-cellulaire devient visible et se confond avec les membranes épaissies des cellules; chez les animaux supérieurs, la substance inter-cellulaire forme la majeure partie (Schwann).

Il y a dans chaque corpuscule (Mandl) un noyau de forme variable; ce noyau renferme des nucléoles.

Ces nucléoles, quand ils existent, sont des globules de graisse. Ils forment quelquefois une gouttelette. Les noyaux des cartilages fibreux renferment plus souvent de la graisse que les cartilages ordinaires véritables. Ces noyaux sont multiples, quelquefois excentriques. Dans les cartilages fibreux, on peut isoler le corpuscule de la substance intermédiaire : on voit qu'ils n'ont pas d'enveloppe, comme le pense Henle.

La *substance* intermédiaire est homogène dans les véritables cartilages, et fibreuse dans les *fibro-cartilages*.

Le tissu homogène peut, chez l'adulte, devenir fibreux.

Ne pas confondre ces fibres avec les lamelles de la substance et les fibro-cartilages inter-articulaires; la substance intermédiaire est prépondérante; dans les cartilages de l'épiglotte de l'oreille, elle sépare à peine les corpuscules cartilagineux.

Nutrition du cartilage.

Lorsque la formation du cartilage est achevée, les vaisseaux qui y pénétraient se retirent, sa nutrition a lieu par l'os voisin et le périchondre; peut-être, dans les cartilages articulaires, s'opère-t-elle par la synovie et par les glandes de Havers.

Le plasma du sang s'y trouve admis par imbibition. Les ligamens inter-vertébraux plongés dans l'eau se gonflent, et d'autant plus qu'il y a plus de cellules en ce lieu. Dans la jaunisse ils deviennent jaunes. Les ligamens n'étant pas vasculaires, la compression ne saurait les atrophier. L'ossification y amène toujours des vaisseaux.

Dans le cartilage thyroïde et les cartilages costaux, cette vascularité arrive souvent chez les personnes âgées. Les cartilages articulaires ne s'ossifient jamais. L'ankylose est précédée de leur destruction.

Cette substance ne se régénère pas, il n'y a pas d'exsudation dans ce tissu.

Développement du tissu cartilagineux. Quand on examine ce tissu à son origine, on remarque des cellules environnées d'une substance inter-cellulaire. Celle-ci est le reste d'un cytoblastème qui a existé avant les cellules dont elle remplissait les intervalles.

Cette substance forme le bord du cartilage et s'étend sur toutes les cellules. Celles-ci renferment un noyau ou un nucléole. Bientôt on distingue dans la cellule l'enveloppe et le contenu. Les cellules ainsi que la substance s'élargissent et se multiplient.

Tantôt la multiplication des cellules est endogène, tantôt exogène. Ce n'est d'ailleurs qu'une interprétation de faits observés. Toutefois, il est bon d'observer aussi que les cellules endogènes se trouvent chez l'adulte dans les cartilages permanens. Cependant, il serait possible que les cellules endogènes, en s'accroissant, déchirent la cellule mère, que ces languettes devinssent la substance de séparation inter-cellulaire.

Il serait encore probable que la substance inter-cellulaire primitive fût résorbée, que plusieurs cellules se confondissent en une cellule à plusieurs noyaux. La substance inter-cellulaire augmente dans les cartilages d'ossification par l'épaississement de parois de la cellule qui se confondent alors avec elle.

Dans ce tissu, apparaissent des fibres dont on ne peut ramener aisément l'origine à des cellules.

Élémens et tissu osseux.

Le tissu osseux est caractérisé par une substance homogène transparente granuleuse, avec des ostéoplastes, que l'on a dénommés autrefois corpuscules. Mais au lieu de renfermer des corpuscules calciques, c'est du liquide qu'elles renferment.

Lorsque l'os résulte de l'ossification d'un fibro-cartilage, la substance fondamentale est striée : tel est l'os du cœur des ruminans.

Les concrétions calcaires n'auraient jamais dû être confondues avec le tissu osseux. Il y a beaucoup de carbonate et peu de phosphate de chaux.

Les ostéoplastes sont des cavités lenticulaires de 0,02 mm. à 25 de long. La largeur est de moitié. Leur coloration noire est due à l'air, car ils sont opalins, transparens, lorsqu'ils sont frais. De là partent les canalicules, qui s'anastomosent entre eux, et offrent 0,001 mm. de large, tout en diminuant à partir de la cavité.

Le tissu se compose de ces élémens, de vaisseaux, de cellules médullaires, de plaques à noyaux multiples. Les canalicules de Havers, qui portent les vaisseaux, sont de volume variable.

Autour de chaque conduit, il y a des séries concentriques. Ces couches se détachent quelquefois en lamelles par la combustion des os.

Dans le centre de ces canaux sont les vaisseaux, qui offrent des anastomoses transverses. Les canaux sont séparés par des espaces de 0,05 à 0,2 mm. La nutrition s'y fait nécessairement par imbibition.

Le tissu spongieux est entre-croisé en tous sens et plus mince. Les lamelles peuvent ne pas renfermer de vaisseaux, et se nourrir à l'aide des capillaires rampant à la surface.

Lorsqu'on prend un os morbide, les ostéoplastes ont les mêmes caractères.

Le périoste, expansion fibreuse, revêt la surface de l'os, le délimite, et sert de point d'insertion des muscles ; il est le centre des communications vasculaires nerveuses ; il sert de surface d'expansion aux vaisseaux qui pénètrent dans l'os par de nombreuses ouvertures ; il donne passage à l'artère nourricière, se prolonge par une foule d'ouvertures dans l'os, dont il cloisonne la substance, et communique avec le tissu fibro-cellulaire qui revêt les alvéoles osseuses ainsi que le canal médullaire, et qui n'en diffère que par une structure fibreuse plus lâche, par une grande abondance de tissu graisseux et par une vascularisation plus forte.

La circulation se fait au moyen de petites artérioles qui entrent depuis le périoste, et par l'artère nourricière ; elle traverse obliquement la partie corticale de l'os, et arrivée dans le canal médullaire, se divise en deux branches principales qui vont vers l'une des épiphyses pour les os longs, et qui se divisent en tous sens pour les os plats.

Ces vaisseaux anastomosés forment des capillaires, fournissent les veinules du périoste et la veine de l'artère nourricière.

Toutes les mailles de l'os sont entourées de capillaires, des vaisseaux volumineux traversent les os.

La partie médullaire est au moins aussi richement pourvue d'artères que la surface de l'os.

Aussi, l'accroissement *par la surface* et la vie de la membrane médullaire, la résorption du tissu par la surface est inadmissible. La réparation dans la nécrose s'y oppose. Enfin, dans le diploé des os plats se trouvent des sinus veineux.

Deux modes de *formation* fondamentaux existent pour les os ; le troisième mode est accessoire ; il existe dans quelques cas et dans une étendue limitée de substance osseuse.

La substance des os est précédée de tissu cartilagineux ou cartilage proprement dit ; elle se développe dans son épaisseur, se substitue à celui-ci qui disparaît ; elle le remplace. C'est la formation osseuse par substitution. Tous les os du *tarse* et ceux du *crâne* qui en forment la *base* se développent ainsi. 2° La substance osseuse se fait par dépôt des sels terreux dans une *trame cartilagineuse* homogène, au fur et à mesure de la formation des cellules.

Elle est à peine formée qu'elle est envahie par les sels terreux, et au fur et à mesure elle envahit elle-même les tissus voisins, d'où agrandissement de l'os. L'organe dans ces cas n'est pas précédé pendant un certain temps par un cartilage qui en représente à peu près la forme comme dans le premier cas. C'est la formation par envahissement.

Ce mode de formation est propre à la plupart des os de la tête, tant pour leur apparition primitive que pour leur agrandissement consécutif. C'est par ce mode que s'agrandissent, consécutivement à leur apparition, les os qui se sont formés par substitution à un cartilage préexistant.

La formation par envahissement a lieu en effet dans les pariétaux, les frontaux, l'occipital moins les condyles et l'apophyse basilaire ; la partie écailleuse du temporal et l'arcade zygomatique, l'anneau tympanique, les petites ailes du sphénoïde, la partie mince des grandes ailes, l'ethmoïde, les cornets du nez et tous les autres os de la tête, même les maxillaires supérieurs, l'inférieur moins les condyles et la portion qui les supporte.

Dès qu'apparaît la trame cartilagineuse comme un point très

limité, apparaît aussitôt après la substance terreuse dans son centre; elle continue à envahir peu à peu la place que doit occuper l'os, mais la trame ne commence pas par occuper en petit toute cette place, comme pour les autres os, elle envahit peu à peu, au fur et à mesure du dépôt phosphatique. L'os grandit comme il avait commencé.

La formation par envahissement a lieu en outre dans tous les os qui ont été précédés d'un cartilage, dès que le périchondre est devenu périoste, dès que tout le cartilage préexistant est devenu os. C'est de la sorte que se fait l'accroissement en volume des os. Il finit donc par envahissement après avoir commencé par substitution.

La trame cartilagineuse qui envahit peu à peu une place occupée, d'abord par d'autres tissus, et se remplit au fur et à mesure d'un dépôt phosphatique, diffère un peu du cartilage proprement dit.

Il y a comme dans le cartilage une substance fondamentale creusée de cavités. La substance fondamentale diffère de celle du cartilage ordinaire par sa coloration légèrement ombrée, jaunâtre; elle paraît homogène surtout pour les os du crâne, parce qu'on voit les surfaces libres qui sont irrégulières.

Les cavités surtout diffèrent de celles des cartilages, elles n'ont que 0,01 à 0,02 de mm. de large, la moitié au moins de celle des autres cartilages, excepté les cavités des cartilages articulaires. Le diamètre est à peu près égal en tout sens pour les os du crâne, et un peu allongé dans les os des membres. Ce ne sont pas toujours des cavités closes de toutes parts, à la tête, vers le bord de la trame envahissante; comme ce bord est très mince, ce sont de simples orifices qui le percent de part en part et lui donnent un aspect alvéolaire. Ces petites cavités sont nombreuses et très rapprochées.

Ce qui distingue surtout cette trame cartilagineuse c'est que pendant toute la vie intra-utérine, et même pour quelques mois après la naissance, ces cavités sont tout à fait dépourvues de corpuscules et de cellules. Elles sont hyalines, transparentes, pleines de liquide.

A la naissance ou quelques mois après il se forme un corpuscule ou amas de granulations analogues (plus petit) à ceux des cavités des cartilages proprement dits des fœtus au-dessous de 4 à 5 mois.

Néanmoins la trame cartilagineuse envahissante est aussi du cartilage.

Nesbilith, Kölliker, pensaient que l'ossification des os de la tête n'était pas précédée d'un cartilage. H. Meyer, Miescher, sont d'un avis opposé.

Sans doute ces cartilages ne présentent pas la forme qu'aura plus tard l'os.

Kölliker admet aussi que c'est par un blastème mou, sécrété par le périoste, sans cavités cartilagineuses, que se fait l'accroissement des os du tronc et de la tête. Les vaisseaux du périoste le fournissent bien. Mais c'est une trame avec cavités comme nous l'avons dit. Il n'y a ni os primaire ni secondaire.

Parce qu'on ne distingue pas l'os type premier (par substitution) de l'os augmenté en volume (quoique par envahissement), il n'y a pas formation primaire, soit secondaire, parce que tandis que le crâne et la mâchoire se forment par envahissement, le tronc se forme par substitution; le mode secondaire ou par envahissement est unique pour certains os, et réellement en second ordre pour d'autres.

Formation osseuse par substitution.

A. *Substance fondamentale.* — Lorsqu'on trouve un cartilage préexistant dans lequel il n'y a encore vers le point central qu'un peu plus d'opacité sans point osseux proprement dit déjà formé, on voit :

Un dépôt granuleux, *suivant la quantité plus ou moins opaque* dans la *substance fondamentale*, dans les portions qui séparent l'une de l'autre les cavités.

Ce dépôt se reconnaît pour calcaire lors même que l'ostéoblaste n'est pas bien formé.

A lui est due cette opacité plus grande des parties où vont apparaître les véritables points osseux (Lebert, oiseaux), et qui précède l'apparition des vaisseaux de quelques jours. Le dépôt s'avance, s'efface peu à peu vers la surface de l'os, vers ses extrémités sous forme de traînées, quelquefois assez longues, de fines granulations qui d'abord n'ôtent pas au cartilage toute sa transparence, mais finissent par en causer l'opacité en augmentant de nombre et de volume. Ces granulations sont à bords foncés noirâtres, à centre jaunâtre plus clair. Le dépôt marche d'une égale rapidité en tout sens; aussi dans les os longs et plats, il atteint le périchondre de la diaphyse ou des faces bien longtemps avant d'arriver aux extrémités ou aux bords.

A mesure qu'il s'étend, les parties phosphatiques primitivement déposées, qui étaient très granuleuses, deviennent de plus en plus homogènes. Plus elles sont cohérentes, homogènes, fondues l'une avec l'autre, c'est-à-dire, anciennement déposées, plus elles sont transparentes, et permettent de voir leur structure. Plus les sels terreux sont récents, plus ils sont granuleux, moins cohérens, et par suite opaques; aussi, dans les parties osseuses nouvellement déposées vers la jonction de l'os formé et du cartilage en voie d'ossification, les détails concernant les ostéoplastes sont difficiles à étudier.

En général, les tranchées de granulations, avant-coureurs de l'ossification proprement dite, sont plus longues et formées de granules plus fins chez les jeunes embryons.

Ce mode de *formation de la substance fondamentale* des os est le même pour tous les os et pour l'ossification des cartilages costaux, laryngiens, etc.

Le commencement du dépôt terreux sans le cartilage n'est pas, chez l'embryon, précédé de la formation des vaisseaux, ce n'est que consécutivement qu'ils se forment. De plus, il y a bien des vaisseaux formés chez les fœtus à terme et les enfans, dans les cartilages qui vont s'ossifier. Mais dans la vie utérine, les vaisseaux ne précèdent point l'os.

Jusqu'au quatrième mois de la grossesse, il n'en est rien; il n'y a, pour les os du tronc, de vaisseaux que dans la substance osseuse déjà formée, et le cartilage dans lequel s'avance en traînées granuleuses le dépôt terreux en est dépourvu. Les vaisseaux s'avancent en même temps, mais sans précéder.

Ce n'est que lorsque les os et cartilages atteignent un certain volume, que se développent des capillaires dans le cartilage qui va s'ossifier.

Broca a montré que les cartilages articulaires peuvent s'ossifier par place, vers les bords. Cela a lieu chez des sujets à quarante ans, sous forme de petits points blanchâtres, et il ne s'y développe pas de vaisseaux au-devant des points en voie d'ossification.

b. La *formation des ostéoplastes* a lieu en même temps que le dépôt terreux. A mesure que le dépôt s'avance dans la substance fondamentale, entre les *cavités du cartilage* contenant des *corpuscules* chez les jeunes fœtus, des cellules chez les enfans, on voit les corpuscules devenir moins réguliers et présenter quelquefois des prolongemens irréguliers sur les bords.

Plus le dépôt s'avance, plus on approche de la substance osseuse déjà formée, plus la cavité du cartilage semble se rétrécir et avoir des bords moins nets, plus diffus, ce qui tient à l'état granuleux du dépôt récemment formé, qui, remplaçant la substance du cartilage, circonscrit chaque cavité. En même temps le contenu des cavités, tant les corpuscules chez les fœtus que les cellules chez les enfans, s'atrophient, disparaissent, environ vers la partie moyenne de l'espace rempli par le dépôt terreux granuleux, non homogène encore.

Plus le dépôt calcaire devient compacte, plus la cavité devenue vide de ces corpuscules ou cellules se rétrécit, diminue de diamètre en tous sens, et au fur et à mesure qu'on approche de la substance fondamentale compacte, homogène, les cavités reprennent des bords plus nets. Mais les bords de ces cavités, devenus cavités osseuses, au lieu d'être pâles comme lorsqu'elles étaient cavités du cartilage, sont noirâtres foncés.

La cavité caractéristique de l'os, ou cavité de l'ostéoplaste, peut être considérée comme formée. Diamètre à cette époque : 0,01 à 0,02. A peu près vers ce moment, lorsque déjà rétrécie, la cavité prend des bords nets et noirâtres, ou à peu près, on voit apparaître à la périphérie de la cavité comme de petites incisions, ou fissures noirâtres, généralement simples, quelquefois bifurquées à leurs extrémités. Ce sont les ramifications de l'ostéoplaste qui commencent à paraître.

Au fur et à mesure que la cavité se rétrécit, la longueur et la largeur de ces canalicules augmentent; leurs petites flexuosités et ramifications se multiplient. Elles commencent ordinairement par une bifurcation de l'extrémité du canalicule, qui s'allonge. Cet allongement de ce petit canal se fait évidemment autant par suite du rétrécissement de la cavité, que par résorption de substance osseuse à l'extrémité du canalicule.

Cette résorption est démontrée : les petits, lorsqu'ils apparaissent, ne sont jamais anastomosés et sont généralement simples ; une fois l'ostéoplaste développé, ne se rétrécissant plus, ils sont presque tous subdivisés et beaucoup s'anastomosent par leurs extrémités avec les autres.

L'ostéoplaste se présente alors sous forme d'une cavité ovoïde, soit allongée, quelquefois anguleuse, à cause de l'orifice élargi par lequel s'abouchent les canalicules.

Il a 0,01 mm. Le centre est clair, plus ou moins brillant, comme celui d'une cavité pleine de liquide ; les bords sont nets, foncés noirâtres, mais larges à cause de la forme polyédrique de la cavité. Il n'y a jamais, même chez l'adulte, trace de Co^2Cao dans leur cavité, contrairement à l'opinion de Henle, etc.

Aussi le nom de corpuscules et canalicules calcaires ne saurait être conservé. Des canalicules flexueux, ramifiés, souvent anastomosés, partent de leur périphérie.

Par suite des progrès de l'âge, les ostéoplastes deviennent plus allongés proportionnellement, mais plus étroits que chez le fœtus. Les ramifications deviennent plus nombreuses, plus fines, moins flexueuses, plus parallèles.

Quelquefois, d'une seule cavité cartilagineuse, se forment plusieurs ostéoplastes, par suite du cloisonnement des cavités cartilagineuses. Ces ostéoplastes communiquent, ordinairement, par suite de l'inachèvement des cloisons; ils communiqueront quelquefois même par un canalicule bien plus gros que les autres.

Les cavités des cartilages qui s'ossifient, dans les os longs, sont disposées en séries régulières, parallèles au grand axe de l'organe, comme bifurquées ou embranchées l'une sur l'autre; cette disposition disparaît, dans les ostéoplastes, par suite du resserrement par les calcaires, par suite de la division de ces canalicules.

c. *Formation par envahissement.* Nous allons voir : 1° comment se forme le dépôt de la trame cartilagineuse et envahit peu à peu la place occupée par d'autres tissus; 2° comment se forment les ostéoplastes.

Les phénomènes qui vont être décrits se passent de la même manière dans la trame envahissante de formation et d'accroissement des os de la tête, et dans celle d'accroissement des os du tronc.

Du bord de l'os déjà formé, on voit un dépôt grenu s'avancer dans la trame cartilagineuse, entre ses petites cavités, et plus noirâtre, moins transparent que la substance osseuse déjà développée. Au fur et à mesure qu'il se prolonge d'un côté, on le voit, comme dans le premier mode de formation, prendre plus de cohérence et d'homogénéité du côté de l'os déjà formé; en un mot, la substance fondamentale se forme ici comme dans la substitution.

Il en est de même des ostéoplastes. Chaque cavité transparente de la trame cartilagineuse devient l'origine de l'un d'entre eux, très rarement deux, vu le petit volume des cavités. Quelquefois même, dans les pièces du crâne du moins, les cavités sont envahies, comblées par le dépôt terreux et disparaissent. Aussi dans l'os nouvellement formé, les cavités ostéoplastes sont, dans quelques régions, moins nombreuses dans un espace donné que les cavités ne le sont dans la même étendue de trame cartilagineuse.

Tant que le sel calcaire est récemment déposé, grenu, l'ostéoplaste est représenté par une cavité sans incisures, ni ramifications sur les bords, peu nets. Les cavités plus petites ne sont pas partagées en deux. Même on voit des cavités du cartilage bien distinctes former deux ostéoplastes communiquant par un canal plus ou moins resserré.

Puis la masse devient homogène; apparaissent les incisures, les ramifications. Dans les os récens, il y a souvent disproportion dans le volume des ostéoplastes, ce qui ne se voit pas pour les os anciens.

Les cavités s'agrandissent par résorption de la substance qui les limite; d'ailleurs, tant que les ostéoplastes sont récens, ils sont ovoïdes, sphériques; plus tard, ils sont allongés, comme recourbés. Du reste, l'abouchement plus ou moins large des canaux donne lieu à ces dispositions.

Voici le troisième mode de formation observé sur les os du crâne; formation sans préexistence, soit de blastème, soit de cartilage, formation immédiate.

Ce mode est des plus restreints. Ces os envahissent les points qu'ils n'occupaient pas d'abord en s'avançant sous forme de digitation, de processus osseux de 1/6 à 3/4^{mm} de largeur; de longueur variable, s'irradiant autour d'un centre, de la plaque osseuse formée.

Dès que ces processus, très rapprochés l'un de l'autre, ont atteint une certaine longueur, ils se joignent d'espace en espace par des branches transversales, d'où résultent des mailles ou orifices ; c'est une plaque perforée. Ces orifices, plus tard recouverts des deux côtés par d'autres productions osseuses, deviennent des mailles du tissu spongieux ou des conduits des vaisseaux de la couche compacte.

Les processus irradiés présentent toujours à leur extrémité un prolongement non encore ossifié, de la trame cartilagineuse qui les précède, pour ainsi dire, dans leur envahissement ; ils ont la longueur qu'aura le processus osseux auquel il préexiste ; la longueur est de 1/4 à 1 et 2^{mm}.

Le sommet de l'angle rentrant qu'ils limitent et la périphérie des orifices de la plaque osseuse formée déjà présentent souvent aussi un peu de cette trame cartilagineuse, laquelle, en s'ossifiant, les rétrécit plus ou moins. Mais de plus, on voit que les bords des rayons osseux déjà formés sont dépourvus de trame cartilagineuse, et pourtant il s'y forme de la substance osseuse et des ostéoplastes qui élargissent le processus.

Les ostéoplastes apparaissent d'abord sous forme d'un léger enfoncement du bord des processus. Ces bords ne sont pas très nets quelquefois. L'enfoncement devient de plus en plus profond, et avant qu'il soit complétement formé ; quelquefois on voit les vaisseaux ou fissures, origines des canalicules ramifiés au nombre d'un à quatre environ. De large, ouvert qu'il était en dehors, il devient bientôt resserré de ce côté, puis tout à fait clos.

Il est assez commun d'en voir qui restent en communication avec la surface libre de l'os par un large canalicule. Cela arrive aussi pour les ostéoplastes qui dérivent de la trame cartilagineuse.

Il y a quelques-uns des ostéoplastes se développant sur le bord des processus qui, pendant quelque temps, représentent un véritable orifice, perçant de part en part la substance osseuse, trop mince en cet endroit pour circonscrire la petite cavité de toutes parts.

Bientôt en s'épaississant elle le limite, tant du côté du cerveau que de celui du cuir chevelu.

Dans ce mode de formation que les processus n'offrent que de loin en loin, il est possible que le blastème précède la substance calcaire et que le dépôt calcaire s'y fasse immédiatement.

Le cal se forme par la substitution (Lebert, *Physiolog. path.*). Après la fracture, la *moelle* est infiltrée de sang, de même, le *tissu cellulaire*, les *muscles ambians*. Au bout de 48 heures, les *bords* des muscles arrondis sont *gonflés ;* le *périoste* adhère aux *muscles voisins ;* entre l'os et le périoste il s'est développé une *exsudation* plastique, liquide jaunâtre, contenant des granulations moléculaires.

Laissons les parties molles. Vers le 4me jour, chez les chiens et les lapins, l'exsudation sous-périostale prend une consistance cartilagineuse. La *substance fondamentale* est fibroïde, *creusée de cavités* avec *globules cartilagineux* dedans. Plus l'*épanchement sanguin* se *résorbe*, et la moelle devient moins hypérémiée, plus le *tissu cartilagineux* se *caractérise*.

Vers le 7e jour, la portion du cartilage formée *sous le périoste* et *entre ses extrémités rompues* commence déjà à *s'ossifier* et présente déjà des *vaisseaux*. Alors on voit se former entre les *extrémités libres* des fragmens *au niveau de la moelle* la *substance cartilagineuse*, en même temps la *substance osseuse rompue* se *ramollit* à la surface, et ces *vaisseaux* ainsi que ceux du *périoste* se rendent dans la substance.

Dans les jours suivants la formation de la substance osseuse s'étend de plus en plus, elle a l'aspect de points rougeâtres grenus, irradiés, dont les radiations se joignent bientôt les unes aux autres pour former un tissu poreux, alvéolaire. Mais le développement s'y fait du reste comme dans les circonstances physiologiques normales sur des fœtus humains, chats, rats, lapins ; Broca a aussi vu ces faits. Henle et Schwann pensent que les ostéoplastes se forment aux dépens des cellules du cartilage, dont les parois s'épaissiraient par des couches concentriques, comme les cellules végétales, en laissant des points où manque le dépôt, d'où formation des canaux. Kölliker pense que les ramifications et anastomoses des canalicules ont lieu par résorption de la membrane primitive, au niveau des points canaliculés, laissés libres par le dépôt, puis, par résorption de la substance fondamentale interposée aux ostéoplastes.

Étudions maintenant comment les élémens osseux se disposent, s'arrangent avec les vaisseaux pour former le tissu osseux en général, puis, comment il se dispose en tissu *aréolaire* et *compacte*.

Formation du tissu osseux en général.

La partie cartilagineuse qui va être envahie par l'os devient terne, nuageuse (oiseaux, mammif.), puis s'y forme la substance fondamentale ; d'abord homogène, elle n'est creusée ni de canaux ni de vaisseaux. Ce point osseux est le rudiment du tissu osseux, même cet élément n'est pas encore un tissu. Les matériaux de nutrition du cartilage et de l'ossification sont donc puisés dans les vaisseaux du périchondre et dans les tissus ambians.

Les capillaires ont été trouvés vers la dixième semaine, c'est donc à cette époque que se forme le tissu par l'adjonction des vaisseaux à la substance élémentaire. Ainsi, la substance osseuse a existé seule et à l'état d'élément unique pendant la deuxième semaine dans les os longs. Le carpe, le tarse, qui s'ossifient plus tard, les vaisseaux se forment aussi après la première apparition de la substance osseuse qui par exemple n'est pas nécessairement précédée par eux, mais ils s'y forment moins longtemps après la première formation que pour le fémur, la clavicule, le tibia.

L'adjonction des vaisseaux paraît se faire dès que le point osseux arrive à peu près en contact avec le périchondre qui a enveloppé le cartilage précédant l'os.

Ce n'est donc que vers la fin du troisième et quatrième mois que les vaisseaux s'étendent du tissu osseux dans le cartilage non encore ossifié, et du quatrième au cinquième ils apparaissent dans les épiphyses (Kölliker) et les os courts les plus gros, car la distribution de ces vaisseaux est généralement corrélative au volume des organes.

Comment les premiers vaisseaux pénètrent-ils? Lorsqu'on voit la compacité des parties osseuses nouvellement formées, lesquelles seront creusées de conduits sanguins, de canaux médullaires, lorsqu'on voit ces derniers se former par résorption de la substance d'abord homogène et compacte ; on suppose que c'est par suite de la non formation de la couche envahissante d'accroissement au niveau de quelque vaisseau du périoste, que commence le canal, et qu'il continue à se creuser et s'avancer par résorption progressive de la substance osseuse à son niveau.

La substance nouvellement formée, ayant pris la place du cartilage, est comme lui, après sa formation homogène, compacte comme ce cartilage.

Bientôt elle se résorbe par places partout où les vaisseaux arrivent, se creuse de cavités, de conduits.

Mais comme Kölliker le fait remarquer, ce n'est pas par

communication des cavités du cartilage, que se forment ces canaux et cellules dans l'os. Ce n'est pas non plus par dissolution et résorption des portions cartilagineuses non ossifiées, que se forment ces conduits ; il est possible que le fait se passe accessoirement de la sorte, dans le cas où, comme dans l'ossification du cartilage du cou, plusieurs petits points osseux apparaissent simultanément, envoient des prolongemens étroits et finissent par se réunir en circonscrivant de petites portions de cartilage non encore ossifié.

Une fois des cavités creusées dans l'os et les vaisseaux répandus contre leurs parois, le tissu est formé.

Dans les os longs, pendant quelques mois, ce tissu est séparé du cartilage par une certaine épaisseur de substance osseuse et nouvellement formée, homogène. Vers le milieu de la vie extra-utérine, les cavités et conduits de l'os, leurs capillaires se forment plus vite que le dépôt calcaire ne s'avance vers leurs extrémités articulaires ; ces cavités et conduits traversent cette substance nouvellement formée et pénètrent dans le cartilage qui s'ossifie plus tard.

Les canaux vasculaires et médullaires, les canalicules du cartilage se forment par résorption de la substance fondamentale et les cavités et cellules du cartilage, comme s'est résorbée celle de l'os. Il se passe quelques changemens dans la substance qui les limite, car elle contient des cavités cartilagineuses étroites, allongées, plutôt dans le sens de la direction du canal. Ces canaux et les vaisseaux qu'ils renferment partent à peu près à angle droit de la substance osseuse formée, qui adhère au cartilage, puis s'anastomosent ensemble dans les os courts et les épiphyses ; ils sont plus nombreux autour du point osseux déjà formé, et ils sont irradiés autour de ce point.

Ceux des os longs partent évidemment de l'os qui en est l'origine principale, et vont s'anastomoser accessoirement avec ceux du périchondre. Vers les surfaces articulaires, ils s'arrêtent assez brusquement avant d'atteindre la cavité, à une distance mesurée par l'épaisseur du cartilage articulaire. Ils ont de 0,08 à 0,3^{mm} et plus ; vers le cartilage articulaire et ailleurs, ils se terminent en un cul-de-sac souvent renflé. Les renflemens se remarquent çà et là sur le trajet.

Ils renferment des vaisseaux qui ont toutes leurs parois, même l'adventice de tissu cellulaire, laquelle, chez les fœtus et les jeunes sujets, renferme des élémens fibro-plastiques très allongés et très nets. Kölliker a constaté la paroi musculaire de ces artères.

Il y a dans ces canaux, comme l'avait vu Howship, un ou deux gros vaisseaux ou bien plusieurs capillaires, ils s'anastomosent d'un canal à l'autre ; vers la terminaison des canaux du cartilage, on peut retirer des capillaires qui se recourbent à anses flexueuses et dont un côté est artériel et l'autre veineux. Quelquefois celui-ci reste plein de globules sanguins.

Entre les vaisseaux et la substance du cartilage se trouvent des cellules médullaires et des noyaux libres médullaires : moelle du cartilage, pour Kölliker. Accompagnés de granulations moléculaires, dans de larges conduits de cartilages costaux déjà vasculaires, non encore ossifiés, là, où se trouvaient ces conduits, Robin a trouvé des vésicules adipeuses avec les élémens ci-dessus.

Dans le cartilage ainsi vasculaire dès qu'il y a ossification, le tissu osseux existe. C'est l'élément vaisseau capillaire, qui préexiste au lieu de la substance de l'os qui, dans les premiers temps, se forme la première.

Ici aussi, cependant, à mesure que l'os augmente de volume, la substance nouvellement formée se creuse de conduits et cavités, et simultanément, les vaisseaux multiplient leurs ramifications.

Mais les premières cavités et conduits vasculaires de ce tissu dérivent, sont formés par les canaux vasculaires préexistant dans le cartilage.

Dans les os de la voûte du crâne et de la face qui se forment par envahissement, jamais la trame cartilagineuse n'est vasculaire comme les cartilages dont nous venons de parler.

Les processus de cette trame qui se prolongent au-devant des rayons osseux, anastomosés entre eux, ou bien la bordure qu'elle forme autour des os assez avancés, n'est jamais vasculaire. Dès que le point osseux qui commence l'os est formé, ces processus cartilagineux envahissants, lamelleux, irradiés en tout sens pour les os plats, circonscrivent en s'anastomosant transversalement des espaces remplis par du tissu cellulaire et des vaisseaux. Bientôt en s'ossifiant ces processus donnent naissance aux rayons et lamelles osseuses qui circonscrivent les mêmes espaces parcourus par les vaisseaux et le tissu cellulaire; en sorte que dès l'apparition de la substance osseuse il y a tissu osseux formé.

A mesure que l'os augmente de volume il perd de plus en plus l'aspect d'une plaque réticulée, lamelleuse, percée à jour, et prend celui d'une lame plus ou moins épaisse, parcourue de canaux vasculaires et creusée de cavités devenant de plus en plus étroites, proportionnellement au volume de l'os. Ce n'est que sur les bords et jusqu'à l'époque de la naissance à peu près, qu'on retrouve un peu l'aspect réticulé ainsi que les rayons osseux.

Les sutures des os du crâne nous montrent ces processus. On retrouve pendant long-temps sur les os du crâne du tissu cellulaire, des élémens fibro-plastiques autour des vaisseaux, dans les plus grands des conduits superficiels et périphériques irradiés, comme l'étaient autrefois les rayons osseux formés en premier lieu. En approchant du développement complet, le tissu cellulaire disparaît peu à peu.

B. *Particularités de la formation du tissu spongieux.*

Dès que les vaisseaux ont pénétré dans la substance des os, on peut observer que d'abord assez compacte, elle se résorbe, se creuse peu à peu, de manière que les cavités et conduits dont nous avons parlé s'agrandissent incessamment. Au fur et à mesure que l'os augmente de volume à la périphérie par envahissement, l'os se creuse au centre, s'y raréfie par résorption directe de toutes pièces sans repasser par l'état de cartilage.

La substance osseuse disparaît de là où elle était d'abord à l'état compacte et se reforme, se reporte en quelque sorte à la périphérie. A cette époque, le centre des portions osseuses formées dans les os longs ou même celui des points osseux épiphysaires, se présente comme constitué par un tissu aréolaire formé de lamelles à bords irréguliers, dentelés, moussés, circonscrivant des cavités irrégulières, pleines de moelle et parcourues par les vaisseaux. Une portion plus compacte les sépare du cartilage en voie d'ossification.

Ces cavités sont plus larges que ces lamelles et trabécules de substance osseuse qui les séparent, disposition qui s'accroît jusqu'au moment où elle est devenue ce que nous la voyons à l'état adulte.

Pendant un certain temps la portion d'os qui sera occupée par le canal médullaire offre cette disposition, et c'est par résorption complète vers le centre, et à peu près complète ailleurs, que se creuse ce canal, mais non par adjonction de deux demi-canaux.

Les os de la voûte du crâne sont primitivement du tissu spongieux, formé par les aréoles qui deviennent cavités communiquant entre elles, à mesure que les rayons osseux s'épaississent tant du côté du cerveau que du côté du cuir chevelu, et s'étalent de manière à limiter de ces côtés les espaces d'abord percés à jour.

Mais comment se délimitent les canaux osseux des veines et artères vertébrales des os de la tête?

c. Particularités de la formation du tissu compacte. Dès que la substance osseuse a remplacé le cartilage qui la précédait, la résorption de la substance compacte primitivement formée, d'où résultent les cavités du tissu spongieux, n'atteint jamais jusqu'à la surface de l'os. Il reste toujours là une couche de substance compacte de 2/5 à 2/3 de mm.

L'ossification envahissante d'accroissement tend toujours à la rendre plus épaisse, mais la résorption vers la face interne la maintient avec une épaisseur égale à peu près pour les os plats et courts, et la laisse pourtant augmenter d'épaisseur avec l'âge pour les os longs.

Cette couche de tissu compacte est moins dense chez les jeunes sujets, parce que les canaux vasculaires sont plus larges que chez les adultes. L'ostéite a quelquefois pour résultat de raréfier plus ou moins ce tissu compacte, en amenant l'augmentation de volume des vaisseaux et l'augmentation du diamètre de leur canalicule, par résorption, au fur et à mesure de la dilatation vasculaire.

Les rayons des os du crâne, en épaississant aux faces cérébrales et extérieures, par envahissement progressif de la trame cartilagineuse, s'envoient des anastomoses de plus en plus nombreuses de cette substance; d'où résulte que les surfaces de ces os sont bientôt plus denses, plus compactes, parcourues de cavités et canaux plus étroits que la partie intermédiaire. Celle-ci se résorbe de plus en plus, de manière que ses cavités s'agrandissent, d'où le diploé, tandis que les parties superficielles, incessamment déposées, restent denses et forment les deux lames compactes de ces os.

Nous avons à examiner comment s'achèvent les canaux vasculaires (canaux de Havers, canal médul.), comment se forment les couches concentriques de substance osseuse qui les entourent. On les rencontre surtout dans le tissu compacte, accessoirement dans les lamelles et trabécules les plus épaisses du tissu spongieux.

Les plus fines sont simplement une couche mince ou trabécule de substance osseuse, n'ayant de vaisseaux que ceux qui rampent à sa surface. Celles de ces couches concentriques qu'on observe à la surface de l'os semblent bien provenir de la solidification des couches de la trame envahissante d'accroissement (Kölliker).

Il ne pense pas que dans les canalicules vasculaires qui, chez les jeunes sujets, sont proportionnellement très larges, les couches concentriques qui viennent les rétrécir soient dues à un dépôt direct par les vaisseaux contenus; l'opinion paraît cependant probable, puisqu'il y a des cellules médullaires et des granulations entre les vaisseaux et la substance qui limite les canalicules.

D'après lui, un blastème homogène plus ou moins ossifié serait fréquemment visible tapissant la face interne de ces conduits, et tendant à le rétrécir en s'ossifiant. Les matériaux de ce blastème sont fournis primitivement par les capillaires, et secondairement il est comme exsudé à la surface interne de l'os déjà formé par celui-là même.

A moins d'admettre qu'il est déposé par les capillaires, non pas directement, mais indirectement, par suite de l'existence des cellules médullaires qui séparent la substance de l'os formant le canal, des vaisseaux que renferme celui-ci.

Développement de la moelle des os. Il faut, par rapport à la moelle, savoir qu'elle est composée : 1° de matière amorphe unissante avec des granulations moléculaires; 2° de cellules et de noyaux libres médullaires; 3° de plaques à noyaux multiples; 4° de vésicules adipeuses; 5° de vaisseaux.

Il n'y a pas de membrane médullaire des os.

Il n'y a d'autre tissu cellulaire et fibro-plastique que celui qui forme la tunique adventice des plus gros vaisseaux. La moelle formée par ces élémens peut, par prédominance ou diminution de l'un d'eux, présenter trois formes susceptibles de passer de l'une à l'autre par gradations insensibles, chez le même individu pour des os différens ou chez divers sujets, suivant certaines conditions normales ou mobiles.

La première moelle fœtale existe dans les os des fœtus et des enfans jusqu'à 4 à 5 ans, plus ou moins; elle persiste dans la moelle du tissu spongieux chez l'adulte. Caractérisée par sa couleur rouge, la prédominance des vaisseaux et des cellules et plaques médullaires sur les autres élémens, même les vésicules adipeuses manquent jusqu'à la naissance et quelquefois plus tard.

La deuxième est la forme gélatineuse, la matière amorphe l'emporte principalement sur les vésicules adipeuses. La troisième est la forme graisseuse, caractérisée par sa consistance, sa couleur de graisse, et par prédominance des vésicules adipeuses; elle se trouve chez l'adulte, et la moelle avant de prendre cette forme passe chez les jeunes sujets par la seconde.

L'inflammation lui fait prendre aussi la forme gélatineuse, et quelquefois, si elle se prolonge, la forme fœtale. (*Voir* tiss. médull.)

Dès que chez le fœtus l'os se résorbe pour donner naissance aux cavités médullaires et conduits des vaisseaux, en même temps que pénètrent ceux-ci, on voit se développer soit dans les os du crâne, soit dans ceux du tronc et des membres, les cellules et noyaux libres médullaires, puis les plaques à noyaux multiples, les granulations moléculaires avec la matière amorphe qui est souvent presque liquide et abondante.

Il s'y développe aussi les globules sphériques avec ou sans noyaux, ayant 0,05 m. environ, qui accompagnent généralement la plaque à noyaux multiples surtout et les os spongieux. La moelle reste ainsi constituée par ces seuls élémens jusqu'à la naissance pour les os longs, et plus tard pour les os plats et courts ou spongieux. Elle est alors opaque, rouge, molle.

Ce n'est que plus tard que se développent les vésicules adipeuses (Mém. Robin, Soc. Biol. 49). Mais il en existe déjà depuis longtemps lorsque la moelle prend la forme graisseuse, car leur prédominance donne l'aspect gras. Si les vésicules restent peu nombreuses comme les cellules médullaires et plaques multinucléées, élémens principaux de la moelle fœtale, se multiplient peu avec les progrès de l'âge, la matière amorphe venant à prédominer, on voit apparaître la forme gélatineuse demi-transparente, rosée ou jaunâtre.

Les noyaux libres et cellules médullaires sont après les vaisseaux les parties principales de la moelle fœtale, et accessoires quant à la masse de la moelle de l'adulte. Les plaques à noyaux multiples sont importantes à connaître, parce qu'elles ont comme nous l'avons vu un élément caractéristique de certaines tumeurs homoeomorphes des os, entre autres des épulis prenant origine dans le tissu osseux. Elles deviennent plus nombreuses que dans la moelle du fœtus. Elles sont très-nombreuses dans les végétations très-vasculaires partant du tissu spongieux, qui, dans les tumeurs blanches, soulèvent le cartilage et le détachent de la surface à laquelle il adhérait (Soc. Biol. 1849, Robin).

Formation du système osseux.

Système. — C'est chacune des parties du corps constituée par l'ensemble des organes premiers de même espèce, résultant de la subdivision des organes proprement dits en parties similaires, ou le tout continu ou subdivisé en parties similaires aux organes premiers, se réunissant pour former des organes proprement dits, que représente chaque tissu considéré dans son ensemble (Ch. Robin).

Dès qu'un certain nombre de points osseux primitifs ont apparu dans divers os, il y a système osseux, il est rudimentaire quand il n'y a que la clavicule et la mâchoire qui aient leur point osseux; mais il existe. Il y a des lois, les parties du système se développent de la circonférence du corps vers le centre, les os latéraux se forment avant les médiaux, les côtes avant les vertèbres, les apophyses avant le corps, etc.

Nous examinerons le phénomène de l'*ossification du tissu dentaire*, pour le rapprocher de l'ossification des cartilages.

D'après Meckel, l'ossification se fait d'abord à l'incisive interne, la molaire antérieure, l'incisive externe, la canine, la molaire postérieure. La pulpe reçoit beaucoup de sang et dépose sur la couche la plus extérieure de petites écailles osseuses qui s'étendent vers la racine. A mesure que ces écailles augmentent en épaisseur de dehors en dedans, la pulpe se rapetisse.

La paroi interne de l'os et la paroi externe de la pulpe n'ont que des rapports de contiguité. En même temps, des couches minces d'émail se déposent à la surface. La membrane de l'émail diminue de plus en plus.

Deux grandes théories sont en présence pour l'interprétation de ce phénomène; suivant que l'on accepte l'une ou l'autre, la dent se rapproche des os ou des productions épidermiques.

L'os dentaire et l'émail sont-ils des dépôts à la surface de la pulpe, des sécrétions de ces organes, et ceux-ci ne disparaissent-ils qu'accidentellement et par la pression; ou la pulpe et la membrane émaillante s'ossifient-elles elles-mêmes comme les os; leur rapetissement marche-t-il avec la production de l'ivoire et de l'émail? Coiter, Lassone, Jourdain, Berger, Bichat, Sœmmering, eurent cette dernière opinion. Hérissant, Blake, mais Hunter surtout créa la première. Cuvier, Serres, Meckel, Weber, Blandin, ont accepté son opinion.

Müller a observé l'ossification sur des dents de raie, mais il la croit une exception. Purkinje et Valentin restent dans le doute; mais Schwann se prononce pour l'ossification de la pulpe. En enlevant les écailles, il reste certainement des élémens de la pulpe adhérens.

Leveillé et Owen se prononcent tout à fait en faveur de cette opinion, qu'ils ont d'ailleurs fait revivre en 1840 (Henle).

La différence entre l'ossification du cartilage et du germe dentaire consiste en ce que le premier dépose de la chaux d'abord dans son intérieur, le second la dépose à la surface en premier lieu. En outre, dans le cartilage qui va s'ossifier, les vaisseaux se développent; dans le germe dentaire, les vaisseaux s'oblitèrent à mesure de l'ossification. Mais dans les os, le mouvement nutritif, par conséquent circulatoire, devient aussi de plus en plus faible.

La membrane préformative paraît être la base de la couche de corpuscules osseux qu'on remarque entre l'émail et l'os dentaire. Les fibres du germe s'ossifient de dehors en dedans, à mesure qu'elles reçoivent extérieurement de la chaux. Les vaisseaux se retirent de la surface; dans les parties profondes, les cellules arrondies se transforment en cellules cylindriques, celles-ci en fibres. Les parties ossifiées ne tiennent que faiblement à celles qui sont encore molles, et elles peuvent, comme on sait, être détachées sous forme de squamules.

Mais ces squamules ont leur couche interne couverte çà et là d'une couche de cellules cylindriques analogues à celles de la surface de la pulpe, et les fibres de la substance osseuse nouvellement produite se continuent avec ces cellules. Les fibres dentaires proprement dites paraissent solides, et les sels calciques y sont combinés avec la matière organique. Les fibres des noyaux sont des tubes pleins d'un liquide dans lequel la chaux est suspendue. Comment s'abouchent-ils?

Lorsque l'on détache des couches d'émail, il y adhère des fragmens de fibres ou de cellules non ossifiées; les cellules d'où naissent les fibres sont déjà ployées en zigzag les unes à l'égard des autres; quand donc une série de cellules ossifiées s'incline de gauche à droite, la couche encore molle de cellules qui y adhère est dirigée de droite à gauche.

Aussi l'ossification part de la membrane préformative, et s'étend de dedans en dehors pour l'émail, et de dehors en dedans pour l'os dentaire. Mais ce n'est là qu'un détail; car eu égard à la membrane ou au tissu ossifié, les choses sont identiques. Toutes les deux parties s'ossifient de leur périphérie à leur centre. L'ossification de la pulpe de l'émail donne lieu au cément. Pour Purkinje, c'est l'ossification du follicule qui donne naissance à la substance corticale. Nasmyth montra qu'elle fait corps avec la couronne, même chez l'homme. Cette ossification est plus avancée dans l'émail que dans le reste.

La racine ne se développe que lors de la naissance. La pulpe avec le follicule se prolonge vers le fond.

Cette portion de la pulpe s'ossifie de dedans en dehors; à sa surface s'applique le follicule qui, ossifié, formera le cément.

Élémens et tissus musculaires.

On appelle fibres musculaires deux espèces d'élémens anatomiques : 1° des fibres musculaires de la vie organique ou fibres-cellules; 2° les élémens musculaires de la vie animale.

Fibres-cellules. Les élémens anatomiques que l'on désigne sous ce nom, ont à la fois la forme généralement étroite, allongée, aplatie, de beaucoup de fibres, et quelque chose de la structure des cellules, en ce qu'elles renferment un noyau central ou quelquefois deux, avec ou sans granulations moléculaires autour de lui.

Leur longueur varie de 6 centièmes de millim. à 1/2 millimètre, selon les âges et les organes.

Leur largeur varie de 5 à 10 millièmes de millim. Mais on en trouve dans la caduque et les artères, qui ont le double, ou même le triple de cette largeur, et comme leur longueur est peu considérable, elles constituent une variété peu répandue, mais très distincte par ses dimensions et sa forme.

Élémens musculaires de la vie animale.

Ceux-ci sont des fibrilles musculaires. Ce sont en effet des fibrilles minces, larges au plus de 0,001^{mm}, flexibles, faciles à briser, ne se gonflant presque pas dans l'eau, dissoutes par l'acide acétique, composées principalement de musculine. Elles sont surtout caractérisées par ce fait, qu'elles offrent des parties d'égale largeur, alternativement incolores, transparentes et alternativement foncées, grisâtres ou rougeâtres, placées à égale distance les unes des autres, non séparables autrement que par des moyens artificiels; aussi est-ce à tort qu'on les a considérées comme naturellement séparables, sous le nom d'élémens sarceux et composant les fibrilles par leur juxtaposition. Les parties foncées réfractent fortement la lumière et sont, par suite, entourées d'une légère auréole colorée par effet de réfraction de la lumière, ce qui les fait paraître moins régulièrement carrées qu'elles ne sont; du reste, elles sont réellement arrondies sur les fibrilles des jeunes sujets et sur celles du cœur à tous les âges, mais sans que pour cela les fibrilles soient moniliformes, parce que la partie incolore comble les angles rentrans qui sembleraient devoir exister. Les fibrilles musculaires sont, dans l'économie, réunies les unes à côté des autres en faisceaux musculaires primitifs ou striés, ayant tous une enveloppe spéciale tubuleuse de nature élastique, appelée sarcolemme ou myolemme.

Cette enveloppe est homogène, portant çà et là des noyaux plus résistans que les fibrilles qui peuvent être brisées, sans qu'elle le soit. Ce sont ces faisceaux de fibrilles avec leur gaîne qui sont appelés fibres musculaires de la vie animale ou striées, fibres primitives des muscles volontaires, car ce sont déjà des faisceaux de l'élément contractile, fibrille musculaire; quant au sarcolemme, il n'est qu'élastique et non contractile. Les faisceaux striés ont un diamètre qui est de 0,015 à 20 chez les jeunes sujets. Ils sont cylindriques ou un peu prismatiques par pression réciproque.

Ils sont remarquables par les lignes transversales, alternativement claires et foncées qu'ils présentent, croisées souvent par les stries longitudinales dues à la juxtaposition des fibrilles. Les lignes ou stries transversales tiennent à la juxtaposition, les unes à côté des autres, de toutes les parties de même couleur des fibrilles d'un même faisceau; savoir, les parties foncées d'une part, les parties claires de l'autre.

Ainsi, les lignes transversales sont dues à une particularité de teinte, de pouvoir réfringent et de juxtaposition des fibrilles, mais non à des plis du sarcolemme ou à toute autre cause. Les élémens musculaires du cœur sont aussi des fibrilles disposées en faisceaux striés; mais les fibrilles sont plus minces, les stries plus fines, plus rapprochées, il y a de plus, normalement entre les fibrilles, des granulations.

Telle est l'idée générale que l'on doit se faire des élémens et du tissu musculaire. Examinons d'un peu plus près ces deux points si importans en histologie. Si l'on réduit autant que possible en fibres la tunique musculaire de l'estomac, etc., on trouve de petites plaques, souvent très longues, analogues à celles qu'on obtient de la tunique à fibres annulaires des artères et de la tunique à fibres longitudinales des veines, avec les mêmes noyaux et la même transformation des noyaux en stries obscures. Sur le milieu de la plaque et dans le sens de sa longueur, on aperçoit tantôt seulement une tache grenue, jaunâtre, plus ou moins longue, proportionnellement assez large, et terminée en pointe aux deux bouts; tantôt un trait obscur long et étroit, ou bien une série interrompue de petits points.

Il en est très peu dans lesquels le noyau ait disparu au point de ne plus laisser de trace. Quelquefois son ancien emplacement se décèle par une sorte de renflement. Outre ces plaques qui se rencontrent plus fréquemment que partout ailleurs au voisinage de la surface séreuse, on obtient des fragmens de fibres larges, très plates et raides. Celles-ci sont situées dans la membrane musculaire, parallèles les unes aux autres pour la plupart, et réunies en un plus ou moins grand nombre de faisceaux : rarement communiquent-elles ensemble par des anastomoses obliques, graisseuses, plus ou moins abondantes qui les masquent; enfin, les faisceaux striés, au lieu d'être simples dans toute leur longueur, sont fréquemment ramifiés et anastomosés. Dans toutes les espèces de faisceaux, il s'en rencontre quelques-uns dont les parties de même couleur ne sont pas exactement juxtaposées; les parties claires répondent à des parties foncées. Les stries transversales ne sont pas alors très nettes.

Le tissu musculaire a pour élément fondamental les faisceaux striés, disposés en faisceaux secondaires, visibles à l'œil nu.

Entre ces faisceaux secondaires se trouvent des vésicules adipeuses en séries longitudinales, ordinairement, les fibres lamineuses et des faisceaux artériels et veineux, dont les capillaires pénètrent entre les faisceaux striés en formant des mailles régulières allongées. Aucun capillaire ne pénètre dans le faisceau strié, ils ne font que ramper à la surface du sarcolemme sans le traverser. Les nerfs entrent pour une petite proportion dans la composition du tissu musculaire; les tubes nerveux ne sont en contact que sur quelques points de la longueur des faisceaux striés, ce qui suffit pour déterminer la manifestation de la contractilité dont jouissent les fibrilles. Les tubes se terminent par des extrémités libres, coniques, après s'être ramifiés plusieurs fois.

Entre elles et au-dessus d'elles, marchent des fibres de noyau, qui forment souvent un réseau semblable à celui que produisent les fibres de noyaux de la tunique moyenne des artères, et qui, dans d'autres cas, sans fournir de branches, serpentent comme des fibres de noyaux du tissu cellulaire, entre les fibres plates et les fibres granulées.

Toujours elles sont beaucoup plus claires, beaucoup plus délicates et moins nombreuses que dans la tunique des vaisseaux. L'acide acétique dissout les fibres épaulées et laisse les fibres de noyaux.

Ces fibres musculaires, qu'on a désignées sous le nom de tissu, organiques, ou non soumises à l'empire de la volonté, appartiennent principalement aux viscères. On les trouve dans le canal intestinal, depuis la moitié inférieure de l'œsophage jusqu'à l'anus, dans les conduits excréteurs dont l'orifice communique avec le canal alimentaire, dans les conduits biliaire et pancréatique, dans les canaux excréteurs des glandes salivaires et de la vésicule biliaire, dans la vessie et les uretères, dans les canaux déférens et les vésicules séminales.

Dans la trachée, la couche de fibres musculaires lisses se montre entre les vides postérieurs des cartilages : celles-là ne vont pas directement d'un bord du cartilage à l'autre; elles naissent de sa surface antérieure.

Elles se font remarquer par leur teinte claire et leur apparence mucilagineuse, qui paraît tenir à ce qu'il n'y a presque pas de fibres de noyaux, les noyaux s'étant conservés, quoique tirés fort au long. En dehors, sur les fibres musculaires, se trouve du tissu cellulaire contenant beaucoup de fibres de noyaux, fortes et irrégulièrement éparses. Plus bas, dans les bronches et dans les poumons, les ramifications de la trachée conservent la même structure, aussi loin que s'étendent les lames des cartilages. Lorsqu'une fois leurs dernières extrémités deviennent purement membraneuses, les fibres élastiques longitudinales de la couche interne se convertissent également en fibres musculaires lisses: ces fibres deviennent tout à fait semblables aux conduits excréteurs des glandes.

Ils se composent d'une membrane muqueuse, d'une couche de fibres musculaires longitudinales lisses, dont les faisceaux laissent encore des vides entre eux, et de fibres transversales également lisses, auxquelles succède une couche de tissu cellulaire disposée longitudinalement.

Sur les ramifications bronchiques les plus déliées, on observe aussi des transformations de noyaux en fibres, comme dans d'autres muscles lisses. Henle ignore si on les rencontre dans les voies lacrymales.

Fibres musculaires striées.

Ce sont les fibres variqueuses ou de la vie animale. Les muscles rouges et manifestement fibreux du tronc et du cœur sont formés de ces élémens. Par la coction, on les divise, nous l'avons dit, en grosses fibres plates ou prismatiques, dont chacune, après avoir été soumise quelque temps à la macération et même à l'état frais, se divise en une multitude de filamens plus fins, qu'on aperçoit encore à l'œil nu chez l'homme, et qui, chez la grenouille, atteignent le calibre d'un cheveu, quoiqu'il y en ait aussi de beaucoup plus fins.

Ces filamens sont les faisceaux primitifs des muscles : les fibres sont composées d'un certain nombre de faisceaux primitifs, et séparées les unes des autres par des gaînes de tissu cellulaire. Les faisceaux primitifs isolés sont droits ou frisés, plus rarement contournés en spirale. Les inflexions de ceux qui sont frisés se coupent à angles nets, plus ou moins ouverts.

La largeur des faisceaux primitifs varie beaucoup. Les plus petits seuls se rapprochent de la forme cylindrique; les plus gros sont plats, comme on peut s'en convaincre sur la section transversale des faisceaux secondaires. Les plus gros faisceaux primitifs sont incomplétement divisés en d'autres plus petits, par des stries longitudinales obscures.

Beaucoup de faisceaux primitifs, les plus petits surtout, ont une enveloppe membraneuse. On la remarque dans les endroits où le contenu s'est déchiré par pression, s'est retiré des deux côtés, et alors, la gaîne affaissée se continue sur la solution de continuité. L'acide acétique étendu conserve la gaîne d'abord.

On voit alors le faisceau primitif bordé des deux côtés par des lignes obscures, et à l'extrémité, le contenu forme une ligne saillante, globuleuse. Souvent la surface d'un faisceau primitif est couverte de noyaux de cellules plus ou moins nombreux, qui deviennent sensibles par l'acide acétique. Ces noyaux sont ou larges ou ovales en long et pourvus de nucléoles, ou étirés en stries plus ou moins longues, étroites, pointues aux deux extrémités et flexueuses. Tantôt ils sont isolés, tantôt placés sur les bords, alternes ou opposés à l'égard les uns des autres; quelquefois on les remarque en grand nombre sur la surface des faisceaux.

La plupart du temps ils sont droits et parallèles à l'axe longitudinal; mais parfois aussi ils sont obliques ou transverses. Lorsqu'il y en a plusieurs en face les uns des autres, ils communiquent parfois ensemble, au moyen de filets minces, et représentent de longues stries déliées.

Quelquefois les stries, au lieu d'être de simples lignes, sont composées de petits points obscurs, disposés en stries et serrés les uns contre les autres.

Lorsqu'ils sont disposés les uns à côté des autres en séries régulières, les stries transversales passent sur le faisceau entier; souvent elles sont interrompues à plusieurs reprises dans leur trajet; elles peuvent avoir une direction oblique ou onduleuse; elles peuvént même devenir insensibles, lorsque les petits points ne se touchent plus dans le sens de la largeur. Les stries longitudinales, comme les transversales, s'étendent à l'épaisseur entière du faisceau.

Si nous cherchons à embrasser tous les divers élémens qui concourent à la formation des muscles du mouvement involontaire, nous voyons, dit Lebert, avant tout quatre degrés différens que la muscularité parcourt, d'une manière ascensionnelle pour arriver à la texture complète du tissu, qui par les contractions exécute les fonctions de locomotion. Le premier degré est celui de la mobilité sans fibres musculaires. Toute l'enveloppe du corps d'un animal peut alors se contracter et s'élargir, et exécuter même des mouvemens vifs, de progression et de natation, sans qu'il soit possible d'y découvrir des fibres, des granules, des stries, des cylindres, élémens propres à la fibre musculaire.

Ce sont des mouvemens assez analogues à ceux que l'on rencontre dans d'autres circonstances dans le corps animal et végétal, élémens auxquels on ne saurait pas attribuer un caractère d'animalité; s'ils sont les cils vibratiles des épithéliums de la surface du corps de plusieurs embryons et le mouvement des fils spermatiques qu'on a, à tort, pendant si long-temps regardés comme des animalcules. Il existe quelque chose d'analogue dans le mouvement automatique des sporules des algues.

Nous retrouvons ainsi au bas de l'échelle animale, des qualités générales de la matière, qui cependant y sont déjà notablement modifiées par la vie. Nous appelerons avec Lebert ce premier degré du tissu musculaire, tissu anhyste du mouvement spontané. On le rencontre dans toute la classe des infusoires proprement dits, dans plusieurs polypes et dans plusieurs helminthes de la classe des cystoïdes et de quelques nématoïdes inférieurs.

Le deuxième degré de muscularité est celui dans lequel on ne rencontre pas encore l'élément du muscle, le cylindre musculaire, mais bien déjà une de ses parties essentielles, la fibre qui se trouve englobée, dans la substance intermédiaire et transparente, sans que des groupes de ces fibres s'individualisent pour former des faisceaux. Il est vrai que ces fibres, très contractiles forment déjà de véritables plans musculaires, tantôt parallèlement superposées, tantôt s'entrecroisant à angle droit et constituant enfin autour des diverses ouvertures du corps des couches circulaires et rayonnées qui peuvent opérer alternativement ou la dilatation de l'ouverture d'une cavité close, premier vestige des sphincters.

Les couches fibreuses musculaires, qui se rencontrent dans

les polypes, les acalephes, le sac musculeux qui enveloppe le corps de beaucoup de mollusques helminthes et annélides peut être désigné comme tissu fibreux ou fibrillaire des muscles du mouvement spontané. Semblable au précédent degré d'évolution pour plusieurs de ses qualités, il en diffère en ce que la direction des mouvemens que l'animal doit exécuter est déjà marquée par celle des fibres qui avec leur substance unissante forment les plans musculaires.

Le troisième degré d'évolution de la fibre musculaire est celui où les fibres se groupent pour former des cylindres ou des faisceaux, et où les plans musculeux font place aux véritables muscles, de plus en plus différenciés de tout ce qui les entoure. Ce mode d'être de la fibre musculaire se rencontre souvent chez les mêmes animaux, chez lesquels on observe dans d'autres parties le second et parfois le premier degré de développement de ce tissu. La structure générale de la première ébauche du cylindre musculaire offre plusieurs variétés d'aspect. On rencontre des fibres dont le groupement fasciculaire n'est encore que faiblement esquissé, tandis que l'on en observe d'autres, où les cylindres sont déjà très nettement marqués, mais montrent à peine un point de fibres dans leur intérieur.

Ces cylindres sont encore généralement englobés, dans une substance unissante intermédiaire, qui remplace les gaînes celluleuses que l'on observe chez les animaux supérieurs. Il est important de noter ici que cette forme de fibre musculaire, offre aussi plusieurs variétés dans le mode de distribution des granules moléculaires dans l'intérieur des cylindres; on les voit quelquefois en très petite quantité, d'autres fois assez nombreux pour masquer à peu près la structure fibreuse; ils sont tantôt régulièrement distribués, tantôt se rencontrent le long de la surface et les interstices des fibres, tantôt enfin les voit-on dans l'intérieur des fibres primitives, disposés en distance de distance, de façon que ces points d'apparence opaque alternent avec leurs interstices plus transparens dans le trajet de la fibre.

Ce troisième degré d'évolution de la fibre musculaire que l'on peut désigner comme tissu musculaire à cylindres unis ou fibreux, se rencontre dans un grand nombre d'animaux inférieurs, et devient surtout général chez les mollusques et les annélides.

Nous arrivons au quatrième degré d'évolution de la fibre musculaire; c'est son état le plus parfait et tel que nous le rencontrons pour les muscles du mouvement volontaire, à partir des mollusques jusque dans les vertébrés le plus hautement organisés.

Nous avons du reste observé que cette limite n'était pas si nettement tracée, et que déjà, dans plusieurs polypes, acaliphes, mollusques, helminthes et annélides, on rencontrait cette quatrième catégorie de fibres musculaires, celle qui est pourvue de raies transversales.

Le cylindre musculaire est le dernier élément essentiel des fonctions du mouvement volontaire. Ce n'est ni la fibre primitive ni le pli transversal, mais le cylindre musculaire lui-même qui est l'unité pour ainsi dire, de la force motrice, dont les manifestations ont lieu dans l'intégralité de ce cylindre et non d'une manière isolée dans ses divers élémens constituans. La grande fréquence des plis transversaux dans ces sortes de muscles est une des qualités essentielles de cette forme de fibre musculaire.

Nous appelons cylindres primitifs toute portion de tissu musculaire nettement délimitée dans toute sa circonférence ou qui au microscope se traduit par deux contours longitudinaux beaucoup plus nettement tranchés et isolés que les fibres longitudinales de l'intérieur, cylindres munis la plupart du temps de plis transversaux à la surface. Ces cylindres longs, parallèles, aplatis d'avant en arrière, se groupent et se réunissent pour former des faisceaux musculaires et s'entourent alors dans les animaux supérieurs de gaînes celluleuses communes.

Il y a un mode de groupement de ces cylindres primitifs auquel on ne saurait accorder une assez grande attention : c'est leur réunion au nombre de quatre, de cinq et au-delà en un seul cylindre secondaire, beaucoup mieux délimité au-dehors que ne le sont les cylindres primitifs de son intérieur. Ces cylindres secondaires sont alors souvent munis de plis transversaux communs, surajoutés aux plis transversaux propres à chaque cylindre de son intérieur.

Il y a dans ces circonstances une double erreur à éviter : l'une est de ne pas confondre ce cylindre secondaire avec un cylindre primitif, quoiqu'au fait il lui ressemble beaucoup; l'autre bien plus importante à signaler, c'est de ne pas prendre pour des fibres primitives ces cylindres primitifs, lorsqu'ils sont étroits.

Quant à la première erreur, elle ne serait pas grave, et exposerait tout au plus à une confusion de langage et de mesure; car, dans la contraction, ces sortes de cylindres secondaires se comportent à peu près comme les cylindres primitifs isolés, et il existe comme une espèce de solidarité dans les mouvemens de tous les cylindres primitifs contenus dans un tel cylindre secondaire.

Le cylindre musculaire se compose de la surface avec ses plis transversaux et de l'intérieur, renfermant les fibres primitives avec leur substance intermédiaire unissante et leurs granules moléculaires fibrillaires et interfibrillaires.

La surface est ordinairement munie de ces plis transversaux auxquels on a attribué avec raison une très grande importance. Cependant nous voyons ces plis transversaux manquer dans la substance musculaire du cœur de beaucoup d'animaux supérieurs et même dans quelques muscles du mouvement volontaire de très jeunes vertébrés. Quant à la substance du cœur, elle semble tenir entre les muscles volontaires et les involontaires.

La surface des cylindres est donc rarement lisse et ordinairement munie de raies transversales. Les raies sont constituées par des plis arrondis légèrement saillans qui font le tour annulaire du cylindre aplati sans communiquer les uns avec les autres comme les tours d'une spirale. Les plis, de plus, ne sont pas des accidens de relâchement ou de contraction, mais ils sont tout à fait permanens; seulement on les voit plus ou moins rapprochés, éloignés ou distendus, selon que le cylindre est contracté, relâché ou distendu.

A ces variétés de distance correspond leur aspect comme simple ligne ou raie à double contour. Ces plis annulaires qui, quelquefois, font reconnaître des rangées transversales des granules dans leur intérieur, à travers leur surface légèrement convexe, ne traversent nullement le cylindre dans toute son épaisseur, et ne le transforment pas par conséquent, comme on l'a dit, en une pile de disques.

La surface interne du cylindre est entièrement unie à la substance intermédiaire demi-transparente qui réunit entre elles les fibres primitives, et qui forme de cette façon la gangue, la masse unissante qui fait du cylindre une véritable unité organique; car ce n'est qu'exceptionnellement que les fibres primitives sont assez nettement isolées pour avoir une véritable individualité. Ces fibres primitives très fixes sont ou lisses ou alternativement opaques ou transparentes, tout le long de leur trajet, et les granules, ainsi distribués le long de leur intérieur, montrent parfois encore de la transparence au centre lorsqu'on les examine avec de forts grossissemens.

Leur juxtaposition transversale et parallèle dans les fibres voisines peut simuler l'apparence des plis transversaux. L'existence de ces points opaques dans l'intérieur des fibres n'est du reste nullement constante.

La nutrition de la fibre musculaire se fait généralement par les vaisseaux sanguins et par leur transsudation nutritive, bien plus facile à constater chez les animaux supérieurs; la distribution vasculaire dans les muscles affecte en général la direction des cylindres, et les capillaires sont souvent logés dans leurs interstices; toutefois la nature ne s'astreint pas à cette grande régularité, et l'on voit des réseaux capillaires des muscles qui, tout en suivant la direction générale des fibres, ne se distribuent cependant pas d'une manière régulière à chaque cylindre. Jamais on n'a vu entrer de vaisseaux capillaires dans l'intérieur des cylindres chez les animaux supérieurs.

Quant au canal central du cylindre, nous y reviendrons.

L'abondance des vaisseaux dans ce muscle parvenu à l'âge adulte atteste combien l'échange de substance entre lui et le sang doit être actif. Quand l'afflux du sang artériel se trouve arrêté, il s'ensuit la paralysie, à laquelle se joint la disparition de l'irritabilité. La lassitude se fait sentir plus promptement, lorsque des vêtemens trop serrés gênent le retour du sang veineux, et alors elle tient en partie à la stase du sang par l'effet de la pression.

Après la ligature de l'aorte abdominale la paralysie s'établit au bout de huit à dix minutes; mais seize à vingt minutes s'écoulent avant qu'elle survienne quand la ligature embrasse à la fois l'aorte et la veine cave. La ligature des veines iliaques seules détermine de la faiblesse et de l'hydropisie, mais sans paralysie complète, au dire de Ségalas. Il est vraisemblable que la circulation se maintenait par anastomoses. Henle doute que chez l'adulte les muscles soient soumis à un renouvellement continuel, comme l'épiderme par exemple; mais dans des circonstances données il se produit de nouvelles fibres musculaires. Lorsque la matrice grossit dans l'état de gestation il se forme de nouvelle substance musculaire.

Tout mouvement continu détermine dans les muscles une congestion de sang et un épanchement de plasma, et quand la quantité de substance épanchée n'est pas considérable, elle se métamorphose en tissu musculaire suivant Henle. C'est là-dessus que se fonde l'hypertrophie des muscles par l'exercice, l'épaississement des parois du cœur et des tuniques musculeuses des organes, lorsqu'il existe un obstacle à la progression du contenu des canaux.

Suivant Jacquemin, Skey, Valentin, l'axe de tous les faisceaux musculaires primitifs est occupé par un espace creux ou canal plein de substance gélatiniforme. Valentin laisse dans le doute de savoir si ce canal est ou non tapissé par une membrane. Skey parle d'un enduit gélatiniforme des fibres longitudinales à leur face interne, celle qui regarde la cavité intérieure; cet enduit devrait se trouver entre les fibres et le canal. Valentin cite, en preuve de l'existence de ce canal, que des faisceaux musculaires frais, coupés en travers, se renversent souvent en dehors à leur circonférence entière, de manière qu'il résulte de là des orifices plus ou moins infundibuliformes. Henle, tout en confirmant cette observation, ne se croit pas autorisé à admettre l'existence de ce canal. En examinant des faisceaux à larges stries transversales, on n'aperçoit dans leur intérieur qu'une simple substance homogène; les faisceaux étroits ou sans stries transversales, n'ont offert nulle trace de fibres.

En examinant les faisceaux musculaires du cœur, quelques anatomistes ont cru remarquer fréquemment l'existence d'une moelle: des granulations obscures, de volume varié formaient d'étroites et irrégulières stries longitudinales dans le milieu du faisceau, et d'un amas de ces granules à l'autre, s'étendaient deux lignes obscures, semblables aux parois d'un canal renfermant les corpuscules.

On peut aisément confondre ces granules avec ceux qui restent après la résorption partielle des noyaux logés dans l'enveloppe; mais ils sont situés plus profondément, et se distinguent aussi par de larges stries qui en partent. Si l'on ajoute que dans les faisceaux musculaires de l'embryon, avant le développement complet des fibres primitives, l'existence d'un cylindre solide ou creux dans l'axe est très manifeste, et qu'elle y a été constatée par presque tous les anatomistes, on est assez porté à admettre l'opinion précédemment exprimée. Seulement, il est à savoir si la substance médullaire demeure constamment distincte dans tous les faisceaux musculaires, si elle ne peut pas être refoulée peu à peu par la substance corticale fibreuse.

Dans les muscles striés, chaque faisceau primitif s'étend sans interruption, d'une extrémité à l'autre; car on ne découvre ni divisions ni extrémités libres. Les sphincters sont encore à examiner sous ce rapport. Quelquefois il y a un tendon seulement d'un côté, et alors, il est à croire que les fibres s'étendent d'un bord à l'autre du tendon. Ailleurs, les fibres doivent revenir sur elles-mêmes.

Dans les muscles lisses, il est rare aussi qu'on trouve des fibres isolées se terminant en pointe, ou s'anastomosant avec d'autres, de sorte qu'on est en droit de présumer que les fibres longitudinales sont en grande partie contenues, et que les circulaires sont fermées en anneau ou roulées en spirale. Les muscles du tronc, à l'exception des sphincters, sont fixés à leurs extrémités, par des tendons plus ou moins longs, ou par des membranes fibreuses; quelques-uns d'entre eux présentent, même dans leur intérieur, des membranes fibreuses qui les interrompent longitudinalement.

L'union des muscles et de leurs tendons paraît avoir lieu avec une intrication intime, dans laquelle les faisceaux musculaires se terminent par des extrémités rétrécies ou arrondies. A l'extrémité du faisceau musculaire, les fibres tendineuses s'insèrent sur tout le pourtour. Ehrenberg prétendait que chaque fibre musculaire dégénérait en une fibre tendineuse.

Dans les muscles cylindriques, les tendons sont toujours plus minces que la partie charnue; aussi les fibres musculaires aboutissent-elles à leur pourtour comme à un axe commun, et finissent-elles par s'y insérer sous un angle très aigu. En général alors, le tendon est totalement entouré par les fibres musculaires, et il monte dans l'axe du muscle, plus haut qu'à l'intérieur, en s'élargissant et s'amincissant peu à peu.

L'innervation des muscles a lieu par la distribution des terminaisons nerveuses dans la substance musculaire. R. Wagner pense que les fibres primitives ou fibrilles se perdent dans la substance même des cylindres musculaires. Lebert a vu des tubes nerveux primitifs cheminer entre les plans de cylindres muscuaires et revenir à des filets nerveux, pour constituer ainsi, dans leur trajet, des anses partout isolées, composées d'un ou de plusieurs tubes primitifs, sans donner lieu au moindre partage dans tout ce trajet. C'est donc par contact en masse, et non par pénétration directe et correspondant à chaque cylindre musculaire en particulier, que l'excitation des muscles, au moyen du système nerveux, nous paraît avoir lieu.

La coloration des muscles dépend évidemment d'un pigment particulier, vu qu'on peut les rencontrer rouges chez les animaux à sang blanc, et blancs chez les animaux à sang rouge. Cette matière colorante est, du reste, si intimement liée à toute la substance de la fibre musculaire, qu'on n'y reconnaît point de granules pigmentaires particuliers.

La contraction de la fibre musculaire a préoccupé depuis longtemps les physiologistes. Lebert et Prévost l'ont étudiée récemment, ainsi que E. H. Weber. Ce dernier a posé la loi générale qu'à la différence entre les fibres de la vie animale et celle de la vie organique, différence constituée surtout par la présence de stries transversales dans les premières, correspondait aussi un mode différent de contraction par l'excitation galvanique. Les muscles de la vie animale se contractent au moment même où on les excite, soit directement, soit par l'intermédiaire de leurs nerfs, et la contraction persiste tant que dure l'action galvanique, et dès qu'elle cesse, le relâchement des muscles a lieu. Lorsqu'on excite, au contraire, la fibre musculaire de la vie organique, il se passe un certain temps avant que la contraction ait lieu; en revanche, elle se prolonge après que l'excitation a cessé, et se propage même de proche en proche. Weber a retrouvé ce mouvement animal dans la contraction, partout où, même d'une manière exceptionnelle, la fibre musculaire, transversalement striée, pouvait être constatée. C'est ainsi que la fibre striée du tube digestif de la tanche, ainsi que celle de l'œsophage des rongeurs, offrent la contraction instantanée, tandis que ces mêmes parties, là où elles sont pourvues de fibres non striées, montrent la contraction tardive.

L'iris des mammifères, composé de fibres organiques, montre cette dernière contraction, tandis que celle des oiseaux, qui renferme des fibres musculaires striées, offre le premier mode de contraction.

Dans l'œsophage du chien et du chat, on observe l'une et l'autre espèce de fibres, et d'une manière correspondante à l'un et l'autre mode de contraction. Ces recherches si curieuses de Weber rendent très probable que, dans les animaux inférieurs chez lesquels la fibre striée n'existe pas, le mode de contraction serait plutôt celui de la fibre organique.

En effet, il est frappant de voir combien, chez quelques espèces, la simple excitation par des instrumens mécaniques peut exciter de contractions et de torsions vermiculaires prolongées, et nulle part on ne voit ce phénomène aussi net et aussi persistant que dans les muscles des organes masticateurs du buccin. Il faudrait cependant encore des recherches sur les animaux inférieurs, avant de leur appliquer la loi de Weber.

Il est capital dans ces expériences, de ne pas prendre pour un mouvement de contraction l'action de divers agens chimiques. Il faut ensuite distinguer la contraction instantanée normale brusque avec raccourcissement et élargissement du cylindre, le mouvement s'opérant dans la direction rectiligne, suivi d'un relâchement qui fait revenir le muscle du cylindre à son état premier, et le second mode de contraction qui, tout en étant normal, est cependant utile à connaître, en ce sens qu'il décompose, pour ainsi dire, le mouvement brusque instantané de la contraction normale. C'est un mouvement vermiculaire, ondulatoire, se prolongeant de proche en proche, le long du cylindre, mouvement dont on ne saurait nier l'existence, tout en ne le regardant pas comme type du mouvement régulier et normal. Quant au mouvement tournoyant du cylindre, nous pensons, d'après Lebert, que c'est un simple accident.

Les fibres musculaires se développent, d'après la théorie cellulaire, chez l'embryon, de cellules qui naissent dans un cystoblastème gélatiniforme. D'abord, on voit des noyaux ronds, pourvus d'un à deux nucléoles, qui sont rangés à la suite les uns des autres, et qui s'entourent de parois délicates transparentes. Pendant que ces parois grandissent un peu, et surtout s'étendent en long, il naît dans leur intérieur, autour du noyau, de petites granulations isolées arrondies.

Par la résorption des parois intermédiaires, les cavités des cellules se confondent ensemble, et ces cellules ainsi réunies représenteraient des tubes qui sont souvent un peu coudés à leur point de jonction.

A la paroi du tube se développent des filamens longitudinaux grêles et hyalins, qui deviendront plus tard des fibres primitives.

Schwann pense en outre que les noyaux de cellules, d'abord situés dans l'intérieur du tube, s'éloignent, dans le sens de la longueur, les uns des autres, à mesure que le tube se développe et s'allonge.

Élémens et tissus nerveux.

Le système présente partout, pour élément fondamental, une fibre douée de propriétés spéciales et adhérentes à elle-même. En se multipliant à l'infini dans le centre nerveux, la fibre élémentaire forme cette masse blanche d'apparence pulpeuse, qui a reçu le nom de substance médullaire. En se mêlant, sous des proportions diverses, soit à son extrémité centrale, soit sur un ou plusieurs points de son trajet, à des corpuscules et à de nombreux capillaires sanguins, elle donne naissance, tantôt à des couches et tantôt à des noyaux d'aspect cendré et de consistance molle, qui constituent la substance grise ou corticale.

Nous allons décrire la fibre nerveuse, les corpuscules, puis les vaisseaux, etc.

Les fibres primitives doivent être considérées d'abord en elles-mêmes; après les avoir ainsi isolées pour les mieux étudier, nous les suivrons dans leur trajet et nous verrons comment s'associent pour former les rameaux, les branches et les troncs nerveux; comment ces troncs ou faisceaux de fibres donnent naissance à la moelle épinière; comment les cordons de celle-ci s'épanouissent dans le cerveau et le cervelet; comment enfin, après s'être réunies en faisceaux progressivement croissans, elles se dissolvent en entrant dans la substance corticale de ces derniers, et dans la substance des ganglions.

La fibre nerveuse se présente sous les apparences d'un tube d'une ténuité extrême, contenant une matière homogène semi-liquide.

Réunis en masse, les tubes nerveux sont d'une couleur blanche; considérés isolément, ils sont transparens; par sa réfringence, non moins que par sa consistance, leur contenu semble offrir quelque analogie avec la graisse que nous verrons, en effet, l'un des principaux élémens de la substance nerveuse.

D'après Leuret, leur volume, chez les poissons et les reptiles, varie de 8 dix-millièmes à 2 centièmes de millim. Chez les oiseaux, de 1 millième à 14 centièmes, et enfin de 1 millième à 2 centièmes chez les mammifères. Par conséquent, c'est dans les poissons qu'ils offrent les dimensions les plus extrêmes. Ces chiffres nous apprennent que les fibres nerveuses semblent augmenter de volume en remontant la série des vertébrés. Dans l'homme, le diamètre de cette fibre varie. D'après Ch. Robin, il est de 0,010 à 0,015; selon Mandl, les fibres les plus fortes se trouvent dans les nerfs de mouvement, et les plus grêles dans les nerfs de sentiment.

Henle dit également que les tubes les plus forts qu'il ait rencontrés sont ceux des sens supérieurs et de la peau. Cet amas des racines antérieures et postérieures confirme ces résultats. Une différence assez facile à constater semblerait donc exister entre les nerfs sensitifs et les nerfs moteurs; il n'en est rien cependant, car, dans le même cordon, les tubes les plus fins se mêlent souvent aux plus volumineux, et entre eux s'en trouvent d'autres de moyen calibre.

Leur direction est en général rectiligne ou légèrement sinueuse. Quelquefois aussi ils se placent en zig-zag, et de leurs inflexions successives parallèles et régulières résultent, pour les nerfs qu'ils forment, des stries transversales d'une élégance remarquable; c'est surtout sur les rameaux longs et grêles qui rampent sous la peau de certains animaux que l'on constate ces inflexions.

Leur forme est celle d'un cylindre, tantôt régulièrement arrondi, tantôt un peu aplati. Ehrenberg admet pour ces tubes deux modes de configurations différentes : ceux qui entrent dans la composition de la plupart des nerfs seraient seuls cylindriques; les autres, appartenant à la moelle épinière, à l'encéphale et aux nerfs des sens supérieurs, seraient renflés de distance en distance, de manière à imiter un collier de perles ou une veine variqueuse. Pour éviter que ces varicosités ne puissent être l'effet d'une préparation, on choisit une lame de substance médullaire parfaitement intacte et assez mince pour être transparente sans compression. Weber prit, à cet effet, la valvule de Vieussens; Leuret fit choix de la moelle épinière de l'anguille qui est creuse, et dont il suffit d'étaler le sillon postérieur préalablement ouvert; tous deux n'ont réservé que des fibres cylindriques; mais les tubes comprimés prenaient une forme moins régulière; la compression était-elle portée jusqu'à l'écrasement, les varicosités se multipliaient. Tréviranus, Valentin, Müller, sont arrivés aux mêmes résultats. La forme cylindrique est donc la seule que revêt la fibre nerveuse élémentaire dans son intégrité.

Néanmoins, la facilité avec laquelle les tubes primitifs de la moelle épinière de l'encéphale et des nerfs sensoriaux passent à la forme variqueuse lorsqu'on les comprime, les allonge ou les soumet à la macération, est un caractère qui les distingue de ceux appartenant aux autres parties du système nerveux. Les fibres primitives marchent sans se diviser et en conservant leur indépendance, depuis leur origine jusqu'à leur terminaison. Chacune d'elles possède sa propriété particulière qu'elle conserve dans toute son étendue. Lamarck avait déjà fait remarquer qu'elles ne pouvaient s'anastomoser à la manière des vaisseaux sanguins, des communications de cette nature représentant autant de voies dérivatives qui pouvaient détourner l'action nerveuse de ces voies naturelles. Cette proposition ne s'applique dans toute sa rigueur qu'aux fibres motrices. Sur la peau et les muqueuses, et sur la moelle épinière plusieurs fibres sensibles peuvent s'unir, par voies de fusion ou de couture, à une autre fibre de la même nature et du même volume, qui leur constitue un axe commun.

La fibre élémentaire doit-elle être considérée comme le dernier terme de division de la substance nerveuse? Schwann dit avoir vu sortir des fibrilles d'un tube primitif dans le mésentère de la grenouille; Tréviranus envisage les stries des tubes comme des fibrilles; Müller reste dans le doute à ce sujet. L'enveloppe des fibres primitives mise à nu et isolée de la substance qu'elle renferme, à l'aide de la compression ou d'une goutte d'acide acétique qui, en contractant l'enveloppe enchâsse le contenu, devient si transparente, qu'on la distingue à grand'peine. Les parois molles, affaissées et légèrement ridées, semblent dépourvues de toute organisation. Schwann dit avoir vu dans ces parois des noyaux de cellules; Rosenthal, des stries longitudinales et transversales; Henle, des étranglemens analogues à ceux qu'on rencontre sur les fibres du tissu cellulaire. La substance contenue dans les tubes nerveux se présente sous deux aspects bien différens. Intacte, elle est transparente, de consistance huileuse ou visqueuse, et parfaitement homogène; altérée, elle perd en partie sa transparence et se fragmente en particules arrondies. C'est sous ce dernier aspect qu'elle a été observée par la plupart des anciens auteurs qui ont considéré la fibre élémentaire comme solide et formée par une série de globules.

Cela tient à ce que la moelle subit peu de temps après la mort la coagulation, et très rapidement sous l'influence de l'eau.

Leeuwenhœck, le premier, après un retour sur une ancienne erreur, proclame la forme tubuleuse des nerfs. Fontana les décrivit le premier, mais c'est Ehrenberg qui fit définitivement consacrer cette découverte.

Les tubes nerveux présentent de chaque côté, dans leur état d'intégrité, deux bords simples et obscurs dont l'un, externe, répond à leur gaîne, et l'autre interne, à la surface de leur contenu : de là, le nom de tubes à double contour, sous lequel ils sont quelquefois désignés.

L'intervalle, qui sépare les deux contours d'un tube, mesure l'épaisseur de ses parois; cet intervalle devient manifeste après la coagulation de la moelle. Il n'est pas rare de voir la substance contenue dans des tubes primitifs se coaguler seulement auprès des parois et conserver à leur centre sa transparence et son homogénéité; c'est à cette partie restée intacte que Purkinge surtout a donné le nom de cylinderaxis.

Ainsi coagulée à sa surface, la substance nerveuse paraît formée de deux couches.

En suivant les fibres nerveuses élémentaires de leur extrémité périphérique vers leur extrémité centrale, on les voit partout se rapprocher et se réunir, pour former des groupes d'abord grêles; mais ceux-ci, obéissant à la même tendance vers l'association, se réunissent à leur tour pour former des rameaux, lesquels produisent des branches, puis des troncs. Toutes les fibres d'un même groupe sont consolidées dans leur association par un lien cylindrique, c'est-à-dire par une gaîne dont l'épaisseur, ainsi que la résistance, sont proportionnelles à leur nombre. Cette enveloppe, surajoutée à celle qui leur est propre, constitue le névrilème; elle est formée par un tissu cellulaire assez condensé pour prendre sur la plupart des nerfs, les caractères du tissu fibreux.

Si l'on fend sur un tronc nerveux son enveloppe névrilématique, pour observer les divers faisceaux dont il se compose, on remarque que ceux-ci sont rarement parallèles; le plus souvent, après un court trajet côte à côte, ils se rappochent pour se confondre en se divisant, pour échanger des rameaux; et ces anastomoses sont assez multipliées pour qu'il soit impossible d'en suivre un seul au delà d'une certaine distance.

De là résulte que le plus grand nombre des nerfs doivent être considérés comme de véritables plexus, et même comme des plexus souvent plus compliqués que ceux du grand sympathique. En outre, le névrilème ne représente plus une série de canaux emboîtés les uns dans les autres, mais une cavité très irrégulièrement cloisonnée. Au voisinage du centre nerveux, le névrilème n'abandonne pas brusquement les cordons qu'il entoure; il se prolonge sur les racines des nerfs rachidiens en leur fournissant une gaîne isolée à chacun, passe ensuite de ces racines sur la moelle épinière, et remonte ainsi jusqu'à la partie médiane et centrale de la base de l'encéphale, au delà de laquelle il dégénère peu à peu en tissu cellulaire. Sa destination est de protéger les tubes délicats qu'il renferme, soit par sa résistance, assez grande pour les conserver intacts, quelquefois au milieu des plus graves désordres; soit par son peu de vitalité qui leur permet de traverser des organes malades et même profondément altérés, sans subir l'influence de ces altérations.

En passant des nerfs à la moelle épinière, les fibres élémentaires obéissant de plus en plus à la tendance qui les porte à se grouper entre elles, donnent naissance à 4 gros faisceaux, dont deux antérieurs plus considérables, deux postérieurs plus petits.

Les premiers, séparés l'un de l'autre par un sillon profond médian, reçoivent les racines postérieures et sont affectés comme elles à la sensibilité.

Les secondes reçoivent les racines antérieures auxquelles ils transmettent le principe moteur qui émane du cerveau.

Aux fibres qui, venues des nerfs et de la moelle épinière, s'épanouissent dans le cervelet et le cerveau, s'en ajoutent d'autres tout à fait identiques, qui n'appartiennent qu'à l'encéphale. Reste à savoir si à chaque fibre contractile et à chaque point sensible correspond une fibre nerveuse.

Les fibres nerveuses, au lieu d'être renfermées dans le névrilème, comme on l'a cru, sont enveloppées par un tube que Ch. Robin a récemment décrit sous le nom d'un élément anatomique nouveau.

Déjà la plupart des auteurs avancent que les faisceaux secondaires et tertiaires des nerfs sont entourés par des subdivisions du névrilème extérieur ou commun.

Bogros, le premier, démontre que tous les filets nerveux, à l'exception des nerfs optiques et acoustiques, sont creusés d'un canal perméable à l'injection; les parois de ce canal sont formées de deux tuniques de structure différente. La première, appelée névrilème, se compose de diverses lames fibreuses; les plus externes forment une enveloppe, commune à tous les filets d'un même cordon nerveux. Des lames plus profondes fournissent à chaque filet du nerf une tunique distincte intimement appliquée sur la tunique interne. Cette dernière, appelée pulpeuse, est particulière à chaque filet nerveux.

Le *périnèvre* (Ch. Robin) est un élément anatomique qui se rencontre dans tous les nerfs de la vie animale, y compris le nerf vague, à partir de leurs ganglions pour les nerfs sensitifs, et de leur issue hors de la dure-mère pour les nerfs moteurs jusqu'à leur terminaison ou à peu près. Il faut, dans cette énumération, les nerfs optique, auditif et olfactif.

Dans le grand sympathique, il fait partie de ses *racines blanches*, de ses *filets* ou *rameaux viscéraux blancs*, ainsi que de la plupart de ceux du cou et des filets de communication des ganglions dans toute la longueur de la colonne vertébrale; il manque dans ses *racines grises* ou gélatiniformes et dans les *filets gris* viscéraux.

On le rencontre depuis le commencement de la dernière moitié de la vie intra-utérine jusqu'à la fin de la vie.

La forme de cet élément est celle de tubes qui, dans les nerfs proprement dits, enveloppent et comprennent exactement dans leur cavité un certain nombre d'élémens nerveux dont l'ensemble constitue les *faisceaux primitifs des nerfs* ou faisceaux nerveux primitifs. Dans le grand sympathique du cou, il enveloppe quelques *fibres de Remak*, en même temps que des tubes nerveux. A tout égard, il se comporte comme le myolemme par rapport aux *fibrilles musculaires* pour former les *faisceaux striés* ou *primitifs* des muscles, car aucun vaisseau capillaire ne le traverse pour pénétrer entre les tubes qui composent le faisceau nerveux primitif. Toutefois, il y a cette différence entre les faisceaux des muscles et ceux des nerfs que, dans ces derniers, il existe des fibres lamineuses entre les tubes nerveux dans la cavité du périnèvre, tandis qu'il n'y en a point dans les faisceaux striés dans la cavité du sarcolemme. Cet élément tubuleux est ramifié comme les faisceaux primitifs qu'il enveloppe; ces ramifications s'observent:

1° Dans les plexus, lorsque d'un nerf un filet primitif passe dans un autre nerf:

2° Lorsque, quittant les branches nerveuses, chaque faisceau primitif se dissocie au sein des muscles ou de la peau, etc., en formant des subdivisions dans lesquelles les tubes sont de moins en moins nombreux, le périnèvre se ramifie d'une manière correspondante, et finit par n'envelopper plus qu'un seul tube, et il est immédiatement appliqué sur lui.

Si le tube se termine par une extrémité libre et aiguë, comme on le voit dans les appareils électriques, dans les muscles, dans les capsules articulaires, etc., le périnèvre s'amincit peu à peu, et cesse d'exister à 1 ou plusieurs millimètres de l'extrémité du tube.

Si le tube se termine dans un corpuscule de Pacini, le périnèvre l'accompagne jusqu'au renflement dont les couches sont en continuité de substance avec lui.

Si le tube aboutit à un *corpuscule du tact*, le périnèvre l'accompagne jusqu'à ce corpuscule, et se confond avec lui, entre en continuité de substance avec lui, de sorte que le corpuscule du tact et les couches de celui de Pacini peuvent être considérés comme une dépendance du périnèvre.

La longueur de ces tubes est naturellement variable d'un nerf à l'autre; leur largeur la plus considérable s'observe dans les nerfs de la vie animale et dans le cordon de communication des ganglions cervicaux et prérachidiens du grand sympathique. Dans ces nerfs, chaque tube est aussi large que les faisceaux primitifs nettement visibles à l'œil nu, qu'il entoure, c'est-à-dire qu'ils ont de 2 à 5 dixièmes de millimètre. Ils deviennent de plus en plus étroits à mesure que les filets qu'ils entourent se subdivisent et contiennent moins de tubes. Toutefois, cette diminution de largeur totale n'est pas proportionnelle au nombre des subdivisions et à la diminution du nombre des tubes contenus, car l'épaisseur de la paroi du tube augmente d'autant plus que les subdivisions des filets deviennent plus petites et renferment moins de tubes nerveux: aussi les filets qui ne contiennent plus qu'un ou deux tubes nerveux offrent encore un diamètre de 2 à 5 centièmes de millimètre ou environ.

Les tubes les plus larges, comme ceux de moyenne largeur, ont une paroi épaisse de 2 à 3 millièmes de millimètre seulement; mais dans les filets nerveux devenus invisibles à l'œil nu, cette épaisseur augmente peu à peu, et lorsqu'ils ne renferment plus qu'un ou deux tubes nerveux, elle offre une épaisseur de 8 à 10 millièmes de millimètre, et même au delà : aussi est-il facile d'observer que la résistance opposée à la rupture par les filets nerveux n'est pas proportionnée à leur diminution de volume, et que les plus petits de ceux qui sont disséquables résistent encore énergiquement aux tractions exercées sur eux.

L'acide acétique et l'acide sulfurique, moyennement étendus, ainsi que la potasse et son carbonate, pâlissent cet élément, le gonflent et en même temps le resserrent, et y déterminent des plis épais et arrondis. Si l'on agit sur des lambeaux un peu étendus, les acides précédens le rendent en même temps très-finement granuleux. L'acide nitrique, étendu des 1/2 aux 3 4 d'eau, est le meilleur réactif qu'on puisse employer dans son étude, en raison de la manière dont il le resserre un peu et avec une certaine brusquerie, en y déterminant des plis assez élégamment disposés, bien que sans régularité. Il rend les lambeaux de tubes un peu plus raides, offrant quelque chose de parcheminé, si l'on peut ainsi dire, par la netteté de leurs plis. En même temps ils deviennent un peu plus homogènes, à bords plus nets, tandis que les faisceaux de tissu cellulaire ambiant sont gonflés et réduits à l'état de masse amorphe finement granuleuse, grisâtre ou jaunâtre. Si l'acide nitrique est trop concentré, les lambeaux de tubes sont racornis, se resserrent fortement, montrent des plis épais, nombreux, rapprochés, de teinte jaunâtre assez foncée, et ils deviennent un peu granuleux.

Il n'est pas rare de trouver des fragmens de tubes, qui, après l'action de l'acide acétique, montrent à leur surface externe de fines fibres élastiques, longitudinales, onduleuses, peu ou pas ramifiées. Mais il est facile de constater aussi, par l'action des réactifs et par comparaison avec les lambeaux qui n'en présentent pas, que c'est au tissu cellulaire ambiant, et non au tube lui-même, qu'appartiennent ces élémens.

Cet élément anatomique se distingue manifestement de tous ceux qu'on connaît jusqu'à présent. Le seul dont on pourrait le rapprocher serait la substance élastique des petites artères, ou des veines se déchirant en lambeaux lamelleux. Mais le périnèvre manque de leur élasticité, de leurs orifices arrondis ou allongés sous forme de fissures qui leur donnent un aspect aréolaire si caractéristique; il se plisse beaucoup plus facilement, et ne se recourbe pas en cornet comme les lamelles élastiques; enfin celles-ci manquent des noyaux que possède le périnèvre. (Ch. Robin, Extrait du Mémoire des Archives.)

D'après Mandl, il existe une substance grise et une substance blanche en cette couche grise.

La substance *grise* amorphe est très finement *granulée* et se trouve en grande quantité dans la substance corticale pour lui communiquer sa couleur :

La coagulation en fait de petit grains.

La substance *blanche* existe dans la substance corticale et dans la blanche : ce sont de grandes *masses* semi-liquides *existant en gouttelettes.*

Dans la couche la plus externe de la substance grise, il y a des corpuscules aplatis à noyau : ce sont les corpuscules gris; ces corpuscules subissent des modifications qui en font les globes de Valentin. La consolidation de la matière grise amorphe autour des corpuscules gris, donne naissance à ceux-ci.

Les ganglions nerveux renferment aussi des globules de l'axe cérébro-spinale, les fibres primitives les traversent ou y font des plexus, le névrilème, après avoir entouré la surface du ganglion, envoie des cloisons de son intérieur; chaque division renferme des groupes de corpuscules ganglionaires toujours séparés. Ces cloisons sont formées par un tissu cellulaire qui forme quelquefois une enveloppe aux globules. Remak croyait y voir l'origine des fibres organiques.

On n'est pas d'accord encore sur le mode de terminaison des fibres nerveuses dans les divers tissus.

Ou le nerf se termine en s'identifiant avec les substances, ou il est entouré d'une atmosphère nerveuse suivant Reil, ne pouvant se terminer partout.

Pour les nerfs des sensations spéciales on n'a généralement pas trouvé d'anses. Schwann, Treviranus, les virent terminés en papilles.

Prévost et Dumas ont montré les anses terminales dans les muscles; leurs rapports sont ceux des vaisseaux sanguins.

Burdach et Valentin en étudiant la terminaison dans ces organes observent : que le tronc nerveux, divisé en branches, rameaux, ramuscules, s'incurve par ces derniers élémens; ceux-ci se croisent, forment un lacis, plexus terminal de Valentin. Les fibres primitives d'origine variée s'échangent entre elles.

A l'extrémité inférieure du muscle, il sort de ce lacis, des *fibres primitives* réunies ou isolées; elles *s'infléchissent* en arc : voilà les anses terminales de Valentin, puis ces fibres se réunissent, *rentrent dans le plexus :* voilà pour les nerfs de mouvement. D'après Burdach, les fibres primitives sensibles de la peau ne se perdent pas sur les vaisseaux sanguins (Ehrenberg) ni en papille (Treviranus) et ne rentrent pas dans le tronc primitif comme le pense Valentin. Mais après être sorties du tronc, elles se divisent en ramifications, *forment un réseau* par suite d'adjonctions et de disjonctions entre elles, et avec des faisceaux de fibres primitifs; d'autres nerfs, *se changent en d'autres nerfs* qui retournent au centre.

Les nerfs de la peau se divisent en plusieurs branches aussitôt leur entrée dans la peau; les nerfs des muscles les longent un certain temps.

D'après Valentin aucune fibre nerveuse pénétrant de la moelle, ne s'y termine, mais toutes se prolongent jusqu'au cerveau. Là, toutes les fibres primitives se terminent à l'aide d'anses faciles à observer, au milieu des masses globuleuses de la couche interstitielle mat-jaune placée entre la substance blanche et la grise périphérique; celle-ci ne contient aucune fibre élémentaire :

Nous emprunterons à M. Ch. Robin l'extrait suivant de son beau travail sur la composition et les relations des *corpuscules nerveux.* — D'abord il divise les tubes en deux groupes :

1° Les TUBES LARGES (*tubes de la vie animale, tubes blancs, tubes à double contour*).

2° Les TUBES MINCES (*tubes de la vie organique, des nerfs gris, tubes sympathiques, nutritifs, à simple contour, fibres grises*).

Les tubes larges se distinguent : par leur diamètre qui varie de $0^{mm},010$ à $0^{mm},015$, l'épaisseur de leur paroi qui est de $0^{mm},001$, et leur contenu visqueux, sirupeux, demi-fluide, etc.

Les tubes minces diffèrent des précédens par leurs dimensions ordinairement moitié moindres, ce qui a fait dire de ces tubes qu'ils avaient un *simple contour*, c'est-à-dire qu'on ne pouvait voir sur leurs bords deux lignes obscures dont l'écartement mesurait l'épaisseur de la paroi ; mais en se servant d'un pouvoir amplifiant convenable (au moins 400 diamètres réels), on constate leur analogie sous ce rapport avec les tubes larges.

Le genre des tubes larges comprend deux espèces : 1° des tubes sensitifs ; 2° des tubes moteurs.

Ces deux espèces sont distinctes anatomiquement au niveau des ganglions ; partout ailleurs elles sont identiques.

Première espèce : Tubes larges sensitifs. Au niveau des ganglions, chaque tube sensitif large porte un corpuscule ganglionnaire (*cellule ganglionnaire* des auteurs). Ce corpuscule est un corps sphérique ou à peu près, ayant $0^{mm},04$ à $0^{mm},10$; il fait partie du tube nerveux ; c'est bien un organe particulier, distinct du tube large, mais en continuité de substance avec lui. En considérant le corpuscule comme organe spécial, on voit chaque tube sensitif venu de l'encéphale ou de la moelle se jeter à l'un de ses pôles et disparaître là en se soudant à sa paroi, puis repartir au pôle opposé en reprenant la structure qu'il avait de l'autre côté du corpuscule. Ainsi le corpuscule ganglionnaire n'est pas une cellule distincte des tubes nerveux et sans communication avec eux, comme on l'a cru long-temps avec Scarpa ; ce n'est pas non plus une cellule sans communication avec le cerveau et donnant naissance par un point de surface à un tube nerveux à la manière d'un petit cerveau, comme le pensaient Winslow et Bichat. Le corpuscule est en continuité avec chaque tube par ses deux pôles opposés, de manière à interrompre pour un instant la continuité de celui-ci.

On distingue dans le corpuscule une *paroi* et une *cavité* remplie d'un *contenu*, non pas fluide ou visqueux, mais solide.

La *paroi* a $0^{mm},006$ à $0^{mm},010$, c'est-à-dire qu'elle est de 6 à 10 fois plus épaisse que celle du tube en continuité avec le corpuscule; de plus, elle est homogène, striée, comme fibroïde, sans être fibreuse, et parsemée de petits noyaux dans son épaisseur, près de sa face interne.

La *cavité* du tube est en continuité avec celle du corpuscule, mais elle se rétrécit de plus de moitié à son point d'abouchement dans la cavité corpusculaire.

Le *contenu* du corpuscule est solide et s'échappe en entier, quand on brise son enveloppe pendant la préparation. Il ne coule pas en gouttelettes comme le contenu des tubes. Il est granuleux et contient à son centre une cellule claire, transparente, sphérique, large de $0^{mm},012$, ayant un petit noyau jaunâtre, brillant, qui est de $0^{mm},002$ environ.

Il y a des corpuscules ganglionnaires qui sont en continuité avec le cerveau par un seul tube et avec les organes par deux et même trois tubes nerveux. Ce fait, qui se voit surtout aux ganglions du pneumo-gastrique et du grand sympathique, nous explique comment tel nerf est plus gros à sa sortie d'un ganglion qu'à son entrée.

Quelquefois, deux corpuscules assez près l'un de l'autre existent sur le même tube, disposition qu'on observe du reste sur les ganglions des paires rachidiennes comme sur ceux du grand sympathique.

Deuxième espèce : Tubes larges moteurs. Les tubes moteurs se distinguent des sensitifs en ce qu'ils sont continus dans toute leur longueur, c'est-à-dire tout à fait dépourvus de corpuscule ganglionnaire ; rien ne vient modifier leur structure sur un point quelconque de l'économie.

Le genre des tubes minces comprend aussi des tubes sensitifs et des tubes moteurs.

Première espèce : Tubes minces sensitifs. Les tubes minces qui passent dans les ganglions portent un corpuscule ganglionnaire, quelquefois deux, comme les tubes larges sensitifs et même plus souvent que ces derniers : quelquefois aussi un corpuscule émet un tube à l'un de ses pôles et deux ou trois à l'autre ; en un mot, la description générale donnée ci-dessus des corpuscules des tubes larges s'applique à ceux-ci dont ils diffèrent seulement par leur forme, qui est généralement ovoïde au lieu d'être sphérique, par leur volume ordinairement plus petit et par l'épaisseur de leur paroi qui est un peu moindre. On peut, à l'aide de tous ces caractères, distinguer les deux sortes de corpuscules qui souvent sont mêlés dans une même préparation sous le microscope.

Jamais un *corpuscule mince* et *ovoïde* ne porte de tubes larges ; jamais un corpuscule *sphérique* n'est en relation de continuité avec des tubes minces. Cette distinction entre les deux sortes de corpuscules complète la démonstration de l'existence des deux espèces de tubes correspondantes, récemment mise en doute par Kölliker.

Deuxième espèce : Tubes minces moteurs. Les tubes larges à corpuscules se distribuent aux parties sensibles ; les tubes larges sans corpuscules se terminent dans les muscles. Il est très probable, d'après cette disposition et d'après quelques recherches non encore terminées, que les tubes minces présentent une distribution analogue, ceux à corpuscules allant présider dans les appareils de la vie nutritive à la sensibilité diffuse qui leur est propre, et ceux dépourvus de corpuscules présidant aux mouvemens involontaires.

En résumé, les ganglions sont formés par la présence, sur un même point du trajet du nerf, de tous les corpuscules que porte chacun des tubes qui constituent ce nerf.

La forme ellipsoïde que présentent quelques ganglions est due à ce que les corpuscules ne sont pas tous bien au même niveau ; tel tube montre le sien un peu plus haut, tel autre un peu plus bas ; il y a même quelquefois sur les nerfs du cœur et des plexus abdominaux des corpuscules très écartés les uns des autres, représentant ainsi chacun un ganglion invisible sans microscope et rudimentaire autant que possible, puisqu'il n'est représenté que par un seul élément.

Les corpuscules sont en effet les élémens caractéristiques du tissu ganglionnaire, comme le tube est caractéristique des cordons nerveux, comme le faisceau musculaire strié est caractéristique du muscle de la vie animale. Nul renflement d'un nerf ne sera réputé ganglion s'il n'a les élémens du ganglion bien déterminés, c'est-à-dire, les corpuscules ganglionnaires ; et réciproquement, tout renflement nerveux formé par les corpuscules ci-dessus sera dit ganglion : c'est ainsi que nous avons pu démontrer que le renflement du coude du facial est un véritable ganglion situé, comme les ganglions rachidiens, sur une branche sensitive, la racine de Wrisberg.

La composition chimique du tissu nerveux a été étudiée avec soin. On y a trouvé : Acide cérébrique-cholestérine. — Acide oléophosphorique. — Des traces d'oléine, margarine, acides gras. (Fremy.)

La partie blanche renferme presque tous les élémens gras.

Pour Vauquelin, Berzélius, il y a une matière grasse rouge de l'élaïne cérébrale; — une matière grasse blanche renfermant la stéarine cérébrale.

Ces graisses renferment du *phosphore, se saponifient peu, brunissent par la chaleur.*

Couerbe trouva 2,50 o/o de phosphore dans les cerveaux ordinaires; de 1 à 1,50 seulement dans ceux qui avaient appartenu à des idiots et de 4 à 4,50 dans les cerveaux d'aliénés. M. Lassaigne, en reprenant ces faits, a contesté les résultats de Couerbe.

Tissu nerveux,

Le tissu nerveux de la vie animale offre les tubes larges et minces, le tissu cellulaire formant le névrilème, le périnèvre, les capillaires.

Les tubes nerveux forment des faisceaux distincts; on y trouve un pour 100 de tubes de la vie organique. Le tissu cellulaire entoure les faisceaux, mais non les tubes; la nutrition s'y fait par imbibition. Les derniers élémens dissécables à l'œil nu forment un faisceau. Quand les faisceaux se divisent, le tube se sépare et se met en contact avec le muscle. Les vaisseaux sont parallèles aux tubes ou aux faisceaux. Le diamètre des mails est quatre fois celui des capillaires.

Les différences avec le tissu de la vie organique sont purement de texture. On y trouve aussi les tubes minces, larges, du tissu cellulaire, des capillaires, etc. Le tissu cellulaire est abondant. Les tubes sont en petit nombre et s'anastomosent.

Le tissu cellulaire qui forme le névrilème est formé de fibres de Remak. De l'acide nitrique dans la proportion de 1 d'acide pour 40 d'eau, dissout le névrilème en le rendant gélatiniforme. Les vaisseaux sont longitudinaux.

Le tissu ganglionnaire a pour élément fondamental les corpuscules. On y trouve une matière amorphe très abondante et très dense.

En outre des élémens fibro-plastiques, des fibres de tissu cellulaire des vaisseaux, le ganglion résulte de l'union des ganglions accolés à leurs tubes. Ces corpuscules sont plus ou moins entassés. La matière amorphe est interposée aux ganglions qu'elle unit. Dans les poissons, cette matière amorphe manque.

Les vaisseaux se distribuent comme dans le tissu adipeux. Ils sont quelquefois visibles à l'œil nu, et on ne les voit pas généralement dans les tubes. — Il y a des formes de névromes grisâtres, gros comme un pois, qu'on a données pour des ganglions accidentels, d'après les remarques de Ch. Robin.

Le tissu nerveux central offre des tubes, des corpuscules, de la matière amorphe, des cellules nerveuses, des noyaux libres, des vaisseaux et pas de tissu cellulaire.

Les tubes sont parallèles dans la substance blanche; les vaisseaux capillaires sont à mailles longitudinales. Les tubes sont moins abondans dans la substance grise que dans la blanche. Les noyaux, la matière amorphe, donnent lieu à la coloration grise. Les mailles polygonales ont de 4 à 5 fois le volume des capillaires. La prédominance des corpuscules au niveau des renflemens est manifeste.

Dans les maladies, les élémens accessoires des nerfs seuls se développent d'une manière exagérée. Les élémens essentiels ne forment jamais la base. Les tumeurs fibreuses qui en résultent ont reçu le nom de névromes. Les tumeurs fibreuses écartent les tubes et les compriment. Ces névromes peuvent se généraliser. Les fibres fusiformes rouges, vasculaires, forment quelquefois des tumeurs; ces tumeurs, alors fibro-plastiques, sont plus souvent profondes.

Elles sont quelquefois composées de noyaux. Les tumeurs cancéreuses y sont rares. Autour des tubercules du cerveau on voit se former une mince couche qui enkyste la production. Ensuite, on y voit aussi le travail de la cicatrisation. Les tubes peuvent se reproduire entre 2 et 3 centimètres. Les tubes sont d'autant plus nombreux que la perte était moindre. Du reste, les tubes nerveux peuvent se reformer dans toute la longueur d'un nerf, successivement, d'après certains auteurs, et les tubes anciens se résorberaient.

ÉPITHÉLIUMS.

Ruysch donnait à l'épiderme du mamelon le nom d'épithélium, nom qui s'est étendu depuis à l'épiderme des membranes muqueuses. Par épithélium on entend une espèce d'élémens anatomiques appartenant au groupe des produits. Ils sont essentiellement caractérisés par leur état de cellules ou de noyaux libres situés à la surface des membranes tégumentaires, muqueuses, séreuses, vasculaires et glandulaires, soit closes, soit communiquant à l'intérieur et y formant par leur juxtaposition une couche simple et alors fort mince, ou composée de plusieurs rangées d'élémens superposés d'une manière confuse ou régulière.

Ch. Robin admet quatre variétés d'épithéliums. L'épithélium nucléaire est une variété que tous les auteurs n'ont pas distinguée encore. Il se trouve à la face interne des vésicules closes, de toutes les glandes sans conduits excréteurs ou vasculaires, de plusieurs glandes ou grappe (mamelle) et folliculaires (glandes enroulées sudoripares, follicules du corps de l'utérus); il est constitué par des corps sphériques ici, ovoïdes ailleurs, ayant tous les caractères des noyaux de cellules épithéliales, mais libres au lieu d'être au centre d'une cellule.

L'épithélium sphérique se trouve dans les conduits du testicule, les culs-de-sac folliculaires de l'estomac, ou mélangé au premier dans les glandes vasculaires sans conduits excréteurs, dans les glandes, et à la surface des muqueuses de divers ovipares et invertébrés.

Les épithéliums cylindrique, vibratile, pavimenteux, seront examinés avec le soin qu'ils comportent.

Toute membrane tapissée par une variété d'épithélium peut offrir mélangés à ceux de cette variété quelques élémens d'une des autres variétés. C'est ainsi que l'épithélium pavimenteux de l'œsophage offre toujours quelques élémens d'épithéliums nucléaire et sphérique au milieu des cellules pavimenteuses.

On appelle épithélium mixte celui dans lequel aucune variété ne l'emporte sur l'autre d'une manière fort notable : tel est l'épithélium de l'uretère et de la vessie, dans lequel se trouvent les quatre variétés, le pavimenteux dominant pourtant en général.

Une couche d'épithélium pavimenteux ou cylindrique normale peut devenir mixte dans certaines conditions morbides. Souvent dans les mêmes conditions l'épithélium quel qu'il soit cesse de se produire à la surface des membranes, mais naît et se multiplie dans leur épaisseur entre leurs élémens qui se résorbent et disparaissent devant la multiplication rapide de ce produit. C'est ce qu'on a appelé l'infiltration des épithéliums.

L'épithélium d'une variété peut dans une hypertrophie d'un organe se transformer en un autre : le nucléaire en pavimenteux, en cylindrique ou en sphérique dans beaucoup de glandes; le sphérique ou le cylindrique, en pavimenteux dans d'autres organes.

Les cellules pavimenteuses sont sphériques ou mieux ovoïdes plus ou moins allongées, au moment de leur naissance et alors ont presque toujours un noyau qu'elles perdent souvent plus tard par résorption. L'épithélium des plantes est une variété d'épiderme végétal qui recouvre les jeunes organes, les surfaces végétantes et beaucoup de pétales; les utricules sont caractérisées par la minceur de leurs parois, et souvent par leur saillie extérieure papilliforme.

L'épithélium existe partout excepté dans les chambres de l'œil, dans les gaînes des tendons et les bourses muqueuses.

La cellule épidermique renferme un noyau de 2 à 3 millièmes de millimètre. Les nucléoles ont une dimension 50 fois moindre.

Le bord est plus élevé que le centre.

Le noyau est insoluble dans l'acide acétique, l'ammoniaque; mais soluble dans la potasse.

D'après Purkinge on peut faire éclater le liquide des jeunes cellules; d'après Vogel, même le noyau : le noyau est excentrique.

La cellule développée montre une ligne et non une enveloppe. D'après Henle la cellule a trois formes; ses dimensions varient.

1° La cellule répète le noyau, s'y applique ou le laisse bien libre: c'est le *pavimenteux*, la forme la plus répandue; s'épaissit par couches et devient protectrice.

2° *Cylindrique;* l'extrémité la plus mince est dirigée vers la muqueuse et représente des fibres. Le noyau est placé entre la base et le sommet du cône ou cylindre.

3° *Vibratile*, l'extrémité la plus large des épithéliums précédens est munie de cils. Dans un espace donné on peut remarquer la transition de ces cellules. Dans l'épithélium pavimenteux il y a souvent adossement, de là aplatissement et formation de polyèdres.

La substance intercellulaire dépasse souvent la cellule.

Elle se dissout dans la potasse, l'acide acétique.

Épithélium en pavé.

La forme la plus simple est celle qui tapisse la surface interne des parties des cavités, qui renferment des viscères, et la surface externe de ces viscères. Les surfaces luisantes nommées séreuses ont leur couche la plus interne constituée par ce tissu. La surface interne du cœur renferme les plus petites cellules, le péritoine les plus grosses, 0,007 lig.

Dans l'acide acétique étendu elles s'écartent, se gonflent et montrent leur noyau. Pappenheim prétend avoir vu ce genre d'épithélium à la surface du labyrinthe membraneux.

Sur quelques muqueuses (canaux et cavités internes accessibles du dehors), l'épiderme a la même forme que ces séreuses.

Les muqueuses se rapprochent d'autant plus de ces dernières qu'elles deviennent plus minces.

L'épithélium pavimenteux se trouve à la surface de la peau, du cœur, des gros vaisseaux et des muqueuses de l'œsophage, de la bouche, des conjonctives, du vagin, l'urètre, les synoviales, le foie, le rein, les glandes sébacées de la peau, les glandes de Littré, les follicules enroulés de l'aisselle; les follicules pileux, les glandes salivaires, les duodénale et pancréatique dans le tapis de l'œil. Les cellules polygonales aplaties sont pourvues ou non d'un noyau ovale ou sphérique.

L'épiderme, les cornes, les ongles et les sabots sont formés de cellules pavimenteuses soudées, mais non les poils. Les cellules épithéliales de cette variété ne portent jamais de cils vibratiles.

Sur la muqueuse de la caisse du tympan dans les glandes sudoripares, mucipares, lactifères, dans les canaux propres de ces organes, l'épithélium est formé d'une couche de cellules petites, globuleuses.

Ainsi donc séreuses et muqueuses fixes, voilà pour le plus simple genre.

Puis vient celui du cœur, artères, veines, lymphatiques, il se perd dans les capillaires ténus.

Les cellules y sont tantôt semblables aux séreuses, tantôt ovales. Elles peuvent manquer et se confondre avec la tunique fibreuse.

Les cellules des plexus choroïdes du cerveau sont polygones, jaunâtres, grenues, diamètre 0,0085. Elles envoient de leurs angles des prolongemens. Un ou deux globules ronds de 0,001 à 0,002 lig. situés dans leur paroi ou surface.

Outre ces globules il y a des noyaux plus pâles; les globules peuvent manquer, il y a alors des taches; l'acide acétique, la potasse et le carbonate dissolvent les cellules.

Épithélium pavimenteux stratifié.

Quand l'épithélium forme des couches superposées il acquiert une épaisseur variable. Les externes sont plus grandes et plus plates que les autres.

Telles elles sont à la face interne de la dure-mère, à la face externe de la pie-mère. A la face interne des capsules synoviales et sur la surface des séreuses, il a 6 à 0,008 lignes. Sur certaines muqueuses, il acquiert l'épaisseur de l'épiderme. La conjonctive du globe oculaire, la muqueuse nasale, buccale, pharyngienne, des parties génitales externes de la femme; vessie, uretères, bassinets, moins du reste.

A la conjonctive oculaire sont les squames superficielles, plates, à noyau central de 0,016 de lig. larg.; au-dessous, régulières, polyédriques. Puis elles deviennent petites, quoique les noyaux ne soient pas dans la même proportion.

A la gencive, derrière les dents, l'épithélium a 0,148 lignes. L'épithélium sur la cornée est limpide pendant la vie; s'imbibe de liquide, devient terne après. D'après Péters, en plongeant un œil dans l'eau bouillante, les couches se détachent de la cornée qui demeure claire. Les cellules superficielles ne se dissolvent pas dans l'acide acétique. Le mucus salivaire qui en renferme beaucoup, laisse du phosphate de chaux à l'incinération.

Épiderme.

L'Épiderme est une couche membraniforme plus ou moins épaisse, qui couvre le derme et concourt à former avec lui la peau. Beaucoup d'auteurs considèrent l'épiderme comme un épithélium : l'épiderme est formé de cellules d'épithéliums, mais il offre des caractères de consistance ainsi que de structure que n'offre pas l'épithélium des muqueuses, séreuses, etc. Épithélium est le terme générique, épiderme est un terme spécifique désignant l'épithélium de la peau. Pour les autres membranes, on dit simplement épithélium de telle muqueuse ou séreuse, et l'on n'a pas créé de terme spécial pour chacune, comme pour la peau, parce que les différences extérieures sont peu considérables.

C'est ainsi qu'à la surface interne des vaisseaux existe un épithélium mince, et non un épiderme. Celui-ci a la structure suivante, on y trouve de la profondeur à la surface: 1° une couche unique de cellules épithéliales, polyédriques, régulières, qui repose immédiatement sur la surface du derme, monte sur les papilles, redescend dans leurs interstices, et s'arrête circulairement autour de l'orifice des glandes et des follicules de la peau. Chez l'embryon, elle passe au-devant de l'orifice des glandes sudoripares, en s'enfonçant un peu dans sa profondeur; cela, jusque vers l'époque de la naissance. Elles sont colorées par de la mélanine dans la partie noire de la peau, et surtout chez les nègres.

Cette couche répond à ce qu'on appelait le pigment ou la couche pigmentaire de la peau; 2° une couche de cellules épithéliales plus sphéroïdales, ou un peu plus aplaties que lamelleuses, formées de plusieurs rangées de cellules confusément entamées. Cette couche est molle et répond à ce qu'on appelle couche ou réseau muqueux de Malpighi; 3° une couche soit plus, soit moins épaisse que la précédente, formée de cellules lamelleuses minces, généralement sans noyaux, adhérentes entre elles, constituant la couche cornée ou épidermique proprement dite de l'épiderme. Son épaisseur est considérable au talon et, chez les individus à professions pénibles, aux mains. Son hypertrophie donne lieu aux cors, durillons et aux verrues, quand en même temps les papilles sont hypertrophiées. Chez le fœtus, à la surface de l'épiderme de toutes les parties du corps jusqu'à la base du cordon, existe une couche composée d'une rangée unique de cellules épithéliales qui, çà et là, se touchent au nombre de deux ou trois, mais qui, par places, sont écartées les unes des autres de une à trois fois leur propre largeur. Ces cellules sont pavimenteuses, minces, d'une largeur généralement double ou triple de cellules immédiatement sous-jacentes. Elles sont très transparentes, les unes tout à fait dépourvues de granulations, les autres, à peine granulaires. Ces cellules sont dépourvues de noyau proprement dit, mais sont surtout remarquables par la présence, à leur surface libre, d'un corps lenticulaire, saillant au dehors, de forme plus ou moins ovale ou arrondie, mais à bords épais, sinueux ou lobés. Il est grisâtre, finement granuleux, sans noyau, composé d'une seule masse, ou segment, en lobes juxtaposés de deux à six, et dont l'un est quelquefois superposé aux autres. L'acide acétique ne les attaque pas.

L'épiderme des plantes est une couche simple, double ou triple d'utricules polygonales, aplaties, à bords réguliers ou onduleux, à contenu ordinairement incolore, quelquefois coloré d'une manière homogène, couche qui tapisse la surface de tous les organes des plantes phanérogames, des fougères, des mousses et marchantia. La paroi des cellules qui est au contact de l'air est plus épaisse que les autres. L'épiderme, sur les tiges des plantes vivaces est caduc; il est normalement interrompu par les stomates; il est tapissé souvent d'une substance homogène, la cuticule.

Les globes épidermiques sont des corps sphéroïdaux, cylindroïdes, polyédriques, etc., qu'on trouve en quantité plus ou moins considérable dans les tumeurs épithétiales de la peau des ganglions des muqueuses. Ils ont depuis quelques centièmes de millimètre jusqu'à 2/3 de millimètre de diamètre, surtout si plusieurs sont réunis ensemble. Ils sont formés généralement d'une masse centrale, constituée par une matière amorphe granuleuse; celle-ci est entourée de plusieurs couches de cellules épithéliales pavimenteuses, imbriquées comme les écailles d'un bulbe, quelquefois réellement soudées, généralement fort grandes, plus ou moins granuleuses, étant ou non pourvues d'un noyau ovoïde.

Plusieurs globes épidermiques sont quelquefois réunis ensemble et entourés d'une autre couche commune de cellules épithéliales, alors ils forment des grains blanchâtres, visibles à l'œil nu. On en trouve quelquefois à l'état normal dans les plis de l'œsophage et du rectum ainsi qu'à la surface des condylomes.

La cellule épithéliale de l'épiderme a un noyau rouge ovale pâle comme les globules sanguins, d'après Henle. La cellule est petite. Inférieurement il n'y a que des noyaux. Le volume des cellules augmente subitement. Les squames plates, dures, cassantes ont 0,01 lig. Le noyau est grenu, aplati, incolore. Dans les couches externes il manque souvent.

Les portions d'épiderme repoussées sont blanches, opaques; l'épiderme devient blanc quand on le fait bouillir; à froid même, l'eau le rend blanc sur le vivant.

L'épiderme vivant est incolore, translucide, moins que l'épiderme stratifié des muqueuses.

L'épiderme laisse passer les couleurs sous-jacentes quoiqu'il les tempère. Plus le derme reçoit de sang, plus l'épiderme est mince, plus sa couleur est vive. Peu élastique, facile à rompre, il est lamelleux d'après Weber. Il est strié à la coupe verticale.

Au moins 1/20 ligne d'épaisseur l'épiderme humain a de 1/2 ligne à 1 ligne à la plante des pieds, etc. Krause.

Dans la substance qui forme la masse principale John a trouvé sur 100 :

Matière cornée.	93 à 95
Substance gélatineuse. .	5 00
Graisse.	0 50
Sels.	1 00

formés de sulfate et phosphate calcique, d'acide lactique; du fer, du manganèse; *il ne se putréfie pas*, fond au feu sans se tordre; SO^3 le brunit, à la longue il le dissout; AH^3 lui enlève une substance précipitable par le cyano-ferrure, l'acide nitrique le jaunit, le dissout en partie. L'eau oxigénée le rend gris. Les *carbonates alcalins* le durcissent; les alcalis le dissolvent; les sulfures alcalins le rendent noir; après l'action du nitrate d'argent il devient violet et foncé; le chlorure d'or le rend pourpre; le nitrate de mercure, rouge brun, l'alcool, l'éther, le tannin, ne font rien.

Formation de l'épiderme.

La peau est le point de départ de l'accroissement de l'épiderme stratifié, dont il ne se produit rien de nouveau qu'à la surface de cette membrane. Weber enleva l'épiderme, le souleva, sans dénuder entièrement le derme ni le léser. L'enfoncement ne se combla pas; cette perte s'est réparée par la desquamation insensible de l'épiderme voisin. Elle se fond sans cesse. La preuve est dans la disparition des parties imprégnées de matière colorante; dans la présence des cellules dans la salive; dans une baignoire après le bain, dans les vêtemens.

A la surface du derme il se produit de nouvelles couches. Les noyaux d'abord (Henle) autour la cellule; celle-ci s'accroît en tout sens, plus tard de préférence en largeur, elle s'aplatit jusqu'à l'état squameux. Les noyaux croissent peu à peu, deviennent pâles, plats et disparaissent.

A mesure que la cellule devient cornée, elle devient insoluble dans l'acide acétique. Le contenu d'abord liquide se solidifie en paroi celluleuse. Les noyaux viennent des granulations au nombre de 2 à 4. On les voit dans les jeunes couches. Toutes les cellules viennent des cellules rondes (Henle). Celles-ci, en se superposant, donnent lieu, par la disparition de la paroi, à la cellule cylindrique qui renferme souvent deux noyaux (Valentin).

Ruysch et Albinus ont déjà prouvé que chez l'embryon de un pouce, les cellules palmaires surpassent les autres; qu'il y a là une influence vitale. Le derme n'est pas la cause de la métamorphose des cellules épidermiques; il détermine la forme générale de l'épiderme. Le derme est l'organe formateur, en tant que les vaisseaux fournissent la substance aux dépens de laquelle ce dernier se produit et croît. L'épiderme se nourrit par imbibition du plasma qui transsude. Il n'a pas les vaisseaux que Schultz a vus dans le réseau inter-cellulaire.

Nutrition de l'épiderme.

Le suc nourricier arrive par la face inférieure, de sorte que c'est par cette face que s'accomplit son renouvellement. Non-seulement la formation de nouvelles cellules dépend de cette imbibition, le développement ultérieur et la nutrition des cellules déjà formées en dépendent; ce qui rend la cellule indépendante de la matrice.

S'il se produit une inflammation à exsudation morbide, entre le derme et l'épiderme, celui-ci meurt. Si l'exsudation est abondante, l'épiderme enlevé crève et meurt en lambeaux, ou se dessèche avec l'exsudation en croûtes. L'épiderme se régénérant aux dépens de l'exsudation, si celle-ci ne se fait, il meurt. Les congestions légères, répétées, favorisent la production épidermique. Une vive irritation le tue, mais faible elle l'épaissit. Non-seulement il se produit du nouvel épiderme avec plus de rapidité, mais chaque couche de cellules dure plus et supporte l'éloignement du sol qui nourrit.

Dans le pityriasis, l'éjection des anciennes cellules et la production des nouvelles sont également rapides; de là, pas d'augmentation. Il peut y avoir diminution de l'action vitale du derme dans cette maladie, et la mort des couches intérieures peut être la première cause de la formation des nouvelles.

Dans d'autres cas, il a produit de nouvelles couches sans que les anciennes se détruisent proportionnellement; l'épiderme augmente alors.

L'épaisseur de l'épiderme égale la distance que chaque cellule peut parcourir, en s'éloignant de sa matrice sans périr. Cette distance varie avec le type de l'organisme et la région du corps; elle peut être accrue par une exaltation de l'activité vitale de la couche-matrice. Dans la plupart des cas, les cors sont plus des dégénérescences que des hypertrophies pures.

Développement de l'épiderme.

D'après Wendt, le derme et l'épiderme sont d'abord confondus; d'après lui et Meckel, on le voit au 2me mois, et séparé de l'épiderme. Il est plus épais en proportion que plus tard.

D'après Raschkow, chez les jeunes embryons, les couches supérieures de l'épiderme buccale sont polyédriques, et, comme les cellules végétales, pleines de liquide. Après la naissance s'opère la dernière métamorphose. L'épaisse couche d'épiderme mort qui couvre le corps de l'enfant à la naissance, c'est-à-dire le *magma*, ce sont des cellules plates irrégulières; ces squames sont encore molles, flexibles.

L'épithélium vibratile des organes génitaux femelles (hommes et animaux) manque. Un fœtus presqu'à terme en a offert à la face inférieure de l'épiglotte où l'on n'en rencontre jamais.

Kölliker a observé le développement des cils dans l'oviducte de Planorbe. Les cils constituaient un prolongement cylindrique, obtus, d'un mouvement continuel. Il paraîtrait que les cils se divisent de haut en bas.

Mue.

Valentin, Burdach et Henle supposent que, chez l'embryon, l'épiderme a plusieurs mues. L'épiderme et l'épithélium stratifiés se régénèrent continuellement. Les muqueuses sont couvertes d'une couche morte, entraînée par le frottement des substances étrangères (les alimens), ou par des produits de sécrétion (larmes, salive).

Dans l'estomac, c'est à chaque digestion qu'il y a une mue d'épithélium, c'est ce qui constitue en partie une couche de mucus.

Le canal intestinal, pendant les premiers jours de la vie, commence à en offrir. Le vibratile apparaît dans la matrice après la première menstruation. Après leur destruction, ces cellules se régénèrent, même les non stratifiées, mais leur chute peut toujours tenir à une maladie. Or, sur les séreuses, il faudrait qu'elles fussent dissoutes si leur disparition ou reproduction se faisait. Et d'ailleurs on ne retrouve jamais de couche en voie de formation.

Usage.

L'épiderme, mauvais conducteur, préserve de la déperdition du calorique; il garantit le derme; les poisons sont moins absorbés. Les vésicatoires, d'après Bichat, ne font pas naître d'ampoules aux endroits palmaires et plantaires. Il y a toujours pénétrabilité. Il est aussi perméable de dedans au dehors que de dehors au dedans; à la surface des séreuses et muqueuses non stratifiées qui sont pénétrables, les épanchemens se font; à la surface de l'épiderme il se fait un soulèvement. L'épiderme peut aussi prendre une part active aux sécrétions. Toutes les glandes ne sont elles-mêmes formées que de cellules; mais à la vérité, il y a des cellules particulières pour les sécrétions spéciales.

Des ongles.

Le tissu de l'ongle est plus cassant et plus dur que celui de l'épiderme. Ce sont des écailles plates, sèches, disposées en membranes superposées.

L'ongle se rétrécit graduellement et s'amincit de même.

La partie la plus mince se nomme racine, est 1/5e du tout.

La racine est unie au derme par ses deux faces. A l'endroit où l'ongle tient au derme, les couches voisines sont plus molles. Les bords latéraux et l'extrémité de l'ongle sont logés dans une rainure. Le bord libre et tranchant de la rainure qui loge l'ongle, paraît être doublé, mais la lame inférieure se confond avec la surface de l'ongle, en se desséchant elle est poussée en avant avec l'ongle.

Lorsque l'épiderme est détaché du derme, l'ongle le suit et sort avec lui de sa rainure. La racine est alors lamelleuse. La peau de la rainure de l'ongle et la face du derme, que ce dernier couvre, contient les vaisseaux qui fournissent l'ongle, on peut dire que c'est sa matrice. La face supérieure de l'ongle est lisse, l'inférieure offre des stries longitudinales correspondantes à celles du derme.

Le derme présente, à partir du bord postérieur, une multitude de lamelles saillantes, se dirigeant d'avant en arrière, dont les bords tranchans supportent des papilles cylindriques.

Les stries sont fines derrière; devant, plus saillantes et plus larges, elles partent comme d'un pôle, du milieu du bord postérieur du derme sous-jacent. Les médianes se portent directement en avant, les latérales décrivent un arc le long de la rainure.

La paroi supérieure de la rainure est lisse.

La substance de l'ongle pénètre dans les interstices des lamelles et des papilles, de là vient que sa face inférieure présente des stries. Au même endroit que sur le derme, elles s'anastomosent subitement sur l'ongle, et la portion finement striée est presque entièrement cachée dans la rainure, en avant de laquelle on n'aperçoit que sa portion moyenne, la lunule.

Comme le derme est très sanguin à l'endroit des plis et papilles, moins qu'en arrière dans sa portion finement striée, il reçoit moins de vaisseaux, et comme la couleur de la peau perce à travers l'ongle, le corps paraît rouge et la lunule blanche. D'ailleurs, l'ongle lui-même est plus mince, plus mou, plus blanc, à la racine plus épais, jaunâtre aux coupes. L'ongle a son réseau de Malpighi. La partie postérieure et la face inférieure sont molles et blanches. Ces parties constituent les prolongemens villiformes qui pénètrent entre les plis du derme. Chez le nouveau-né ce réseau se compose de cellules.

Les coupes parallèles aux faces de l'ongle montrent dans ces lamelles des stries transversales, et parallèles au bord libre de l'ongle; ce sont des lignes irrégulières onduleuses.

Des coupes perpendiculaires au derme sous-jacent offrent de très petites stries transversales et parallèles à ses deux bords.

Lorsqu'on tranche dans la longueur, perpendiculairement au derme, on montre bien la disposition.

L'ongle se compose donc de plaques qui, dans la rainure, descendent obliquement en avant, mais en devant elles sont plus parallèles au derme sous-jacent. Les stries onduleuses sont produites par les bords antérieurs des séries engrenées de squamules. Les lamelles s'engrènent par des bords dentelés.

Accroissement.

Il se fait par apposition à partir des surfaces vasculaires avec lesquelles il est en contact. A. Cooper a déjà observé que les pertes de substance à sa surface demeurent irréparées.

Les taches, etc., s'avancent de la racine vers le bord libre.

Lavagna et Lehwann sont arrivés à des résultats opposés.

D'après Cooper et Schwann, en trois mois, l'espace compris entre le bord et la racine se trouve parcouru.

Comme on trouve des cellules sur le derme sous-jacent, il prend part à la production. Mais les cellules nouvelles se forment plus rapidement au bord postérieur que sur le derme.

D'ailleurs, au bord postérieur, les vaisseaux amènent le suc non-seulement de bas en haut, mais de haut en bas et d'arrière en avant. Lorsque la production est exagérée, l'ongle acquiert des dimensions insolites en épaisseur; il y a des lames superposées avec dimensions égales, et chaque lame dépasse celle au-dessous.

Quand la rainure est enflammée, etc., la production postérieure s'arrête. Weber dit que chez les enfans il se détache un segment. Hamilton dit que chez les Chinois ils atteignent deux pieds de long; le sabot du cheval repousse sans cesse; celui du bœuf ne varie pas. Au 5me mois utérin on les distingue.

Les vaisseaux et nerfs de la matrice y entretiennent la vie.

Steinruck a observé la chute des poils et des ongles, à la suite de la section du nerf sciatique sur des lapins, ainsi l'on voit souvent une continuelle exfoliation de l'épiderme dans des inflammations du derme.

Bluh pense que des alternatives dans l'activité des vaisseaux expliqueraient les déformations des ongles. Lorsque l'ongle se reproduit, une lamelle cornée s'étend sur tout le derme. La partie postérieure offre une élévation transversale; au devant il y a une profondeur; puis la surface devient lisse et s'avance sur le bord du doigt. D'après Pauli, la première et la deuxième phalange peuvent produire des ongles.

Chez les animaux, les sabots diffèrent en structure, en ce que ce sont des tubes creux.

DES POILS.

Substance corticale.

Ce sont des élémens cylindriques générateurs, filiformes, droits ou frisés, colorés, toujours plus longs qu'épais; la racine est renflée, cachée dans la peau jusqu'au tissu cellulaire. Dans le corps, on distingue une partie externe, translucide, l'écorce; l'autre interne, grenue, la moelle.

Dans les cheveux en couleur, la moelle est plus foncée; dans les cheveux blancs elle est plus blanche, plus brillante que la substance corticale.

La substance corticale offre des fibres dans sa longueur, c'est-à-dire des stries longitudinales. En arrachant un poil de son follicule, des fibres pendantes et détachées s'aperçoivent.

Les stries s'effacent vers la pointe du poil, augmentent vers la racine; les stries longitudinales sont perceptibles jusqu'à la moelle.

A la surface, se voient des stries transversales onduleuses, projetant une ombre et faisant quelquefois saillie. C'est surtout vers la pointe, quelquefois, qu'elles s'unissent entre elles; il y en a une vingtaine sur une ligne. On croirait, à une coupe oblique ou en long, que les stries transversales viennent de l'invagination d'une série de tubes. La véritable cause des stries transversales est dans l'existence de petites squamules autour du poil. Les squamules sont disposées circulairement.

La disposition en bas surtout est imbriquée en tuiles et très serrée.

Parfois on les fait tomber. En outre, le poil est couvert de petites plaques d'épidermes à l'endroit où il perce la peau.

Ils sont plus rares au haut, plus adhérens dans la partie antérieure à la racine.

Substance médullaire.

Elle manque partiellement quelquefois, et tout à fait dans les poils follets. Ce sont des globules brillans, grumeleux, huileux, souvent empilés, quelquefois séparés par des intervalles, constituant des bandelettes parallèles séparées, qui se réunissent.

Quand la moelle est interrompue, le poil y semble fibreux, homogène; d'autres fois, plus clair ou plus foncé, quelquefois l'espace semble vide. On voit sur des poils courts l'anneau central, l'écorce plus claire qui l'environne. On reconnaît le canal en l'absence de la moelle. Il n'est jamais vide. Mais la substance peut différer de la moelle. — Les stries deviennent insensibles à la pointe, tant celles longitudinales que transversales.

Les poils sont cylindriques souvent; mais quelquefois l'un des diamètres l'emporte sur l'autre. Plus les cheveux sont plats, plus ils frisent.

Les côtés plats sont tournés vers l'axe de la courbe.

L'épaisseur est quelquefois inégale.

Racine des poils.

En arrachant un poil on voit, dans une longueur de une à deux lignes, une substance blanche, humide, grasse, deux à trois fois plus épaisse que le corps du poil.

Dans l'intérieur de cette racine, on voit les stries transversales bien distinctes souvent anastomosées. Les squames sont adossées latéralement et supérieures; libres, elles se renversent. Ces fibres s'arrêtent souvent par un bord tranché.

Ce sont elles qui rendent la racine solide. A l'endroit où elles cessent, les longitudinales se séparent comme les brins d'un balai, puis la tige élargie, renflée, constitue un corps sphérique, le bouton. Les stries s'effacent, s'éclaircissent; on les reconnaît pour des noyaux aplatis, quelquefois des penniformes quelquefois unis par des filamens; puis ces corpuscules s'élargissent, quelquefois ils deviennent pointus aux deux extrémités; l'acide acétique les détache; ces noyaux ressemblent à ceux du réseau. Au lieu de la moelle, on trouve en bas un tractus isolé, renfermant une ou deux séries de cellules avec noyaux et nucléoles. L'extrémité inférieure est divisée, arrachée, on reconnaît alors le canal creux de la moelle.

Gaîne de la racine des poils.

Supérieurement, outre la tige du poil, il part encore du bouton une autre formation, la gaîne de la racine.

C'est un tube étroit qui embrasse la tige. On peut les éloigner; l'espace renferme une graisse liquide.

Il y a dans ce tube une couche externe et interne.

L'interne est mince et claire, 0,008 lig.; l'externe, 0,03, grenue, jaunâtre, et, comme le bouton du poil, composée d'une substance claire et de noyaux de cellules, dont plusieurs sont superposées les unes aux autres. On observe des lignes transversales indiquant les origines des cellules cylindriques. L'interne est calibrée; l'externe s'amincit en haut et en bas. Inférieurement, les deux couches se confondent avec le bouton. Ainsi, celui-ci se divise en écorce et en gaîne interne et externe.

La gaîne radiculaire se continue en haut avec l'épiderme. La gaîne n'est donc pas un enfoncement de l'épiderme; mais la gaîne n'est elle-même que l'épithélium du follicule pileux. Mais les couches internes de cet épithélium se desquament indirectement.

Follicule pileux.

Le follicule pileux est formé de filamens de tissu cellulaire. C'est le renversement du derme en dedans. Dans le trajet que le poil parcourt à travers la peau, le follicule est difficilement distingué de celle-ci. La partie inférieure qui descend dans le tissu graisseux, à l'aisselle, par exemple, s'y reconnaît. Là, le follicule forme autour de la gaîne une couche intérieure de fibres longitudinales contenant des noyaux.

Ce follicule se termine par un cul-de-sac élargi pour recevoir le bouton. Il est le plus fort à l'endroit d'où s'élève la pulpe qui s'insinue dans l'ouverture du bouton.

Là où il existe, le bouton est plus clair.

La pulpe semble courte et en cône pointu. Le follicule est lisse en dedans, au dehors il est uni par du tissu cellulaire; il a nerfs et vaisseaux; on ignore s'ils pénètrent dans la pulpe.

La couche interne de la gaîne, fendue, se montre molle, visqueuse, hyaline; on y voit des ouvertures qui se prolongent en fente.

Quelquefois, au lieu du bouton celluleux mou, on trouve un renflement peu prononcé, le bulbe, corps fibreux; il semble être le résultat d'un développement ultérieur.

Lorsque la connexion avec le follicule est détruite, cela arrive dans les racines à renflemens, le poil ne croît plus; peut-être aussi ne se nourrit-il plus.

La substance du poil est flexible et élastique.

Eble a vu que chez l'homme, comme chez le chat, la vache, quand il est sec, le frottement le rend électrique.

Il altère l'humidité. Dégraissé, il s'étend de 0,024 lignes de sa longueur. Les poils sont mous et brillans quand la peau est turgescente et halitueuse; secs et rudes au toucher dans le collapsus de la surface du corps.

La graisse des poils contient les acides margarique, chlorique.

Les poils dissous laissent une graisse rougeâtre ou noirâtre. Dans les poils blancs on la dit absente. Après l'extraction de l'alcool, il se comporte comme la corne.

D'après Zahn, on extrait des poils blancs une huile incolore. L'acide nitrique le dissout; les huiles se figent; le chlore blanchit. Withof a compté sur un 1/4 de pouce carré 147 poils noirs, 162 bruns, 182 blonds.

Anomalies de direction et de formation des poils.

Ossiander et Eschricht ont étudié la direction oblique du canal qui renferme la tige du poil. Ils se développent quelquefois anormalement dans la muqueuse intestinale, conjonctivale, vésicale, obiliaire, dans les ovaires.

Quand ils n'ont pas de racines, on peut admettre qu'ils quittent le lieu d'origine; les poils sont disposés en courans, tourbillons, croix.

Le poil se développe et se nourrit d'après le même principe que l'épiderme. Les tissus, riches vaisseaux dans lesquels il a ses racines, déposent à leur surface les substances dont le développement ultérieur s'accomplit de lui-même sous l'influence de la puissance organisatrice. Le poil croît du follicule et de la pulpe. Les nouvelles parties produites poussent les anciennes devant elle. Les poils ne se réparent pas; la pointe ne se répare pas.

A la face externe de la pulpe du poil et dans le sillon qui la sépare du follicule pileux, se déposent, comme une sorte d'épithélium de ces parties, des cellules qui sont remplacées par des cellules nouvelles.

Les cellules externes, par leur transformation, donnent naissance aux larges fibres de la substance corticale. Les noyaux s'allongent, puis disparaissent. Les cellules internes conservent plus long-temps leur état primitif, se confondent par la résorption des cloisons, à leur intérieur, autour des noyaux, se forment des conglomérations de granules de pigmens. Elles deviennent plus tard la substance médullaire.

La couche la plus extérieure croît de bas en haut, de manière que la couche la plus extérieure des cellules du bouton se transforme en squamules; ou bien les parois du follicule la déposent autour de la tige, et alors, les cellules de la couche externe de la gaine se convertissent en écailles de dehors en dedans. Mais la membrane perforée est située entre les cellules et les squames.

La production de cellules à la surface du follicule pileux et de la pulpe, et leur conversion en fibres continues pendant la croissance du poil, ont été étudiées par Eble, ainsi que la durée, la longueur de la croissance.

Lorsque le poil atteint son développement, il se resserre vers la pulpe, et forme le bouton qui renferme la pulpe desséchée.

On ignore si la tige a besoin du concours de l'organisme.

Ce qui prouve qu'elle n'est pas morte, c'est que les poils blanchissent (Eble). Vauquelin attribuait le phénomène à une action chimique d'une substance exhalée; mais le phénomène commence par la pointe des poils. Ce n'est pas un suc colorant qui, absorbé par les bulles, circule dans les poils. Cette action tient aux cellules médullaires. Les congestions de la matrice en empêchant la circulation, donnent la mort. Dans l'épiderme, il se produit de l'atrophie par excès de perte. Weber dit que les poils follets se décolorent, s'amincissent.

Les poils apparaissent au 4me mois en taches, puis en cônes.

D'après Eschricht, les poils paraissent d'abord aux sourcils; le corps est couvert au 6me mois, puis ils tombent.

Ils sont contournés en spirale dans l'épiderme avant de percer.

Lorsque la squame tombe il s'élève subitement.

D'après Heusinger, la peau envoie un repli à l'encontre du follicule pileux.

Les follicules paraissent d'abord; il y a sur les parois des grains qui seront les noyaux des cellules, puis dans les petits sacs communs, une masse dense de cellules pigmentaires; la masse a la forme de la racine du poil, la racine s'allonge en pointe sans moelle.

Dans les follicules sans enduit pigmentaire, se forment les poils blancs.

Avant de percer, les poils se recourbent ou se disposent en spirale.

Dans les follicules, il y a un liquide ténu, rouge, puis une substance molle qui adhère au poil. Un poil étant arraché, la substance charnue se gonfle, dans son milieu il y a une masse noire. Cinq jours après, il y a un poil de 2 mill. D'après Heusinger, après le bulbe flétri, il s'en fait un nouveau. Les follicules détruits, plus de régénération possible.

Réseau de Malpighi.

L'épiderme sur les papilles affecte souvent un aspect villeux à la langue, par exemple. A la langue des ruminans, dans les régions palmaires et plantaires, il est épais et lisse à la surface.

Par la macération, il se sépare en deux couches, l'une supérieure formant un tout continu qui s'étend du bord libre au sommet des papilles, l'autre inférieur, allant des papilles au derme.

La supérieure se sépare facilement, l'inférieure adhère au derme, elle est parcourue par des canaux perpendiculaires que remplissent les papilles. Ordinairement les papilles se déchirent à leur base, c'est-à-dire à la surface du derme; le sommet reste uni à la couche supérieure de l'épiderme, et lorsqu'on enlève cette dernière, elles sortent des canaux de la couche inférieure. Celle-ci vue de haut paraît semblable à un crible, à un réseau.

Pour Albinus, déjà l'épiderme passait sans interruption sur les papilles, et le réseau n'était qu'une couche plus molle; c'est une masse de petites cellules non encore aplaties, encore soluble dans l'acide acétique. L'épiderme est strié et le réseau grenu.

D'après Wendl, la couche peut être plus épaisse que celle de l'épiderme. On le détache rarement en membrane à part. Sur la langue des ruminans, il ne forme guère de couches à caractères distincts. La couche de pigment, étalée entre l'épiderme et le derme du nègre, a été prise pour le réseau. L'épiderme du nègre, plus sec, n'est pas plus clair que son réseau, il ne diffère pas de celui du blanc après qu'on a enlevé le pigment grenu. Malpighi, Monro, Haller, Bichat, disent l'épiderme incolore; Cruikshank, Brechet, Flourens, gris; Winslow, Albinus, Weber, le comparent à une lamelle de corne noire. La difficulté est qu'il reste en certains points des taches de pigmens.

Eichorn et Frew ont vu les prolongemens de l'épiderme sous forme de petites gaines coniques qui soulèvent le poil. Quand on les enlève, il en est de même des glandes sudoripares.

Des orifices infundibuliformes de ces conduits, à la surface de la peau, partent de courts filets élastiques qui tiennent à l'épiderme détaché, et la peau laisse apercevoir les trous d'où ces filets sont sortis. Les filets s'enroulent sur eux-mêmes et s'appliquent sur ces ouvertures: de même que les gaines des poils, ils consistent en petites cellules semblables aux cellules du réseau, c'est-à-dire la couche la plus inférieure de l'épiderme. Ce sont les prolongemens immédiats du réseau qui constituent le fourreau épidermique des canaux accusés dans le derme.

L'épiderme offre des prolongemens, d'après Cruikshank, quand on l'enlève. Ce sont peut-être des tractus muqueux.

Les vaisseaux qu'y voyait Fontana sont des plis pour de Humboldt.

Pour Heusinger, l'épiderme palmaire est du tissu calleux.

On ne peut y voir les pores: Leuwenhœk s'est trompé.

L'épiderme empêche l'évaporation. Il en est de la gomme élastique comme de l'épiderme. Le papier filtre sec montre des pores. Desséché, il diminue de volume, il est ferme, élastique.

Macéré, il devient mou, opaque. Il s'imbibe lentement.

Aussi le liquide des ampoules s'échappe difficilement. La peau avec l'épiderme, se dessèche lentement. On l'a trouvé intact 50 ans après la mort. Les alcalis le saponnifient. L'épiderme paraît consister en une couche de mucus albumineux.

Hatchett y a observé, par le nos. et am., les mêmes effets. Il n'est ni irritable ni sensible.

Seguin, Lurrier, Klapp, Dangerfeld, Gordon, Magendie, nient l'absorption cutanée; Keil, Haller, Home, Cruikshank, Abernethy, Bichat, Duncan, Young, l'acceptent.

La perspiration cutanée est à la pulmonaire :: 11 : 7. (Lav. Seg.) Sanctorius perdait 5/8e du poids des alimens par la peau. Spallanzani a vu dans les mollusques, Edwads dans les reptiles, Juvini dans l'homme, la peau absorbant l'oxigène.

Pour Berzelius, la sueur contient des chlorures sodique, potassique, du lactate de soude, acide lactique, de la matière animale.

D'après Cruikshank, il y aurait de sécrété une matière huileuse.

La peau de nègre ne se colore que vers le 3me jour de la naissance, les ongles, les yeux, l'anus ; au 7me jour la coloration est répandue uniformément.

Les cicatrices se couvrent d'épiderme, malgré l'opinion de Camper. Les tégumens sont très ulcérables dans ces cas. Il s'y forme des productions cornées.

Les tannes sont des tumeurs venant de l'accumulation de la matière sébacée (loupes, mélicères, athéromes, stéatomes).

Les Albinos sont bien portans. La mélanose coïncide souvent avec la décoloration de la peau, surtout chez les chevaux blancs.

Quand les poils blanchissent c'est par l'extrémité libre que l'albinisme commence; c'est ainsi que s'opère le blanchiment automnal de beaucoup d'animaux; il y a donc pour le poil une imbibition.

Souvent les cheveux s'atrophient, s'amoindrissent; transparens, secs, cassans, après la maladie, ils reprennent les qualités premières (Béclard).

Épithélium cylindrique en général.

L'épithélium cylindrique ou columnaire, prismatique a été regardé comme étant le seul qui ne soit pas stratifié, c'est-à-dire dont les couches fussent formées par une seule rangée de cellules. Ce fait, d'après Ch. Robin, est bien plus vrai pour l'épithélium nucléaire. Déjà, Gerlach a figuré et décrit l'épithélium de la trachée, formé de plusieurs rangées de cellules dont les unes, profondes, sont représentées par des noyaux à peine entourés de cellules; les autres, ovoïdes, très allongées, et les superficielles seules ont la forme prismatique. Le fait est plus net encore dans l'intestin du fœtus.

Cet épithélium est caractérisé par sa forme prismatique ou pyramidale très régulière ou non, de quatre à six pans, à grosse extrémité tournée du côté qu'il tapisse. Il est rare de voir manquer le noyau dans ces cellules; il est presque toujours ovale et souvent pourvu d'un ou de deux nucléoles. Souvent au-dessous de lui, et quelquefois au-dessus, la cellule est plus étroite qu'à son niveau. Dans le premier cas, ce n'est fréquemment qu'une sorte de prolongement plus ou moins long, ou très court et plus ou moins irrégulier, qui est comme appendu au noyau. Au-dessus et au-dessous du noyau se trouvent des granulations, souvent graisseuses, comme dans la prostate, l'épididyme, le col de l'utérus, le canal hépatique.

Ces cellules peuvent se creuser d'excavations, et par suite se déformer ou se gonfler plus ou moins, soit d'une manière sénile, soit dans les kystes.

L'épithélium cylindrique est, chez les mammifères, le seul qui porte des cils. Il est à cils vibratils dans les fosses nasales, la trompe d'Eustache, etc., le col et le corps utérin, les conduits biliaires.

Les cils sont insérés sur la face qui regarde la cavité, et la substance de la cellule est comme épaissie et réfracte fortement la lumière, sous la forme d'une ligne formée à son niveau.

A côté des cellules pourvues de cils, il en est toujours qui en manquent. Normalement, l'épithélium en est dépourvu, depuis le cardia jusqu'à l'anus. Au repli oculo-palpébral il y a, au milieu de cellules pavimenteuses, des cellules cylindriques.

Quand la cellule épithéliale s'allonge de haut en bas et de bas en haut, en pointe, en base, en prisme, en haut, ou à l'épithélium cylindrique, la surface est arrondie, anguleuse, etc. ; le noyau est au milieu.

Le prisme offre souvent tant d'ampleur, que le noyau ne le touche pas. Plus souvent il est renflé et il y a comme un étranglement au-dessus et au-dessous. D'autres fois, il est rond et ovale, c'est-à-dire longitudinal. Elles sont serrées les unes contre les autres et prennent la forme polygonale, avec une substance inter-cellulaire hyaline.

La surface ne permet pas aisément de distinguer ces cellules des pavimenteuses. A la faveur d'un grossissement on voit le noyau situé profondément. La partie supérieure est claire, striée, puis une couche grenue, obscure, et une troisième, claire, peu fibreuse. Souvent il semble que la partie claire constitue une paroi épaisse à cellules.

Les mucus sont en grande partie formés de cellules.

Les cylindres, par rapport à l'acide acétique, se comportent comme les pavimenteuses. Tiedemann et Gmelin ont extrait du mucus biliaire 8 o/o de phosphate calcique. L'épithélium cylindrique existe dans les muqueuses. On le trouve du cardia à l'anus, tout l'estomac en a sans doute. On le voit sur les organes génitaux de l'homme, les canaux biliaires, pancréatiques. Bœhm l'a vu pendant le choléra dans les glandes de Lüberkihn; Watman, dans les follicules tubuleux de la muqueuse gastrique. On le voit surtout dans les glandules cylindriques du gros intestin.

Épithélium cylindrique.

Ils sont disposés circulairement autour de ces orifices de canaux; les extrémités larges limitent le canal, les pointes rayonnent, leur volume est variable. Les cellules de la vésicule du fiel sont vertes, par imbibition et sans noyau. On rencontre bien l'épithélium de transition au niveau du cardia, depuis l'entrée de la vessie au bassinet; du côté de l'uretre se trouve le pavimenteux. L'épithélium de la vessie, vu des uretères sur le bord renversé de la muqueuse, ne paraît pas *strié parallèlement* au bord comme le pavimenteux, ni comme le cylindrique, *fibreux dans une direction perpendiculaire* à ce bord, mais il se montre *grenu*. De plus, il y a plusieurs couches de cellules.

Le cylindrique semble *apparaître* sous forme de *pavimenteux*. On rencontre souvent au *milieu du cylindrique* des *cellules pavimenteuses;* on rencontre, surtout dans des cas maladifs, de ces cellules transitoires, par conséquent, cylindriques là où elles seront vibratiles.

Il s'agit de savoir si un réseau de Malpighi precede la formation des cylindriques. On trouve des couches de tissu inter-cellulaire amorphe au-dessous, qui ne ressemblent pas à des cellules élémentaires, par conséquent au corps muqueux. Les cellules coniques touchent jusqu'à la membrane, immédiatement au-dessus. Mais il se pourrait que le cylindrique, comme le pavimenteux, forme tantôt une couche simple, tantôt des couches superposées, et qu'il se renouvelle constamment là, tandis qu'aux premières, cela n'arrive qu'à certaines époques, ou maladivement.

Les cils vibratiles sont des filamens très fins, hyalins, très transparens, homogènes, en forme de cils d'une extrême petitesse, dressés sur toute la surface ou une partie seulement de certains élémens anatomiques comme les cellules en question, de quelques animaux invertébrés, de quelques embryons des animaux et de quelques algues

Elles se contractent chacune en soi comme la fibre musculaire. Ces cils se trouvent chez les animaux à sang chaud, sur les cylindres; chez les autres animaux, en outre, sur l'épithélium sphérique, pavimenteux et nucléaire.

Épithélium vibratile.

Les cellules de l'épithélium vibratile ne diffèrent du cylindrique que par la structure de l'extrémité supérieure.

L'extrémité de ces cellules coniques, cylindriques ou ovales est tronquée en haut. Cette extrémité supérieure offre des poils courts hyalins, terminés en pointe ou en renflement. Chez l'homme, les cylindres portent de 3 à 8 poils; chez les mollusques, il y en a qui n'en ont qu'un. Ces cils sont tantôt en franges, en pinceau, c'est-à-dire plus longs au milieu, ou inégaux en passant d'un côté à l'autre. D'après Purkinje et Valentin, ils sont larges et plats chez les vertébrés; tronqués, moins obtus chez les oiseaux; aplatis et pointus chez les reptiles et les poissons; cylindriques et pointus chez les invertébrés.

D'après Purkinje, les cils des ventricules cérébraux sont pointus et flagelliformes. Après la mort ils disparaissent vite.

1° *Voies respiratoires.* Depuis une ligne correspondant horizontalement à l'épine nasale et au bord antérieur des os du nez, l'épithélium stratifié cesse. Le vibratile tapisse alors les orifices, les sinus et les sinus frontaux, ethmoïdaux, maxillaires, sphénoïdaux. De même dans le canal nasal et le sac lacrymal. Les conduits lacrymaux ont le pavimenteux. Le même vibratile existe sur les paupières, le haut du pharynx, les trompes d'Eustache. Le stratifié va jusqu'à l'épiglotte; le vibratile tapisse alors la paroi antérieure du larynx, tandis que le stratifié ne commence que sous les cordes vocales, et se continue aux extrémités bronchiques.

2° En second lieu, l'organe génital de la femme, depuis le milieu du col utérin, jusqu'aux franges des trompes.

3° Les vibratiles occupent les parois du cerveau qui limitent ces ventricules. Dans les trompes de Fallope ils sont longs, en moyenne, de 0,015 lignes. Les plus petites cellules existent dans le cerveau.

Mouvement vibratile.

Les nerfs ne s'y étendant pas ne sont pour rien dans ce mouvement. Les narcotiques dans l'intérieur ou immédiatement, d'après Purkinje, Valentin, Müller, n'y font rien.

Les cellules isolées pendant des semaines le présentent encore. L'appareil est donc dans la cellule; les stries qu'on observe quelquefois sur leurs parois feraient naître l'idée de muscles, mais sans nerfs.

Purkinje et Valentin distinguent trois espèces de mouvemens:

1° Un mouvement infundibuliforme en cône; il devient oscillatoire peu à peu.

2° Des flexions onduleuses, comme la queue des spermatozoaires.

3° Les poils se courbent en crochet à la pointe et se redressent.

Le bord renversé des muqueuses présente l'aspect d'une eau qui coule vivement. Dans les animaux inférieurs (ver de terre) il ressemble au flamboiement d'une bougie.

Plus tard il est plus calme; c'est l'ondulation d'un champ de blé. Plus tard encore on le voit se courber, se dresser d'une manière rhythmique, puis à des intervalles de plus en plus longs.

Puis des séries se reposent pour reprendre leur mouvement; l'huile, la gomme, ralentissent ce mouvement.

D'après Purkinje et Valentin, les attouchemens l'animent ou le raniment. A 5° sur 0° il s'arrête, et au delà d'une température élevée, de même. Le galvanisme n'agit que localement sur lui.

Les acides minéraux étendus même l'arrêtent; l'acide acétique aussi; les narcotiques n'agissent point. Le nitre, le sublimé, l'ammoniaque, l'émétique, le tuent. L'alun, le sel ammoniac, le sel commun, l'éther, l'alcool, ne l'arrêtent qu'à l'état de concentration.

Le sérum du sang prolonge sa durée. La bile détruit sa durée indéfiniment. Le mouvement vibratile produit dans la liqueur un mouvement en sens opposé de la direction que prennent ceux-ci en se courbant. En se redressant, ils chassent la liqueur devant eux. Les particules solides sont attirées vers les cils. La direction étant constante, il en peut résulter un mouvement de liquide. Le mouvement a toujours lieu de l'intérieur à l'extérieur. Dans les narines de lézard, le liquide entre par un bord, sort par l'autre. Purkinje et Valentin ont vu des alternatives rhythmiques dans le sens du courant, de sept en sept minutes. Le mouvement dans la trachée est de dehors en dedans, et non inverse. Dans les organes, comme l'oviducte de dedans en dehors, au lieu de favoriser l'introduction de la semence, ils l'empêchent. Les conduits hépatiques vibrent, excepté chez les mollusques, et les corpuscules palpébrales chez l'homme. D'ailleurs, dans les cas où il semblerait devoir favoriser une expulsion, le liquide est expulsé (catarrhe). Dans les ventricules cérébraux, les sacs séreux, il n'a rien à mouvoir.

Le *tissu épithélial morbide* renferme les élémens *pavimenteux, cylindrique, nucléaire;* le *lupus*, le *noli me tangere*, forment une tumeur mixte, dans laquelle l'épithélium, l'élément fibro-plastique, le tissu cellulaire; les élémens se trouvent aussi dans l'esthiomène *ani et vulvi*. La partie superficielle de l'ulcère est constituée par de l'épiderme; la base en est indurée; mais en descendant, le derme reparaît. Les cellules sont réunies en lamelles. C'est là l'infiltration épidermique.

A mesure que la surface se desquame, l'induration pénètre dans la profondeur des tissus.

Les tumeurs épidermiques, papillaires forment des boutons cancéreux aux lèvres, au col utérin, à l'anus. Ce sont des épithéliums en couche épaisse, s'accumulant sur des papilles hypertrophiées. Leur surface est rugueuse. Les coupes montrent un prolongement rouge, enveloppé d'un filament blanc qui est épidermique. Quelquefois l'épiderme s'y infiltre, en prenant le caractère du *lupus*.

Les élémens épithéliaux, en apparaissant dans les tissus, les atrophient. Cela peut avoir lieu dans les os. Ces tumeurs ne se reproduisent pas. Celles d'entre ces tumeurs qui sont d'origine glandulaire conservent le caractère des glandes; on y retrouve les épithéliums, et souvent le nucléaire transformé en pavimenteux. Dans l'hypertrophie des glandes, on observe un développement du cul-de-sac. Puis les parois du cul-de-sac se résorbent et l'infiltration des épithéliums commence. Le noyau se multipliant très rapidement, le tissu osseux ou autre se résorbe, et l'épithélium le remplace.

Quelquefois on trouve encore dans l'os résorbé des myeloplas, peu vasculaires en général; ces tumeurs sont un peu ramollies au centre, lorsqu'elles ont le volume d'un œuf de poule. Ces tumeurs ne présentent jamais de suc. C'est une substance friable; il en suinte des filamens jaunâtres, visqueux, ce sont des cellules épidermiques. Quelques culs-de-sac ne sont pas tout à fait détruits. Les ganglions lymphatiques se prennent de la même manière. Quelquefois l'épithélium nucléaire forme des tumeurs dans les glandes nasales.

En général, dans les productions épithéliales (nommées le plus souvent tumeurs épidermiques), les quatre variétés manquent quelquefois de noyau, et offrent assez fréquemment des granulations graisseuses; leur volume est souvent considérable, atteignant de 1 à 3/10me de millim.; le plus souvent le noyau, s'il existe, n'a pas augmenté proportionnellement de volume.

Les formes de ces grandes cellules sont remarquables par leurs bizarreries, leurs prolongemens, quelquefois leurs perforations, leurs excavations, avec ou sans granulations; ce sont des aberrations de forme et de volume, qui leur laisse cependant l'aspect général des épithéliums.

Les excavations ou vacuoles sont de véritables altérations accidentelles propres aux cellules épithéliales ou autres; altérations séniles ou morbides. Les épithéliums columnaires sont, comme les pavimenteux, susceptibles d'offrir des aberrations analogues, mais manquent presque toujours de noyaux.

Capillaires.

En comprenant sous la dénomination de capillaires sanguins les plus petits vaisseaux visibles à l'œil nu, et ceux que l'on ne peut observer qu'avec des verres grossissans, nous ne formerons, avec Prochaska, que trois catégories: seulement, au lieu de les caractériser par les expressions *tenuis, tenuiora, tenuissima*, nous ferons la répartition en trois variétés de Ch. Robin, qui, dans cette question, a porté une grande lumière.

Dans la première variété, répondant au *tenuissima* de Prochaska, les capillaires ont un diamètre qui varie entre 0,007 et 0,030 de millim.; une seule tunique les constitue. Dans la seconde, le diamètre varie entre 0,030 et 0,060, et il a deux tuniques. Dans la troisième variété, le capillaire visible à l'œil nu, surtout dans les congestions pleurales et péritonéales, a trois tuniques, et son diamètre varie entre 0,060 à 0,120 de millim.

Première variété. Les capillaires de cette variété ont un diamètre transversal analogue au globule sanguin. Isolés par dilacération, dans le testicule, les reins, les nerfs, la substance cérébrale ou la rétine, et grossis, ces capillaires se présentent sous la forme d'un petit cylindre flexueux ou rectiligne, transparent, incolore, à bords nets, régulièrement parallèle et s'écartant peu à peu, à mesure que le conduit s'élargit. L'acide acétique augmente leur transparence, les ramollit en les gonflant légèrement, mais ne les dissout pas. Cette propriété chimique permet de les distinguer, au milieu des fibres du tissu cellulaire ou du tissu musculaire qui deviennent gélatineuses, ou se dissolvent dans l'acide acétique.

La structure du cylindre capillaire présente, à considérer, une cavité régulière et une paroi. Celle-ci varie en épaisseur de 1 à 2 millièmes, suivant le calibre du conduit. Si dans les capillaires du diamètre des globules sanguins, on défalque l'épaisseur des parois, leur calibre se trouve réduit de 0,007 à 0,005.

La limite interne est marquée par une ligne pâle aussi nette que l'externe; elle ne se voit presque pas lorsque les deux faces opposées du cylindre capillaire sont devenues contiguës, par suite d'un aplatissement.

La tunique ou paroi du conduit capillaire existe dans tous les tissus pénétrés par le sang, même dans le foie, le poumon, où quelquefois elle a été niée.

Partout elle est formée d'une substance entièrement homogène, sans fibres ni stries, et surtout sans trous, fissures ni éraillures, ce qui exclut la possibilité des hémorrhagies par exsudation. Cette substance homogène des parois est de l'ordre de celles qui portent dans leur épaisseur des corpuscules ou noyaux analogues à ceux des cellules; noyaux qui en font partie, et qu'on ne peut en séparer que par l'action des réactifs énergiques.

Les noyaux de la paroi des capillaires sont ovoïdes, quelquefois ronds, et ayant leur grand diamètre toujours dirigé parallèlement à l'axe du vaisseau ou à peine oblique. Le diamètre longitudinal de ces noyaux varie, entre 0,010 à 0,020; leur largeur est communément moitié moindre, elle est relativement moindre encore dans les plus longs, qui sont quelquefois flexueux. Ces noyaux présentent en outre quelques granulations grisâtres, et peuvent même offrir un ou deux nucléoles.

Il n'est pas rare de les voir saillans du côté de la face externe des parois du capillaire; le plus souvent ils sont contenus dans le milieu de l'épaisseur même de la tunique; on en voit aussi qui font saillie du côté de la cavité du capillaire, de manière à rétrécir son calibre à ce niveau.

L'acide acétique qui pâlit la tunique n'exerce aucune action appréciable sur ces corpuscules. Dans les plus petits capillaires, les noyaux forment ordinairement une série simple, dans laquelle ils sont assez régulièrement espacés, parfois aussi, on les voit très rapprochés les uns des autres.

Ils peuvent se présenter déposés alternativement d'un côté de l'autre, ou d'un seul côté, ou bien enfin, ils peuvent former deux rangées parallèles, placées directement en face l'une de l'autre. Assez souvent, on rencontre un noyau à l'angle d'abouchement de deux capillaires. Dans les capillaires du vieillard la tunique homogène des capillaires se remplit naturellement de granulations graisseuses, de telle sorte que cette altération athéromateuse ou graisseuse, qui souvent devient cause de phénomènes morbides, est un fait de modification sénile naturelle aux capillaires.

Les noyaux des parois peuvent être plus ou moins abondans dans tel ou tel tissu. Ils sont plus rapprochés dans les capillaires des reins, dans le testicule, que dans le cerveau, la pie-mère, le poumon.

Voici la description de la *seconde variété* d'après Ch. Robin et Segond :

En passant à des capillaires qui ont en diamètre plus de 0^{mm},025 ou 0^{mm},030 et ordinairement moins de 0^{mm},070 de millimètre, nous avons des vaisseaux pourvus d'une double paroi. La plus interne n'est que le prolongement de celle qui constitue seule les capillaires de la première variété; seulement, elle détermine un canal dont le calibre est plus grand; elle est appliquée et soudée à la face interne de la tunique extérieure, de telle manière que nulle trace de leur union ne se montre ni sous forme de ligne ni sous forme d'intervalle.

Du reste, la disposition de ses noyaux et leur direction la distinguent facilement de la suivante. Une particularité relative au mode de rupture des deux tuniques et dont il sera question plus loin, la fait également distinguer mécaniquement, avec netteté, et donne beaucoup de valeur à la distinction basée sur la direction longitudinale des noyaux. Il est à noter que dans la plupart des capillaires, à mesure que leur diamètre s'élargit, les noyaux de la tunique interne s'écartent les uns des autres, de telle sorte que l'intervalle qui les sépare devient plus grand que celui qu'on observe entre les noyaux des épithéliums à cellules même très larges, tel que celui de l'œsophage. Ce fait suffit, d'après M. Robin, pour éloigner tout rapprochement de ces noyaux avec ceux d'un épithélium qui tapisserait la face interne des capillaires de cette variété et même de la troisième. Il est presque superflu d'ajouter qu'on ne voit entre ces noyaux de la tunique interne aucune ligne circonscrivant les formes polygonales propres aux cellules des épithéliums des gros vaisseaux.

La *deuxième membrane* caractéristique des capillaires de cette variété est plus épaisse que la précédente; elle a de $0^{mm},002$ jusqu'à $0^{mm},004$ de millimètre; sa substance amorphe aurait le même aspect que celle des plus petits capillaires, si elle n'était toujours finement granuleuse (Ch. Robin). Ce qui la distingue encore, c'est la présence de noyaux allongés fusiformes, noyaux dont le plus long diamètre est disposé perpendiculairement à l'axe du vaisseau, au lieu d'être parallèle à cet axe, comme dans la tunique interne ou tunique des capillaires de la première variété.

Tout aussi homogène que la substance des capillaires de la première variété, elle est également sans fibres, stries ni éraillures. L'acide acétique ne la détruit pas, mais la rend un peu plus transparente et la gonfle en rendant ses noyaux plus évidens.

Les noyaux de cette seconde tunique sont plus nombreux que ceux de la couche interne. Ils sont ovales, étroits, allongés, leur longueur peut atteindre $0^{mm},045$, tandis que leur largeur dépasse rarement $0^{mm},005$ ou $0^{mm},006$.

Il n'est pas rare de les voir légèrement flexueux à bords un peu irréguliers, avec des extrémités souvent terminées en pointe. Ils sont incolores, un peu grisâtres par suite de la présence de fines granulations moléculaires dans leur épaisseur, et le plus souvent sans nucléoles. L'acide acétique est sans action sur eux.

Il est un fait physique, dépendant uniquement du mode d'examen qu'on emploie pour l'étude de ces capillaires, qui doit être noté ici. Les noyaux transverses se présentent tels que nous venons de les décrire, lorsqu'on les examine vers l'axe du cylindre vasculaire. Mais ceux qui se trouvent sur les bords de la préparation (suivant l'expression de laboratoire) entre les deux lignes parallèles qui, de chaque côté du capillaire, limitent l'épaisseur et le contour de paroi, ceux-là, dis-je, ne se présentent plus à l'observateur dans le sens de leur longueur, mais par leur extrémité même. Ce n'est plus alors une coupe longitudinale des noyaux qu'on voit, mais la coupe transversale qui est circulaire; ce qui fait que les bords des capillaires de cette variété semblent pourvus d'une rangée de petits noyaux ronds plus ou moins rapprochés, qui ne sont que les noyaux allongés vus par le bout.

La deuxième membrane à noyaux transverses ne se montre pas brusquement sur les capillaires de la première variété; M. Robin, ayant examiné une assez grande étendue d'un vaisseau pour constater où commence cette variété, a vu peu à peu des noyaux transverses ou obliques à l'égard des noyaux longitudinaux se montrer sur le capillaire, sans qu'abord sa paroi soit plus épaisse; les choses restent ainsi dans une longueur de deux ou trois dixièmes de millimètre, mais en faisant glisser la lame porte-objet de manière à voir une plus grande longueur de vaisseau, on arrive insensiblement à des parois de 3 à 5 millièmes de millimètre, offrant la disposition anatomique que j'ai fait connaître.

Un accident de préparation assez fréquent permet encore de distinguer les deux couches, c'est que dans les ruptures de capillaires opérées par la dilacération au moyen des aiguilles, les deux tuniques se rompent assez souvent à des niveaux différens.

Henle, qui a parfaitement décrit la première variété, admet dans la seconde, outre la tunique à noyaux ovales en travers, une couche intérieure d'épithélium nucléaire.

La tunique externe des capillaires de la deuxième variété, ou à deux tuniques, est plus sujette aux dépôts séniles de gouttes graisseuses dans les capillaires à une seule tunique, on est sûr d'en observer en plus grande quantité encore dans ceux de la deuxième, et surtout dans leur tunique externe. Sur des sujets morts d'affections les plus diverses, on peut rencontrer des capillaires devenus presque opaques, par suite de la grande quantité de gouttes graisseuses, déposées dans l'épaisseur de leur paroi, et surtout dans la tunique externe. Il n'est pas rare alors de voir les noyaux transverses de cette dernière avoir complétement disparu, tandis que les noyaux longitudinaux de la tunique interne persistent.

Quelquefois, les noyaux longitudinaux de la tunique interne ont disparu aussi bien que les précédens. On peut, du reste, trouver cette altération dans une partie plus ou moins limitée du cerveau, de la premiere, des muscles ou autres tissus, et rencontrer les capillaires avec leur état normal, dans une région toute voisine du même organe, sans que rien puisse faire comprendre la cause première de cette inégalité de distribution de la lésion.

La troisième variété des capillaires a de $0,060$ à $0,130^{mm}$. Ce qui les distingue, c'est l'adjonction d'une troisième tunique aux deux précédentes. Cette nouvelle tunique extérieure, véritable couche adventive, est onduleuse, striée longitudinalement. La striation y dépend de fibres flexueuses dans le sens de la longueur du vaisseau, fibres analogues à celles des tissus cancéreux.

Cette couche, qu'on surprend quelquefois s'ajoutant peu à peu aux capillaires de la deuxième variété, mince d'abord, prend bientôt une épaisseur de 10 à 12 millièmes de millim.

L'acide acétique gonfle les fibres de telle sorte que, dans le capillaire, la troisième tunique double et triple d'épaisseur. On observe alors quelquefois, dans son épaisseur, des noyaux fibro-plastiques, offrant diverses directions; on y rencontre aussi, dans certains cas, des fibres du tissu élastique peu flexueuses, rarement bifurquées, assez courtes pour qu'on en voie les deux bouts. Cette troisième tunique se distingue des deux autres tuniques, reconnaissables à leurs noyaux diversement disposés, et offrant toutes les particularités décrites précédemment.

Nous allons examiner très brièvement les altérations des capillaires, et nous nous guiderons sur les deux auteurs déjà cités, et qui ont étudié cette question avec le plus grand soin; leurs recherches se résument ainsi :

Nous plaçons en tête de cet examen l'*altération athéromateuse*, assez fréquente chez les sujets avancés en âge, pour qu'on puisse la considérer comme un phénomène sénile, normal.

Les différentes formes *athéromateuses*, *stéatomateuses et mélicériques* de ces dépôts ont été bien étudiées dans les artères. Depuis qu'on s'est familiarisé avec l'inspection des capillaires, on a vu également ces petits amas graisseux se substituer aux élémens de la paroi du capillaire et en rétrécir le calibre, souvent au lieu d'un amas ce sont des granulations isolées. M. Ch. Robin en a rencontré au niveau des dilatations variqueuses des capillaires du cerveau. Ces altérations sont à peu près constantes à partir de soixante-dix ans, mais on peut accidentellement les rencontrer, même à partir de trente-cinq ans ; chez les sujets morts d'apoplexie, on trouve cette altération dans presque tous les capillaires.

Cette altération, dont nous avons noté plus haut les caractères en abrégé, d'après ce qu'on rencontre souvent sur des sujets morts de toute autre affection que de maladies du cœur ou des vaisseaux, offre les caractères suivants :

Chez les sujets morts d'apoplexie ou d'une autre affection, mais offrant des foyers apoplectiques anciens, on trouve, d'après M. Robin, les capillaires de la première variété, soit dans le cerveau, soit dans les autres organes, parsemés de granulations graisseuses isolées, ou le plus souvent accumulées. Ces granulations offrent le même aspect que dans les cas où il s'agit simplement des capillaires des vieillards dont il a été question plus haut ; seulement, elles sont plus abondantes, disposées quelquefois en séries longitudinales et plus souvent groupées en amas, qui déterminent une augmentation d'épaisseur des parois et font saillie, soit du côté de la cavité du vaisseau, soit au dehors. Prises en elles-mêmes, ces granulations graisseuses sont jaunâtres, à centre brillant, à contour net et foncé. Le plus souvent elles sont sphériques et varient en volume depuis 1 jusqu'à 4 millièmes de millimètres. Quelquefois les plus grosses, accumulées ou non, sont polyédriques ; on peut les dissoudre par l'éther, mais seulement après avoir attaqué les parois du capillaire par l'acide acétique. Dans les tumeurs colloïdes non cancéreuses, dans les tumeurs fibro-plastiques et épidermiques, dans les hypertrophies glandulaires, surtout celles des muqueuses, M. Robin a trouvé les mêmes altérations. L'altération est surtout très-prononcée dans les parties des tumeurs colloïdes qui offrent quelquefois des épanchemens sanguins. Toutefois, les granulations graisseuses sont plus petites que chez les individus apoplectiques ; elles sont soit isolées, soit en séries longitudinales, comme les grains d'un chapelet, soit en amas occupant le quart ou la moitié de la largeur du cylindre.

Cette altération se rencontre aussi dans les tumeurs cancéreuses, mais habituellement les granulations y sont plus rarement accumulées ; elles sont éparses dans l'épaisseur des parois du capillaire dans les interstices des noyaux et généralement de volume inégal.

Les altérations précédentes s'observent aussi sur les capillaires des deuxième et troisième variétés, dans les mêmes cas et avec des particularités analogues dans chacun d'eux. Toutefois, c'est la tunique à noyaux transverses qui, ainsi que dans les modifications séniles, en est principalement attaquée.

Les gouttes y sont habituellement plus grosses, en amas plus considérables, de manière que faisant saillie, soit en dedans, soit en dehors, des granulations volumineuses semblent devoir se détacher facilement au moindre mouvement brusque de pression sur le capillaire. Toutefois, elles sont encore assez fortement adhérentes, et quelles que soient les oscillations qu'on fasse éprouver aux lamelles recouvrant les préparations, on ne change en rien l'état des granulations ou gouttelettes accumulées. Plus souvent que dans les capillaires de la première variété, les granulations sont ici polyédriques, irrégulières, et quelquefois alors réfractent la lumière non simplement en jaune, mais en lui donnant une teinte rougeâtre. La composition de ces matières grasses n'a pu être exactement précisée, mais on trouvera dans le *Traité de chimie anatomique* de MM. Ch. Robin et Verdeil (1) les faits qui portent à penser que la cholestérine, l'oléine, la margarine et la stéarine en sont les principes constituants fondamentaux, comme dans les concrétions dites athéromateuses des artères.

Lésions anévrysmatiques. — Virchow, au point de vue des altérations de forme, distingue l'ectasie des vaisseaux en *simple* (dilatation générale et uniforme), *variqueuse* (dilatation générale, mais inégale), *ampullaire disséquante*, *caverneuse*. M. Gailliet, dans son excellente thèse sur ce sujet, repousse avec raison ces deux dernières formes, comme se rattachant à l'étude des lésions des dernières ramifications des artères et des veines et non aux capillaires proprement dits.

Dans l'ectasie simple, la plus fréquente, les capillaires se dilatent d'une manière plus ou moins uniforme ; si un des points de la circonférence cède plus facilement, il se forme un sac latéral d'un volume variable : on a alors l'ectasie variqueuse. Ou bien toute la circonférence du vaisseau en un point limité, se dilate en ampoule : ectasie ampullaire. Cette ampoule, au lieu d'être régulièrement arrondie, peut être fusiforme, ou bien encore un même vaisseau peut présenter une série de dilatations latérales. M. Robin pense que cette forme d'ectasie est commune dans les *nævi-materni* et dans les tumeurs dites *érectiles* de la peau et des muqueuses, sans parler de la dilatation générale des capillaires et de leurs flexuosités ordinaires dans ces productions morbides. Ces déformations peuvent, comme on le voit, offrir une assez grande variété.

Elles peuvent dépendre, comme dans les artérielles, de l'altération athéromateuse préalable de la paroi du capillaire. Au niveau de la dilatation la membrane amorphe du capillaire est plus fine, plus transparente et les noyaux y sont peu nombreux ; cette dilatation des tuniques, avec dépôt de granulations graisseuses, présente les mêmes caractères dans les tissus normaux et dans le tissu des tumeurs cancéreuses et fibro-plastiques rapidement développées.

Les observations particulières de M. Gailliet ont contribué, à cet égard, à généraliser l'étude de ces altérations. M. Robin a noté aussi, dans le travail de M. Gailliet, des ectasies simples dans diverses tumeurs et entre autres les tumeurs épithéliales simples ou d'origine glandulaire, soit avec dépôt de granules graisseux, soit lorsque le capillaire a conservé son aspect normal.

Une disposition spéciale se rapporte à la distribution des capillaires dans le placenta. On sent que le tissu de cet organe est formé par les ramifications très subdivisées et entre-croisées des villosités du chorion. Ces villosités sont formées d'une substance homogène, finement granuleuse, çà et là fibroïde sans être fibreuse, parsemée de noyaux ovales. Cette substance est la même que celle du chorion.

(1) Ch. Robin et Verdeil, *Traité de chimie anatomique ou des principes immédiats du corps de l'homme*, etc. Paris, 1852, in-8°, t. III, p. 20 et suivantes.

Chaque villosité constitue un cotylédon placentaire à circulation indépendante; le pédicule de la villosité se subdivise en rameaux nombreux. Chaque subdivision se termine par une extrémité arrondie, mousse, conique. Chacune est creusée d'un double canal, l'un portant le sang du fœtus vers la mère; l'autre le ramenant en sens inverse. Ils s'inosculent vers le bout, et ne sont séparés l'un de l'autre que par une cloison épaisse d'un centième de millim.

Cette épaisseur est également celle de la paroi périphérique des plus petites ramifications, paroi qui n'offre nulle part le moindre orifice, ni fissure, ni éraillure pouvant permettre communication directe, autrement que par endosmose entre le sang de la mère et celui du fœtus. Dans le conduit artériel du pédicule de la villosité, s'enfonce un rameau provenant de l'une des deux artères ombilicales ou placentaires; de l'autre conduit sort un rameau veineux qui, avec les autres, va former la veine ombilicale.

A partir de la base du pédicule, à mesure qu'on avance vers les branches, les parois de l'artère et de la veine disparaissent complétement dès les deuxième et troisième subdivisions des villosités. Dès ce moment, le conduit sanguin est représenté par la substance propre de la villosité bien canaliculée; le sang est au contact de cette substance, et nulle tunique propre des capillaires ne peut être vue, ni à la face interne du canal portant le sang du fœtus aux sinus, ni à celle du conduit juxtaposé, dans la même branche qui ramène le sang, à partir des sinus vers le cœur du fœtus. Ainsi, dans le placenta il n'y a pas de réseau, mais des villosités ramifiées non anastomosées et simplement enchevêtrées. La disposition réciproque des ramifications une fois connue, celle de la distribution des capillaires l'est également. Il faut seulement savoir que les conduits sauguins des villosités ne sont pas réguliers, et que leur diamètre, qui est de 15 dans les dernières ramifications, peut être quelquefois plus large de moitié.

On observe de plus que, çà et là, les dernières ramifications portent de petits prolongemens ou nouvelles ramifications, longues de 1 à 2/10me de millim., presque aussi épaisses que la ramification qui les porte. Le conduit correspondant afférent ou efférent ne fait que s'enfoncer dans leur épaisseur, et se contourne au sommet pour revenir sur lui-même, et se continuer au delà, dans le reste de la ramification, en conservant son double caractère.

Enfin, il y a dans le placenta, sur le pédicule des villosités et de leurs grosses ramifications, des capillaires fournis par les vaisseaux qui rampent à la face fœtale du placenta, capillaires nourriciers de ces villosités, qui se distribuent à leur surface en formant des mailles analogues au tissu cellulaire. On les trouve encore un peu au delà du point où les vaisseaux placentaires perdent leurs parois. Ils rampent dans une petite quantité de tissu cellulaire, qui est appliquée sur le pédicule des villosités et leurs principales branches.

Dans le tissu adipeux, les vésicules polyédriques par pression réciproque sont entourées souvent par une maille capillaire qui en reproduit la forme. Quelquefois deux ou trois vésicules sont circonscrites par une seule maille. Le diamètre de celle-ci est donc mesuré comme leur forme, à peu près par celui de la coupe des vésicules. Le tissu adipeux est donc assez riche en capillaires, comme on peut le constater sur les cadavres.

Dans le tissu lamineux, dans l'épaisseur du derme et du chorion des muqueuses, dans l'épaisseur des séreuses et des synoviales, dans le périoste, la pie-mère, la dure-mère, dans la tunique externe des artères et dans les dernières tuniques des veines, les ramifications capillaires suivent assez communément la direction et le mode d'entre-croisement des faisceaux de fibres. Les mailles sont polygonales à angles généralement aigus, d'égal diamètre à peu près en tous sens, la largeur de ces mailles est de trois à six fois celle des capillaires, on en trouve peu de plus étroites, peu de plus larges. Ces dimensions relatives peuvent se rencontrer sur une même maille allongée, en comparant la largeur à la longueur.

Les mailles étroites l'emportent sur les plus larges dans le périoste, dans la tunique externe des artères et à la surface des séreuses.

Dans le tissu jaune élastique des divers ligamens, les vaisseaux ne se rencontrent que dans les lames de tissu cellulaire interposées au tissu jaune. Ils offrent la disposition propre à ce tissu. Il en est de même des tendons, c'est-à-dire que les faisceaux de ces fibres tendineuses ne sont pas vasculaires.

Ces faisceaux varient en épaisseur, suivant le volume des tendons de différens animaux. Les muscles de la vie organique offrent des mailles allongées à angles aigus, dans le cœur le plus riche en vaisseaux des organes vasculaires: les mailles sont polygonales, serrées, à angles aigus, et leur plus grand diamètre est mesuré par l'épaisseur des faisceaux vasculaires du cœur.

Élémens anatomiques et tissus vasculaires.

Épithélium. Il appartient à la classe des épithéliums pavimenteux et ressemble à celui des membranes séreuses. Les cellules sont polygonales ou allongées; leur grand axe correspond, en général, à celui des vaisseaux; elles sont, du reste, aplaties, claires, pâles, translucides, munies d'un noyau volumineux, lenticulaire ou ovale, granuleux et à contours bien nets. Lorsqu'on voit les cellules de profil, elles se présentent sous la forme de petites lignes pointues aux deux bouts et offrent, à la partie moyenne, un renflement qui répond au noyau.

Quelquefois les cellules paraissent soudées, fusionnées de telle sorte, qu'on ne reconnaît leur présence que par la disposition régulière des noyaux qui restent distincts.

Enfin, les cellules paraissent manquer complétement dans certains cas; on ne retrouve plus que des noyaux isolés qui, au reste, offrent les mêmes caractères que ceux qu'on trouve dans les cellules complètes et qui, d'ailleurs, diffèrent entièrement des corpuscules allongés qui entrent dans la composition des vaisseaux capillaires.

2° *Tunique striée ou fenêtrée.* Cet élément anatomique joue un grand rôle dans la composition des parois artérielles où elle sert de matière unissante aux diverses parties qui en constituent la couche moyenne. Nous ne nous arrêterons pas à en donner les caractères, car, malgré l'opinion contraire de Henle et de Salter, nous pensons que cet élément manque absolument dans les veines. M. Robin avait déjà fait cette observation dans ses cours; nous avons fait ensemble de nouvelles recherches qui la corroborent.

3° *Fibres longitudinales.* Elles constituent, comme nous le verrons tout à l'heure, la tunique la plus interne des veines. Il n'est pas absolument démontré que la membrane qui porte le nom de tunique à fibres longitudinales, résulte de l'union de fibres véritables réunies en couche. Au lieu de la considérer comme une membrane fibreuse dans l'acception du mot, nous pensons qu'elle présente seulement des stries longitudinales, onduleuses, beaucoup plus ténues et moins nettes que les fibres de tissu cellulaire. Si on lit attentivement la description qu'en donnent les auteurs, on voit que les caractères histologiques de cet élément sont encore assez vagues. « Si l'on ouvre une grosse veine, dit Henle, et qu'on parvienne à en détacher la couche interne dans le sens de la longueur, on obtient une membrane pâle et grenue, que des stries obscures, dirigées en long, semblent séparer en fibres plates, longitudinales, situées les unes à côté des autres. » Salter pense que ces fibres sont composées d'un véritable tissu jaune élastique, mais il reconnaît qu'elles sont pâles et indistinctes, et que leur direction longitudinale est difficile à bien reconnaître, à cause de leur intrication. Nous passons sous silence l'hypothèse proposée par Henle, pour démontrer qu'elle dérive de la membrane des vaisseaux capillaires. Nous résumerons de la manière suivante les caractères de cet élément : membrane pâle, mince, élastique, offrant des stries longitudinales, onduleuses, insoluble dans les acides, et offrant une texture particulière qui la distingue des tissus cellulaire et élastique.

Fibres élastiques.—On en rencontre deux variétés dans les vaisseaux : la première se rapporte à ce tissu jaune, sur lequel tout le monde est d'accord ; ce qui est à l'état de type dans les ligamens jaunes des vertèbres ; il se présente sous la forme de bandes larges s'anastomosant ensemble, s'enroulant en vielle, etc. La seconde variété est composée de ces fibres, que Henle a distinguées du tissu élastique, et auxquelles il a donné le nom de fibres de noyaux. Ces fibres, comme nous l'avons constaté bien des fois, ne diffèrent des précédentes que par une largeur moins grande et des anastomoses moins fréquentes ; car, les caractères de couleur, de forme frisée, etc., la manière de se comporter avec les réactifs, sont tout à fait semblables.

Tissu fibreux. — Les fibres de tissu cellulaire existent dans les vaisseaux ; elles y sont assez difficiles à reconnaître dans certains points, à cause de leur mélange intime avec d'autres élémens. Quelquefois on ne reconnait leur présence que par les réactifs, mais d'une manière négative. L'acide acétique les dissolvant, on soumet le tissu mixte à son action, et on juge de la présence du tissu cellulaire à la manière dont les autres élémens deviennent évidens. A la périphérie des vaisseaux, le tissu cellulo-fibreux devient beaucoup plus manifeste, et on peut le reconnaître sans difficulté.

Fibres musculaires lisses de la vie organique. — Depuis bien long-temps, l'existence de la fibre contractile était prévue ou admise sans démonstration, dans la tunique vasculaire. Henle, toutefois, hésite à accorder la nature musculaire aux corpuscules particuliers qu'il a observés dans la tunique moyenne des vaisseaux ; pourtant il trouve des différences notables entre ces élémens et les noyaux allongés qu'il décrit dans les tuniques voisines. Nous devons à Kœlliker une étude des tissus contractiles dans les organes splanchniques, dans les conduits excréteurs, etc., etc. Il admet dans les vaisseaux sanguins deux variétés de fibres cellules. La première consiste en cellules courtes, arrondies ou fusiformes aux extrémités, ou bien encore, terminées carrément ; à la seconde variété, se rapportent des fibres beaucoup plus longues, qui ressemblent à un rectangle très allongé, ou à un bâton. Lorsque l'on regarde ces fibres de face, elles offrent le plus souvent, l'apparence d'un fuseau long et plus ou moins renflé au centre. Ces fibres se composent d'une substance molle homogène, légèrement jaunâtre ; elles sont munies d'un noyau de forme particulière et caractéristique qui ressemble à un bâtonnet. L'acide acétique est sans action sur cet élément musculaire.

M. Robin a reconnu également les fibres cellules dans les artères et les veines ; mais il pense que la dernière variété doit seule être admise comme vraiment contractile. Kœlliker a pris sans doute, en plusieurs points de ses recherches, les élémens fibro-plastiques pour des fibres cellules musculaires. Cette opinion nous était déjà venue, à propos d'une discussion sur les fibres musculaires de l'utérus. Quoi qu'il en soit de cette dissidence, l'élément musculaire existe dans les vaisseaux aussi bien veineux qu'artériels. Cette vérité incontestable nous mettra très à l'aise dans l'histoire de la contractilité des veines.

Fibres musculaires striées. — Ces fibres, qui ne diffèrent guère de celles du cœur, se trouvent sur les grosses veines, au voisinage des oreillettes ; les artères n'en présentent jamais. Nous n'avons pas à décrire les caractères bien connus de cet élément contractile.

Tels sont les élémens anatomiques qui prennent part à la constitution des parois musculaires artérielles et veineuses. Mais il ne faut pas croire qu'ils se trouveraient tous réunis sur un tronçon quelconque, détaché d'une veine ou d'une artère. Un seul d'entre eux peut être regardé comme constant ; c'est celui qui forme la membrane élastique à stries longitudinales, dans laquelle on peut voir la tunique fondamentale, le basement, membrane des vaisseaux sanguins. Quant aux autres élémens assez uniformément répandus dans le système artériel, ils sont, au contraire, très irrégulièrement répartis dans les veines ; c'est à cette variation que le système veineux doit, en grande partie, la diversité des aspects sous lesquels nous les rencontrons.

Néanmoins, en jetant un coup d'œil général sur l'ensemble du système vasculaire, on arrive à cette conclusion, qu'il est formé de deux grands groupes anatomiques, auxquels se rattachent des fonctions distinctes : le système capillaire forme à lui seul le premier de ces groupes ; il a une structure spéciale, des fonctions spéciales ; le second est formé par les vaisseaux centripètes, centrifuges, et le cœur ou organe d'impulsion. Les différences de fonctions entraînent, dans ces trois segmens de l'appareil vecteur du sang, des différences de proportions dans les élémens anatomiques, mais nulle distinction au point de vue de la composition histologique. Mettons de côté le cœur, caractérisé surtout par l'accumulation charnue de la fibre musculaire striée, et nous arrivons à reconnaître que les artères et les veines sont deux tissus très voisins l'un de l'autre : ceci ne veut pas dire qu'une veine soit une artère amoindrie, qu'une artère, à son tour, soit une veine hypertrophiée : ceci signifie seulement qu'il y a entre les deux systèmes une affinité très grande.

Les élémens anatomiques étudiés plus haut se groupent de manière à revêtir la forme de membrane ; celles-ci figurent à leur tour des tubes emboîtés ou tuniques : nous allons les étudier dans les veines ; mais pour suivre le plan général adopté dans cette thèse, nous supposerons d'abord qu'il s'agit d'une veine de la circulation générale, puis nous passerons ensuite en revue les dispositions spéciales propres à certains canaux veineux qui s'éloignent du type.

En allant de dedans en dehors, nous trouvons la couche épithéliale: elle ne mérite pas le nom de tunique, car elle est loin de former une couche continue, et souvent on est forcé d'explorer une assez grande surface d'une veine pour la rencontrer. Elle manque dans un bon nombre de veines, ou bien elle est diminuée par plaques, ou encore, n'est représentée que par des noyaux plus ou moins épars. Lorsque l'on est parvenu à en isoler, par le râclage, quelques lambeaux, ou bien, ce qui est plus expéditif, lorsqu'on la cherche sur le bord libre d'une valvule, on voit qu'elle est constituée par les cellules juxtaposées, adhérentes par leurs bords, mais jamais stratifiées en plusieurs couches. Elle est plus régulière, plus constante dans les veines du fœtus que dans celles de l'adulte, dans tous les cas, elle n'est jamais formée de nombreuses cellules.

Membrane fondamentale, à stries ou longitudinales. — Elle constitue véritablement la tunique la plus interne des veines, c'est elle que Ch. Robin désigne sous le nom de membrane de Bichat. On la trouve dans toute l'étendue du système : elle sert à distinguer l'existence réelle de la veine, et apparaît à la limite des vaisseaux capillaires. Se continue-t-elle avec la tunique simple de ces derniers? résulte-t-elle de la transformation des cellules épithéliales enfibres, comme le pense Henle? ou bien encore, ces stries ne sont-elles que la représentation des corpuscules longitudinaux qui parsèment la membrane hyaline des capillaires? Telles sont les questions que nous pourrions résoudre si nous faisions un travail spécial sur la structure des veines; au reste, la réponse se trouvera résumée dans la phrase suivante : La membrane fondamentale fait suite à la tunique des capillaires, mais sans qu'on puisse admettre autre chose qu'une soudure, sans transformation de l'une dans l'autre, elle apparaît en dehors du vaisseau capillaire, et sa face interne dans les veinules présente encore quelques noyaux longitudinaux et transverses, caractéristiques des capillaires, mais qui disparaissent complétement à une très petite distance du réseau formé par ceux-ci.

Du reste, cette tunique est toujours parfaitement reconnaissable sur des coupes longitudinales ou transversales, elle est plus ou moins adhérente à la couche sous-jacente, mais elle ne s'en distingue nettement et ne se fusionne jamais avec elle. Dans les petits vaisseaux, elle ne peut être isolée en lambeaux, en raison de sa ténuité, mais dans les grosses veines elle peut acquérir une épaisseur notable, et alors être facilement lacérée en lamelles qui, se roulant immédiatement sur elles-mêmes, attestent ainsi sa grande élasticité; c'est elle qui forme au bord libre des valvules cette zone translucide, sur laquelle repose l'épithélium. La face externe de cette tunique présente un rapport bien important, c'est jusqu'à elle que parviennent les *vasa vasorum.*

L'épithélium et la membrane précédente répondent à la tunique interne des auteurs qui en accordent trois aux veines ; cependant, la difficulté qu'on a à l'isoler, fait que le scalpel ne peut la démontrer, sans enlever en même temps une bonne épaisseur de la couche suivante. La division est bien plus artificielle encore quand on se contente de séparer, par la dissection, les parois veineuses en deux couches seulement.

Dans la couche suivante, on rencontre trois élémens anatomiques affectant deux directions opposées. Nous pouvons donc la dénommer membrane élastique et musculaire, à fibres longitudinales et transversales. Le mélange de toutes ces fibres ne permet pas de décomposer en plans distincts et superposés la tunique, qui les renferme, tunique que, d'accord avec les auteurs d'anatomie descriptive, nous désignerons par l'épithète de moyenne. Déjà Ch. Robin, dans ses études sur la structure des artères, avait montré que la stratification des couches ne se faisait pas comme Henle l'avait indiqué. Les veines sont dans le même cas, comme Salter l'a reconnu.

Les fibres élastiques de la seconde variété surtout, existent en notable proportion dans cette couche; elles y affectent deux directions: les unes sont longitudinales, les autres sont transversales, sans être néanmoins parfaitement perpendiculaires à l'axe du vaisseau; on peut bien apprécier cette double direction sur des coupes pratiquées en plusieurs sens. Elles sont d'autant plus condensées qu'on s'approche plus de l'axe du vaisseau; vers la partie externe, au contraire, elles sont plus espacées et moins intimement unies ; de là, résulte qu'à sa face externe, la tunique moyenne est assez lâchement unie à la tunique externe, ce qui permet au scalpel d'établir entre elles une division quelque peu artificielle.

Henle, à propos du tissu élastique des veines, s'exprime ainsi : « Dans les veines, on ne trouve ordinairement que quelques fibres élastiques ayant de l'affinité avec les plus fortes fibres de noyaux.... Cependant elles paraissent former également une membrane dans les gros troncs veineux, par exemple, dans la veine-cave inférieure du bœuf. »

On trouve, en effet, dans les grosses veines, quelques fibres élastiques de la première espèce, les seules auxquelles l'anatomiste de Zurich accorde ce nom.

Les fibres de tissu cellulaire (White fibrans tissue) seraient, suivant Salter, interposées aux précédentes, auxquelles elles serviraient de gangue; rares et difficiles à constater à la partie profonde de la tunique moyenne, elles deviendraient plus reconnaissables vers la limite externe de cette dernière. Au reste, on trouve ce tissu cellulaire en assez grande abondance dans la couche la plus externe des veines ; nous admettons donc volontiers qu'il n'est pas étranger à la composition de la tunique qui nous occupe.

Henle qui refuse le tissu cellulaire unissant à la tunique moyenne des artères, admet dans les veines, des faisceaux annulaires de ce tissu, analogues à celui du dartos, de la peau, etc., etc., et qui mérite l'épithète de contractile : le même auteur refuse aux veines, les fibres élastiques circulaires et les fibres musculaires lisses.

Les fibres musculaires lisses non striées ou de la vie organique correspondent à ce que Henle appelle fibres propres des artères ; elles occupent dans les veines la partie la plus externe de la tunique moyenne surtout, mais on peut néanmoins en rencontrer dans toute l'épaisseur de celle-ci ; elles ne forment point une couche continue, mais sont, au contraire, assez distantes, ce qui est, du reste, variable, suivant la veine qu'on examine; elles sont presque toujours couchées en travers, c'est-à-dire perpendiculaires à l'axe du vaisseau, mais cela n'est point constant. Chez certains animaux, M. Bernard a vu les parois des veines sus-épathiques garnies, près de leur embouchure dans la veine-cave, d'une couche de fibres musculaires longitudinales. L'élément musculaire de la tunique moyenne est le plus variable de tous ; on pourrait presque d'avance, et par des *à priori* physiologiques, prévoir les points du système veineux qu'il occupe et dans lesquels il abonde ; nous y reviendrons.

Les fibres musculaires striées n'existent qu'exceptionnellement; on ne les trouve qu'au voisinage du cœur ; c'est à tort qu'on dit qu'elles forment des anneaux ; surajoutées à la paroi externe des veines, elles font bien véritablement partie de la tunique moyenne; la tunique externe est représentée en ce point, par de fortes expansions fibreuses du péricarde. Dans aucun lieu du système artériel on ne trouve la fibre musculaire rouge et striée.

C'est aux grandes variations d'existence, d'épaisseur, de composition de la tunique moyenne, que l'on doit rapporter bon nombre des dissidences qui se sont élevées parmi les anatomistes, sur la structure et les propriétés du système veineux. Cette tunique peut, en effet, manquer complétement, comme dans certaines veines cérébrales, ou donner aux veines tibiales postérieures, derrière la malléole, à la poplitée, au creux du jarret, une épaisseur qui égale et peut même dépasser celle des artères correspondantes.

On peut dire, pour les artères, que l'épaisseur des parois croît relativement au calibre, à mesure que l'on s'éloigne du cœur; mais une semblable généralisation est impossible pour le système veineux.

La tunique celluleuse élastique des veines offre le plus grand rapport avec celle qu'on trouve à la périphérie des artères.

Les fibres circulaires élastiques ou contractiles disparaissent, tandis que les faisceaux de tissu cellulaire et les fibres élastiques ou de noyaux de Henle, se mélangent en proportion diverse et marchent invariablement dans le sens longitudinal; du côté de sa face interne, cette tunique confine aux membranes moyennes ou internes, suivant les cas; vers sa face externe, au contraire, elle se confond insensiblement avec le tissu cellulaire de la gaîne. Elle peut acquérir une épaisseur considérable: et c'est elle que Bichat nommait membrane propre du système des vaisseaux à sang noir.

Les petites veinules présentent des couches moins nombreuses et moins épaisses, leurs parois n'offrent guère que des fibres longitudinales et quelques rares stries transversales. Henle pense que, jusqu'à ce que les vaisseaux aient acquis un quart ou un tiers de millimètre environ, il est impossible de les distinguer en artérioles et veinules. Cependant, les premières sont, en général, bien visibles par ce fait, que leurs tuniques épaisses et bien distinctes cessent brusquement à l'entrée du réseau capillaire.

Les veinules un peu plus développées se distinguent même des artères; leurs parois sont plus amincies, la tunique musculaire plus ténue; la couche longitudinale celluleuse, au contraire, est bien plus marquée que dans les artères.

Quand des ramuscules on passe aux rameaux et aux branches, les différences des deux ordres de vaisseaux s'exagèrent; elles sont trop connues pour que j'y insiste.

Structure des valvules. — On admet généralement qu'elles sont formées par un repli de la tunique interne. Cette assertion n'est pas exacte, en cela qu'elle est au moins insuffisante; on trouve à la surface des valvules une couche épithéliale, puis un revêtement continu, formé par la membrane à stries longitudinales; ces deux élémens forment à eux seuls le bord libre de la valvule, qui est très mince et très translucide. Le corps de l'organe est beaucoup plus épais et moins transparent; il contient dans son épaisseur du tissu fibreux ordinaire, dont les faisceaux, parallèles au bord libre, présentent des ondulations très régulières, qui rappellent celles que l'on observe dans la fibre des tendons. Henle admet çà et là quelques fibres de noyaux; Ch. Robin a toujours trouvé des fibres élastiques au niveau du bord adhérent de la valvule, qui est le plus épais, et se continue manifestement avec la tunique moyenne des veines. C'est à cette couche fibreuse que les valvules doivent leur peu de ténuité. Salter affirme avoir vu des fibres-cellules musculaires dans l'épaisseur des valvules, mais cette observation a été faite sur le mouton. Les valvules épaisses peuvent être décomposées, par la dissection, en deux couches entre lesquelles Valentin et Mandl ont trouvé parfois de la graisse.

Structure générale de quelques parties du système veineux. — Dans les vaisseaux qui s'éloignent le moins du type, les différences de structure portent sur l'absence ou l'accroissement de la tunique moyenne.

Les veines cérébrales manquent, pour la plupart, de fibres musculaires. Salter n'y a jamais rencontré de fibres élastiques. Ch. Robin les a presque constamment vues réduites à la tunique interne et à une couche de fibres obliques longitudinales antérieures, les veines des plexus intra-rachidiens sont à peu près dans le même cas.

L'accroissement de la tunique moyenne est beaucoup plus commun, mais il porte, tantôt sur l'élément fibreux et élastique, tantôt sur l'élément contractile.

Les veines profondes du membre inférieur, les veines superficielles en général sont dans le premier cas; leurs parois sont quelquefois assez affaissées pour qu'elles restent béantes à la coupe. Cet épaississement, qui disparaît insensiblement à mesure que l'on s'approche du tronc, est dû à la proportion beaucoup plus grande des fibres élastiques circulaires et longitudinales de la tunique moyenne; les fibres musculaires sont, relativement, moins accrues en nombre.

La disposition inverse s'observe dans les veines pulmonaires, la veine-porte. Elle a été particulièrement étudiée par Ch. Robin; il a trouvé dans ces vaisseaux la tunique moyenne presque complétement composée de fibres musculaires de la vie organique. L'appareil porte avait déjà été considéré par Haller, comme doué d'une texture spéciale. Au voisinage du cœur, les fibres rouges des oreillettes se prolongent sur les veines pulmonaires dans leur portion péricardique, sur la veine-cave supérieure jusqu'à la clavicule, sur la veine-cave inférieure, enfin, jusqu'au diaphragme, et beaucoup plus bas encore chez certains animaux (Cl. Bernard). Ces sortes de sphincters tubuleux avaient déjà été vus dans le XVIIe et le XVIIIe siècle, par Borelli, Bidlov et Gortes; ces anatomistes avaient reconnu l'aspect charnu, rougeâtre, et l'épaississement des veines précitées; les fibres striées sont ici mélangées à une grande proportion de tissu fibreux qui leur sert de gangue.

Salter a étudié la texture particulière de la veine ombilicale. Sa face interne plus polie, plus blanche que dans toute autre veine, est revêtue d'un épithélium irrégulier, dont les cellules sont granuleuses et infiltrées de graisse. Au-dessous, se rencontre une tunique très élastique, puis en arrière, une couche dense et fibreuse qui forme la partie la plus considérable de la veine, et dont on peut enlever des fragmens assez étendus. L'œil ne peut reconnaître à ces fibres aucune direction particulière; elles sont tendres, élastiques, translucides, et rappellent, par leur ensemble, une gelée transparente, ou le tissu ramolli de la cornée d'un animal mort depuis plusieurs jours; lorsque ces fibres sont dissociées, elles semblent, à la vue et au toucher, un mucus épais. Le microscope montre des faisceaux fibroïdes, condensés dans certains points, interceptant des espaces aréolaires; dans d'autres, pellucides et réfractant à peine la lumière.

On trouve en outre des fibres-cellules qui paraissent placées bout à bout, et qui ressemblent à celles qu'on observe dans l'aorte du fœtus. Ch. Robin, qui a étudié de son côté la veine en question, nous y a montré des fibres musculaires lisses très manifestes.

Nous nous sommes déjà étendu sur la texture des tissus caverneux et érectiles, nous n'y reviendrons pas. Les veines qu'ils renferment offrent la texture des sinus, et celles qui en sortent sont constituées comme les veines générales.

Sinus cérébraux. —On n'y trouve que la tunique fondamentale qui se continue avec celle des veines, au point de réunion de celles-ci et du sinus. Les fibres de la dure-mère, assez régulièrement disposées, tiennent lieu des tuniques moyenne et externe. Les trabicules ou cordes de Willis, qui traversent les sinus de part en part, sont revêtues presque partout de la paroi veineuse; elles renferment, d'après Ch. Bell, une artériole, ce qui augmenterait leur ressemblance avec les faisceaux du squelette fibreux des corps caverneux. L'épithélium est fort régulièrement réparti dans les sinus.

Les sinus osseux ont la même texture moins les prolongemens fibreux. Une membrane très mince et très adhérente aux os constitue leur paroi.

Dans les sinus hépatiques et les sinus utérins, le parenchyme du foie et de la matrice remplace le tissu osseux, mais il n'existe toujours que la membrane interne, plus ou moins épaissie, et tapissée ou non par l'épithélium.

Les veines, comme organe et comme tissu, empruntent aux autres systèmes des élémens de constitution, tels que des vaisseaux et des nerfs.

Artères.

Selon Henle, on doit trouver dans un vaisseau parfait six tuniques différentes, mais la plupart peuvent, en se multipliant, former des couches plus ou moins puissantes.

Pour cet anatomiste, la première couche, ou la plus interne, est l'épithélium pavimenteux. Ch. Robin fait remarquer que l'épithélium ne forme pas une véritable tunique, car on ne trouve que rarement des lambeaux formés de cellules pavimenteuses imbriquées ou accolées, mais bien des cellules libres, isolées, plus ou moins abondantes. Très souvent même, on en trouve dans un point et pas dans d'autres, soit dans l'aorte, soit dans les branches plus petites; quelquefois on en trouve dans l'aorte, les carotides, les sous-clavières, et nulle part ailleurs, surtout chez les adultes.

Suivant Henle, l'épithélium, dans les vaisseaux les plus déliés, se comporte comme une membrane simple, grenue, au sein de laquelle les noyaux de cellules sont seulement disposés suivant un certain ordre. Souvent cet épithélium a la structure qu'on lui connaît dans les séreuses. Dans d'autres cas, les noyaux sont ovales, et les cellules extrêmement pâles, si aplaties, que quand elles se trouvent sur le côté, elles ressemblent à de minces filamens, un peu renflés vers le milieu, qui est l'endroit occupé par le noyau.

Sur le bord de la membrane vasculaire plissée et comprimée, on a de la peine, Henle en convient également, à voir que l'épithélium forme une couche distincte; c'est au bord des valvules des veines qu'on peut s'en convaincre. La forme de chaque cellule est rhomboïdale ou elliptique. Lorsqu'elles croissent, elles s'allongent dans un sens plutôt que dans un autre, et en général, selon l'axe longitudinal des vaisseaux; isolées, elles représentent alors des fibres plates, qui sont larges à l'endroit du noyau.

Elles semblent se terminer en pointe aux deux bouts, parce que leurs extrémités tournent d'un des bords étroits vers le haut.

Pour Henle, la tunique striée forme la seconde couche: tunique striée ou fenêtrée; membrane extrêmement fine, claire, assez rigide, cassante, et qui, d'après cet anatomiste, a pour caractère de s'enrouler quand on la déchire en lambeaux d'une certaine étendue. Elle se distingue encore mieux par des stries délicates et serrées, qui affectent rarement une direction longitudinale, et qui, lorsqu'il existe plusieurs couches de cette membrane, marchent en travers, se ramifient beaucoup, et s'anastomosent ensemble par les branches qu'elles fournissent sous des angles aigus. Les stries sont parfois extrêmement pâles et fort difficiles à voir, mais parfois aussi plus obscures et plus prononcées. Elles dépendent de fibres appliquées sur une paroi de la membrane, sans que j'aie pu découvrir si c'est l'interne ou l'externe, et inséparables de cette paroi; on en acquiert la conviction quand le hasard fait que le bord libre se tourne en haut, du côté de l'œil. On remarque alors, en même temps, que les fibres sont aplaties, que leur épaisseur ne dépasse point 0,0006 ligne, qu'elles ont une largeur moindre encore, et que la membrane elle-même a la même largeur à peu près que les fibres.

On découvre, épars entre les fibres, des trous de dimensions variables, la plupart arrondis, quelques-uns cependant irréguliers, et comme déchirés, qu'on reconnaît bien être réellement des perforations, lorsqu'ils arrivent à se trouver sur le bord à partir duquel a lieu l'enroulement de la lamelle. Ces trous et ces fibres sont cause que les fragmens de la tunique striée des vaisseaux sont, la plupart du temps, irrégulièrement dentelés sur les bords, qui semblent avoir été lacérés. On parvient difficilement à se procurer des morceaux de cette membrane qui aient une certaine étendue et soient bien caractérisés; elle ne se fend qu'en long; mais sa délicatesse et sa fragilité font qu'il n'est pas facile de l'isoler, et dans les vaisseaux où elle ne forme qu'une simple couche, cette cause fait qu'on ne réussit jamais à détacher une membrane interne sous la forme de rubans longitudinaux; là, elle ne se montre que quand on parvient à enlever transversalement quelques lambeaux aussi fins que possible de la tunique circulaire dite moyenne, et qu'on divise ensuite celle-ci en fibres transversales plus déliées; la membrane striée reste alors fixée à la face interne de ces fibres, qu'elle dépasse quelquefois sur l'un ou l'autre bord.

L'action de l'acide acétique la rend plus visible, attendu que cet acide ne l'attaque pas, mais donne de la transparence à la tunique moyenne. Dans d'autres cas, la tunique striée forme des couches plus nombreuses, produisant, par leur réunion, une membrane qui, par l'effet de la contraction des vaisseaux après la mort, se dispose en petits plis longitudinaux, déjà visibles à l'œil nu, auquel ils présentent l'apparence de stries blanches. On peut soulever cette membrane avec les pinces, et la déchirer dans le sens de la longueur.

Mais alors, les lames qui la constituent sont tellement collées les unes aux autres, que leur forme fondamentale est tout-à-fait méconnaissable, et qu'on croit n'avoir sous les yeux qu'un tissu rétiforme de fibres extrêmement fines, dans lequel on ne peut méconnaître la direction généralement longitudinale des fibres anastomosées les unes avec les autres. Il semble, en effet, que la base membraneuse proprement dite se soit perdue au côté externe, comme par un effet d'absorption, et que la membrane d'abord fenêtrée se soit réduite à des fibres isolées.

La formation de ces fibres tient donc à ce qu'une couche de cellules (épithélium) se métamorphose en une membrane homogène après la résorption des noyaux, à ce que des fibres se forment sur cette membrane vraisemblablement par l'application de granules déliés, et à ce que la membrane elle-même se perfore, puis finit par être entièrement dissoute. On trouve aussi quelques portions éparses de la membrane fenêtrée entre les couches des membranes suivantes.

La troisième couche (Henle) est caractérisée par des stries longitudinales plus fortes, qui procèdent des noyaux ovales, en long de la membrane vasculaire primitive. Elle n'est peut-être qu'un résultat du développement de cette membrane, si l'on veut admettre qu'elle naît sur sa face externe ou sa face interne, et qu'alors la membrane primitive disparaît.

Quelquefois les cellules de l'épithélium se transforment immédiatement en fibres de cette tunique, et alors la membrane fenêtrée n'existe pas. La troisième couche est simple en général; mais, dans les vaisseaux d'un certain calibre, les veineux surtout, elle peut devenir assez puissante par la multiplication des couches. On pourrait lui donner le nom de *tunique à fibres longitudinales*.

Dans les petits vaisseaux, ceux qui ont environ 0,01 ligne de diamètre, on ne parvient point à l'isoler; on voit seulement des lignes obscures qui, entourées par la couche circulaire, se dirigent en long, à des distances régulières les unes des autres, et qui, présentant de fréquentes interruptions, sont parfois très manifestement composées de noyaux ovales fort allongés; ces noyaux sont encore grenus, ont une assez grande largeur, se décrivent des flexuosités, quand les pièces sont ondulées ou semi-lunaires, et que les concavités de leurs inflexions regardent alternativement à droite et à gauche.

Henle fait ressortir l'analogie de ces stries et de leur mode de formation avec les fibres de noyaux du tissu cellulaire et les fibres longitudinales obscures des poils.

Dans les vaisseaux d'un calibre un peu plus fort, l'existence de cette membrane n'est plus douteuse, car on peut aisément déchirer la membrane à fibres longitudinales, qui se rétracte des deux côtés; plus rarement elle dépasse la couche circulaire sur le bord de la branche. Dans ces cas, le bord transversalement arraché de la membrane qui supporte les fibres longitudinales, devient visible entre les extrémités de ces dernières.

Si l'on ouvre une grosse veine et qu'on parvienne à en détacher la couche interne dans le sens de la longueur, on obtient une membrane grenue et pâle, que des stries obscures, dirigées en long, semblent séparer en fibres plates, longitudinales, situées, les unes à côté des autres, et qui se divise elle-même en fibres, sur le bord des stries.

Elle a, comme la membrane fenêtrée, de la tendance à se rouler dans le sens de la longueur. La distance entre ces stries, et par conséquent, la largeur des fibres plates, le long du bord desquelles elles semblent descendre, était de 0,005 ligne dans un vaisseau de 0,4. Dans les vaisseaux plus forts, les fibres commencent lorqu'elles sont isolées, ou qu'elles dépassent un peu la membrane, à se recourber sur elles-mêmes en vrille, comme les fibres élastiques avec lesquelles elles acquièrent plus de ressemblance, en s'unissant ensemble par des branches latérales, qui tantôt naissent sous des angles aigus et représentent un réseau de mailles rhomboïdales, tantôt marchent dans le sens transversal.

Alors on les voit se ramifier à leur tour, et on ne reconnaît plus qu'avec peine la striation longitudinale primitive. — Les mailles du réseau sont toujours beaucoup plus larges que dans les tissus élastiques proprement dits; les fibres sont plus pâles que celles du ligament cervical et de la tunique élastique des artères. Les fibres obscures ont aussi cela de commun avec les fibres élastiques, qu'elles ne changent point dans l'acide acétique, tandis que la substance comprise entre elles devient claire et transparente.

Dans certains cas, il semble n'être resté de la tunique à fibres longitudinales que le réseau des fibres rameuses, sans substances unissantes. En écartant les faisceaux transversaux les uns des autres, on voit paraître entre eux des fibres longitudinales, s'anastomosant en manière de réseau avec des mailles vides. Ces fibres ont une force considérable, et souvent aussi elles dépassent, en haut et en bas, les bords des faisceaux transverses.

D'un autre côté, on voit fréquemment chez les hommes, jamais chez les animaux, la tunique à fibres longitudinales des veines développée en une forte couche, ce qui, d'après Henle, porte à croire à une hypertrophie morbide. C'est alors que les fibres dont se compose la membrane ont le caractère, ou de fibres de tissu cellulaire, et se divisent en petites fibrilles, ou des fibres de la tunique à fibres annulaires.

Henle décrit, sous le nom de quatrième tunique, ou à fibres annulaires, une membrane dont les noyaux ovales ont le plus grand diamètre transversal, et dont les fibres entourent les vaisseaux en manière d'anneaux : d'où le nom qui lui a été imposé. Ce serait d'elle surtout que dépendrait l'épaisseur considérable de la paroi des gros vaisseaux, parce qu'elle peut acquérir plus de puissance que les autres.

Dans le cours de son développement ultérieur, elle suit la même marche que la membrane à fibres longitudinales. Nous verrons l'explication de ce fait un peu plus loin. Toutefois, Henle note cette particularité, que la scission de la base homogène, en fibres plates ou faisceaux de fibres, se manifeste d'une manière plus prononcée, tandis que les stries obscures interstitielles restent beaucoup moins marquées. D'abord, dans les vaisseaux d'un diamètre de 0,015 de ligne, les noyaux grenus et ovales en travers se convertissent en stries obscures, qui sont plus longues et plus étroites.

Ces stries, droites pour la plupart, quelquefois aussi un peu obliques, entourent la tunique à fibres longitudinales; elles ne forment qu'une seule couche dans les petits vaisseaux, mais en produisent plusieurs dans ceux d'un plus fort calibre.

Si l'on se figure le vaisseau fendu en long et étalé, elles représenteraient un système de lignes transversales; chaque ligne transversale comprend dans les gros vaisseaux, plusieurs stries obscures, disposées en long, à la suite les uns des autres, sans que toutefois leurs extrémités se touchent; aux vides qui résultent de là dans une ligne correspond une strie dans chacune des lignes placées immédiatement au-dessus et au-dessous.

La distance entre les lignes transversales est très courte; les fibres devraient avoir des dimensions exactement en rapport avec celles des vides, si la base membraneuse à laquelle appartiennent ces stries, se divisait en fibres correspondant à ces dernières, et sur le bord ou dans le milieu desquelles se trouveraient les stries.

Quand, dans les petits vaisseaux, on fait une déchirure, et qu'on examine avec attention le bord libre de la tunique à fibres transversales, on voit une substance grenue et pâle faire saillie au-dessus des stries transversales.

En examinant des artères plus grosses, on découvre comment se perd le développement ultérieur. Si, après avoir enlevé les couches internes, on détache transversalement quelques languettes de la tunique, appelée moyenne, et que l'on continue à fendre les languettes en travers, on aperçoit, surtout au bord de la pièce, des fibres plates très claires et grenues, qui se réduisent aisément en fragmens plus petits, qui paraissent alors à leurs extrémités, tantôt arrondies, tantôt terminées en pointes, ou tronquées en travers.

Quelques-uns de ces fragmens sont homogènes; dans un petit nombre d'entre eux on remarque des noyaux de cellule. La plupart offrent ou un petit trait obscur continu, ou une série de petits points obscurs, ou enfin, seulement, quelques petits points épars. Les traits obscurs et les points en séries semblent être sur une même fibre la continuation les unes des autres.

Tantôt ils occupent le milieu de la fibre, tantôt, ce qui est plus rare, ils en occupent le bord. Henle pense que ces traits sont dus aux primitifs noyaux ovales en travers, et cette particularité met en parfaite évidence la marche du développement de la tunique à fibres annulaires.

Dans la couche homogène primitive se produisent des noyaux de cellule qui s'allongent, s'amincissent et peuvent être résorbés, de manière à indiquer la place qu'ils occupaient. Chaque noyau s'approprie en quelque sorte la portion voisine de la couche homogène; de sorte que celle-ci se divise en petites plaques correspondant au noyau.

En général, les petites plaques disposées en long, à la suite les unes des autres, dans un même cercle, ne se séparent point en se confondant de nouveau ensemble; car, en déchirant la tunique à fibres annulaires, on obtient de longues fibres droites et parallèles, qui offrent rarement des étranglemens de distance en distance, comme si elles étaient formées de plusieurs pièces.

Suivant Purkinge et Raemschel, on peut fréquemment les obtenir, sous forme de rubans contournés en spirale, lorsqu'on fait digérer une grosse artère dans du vinaigre de bois, qu'on la laisse ensuite sécher, puis qu'on la ramollit dans l'eau. Les rubans de l'aorte naissent au cœur d'une substance tendineuse qui affecte la forme de trois arcs, ayant leur convexité tournée du côté du cœur, et situés entre ce dernier et le commencement de l'aorte. Voici comment Henle s'exprime sur ce point:

Dans ces fibres, qu'on peut regarder à juste titre comme les fibres propres de la tunique moyenne des artères, les bifurcations sont des exceptions fort rares; cependant elles ont indubitablement lieu quelquefois. Dans le système, au contraire, des stries qui sont nées des noyaux ovales en travers eux-mêmes, on observe, non-seulement que ces stries s'unissent dans le sens de leur longueur, mais encore qu'elles communiquent ensemble par des branches transversales et obliques, et représentent un lacis analogue aux réseaux des fibres élastiques, lacis beaucoup plus fin seulement que celui de la tunique à fibres longitudinales, plus fin aussi et plus large que celui du tissu élastique proprement dit, comme on peut aisément s'en convaincre en dissolvant, à l'aide de l'acide acétique, les fibres proprement dites de la tunique moyenne des artères, et se procurant les fibres obscures isolées. Déjà, dans les petits vaisseaux, les noyaux ovales en travers sont souvent si inclinés les uns à l'égard des autres, qu'ils semblent, pour ainsi dire, préluder à la formation d'un réseau. Ces fibres obscures ne sont donc point les élémens essentiels de la tunique à fibres annulaires des artères, dont elles ne forment que la moindre partie; elles se comportent, à l'égard des fibres spéciales de cette tunique, absolument comme les fibres de noyaux du tissu cellulaire envers les faisceaux de tissu cellulaire: il leur arrive quelquefois, de même qu'à celles-ci, de devenir indépendantes et de se détacher: alors elles se roulent en vrille sur elles-mêmes. Ce résultat acquiert une confirmation notable par la formation d'une tunique correspondante dans des veines d'un plus grand calibre. Ici, en effet, la tunique à fibres annulaires se compose, la plupart du temps, de véritables faisceaux de tissu cellulaire, qui commencent sur-le-champ à la surface externe de la tunique à fibres longitudinales. Mais j'ai vu aussi des cas dans lesquels, après la tunique à fibres longitudinales, venaient immédiatement des couches de ces mêmes fibres pâles, granulées, et marquées de traits obscurs, qu'on aperçoit dans la couche moyenne des artères, cas aussi dans lesquels les fibres ne commençaient à s'entrelacer que plus en dehors, comme auraient fait des faisceaux de tissu cellulaire, et enfin montraient une tendance prononcée à se diviser en fibres. Les fibres obscures formaient, sur ce tissu cellulaire, un même réseau que sur les fibres propres des artères, et dégénéraient également à l'extérieur, en fibres de noyaux du tissu cellulaire, longues et ramifiées. Cependant je ne puis passer sous silence un fait que je ne sais comment concilier avec l'hypothèse d'une correspondance entre les stries et fibres obscures et les fibres de noyaux du tissu cellulaire. Parmi un nombre proportionnellement très considérable de noyaux ovales en travers, Henle en a rencontré deux ou trois, mais qui renfermaient encore un noyau avec un nucléole. Il est possible que ce fût là une anomalie particulière, une formation de noyau autour d'un autre noyau; peut-être aussi n'était-ce qu'une simple illusion, tenant à ce que le prolongement qui part du noyau s'en détachait brusquement. Dans tous les cas, c'est une exception rare.

L'acide acétique dissout, dans les petits vaisseaux, la tunique à fibres annulaires, de manière que les noyaux ovales en travers nagent librement dans la liqueur; les fibres propres de la tunique moyenne des artères deviennent pâles et transparentes par son action, mais ne se dissolvent pas: les stries et les points obscurs ne subissent aucun changement de sa part: cet acide est donc un bon moyen pour se les procurer faisant corps ensemble.

Dans certains cas rares, les fibres propres de la tunique moyenne des artères s'entrelacent comme des faisceaux de tissu cellulaire.

Il n'y a point de tissu cellulaire proprement dit dans la tunique à fibres annulaires des artères, même pour en unir les différentes couches, et c'est à tort qu'on soutient souvent le contraire. Mais j'ai quelquefois rencontré, comme je l'ai rapporté précédemment, des fragmens de la tunique striée dans les couches extérieures de la tunique à fibres annulaires.

Si après avoir traité une artère par le vinaigre de bois, et l'avoir ensuite ramollie de nouveau par l'eau, on en détachait la tunique moyenne, elle se divisait aisément en couches qui étaient séparées, non par des fibres, mais par une substance blanche et amorphe. Des lambeaux de cette tunique pendaient quelquefois aux fibres transversales. Ces lambeaux, aperçus par Raenschel, étaient, sans doute, des parallèles de la tunique striée. On peut dire sans hésiter que c'étaient des parcelles de la tunique striée, à l'égard de laquelle on peut affirmer, que non-seulement elle forme le revêtement inférieur de la tunique à fibres annulaires, mais encore qu'elle en sépare les diverses couches les unes des autres.

Raeuschel a ainsi compté dans l'aorte, quarante-quatre, dans la carotide vingt-trois, dans l'axillaire quinze couches ainsi séparées par des cloisons, et qu'il dit ne point exister dans les autres artères. Les fragmens de la tunique striée deviennent plus rares en dehors.

Pour Henle, la tunique élastique forme la cinquième couche. C'est une tunique de véritable tissu élastique. — M. Ch. Robin a repris complétement cette étude, et nous allons donner un résumé de sa nouvelle classification des tuniques vasculaires.

Au-dessous de l'épithélium se trouve la *tunique commune du système à sang rouge de Bichat;* elle est très mince, se déchire facilement en long, difficilement en travers; elle est formée d'une substance homogène ou finement granuleuse, transparente, striée ou fibroïde dans le sens de la longueur des artères, et se déchirant en lanières plus ou moins larges, aplaties, rubanées, tordues et flexueuses ou rigides. L'acide acétique est sans action sur elle. Vers le cœur, elle se continue avec la membrane interne de ce viscère, désignée par Henle sous le nom de *couche à fibres confuses;* elle devient si mince dans les artères du volume des intercostales et même dans l'humérale et les artères du même volume, qu'on ne peut plus l'y trouver, si réellement elle y existe. Cette membrane est très transparente et ne peut s'enlever qu'en petits lambeaux; mais chez les vieillards elle devient très épaisse et rigide; elle se détache alors, comme tuyau interne emboîté par les membranes plus extérieures. Son épaisseur peut atteindre un demi-millimètre même dans l'humérale, la poplitée, etc., sans être chargée de dépôts athéromateux ou calcaires. Alors elle a perdu beaucoup de sa transparence; elle est devenue jaunâtre. Sa structure fibroïde est encore manifeste, mais elle est masquée en partie par des amas de gouttelettes ou de granulations sphériques de $0^{mm},002$ à $0^{mm},005$ de diamètre, jaunes et brillantes au centre, foncées à la circonférence, disposées en chapelet d'une manière très régulière et remarquable, ou bien en plaques et amas de forme triangulaire, carrée, souvent très bizarre. Il y en a ainsi plusieurs couches superposées, avec des portions plus ou moins étendues qui en manquent. Les dépôts athéromateux, qui sont bien placés à la face interne de cette tunique, comme le dit Bichat, sont formés des mêmes granulations agglomérées et d'une substance amorphe granuleuse, interposée à ces amas plus ou moins irréguliers. Une tunique analogue à celle-ci se trouve, comme elle, à la face interne de l'artère pulmonaire et des veines; elle en diffère par plus de minceur encore, plus de transparence, et en ce qu'elle est plus finement, plus rarement striée et non fiboïde.

La seconde membrane (car l'épithélium ne peut pas être considéré comme formant une tunique), c'est la *tunique jaune élastique* ou *fragile*, ne se déchirant facilement que dans le sens transversal. On peut en faire autant de couches qu'on veut; on peut même faire décrire des spirales aux lambeaux qu'on enlève; mais ces fibres n'ont pas une direction spirale : elles sont circulaires. Cette tunique est formée de plusieurs élémens; ce sont : *a.* des *fibres de tissu jaune élastique*, d'autant plus larges et régulières qu'on les prend plus à la face externe de la tunique, d'autant plus étroites, plus fréquemment anastomosées et réticulées qu'on avance vers le canal vasculaire. *b.* Des fibres musculaires lisses et rubanées de la vie organique, solubles dans l'acide acétique, disposées circulairement à la face interne de cette tunique, mélangées de fibres jaunes élastiques. Contrairement à ce que dit Henle, elles ne peuvent pas former une tunique distincte, car elles ne sont pas séparables des fibres de tissu jaune élastique; de plus, elles ne forment pas, comme il le dit, la plus grande partie de l'épaisseur de l'aorte; mais, au contraire, on en trouve à peine dans ce tronc vasculaire et ses plus grosses branches; elles deviennent brusquement très abondantes dans les intercostales et les artères plus grosses ou plus petites. *c.* On trouve, dans toute l'épaisseur de cette tunique, une substance déchirable en minces lamelles, homogène, striée, très fragile, présentant sous le microscope des bords rompus nets, semblables à la cassure du verre, et çà et là, des orifices caractéristiques qui lui ont fait donner le nom de *substance fenêtrée*. Elle empâte en quelque sorte les autres élémens de la tunique élastique et fait quelquefois saillie, surtout dans les artères de moyen volume et les petites, à la face interne de la couche qu'ils représentent; elle les dépasse quelquefois de ce côté. Mais on ne peut pas dire qu'elle forme une tunique spéciale, comme le veut Henle, car elle se trouve dans toute l'épaisseur de la tunique avec les caractères qu'il lui a très exactement attribués; et surtout cette substance ne vient pas de suite au-dessous de l'épithélium; il faut d'abord enlever la membrane précédente avant d'arriver à elle.

Chez les vieillards, l'altération de cette tunique est la même dans toute son épaisseur, et ne vient pas justifier, par des lésions multiples, la multiplicité des couches en laquelle on a voulu la diviser. Elle perd de son élasticité; elle devient d'un jaune blanc mat, moins transparent que chez l'adulte, ce qui est dû à un dépôt à peu près uniforme dans toute son épaisseur, surtout dans la substance qui empâte les fibres élastiques et musculaires de granulations jaunâtres; mais plus petites, moins régulières et non disposées en chapelet ou plaques, et amas réguliers comme celles de la tunique précédente; elles sont, au contraire, distribuées çà et là.

Ces deux membranes sont tout à fait dépourvues de vaisseaux.

La tunique élastique ou moyenne des artères et de la veine ombilicale est à peu près exclusivement formée de fibres musculaires de la vie organique.

La troisième et dernière tunique est la *tunique adventice* ou *celluleuse* des auteurs, formée de fibres de tissu cellulaire et de fibres de noyau ou dartoïques, très bien décrite par Henle.

La tunique celluleuse dégénère insensiblement en tissu cellulaire amorphe, dans les gros vaisseaux qui serpentent à travers ce tissu. On la voit d'une manière très distincte, dans de petits vaisseaux qui peuvent être placés en entier sous le microscope; cependant elle n'est point absolument constante.

Les fibres parfaitement semblables à celles du tissu cellulaire ordinaire suivent toujours une direction longitudinale; elles sont onduleuses, et on les isole sans peine, sur les bords des vaisseaux dont le diamètre ne dépasse pas $0^{mm},01$. Là, elles entourent immédiatement la membrane à fibres annulaires; après que celle-ci s'est rétractée avec des couches plus profondes, on les voit persister sous forme d'un tube qui conserve une certaine consistance. Lorsqu'on traite ce tube par l'acide acétique ses fibres deviennent transparentes, et l'on aperçoit des noyaux de cellules ovales en long, dégénérant souvent en fibres courtes.

Celles-ci affectent les formes qui appartiennent aux fibres de noyaux du tissu cellulaire. Le nombre de ces noyaux est généralement peu considérable; cependant ils existent parfois en assez grande quantité, surtout dans les petites veines. La couche celluleuse des gros vaisseaux est pourvue de petites fibres de noyaux, comme le tissu cellulaire ordinaire amorphe. Les faisceaux y suivent également une marche longitudinale qui, dans les veines, passe peu à peu à la direction annulaire.

Ce qui distingue les artères au premier coup d'œil, c'est la grande force de la tunique à fibres annulaires, et la présence de la tunique élastique.

A la première de ces deux particularités, les artères doivent leur couleur jaunâtre et la propriété de ne pas s'affaisser sur elles-mêmes quand elles sont vides; de la seconde provient, du moins en grande partie, leur élasticité qui est si considérable que l'aorte du cochon, par exemple, allongée de deux tiers, revient à ses dimensions primitives.

Schwann dit que l'aorte de cet animal, soumise à la pression de 160mm de mercure, s'allonge de 3/11e et se distend de 5/14e à la périphérie. La résistance de la tunique à fibres annulaires prend plus de part à ce phénomène que l'élasticité de la tunique élastique proprement dite; dans celle-ci la force agit avec beaucoup plus d'énergie, suivant la direction longitudinale de l'artère, que vers la périphérie. D'après Poiseuille, la distension de la carotide d'un cheval, lors d'une pulsation, est d'environ 1/23e.

La tunique à fibres longitudinales manque généralement aux artères, tandis que la tunique striée y forme souvent des couches nombreuses dont alors les fibres peuvent se croiser; quand elle est assez forte pour pouvoir se détacher en long de la tunique à fibres circulaires, on la regarde généralement comme la tunique artérielle la plus intérieure. Henle pense que cet épaississement a toujours quelque chose de maladif, parce qu'on ne l'observe jamais chez les animaux, et que, même chez l'homme, on le rencontre presque uniquement dans les cadavres des sujets âgés, dont les mêmes vaisseaux offrent simultanément des dépôts calcaires entre les tuniques interne et moyenne.

Pour Henle, la tunique élastique des auteurs, constitue la tunique à fibres annulaires. La tunique élastique est décrite conjointement avec le tissu cellulaire qui l'entoure extérieurement, sous la dénomination de tunique celluleuse.

Au point de vue physiologique et pratique, il importe de distinguer l'une de l'autre, la tunique moyenne et la tunique élastique: physiologiquement, parce que la confusion de la tunique à fibres annulaires avec l'élastique, et le défaut de fibres celluleuses ou musculaires et annulaires rendent la contractilité des artères incompréhensible; pratiquement, parce qu'il y a de l'intérêt à savoir qu'après la rupture des tuniques interne et moyenne, par une ligature ou une traction trop forte, il reste encore une tunique solide, indépendante de la celluleuse.

L'épaisseur des tuniques artérielles va en augmentant des branches vers le tronc.

Mentionnons ici la membrane interne du cœur, qui offre la plus grande analogie avec la membrane interne des vaisseaux. On peut souvent détacher dans les oreillettes de grands lambeaux de cette membrane qui a beaucoup d'analogie avec la tunique interne des vaisseaux, quand celle-ci est épaissie. Elle consiste en un épithélium qui constitue la surface interne de la cavité, et qui est la continuation directe de celui des vaisseaux; une couche de fibres très déliées et très confuses, semblables à celles qui, dans les vaisseaux, tirent leur origine de la membrane striée.

Une autre couche de fibres élastiques beaucoup plus fortes, qu'on peut considérer presque comme une membrane élastique; enfin, un tissu cellulaire faisant corps avec celui répandu dans les interstices des faisceaux.

Les analyses chimiques faites sur les tuniques des vaisseaux, concernent principalement la tunique à fibres annulaires des artères.

La dessiccation lui fait perdre peu d'eau. Cependant Eulenberg évalue la quantité à 71 o/o; elle devient brunâtre, foncée; dure, cassante; mais elle reprend son aspect primitif quand on la plonge dans l'eau. Elle ne se putréfie pas aisément. Mise dans l'eau bouillante, elle commence par se rétracter; mais par l'effet d'une ébullition prolongée, elle se convertit partiellement en colle.

Eulenberg ayant fait bouillir un décigramme de tunique moyenne d'artère sèche avec de l'eau, à trois reprises différentes, la première fois pendant 48 heures, et les deux autres pendant 36, obtint 3 centigrammes d'une substance sèche, soluble dans l'eau, et faisant gelée avec elle.

Dans l'acide acétique bouillant, elle se gonfle sans se dissoudre.

Les acides minéraux concentrés la réduisent en bouillie; étendus, ils la dissolvent à l'aide d'une chaleur douce. La dissolution n'est précipitée ni par les alcalis ni par le cyanure jaune: Valentin a obtenu une réaction avec ce dernier agent.

Les dissolutions dans les acides chlorhydique et sulfurique sont, d'après Eulenberg, précipitées par la teinture de noix de galle. La potasse caustique la dissout et produit une liqueur trouble, incolore, non précipitable par les acides. Une dissolution alcaline saturée, qu'on mêle avec une dissolution acide également saturée, se trouble et dépose une partie de ce qu'elle tenait en dissolution.

Ainsi qu'on en peut juger, la tunique moyenne des artères diffère, à bien des égards, du tissu musculaire.

Vasa vasorum.

Les gros vaisseaux sanguins, à partir d'un diamètre de 0,5 ligne, et parfois même au-dessous, reçoivent des vaisseaux sanguins nourriciers, qu'on appelle *vasa vasorum*. Les artères des vaisseaux naissent des branches qu'un tronc fournit, généralement à peu de lignes de l'origine de la branche qui les donne, et ne proviennent jamais immédiatement de la cavité du vaisseau dans lequel elles se répandent. Mais quelquefois elles tirent leur origine d'une autre artère; ainsi celles de la crosse de l'aorte viennent des thymiques, bronchiques et œsophagiennes, celles de l'iliaque primitive de l'ilo-lombaire et de la sacrée latérale, etc. Communément le même petit tronc donne à l'artère et à la veine adjacentes; la veine azygos reçoit ses artères des œsophagiennes, des péricardines et des intercostales. Les petits troncs veineux s'ouvrent, d'ordinaire, immédiatement dans le tronc de la veine des tuniques de laquelle ils ramènent le sang; ils marchent indépendans des artères, et ne les accompagnent point, comme ils font d'habitude. Les ramifications les plus déliées de ces vaisseaux forment, dans la tunique celluleuse des artères et des veines, un réseau assez serré, à mailles longues. Suivant E. Burdach, il n'en pénètre qu'un petit nombre dans la tunique à fibres annulaires des artères, où elles se distribuent parallèlement aux fibres transversales. E. H. Weber n'a pas trouvé de vaisseaux du tout dans la tunique moyenne. Il est probable que les vaisseaux de différent calibre se comportent diversement à cet égard. Mais la membrane à fibres annulaires des veines est riche en vaisseaux sanguins, ce qui la rend plus encline à l'inflammation. La membrane la plus antérieure est, dans tous les cas, dépourvue de vaisseaux. (Henle.)

Dans les phlébites des gros troncs les *vasa vasorum* sont fortement injectés; ils paraissent s'anastomoser largement avec les vaisseaux de la gaîne; toujours est-il que, par continuité vasculaire ou par une simple contiguité, le tissu cellulaire qui entoure une veine enflammée devient très vite lui-même le siége d'un travail phlegmasique intense. Serait-ce à une dilatation morbide des *vasa vasorum* que serait due la transformation érectile et caverneuse d'un tronc veineux? Ces mêmes vaisseaux des parois ou de la gaîne peuvent-ils rétablir le cours du sang, dans une veine oblitérée dans une petite étendue? Ces questions n'ont pas encore reçu de solution définitive. Les plaies des veines se cicatrisent très bien par première intention: ce phénomène a été moins bien étudié dans ce système que dans le système artériel, et les documens sont également beaucoup plus rares.

Ces mêmes vaisseaux des parois ou de la gaîne peuvent-ils (comme cela a été si bien figuré par Porta dans les ligatures artérielles) rétablir le cours du sang dans une veine oblitérée par un lien circulaire? La distribution des *vasa vasorum*, beaucoup plus profonde dans les parois veineuses que dans les tuniques artérielles, est sans doute un des faits qui rend le mieux compte des différences de propriétés morbides qu'on observe dans les deux systèmes. (Ch. Robin.)

Suivant Blandin, ce serait un caillot temporaire interposé aux lèvres de la plaie, qui serait l'agent primitif de l'occlusion de la veine après la saignée.

Cependant, l'oblitération des veines, dans leur continuité ou à leur extrémité coupée, exige de nouvelles investigations. On ne peut, en présence de quelques recherches modernes faites sur les points correspondans de la pathologie des artères, décider de son origine.

Nerfs des vaisseaux.

Les vaisseaux paraissent ne point être sensibles dans l'état de santé, l'être même fort peu dans l'inflammation, et, par conséquent, ne recevoir que peu ou point de fibres nerveuses sensitives; mais il est hors de doute que le système nerveux du grand sympathique leur donne des branches, auxquelles ils sont vraisemblablement redevables de leur tonicité. On sait, et il est facile de le constater, que les ramifications de ce nerf entourent les artères; que, suivant principalement leurs branches, elles arrivent avec elles aux glandes et aux membranes dites sécrétoires, et qu'elles se mêlent à quelques ramuscules du système rachidien, avec lesquels elles s'étendent plus loin vers la périphérie. On sait aussi, pour ce qui concerne le cœur, que des branches du grand sympathique pénètrent dans sa substance. Il est plus difficile de déterminer si les dernières ramifications des nerfs qui entourent les vaisseaux appartiennent aux parois elles-mêmes de ces derniers. Cela devient vraisemblable quand les nerfs parcourent un certain trajet sur un vaisseau, et chemin faisant diminuent de calibre, surtout quand le vaisseau se rend à des organes que nous savons d'ailleurs être suffisamment pourvus par des nerfs rachidiens, et dans lesquels ils ne paraissent présider ni au mouvement musculaire ni au sentiment. Sous ce rapport, on peut donc citer les observations de Wrisberg qui a vu le trijumeau et le facial envoyer des branches aux artères du front et de la face, et même des ramuscules du nerf vidien s'engager dans le sphénoïde, avec des rameaux nourriciers de l'artère vidienne; celle aussi de Ribes qui a suivi des nerfs, le long de la carotide, jusque dans la substance du cerveau, des branches du plexus brachial jusqu'à la partie la plus inférieure de l'artère brachiale et de ses branches, des rameaux de la portion lombaire du plexus ganglionnaire le long de l'artère crurale jusqu'à l'artère poplitée. Rudolphi a préparé, sur les artères carotide et vertébrale, des ramuscules nerveux qui semblaient se perdre dans le vaisseau. Luca décrit même des branches qui, des nerfs vasculaires de l'artère brachiale, pénètrent dans la tunique moyenne, et s'étalent en rayonnant sur elle, assertion qui mérite peu de croyance, parce que la figure a trop de précision. Cependant Pappenheim prétend aussi avoir suivi les nerfs, sur beaucoup d'artères, jusque dans la tunique moyenne. Schlemm a vu des filets aller du huitième et du neuvième ganglion thoracique gauche à l'aorte descendante et se perdre dans les tuniques de ce vaisseau. Gœring représente des branches de nerfs cérébro-rachidiens allant aux artères des extrémités.

Purkinje a découvert dans les vaisseaux cérébraux de la brebis, et Valentin, non-seulement dans ces vaisseaux, mais encore dans beaucoup d'autres, des ramuscules nerveux d'une bien plus grande ténuité. Henle a souvent observé des faisceaux de fibres nerveuses déliées, sur des vaisseaux assez petits pour pouvoir être étudiés avec de fortes lentilles, sans qu'on fût obligé de les couper; c'était toujours après l'action de l'acide acétique. Sur un vaisseau de la pie-mère, dont le diamètre était de 0,215 ligne, un de ces faisceaux, du diamètre de 0,009, montait obliquement le long de la paroi antérieure, contournait le bord pour aller gagner la paroi postérieure, et continuait là sa marche dans la même direction. Il n'a jamais vu cet enveloppement en spirale des vaisseaux par les nerfs, que sur de petits fragmens; mais il s'est offert à lui si fréquemment, qu'il ne peut le considérer comme un simple jeu du hasard. Une fois, il a vu un faisceau en fournir un autre plus grêle, composé seulement de deux ou trois fibres, qui se portait plus loin sur le vaisseau. Il lui est arrivé quelquefois d'apercevoir de petits faisceaux de la même espèce de fibres nerveuses sur des trabécules microscopiques du corps caverneux de la verge. Il a même rencontré une fois, chez une grenouille, deux fibres nerveuses, qui partaient d'un ganglion, et serpentaient sur un vaisseau dont le diamètre n'était pas de plus de 0,033 ligne.

Parmi les veines, la veine-cave inférieure est, à l'exception des vaisseaux précités du cerveau, la seule sur laquelle on ait vu des ramifications nerveuses. E.-H. Weber en a trouvé dans le cheval et le bœuf, Wutzer chez l'homme. Les opinions sont encore partagées quant à savoir si les vaisseaux du cordon ombilical et du placenta possèdent des nerfs. D'après les recherches récentes de Schott, on n'en peut suivre sur les artères ombilicales que jusqu'à un pouce environ au delà de l'anneau ombilical; sur la veine ombilicale, la plupart se soustraient à la vue, même avant la sortie du vaisseau par l'anneau: on parvient ordinairement à en préparer un jusqu'à cet anneau.

Propriétés des tissus vasculaires.

Un des caractères les plus constants des veines consiste dans leur dilatabilité, c'est-à-dire dans la faculté qu'elles ont de se laisser distendre en travers; cette propriété est en rapport avec le rôle passif du système veineux dans la circulation générale; elle permet aux veines de servir de diverticulums, de réservoirs, de voies collatérales; si elle est pour le cours du sang veineux une cause de retard, elle sert à éluder les fâcheux effets des obstacles semés partout sur le trajet des vaisseaux centripèdes.

Cette dilatabilité ne peut point être calculée rigoureusement, tant elle est variable; elle n'a de limites que dans la résistance des parois; elle ne souffre que de rares exceptions.

La dilatation des veines naît, soit sous l'influence des efforts, de la pesanteur, de la chaleur; elle apparaît dans des congestions normales, comme l'érection, la menstruation, et dans de nombreuses circonstances morbides. Sa cause prochaine est dans les fréquens déplacemens du sang veineux (Verneuil), et pour cause éloignée, tous les agens qui influencent la circulation.

La dilatabilité des conduits veineux s'explique aisément par le peu d'épaisseur des parois, et surtout par leur structure.

Nous y avons surtout trouvé des fibres longitudinales, élastiques, c'est-à-dire susceptibles de céder très facilement, et de s'allonger dans le sens de leur longueur, sous l'influence d'une pression latérale. La tunique de Bichat, elle-même, jouit à un haut degré de l'élasticité; or, dire qu'un tissu est très élastique, c'est admettre qu'il est très extensible. La présence des fibres circulaires de nature contractile ne met guère d'obstacle à l'accroissement de calibre; puis, les muscles eux-mêmes sont fort extensibles.

L'extensibilité des veines est bien plus bornée que celle des artères. La raison s'en trouve dans la présence des faisceaux fibreux qui abondent dans la tunique externe et à la partie superficielle de la tunique moyenne. Ce tissu fibreux est onduleux et serré comme celui des tendons.

La part qu'il prend à la résistance des parois veineuses ressort encore des effets produits par l'application d'une ligature serrée sur les veines à parois épaisses. La tunique de Bichat, le tissu jaune, sont très friables, ils sont coupés par le fil, et les deux bouts de la veine ne tiennent plus que par le tissu cellulaire de la tunique externe.

A l'aide de ces données, nous pouvons étudier une troisième propriété, la ténacité. Wentrigham avait déjà montré avant Haller que de deux vaisseaux de même calibre, l'un artériel, l'autre veineux, le second résistait beaucoup mieux que le premier à la traction longitudinale.

Mais la résistance peut être distinguée en deux espèces. Les parois veineuses résistent très bien dans le sens de leur longueur, elles cèdent, au contraire, facilement dans un sens opposé, comme le prouvent les exemples de rupture déjà rassemblés par Haller: ces ruptures s'observent, non-seulement sur des veines déjà dilatées pendant la grossesse, sur les varices ou les hémorroïdes, mais encore sur des vaisseaux sains et volumineux. Hedgson a vu deux fois la rupture des veines de la jambe pendant des crampes violentes.

La veine-porte, les jugulaires, les sous-clavières, la veine-cave inférieure, se sont rompues dans des efforts violens. Mais, comme pour remédier aux effets nuisibles de la dilatabilité, les veines possèdent deux autres propriétés en quelque sorte antagonistes, l'électricité et la contractilité. Ces deux propriétés ont encore pour but de favoriser le cours du sang accumulé dans les veines; elles constituent ainsi des agens actifs de la circulation veineuse.

Si le tissu jaune élastique des veines ne s'oppose pas à la dilatation de ces conduits, au moins il y remédie et tend sans cesse à ramener l'équilibre par ses propriétés mécaniques, à ramener le calibre du vaisseau à des proportions normales.

Que l'on comprime une veine superficielle jusqu'à sa distension maxima; si l'on supprime instantanément l'obstacle, soudain la veine s'efface. De même encore, quand les veines de l'avant-bras sont fortement distendues sous l'influence d'une position déclive, le redressement subit du membre permet aux veines trop peu élastiques d'expulser le sang.

Quand la distension n'a pas été portée au delà d'une certaine limite, le tissu élastique conserve ses propriétés. Chez les femmes enceintes, des veines nombreuses se dilatent par suite de la gêne compressive de la circulation. Après plusieurs grossesses, souvent ces dilatations subsistent. Après une première grossesse elles s'effacent souvent. Chez les vieillards, souvent toutes les veines se dilatent; cette dilatation diffère de la phlebectasie véritable.

La *contractilité* a été long-temps refusée aux veines et cherchée bien plus souvent dans les artères. Tantôt on a invoqué son absence pour nier la présence d'élémens musculaires dans les vaisseaux centripèdes; ou bien, partant d'un *à priori* anatomique, on a rejeté la contractilité du système veineux, parce que l'on n'y admettait que des fibres longitudinales celluleuses; alors a eu lieu la pétition de principe, le cercle vicieux. Aujourd'hui la démonstration de cette propriété est établie par l'anatomie, par l'expérimentation et par l'observation sur le vivant. Nous pouvons même déduire, de l'abondance des fibres-cellules musculaires dans tel ou tel point, l'action que telle ou telle veine aura sur son contenu, et appuyer cette remarque déjà ancienne, que les veines s'épaississent là où elles ont des obstacles incessans à surmonter.

Nous nous croyons donc dispensé d'entrer ici dans l'exposé historique de cette question. Nous ne nous arrêterons pas à réfuter Haller, qui niait la contractilité des vaisseaux veineux; Bichat, qui leur refusait à peu près toute contractilité animale, pas plus que nous n'appellerons à notre aide les assertions de Harvey, Wallace, Lancisi, Gorter, Swencke, etc., etc., qui attribuaient aux veines: tantôt une force péristaltique, tantôt un mouvement vermiculaire analogue à celui des intestins. Nous distinguerons deux sortes de contractilité dans les veines; l'une rhythmique, entrevue par Verschuir, admise par Haller, Bichat, Meckel, Nysten, et la plupart des auteurs modernes; l'autre tunique, lente, graduelle, presque insensible, mise en évidence surtout par l'action du froid et du galvanisme, contractilité que les expériences de Marx avaient déjà démontrée, mais que viennent de confirmer encore celles de MM. Kölliker et Gübler.

La *contractilité rhythmique* a un siége assez restreint; on l'observe au voisinage du cœur, là où nous avons vu la fibre musculaire striée s'étendre sur les veines-caves et pulmonaires. Elle est surtout très développée chez les animaux inférieurs; elle est enfin isochrone à la contraction auriculaire, dont elle paraît même être le point de départ.

Wharton Jones a tout récemment découvert cette contraction rhythmique dans les veines à valvules de l'aile de la chauve-souris. Chez cet animal la contraction, qui a pour but d'activer le cours du sang, se manifeste par une diminution progressive du calibre des veines et une augmentation dans l'épaisseur de leurs parois; elle est plus ou moins rapide, plus ou moins étendue, et se répète ordinairement dix fois à la minute, mais peut varier entre sept et quatorze fois dans le même temps. Dans certaines veines de l'oreille qui n'ont pas de valvules, il n'y a pas de contractions rhythmiques, mais le courant sanguin subit une impulsion continue et uniforme.

Il est bien entendu que nous ne confondons pas la contraction rhythmique des veines avec les pulsations qui constituent le pouls veineux, et dans lesquelles interviennent tour à tour la dilatabilité et l'élasticité des vaisseaux.

La *contractilité tonique* des veines est en rapport avec l'élément musculaire qui la produit; il ne faut donc pas s'attendre à la voir apparaître immédiate, brusque et intense, elle a des caractères diamétralement inverses. On peut probablement la faire naître à l'aide de divers excitans, mais le froid et le galvanisme (avec des instrumens convenables) la démontrent péremptoirement. Pour appliquer ce dernier agent avec succès, il faut agir sur les vaisseaux distendus; on sait, au reste, d'une manière générale, que l'irritabilité est très obscure dans les réservoirs le plus évidemment musculaires, lorsqu'ils sont dans l'état de vacuité.

Nous allons analyser les documens les plus récens que les physiologistes nous ont transmis sur ce point intéressant.

Dans le courant de mai 1849, M. Gubler, agrégé de la Faculté de Médecine, communiqua à la Société de biologie les expériences suivantes :

Une veine du dos de la main étant gonflée, on la percute vivement; on voit alors, non pas immédiatement, mais au bout d'un très court intervalle, la veine se rétrécir au niveau du point touché, puis la constriction s'étendre par degrés, au-dessus et au-dessous de ce point, jusqu'aux plus prochaines anastomoses, dans une longueur de 4 à 5 centimètres, par exemple. Le sujet perçoit la sensation de cette constriction; la veine, devenue filiforme, se dilate ensuite au point percuté, de manière à y former une petite bosselure, puis tout rentre dans l'ordre. Les veines voisines ne participent en rien au phénomène; l'expérience réussit bien chez les sujets jeunes et à veines développées, elle manque chez les vieillards. La réplétion de la veine est une condition indispensable.

Les expériences de Kölliker ont été faites sur les veines de la jambe, immédiatement après l'amputation, avec un appareil électro-magnétique; la veine saphène externe a été mise au contact avec les pôles de l'instrument à ses deux extrémités, au jarret et à la partie inférieure de la jambe; la veine saphène interne à ce dernier point et sur le dos du pied; la contraction s'est manifestée quelques secondes après l'application des fils métalliques, et elle était telle au bout d'une minute, que le sang contenu a été chassé et que la veine a pris l'aspect d'un cordon blanc : l'effet ne fut ni aussi puissant ni aussi rapide sur les petites veines de la peau.

Trois applications restèrent sans effet sur la veine poplitée, qui à la vérité était déjà flasque et vide lors de l'application des fils; la veine tibiale postérieure se vida en une minute. L'irritabilité dura une heure et cinquante minutes dans les veines, c'est-à-dire plus long-temps que dans les artères et les lymphatiques.

La contractilité des veines doit jouer un rôle dans certaines congestions ou dans la stagnation du sang veineux; son abolition prend sans doute une part dans certaines maladies des parois veineuses, peut-être même dans l'œdème des membres paralysés; mais par malheur tout reste à explorer dans cette voie intéressante.

La *sensibilité* paraît manquer dans les veines d'après les expériences de Haller et de Bichat; les irritations extérieures, les injections, la ligature, l'introduction d'un stylet dans l'intérieur de ces conduits, n'ont le plus souvent développé aucune manifestation de douleurs chez les animaux. On ne saurait préciser quelle est l'action de l'air sur la membrane interne des veines; cette absence de sensibilité s'accorde bien avec ce que nous savons des nerfs des veines.

Les propriétés pathologiques des deux tuniques externes des veines se rapportent surtout à l'hypertrophie des élémens anatomiques, qui constitue la lésion connue sous le nom de *varices*. Les travaux de M. Briquet ont jeté une grande lumière sur ce sujet et ont montré que les véritables varices ne laissent jamais aux veines ni leur texture ni leur contractilité normales. Il a admis deux variétés principales : 1° la *dilatation uniforme avec épaississement* dans laquelle la veine coupée reste béante; 2° la *dilatation inégale avec amincissement ou épaississement* dans laquelle la veine inégale, sinueuse, bosselée, a perdu ses caractères de conduit tubuleux et semble parsemée d'anévrismes.

L'hypertrophie démontre alors les fibres circulaires à ceux qui s'obstinent le plus à les méconnaître.

N'oublions pas que l'hypertrophie n'est pas toujours pathologique et qu'elle remplit au contraire un but utile dans certains cas. C'est ainsi qu'on l'observe dans les veines superficielles, chez les hommes voués à de rudes labeurs; c'est ainsi encore que la fibre musculaire s'accumule en grande abondance dans les veines utérines pendant la gestation (Ch. Robin).

Il est un certain nombre de propriétés pathologiques du système veineux dont l'anatomie ne rend pas un compte satisfaisant; j'en veux dire quelques mots.

On pense que le passage du sang artériel dans les veines y amène l'hypertrophie, et l'on cite pour exemple l'épaississement de ces vaisseaux dans les anévrismes artérioso-veineux. Il s'agit alors beaucoup plutôt, suivant moi, d'une hypertrophie physiologique destinée à vaincre des obstacles ou à résister contre une impulsion trop énergique, que d'une modification vitale que l'anatomie rejette avec des faits. (Veines pulmonaires, veine ombilicale.)

Les concrétions calcaires sont très rares dans les veines, on en compte les exemples; on sait qu'il en est autrement pour les artères. M. Robin pense que cette différence est due à ce que les premières manquent de cette substance unissante dite striée ou fenêtrée, qu'on rencontre si abondamment dans les secondes, et qui est le siége de l'infiltration graisseuse et calcaire; mais, chose remarquable, l'artère pulmonaire (véritable artère pour la structure) et en général tout le cœur droit partagent, sous ce rapport, l'immunité des veines; d'un autre côté, celles-ci présentent une altération spéciale dont les artères sont exemptes. Je veux parler de ces concrétions calcaires polypiformes connues sous le nom de *phlébolithes*. Ces productions sont peut-être de deux ordres; dans certains cas, elles sont bien incontestablement, comme l'a prouvé M. Lebert, des hypertrophies pédiculées de la paroi veineuse, suivant dans leur développement l'évolution des productions appelées polypes. Dans d'autres cas, elles se montrent sous la forme de concrétions calcaires dues apparemment à d'anciens caillots.

Paralysie des vaisseaux.

Le diamètre normal des vaisseaux est le résultat d'une contraction vivante; la cessation de la contraction, par l'effet de l'absence et de la paralysie de leur tunique à fibres longitudinales, peut accroître leur calibre, de même que le spasme l'avait diminué.

Dans les grosses artères et les gros troncs veineux, la tunique élastique met des bornes à l'ampliation, qui, par conséquent, est plus grande dans les artères et veines de petites dimensions, où cette tunique n'existe point. On l'a vue secondaire souvent à la suite d'une contraction provoquée par l'irritation. Dans une expérience de Hattings, la membrane natatoire d'une grenouille ayant été soumise à l'action de l'eau chaude, la dilatation s'opéra au bout de cinq minutes.

Après une application de glace, la contraction dura une demi-heure et fut alors suivie de l'expansion. Dans les expériences de Wedemeyer, après l'application du sel de cuisine, la contraction des vaisseaux capillaires de l'épiploon dura plusieurs minutes; après quoi survint une dilatation consistant en une série de renflemens ampulaires.

Souvent aussi l'expansion des capillaires est la suite immédiate d'une irritation. L'ammoniaque liquide, la dissolution du sel ammoniac, du sel commun, qui, mis en rapport avec de gros vaisseaux, les déterminent à se contracter, provoquent l'expansion des capillaires, quand on en arrose la membrane natatoire.

Burdach a vu sur le mésentère de lapins une expansion primaire suivre l'action de l'air, des rayons solaires condensés par un verre convexe, des cantharides. Oesterreicher a été témoin du même phénomène chez les grenouilles, sous l'influence de l'alcool et des acides étendus.

Tous les phénomènes de nutrition consistent fondamentalement dans l'imbibition du parenchyme ou des tissus simples, par le plasma qui transsude à travers les parois des petits vaisseaux. La quantité du plasma qui s'exhale à travers ces dernières, tient à la fois à la nature du sang, à sa pression, à sa rapidité et à la porosité des parois; elle change donc avec le diamètre des vaisseaux, de sorte qu'elle est déterminée, au moins en partie, par la force avec laquelle les capillaires se contractent.

Un accroissement de la contraction des capillaires produit la pâleur, et restreint l'exhalation du plasma; leur atonie, leur paralysie, déterminent la rougeur et une accumulation plus considérable du plasma.

Suivant la quantité de l'exsudation, la constitution du sang, la structure des organes dans lesquels a lieu l'épanchement, lesphénomènes et les conséquences de ce dernier varient.

Henle fait observer qu'en considérant la paralysie des vaisseaux capillaires comme la cause prochaine de la congestion et de l'inflammation, de l'exsudation en général, on n'a pas à se préoccuper de l'objection tirée de l'absence de la tunique contractile de ces vaisseaux.

Le résultat est le même quand les ramifications les plus déliées sont distendues d'une manière purement passive par l'afflux du sang, et, si elles n'etaient point extensibles du tout, le plasma n'en passerait que plus certainement à travers leurs minces parois.

Les contractions des vaisseaux dépendent-elles des nerfs comme celles des muscles? Henle répond par l'affirmation, attendu que des faisceaux de fibres nerveuses courent encore sur de très petits vaisseaux. Valentin croit même avoir vu les vaisseaux se contracter sous l'influence de l'irritation des nerfs correspondans.

Alors donc, comme dans les muscles, la contraction des vaisseaux correspondrait à un surcroît d'irritation, et leur expansion à une irritation devenue plus faible. Un fait différentiel consiste en ce que certains irritans amènent exclusivement une réaction sur le système musculaire ou vasculaire.

La tunique adventice des artères est la seule tunique vasculaire, avions-nous dit. En effet, la tunique élastique, si épaisse chez les animaux, ne renferme pas le moindre vaisseau : c'est pourquoi elle devient si aisément friable.

Dès lors on peut se demander ce qu'il advient de l'inflammation de la tunique interne, admise par les auteurs, même les plus modernes.

Trousseau et Leblanc ont démontré cependant, il y a longtemps déjà, que ce n'était qu'une simple teinture de la tunique. C'est de ce fait encore que l'on peut partir pour nier les capillaires passant dans les caillots : d'où en effet les ferait-on partir?

Les altérations athéromateuses se font remarquer exclusivement dans la tunique élastique. Ce sont des gouttelettes graisseuses avec de la cholestérine. Ce phénomène est presque normal, mais il est sénil.

Ces dépôts de gouttes graisseuses forment des plaques jaunâtres qui sont des concrétions ramollies, dans lesquelles une partie de la cholestérine est passée à l'état cristallin, et qui ont pris la place des fibres du tissu constituant. C'est le cas de rappeler que les tissus non-vasculaires sont malades aussi et plus gravement.

On peut voir dans cette nutrition perturbée une source de la mort normale, quoique environnée de phénomènes morbides. A cinquante ans les capillaires renferment de la graisse. Dans les artères alors on remarque des taches à la face interne. Quelquefois cela est déjà visible à vingt-cinq ans. De là de ces ruptures vasculaires donnant naissance aux anévrismes faux. En déterminant la disparition des fibres élastiques, ils amènent la dilatation. L'artère poplitée est infléchie de la sorte.

Les plaques blanches sont généralement inoffensives. L'athérome renferme de grandes gouttes d'huile. Le méliceris ne représente que le dernier degré de la maladie. Ce sont des concrétions ramollies, formant des masses fluctuantes, micacées, avec de la cholestérine en cristaux; déjà là les gouttes diminuent. La matière amorphe se ramollit à son tour. On voit ces dépôts s'étendre jusque dans les capillaires, et la lésion est généralement très étendue chez les sujets qui meurent dans l'apoplexie. Ce fait, Ch. Robin l'a observé sur le renard comme sur l'homme. Les concrétions calcaires sont généralement moins étendues; elles ne sont pas une suite de l'autre lésion; elles consistent en une substance homogène granuleuse, n'ayant non-seulement pas la structure, mais pas même la composition immédiate des os. Il y a d'ailleurs plus de carbonate que de phosphate. Dans les veines la substance de la première tunique et de la longitudinale explique la possibilité des phlébites, parce qu'il y a des vaisseaux partout.

Dans les varices, la quatrième tunique s'épaissit, la troisième s'atrophie. Terminons ce que nous avons dit des vaisseaux, par ce travail très récent de M. Sappey, sur les vaisseaux lymphatiques de l'appareil vasculaire en général :

« L'emploi du tube à injection lymphatique, dit Breschet, « permet de reconnaître que la membrane interne de tout le « système vasculaire est formée de vaisseaux lymphatiques; « pour concevoir, ajoute le même auteur, comment ces vaisseaux « produisent la tunique interne de l'appareil circulatoire, qu'on

« imagine une pelote formée d'un lacis lâche de vaisseaux; si « l'on vient à enfoncer avec précaution dans ce peloton un corps « dur, arrondi, conique, on parviendra à l'y faire pénétrer sans « produire aucune solution de continuité; l'instrument pourra « se frayer une route à travers le peloton, en refoulant en quel- « sorte les unes contre les autres les mailles qui le constituent; « un canal ainsi formé présenterait l'image de la tunique des « artères, des veines et des lymphatiques. »

La structure exclusivement lymphatique de la membrane interne de l'appareil vasculaire est une opinion qui a trouvé de nombreux et de très illustres défenseurs; émise d'abord par Hunter, puis défendue par son élève Cruiksanck et un peu plus tard par Mascagni, elle a été adoptée par la plupart des anatomistes de notre époque. En faisant représenter des vaisseaux lymphatiques sur les membranes qui revêtent les cavités du cœur, Lauth est venu confirmer cette opinion, et lui donner une nouvelle valeur. Des témoignages aussi recommandables m'avaient convaincu, de sorte que lorsque j'entrepris sur toutes les parties de l'appareil circulatoire une longue série de recherches, dit M. Sappey, je me proposais pour but, beaucoup moins de vérifier l'existence de ces vaisseaux que d'en étudier la disposition. Ces recherches m'ont conduit à un résultat négatif: des grosses et des petites artères, des veines de divers calibres, des parois du canal thoracique, je n'ai jamais vu naître un seul vaisseau lymphatique. Sur les séreuses pariétales et sur les synoviales, on obtient de temps en temps des réseaux d'une nature douteuse; sur la tunique interne des trois ordres de vaisseaux, cette satisfaction, si faible qu'elle soit, m'a été constamment refusée. Relativement aux séreuses qui tapissent les cavités du cœur, je n'ai pas été plus heureux; les lymphatiques représentés par Lauth sont des infiltrations mercurielles dans les mailles du tissu musculaire; aussi n'arrive-t-on jamais, et Lauth lui-même n'est-il jamais arrivé à conduire ces pseudo-vaisseaux jusqu'aux ganglions bronchiques.

Lorsqu'on porte la pointe du tube sur la surface interne des veines hépatiques, on obtient de très beaux plexus desquels partent des troncs lymphatiques. Mais ces plexus ne naissent pas des parois veineuses, ils viennent des lobules du foie; si on les remplit en piquant directement la surface interne des veines hépatiques, ce résultat est dû à l'extrême minceur des veines, que la pointe la plus acérée ne saurait atteindre sans arriver aussitôt jusqu'à leur surface extérieure. Les vaisseaux qui partent de ces plexus suivent rigoureusement les radicules veineuses, traversent l'ouverture aponévrotique du diaphragme et se terminent dans deux ou trois ganglions situés au-dessus de ce muscle, dans le voisinage de la veine-cave inférieure; le foie présente, par conséquent, trois groupes de vaisseaux lymphatiques : 1° des vaisseaux périphériques qui lui forment une véritable enveloppe; 2° des vaisseaux profonds et descendans qui suivent la capsule de Glisson, pour se rendre dans le sillon transverse de la glande, et de là, dans les ganglions sus-pancréatiques; 3° des vaisseaux profonds et ascendans qui suivent les veines hépatiques, pour se rendre dans les ganglions sus-diaphragmatiques. Ces derniers, dont l'existence avait été jusqu'ici complétement méconnue, sont à la fois plus nombreux et incomparablement plus volumineux que les premiers et les seconds.

En résumé, les réseaux et les troncs lymphatiques qu'on injecte en piquant un point quelconque de la surface interne des veines hépatiques appartenant exclusivement aux lobules du foie, et ces mêmes réseaux ne se montrant sur aucune autre partie de l'appareil circulatoire, il me paraît démontré que la tunique interne de cet appareil est complétement dépourvue de tout vaisseau de cet ordre.

Structure des vaisseaux lymphatiques.

Nous empruntons à l'excellent travail de M. Sappey la majeure partie de cette importante question.

Les parois des vaisseaux lymphatiques, bien qu'elles soient extrêmement minces et d'une parfaite transparence, comprennent cependant trois membranes: une interne d'apparence séreuse, l'autre moyenne, fibreuse et élastique, la troisième, externe, de nature celluleuse.

La tunique interne ou séreuse, beaucoup plus étendue que les deux autres, par la participation qu'elle prend à la formation des replis valvulaires, est recouverte d'un épithélium pavimenteux semblable à celui qui tapisse la cavité des artères et des veines. On peut la décomposer, par conséquent, comme celle des vaisseaux sanguins en deux couches : une couche interne ou épithéliale, et une couche qui serait formée, suivant Henle, de fibres longitudinales, mais dans laquelle on n'aperçoit bien nettement aucune apparence de fibres; ces deux couches sont unies entre elles de la manière la plus intime.

La *tunique moyenne ou élastique* se compose, selon Mascagni, de fibres entrecroisées en sautoir, et formant une sorte de tissu natté; c'est à cette disposition et non à leur nature qu'elles emprunteraient leurs propriétés élastiques; Henle a cru remarquer que ces fibres sont perpendiculaires à l'axe du vaisseau ou annulaires; Cruiksanck, se fondant sur l'extrême irritabilité qu'elles présentent, les croit musculaires et circulairement disposées. Scheldon dit même avoir aperçu ces fibres musculeuses sur le canal thoracique du cheval, et Schreger sur celui de l'homme; mais par leur intrication ainsi que par l'ensemble de leurs propriétés, elles appartiennent bien évidemment à cette variété du tissu élastique que M. le professeur Cruveilhier a désigné avec tant de vérité sous le nom de *tissu dartoïde*.

Nuck fut le premier qui distingua cette membrane de la précédente et qui en démontra l'existence sur le canal thoracique. Pour l'apercevoir il faut, à l'exemple de Cruiksanck, retourner un segment de ce canal en l'étendant sur une tige de verre : la tunique interne, étant moins résistante, se rompt, tandis que la moyenne, plus élastique, se dilate et s'étale aux yeux de l'observateur qui peut alors en étudier la texture.

La *tunique externe ou celluleuse* paraît avoir échappé jusqu'à ce jour à l'attention des anatomistes; cependant elle existe; lorsqu'un vaisseau a été distendu par le mercure, si on cherche à introduire dans sa cavité la pointe du tube à injection, on voit presque toujours celle-ci glisser entre la tunique élastique et la tunique celluleuse, tandis qu'elle pénètre au contraire avec assez de facilité après l'ablation préalable de cette dernière membrane.

La tunique externe ne se compose pas, comme celle des artères et des veines, de filamens irrégulièrement entrecroisés dans tous les sens, mais d'une simple lamelle qui s'enroule cylindriquement sur les vaisseaux, et qui est unie assez faiblement, d'une part, à la tunique moyenne, de l'autre, au tissu cellulaire ambiant. Par sa faible adhérence elle offre quelque analogie avec la gaine celluleuse des vaisseaux sanguins; elle en diffère en ce qu'elle n'est pas constituée par des lamelles circonscrivant des cellules, mais par une véritable membrane qui ne renferme jamais, ni dans sa cavité, ni dans son épaisseur, de vésicules adipenses.

Les parois des vaisseaux lymphatiques renferment des artères et des veines: Cruiksanck a injecté les premières sur plusieurs quadrupèdes: « Je les ai vues, dit-il, se ramifier bien « élégamment à travers leur tunique; ces artères doivent avoir « leurs veines correspondantes, et je ne doute nullement « qu'elles ne soient aussi accompagnées de lymphatiques. » Sur ce dernier point il m'est impossible de partager la conviction du célèbre anatomiste anglais; son opinion doit être accueillie avec une grande réserve; car nous avons vu que la tunique interne de l'appareil circulatoire ne donne naissance à aucun vaisseau lymphatique, et que sur les tuniques moyenne et externe, l'existence de ces vaisseaux n'est pas démontrée.

Le système absorbant reçoit très vraisemblablement quelques filets nerveux; mais la science ne possède sur ce sujet aucune notion précise.

Un tissu cellulaire dense unit la tunique interne à la moyenne; celui qui unit la tunique moyenne à l'externe est au contraire assez lâche, en sorte que cette dernière peut être facilement enlevée. On trouve aussi quelques vestiges de ce même tissu dans les replis qui forment les valvules.

En comparant sous ce point de vue de leur structure les lymphatiques et les veines, on voit que ces deux ordres de vaisseaux sont constitués sur le même type: même nombre de tuniques, semblablement superposées, même nature pour celles de ces tuniques qui se correspondent, même mode d'élasticité de leurs parois; par ce dernier caractère les deux systèmes offrent cependant quelque différence. Les veines, après avoir été distendues, ne viennent que peu à peu à leurs premières dimensions, leur cavité ne s'efface pas entièrement; les lymphatiques vidés peuvent s'effacer tout à fait, ils sont donc plus élastiques. De là, deux rôles dans la progression du chyle et de la lymphe.

Valvules. La surface interne des vaisseaux lymphatiques offre, de distance en distance, des replis semi-lunaires qui cloisonnent leur cavité, en s'abaissant à la manière de soupapes mobiles.

Inconnus des anatomistes qui ont les premiers constaté l'existence du système lymphatique, ces replis valvulaires furent signalés et représentés en 1653 par Rudbeck. Dans le courant de la même année, Th. Bartholin et un peu plus tard Swammerdam et Gérard Blasius constatèrent aussi leur existence: néanmoins elles étaient encore problématiques pour un grand nombre d'auteurs lorsque F. Ruysch, en 1665, compléta leur démonstration dans une description succincte, à laquelle est annexé un dessin fort exact.

Les valvules des vaisseaux absorbans sont remarquables par la régularité de leur disposition et leur multiplicité.

Elles s'unissent deux à deux; ce mode d'association paraît constant et il le serait en effet suivant A. Nuck; cependant Mascagni dit avoir vu quelquefois une seule valvule à l'embouchure de ces vaisseaux dans leurs principaux troncs.

Leur situation relative est déterminée par une loi qui souffre également peu d'exceptions: elles occupent sur un même vaisseau les parois diamétralement opposées et semblables, de manière à former deux longues séries, l'une droite et l'autre gauche, ou l'une antérieure et l'autre postérieure.

Leur forme est celle d'un croissant, « *lunæ crescentis instar*, » dit F. Ruysch; leur bord libre extrêmement mince décrit une courbe parabolique, tournée vers le cœur; leur bord adhérent ou convexe, plus épais et dirigé du côté de l'origine des lymphatiques, correspond à l'étranglement que ces vaisseaux présentent de distance en distance. Par leur surface interne elles regardent, dans l'état d'abaissement, les radicules du système absorbant; par leur surface externe elles répondent aux nodosités échelonnées sur les conduits de la lymphe, comme autant de grains de chapelet.

Leur nombre est extrêmement considérable; j'en ai compté de 60 à 80 sur les lymphatiques des membres thoraciques, depuis leur origine à l'extrémité des doigts jusqu'aux ganglions de l'aisselle, et de 80 à 100 sur ceux des membres abdominaux. Elles sont un peu moins multipliées sur les vaisseaux qui rampent dans les espaces intermusculaires; et moins encore sur ceux qui suivent un trajet descendant, c'est-à-dire dans les absorbans de la tête et du cou: suivant M. Bonamy, ces derniers seraient même dépourvus de valvules dans la plus grande partie de leur étendue; cet anatomiste a pu injecter sur le crâne plusieurs vaisseaux lymphatiques, en faisant couler le mercure, des troncs vers les rameaux. Elles n'existent pas dans les radicules du système absorbant, mais ils se montrent dès leur origine dans les troncs qui partent des réseaux.

La distance qui sépare les valvules est variable; dans le voisinage des réseaux elle est de deux à trois millimètres; sur les troncs elle devient plus considérable et peut être évaluée à six ou huit millimètres; rarement elle s'élève à deux centimètres, si ce n'est à la tête, où ces replis deviennent plus rares.

Les valvules des vaisseaux lymphatiques ne sont pas constituées comme celles du système veineux, par un simple repli de leur tunique interne: les deux tuniques qui composent les parois de ces vaisseaux concourent à les former, en se déprimant par leur surface externe, pour faire saillie au dedans de la cavité vasculaire. Chaque valvule paraît être le résultat d'une invagination de la partie du vaisseau qui est étranglée dans celle qui est dilatée, et devient ainsi comparable à la valvule iléo-cœcale, qui résulte bien évidemment de l'invagination de l'iléon dans le cœcum; il est vrai qu'une semblable invagination semble annoncer une valvule unique et circulaire; mais remarquons: 1° que la valvule iléo-cœcale ne présente pas cette disposition.

En effet, lorsqu'on dénude avec attention un vaisseau lymphatique au niveau de l'un de ses étranglemens, on peut faire disparaître en partie les nodosités qui l'entourent, et les replis valvulaires qui lui correspondent, en déplissant ses parois, ou autrement, en dédoublant ses valvules, en détruisant l'invagination de la portion étranglée dans la portion dilatée.

Les deux tuniques ne se plissent pas également; l'interne forme un repli plus étendu que l'externe.

De là résulte que chaque valvule est mince dans sa moitié libre, et épaisse dans sa moitié adhérente.

Quand on procède à leur dédoublement, on redresse seulement leur tunique externe qui forme leur base.

Par cette structure des valvules, on comprend très bien leur constante association, comme le fait observer M. Sappey, les nodosités et l'étranglement qui leur correspondent, ainsi que la parfaite régularité de leur échelonnement qui contraste avec la dissémination très irrégulière de celles des veines.

En étudiant les divers tissus, nous avons simplement mentionné la présence des lymphatiques. Nous avions réservé cette étude pour le lieu où nous traiterions des lymphatiques en général.

L'origine des lymphatiques qui a fait le sujet de tant de travaux, se trouvera implicitement traitée à cette occasion, quoique nous ne prendrons pas successivement tous les tissus, mais les principaux d'entre eux seulement, et ceux dont l'étude peut éclairer l'histoire générale.

Commençons par les lymphatiques du système nerveux, et là encore, nous suivrons M. Sappey dans son travail si plein de faits nouveaux.

Vaisseaux lymphatiques du système nerveux.

En 1697, Frédéric Ruysch annonce qu'il vient de découvrir à la surface du cerveau, entre l'arachnoïde et la pie-mère, une sorte de membrane composée d'un nombre infini de très petites vésicules, lesquelles renferment une humeur aqueuse et deviennent extrêmement manifestes par l'insufflation. Une autre planche du même auteur représente ces vésicules sous des dimensions beaucoup plus considérables; mais elles sont moins nombreuses que les précédentes, et de forme allongée ou cylindrique; dans le texte explicatif annexé à cette planche, Ruysch, pour exprimer leur disposition tubuliforme, les désigne sous le nom de *Vasa pseudo-lymphatica*, et ajoute: « Ces pseudo-« vaisseaux ne sont autre chose que des cavités celluleuses ar-« tificiellement produites par l'insufflation; car je n'ai jamais « vu de véritables lymphatiques sur le cerveau, et je serais « bien reconnaissant envers celui qui me montrerait un de ces « absorbans, si minime qu'il soit. »

Les faits signalés par Ruysch fixèrent, en 1833, l'attention de Fohmann, qui fut conduit par ses nouvelles recherches à la conclusion suivante: « Lorsqu'on enfonce une lancette entre « la pie-mère et l'arachnoïde et qu'on insuffle le canal que l'on « vient de pratiquer, on voit paraître un réseau lymphatique « interposé entre ces deux tuniques, réseau formé de rameaux « d'un calibre plus considérable que dans les autres tissus du « corps; cependant leurs parois sont si faibles qu'ils se déchi-« rent dès qu'on introduit le mercure. Ce réseau lymphatique « appartient à l'arachnoïde et à la pie-mère, principalement à « cette dernière membrane; il donne naissance à des vaisseaux « qui accompagnent les prolongemens de la pie-mère, et pénè-« trent dans la masse cérébrale, ou en d'autres termes, les nom-« breux vaisseaux absorbans provenant de cette masse vont se « jeter dans ce réseau. Enfin, les petits troncs provenant de ce « même réseau accompagnent les troncules artériels et veineux, « et se dirigent ainsi vers les trous osseux qui livrent passage à « ces vaisseaux. »

A la même époque, Arnold a fait représenter, dans ses planches sur le système nerveux, des réseaux et des troncs lymphatiques appartenant à la face supérieure ou convexe du cerveau. Ainsi que Fohmann, il n'a pu conduire ces troncs jusqu'aux ganglions; comme cet anatomiste, il avoue même n'avoir pu les suivre jusqu'aux trous de la base du crâne, en sorte que pour l'un et l'autre un voile épais s'étend à la fois, et sur l'origine et sur la terminaison des vaisseaux lymphatiques de l'encéphale.

Le fait signalé par Ruysch est parfaitement vrai; mais l'interprétation que lui ont donnée ses continuateurs est erronée; lorsqu'on porte un tube sous l'arachnoïde, et qu'on pratique une légère insufflation, on distend les mailles du tissu cellulaire sous-arachnoïdien; distendues modérément, celles-ci prennent l'aspect de cellules ou de vésicules communiquant entre elles; plus distendues, elles se déchirent sur certains points et représentent alors des cavités allongées, à parois irrégulières et noueuses, offrant parfois l'image d'un tronc lymphatique; de là l'erreur; qu'importe en effet la forme de ces vésicules? Qu'elles soient petites et arrondies sur le sommet des circonvolutions, ou plus considérables et allongées au niveau des anfractuosités, leur nature demeure la même; ce sont toujours des espaces purement cellulaires; aussi Fohmann et Arnold s'étonnent-ils avec raison de l'extrême fragilité de ces cavités, lorsqu'on les insuffle et surtout lorsqu'on les injecte, fragilité qui nous explique: 1° l'impossibilité absolue où ils se sont trouvés de remonter à l'origine et de suivre jusqu'à leur terminaison les vaisseaux qu'ils signalent; 2° la différence qu'ils ont constatée entre ces vaisseaux et ceux de toutes les autres parties du corps; 3° la sérosité observée dans ces prétendus vaisseaux, sérosité qui constitue le fluide sous-arachnoïdien. — Comme ces anatomistes, j'ai insufflé et injecté au mercure des vésicules intermédiaires à l'arachnoïde et à la pie-mère, et j'affirme, après avoir réitéré et varié mes recherches, qu'ils ont pris pour des vaisseaux lymphatiques le tissu cellulaire.

Mascagni mentionne aussi les vaisseaux d'apparence lymphatique signalés par Ruysch; il constate également l'extrême ténuité de leurs parois qui ne lui a jamais permis de les suivre jusqu'aux ganglions, ainsi que leur diamètre assez considérable, et ajoute qu'il doute encore de leur nature: « Dubius adhuc « hæreo de ipsorum indole; » il est digne de remarque que ces deux grands observateurs, qui avaient élevé, l'un un monument impérissable à l'histoire des vaisseaux sanguins, et l'autre un monument semblable à celle des vaisseaux lymphatiques, ont apporté dans la contemplation du même phénomène la même sagacité et la même réserve.

Indépendamment de ces conduits qu'il appelle *vasa æmulantia lymphatica*, et qu'il hésite à ranger parmi les véritables absorbans, Mascagni en a découvert d'autres qui, par leurs nodosités, leur direction et l'ensemble de leurs propriétés, appartenaient au contraire bien évidemment à la classe des lymphatiques; l'existence de ces vaisseaux sur les centres nerveux est pour lui un fait démontré; il les a observés:

1° Sur la face externe de la dure-mère où ils suivent l'artère et les veines méningées moyennes pour sortir avec elle par le trou sphéno-épineux, et se rendre dans les ganglions accolés à la veine jugulaire interne, après s'être réunis aux absorbans des muscles ptérygoïdiens.

2° A la surface de l'encéphale, où ils se distinguent en supérieurs qui se dirigent vers le sinus longitudinal correspondant, au voisinage duquel on les perd de vue, et en inférieurs qui sortent du crâne: par le trou occipital avec les artères vertébrales, par les canaux carotidiens avec les carotides internes, et par les trous déchirés postérieurs avec les veines jugulaires.

Ces vaisseaux sont d'une si grande ténuité que Mascagni n'a jamais réussi à y introduire la pointe du tube dont il faisait usage. Ils rampent dans l'épaisseur de la pie-mère, parallèlement aux artères et aux veines; pour les apercevoir il faut injecter ces dernières avec de la gélatine; si l'injection est heureuse, le liquide gélatineux pénétrera dans la cavité des lymphatiques par transsudation, et on pourra les reconnaître à l'aide d'une loupe. Bien différens de ceux que décrivent Fohmann et Arnold, ils se comportent, du reste, comme dans toutes les autres parties du corps. M. Sappey n'a pas encore constaté leur existence, bien que j'aie fait plusieurs fois des tentatives dans ce but; mais, dit-il, comme je n'ai pu découvrir jusqu'à ce jour une seule erreur d'observation dans l'immense travail de Mascagni, que j'ai presque entièrement contrôlé par mes recherches, je n'aurai certes pas la témérité de révoquer en doute un fait sur lequel ce grand observateur se prononce de la manière la plus affirmative; mon insuccès reconnaît très vraisemblablement pour cause l'insuffisance de mes observations. Il est vrai d'ajouter cependant, que ce célèbre anatomiste n'a pu suivre les vaisseaux qu'il représente dans toute l'étendue de leur trajet, c'est-à-dire depuis leur origine jusqu'à leur terminaison; il en fait lui-même la remarque, en exprimant le regret que lui cause cette description incomplète: « Quæ quidem felicitas mihi adhuc est in votis. »

En résumé, Fohmann et Arnold ont injecté le tissu cellulaire sous-arachnoïdien; Mascagni a représenté des vaisseaux qui offrent tous les caractères propres aux conduits de la lymphe, mais il n'indique ni leur origine, ni leur terminaison d'une manière précise; cette partie du domaine de la science réclame par conséquent de nouvelles recherches.

Vaisseaux lymphatiques du système musculaire.

Cette étude est la plus importante que l'on puisse faire. Le système musculaire donne naissance à un grand nombre de lymphatiques. Ces vaisseaux doivent être étudiés séparément:

1° Sur le diaphragme qui se distingue de tous les autres muscles de l'économie par sa situation entre deux membranes séreuses;

2° Sur les muscles viscéraux, dont la plupart correspondent, par leur surface externe, à une enveloppe de la même nature;

3° Sur les muscles extérieurs ou volontaires.

Les *lymphatiques du diaphragme* occupent sa surface convexe; ils naissent par des capillaires faciles à injecter sur sa portion centrale ou aponévrotique, et se dirigent de ce centre vers les divers points de sa circonférence; les principaux se portent en haut, en avant, puis en dedans pour gagner un ganglion assez volumineux situé au devant de la base du péricarde, dans l'épaisseur du médiastin antérieur et se réunir ensuite aux troncs lymphatiques qui accompagnent les vaisseaux mammaires internes. D'autres vaisseaux se dirigent en bas, sur la face postérieure des piliers du muscle et se rendent dans les ganglions lombaires, qui correspondent à la dernière vertèbre dorsale ou à la première lombaire. Ces lymphatiques, extrêmement grêles au niveau du centre phrénique, acquièrent un accroissement remarquable dès qu'ils arrivent au niveau des fibres musculaires dont ils ne suivent nullement les interstices.

Fohmann, qui s'est livré à des recherches spéciales sur les lymphatiques du tissu musculaire, nous apprend qu'il ne les a observés clairement que sur le diaphragme. En jetant un coup d'œil sur la planche que cet auteur consacre à la reproduction de ces vaisseaux, on doute qu'il les ait aperçus aussi clairement qu'il l'affirme, et l'observation démontre en effet qu'il les a complétement méconnus; non-seulement il n'a pu les suivre jusqu'aux ganglions, mais il n'a pu obtenir un seul ..., une seule branche, un seul rameau; le réseau qu'il représente est une large infiltration du mercure dans le tissu cellulaire inter-musculaire; aussi fait-il remarquer, avec beaucoup de raison, que les lymphatiques qu'il a observés sur le diaphragme présentent des parois si faibles, qu'ils ne peuvent supporter le métal introduit dans leur cavité; et il explique, par cette extrême fragilité, l'impossibilité où il s'est trouvé de faire parvenir le liquide injecté jusqu'aux troncs et aux ganglions lymphatiques.

Rudbeck a fait représenter cinq troncs qui se portent de la partie antérieure de la convexité du diaphragme vers la postérieure, et se réunissent en un tronc unique, au voisinage de la veine-cave inférieure.

La description de Nuck est plus satisfaisante: « De la partie « convexe du diaphragme, dit-il, partent plusieurs vaisseaux « [lymph]atiques qui, en se réunissant, forment un tronc tantôt unique, tantôt double, lequel monte sous le muscle trian« gulaire du sternum, pour venir se jeter dans les glandes si« tuées à la partie supérieure de cet os, et se rendre de là « dans la veine jugulaire. » Ces vaisseaux sont ceux qui naissent de la partie antérieure du muscle; Nuck oublie seulement de mentionner les glandes sus-diaphragmatiques.

Eschembak, Werner et Feller les décrivent à peu près dans les mêmes termes, ainsi que Cruikshank.

Mascagni représente très bien dans son grand ouvrage ceux qui partent de la région antérieure du muscle, ainsi que la glande sus-diaphragmatique et intermédiastine qu'ils traversent avant de se réunir aux lymphatiques des vaisseaux mammaires internes.

Il existe donc sur la face convexe du diaphragme des vaisseaux lymphatiques, dont les uns s'appliquent à la paroi antérieure du thorax pour aller se jeter dans le canal thoracique, près de son embouchure, et les autres à la paroi postérieure de cette cavité, pour se jeter dans le même canal, près de son origine. Mais ces vaisseaux naissent-ils de la plèvre diaphragmatique ou du diaphragme? Mascagni, qui regardait les séreuses comme des agglomérations de lymphatiques, avance qu'ils proviennent de l'une et de l'autre de ces surfaces; M. Sappey est porté à croire qu'ils tirent leur origine uniquement du plan musculaire; et voici ses argumens:

1° Ces vaisseaux sont extrêmement grêles sur le centre phrénique et sur toute la circonférence de ce centre, bien que la plèvre offre, au niveau de la région aponévrotique du diaphragme, la même épaisseur qu'au niveau des fibres musculaires.

2° Dès qu'ils abandonnent le centre phrénique pour s'avancer sur le tissu musculaire, ils augmentent brusquement et notablement de volume, bien que l'épaisseur de la plèvre demeure la même.

3° Au voisinage de la glande sus-diaphragmatique à laquelle ils se rendent, on peut enlever la plèvre dans une certaine étendue, sans ouvrir la cavité dont le diamètre continue à accroître cependant par l'affluence de nouveaux rameaux. Si parmi ces rameaux nouveaux, quelques-uns partaient de la surface séreuse, ils seraient divisés à leur embouchure; de là autant d'orifices latéraux sur le tronc principal, orifices par lesquels le mercure s'échapperait; or on n'observe pas de semblables fuites.

4° On ne réussit à injecter les lymphatiques du diaphragme en piquant la plèvre que lorsqu'on choisit une région où cette membrane adhère intimement au muscle; sur toute autre région, c'est-à-dire sur la plus grande partie du plan musculaire proprement dit, on ne réussit jamais; d'où vient cette différence de ce que la séreuse s'identifie dans le premier cas avec les capillaires lymphatiques émanés du plan sous-jacent, tandis que, dans le second, elle en demeure plus ou moins indépendante. Sous ce point de vue, on observe entre la partie centrale et la partie périphérique de la plèvre diaphragmatique la même différence que nous avons déjà signalée entre la plèvre pulmonaire et la plèvre costale, ou plutôt généralement entre le feuillet viscéral et le feuillet pariétal de toutes les séreuses.

Les *vaisseaux lymphatiques des muscles viscéraux* naissent, comme ceux du diaphragme, de l'épaisseur même du tissu musculaire par des radicules qui viennent s'anastomoser à leur surface convexe, en formant des réseaux: si la surface du muscle est entourée d'une enveloppe séreuse qui lui adhère, celle-ci se confond avec les capillaires lymphatiques et semble leur donner naissance; si elle est libre, ces capillaires l'entourent de la même manière, et on les voit alors partir manifestement de la couche musculaire sous-jacente.

Parmi les muscles viscéraux qui sont entourés d'une séreuse et qui présentent des vaisseaux lymphatiques, il faut citer le cœur, l'utérus, la vessie, l'estomac, etc. Si vous voulez vous convaincre que les vaisseaux, qui naissent de ces viscères émanent de leur couche musculaire et non de leur enveloppe séreuse, séparez la paroi antérieure du cœur ou de la matrice de la paroi postérieure, en incisant ces organes sur leurs deux bords, enlevez par leur face profonde la plus grande partie du tissu musculaire qui compose ces parois, de manière à les transformer en une lame mince sans intéresser en aucune manière leur partie superficielle, puis injectez les réseaux périphériques, et vous verrez le mercure suinter par la face profonde ou musculaire de chacune de ces lames; le métal, il est vrai, ne reflue pas ou reflue très rarement dans le tissu du cœur et de l'utérus, à l'instant où il pénètre les réseaux et les troncs périphériques; mais l'extrême difficulté de ce reflux s'explique suffisamment par la présence des nombreuses valvules qui hérissent la cavité de ces vaisseaux, et lorsqu'il s'opère, ce n'est jamais qu'à une très petite profondeur.

Le départ des vaisseaux lymphatiques de l'épaisseur des muscles viscéraux nous rend compte d'un phénomène qu'on ne saurait concevoir lorsqu'on admet qu'ils tirent leur origine du feuillet viscéral des séreuses; si ces vaisseaux sont plus développés sur les cœurs affectés d'hypertrophie, n'est-ce pas parce qu'ils participent au développement du tissu musculaire? S'ils acquièrent un volume six, huit ou dix fois plus considérable sur la matrice d'une femme arrivée au dernier mois de la grossesse, n'est-ce pas parce qu'ils partent d'une couche musculeuse devenue dix fois plus considérable? On pourrait dire, il est vrai, que dans ce dernier cas l'enveloppe péritonéale de l'utérus acquiert un accroissement proportionnel: mais je ferai remarquer: 1° que cet accroissement de l'enveloppe séreuse est dû au dédoublement des ligamens larges, lesquels dans leur état d'adossement ne donnent aucun lymphatique; 2° que cet accroissement dans la superficie de la couche utérine pourrait peut-être expliquer une augmentation de nombre, mais qu'elle ne saurait rendre compte d'une augmentation de calibre; 3° que l'arrière-cavité des épiploons constitue une surface séreuse bien autrement étendue que celle qui correspond à l'organe gestateur, et que cette surface ne se distingue ni par le nombre, ni par le calibre de ses vaisseaux lymphatiques, puisque ceux-ci se sont dérobés jusqu'à ce jour à l'œil le plus pénétrant.

Les muscles viscéraux qui ne sont pas entourés par deux membranes séreuses se comportent comme les précédens; la partie inférieure du rectum est entourée d'un réseau lymphatique dont les rameaux viennent, les uns de la muqueuse et les autres de la tunique musculeuse de l'organe; il en est de même des lymphatiques de l'œsophage, de ceux du pharynx, de ceux du larynx, de ceux du voile du palais, etc. Tous ces organes étant tapissés d'une membrane muqueuse qui émet des vaisseaux de même nature, on peut objecter que les radicules observées naissent exclusivement de cette membrane. Mais l'anatomie comparée lève cette difficulté; l'estomac des oiseaux est entouré d'une couche séreuse qui lui est à peine adhérente; si, après l'avoir enlevée, on pique la surface du gésier, au niveau de sa portion fibreuse, on obtiendra un plexus de vaisseaux lymphatiques; j'ai observé ces vaisseaux sur le puissant estomac de l'autruche; je les ai vus un grand nombre de fois sur celui du coq, du dinde, de l'oie, etc. En jetant un nouveau coup d'œil sur les admirables planches de Pannizza, je viens de m'apercevoir que cet auteur les a observés avant moi, et qu'il en donne un dessin fort exact. Ici on ne saurait les faire naître de la muqueuse stomacale, puisque cette muqueuse n'existe pas; à sa place on trouve une couche fibro-épidermique d'une dureté cartilagineuse, en contact avec des graviers, des débris de silex, des fragmens de verre, etc., et offrant à tous ces corps étrangers qui représentent les dents de l'oiseau, un point d'appui durant l'acte de la trituration.

Concluons donc que les lymphatiques observés à la surface des muscles viscéraux émanent de l'épaisseur de ces muscles.

Les *lymphatiques des muscles extérieurs* sont les plus difficiles à observer: cependant M. Sappey est parvenu à injecter ceux qui naissent de la face profonde du grand pectoral, ceux qui marchent entre les muscles intercostaux, ceux qui viennent du grand adducteur, ceux qui prennent naissance dans l'épaisseur des muscles grand et moyen fessier, etc.; ces vaisseaux sont en général assez volumineux; ils suivent le trajet des artères et des veines, mais sans s'accoler à leurs parois dans tout leur trajet; souvent ils s'en écartent pour les rejoindre sur un point plus éloigné, ou bien il les croisent pour passer d'un côté à l'autre. Leurs valvules sont si nombreuses et ferment si complétement leur cavité, que le mercure ne peut, dans aucun cas, refluer de leurs troncs vers leurs radicules, en sorte qu'il faut les piquer directement pour les injecter.

Les premiers vaisseaux lymphatiques des muscles volontaires ont été signalés à l'attention des observateurs en 1652; il y a par conséquent près de deux cents ans qu'ils ont été vus, décrits et représentés; cette proposition causera sans doute quelque surprise aux anatomistes de notre époque qui, sur la foi des travaux de Fohmann, doutent encore de leur existence.

Olaüs Rudbeck s'exprime ainsi: « Le 19 octobre de l'an 1652, « tandis que je préparais les artères et les veines de l'abdomen « d'un chat, je remarquai des vaisseaux séreux qui suivaient le « trajet des veines lombaires, et dont les rameaux étaient dis- « persés çà et là entre les muscles transverses et obliques de « l'abdomen. » Pour injecter ces vaisseaux, Rudbeck les embrassait dans une ligature appliquée sur les troncs artériels et veineux; ainsi liés, ils se dilataient par stase de la lymphe, et devenaient très manifestes. C'est à l'aide de ce procédé qu'il prépar les vaisseaux lymphatiques du foie et du mésentère, lorsque la reine Christine, désireuse de contempler une découverte qui faisait alors grand bruit dans le monde scientifique, se rendit dans son laboratoire, suivie de tous les hauts dignitaires de la cour de Suède.

Le même anatomiste fit connaître les lymphatiques qui cheminent entre les muscles intercostaux.

Th. Bartholin, à la même époque, décrivit et représenta les lymphatiques mammaires internes, qui tirent leur origine, soit de la partie antérieure des espaces intercostaux, soit du diaphragme, soit des muscles droits de l'abdomen.

Hewson a mentionné ceux qui naissent des muscles fessiers et indiqué leur trajet, mais l'histoire de ces derniers a été bien plus exactement et plus complétement tracée par Mascagni, qui a montré leur point de départ, représenté les glandes qu'ils traversent, précisé leur réunion, leur trajet et leur terminaison, et qui a, en outre, fait connaître les lymphatiques satellites de l'artère ischiatique, ceux qui suivent les vaisseaux obturateurs, ceux du grand pectoral, ceux du grand dorsal, etc., etc. Pour procéder avec succès dans ses recherches, cet habile explorateur injectait les artères et les veines à la gélatine qui passait par transsudation dans les lymphatiques et les mailles du tissu cellulaire; à l'aide d'un courant d'eau chaude, il entraînait ensuite le liquide qui s'était infiltré dans ce dernier tissu, et son œil perçant, quelquefois armé d'une loupe, distinguait les vaisseaux qui rampent à la surface des muscles.

Dans les systèmes fibreux et osseux, les lymphatiques ont été bien moins étudiés que dans les tissus sur lesquels nous venons de nous étendre.

Sur la dure-mère, le péricarde et le centre phrénique, on a parfaitement constaté la présence des lymphatiques.

On est en droit d'en conclure que les tissus fibreux donnent naissance à quelques-unes des radicules du système lymphatique; de plus que ces tissus ne sont pas constitués par un lacis de capillaires absorbans.

On remarquera d'ailleurs combien ces organes sont différens par leurs propriétés physiques. Les lymphatiques sont élastiques; les tissus fibreux sont inextensibles; les premiers sont d'une grande irritabilité; les seconds sont susceptibles d'altérations toujours secondaires, etc.

Relativement aux lymphatiques des os, la science n'est pas fixée. MM. Bonamy, Gros, Sappey, se sont beaucoup occupés de la question. M. Sappey croit avoir vu un lymphatique accompagnant l'artère et la veine nourricière d'un os. M. Gros a vu un vaisseau lymphatique qu'il a suivi des ganglions du creux poplité jusqu'au canal nourricier du tibia. Ce vaisseau dilaté par les gaz qui se dégagent des tissus en décomposition était très manifeste.

Parmi tous les organes de l'économie, il n'en est pas qui émettent un aussi grand nombre de lymphatiques que les organes glanduleux. Au premier rang nous pourrons citer le testicule, l'ovaire, le foie et la rate. Les pseudo-glandes, comme le corps thyroïde, le thyacus, les capsules surrénales, sont aussi le point de départ des troncs lymphatiques volumineux. — Cruikshank signale ces vaisseaux dans le corps thyroïde. Haller et Hunter ont également injecté ces vaisseaux.

Les glandes à réservoir présentent aussi des réseaux et des vaisseaux lymphatiques sur les parois de leur appareil sécréteur; Henson a décrit ceux qui partent des vésicules séminales; Nuck, ceux des trompes et de l'utérus qui constituent l'appareil excréteur et le réservoir de l'ovaire; Hewson, et surtout Mascagni, ceux de la vessie.

Les lymphatiques des glandes naissent, par autant de radicules, de chacun des lobules qui les composent, s'anastomosent à la périphérie de ces lobules pour les entourer d'un réseau analogue à celui qui embrasse la totalité de la glande.

Ils marchent dans les sillons interlobulaires, en se réunissant en branches et en tronc, puis gagnent la périphérie de l'organe et des vaisseaux sanguins: de là la distinction des lymphatiques, en superficiels et en profonds.

Des ganglions lymphatiques.

La *couleur* des ganglions est rougeâtre; mais elle se modifie un peu dans les diverses régions; les glandes mésentériques sont d'un rose pâle dans les intervalles de la digestion, et presque blanches ou même tout à fait blanches pendant la durée de l'absorption du chyle; les glandes sous-cutanées sont d'un rouge vif; celles qui reçoivent les vaisseaux du foie, d'un aspect jaunâtre; celles de la rate sont brunes, et celles de la racine des poumons tantôt bleues et tantôt noirâtres.

Leur *consistance* est ferme et assez analogue à celle que présente la substance du foie; pour l'apprécier, il importe de choisir des ganglions parfaitement sains, car le ramollissement putride les envahissant promptement après la mort, on trouve souvent ces organes déjà atteints dans leur consistance et leur couleur, alors que tous les autres tissus de l'économie sont encore dans l'état de parfaite conservation; ceux du tronc s'altèrent toujours plus promptement que ceux des membres.

Les vaisseaux afférens se divisent à leur entrée dans les ganglions en branches, rameaux et ramuscules qui pénètrent de la périphérie vers le centre de la glande en formant un pinceau de capillaires; les vaisseaux efférens naissent de l'intérieur de cette même glande par un pinceau de capillaires semblables, mais dirigés en sens inverse, et continue à leur origine avec la terminaison des précédens. Si un ganglion reçoit plusieurs afférens et émet plusieurs efférens, il n'y aura pas seulement deux vaisseaux qui se continueront par leur extrémité opposée, mais quatre, six, dix, qui s'entrecroiseront sous des angles divers; chaque ganglion se trouvera ainsi composé de capillaires lymphatiques qui s'anastomosent, se croisent, s'entrelacent, et constituent, en un mot, un véritable peloton de vaisseaux. Cette structure est démontrée par les faits qui suivent:

1° Si l'on pique avec la pointe du tube à injection mercurielle un ganglion d'une consistance un peu molle, mais parfaitement sain, on voit le métal envahir successivement toutes les parties de la glande, ainsi que ses vaisseaux efférens; et celle-ci se trouve alors convertie en un plexus de capillaires lymphatiques: j'ai ainsi injecté trois ganglions sur lesquels il était impossible de distinguer autre chose qu'un enroulement de vaisseaux. L'un de ces ganglions fait partie d'une préparation que j'ai déposée dans le musée de l'amphithéâtre d'anatomie des hôpitaux, préparation qui représente les lymphatiques du membre inférieur, depuis les orteils jusqu'au canal thoracique; ce ganglion est situé immédiatement au-dessus de l'arcade crurale, au devant de la veine iliaque externe; il est d'une grande netteté et très favorable pour l'étude de ce point de structure. Lamb, en injectant les ganglions iliaques, les ganglions pelviens, ceux qui occupent le médiastin postérieur, est arrivé au même résultat.

2° Lorsqu'un ganglion a été parfaitement injecté, si on le laisse dessécher, et si on l'incise ensuite avec une lame bien tranchante, on n'aperçoit sur le profil de la coupe, à l'œil nu ou armé d'une loupe, que des canaux ou des parties de canaux plus ou moins contournés sur eux-mêmes.

3° Après avoir rempli une glande de mercure par l'un de ces vaisseaux afférens, afin de dilater les capillaires qui la composent, si on laisse écouler le métal par les vaisseaux efférens, et qu'on le remplace ensuite par du lait dont on détermine la coagulation, on pourra la dérouler presque complétement.

4° Dans l'embryon, où les glandes lymphatiques se présentent sous un état de plus grande simplicité, elles sont manifestement formées par un plexus de vaisseaux lymphatiques.

5° En descendant la série animale, on voit les ganglions se simplifier de plus en plus, et se transformer sur un grand nombre de points en un lacis de vaisseaux; chez les oiseaux ils occupent seulement la base du cou et l'entrée du thorax, et forment dans toutes les autres régions de simples plexus; dans les reptiles et les poissons, les glandes lymphatiques disparaissent tout à fait, et les plexus destinés à les remplacer sont eux-mêmes très peu compliqués.

Bien que la structure des ganglions soit assez facile à constater, elle exige cependant de celui qui l'étudie une grande habitude des procédés anatomiques, et surtout des injections du système absorbant; aussi voyons-nous tous les anatomistes qui se sont livrés à des recherches spéciales sur ce système, s'accorder pour considérer ces organes comme un enroulement de capillaires lymphatiques. Dans ce nombre je citerai Ruysch, Albinus, Meckel, Hewson, Hunter, Mascagni, Haasse; et parmi les modernes, A. Lauth et M. Bonamy. Les auteurs qui étaient moins familiers avec l'étude des vaisseaux absorbans, tels que Malpighi, Morgagni, Abernethy et quelques autres, se sont refusés à admettre cette structure qu'ils n'avaient pu analyser, et ont cherché à démontrer que les ganglions se composent d'une agglomération de cellules, dans lesquelles le chyle et la lymphe seraient déposés par les branches terminales des vaisseaux afférens, et puisés ensuite par les radicules des conduits efférens.

On ne saurait contester que parmi les glandes lymphatiques il en est un grand nombre qui paraissent celluleuses; quelques-unes le sont réellement. Mais l'existence de ces cellules se rattache à un état pathologique. Il n'est aucune classe d'organes qui, dans l'enfance et même dans toute la première période de la vie, soit plus fréquemment le siége d'engorgement inflammatoire aigu ou chronique. Si l'on réfléchit que le premier effet de cette inflammation est la coagulation du chyle ou de la lymphe; que cette coagulation a pour conséquence la stase de ces liquides, la dilatation momentanée ou définitive des vaisseaux au-dessous des points oblitérés, et assez souvent la suppuration, la perforation de leurs parois, etc., on comprendra sans peine que, sous l'influence de ces divers états, quelques-uns des capillaires qui composent les ganglions s'oblitéreront sur certains points, se dilateront sur d'autres, et qu'ainsi modifiés dans leur structure, ils paraîtront plus ou moins celluleux. Si la glande a été le siége d'une inflammation légère, elle n'offrira que des cellules clair-semées; si elle a été très vivement enflammée, elle pourra en offrir un très grand nombre.

Sous ce point de vue, les glandes présentent en effet beaucoup de variétés : celles qui sont peu celluleuses offrent une consistance moins ferme, le mercure les envahit rapidement et pénètre presque simultanément dans les capillaires et dans les efférens; celles qui sont très celluleuses se laissent au contraire difficilement pénétrer, l'injection passe des afférens dans les efférens sans les remplir; et si on les pique directement, on obtient le même résultat, ou bien on injecte seulement une partie de leur substance, et cette partie injectée se manifeste à l'extérieur sous la forme de petits renflemens très circonscrits, qui représentent autant de cellules. Pour bien voir cette disposition celluleuse, il faut faire dessécher une glande injectée au mercure et l'inciser ensuite.

Les cellules cependant ne sont pas toujours la conséquence d'une altération pathologique, elles sont aussi quelquefois le résultat d'une rupture et d'un épanchement mercuriel. Abernethy rapporte qu'il injecta sur une baleine les artères et les veines mésentériques, et que le liquide s'épancha dans des cellules dont les dimensions surpassaient celles de la tête du fémur; ayant ensuite injecté au mercure les chylifères, il vit le métal se répandre dans les mêmes cavités. Faut-il conclure de ce fait, avec le célèbre chirurgien anglais, que les artères, les veines et les chylifères s'ouvraient par des orifices distincts sur les parois de ces cavités? Non assurément; nulle part les artères et les veines ne se terminent par des orifices libres et béans : il existait ici une déchirure qui a dû se produire d'autant plus facilement qu'Abernethy n'avait pas pêché cette baleine sur les bords de la Tamise, elle venait de fort loin; elle était morte par conséquent depuis longtemps, et tous les ganglions étaient vraisemblablement dans un état de ramollissement putride.

Malpighi et Morgagni se sont également trompés pour n'avoir pas tenu assez compte des altérations cadavériques et pathologiques de ces organes.

Cruikshank admet les deux modes de structure : « J'ai vu, « dit-il, plusieurs fois des ganglions se transformer sous l'in- « fluence de l'injection en véritables pelotons de vaisseaux lym- « phatiques; mais j'ai aussi injecté nombre de glandes où il n'y « avait pas la moindre apparence d'entrelacement vasculaire, « et où l'on ne trouvait que les branches radiées des vaisseaux « afférens et efférens, avec leurs cellules intermédiaires seules. « Il est aisé, dans les quadrupèdes, de démontrer cette structure « celluleuse, qui paraît surtout distincte dans les glandes mé- « sentériques de l'âne et du cheval. » Ces assertions sont exactes. mais les faits les plus précis en apparence demandent souvent à être interprétés si l'on veut en dégager la véritable valeur. Cruikshank a observé très souvent dans les glandes lymphatiques des cellules, parce que très souvent ces glandes sont altérées dans leur texture; comme les auteurs qui précèdent, il a pris un état pathologique pour l'état normal : de là son erreur.

Les *artères des ganglions* forment quelquefois un tronc commun qui entre par une de leurs extrémités et se ramifie ensuite dans toute leur épaisseur. Mais cette disposition est rare; le plus communément elles naissent de différentes sources et pénètrent dans les glandes par des points multiples. Arrivées dans leur substance, elles se divisent en s'anastomosant entre elles, et forment un réseau d'une extrême délicatesse.

Ces vaisseaux ont été très bien décrits par Boërhaave et Ruysch.

Les *veines*, presque toujours multiples aussi, partent des capillaires artériels, et sortent des glandes tantôt par les mêmes points qui donnent passage aux artères, et tantôt par des points différens. Celles des ganglions mésentériques vont se jeter dans le système de la veine-porte, et, comme elles sont dépourvues de valvules, leur injection est facile; mais il n'en est pas ainsi de celles qui se terminent dans le système des veines-caves; on ne peut les bien étudier que sur un mammifère chez lequel on a lié les principaux troncs veineux : sous l'influence de la stase du sang noir, les veinules s'engorgent et deviennent alors très manifestes.

Les ganglions représentant des plexus lymphatiques, les artères et les veines qu'ils reçoivent doivent être considérées comme les vasa vasorum des capillaires qui composent ces plexus. Les dernières ramifications des vaisseaux à sang rouge et à sang noir se terminent donc en définitive dans les parois des vaisseaux à sang blanc.

Il existe très vraisemblablement des nerfs dans les ganglions; cependant leur existence est encore problématique. Boërhaave, qui les admet, n'en cite d'autres preuves que le grand nombre de filets nerveux qui accompagnent l'artère mésentérique supérieure, filets dont quelques-uns paraissent en effet pénétrer dans leur substance.

Le système nerveux cérébro-spinal envoie-t-il aussi quelques ramifications dans ces glandes? Haller émet un doute à ce sujet, et Cruikshank se range à son avis. Cependant Hewson, Wrisberg, Meckel, comptent les nerfs parmi les élémens constitutifs des ganglions; Schreger dit les avoir observés sur le chien, mais Mascagni et Sœmmering les rejettent.

On trouve dans tous les ganglions une petite quantité de tissu cellulaire qu'on peut distinguer en interstitiel et périphérique.

Le tissu cellulaire interstitiel unit entre eux les vaisseaux lymphatiques, artériels et veineux; à la suite d'une inflammation chronique, il acquiert ordinairement une plus grande densité, et ne permet plus à la glande de se dilater sous l'influence de l'injection mercurielle.

Le tissu cellulaire périphérique forme une membrane parfaitement transparente, dont la surface externe très unie facilite le déplacement des ganglions, et dont la surface interne se continue avec le tissu cellulaire interstitiel. Celluleuse sur certaines glandes, fibro-celluleuse sur d'autres, cette membrane ne présente jamais le caractère fibreux dans son état primitif ou normal, et s'efface complétement sous l'influence de l'injection mercurielle; elle est aux ganglions ce que la tunique celluleuse est aux vaisseaux absorbans.

Malpighi a cru voir au-dessous de l'enveloppe celluleuse des ganglions une enveloppe musculeuse qui contribuerait puissamment par ses contractions à la progression de la lymphe et transformerait chaque glande en un véritable cœur lymphatique; on conçoit difficilement comment un aussi grand anatomiste a pu commettre une erreur à la fois si grave et si facile à éviter.

Les vaisseaux lymphatiques n'ont pas été observés jusqu'à présent dans les animaux invertébrés; mais leur existence a été constatée dans les poissons, les reptiles, les oiseaux et les mammifères.

Dans les *poissons*, où ils ont été découverts par Hewson et mieux étudiés à notre époque par Fohmann, ils ne présentent ni valvules sur leurs parois ni ganglions sur leur trajet; à la place de ces ganglions on trouve des plexus, dont le plus important est compris entre les tuniques muqueuse et musculeuse du canal intestinal. Ces vaisseaux offrent des communications nombreuses avec le système veineux.

Dans les *reptiles*, les lymphatiques sont aussi dépourvus de ganglions, mais ils offrent sur plusieurs points des rudimens de valvules; en outre, on observe dans cette classe des vésicules pulsatives, décrites par Panizza et Muller comme des agens d'impulsion, comme de véritables cœurs destinés à accélérer le cours de la lymphe. Muller en a trouvé, dans les grenouilles et les crapauds, deux paires : une sous la peau, à la région sciatique; l'autre, plus profonde, sur la troisième vertèbre du cou. Leurs pulsations, indépendantes du cœur, ne sont isochrones ni en haut ni en bas, ni à droite ni à gauche; les supérieures versent la lymphe dans une branche de la veine jugulaire, et les inférieures dans une branche de la veine sciatique. Ces dernières ont été aussi aperçues dans la salamandre et les lézards, il est vraisemblable qu'elles existent également dans les serpents et les tortues. Panizza, qui compare les mouvemens qu'elles exécutent à la diastole et à la systole du cœur, les a enlevées sur plusieurs grenouilles, et il a vu avec étonnement leurs pulsations augmenter de force et de fréquence, et ne cesser entièrement qu'au bout de deux heures.

Dans les *oiseaux*, ces vaisseaux ont été aperçus d'abord par Hunter; ils furent décrits ensuite avec soin et plus complétement par Hewson, et de nos jours par Fohmann, par Lauth et enfin par Panizza. Leurs valvules sont encore imparfaites; mais quelques glandes commencent à se montrer sur leur trajet. Celles-ci cependant n'existent qu'à la base du cou et dans la cavité du thorax; dans les autres parties du corps elles sont remplacées par des plexus qui paraissent communiquer sur plusieurs points avec le système veineux.

Dans les *mammifères*, le système lympathique arrive à son plus haut degré de développement, les vaisseaux sont plus volumineux et plus nombreux; les valvules se multiplient et se complètent; les plexus diminuent, tandis que le nombre des ganglions augmente; enfin les communications avec les veines deviennent de plus en plus rares. Dans les mammifères dont le tube intestinal offre peu de longueur, les glandes du canal intestinal se rapprochent et forment un groupe particulier connu sous le nom de *pancréas d'Aselli*.

Les tuniques des vaisseaux lymphatiques sont-elles contractiles? Les expériences physiologiques semblent établir assez positivement (dit Henle) l'affirmative. Lorsqu'on ouvre la cavité abdominale d'un animal pendant le travail de la digestion, on voit les vaisseaux chylifères gorgés ne pas tarder à se vider de leur contenu et à s'affaisser sur eux-mêmes. Ce ne peut pas être seulement un effet de l'élasticité après la perte du sang, car les vaisseaux deviennent plus étroits qu'ils ne le sont après la mort, et ils restent pleins lorsqu'on ouvre plus de vingt-quatre heures après la mort un animal dont les vaisseaux chylifères sont gorgés. A la vérité, le chyle est alors en partie coagulé. Mojon prétend même avoir observé un mouvement péristaltique de progression dans les vaisseaux lymphatiques, pleins de chyle du mésentère. Si l'on pique un lymphatique, après y avoir pratiqué une ligature, le contenu s'échappe sous la forme d'un jet, tant que les vaisseaux sont vivans, tandis qu'après la mort le chyle ne coule que goutte à goutte. Ce pourrait être là aussi une suite de la coagulation. Les vaisseaux lymphatiques mis à nu se rétrécissent jusqu'au point de s'oblitérer complétement. Les agents chimiques corrosifs ne sont pas les seuls qui provoquent en eux des contractions. Meckel en a vu à la suite de l'application de l'eau chaude, et Schreger sous l'influence d'irritations mécaniques. D'un autre côté, Valentin n'en a pu observer aucune trace après des irritations faites avec l'instrument tranchant et l'eau froide. J. Muller fit agir une forte pile galvanique sur le canal thoracique d'une chèvre, aucune contraction n'eut lieu; mais, au bout de quelque temps, le conduit parut un peu plus étroit dans l'endroit galvanisé, et offrit plusieurs légers étranglemens. Si cet effet était le résultat de l'irritation galvanique, il deviendrait d'autant plus remarquable que les tuniques des vaisseaux sanguins ne se montrent point sensibles à l'action du galvanisme.

D'après tout cela, l'irritabilité des lymphatiques n'est point encore un fait avéré; cependant si, au nombre assez grand déjà des observations recueillies, on ajoute l'analogie de structure entre ces vaisseaux et les veines, on peut présumer que des recherches ultérieures décideront la question d'une manière affirmative, surtout si on les entreprend dans l'attente de voir, non pas une contraction brusque, semblable à celle qu'effectuent les muscles de la vie animale, mais un resserrement qui augmente avec lenteur et diminue ensuite peu à peu. Un argument de plus en faveur de cette irritabilité, c'est que, sans elle, le mouvement des liquides à travers les vaisseaux lymphatiques serait, pour le moment actuel, une énigme insoluble (Henle).

Membranes muqueuses.

Ce sont des membranes qui tapissent la face interne de tous les organes creux communiquant avec l'extérieur par les diverses ouvertures du corps: elles se trouvent partout en contact avec des substances étrangères à l'animal, et leur surface libre est habituellement humectée d'un fluide muqueux.

Toute muqueuse est essentiellement composée d'un chorion, ou trame tapissée d'un épithélium. C'est là leur rapport commun avec la peau.

Elles se séparent immédiatement en deux groupes, selon qu'elles ont un épithélium pavimenteux ou cylindriques, et avec ces différences en coïncident d'autres.

Les muqueuses à épithélium pavimenteux ont toutes un chorion à peu près aussi riche que la peau en fibres élastiques, minces, ramifiées, anastomosées et formant un réseau, ou trame à larges mailles.

Le reste du chorion est composé de faisceaux de fibres lamineuses accompagnés de capillaires; de rares élémens fibro-plastiques et quelquefois de cistoblastèmes.

La surface est pourvue de papilles vasculaires sans aucune papille nerveuse ou à corpuscules du tact.

L'épithélium comble complétement ou à peu près les interstices des papilles, de manière à former une couche à surface extérieure lisse, et à la face profonde, creusée d'autant de cavités qu'il y a de papilles emboîtées et recouvertes par cette couche épithéliale.

Les glandes de ces muqueuses, quand elles en ont, sont plates au-dessous du chorion, dans le tissu lamineux sous-muqueux.

Elles sont pourvues d'un réseau lymphatique superficiel analogue à celui de la peau, membrane avec laquelle elles ont quelque analogie par toutes ces particularités.

Les muqueuses qui sont dans ce cas, sont: celles du vagin et du museau de tanche, de l'urètre, du prépuce et du gland, de la vessie, des cavités buccales et pharyngiennes de l'œsophage et de la conjonctive.

Les muqueuses à épithélium cylindrique ont un chorion peu riche en fibres élastiques, à fibres et faisceaux de fibres lamineuses moins serrées que dans les précédentes.

Elles renferment souvent des fibres-cellules dans leur épaisseur, aussi quelques élémens fibro-plastiques, et une certaine proportion de matière amorphe naissante.

La plupart d'entre elles ont leur surface lisse; celle qui s'étend du pylore à la valvule iléo-cœcale a seule la surface chargée de villosités chez l'homme; chez aucun animal, celle du gros intestin n'en possède.

Toutes ces muqueuses ont un réseau superficiel et tout-à-fait sous-épithélial, composé de capillaires dont les mailles ont généralement des formes spéciales pour la muqueuse de chaque organe.

L'épithélium de ces muqueuses est mince, formé d'une seule couche de cellules ou à peine stratifiée, c'est-à-dire formée d'un très petit nombre de couches; aussi cet épithélium recouvre toutes les saillies de ces muqueuses, les villosités, quand il y en a, sans en combler les intervalles, et la surface en reproduit ainsi toutes les inégalités, et laisse flottantes les villosités.

Les glandes de ces muqueuses sont souvent placées dans l'épaisseur même du chorion. Les lymphatiques varient dans leur distribution.

Nous avons dit plus haut:

Tous les tégumens intérieurs qui se continuent, au niveau des ouvertures naturelles, avec la peau, se rapportent aux membranes muqueuses. Cette détermination anatomique s'applique surtout à la disposition des muqueuses chez les animaux supérieurs. Nous savons, en effet, que chez les mollusques et même chez les vertébrés inférieurs, la cavité péritonéale communique directement avec le tégument extérieur. Au point de vue physiologique, la définition des muqueuses serait plus facile, mais leur contexture et leur parenchyme nous fourniront d'excellens caractères.

Du moment qu'une première extension de la théorie des tégumens a permis d'envisager les membranes muqueuses comme de simples modifications de la peau, leur histoire anatomique s'est tout à coup enrichie de tous les travaux exécutés sur le tégument extérieur, tandis que des recherches directes venaient en compléter l'étude. Il faut néanmoins reconnaître que la connaissance spéciale du second épiderme, ou corps muqueux, a eu son point de départ dans les recherches directes de Malpighi sur la membrane muqueuse de la langue. Pour les muqueuses comme pour la peau, j'écarterai les problèmes étrangers à la contexture, afin de porter l'attention sur les couches fondamentales. On sentira plus loin les vrais avantages théoriques de cette élimination provisoire.

Bichat qualifie de *muqueuses* les membranes occupant l'intérieur des cavités en communication avec la peau par les diverses ouvertures que cette enveloppe présente à la surface du corps. D'après leur continuité, il les réduit à deux surfaces générales: l'une *gastro-pulmonaire*, l'autre *génito-urinaire*. Je reviendrai plus tard sur la disposition précise de ces membranes et sur toutes les particularités qu'elles présentent. Lorsqu'on ne s'en laisse pas imposer par le développement extrême de l'appareil vasculaire et glandulaire qui forme le parenchyme de ces membranes, et qu'on choisit, du reste, les parties les plus favorables à cette étude, on peut retrouver, dans les couches successives d'une muqueuse, les analogues de celles qui constituent la peau, au moins dans ce qu'elle a d'essentiel. Il existe encore bien des discussions relativement à la détermination précise du derme des muqueuses, sans que personne se refuse à leur comparaison générale avec la peau; un examen rigoureux doit lever toute difficulté à cet égard.

En étudiant le derme de la peau, on a vu qu'il y a entre ses couches profondes et ses couches superficielles une différence d'aspect et de densité due à ce que la proportion de matière amorphe mêlée aux fibres est plus grande dans la couche extérieure, et qu'elle y forme la base des éminences papillaires variées qu'on remarque sur divers points de cette surface. Nous avons vu ensuite, d'après les recherches de M. Flourens, que, dans la peau des races colorées, cette couche superficielle se distingue assez nettement du derme par sa coloration. Or, c'est d'après ces notions qu'on peut bien comprendre l'ensemble du tégument muqueux.

Bichat désigne seulement, sous le nom de *chorion muqueux*, la couche molle et spongieuse qui enduit la tunique sous-jacente, dite *tunique fibreuse* (tunique nerveuse de Willis); mais cette dernière, composée de fibres hyalines et de fibres jaunes dartoïques, n'est autre que la couche profonde du derme, et cette pulpe molle qui l'enduit est la couche la plus superficielle du derme recouverte de l'épithélium. Dans cette couche, les fibres sont dispersées dans une matière amorphe prépondérante qui, dans l'intestin grêle, par exemple, forme la charpente des villosités, de même qu'à la peau elle formait le corps papillaire. Dans l'état sain, cette couche superficielle tient solidement à la couche fibreuse, et ne peut en être détachée que sous forme de petits lambeaux. Donc, si nous transportons ici la distinction de M. Flourens entre le derme modifié et le derme non modifié, nous dirons que le chorion muqueux de beaucoup d'auteurs n'est que la partie superficielle du derme, ou le derme modifié, et par conséquent n'est, relativement à la peau, que l'analogue du corps papillaire; tandis que la couche fibreuse est le derme non modifié. M. Masselot, en confirmant les recherches de M. Flourens, a bien montré que cette couche fibreuse partage l'élasticité, la résistance et la contractilité du derme cutané.

Le pigment se rencontre normalement à la muqueuse buccale et sur la muqueuse génitale de beaucoup de mammifères. Les granulations et les cellules pigmentaires y sont disposées comme à la peau, sur la couche superficielle du derme. Viennent ensuite les deux épidermes dont j'ai déjà parlé, soit à propos des épithéliums, soit à propos de la peau.

Le pannicule charnu qui, dans le tégument extérieur, nous permettait d'embrasser les peauciers, simplifie pour les muqueuses la notion des couches contractiles. Celles-ci, n'affectant jamais, comme dans la sphère animale, des dispositions trop spéciales, peuvent être facilement conçues dans la notion du tégument muqueux.

Ce pannicule se présente avec une grande richesse à la bouche, au pharynx, dans tout l'intestin, à la vessie, au vagin, à l'utérus, à l'urètre, etc.; on trouve dans tous ces points des couches musculeuses embrassant la membrane muqueuse, et s'insérant directement à la couche profonde du chorion. Le pannicule charnu disparaît dans les muqueuses fixées à des os. Il est encore notable dans les ramifications bronchiques. A l'entrée des conduits excréteurs des glandes, il est extrêmement mince.

Les particularités des muqueuses tiennent surtout aux différences que présente, suivant les points, le parenchyme de nutrition; il en est un grand nombre qui ne sauraient être appréciées qu'à propos de la forme. Je me contenterai de quelques indications sur les villosités des papilles.

Dans les points où le sens du toucher est très développé, les membranes muqueuses, comme la peau, présentent des papilles de forme variable. Aux lèvres, au palais, à la langue, à la surface du gland et du clitoris, à la surface interne du vagin, on trouve la muqueuse parsemée de papilles, soit filiformes, soit tuberculeuses. Au palais, elles atteignent facilement 0,2 à 0,3 de millimètre. Au mamelon, elles sont obliques. Les papilles sont d'autant plus serrées qu'elles ont moins de diamètre.

Les villosités qu'on rencontre dans l'intestin entre le pylore et la valvule iléo-cœcale, sont de véritables papilles, non plus organisées pour subir des impressions tactiles, mais pour se prêter à des phénomènes d'absorption. Ces villosités, foliacées au duodénum, cylindriques dans le reste de l'intestin grêle, sont, comme je l'ai dit, essentiellement composées de matière amorphe. Dans le chapitre suivant, j'insisterai avec soin sur le parenchyme de ces organes, et en particulier, sur la disposition du système absorbant dont elles sont le support.

Les muqueuses, comme le derme, peuvent être le siége d'une hypertrophie, mais c'est ordinairement à une cause inflammatoire qu'il faut la rapporter. On peut, au contraire, observer une atrophie soit générale, soit locale, de telle ou telle membrane muqueuse, sans cause inflammatoire. On a observé l'amincissement général de la muqueuse intestinale; d'autres fois cet amincissement ne porte que sur une seule anse. Les inflammations chroniques amènent ordinairement le ramollissement des muqueuses. Dans certaines affections, les deux épidermes peuvent être exfoliés de la même manière que l'épiderme cutané dans divers exanthèmes. Mais c'est surtout par la considération du réseau vasculaire et de l'appareil glandulaire que la pathologie des muqueuses prend un grand intérêt. Sous le rapport de la contexture, j'emprunterai quelques renseignemens confirmatifs à l'étude comparative.

L'examen spécial du type humain permet déjà, sous ce rapport, d'établir sur le tégument muqueux des notions assez relatives, en nous montrant les degrés de simplicité que l'on peut établir entre la muqueuse de l'intestin grêle, par exemple, et celle des sinus frontaux. Mais un petit nombre de cas choisis dans la série laisse mieux apercevoir la possibilité de simplifier la notion de ce tégument, sans que néanmoins on cesse de reconnaître sa constitution fondamentale.

Le derme, qui, dans les cas complexes, se distingue toujours en couche fibreuse et corps villeux, tend de plus en plus à ne former qu'une seule couche, sur laquelle s'applique l'épithélium. En envisageant les dispositions spéciales de certaines couches, on comprendra facilement les exemples suivans. Le corps papillaire, chez certains mammifères et chez beaucoup de reptiles, présente au niveau de l'œsophage un grand développement; les papilles dirigées en arrière sont recouvertes d'un étui corné. Chez beaucoup d'oiseaux, on rencontre des villosités dans le gros intestin; elles y sont plus rares et moins longues que dans l'intestin grêle. Chez quelques poissons, chez beaucoup d'articulés décapodes, certaines parties de la muqueuse intestinale présentent des plaques osseuses.

L'épiderme se présente sous forme d'une couche cornée dans le gésier des oiseaux. Il est sous forme d'épithélium ciliaire dans l'œsophage des reptiles. Dans le genre *Branchiostoma*, parmi les poissons, la muqueuse est partout recouverte d'un épithélium ciliaire. Chez les céphalophores, la muqueuse intestinale présente souvent un épithélium ciliaire de l'œsophage à l'anus.

Le pannicule charnu de l'intestin peut, comme chez l'homme, former deux plans, l'un circulaire, l'autre longitudinal ; en se simplifiant, il se réduit à une seule couche. Dans les poissons percoïdes, on ne trouve qu'une couche circulaire à l'intestin grêle, et une couche longitudinale vers le rectum.

En poursuivant cette étude dans les derniers degrés de la série, nous verrions successivement le tégument muqueux se simplifier, et finalement se confondre avec la masse de l'animal. Mais on comprend que, pour la notion des cas complexes, il importe surtout d'envisager des espèces dans lesquelles le tégument offre encore une composition parfaite.

La meilleure manière de concevoir la composition des membranes muqueuses, est de prendre pour point de départ les canaux de moyen calibre, dans lesquels la couche de membrane muqueuse a une force moyenne aussi. Cette couche diminue et augmente avec le diamètre de la lumière des canaux qu'elle limite. Il faut laisser la partie en macération pendant quelque temps, afin de relâcher les liens qui unissent les cellules épithéliales tant les unes avec les autres qu'avec la surface sur laquelle elles reposent ; ensuite on racle l'épiderme, qui se détache sous la forme d'un mucus ténu, on étale la membrane muqueuse, par sa surface libre, sur une planche de cire obscure, on la tend, et on dépouille autant que possible son autre face du tissu cellulaire de la tunique nerveuse ; le mieux, pour cela, est de soulever toujours ce tissu par petits flocons, qu'on coupe avec des ciseaux immédiatement à leur base. L'opération ne réussit jamais complétement ; car, avant que tout le tissu cellulaire ait été enlevé, la membrane muqueuse devient si mince, qu'elle se déchire à la moindre traction. Il est temps alors de la mettre sous le microscope. On l'examine à plat, ou bien on la ploie de manière que la face tournée du côté de l'épithélium fasse le bord. Dans le premier cas, on découvre des parties libres et sans fibres ; dans le second, les fibres du tissu cellulaire se recourbent sur elles-mêmes à quelque distance du bord, lequel n'est alors formé que par une membrane lisse, à laquelle je donnerai le nom de couche intermédiaire de la membrane muqueuse. La largeur du bord clair, que j'ai mesurée sur la membrane muqueuse de la trachée-artère, était de 0,011 ligne ; ce qui donne une mesure approximative de l'épaisseur de la membrane intermédiaire.

Le tissu de la membrane intermédiaire n'est pas toujours semblable. Je l'ai vu quelquefois tout-à-fait lisse, simplement et légèrement granulé, sans traces de grains ou de fibres ; dans la plupart des cas, il contient une multitude de taches ou points obscurs. Les points sont isolés, ou réunis de manière à former des figures irrégulières ; parfois ils dégénèrent en grains ovales ou arrondis, qu'on reconnaît pour des cytoblastes. A partir de ce point, la membrane intermédiaire se développe en deux directions. Du côté de la surface libre, les cytoblastes s'entourent d'une cellule, et deviennent épithélium ; dans la profondeur, ils s'allongent et se produisent en fibres, qui sont probablement les fibres de noyaux des faisceaux de tissu cellulaire, dont, dans le cas représenté fig. 25, la glande retirée de la membrane muqueuse était entourée. Wagner (dans BURDACH, *Traité de physiologie*, t. VI) dit que les villosités intestinales consistent en un tissu mou particulier, qui est souvent semé de grains fins, répandus d'une manière parfaitement uniforme, tissu dans lequel on distingue souvent aussi des grains plus gros, à surface granulée, qui sont pour ainsi dire collés et en partie confondus les uns avec les autres. La membrane intermédiaire ne se dissout ni dans l'eau ni dans l'acide acétique ; mais elle se gonfle dans ce dernier, et devient transparente, en sorte que ses points et ses noyaux ressortent d'autant mieux.

La tunique intermédiaire manque dans les membranes muqueuses les plus épaisses et dans les plus minces. Dans celles-ci, la membrane de la caisse du tympan, par exemple, les cellules épithéliales reposent immédiatement sur du tissu cellulaire : dans les ramifications les plus étroites des branches et les conduits excréteurs d'un petit calibre, la couche du tissu cellulaire manque aussi, et à celle d'épithélium succèdent de suite les fibres musculaires dirigées en long. Tout au plus serait-il permis de considérer comme rudiment de la tunique intermédiaire la couche mince de substance intercellulaire qui, d'ailleurs, doit toujours unir l'épithélium avec la membrane située immédiatement au-dessous. Dans les membranes muqueuses les plus fortes, au contraire, par exemple dans la cavité buccale, sur la langue, dans le vagin, etc., immédiatement après les plus jeunes couches d'épithélium, en vient une épaisse de tissu cellulaire dense, et il en est de même à la peau. Ici, par conséquent, la couche intermédiaire s'est réduite totalement en épithélium et tissu cellulaire : cependant on en peut considérer comme un reste la partie inférieure du réseau de Malpighi, dans laquelle les cellules ne sont point encore si manifestement séparées les unes des autres.

La peau se compose des couches suivantes, qui se succèdent de la surface libre à la partie la plus profonde : 1° épiderme, formé de cellules plates, cornées, insolubles dans l'acide acétique ; 2° réseau de Malpighi, assemblage de cellules arrondies, qui entourent étroitement le noyau, et qui sont solubles dans l'acide acétique ; 3° membrane intermédiaire, devant naissance à un cytoblastème imprégné de noyaux et non encore séparé en cellules ; 4° derme, formé de tissu cellulaire. Cette dernière couche n'a pas la même force dans toutes les régions du corps ; elle est plus épaisse qu'ailleurs à la plante des pieds et à la paume des mains ; très fine aux paupières, elle est généralement plus forte au dos qu'au côté antérieur du corps : son épaisseur, plus considérable chez l'homme que chez la femme, varie entre un quart et cinq quarts de ligne.

Une cinquième couche serait la tunique musculeuse, qui s'étend à une grande partie du corps chez les animaux, mais qui, chez l'homme, se trouve réduite, comme on sait, aux muscles appelés cutanés. Qu'il me soit permis de faire encore remarquer que la séparation entre les trois premières couches est purement artificielle, et que ces couches doivent être toutes réunies sous le nom d'épiderme. J'ai parlé précédemment de la controverse qui s'est élevée relativement à l'existence d'un réseau de Malpighi. Ici je dois mentionner encore quelques observateurs qui ont accru le nombre des couches de la peau, en examinant des pièces pathologiques, ou divisant le derme. Cruikshank parvint à détacher du derme, outre l'épiderme et le réseau, une couche injectée ; puis, après plusieurs jours de macération, il en obtint encore une seconde et une troisième, qui, suivant lui, se formaient peu à peu à la surface, en remplacement de l'épiderme. Gaultier (*Recherches anatomiques sur le système cutané*, 1811, p. 11), qui a fait ses recherches sur la peau de la plante du pied, forme quatre couches du réseau de Malpighi, savoir : les papilles (bourgeons charnus), leur revêtement fibreux (albuginée), la matière colorante, qui n'est visible que chez les nègres, et la membrane albuginée superficielle, entre le pigment et la cuticule. Dutrochet (*Mémoire anatomique et physiologique sur les végétaux et les animaux*, Paris, 1837, t. II, p. 380) supposait, au-dessus du derme, cinq couches, qui sont, de dehors en dedans : 1° l'épiderme; 2° le revêtement corné des papilles; 3° la couche des papilles. Les deux dernières, souvent assez molles pour qu'on ne puisse pas les séparer, forment le réseau de Malpighi; 4° la membrane épidermique des papilles, couche la plupart du temps indiscernable, qui, chez l'homme, n'est marquée que sous les ongles, après la chute desquels elle se condense. Sa présence est prouvée aussi par le tatouage; car ici la matière colorante, bien que sous l'épiderme, ne se trouve certainement pas en contact immédiat avec les papilles, qui ne supporteraient point une pareille irritation. Elle est située dans le réseau muqueux, entre l'épiderme externe et l'épiderme interne; 5° la couche papillaire, riche en vaisseaux et en nerfs. Wendt (*Épiderm.*, 1833, p. 4) divise l'épiderme en trois couches, parce qu'au-dessus du réseau de Malpighi et de l'épiderme proprement dit, il admet encore une couche frappée de mort. Comme Dutrochet, Flourens (*Annales des sciences naturelles*, 2e série, t. VII, 1837, p. 156) place sous la couche de pigment, chez les races colorées, une couche inférieure d'épiderme, de laquelle dépend la sécrétion du pigment. Il divise en deux couches l'épiderme superposé au pigment, et de cette manière il obtient, de même que Dutrochet, quatre couches, indépendamment du corps capillaire. Chez les blancs, il admet deux couches, qui correspondent aux deux supérieures des races colorées. C'est en divisant ainsi l'épiderme en plusieurs couches qu'il parvient à obtenir un réseau sur la langue humaine (p. 221). Dans un mémoire postérieur (*Ibid.*, t. IX, p. 241), il cherche à prouver que le réseau de Malpighi de la langue et de la membrane muqueuse orale correspond au second épiderme de la peau; aux lèvres on voit l'épiderme interne de cette dernière se continuer avec le réseau muqueux de la membrane muqueuse.

En même temps que les autres appareils de la peau, dont il a été parlé précédemment, Breschet et Roussel de Vauzème (*Annales des sc. nat.*, 2e série, t. II, p. 322) admettent un appareil blennogène, consistant en un parenchyme muqueux, qui sécrète du mucus et se trouve situé dans l'épaisseur de la peau, et en conduits excréteurs qui déposent le mucus entre les papilles. Il est à peine nécessaire de faire remarquer que de telles glandes, si elles existent, n'ont pas la signification que Breschet leur attribue. Ce sont des corpuscules rougeâtres, tuberculeux, du sommet desquels part un canal qui s'ouvre au fond des sillons, entre les papilles. Quelquefois, les canaux semblent s'anastomoser ensemble. Ils sont disséminés au milieu des glandes sudorifères, auxquelles on doit peut-être les rapporter. (*Voir* Structure de la peau.)

Ce sont elles qui constituent la portion épaisse de membrane muqueuse voisine des ouvertures du corps. La couche de tissu cellulaire de la peau de la langue correspondrait par conséquent à la peau proprement dite, et devrait être appelée membrane muqueuse dans le sens rigoureux. A mesure qu'on avance vers des canaux plus étroits, on voit se perdre d'abord l'épiderme, et les cellules du réseau de Malpighi, solubles dans l'acide acétique, apparaissent à la surface, après avoir acquis un développement particulier. La membrane intermédiaire devient plus prononcée, la muqueuse proprement dite s'amincit de plus en plus; dans l'intestin et les gros conduits excréteurs, elle représente la tunique nerveuse; dans les membranes muqueuses fixées à des os, elle s'unit au périoste fibreux, cas auquel la couche musculaire disparaît : dans la trachée et les bronches, elle se fait remarquer par le développement de ses fibres élastiques, etc. Plus intérieurement encore, la membrane intermédiaire devient imperceptible, et il ne reste plus que les cellules d'épithélium et la tunique musculeuse. Enfin, à l'entrée des conduits excréteurs dans les glandes, la tunique musculeuse s'amincit au point de n'être plus que la tunique propre des canalicules glandulaires.

Dans les points spécialement affectés au sens du toucher, la peau et la membrane muqueuse sont parsemées d'élévations, de forme variable, qu'on nomme papilles tactiles. Ces points sont la face interne des doigts et de la main, la face plantaire du pied, le mamelon, les lèvres, le palais et la langue, la surface du gland et du clitoris, la face interne des grandes lèvres, les nymphes, la face interne du vagin, et aussi, suivant Berres, l'orifice de la matrice. Albinus distingue deux sortes de papilles, les filiformes et les tuberculeuses. Les premières sont fort longues au bout des doigts et plus courtes dans la main; à la paume de celle-ci elles vont toujours en se raccourcissant vers le dos du carpe, et finissent par faire place à des papilles tuberculeuses. Les plus longues papilles sont en même temps les plus grêles, non-seulement d'une manière relative, mais encore d'une manière absolue. Les plus longues sont pointues, quelquefois un peu renflées à l'extrémité. Les plus courtes sont coniques, arrondies et parfois un peu tronquées au bout. En s'aplatissant et s'élargissant à la base, les papilles tuberculeuses font place à de très petites élévations, qui rendent la surface de la peau comme onduleuse. Cette surface n'est peut-être lisse nulle part, cependant les élévations dont je viens de parler ne méritent plus le nom de papilles. La longueur des papilles du palais est d'environ 0,10 ligne. Krause assigne un diamètre de 0,02 aux plus grêles. Au bout des doigts, elles sont droites; sur d'autres points, au mamelon de la femme, par exemple, elles gagnent obliquement la surface de la peau.

Après avoir été débarrassées de l'épiderme par la macération ou par l'action de l'eau bouillante, les papilles ont fréquemment une surface grenue. Les grains sont des cytoblastes du réseau de Malpighi, dont les uns n'adhèrent qu'à la surface, et dont les autres sont enveloppés dans une substance faiblement grenue, sans structure, qui revêt les papilles sans interruption, et peut être comparée à la couche intermédiaire de la membrane muqueuse. Mais souvent tout ce qui est grenu se sépare nettement de la surface des papilles; alors celles-ci sont composées, comme le derme, de tissu cellulaire, dont les faisceaux, notamment les plus extérieurs, sont moins sensiblement divisés en fibrilles. Dans l'intérieur des papilles, il court une anse vasculaire et probablement aussi une anse nerveuse. Malpighi dit, en parlant des papilles (*De tact. organo*, p. 23, 26): *Hæ implantantur in nervoso et satis crasso corpore, quod alias papillare placuit appellare corpus.* On pourrait déjà conclure de là que le corps papillaire de Malpighi est synonyme de derme, alors même qu'il ne le dirait pas expressément ailleurs (*De lingua*, p. 15). Le soin qu'il avait eu lui-même de retirer sa distinction dépourvue de fondement, n'a point empêché ses successeurs d'employer la dénomination de corps capillaire, et les oculistes surtout ont attaché une grande importance à une altération morbide du corps papillaire de la conjonctive, sur l'existence duquel, dans l'œil en santé, personne n'a rien pu dire de précis (*Comp.* Eble, *Bindehaut*, p. 27; *Ægyptische Augenentzuendung*, p. 121). Il me paraît aussi inconvenant de réunir toutes les papilles sous le nom de corps papillaire, que d'imposer ce nom à la surface du derme, d'où elles partent.

Lorsqu'on veut apprendre à connaître la forme des papilles, leur arrangement et leurs rapports avec l'épiderme sur un point quelconque, rien n'est plus commode que de faire bien sécher un lambeau de peau, sur la surface duquel on détache ensuite verticalement des tranches fort minces, à l'aide d'un scalpel. Ces tranches, plongées dans l'eau, reprennent si parfaitement leur forme primitive, qu'on peut reconnaître et séparer les unes des autres les fibrilles de tissu cellulaire, si l'on a eu soin auparavant de tremper la peau dans de l'eau chaude; une pression modérée, au moyen du compresseur, fait que le réseau se détache nettement des papilles, avec des enfoncemens qui correspondent exactement aux saillies de la peau. Le traitement par l'eau chaude a encore l'avantage de rendre le réseau blanc et opaque, attendu que l'albumine se coagule; quant à l'épiderme et aux papilles, ils demeurent clairs, et la bande blanche qui entoure les sommets de ces dernières procure un coup d'œil fort élégant.

On acquiert ainsi la conviction que les papilles sont d'autant plus serrées les unes contre les autres, qu'elles ont moins de diamètre. Les plus grosses, à la base des orteils, ne reçoivent pas chacune une enveloppe spéciale du réseau de Malpighi; celui-ci se borne à envoyer des prolongemens dans la profondeur, de deux en deux ou de quatre en quatre papilles; aux doigts, les gaînes épidermiques descendent plus bas, au moins jusqu'à la base, après chaque deuxième, troisième ou quatrième papille, et la face interne de l'épiderme détaché offre des fossettes qui sont divisées en deux ou quatre compartimens par des saillies peu prononcées. L'aspect de la surface du corps varie suivant que l'épiderme descend dans les enfoncemens qui séparent les papilles, ou les remplit. Ainsi, aux lèvres, au gland, à la gencive, la surface est parfaitement lisse, malgré la profondeur des sillons creusés entre les papilles; à la face palmaire des doigts, au contraire, se produisent des sillons courbes que chacun connaît, et qui tiennent à ce que l'épiderme s'enfonce entre les séries de papilles; à la langue, enfin, il suit chaque papille, de sorte qu'extérieurement, on remarque autant de filamens et de tubercules que la membrane muqueuse linguale a de papilles.

Les villosités sont des espèces de saillies, fort rapprochées des papilles, qui, chez l'homme, ne s'observent qu'à la membrane muqueuse de l'intestin grêle. Elles ressemblent surtout aux papilles filiformes de la langue, chacune d'elles étant reçue dans une gaîne particulière de l'épiderme; mais elles diffèrent des papilles, en ce qu'au lieu d'une anse vasculaire et d'une anse nerveuse, elles renferment un diverticule du réseau lymphatique de la membrane muqueuse intestinale, qui est entouré de nombreux vaisseaux sanguins.

Il y a des duplicatures, des plis saillants, de la peau et des membranes muqueuses, servant, les premières à protéger les parties sous-jacentes, ou à permettre à la peau de s'étendre (prépuce), les autres à accroître, dans l'intérieur de cavités ou de canaux, l'étendue d'une surface pourvue d'organes d'absorption, de sensation ou de sécrétion. De ce nombre sont les valvules de Kerkring dans l'intestin, les colonnes rugueuses du vagin, les petits replis réticulés de la vésicule biliaire, les saillies valuliformes des vésicules séminales, etc. On peut étendre les plis, et rendre la surface unie, en enlevant la tunique musculeuse et la partie externe la plus dense de la tunique nerveuse, qui tapissent extérieurement les canaux.

Les membranes muqueuses offrent aussi des enfoncemens, des fossettes, de petits sacs, qui remplissent le même office que ces duplicatures. Souvent la distinction est purement arbitraire, et l'on serait, par exemple, tout aussi en droit d'attribuer à la vésicule biliaire de petites fossettes, auxquelles en aboutissent d'autres plus petites, que d'y admettre des plis saillans et d'autres cachés.

Vaisseaux des muqueuses.

Dans le tissu lamineux, dans l'épaisseur du derme et du chorion des muqueuses, dans l'épaisseur des séreuses et des synoviales, les ramifications capillaires suivent assez communément la direction et le mode d'entrecroisement des faisceaux de fibres. Les mailles sont polygonales, à angles généralement aigus, d'égal diamètre à peu près en tous sens. La largeur de ces mailles est de trois à six fois celle des capillaires; on en trouve peu de plus étroites, peu de plus larges. Ces dimensions relatives peuvent se rencontrer sur une même maille allongée en comparant la largeur à la longueur. Les mailles étroites l'emportent sur les plus larges dans le périoste, dans la tunique externe des artères et à la surface des séreuses. Le contraire s'observe dans la dure-mère rachidienne, où elles ont leur grand diamètre longitudinal.

Sur les muqueuses et d'abord sur celle de l'intestin grêle, on voit dans le centre des villosités coniques ou un peu renflées au sommet, un capillaire artériel de la troisième variété, rarement deux, et un nombre égal ou double de veines, un peu plus larges, comme plissées en travers; ce qui leur donne un aspect tout particulier. Dans leur trajet, mais surtout près du sommet de la villosité, elles fournissent des capillaires proprement dits qui viennent à la surface même du petit organe se subdiviser et s'anastomoser en réseaux si serrés que beaucoup de branches se touchent, et que les mailles les plus larges n'ont guère plus du diamètre des capillaires qui les forment.

Dans les villosités aplaties ou foliacées du duodénum, la disposition reste au fond la même; seulement les vaisseaux du centre sont plus gros, et il y a en général un nombre double d'artérioles et de veinules. Partout le réseau est tellement superficiel, qu'à part un peu de substance homogène interposée aux capillaires, ceux-ci ne sont séparés de la cavité intestinale que par l'épithélium cylindrique. Cette disposition est la même pour tout le tube digestif à partir du cardia.

Dans le réseau des villosités, la multitude des vaisseaux de communication rend l'injection très facile. La forme des réseaux à la surface des villosités varie en ce que tantôt ils représentent des mailles arrondies, tantôt ils se composent d'anses concentriques de la base vers le sommet de la villosité; d'autres fois ce sont des vaisseaux parallèles flexueux s'anastomosant rarement ensemble.

Autour des orifices des glandes de Lieberkühn, les réseaux, d'autant plus serrés qu'on les examine plus près de l'orifice, se terminent à une couronne vasculaire entourant l'orifice.

Entre la base des villosités ou de la base d'une villosité au réseau serré qui avoisine les orifices glandulaires, les mailles arrondies ou irrégulièrement polygonales sont plus larges. Des cercles vasculaires peuvent également se montrer indépendamment des orifices glandulaires, sur l'extrémité des villosités. Le petit enfoncement médian a pu faire croire à l'existence d'une bouche absorbante.

Au gros intestin, la disposition régulière des glandules n'étant pas gênée par la présence des villosités, les capillaires s'y disposent en formant des réseaux autour de chaque orifice et dessinent très bien cette image particulière de la muqueuse comparée à un nid de guêpes. Les planches de Berres (XX, XXI, XXII) donnent, de ces différentes dispositions des capillaires dans l'intestin, des exemples très-précis. Une particularité analogue s'observe également dans l'estomac autour des orifices glandulaires. M. Ch. Robin a remarqué que dans le cœcum et son appendice, non-seulement les réseaux sont serrés et forment des mailles circonscrivant les orifices glandulaires, mais encore les capillaires sont là assez régulièrement onduleux autour de chaque orifice; ceux-ci n'étant guère séparés les uns des autres que par l'épaisseur des parois glandulaires accolées, il en résulte une grande richesse vasculaire.

Si nous passons à la muqueuse de la trachée et des bronches, nous verrons que, d'après les injections de M. Robin, elle offre un réseau serré à mailles polygonales n'ayant que trois ou quatre fois le diamètre du capillaire; des anneaux vasculaires s'observent autour de chaque orifice glandulaire de la trachée, orifices éloignés les uns des autres de 1/2 à 1 millimètre. A mesure qu'on arrive aux petites bronches où se distribuent les *vaisseaux pulmonaires*, le réseau devient plus serré et prend un cachet spécial. Bien qu'assez fins, les capillaires forment un réseau tellement serré que les capillaires se touchent ou laissent entre eux un espace égal au plus à leur largeur. Il semble qu'on a sous les yeux une nappe sanguine glissant entre deux membranes, soudées l'une à l'autre par des points isolés et allongés; disposition comparée par M. Robin à celle d'un double tissu ouaté et à points rapprochés. Cette disposition donne un aspect spécial au réseau pulmonaire, et on comprend en le voyant que quelques auteurs aient dit que les canalicules bronchiques avaient des parois purement vasculaires. « Il faut noter que ces vaisseaux sont tout à fait superficiels, séparés de la cavité même de la bronche seulement par l'épithélium plutôt pavimenteux que cylindrique et que celui-là même n'est pas continu; il n'y a pas dans ces dernières ramifications de muqueuse proprement dite, séparable et distincte du parenchyme de tissu élastique et cellulaire du poumon, comme il y en a une dans les bronches pourvues de cartilages. » Les mailles des capillaires qui sont dans le parenchyme élastique même, sont polygonales ou ovales, limitées par des capillaires dont les plus petits ont de 8 à 12 millièmes de millimètre; leur largeur est deux ou trois fois celle du capillaire.

Le fond des culs-de-sacs pulmonaires est entouré d'un cercle artériel s'anastomosant de tous les côtés avec les cercles artériels voisins, d'où résulte dans chaque lobe le réseau interlobulaire; de cette ceinture partent d'autres capillaires plus déliés qui forment sur les parois des vésicules un réseau très-serré dont les mailles ont généralement un diamètre plus petit que celui des capillaires eux-mêmes et se réduisent quelquefois à de petites fentes très étroites; de telle sorte qu'au niveau des vésicules le sang s'étale en une nappe sanguine très divisée pour y subir l'action de l'air.

D'après Kölliker, les plus fins capillaires forment, sur les parois des vésicules ou culs-de-sacs, des réseaux à mailles rondes ou ovales dans lesquels les capillaires sont à 0^{mm},003 de l'épithélium. Le réseau des plus fins capillaires ne se sépare pas seulement sur toutes les vésicules composant un lobule, mais communique avec celui des lobules voisins.

Si nous étions privés du témoignage de Bleuland et Schrœder Van der Kolk sur l'existence des capillaires dans les séreuses, nous renverrions aux injections de M. L. Hirschfeld qui mettent le fait hors de toute contestation. Les capillaires dans les séreuses, dit M. Ch. Robin, ne sont pas moins abondans que dans les muqueuses; seulement il n'y a pas là de réseau superficiel spécial à mailles plus étroites que le diamètre des capillaires comme on en voit dans les muqueuses. Les mailles, ainsi que je l'ai dit à propos du tissu cellulaire, ont de trois à six fois le diamètre des capillaires, et à partir des arborisations décrites par les anatomo-pathologistes dans les pleurésies et péritonites, elles offrent des angles généralement aigus, c'est-à-dire non arrondis.

Dans la membrane des vaisseaux, les *vasa vasorum* sont évidens pour les artères et les veines. On ne les observe pas pour les capillaires; le peu d'épaisseur des parois, même dans ceux de la troisième variété, explique suffisamment leur mode de nutrition au moyen du sang qui les baigne.

Membranes séreuses.

Parmi les muqueuses nous avons déjà vu certaines membranes dont les caractères, comme tégument isolant, tendent à s'effacer. Dans les séreuses, nous allons reconnaître les cas les plus simples d'une surface isolante. C'est surtout ici qu'il faut se défier de toute disposition absolue, bien que la marche que nous avons suivie ait dû convenablement nous préparer à cet égard. En effet, pour la peau, ce n'est qu'en interrogeant les degrés les plus inférieurs de la hiérarchie zoologique, que nous n'avons plus trouvé, pour représenter le tégument, qu'une fine membrane qu'il était à peine possible de distinguer du tissu même de l'animal. Pour les muqueuses il n'en a pas été de même, car chez les animaux supérieurs et chez l'homme, nous avons vu que, par exemple, la membrane qui tapisse la caisse du tympan ou les sinus de la face est bien loin d'être aussi complexe que la muqueuse de l'intestin ou du poumon. Or, dans les séreuses, cette notion de tégument va devenir encore plus relative, car dans certains cas nous ne trouverons, pour tégument, qu'une mince couche de tissu lamineux condensé, ou bien une simple couche d'épithélium.

Malgré plusieurs travaux intéressans dont j'aurai bientôt l'occasion de parler, on répète depuis Bichat que les séreuses sont des sacs sans ouverture déployés sur les organes qu'ils embrassent, sans les contenir dans leur cavité, de telle sorte qu'il y a ordinairement dans toute séreuse une partie qui tapisse la surface interne de la cavité, et l'autre embrassant les organes qui font saillie dans cette cavité. Ainsi, il y a une plèvre costale et une plèvre pulmonaire, une arachnoïde crânienne et une cérébrale, un péritoine viscéral et un péritoine pariétal, etc. Une telle manière de considérer les séreuses ne peut plus être acceptée aujourd'hui qu'à titre d'artifice logique et non comme l'expression de la réalité.

C'est dans son *Traité des membranes* que Bichat systématisa la notion de *séreuse*. Mais nulle part il ne les considère comme un tégument; il est même évident que l'artifice du sac sans ouverture devrait l'empêcher d'étendre aux séreuses les analogies fondamentales qu'il avait établies entre la peau et les muqueuses. Mais dans le *Traité d'anatomie générale*, publié peu de temps après, Bichat prononce le nom de *tégument :*

« La surface libre des membranes séreuses isole entièrement des organes voisins ceux sur lesquels ces membranes sont déployées, en sorte que les organes trouvent en elles de véritables limites, des barrières, si je puis me servir de ce terme, ou, si l'on veut, des *tégumens*, bien différens cependant de ceux qui sont extérieurs. »

Malgré la restriction qui termine cette phrase, il est évident que la notion spontanée des séreuses comme tégument est là comme dans le passage déjà cité du tissu muqueux de Borden. Les séreuses, comme les muqueuses, outre leurs fonctions spéciales, limitent les organes au dedans, de même que la peau les limite au dehors. Mais tandis que les muqueuses sont le siége d'un mouvement très actif de composition et de décomposition, au contraire dans les séreuses on ne retrouve du tégument que la partie destinée à isoler.

Nous verrons même que si l'enveloppe d'un organe est déjà, de sa nature, une couche isolante, souvent l'organe en saillie du côté d'une cavité séreuse n'y est tapissé que d'une mince couche d'épithélium. Il n'est plus possible alors de séparer de l'organe un feuillet viscéral, dans l'acception de Bichat, ce qui a fait dire à quelques esprits absolus que dans ces cas la séreuse n'existe pas. Avec des dispositions plus relatives, c'est-à-dire plus scientifiques, on reconnaît que dans ces conditions le tégument est réduit à une simple couche d'épithélium.

En envisageant l'ensemble des membranes tégumentaires, j'ai pu donner une définition qui s'applique à la majorité des cas. Pour la peau en particulier, j'ai pu également employer une forme applicable à l'ensemble des cas zoologiques; mais déjà pour les muqueuses, en prenant la définition de Bichat, j'ai surtout cherché à caractériser ces membranes chez les animaux supérieurs; je ferai de même pour les séreuses. La spécialité de la définition résulte ici forcément de la spécialité du sujet lui-même.

Le mot de *séreux*, comme celui de *muqueux*, vient du liquide qui tapisse ordinairement ces membranes. Si l'on voulait y regarder de bien près, il y aurait lieu, dans certains cas, de confondre une séreuse avec une muqueuse. Cependant, d'une manière générale, ce caractère peut servir à les distinguer. En prenant une propriété plus statique, mais n'ayant pas également un degré suffisant de précision, on peut dire que les membranes séreuses tapissent les cavités, ordinairement closes de toutes parts, et forment par conséquent des surfaces intérieures simplement isolantes par rapport aux parties qu'elles séparent.

Bichat, se fondant sur les différences que peut présenter le liquide qui lubrifie les séreuses et les maladies dont elles sont le siége, forme deux catégories : les *séreuses*, comprenant le péritoine, la plèvre, le péricarde, l'arachnoïde, la tunique vaginale, etc.; et les *synoviales* des articulations des tendons. Au point de vue de la composition fondamentale, on ne doit prendre en considération que les caractères de tissu de la membrane elle-même; aussi je ne formerai qu'une catégorie comprenant à la fois les séreuses, les synoviales, les bourses muqueuses, et même les surfaces des cavités closes du tissu cellulaire et des cavités accidentelles.

Il faut simplement établir qu'il y a des séreuses plus ou moins parfaites. Quand on retrouve dans les membranes une couche fibreuse correspondante au chorion, un épithélium et quelquefois du pigment, il faut considérer la séreuse comme se rapprochant entièrement de la peau et de la muqueuse. Quand on ne trouve qu'une mince couche de fibres condensées en membrane, ou une mince couche d'épithélium, le tégument est moins parfait, mais c'est encore un tégument, puisque les parties qui regardent dans la cavité séreuse sont nettement isolées les unes des autres.

Pour étudier la constitution d'une séreuse, il faut d'abord la prendre là où le tégument est indépendant : par exemple, dans les points où le feuillet pariétal se réfléchit sur les organes d'une cavité, ou entre les organes eux-mêmes, ou au niveau des enfoncemens qu'ils peuvent présenter; là, enfin, où les séreuses forment des plis, des mésentères, des épiploons. Dans ces parties, la membrane séreuse est constituée par une couche fibreuse de la nature du chorion des tégumens, c'est-à-dire qu'elle est tissue au moyen de fibres lisses hyalines et des fibres dartoïques. Cette couche fondamentale est tapissée d'un épithélium de forme variable.

Les séreuses ont une couleur blanchâtre, sont d'un brillant moins éclatant que les aponévroses; leur épaisseur est variable : le feuillet viscéral est, en général, plus mince que le feuillet pariétal; l'arachnoïde rachidienne, en particulier, est beaucoup plus épaisse et résistante que l'arachnoïde encéphalique.

L'épithélium des séreuses, souvent pavimenteux, et formé tantôt d'une seule couche, tantôt de plusieurs couches stratifiées. Chez la femme, la face externe des franges des trompes de Fallope est tapissée d'épithélium cylindrique vibratile. C'est aussi de l'épithélium vibratile qu'on rencontre dans les ventricules cérébraux. Nous y reviendrons.

D'après cette composition fondamentale, on saisit l'analogie de contexture entre les séreuses et les autres tégumens. Cette comparaison est toujours facilitée au moyen de certaines muqueuses, celle de la caisse du tympan, par exemple. Mais on peut, sur le même point, suivre la transition entre la muqueuse des organes génitaux et la séreuse abdominale par l'intermédiaire des trompes de Fallope.

Les séreuses ne sont pas toujours isolables. Les synoviales des articulations au niveau des cartilages d'encroûtement sont représentées par une couche épithéliale qui se réfléchit des surfaces articulaires sur les capsules fibreuses. Quant au chorion, il est entièrement adhérent au niveau des cartilages.

On voit donc qu'une séreuse peut résulter de ce qu'un épithélium tapisse à la fois les parois d'une cavité et la face des organes qui regardent la cavité. Comme la cavité est close, la couche d'épithélium des organes se continue avec celle des parois, et toutes deux ne forment ensemble qu'un seul revêtement sans ouverture extérieure.

Lorsque de gros troncs vasculaires ou nerveux traversent une cavité pour se rendre des parois aux organes, ou des organes aux parois, ils s'isolent toujours par une couche d'épithélium. En général, quand le chorion n'est pas distinct, l'épithélium repose directement sur l'enveloppe extérieure des organes. Là où la couche fibreuse est distincte, la disposition des fibres est régulière. Dans les séreuses très minces, l'arachnoïde cérébrale, par exemple, ce sont des faisceaux presque parallèles, fréquemment accolés ensemble, de manière à circonscrire des mailles occupées par de la matière amorphe interfibrillaire.

Dans les séreuses plus épaisses, celles de la poitrine et de l'abdomen, les fibres sont serrées les unes contre les autres en plusieurs couches, et les fibres d'une couche se croisent à angle droit avec celles de la couche voisine.

Il est indispensable d'établir que ce sont là des tégumens inférieurs plus ou moins simples. Les remarques précédentes établissent ce fait; j'emploierai en outre les documens suivans pour appuyer davantage une telle démonstration.

Dans le développement des animaux supérieurs, les cavités splanchniques apparaissent les premières parmi les cavités closes. Jusqu'à la fin de la troisième et souvent même de la quatrième semaine de la vie embryonnaire, on ne peut distinguer sur les organes une tunique séreuse; celle-ci se reconnaît plus tard. Après trois ou quatre mois, les épiploons, les replis mésentériques, les lames qui se réfléchissent entre la vessie et le rectum, entre l'utérus et la vessie, se distinguent nettement. Dans les premières semaines, on ne distingue aucune cavité articulaire; à partir du quarantième jour, celles-ci apparaissent sous forme de simples fissures. Les détails sur le développement servent principalement à éclaircir les questions de forme; je les reprendrai dans la seconde partie de l'anatomie générale.

Quant aux documens comparatifs, empruntés à la série animale, ils sont peu nombreux relativement à la contexture. On sait que, chez beaucoup de reptiles, le tégument péritonéal se complique par une couche de pigment noir. Quant au chorion, on sait qu'il a une grande épaisseur dans le péritoine des cétacés. Enfin les observations sur la continuité entre la peau et les séreuses, chez les poissons cartilagineux, les insectes, les mollusques supérieurs; sur la continuité entre le péritoine et la muqueuse du cloaque, chez les crocodiles, par exemple, peuvent encore être mises à profit pour démontrer la nature tégumentaire des séreuses.

Sans faire ici un article spécial pour le tégument des cavités accidentelles, je rappellerai que, dans beaucoup de cas, la paroi des kystes peut être assimilée à un véritable tégument, résultant d'abord d'une condensation fibreuse, puis d'un revêtement épithélial. Quand l'hypertrophie s'empare de cette paroi, elle peut prendre l'aspect charnu par l'adjonction des élémens fibro-plastiques, ou s'indurer, ou même s'atrophier.

Le rapprochement de la peau des muqueuses et des séreuses doit s'offrir maintenant avec beaucoup de précision; outre qu'il permet de systématiser la notion du tégument et d'y embrasser les séreuses, il offre encore l'avantage théorique d'une série de degrés qu'on peut établir sans sortir d'un organisme. En ne considérant, en effet, dans un tégument que les couches fondamentales, on comprend, entre la peau la plus parfaite et la séreuse réduite à son épithélium, un nombre suffisant d'exemples qui permettent d'apprécier sans confusion tous les degrés de complexité d'un tégument. Quel que soit le nombre des couches, nous pouvons toujours les rattacher ou à l'épiderme, ou au derme, ou au pannicule charnu. Quelle que soit la simplicité de la couche isolante, nous la reconnaissons à sa composition anatomique.

Le système séreux se compose d'un grand nombre de membranes qui forment des sacs sans ouvertures, adhérentes par leur surface extérieure aux organes qui les avoisinent, libres par leur surface interne dont les parois sont humectées par un liquide analogue, dans quelques-unes, au sérum du sang, mais qui présente, dans d'autres, des différences essentielles.

Le sytème séreux ne comprenait, selon Bichat, que les membranes séreuses splanchniques; mais depuis on y a réuni les synoviales ou membranes séreuses articulaires, et les séreuses des tendons, mais à tort, car elles en diffèrent, par rapport au fluide séparé, et aussi quant à la disposition et à la texture, caractères essentiellement anatomiques.

Le tissu séreux, c'est-à-dire celui qui forme la membrane séreuse elle-même, a pour élément fondamental des fibres lamineuses généralement disposées en faisceaux, et s'entrecroisant sous des angles très nets. Des fibres élastiques flexueuses les accompagnent. Les membranes sont très vasculaires; c'est à tort que l'on a avancé le contraire.

Les capillaires y forment un réseau à mailles serrées, polygonales, anguleuses, à angles généralement très nettement dessinés.

Les séreuses sont tapissées d'une couche unique d'épithélium pavimenteux à cellules extrêmement pâles, minces, se plissant avec une grande facilité, et à noyau assez volumineux.

Cet épithélium forme une couche continue chez les fœtus, mais chez l'adulte, par suite des frottemens, on peut trouver normalement telle ou telle portion de la séreuse dépourvue d'épithélium dans une étendue quelquefois considérable.

Les séreuses sont, par suite de la présence de cet épithélium, sujettes aussi à l'épithélioma; ici ces tumeurs sont grisâtres, molles, friables ou pâteuses, pédiculées ou non. Les cellules offrent les mêmes modes d'altération que dans les autres régions, mais avec des singularités d'aspect curieux tenant surtout à leur minceur, à leur transparence.

Les synoviales sont de petits sacs membraneux sans ouverture, blanchâtres, demi-transparens, minces et mous, formés d'un seul feuillet qui se déploie sur les surfaces des cavités articulaires diarthrodiales et aux endroits où glissent beaucoup de tendons.

Leur tissu est plus dense et moins souple que celui des membranes séreuses avec lesquelles néanmoins elles ont de l'analogie. Elles sont moins vasculaires, renferment moins de fibres élastiques dans leur trame qui adhère intimement au tissu fibreux articulaire qu'elles tapissent.

Leur épithélium disparaît de bonne heure chez les enfans, au moins par places, et ne se trouve qu'en petite quantité chez l'adulte. Les synoviales s'arrêtent au pourtour des cartilages en empiétant de quelques millimètres sur leur surface articulaire où leurs capillaires forment des anses terminales nombreuses. Dans les cas de tumeurs blanches, le tissu spongieux qui se glisse entre les surfaces articulaires et celui qui se produit entre l'os et le cartilage, sont tous deux de nouvelle génération, et les synoviales ne passent ni au-dessus ni au-dessous du cartilage.

Quelquefois les synoviales s'enfoncent profondément entre les faisceaux des capsules et gaines fibreuses. Là leur épithélium est conservé, c'est ce qu'on a appelé follicules synoviaux, mais ce n'est qu'une dépression souvent accidentelle de la synoviale sans qu'il y ait structure glanduleuse. Outre les membranes synoviales des articulations et celles qui forment des gaines autour des tendons, de petites membranes ou bourses synoviales sous-cutanées sont interposées sous forme de petites vésicules obrondes entre la peau et certaines parties osseuses ou cartilagineuses saillantes.

Plusieurs auteurs, avec Henle, distinguent deux espèces de membranes séreuses. Les unes, qu'ils appellent membranes séreuses *vraies*, sont revêtues, à leur surface libre, d'un épithélium pavimenteux; les autres, qu'ils nomment membranes séreuses *fausses*, n'ont point d'épithélium. Toutes servent à limiter des cavités dans l'intérieur du corps, dont les unes sont vides et seulement humides à leurs parois, tandis que les autres contiennent une grande quantité de liquide. La plupart forment des sacs parfaitement clos.

Au nombre des membranes séreuses fausses se rangent les

bourses muqueuses des muscles, des tendons et de la peau. Ce sont des sacs simples et à minces parois, clos de toutes parts, qui renferment un liquide séreux ou muqueux, et qui doivent naissance à du tissu cellulaire condensé. On peut les considérer comme des cellules de tissu cellulaire qui se sont agrandies en partie par la destruction et en partie par le refoulement des parois intermédiaires.

En effet, on les trouve quelquefois parcourues par des filamens ou lamelles, qui sont autant de traces des anciennes parois. On les rencontre entre des muscles et des os, lorsque les muscles glissent sur des crêtes osseuses (par exemple à l'iliaque interne), entre des tendons et des os, dans l'angle que forment les insertions des premiers aux seconds, et au-dessous de la peau, quand celle-ci se meut sur une saillie osseuse (bourse muqueuse de l'olécrane, de la rotule). Quelquefois la cavité de la bourse muqueuse communique avec celle d'une articulation, et peut-être alors l'épithélium de celle-ci se continue-t-il dans celle là.

Les véritables membranes séreuses ont pour la plupart des dispositions compliquées. Pour en comprendre la description, telle qu'on la donne aujourd'hui, il est nécessaire de prendre les choses d'un peu haut.

L'intérieur du corps renferme des cavités closes, dans lesquelles sont logés des organes qui changent de situation à l'égard tant les uns des autres que des parois de la cavité. La face interne des parois et la face externe des organes sont lisses, humides et revêtues d'une couche de cellules d'épithélium. Comme la cavité est close, la couche d'épithélium des organes se continue avec celle des parois, et toutes deux ne forment ensemble qu'un seul revêtement, sans nulle ouverture. Ce revêtement est caractérisé, à l'œil nu, par son poli, son luisant, et par sa sécrétion particulière, sécrétion dont je parlerai plus loin, et qu'on peut appeler séreuse. Dans les cavités les plus simples, par exemple dans une articulation, on peut le suivre, et voir comment il abandonne le cartilage pour passer à la face interne de la capsule fibreuse. De même, quand un viscère, par exemple un intestin, après avoir été fixé de tous côtés par du tissu cellulaire amorphe, passe dans une cavité close de ce corps, le revêtement en question s'étend de sa face externe à la face interne de la paroi du corps.

Cependant la continuité de la couche d'épithélium aurait dû d'autant moins donner lieu à l'hypothèse d'une membrane particulière tapissant la cavité, que jusqu'aux temps les plus rapprochés de nous cette cavité s'était soustraite à l'observation. On aurait plutôt pu y être amené par la continuité des vaisseaux capillaires, quand on considérait une membrane comme le support du réseau capillaire étalé en forme de feuilles, et qu'on voyait ce réseau passer des parois du corps à la surface des organes.

Pour établir l'existence d'une capsule synoviale close, et sa prolongation de la capsule articulaire fibreuse sur le cartilage d'incrustation, il suffisait que des vaisseaux sanguins passassent de la surface interne de la première à la surface du second, ce qu'il est souvent très facile d'apercevoir chez les jeunes animaux.

Mais une preuve de fait en faveur de l'indépendance des enveloppes séreuses se présentait en certains points, dans lesquels la membrane séreuse semblait tendue, soit entre les parois et les organes, soit entre des organes divers, ou enfin sur des enfoncemens offerts par les organes eux-mêmes. Voici comment la chose arrive :

Des espaces compris entre les organes, ou des enfoncemens existant à la surface de ces derniers, sont remplis par des masses considérables de tissu cellulaire, qui se condense peu à peu vers la face libre. L'épithélium se continue sur ce tissu cellulaire. Ainsi, par exemple, entre la matrice et le rectum se trouve un tissu cellulaire, condensé sur la surface libre, entre les deux organes, qui peut être enlevé et considéré comme une membrane adhérente en arrière à la tunique musculeuse du rectum, en avant à la substance de la matrice.

Il en est de même au cerveau, là où l'on dit que l'arachnoïde passe en forme de pont sur les sillons. Le sillon lui-même est rempli de tissu cellulaire lâche, dont la couche supérieure se laisse facilement enlever avec l'épithélium, tandis que l'inférieure reste en place et constitue la pie-mère; sur les saillies des circonvolutions, au contraire, la couche de tissu cellulaire ne fait pas moins corps avec elle-même qu'avec le cerveau et avec l'épiderme.

C'est encore ainsi que se produit le feuillet dit externe de l'arachnoïde rachidienne; ce feuillet est une couche de tissu cellulaire dense, unie à la face interne de la dure-mère par du tissu cellulaire très fin et très lâche, ce qui permet de l'en séparer aisément, tandis qu'en dedans, du côté qui regarde la moelle épinière ou plutôt le feuillet interne de l'arachnoïde, il est couvert d'épithélium.

De gros troncs vasculaires et nerveux traversent la cavité pour se rendre des parois aux organes, ou des organes aux parois. Ils se munissent également d'une couche d'épithélium. Dans certains cas, chaque tronc marche isolément à sa destination, ce qui fait que chacun est enveloppé d'épithélium et aussi de tissu cellulaire; si alors on se figurait l'épithélium isolé, le revêtement de la paroi et celui de l'organe formeraient chacun un sac, l'un de ces sacs serait contenu dans l'autre, et tous deux se trouveraient unis par des cylindres creux dont la cavité renfermerait les troncs vasculaires et nerveux.

C'est ce qui arrive ordinairement à l'arachnoïde tant cérébrale que rachidienne; d'où vient qu'ici la membrane séreuse n'est pas démontrable dans tous les points où elle adhère aux organes eux-mêmes, et où on ne la suppose que par analogie. Mais, plus fréquemment, les troncs vasculaires et nerveux sont unis ensemble par du tissu cellulaire; les mailles que laissent entre elles les anastomoses sont également remplies de ce tissu : de là résultent, entre les parois du corps, d'où partent les vaisseaux, et les organes auxquels ceux-ci se rendent, des plaques membraneuses, semées de vaisseaux, des mésentères, dont les deux faces sont couvertes d'épiderme.

Ce mode de formation est aussi celui des ligamens séreux, de ceux, par exemple, du péritoine, sans excepter le grand épiploon, ligamens qui se produisent entre les organes de l'un à l'autre desquels il passe des vaisseaux et du tissu cellulaire. C'est également de cette manière que des replis libres de membrane séreuse prennent naissance dans les cavités crânienne et rachidienne, lorsque, accidentellement, quelques troncs vasculaires et nerveux viennent à être unis ensemble par du tissu cellulaire, et qu'en conséquence l'épithélium, au lieu d'envelopper chacun d'eux à part, passe de l'un à l'autre au-dessus du tissu cellulaire tendu dans leurs interstices.

Il y a déjà longtemps, dit Henle, que, dans maintes occasions, j'ai vu de ces points de l'arachnoïde sur certains nerfs, principalement chez de jeunes animaux, et tendus entre les derniers nerfs cérébraux et ceux de la moelle épinière; une fois même j'en ai observé un sur les deux nerfs olfactifs. D'après les idées alors régnantes au sujet des membranes séreuses, ce fait devait me conduire à présumer que l'arachnoïde n'est point un sac séreux simple, mais qu'elle se compose de deux sacs, situés, l'un au-dessus, l'autre au-dessous des origines des nerfs, en sorte que chacun d'eux tapisse la cavité crânienne en dedans, et qu'à la sortie des nerfs ils se réfléchissent sur eux, puis d'eux sur l'organe central.

De cette manière, les ponts tendus entre les nerfs auraient été formés de deux feuillets superposés, s'écartant l'un de l'autre pour recevoir les nerfs, et les couvrant en haut et en bas au cerveau, en devant et en arrière à la moelle épinière. Cependant, comme ces ponts n'étaient nullement constans, et que les vaisseaux immergens à la base du crâne entraient en contradiction avec l'hypothèse, j'y renonçai, sans qu'alors il me fût possible de me rendre raison du phénomène.

Le ligament dentelé de la moelle épinière doit être attribué à la persistance des fibres de renforcement d'une couche de tissu cellulaire qu'on peut concevoir, non-seulement enroulée autour des vaisseaux et des racines nerveuses, mais encore tendue entre eux, et qui peut-être existait réellement à une époque très peu avancée de la vie.

Ainsi les ponts, les plis, les mésentères, les épiploons fournissaient l'occasion d'étudier les particularités des membranes séreuses, et le résultat des recherches faites à cet égard fut étendu à la totalité des revêtemens séreux. De ce qu'on avait vu en observant les points libres, on conclut que les membranes séreuses étaient formées de ramifications vasculaires et d'un tissu cellulaire qu'on déclara inexactement présenter des modifications particulières, et avoir deux surfaces, l'une externe, fixée au tissu cellulaire sous-jacent, l'autre interne, lisse et tournée vers la cavité.

Pour ce qui est des épiploons, dans lesquels l'expansion de tissu cellulaire est lisse des deux côtés, on admit que là, deux feuillets sont appliqués l'un sur l'autre par leurs faces externes, qu'ils sont unis ensemble par ces faces, de manière à ne pouvoir être séparés, et que les gros vaisseaux marchent entre ces feuillets. On pouvait aussi démontrer la même structure dans beaucoup de membranes séreuses adhérentes; car lorsque la couche interne des parois du corps est formée par un tissu cellulaire qui ne soit pas trop ferme, comme au bas-ventre, sur les muscles du bassin, etc., ou quand le tissu cellulaire interstitiel et lâche s'étale en couche continue sur la surface d'organes glanduleux, comme au foie, on peut aussi détacher cette couche (avec l'épiderme), sous l'apparence d'une membrane.

Mais, quand il n'y a pas moyen de séparer une membrane, soit des parois du corps, soit des organes, et que l'épiderme se trouve fixé immédiatement sur le tissu ferme et homogène des membranes fibreuses ou sur le parenchyme des organes eux-mêmes, alors on était obligé d'admettre que la membrane séreuse se confondait avec la fibreuse ou avec la substance des organes. Il n'y avait point d'objections à élever contre la confusion supposée d'une membrane séreuse avec une membrane fibreuse, puisque les élémens organiques sont les mêmes dans l'une et dans l'autre.

Mais que penser de l'hypothèse, quand l'épithélium de ce qu'on appelle une membrane séreuse, repose sur autre chose que du tissu cellulaire, par exemple, à la face postérieure de la cornée, et dans les ventricules du cerveau, où les cylindres d'épithélium vibratile sont appliqués immédiatement sur la substance nerveuse? Assurément la couche d'épithélium est ce qui caractérise les membranes séreuses. C'est d'elle que dérivent les plus importantes propriétés de ces dernières, propriétés qui dépendent précisément de la constitution particulière de la surface libre.

Cette couche se continue en effet, sans qu'on puisse l'en séparer, sur les surfaces avec lesquelles on admet que la membrane séreuse est inséparablement unie; mais si les portions libres des membranes séreuses doivent être regardées en quelque sorte comme le modèle ou le type de ces membranes, le tissu cellulaire en fait aussi partie essentielle, puisque c'est lui qui détermine la manière dont les vaisseaux s'y comportent, et qu'à lui se rattachent leurs phénomènes physiologiques et pathologiques. Le plus exact est donc de considérer les membranes séreuses à l'instar de la peau et des membranes muqueuses, comme des composés d'une couche d'épithélium et d'une couche de tissu cellulaire, dont ni l'une ni l'autre ne doivent manquer. L'épithélium de la cornée, qu'on appelle membrane de Demours, et l'épithélium vibratile des ventricules cérébraux doivent donc être exclus de la classe des membranes séreuses. En général, la couche de tissu cellulaire, aussi loin qu'elle appartient à la membrane séreuse, se distingue par une disposition plus régulière des fibres, en sorte qu'elle se rapproche du tissu fibreux, et peut, comme on dit, passer à ce tissu. Ses parties les plus minces dans les portions libres de l'arachnoïde cérébrale consistent en faisceaux presque parallèles, fréquemment anastomosés ensemble, qui, par conséquent, représentent un réseau à mailles rhomboïdales allongées, et se comportent, du reste, comme du tissu cellulaire amorphe. Dans les points où l'arachnoïde a plus de solidité, et dans les membranes séreuses de la poitrine et de l'abdomen, les fibres sont serrées les unes contre les autres en plusieurs couches, et celles d'une couche se croisent à angle droit avec celles de la suivante.

Ce qu'il y a aussi de particulier à certaines membranes séreuses, c'est la grande quantité de fibres de noyaux, qui parfois se réunissent en une couche continue sur leur face interne, et qui, sous le rapport de leurs propriétés microscopiques, se rapprochent tellement du tissu élastique, qu'on serait presque fondé à les considérer comme une membrane élastique spéciale, étalée entre l'épithélium et le tissu cellulaire.

Mais il ne faut pas perdre de vue que la distinction entre la membrane séreuse et le tissu sous-séreux est une chose purement artificielle, dit Henle, que les besoins seuls des descriptions anatomiques obligent de ne point laisser de côté. La seule exception est fournie par les revêtemens des cartilages articulaires, dont la couche de tissu cellulaire se trouve parfaitement délimitée entre l'épithélium et le tissu cartilagineux.

Beaucoup de controverses qui se sont élevées relativement à l'anatomie des membranes séreuses, n'auraient plus d'aliment si cette manière de voir était adoptée, ou perdraient l'importance qu'on y attachait dans l'intérêt de certains principes dogmatiques. L'opinion si fortement combattue de Rudolphi, qui voulait que les membranes séreuses fussent dépourvues de vaisseaux, et que ceux qu'on leur attribue se trouvassent dans le tissu cellulaire sous-séreux, serait exacte si l'on ne considérait que l'épithélium seul comme membrane séreuse, chose à laquelle, il est vrai, Rudolphi n'avait point songé.

A l'égard des dispositions contestées de certaines membranes séreuses, les efforts qu'on a faits pour représenter partout ces membranes comme des sacs clos, ont donné lieu à beaucoup d'assertions dénuées de fondement. Dès que sur un point quelconque d'une cavité close on apercevait un épithélium ou une couche de tissu cellulaire, ayant quelque ressemblance avec une membrane séreuse, il fallait de suite que ce fût une portion d'un sac séreux. Qu'on se rappelle les divers sacs séreux admis dans les chambres de l'œil, les descriptions si variées qu'on a données de l'arachnoïde et de ses prolongements dans les ventricules cérébraux, etc.

Comme l'épiderme séreux est presque toujours mobile, qu'il revêt des parties suspendues dans des cavités closes, il doit généralement, comme j'en ai déjà fait la remarque, représenter un sac fermé. Mais il ne cesse pas d'être membrane séreuse quand le sac s'ouvre à l'extérieur sur un point quelconque, ainsi qu'on sait qu'il arrive au sac péritonéal à l'orifice interne des trompes de Fallope, chez la femme. Et de même que la circonstance d'être closes de toutes parts ne constitue point un caractère essentiel des membranes séreuses, de même aussi toute cavité close ne doit pas nécessairement être tapissée d'une membrane séreuse, alors même qu'elle serait remplie de sérosité.

J'ai dit que l'épiderme manque aux bourses muqueuses : dans les chambres de l'œil, la face interne de la cornée transparente a de l'épithélium sans tissu cellulaire; la face antérieure de l'iris offre du tissu cellulaire sans épithélium; le tissu cellulaire et l'épithélium manquent tous deux sur le pigment de l'uvée et sur la paroi antérieure de la capsule cristalline. La présence d'une membrane séreuse sur telle ou telle surface ne saurait plus être aujourd'hui un sujet de conjectures et d'argumentations, les deux couches de cette membrane pouvant, lorsqu'elles existent, être démontrées avec le secours du microscope. La structure anatomique des membranes séreuses explique un fait pathologique, celui que les diverses parties de ces membranes ont des rapports de sympathie bien plus intimes avec les organes qu'elles revêtent que ceux qui existent entre elles. En passant du tissu cellulaire lâche sur une membrane fibreuse ou sur un cartilage, une membrane séreuse change aussi de caractère anatomique : là elle est riche en vaisseaux et en nerfs; ici elle en renferme peu. De là la différence si frappante dans la manière dont la membrane synoviale se comporte, suivant qu'elle tapisse ou la capsule ou le cartilage; dans le premier de ces deux points, elle peut s'enflammer et s'épaissir, tandis que, dans le second, elle conserve, sans changement, son aspect normal.

D'après les déterminations que je viens d'établir, il faut rapporter aux membranes séreuses les capsules synoviales, le péricarde, le péritoine, la plèvre, la tunique vaginale du testicule, l'arachnoïde du cerveau et de la moelle épinière. L'arachnoïde de l'œil, admise par Arnold (*Das Auge des Menschen*, p. 33), qui prétend qu'elle tapisse la face externe de la choroïde et la face interne de la sclérotique, n'existe point. Entre les deux membranes se trouvent des faisceaux nombreux de tissu cellulaire, qui sont très solides et très forts chez les animaux, mais qui, chez l'homme, sont délicats et lâches, du moins à l'époque où nous pouvons examiner les yeux. Ce tissu cellulaire renferme des cellules de pigment et des cellules de tissu cellulaire non encore parvenu à maturité, qui m'avaient déterminé d'abord à admettre l'opinion d'Arnold (Muller, *Archives*, 1838, p. 116).

Les plexus choroïdes ont aussi un revêtement de cellules épithéliales d'une forme particulière, qu'on peut considérer, conjointement avec la couche supérieure du tissu cellulaire de ces plexus, comme une membrane séreuse.

Mais celle-ci n'a point de connexions immédiates avec l'arachnoïde, car l'arachnoïde est manifestement tendue en manière de pont sur la petite fente cérébrale, et, à la grande fente, l'épithélium passe de la surface du cerveau sur la grande veine de Galien, avec laquelle il se porte à la dure-mère. La fente cérébrale elle-même est remplie de tissu cellulaire, qui entoure les vaisseaux émergens et immergens, forme une membrane enveloppante autour d'eux, et n'acquiert d'épithélium qu'à l'endroit où ces vaisseaux, ayant réuni leurs ramifications pour produire les plexus choroïdes, marchent librement dans l'intérieur des ventricules.

L'épithélium des membranes séreuses est généralement pavimenteux et forme tantôt une seule couche, tantôt plusieurs couches superposées. La face externe des franges des trompes de Fallope est le seul endroit où il se compose de cylindres portant des cils, comme l'épiderme de la membrane muqueuse des organes génitaux, et là aussi la membrane séreuse se transforme insensiblement en membrane muqueuse. Quelque différence qu'on remarque, quant à l'aspect, entre les membranes séreuses et les membranes muqueuses bien développées, contenant des glandes, cependant il existe d'autres points encore, comme je le dirai plus loin, où l'on rencontre des formes intermédiaires de membranes muqueuses qui se rapprochent beaucoup des membranes séreuses; telle est, par exemple, la membrane muqueuse de la caisse du tympan.

La différence essentielle tient à la disposition anatomique; les membranes muqueuses s'ouvrent au dehors, sur la surface du corps, tandis que les séreuses sont closes; mais il résulte des considérations dans lesquelles je suis entré précédemment, que ce caractère peut manquer aux membranes séreuses, et qu'en conséquence il n'y a pas possibilité d'établir une ligne de démarcation systématique entre ces deux ordres de membranes.

L'épithélium est constitué de la même manière absolument sur les membranes séreuses de la poitrine, de l'abdomen et du testicule, ainsi que sur la face postérieure de la cornée transparente. Si l'on ratisse un point quelconque, soit à la face interne des parois des cavités du corps, soit à la face externe des organes qui ont une membrane séreuse, on enlève très facilement avec le scalpel une matière ayant l'apparence du mucus, dans laquelle le microscope fait apercevoir, tantôt des cellules isolées, rondes et aplaties, tantôt des fragmens de membranes offrant ces mêmes cellules engrenées les unes dans les autres, à la façon d'une mosaïque. Le noyau occupe généralement la paroi inférieure de la cellule, qui est pâle. Il est tantôt rond, tantôt ovale, et la plupart du temps grenu; cependant on y aperçoit presque toujours un ou deux corpuscules, qui se distinguent des autres par leur volume et leur couleur plus foncée. Les cellules varient sous le rapport de la grosseur; les plus petites se trouvent à la surface du cœur; il y en a de plus grosses à la face interne du péricarde et de la plèvre; les plus grandes sont situées à la paroi postérieure de la cornée transparente, sur le péritoine et la tunique vaginale du testicule, où elles atteignent un diamètre de 0,006 à 0,007 ligne. Tant qu'elles sont serrées les unes contre les autres, on a de la peine à les apercevoir, et l'on ne distingue bien que les noyaux; mais, quand elles sont isolées, la pâleur de leur contour les dessine autour de ces derniers. Dans l'acide acétique étendu, elles se gonflent et s'écartent du noyau; alors on voit, même quand il y en a encore plusieurs réunies ensemble, leurs limites réciproques marquées par des lignes pâles, anguleuses, réticulées, laissant entre elles des espaces au centre de chacun desquels se trouve un noyau. Sur le bord renversé des membranes séreuses précitées, l'épithélium forme une couche grenue, très claire, qui égale le diamètre vertical des cellules, et qui a environ 0,007 à 0,0010 ligne d'épaisseur.

Peut-être existe-t-il un épithélium analogue à la face interne du labyrinthe membraneux, et spécialement des canaux demi-circulaires. Il est difficile de rien décider à cet égard, parce que les canaux sont couverts extérieurement de faisceaux de tissu cellulaire avec des noyaux et des vaisseaux capillaires qui ne permettent guère de voir la couche la plus intérieure à l'état d'isolement complet. Cependant on est quelquefois parvenu à découvrir, sur des points où il existait une déchirure, des cellules rangées régulièrement les unes à côté des autres, qui semblaient avoir reposé sur la paroi interne. Pappenheim décrit, sur les parois du labyrinthe membraneux, des couches de cellules auxquelles il donne aussi, en quelques endroits, le nom d'épithélium.

Mais, au milieu du désordre qui règne dans son ouvrage, il est impossible de reconnaître où ces couches doivent se trouver, et il semblerait même, d'après un autre passage, que la couche celluleuse est encore couverte de tissu cellulaire et de vaisseaux. Je n'ai vu, sur la paroi du labyrinthe osseux, que du tissu cellulaire (périoste), et point d'épiderme : Pappenheim y distingue périoste, membrane muqueuse et épithélium pavimenteux.

L'épiderme affecte la même forme qu'aux membranes séreuses sur quelques-unes des membranes muqueuses, sous quelque nom que nous désignions, pour le moment, les canaux et cavités internes qui sont accessibles du dehors. En général, la surface des membranes muqueuses est d'autant plus délicate et ressemble d'autant plus à celle des membranes séreuses, que la membrane est elle-même plus mince. Ainsi, sur la membrane muqueuse de la caisse du tympan, dans les conduits excréteurs d'un grand nombre de glandes (glandes sudatoires, mucipares, lactifères), et même dans les canaux propres de ces derniers organes, l'épithélium, en tant qu'on peut le considérer comme tel, est formé d'une simple couche de cellules très petites et globuleuses.

Vaisseaux lymphatiques des systèmes séreux et synovial.

Parmi les membranes à surfaces libres les séreuses sont celles sur lesquelles il est le plus facile de constater l'origine du système lymphatique par des réseaux; mais ici, comme sur la peau et les muqueuses, les radicules qui composent ces réseaux s'étalent avec une grande richesse sur certains points, tandis que sur d'autres elles se montrent en petit nombre ou cessent même complétement d'exister. Le feuillet viscéral est leur siége de prédilection : on injecte avec le plus grand succès la tunique vaginale sur le testicule, le péritoine sur le foie, l'estomac ou l'intestin, le péricarde sur les ventricules du cœur, la plèvre sur la périphérie des poumons. Mais lorsqu'on passe du feuillet viscéral au feuillet pariétal on réussit bien rarement et encore les résultats qu'on obtient présentent-ils le plus souvent un caractère problématique; j'ai exploré avec la plus grande attention la plèvre costale, la plèvre diaphragmatique, le péritoine qui revêt la paroi antérieure de l'abdomen, l'arachnoïde dans les points où elle s'unit à la dure-mère, etc., et je ne suis parvenu que trois fois à des résultats positifs; ainsi j'ai vu naître très manifestement : 1° du feuillet pariétal du péricarde quelques troncules qui se rendaient dans un ganglion situé à la racine du poumon correspondant; 2° du péritoine adossé aux muscles droits de l'abdomen un autre tronc qui allait gagner le repli falciforme du foie et le sillon transverse de cet organe; 3° de la plèvre appliquée sur le centre phrénique du diaphragme des rameaux qui après un court trajet se réunissaient aux lymphatiques de ce muscle. Mais remarquons que sur ces divers points, les séreuses pariétales adhèrent à des plans fibreux sous-jacens; or ce fait soulève un doute : les vaisseaux injectés provenaient-ils du feuillet séreux ou du feuillet fibreux? Je pense qu'ils proviennent de la couche fibreuse, et voici les raisons qui militent en faveur de cette opinion :

1° Après avoir soulevé la partie antérieure de la base du péricarde dans un point où elle est en contact direct avec le diaphragme et par conséquent non recouverte par la plèvre, j'ai piqué superficiellement le feuillet fibreux de cette enveloppe et j'ai injecté deux troncs aboutissant aux ganglions situés à la partie antérieure du diaphragme, derrière l'appendice xyphoïde.

2° Le péritoine qui revêt la face inférieure du diaphragme étant enlevé, si on pique superficiellement le centre phrénique, on injecte des lymphatiques qui semblent partir de la plèvre diaphragmatique, comme lorsqu'on introduit la pointe du tube directement dans cette plèvre.

3° Il est complétement impossible d'injecter les séreuses pariétales dans les régions où elles sont unies aux organes correspondans par un tissu cellulaire lâche; c'est toujours vainement que j'ai exploré dans ce but les épiploons et les divers replis du péritoine, la plèvre médiastine, l'arachnoïde viscérale, etc.

De ces faits découle une vérité importante : si, sur les points où les membranes séreuses sont adossées et en quelque sorte réduites à elles-mêmes, elles ne fournissent aucun vaisseau lymphatique; si dans leur trajet pariétal les absorbans qu'elles semblent fournir partent, en réalité, des plans fibreux qu'elles tapissent; n'est-il pas vraisemblable que ceux qu'elles semblent fournir aussi dans leur trajet viscéral émanent également et exclusivement des viscères qu'elles entourent? Une conclusion aussi absolue aura contre elle tous les partisans de l'opinion de Mascagni, c'est-à-dire tous les anatomistes qui considèrent les séreuses comme des plexus lymphatiques; mais j'ose croire qu'elle aura pour elle les observateurs qui consentiront à contrôler les recherches nombreuses et précises sur lesquelles elle repose. Ces lamelles argentées à mailles microscopiques, qui dans les injections heureuses s'étalent à la superficie du foie, des intestins, du cœur, des poumons, etc., ne naissent ni du péritoine, ni du péricarde, ni de la plèvre; les capillaires qui les constituent partent de la profondeur des viscères et se dirigent vers leur périphérie, où ils se ramifient, s'anastomosent et s'entremêlent de mille manières. Parmi les vaisseaux qui entrent dans la composition de ce plexus périphérique, les uns, il est vrai, plus volumineux, forment un réseau profond, et les autres, extrêmement fins, un réseau superficiel; mais cette disposition ne tient nullement à ce que les premiers viennent des viscères et les seconds de l'enveloppe séreuse; les absorbans qui émanent d'un organe ne naissent pas à une égale distance de sa surface : quelques-uns en sont très éloignés à leur point de départ; pour y arriver ils parcourent un trajet plus ou moins long et dans ce trajet ils s'enrichissent de tous les rameaux qu'ils trouvent sur leur route, comme un fleuve de tous ses affluens; c'est ainsi qu'ils deviennent plus volumineux; d'autres partent des parties périphériques de l'organe; ceux-ci, toujours plus superficiels, se présentent en quelque sorte sous leur état primitif, c'est-à-dire sous des dimensions capillaires.

Pour acquérir la certitude que les réseaux étalés sous les séreuses viscérales naissent des viscères, il suffit d'isoler par un procédé convenable (Voy. la Préparation relative aux absorbans du poumon) quelques-uns des lobules qui composent le poumon du cheval, du bœuf, du fœtus humain, ou bien encore ceux d'une glande, du foie, par exemple, et de piquer superficiellement un point de la périphérie de ces lobules pulmonaires ou glanduleux; on obtiendra à leur surface des réseaux tout à fait semblables à ceux qui se montrent sur la convexité des organes respiratoires ou sécréteurs; ici on ne peut conserver aucun doute sur leur origine; bien évidemment ils naissent des lobules, c'est-à-dire des viscères. On pourra aussi enlever une tranche mince de la périphérie de l'un de ces organes; en injectant cette tranche on verra le mercure suinter par la surface de la coupe.

Si ces vaisseaux en se ramifiant sous les séreuses leur adhèrent si fortement, c'est pour trouver en celles-ci une surface d'appui qui leur constitue une tunique supplémentaire, et en les unissant d'une manière plus intime, soit entre eux, soit avec les viscères dont ils dépendent; lorsqu'ils trouvent à la périphérie ou dans l'épaisseur des organes une membrane qui leur offre ces conditions, ils s'y portent, et l'entourent de la même manière de leurs innombrables anastomoses; ainsi l'on voit se ramifier les lymphatiques superficiels du rein dans sa tunique fibreuse.

De même les lymphatiques profonds du foie se ramifient autour des veines hépatiques adhérentes au tissu glanduleux comme les fibreuses rénale et hépatique.

Les séreuses ne donnent naissance à aucun vaisseau lymphatique. Les vaisseaux qu'elles semblent fournir naissent des organes auxquels elles adhèrent. Les membranes recouvertes par un épithélium pavimenteux sont de nature celluleuse et non vasculaire.

Avec ces données on peut se demander si les membranes synoviales donnent naissance à des vaisseaux lymphatiques. M. Sappey prétend les avoir vainement cherchés. Sur les points où les synoviales adhèrent aux ligamens, aux cartilages, aux fibro-cartilages, comme là où elles sont libres, on n'en a point trouvé. Ces vaisseaux doivent donc être très rares s'ils y existent.

NERFS DES MEMBRANES SÉREUSES.

Pendant longtemps les anatomistes ont considéré les membranes séreuses comme complétement privées de nerfs. Les travaux à ce sujet datent de ces derniers temps. Bourgery est un des premiers qui ait publié des travaux sur ce point délicat d'anatomie. Voici le résultat de ses recherches qui se trouvent consignées dans deux mémoires publiés successivement, l'un en 1845, l'autre en 1847 :

Premier mémoire. — Les nerfs des membranes séreuses! voilà un sujet neuf et inattendu, mais peut-être aussi, par cela même, dont le simple énoncé ne manquera pas de trouver beaucoup d'incrédules. Il n'y a pourtant là rien que l'on n'eût dû prévoir, si l'on réfléchit que dans tout tissu quelconque, la masse des nerfs doit être nécessairement en proportion du degré de vitalité qu'il manifeste. Une découverte de cette nature ne peut que satisfaire, sans les étonner, les esprits pénétrans qui savent que l'anatomie, bornée, jusqu'à présent, à l'étude des masses organiques, n'a encore existé que pour le chirurgien et le zoologiste, tandis que presque tout est à faire dans l'anatomie de texture, la seule qui puisse être utile au physiologiste, au médecin et au savant philosophe. Mais pour tous ceux qui, sur la foi des livres, croient pieusement que l'anatomie, tant normale que pathologique, est l'une des sciences les plus avancées, après tant de recherches infructueuses, quoique si persévérantes, des anatomistes, quel moyen de croire qu'il existe dans les membranes séreuses des nerfs très visibles qu'ils n'auraient pas reconnus! Eh bien! non-seulement j'annonce l'existence de ces nerfs, mais j'affirme et je viens montrer positivement qu'aucun tissu n'en renferme davantage, qu'ils y sont en nombre immense, et que, par leurs myriades d'anastomoses revêtues d'un mince névrilème aponévrotique, ils y forment une toile serrée, plus déliée que la plus fine dentelle, qui constitue du même coup la charpente flexible de la membrane. Il y a plus, ajouterai-je, ces nerfs affectent les origines les plus variées. C'est par milliers qu'ils procèdent indifféremment sur toutes les surfaces des nerfs qui leur sont propres, soit des plexus extra-viscéraux, soit des nerfs vasculaires, soit sur les parois abdominales et thoraciques des filets musculaires des nerfs rachidiens, de telle sorte qu'ils forment partout, dans les membranes séreuses, un immense réseau d'anastomoses, ou plutôt une grande surface intermédiaire de fusion des deux systèmes nerveux splanchnique et cérébro-spinal.

Mais dès le début il s'agit de fixer la limite à imposer à ce mémoire. Qu'on ne s'y trompe pas, ce sujet, *les nerfs des séreuses*, qui, au premier abord, paraît assez simple et très restreint, est au contraire fort étendu. Il m'a nécessité, en lui-même, plusieurs mois de recherches; mais en outre, comme il porte loin en anatomie, ces études en ont amené beaucoup d'autres, dont l'ensemble ouvre un champ très étendu d'applications à la physiologie, à la médecine et à la thérapeutique.

De proche en proche, les nerfs d'une première membrane séreuse m'ont fait rechercher ceux des autres, puis les nerfs des synoviales, ceux du tissu cellulaire, ceux des fibres musculaires, etc.

Dans le cours de mes observations microscopiques, ayant montré successivement ces faits à un grand nombre de personnes attirées par leur nouveauté, je n'ai en quelque sorte plus de secret à garder. Seulement, je constate la quantité innombrable, et bien supérieure à tout ce que l'on avait pu prévoir, des nerfs qui se présentent dans les tissus les plus vivans, et je prends acte, en particulier, de leur existence dans le tissu générateur commun, le *tissu dit cellulaire*, que j'avais déjà considéré dans les prolégomènes de ma médecine opératoire comme la séreuse générale de glissement de tous les organes mobiles, et que je montrerai plus tard, formant la gangue commune organique vasculo-nerveuse.

Mais ne pouvant tout embrasser dans un ensemble aussi vaste, non-seulement je borne ici mon sujet aux nerfs des membranes séreuses, mais je l'arrête plus précisément à ceux du péritoine, la grande séreuse abdominale, la plus complète de toutes, et, par cela même, celle où se dessinent avec le plus de précision, sous toutes les formes, les caractères différentiels du système nerveux propre à ces membranes.

Toutes les personnes qui ont une grande habitude des observations microscopiques savent que pour les détails qui n'exigent qu'un faible grossissement, le microscope révèle au premier aspect, avec une grande précision, une foule de particularités que l'on n'avait pu remarquer d'abord, que l'on n'aurait peut-être jamais observées, mais que l'on retrouve ensuite facilement à l'œil nu, lorsqu'une fois l'instrument vous les a bien fait connaître. Tous les micrographes aussi ont appris à leurs dépens que, dans chaque nouveau tissu, à chaque nouveau sujet d'examen, il faut acquérir une expérience nouvelle, et que les faits les plus évidens et les plus significatifs en eux-mêmes, s'ils s'écartent des idées reçues, sont rarement ceux qui fixent les premiers l'attention.

Ces observations générales sur les études microscopiques s'appliquent surtout à celle des nerfs des séreuses. Il serait aussi par trop extraordinaire que, dans l'élan imprimé depuis si longtemps en Europe, aux études anatomiques de toute sorte, personne, ni à l'œil nu, ni au microscope, n'eût jamais rien vu de ces nerfs, qui pourtant sont assez visibles, même pour l'œil le moins exercé. Aussi, je n'hésite pas à le dire, ils ont été vus de tout temps par tout le monde, mais non reconnus dans leur nature. Le premier venu peut distinguer immédiatement l'aspect nacré, d'un blanc bleuâtre, des membranes séreuses, et voir qu'elles se composent de filamens entrecroisés. Rien n'était plus naturel que de prendre ces filamens pour ce qu'ils semblent être uniquement à l'extérieur, c'est-à-dire pour du tissu fibreux ou du tissu cellulaire; mais personne n'avait été conduit, par ses observations, à y reconnaître, au moins pour la plus grande part, des nerfs revêtus de leur névrilème. Et cependant, depuis ces vingt dernières années que les études histologiques ont été reprises avec ardeur, il n'est aucun anatomiste qui, dans la description des séreuses, n'ait exprimé le regret de ne pas trouver au moins une trace de nerfs dans ces membranes dont rien n'expliquait la haute vitalité. La science en était restée là. Les micrographes allemands qui, à l'aide des injections fines, ont obtenu de si merveilleux résultats de l'étude des vaisseaux capillaires, dans celle des membranes séreuses ont manqué le but en l'outre-passant. On a analysé jusqu'à l'épithélium, dans lequel on a trouvé, sous d'énormes grossissemens, une foule de détails douteux d'infiniment petits, dont l'étrangeté même éloigne toute signification positive; mais on a oublié d'étudier tout simplement le tissu séreux par les procédés de l'anatomie ordinaire. On a été chercher bien loin des faits de peu d'intérêt, tandis que tout près de soi il y avait lieu de faire une découverte bien plus importante et facile à vérifier, même à l'œil nu.

Tous les histologistes nos contemporains, qui ont étudié les élémens des tissus cellulaire et séreux, s'accordent sur la nature exclusivement fibreuse élastique des filamens, dont ils ont nommé la trame le *derme* des séreuses. Krause, Lauth, Jordan, R. Wagner, Schwann, Eulenberg, etc., n'y voient pas autre chose. Henle, qui commente ces auteurs et les résume tous, est remarquable par l'image nette et précise qu'il donne de ce réseau fibreux.

« Les membranes séreuses, dit-il, se composent d'une couche fibreuse, entre le tissu cellulaire et l'épithélium. Les fibres à mailles rhomboïdales allongées, d'une seule couche dans l'arachnoïde, sont serrées en plusieurs couches dans la plèvre. » Un fait qui lui paraît remarquable, c'est l'existence, à la face interne de ce réseau, d'une couche de fibres qu'il serait tenté de prendre pour du tissu élastique (1).

(1) *Encyclopédie anatomique*, traduite de l'allemand par Jourdan, tome VI ou tome 1er de l'*Anatomie générale*, page 396.

Plus loin (page 401), il ajoute: « L'observation n'a encore rien appris sur la manière dont les nerfs se comportent avec les membranes séreuses; *car*, dit-il, *il ne peut être ici question des troncs qui passent entre les feuillets séreux pour aller gagner d'autres organes.* » Comme nous le verrons plus loin, pour un micrographe, il est impossible de passer plus près d'un fait sans le voir, d'autant que, après cette remarque négative, Henle déclare vraisemblable l'existence des nerfs dans les séreuses, alléguant avec raison, mais alléguant comme tout le monde, à ce sujet, la vive douleur qui accompagne leurs inflammations.

Mode de préparation et généralités des nerfs des membranes séreuses.

J'ai dit, dans mon dernier mémoire sur l'extrémité céphalique du grand sympathique (7 avril 1845), l'utilité que j'avais retirée de l'immersion des pièces, pendant quelques semaines, dans un bain d'eau acidulée avec 1/100 à 1/200e d'acide azotique. C'est encore à cette préparation si simple que je dois d'avoir pu poursuivre jusque dans l'infiniment petit les nerfs des séreuses et de presque tous les tissus. L'effet de l'eau acidulée est de dissoudre lentement les vaisseaux capillaires et le tissu cellulaire, qui s'enlèvent peu à peu sous forme de bouillie grisâtre, et de rendre fermes, d'un blanc bleuâtre et opaques les nervules, qui sont naturellement grisâtres et incolores. D'où il résulte que le bain acide rend visible ces nervules, les isole et les détache sur les surfaces et dans les profondeurs, là où ils se confondaient avec les tissus. L'expérience m'a appris depuis qu'une immersion prolongée n'est même pas nécessaire. Sur une surface de tissus mous, muscle ou membrane, où l'œil nu ne distingue rien, il suffit de verser quelques gouttes d'eau fortement acidulée pour blanchir et rendre immédiatement apparens, au moins à la loupe, des myriades de nervules dont on reconnaît ensuite facilement des indices, à côté, sur les points où l'acide n'a pas porté.

Ces préliminaires posés, j'entre en matière.

C'est en poursuivant, pour les faire dessiner, les plexus qui accompagnent les vaisseaux coliques que j'ai été amené à découvrir les nerfs des membranes séreuses. On sait que les artères et veines coliques et les plexus nerveux qu'elles supportent et qui les enlacent, interceptent entre eux leurs troncs et plexus mésentériques d'origine et leurs arcades d'anastomoses sous le gros intestin, de larges intervalles polyédriques de 3 à 6 ou 7 centimètres de largeur sur 6 à 12 ou 14 de longueur, renfermés dans l'adossement des deux feuillets mésentériques. Dans ces espaces où rampent des capillaires sanguins et des lymphatiques avec leurs glandes environnées de graisse, il suffit de la moindre attention pour remarquer aussi de longs filets nerveux qui, partant des divers plexus vasculaires du contour, traversent l'aire intermédiaire et s'y rejoignent en interceptant de nouveaux espaces polyédriques plus petits, d'un à plusieurs centimètres seulement de surface. Or, de cette subdivision de grands espaces en plus petits à la subdivision nouvelle de ces derniers, il n'y avait qu'un pas à franchir. En regardant à la loupe, puis au microscope, il me devint bientôt évident que des filets de plus en plus fins, adhérant aux parois, c'est-à-dire faisant corps avec les deux feuillets de la membrane, partageaient les espaces secondaires en ternaires, puis ceux-ci en quaternaires, et finalement que toute la surface de la séreuse elle-même, ou plutôt le corps, ce que l'on a nommé le *derme* de la membrane, se trouvait formé par un réseau de nervules anastomosés à plusieurs plans. Les nervules mêmes, au moins ceux des feuillets mésentériques dans leur volume de 1/10 à 1/50 de millimètre, sont assez forts pour qu'il ne soit pas nécessaire, afin de les bien voir, d'un grossissement de plus de 10 à 15 décimètres; et une fois qu'on les a bien observés, comme le savent ceux qui ont l'expérience des vues et des figures microscopiques, sauf certains détails généraux qui ont besoin d'être plus fortement amplifiés, ils peuvent être dessinés avec une précision suffisante à moitié de cette dimension.

Avec cette première observation bien constatée, les nerfs des séreuses étaient trouvés; le reste n'était plus qu'une affaire de temps, de patience et de travail. En poursuivant ces recherches sur toutes les séreuses et sur les divers points de la surface de chacune d'elles, j'ai pu en extraire certains faits généraux dont voici l'exposé :

1° Les membranes séreuses, dans toute leur étendue, sont formées, au moins en grande partie, dans leur trame essentielle, de nervules dégagés des nerfs voisins et revêtus d'un névrilème de tissu ligamenteux élastique. Sans nul doute, c'est cette enveloppe par son aspect qui est cause que l'on a cru simplement fibreux le réseau nerveux ;

2° Les nerfs d'origine sont indifféremment de deux sortes, ganglionaires et cérébraux-spinaux. L'espèce de nerfs qui s'épanouit dans une région déterminée d'une membrane séreuse dépend de ceux de la paroi sur laquelle elle s'applique. Ainsi les nerfs sont fournis par les rameaux rachidiens sur les parois musculaires du tronc, par les plexus extra-viscéraux sur la paroi rachidienne, par les uns et les autres dans les espaces intermédiaires communs, où existent les deux espèces de nerfs, et, par exemple, dans les gouttières dorsales et lombaires, les médiastins, le diaphragme, la paroi abdominale antérieure et le contour du bassin ;

3° L'aptitude organique des membranes séreuses à s'approprier ou absorber toute espèce de nerfs, ce que l'on pourrait appeler en quelque sorte leur capacité nerveuse, est telle qu'aucun nerf, quel qu'il soit, cérébro-spinal ou ganglionaire, et quelle que soit sa destination ultérieure, ne passe au voisinage ou en contact d'une membrane séreuse sans lui fournir des filets. Quand des nerfs différens sont voisins, ils en fournissent de concert, mais, à ce que j'ai cru reconnaître, sans s'être anastomosés avant leur entrée dans la membrane. Dans toutes les observations si nombreuses que j'ai faites et réitérées sur tous les points, je n'ai trouvé aucune exception à ces conditions générales ;

4° D'un autre côté, ce que l'on pourrait appeler l'indifférence des nerfs pour leurs modes de terminaison est telle que, dans les parois du tronc, partout les rameaux se distribuent indistinctement par filamens microscopiques aux muscles, aux divers tissus mous et finalement aux séreuses. Ce fait est surtout remarquable et double en quelque sorte d'évidence dans le diaphragme, où les rameaux résultent de l'anastomose du phrénique et des filets vasculaires émanés des ganglions cœliaques se rendent également aux fibres musculaires et sur les deux faces des ventres charnus, à l'une et l'autre membrane séreuse, le péritoine et la plevre. Aucun fait anatomique n'a encore montré plus évidemment que le même nerf se compose de filets destinés à des fonctions différentes;

5° L'aspect des filets de terminaison est invariablement le même pour chaque espèce de nerfs.

Les filamens terminaux des nerfs cérébro-spinaux qui traversent les enveloppes celluleuses des muscles pour se rendre dans les séreuses sont de deux sortes. Les uns, nés des nervules superficiels des fibres musculaires du premier plan, sont simples et s'insinuent directement un à un dans la séreuse; les autres, en aussi grand nombre, sont de petits faisceaux qui émergent, entre les fibres musculaires, des rameaux plus profonds et s'épanouissent en gerbes dans la séreuse, où ils s'anastomosent immédiatement entre eux et avec les précédens. Tous ces nervules, quoique revêtus d'un névrilème de tissu ligamenteux élastique, sont un peu mous et grisâtres. Ils sont moins solides, moins rigides et blanchissent un peu moins par leur immersion dans l'eau acidulée que ceux d'origine ganglionaire, leur enveloppe étant plus mince; mais une fois entrés dans la séreuse, les conditions changent, le réseau commun prenant, au contraire, plus de fermeté avec une proportion plus grande de tissu ligamenteux élastique. Ces caractères sont communs à tous les nervules musculaires ou cérébro-spinaux des séreuses, soit des parois thoraco-abdominales pour le péritoine et la plèvre, soit du crémaster pour la tunique vaginale. Ils montrent que le tissu fibreux élastique n'est pour les nerfs du péritoine de la plèvre qu'un élément de protection et de solidité propre à donner à la membrane séreuse la résistance et l'élasticité nécessaires pour résister, sans se rompre, aux frottemens et aux tractions qu'elle est appelée à subir.

Les nervules d'origine splanchnique ou ganglionaire sont de trois sortes.

A. Les nervules splanchniques de la première espèce appartiennent aux grands replis des membranes séreuses, le péritoine et la plèvre. Ce sont les plus forts, ceux qui se présentent le mieux tissés et tramés en un réseau solide. Partout leur résistance, l'épaisseur et l'enchevêtrement à divers plans de leurs filets névrilématiques sont proportionnés à la mobilité du repli où ils se trouvent et par conséquent aux efforts de traction qu'ils ont à supporter. Ainsi les réseaux les plus forts sont ceux des feuillets mésentériques, des ligamens péritonéaux du foie, de la rate, de la vessie, du rectum, de l'utérus. Viennent ensuite pour la plèvre les réseaux des médiastins, et pour le péritoine ceux des feuillets de revêtement des reins et de la vessie.

B. Les nervules splanchniques de la seconde espèce sont ceux des feuillets viscéraux, formés, en général, de longs filamens très fins, anastomosés dans un seul plan, en un canevas délié à longues mailles rhomboïdales. La ténuité de ce réseau est cause de l'extrême minceur des feuillets viscéraux des plèvres sur les poumons, et du péritoine sur le tube digestif et ses annexes glandulaires.

C. Les derniers nerfs ganglionaires des séreuses sont les nervules gris sans enveloppe apparente fibro-élastique. Ceux-ci n'appartiennent qu'à la dure-mère et à l'arachnoïde. Je ne connais jusqu'à présent de cette sorte que ceux que j'ai trouvés provenant des masses grises ganglionaires dans le sinus caverneux. Peut-être effectivement n'y en a-t-il pas d'autres, ces nerfs par leur structure mixte réunissant la double condition de nerfs splanchniques et cérébro-spinaux. Au reste la nudité de ces nervules méninges, les seuls qui, par position, n'aient à supporter ni traction ni frottement, prouve bien que c'est uniquement en qualité de tunique de protection que ceux des grandes séreuses, et plus particulièrement le peritoine, sont si fortement revêtus de tissus fibreux élastiques.

Ces généralités des nerfs des séreuses établies, il ne me reste plus quant à l'objet de ce mémoire, qu'à en montrer les applications dans le péritoine en particulier, où les détails s'en présentent sous toutes les formes.

Nerfs propres du péritoine.

Le péritoine, en raison de l'immense étendue de sa double paroi, du grand nombre et de l'extrême variété des organes qu'il renferme, et des nombreuses modifications de texture qu'il offre sur leurs surfaces et dans ses prolongemens libres, est de toutes les membranes séreuses celle dont les nerfs, par leur origine, leur mode de distribution, la forme et l'épaisseur de leurs réseaux, présentent les détails les plus variés.

D'après ce que j'ai dit dans les généralités que tout nerf quelconque en contact avec une membrane séreuse lui fournit des nervules, ceux du péritoine, par leurs origines, seront uniquement soit cérébro-spinaux dans certaines régions pariétales, soit ganglionaires sur les surfaces splanchniques, ou mélangés des uns avec les autres dans certains espaces intermédiaires. Pour éviter toute confusion et s'en faire immédiatement une idée nette, il est utile de les grouper en six surfaces pariétales et une grande surface multiloculaire viscérale.

Sur chacune des surfaces pariétales, les nervules péritonéaux sont d'origine cérébro-spinale, mais avec certaines modifications.

1° Sur les parois latérales et la plus grande partie de la paroi antérieure, pas d'hésitation. Les nervules sont uniquement fournis par les rameaux musculaires des six derniers nerfs intercostaux et des deux premiers lombaires. Partout, comme je l'ai dit, ils se dégagent, soit en surface, soit en profondeur, des filets musculaires des transverses, sterno-pubiens, carrés des lombes et psoas-iliaques, traversent leurs feuillets d'isolement et se jettent dans le péritoine, où ils forment un réseau épais, à plusieurs plans, fortement tissé par ses enveloppes de tissu fibreux élastique. (*Voir* la pièce anatomique et le dessin n° 1.) Il est bien entendu que vers les deux extrémités supérieure et inférieure aux nervules dégagés des nerfs intercostaux et lombaires, se joignent ceux émanés des nerfs du diaphragme et du bassin. Mais en outre, au milieu de la paroi antérieure, les nervules cérébro-spinaux sont coupés par une chaîne splanchnique à double origine. En haut des ganglions cœliaques, par l'intermédiaire du plexus hépatique, naît une chaîne nerveuse qui accompagne l'artère ombilicale, fournit, chemin faisant, de nombreux réseaux à l'enveloppe viscérale du foie, et continue son trajet jusqu'à l'ombilic. Là, cette chaîne descendante splanchnique est rejointe par une autre chaîne ascendante, née des ganglions pelviens par ses plexus, qui remonte de la vessie, sort du bassin par trois faisceaux, un médian sur l'ouraque et deux latéraux sur les artères ombilicales. Ces trois faisceaux se rencontrent vers l'ombilic, où ils rejoignent le plexus de la veine ombilicale en composant avec cette dernière, dans la paroi abdominale antérieure, une chaîne médiane de nerfs ganglionaires plexiformes, entremêlée en bas de petits ganglions, d'où procèdent des myriades de nervules qui vont se mêler dans le péritoine à ceux des nerfs cérébro-spinaux;

2° Nous avons vu que la paroi diaphragmatique est la plus remarquable par la circonstance de l'interposition du muscle entre deux membranes séreuses. Je ne fais que rappeler cette singularité caractéristique des phréniques et des filets vasculaires splanchniques, qui se jettent indifféremment dans les fibres musculaires et aponévrotiques et dans les deux membranes séreuses. A ce mémoire se trouvent joints une pièce anatomique qui constate ce fait et le dessin à six diamètres qui le reproduit (n° 2);

3° Il serait trop long d'insister sur les nombreuses particularités d'origine des nerfs péritonéaux sur les parois du bassin. On conçoit suffisamment toutes les associations qui doivent résulter du voisinage des nerfs lombaires et sacrés avec les plexus du bassin. Je ne fais donc que les mentionner, d'autant que leurs détails sont les mêmes que ceux de la paroi postérieure du tronc;

4° C'est donc cette paroi postérieure qui offre le plus d'intérêt, par la double condition d'être l'origine principale des nervules péritonéaux ganglionaires, par les plexus généraux, et d'opérer de chaque côté la fusion, dans le péritoine, des deux grandes surfaces nerveuses ganglionaire et cérébro-spinale.

Dans toute l'étendue de la paroi postérieure, les nervules péritonéaux splanchniques naissent par myriades des plexus extra-viscéraux sur lesquels s'appuient les feuillets correspondans du péritoine qui servent d'enveloppe aux viscères. Conséquemment ils procèdent : du pneumo-gastrique à l'entrée de l'œsophage et sur toute l'étendue de l'estomac; des plexus hépatique et splénique sur les deux feuillets des épiploons gastro-hépatique et gastro-splénique, pour gagner ensuite les feuillets viscéraux du foie et de la rate; des plexus rénaux, surrénaux et pancréatique pour les feuillets de revêtement des viscères correspondans et pour le péritoine pariétal des hypochondres; des vastes plexus aortique, iliaques primitifs des hypogastriques, pour le péritoine prévertébral et sacré; enfin, des deux grands plexus mésentériques supérieur et inférieur et de leurs divisions, pour les nerfs des mésentères et ceux du feuillet viscéral du petit et du gros intestin.

Les réseaux de nervules péritonéaux les plus épais pour la paroi postérieure sont ceux des régions latérales occupées par les feuillets des hypochondres et par les mésocolons lombaires. Aussi n'est-il pas étonnant que ce soit sur ces derniers replis que j'aie d'abord reconnu les nerfs péritonéaux. Ils y forment un canevas serré à plusieurs plans, ou, en quelque sorte, un feutre de nervules de volumes inégaux. Les rameaux nerveux, faisant corps avec le réseau et en quelque sorte sa charpente principale comme aussi celle de la membrane, s'unissent entre eux par larges intervalles, en interceptant des espaces; ceux-ci sont recoupés par de grosses nervules, d'où il en repart d'autres plus déliées, de manière à partager la surface en réseaux très fins, dont le milieu est occupé par un petit nodule gangliforme, centre étoilé des nervules les plus déliés qui en rayonnent dans tous les sens. Les rameaux nerveux principaux qui soutiennent toute la trame, ceux qui se voient bien à l'œil nu, sont aussi fréquemment renflés en ganglions dans leur point de bifurcation ou d'anastomose. Des filets détachés des rameaux des deux feuillets les unissent l'un avec l'autre. En un mot, toute cette surface du péritoine mésocolique et mésorectal offre cet aspect d'un feutre gangliforme. Le dessin grossi à six diamètres, et mieux encore les pièces anatomiques annexées à ce mémoire, montrent clairement cette disposition. (N° 3.)

Or ces faits, à ce qu'il me semble, donnent une très haute importance aux régions latérales postérieures, parce qu'ils montrent, dans une très grande étendue, l'anastomose périphérique des deux systèmes nerveux cérébro-spinal et ganglionaire dans l'épaisseur du péritoine. Suivons, en effet, le trajet des nerfs avec celui de la membrane.

Nous avons vu que le péritoine de la paroi d'enceinte latérale ne renferme que des nerfs cérébro-spinaux. Parvenu en arrière, il est évident que, par sa continuité avec le feuillet pariétal postérieur, il va se faire un mélange des nervules d'origine rachidienne avec les nervules d'origine splanchnique. Pour la région des hypochondres, rien de plus simple, puisque, sans interruption dans la membrane, les nervules sont entièrement cérébro-spinaux dans les parois d'enceinte, sur les muscles diaphragme et transverses, et entièrement splanchniques sur les replis des organes de la région épigastrique. Restent donc les régions lombaires et iliaques occupées par les replis mésentériques du gros intestin. Pour qu'il y ait, dans ces régions, continuité des nervules cérébro-spinaux de la paroi abdominale avec les nervules ganglionaires des feuillets mésentériques de l'intestin grêle, faut-il absolument que la transmission s'en opère par le feuillet de revêtement du gros intestin, où l'observation ne montre, comme dans tout le feuillet viscéral du tube digestif, que des nervules très déliés émanés de la couche musculaire? A cette question nous pouvons, avec les faits, répondre *non*, il y a une voie plus directe. La continuité, nous le voyons, s'opère sous le gros intestin. Il paraît bien évident que c'est pour cela que les feuillets mésocoliques offrent des réseaux si serrés, anastomosés d'un côté à l'autre, de sorte que la fusion des deux espèces de nerfs a lieu directement par anastomose d'un feuillet à son congénère, sans faire le tour de l'intestin. Le tissu cellulaire sous-jacent y concourt aussi par le grand nombre de nervules qu'il transmet. Voici donc le mélange des nervules rachidiens et ganglionaires transporté des deux côtés, droit et gauche, du feuillet mésocolique externe dans l'interne, et par conséquent des deux feuillets internes, par continuité, aux feuillets pariétaux postérieurs intermédiaires du gros intestin à l'intestin grêle. A ces surfaces se joignent de nouveaux nervules en grand nombre : les uns ganglionaires, émanés des plexus spermatiques; les autres cérébro-spinaux, nés des surfaces musculaires des carrés des lombes et psoas-iliaques. Puis enfin les deux feuillets intermédiaires se joignent pour former, par leur adossement, le mésentère de l'intestin grêle, où ils se recomposent, avec les nerfs mésentériques, de nouveaux réseaux nerveux anastomosés d'un côté à l'autre, et d'où procèdent les trois couches de nerfs de l'intestin grêle. Ce réseau rappelle celui du gros intestin, mais il est beaucoup plus délié. (*Voir* à ce sujet le dessin grossi et les pièces anatomiques.)

Pour terminer ce qui a rapport aux nerfs du péritoine, il ne me reste plus qu'à parler des nerfs des épiploons. Mais, pour en faire comprendre les rapports, il est nécessaire de dire un mot de la structure générale, jusqu'à présent inaperçue, de ces replis membraneux.

L'épiploon, dont j'ai joint à ce mémoire une pièce anatomique et un dessin grossi à huit diamètres (n° 4), consiste dans une couche vasculaire, ou plus particulièrement un réseau veineux, sécréteur de la graisse, interposé entre deux feuillets séreux à double origine; mais les feuillets séreux sont d'une telle minceur que le réseau nerveux s'y voit à peine à des grossissemens de 80 à 100 diamètres, et qu'ils sont presque réduits à l'épithélium. La structure du réseau veineux est singulière en ce qu'il ne se compose pas, comme à l'ordinaire, d'un arbre à branches et rameaux régulièrement décroissans. Deux veines voisines se réunissent par des branches transversales, de manière à circonscrire des polyèdres quadrangulaires. Ces espaces ne sont plus remplis que par un réseau veineux dont les capillaires, la plupart nés brusquement des veines de contour, et presque uniformes, décroissent à peine de la circonférence vers le centre. Une particularité assez bizarre est l'existence au centre de chacun de ces réseaux veineux d'une dilatation ou ampoule variqueuse, ou d'une sorte de petit sac veineux ne communiquant avec les grands rameaux que par l'intermédiaire des capillaires qui s'y rendent de tous les points de la circonférence et dont il forme le noyau. Ce réseau veineux n'est autre que l'organe sécréteur de la graisse dont sont remplis les épiploons. Aussi ne le voit-on bien que chez les sujets émaciés. En choisissant les fragmens les moins recouverts de graisse, les vésicules adipeuses se voient très bien agglomérées par petites colonnes sur les vaisseaux. Elles s'accumulent d'abord sur les veines principales et les ampoules veineuses, et peu à peu la graisse envahit par masses les réseaux partiels. Rien de plus facile que de voir, sur un même fragment, tous ces détails au microscope.

Quant aux nerfs épiploïques, ils diffèrent sensiblement de ceux des autres points du péritoine. Dans le réseau sanguin intermédiaire, les nerfs se voient parfaitement sur les troncs veineux. Les capillaires en reçoivent bien des filets; mais, en raison de leur ténuité, ils ne leur servent pas de conducteurs. Les nombreux fils dégagés des plexus veineux traversent le champ des capillaires, dans les espaces polyédriques circonscrits par les grandes veines, et se rendent d'un plexus à l'autre en dégageant, sur leur trajet, des nervules qui vont aux capillaires veineux, aux masses adipeuses, et finalement aux feuillets séreux de revêtement. Mais ce qu'il y a de singulier dans ces nerfs, c'est, pour ceux du grand épiploon gastro-colique, leur mode d'origine. Ce repli membraneux faisant suite au péritoine d'enveloppe des deux faces de l'estomac et du colon transverse, les cordons des grands nerfs épiploïques sont formés de l'assemblage des nervules émanés des membranes nerveuses que j'ai déjà signalées dans les viscères du tube digestif. Ce fait est doublement remarquable : en anatomie, je ne connais pas d'autre exemple de cordons nerveux qui naissent par des radicules d'une surface nerveuse déjà périphérique elle-même; et en physiologie ces nerfs montrent bien l'indépendance fonctionnelle des nervules composans d'un même nerf ou d'une même surface, puisque, dans cet épiploon, les organes incitateurs d'un réseau veineux sécréteur de la graisse procèdent indifféremment des épanouissemens du pneumo-gastrique stomacal et des plexus mésocoliques, destinés les uns et les autres à des fonctions motrices et chimiques des surfaces digestives, déjà différentes elles-mêmes dans les deux organes d'émission nerveuse.

Telles sont les particularités qui distinguent les nerfs des séreuses en général, et ceux du péritoine en particulier.

Je demande pardon à l'Académie d'avoir tant insisté sur des détails de très fine anatomie; ils étaient indispensables, puisque c'est leur précision qui fait toute leur valeur en physiologie et en médecine.

Mais déjà j'entends s'élever une objection formidable. Ces filamens que vous avez décrits, me dira-t-on, sont-ils bien des nerfs, et n'avez-vous pas pris pour tels de simples filamens fibreux ou cellulaires, adhérens au névrilème des véritables nerfs? A cette objection, qui ne porterait pas moins qu'à renverser tout mon travail, je m'empresse de répondre par des faits dont j'attendrai à mon tour que l'on ait donné une réfutation convaincante.

Et d'abord, en ce qui concerne la nature fibreuse des filamens des séreuses, loin de la combattre, je vais moi-même au-devant pour l'admettre, mais avec une restriction importante. On a cru que ces filamens étaient pleins et purement fibreux, tandis que, d'après mes observations, ils sont creux et ne figurent dans les séreuses qu'en qualité de tubes fibreux élastiques renfermant des nervules. A ce point de vue histologique, les membranes séreuses sont donc à la fois les analogues et les antagonistes des membranes fibreuses, et en particulier de la dure-mère; car, dans cette dernière, le tissu fibreux naté, lisse, uni et sans interstice, étant l'élément essentiel et très prédominant, c'est lui qui forme la texture même de la membrane où les nerfs, assez rares et dépourvus d'enveloppe, sont logés dans des canaux fibreux qui leur en tiennent lieu; tandis que, dans la membrane séreuse, les nervules étant très abondans et tissés en un réseau délié, ce sont eux qui constituent l'élément essentiel de la texture où le tissu fibreux élastique n'intervient plus que comme leur enveloppe de protection; de sorte que de petits interstices existent partout entre les nervules anastomosés, la membrane elle-même, où, comme on l'a dit, le *derme* de la séreuse offre l'aspect d'un canevas microscopique ou d'une fine dentelle à fibres à mailles irrégulières, et non une surface lisse et unie comme la dure-mère.

Je viens de donner l'explication de l'apparence fibreuse des filamens du tissu séreux, et je ne vois pas en quoi l'on pourrait contester leur nature nerveuse: car autrement, pourquoi ces filamens naîtraient-ils exlusivement des nerfs de même aspect et à volume égal, bifide ou trifide, avec les nervules musculaires et viscéraux? Comment seraient-ils toujours arborisés en succession décroissante avec les nerfs, si bien qu'un filet nerveux cérébro-spinal ou ganglionaire se divisant en plusieurs filamens, chacun de ces derniers se subdivise en plusieurs autres plus ténus, qui vont se distribuer indistinctement, soit en fascicules radiés dans les fibres musculaires, soit en petites gerbes dans les séreuses? Comment enfin ces filamens, qui procèdent inévitablement des nerfs sur toutes les surfaces où existent des expansions de ces organes, ne naîtraient-ils nulle part ni de la portion filamenteuse du tissu si improprement nommé *cellulaire*, ni surtout des organes fibreux, partout où il s'en rencontre en contact avec les membranes séreuses: soit les aponévroses du diaphragme et des muscles transverse et sterno-pubien, soit le périoste costal ou les feuillets fibreux sous-péritonéal ou sous-pleural?

Mais, pour montrer dans toute son évidence la véritable nature des filamens que j'ai nommés les nervules séreux, suivons-les anatomiquement dans leur mode de génération des deux genres de nerfs.

1° Tous les nervules, ai-je dit, naissent invariablement des nerfs, et des nerfs seulement en contact avec les membranes séreuses, en particulier le péritoine, par leurs troncs ou par leurs rameaux.

2° Prenons pour exemple du système ganglionaire les nerfs mésentériques, que la transparence des tissus permet de suivre clairement au microscope dans toute l'étendue de leur trajet.

Le nerf lui-même n'est précisément qu'une agglomération de nervules, en apparence parallèles à un premier aspect; mais en réalité à un examen attentif, dans tous les points du parcours, tissés, nattés à toute épaisseur, et offant parfois, dans les bifurcations ou les jonctions de rameaux nerveux, des renflemens gangliformes, de sorte que les nervules forment bien, par leur assemblage dans le nerf, un cordon continu; mais ce cordon est une chaîne plexiforme et non un faisceau.

3° En suivant le nerf à partir de son origine, on le voit, chemin faisant, émettre partout, sur son trajet, des nervules identiques avec ceux qui le composent. Avant que le nerf n'ait beaucoup perdu de son volume, il rampe sur les vaisseaux mésentériques, où il est libre au milieu de la graisse, entre les feuillets péritonéaux. On en voit alors se dégager une foule de nervules, tous identiques d'aspect entre eux et avec ceux dont ils se composent. De ces nervules, les uns vont aux parois des vaisseaux, aux amas graisseux, aux glandes et même aux vaisseaux lymphatiques et aux capillaires sanguins, sur lesquels on retrouve leurs divisions avec de plus forts grossissemens; les autres vont aux feuillets du péritoine, dans le réseau nerveux duquel ils se confondent. De grands filets, comme je l'ai dit, traversent dans tous les sens, mais surtout en diagonale, l'épaisseur de la duplicature mésentérique, et, tout en fournissant des nervules aux organes qu'elle renferme, unissent l'un à l'autre les deux feuillets péritonéaux.

4° Quand le nerf principal a fourni un grand nombre de nervules et de rameaux, il se trouve n'être plus lui-même qu'un rameau. Or, les conditions anatomiques des rameaux mésentériques sont partout les mêmes. Ils rampent sur les petits vaisseaux ou sur les feuillets péritonéaux, descendent parfois des premiers sur les seconds, plus rarement remontent du péritoine sur les vaisseaux, mais dans tous les cas, s'appliquent sur leurs surfaces où ils sont fixés par les nervules qu'ils leur fournissent. Des rameaux envoyés au réseau nerveux péritonéal, la plupart s'y évanouissent en nervules; les autres, tout en émettant des nervules, unissent deux rameaux voisins. Cependant le rameau nerveux, affaibli par ces émissions diverses, arrive à l'intestin réduit de moitié au tiers de son volume.

5° A l'intestin, recommence une nouvelle émission de nervules à trois couches: 1° pour le feuillet viscéral du péritoine; 2° pour la membrane musculaire, et 3° pour la muqueuse, la surface terminale, où les derniers filamens s'épanouissent de nouveau en membrane. Je n'insiste pas sur les particularités de cette nouvelle surface nerveuse des viscères creux, qui, par son importance, mérite bien d'être l'objet d'un travail particulier. Seulement, je constate que les nervules, avec des associations un peu différentes, y sont, par leur aspect physique, leur origine et leur distribution finale, parfaitement identiques avec tous les autres. (*Voyez* la pièce anatomique et la figure n° 5.)

6° En pressurant ou en exprimant sur un verre un nerf mésentérique et un fragment de réseau péritonéal, ou de péritoine bien lavé, c'est la même substance grisâtre et globuliforme que l'on en fait exsuder.

7° Un dernier caractère, plus décisif que le précédent, tient au mode même de préparation de ces filamens qui montre leur identité chimique avec tous les nerfs. Ainsi, loin qu'ils s'amollissent et se dissolvent par l'eau bouillante et les acides concentrés comme la plupart des autres tissus, le premier effet de ces réactifs est, au contraire, de les affermir, et précisément l'eau bouillante acidulée est le moyen de rendre ces nervules immédiatement visibles. Il est bien entendu que, par une ébullition ou une macération trop prolongée, ils finissent pourtant par se dissoudre comme tous les tissus.

8° De tous ces faits, il résulte que nier les nervules des feuillets péritonéaux des viscères, c'est nier aussi les nervules du mésentère et de l'intestin; ce serait par conséquent nier du même coup les nerfs mésentériques, qui n'auraient plus d'objet, puisque les nervules de toute sorte proviennent de ces nerfs, qui s'épuisent à les fournir, n'étant eux-mêmes que des agglomérations de nervules identiques avec ceux qu'ils émettent.

Or, nier le nerf mésentérique, c'est nier le plexus qui le fournit; puis, de proche en proche, les grands plexus nerveux extraviscéraux, les amas ganglionaires eux-mêmes et finalement tout le système nerveux splanchnique. Je n'exagère rien dans cette conclusion, car tous ces organes nerveux, le ganglion, le plexus, le nerf, le réseau membraneux du péritoine, celui sous-jacent à la muqueuse et les filamens qui en naissent, tous, dis-je, se font suite en composant un même appareil arborisé; tous également, sous le microscope, quoique avec des formes différentes et des volumes inégaux, sont invariablement composés des mêmes nervules.

9° Mais le doute, qui déjà ne peut être émis sur la nature essentiellement nerveuse des filamens émanés des nerfs ganglionaires, est encore, pour ainsi dire, moins permis sur les nervules émanés des nerfs cérébro-spinaux des parois abdomino-thoraciques.

Rien de plus facile que de s'assurer de leur filiation nerveuse, qui se démontre immédiatement à coup sûr dans les deux directions contraires : soit en descendant avec le nerf principal dans sa distribution en branches, rameaux, filets, filamens, puis en nervules musculaires et séreux; soit au contraire en remontant, à partir des nervules séreux, constatant leur jonction en filamens avec les nervules musculaires, puis, en écartant les fibres des muscles, les voyant successivement recomposer des filets, des rameaux et enfin le nerf principal lui-même. Tous les caractères anatomiques s'accordent donc à montrer invinciblement dans les filamens des séreuses pariétales abdomino-thoraciques des nervules du système cérébro-spinal.

Or, les nerfs cérébro-spinaux étant les mieux connus dans leur distribution, leur composition et leurs fonctions, et cette connaissance ayant été jusqu'à présent le fondement de la science anatomique et physiologique en ce qui concerne le plus important des systèmes organiques, le système nerveux, nier les nervules péritonéaux qui garnissent par millions les parois antéro-latérales du tronc, ce serait nier du même coup les nervules musculaires, puisque ceux-ci et ceux-là se dégagent indifféremment des mêmes filets microscopiques. Car identiques de tout point, d'origine et d'aspect, pourquoi les uns seraient-ils des nerfs et les autres n'en seraient-ils pas? Serait-ce une raison suffisante de les séparer dans leur nature de ce que, pour le nervule musculaire, la fonction physique extérieure s'étant montrée d'elle-même avant le nerf, et la science ayant après trouvé le tronc nerveux, on a pu conclure de la fonction motrice et du nerf au nervule moteur; tandis que le nervule péritonéal se montrant avant sa fonction, il faudrait conclure de celui-ci à celle-là? Loin de repousser cette nécessité logique, acceptons-la au contraire comme un moyen d'élargir le champ de la science, et après nous être servi de la physiologie pour éclairer l'anatomie, servons-nous aussi de l'anatomie pour éclairer la physiologie. Au lieu donc de nier leur nature évidente par elle-même, suivons ces nerfs cérébro-spinaux dans les membranes séreuses qui s'annoncent comme la plus large et la plus directe des voies qui suivent les forces cérébro-spinales pour arriver aux viscères, et servons-nous des fonctions bien connues des nerfs rachidiens dans les appareils de la vie animale, pour jeter, par leur intervention au milieu des plexus nerveux viscéraux, quelque lumière sur les mystérieuses fonctions physiques et chimiques de la vie organique. Que si l'on refuse d'accepter cette conclusion, il faut rejeter du même coup les nervules de toute sorte au même titre, puisqu'ils proviennent des mêmes rameaux; mais alors, guidé par ce refus d'admettre les nervules péritonéaux, après avoir nié leurs co-associés les nervules moteurs des fibres musculaires, biffant sans pitié tout ce qui fait la gloire de la physiologie moderne, il faudrait bien aussi nier les nerfs sensitifs de la peau, qui proviennent des mêmes branches : ce qui reviendrait, après avoir supprimé le système nerveux ganglionaire, à remettre aussi tout en question pour le système nerveux cérébro-spinal. Je m'arrête : on voit trop où mènerait en logique cette simple négation d'un fait en anatomie. Je ne viens pas retrancher au système nerveux, mais au contraire y ajouter et montrer qu'il s'étend jusqu'à cet infini où, si l'on pouvait l'atteindre, on commencerait peut-être à comprendre quelque chose à ce que l'on n'a jamais compris; je n'ose pas dire le mécanisme, mais au moins la coordination et les influences mutuelles des fonctions.

Avec tant de caractères si nets et si convaincans, il semble bien que l'existence en si grand nombre des nerfs dans les séreuses devrait être immédiatement accueillie de tout le monde; et cependant je m'attends bien qu'elle trouvera d'abord de nombreux contradicteurs. Elle s'annonce avec ce qui mérite le plus d'inspirer la confiance, son évidence en anatomie, sa grande portée en physiologie, en médecine et en philosophie scientifique et sa simplicité, le caractère essentiel de tout ce qui est vrai; mais elle a contre elle précisément cette simplicité même contre laquelle on se tient en défiance et l'inattendu qui provoque toujours l'incrédulité.

Il n'est tel pour obtenir immédiatement un grand succès que de découvrir ce que tout le monde sait, c'est-à-dire d'être le premier à publier le résultat prévu d'avance et généralement attendu des observations de toute une époque. L'empressement de beaucoup de gens à réclamer de bonne foi une part d'antériorité que l'on ne peut refuser à personne, et l'absence de contradicteur sur le fait principal, font si bien enfler le lieu commun qu'il a suffi parfois d'une découverte qui n'en fut pas une pour fonder plusieurs réputations scientifiques. Mais quand la découverte est réelle, quand le fait annoncé est inattendu, la conviction ne s'obtient pas si vite. C'est l'histoire de toutes les observations nouvelles dans les sciences; ce sera peut-être aussi pour un certain temps le cas des nerfs des séreuses. Ces nerfs dont on doutait, que quelques anatomistes niaient avec assurance, ou que ceux qui y croyaient n'admettaient que par induction et à la découverte desquels ils avaient en quelque sorte renoncé; ces nerfs, en tout cas, que l'on supposait rares, imperceptibles à la portée des plus forts grossissemens et déguisés, on ne savait sous quelles formes, dans l'infiniment petit, voici qu'ils se présentent presque à portée de l'œil, sous des associations nouvelles, à la vérité, mais avec leur texture ordinaire, et ils ne sont autre chose que ce que l'on avait déjà vu. C'est trop simple pour y croire.

Aussi à l'objection principale que j'ai réfutée plus haut, en a-t-on ajouté deux autres que je crois devoir combattre pour ne rien laisser en arrière.

On m'a demandé comment à un seul nerf pourraient faire suite tant de milliers de nervules? La réponse est simple : absolument comme à une seule artère font suite tant de milliers d'artérioles. Ce que, pour me servir d'une image qui est peut-être au fond une réalité, j'appellerais la *circulation nerveuse* de l'encéphale et de la portion antérieure de la moelle épinière au *système capillaire nerveux*, avec retour vers la moelle épinière postérieure et l'encéphale, représente la circulation sanguine du cœur et de l'aorte au système capillaire sanguin avec retour vers les veines-caves et le cœur. Des deux côtés c'est, par l'intermédiaire de courans conducteurs, la communication d'un centre avec les extrémités. D'où il suit que la capacité des deux appareils augmente réellement de la circonférence au centre.

Une dernière objection m'a été faite, d'ailleurs en toute bienveillance, par l'un de nos plus habiles anatomistes micrographes : « Probablement vous vous trompez, me disait-il, sur ce « que vous prenez pour des nerfs dans les séreuses; car ces « membranes ont été très soigneusement étudiées sous le mi- « croscope, même avec les plus forts grossissemens, et jamais « personne n'y a signalé de globules ganglionaires avec leurs « noyaux et leurs nucléoles, comme il devrait s'en trouver pour- « tant si les filamens séreux étaient effectivement des nerfs. » Je ne fais que mentionner cette objection pour mémoire, car, malgré tout le cas que je fais des opinions de la personne qui me l'a posée, elle est loin d'avoir pour moi une valeur. Bien au contraire, à mon avis, c'est un exemple de l'inconvénient attaché aux observations purement microscopiques que cette manière de raisonner de l'inconnu au connu, qui conduit à arguer d'une observation fort hypothétique contre des faits positifs, et à juger de ce qui est véritablement par ce que l'on croit qui doit être.

J'ai dit qu'en comprimant sur un verre plan les nerfs et les nervules, on en exprime une matière globulaire dont la forme, sur laquelle je me suis bien gardé d'insister, ne peut inspirer aucune confiance, étant prise sur des pièces macérées comme celles dont j'ai eu besoin pour mes observations. J'ignore si au plus près de la vie, dans des tissus intacts, on trouverait de ces globules réputés ganglionaires, et, supposé que l'on n'en trouvât pas, je ne vois guère ce que l'on serait en droit d'en inférer contre la réalité des nervules séreux; car, en supposant hors de toute contestation l'existence, dans les ganglions, de ces globules, sous une forme et une apparence données, rien ne prouverait encore que l'on dût trouver dans les surfaces périphériques des nerfs splanchniques précisément les mêmes globules que dans leurs centres ganglionaires. Tout au contraire, s'il était permis de préjuger de ce que l'on ignore par ce que l'on sait, avec des textures diverses organisées pour des fonctions différentes, au lieu d'admettre sans preuve une seule espèce de globules dans tous les organes nerveux, il serait bien plus logique de prévoir que l'on devra trouver dans les nerfs spéciaux des organules microscopiques variés. A cette occasion, disons-le nettement, les études organiques de l'infiniment petit, assurément très profitables en elles-mêmes, sont néanmoins encore trop vagues dans l'état actuel de la science pour que l'on puisse s'en servir comme de preuves négatives, surtout quand il s'agit de démentir des faits d'anatomie vérifiables à l'œil nu et au toucher dans tous leurs caractères histologiques, physiques et chimiques.

Deuxième mémoire. — Lorsque, il y a dix-huit mois, je fis lecture à l'Académie des Sciences de mon premier mémoire, où je décrivis les nerfs des membranes séreuses, en général, et ceux du péritoine en particulier (1), j'avais bien prévu les phases que devait parcourir cette découverte. Je savais qu'il existe deux catégories de savans, chez lesquels l'annonce de l'existence des nerfs dans les séreuses, répondant à des idées très différentes, ferait naître des préventions tout opposées. Je ne m'étais pas fait la moindre illusion sur la disposition hostile de certains histologistes spéciaux, assuré d'avance qu'ils repousseraient, avec une incrédulité railleuse, une découverte en désaccord avec leurs théories de texture. Mais par contre, j'avais pressenti que les médecins, si bons juges des applications pratiques, accueilleraient avec une bienveillante intelligence un fait nouveau d'anatomie de nature à jeter une vive lumière sur la physiologie et la médecine.

C'est le grave inconvénient de toute spécialité de renfermer l'esprit de ceux qui la cultivent dans un cercle étroit qu'il n'est donné qu'aux esprits d'élite de pouvoir franchir. Dans ces derniers temps, à mesure que se sont étendues les recherches histologiques, il s'est formé deux groupes de travailleurs retranchés dans leurs études et isolés du mouvement général des idées pratiques. Les uns, élèves d'une école étrangère qui violente les faits pratiques pour les plier à des théories métaphysiques et l'anatomie au service de l'abstraction; les autres, appartenant, à leur insu, à la sphère plus humble des artisans scientifiques, font mécaniquement de l'anatomie pour l'anatomie, sans se mettre en peine de chercher dans les faits de structure une signification quelconque, et toujours prêts, au contraire, à protester contre toute interprétation, même la plus légitime et la plus logique.

Pour ces anatomistes, étrangers en quelque sorte aux études médicales, la physiologie, la pathologie et la thérapeutique sont à peu près comme si elles n'existaient pas. Abrités sous la bannière de quelques savans illustres dont ils ont pris et emporté sans choix toutes les doctrines, même les plus bizarres et les plus contradictoires, ces histologistes, néanmoins, ne sont pas dépourvus d'une certaine apparence d'autorité qu'ils se sont faite à eux-mêmes, parce que seuls ils écrivent et parlent sur des sujets dont personne ici n'a le loisir de s'occuper. Venir les troubler dans cette quiétude, pour leur déclarer net que de nombreux filamens dans les séreuses, qu'ils ont classés et décrits, d'après leurs maîtres, sous différens noms, sont pour la plupart tout simplement des nerfs, c'était non-seulement renverser leurs idées, mais réduire à de vaines puérilités tant de recherches assidues qu'ils ont pu faire; c'était ébranler la foi dans leurs conceptions et toucher à l'arche sainte. Aussi on se souvient avec quel concert de réprobation ils avaient accueilli, l'an dernier, la découverte des nerfs dans les séreuses. Mais les choses ne pouvaient en rester là : on ne triomphe pas longtemps de faits matériels dont la vérification est à la portée d'un grand nombre de juges compétens. Comme le sujet du débat avait une haute importance pratique, l'opinion publique s'est émue. Au lieu de nier sans examen, beaucoup de médecins ont voulu voir et juger les faits. Tous ceux qui ont cherché des nerfs dans les séreuses en ont trouvé. La question étant arrivée à ce point, les contradicteurs eux-mêmes, par des demi-aveux, des réclamations maladroites et des contestations sur le nombre probable des nerfs dans les séreuses, ont montré du moins qu'ils en reconnaissaient l'existence. Enfin, il y a quelques mois (octobre 1846), M. Wrolik a mis le fait principal hors de toute contestation, par sa découverte de nerfs en grand nombre dans le péritoine de l'hypervodon.

Aujourd'hui la question est jugée pour tout le monde. L'exis-

(1) Comptes-rendus de l'Acad. des Sciences. — séances des 1er et 8 Septembre 1845 — Voy. aussi *Gazette médicale* du 20 Septembre 1845.

tence de réseaux nerveux très fournis dans les séreuses est désormais un fait acquis à la science. Mais à la suite de toute découverte, il se trouve toujours des retardataires qui, après avoir nié le fait principal, forcés de l'admettre, se retranchent à en contester la signification rigoureuse. Chez ceux-là, à l'incrédulité première ont succédé des démonstrations d'un profond étonnement, bien plutôt simulé que réel, mais qu'ils s'efforcent de faire partager comme un dernier argument de doute. A quoi bon, disent-ils, des nerfs en si grand nombre dans les séreuses? A supposer que cette question soit sérieuse, est-ce donc là un fait si surprenant, si embarrassant par l'insignifiance notoire de ces membranes, que l'on serait tenté de rejeter jusqu'à l'évidence de leurs nerfs, parce qu'on ne comprendrait rien à la nécessité de leur présence? Si l'on interroge la physiologie dans ce qu'elle sait aujourd'hui, cette conclusion peut paraître légitime. Les membranes séreuses, disent les physiologistes, sont des organes de glissement sécréteurs d'un liquide qui le favorise, et voilà tout. Précieuse fonction en vérité, dira-t-on, que ce frottement auquel suffit ordinairement un tissu épidermique ou cartilagineux, pour exiger un si grand nombre de nerfs. Mais si l'on interroge la médecine, le problème change, et il se trouve que c'est la physiologie qui fait défaut.

C'est cette question du mode d'innervation particulier aux séreuses et de ses effets probables sur l'organisme, qui fait l'objet de ce mémoire. L'accueil qu'il a reçu de l'Académie de médecine, lorsque je lui en ai fait la lecture, m'engage à le livrer aujourd'hui au public. On sent toute l'indulgence que réclame un essai de cette nature, où il s'agit d'édifier toute une physiologie en dehors des bases ordinaires de cette science, et seulement d'après les faits auxiliaires comparés entre eux de l'anatomie et de la pathologie. Mais si dans cette appréciation je ne puis trouver de sources d'information qu'aux deux extrémités du sujet dont la question que je cherche occupe le milieu, j'espère du moins en tirer des résultats assez importans et d'une probabilité assez grande pour justifier ce travail. En tous cas, pour ne point m'égarer dans cette recherche de l'inconnu, j'aurai soin de ne point dépasser la mesure des applications à la physiologie et à la médecine que l'on peut déduire légitimement de mes recherches en anatomie microscopique et des faits de physiologie pathologique que l'on possède depuis longtemps.

L'histoire de la pathologie des membranes séreuses, dans leurs phlegmasies aiguës et chroniques avec toutes leurs suites, épanchemens variés, fausses membranes, altérations et transformations de toute sorte, sympathies, complications, etc., c'est le tiers de l'histoire de toute la pathologie, clinique médicale et anatomie pathologique. Il y a un tiers des femmes qui meurent, à divers âges, de *péritonite* dans tous ses états; un quart au moins de cultivateurs et de journaliers, exposés aux intempéries de l'air, meurent de *pleurésie* ou de *pleuro-pneumonie* et de leurs suites; un grand nombre d'enfans qui meurent de ces fièvres cérébrales, de ces méningites où l'*arachnitis* réclame une si grande part : ce qui n'exclut pas l'influence que chacune de ces maladies exerce sur la mortalité des deux sexes à divers âges. Enfin combien de gens aussi qui succombent à la *péricardite*, cette maladie si promptement mortelle à son état aigu, qui s'offre sous tant de formes insidieuses à son état chronique, et dans tous les cas, si étroitement unie au moral, avec toutes les affections tristes, et, au physique, avec les maladies des autres séreuses, des synoviales et des tissus fibreux et musculaire ! Et si, aux effets des phlegmasies propres de chacune des séreuses, on ajoute qu'elles s'enchaînent et se sollicitent de l'une à l'autre entre les diverses cavités splanchniques, qu'elles sont souvent le point de départ des affections des viscères qu'elles revêtent; qu'elles troublent toujours plus ou moins leurs fonctions; qu'elles participent à leurs maladies propres; qu'elles propagent les irritations de l'un à l'autre et qu'elles en compliquent partout les effets..... où se bornera donc le rôle immense, et si redoutable que jouent ces membranes en pathologie, indice assuré, contre-preuve morbide, et partant funeste, de leur importance salutaire de premier ordre en physiologie?

Aussi beaucoup de tissus peuvent être lésés plus ou moins impunément, mais non les séreuses. Lésions physiques, lésions chimiques, lésions fonctionnelles par elles-mêmes ou par connexions nerveuses avec les organes voisins, dites lésions vitales, toutes sont immédiatement funestes. La chirurgie le sait bien; l'expérience ne l'a que trop éclairée à cet égard. Elle taille bardiment partout où n'existent pas de gros vaisseaux et de gros nerfs. A l'exception des centres nerveux et circulatoires, elle pénètre à toute profondeur dans tous les tissus, mais elle s'arrête devant les séreuses. Elle lèse tout excepté ces membranes redoutables. Toutes les méthodes opératoires de la taille ont pour but d'éviter le péritoine. Tous les procédés ne varient que par le moyen de trouver un trajet plus ou moins inoffensif sur lequel il ne soit point. C'est le péritoine qui rend si grave toute plaie pénétrante et toute opération sur le bas-ventre, le rectum et les organes génitaux; anus artificiel, ablation de tumeurs, extraction de corps étrangers, tout, jusqu'à une simple incision. C'est à la lésion ou à l'inflammation du péritoine et aux suites qu'elle entraîne qu'est dû le principal danger des hernies. C'est la péritonite qui rend si redoutables les accidents propres de ces maladies, même l'étranglement, même les ruptures avec épanchement qui, partout ailleurs que dans le péritoine, qui sous le péritoine même n'ont déjà plus la même gravité. C'est elle aussi qui rend si souvent funestes, chez les femmes, une simple suppression du flux menstruel, ou la fonction d'ailleurs si naturelle de l'accouchement. Telle est la vive susceptibilité des séreuses que l'introduction de l'air dans leurs cavités est l'accident le plus fâcheux de la paracentèse et de l'empyème. Enfin, et ce caractère pathologique est très significatif pour l'objet qui nous occupe, telle est aussi l'intime liaison de sensibilité des séreuses avec tout l'organisme, qu'elles semblent la double voie par laquelle les organes propres des deux systèmes nerveux réagissent mutuellement les uns sur les autres : soit dans les affections médicales, les viscères malades qui brisent si promptement les forces des organes cérébro-spinaux, soit dans les affections chirurgicales, ces organes cérébro-spinaux eux-mêmes dont les altérations diverses influent d'une manière si fâcheuse sur l'état fonctionnel des viscères. D'où il résulte que cet enchaînement morbide que nous avons signalé plus haut, en pathologie interne, entre les séreuses et les agens de la vie organique, ne se montre pas moins en pathologie externe, entre ces membranes et les appareils de la vie animale. Sans parler des centres nerveux dont les affections appartiennent à la médecine, dans une foule de maladies idiopathiques ou traumatiques des tégumens ou des organes de l'appareil locomoteur, phlegmons, érysipèles phlegmoneux, brûlures, inflammations des divers tissus cutané, musculaire, synovial, osseux, etc.; comme aussi après une foule d'opérations sur les membres, excisions, ablations de tumeurs, extirpations, résections, amputations, etc., parmi d'autres accidens plus ou moins spéciaux à chacune d'elles, les phlegmasies d'une ou de plusieurs séreuses, comme le prouvent journellement les autopsies, figurent au nombre des causes de mort, comme la complication la plus fréquente et l'une de celles qui exigent le plus vite et le plus impérieusement, que le chirurgien soit médecin. Enfin, les séreuses participent si complètement aux divers états morbides de l'organisme, qu'il n'est pas jusqu'aux hémorrhagies, jusqu'à l'épuisement physique, sanguin ou nerveux, où, comme il résulte des belles recherches de M. Magendie, sur les effets de la défibrination du sang, à défaut d'une congestion inflammatoire encore possible, l'atonie générale elle-même ne se traduise, pour ces membranes, par un épanchement passif dans leurs cavités, comme elle se traduit par l'anasarque dans le tissu cellulaire. En somme, de quel côté que l'on examine l'organisation morbide, dans les affections de ses organes les moins importans comme dans celles des plus essentiels, nulle part les séreuses ne se montrent inoffensives ou indifférentes à aucune lésion ou altération organique ou fonctionnelle.

Et l'anatomie n'avait pas reconnu de nerfs dans ce tissu si vivant; et la physiologie ne connaît encore aucune fonction sérieuse à ces membranes si essentielles à la vie organique, et qui semblent renfermer des principes essentiels à l'activité des viscères, puisque leurs lésions en pervertissent ou en annulent si complétement les fonctions! Voyons si la découverte de leurs nerfs ne peut nous guider dans cette voie.

J'aborde ici un sujet délicat. Mais après avoir fait ce travail, il me paraît utile et convenable d'en tirer les conséquences légitimes si, comme je le crois, elles ont pour effet, en ce qui concerne les séreuses, d'élever tout d'un coup leur physiologie au niveau de leur anatomie, comme elle se présente dans mon premier mémoire, et de leur pathologie, comme elle s'est offerte à l'observation de tous les temps.

Qu'on veuille bien y prendre garde, je n'invente rien. Je ne viens pas arguer en faveur d'une théorie préconçue de l'une de ces expériences vagues et multiformes, dont les résultats varient perpétuellement sous le scalpel, avec une foule de circonstances et de conditions ignorées de l'observateur, ou qu'il ne peut maîtriser. Je ne raisonne pas non plus, comme il arrive si souvent, sur quelques observations fugitives, soit d'anomalie, soit d'anatomie pathologique, c'est-à-dire sur des faits souvent douteux, mais en tous cas accidentels et inconnus dans leurs causes, leur nature et leurs effets variables.

Les faits que j'interroge sont constans et irrécusables, toujours vérifiables à tout instant et sur tous les grands animaux. C'est de l'anatomie, de l'anatomie positive et normale sur un tissu d'une haute importance, et qui occupe une grande place dans l'organisation. Il s'agit d'un immense appareil nerveux dans toutes les membranes d'enveloppe des organes splanchniques; d'un système excitateur double, formé par la jonction des appareils nerveux splanchnique et cérébro-spinal. Il faut bien qu'un fait de cette valeur ait une signification physiologique et pathologique, et même une très grande signification. Convenablement interprété, sans trop de hardiesse, mais aussi sans timidité, il donne la raison la plus claire d'une multitude de problèmes d'anatomie pathologique, de séméiologie et de thérapeutique, restés jusqu'à ce jour sans solution. Or, la pathologie, la médecine et la thérapeutique sont bien assez obscures, pour qu'on ne rejette pas les faits certains d'organisation propres à y verser la lumière.

Le résultat fondamental des faits consignés dans mon premier mémoire, c'est que la membrane séreuse que l'on ne considérait en anatomie que comme une enveloppe, et en physiologie, que comme une surface perspiratoire de glissement, se *présente, avant tout, en anatomie, comme un organe nerveux, intermédiaire des deux systèmes splanchnique et cérébro-spinal.* On pressent déjà de quelle importance est ce fait d'histologie pour la science générale de l'organisme et pour ses applications à la physiologie, à la médecine et à la thérapeutique.

La raison d'être de cet organe nerveux, dans sa forme et sa composition, se démontre d'elle-même.

Au point de vue général de l'organisation animale, la digestion et la respiration devant s'exercer au profit de l'organisme, sur des corps extérieurs très divisés, c'est-à-dire semi-liquides ou liquides pour la première, et gazeux pour la seconde; ces deux fonctions exigeaient des organes développés en surfaces, mous et minces, pour être perméables, et par conséquent, de forme membraneuse; canaliculés pour communiquer au dehors, y recevoir les produits extérieurs alimentaires et en expulser les résidus. Ces canaux, en outre, devaient être d'autant plus larges, que les corps soumis à l'élaboration organique seraient plus épais et grossiers (exemple : le tube intestinal), ou d'autant plus resserrés et multipliés, que le corps extérieur serait plus fluide (exemple : canaux labyrinthiques des poumons capillaires, aériens et aquifères de toute sorte dans la série animale).

De ces considérations, il résultait que les élémens organiques spéciaux ou les organules fonctionnels des tubes digestif et respiratoire se disposant à côté les uns des autres ou se développant en membrane, la surface nerveuse devait aussi revêtir la forme membraneuse, au même titre que la surface tégumentaire ou muqueuse élaboratrice, que la surface vasculaire qui devait lui fournir ses vaisseaux d'apport et de retour, et que la surface musculaire destinée à lui donner le mouvement. Enfin, cette forme d'une membrane mince revêtant toutes les parois d'enceinte et les surfaces des viscères, dont elle pouvait suivre tous les contours en pénétrant partout dans les intervalles et les enfoncemens qui les séparent, de manière à former deux surfaces libres interceptant une cavité intérieure : cette forme, dis-je, d'un double sac membraneux, continu avec lui-même et contigu dans ses deux surfaces, était merveilleusement appropriée à la double destination physiologique que paraît devoir remplir la séreuse. En effet, sous le moindre volume possible, elle était la seule qui pût permettre le jeu et le glissement des viscères mobiles dans leur cavité intérieure; la seule aussi qui pût opérer le mélange des deux systèmes nerveux isolés, en allant partout recueillir sur les parois d'enceinte, et transportant aux viscères, sur tous les points de leur contour, les extrémités très divisées des nerfs cérébro-spinaux pour les mêler aux nerfs ganglionaires.

Dans la structure qui se trouve assignée par mes recherches à la membrane séreuse, elle se compose donc de trois élémens qui satisfont à autant de conditions différentes :

1° Une couche nerveuse, plus ou moins fournie de tissu fibreux de renforcement, pour nous l'élément ou, en quelque sorte, l'organe essentiel et l'objet principal de la texture. Il est clair que l'élément fibreux, le squelette flexible destiné aux fonctions dynamiques de la séreuse, peut devenir assez prédominant chez les grands animaux pour s'isoler du feuillet séreux et former au besoin une lame épaisse spéciale, comme M. Wrolik l'a observé chez l'hypervodon;

2° Une surface libre perspirable et revêtue d'un épithélium

lisse, pour se prêter subsidiairement, sur la surface opposée pariétale, à une myotilité qui varie pour chaque cavité splanchnique et chaque viscère; les mouvemens exécutés par la couche musculaire ou contractile des tubes digestif et pulmonaire, et nécessités par le transport des substances alimentaires sur leurs surfaces libres élaboratrices, soit le mouvement propre du cœur ou les mouvemens communiqués de l'encéphale et du testicule;

3° Une couche vésiculo-vasculaire, inhérente à toutes les membranes et assez abondante, pour suffire à la nutrition du réseau nerveux et à l'élaboration de la surface libre perspirable.

La surface nerveuse a évidemment pour effet de mêler intimement et d'anastomoser les extrémités des nerfs ganglionaires et cérébro-spinaux en un réseau continu, surface nouvelle d'émission des nervules viscéraux. Les nervules se trouvant enfermés un à un dans des tubes capillaires de tissu fibreux élastique, le réseau nerveux, par son enveloppe de protection, fournit à la membrane elle-même les qualités physiques de résistance et d'élasticité qui lui permettent de se prêter à tous les mouvemens sans jamais se rompre, s'érailler ou même s'allonger, dans l'état physiologique; tandis que, pour le péritoine en particulier, où les mouvemens des viscères et les replis de la membrane sont si nombreux, ces accidens sont très communs en pathologie, quand l'inflammation a altéré la texture de la membrane. Cette présomption sur l'usage de l'enveloppe névrilématique de la couche nerveuse est justifiée par l'exemple inverse des épiploons, surtout le grand ou le gastro-colique, qui, en raison composée de son extrême finesse et de sa grande étendue en une sorte de tablier flottant, perpétuellement exposé aux efforts d'enroulement des circonvolutions intestinales, loin d'être jamais intact, offre toujours des déchirures sur l'adulte, et parfois en si grand nombre, sur le vieillard, qu'il ressemble à une dentelle grossière ou à un filet, et n'est plus contenu que par ses vaisseaux.

Le fait principal du mélange des nerfs ganglionaires et cérébro-spinaux, quoique sous des formes différentes, appartient à toutes les séreuses. Pour l'arachnoïde il est représenté par les troncs d'origine, la portion crânienne du trijumeau et des nerfs moteurs oculaires et l'extrémité céphalique du grand sympathique, déjà de texture mixte par eux-mêmes. Au péricarde le mélange résulte de l'anastomose des nerfs cardiaques, soit provenant des plexus de même nom, soit émanés des fibres musculaires du cœur, avec les nervules du phrénique et du pneumo-gastrique. Pour les plèvres le même fait est produit par l'anastomose des nervules vasculaires et splanchniques, dans les médiastins et de ceux du pneumo-gastrique, pour la plèvre pulmonaire, avec les nervules des filets intercostaux, pour la plèvre pariétale. A la tunique vaginale on conçoit déjà que l'association doive résulter de l'anastomose des nerfs splanchniques du cordon spermatique avec les nerfs rachidiens des enveloppes. Enfin, pour le péritoine, la nécessité de ce mélange des nerfs cérébro-spinaux et ganglionaires, si évidente pour toute l'étendue du *tube intestinal*, donnerait lieu de penser que c'est aussi pour mêler quelques nervules cérébro-spinaux à ceux de leurs vastes appareils nerveux ganglionaires, que les organes intra-péritonéaux, les plus fermes et les plus fixes dans leur masse et leur texture, le *foie* et la *rate*, sont revêtus précisément d'une enveloppe péritonéale presque complète et continue avec celle de la paroi d'enceinte.

Mais la nature a fait en sorte que cette disposition ne fût pas partout nécessaire, et il est curieux de voir comment elle a su varier si bien le mode d'émergence des nerfs suivant les exigences des fonctions que, dans cette harmonie commune, la manière différente dont les viscères reçoivent leurs nervules cérébro-spinaux, donne clairement la raison, jusqu'à présent inaperçue, des nombreuses variétés de rapports qu'ils offrent avec le péritoine. La double condition du revêtement complet par cette membrane avec adhérence aux parois d'enceinte, a été prévenue pour les viscères creux du tube digestif dont les fonctions exigeaient qu'ils fussent libres et flottans dans la cavité abdominale, et a été rendue inutile pour les viscères adhérens. Ainsi l'adhérence aux parois : 1° prévenue pour l'*estomac*, dont le nerf, le pneumo-gastrique, possédant par lui-même la double texture cérébro-spinale et ganglionaire, émet, sur chaque face, les nervules des deux feuillets péritonéaux et ceux des deux feuillets des épiploons; 2° prévenue aussi pour le tube intestinal qui reçoit les nervules cérébro-spinaux d'une part, des feuillets mésentériques combinés avec le péritoine pariétal postérieur; d'autre part, des pneumogastriques et peut-être aussi, comme on le croit, des nerfs splanchniques du grand sympathique. Au contraire la nécessité d'une enveloppe complète péritonéale, comme surface de transmission de nervules cérébro-spinaux, se montre; 3° inutile pour certaines glandes, le *rein*, le *pancréas*, la *capsule surrénale*, qui reçoivent évidemment des nervules rachidiens en grand nombre, de la paroi postérieure par les surfaces musculaires diaphragmatique et lumbo-iliaque, outre ceux que leur envoient les feuillets mésentériques, d'où résultait leur situation extra-péritonéale; 4° inutile enfin, pour les organes pelviens, la vessie, le rectum, l'utérus, situés en partie hors du péritoine et dont on a toujours connu, sinon dans leurs anastomoses mutuelles, au moins dans leurs origines diverses, les nerfs splanchniques et les nerfs rachidiens; ces derniers même, si volumineux, que les organes auxquels ils se rendent, soumis en partie à l'influence de la volonté, sont considérés comme les intermédiaires de la vie organique et de la vie animale.

Ici une question se présente, dont la solution ne peut être entrevue que par hypothèse, mais qu'il est bon de poser néanmoins pour exciter à cet égard les recherches des physiologistes.

Que sont donc ces nervules cérébro-spinaux qui viennent se mêler par myriades aux nervules ganglionaires dans les séreuses? Ils ne sont pas moteurs volontaires, puisqu'il n'y a pas de mouvement possible de ce genre dans les séreuses, partout adhérentes aux surfaces, soit pariétales, soit viscérales. Il n'est guère probable qu'ils soient nutritifs ou chimiques, puisque présumablement les nervules de ce genre sont fournis par les nerfs ganglionaires. Seraient-ils donc chargés de transmettre aux appareils splanchniques des influences sensitives et motrices qui auraient leur source dans les centres nerveux cérébro-spinaux? Pourquoi pas? Alors on s'expliquerait les énergiques mouvemens opérés tout à coup dans les viscères par les affections morales, et la vive douleur qui accompagne par exception, dans les affections splanchniques, les phlegmasies des séreuses. Cette sensibilité, il est vrai, n'est que pathologique; mais si l'on y fait bien attention, il en est de même dans la plupart des organes et des tissus de la vie animale. Excepté les sens spéciaux, la peau et les orifices des muqueuses, siége de la sensibilité générale, aucun autre tissu ne transmet précisément de sensibilité que dans l'état pathologique. Il y a plus, c'est que, même dans les organes propres sensitifs, le mode de sentir en pathologie est si différent de ce qu'il se montre en physiologie que, sous le nom d'*exaltation de sensibilité*, on en a fait un des caractères de l'état pathologique. Si donc, comme on l'a observé de tout temps, il existe une sensibilité morbide générale différente des sensibilités physiologiques toutes spéciales de certains organes, sous tous ces rapports la membrane séreuse paraît dans les mêmes conditions que les appareils musculaires, ligamenteux, osseux, etc., de la vie animale, insensibles dans l'état sain, et cependant si douloureux dans certains états morbides, les phlegmons, les crampes, le tétanos, le rhumatisme, l'arthrite, etc.

Et maintenant si on étend plus loin cette remarque, on trouvera que les viscères aussi, surtout les viscères creux, dont la sensibilité n'est pas perçue dans l'état physiologique, témoignent cependant d'une sensibilité très vive, et portée même jusqu'aux plus atroces douleurs dans certains états pathologiques. Et ces douleurs sont d'autant plus vives que la maladie est moins franchement inflammatoire ou plus spécialement nerveuse, c'est-à-dire d'autant plus que c'est l'appareil nerveux lui-même de l'organe qui est primitivement atteint ou lésé : témoin l'estomac dans les gastralgies ; le tube intestinal dans les coliques de l'iléus, l'empoisonnement, peut-être aussi le choléra ; le foie et les voies urinaires dans les affections calculeuses qui leur sont propres.

Pour essayer d'éclaircir un peu, par la pathologie, cette question de l'usage des nerfs des séreuses, peu abordable pour la physiologie expérimentale, j'ai voulu savoir quel genre d'altération amenait, pour les nervules, l'état phlegmasique de ces membranes. J'ai soumis, dans cet objet, à l'examen microscopique, une portion de péritoine vivement enflammée. J'élague comme étant bien connu, et du reste aussi, comme étranger à ce mémoire, tout ce qui a rapport aux capillaires circulatoires ; mais en ce qui concerne les nervules, ils m'ont paru flasques, grisâtres, minces, ridés à petits plis, flétris et comme des tubes vidés de la substance qu'ils contenaient. Or, ici, l'effet de la congestion inflammatoire sur les nervules séreux se traduit net : sur le sujet vivant, par son signe, la douleur aiguë ; et sur le cadavre, par son effet, la flétrissure des nerfs. Le fait pathologique essentiel de la phlegmasie séreuse consiste donc dans une compression nerveuse interstitielle ; en un mot, c'est un ÉTRANGLEMENT *comme dans le panaris, l'anthrax, l'arthrite ; comme partout où des nerfs renfermés dans des canaux fibreux, sont comprimés par un afflux sanguin*. Cette détermination qui pourrait se généraliser avec des nuances diverses en pathologie, explique clairement la douleur aiguë, l'extrême acuité, les complications si nombreuses et le danger si prompt des phlegmasies des séreuses.

Or, de ces faits ne pourrait-on pas, si non précisément conclure, du moins inférer avec une certaine probabilité, que les nervules si abondans fournis par les nerfs cérébro-spinaux aux séreuses, sont, comme partout ailleurs, des nerfs peut-être moteurs involontaires, mais surtout sensitifs. D'où il résulterait que ces nerfs, mêlés en si grand nombre et feutrés avec ceux d'origine ganglionaire en un réseau de texture mixte, analogue à celle du trijumeau et du pneumo-gastrique, seraient pour les viscères, au même titre que pour la plupart des organes de la vie animale, des agens conducteurs et incitateurs cérébro-spinaux, dont l'influence, latente et ignorée, quoique nécessairement permanente dans l'état physiologique, se révèle par le malaise et la douleur dans l'état pathologique.

Conclusions physiologiques et médicales. — Toutes ces données préliminaires étant établies : d'une part, la situation, la forme et les rapports des membranes séreuses avec tous les organes splanchniques, et d'autre part le nombre immense, les origines diverses et les connexions anatomiques de leurs nerfs entraînent, à ce qu'il me semble, comme déduction rigoureuse, des applications d'une haute importance.

En effet, considérés à leur nouveau point de vue, d'*organes nerveux*, les membranes séreuses paraissent jouer, en physiologie, un rôle immense, qui ne serait autre que la contre-partie à l'état normal, ou dans l'exercice régulier des fonctions, de l'influence funeste, non moins étendue, qu'on leur a toujours reconnue en pathologie.

En voici, comme je le comprends, les résultats principaux.

1° Anastomose des deux grands systèmes nerveux splanchnique et cérébro-spinal, dans toute l'étendue de leurs extrémités périphériques correspondantes.

D'où résulte l'union en masse de tous les appareils de la vie animale et de la vie organique et, par conséquent, la solidarité commune de toutes les parties de l'organisme et de leurs influences mutuelles en physiologie, en pathologie et en thérapeutique.

2° Union physiologique et pathologique, entre eux et avec la paroi d'enceinte, de tous les organes d'une même cavité splanchnique et, en particulier, des appareils si complexes des viscères abdomino-pelviens, sous le système nerveux péritonéal double ou mixte, épanoui en une membrane commune, qui va se mêler aux nerfs propres de chacun d'eux sur tous les points.

Ce qui explique, par continuité de la surface nerveuse :

(*a*) La facile extension de l'état morbide quelconque d'un point de la membrane à un autre, ou à toute son étendue ;

(*b*) L'enchaînement si commun, comme cause ou effet, de la phlegmasie d'une membrane séreuse avec celles de chacun des viscères qu'elle renferme.

3° Union des viscères thoraciques et abdominaux :

(*a*) *Pour les nerfs ganglionaires*, par les filets vasculaires des artères mammaires, intercostales et diaphragmatiques, et par le pneumo-gastrique, nerf mixte bi-splanchnique, commun aux viscères des deux cavités thoracique et abdominale ;

(*b*) *Pour les nerfs cérébro-spinaux* du péritoine et de la plèvre, par les nerfs intercostaux, dont trois, en particulier, sont communs aux parois des deux cavités ; et par les phréniques, mêlés aux rameaux des ganglions solaires, qui se répandent aux deux séreuses et au muscle interposé, le diaphragme, qui aide aussi aux fonctions des organes des deux cavités.

Ce qui explique l'enchaînement des affections morbides du péritoine et de la plèvre.

4° Union, par l'intermédiaire des séreuses, des appareils viscéraux avec la paroi d'enceinte ; et particulièrement, union des deux grandes surfaces tégumentaires ou membranes nerveuses : d'une part la peau avec ses muscles, la vraie surface des nerfs physiques, sensitifs ou cérébro-spinaux ; et d'autre part les muqueuses digestive et respiratoire, avec leurs couches contractiles, les vraies surfaces des nerfs chimiques ou ganglionaires.

Ce qui explique les relations continuelles, ou en quelque sorte, la dépendance mutuelle des fonctions entre les deux surfaces tégumentaires externe et interne : et, en particulier, les substitutions réciproques d'activité sécrétoire entre la peau et les muqueuses, et l'invasion fréquente des phlegmasies du tube digestif, comme complication des brûlures et des phlegmasies cutanées.

5° Enfin, reste la double liaison particulière de la peau et des membranes séreuses thoracique et abdominale, par les deux grands appareils de la vie: l'appareil circulatoire dont les mêmes vaisseaux vont à l'une et aux autres; et l'appareil nerveux cérébro-spinal, dont les mêmes nerfs s'épanouissent par leurs nervules terminaux, de propriétés différentes, à la peau et aux feuillets pariétaux des séreuses, le péritoine et la plèvre.

De cette double liaison, circulatoire et nerveuse, résultent inévitablement deux sortes d'effets, physiologiques et pathologiques, morbides et thérapeutiques.

Elle exprime directement l'invasion si prompte des phlegmasies d'une séreuse, après un brusque refroidissement de la surface cutanée correspondante; et donne clairement raison du bon effet des topiques et de la supériorité des saignées locales en regard des points douloureux.

En somme, d'après les faits d'anatomie consignés dans ce mémoire, les membranes séreuses paraissent être les surfaces périphériques de jonction des deux systèmes nerveux splanchnique et cérébro-spinal; et en rapprochant ce résultat des données si nombreuses que fournit la pathologie, elles semblent les intermédiaires essentiels, ou les voies de transmission de ces grands mouvemens des forces nerveuses, entre les deux genres d'appareils organiques, dont l'appréciation minutieuse, poursuivie dans tous ses détails, embrasserait l'histoire tout entière de la médecine.

1° Du dehors au dedans l'action extérieure, puis *la concentration* intérieure, le *mouvement centripète;* suppression de l'émonction cutanée, frissons, refoulement interne des capillaires périphériques sanguins et nerveux vers les centres nerveux et circulatoires, qui caractérisent la cause secondaire autant que les phénomènes du début des maladies. (Ex. fièvres intermittentes, phlegmasies, congestions de toute sorte.)

2° De dedans au dehors l'action intérieure, l'*expansion*, ce que l'on a si bien nommé la réaction, le *mouvement centrifuge*, l'épanouissement périphérique sanguin et nerveux, la turgescence des surfaces cutanées et émonctoriales, qui caractérisent l'effet autant que les phénomènes de l'effort curatif des maladies.

A ces grands résultats sur les rapports physiologiques des appareils entre eux, s'en ajoutent encore d'autres, non moins importans, sur l'organisation et les propriétés générales des nerfs.

1° Jusqu'à présent les propriétés ou les fonctions générales des nerfs n'avaient été estimées ou jugées que par l'origine cérébro-spinale ou ganglionaire du tronc nerveux. Or, la nature mixte et les connexions des nerfs des séreuses montrent qu'il n'est pas moins nécessaire de tenir compte du mode de terminaison des nervules dont le tronc nerveux se compose. La connaissance des deux extrémités, centrale et périphérique, et non d'une seule, est donc indispensable avant de pouvoir rien préjuger des fonctions.

Ainsi, d'après tous les exemples si variés que nous avons signalés plus haut, et que chacun par réflexion, et en recueillant ses souvenirs, peut immédiatement corroborer de ce qui a lieu dans les membres, où les mêmes nerfs envoient également des filets à tous les tissus si divers de l'appareil locomoteur; d'après, dis-je, tant de faits anatomiques déjà connus et d'une application générale dans l'organisme, mais dont on n'avait pas remarqué la signification, les nervules dont un même nerf d'origine est composé, se rendant à des organes évidemment chargés de fonctions très différentes, un tronc nerveux n'est donc pas, comme on a pu le croire, l'agent ou le conducteur d'une seule fonction. Au contraire, les nervules, les véritables organes incitateurs, dont le nerf représente l'agglomération en un faisceau complexe, paraissent les agens de fonctions multiples, différentes entre elles, et, probablement, bien plus variées qu'on n'a pu encore le supposer. Par exemple, comme je l'ai dit ailleurs (Exposé phil. de l'anat. et de la phys. du syst. nerveux. 1844), ce n'est pas assez de l'unique faculté motrice volontaire, bornée aux muscles, et de l'unique sensibilité tactile, limitée à la peau, pour expliquer tous les usages des nerfs des membres. D'autres fonctions de nutrition et d'élaborations organiques, et d'autres influences motrices et sensitives, sans rapport habituel avec la perception et la volonté cérébrales existent manifestement dans la peau et les muscles; et en outre, les mêmes nerfs envoient aussi des filets à tous les autres tissus, cellulaire, vasculaire, fibreux, osseux, cartilagineux, adipeux, etc., où s'accomplissent également tant d'autres sortes d'innervation, dont jusqu'à présent la physiologie ne s'est point occupée parce que les questions n'en ont pas été posées. La même observation s'applique à tous les nerfs.

On voit donc qu'une étude microscopique des nervules ou des extrémités périphériques des nerfs jusque dans les tissus divers auxquels ils aboutissent, est indispensable comme premier fondement anatomique, avant de pouvoir rien statuer physiologiquement sur le nombre et la spécialité des fonctions de chaque nerf. — Qui, par exemple, aurait imaginé que les nerfs rachidiens du tronc allaient se mêler, par d'immenses surfaces, avec ceux des organes splanchniques?

Enfin, pour terminer ce long mémoire, je mentionne ici à l'avance, concernant le système nerveux dont on n'a jamais connu que les troncs et les filets, un dernier fait qui me paraît d'une grande importance parce qu'il semble transporter tout d'un coup les derniers épanouissemens du système capillaire nerveux bien au delà même du point où l'on est parvenu dans ces derniers temps, à l'aide des plus fines injections, pour le système capillaire circulatoire. Ce fait d'histologie microscopique se résume dans la proposition suivante.

Les nervules, dans les membranes séreuses, ne sont pas le dernier terme auquel puisse atteindre l'analyse microscopique. Les petites mailles interstitielles des nervules ou les intervalles polyédriques qui les séparent, sont encore remplis par une sorte de gelée grise ou incolore, partout adhérente à leurs contours, et que traversent des myriades de capillaires circulatoires infiniment petits, qui y baignent, en quelque sorte, avec les nervules; si bien que le réseau vasculo-nerveux, qui constitue le derme de la séreuse, ressemble à une très fine dentelle que l'on aurait trempée dans une solution de gélatine.

Cette matière gélatiniforme que, pour en parler pertinemment, j'aurais besoin de soumettre encore à de longues études, afin de déterminer, s'il m'est possible, sa composition organique et son mode de continuité avec les nervules, me paraît être analogue, sinon identique, avec une certaine substance nerveuse que l'on trouve par amas abondans autour des ganglions splanchniques et sur divers points gangliformes des grands nerfs cérébro-spinaux qui concourent ou se mêlent aux fonctions splanchniques : le trijumeau, les moteurs oculaires, le pneumo-gastrique, le glosso-pharyngien, auxquels j'ajoute même les nerfs des parois abdomino-thoraciques. C'est cette substance, déjà d'après mes observations, l'origine de tant de plexus et de nervules gris, dans les nerfs cérébro-spinaux et le grand sympathique, dont je propose aux savans le double examen, chimique et microscopique, sur les divers points où on l'observe. Car si la réalité de sa nature nerveuse pouvait se démontrer positivement dans les membranes séreuses comme dans les nerfs cérébro-spinaux, elle montrerait par cela même, comme je l'ai dit, le système nerveux mêlé à la texture la plus intime, c'est-à-dire à ce degré d'infiniment petit où rien encore ne peut faire espérer d'atteindre les premiers élémens de l'appareil circulatoire.

En effet, dans les plus belles injections microscopiques, pour si fournies qu'elles puissent être, même jusqu'à envahir et à masquer, en quelque sorte, par la réplétion exagérée des capillaires, les élémens propres de la texture, comme on n'a cessé de leur en faire le reproche depuis Ruysch jusqu'à MM. Hyrtl et Berres, l'observation s'arrête tout court à un certain terme sans pouvoir jamais être portée au delà. Dans ces merveilles de l'art d'injecter que les savans micrographes allemands offrent aujourd'hui à l'admiration des anatomistes, comme aussi dans les observations microscopiques bien plus concluantes sur la circulation dans les animaux vivans, encore ne voit-on toujours que des canaux fermés dans lesquels circulent des fluides, sans pouvoir distinguer par où entrent ou sortent les globules et les divers produits renfermés dans les capillaires, et en quoi consistent les intervalles polyédriques qui les séparent et où pourtant s'accomplissent les fonctions. En un mot, pour si abondans que soient les réseaux dans les injections naturelles ou artificielles, on ne sort pas des voies circulatoires pour entrer dans les parenchymes microscopiques, et pour l'œil armé du microscope, comme pour la pensée, il y a toujours solution de continuité entre le vaisseau et le tissu fonctionnel propre à chaque organule.

Or, c'est cette continuité sur tous les points entre les élémens d'un même système que semblerait promettre la substance grise ou incolore gélatiniforme. Avec l'interposition de cette matière entre leurs nervules, les membranes séreuses, en raison de leur minceur et de leur transparence, qui mettraient, pour ainsi dire, à nu, sous le microscope, les élémens les plus intimes du système nerveux, seraient le premier tissu où se réaliserait l'hypothèse de Gall, de l'existence d'une extrémité périphérique des nerfs en surface continue. Et cette surface elle-même, en montrant les derniers épanouissemens du système nerveux, sous forme d'une substance semi-liquide, j'ai presque dit fluide, qui imbiberait, en quelque sorte, tous les autres tissus, et dans chacun d'eux l'atome organisé comme l'organe en son entier, traduirait enfin anatomiquement le fait physiologique certain de tout temps, quoique jusqu'à présent inexplicable, de l'imprégnation de la vie, non-seulement dans les divers organules, mais jusque dans les dernières molécules des corps vivans.

ANATOMIE MICROSCOPIQUE

DES APPAREILS.

ORGANES DIGESTIFS.

Canal intestinal. Le canal intestinal est formé par un certain nombre de membranes dont la plus interne, nommée *membrane muqueuse*, correspond par sa structure à la peau extérieure et présente comme elle une première couche formée par des cellules non vasculaires, l'*épithélium;* une deuxième, formée par du tissu fibreux et élastique, des vaisseaux, des nerfs, des glandules de formes variées, des papilles, des villosités, et traversée par une couche musculaire à fibres lisses : c'est la *membrane muqueuse* proprement dite; une troisième couche formée par un tissu fibreux beaucoup plus lâche, c'est la *tunique cellulaire sous-muqueuse.*

La deuxième membrane intestinale, ou *tunique musculaire*, présente, dans une certaine étendue, au commencement et à la fin de l'intestin, des fibres musculaires transversalement striées; mais partout ailleurs elle n'est formée que par des fibres lisses disposées suivant deux couches distinctes, une couche interne à fibres transversales, une couche externe à fibres longitudinales. Quelquefois, mais rarement, ces couches sont au nombre de trois.

Enfin, la troisième enveloppe est la *tunique séreuse.* Elle ne revêt que les parties du canal intestinal qui occupent la cavité abdominale : c'est une membrane mince transparente, pourvue d'un épithélium, contenant peu de vaisseaux et de nerfs, qui recouvre le tube intestinal et se relie avec les parois abdominales et les autres viscères.

Nous étudierons successivement la distribution de ces tissus et de ces élémens dans les différens points du canal intestinal.

BOUCHE.

1° *Membrane muqueuse de la bouche.*

La partie antérieure du canal intestinal n'a pour ainsi dire qu'une seule couche, la muqueuse, qui est plus ou moins adhérente aux muscles sous-jacents, et se distingue par son épaisseur remarquable, sa couleur rouge qui provient de la richesse de son système vasculaire, et la présence de nerfs nombreux et de papilles diverses.

La muqueuse proprement dite, à partir du point de séparation avec la peau extérieure, qui a lieu sur le bord des lèvres est plus transparente et plus molle que le *chorion.* Cependant elle offre une remarquable solidité, et une extensibilité encore plus grande. Elle ne présente qu'une couche d'une épaisseur de $0^{mm}, 29 — 0^{mm}, 44$, et elle porte à sa surface externe une grande quantité de papilles analogues à celles du derme, qui sont ordinairement simples, qui quelquefois sont bifurquées, sous forme de lames ou de filamens. Leur longueur varie de $0^{mm}, 29 — 0^{mm}, 46$, leur largeur de $0^{mm}, 029 — 0^{mm}, 044$. Elles sont, par leur base, presque contiguës les unes aux autres, avec assez peu de régularité. Indépendamment de ces papilles, la muqueuse buccale a sur sa surface libre l'ouverture du *conduit naso-palatin,* et une grande quantité d'orifices glandulaires qui débouchent sur des éminences plus grosses en forme de papilles.

La tunique cellulaire sous-muqueuse de la bouche présente des différences suivant les parties où on l'observe. Au fond de la bouche, à la surface antérieure du voile du palais, et avant tout sur les brides des lèvres, de la langue et du voile du palais, elle est mince, flexible, contenant d'assez gros vaisseaux et peu de graisse. La muqueuse dans ces points se déplace aussi très facilement. Là où des glandes se rencontrent dans le tissu sous-muqueux, celui-ci devient déjà plus solide, comme aux lèvres et aux joues, où il est, pour ainsi dire, complétement inamovible; comme à la base de la langue et aux parties molles du palais, il s'y amasse alors une grande quantité de graisse. Enfin, il est extrêmement solide, dur, blanchâtre auprès des arcades alvéolaires des mâchoires où il ne forme qu'une couche unique avec la muqueuse et le périoste, appelée *gencive*. Il en est de même sur les parties osseuses du palais, sur lequel la muqueuse s'étend en couche fibreuse épaisse, complétement inamovible, qui renferme des glandes et est fortement unie aux os, en dernier lieu sur la langue, où siégent les papilles. Dans ce point la muqueuse, par sa face interne, s'unit avec le système musculaire sous-jacent qui lui envoie un grand nombre de fibres et forme immédiatement au-dessus des fibres musculaires longitudinales un *fascia lingual*.

Si nous arrivons maintenant à la structure intime de ces tissus, nous trouvons que dans la couche sous-muqueuse c'est le tissu fibreux, tandis que ce sont les élémens élastiques qui prédominent dans la muqueuse propre. Dans ces deux points *le tissu fibreux* produit des faisceaux qui n'ont pas plus de $0^{mm},044$ à $0^{mm},011$ de largeur et ne forment pas des réseaux, et qui, bien que s'entrecroisant dans leurs directions les plus variées, présentent une espèce de stratification confuse auprès de l'épithélium. Les fibrilles du tissu fibreux s'étendent comme un feutre des plus denses, qui finalement se résoud peu à peu en une couche amorphe. Dans l'intérieur des papilles, à l'exception toutefois de celles de la langue, on observe une structure filamenteuse très confuse, qui semble être une masse homogène légèrement granulée.

Le *tissu élastique*, dans la couche sous-muqueuse, se montre sous l'apparence de fibres fines, clair-semées, interstitielles, quelquefois aussi, mais rarement engaînantes, çà et là plus fortes, comme dans le frein de l'épiglotte. Il se trouve, sans exception, dans la muqueuse proprement dite qui, jusqu'auprès de l'épithélium, au milieu de son tissu fibreux, renferme partout des réseaux très denses, fréquemment anastomosés, formés de fibrilles élastiques, ou, ce qui est la règle, de fibres élastiques d'une épaisseur moyenne de $0^{mm},0022 - 0^{mm},0033$. En outre, la membrane muqueuse contient des cellules de graisses qui, tantôt en grappes, tantôt plus isolées, se trouvent principalement dans la couche sous-muqueuse.

Les vaisseaux de la membrane muqueuse sont extraordinairement nombreux, et se comportent essentiellement comme dans la peau. Les plus petites papilles renferment seulement un vaisseau capillaire enroulé, tandis qu'on trouve dans les plus grosses un réseau comme on l'observe aux gencives, au palais, à la région glandulaire de la base de la langue, sur les lèvres et à la partie inférieure et latérale des joues. Les nerfs sont difficiles à découvrir. Devenus, sous un traitement par les alcalis caustiques, tout à fait évidens, ils se montrent comme un réseau à larges mailles, formé de ramuscules de plus en plus fins, que l'on trouve dans la couche la plus externe de la membrane muqueuse. Les divisions des filamens nerveux sont surtout belles sur la surface antérieure de l'épiglotte. Mais il est souvent impossible de voir la moindre trace de nerfs dans les papilles. Dans d'autres cas, on observe dans ces dernières, et particulièrement dans les plus grosses, un ou deux filamens nerveux souvent serpentans, de $0^{mm},044$, plus loin de $0^{mm},0026$, sans qu'on soit en état de les suivre jusqu'à leur terminaison. Aux lèvres, les papilles contiennent de petits cylindres unis, mais qui ne se ressemblent pas chez tous les individus. On ne connaît encore rien sur l'origine et la manière dont se comportent les vaisseaux lymphatiques de la membrane muqueuse buccale.

Épithélium. L'épithélium de la cavité buccale est un épithélium pavimenteux, feuilleté, composé d'un grand nombre de cellules placées les unes sur les autres, à angles arrondis, et aplaties en partie. Puis dans son ensemble, il a une épaisseur moyenne de $0^{mm},218 - 0^{mm},436$; il est transparent, blanchâtre, très souple, mais sans grande élasticité ni solidité; il se détache facilement par la macération et la coction, et s'enlève en grandes plaques, par son contact avec l'acide acétique. Ses élémens sont des cellules à noyau qui, dans leur disposition et dans leur structure, rappellent celles de l'épiderme. Ces cellules se comportent de l'intérieur à l'extérieur, de la manière suivante : immédiatement sur la surface libre du corps muqueux et sur les papilles, se trouvent plusieurs couches de petites vésicules de $0^{mm},0087 - 0^{mm},0109$, dont les plus profondes, presque sans exception plus longues et plus grosses que les autres, ont de $0^{mm},0131 - 0^{mm},0196$, et sont perpendiculaires à la couche muqueuse, puis viennent de nombreuses couches de cellules à angles arrondis, aplaties, qui, de l'intérieur à l'extérieur deviennent successivement plus grandes et plus plates, et prennent en même temps aussi une forme plus nettement polygonale. Enfin, tout à fait en dehors, est une couche de *plaques épithéliales*, provenue par degrés insensibles des cellules plus profondes, qui sont les plus grandes de toutes, de $0^{mm},044 - 0^{mm},077$, et dont l'aplatissement est tel, qu'elles ne peuvent plus être considérées comme des vésicules.

Toutes ces cellules, traitées par les alcalis et l'acide acétique, présentent une membrane cellulaire mince, et, suivant le degré de leur aplatissement, un contenu transparent en quantité plus ou moins considérable, avec quelques granules graisseux et un noyau constant. Dans les plus petites cellules, les noyaux ont une dimension de $0^{mm},0044 - 0^{mm},0065$; ils sont ovales ou ronds, la plupart du temps sans nucléoles. Dans les cellules polygonales on trouve sans exception de très beaux noyaux, visiblement vésiculaires, de $0^{mm},0087 - 0^{mm},0131$, avec un contenu transparent et deux ou trois nucléoles. Enfin, dans les plaquettes épithéliales, les noyaux sont fixés à l'intérieur de la face externe, plus petits que les précédens, longs de $0^{mm},0087 - 0^{mm},011$, larges de $0^{mm},0044 - 0^{mm},0033$, le plus souvent aplatis et plus homogènes, sans cavité visible, et offrant, à la place des nucléoles, plusieurs granules.

Langue.

Nous ne décrirons pas la disposition de l'appareil musculaire de la langue, qui a déjà été étudié à propos de l'anatomie de cet organe. Nous passerons de suite à l'étude de la membrane muqueuse.

La muqueuse de la langue, sur le dos de cet organe, depuis le *foramen cæcum* jusqu'à la pointe, diffère des autres parties de la muqueuse buccale en ce qu'elle est très fortement unie avec les muscles sous-jacens, et qu'elle présente un grand nombre de saillies nommées *papilles linguales* ou *gustatives*.

Les six à douze *papilles caliciformes*, *papillæ circumvallatæ*, consistent, quand elles sont bien formées, en une papille centrale ronde à sa base, et aplatie à son extrémité, dont le diamètre est de 1^{m},09—2^{m},18, dont la hauteur, de 0^{mm},504—1^{m},09, de même jusqu'à 1^{mm},594 ; cette papille est entourée à son pied par une rigole ou sillon circulaire qui a une largeur de 0^{mm},43 —0^{mm},73. Les papilles gustatives qui se trouvent en avant des caliciformes, sont disposées suivant des lignes plus ou moins distinctes, en général parallèles à celles des précédentes, et au bord de la langue elles ne sont plus, en partie, que des replis dentelés qui ne peuvent plus être considérés comme papilles.

Les *papilles fongiformes* ou en *massue*, dont la longueur va de 0^{mm},654—1^{mm},744, et la largeur, de 0^{mm},436—1^{mm},090, dont la surface supérieure est lisse, sont faciles à reconnaître sur le vivant par leur couleur rougeâtre. Elles se rencontrent surtout à la moitié antérieure de la langue, où elles ont entre elles des écartemens à peu près réguliers, de 0^{mm},50—2^{mm},25. A la pointe de la langue elles sont tellement pressées les unes contre les autres, qu'elles se touchent. On en trouve encore sur la moitié postérieure vers les papilles caliciformes.

Les *papilles filiformes* ou *coniques* dont la longueur est de 0^{mm},73—3^{mm},30, la largeur, de 0^{mm},218—0^{mm},436 sont faciles à reconnaître par leur nombre et leur couleur blanchâtre. Elles recouvrent les intervalles qui existent entre les papilles fongiformes, et se trouvent, sans exception, à leur summum de nombre et de développement, avec leurs extrémités en forme de pinceau, vers la face concave du V lingual et sur la ligne médiane de la partie moyenne de la langue. Sur les bords et vers la pointe, ces papilles, aussi bien dans leur ensemble que dans les appendices qui en dépendent, deviennent plus courtes et plus clair-semées, de sorte qu'elles se transforment peu à peu pour former une espèce de feuillet, et deviennent, sous certains rapports, semblables aux papilles fongiformes.

Indépendamment des papilles libres et saillantes de la région gustative de la langue, on trouve encore partout des éminences plus petites, enfouies dans l'épithélium.

Quant à la structure intime de la muqueuse linguale, dans les points où elle ne présente aucune papille saillante, elle ne diffère en rien de la muqueuse buccale, et présente un épithélium pavimenteux, feuilleté, de 0^{mm},097 d'épaisseur à la base de la langue, de 0^{mm},131—0^{mm},218 à la surface inférieure de sa pointe. Les petites papilles simples qui sont enfouies dans cet épithélium ont de 0^{mm},055 jusqu'à 0^{mm},11 de longueur, et 0^{mm},0087 —0^{mm},0436 de largeur. Dans la région gustative de la langue, le tissu sous-muqueux manque complétement, et la muqueuse est unie avec le tissu musculaire, par une couche compacte de tissu fibreux, d'où résulte qu'elle paraît elle-même plus ferme et plus épaisse, pourtant elle est assez extensible, ce qu'elle doit à la présence d'une notable quantité de tissu élastique, et à sa riche vascularisation, aussi bien qu'au grand nombre des cellules graisseuses, de 0^{mm},035—0^{mm},050, qu'elle contient.

La papille qui arrive à former les *papilles filiformes* ou *coniques* est une papille de la membrane muqueuse, qui porte, soit à son extrémité seulement, soit sur toute sa surface supérieure, un certain nombre (5 à 20) de petites papilles de 0^{mm},218 —0^{mm};305 de longueur. Cet ensemble est revêtu par une couche épithéliale assez épaisse qui se divise à son extrémité en un certain nombre de prolongemens longs et grêles, de 0^{mm},022 —0^{mm},044, de manière à constituer une espèce de pinceau délié, dont la longueur peut atteindre jusqu'à 1^{mm},09, 1^{mm},31 et 1^{mm},52, et la largeur, 0^{mm},044—0^{mm},061. Les couches superficielles de cet épithélium se rapprochent par leur remarquable résistance à l'action des acides et des alcalis, des plaques épidermiques. Les prolongemens épithéliaux sont constitués par des squamules cornées, de 0^{mm},048—0^{mm},061, qui forment communément un axe plus solide, et une enveloppe extérieure, composée de plaquettes adhérentes les unes aux autres et imbriquées, de sorte que la totalité peut avec justesse se comparer à des puits. La papille muqueuse des saillies filiformes présente du tissu fibreux et une grande quantité de fibrilles élastiques singulières qui, comme des filamens de 0^{mm},0087 —0^{mm},0017, offrent dix à vingt ondulations, s'étendent dans la simple papille et ses parties, et communiquent à toute la papille ainsi qu'à ses prolongemens, une certaine élasticité et une certaine solidité, qui manquent complétement à la simple éminence muqueuse. Chaque papille reçoit les divisions d'une artériole, et chaque éminence contient un enroulement capillaire de 0^{mm},0087—0^{mm},0109, duquel sort ensuite un petit vaisseau veineux.

Les nerfs, à cause de la grande quantité de tissu élastique, sont difficiles à découvrir et on les cherche en vain dans quelques papilles. Dans le plus grand nombre ils sont cependant visibles, au moins à la base, où l'on trouve un ou deux ramuscules composés de cinq à dix fibres primitives à contours obscurs de 0^{mm},0044—0^{mm},0065, qui deviennent successivement plus ténues, et qu'on perd de vue en approchant de la pointe. Kölliker a cru voir qu'à leur terminaison, ces ramuscules formaient des enroulemens nerveux qui sont plus évidens chez le veau, où chaque papille filiforme reçoit dix à douze tubes nerveux primitifs de 0^{mm},0044—0^{mm},0065 qui, définitivement, se réduisent à 0^{mm},0022; à partir de ce moment on les perd de vue.

Les *papilles fongiformes* ont dans leur intérieur une papille muqueuse en forme de massue, dont toute la surface est hérissée de petites papilles simples, coniques, de 0^{mm},22—0^{mm},26 de longueur, et qui sont revêtues d'un épithélium simple, comme on le trouve d'ailleurs aussi dans la cavité buccale, mais ne présentant point de cellules fortement cornées ni de prolongemens filiformes. Dans la papille muqueuse, le tissu élastique est beaucoup plus clair-semé que dans les papilles filiformes, et dans quelques éminences, il manque même tout-à-fait; au contraire, il y a là une trame très visible de faisceaux de tissu fibreux, larges de 0^{mm},0044—0^{mm},0065. Les vaisseaux s'y comportent de la même manière que dans les papilles filiformes, sauf qu'ils y sont beaucoup plus nombreux. Dans chaque papille fongiforme, les nerfs arrivent par un ou deux troncs plus forts, de 0^{mm},087—0^{mm},176, et par plusieurs petits filamens plus déliés, qui se divisent en forme de pinceau et ont de fréquentes anastomoses; en définitive, ils s'écartent les uns des autres, pour se rendre dans chaque papille simple. Pendant leur trajet, les petits troncs nerveux qui avaient un diamètre moyen, de 0^{mm},0065, vont s'amincissant jusqu'à n'avoir plus, à la base de la papille, que 0^{mm},0001 à 0^{mm},0033. Il n'est pas possible de les suivre jusqu'à leur terminaison.

Auprès des papilles caliciformes est la papille moyenne qui peut être considérée comme une papille fongiforme aplatie. Sa surface plane terminale est couverte d'éminences conoïdes pressées les unes contre les autres et revêtues d'un épithélium qui a partout la même épaisseur. Le bourrelet paraît être un simple exhaussement de la membrane muqueuse, et sous son enveloppe épithéliale qui est lisse, on aperçoit à sa partie supérieure plusieurs rangs d'éminences conoïdes. Ces papilles n'ont point de tissu élastique; leur structure, du reste, est la même que celle des papilles fongiformes, seulement, elles contiennent une plus grande quantité de nerfs. Chaque papille caliciforme présente à sa partie inférieure plusieurs ramuscules nerveux, de 0^{mm},109 —0^{mm},174 de diamètre, qui se perdent dans un plexus très élégant, d'où rayonnent ensuite les nerfs des simples mamelons. Le reste se passe comme dans les papilles fongiformes, seulement, les tubes nerveux, dans les ramuscules, ne portent guère plus, en moyenne, de 0,002 de diamètre, et à peine plus, de 0^{mm},0065, à la base des papilles, ils n'ont plus que 0^{mm},0022—0^{mm},0033. On trouve aussi des nerfs dans les bourrelets des papilles caliciformes, qui paraissent s'y comporter comme dans les organes qui les environnent.

Les papilles de la langue présentent plusieurs modifications dont nous allons énumérer les principales : 1° les papilles *filiformes* sont toutes longues et pourvues de prolongemens épithéliaux très remarquables. La langue paraît villeuse. 2° Les papilles filiformes n'ont quelquefois que de très petits prolongemens épithéliaux, et même pas du tout; dans ce cas, on a peine à les distinguer des petites papilles fongiformes. 3° Elles ne se présentent pas comme des excroissances particulières, mais elles restent enfouies sous l'enveloppe épithéliale commune du dos de la langue. 4° Les prolongemens épithéliaux des papilles filiformes sont constitués par des espèces de portes.

Des glandes buccales.

Glandes mucipares. Les glandes mucipares de la cavité buccale sont de petites glandules acineuses, jaunâtres ou blanchâtres, d'une forme ronde, dont la surface est mamelonnée, et qui ont leur siége immédiatement au-dessous de la membrane muqueuse. Elles s'ouvrent dans la bouche par un conduit direct très court et y versent le produit de leur sécrétion.

On leur a donné différens noms, suivant les points où elles se trouvent, ce sont :

1° Les *glandes labiales* placées entre la couche musculaire et la muqueuse, dont la grosseur est de 1^{mm},09—3^{mm},27. Elles sont très nombreuses et forment une rangée glandulaire presque continue autour de l'ouverture buccale, qui commence à trois lignes du bord rouge des lèvres et s'étend sur une largeur d'environ 1^{mm},09.

2° Les *glandes buccales* qui se rencontrent plus en dehors, sont plus petites et assez nombreuses. Quelques glandules plus grandes se montrent auprès de l'orifice du conduit de Stenon, dans le voisinage des dernières molaires, ce sont les *glandes molaires*.

3° Les *glandes palatines* sont petites à la portion osseuse de la voûte, mais à la face inférieure de la portion membraneuse, elles forment une couche glandulaire puissante, ayant de 6^{mm},5 —8^{mm},7, mais qui diminue cependant vers le bord libre et sur la luette. On trouve aussi des glandules à la partie postérieure de cette région, mais elles sont beaucoup plus petites, et ne constituent jamais une couche continue.

4° Les *glandes linguales*, parmi lesquelles on distingue :

(a) Les *glandes mucipares de la base de la langue*. Ce sont des glandes de 1^{mm},09—4^{mm},36, qui forment une couche dont l'épaisseur peut aller jusqu'à 8^{mm},72, et qui s'étend presque sans discontinuité entre les amygdales. Elles deviennent plus petites et plus clair-semées en avant du *foramen cæcum*, on en trouve encore plus ou moins profondément enfoncées dans la couche musculaire, en avant des papilles caliciformes antérieures, pourtant jamais elles ne vont au-delà de la partie moyenne de l'organe. Leurs conduits excréteurs s'ouvrent en entonnoir à la muqueuse de la base de la langue. Dans la région des papilles caliciformes elles ont leurs orifices entre les papilles, et dans les sillons qui entourent lesdites papilles, quelques-unes dans les parois du *foramen cæcum*.

(b) Les *glandes marginales de la base de la langue*. Sur les bords de la langue, à la hauteur des papilles caliciformes, on trouve plusieurs replis perpendiculaires en forme de feuillets, entre lesquels débouchent des orifices appartenant à de petits groupes de glandes; chez quelques animaux, ces glandes, comme les replis dont nous parlons, sont très développées.

(c) Les *glandes de la pointe de la langue*. A la face inférieure de la pointe de la langue on trouve, à droite et à gauche, deux glandes qui ont 13^{mm}—21^{mm} de longueur, 4^{mm},56—6^{mm},54 d'épaisseur, 6^{mm}—9^{mm} de largeur, et dont cinq à six conduits excréteurs s'ouvrent, sur certains replis de la muqueuse, auprès du frein de la langue.

Structure intime des glandes mucipares. Toutes les glandules que nous avons désignées plus haut sont essentiellement analogues les unes aux autres quant à leur structure intime; elles se composent, sans exception, d'un certain nombre de lobules glandulaires et de conduits excréteurs diversement ramifiés. Les lobules, dans une glande simple, au nombre de quatre à huit, sont le plus souvent allongés, quelquefois complétement ronds, assez souvent aplatis, de 1^{mm},09—1^{mm},57 de longueur, 0^{mm},44—1^{mm},04 de largeur, chacun de ces lobules est fixé à un conduit excréteur qui a de 0^{mm},065—0^{mm},109 de large, et de 0^{mm},24—0^{mm},65 et même 1^{mm},09 de long. Celui-ci est formé par un certain nombre de canaux contournés avec un certain nombre de diverticulums ampullaires simples ou agglomérés; paraissant être des dépendances immédiates du conduit excréteur qui pénètrent dans les lobules, sans diminuer de diamètre, et en se divisant en un certain nombre de branches. On a nommé ces ampoules glandulaires, des *acini*; ce n'est rien autre chose que des dépendances et des terminaisons des canaux, ou les dernières ramifications du conduit excréteur. Ils apparaissent à la surface de la glande et l'analyse anatomique, soit au microscope avec de faibles grossissemens, soit par la dissection, ou encore mieux, par les injections, fait voir en eux beaucoup de variétés, rondes, pyriformes ou ovalaires.

Les plus petits conduits glandulaires et les vésicules, dont le diamètre varie de 0^{mm},044—0^{mm},174, se composent d'une enveloppe particulière amorphe : la *membrane propre*, dont l'épaisseur est de 0^{mm},0017—0^{mm},0024, et d'un épithélium qui, sur les préparations fraîches revêt, sans discontinuité, les extrémités glandulaires, mais qui s'enlève très facilement, et remplit alors les vésicules d'une masse granuleuse. Les cellules épithéliales forment une simple couche sur la membrane propre, elles sont pentagonales ou hexagonales, quelquefois allongées, d'une épaisseur de 0^{mm},0065—0^{mm},0087, d'une largeur de 0^{mm},0109—0^{mm},0131, et contiennent, indépendamment d'un noyau rond ou ovalaire, de 0^{mm},0044—0^{mm},0065, souvent avec un nucléole apparent, une certaine quantité de granules, les uns plus gros, les autres plus petits, qui, tantôt se présentent comme de la graisse blanche, tantôt teints en jaune ou en brun, contribuent à la coloration de la glande elle-même.

Tous ces élémens des lobules glandulaires sont étroitement unis les uns aux autres. Ils se laissent souvent comprimer facilement, et on trouve toujours alors, entre eux, une plus ou moins grande quantité de tissu fibreux, dans lequel se perdent les vaisseaux des lobules. En outre, chaque lobule est enveloppé d'un tissu fibreux contenant du tissu élastique, et pouvant renfermer aussi des cellules graisseuses.

Les conduits excréteurs des lobules ont une enveloppe fibreuse avec des réseaux de fibres élastiques plus fines, et une couche simple, de 0^{mm},0174—0^{mm},0218 de cellules cylindriques. Dans les conduits excréteurs principaux, la paroi est très riche en fibres élastiques, son épaisseur est déjà de 0^{mm},044 pour les plus petites glandes, et peut aller, pour les plus grosses, jusqu'à 0^{mm},065 et 0^{mm},087. L'épithélium a de 0^{mm},022—0^{mm},026. Kölliker a trouvé dans la glande elle-même et dans les conduits excréteurs quelques traces de fibres musculaires. On y rencontre de nombreux petits vaisseaux qui entrent dans les lobules avec les conduits excréteurs et forment dans leur intérieur un réseau de capillaires de 0^{mm},0065, environnant chaque utricule ou vésicule, de sorte que chacune de ces dernières se trouve en contact avec trois ou quatre capillaires. On trouve également des nerfs nombreux dans les conduits et, çà et là, quelques fibres de ténuité moyenne dans la glande elle-même.

La sécrétion des glandes en grappe est un mucus clair, jaunâtre, contenant ordinairement des granules de noyaux, des débris de cellules, qui se coagule par l'acide acétique et ne se dissout pas dans un excès d'acide. Il se présente comme une masse visqueuse, striée, ou simulant du tissu élastique qui remplit les conduits excréteurs et les espaces glandulaires jusqu'à leur terminaison, qu'il est facile de constater au moyen de l'acide acétique. Kölliker n'a jamais rencontré ces corps, qu'on appelle *corpuscules du mucus*, dans les glandes mucipares elles-mêmes, et il est d'avis que la sécrétion normale s'opère sans qu'il y ait production de cellules.

Glandules folliculaires. Les glandules folliculaires se présentent, en premier lieu, comme de simples poches à la base de la langue, et en second lieu, comme des follicules agglomérés à droite et à gauche de l'isthme du gosier, formant des amygdales. La structure de ces organes est tout à fait identique, de sorte que l'amygdale peut être considérée comme une simple glandule folliculaire complexe, mais elles diffèrent notablement des glandules mucipares desquelles, sous aucun rapport, on ne saurait les rapprocher.

Les glandes folliculaires simples de la racine de la langue se trouvent en couche presque continue, depuis les papilles caliciformes jusqu'à l'épiglotte et d'une amygdale à l'autre, au-dessous des glandes mucipares de cette région, et dans la muqueuse elle-même. Leur siége est tellement superficiel, qu'on les aperçoit de l'extérieur comme de petites éminences mamelonnées de la muqueuse, et qu'on peut étudier directement leur nombre et leur disposition. Quand on les debarrasse des parties environnantes, on voit que chaque follicule est formé d'une masse lenticulaire, bosselée, dont le diamètre est de 1^{mm},09—4^{mm},36, dont la face, en contact avec l'extérieure, est revêtue d'une membrane muqueuse très mince, dont la face inférieure reçoit le conduit excréteur d'une glande mucipare plus profondément située. Au milieu de la surface libre, on trouve à chaque follicule une ouverture ponctiforme, visible à l'œil nu, souvent assez large, de 0^{mm},403—1^{mm},09, qui conduit dans une cavité en forme d'entonnoir, qui se distingue, d'un côté, par son étroitesse en rapport avec la grosseur de la glande, de l'autre, par l'épaisseur de ses parois, et qui est le plus souvent remplie d'une matière muqueuse grisâtre.

Chaque glande folliculaire forme une capsule à parois épaisses qui, en dehors, est entourée d'une enveloppe fibreuse, adhérente aux couches profondes de la muqueuse et, en dedans, qui est revêtue par un prolongement de la muqueuse buccale avec des papilles et un épithélium. Entre ces deux enveloppes, dans un tissu fibreux, dur, vasculaire, se trouvent contenues une certaine quantité de grosses capsules ou follicules sans ouvertures, qui, par leur dimension de 0^{mm},218—0^{mm},504, leur forme ronde ou ovale et leur couleur blanchâtre, ressemblent beaucoup aux capsules de Peyer, aux glandes isolées et aux vésicules de la rate. Ces follicules ont une enveloppe assez solide de tissu fibreux sans fibres élastiques, et un contenu blanc grisâtre qui s'échappe par une piqûre en petites gouttelettes, se divise en se dissolvant dans l'eau, et qui sont formés d'une partie liquide et de particules. Ce liquide qui a une réaction alcaline est en excessivement petite quantité, il semble n'être qu'un moyen d'union des élémens solides, composés de cellules de 0^{mm},0065—0^{mm},0109, et d'un noyau libre, de 0^{mm},0044—0^{mm},0055, du reste, sans caractères particuliers. L'acide acétique rend les cellules granuleuses et leur contenu blanchâtre, il ne précipite cependant pas de mucus, ce qui confirme la différence du contenu de ces follicules d'avec le mucus, et les rapports qu'il a avec le contenu des corpuscules de la rate.

Les vaisseaux des glandes folliculaires sont très nombreux, et quand ils sont remplis de sang, on les suit facilement chez l'homme. De petites artères venues de l'extérieur traversent l'enveloppe fibreuse, se divisent entre les follicules isolés, en se ramifiant d'une manière fort élégante, et se terminent dans les papilles et sur les follicules. Les vaisseaux des premiers se comportent comme il a été dit plus haut pour les papilles simples, et sont eux-mêmes ou simples, ou réunis par une espèce d'enroulement. On trouve les follicules entourés d'un réseau vasculaire extrêmement élégant, dont les capillaires ont de 0^{mm},0087—0^{mm},0131, et s'enroulent en ondulant sur la membrane de la capsule, en formant des mailles régulières. Les veines qui en dérivent se réunissent de ces différens points et sont larges et nombreuses. Weber y a trouvé des vaisseaux lymphatiques, et Kölliker y a démontré la présence de nerfs.

Amygdales. D'après les recherches de Kölliker, les amygdales ou tonsilles sont un agrégat d'un certain nombre (10 à 20) de glandes folliculaires agglomérées, qui sont solidement unies les unes aux autres, et entourées d'une enveloppe commune. Chaque division de la glande, quels que soient l'aspect de sa cavité et sa forme extérieure, a identiquement la même structure. L'épithélium de la muqueuse buccale pénètre dans chacune des cavités de l'amygdale et les revêt dans toute leur étendue. Au-dessous, on trouve une membrane, épaisse de 1^{mm},09—0^{mm},73, grisâtre, molle, très vasculaire, et en dehors, une enveloppe fibreuse compacte, relativement épaisse, qui là, où deux lobules sont en contact, est commune à tous deux, et se confond à sa terminaison, dans l'enveloppe générale de la glande. La couche molle et épaisse qui se trouve entre l'épithélium et l'enveloppe fibreuse, a la même composition que la couche correspondante des glandes folliculaires de la base de la langue. On y trouve, à côté de l'épithélium, des papilles coniques ou filiformes, légèrement ramifiées, de $0^{mm},131 - 0^{mm},174$ de ligne de longueur, de $0^{mm},22 - 0^{mm},065$ de largeur, puis dans l'intérieur, des follicules arrondis, complétement clos, serrés l'un contre l'autre, présentant les mêmes dimensions et le même contenu; enfin, un tissu fibreux unissant, mou et richement vasculaire. Les vaisseaux sont encore plus nombreux que dans les follicules linguaux, ils s'y distribuent de la même manière. L'enveloppe fibreuse se compose de tissu fibeux avec des fibres élastiques et reçoit quelques fibres des constricteurs supérieurs du pharynx.— On voit bien quelques nerfs qui se rendent de l'intérieur aux amygdales et aux papilles, mais ici, comme dans les follicules de la langue, Kölliker n'est pas parvenu à les trouver dans la membrane propre du follicule.

Comme les amygdales ont la même structure que les follicules muqueux de la langue, ils ont aussi la même sécrétion; mais elle est toujours difficile à obtenir pure, parce qu'elles reçoivent aussi des conduits des glandes mucipares; c'est une matière blanc-grisâtre, semblable à du mucus, qui ne contient aucune substance muqueuse, mais des plaques d'épithélium, des cellules et leurs noyaux. On ignore comment se forment ces cellules et d'où elles proviennent.

Glandes salivaires.

Chez l'homme et les mammifères, la structure des glandes mucipares et des glandes salivaires proprement dites n'offre aucune différence réelle. Ramenées à leur texture microscopiques, les glandes parotides, sous-maxillaires, sub-linguales, les glandules bucco-labiales et la glande de Nuck rentrent, sans exception, dans la catégorie des *glandes en grappe*, et sont toutes constituées, en définitive, par des vésicules glandulaires ou culs-de-sac, dans lesquels se voient des cellules épithéliales, contenant des granulations élémentaires et un ou quelquefois plusieurs noyaux.

Le diamètre des vésicules glandulaires et celui des cellules épithéliales peuvent varier de $0^{mm},03$ à $0^{mm},04$ pour les premières, et de $0^{mm},01$ à $0^{mm},02$ pour les secondes; mais ces variations peuvent avoir lieu dans les glandes parotides, sous-maxillaires et sub-linguales, aussi bien que dans les glandes dites mucipares.

Le plus ou moins de transparence des cellules, la plus ou moins grande facilité de leur isolement, le nombre des noyaux, ne sauraient non plus servir de caractères distinctifs, parce que ces particularités anatomiques peuvent se rencontrer pour les mêmes glandes, dans des animaux différens, et dans les mêmes animaux, pour des glandes différentes.

De cette similitude de structure dans les organes salivaires, résulte l'impossibilité de distinguer les diverses glandes les unes des autres, par l'inspection microscopique. Kölliker s'exprime ainsi, en parlant de la structure des glandes salivaires de l'homme:

« Les glandes salivaires, parotides, sous-maxillaires, sub-linguales et les glandes mucipares ont une texture tellement semblable que, lorsqu'on en a décrit une, on peut parfaitement se dispenser de décrire les autres. »

Les différences que M. Charles Robin a observées dans le volume des épithéliums glandulaires n'ont pas pour but la distinction des glandes entre elles, mais se rapportent bien plutôt à la spécialité de l'épithélium des conduits excréteurs, des glandes qui doivent, en effet, être considérées comme des organes distincts de la partie sécrétante proprement dite.

Chez les oiseaux, les glandes salivaires offrent un tout autre type de structure que chez les mammifères, et on ne peut pas les faire entrer dans la catégorie des glandes dites en grappe; en effet, au lieu de présenter, comme chez les mammifères, un conduit excréteur principal, qui se divise en branches de plus en plus grêles, portant çà et là des globules glandulaires fixés, soit latéralement sur ces conduits, soit tout à fait à leur extrémité terminale, les glandes salivaires des oiseaux offrent, au contraire, l'aspect d'une petite masse, comme spongieuse, adhérant à la face externe de la membrane muqueuse et s'ouvrant habituellement dans la cavité de la bouche, par plusieurs orifices punctiformes visibles à l'œil nu. Chacun de ces orifices conduit dans une espèce de réservoir ou de petit sac, dont la cavité intérieure très anfractueuse est divisée par des saillies membraneuses, en un nombre considérable de cellules incomplètes communiquant les unes avec les autres. Quand on a débarrassé les cellules glandulaires du mucus épais qui les remplit, on reconnaît, à l'inspection microscopique, qu'elles sont tapissées intérieurement par des cellules épithéliales offrant, par leur arrangement, l'apparence de lignes onduleuses quand on les suit sur le bord lisse des vacuoles les plus déliés de la glande.

Au milieu de cette texture en apparence si différente dans les organes salivaires des oiseaux et des mammifères, on doit cependant remarquer que les cellules épithéliales qui constituent un des élémens fondamentaux de la glande restent à peu près les mêmes. Par leur diamètre qui est de $0^{mm},15$ à $0^{mm},020$ et l'apparence de leur contenu, ces cellules se rapprochent complétement de celles des mammifères, et il serait certainement impossible de les en distinguer par aucun caractère anatomique absolu et rigoureux. Seulement au lieu d'être disposées en cul-de-sac sur un conduit glandulaire rameux accompagné de vaisseaux et de nerfs comme cela a lieu chez les mammifères, ces cellules, chez les oiseaux, sont étalées sur les parois d'une utricule qui reçoit également des vaisseaux et des nerfs, et dont la surface intérieure est accrue par la présence d'une multitude d'anfractuosités. Au fond les mêmes élémens anatomiques existeraient, seulement ils seraient autrement disposés.

Chez les reptiles vivant dans l'air et qui sont pourvus de glandes salivaires, tels que la tortue terrestre, M. Bernard a retrouvé le même type de structure que chez les oiseaux, avec cette légère variante que les vacuoles de l'utricule glandulaire sont plus ténus, et que les cellules épithéliales, au lieu d'être simplement étalées sur des parois, sont disposées en sorte de mamelons festonnés proéminens dans la cavité glandulaire générale.

Chez les reptiles qui vivent dans l'eau, il y a, comme chez les poissons, absence complète de glandes conglomérées; mais une particularité singulière et qui n'a pas été signalée, avant M. Cl. Bernard, c'est que, dans ces cas, la membrane muqueuse de la bouche, à peu près complétement privée de ces larges cellules épithéliales caractéristiques qu'on rencontre chez l'homme et chez les animaux qui vivent dans l'air, est seulement revêtue par des cellules qui, à raison de leur diamètre, de leur contenu et de leur apparence, sont analogues aux cellules des glandes conglomérées ; de sorte que, chez tous les animaux, on pourrait retrouver les cellules des glandes salivaires, seulement disposées en cul-de-sac chez les mammifères, tapissant des cavités anfractueuses chez les oiseaux, et étalées à la surface de la muqueuse buccale chez les poissons et chez certains reptiles.

Dans tous les cas, d'après ce qui existe, on pourrait dire que tous les animaux qui vivent dans l'air, quelle que soit la classe à laquelle ils appartiennent, se distinguent par la présence de larges cellules épithéliales de la bouche, tandis que les animaux vivant dans l'eau en seraient dépourvus ; de plus, tous les animaux vivant à la fois dans l'air et dans l'eau présenteraient les deux espèces de cellules.

En résumé, on constate donc deux types de structure qui permettent de distinguer facilement les glandes salivaires des mammifères de celles des oiseaux et des reptiles, mais l'anatomie ne peut fournir aucun caractère certain capable de faire discerner les glandes et glandules salivaires entre elles chez le même animal; de sorte que chez un mammifère, par exemple, toutes les glandes et glandules salivaires se ressemblent. (Cl. Bernard, *Mémoire sur les salives*, *C. R. de la Société de Biologie*, 1852.)

Les conduits excréteurs des glandes salivaires sont revêtus, à leur intérieur, d'un épithélium cylindrique formant une couche simple dont les cellules mesurent en longueur jusqu'à $0^{mm},035$. En dehors se trouve un tissu fibreux très solide, composé de réseaux très serrés de fibres élastiques dont l'épaisseur, très considérable dans le conduit de Stenon, est beaucoup moindre dans les autres.

Le conduit de Wharton a, de plus que les autres, une couche longitudinale très faible et très difficile à isoler de fibres musculaires lisses, avec des noyaux de $0^{mm},0087$ — $0^{mm},0131$ — $0^{mm},0174$ au plus, et qui se trouve encore recouverte d'une dernière couche de tissu fibreux avec des fibres élastiques.

Les glandes salivaires recouvrent de nombreux vaisseaux qui ne présentent rien de particulier. Les capillaires qui mesurent de 0,003''' — 0,004''' forment de larges réseaux enveloppant chaque vésicule glandulaire qui reçoit ainsi le sang de plusieurs côtés à la fois. Les conduits excréteurs présentent aussi d'assez nombreux vaisseaux. On rencontre également des vaisseaux lymphatiques dans les glandes salivaires, mais on ignore comment ils s'y comportent. Les nerfs proviennent du plexus carotidien externe, et pénètrent avec les vaisseaux dans l'intérieur de la glande. En outre, le ganglion lingual envoie des rameaux aux deux petites glandes sous-maxillaire et sublinguale, tandis que le facial et vraisemblablement l'auriculaire antérieur fournissent à la parotide.

Malgré la similitude anatomique des diverses glandes salivaires chez les animaux, il s'en faut de beaucoup que leurs caractères chimiques et leurs fonctions soient identiques, ainsi que l'a démontré M. Cl. Bernard ; chacune de ces salives, en effet, a un rôle physiologique différent, et répond à des conditions spéciales de l'acte de la mastication et de la déglutition.

La salive mixte, crachée dans un verre et laissée en repos, se sépare en trois portions : 1° une qui surnage est formée par un liquide écumeux et filant plus ou moins abondant ; 2° une partie moyenne, claire, limpide et moins visqueuse ; 3° une partie inférieure qui se présente sous la forme d'une substance gris blanchâtre, dans laquelle l'examen microscopique fait trouver des cellules d'épithélium de la bouche en grande quantité, des globules muqueux ou pyoïdes, des globules de graisse, des détritus d'alimens, tels que des débris de fibres musculaires et des cellules végétales, des cristaux de carbonate de chaux, et de vibrions provenant de l'altération de parcelles d'alimens laissées entre les dents ; mais ces élémens ne sont qu'accidentels.

Lorsqu'on filtre la salive buccale, les parties supérieure et inférieure restent sur le filtre, et le fluide salivaire constitue alors un liquide limpide un peu visqueux, moussant légèrement par l'agitation d'une densité de 1,004 — 1,008 et d'une réaction légèrement alcaline.

Les matières organiques signalées dans la salive mixte sont l'albumine, la caséine, les cellules épithéliales, un peu de graisse phosphorée (Tiedemann et Gmelin), du mucus, une matière organique spéciale.

L'albumine se reconnaît par cela qu'elle précipite par la chaleur et par l'acide nitrique. Ce précipité, qu'on retire surtout de la salive du cheval, traité par de l'acide chlorhydrique concentré, se redissout, et sa dissolution prend une belle teinte rouge violette.

Les cellules épithéliales qu'on rencontre à l'examen microscopique caractérisent la salive mixte buccale. C'est dans la salive de l'homme qu'elles se trouvent en plus grande abondance (1,64 sur 4,84 du résidu sec donné par 1,000 parties de salive). Ces cellules ne sont que des élémens détachés de l'épiderme de la bouche, et elles constituent de grandes cellules aplaties polygonales, pourvues à leur centre d'un ou de deux noyaux, et mesurant dans leur plus grand diamètre, chez l'homme, de $0^{mm},04$ — $0^{mm},07$, chez le chien, de $0^{mm},10$ — $0^{mm},08$.

Les globules muqueux ou pyoïdes représentent des cellules rondes contenant un ou plusieurs noyaux, et dont le diamètre est de $0^{mm},012$ chez l'homme, et de $0^{mm},02$ chez le chien.

La graisse se rencontre sous forme de gouttelettes; on peut l'extraire, au moyen de l'éther, du résidu desséché ; elle contiendrait du phosphore, suivant Tiedemann et Gmelin.

Quant au mucus et à la matière organique de la salive, il y a sur ce sujet les plus grandes divergences d'opinion.

Les substances inorganiques sont des carbonates alcalins, des phosphates terreux, des chlorures, des sulfates et des lactates.

Parmi ces substances, le sulfo-cyanure de potassium a fixé l'attention des chimistes et des physiologistes. Mais il est probable qu'il provient d'une décomposition de la salive normale, ainsi que l'établissent plusieurs expériences. (Cl. Bernard, *Loc. cit.*)

Des dents.

Les dents, qui sous certains égards sont tout à fait semblables aux os, qui sous d'autres leur sont seulement plus ou moins analogues, doivent être considérées comme des dépendances de la membrane muqueuse buccale dont elles proviennent.

Dans chaque dent on distingue la *dent proprement dite* et les *formations molles*. La première se divise en *couronne* ou partie libre de la dent, et en *racine* simple ou multiple qui est contenue dans l'alvéole dentaire, et renferme dans son intérieur une petite cavité nommée *cavité dentaire* ou canal dentaire qui s'étend dans les racines et présente une petite ouverture extérieure unique, rarement double.

Les *formations molles* comprennent : premièrement la *gen-*

cive, masse dure formée à la fois par le périoste, et la membrane muqueuse qui entoure le collet de la dent; secondement le *périoste alvéolo-dentaire*, qui fixe solidement la dent à l'alvéole; enfin la *pulpe dentaire*, masse blanche riche en vaisseaux et en nerfs, qui remplit la cavité dentaire et se fixe par les ouvertures du canal dentaire au périoste.

La dent proprement dite se compose de trois tissus différens : 1° l'*ivoire*, qui constitue la masse principale de la dent et détermine en général sa forme; 2° l'*émail*, qui forme à la couronne une enveloppe assez épaisse; 3° le *cément*, qui recouvre à l'extérieur les racines de la dent.

L'*ivoire*, *substance éburnée* ou *dentine*, est une substance d'un blanc jaunâtre, translucide et même transparente quand elle est fraîche et coupée en tranches minces, mais qui, desséchée, devient blanche par suite de l'accès de l'air dans un système particulier de canaux, et présente un éclat soyeux. Sa dureté surpasse celle des os et du cément, mais elle est moindre que celle de l'émail.

L'ivoire borne de tous les côtés la cavité dentaire, à l'exception d'un seul point situé à la racine de la dent, et n'est nulle part découvert dans une dent qui n'a pas subi d'usure, car il est revêtu à sa partie supérieure par l'émail qui s'étend en couches minces jusqu'au collet, à partir duquel le cément le revêt à son tour.

L'ivoire se compose d'une substance fondamentale traversée par un grand nombre de petits canaux appelés *canalicules dentaires*. Cette substance, dans la dent fraîche, sous les couches les plus minces, est tout à fait homogène, sans présenter aucune trace de cellules, de fibres ou d'autres élémens. Après l'enlèvement des sels calcaires qui la constituent, elle montre au contraire une grande tendance à se diviser, parallèlement aux canalicules, en grosses fibres qu'on peut séparer ensuite en fibres plus minces de $0^{mm},002$ — $0^{mm},003$ de largeur, qui pourtant par leur aspect irrégulier doivent être considérées comme des produits artificiels; le fait est que leur formation tient seulement à cette circonstance que les canalicules dentaires sont très près les uns des autres et parallèles entre eux. La substance fondamentale est répandue dans toutes les parties de l'ivoire, mais non pas partout en même proportion. En général, elle est plus abondante dans la racine qu'à la couronne, auprès du cément et de l'émail qu'au voisinage de la cavité de la dent.

Les canalicules dentaires ne sont visibles qu'au microscope. Ils ont de $0^{mm},0013$ — $0^{mm},0022$ de diamètre.

A la racine, ils forment de petits tubes qui ont jusqu'à $0^{mm},0044$ de ligne de largeur, commençant par une ouverture libre sur la paroi de la cavité dentaire, pour traverser toute l'épaisseur de l'ivoire et aller se perdre auprès de l'émail et du cément. Chaque canalicule a une paroi spéciale en dehors de son diamètre propre, qui ne s'aperçoit, et encore pas toujours sur une coupe transversale des canalicules, que comme un bord légèrement jaunâtre, mais qui se soustrait complétement à l'observation sous des coupes longitudinales. Pendant la vie, ces petits tubes contiennent un liquide transparent, aussi sont-ils difficiles à voir sur des préparations fraîches, mais quand celles-ci sont sèches, ils apparaissent par transparence comme des lignes noires, à la lumière réfléchie comme des filamens d'un brillant argental. A cause du nombre infini, si remarquable en beaucoup d'endroits, de ces canalicules, les coupes sèches paraissent d'un blanc laiteux, et si elles ne sont pas extrémement minces, elles deviennent inutiles pour les recherches microscopiques, excepté quand, au moyen d'un liquide clair et pénétrant, l'air est chassé des canalicules. Ces parois des tubes dentaires, telles qu'on les aperçoit dans des coupes transversales, ne sont que des apparences qui n'ont rien de réel, et qui résultent de ce que les couches que l'on observe n'étant pas assez minces, présentent dans une certaine longueur les canalicules dont le trajet infléchi fait paraître leur paroi plus épaisse qu'elle n'est réellement.

Ces canalicules, dans leur trajet, se comportent constamment de la même manière, ils ne vont pas en ligne droite, mais leur cours est ondulé. Ils présentent en outre de nombreuses ramifications et des anastomoses. Chaque canalicule décrit ordinairement deux ou trois grandes inflexions et un très grand nombre de petites courbures, plus ou moins fortes; çà et là même ils paraissent s'infléchir ou se rouler en spirale. Leurs ramifications se présentent d'abord comme des divisions, puis ensuite comme de véritables ramuscules. Les premières sont très communément voisines de l'origine du canalicule auprès de la cavité dentaire, et sont presque toujours des bifurcations. Ces subdivisions peuvent se répéter en tout cinq à six fois, et plus encore; de sorte qu'en définitive, un seul tube peut donner naissance à 8 ou 16 autres. Après ces subdivisions, les canalicules déjà plus étroits marchent ensuite presque parallèles, et très près les uns des autres vers la surface de l'ivoire, puis ils présentent dans la moitié ou le tiers externe de nouvelles ramifications qui, à la racine, apparaissent comme de fines branches provenant des troncs principaux, et à la couronne, comme des bifurcations de leurs extrémités. Après toutes ces ramifications, les extrémités des canalicules sont plus ou moins fines, et n'apparaissent plus que comme des lignes pâles, comme des fibrilles de tissu fibreux, qui finissent par se dérober complétement à la vue. Là où elles sont visibles, elles se perdent ou à la surface de l'ivoire, en partie dans une couche granuleuse que nous décrirons plus loin, ou elles entrent dans la portion la plus interne de l'émail et du cément, ou enfin elles s'anastomosent en arcade avec une autre dans l'ivoire même. Les rameaux des canalicules principaux sont toujours très déliés, le plus souvent simples, quelquefois aussi ramifiés, et, comme cela se démontre très bien à la racine, où ils sont infiniment nombreux, ils servent à réunir ensemble des canalicules voisins ou éloignés, par des anastomoses formant tantôt un simple pont transversal, tantôt une arcade. Les derniers rameaux se comportent comme les extrémités simples ou fourchues des canalicules principaux, et finissent soit librement dans l'ivoire, soit par une arcade anastomotique, ou bien passent au delà.

L'ivoire montre assez fréquemment, dans une coupe longitudinale, des apparences de stratification, dont les lignes arciformes sont plus ou moins parallèles aux contours de la couronne, et qui, dans une coupe transversale de la dent, forment des cercles concentriques autour de la cavité centrale.

Les canalicules dentaires, dans la région coronale de la dent, se prolongent assez souvent jusque dans l'émail, là ils s'élargissent en formant d'assez grandes cavités, qu'on doit considérer comme résultant d'un état morbide. On ne doit pas non plus considérer comme tout à fait normales des cavités très irrégulières, bornées par des saillies mamelonnées de la substance éburnée que *Czermak* désigne sous le nom d'*espaces inter-globulaires*. Ces cavités se montrent principalement à la couronne, dans le voisinage de l'émail, elles sont tantôt très étendues et traversent un grand nombre de canalicules, tantôt discontinues, tantôt très petites. Pendant la vie aucun fluide ne remplit ces cavités, mais on y trouve une substance qui a l'apparence du cartilage dentaire, avec des canalicules comme dans l'ivoire. Du reste, cela ne se rencontre que très rarement dans les dents normales, et toujours alors auprès de la couche de cément.

L'émail ou *substance vitrée* forme autour de la couronne de la dent une couche adhérente, qui, a sa plus grande épaisseur à la surface triturante et dans son voisinage qui chemine à mesure qu'elle s'approche de la racine, et présente des bords tantôt aigus, tantôt légèrement dentelés. La surface extérieure de l'émail paraît lisse, elle porte cependant presque toujours de petites stries transversales très rapprochées les unes des autres, auprès desquelles on voit aussi des bourrelets annulaires plus gros. Une pellicule délicate, découverte par *Nasmyth*, et que Kölliker nomme la *pellicule superficielle de l'émail*, le recouvre entièrement et lui est si intimement unie, qu'on ne peut en démontrer l'existence que par les modifications que lui fait subir l'acide chlorhydrique. Malgré l'opinion de Berzelius et de Retzius, Kölliker ne pense pas qu'il existe de pellicule entre la surface interne de l'émail et l'ivoire.

L'émail est bleuâtre, transparent, en lames minces, beaucoup plus dur et plus fragile que tous les autres élémens de la dent, il peut à peine être entamé par le couteau, et il fait feu au briquet. Sa cassure est fibreuse; quant à sa structure, il est, en effet, formé de fibres, ou plutôt de prismes à cinq ou six pans qui n'ont pas une parfaite régularité, allongés, larges de 0mm,0033 —0mm,0046, lesquels, en général, s'étendent dans toute l'épaisseur de l'émail, et s'appuient par une extrémité sur l'ivoire, par l'autre, sur la pellicule enveloppante. Chez l'adulte, ces élémens sont très faciles à voir sur des coupes longitudinales ou transverses, mais ils peuvent à peine être isolés sur une grande longueur; il n'en est pas de même chez les enfans pendant la formation des dents, où l'émail est encore très mou et se laisse couper au couteau. On aperçoit alors très bien les faces et les pans des prismes isolés, dont l'extrémité tronquée est quelquefois terminée en pointe, ce qui les a fait nommer les *aiguilles de l'émail*. On distingue en outre, ordinairement, surtout par le contact de l'acide chlorhydrique un peu étendu, à des distances successives de 0mm,0030—0mm,0044, des stries transversales plus ou moins visibles, résultant de légères varicosités qui communiquent à ces fibres une certaine ressemblance avec les fibres musculaires, mais qui, dans aucun cas, n'indiquent une composition cellulaire. Si on laisse l'acide chlorhydrique agir plus longtemps, les fibres deviennent tout à fait pâles, les stries transversales disparaissent, et il ne reste plus qu'un léger échafaudage des fibres solides antérieures, dans lequel on croit reconnaître l'existence d'un tube. En définitive, tout cela disparaît presque complétement sous l'action prolongée de l'acide, de sorte que, dans les dents traitées par cet agent, il ne reste presque rien de l'émail, qui ne conserve pas sa forme comme l'ivoire.

L'adhérence des fibres de l'émail entre elles se fait sans l'interposition d'une autre substance; elle est cependant très intime. Kölliker n'a jamais pu découvrir les canalicules de l'émail, cependant il y a assez fréquemment des cavités de diverses espèces, qui sont :

1° Les prolongemens des canalicules dentaires dans l'émail, et leur expansion, d'où résultent les cavités irrégulières qui se trouvent au point de séparation des deux substances;

2° Des lacunes en forme de fentes, qu'on rencontre à la partie moyenne et extérieure de l'émail, et qui n'ont aucune connexion avec les précédentes. Celles-ci ne manquent jamais, sont plus ou moins étroites, mais ne sont pas remplies d'air.

La direction des fibres de l'émail est sensiblement la même que celle des canalicules dentaires, seulement, leurs plus fortes inflexions ne se trouvent qu'à la surface triturante. Tous les prismes ne paraissent pas s'étendre dans toute l'épaisseur de l'émail, quoique ce soit le cas le plus fréquent. Une coupe transversale de la dent montre aussi des lignes fines et concentriques à la circonférence dentaire, qui sont circulaires dans les dents molaires, et elliptiques dans les incisives, mais avec des irrégularités qu'on n'a pu encore expliquer et qui se trouvent surtout à la partie médiane de la surface triturante. Il ne faut pas confondre avec les stries incolores, que manifeste le mode de disposition des fibres de l'émail, certaines lignes brunes ou stries colorées qui croisent de diverses manières la direction des fibres qui, sur des coupes perpendiculaires, apparaissent comme des lignes à direction oblique, de bas en haut, et sur des coupes transversales, comme des cercles qu'on rencontre rarement dans toute l'épaisseur de l'émail, mais qui se trouvent surtout dans la couche externe. Kölliker considère ces lignes comme la preuve de la formation schistoïde de l'émail.

La pellicule superficielle qui enveloppe l'émail est une membrane amorphe incrustée de sels calcaires, dont l'épaisseur est de 0mm,0004 à 0mm,0008, qui se distingue par la grande résistance qu'elle présente aux agens chimiques, et devient, par cette propriété, un moyen très efficace de protection pour la couronne de la dent. La macération dans l'eau, ne lui imprime aucune modification, elle ne se dissout pas davantage par la coction dans le même liquide, ni dans les acides acétique concentré, chlorhydrique, sulfurique, nitrique; seulement, ce dernier lui communique une teinte jaune. Les alcalis carbonatés et l'ammoniaque caustique sont de même sans action sur elle. Elle blanchit et se ramollit un peu par la coction dans la potasse et la soude, tout en restant à l'état de membrane. L'addition d'acide sulfurique forme alors dans la potasse un trouble qui disparaît par un excès d'acide. Par la combustion, la pellicule de l'émail exhale une odeur ammoniacale, et fournit un charbon poreux qui contient de la chaux.

Le cément est une véritable substance osseuse qui recouvre les racines des dents et qui, quand il y a plusieurs racines, les soude quelquefois les unes aux autres. Elle commence par une couche très mince vers le point où finit l'émail, de manière, tantôt simplement à le border, tantôt à le recouvrir un peu; puis il prend une plus grande épaisseur en s'approchant des racines, et acquiert sa plus grande puissance à la surface alvéolaire des molaires et entre leurs racines. Sa face interne, chez l'homme, s'unit intimement avec l'ivoire sans substance intermédiaire, de sorte que souvent, au moins par de forts grossissemens, leur séparation n'est pas bien tranchée. Sa face externe est très étroitement entourée par le périoste de l'alvéole, elle est tenue moins solidement par la gencive, et après l'enlèvement des parties molles, elle reste rugueuse, en présentant des stries circulaires.

Le cément se compose, comme les os, d'une substance fondamentale et de cavités osseuses. Elle contient encore, mais rarement, des vaisseaux et des canaux d'Haver. On y trouve encore ordinairement des canalicules particuliers, semblables à ceux de l'ivoire et d'autres cavités plus anormales.

La substance fondamentale est tantôt granulée, tantôt striée dans une direction transversale, tantôt amorphe, ordinairement feuilletée comme celle des os. Les cavités présentent toutes les particularités essentielles de celles des os, de sorte qu'on peut courir pour elles à la description de ces derniers. Elles n'en diffèrent que par leur nombre qui est très variable, leur forme, leur grandeur (0^{mm},0109 à 0^{mm},0436 et même 0^{mm},0654), ainsi que par le nombre extraordinaire et la longueur (jusqu'à 0^{mm},03) de leurs prolongemens.

Le plus souvent ces cavités sont ovalaires et parallèles à l'axe longitudinal des dents, d'autres sont rondes ou piriformes. Les plus remarquables sont celles qui, par leur forme extrêmement allongée, représentent une cavité étroite en forme de canal, et deviennent tellement semblables alors aux canalicules dentaires, qu'on a de la peine à les en distinguer.

Les prolongemens se montrent souvent sous l'apparence de plumes et de pinceaux, et servent, quand ces cavités ne sont pas isolées, aussi bien à les réunir les unes aux autres qu'à former des anastomoses avec les canalicules dentaires. Ces lacunes manquent complétement et sans exception dans les couches du cément qui sont voisines du collet de la dent. Les premières se montrent toujours vers le milieu de la racine, elles sont d'abord clair-semées et isolées, mais elles deviennent de plus en plus nombreuses à mesure qu'on approche de l'extrémité inférieure de la dent, ou alors il n'est pas rare de les voir disposées très régulièrement les unes à la suite des autres dans les lamelles de cément, comme dans la couche externe des os, et envoyer leurs prolongemens en dehors et en dedans, ce qui détermine une fine striation du cément. Dans les dents de vieillards, ces lacunes sont en quantité innombrable, le plus souvent très irrégulières et d'une forme allongée. — Quelques cavités osseuses sont isolées ou réunies en groupes, entourées à moitié ou complétement d'un bourrelet jaune clair légèrement festonné, ce qui résulte peut-être de la formation cellulaire qui produit ces cavités.

Les canaux de Haver ne se rencontrent pas dans les jeunes dents, mais ils sont très fréquens dans les dents des vieillards. Ils sont ordinairement au nombre d'un à trois, ayant chacun deux ou trois ramifications qui se terminent en cul-de-sac. Leur calibre a environ 0^{mm},0109 — 0^{mm},0218, et ils sont communément entourés, comme dans les os, de quelques lamelles concentriques.

Le cément contient encore d'autres lacunes particulières qui résultent d'un état pathologique ; il y a en outre des canalicules analogues aux canalicules dentaires, tantôt serrées les unes contre les autres, tantôt plus isolées, présentant çà et là des ramifications qui s'unissent avec les terminaisons des canalicules dentaires et les prolongemens des cavités osseuses.

Dans les solipèdes, Gerber a vu le premier que les cavités osseuses de la partie du cément et leurs prolongemens étaient entourés de véritables cellules. Si l'on traite cette substance par la macération dans l'acide chlorhydrique, on voit que ces cavités se présentent ordinairement au nombre de deux, trois et même plus dans une cellule, comme Kölliker l'a vu dans des os de rachitiques, et que la substance qui avoisine les cavités et leurs prolongemens est plus difficilement soluble dans cet acide que les autres parties des cellules épaissies. Dans l'intérieur de ces dernières, on trouve un corps opaque, dentelé, très visible, qui contient souvent une cavité. Ces lacunes sont vides dans beaucoup de cas, dans d'autres elles présentent un contenu qui résiste d'abord à l'action de l'acide chlorhydrique, et dans lequel cependant Kölliker n'a jamais trouvé de noyau.

Les parties molles des dents comprennent le *périoste alvéolaire*, la *pulpe dentaire* et la *gencive*.

Le *périoste alvéolo-dentaire* est très intimement uni avec la surface externe de la racine, sa structure est la même en ce point que partout ailleurs, mais il est plus mou. Il ne renferme aucun élément élastique, mais il présente un riche réseau nerveux.

La *pulpe dentaire*, qui n'est rien autre chose que la papille dentaire du fœtus considérablement réduite dans le cours du développement, est une masse blanche rougeâtre, très riche en vaisseaux et en nerfs, qui s'élève du périoste alvéolaire pour remplir la cavité dentaire et adhérer étroitement à la surface interne de l'ivoire. La pulpe est formée par du tissu fibreux confusément filamenteux, complétement dépourvu d'élémens élastiques, mais parsemé d'un grand nombre de noyaux ronds et allongés, dans lequel on distingue çà et là des faisceaux grêles. La pression en fait couler un liquide coagulable, comme le mucus, dans l'acide acétique, et qui ne se redissout pas complétement dans un excès d'acide, sous l'action duquel la pulpe tout entière devient blanchâtre. Cette substance constitue la masse principale de la pulpe dentaire, qui est très riche en vaisseaux et en nerfs à sa surface. Sous une membrane amorphe et délicate, on trouve une couche de 0^{mm},0436 — 0^{mm},654 — 0^{mm},0872 d'épaisseur, formée de plusieurs rangs de cellules perpendiculaires à la surface de la pulpe, de 0^{mm},026 de longueur, de 0^{mm},0022 — 0^{mm},0065 de largeur, cylindriques ou pointues à leurs extrémités, avec des noyaux de 0^{mm},0109 et des nucléoles. Ces cellules forment à la surface de la pulpe une sorte d'épithélium cylindrique; au contraire dans l'intérieur, elles ne donnent plus lieu à des rangées distinctes, mais elles s'emboîtent les unes dans les autres d'une façon plus irrégulière, sans présenter pourtant une disposition radiaire, et finissent par se confondre sans limites distinctes avec le tissu vasculaire de la pulpe elle-même.

Des vaisseaux excessivement nombreux communiquent à la pulpe sa couleur rouge. Chaque dent simple reçoit de trois à dix artérioles qui forment, aussi bien dans l'intérieur de la masse charnue qu'à sa surface, un réseau à mailles lâches de capillaires ayant 0^{mm},0087 — 0^{mm},0131 de diamètre, présentant çà et là des spirales, et d'où procèdent ensuite les veinules. On n'y a pas découvert de lymphatiques, mais les nerfs sont extrêmement développés. Chaque racine reçoit un rameau d'une grosseur de 0^{mm},065 — 0^{mm},087, qui se détache des nerfs dentaires, et jusqu'à six autres plus petits, de 0^{mm},022 — 0^{mm},044, qui s'élèvent vers la surface sans qu'on y ait cité des anastomoses, puis forment dans la partie la plus épaisse de la pulpe un plexus beaucoup plus riche à mailles allongées, résultant de la division des filets nerveux, et enfin se résolvent en fibres primitives de 0^{mm},0022 — 0^{mm},0035.

Gencive. On nomme gencive la partie de la muqueuse buccale qui revêt les bords alvéolaires des mâchoires et entoure le collet de la dent. C'est un tissu d'un blanc rosé, vasculaire, solidement en contact avec les parties solides sous-jacentes, qui cependant est lui-même assez mou. Son épaisseur, dans les points voisins des dents, atteint depuis 1^{mm},09 jusqu'à 3^{mm},27 ; il présente d'assez grosses papilles, de 0^{mm},33 — 0^{mm},87 — 1^{mm},53 de longueur, et entre celles-ci un épithélium pavimenteux. Il est probable, d'après l'opinion de Kölliker, qu'il n'existe pas de glandes sur la gencive ; il paraît même qu'on doit se garder de considérer comme des ouvertures glandulaires de petites dépressions rondes de l'épithélium, ayant 0mm,153 — 0mm,0330 de diamètre, avec des cellules épithéliales plus cornées, qui sont assez fréquentes à la partie supérieure de la gencive.

Développement des élémens dentaires. Les saccules dentaires se composent d'une enveloppe fibreuse avec des vaisseaux et des nerfs, du fond de laquelle proémine la pulpe dentaire qui manifeste la forme de la dent correspondante, et se compose, à l'intérieur, d'une partie vasculaire qui deviendra plus tard richement nerveuse, et à l'extérieur, d'une partie dépourvue de vaisseaux. Cette dernière est bornée par une pellicule délicate amorphe, la *membrane* préformative de Raschkow, qui n'a pas une grande importance pour la formation de la dent, et sous laquelle se trouvent des cellules de 0mm,035 — 0mm,054 de longueur, et de 0mm,0044 — 0mm,0093, avec de beaux noyaux vésiculiformes et des nucléoles distincts depuis un jusqu'à un nombre illimité. Ces cellules, serrées les unes contre les autres, forment sur toute la surface de la pulpe une espèce d'épithélium; cependant elles ne présentent pas vers l'intérieur de limite bien tranchée, mais elles se confondent avec le parenchyme de l'organe par une succession de cellules de plus en plus petites. Du reste, il se fait une séparation de la manière suivante, auprès de la pulpe vasculaire : les anses capillaires dans lesquelles se jettent les vaisseaux ne pénètrent pas entre les cellules cylindriques, mais, en se terminant à la face interne de ces dernières, elles opèrent une séparation d'où résulte la membrane de l'ivoire. Les parties intérieures de la pulpe se composent partout d'une substance fondamentale, d'abord granuleuse et homogène, qui plus tard devient fibreuse, présentant des noyaux cellulaires ronds ou allongés, que l'on doit considérer comme une espèce de tissu fibreux. Au moment de l'ossification, les vaisseaux se développent en nombre infini dans la pulpe, principalement à la limite des parties ossifiées, où ils forment des anses capillaires d'environ 0mm,0131. Les nerfs accompagnent les vaisseaux, mais cependant ils se forment plus tard que ces derniers. Leur nombre est également très considérable.

L'organe de l'émail *organum adamantinum* recouvre, par sa surface concave interne, à la manière d'un chapeau, le germe de la dent sur tout son pourtour, et est uni par sa face externe avec la saccule dentaire. Sa structure est tout-à-fait particulière. La masse principale se compose de cellules étoilées s'anastomosant, ou d'un tissu fibreux réticuliforme qui contient dans ses interstices une grande quantité de liquide riche en albumine et en mucus. A la face interne de ce tissu spongieux de l'organe de l'émail se trouve la membrane émaillante (*membrana adamantina* de Raschkow), véritable épithélium cylindrique, dont les cellules, qui mesurent en longueur 0mm,026, et en largeur 0mm,004, sont finement granulés et portent des noyaux ovalaires situés ordinairement à leur pointe.

Le développement de la substance dentaire a toujours été considéré comme un point d'une extrême difficulté. Il n'y a aucun doute, pour l'émail, sur la transformation des cellules en fibres. Dès qu'une petite partie des cellules s'est ossifiée sans qu'il y ait même de dépôts préalables de concrétions crétacées, on reconnaît déjà une petite lamelle d'émail sur le fragment d'os un peu plus gros, et qui a pris naissance le premier. Les dépôts crétacés procèdent toujours, vers l'extérieur, dans les cellules, jusqu'à ce que celles-ci soient devenues des fibres d'émail, puis il envahit de nouvelles cellules, et la couche de l'émail s'étend de cette manière. Pendant que cela se passe, la membrane émaillante n'a pas disparu dans les points où l'ossification a commencé, elle persiste pendant tout le temps que dure le dépôt de l'émail, toujours avec la même épaisseur. A mesure que cette substance se produit, on voit diminuer de plus en plus le tissu spongieux qui finit par disparaître complétement quand la formation de l'émail est achevée.

La pulpe tout entière ne participe pas à la production de l'ivoire, mais seulement sa couche cellulaire la plus extérieure, analogue à l'épithélium qui, malgré un allongement continuel de ses cellules originelles, déterminé par un accroissement persistant des noyaux, paraît toujours conserver la même épaisseur. Ce qu'il y a de certain, c'est qu'aucun tissu autre que les cellules, ne concourt à la formation de l'ivoire, et que ces mêmes cellules, comme celles de la membrane émaillante, se changent en ivoire par suite de dépôts successifs des sels calcaires. Les canalicules dentaires sont, ou les restes des cavités des cellules de l'ivoire, dont les parois s'épaississent et s'endurcissent par suite de l'ossification, mais ne se ferment pas complétement, ou se forment par suite de l'allongement des noyaux des cellules éburnées qui se fondent les unes dans les autres, tandis que l'excavation de la cellule persiste, ou enfin, résultent d'un procédé de résorption dans le tissu ostéo-dentaire d'abord homogène, analogue à la formation des canaux d'Haver, ou des canaux dans le cément. Ces trois hypothèses trouvent chacune des preuves à l'appui, sans cependant qu'aucune d'elles soit complétement démontrée.

D'après les recherches de Kölliker, la formation du cément provient de la partie du saccule dentaire qui se trouve entre la pulpe et l'organe de l'émail, elle commence déjà avant la sortie de la dent, aussitôt que la racine commence à se montrer. Vers cette époque, le saccule dentaire s'allonge dans sa partie inférieure, il s'applique exactement sur la racine qui est en voie de formation, il se sécrète du riche réseau vasculaire qu'il contient, un blastème mou, dans lequel se développent des cellules à noyaux, et qui s'ossifient à l'instant même.

On ne sait encore rien de la manière dont se forme la pellicule superficielle de l'émail.

Quant à la manière de classer ces diverses substances, on doit considérer l'ivoire comme se formant dans les parties vasculaires de la muqueuse buccale, comme une véritable production de la muqueuse, l'émail comme une formation épithéliale et le cément comme une matière tégumentaire provenant de la muqueuse.

Du pharynx.

Le canal intestinal proprement dit commence au pharynx par une couche particulière de fibres transversalement striées, qui cependant ne lui forment pas encore un cercle complet. L'épaisseur de ses parois est de 0,3mm, en moyenne, et est due en grande partie à la couche musculaire qui, en dehors, est enveloppée d'une aponévrose solide composée de tissu fibreux et de fibres élastiques, qui, en dedans, est séparée par une couche de tissu sous-muqueux, de la muqueuse proprement dite. Cette dernière est plus pâle que celle de la bouche et sa structure est assez différente dans la moitié supérieure et dans la moitié inférieure du pharynx ; dans ce point, c'est-à-dire au-dessous de l'arcade pharyngo-palatine, par laquelle passent les alimens, la muqueuse se compose d'un épithélium pavimenteux qui a la même structure et la même épaisseur qu'aux parois buccales; au-dessus au contraire, par conséquent à la face postérieure de la partie membraneuse du palais, à la partie supérieure de la luette, à la circonférence des cornets et des trompes d'Eustache, ainsi qu'à la voûte pharyngienne, on rencontre l'épithélium vibratile avec toutes ses propriétés, comme dans les fosses nasales et le larynx. Dans cette région supérieure ou respiratoire du canal digestif, la muqueuse est aussi plus rouge, plus épaisse, plus riche en glandules que dans les régions inférieures, mais d'ailleurs assez semblable, si ce n'est qu'on y trouve de petites papilles qui, dans la partie inférieure, sont clair-semées et peu développées, et paraissent même manquer complétement. Kölliker a trouvé dans la muqueuse du pharynx, beaucoup plus que dans la muqueuse buccale, du tissu élastique qui forme dans les couches profondes une membrane élastique très dense.

Le pharynx contient deux espèces de glandes : 1° des glandes muqueuses en grappe; 2° des glandules folliculaires. Les premières, dont la grosseur va de $0^{mm},73$—$2^{mm},18$ avec des ouvertures visibles, se trouvent principalement dans la partie supérieure du pharynx où elles forment une couche continue à la paroi postérieure, dans le voisinage des ouvertures des trompes d'Eustache, et à la face postérieure du voile du palais; plus loin, elles sont d'autant plus rares, qu'on s'approche davantage de l'œsophage. Les glandules folliculaires simples ou composées que présente la voûte pharyngienne, sont analogues à celles des amygdales. Kölliker a trouvé, dans le point où la muqueuse s'attache solidement à la base du crâne, une masse glandulaire étendue d'une trompe à l'autre, qui, sauf cette différence qu'elles sont beaucoup plus petites, présentent tout-à-fait la structure des amygdales. Indépendamment de cette masse glandulaire, on trouve tout autour de l'embouchure des trompes, plus loin dans le voisinage des cornets, à la face postérieure du voile du palais et sur les parois latérales du pharynx, jusqu'à la hauteur de l'épiglotte, des follicules plus ou moins nombreux, de dimensions diverses, qui ont vraisemblablement la même structure que les follicules simples de la base de la langue, et qui reçoivent les conduits excréteurs des glandes mucipares.

La muqueuse du pharynx est très riche en vaisseaux sanguins et lymphatiques. Les premiers forment un réseau superficiel à mailles allongées, et pénètrent en courtes arcades dans les papilles rudimentaires qui se trouvent en cet endroit. Les nerfs sont également très nombreux, et forment des réseaux superficiels et profonds, composés de fibres de $0^{mm},0022$—$0^{mm},0033$ dont la terminaison se dérobe à la vue.

Œsophage.

Les parois de l'œsophage ont une épaisseur de $3^{mm},27$—$3^{mm},81$. Elles sont formées en dehors par une aponévrose fibreuse, avec de belles fibres élastiques. Puis vient la couche musculaire, dont l'épaisseur est de $1^{mm},64$ — $2^{mm},18$, formée d'une couche externe de fibres longitudinales dont l'épaisseur est de $1^{mm},09$, et d'une couche plus interne de fibres circulaires, de $0^{mm},52$ — $0^{mm},65$, qui toutes deux s'étendent depuis le pharynx jusqu'à l'estomac, dans les fibres duquel elles se prolongent encore en partie. Dans le tiers supérieur de l'œsophage, c'est-à-dire dans toute la portion cervicale, il n'y a encore que des muscles transversalement striés, formant çà et là des faisceaux anastomosés qui ont de $0^{mm},087$ — $0^{mm},521$ de largeur; puis en descendant, les fibres lisses se montrent d'abord dans la couche circulaire, puis dans la couche longitudinale, et finissent par prédominer considérablement dans le quart inférieur. Cependant, d'après Ficinus, il paraîtrait que des fibres lisses se rencontreraient encore jusqu'au cardia. Plus intérieurement, vient une couche flexible de tissu fibreux sous-muqueux (tunique nerveuse des anciens).

L'épithélium pavimenteux de l'œsophage présente la même structure que celui de la bouche, sauf cependant que les écailles réelles forment bien la moitié de l'épaisseur totale, et après une courte macération, ou peu de temps après la mort se détachent, emportant avec elles des couches plus profondes qui forment de grands lambeaux blanchâtres. La muqueuse proprement dite, dont l'épaisseur est en moyenne de $0^{mm},65$, se compose de nombreuses papilles coniques, longues de $0^{mm},087$ — $0^{mm},0109$, et d'un tissu fibreux avec de fines fibres élastiques, dans lequel cependant, comme l'ont trouvé Brucke et Kölliker, on observe des faisceaux musculaires lisses, et habituellement des groupes isolés de cellules graisseuses, et de petites glandes mucipares en forme de grappe.

Quant aux vaisseaux sanguins et lymphatiques, l'œsophage en renferme une quantité médiocre : les premiers forment dans les papilles de simples arcades, et à leur base un réseau capillaire modérément large. On voit aussi dans la papille des nerfs en nombre considérable, dont les fibres ont de $0^{mm},0026$ — $0^{mm},0033$ de largeur, mais il a été jusqu'ici impossible à Kölliker de les suivre jusqu'à leur terminaison.

Des intestins proprement dits.

Les parois de l'intestin, à l'exception d'une petite portion du rectum, se composent partout de trois tuniques : 1° une tunique séreuse, la péritonéale; 2° une tunique musculeuse formant deux ou trois couches; 3° une membrane muqueuse dans l'intérieur de laquelle se trouve un nombre infini de formations glanduleuses qui se divisent en trois groupes : les *glandes en grappe*, les *glandes utriculiformes*, et les *follicules clos*.

Le *péritoine* est notablement plus épais et plus solide dans son feuillet externe ou pariétal ($0^{mm},087$ — $0^{mm},131$) que dans son feuillet interne ou viscéral ($0^{mm},044$ — $0^{mm},065$). Mais sa structure est la même dans ces deux points, et se compose d'un tissu fibreux dont les faisceaux se croisent dans différens sens, et de nombreux réseaux de fibres élastiques. Un tissu fibreux sous-séreux plus lâche, contenant plus ou moins de graisse, unit le péritoine avec les autres organes, ou les lamelles du mésentère les unes avec les autres. Il est peu développé sous le feuillet viscéral, à l'exception de certains points (colon, appendices épiploïques), et même impossible à découvrir comme dans certains ligamens péritonéaux. La surface libre des deux lamelles péritonéales est revêtue par un épithélium pavimenteux simple, dont les cellules à noyau, polygonales, légèrement aplaties, portent en moyenne $0^{mm},022$, et sont si solidement emboîtées les unes avec les autres, que la surface libre de la séreuse paraît complétement lisse, et quand elle est humide jouit d'un certain éclat.

Les vaisseaux sanguins du péritoine sont en général clair-semés; ils se trouvent en plus grande quantité dans les épiploons et dans le feuillet viscéral. Les nerfs sont aussi peu nombreux, on les découvre principalement sur le trajet des artères dans l'épiploon, le mésentère et les ligamens du foie.

Membrane musculeuse de l'intestin.

La couche musculeuse, étendue depuis l'estomac jusqu'au rectum, ne se comporte pas partout de la même manière.

Dans l'estomac, elle ne présente pas dans tous les points la même épaisseur, elle est très mince vers la grosse courbure de cet organe, où elle n'a que $0^{mm},54$ — $0^{mm},73$, elle atteint $0^{mm},09$ vers le milieu, et prend sa plus grande épaisseur vers la région pylorique, où elle a de $1^{mm},64$ à $2^{mm},18$. Elle est constituée par trois couches qui ne sont pas complètes :

1° La couche des *fibres longitudinales* qui est la plus externe, et qu'on voit particulièrement au cardia, où elle forme un rayonnement des fibres longitudinales de l'œsophage, et à la partie pylorique et au pylore, d'où elles s'étendent sur le duodénum ;

2° La couche des *fibres circulaires* qui s'étend de la grosse courbure jusqu'au pylore, où elle atteint sa plus grande épaisseur pour former le sphincter pylorique ;

3° Les *fibres obliques* les plus internes qui, unies aux fibres circulaires, forment des espèces de nœuds autour du fond de l'estomac, et se dirigeant obliquement sur la paroi antérieure et postérieure de cet organe, s'unissent les unes aux autres ou viennent finir à la face externe de la muqueuse.

Dans l'intestin grêle, la couche musculaire est plus épaisse au duodénum et aux parties supérieures qu'aux parties inférieures. En général, elle a de $0^{mm},54$ — $0^{mm},36$ d'épaisseur, et se compose seulement de fibres longitudinales et de fibres transversales. Les premières sont toujours plus faibles et ne forment pas une couche complète, elles sont très rares vers le bord mésentérique, et même elles peuvent manquer tout-à-fait. Elles sont ordinairement plus visibles au bord libre, où elles se détachent facilement de la séreuse, de manière à mettre à nu la deuxième couche musculaire. Celle-ci est complète et se compose de faisceaux annulaires qui s'anastomosent assez fréquemment, à angles aigus.

Au gros intestin, les fibres longitudinales se rassemblent en trois rubans musculaires, ligamens du colon qui ont $8^{mm},72$ — $13^{mm},08$ et même $17^{mm},44$ de largeur, et $0^{mm},73$ — $1^{mm},09$ d'épaisseur. Ils commencent au cœcum et se réunissent en une seule couche longitudinale à l'S du colon, puis passent avec cette disposition sur le rectum. Sous ces ligamens, se trouve une couche continue de fibres circulaires, plus mince que dans l'intestin grêle, et particulièrement développée sur le repli connu sous le nom de valvule sygmoïde.

Le rectum a une couche musculaire épaisse d'une ligne et plus, dont les fibres longitudinales plus fortes sont en dehors, les circulaires en dedans. Celles-ci forment, par leur condensation à l'extrémité inférieure, le *sphincter interne de l'anus*, auquel vient alors s'unir le sphincter externe et l'élévateur de l'anus.

Quant à leur structure élémentaire, tous les muscles de l'intestin proprement dit appartiennent à la classe des muscles lisses, ou non striés (végétatifs, ou organiques). Leurs fibres sont fusiformes, aplaties ; elles ont en moyenne $0^{mm},0044$ — $0^{mm},0065$ de largeur, et $0^{mm},131$ — $0^{mm},218$ de longueur, pâles, homogènes, avec un noyau qui a $0^{mm},0131$ — $0^{mm},026$ de longueur, et $0^{mm},0022$ — $0^{mm},0060$ de largeur. Beaucoup de ces fibres présentent des renflemens en forme de nœuds, d'autres des inflexions en zig-zag.

La disposition des fibres dans les différentes couches musculaires est simplement celle qu'elles prennent dans les minces rubans musculaires. Les fibres sont rangées les unes auprès des autres, et collées les unes aux autres par le tissu cellulaire qui les environne ; elles forment ainsi des rubans musculaires qui, environnés de tissu fibreux et réunis à d'autres faisceaux, offrent, dans les régions diverses, des couches musculaires plus ou moins épaisses, qui se distinguent des couches voisines par des intervalles remplis de tissu fibreux interposé.

Les vaisseaux sanguins des muscles lisses sont en très grande quantité, et forment un réseau caractéristique à mailles rectangulaires, dont les capillaires ont une largeur de $0^{mm},0065$ — $0^{mm},0087$. On ne connaît rien des vaisseaux lymphatiques, et de la manière dont se comportent les nerfs.

Muqueuse de l'estomac. La muqueuse de l'estomac est molle, délicate, grisâtre, mais pendant la digestion elle devient d'un rouge gris et même d'un rouge clair. Quand l'estomac est vide, on trouve à sa surface interne plusieurs replis longitudinaux qui disparaissent dans l'état de réplétion. On rencontre en outre, particulièrement dans la partie pylorique, autour des ouvertures des glandes utriculaires ou stomacales, de petits plis en forme de réseau ou de petites villosités isolées, de $0^{mm},052$ — $0^{mm},104$, et même $0^{mm},218$, et il n'est pas rare de voir la muqueuse divisée par des enfoncemens peu profonds, en petits espaces polygonaux de $1^{mm},09$ — $2^{mm},18$ — $4^{mm},36$ de largeur. C'est au cardia que la muqueuse est le plus mince, elle n'a que $0^{mm},36$ — $0^{mm},34$; dans le milieu elle s'épaissit jusqu'à $1^{mm},09$, et au pylore elle a souvent $1^{mm},64$ — $2^{mm},18$, ce qui tient seulement à la présence de la couche glandulaire, si riche en ce point ; car l'épithélium et la couche musculaire ont à peu près partout la même épaisseur. Le tissu sous-muqueux est assez abondant et présente des cellules graisseuses comme dans tout l'intestin.

Glandes stomacales. Les glandes de l'estomac, qui forment la partie principale de la muqueuse, sont des glandules utriculiformes pressées les unes contre les autres ; elles s'étendent assez directement, à travers la surface de la membrane muqueuse, jusqu'à la couche musculaire, et par conséquent elles peuvent, suivant les différentes régions de l'estomac, présenter une longueur de $0^{mm},43$ — $1^{mm},64$, même $2^{mm},18$, en moyenne $1^{mm},09$. Chacune d'elles commence, à la surface de la muqueuse, en forme d'utricule cylindrique de $0^{mm},065$ — $0^{mm},087$ de largeur ; elle se restreint plus loin, souvent jusqu'à $0^{mm},030$ — $0^{mm},044$, et se termine par un renflement plat ou en forme de massue, de $0^{mm},044$ — $0^{mm},057$ — $0^{mm},078$.

Le tiers inférieur de la glande, particulièrement au voisinage du pylore, présente plusieurs ondulations, et souvent même avant son extrémité on a remarqué des rameaux, les uns plus longs, les autres plus courts, qui sont terminés en cœcum. Chaque glande stomacale est entourée d'une membrane propre très mince, qui présente dans son tiers supérieur un épithélium cylindrique continu avec celui de la surface stomacale, tandis que plus loin, vers la partie profonde de la glande, dans le tiers ou le quart inférieur, on trouve des cellules polygonales à noyau, finement granulées, pâles, dont la grosseur est de $0^{mm},0131$ — $0^{mm},0218$, qui ne forment peut-être jamais un épithélium distinct, mais qui paraissent destinées à remplir l'utricule.

Chez les animaux, les glandes stomacales sont plus compliquées que dans l'homme. Elles sont en général bi ou trifurquées à leur extrémité, et se partagent en deux groupes, savoir : les glandes mucipares stomacales, et les glandes du sac gastrique, avec des cellules semblables à celles qu'on trouve chez l'homme.

Le tissu qui forme la membrane muqueuse en dehors des glandes est très clair-semé, mais à la base de ces glandes, il se montre en couche continue, solide, rougeâtre, d'une épaisseur de $0^{mm},0436$ — $0^{mm},0872$. C'est la couche musculaire de la muqueuse avec des faisceaux entrelacés de tissu fibreux et de muscles lisses, ces derniers se croisant dans deux directions, et pénétrant, chez le porc, entre les glandes. Chez l'homme, on ne trouve entre les glandes qu'une substance cellulaire amorphe sans fibres élastiques, qui forme à la surface de la muqueuse une couche transparente homogène, adhérente à la membrane propre de quelques utricules glandulaires.

Toute la surface interne de l'estomac, la partie du cardia où l'épithélium pavimenteux de l'œsophage cesse brusquement, est revêtue de cellules cylindriques, d'une longueur moyenne de $0^{mm},0218$, qui se placent directement sur les parties extérieures et homogènes de la membrane muqueuse sans couche intermédiaire. La liaison de cet épithélium cylindrique avec la membrane muqueuse est très solide sur le vivant, non pas telle cependant que dans certains cas, par suite de mouvemens mécaniques tels qu'il s'en opère dans l'estomac, il ne puisse s'en détacher des lambeaux plus ou moins considérables; mais après la mort, il tombe avec une telle facilité que, chez l'homme, on n'a eu que dans certains cas l'occasion de voir ces cellules en place.

Il y a peut-être aussi, normalement, pendant la digestion, une certaine quantité de cellules mises en liberté.

Indépendamment des glandes utriculiformes, l'estomac présente encore, mais non constamment et en nombre très variable, des follicules clos ou glandes lenticulaires, qui ont la plus grande analogie avec les follicules isolés de l'intestin grêle dont nous parlerons plus tard.

Les vaisseaux de la muqueuse stomacale sont excessivement nombreux, et leur mode de division est tout-à-fait caractéristique. Les artères se ramifient déjà dans le tissu fibreux sous-muqueux, de sorte qu'elles n'arrivent à la muqueuse qu'à l'état de ramuscules assez fins; elles traversent perpendiculairement cette membrane en produisant des branches de plus en plus nombreuses et déliées, jusqu'à ce qu'elles parviennent au réseau de capillaires, de $0^{mm},0044$—$0^{mm},0065$, qui environne les utricules et s'étend jusqu'aux orifices glandulaires. Arrivé là, ce réseau, qui probablement existe sur toute la surface de l'estomac, se continue avec un autre réseau superficiel formé de capillaires un peu plus gros, de $0^{mm},0087$—$0^{mm},174$, dont les mailles mesurent, chez l'homme $0^{mm},0436$—$0^{mm},0872$, qui entoure circulairement les ouvertures glandulaires et, sans jamais pourtant ne décrire qu'un simple anneau vasculaire, se trouve plus développé en fibres simples, suivant l'étendue des interstices et l'état des éminences muqueuses. De ce réseau proviennent ensuite, et toujours, par plusieurs racines, des veines d'une largeur proportionnelle qui, plus éloignées les unes des autres que ne le sont les artères, sans pour cela recevoir plus de sang, traversent la couche glandulaire et se jettent, à la surface externe de la muqueuse, dans le réseau veineux plus étendu de tissu sous-muqueux.

Les lymphatiques de l'estomac forment deux réseaux dans la membrane muqueuse, l'un, plus superficiel et plus délicat, l'autre, plus profond et plus volumineux. On ne peut les apercevoir qu'à l'aide d'injections. Sur les grands mammifères tués pendant la digestion on voit facilement, dans le tissu sous-muqueux, les nombreux ramuscules qui sortent de la muqueuse, leur réunion en rameaux et finalement la perforation de la tunique musculeuse vers les courbures de l'organe.

Les nerfs proviennent du sympathique et du pneumo-gastrique. On les voit facilement jusque dans le tissu sous-muqueux, et on les aperçoit encore dans la couche musculaire de la muqueuse, mais plus loin on les perd de vue, ce qui tient à ce que, dans l'intérieur de la membrane muqueuse proprement dite, ils ne conservent plus leurs fibres à contours obscurs, pour devenir pâles et présenter le caractère embryonnaire.

MEMBRANE MUQUEUSE DE L'INTESTIN GRÊLE.

La muqueuse de l'intestin grêle est plus mince que celle de l'estomac, mais sa complication est plus grande, car, indépendamment des glandes utriculiformes ou ampoules de Leberkuhn, elle présente des replis persistans, des villosités, et en outre, elle contient, dans son tissu propre, des follicules clos, ou follicules isolés, des glandes de Peyer, et dans le tissu sous-muqueux du duodénum, des glandes de Brunner.

La membrane muqueuse est formée d'un tissu fibreux filamenteux, qui devient plus homogène à sa partie interne, et présente, excepté dans les points où se trouvent certaines glandes, seulement un peu de tissu muqueux; c'est pourquoi elle adhère assez fortement à la couche musculaire. Sa surface interne est couverte d'un épithélium cylindrique, tandis que l'externe est revêtue par une couche musculaire dont l'épaisseur est au plus de $0^{mm},0366$, composée d'une double tunique musculaire à fibres lisses, les unes longitudinales, les autres transversales, qui n'ont souvent, chez l'homme, que très peu de développement et ne sont pas toujours faciles à reconnaître.

Les villosités de l'intestin grêle sont de petites éminences blanchâtres, facilement visibles à l'œil nu, qui couvrent la surface interne de la muqueuse; elles se trouvent aussi bien sur les plis intestinaux que dans leur intervalle, dans toute l'étendue de l'intestin grêle, depuis le pylore jusqu'au bord tranchant de la valvule de Bauhin, en telle quantité, qu'elles communiquent à toute la muqueuse un aspect velouté. Dans le duodénum et le jéjunum où elles sont en plus grand nombre, il y en a de 10—19 par millimètre carré, dans l'iléon seulement, de 8—15 par millimètre carré, dans le duodénum elles sont moins hautes, mais plus larges, et se présentent comme des plis et des feuillets de $0^{mm},218$—$0^{mm},543$ d'élévation, sur $0^{mm},36$—$1^{mm},09$ et même $1^{mm},14$ de base. Dans le jéjunum elles se montrent plus coniques, aplaties transversalement, cylindriques et foliacées, en forme de filamens ou de massue. La longueur de ces villosités va de $0^{mm},43$—$0^{mm},09$; leur largeur, de $0^{mm},36$—$0^{mm},22$ et même $0^{mm},084$, l'épaisseur de celles qui sont aplaties est de $0^{mm},11$.

Ces villosités se composent d'une partie interne adhérente à la membrane muqueuse, et d'une enveloppe épithéliale. La première, ou la villosité proprement dite, n'est rien autre chose qu'un prolongement de la muqueuse elle-même avec les vaisseaux sanguins et lymphathiques et des fibres musculaires lisses, dont le tissu fondamental, composé ordinairement d'un nombre variable de noyaux arrondis, ne porte aucun caractère morphologique certain, mais doit pourtant être considéré comme un tissu fibreux métamorphosé, sans mélange de tissu élastique. Les vaisseaux sanguins sont si nombreux, que par une bonne injection, toutes les villosités dénudées de leur épithélium sont colorées en rouge, et que chez le vivant ou chez les animaux qui viennent d'être tués, chacune d'elles paraît comme un point rouge entouré d'un bord transparent. Chez l'homme, chaque papille renferme un réseau serré à mailles rondes ou allongées de capillaires qui mesurent 0mm,00,65—00mm,109, pourvu de 1, 2, ou 3 artérioles. Ce réseau, immédiatement situé sous la couche homogène la plus extérieure, verse le sang dans une veine de 0mm,046, qui ne provient pas, comme chez les animaux, d'un reploiement de l'artère, mais qui résulte de la confluence successive des plus fins capillaires, et se jette enfin assez directement dans les troncs plus gros du tissu sous-muqueux.

La manière dont se comportent chez l'homme les vaisseaux chylifères, dans les villosités, n'est pas encore complétement éclaircie; pour le plus grand nombre des observateurs actuels, comme pour les anciens, les chylifères commencent par un ou deux ramuscules en cœcum dans chaque villosité. Cependant, dans les derniers temps, l'opinion que les vaisseaux commencent par un réseau acquiert de plus en plus de consistance. Kölliker ne s'est jamais trouvé dans le cas d'observer chez l'homme les villosités pleines de chyle, et les observations sur les papilles vides n'ont pour lui rien de convaincant; mais, sur les animaux, il croit pouvoir affirmer qu'il a vu les ramuscules des vaisseaux chylifères commencer par des tubes en cœcums, dont le diamètre est beaucoup plus considérable que celui des capillaires de la papille, et qui en occupent l'axe. Mais il pense que cette terminaison est celle que l'on rencontre dans les papilles filiformes, il n'en est pas de même pour les papilles foliacées ou fungiformes (1).

Bruke a découvert que tout autour du vaisseau lymphatique de la villosité il y avait une couche longitudinale mince de muscles lisses qui, cependant, chez l'homme, ne sont pas toujours très visibles. Il les a vus se contracter d'une manière évidente aussitôt après la mort, et il regarde, comme probable, que leurs mouvemens doivent pendant la vie favoriser le retour du chyle et du sang veineux.

Quant aux nerfs, on n'en a point encore découvert dans la villosité.

L'épithélium, qui revêt les papilles et le reste de la membrane muqueuse, quoique pendant la vie intimement uni avec les parties plus profondes, s'en détache pourtant dans certains cas morbides, et surtout après la mort. Il se compose partout d'une couche simple de cellules cylindriques, légèrement amincies par leur bout inférieur, qui ont de 0mm,0218—0mm,0262 de longueur, et 0mm,0065—0mm,0087 de largeur, dont le contenu présente, au milieu de fines granulations, un noyau transparent, ovale, vésiculiforme, pourvu d'un ou deux nucléoles; ces cellules, qui offrent tous les caractères chimiques des cellules profondes de l'épithélium de la cavité buccale, sont, pendant la vie, si intimement unies que, même après la mort, on ne peut voir sur une coupe longitudinale, leurs contours que d'une façon très peu distincte, mais leur surface présente, au contraire, l'aspect d'une mosaïque élégante.

C'est ici le lieu de dire quelques mots sur les changemens que subissent les cellules épithéliales et les villosités pendant la digestion. Ce qui frappe au premier abord, c'est la présence de la graisse dans certaines portions de la papille, ainsi que cela a lieu constamment quand le chyle gras et laiteux s'est déjà formé. La série des transformations morphologiques qui s'accomplissent au moins chez les mammifères, d'après les observations de Kölliker, a lieu de la manière suivante : la graisse du chyme pénètre d'abord dans quelques cellules épithéliales isolées, sur des points divers de la villosité, de telle sorte qu'on peut voir bientôt dans chacune d'elles une grosse goutte brillante, ovalaire. Le nombre de ces cellules qui contiennent de la graisse ne tarde pas à augmenter, et, quand toutes sont remplies, l'épithélium paraît obscur par transparence, et blanchâtre à la lumière réfléchie. Ces gouttelettes pénètrent peu à peu dans le parenchyme de la villosité et arrivent enfin dans le chylifère central. Au moment de la digestion, tout le parenchyme des villosités est souvent rempli de petits noyaux çà et là entourés d'une membrane cellulaire, élémens qui ne manquent jamais complétement dans une villosité, mais qui, à d'autres momens, sont beaucoup plus rares.

(1) Voir l'an. Microsc. de Kölliker, t. 2, p. 160

Glandes et glandules intestinaux.

L'intestin grêle ne contient que deux espèces de véritables glandes, savoir : 1° les glandes utriculiformes qui ont partout leur siége sur la muqueuse elle-même; 2° les glandes en grappe qui se trouvent dans le tissu sous-muqueux du duodénum.

Les *glandes en grappes* ou *glandes de Brunner*, du nom de celui qui les a découvertes, forment au commencement du duodénum, à la face externe de la muqueuse, une couche glandulaire continue qui atteint auprès du pylore son summum de développement, au point de former un anneau glandulaire qui s'étend, peut-être, jusqu'à l'embouchure du canal cholédoque. Si, sur un duodénum insufflé, on a enlevé les deux couches de la tunique musculeuse, on reconnaît avec facilité les glandes sous forme de corpuscules jaunâtres, polygonaux, à angles arrondis, aplatis, de 0mm,22—3mm,27, en moyenne 6mm,55—1mm,09, qui, enveloppés d'un tissu fibreux, sont placés tout auprès de la muqueuse et envoient à la surface de cette membrane un petit conduit excréteur. Quant à leur structure intime, les glandes de Brunner, dont les dernières vésicules mesurent de 0mm,065—0mm,130 et non 0mm,174, sont tout-à-fait semblables aux glandes en grappe de la bouche et de l'œsophage; elles sécrètent un mucus alcalin qui ne contient pas d'élémens solides.

Les *glandes utriculiformes* ou *de Lieberkühn* sont des utricules rectilignes et étroites, légèrement renflées à leur extrémité, rarement bifurquées, qui s'étendent à travers toute l'épaisseur de la muqueuse et qui se trouvent sur toute la surface de l'intestin grêle, et sont surtout extrêmement nombreuses au duodénum. Pour se faire une idée de leur quantité, il suffit d'observer la membrane muqueuse à de faibles grossissemens sur des coupes perpendiculaires ou par sa surface interne. Dans le premier cas, on aperçoit ces utricules placées les unes à côté des autres, presque sans interruption, formant comme une palissade; dans le second, on constate que ces glandes ne se trouvent pas dans tous les points, mais qu'elles occupent seulement les intervalles compris entre les villosités; mais, dans ces points, elles sont en nombre si considérable qu'elles ne laissent pour ainsi dire aucun espace vide, de sorte que la muqueuse dans l'intervalle des villosités offre l'apparence d'un crible. On les rencontre encore sur les plaques de Peyer et sur les follicules isolés; seulement chez l'homme elles n'occupent pas les parties de la muqueuse qui se trouvent immédiatement en dessus du milieu du follicule, auquel elles forment une espèce d'anneau.

La longueur des glandes de Lieberkühn égale l'épaisseur de la muqueuse et varie de $0^{mm},43$—$0^{mm},31$, leur largeur est de $0^{mm},061$—$0^{mm},078$; leur embouchure porte de $0^{mm},044$—$0^{mm},065$. Elles se composent d'une membrane propre homogène délicate, et d'un épithélium cylindrique qui ne contient jamais de graisse, même pendant la formation du chyle, enfermant une cavité remplie pendant la vie d'un liquide transparent qui est le suc intestinal. Après la mort, aussi bien que sous l'action de l'eau, cet épithélium se modifie avec une extrême facilité, de telle sorte que les glandes paraissent remplies de cellules ou d'une matière granuleuse.

Les vaisseaux des glandes de Brunner se comportent comme ceux des glandes salivaires, tandis que ceux des glandes de Lieberkühn suivent exactement la même disposition que ceux de l'estomac. Tout autour de l'utricule s'étend un fin réseau capillaire, avec des vaisseaux de $0^{mm},0065$, lequel se jette à la surface de la muqueuse, dans un élégant réseau à mailles polygonales formé de vaisseaux plus larges ayant $0^{mm},022$. Ce dernier réseau en partie communique avec les capillaires des villosités intestinales, et en partie se prolonge directement avec les veines, lesquelles, après s'être abouchées avec celles des villosités, traversent la muqueuse en ligne droite.

Follicules clos de l'intestin grêle. Dans les parois de l'intestin grêle, on trouve des vésicules d'une espèce particulière, isolées ou réunies en amas, dont l'importance anatomique et physiologique n'est pas encore bien établie.

Les plus remarquables sont les amas de follicules connus sous le nom de *plaques de Peyer*, ou glandes agminées des auteurs. Ce sont des organes pour la plupart ovalaires ou ronds, aplatis, qui sont tous, sans exception, situés du côté opposé au mésentère, c'est-à-dire le long du bord convexe de l'intestin, jamais du côté du bord concave. Ils sont dirigés dans le sens de la longueur du canal intestinal. Vus par leur face interne, ils apparaissent comme des taches glabres, légèrement déprimées, qui ne sont pas très nettement circonscrites. Vus par le côté externe de l'intestin grêle, ils offrent, au contraire, une légère voussure, et se reconnaissent à la lumière transparente par les points obscurs qu'ils déterminent.

Dans le plus grand nombre des cas, le siége de ces amas est l'iléon, cependant il n'est pas rare d'en rencontrer aussi dans les parties inférieures du jéjunum, on en trouve même, çà et là, dans la moitié supérieure de cet intestin, jusqu'au voisinage du duodénum, et quelquefois aussi, dans la portion horizontale inférieure du duodénum. Dans les cas les plus ordinaires ils sont au nombre de 20 à 30, et quand ils remontent jusque dans le duodénum, leur nombre peut s'élever jusqu'à 50 et 60, mais c'est toujours dans les parties inférieures du duodénum qu'ils se rencontrent en plus grande quantité. La grandeur de ces amas, pris isolément, est d'autant plus considérable, qu'on s'approche davantage du cœcum; leur longueur varie depuis $10^{mm},90$—$3^{mm},30$, leur largeur est de $6^{mm},50$, $10^{mm},90$—$19^{mm},62$.

Les plis de Kerkring sont ordinairement interrompus au niveau de ces plaques, cependant, dans le jéjunum cela n'a pas toujours lieu, et dans l'iléum, à la place de ces plis, on trouve ordinairement des rangées très serrées de villosités.

Quant à leur structure intime, les amas de Peyer se présentent comme des aggrégats de follicules clos, ronds, ou légèrement amincis en cône, du côté de la cavité intestinale, dont la grosseur varie de $0^{mm},066$—$1^{mm},09$—$2^{mm},18$. Ces follicules serrés les uns contre les autres, sont situés, en partie dans la membrane muqueuse elle-même, et en partie dans le tissu sous-muqueux. D'un côté ils sont éloignés de la surface de la membrane muqueuse, d'une distance de $0^{mm},044$—$0^{mm},065$, de l'autre ils sont immédiatement en contact avec la tunique musculeuse qui, dans ces points, adhère à la muqueuse d'une manière un peu plus intime. Du côté de la cavité intestinale, on aperçoit dans chacune de ces plaques de petites dépressions écartées les unes des autres, de $0^{mm},73$—$1^{mm},09$—$2^{mm},18$, qui correspondent à un follicule, et qui présentent au fond une légère convexité, sans cependant constituer une villosité. Le reste de la plaque est occupé par les villosités communes, ou par de petits plis formant des réseaux, et par les ouvertures des glandes de Lieberkühn, lesquelles au nombre de 6 à 10 sont disposées annulairement, tout autour des éminences correspondant aux follicules, et constituent la couronne tubulaire des auteurs.

Chaque follicule d'une plaque de Peyer se compose d'une enveloppe complétement close, épaisse, assez solide, formée d'un tissu fibreux assez peu distinct, avec des noyaux clair-semés et renfermant un contenu mou la plupart du temps grisâtre, qui se dissout lentement dans l'eau, et qui est formé d'un peu de liquide et d'une quantité innombrable de noyaux et de cellules rondes, de $0^{mm},0087$—$0^{mm},0174$ de diamètre. Ces cellules, quand elles sont fraîches, ont un aspect tout à fait homogène et d'un gris mat, au contraire quand elles sont traitées par l'eau et par l'acide acétique, elles deviennent transparentes, puis disparaissent pendant que les noyaux deviennent granulés et se voient d'une manière très distincte. Au milieu de ces élémens qui contiennent aussi, çà et là, de la graisse en granules, et qui, comme l'apprend la comparaison de leurs diverses formes, sont dans un mouvement incessant de formation et de décomposition, se trouvent, ainsi que Frei et Ernst l'ont découvert, des vaisseaux sanguins nombreux mais très déliés mesurant, de $0^{mm},0031$—$0^{mm},0087$, qui, formant un réseau vasculaire enlaçant le follicule, sont faciles à reconnaître quand le contenu, sur des préparations fraîches, a été extrait avec soin (chez le porc, par exemple).

On connaît peu de choses sur les vaisseaux lymphatiques des amas de Peyer, bien qu'on sache que la quantité des vaisseaux chyliformes sortant des plaques de Peyer au moment de la digestion, soit plus grande que partout ailleurs, malgré le petit nombre et le peu de développement des villosités qu'ils présentent; cependant on ignore complétement comment ils se comportent dans l'intérieur de ces organes. Ils paraissent former des réseaux autour de chaque follicule, au moins voit-on de l'extérieur qu'ils se distribuent tout autour d'eux, cependant on n'aperçoit pas qu'ils pénètrent plus avant, ce qui serait facile à constater, par la couleur d'un blanc laiteux de ces vaisseaux remplis de chyle. Kölliker repousse complétement cette opinion émise par Brucke, qui considère les vaisseaux lymphatiques, comme étant en communication directe avec les follicules.

Les *follicules solitaires* ressemblent aux élémens isolés des amas de Peyer en grosseur, en contenu et dans le reste de leur structure, à tel point, qu'aucune distinction fondée ne peut être établie entre les uns et les autres. Quant au nombre, on trouve, au moins chez les animaux, des amas de Peyer composés de 2, 3 et 5 follicules; chez l'homme, ainsi que les auteurs l'ont remarqué avec raison, leur nombre est excessivement variable. Tantôt on ne peut pas en trouver un seul, tantôt l'intestin en est couvert jusqu'à la valvule iléo-cœcale, tantôt ils se rencontrent, mais en nombre peu considérable dans l'iléon et le jéjunum. Leur absence totale doit être regardée comme un cas anormal.

Les follicules solitaires offrent la même position que les élémens des plaques de Peyer, sauf qu'on les trouve aussi sur le bord mésentérique. Ils portent des villosités sur leur face intestinale, un peu plus saillantes que celles des follicules agminés.

Membrane muqueuse du gros intestin.

La membrane muqueuse du gros intestin est tellement semblable à celle de l'intestin grêle, qu'il suffit d'indiquer quelques dispositions secondaires qui sont propres à la première.

A l'exception du rectum, le gros intestin ne présente point de replis proprement dits de la membrane muqueuse. La couche musculaire de la muqueuse est difficile à voir dans le colon chez l'homme, mais elle est, au contraire, très évidente dans le rectum. D'après Brücke, la couche des fibres longitudinales et transversales n'occuperait au colon qu'une épaisseur de $0^{mm},028$; dans le rectum, elles auraient ensemble $0^{mm},046$, et à l'anus $0^{mm},184$ et même davantage.

Les formations glandulaires du gros intestin sont des glandes de Lieberkühn et des follicules isolés. Les premières, très multipliées et serrées les unes contre les autres, occupent toute la surface de cet organe, depuis la valvule de Bauhin jusqu'à l'anus, et se rencontrent aussi dans l'appendice vermiculaire. Leur structure est complétement identique à celle de l'intestin grêle, leur longueur varie de $0^{mm},54$—$0^{mm},44$, leur largeur de $0^{mm},16$—$0^{mm},10$.

Les follicules isolés sont répandus en grande quantité dans l'appendice vermiculaire, ils sont très communs dans le cœcum et dans le rectum, et on les rencontre en plus grand nombre dans le colon que dans l'intestin grêle. Ceux du colon se font remarquer par leur grosseur considérable, qui va de $1^{mm},64$ — $2^{mm},18$ et $3^{mm},27$. A chacun d'eux correspond une petite éminence, qui se trouve au fond d'une dépression de la muqueuse, formant une petite fossette communiquant à l'intérieur par une ouverture ronde ou allongée de $0^{mm},23$—$0^{mm},16$. On pourrait prendre ces fossettes pour des glandes utriculiformes, mais une observation plus attentive démontrerait l'erreur à ce sujet; car, au fond de cette dépression, se trouve une capsule complétement close, un peu aplatie, qui présente tout à fait la même structure et la même vascularisation que les follicules dans l'intestin grêle.

Les vaisseaux sanguins des glandes et des follicules du gros intestin se comportent de la même manière que dans l'iléon. Tout autour des ouvertures des glandes de Lieberkühn se trouve un anneau de vaisseaux de $0^{mm},0131$—$0^{mm},0218$, tantôt simple et tantôt multiple, comme cela a lieu au voisinage des follicules isolés. De ces vaisseaux naissent ensuite les troncs veineux qui s'enfoncent entre les glandes, tandis que le système capillaire, provenant des artères, forme autour des capsules un réseau serré.

On ignore complétement la manière dont se comportent les vaisseaux lymphatiques dans la muqueuse, il en est de même des nerfs. L'épithélium y affecte la même disposition que dans l'intestin grêle, et se termine à l'anus par une ligne assez nette qui le sépare de l'épiderme extérieur.

Du foie.

Le foie se présente sous des aspects très variés et à des degrés de complication très divers dans la série animale. Chez les êtres tout à fait inférieurs de l'embranchement des zoophytes, dans les bryozoaires, les rotateurs, les nématodes (helminthes), les planaires (turbellariées), les échinides, le foie se trouve réduit à ses élémens les plus simples, il se compose de simples cellules biliaires confondues avec les cellules du tube intestinal. Dans les animaux inférieurs des autres types, on retrouve encore cette disposition fondamentale, mais avec cette modification consistant en ce que les cellules biliaires tapissent des follicules disséminés dans l'intestin ou collés contre ses parois.

Ces follicules se rencontrent dans les ptéropodes, dans les nudibranches, dans l'éolidine paradoxale de Quatrefages, dans les crustacés inférieurs et les myriapodes.

Enfin, le dernier des vertébrés, l'amphyoxus, présente une disposition tout à fait analogue à celle des mollusques et des crustacés, et qui rappelle en même temps celle qu'on observe dans les embryons des animaux supérieurs.

Dans un degré plus élevé d'organisation, le foie se présente sous la forme d'une masse granuleuse, d'apparence homogène, appliquée contre la paroi externe de l'estomac ou de l'intestin, composée de vésicules ou de tubes tapissés à leur intérieur par les cellules sécrétoires, et venant déboucher dans l'intérieur du canal digestif.

Les mollusques brachiopodes, les acéphales testacés, la plupart des annélides offrent de nombreux exemples de cette disposition.

Chez d'autres animaux, où la localisation des fonctions se trouve poussée plus loin, comme dans les aranéides, les crustacés supérieurs, les mollusques céphalopodes et gastéropodes, le foie se détache du tube alimentaire, les agglomérations de vésicules ou de tubes qui le constituent sont munies de canaux excréteurs venant s'ouvrir en différens points de la surface extérieure de ce tube.

Dans tous les invertébrés le foie présente donc, comme nous venons de le voir succinctement, des dispositions extrêmement variées, mais il n'en est pas de même de sa structure intime qui offre, au contraire, une grande uniformité. L'organe, en dernière analyse, est toujours formé par une cellule particulière tapissant les tubes ou les vésicules qui débouchent dans l'intestin.

Ces cellules, nommées *cellules biliaires*, sont composées d'une membrane transparente et d'un contenu finement granuleux. On y trouve en outre un noyau, et dans quelques-unes, outre le noyau, une cellule intérieure qui refoule ce dernier et le fait souvent plus ou moins disparaître. Ces cellules sont serrées les unes contre les autres, et leurs intervalles sont occupés par des granules plus petits.

Meckel admet dans le foie des mollusques deux sortes de cellules, les unes qui sécrètent la bile, les autres qui forment la graisse, qui se multiplient par génération endogène. M. Lereboullet a trouvé également ces deux espèces de cellules, et ses observations l'ont conduit à admettre que les cellules biliaires proprement dites dérivaient des cellules graisseuses.

« En effet, nous voyons les mêmes granules qui caractérisent la présence de la bile, se développer dans des cellules, contenues elles-mêmes dans une grande cellule graisseuse. Ce qui me porte encore à regarder les cellules graisseuses comme génératrices des autres, c'est qu'elles paraissent exister seules chez les planaires, et qu'elles prédominent chez les animaux inférieurs et dans les fœtus des animaux supérieurs. » (Lereboullet, Mém. sur la struct. int. du foie.)

Animaux vertébrés. Le foie des animaux vertébrés diffère sous tous les rapports du foie des invertébrés. Sa surface examinée à la loupe présente un réseau à mailles polygonales, arrondies ou elliptiques, formées par les divisions de la veine porte, qui circonscrivent plus ou moins scrupuleusement les îlots, *acini* ou *granulations* ou *lobules*, de la substance propre du foie.

Les lobules du foie sont de petits amas d'élémens sécréteurs, groupés pour former des granulations, dont la dimension moyenne dépasse rarement 2^{mm}; dans l'homme ces lobules sont toujours plus ou moins confondus, mais dans le foie du porc on les distingue parfaitement les uns des autres, parce qu'ils sont entourés d'une enveloppe spéciale, qui est une dépendance directe de la capsule de Glisson.

L'aspect granitique à deux grains de la coupe du foie avait fait croire à Ferrein qu'il existait deux substances dans la même granulation, ou deux espèces de granulations, suivant d'autres, les observations modernes n'ont pas confirmé ces vues. Les deux couleurs du foie dépendent uniquement du degré de réplétion plus ou moins grand des vaisseaux-portes péri-lobulaires ou des veines hépatiques (veines centrales) qui occupent le centre des lobules.

Lorsque le sang stase dans les veinules portales, la périphérie du lobule est plus foncée que le centre; c'est le contraire lorsque les veinules portales sont plus ou moins vides, tandis que le réseau central est encore rempli de sang, comme on le voit dans les diverses altérations pathologiques, par exemple, dans les foies gras. (Lereboullet.)

Indépendamment de l'enveloppe commune, nommée *capsule de Glisson*, le foie est parcouru dans tous les sens par un réseau celluleux provenant des gaînes vasculaires, allant s'attacher partout aux parois des veines sus-hépatiques, et dont les mailles comprennent la substance propre du foie.

Dans les interstices des lobules circulent les ramuscules des divers canaux sanguins ou hépatiques. Les rameaux de la veine porte, les plus gros de tous, qui occupent la périphérie sont nommés *veine péri-lobulaire*, ceux de la veine hépatique qui, au contraire, arrivent au centre du lobule, sont nommés *veine intra-lobaire* ou *centrale*.

Le foie ne diffère des autres glandes de l'économie qu'en ce que ses élémens sont plus intimement condensés les uns à côté des autres: chaque lobule hépatique est à lui seul un petit foie composé:

1° De cellules biliaires qui sont les organes sécréteurs;

2° De vaisseaux sanguins apportant les matériaux de la sécrétion;

3° De canaux excréteurs.

Des cellules biliaires. — Les cellules biliaires s'obtiennent très facilement, en raclant avec le dos d'un scalpel la surface d'un foie de vertébré. Placées sous le microscope, leur aspect est différent, suivant qu'on les a prises sur un animal récemment tué, où elles apparaissent avec la forme globuleuse qui caractérise celles des invertébrés, ou suivant qu'elles sont extraites un certain temps après la mort, et dans ce cas, elles sont toujours aplaties et annelleuses, très minces, à contour polygonal. Quand elles ont séjourné pendant quelque temps dans l'eau ou dans le chloroforme, il se fait une endosmose de ces liquides, qui gonfle beaucoup les cellules et prouve en même temps, et l'existence d'une cavité intérieure, et leur occlusion complète.

Les dimensions de ces corpuscules sont variables, non-seulement d'une classe à l'autre, mais encore dans le même animal.

Ainsi, comme moyenne d'un grand nombre de recherches, M. Lereboullet (*loc. cit.*) a trouvé:

Pour les Poissons.	$0^{mm},015$,
Reptiles.	$0^{mm},020$,
Oiseaux.	$0^{mm},015$,
Mammifères. . . .	$0^{mm},025$.

Les cellules se composent d'une membrane amorphe transparente, renfermant un contenu finement granuleux, légèrement jaunâtre, un noyau, un ou deux nucléoles et des gouttelettes de graisse.

Les granules sont souvent amoncelés en quantité plus ou moins considérable, quelquefois jusqu'au point d'envahir presque complétement la cellule; on les rencontre ordinairement groupés autour du noyau quand celui-ci est apparent, leur couleur est légèrement jaunâtre.

Les gouttelettes de graisse sont parfaitement distinctes de ces granules, elles sont extrêmement petites, en nombre variable, et disséminées au milieu du contenu granuleux de la cellule.

Le noyau forme une petite vésicule ronde, qui mesure de $0^{mm},003$—$0^{mm},004$, avec un ou deux nucléoles d'apparence graisseuse, et une substance semi-fluide finement granuleuse, légèrement colorée en jaune, qui contient probablement les élémens essentiels de la bile. Ce noyau disparaît dans les cellules des foies conservés dans l'alcool, quelquefois il est tellement gros, qu'on peut le prendre pour une véritable cellule incluse dans la première.

La potasse caustique très étendue et l'ammoniaque les dissolvent; l'acide acétique dissout aussi le contenu granuleux, et fait par cela même ressortir le noyau.

Si l'on étale les cellules dans de l'eau fortement sucrée, et qu'on y ajoute une gouttelette d'acide sulfurique concentré, on obtient aussitôt une magnifique coloration pourpre.

M. Lereboullet, en étudiant comparativement les cellules du foie des animaux et de l'homme aux différentes époques de leur développement, est arrivé aux conclusions suivantes:

1° Les corpuscules du foie sont réellement des cellules, de véritables utricules, c'est-à-dire des organes creux contenant divers produits.

2° D'abord, les cellules renferment de la graisse sans aucune trace de bile.

3° Les granules biliaires se déposent plus tard, soit dans les mêmes cellules qui contenaient d'abord la graisse (ce que pense l'auteur du mémoire), soit dans des cellules nouvelles, à la formation desquelles la graisse concourt sans doute pour une large part.

4° La graisse est plus abondante dans le foie des vertébrés inférieurs (poissons), comme dans celui des fœtus des animaux plus élevés, ce qui indique suffisamment l'importance de ce produit.

5° Le développement de ces cellules se fait par voie endogène, c'est-à-dire par la production de nouvelles cellules dans la cellule-mère.

6° Ce développement endogène s'observe pendant la vie fœtale et dans les animaux adultes des groupes inférieurs, tandis qu'il est beaucoup plus restreint et paraît même cesser tout à fait dans le foie des animaux supérieurs adultes chez lesquels, par conséquent, les cellules biliaires ont sans doute achevé la série de leur développement.

7° Les élémens de la bile sont des granules grisâtres, souvent jaunâtres ou bruns, et il est possible de reconnaître ces élémens à l'aide des acides sulfurique et nitrique étendus, qui augmentent l'intensité de leur couleur. (Lereboullet, *loc. citato.*)

Suivant MM. Desjardins et Verger, les cellules biliaires, soudées entre elles, forment des séries de chaînettes rayonnantes autour de la cavité centrale du lobule, et séparées par des interstices rectilignes ou ondulés. Cette disposition a été confirmée depuis par la plupart des observateurs. Quand on examine des tranches assez minces, on voit que ces séries rayonnantes sont unies les unes aux autres par d'autres séries transversales, de telle sorte qu'il résulte de l'ensemble un réseau à mailles allongées.

Quand ces chaînettes sont détachées de la préparation, on les trouve formées simplement d'une seule série de cellules, mais Lereboullet s'est assuré qu'elles sont doubles quand elles tiennent encore aux pièces qu'on étudie. Vues dans un même plan horizontal, l'épaisseur des cordons de ce réseau formés d'une double série cellulaire, est de $0^{mm},022$, les mailles ont, en moyenne, une largeur de $0^{mm},02$ de diamètre. (*Loc. cit.*)

On n'a pas découvert jusqu'à présent de membrane fondamentale le long des cordons formés par les cellules.

Nous avons maintenant à décrire la disposition du système vasculaire dans le lobule hépatique.

Les lobules reposent immédiatement contre les parois des veines hépatiques et de leurs racines, de sorte qu'en ouvrant ces derniers on aperçoit, par transparence, à travers leurs tuniques, les contours polygonaux des lobules. Au centre de cette base d'appui contre le vaisseau, on distingue quelquefois à l'œil nu, mais très facilement à la loupe, un orifice qui conduit dans la veine *centrale* du lobule, ou veine *intra-lobulaire*.

Cette veine qui commence quelquefois par plusieurs ramuscules venant se réunir au centre du lobule en un seul tronc, occupe l'axe de l'îlot hépatique, perpendiculairement à la paroi veineuse d'où il prend naissance, et se termine en doigt de gant auprès de la surface du lobule, opposée au tronc veineux auquel elle aboutit. Elle conserve partout le même diamètre et ne se divise point en branches ni en rameaux.

Tout autour de cet axe central naît un réseau vasculaire extrêmement riche, à mailles plus ou moins allongées, qui se termine à la circonférence du lobule, dans un anneau vasculaire plus ou moins complet, formé par plusieurs veinules dérivant de la veine porte, et qu'on nomme *veines péri-lobulaires*.

Telle est dans son ensemble la disposition du système vasculaire sanguin du lobule.

Le diamètre des veinules péri-lobulaires varie, pour le porc, de $0^{mm},05$—$0^{mm},06$, il est plus petit chez l'homme, où il n'atteint guère que $0^{mm},045$, en outre, l'anneau vasculaire circonscrit moins nettement les lobules, qui paraissent dès lors, communiquer largement les uns avec les autres, ce qui fait que le foie humain a un aspect moins nettement lobulé que le foie du porc.

Les veines portales péri-lobulaires se détachent, à angles droits et à des intervalles très rapprochés, des ramuscules qui pénètrent dans le parenchyme du lobule, et s'y capillarisent dès leur entrée, en même temps ils forment des réseaux très serrés, qui occupent toute l'épaisseur du lobule, dont les mailles, très régulières à la périphérie, s'allongent dans le sens des rayons, à mesure qu'elles approchent de l'axe du lobule.

D'après M. Lereboullet (*loc. cit.*), ces mailles, mesurées à une petite distance de la périphérie, ont en moyenne, $0^{mm},015$—$0^{mm},020$, et celles qui sont allongées ont de $0^{mm},015$—$0^{mm},020$ de largeur sur $0^{mm},030$ de longueur. L'épaisseur des vaisseaux qui forment ces réseaux est assez constamment de $0^{mm},012$.

La moitié intérieure du lobule comprend le réseau capillaire qui appartient à la veine hépatique, ses mailles sont toujours plus allongées dans le sens du rayon, elles ont en moyenne, d'après le même auteur, $0^{mm},045$ de long sur $0^{mm},015$ de large, et les vaisseaux sont un peu plus petits que ceux du réseau périphérique, ils ne mesurent guère que $0^{mm},012$, au plus $0^{mm},015$. Enfin, tout ce réseau vient aboutir à la veine centrale ou intra-lobaire.

Cette distribution du système capillaire sanguin dans le lobule hépatique n'est plus aujourd'hui l'objet d'aucune contestation, mais il n'en est pas de même de la disposition du réseau biliaire intra-lobulaire qui, malgré de nombreuses et habiles recherches, n'est pas encore aujourd'hui complétement éclaircie.

M. Lereboullet, dans son mémoire couronné par l'Académie de médecine, auquel nous ne saurions mieux faire que d'avoir constamment recours, après avoir injecté d'abord le système vasculaire, puis le système vasculaire et les vaisseaux biliaires, et déterminé les dimensions micrométriques de ces divers élémens, arrive aux conclusions suivantes :

« Il résulte de ces mesures, que le réseau vasculaire et le réseau formé par les canalicules biliaires injectés, se pénètrent réciproquement, et que la même chose a lieu pour le même réseau vasculaire et le réseau non injecté formé par les séries de cellules biliaires.

« Or, puisqu'il en est ainsi, comment expliquer que les cordons des canalicules biliaires qui, examinés séparément, remplissent exactement les mailles du réseau sanguin, puissent encore les remplir simultanément. Il semble qu'il y ait, d'après ces propres mesures, impossibilité matérielle. »

« J'ai eu dans mes recherches l'occasion de faire une observation qui m'a donné la clef de cette énigme.

« En cherchant à déterminer la position des cellules biliaires, relativement aux canalicules, sur des tranches très minces du foie dont j'avais rempli en jaune les canalicules biliaires, j'ai vu distinctement de chaque côté du cordon jaune une rangée de cellules. Celles-ci paraissaient comprimées latéralement, et en effet, les ayant mesurées, je ne leur ai trouvé que $0^{mm},015$ de largeur au lieu de $0^{mm},020$, qui est la dimension ordinaire des cellules biliaires dans le porc. L'injection du canalicule avait eu pour effet de comprimer les cellules et de diminuer leur volume.

« Si la veine porte est aussi injectée en même temps que les canaux biliaires, elle devra, de son côté, exercer sur les cellules une pression considérable; et, comme ces petits organes ont des parois susceptibles de céder sous la pression, on comprend que les cellules, comprimées en même temps par les deux tubes (le vaisseau sanguin et le canalicule biliaire), entre lesquels elles sont placées, s'aplatiront au point qu'il ne sera plus possible de les distinguer. Elles occuperont alors très peu de place, et la maille vasculaire sera, en quelque sorte, remplie par le canalicule injecté. Dans l'état ordinaire, les canalicules n'existent pas, ils sont représentés par une ligne légèrement sinueuse qui résulte du rapprochement des deux séries de cellules; ou, en d'autres termes, comme l'a très bien dit Gerlach, ils sont comparables aux méats intercellulaires des végétaux.

« Ces canalicules ne se produisent donc que sur les pièces injectées par l'écartement forcé des deux séries de cellules. » (*Loc. cit.*)

Les deux réseaux sanguin et biliaire sont donc intimement entrelacés l'un dans l'autre dans l'intérieur du lobule hépatique, le réseau sanguin formé de tubes à parois propres, le réseau biliaire composé de canalicules dont les parois sont formées par les cellules elles-mêmes. La bile, sécrétée par ces cellules, coule dans ces intervalles et vient se verser dans les tubes biliaires périlobulaires dont nous allons maintenant examiner la structure.

Le conduit hépatique avec ses ramifications accompagne la veine porte et l'artère hépatique, de sorte que chaque rameau portal présente toujours à ses côtés un canal biliaire beaucoup plus étroit et une artériole, le tout enveloppé par une enveloppe fibreuse qui est une dépendance de la capsule de Glisson. Avant d'arriver aux lobules, les conduits biliaires ne s'anastomosent que très rarement entre eux et même pas du tout, mais quand ils sont devenus *conduits interlobulaires*, ils forment un réseau confus qui enveloppe l'état hépatique. De ces conduits, qui ont de $0^{mm},024$ a $0^{mm},019$, partent ensuite des divisions de $0^{mm},021$—$0^{mm},019$ qui pénètrent dans le lobule et s'y ramifient, comme nous l'avons décrit précédemment.

Les conduits les plus fins, au moment où ils sortent des lobules, ne sont composés que de fibrilles couvertes de très petits noyaux.

Les tubes biliaires interlobulaires, jusqu'à ce qu'ils atteignent 1^{mm} de diamètre, ont des parois relativement fort épaisses et une couleur jaune très prononcée. Ces parois, formées par du tissu fibrillaire compacte, offrent deux couches, l'une interne et longitudinale, l'autre externe et annulaire. Ils sont à l'intérieur revêtus d'une membrane muqueuse formée par de l'épithélium cylindrique dont l'épaisseur est de $0^{mm},022$, et qui, dans les conduits de moins de $0^{mm},087$—$0^{mm},11$, se change progressivement en épithélium pavimenteux.

Les conduits biliaires renferment encore dans leurs parois une certaine quantité de glandules en grappe de couleur jaunâtre dont les vésicules, qui ont de $0^{mm},036$ – $0^{mm},053$ de diamètre, ne diffèrent pas essentiellement de celles des autres petites glandes en grappe. Les conduits hépatique, cholédoque et la partie inférieure du canal cystique présentent, dans leur couche fibreuse, et même en dehors de celle-ci, des glandes en assez grande quantité, dont la dimension varie de $0^{mm},56$—$2^{mm},18$ et au delà, dont les ouvertures de $0^{mm},218$—$0^{mm},313$, visibles à l'œil nu à la surface de la muqueuse, communiquent à celle-ci un aspect réticulé. Ces glandes sont assez rares au commencement du conduit cystique et dans la vésicule, dans laquelle, cependant, on en découvre quelques-unes, mais cela n'est pas constant.

Autour du canal cholédoque du porc, et sous le tissu cellulaire graisseux qui entoure ce canal, elles sont en très grande quantité et forment de larges traînées blanchâtres ou jaunâtres collées contre le canal. Ces traînées sont, en réalité, des sacs formés par un tissu fibrillaire très lâche, dans les mailles duquel sont accumulés des follicules ovoïdes. Ces follicules, formés de toutes parts, et tous à peu près de la même grosseur, ont $0^{mm},12$ de longueur et sont intérieurement tapissés par un épithélium pavimenteux qu'on distingue par transparence sur les bords du petit sac.

Les poches, formées par des amas de follicules, se prolongent en une sorte de col celluleux, étroit et long, qui rampe entre les tuniques du canal et s'ouvre dans son intérieur par des orifices dont les plus gros ont 1/3 de millimètre de largeur (Lereboullet, *loc. cit.*)

La vésicule présente une couche musculaire très mince dont les fibrilles ont de $0^{mm},065$ – $0^{mm},087$ de longueur, entrelacées, suivant diverses directions, et qui n'offrent que des noyaux peu distincts. La muqueuse est remarquable par ses plis plus ou moins élevés qui forment à sa surface un réseau très élégant, et dans lesquels on trouve des vaisseaux capillaires tout à fait semblables à celui des villosités foliées de l'intestin. L'épithélium cylindrique qui la revêt a ses cellules, dont les noyaux ne sont pas toujours distincts, fréquemment teintes en jaune par la bile.

L'*artère hépatique* fournit, d'après Theile, trois sortes de rameaux.

1° Les rameaux vasculaires, qui se détachent plus souvent à angle droit des artérioles hépatiques, forment un plexus dans la capsule de Glisson, et sont destinés tant aux parois de la veine porte, *vasa vasorum*, qu'à celles des canaux biliaires et aux glandes muqueuses; il est remarquable que les veines qui proviennent de ces plexus se jettent non dans les veines hépatiques, mais dans la veine porte elle-même, dont elles forment les racines hépatiques. On comprend alors comment une injection, poussée par l'un quelconque des vaisseaux sanguins du foie, peut pénétrer dans les deux autres.

2° Les rameaux capsulaires ou ramuscules péri-lobulaires.

3° Les rameaux lobulaires accompagnant l'anneau formé par la veine porte autour de chaque lobule, et qui ne doivent pas être distingués des précédents.

L'artère hépatique paraît surtout destinée à la surface du foie, c'est, en effet, sous l'enveloppe péritonéale qu'elle forme les plus riches réseaux, presque aussi serrés que ceux de la veine porte; mais M. Lereboullet fait remarquer, à ce sujet, qu'il est présumable que l'injection, poussée par l'artère hépatique, a pénétré dans la veine porte, car il a pu observer, dans certains cas, très distinctement, la continuité de ces deux ordres de capillaires; mais, d'un autre côté, il a trouvé chez le porc les capsules membraneuses des lobules colorées par l'injection artérielle, quoique d'une manière moins intense que la surface.

Les *lymphatiques* du foie sont extrêmement nombreux et se divisent en réseaux superficiels placés sous la séreuse et en réseaux profonds, qui accompagnent la veine porte et les veines hépatiques au moins chez les animaux. Ces deux sortes de vaisseaux sont en connexion l'un avec l'autre et se rendent, les uns à travers le diaphragme dans la cavité thoracique, les autres à de petits ganglions et aux plexus intestinaux.

Les *nerfs* du foie sont aussi en très grand nombre proportionnellement. Ils proviennent du sympathique et du pneumogastrique, ils se répandent principalement avec l'artère hépatique et forment des réseaux plus ou moins étendus, mais qui ne présentent pas de ganglions. Ils contiennent toujours, avec des tubes fins et des fibres de Remak, quelques fibres plus épaisses; on peut les suivre dans la vésicule biliaire et dans les gros conduits excréteurs, dans la capsule de Glisson, jusque sur les artères interlobulaires, où leurs plus fins ramuscules présentent des fibres à noyau de $0^{mm},017$—$0^{mm},026$, dans les veines hépatiques, enfin dans l'enveloppe et les ligamens de l'organe.

DU PANCRÉAS.

Le pancréas est une glande en grappe composée, qui a une

telle ressemblance avec les glandes salivaires, que nous n'avons à en faire qu'une description très courte.

Comme toutes les glandes de cette espèce, le pancréas se divise en lobes et en lobules de plus en plus petits. Les dernières divisions sont composées elles-mêmes de vésicules glandulaires microscopiques dont la grosseur moyenne est de $0^{mm},044-0^{mm},087$, et dont la forme est remarquablement sphérique. Ces vésicules sont pourvues, comme partout ailleurs, d'une membrane propre et d'un épithélium pavimenteux dont les cellules se font remarquer très ordinairement par la grande quantité de granules graisseux qu'elles contiennent, ce qui donne aux vésicules glandulaires une opacité telle, qu'on les croirait remplies de cellules.

Les conduits excréteurs qui, comme partout ailleurs, viennent déboucher dans les vésicules, se réunissent pour former des canaux de plus en plus gros, lesquels débouchent enfin dans le conduit de Wirsung. Les parois de ces conduits sont opaques et blanchâtres, elles sont formées seulement par du tissu fibreux et des fibrilles élastiques, et présentent toutes un épithélium composé de cellules cylindriques assez petites dont la longueur ne dépasse pas $0^{mm},0131-0^{mm},174$, et dont la largeur atteint à peine $0^{mm},0065$.

Dans l'épaisseur des parois du conduit de Wirsung et de ses principales divisions secondaires, on trouve de petites glandules en grappe, qui ont de $0^{mm},0131-0^{mm},0174$, pourvues de vésicules de $0^{mm},035-0^{mm},044$. L'épithélium de ces vésicules contient beaucoup moins de graisse, ce qui fait douter si on doit les considérer comme des parties du pancréas ou comme des glandes mucipares analogues à celles que l'on rencontre dans les conduits excréteurs et la bile.

Le pancréas a une enveloppe fibreuse contenant des cellules graisseuses en nombre variable, dans laquelle se répandent les vaisseaux et les nerfs de la glande.

Les vaisseaux se comportent exactement comme dans la parotide; les lymphatiques paraissent y être plus nombreux que dans cette dernière glande.

Les nerfs proviennent tous du sympathique.

La sécrétion normale du pancréas est un liquide filant et visqueux qui, ainsi que l'a démontré M. Cl. Bernard, jouit, avec le tissu lui-même de la glande, de la propriété d'émulsionner les graisses. Il transforme aussi très facilement l'empois d'amidon, mais, sous ce rapport, il ne se distingue pas d'une manière bien tranchée de beaucoup d'autres liquides de l'économie.

DE LA RATE.

La rate est une glande vasculaire qui paraît avoir un certain rapport avec le renouvellement du sang et la sécrétion biliaire. Sous le rapport de la structure, elle se compose d'une enveloppe fibreuse et séreuse, et d'un parenchyme mou, traversé par un réseau de trabécules appelés les trabécules spléniques, entre lesquels on trouve une substance rouge appelée la *pulpe* ou *boue splénique*. Cette dernière renferme une grande quantité de corpuscules qui sont les corpuscules de la rate, et de nombreux vaisseaux se répandent dans son intérieur.

L'enveloppe péritonéale recouvre toute la surface de la rate à l'exception du *hile*, où elle se réfléchit sur les vaisseaux et les nerfs de l'organe, en les enveloppant pour se prolonger sur l'estomac, et former le ligament gastro-splénique, et de l'extrémité supérieure où elle forme le ligament phrénico-splénique. Cette enveloppe séreuse adhère si fortement chez l'homme à la couche fibreuse sous-jacente, qu'elle ne se laisse enlever que par lambeaux. Il n'en est pas de même chez les ruminans.

La tunique fibreuse ou albuginée constitue autour de la rate une membrane mince d'une épaisseur uniforme, semi-transparente, mais cependant solide, qui, principalement destinée à envelopper l'organe, pénètre par le hile dans son intérieur et accompagne les vaisseaux spléniques jusqu'à leurs dernières ramifications, en leur faisant ainsi des gaînes fibreuses analogues à celles que forme la capsule de Glisson. Sa structure comporte du tissu fibreux ordinaire accompagné de nombreux réseaux de fibres élastiques, et Kölliker a trouvé que, chez certains animaux, tels que le chien, le cochon, l'âne, le chat, on y rencontrait un assez grand nombre de muscles lisses.

Les trabécules spléniques sont des faisceaux blancs brillans, aplatis ou cylindriques, dont le diamètre moyen est de $0^{mm},218-0^{mm},711$, qui prennent naissance en grand nombre de la surface interne de l'enveloppe fibreuse, et aussi de la surface externe des divisions vasculaires, pour se réunir à d'autres faisceaux semblables et former dans l'intérieur un réseau étendu dans la totalité de l'organe. Les mailles de ce réseau, quoique jusqu'à un certain point semblables les unes aux autres en grandeur et en forme, sont cependant loin d'être égales, et renferment la substance propre de la rate et les corpuscules spléniques. Les anciens anatomistes considéraient ces intervalles comme des cavités régulières, revêtues d'une membrane propre et analogue à celles des corps caverneux du pénis, avec lesquels ils ont sans doute quelques rapports, quant à la disposition des trabécules qui les bornent, sauf que ces derniers ne contiennent pas de pulpe qu'on puisse en séparer par le lavage. Le meilleur procédé pour étudier la manière dont se comportent et dont s'unissent entre eux les trabécules spléniques, consiste à pétrir la rate avec la main sous un filet d'eau; on voit alors que ces trabécules, quoique de diamètres très variés, ne se ramifient pas à la manière des vaisseaux, mais qu'ils se lient entre eux d'une façon tout-à-fait irrégulière. Dans les points où quatre à cinq, ou même davantage de ces trabécules viennent se réunir, on trouve ordinairement un petit nœud en forme de cylindre aplati, qui ressemble à un ganglion nerveux. Ces nœuds se rencontrent plus fréquemment vers la face supérieure de l'organe que dans les parties internes et aux environs du hile, où les gros vaisseaux fournissent au parenchyme des appuis suffisans.

La structure des trabécules spléniques chez l'homme est exactement la même que celle de l'enveloppe fibreuse, et consiste en tissu fibreux longitudinal avec des fibres élastiques assez fines. Kölliker a fait voir, en 1846, que chez les animaux on trouvait des muscles à fibres lisses, tantôt dans toutes les trabécules, comme dans le porc, le chien, le chat; tantôt seulement dans les plus petits, comme chez le bœuf. On trouve encore des fibres propres fusiformes de $0^{mm},0436-0^{mm},0654$ de long, sur $0^{mm},0044$ de large, à extrémités ondulées, avec des proéminences ou des renflemens renfermant des noyaux ronds et qui se trouvent en nombre infini dans la boue splénique de l'homme. Kölliker s'est assuré que ce n'était pas des fibres lisses.

Corpuscules de Malpighi ou *corpuscules de la rate*. Ce sont de petits corps ronds, blancs, qu'on rencontre au milieu de la substance rouge du foie et en connexion avec les artères. On ne les trouve que sur des individus sains et récemment morts, ils disparaissent presque toujours à la suite de maladies ou par l'effet d'une longue abstinence. Sur 960 cas, Hessling ne les a observés que 1:6 fois; rares dans l'enfance, ils deviennent de plus en plus nombreux à mesure que l'individu avance en âge. On les rencontre constamment chez les gens morts subitement, comme les noyés, les suppliciés, les suicidés. Leur grosseur varie de $0^{mm},218$—$0^{mm},711$, elle est en moyenne, de $0^{mm},34$. Les corpuscules de Malpighi sont plongés au milieu de la matière rouge de la rate dont on peut difficilement les isoler complétement, ils sont toujours fixés sur un rameau artériel, soit qu'on les rencontre attachés latéralement au ramuscule, ou dans l'angle de bifurcation, ou enfin, suspendus par un pédicule, qui est alors formé par une petite artère. Les rameaux artériels de $0^{mm},044$ —$0^{mm},088$ portent de 5 à 10 corpuscules, de manière à figurer, quand la pulpe a été détachée, une grappe élégante.

Quant à sa structure intime, le corpuscule de Malpighi se compose d'une enveloppe spéciale, et d'un contenu, il forme donc une vésicule. La membrane est incolore, transparente, d'une épaisseur de $0^{mm},0022$—$0^{mm},0044$, limitée par deux contours entre lesquels on aperçoit, çà et là, des lignes caractéristiques; elle adhère intimement à la gaîne des vaisseaux, elle contient plus de tissu fibreux homogène et de fibrilles élastiques que cette dernière, mais les fibres musculaires lisses qui, chez quelques animaux, se rencontrent dans les tuniques, manquent ici complétement à l'intérieur. Le corpuscule ne présente aucune trace d'épithélium, mais il est complétement rempli par une matière agglomérée, visqueuse, grisâtre, composée d'une petite quantité de liquide clair, à réaction neutre, coagulable par la chaleur comme s'il contenait de l'albumine, d'une grande quantité de cellules rondes, grosses et petites, de $0^{mm},003$—$0^{mm},006$, la plupart renfermant un noyau, et d'un nombre variable de noyaux libres. Indépendamment de ces cellules, qui contiennent ordinairement des granules graisseux, et offrent la preuve la plus manifeste qu'il s'opère dans le corpuscule une formation cellulaire continuelle, on trouve encore, dans certains cas, des globules sanguins libres ou renfermés dans des cellules, et des vaisseaux sanguins déliés, comme dans les follicules de Peyer. (Kölliker.)

Les corpuscules de Malpighi sont complétement clos et n'ont aucune connexion avec les vaisseaux lymphatiques, malgré l'opinion de plusieurs auteurs, ils se rapprochent des follicules, des glandes de Peyer et des glandes solitaires, et présentent une certaine analogie avec les follicules des amygdales. C'est pourquoi Kölliker propose de les désigner sous le nom de *follicules glanduliformes*.

Ces petits organes ont été rencontrés sur tous les mammifères sur lesquels on les a cherchés jusqu'à présent; on les trouve aussi chez les oiseaux. Müller les a vus sur la tortue, Kölliker chez l'orvet où ils sont entourés d'un réseau capillaire extrêmement élégant, mais il n'a jamais pu les découvrir chez les grenouilles et les crapaux et les poissons d'eau douce. Leydig les a signalés chez les plagiostomes.

La *substance rouge, pulpeuse*. Le *parenchyme de la rate* est une matière molle, rougeâtre, qui remplit tout l'intervalle laissé entre les trabécules et les vaisseaux de cet organe, dont on peut facilement la séparer; elle comprend trois élémens distincts: 1° les vaisseaux sanguins les plus déliés; 2° des fibres et des trabécules microscopiques; 3° des cellules particulières du parenchyme. En outre, chez l'homme et les animaux, il se joint à ces élémens une très grande quantité de sang extravasé à divers degrés de transformations, qu'on peut presque regarder comme sa portion normale. Suivant que le sang extravasé, ou remplissant les vaisseaux se trouve en quantité plus ou moins grande, la pulpe splénique prend diverses teintes, depuis le rouge brillant jusqu'au rouge obscur; cependant cette coloration ne dépend pas complétement de la présence du sang, car il paraît exister une matière colorante rouge, qui est propre à l'organe.

Les fibres que présente la pulpe sont de deux espèces: d'abord des trabécules microscopiques dont la structure est tout-à-fait la même que celle des trabécules visibles à l'œil nu. Leur diamètre varie de $0^{mm},0109$—$0^{mm},0022$, et leur nombre n'est pas constant dans les différens points de l'organe et chez les divers animaux. En second lieu, les fibres qu'on rencontre sont visiblement les terminaisons des tuniques vasculaires. Celles-ci sont en très grand nombre et forment une membrane fibreuse délicate, n'offrant point de tissu élastique. Ils paraissent se joindre aux capillaires, et vont aussi se réunir aux trabécules les plus fins.

Les cellules de la pulpe splénique, ou les cellules du parenchyme de la rate, ont de $0^{mm},0065$—$0^{mm},0109$. Elles sont rondes et contiennent un noyau; elles ressemblent tellement aux corpuscules spléniques, qu'on peut se reporter complétement à la description de ces derniers. Parmi elles se trouvent des noyaux libres, la plupart du temps en plus grand nombre que dans les corpuscules de Malpighi. Il y a encore d'autres élémens, savoir: 1° des corps ronds, pâles, d'un aspect homogène, un peu plus gros que les globules sanguins, libres ou enfermés dans une enveloppe mince; 2° des cellules plus grosses, qui ont jusqu'à $0^{mm},0218$ de diamètre, tout-à-fait incolores, contenant un ou deux noyaux, et d'autres cellules, nommées par Kölliker *cellules granuleuses incolores*, qui contiennent des granules graisseux, plus ou moins colorés, quelquefois obscurs. Ces deux élémens se rencontrent aussi dans les corpuscules de Malpighi, mais ils n'y sont jamais en aussi grand nombre. La quantité de ces cellules parenchymateuses de diverses sortes est si considérable, qu'à l'exception d'un peu de liquide rouge-jaunâtre qui leur sert de lien, elles forment bien la moitié de la matière rouge de la rate.

Elles constituent de petits amas irréguliers de toutes dimensions qui occupent les intervalles que laissent les trabécules, les vaisseaux et les corpuscules de Malpighi. Ces cellules parenchymateuses ne présentent nulle part de membrane enveloppante; elles sont directement en contact avec les tuniques vasculaires, les trabécules et les enveloppes des corpuscules de Malpighi.

Chez l'homme et les animaux, la pulpe de la rate présente, de divers côtés, des colorations différentes ou plutôt des proportions différentes des globules sanguins qu'elle renferme et qui, sans la participation des autres élémens, déterminent les nuances qu'on remarque dans le tissu de l'organe.

Chez certains animaux, cette coloration est tantôt pâle, tantôt d'un gris-rougeâtre, tantôt brune, ou même rouge-noirâtre. Dans ces derniers cas, la rate contient une quantité plus ou moins considérable de globules du sang modifiés. Chez d'autres animaux, la rate présente toujours, à peu près, la même couleur sombre.

Dans la rate, les globules du sang deviennent plus petits, plus sombres, ils s'agglomèrent en petits amas sphériques qui, tantôt restent dans cet état, tantôt s'entourent du plasma du sang, et se présentent alors comme des cellules rondes, de $0^{mm},0109$

—0^{mm},033 de diamètre, entourées d'une enveloppe et contenant, dans leur intérieur, un noyau composé de 6 à 20 globules.

Ces petits amas et ces cellules, en même temps que les globules qu'ils renferment, deviennent de plus en plus petits et prennent une couleur jaune d'or, brun-rougeâtre ou noir, se transforment peu à peu en amas de pigment et en cellules pigmentaires granuleuses, et finissent, en dernier lieu, par être tout-à-fait incolores.

Vaisseaux et nerfs. L'artère splénique, et chacune de ses divisions principales, se divise, à son entrée dans la rate, en un grand nombre de branches, dont l'ensemble représente assez exactement un buisson. De ces rameaux, les plus gros se dirigent vers le bord antérieur de l'organe, les plus petits, vers le bord postérieur. Ils s'envoient les uns aux autres des anastomoses. Quand ces rameaux n'ont plus que 0^{mm},44—0^{mm},22, ils se séparent des veines qui les avaient accompagnés jusque-là, et se mettent en communication, ainsi que cela a été dit plus haut, par des ramuscules de 0^{mm},22—0^{mm},044 avec les corpuscules de Malpighi, dans l'intérieur desquels ils envoient peut-être quelques fines divisions. Puis ils s'épanouissent en pinceaux élégans, en touffes artérielles, et quand ils ont atteint un diamètre de 0^{mm},0065—0^{mm},0109, où ils sont devenus de véritables capillaires, ils se jettent dans un réseau capillaire qui occupe toute l'étendue de l'organe aussi bien dans la pulpe qu'autour des corpuscules de Malpighi.

Quant aux veines, Kölliker se prononce contre l'opinion de beaucoup d'anatomistes anciens et modernes, qui décrivent dans la rate de l'homme des sinus veineux. Il pense que les dilatations de ces vaisseaux sont artificielles.

Les capillaires de la rate ont la structure ordinaire, leur diamètre est de 0^{mm},0065—0^{mm},0109, ils sont très nombreux, et sont répandus partout dans la pulpe de l'organe, aussi bien qu'autour des corpuscules de Malpighi, dans l'enveloppe desquels ils ne pénètrent cependant pas. Leur réseau présente des mailles assez étroites et n'est interrompu que par les trabécules de la rate et les corpuscules de Malpighi.

Les lymphatiques de la rate sont relativement très peu nombreux chez l'homme. Ceux qui sont superficiels se répandent çà et là entre les deux membranes, et sont très difficiles à reconnaître, excepté au voisinage du hile et quand l'organe est très frais. Les lymphatiques profonds se rencontrent dans le hile, ils sont en petit nombre, très déliés, accompagnent les artères, mais on ne peut les suivre aussi loin que celles-ci. Auprès du hile, les vaisseaux superficiels et profonds se réunissent, traversent quelques petits ganglions qui se trouvent en ce point et vont déboucher, par un tronc commun, dans le canal thoracique, au niveau de la 11e ou 12e vertèbre. Sur les rates malades on ne peut apercevoir aucune trace de vaisseaux lymphatiques superficiels.

Les nerfs sont formés par un grand nombre de tubes déliés, par quelques tubes épais et par un très grand nombre de fibres de Rémack. Chez la brebis et le bœuf ils sont vraiment énormes, et dans ces animaux, quoiqu'ils n'aient pas de ganglions sur leur trajet, on peut les suivre très loin dans l'épaisseur de l'organe, à l'aide du microscope. Kölliker en a vu qui accompagnaient les artères jusque dans les corpuscules de Malpighi. Quant à leur terminaison, le même auteur n'a pas pu l'observer; tout ce qu'il peut dire à ce sujet, c'est qu'on les distingue encore au niveau des houppes artérielles, où ils sont aussi fins que les plus fins capillaires, on ne voit plus alors de tubes à double contour, et il est probable qu'ils se terminent librement par une bifurcation.

Auprès des artères de 2^{mm}, le diamètre de ces nerfs est de 0^{mm},052—0^{mm},061; auprès des houppes artérielles, il est de 0^{mm},00104—0^{mm},00121; dans la pulpe, de 0^{mm},0065—0^{mm},0087; dans les ramuscules, de 0^{mm},027—0^{mm},061. Kölliker a pu voir encore quelques tubes nerveux à double contour, tandis que tout le reste se composait d'un tissu strié contenant des noyaux.

APPAREIL RESPIRATOIRE.

1° *Larynx.* La muqueuse du larynx, qui fait le prolongement de celle de la bouche et des narines, est lisse, d'un blanc rosé, et unie aux parties sous-jacentes par l'intermédiaire du tissu sous-muqueux en quantité plus ou moins considérable; excepté au niveau du rétrécissement produit par les cordes vocales, toute sa surface est revêtue d'un épithélium vibratile, et ne présente aucune trace de papilles. Elle est formée par des réseaux déliés de fibres élastiques, qui prédominent dans les parties inférieures, tandis que la couche profonde, dont l'épaisseur est de 0^{mm},065—0^{mm},087, se compose principalement de tissu fibreux, et se termine par un bourrelet homogène de 0^{mm},009. L'épithélium vibratile commence chez l'adulte à la base de l'épiglotte et au-dessus des cordes vocales supérieures. Il est formé de plusieurs couches et présente en totalité une épaisseur de 0^{mm},052—0^{mm},087; il revêt toute la surface du larynx à l'exception des cordes vocales où l'on rencontre un épithélium pavimenteux feuilleté.

Les cylindres vibratiles proprement dits ont une largeur de 0^{mm},033—0^{mm},0044 et une largeur de 0^{mm},0054—0^{mm},0087; ils contiennent des noyaux ovalaires de 0^{mm},0065—0^{mm},0098, et çà et là quelques granules graisseux. Ils se terminent, pour la plupart, par une extrémité pointue, qui devient parfois un véritable filament, de sorte que la cellule peut atteindre une longueur totale de 0^{mm},052—0^{mm},061. Les cils vibratiles sont des prolongemens extrêmement déliés et mous de la membrane cellulaire, qui n'ont guère que 0^{mm},0035—0^{mm},0048; leur base est un peu plus large que leur extrémité qui se termine en pointe. Ils sont placés les uns à côté des autres sur la surface terminale de la cellule, et, d'après Valentin, ils seraient au nombre de 10 à 22 pour chaque élément cellulaire. On les trouve cependant, mais dans des cas très rares, en plus petite quantité; quelquefois il n'y en a qu'un seul sur une cellule. Il faut se garder, toutefois, de considérer comme un cil simple la réunion de plusieurs cils agglutinés, comme cela pourrait se rencontrer chez les embryons. Au point de vue chimique, les cellules de l'épithélium vibratile ne diffèrent pas de celles de l'épithélium cylindrique, et le séjour prolongé dans l'eau détermine, comme on l'a observé, le soulèvement de la membrane cellulaire. Les cils vibratiles sont encore plus délicats que la membrane cellulaire, ils se séparent très facilement par la macération de l'épithélium, presque tous les agens les modifient plus ou moins, et beaucoup les détruisent complétement. Cependant ils se maintiennent assez bien dans l'acide chromique. Le mouvement vibratoire s'exécute de bas en haut dans la trachée, et il persiste quelquefois 5, 2, 5, 6 et même 8 heures après la mort de l'animal (Biermer, Gosselin). L'épithélium vibratile du larynx et des conduits aériens ne se détache pas par desquamation. On trouve bien, à la vérité, çà et là quelques cylindres vibratiles dans le mucus des tubes aériens rejeté au dehors, mais on ne rencontre aucune trace de lambeaux plus étendus des cellules vibratiles. Dans les maladies des organes respiratoires, cette chute des cellules vibratiles n'est nullement un phénomène aussi commun qu'on le pense ordinairement, car on trouve très fréquemment l'épithélium encore plus ou moins intact sous le mucus puriforme et même sous les exsudations pseudo-membraneuses du croup. La manière dont a lieu la séparation des cylindres vibratiles résulte de ce que les cellules profondes s'accroissent peut-être par segmentation, s'avancent progressivement, et que les cellules extérieures donnent naissance à de nouveaux cils vibratiles.

La muqueuse du larynx contient une quantité notable de petites glandules qui appartiennent toutes à la catégorie des glandes en grappe et sont, comme celles de la cavité buccale du pharynx, de petites vésicules rondes de $0^{mm},065$—$0^{mm},087$ présentant un épithélium pavimenteux et un conduit excréteur avec cylindres. Ces glandules, grosses de $0^{mm},22$—$1^{mm},109$, sont en partie disséminées à la face postérieure de l'épiglotte et dans la cavité du larynx où leurs ouvertures, grosses comme des têtes d'épingle, sont facilement visibles à l'œil nu, en partie agglomérées en avant des cartilages aryténoïdes en une grosse masse qui envoie un prolongement horizontal autour du cartilage de Weissberg, et deux prolongemens descendans dans la cavité du larynx formant les glandules aryténoïdes latérales. Il y en a également sur le muscle aryténoïdien transverse, et une masse considérable de ces glandes se montre à l'extérieur auprès du ventricule de Morgagni; elles ne sécrètent que du mucus.

Le larynx reçoit une grande quantité de vaisseaux et de nerfs. Les premiers se comportent dans la muqueuse de la même manière que dans le pharynx, et forment un réseau superficiel de capillaires qui ont de $0^{mm},065$—$0^{mm},087$ de diamètre. Les lymphatiques sont aussi très nombreux et se rendent aux ganglions cervicaux profonds. Les nerfs du sentiment proviennent du laryngé supérieur, ceux du mouvement du laryngé inférieur. Ils se terminent dans les muscles, le périchondre, et surtout dans la muqueuse, de la même manière qu'au pharynx, et leurs rameaux présentent des ganglions microscopiques.

Les cartilages du larynx n'ont pas tous la même structure. Les uns sont formés par le tissu cartilagineux ordinaire. Ce sont les cartilages thyroïde, cricoïde, aryténoïde, qui se composent d'une substance fondamentale hyaline homogène, renfermant des cellules cartilagineuses. A l'extérieur, on rencontre des cellules aplaties, puis une couche blanchâtre avec de grosses cellules mères et une masse fondamentale fibreuse; enfin, dans l'intérieur, la substance fondamentale est en plus grande quantité et présente de petites cavités rayonnées. Les membranes des cellules sont très épaisses, et on trouve dans leur intérieur une grosse goutte de graisse. Les incrustations, formées par de petits grumeaux calcaires, se rencontrent fréquemment dans les cartilages du larynx; on y trouve aussi de véritables ossifications avec des cavités remplies d'une moelle cartilagineuse semblable à de la gelée, qui est pourvue de vaisseaux.

L'épiglotte, les cartilages de Wrisberg et de Santorini sont formés par du cartilage jaune ou en réseau; ils offrent des fibres peu distinctes, très intimement entrelacées, qui, chez certains animaux, par exemple chez le bœuf, sont beaucoup plus fortes que chez l'homme, et des grosses cellules transparentes, dans lesquelles Henle a vu, dans certains cas, une disposition en couches concentriques.

Les fibres élastiques des cordes vocales sont de la plus petite dimension, elles ont à peine au delà de $0^{mm},0022$ de longueur, et se réunissent, comme d'habitude, à un réseau élastique très dense, qui contient toujours du tissu fibreux.

Les muscles du larynx ne diffèrent pas de ceux du tronc, ils sont formés de fibres transversalement striées de $0^{mm},035$—$0^{mm},052$.

2° *Trachée et bronches.* Les conduits aériens et leurs ramifications sont unis avec les parties voisines au moyen d'un tissu fibreux riche en belles fibres élastiques, et sont entourés premièrement par un tissu fibreux élastique très solide, qui recouvre, comme un périchondre, les demi-anneaux cartilagineux de la trachée, les attache les uns aux autres, et forme à la partie postérieure de cet organe une paroi membraneuse. Puis, en avant et sur les côtés, viennent les cartilages, en arrière une couche de muscles lisses. Les premiers, dont l'épaisseur varie de $0^{mm},33$—$0^{mm},09$, se comportent tout-à-fait comme les cartilages du larynx, sauf qu'ils n'ont aucune tendance à l'ossification. Au contraire, à partir du commencement de la trachée, les muscles sont à fibres libres et forment une couche incomplète, d'une épaisseur de $0^{mm},65$, et qu'on ne rencontre qu'à la paroi postérieure. Les muscles sont transversaux, quelques faisceaux cependant, sur les côtés, sont longitudinaux. Leurs élémens, dont la longueur est de $0^{mm},065$ et la largeur de $0^{mm},0044$—$0^{mm},0087$, se réunissent à de petits faisceaux qui, avec d'élégans petits tendons de tissu élastique, naissent en partie de la surface interne de l'extrémité des demi-anneaux trachéens, en partie pour les faisceaux longitudinaux de la membrane fibreuse externe.

En dedans des cartilages et des muscles, qui forment pour ainsi dire une seule couche, on en trouve une autre qui a environ $0^{mm},262$ d'épaisseur, formée par du tissu fibreux ordinaire et solidement tendu, puis vient la membrane muqueuse; celle-ci est formée de deux couches, l'une externe fibroïde, de $0^{mm},262$; l'autre interne jaune, de $0^{mm},195$—$0^{mm},218$, purement élastique. Les fibres de cette dernière, entrelacées en réseau, ont une direction longitudinale, et forment çà et là, surtout à la paroi postérieure, des faisceaux aplatis qui se réunissent sous des angles aigus. La partie la plus interne de la couche élastique a fréquemment, surtout vers la paroi postérieure, une épaisseur de $0^{mm},052$—$0^{mm},065$; sa structure est principalement fibreuse, avec des fibres élastiques très fines, comme au larynx; elle se laisse facilement séparer, comme une membrane mince, de la couche élastique qui est plus épaisse. Sur celle-ci est posé l'épithélium vibratile, qui forme plusieurs feuillets et ne diffère en rien de celui du larynx.

Les glandes de la membrane muqueuse sont en grand nombre. Les plus petites, qui ont de $0^{mm},22$—$0^{mm},55$, se rencontrent particulièrement vers la paroi antérieure et sont placées immédiatement en dehors de la couche élastique, les plus grosses, de $0^{mm},55$—$2^{mm},18$, se trouvent à la paroi postérieure en dehors des muscles et de toute l'épaisseur de la muqueuse, ou entre les cartilages.

Ces glandes diffèrent dans leur structure de celles du larynx, en ce que les plus grosses sont tapissées, dans leur intérieur, par un épithélium pavimenteux, tandis que les plus petites, situées dans la muqueuse elle-même, dont quelques-unes excessivement simples, formées des cœcums plus ou moins bifurqués, sont composées d'une utricule allongée, de $0^{mm},044$—$0^{mm},065$

de grandeur, présentant un orifice excessivement étroit et une paroi à épithélium cylindrique dont l'épaisseur varie de $0^{mm},0131$ —$0^{mm},0218$.

Les vaisseaux sanguins de la trachée sont excessivement nombreux, et se distinguent en ce que les rameaux les plus volumineux se dirigent longitudinalement, tandis que le réseau superficiel, qui se trouve fréquemment au-dessus des élémens élastiques et au-dessous de la couche homogène, forme des mailles à angles plus arrondis.

On trouve aussi, dans la trachée, des vaisseaux lymphatiques en grand nombre. Kölliker a observé, dans un cas, que leur origine se faisait dans la muqueuse par un réseau à mailles très larges, formé de tubes à parois très minces, de $0^{mm},0065$ —$0^{mm},0022$ de diamètre, d'où sortaient çà et là des prolongemens terminés en cul-de-sac.

Les nerfs y sont aussi très abondans et s'y comportent comme dans le larynx.

Poumons. Les poumons sont deux grosses glandes en grappe conglomérées et se composent : 1° d'une enveloppe séreuse spéciale, la plèvre; 2° du parenchyme sécrétant, qui comprend les divisions des deux bronches avec leurs terminaisons, les cellules aériennes de nombreux vaisseaux et des nerfs ; 3° un tissu interstitiel intermédiaire entre les deux sortes d'élémens précédens qui unit les lobes et les lobules.

Quant à l'enveloppe séreuse nommée plèvre, nous renvoyons au mémoire de M. Bourgery sur la structure des séreuses.

Tubes et cellules aériens. Au moment où les deux bronches arrivent à la racine des poumons elles commencent à se ramifier à la manière des conduits excréteurs d'une glande volumineuse, ainsi que cela a lieu dans le foie. En même temps que s'opère cette dichotomie en rameaux de plus en plus petits, et sous des angles aigus, un grand nombre de petits canaux aériens se détachent à angle droit des rameaux gros et moyens qui, comme terminaisons des ramifications principales, donnent à l'ensemble de cet organe une apparence fasciculée. Ainsi se forme, en dernier lieu, un arbre aérien dont les extrémités les plus déliées qui ne s'anastomosent jamais, s'étendent dans toute l'étendue des poumons et se rencontrent aussi bien à la surface que dans l'intérieur. A ces branches viennent s'attacher les derniers élémens de l'organe aérien, les cellules aériennes ou vésicules pulmonaires ; chaque ramuscule bronchial ne se rend pas à une vésicule unique, comme on le croyait anciennement, mais il communique avec tout un groupe de cellules.

Ces groupes de vésicules correspondent aux plus petits lobules des glandes en grappe. Mais tandis que dans les autres glandes, les vésicules sécrétantes, quand même elles ne pourraient être isolées, ont pourtant une existence indépendante, les élémens des poumons qui leur correspondent, les cellules aériennes sont fusionnées notablement les unes dans les autres, de telle sorte que chaque vésicule d'un lobule ne s'ouvre pas dans un ramuscule séparé des plus fines divisions bronchiales, mais bien dans une poche ou cavité commune qui donne ensuite naissance au tube aérien. La manière la plus facile de se convaincre de cette disposition consiste à couper dans divers sens des poumons insufflés et desséchés, ou à détruire dans l'acide chlorhydrique les parties organiques d'une préparation injectée avec une matière résineuse. On ne trouve jamais les cellules aériennes distinctes ou pédiculées, avec une ouverture propre à chacune d'elles, mais on les voit s'ouvrir les unes dans les autres et se confondre tellement, qu'elles forment par leur réunion une utricule piriforme à parois sinueuses.

Les parois de ces outres, ou derniers lobules pulmonaires, ne sont pas formées par des cellules simples ou alvéoles, mais celles-ci se trouvent toujours groupées de telle sorte que quelques-unes ne s'ouvrent pas directement dans l'intervalle commun, mais débouchent dans d'autres alvéoles. La meilleure manière de se figurer cette disposition, c'est de regarder chaque lobule pulmonaire comme représentant en petit un poumon d'amphibie, et formé, par conséquent, de nombreux groupes de vésicules en grappe, placées tout autour des terminaisons bronchiques et s'ouvrant les unes dans les autres ou dans la cavité commune. Envisagée de cette manière, la structure du poumon ne diffère pas d'une manière fondamentale de la structure de tout autre glande en grappe, sauf que chez l'adulte au moins, il s'est opéré en partie une fusion des cellules aériennes, de telle sorte que les parois de certaines d'entre elles se sont perforées et se sont mises ainsi en communication les unes avec les autres. Les plus petits conduits aériens, de $0^{mm},22$—$0^{mm},36$, au moment où ils sortent des lobules, présentent encore des cellules aériennes simples qu'on peut nommer *pariétales* et ont, par conséquent, des parois sinueuses, mais celles-ci ne tardent pas à devenir tout-à-fait lisses.

La grandeur des cellules aériennes est extrêmement variable, même dans le poumon d'un homme sain. Après la mort, quand elles ne sont plus dilatées par l'air, elles ont de $0^{mm},36$ - $0^{mm},22$ —$0^{mm},12$. Mais en vertu de son élasticité, chaque vésicule peut acquérir un volume double ou triple sans se rompre, et revenir ensuite à son état primitif. On peut donc accepter sans erreur que, pendant la vie, les cellules s'accroissent au moins d'un tiers de leur volume. Dans l'emphysème cette extension devient permanente et détermine le déchirement des parois des alvéoles appartenant à chaque lobule, et même la fusion des lobules eux-mêmes. Les alvéoles sur un poumon frais sont rondes ou ovalaires, mais sur un poumon insufflé ou injecté elles sont polyédriques. Par suite des compressions réciproques les cellules de la surface pulmonaire présentent nécessairement une face polygonale.

La structure lobulée du poumon est loin d'être aussi évidente chez l'adulte que chez les jeunes sujets et chez les animaux. Dans un poumon d'enfant, on trouve chaque lobule visiblement séparé des autres par du tissu cellulaire et pouvant être isolé, de manière à montrer la forme pyramidale, assez régulière, des lobules superficiels et celle, plus irrégulière, des lobules profonds.

Chez l'adulte, les derniers lobules dont la grosseur est de $0^{mm},85$—$1^{mm},10$ —$2^{mm},18$ sont si intimement confondus, que même à la surface des poumons on ne distingue leurs contours qu'avec beaucoup de peine, et que dans l'intérieur de l'organe on croit avoir affaire à une texture uniforme. Mais les lobules secondaires sont pour la plupart beaucoup plus distincts, d'abord parce qu'ils sont en général limités tout autour par une strie de pigment qui s'est déposée dans le tissu fibreux interlobulaire.

Les bronches ont en général la même structure que la trachée; cependant elles présentent quelques différences qu'il importe de signaler. On y distingue deux membranes, l'une fibreuse, avec des cartilages, l'autre muqueuse, avec des muscles à fibres lisses. La première, formée par du tissu fibreux et des fibres élastiques, s'amincit de plus en plus, on peut à peine en constater encore la présence dans les bronches qui ont moins de $1^{mm},09$ de diamètre, et enfin, à l'extrémité des dernières ramifications, elle se confond en une seule couche avec la membrane muqueuse et le tissu cellulaire lâche qui réunit les bronches au parenchyme pulmonaire. C'est dans cette enveloppe que se trouvent les cartilages bronchiques qui, au lieu de former des demi-anneaux irréguliers, ne sont plus que de petites plaquettes polygonales éparses dans toute la circonférence du tube. A l'origine, elles sont encore grandes et assez près les unes des autres, mais plus loin elles s'écartent de plus en plus, en même temps qu'elles deviennent plus petites, pour disparaître enfin dans les petites bronches qui ont moins de $1^{mm},09$ de diamètre.

La structure de ces cartilages, qui présentent assez fréquemment une couleur rougeâtre, est au commencement exactement la même que celle des anneaux trachéens. Dans les petits canaux, entre les cellules profondes et les cellules superficielles, le tissu devient de plus en plus homogène, comme celui qui occupe l'intérieur d'un cartilage. Les muscles provenant des grosses bronches forment des faisceaux aplatis, qui environnent le canal en lui faisant une couche continue, sauf chez les vieillards, où ces faisceaux présentent entre eux des intervalles irréguliers; on peut encore les observer sur des rameaux de $0^{mm},218$ —$0^{mm},182$, et il est probable qu'ils se continuent jusqu'aux lobules pulmonaires. La muqueuse est intimement unie avec les muscles; elle offre à l'origine la même épaisseur qu'à la trachée, mais elle s'amincit successivement et finit par disparaître complétement dans les cellules pulmonaires, ainsi que l'a constaté M. Cl. Bernard. Cette membrane muqueuse se compose partout, extérieurement, de fibres élastiques longitudinales dont les faisceaux forment à la surface interne des bronches, des stries longitudinales caractéristiques, et produisent sur la muqueuse un plissement dans le même sens, plus ou moins visible; en deuxième lieu, d'une couche homogène de $0^{mm},0044$—$0^{mm},0065$ d'épaisseur, et en troisième lieu, d'un épithélium vibratile qui, dans les grosses bronches, jusqu'à celles qui ont $2^{mm},18$ de diamètre, est visiblement composé de plusieurs couches, mais qui se réduit peu à peu à une seule couche de cellules vibratiles ayant $0^{mm},0131$ de longueur.

Les bronches contiennent au commencement un très grand nombre de glandes en grappe, mais celles-ci disparaissent dans les canaux qui n'ont plus que $2^{mm},18$—$3^{mm},27$.

Quant aux vésicules pulmonaires, Kölliker ne leur reconnaît que deux couches, une membrane fibreuse et un épithélium. La première représente évidemment la membrane muqueuse extrêmement amincie et la couche fibreuse des bronches, elle ne possède pas de fibres musculaires lisses et se compose d'une couche fondamentale, fibroïde et homogène, avec des fibres élastiques et de nombreux vaisseaux. Les fibres élastiques de $0^{mm},0011$—$0^{mm},0022$ se présentent sous forme de trabécules isolés et de stries qui arrivent aux angles des cellules aériennes aplaties dans l'état d'extension, entourent les ouvertures de ces mêmes cellules, s'anastomosent de tous côtés les unes avec les autres et forment ainsi une trame solide, entre lesquelles s'étendent les parties plus molles du tissu fibreux des alvéoles pulmonaires qui portent les vaisseaux sanguins. La structure de ces trabécules élastiques qui, au point où les vésicules pulmonaires se rapprochent les unes des autres, se confondent tellement ensemble, qu'il est impossible de déterminer la limite de chaque alvéole, est presque partout celle des réseaux élastiques les plus denses, dont les mailles apparaissent comme des fentes étroites. Il y a pourtant çà et là quelques fibres plus lâches, qui ne permettent pas de douter qu'on n'ait sous les yeux des élémens élastiques. D'autres faisceaux plus rares s'étendent des trabécules margineux sur les parois des vésicules pulmonaires, et se réunissent les uns aux autres pour former un large réseau.

Le tissu fibreux des cellules aériennes, qui semble entièrement homogène, disparaît complétement devant la grande quantité d'élémens élastiques et de vaisseaux, et n'est, pour ainsi dire, sur les parois des alvéoles, entre les trabécules élastiques, qu'une substance unissante des nombreux capillaires du poumon.

L'épithélium des vésicules pulmonaires est pavimenteux sans cils vibratiles; composé des cellules polygonales, à granules incolores, contenant de la graisse dans certains cas pathologiques, de $0^{mm},0109$—$0^{mm},0153$ de diamètre, sur $0^{mm},0065$—$0^{mm},0087$ d'épaisseur, il forme une simple couche située immédiatement sur la membrane fibreuse de l'alvéole. On ne doit pas plus admettre la chute régulière de cet épithélium que dans la trachée et les bronches, mais il n'est pas douteux que quelques élémens isolés, surtout dans les maladies des voies aériennes, ne puissent être rejetés avec le mucus bronchique. Chez l'homme, ces cellules se détachent avec une extrême facilité et on les rencontre ainsi dans les vésicules aériennes et les dernières bronches. Cependant on peut, presque dans chaque poumon, ou au moins dans quelques lobules, les voir encore en place, et chez les animaux récemment tués l'observation ne présente aucune difficulté.

Le tissu fibreux inter-lobulaire des poumons, déjà rare entre les lobules secondaires, et presque imperceptible à cause de sa petite quantité entre les lobules primaires, se compose de tissu fibreux commun avec des fibres élastiques très déliées, et contient, chez l'adulte, une plus ou moins grande quantité de pigment noirâtre formé de petits grains irréguliers, ou d'agglomérations granuleuses ainsi que de cristaux, qu'on ne rencontre jamais, pour ainsi dire, enfermés dans des cellules. Les parois des alvéoles elles-mêmes contiennent fréquemment de cette matière pigmentaire qui, quand elle est en petite quantité et répartie régulièrement, permet de distinguer très nettement les contours des lobules secondaires et même, en partie du moins, ceux des lobules primaires.

Vaisseaux et nerfs des poumons. Les poumons reçoivent à la fois deux espèces de vaisseaux, les uns destinés à la nutrition des parties solides, les autres servant à l'accomplissement de la fonction spéciale de l'organe. Les premières branches de l'artère pulmonaire suivent assez exactement les ramifications bronchiques, au-dessous et derrière lesquelles ils se trouvent placés, avec cette différence qu'ils se dichotomisent plus souvent, et par conséquent, diminuent plus vite de diamètre. Chaque lobule secondaire reçoit un rameau qui, en général, répond au nombre des lobules primaires qui se divisent en ramuscules qui se rendent, en définitive, à chacune des vésicules pulmonaires. Le trajet de ces artères lobulaires est très facile à suivre sur une préparation injectée, insufflée et desséchée. On voit ainsi, que celles-ci, en passant dans le tissu unissant intermédiaire aux lobules, ne fournit pas à un seul lobule, mais toujours à deux ou trois à la fois, plusieurs petits rameaux qui se divisent à leur tour entre les alvéoles, s'anastomosent entre eux ou avec des rameaux provenant d'une autre artère lobulaire et se perdent, en dernier lieu, dans le réseau capillaire des vésicules pulmonaires. Ce réseau est un des plus serrés qu'il y ait chez l'homme; étudié sur des préparations fraîches, il offre des mailles rondes ou ovales, de 0mm,0044—0mm,0174, et un petit vaisseau de 0mm,0065 à 0mm,0109 qui, situé dans la paroi de la vésicule pulmonaire à une distance d'environ 0mm,0022 de l'épithélium, traverse le tissu filamenteux de cette paroi et, sans s'étendre sur toutes les alvéoles d'un petit lobule, se met en connexion avec celles des lobules voisins. Les veines pulmonaires naissent du réseau capillaire que nous venons de décrire, par des racines qui, plus superficielles que les artères, sont situées plus en dehors du lobule, serpentent entre ces mêmes lobules, se réunissent aux autres veines lobulaires pour former des troncs plus gros, qui traversent le parenchyme pulmonaire, soit isolément, soit accompagnant les artères et les bronches.

Les artères des grosses bronches se comportent comme celles de la trachée; les veines pulmonaires offrent un réseau vasculaire extrêmement riche, que l'on peut suivre jusqu'à des ramuscules de 0mm,63 et au-delà, de petits vaisseaux qui ne proviennent pas des artères bronchiales, accompagnent les ligamens pulmonaires pour se rendre à la plèvre.

Les lymphatiques sont également très nombreux. Les superficiels circulent dans le tissu fibreux sub-séreux dans les intervalles des gros et petits lobules, et forment un réseau externe plus fin, et un réseau profond et plus gros qui revêt la surface pulmonaire commune. De ce réseau partent d'un côté des ramuscules superficiels accompagnant les vaisseaux sanguins de la plèvre et se dirigeant vers la racine du poumon, de l'autre, de nombreux ramuscules qui serpentent dans la profondeur de l'organe entre les lobules et débouchent dans des vaisseaux plus profonds. Ceux-ci prennent naissance sur les parois des bronches et des vaisseaux sanguins, particulièrement des parois des artères pulmonaires, traversent avec ces canaux la substance pulmonaire, ainsi que de petites glandes lymphatiques, se dirigent vers la racine du poumon et viennent enfin s'unir aux ganglions bronchiaux.

Les nerfs proviennent du pneumo-gastrique et du grand sympathique; ils forment deux plexus, l'un antérieur plus faible, l'autre postérieur plus fort, ils accompagnent les bronches et les artères pulmonaires, et çà et là également les veines pulmonaires ainsi que les *vasa bronchialia*. Dans l'intérieur du poumon, ces rameaux nerveux sont pourvus de ganglions microscopiques, et on peut les suivre jusque dans le voisinage des terminaisons bronchiques.

GLANDE THYROIDE.

La glande thyroïde n'a pas de conduits excréteurs. Par son aspect extérieur, elle présente une certaine analogie avec les glandes en grappe, mais ses vésicules closes, qui ont 0mm,044—0mm,109 réunies par un stroma fibreux en lobules ronds ou allongés souvent légèrement polyédriques, doivent la faire ranger parmi les glandes granuleuses des auteurs. Ces vésicules se réunissent en lobules qui ne sont pas complétement distincts, et d'où proviennent les divisions principales de l'organe, chacune d'elles ayant une enveloppe spéciale et solide qui s'unit en définitive avec l'enveloppe fibreuse commune à toute la glande.

Le tissu filamenteux ou le *stroma* de la glande thyroïde se compose de faisceaux de tissu fibreux ordinaire, entrelacés dans tous les sens et mêlés avec des fibres élastiques déliées; à sa surface, il contient aussi une certaine quantité de cellules graisseuses. Quant aux vésicules glandulaires chez l'homme, leur composition présente tant de variétés qu'il n'est pas facile de dire ce qui est propre à l'état normal. D'après des observations sur des animaux, Kölliker les a trouvées composées par une membrane propre, un épithélium et un contenu fluide, c'est pourquoi il les considère comme analogues à de véritables vésicules glandulaires, par exemple, à celles des glandes mucipares. La membrane propre est complétement homogène, transparente et fine, ayant 0mm,0017; mise en contact avec les alcalis caustiques, elle se gonfle et devient plus distincte. Sur sa face interne, on trouve une simple couche de cellules épithéliales, polygonales, finement granuleuses, transparentes, de 0mm,0087—0mm,0131 de diamètre, avec un seul noyau. La cavité entourée par ces cellules est remplie par un liquide clair, légèrement jaunâtre et quelque peu visqueux. L'action de l'alcool, de l'acide nitrique ou de la chaleur y décèle la présence d'une grande quantité d'albumine; on trouve très souvent, au lieu d'un épithélium régulier, seulement le liquide contenant de petites granulations transparentes ou obscures, et des noyaux libres; mais c'est là probablement un cas anormal qui doit être considéré comme le résultat de la mort. On rencontre fréquemment, dans ce liquide granulé, une plus ou moins grande quantité de ces mêmes cellules qui forment l'épithélium, déjà pâlies ou à moitié dissoutes; il faut donc en conclure que, dans les cas où on ne trouve que ce que nous venons de dire, cela provenait d'une destruction des parties opérées après la mort. Au contraire, on ne peut mettre en doute la nature pathologique des modifications survenues dans la glande thyroïde et dans ses vésicules, et qu'on désigne sous le nom de *colloïdes*, quoique ces changemens aient lieu souvent par degrés insensibles, et que quelques auteurs les aient, pour cette raison, regardés aussi comme des états physiologiques voisins les uns des autres. Sous l'influence de cette dégénération, et en même temps que les vésicules glandulaires prennent de plus grandes dimensions, il se développe dans leur intérieur une substance colloïde formant une masse amorphe, transparente, légèrement jaunâtre, d'une consistance semi-solide, qui remplit plus ou moins la vésicule. Quand cette modification n'est encore que peu prononcée, on trouve les cellules un peu agrandies, atteignant jusqu'à 0mm,109, apparaissant sur une coupe comme des taches transparentes d'un blanc jaunâtre, ou comme des grains que Ecker compare à des grains de sagou, mais qui ont encore la structure normale. A un degré plus avancé, les vésicules qui renferment la matière colloïde se transforment en poches plus grosses de 0mm,218—1mm,09, dans lesquelles l'épithélium cesse souvent d'être visible, mais qui contiennent encore, indépendamment de la matière anormale, des cellules rondes, pâles, granulées, remplies avec de la matière colloïde, et des noyaux. Ces cystes, par la pression qu'ils exercent sur le stroma, finissent par résorber leurs parois réciproques et par former une grande cavité sinueuse dont le contenu subit toutes sortes de modifications par les extravasations qui s'y opèrent et les métamorphoses qui en sont la suite.

On rencontre aussi çà et là, chez les mammifères et les oiseaux, des vésicules légèrement dilatées et contenant de la matière colloïde.

Les vaisseaux sanguins de la thyroïde sont très nombreux eu égard à la masse de la glande, mais ils ne présentent rien de remarquable; chaque lobule glandulaire reçoit quelques petites artères qui se divisent ensuite en rameaux plus déliés, serpentent dans le stroma entre les vésicules glandulaires, et forment enfin autour de chacune d'elles un réseau capillaire élégant, semblable à celui des vésicules pulmonaires, à mailles plus larges, de $0^{mm},0174-0^{mm},0348$, allongées, à angles arrondis, composé par des vaisseaux de $0^{mm},0065-0^{mm},0109$ de diamètre. De ce réseau naissent ensuite les veines, qui ont un trajet plus étendu et sont encore plus nombreuses que les artères. Il sort aussi de la glande thyroïde un nombre considérable de lymphatiques, mais la manière dont ils se comportent dans l'intérieur de la glande est encore peu connue. Les nerfs proviennent du sympathique et sont très rares.

DU THYMUS.

Le thymus appartient à la classe des glandes vasculaires, c'est un organe pair, allongé, plus large en bas qu'en haut, aplati, environné par un tissu fibreux lâche, qui l'unit aux parties voisines. Une observation superficielle y montre très évidemment de gros lobes de $4^{mm}-6^{mm}$ de diamètre, ronds, ovales ou piriformes, le plus souvent aplatis, qui, bien que assez serrés les uns contre les autres, ne sont réunis que par un tissu fibreux flexible et se laissent aisément séparer. Si l'on suit ces lobes de l'intérieur vers l'extérieur, on s'aperçoit facilement qu'ils n'adhèrent pas les uns aux autres, et que tous, sans exception, sont unis par une partie assez mince avec un canal qui, d'ordinaire, enroulé en spirale, mais irrégulier, traverse toute la longueur de la glande. Quand on ouvre ce conduit, dont la largeur normale est de $1^{mm},09-3^{mm},27$, on trouve à sa face interne une grande quantité d'orifices qui conduisent chacun dans un lobule, et dont le canal se termine à une cavité située dans ce lobule lui-même. Les lobules du thymus, par leur disposition et le canal central avec ses affluens, ont avec les lobules et le canal excréteur d'une glande véritable, une similitude d'autant plus grande, que les premières présentent des subdivisions plus petites, et celles-ci des corps gras de $0^{mm},436-0^{mm},71$, ronds, analogues aux vésicules glandulaires, et qu'on nomme les grains glandulaires du thymus. Ces derniers peuvent s'apercevoir à la surface externe de la glande, et, par leur forme polygonale, ils lui donnent l'aspect d'une mosaïque élégante qui rappelle celle des poumons. Ces grains glandulaires ne sont cependant pas des vésicules, mais des corps solides, qui ne présentent pas de cavité et dont l'intérieur est complétement plein, et sont en dehors séparés les uns des autres. On peut aussi considérer chaque lobule comme une poche à paroi épaisse dont la surface interne est plane et sans divisions, tandis que la surface externe est divisée par des sillons plus ou moins profonds.

Il arrive dans certains cas, qu'à la place d'un canal étroit dans lequel viennent déboucher les cavités des lobules, chaque thymus offre une grande cavité, large de $1^{mm},09-2^{mm},18$, mais cependant étroite, avec laquelle les lobules communiquent par de grandes ouvertures linéaires. Quelques anatomistes, et parmi les modernes A. Cooper, considèrent l'existence de cette cavité comme l'état normal, tandis que d'autres, et Simon en tête, sont portés à penser qu'elle ne résulte que du mode d'observation qui a été employé, tel qu'injection ou insufflation de l'air; car, dans un tissu aussi délicat que celui du thymus, une injection ou une insufflation qui n'est pas opérée avec les plus grandes précautions, doit nécessairement conduire à deux erreurs. Kölliker se range à cette dernière opinion, il est convaincu que beaucoup d'observateurs ont pris pour des *réservoirs* naturels des distensions produites artificiellement. Cependant il s'est assuré qu'il y a des thymus qui offrent pendant la vie une grande cavité centrale s'étendant, soit dans la totalité de l'organe, soit seulement dans quelques-unes de ses divisions, dans des cas où on ne pouvait en aucune façon les attribuer à des accidens de préparation. Il pense que l'état naturel et habituel du thymus, c'est d'avoir un canal central; mais il croit aussi que dans certains cas, par suite d'une sécrétion trop abondante, ce canal peut se distendre, et finalement, se transformer en une véritable cavité.

Structure intime du thymus. Si l'on écarte le tissu qui environne le lobule, et qui est formé de tissu fibreux présentant des filamens élastiques plus fins, et fréquemment aussi parsemé de cellules graisseuses, on découvre la surface externe correspondante aux granules glandulaires et qui est couverte de sillons. On trouve ici, mais seulement avec les plus forts grossissemens, une membrane décrite très exactement par Simon, très mince, de $0^{mm},0011-0^{mm},0022$, obscurément striée ou presque homogène qui recouvre tout un lobule, et même se continue sur la totalité de la glande, et qu'on peut mettre sur la même ligne que la paroi des follicules des plaques de Peyer, des amygdales, etc.

En dedans de cette enveloppe, entre elle et la cavité du lobule, se trouve une matière blanche, molle, fragile, d'une épaisseur de $0^{mm},36-0^{mm},71$ qui, sous le microscope, paraît être uniquement composée de noyaux libres et de cellules et qui, pour cette raison, a été considérée par tous les observateurs comme la sécrétion de ces prétendues vésicules glandulaires. Cependant cette matière ne se laisse pas emporter par le lavage, comme cela devrait avoir lieu, elle présente, au contraire, une certaine résistance et une remarquable viscosité. Si l'on pousse l'observation plus loin, on découvre peu à peu d'autres élémens qu'on ne se serait pas attendu à rencontrer là et qui entrent dans la composition de cette matière, savoir: des vaisseaux sanguins et une petite quantité de substance fibroïde filamenteuse.

Ces corps vésiculiformes constituent, avec une petite quantité de liquide qui les réunit, la masse principale des élémens des parois lobulaires du thymus. Au-dessous, on trouve des noyaux libres, toujours en très grand nombre, de $0^{mm},0044-0^{mm},0109$ de diamètre, ronds, légèrement aplatis, présentant un contenu homogène, transparent, devenant granuleux dans les acides acétiques, avec ou sans nucléoles. Il y a toujours aussi des cellules dont la grosseur varie de $0^{mm},0087-0^{mm},0022$, plus ou moins nombreux, mais toujours plus rares que les noyaux. Les noyaux de ces cellules sont le plus souvent simples et visibles, leur contenu est pâle ou contient quelques granulations graisseuses, quelquefois aussi elles n'ont pas de noyaux et sont complétement remplies de graisse. Au milieu de ces élémens serpentent un grand nombre de vaisseaux sanguins de dimensions variables. Les vaisseaux principaux qui circulent tout auprès et en dehors de la cavité centrale, suivent la direction longitudinale de l'organe, abandonnent un grand nombre de ramifications à cette cavité dont ils traversent les parois, et arrivent à la surface interne. Là, ils se ramifient d'une manière très élégante, s'anastomosent dans tous les sens et forment un réseau capillaire à mailles étroites et régulières.

De ce réseau artériel, aux points d'embouchure des lobules, partent de nombreux vaisseaux qui rampent dans la partie la plus interne des parois qui limitent les cavités lobulaires, puis se ramifient en dehors dans chaque grain glanduleux, de manière à former un réseau, dont les vaisseaux ont de $0^{mm},0065$ — $0^{mm},0109$, et les mailles, de $0^{mm},0218$—$0^{mm},0436$. Ce développement du réseau vasculaire ne sort pas du grain glandulaire, car on n'aperçoit à l'extérieur de la membrane enveloppante qui les recouvre, aucun de ces ramuscules dont les extrémités se terminent en anses. En outre, il paraît entrer encore dans la formation des épaisses parois des lobules glandulaires, quelque peu de tissu fibreux; au moins trouve-t-on à la partie la plus interne du lobule, là où se rencontrent les plus gros vaisseaux, une membrane assez distincte, analogue à celle qui revêt la cavité centrale. Dans d'autres cas, et surtout chez les animaux, on ne peut démontrer l'existence d'une semblable enveloppe membraneuse, et les cavités des lobules sont immédiatement bornées par la masse granuleuse qui réunit les vaisseaux. Dans aucun cas, on ne trouve dans les cavités de traces d'épithélium; la comparaison de leurs parois avec une membrane muqueuse n'a donc rien de fondé.

Le canal central du thymus présente la même structure que les lobules, si ce n'est qu'à l'extérieur, la couche filamenteuse est plus forte, que la couche granuleuse est moins épaisse, et les vaisseaux plus gros. Quand le thymus et ses cavités accessoires ont atteint un développement complet, ils contiennent encore un liquide grisâtre ou laiteux, faiblement acide, souvent en grande quantité, qui, indépendamment du suc albumineux et transparent, renferme beaucoup de noyaux, quelques cellules, et dans certaines circonstances des corps à couches concentriques. Les vaisseaux lymphatiques du thymus sont très nombreux, les nerfs placés auprès des artères sont faciles à découvrir, mais cependant, on ne peut les suivre jusqu'à leurs extrémités.

Ces corps à couches concentriques qui se trouvent surtout à une certaine époque de l'évolution du thymus, sont des formations rondes particulières; elles présentent des formes très variées, qui cependant, d'après les observations de Kölliker, peuvent se réduire à deux principales : 1° simples, de $0^{mm},0131$ — $0^{mm},0218$ de diamètre, avec une enveloppe épaisse présentant des stries concentriques, et dans l'intérieur, une masse granuleuse qui apparaît, tantôt comme un noyau, tantôt comme une cellule; 2° composées, avec des dimensions qui vont jusqu'à $0^{mm},087$ et même $0^{mm},174$, et formées de plusieurs corps simples entourés d'une enveloppe commune, à plusieurs couches.

Le même auteur ne pense pas que ces formations qui ont été d'abord décrites par *Hassall* et *Virchow*, puis par *Ecker* et *Bruch*, proviennent de la métamorphose directe des noyaux et des cellules dans les parois des lobules glandulaires, mais il croit qu'ils résultent de dépôts successifs d'une substance amorphe autour de ces mêmes noyaux ou cellules, et que, quant à leur mode de génération, ils sont analogues aux corps amylacés du cerveau et aux calculs prostatiques, etc. Leur portion feuilletée se compose d'une substance qui certainement n'est pas de la graisse et qui présente aux alcalis une remarquable résistance. Le siége de ces corps est à la partie la plus interne des parois glandulaires, au point où se rencontrent les plus gros vaisseaux.

ORGANES URINAIRES.

Les organes urinaires sont formés d'une partie sécrétante, constituée par les reins, qui sont de véritables glandes à structure tubulaire, et des conduits urinaires composés des uretères, de la vessie et du canal de l'urèthre.

Des reins. On distingue dans les reins l'*enveloppe* et le *parenchyme* sécrétant. L'enveloppe se compose de la *capsule adipeuse*, tissu cellulaire lâche, surchargé de cellules graisseuses, qui mérite à peine le nom de membrane, et de la *tunique propre* ou *albuginée*, enveloppe mince, mais solide, blanchâtre, formée de tissu fibreux ordinaire entremêlé d'un grand nombre de réseaux élastiques, étroitement serré autour des reins, mais qui ne se prolonge pas dans l'intérieur de l'organe.

Le parenchyme sécrétant, qui se distingue nettement de la tunique albuginée, se compose, à l'œil nu, de deux parties, la *substance médullaire* ou *tubuleuse*, la *substance corticale* ou glanduleuse. La première se compose de 8 à 15 masses isolées, ayant l'aspect de cônes ou de pyramides, d'apparence fibreuse ou striée, nommées *pyramides de Malpighi* dont les bases adhèrent à la substance corticale, et dont les sommets libres sont dirigés du côté de la scissure rénale où ils se présentent sous la forme de mamelons. La substance corticale envoie des prolongemens qui remplissent les intervalles compris entre les pyramides et s'étendent jusqu'au *hile* en formant les *colonnes de Bertin*; de sorte que le rein peut être considéré comme composé d'un certain nombre de lobes étroitement unis les uns avec les autres au moyen de la substance corticale.

Composition de la substance rénale. Les deux parties des reins se composent principalement des canalicules urinaires, ou *tubes urinifères*, cylindriques, dont le diamètre mesure en moyenne de $0^{mm},035$—$0^{mm},056$. Ceux-ci commencent, pour chaque lobe rénal, à la partie des pyramides qui est embrassée par les calices ou sur les papilles, à la surface desquelles on trouve de 100 à 500 ouvertures de $0^{mm},053$—$0^{mm},218$, puis ils s'enfoncent l'un auprès de l'autre dans les pyramides en suivant, pour la plupart, une direction rectiligne qui leur a fait donner le nom de *tubes droits* (tubes de Bellini). Pendant ce trajet, chacun de ces canalicules se divise sous des angles le plus souvent extrêmement aigus, et, à l'origine, avec une notable diminution dans leur calibre en deux, plus rarement en trois ou quatre canalicules secondaires. Cette division se répète plusieurs fois, de sorte qu'en définitive tout un faisceau de ces canalicules provient d'un tube initial, et qu'on s'explique ainsi la largeur que prend une pyramide par sa partie extérieure. Un certain nombre de ces tubes pénètrent dans la substance corticale et arrivent jusqu'à la superficie de l'organe en décrivant de légères flexuosités. Ces tubes ont reçu le nom de *conduits de Ferrein* ou *conduits corticaux*. Ferrein ayant examiné au microscope les tubes de Bellini, a vu que chacun d'eux forme une pyramide analogue aux pyramides de la substance tubuleuse, et que chacune de ces pyramides secondaires est constituée par une centaine de conduits : d'où le nom de *pyramides de Ferrein* donné aux tubes de la substance tubuleuse.

Les canalicules urinaires présentent déjà dans les pyramides un trajet légèrement ondulé, mais les flexuosités sont bien plus évidentes dans la substance corticale où on leur a donné le nom de *tubes contournés*, dont l'entrelacement est tel, qu'il est impossible de le débrouiller à la première inspection. Enfin, comme Bowmann l'a découvert en 1842, chacun de ces tubes se termine par une extrémité renflée, en manière de vésicule grosse de $1^{mm},30$—$2^{mm},20$, contenant un petit plexus vasculaire d'une espèce particulière qu'on a nommé *corpuscule de Malpighi*. Ces corpuscules se rencontrent dans toute l'épaisseur de la substance corticale, depuis les pyramides jusqu'à une distance de 0mm,043 de la surface du rein. Ils sont très nombreux et très régulièrement placés autour des lobules corticaux, de sorte qu'une coupe transversale de l'écorce montre toujours une double strie rouge formée par deux rangées de ces corpuscules.

Le nombre des canalicules contournés correspond au nombre des corpuscules de Malpighi, et il est infiniment considérable. D'après Huschke, 200 canalicules forment un fascicule cortical, et 700 fascicules composent une pyramide, et, comme il y a 15 de ces dernières, il en résulte qu'il y a environ 2 millions de canalicules, et, par conséquent, de corpuscules de Malpighi. Comme chaque papille présente 500 ouvertures au moins, et que chaque faisceau cortical provient d'un seul tube de Bellini, il en résulte qu'il faut que chaque tube droit se divise et subdivise environ 10 fois. Les canalicules urinaires se composent partout des mêmes élémens, savoir : d'une membrane propre et d'un épithélium pavimenteux. La première forme une enveloppe élastique, complétement amorphe, transparente, mince, de 0mm,00087—0mm,00174, mais proportionnellement solide. Dans les canalicules droits particulièrement, où elle se laisse très facilement isoler sur une grande étendue, elle présente ordinairement des plis qui lui donnent une apparence striée comme du tissu fibreux. A la face interne de cette enveloppe, qui, quant à ses caractères chimiques, se rapproche tout-à-fait du *sarcolemme*, on trouve tout autour de l'orifice des canalicules urinaires une couche simple de cellules polygonales d'une épaisseur uniforme. Quand on observe ces cellules dans l'eau, on voit que celle-ci est absorbée, et que les cellules deviennent globuleuses et pâles, perdent leur forme polyédrique et leur disposition régulière, le canalicule paraît alors complétement rempli de grosses cellules rondes, et on ne voit aucun vide dans son intérieur. Il arrive quelquefois que les cellules viennent à crever, les canalicules ne contiennent alors qu'une masse finement granuleuse avec des noyaux et des gouttelettes d'albumine échappés des cellules. Ces modifications surviennent d'elles-mêmes sur les reins qui ne sont pas tout-à-fait frais, c'est pourquoi il faut, avant tout, quand on veut étudier cet organe, le faire le plus tôt possible après la mort, et en ayant soin d'en écarter toutes les causes d'altération. Le contenu des cellules épithéliales, abstraction faite des noyaux ronds ordinaires, est le plus souvent une matière très finement granuleuse qui, par le contact de l'eau, laisse échapper des gouttelettes transparentes, légèrement jaunâtres, qui sont probablement de l'albumine. Ce contenu avec la membrane des cellules pâlit d'abord et se dissout ensuite sous l'action de l'acide acétique, tandis que les noyaux deviennent aussitôt très pâles, et enfin traité par les alcalis caustiques disparaît avec la membrane. Indépendamment de ces granules, les cellules contiennent encore de petites gouttelettes graisseuses et plus rarement un petit grain de pigment jaunâtre.

Quoique les canalicules droits et les canalicules contournés aient en général les mêmes caractères, ils présentent cependant quelques différences. Les premiers, après avoir eu à l'origine un diamètre considérable, qui va jusqu'à 0mm,131—0mm,218 s'amincissent bientôt par suite de leurs bifurcations, jusqu'à ne plus avoir que 0mm,0218—0mm,031—0mm,040, pour reprendre dans les faisceaux de Ferrein une grosseur de 0mm,044—0mm,052. C'est avec ce diamètre qu'ils arrivent dans la substance corticale, puis en passant dans les canalicules contournés, ils atteignent jusqu'à 0mm,070, pour s'amincir de nouveau en approchant de leur origine. La membrane propre des canalicules contournés est plus délicate (0mm,00065—0mm,00087) et plus difficile à isoler, tandis que l'épithélium est ordinairement plus gros, avec des cellules de 0mm,0174—0mm,025 de largeur et 0mm,0087—0mm,0109 d'épaisseur. Les cellules des canalicules droits n'ont que 0mm,0087—0mm,0131 de largeur et 0mm,0087 d'épaisseur. Au point de vue physiologique, Kölliker fait la remarque que les dernières cellules présentent un contenu clair et peu riche en granulations, d'où il résulte que quand la substance médullaire est vide de sang, elle paraît blanchâtre, tandis que la substance corticale est jaunâtre.

Les corpuscules de Malpighi présentent une structure tout-à-fait particulière. On doit les considérer comme des dépendances des canalicules contournés, ensevelis dans l'épithélium de ces derniers dont ils remplissent, pour ainsi dire, complétement la cavité; ils contiennent dans leur intérieur un plexus vasculaire compacte de forme ronde, appelé *glomérule de Malpighi*. La membrane propre qui entoure les canalicules urinaires revêt, en s'épaississant quelque peu, les corpuscules. L'épithélium s'étend sur eux, et recouvre la pelote vasculaire dans le point qui est tourné vers la lumière du canalicule, mais il est plus mince et moins distinct.

Bowmann a découvert dans le col du corpuscule de Malpighi, chez la grenouille, et au commencement du canalicule urinaire un mouvement vibratoire dont le courant est dirigé vers les uretères. Cette observation est facile à faire quand on évite le contact de l'eau. Ce mouvement manque chez les animaux à sang chaud, mais on le rencontre chez les reptiles et les poissons.

Parmi les dégénérescences physiologiques des canalicules urinaires, les plus communes sont les suivantes: la membrane propre s'épaissit jusqu'à 0mm,0022 et même 0mm,0044, et présente quelquefois à sa face interne des stries transversales très élégantes et pressées les unes contre les autres. Les cellules épithéliales, surtout celles de la substance corticale, contiennent fréquemment des gouttelettes de graisse en quantité notable, et deviennent analogues, jusqu'au point de s'y méprendre, aux cellules graisseuses des foies gras. On y trouve aussi des granules de pigment, des concrétions d'acide urique et de sels calcaires. Souvent on rencontre une matière jaune clair colloïde dans ces cellules, qui alors s'accroissent jusqu'à acquérir un diamètre de 0mm,109—0mm,155, se transforment en de petits kystes et finissent par crever par l'accumulation de leur contenu qu'ils rejettent au dehors, et qu'on retrouve alors dans l'urine.

Les corpuscules de Malpighi peuvent aussi se transformer en kystes dans lesquels, au milieu d'un liquide transparent, on trouve le glomérule atrophié et collé contre la paroi. Enfin, on rencontre plus anormalement encore dans les canalicules urinaires, du sang, de la fibrine, de la substance colloïde des concrétions dans les tubes de Bellini.

Dans les derniers degrés de la maladie de Brighte, beaucoup de canalicules, qui par suite des exsudations ont perdu leur épithélium, s'atrophient, et enfin disparaissent complétement, tandis que d'autres, remplis d'exsudations graisseuses, présentent de petites bosselures. (Granulations de *Christison*.)

Vaisseaux et nerfs. La grosse artère rénale se divise dans le bassinet en un certain nombre de branches qui, après avoir fourni aux parties voisines du hile, pénètrent entre les pyramides, dans les colonnes de Bertin qui dépendent de la substance tubuleuse et de la substance corticale, de manière à donner naissance, sur la circonférence de chaque pyramide, à une ramification élégante, provenant d'ordinaire, seulement de deux grosses artères qui cependant ne s'anastomosent point. De la partie tournée vers la substance corticale, naissent, avec une grande régularité, de petites artères qui se détachent le plus souvent sous des angles droits. Celles-ci, après quelques divisions ou après des bifurcations plusieurs fois répétées, se divisent en artérioles de $0^{mm},131-0^{mm},218$, qui se dirigent en ligne droite vers l'extérieur, entre les faisceaux corticaux ou lobules, et prennent le nom d'*artères intra-lobulaires*. Ce sont elles qui portent les capsules de Malpighi, et à l'exception d'une seule branche qui parvient à l'enveloppe de l'organe, toutes entrent dans la formation du glomérule. Chaque artère intra-lobulaire abandonne, dans toute sa longueur, de deux, de trois ou de quatre côtés, un grand nombre de ramuscules de structure artérielle et de $0^{mm},0174-0^{mm},0436$ de diamètre qui, après un court trajet, soit direct, soit à une seule division, traversent l'enveloppe d'un corpuscule de Malpighi et deviennent les vaisseaux efférens du glomérule. Chaque glomérule est formé par l'enroulement serré d'un petit vaisseau de $0^{mm},0087-0^{mm},0174$ de diamètre, présentant la structure habituelle des capillaires (membrane amorphe et noyaux) et offrant, en outre, un vaisseau efférent.

La manière dont s'établit la connexion entre ces deux vaisseaux n'est pas celle qui se rencontre habituellement entre les artères et les veines, mais celle qui a lieu dans les réseaux admirables. Le vaisseau efférent, aussitôt après son entrée, se divise en cinq à huit branches, chacune d'elles en un bouquet de capillaires qui, plusieurs fois contournés et entrelacés, sans former d'anastomoses, serpentent dans le corpuscule, et enfin se réunissent absolument comme ils se sont formés à un petit tronc; en général, ces deux troncs, l'un afférent, l'autre efférent, marchent auprès l'un de l'autre, et à l'opposé du point d'origine du canalicule urinaire. C'est vers l'endroit où commence ce canalicule que se trouvent les plus fins capillaires et une certaine masse de l'enroulement en question. Chez les oiseaux, les amphibies et les poissons, chaque glomérule se compose d'un seul vaisseau enroulé.

Les vaisseaux efférens, quoique composés par des capillaires, ne sont pourtant pas encore des veines. Par leur signification, et en partie aussi par leur structure, ils se rapprochent des petites artères; car, dans leur trajet postérieur ils se perdent dans le réseau capillaire des reins, qui a son siége dans la substance corticale et dans les pyramides, et présente en ces deux lieux un caractère un peu différent. Dans la substance corticale, les vaisseaux efférens de $0^{mm},0087-0^{mm},0174$ de diamètre se perdent, après un court trajet, dans un réseau très riche en capillaires, qui mesurent $0^{mm},0044$, $0^{mm},0087$ à $0^{mm},0131$, lequel réseau à mailles rondes ou angulaires, larges de $0^{mm},0109$ à $0^{mm},033$, environne de tous les côtés les canalicules contournés, et s'étend à travers toute la substance corticale. Les vaisseaux efférens qui sortent des glomérules les plus voisins des pyramides de Malpighi font exception à cette disposition. Faciles à distinguer d'abord, par leur diamètre remarquable, de $0^{mm},022-0^{mm},035$, ils ne se jettent pas dans la substance corticale, mais au contraire ils s'étendent dans les pyramides, et se reconnaissent par leur trajet longitudinal et leurs rares ramifications. Ceux-ci, que Kölliker nomme les *artérioles droites*, pénètrent sur tout le pourtour des pyramides, entre les tubes de Bellini, se ramifient plusieurs fois à angles aigus, et s'amincissent jusqu'à ne plus avoir que $0^{mm},0087-0^{mm},0218$, passent enfin dans les papilles et aussi dans l'intérieur de la substance médullaire. Les capillaires de cette région, qui mesurent de $0^{mm},0044-0^{mm},0087$, se distinguent par leur petit nombre, et la forme allongée de leurs mailles, de ceux de la substance corticale avec lesquels ils sont cependant en continuité auprès de la limite des pyramides.

Les veines commencent à la fois et près de la surface de l'organe et à la pointe des papilles; de petites radicelles veineuses se rassemblent des parties les plus externes du réseau capillaire de la substance corticale, environnent en partie d'une manière régulière les lobules corticaux, et forment entre ceux-ci, par leur réunion en étoiles, de plus grosses racines, qui s'étendant en partie aussi sur plus ou moins de lobules, constituent des troncs plus volumineux. Les deux sortes de veines s'enfoncent en formant les veines *intra-lobulaires*, avec les artères de même nom, entre les fascicules corticaux, et grossies par la jonction, sous des angles droits le plus souvent, d'un grand nombre d'autres veinules, se jettent dans des veines plus grosses. Celles-ci se placent auprès des artères, au pourtour des pyramides, et se jettent, en définitive, dans une grosse veine dépourvue de valvules, qui reçoit toutes les veines du rein.

Les vaisseaux de l'enveloppe rénale naissent en partie de l'artère rénale avant son entrée dans le hile, et des artères des capsules surrénales et lombaires, en partie des artères inter-lobulaires qui, après avoir fourni des rameaux aux corpuscules de Malpighi, envoient encore à l'enveloppe fibreuse de petits prolongemens qui forment sur elle un réseau capillaire à larges mailles, en communication avec le réseau capillaire de la capsule adipeuse.

Les lymphatiques des reins sont proportionnellement peu nombreux. Ils longent les vaisseaux de moyenne grosseur et ne paraissent pas s'étendre plus loin que les artères et les veines intra-lobulaires. Ils se réunissent auprès du hile pour former quelques ramuscules qui reçoivent encore les lymphatiques du bassinet, et parviennent ensuite aux ganglions lombaires.

Les nerfs des reins provenant du plexus cœliaque du sympathique sont en assez grand nombre, ils forment un réseau autour des artères, présentent dans le hile quelques petits ganglions et se laissent suivre avec les vaisseaux jusqu'aux artères intra-lobulaires. On ne connaît pas leur mode de terminaison.

Tous les vaisseaux et les nerfs sont supportés par un tissu fibreux qui sert comme de *stroma* pour les élémens sécrétans, et qui est beaucoup plus développé dans la substance médullaire que dans la substance corticale. Il se condense à la surface des reins et y forme souvent une membrane bien visible, de $0^{mm},022-0^{mm},044$, qui n'adhère que lâchement à l'enveloppe fibreuse, qui porte en partie le réseau capillaire superficiel et s'unit avec le stroma de l'intérieur par des prolongemens déliés et en grand nombre.

Conduits excréteurs de l'urine.

Les uretères, le bassinet et les calices se composent tous d'une membrane fibreuse externe, d'une couche de fibres musculaires lisses et d'une membrane muqueuse. La membrane fibreuse, formée par le tissu fibreux ordinaire, par des fibres élastiques de la plus fine espèce, se confond avec l'enveloppe fibreuse des reins dans le point où les calices embrassent les papilles. La couche musculaire est très visible dans les uretères et présente deux plans, l'un externe à fibres longitudinales, l'autre interne à fibres transversales, au voisinage de la vessie il vient encore s'y ajouter une couche plus interne de fibres longitudinales.

Dans le bassinet, on trouve encore les deux couches musculaires aussi épaisses que dans les uretères, tandis qu'elles s'amincissent de plus en plus dans les calices et cessent dans le point où ceux-ci embrassent les papilles. La muqueuse de toutes ces parties est mince, assez vasculaire, manquant de glandes et de villosités, elle se prolonge, mais très amincie, réduite à $0^{mm},019$—$0^{mm},0218$, sans épithélium sur les papilles des reins où elle s'unit avec le stroma interne. L'épithélium de cette membrane muqueuse a une épaisseur de $0^{mm},044$—$0^{mm},088$, il forme plusieurs couches et se distingue par la forme et la grosseur variable de ses élémens. Les plaquettes profondes sont petites et rondelettes; les moyennes, cylindriques ou coniques de $0^{mm},022$ à $0^{mm},044$ de longueur; à la surface, ce sont des cellules de $0^{mm},0131$—$0^{mm},088$ atteignant jusqu'à $0^{mm},044$, rondes, polygonales, plus ou moins aplaties. Il faut remarquer dans ces cellules la présence de deux noyaux aussi bien que de granules ronds à contours obscurs, de $0^{mm},0022$—$0^{mm},0044$ qui, quelquefois, prennent presque l'aspect de noyaux.

La vessie urinaire, abstraction faite de l'enveloppe péritonéale, se compose des mêmes couches que les uretères. La membrane musculeuse est extrêmement mince, et ne constitue pas dans toutes les vessies, surtout dans celles qui ont beaucoup de capacité, un plan continu. Facile à étudier dans les vessies où elle acquiert une grande épaisseur, on la trouve formée de deux plans principaux : 1° d'une couche plus extérieure présentant des fibres longitudinales qui semblent toutes partir du col de la vessie et qui s'épanouissent sur toute l'étendue de la surface de cet organe; un certain nombre d'entre elles, qui occupent la région antérieure de la vessie, appartiennent au releveur de l'anus; 2° de la couche sous-jacente formée de fibres circulaires, lesquelles sont, les unes irrégulièrement entre-croisées, les autres parallèles. Les fibres circulaires régulières dominent au bas-fond de la vessie; elles font suite aux fibres annulaires du col. Les fibres circulaires irrégulières occupent surtout la paroi postérieure de cet organe. Au niveau du trigone, les fibres de la couche musculeuse sont transversales, juxta-posées, parallèles, et forment un plan parfaitement régulier. Un faisceau transversal, épais, étendu entre les embouchures des uretères, a été considéré par Ch. Bell, comme le muscle des uretères. La contraction de ce faisceau, élargissant les orifices de ces conduits, paraît, en effet, favoriser l'abord de l'urine dans la vessie.

La tunique muqueuse, blanchâtre, lisse, d'une épaisseur régulière, est pourvue d'une couche sous muqueuse abondante et forme de nombreux plis quand la vessie revient sur elle-même. Elle est complétement dépourvue de papilles, et est assez riche en vaisseaux, particulièrement au bas-fond et au col. Les nerfs sont peu nombreux. Ceux-ci, surtout au fond et au col, où ils sont plus communs, laissent reconnaître en eux des fibres fines ou moyennes à double contour. Enfin, le tout est revêtu d'un épithélium dont l'épaisseur est de $0^{mm},065$—$0^{mm},109$, feuilleté, dont les élémens les plus profonds, fusiformes, coniques ou cylindriques, deviennent au-dessus polyédriques ou aplaties, et se rapprochent, quant à leur irrégularité, de ceux du bassinet. Au col de la vessie et vers le bas-fond de cet organe, on trouve de petites glandes en forme d'utricules simples, piriformes, ou de petits aggrégats de ces utricules, formant des glandes en grappes simples. Ceux-ci, qui ont pour grosseur moyenne de $0^{mm},087$—$0^{mm},521$ avec des orifices de $0^{mm},044$—$0^{mm},109$, présentent un épithélium cylindrique et un contenu muqueux transparent. Dans certains cas pathologiques, elles sont çà et là grossies et remplies de bouchons muqueux blanchâtres.

Nous parlerons de l'urèthre de l'homme à propos des organes sexuels; quant à celui de la femme, il se compose d'une membrane muqueuse rougeâtre, pourvue de nombreux vaisseaux, d'un épithélium pavimenteux feuilleté, dont les cellules profondes sont allongées comme celles de la vessie, et enfin d'une tunique musculaire. Celle-ci est formée d'une couche longitudinale mince avec du tissu fibreux parsemé de filamens élastiques, adhérents à la muqueuse, d'une couche de fibres musculaires, lisses, transversales, et de la masse du muscle de l'urèthre. Dans le canal de l'urèthre, on rencontre un certain nombre de glandes en grappe, petites et grosses, dont la structure est la même que celle de la vessie, et qui versent leur sécrétion dans l'urèthre. On trouve aussi çà et là ces utricules grossies jusqu'à offrir un volume de 4^{mm} de diamètre et remplies par une matière colloïde.

La sécrétion urinaire, chez les êtres supérieurs, s'opère sans formation ou détachement de cellules, aussi l'urine sécrétée normalement ne contient-elle jamais d'élémens morphologiques. On y trouve seulement, quelquefois, des cellules épithéliales provenant des conduits urinifères, et surtout de la vessie et de l'urèthre, et presque toujours du mucus provenant de divers points, qui forme comme des nuages ou de légers sédimens; enfin, on y rencontre des filamens spermatiques après le coït. A la suite d'inflammations, de congestions, d'exsudations, de formations graisseuses, on trouve dans l'urine des globules de pus, des gouttelettes de graisse, des globules de sang, de la fibrine coagulée, moulée sur les canalicules urinaires, formant des bouchons cylindriques, des lambeaux d'épithélium. L'urine dépose souvent des sédimens salins. A une température moyenne, sous l'influence du mucus qu'elle contient, il se développe dans l'urine normale et non sédimenteuse une fermentation acide. Il se produit des champignons filamenteux, du ferment, de l'acide acétique et lactique, par la décomposition de la matière colorante de l'urine; l'acide urique devient libre et se précipite en cristaux rhomboédriques et prismatiques, colorés en jaune ou en rouge par la matière colorante. Un peu plus tôt ou un peu plus tard, l'acide disparaît, l'urine, par suite de la décomposition de l'urée, et peut-être aussi de la matière colorante, devient ammoniacale et alcaline, et alors apparaissent de gros cristaux incolores, pyramidaux, ou présentant un groupement en forme d'étoile, ou des aiguilles de phosphate ammoniaco-magnésien, solubles dans l'acide acétique, qui, mêlés à un grand nombre d'infusoires, du genre vibrion et monade, forment une pellicule superficielle et un sédiment blanchâtre de granules d'urate d'ammoniaque et de carbonate de chaux. Dans certaines conditions, encore inconnues, mais rares, on rencontre dans l'urine des prismes hexagonaux de cystine, et plus fréquemment surtout par l'usage de boissons acidulées par l'acide carbonique, et, pendant la grossesse, on trouve des octaèdres d'oxalate de chaux, insolubles dans l'acide acétique.

La proportion d'acide urique est augmentée par suite d'une nourriture trop richement azotée, par le repos prolongé, par des troubles de digestion, par la fièvre, etc. Par le refroidissement de l'urine, il se dépose un sédiment jaunâtre, plus ou moins abondant, d'urate de soude, sous forme de granules isolés ou agglomérés, qui se redissolvent par la chaleur. Lorsque la fermentation commence, il se sépare des sédimens très remarquables, des cristaux d'acide urique colorés en rouge-brique.

La présence de l'albumine, de la fibrine et de la graisse dans l'intérieur des canalicules indique un trouble de la circulation et une sécrétion augmentée des parties constituantes du sang, qui a lieu dans les corpuscules de Malpighi et les canalicules urinaires, par suite de quoi l'épithélium, qui revêt ces parties et qui se trouve alors en notable quantité dans l'urine, est détaché, et n'oppose plus alors aucun obstacle au passage de ces substances.

Des capsules surrénales.

Les capsules surrénales sont des organes pairs qui par leur structure se rangent dans la catégorie des glandes vasculaires, mais dont les fonctions sont complétement inconnues. Chaque capsule est formée par une enveloppe fibreuse mince, mais assez solide, qui enveloppe exactement tout l'organe, et envoie de nombreux prolongemens dans le parenchyme proprement dit, formé d'une *substance corticale* et d'une *substance médullaire.*

La substance corticale est compacte, d'une épaisseur de 1/3 — 1/2''', facile à déchirer dans le sens de l'épaisseur, et dont les fragmens présentent une apparence filamenteuse. Sa couleur est en grande partie blanc-jaunâtre et jaune, dans son tiers interne elle passe au jaune-brun et même au brun, de sorte que, sur une coupe, on peut distinguer deux couches, une couche externe plus large et claire, et un bord interne plus mince et obscur. La substance médullaire est, à l'état normal, plus claire que la substance corticale; cependant, quand ses nombreuses veines sont remplies de sang, elle peut aussi prendre une teinte veineuse plus foncée. Sa consistance est également moindre que celle de la substance corticale, mais pas autant cependant qu'on le croit d'ordinaire, et quant à ce qui regarde son épaisseur, elle est très faible aux bords minces et aux extrémités supérieures et externes de l'organe, où elle n'atteint guère que $0^{mm},36$—$0^{mm},72$, dans le milieu, au contraire, et dans la moitié inférieure et interne, elle s'élève jusqu'à $2^{mm},18$, et même $3^{mm},27$. Chez l'homme, après la mort, la substance corticale se détache avec une extrême facilité de la substance médullaire, et alors la capsule surrénale présente dans son intérieur une cavité occupant souvent la totalité de l'organe, qui renferme une boue sale provenant de la moitié de la couche brune de la substance corticale qui s'est détachée, mêlée avec du sang et de la substance médullaire moins modifiée. Celle-ci cependant, mais plus rarement, se trouve aussi décomposée.

Structure intime. La substance corticale présente une espèce de charpente constituée par un réseau délicat de tissu fibreux, qui provient de l'enveloppe avec laquelle il est en connexion, qui traverse toute cette couche en formant de minces feuillets réunis les uns aux autres, et détermine ainsi leur très grande quantité de compartimens, larges de $0^{mm},035$—$0^{mm},044$, juxtaposés les uns aux autres, et perpendiculaires à la surface de l'organe, à travers toute son épaisseur : on trouve dans ces compartimens une matière granuleuse qui est partagées en petits groupes plus ou moins gros, par des cloisons fibreuses et délicates, transversales ou obliques. Kölliker nomme ces compartimens des cylindres corticaux, et dans le plus grand nombre des cas, il n'y a rien vu autre chose que des cellules polygonales arrondies, de $0^{mm},0131$—$0^{mm},026$. Il y a donc des cellules corticales qui, à la surface interne et à la surface externe de l'écorce, sont isolées les unes des autres dans les compartimens, qui dans l'intérieur se réunissent en masses ovales ou cylindriques, dont le contour commun est formé par la réunion des contours de toutes les cellules. Le même observateur n'a jamais pu réussir à trouver d'autre enveloppe à ces aggrégations de cellules que le tissu fibreux des compartimens en question, et on obtient presque toujours, par la pression ou l'action des alcalis, l'isolement des cellules, sans qu'il y ait apparence d'utricule particulière, comme Ecker en avait décrit. Les seules parties que Kölliker puisse regarder comme des utricules véritables, mais qu'il est porté à considérer comme des cellules dilatées, ce sont des vésicules rondes ou ovales, grosses de $0^{mm},0044$—$0^{mm},066$, qui se rencontrent à la partie interne de la substance corticale, dans l'intérieur desquelles on ne rencontre pas de cellules comme celles que forment les cylindres corticaux, mais bien un amas de gouttelettes graisseuses.

Le contenu des cellules corticales se compose, à l'état normal, de fines granulations d'une substance azotée, auxquelles viennent se joindre presque toujours des granules graisseux qui, dans beaucoup de cas, se trouvent en telle quantité, que les cellules en sont complétement pleines, au point de ressembler à s'y méprendre aux cellules graisseuses des foies gras. Dans la couche brune, les cellules sont complétement remplies de granules bruns de pigment.

La substance médullaire a également un stroma formé de tissu fibreux qui est un prolongement des feuillets corticaux, dont les faisceaux délicats parcourent tout l'intérieur de l'organe, en présentant un tissu réticulé à mailles étroites et rondes. Dans ce réseau, on rencontre une masse pâle, finement granuleuse, dans laquelle, au moyen d'une préparation attentive et sur des pièces fraîches, Kölliker a trouvé presque toujours des cellules pâles, de $0^{mm},0171$—$0^{mm}0348$, qui, par leur contenu finement granuleux, présentant çà et là en petit nombre des corpuscules de graisse et de pigment, par leurs noyaux cellulaires ordinairement très beaux avec de gros nucléoles, par leurs formes anguleuses et leurs prolongemens simples ou multiples, quelquefois même ramifiés, rappellent les cellules nerveuses du cerveau.

Vaisseaux et nerfs. Les vaisseaux sanguins des capsules surrénales sont nombreux. Placés dans le *stroma* fibreux de l'organe, ils forment deux espèces de réseaux capillaires, l'un dans la substance corticale à mailles allongées, l'autre dans la substance médullaire et à mailles rondes. Les artères, en grand nombre, puisqu'on en compte jusqu'à 30, naissent des grosses artères voisines, la phrénique, la cœliaque, l'aorte, la rénale, et entrent en partie dans la substance médullaire, en partie se ramifient dans la substance corticale. Ces dernières, plus nombreuses et plus ramifiées, recouvrent la surface extérieure de l'organe et forment déjà, dans son enveloppe, un réseau capillaire; puis elles s'enfoncent, en se divisant en beaucoup de rameaux, dans les cloisons fibreuses de la surface corticale, pénètrent directement dans la substance médullaire en s'envoyant, pendant leur trajet, d'assez nombreuses branches anastomotiques transversales, de sorte que les cylindres corticaux sont de tous les côtés environnés par du sang. Les extrémités de ces vaisseaux arrivent dans la substance médullaire et y forment, par leur combinaison avec les artères qui arrivent directement dans l'intérieur de l'organe, un réseau capillaire dont les vaisseaux sont un peu plus gros que ceux du réseau superficiel. Les veines naissent principalement du réseau médullaire, se réunissent dans l'intérieur de la moelle à la veine principale de l'organe; la veine surrénale, qui sort par le hile placé à la face extérieure, se jette à droite dans la veine cave, à gauche dans la veine rénale. En outre, il sort également de la substance corticale d'autres petits rameaux veineux qui accompagnent en partie les artères du même lieu et versent le sang dans les veines rénales, diaphragmatiques, ou dans la veine cave inférieure. Quant aux vaisseaux lymphatiques, Kölliker en a découvert quelques ramuscules à la surface de l'organe, mais il n'a pu en suivre aucun dans son intérieur.

Les nerfs sont excessivement nombreux et proviennent du ganglion sémi-lunaire et du plexus rénal; et, d'après Bergmman, les capsules surrénales recevraient aussi quelques petits filets du nerf vague et du nerf diaphragmatique. Kölliker a compté chez l'homme 33 ramuscules, et il les a trouvés, presque sans exception, formés par des tubes nerveux à contours obscurs, de toutes les grosseurs, avec quelques ganglions blancs ou blanchâtres, plus ou moins gros. Ceux-ci se rencontrent particulièrement dans la moitié inférieure et au bord interne de l'organe; ils paraissent tous destinés à la substance médullaire dans laquelle, au moins chez les mammifères, on trouve un réseau capillaire de tubes nerveux extrêmement riche, enfermé dans les trabécules fibreux de cette partie, sans qu'il soit possible nulle part d'en reconnaître la terminaison. Chez l'homme, la substance médullaire est la plupart du temps si altérée, qu'on ne peut suivre les nerfs que jusqu'à leur entrée dans la substance médullaire, mais pas au-delà.

DES ORGANES DE LA GÉNÉRATION.

Les organes mâles de la génération se composent, 1° des glandes qui sécrètent la semence des testicules et de leurs enveloppes; 2° des conduits excréteurs et de leurs dépendances; 3° des organes excitateurs du membre viril; 4° des glandes accessoires, telles que la prostate et les glandes de Cowper.

Des testicules. Les testicules sont deux glandes véritables qui, dans l'intérieur d'une enveloppe particulière, la *tunique albuginée* ou *fibreuse*, contenant les élémens sécrétoires, les canalicules séminaux en forme de tubes contournés un très grand nombre de fois. L'enveloppe est une membrane blanche, compacte et épaisse, dont la structure est la même que celle de toutes les autres membranes fibreuses (la dure-mère entre autres); elle forme une capsule, qui entoure de tous les côtés le parenchyme testiculaire. La surface externe, excepté l'endroit où l'épididyme s'applique sur le testicule, est revêtue d'un enduit lisse et brillant, tandis que l'interne s'unit avec la substance du testicule, par une couche lâche de tissu fibreux, et envoie dans son intérieur un nombre considérable de prolongemens. Sous la tunique albuginée, on trouve le corps d'Hygmor, qui forme une éminence de $1^{mm},54-2^{mm},11$ de longueur, perpendiculaire à cette membrane, dont il ne doit être considéré que comme un épaississement, et qui s'enfonce dans l'intérieur de l'organe à une profondeur de $6^{mm}-8^{mm}$. De cette éminence partent des prolongemens aplatis, composés d'un tissu fibreux lâche, qui vont se rendre à toute la surface interne commune de l'albuginée et forment les cloisons testiculaires. Celles-ci divisent le tissu de la glande en portions isolées les unes des autres, et supportent les vaisseaux.

La substance glandulaire du testicule n'est pas homogène, elle se compose d'un certain nombre (100 à 250) de lobules piriformes, qui ne sont cependant pas complétement séparés les uns des autres, et qu'on appelle les *lobules du testicule*. Les sommets de ces lobules convergent vers le corps d'Hygmor, et leur longueur est d'autant plus grande, qu'ils s'écartent davantage de cette éminence. Chacun d'eux est formé par 1-3 tubes ou canalicules séminaux, d'un diamètre de $0^{mm},28-0^{mm},14$ qui, contournés un très grand nombre de fois, divisés assez fréquemment dans leur trajet, et s'envoyant aussi des anastomoses nombreuses, forment une masse compacte, et en dernier lieu, se terminent dans l'extrémité épaissie du lobule, tantôt dans l'intérieur, tantôt près de la surface par des anses et des cœcums. Quoique les canalicules séminaux des lobules soient joints les uns aux autres par un peu de tissu fibreux et des vaisseaux, cependant, en les tirant avec précaution, on peut les étendre complétement, et il paraîtrait, d'après Lauth, que leur déroulement peut atteindre une longueur de $0^{m},33$ à 1 mètre. Les canalicules séminaux deviennent plus rectilignes en approchant de la pointe du lobule auprès de laquelle ils se réunissent en un canal unique de $0^{mm},22$ de diamètre, pénètrent dans le corps d'Hygmor qu'ils traversent d'arrière en avant, et forment dans son épaisseur un tissu très compacte, large de 4, 5 et 6^{mm}, épais de $3^{mm},33$, nommé le réseau testiculaire, *rete vasculosum de Haller*. Puis de l'extrémité supérieure de ce réseau, dont les canalicules mesurent de $0^{mm},06-0^{mm}015$, partent de 7 à 15 canalicules séminaux excréteurs. Les vaisseaux efférens du testicule qui ont $0^{mm},34-0^{mm},39$ de diamètre et qui, après avoir traversé la membrane albuginée, passent dans l'épididyme. Là, ils se réduisent à un diamètre qui n'est plus que de $0^{mm},28-0^{mm},22$, ils se contournent tout à fait de même que dans les lobules testiculaires, sans former cependant de divisions ni d'anastomoses, de sorte qu'il naît un certain nombre de corps conoïdes, dont les sommets sont tournés vers l'épididyme, et qu'on nomme les *cônes séminaux*, ou *cônes vasculeux*. Ces derniers, réunis les uns aux autres par du tissu fibreux, sont agglomérés à la tête de l'épididyme, et de leurs canalicules qui se jettent peu à peu les uns dans les autres, au bord postérieur et supérieur de l'épididyme, naît enfin le canal de l'épididyme, qui n'a lui-même qu'un diamètre de $0^{mm},34-0^{mm},44$, qui décrit de nombreuses ondulations, et forme comme la queue de l'organe. A son extrémité inférieure, qui porte ordinairement un prolongement en cul-de-sac (*vas aberrans Halleri*), le canal est encore ondulé et large de $0^{mm},5-0^{mm},7$; mais il devient bientôt rectiligne, avec un diamètre de $0^{mm},15-2^{mm},18$, et s'appelle alors canal déférent. L'épididyme est également pourvu d'une membrane fibreuse très mince ($0^{mm},35$) de couleur grisâtre.

Structure des canalicules séminaux. — Sperme. Les canalicules séminaux ont, par rapport à leur diamètre, une structure plus solide que ceux des autres glandes et présentent une tunique fibreuse et un épithélium; la première, dont l'épaisseur est, en moyenne, de $0^{mm},006-0^{mm},008$, est composée de tissu fibreux, filamenteux, indistinct, avec des noyaux allongés, mais sans fibres musculaires, et rarement avec des fibrilles élastiques. Il est assez solide et extensible. Une simple couche de cellules rondes, polygonales, de $0^{mm},011-0^{mm},017$ présentant, çà et là, des traces de *membrane propre*, complète le canal dont la paroi a une épaisseur commune de $0^{mm},015-0^{mm},22$. Sur de jeunes sujets, ces cellules sont pâles ou finement granulées; avec l'âge, surviennent dans leur intérieur quelques granules de graisse qui, bientôt, donnent au canalicule séminal une coloration légèrement jaune et en partie brunâtre, telle qu'on la trouve très communément chez les hommes d'un âge mûr et chez tous les vieillards sans exception. Les conduits droits qui succèdent aux canalicules contournés ont la même structure qu'eux; mais dans le réseau testiculaire (*rete vasculosum de Haller*) on ne peut pas distinguer de membrane fibreuse spéciale, et les canaux semblent être des lacunes dépourvues d'épithélium, et creusées dans le tissu fibreux compacte du corps d'Hygmor. Dans les cônes vasculeux, on retrouve une tunique fibreuse, à laquelle vient se joindre une couche de muscles lisses, que l'on peut distinguer déjà dans les canaux de $0^{mm},4$ à $0^{mm},3$, avec des fibres transversales et longitudinales. — Les portions plus épaisses du canal de l'épididyme présentent la même structure que les conduits déférens que nous examinerons plus bas; ils sont pourvus d'un épithélium cylindrique qui, du reste, commence déjà vers la tête de l'épididyme.

Le contenu des canaux séminifères diffère suivant les âges; chez les jeunes animaux, comme chez les jeunes garçons, on ne trouve dans les canalicules étroits rien autre chose que de petites cellules transparentes, dont celles qui sont le plus en dehors peuvent être prises pour des cellules épithéliales. A l'époque de la puberté, les canaux séminaux et les élémens qu'ils contiennent prennent un notable accroissement, et quand il y a eu une véritable production de semence on y trouve des cellules rondes, transparentes, mesurant de $0^{mm},011-0^{mm},065$ qui, selon leur grosseur, contiennent un nombre variable de 1 à 10 et même 20 noyaux transparens de $0^{mm},005-0^{mm},007$, avec des nucléoles. A cette époque, et dans beaucoup de cas, l'épithélium n'est pas visible, ou plutôt, les canalicules séminaux sont seulement remplis desdites cellules; d'autres fois, et surtout à un âge avancé, on trouve cet épithélium avec des cellules contenant de la graisse et du pigment et renfermant les autres élémens. Ces cellules sont les avant-coureurs du sperme qui, lorsqu'il a acquis tout son développement, se compose d'une quantité extrêmement petite d'un liquide visqueux, et d'un nombre considérable de petits corpuscules linéaires, doués d'un mouvement propre, qu'on nomme *filamens*, *animalcules spermatiques* ou *spermatozoaires*, et quelquefois *spermatozoïdes*. Ces filamens spermatiques sont des corpuscules mous complétement homogènes, chez lesquels on distingue une partie plus épaisse, la tête ou le corps, et un prolongement filiforme, ou queue. Comme ils ont déjà été décrits dans un autre endroit de cet ouvrage, nous nous contenterons de donner ici leurs dimensions. La tête d'un spermatozoïde a de $0^{mm},0035-0^{mm},0054$ de longueur, $0^{mm},017-0^{mm},032$ de largeur, $0^{mm},0011-0^{mm},0017$ d'épaisseur. Le filament ou queue a, en moyenne, une longueur de $0^{mm},044$, sa plus grande largeur, qui se trouve vers l'extrémité antérieure, est de $0^{mm},0006-0^{mm},0011$; il est séparé de la tête par un léger étranglement.

Enveloppe, vaisseaux et nerfs du testicule. Le testicule avec sa membrane fibreuse ou albuginée, ainsi qu'une partie de l'épididyme, est enveloppé 1° par la *tunique vaginale*, qui a la forme d'un sac sans ouverture, comme toutes les séreuses, et offre deux feuillets : l'un pariétal, intimement uni avec l'albuginée, l'autre viscéral, qui s'isole assez facilement de la tunique fibreuse commune. Ces deux feuillets, réfléchis l'un sur l'autre, présentent un épithélium composé de cellules polygonales transparentes qui mesurent de $0,^{mm}011-0,^{mm}017$ avec de beaux noyaux, et çà et là quelques granulations jaunes de pigment. 2° La tunique fibreuse commune, située au-dessus de la précédente, dont elle se distingue parfaitement, est une membrane qui, auprès du testicule, est formée par du tissu fibreux solide, et plus haut par un réseau filamenteux plus lâche. Elle enveloppe la tunique vaginale, ainsi que le cordon spermatique, et l'extrémité inférieure de l'épididyme. 3° *La tunique musculaire interne* ou *érythroïde*, membrane rougeâtre, composée d'une couche de fibres musculaires lisses, résultant de l'épanouissement du cremaster, et assez solidement unie aux parties voisines. 4° Le dartos, ou tunique musculeuse externe du testicule, présentant des fibres musculaires lisses entrelacées dans tous les sens. 5° Enfin, le scrotum, ou enveloppe cutanée des testicules, qui se fait remarquer par sa finesse, l'absence de graisse, la coloration foncée de son épiderme, la présence de grosses glandes sébacées et sudoripares.

Les vaisseaux sanguins du testicule proviennent des longues et fines artères spermatiques internes; ils pénètrent dans le corps d'Hygmor, et là se divisent en deux espèces de rameaux : 1° les uns se placent dans l'épaisseur de la tunique albuginée, pour constituer les sinus de cette tunique, et fournissent une multitude de vaisseaux qui s'en détachent successivement pour pénétrer dans la substance du testicule. Les autres traversent directement le corps d'Hygmor, en suivant les cloisons du testicule, et se portent du bord supérieur au bord inférieur. Les réseaux formés par ces capillaires, de $0,^{mm}0061-0^{mm},067$, sont assez larges.

Les veines suivent le même trajet que les artères. Les lymphatiques du scrotum et du testicule sont très-développés.

Les nerfs proviennent du plexus spermatique interne, et arrivent dans le testicule avec les artères.

Conduits déférens, vésicules séminales, glandes accessoires.

Les conduits déférents ont, en moyenne, $2^{mm},2-3^{mm},3^{mm}$ de diamètre; ce sont des canaux cylindriques avec des parois épaisses de $1^{mm},09-1^{mm},14$ et un conduit de $0^{mm},5-0^{mm},7$ de diamètre. Ils sont composés à l'extérieur d'une membrane fibreuse mince, à l'intérieur d'une membrane muqueuse, et entre elles deux d'une couche musculaire à fibres lisses épaisses. La tunique musculaire, dont l'épaisseur est de $0^{mm},74-0^{mm}$, est composée de trois couches, l'une externe, à fibres longitudinales, épaisse, une médiane à fibres transversales aussi forte que la précédente, et une interne plus mince, car elle n'a guère que $\frac{1}{7}$ de l'épaisseur totale de la tunique musculaire, et qui est comme la première, à fibres longitudinales; elle présente aussi des cellules fibreuses raides et pâles de $0^{mm},22$ de longueur avec $0^{mm},0087-0^{mm},013$ de largeur dans leur milieu, entremêlées d'un peu de tissu fibreux et de quelques fibrilles élastiques très pâles.

La membrane muqueuse de $0^{mm},26$ d'épaisseur est blanche, à plis longitudinaux, elle offre, dans quelques-uns de ses points, un grand nombre de petites fossettes de diverses grandeurs qui lui donnent une apparence réticulée. Les deux tiers externes sont blancs, et offrent un des tissus feutrés de fibriles élastiques le plus serré qu'on connaisse; en dedans est une couche transparente et plus mince, formée d'un tissu fibreux obscurément filamenteux, sur laquelle se juxta-pose une couche simple d'épithélium pavimenteux, composée de cellules de $0^{mm},011 - 0^{mm},017$, qui contiement sans exception un certain nombre de granules bruns de pigment, d'où résulte, pour la surface interne de la muqueuse, une coloration jaunâtre. Les vaisseaux des conduits déférens sont très faciles à voir dans la tunique fibreuse externe, ils pénètrent aussi dans la tunique musculaire et muqueuse, et y forment des réseaux peu serrés avec des capillaires de $0^{mm},0065 - 0^{mm},011$ de diamètre. Les nerfs des canaux déférens proviennent des nerfs de la vessie et du rectum, ainsi que des plexus hypogastriques. Il est impossible de les suivre jusque dans l'intérieur des conduits.

Les conduits éjaculateurs et les vésicules séminales, qui ne sont que des dépendances en cœcum des conduits déférens pourvus de prolongemens utriculiformes ou même ramifiés, ont la même structure que les conduits déférens. Les premiers offrent dans leurs parties supérieures une structure musculaire, comme celle du conduit séminal, sauf que leurs parois sont plus délicates. Après la prostate, leurs parois s'amincissent encore de plus en plus, mais on rencontre encore jusqu'à leur extrémité des fibres musculaires entremêlées d'une assez grande quantité de tissu fibreux et de fibrilles élastiques. Les parois des vésicules séminales sont notablement plus minces que celles des conduits déférens; seulement, la membrane muqueuse, distinctement vasculaire, est pourvue de fossettes qui lui donnent une apparence réticulée. Extérieurement, les vésicules séminales sont encore entourées par une enveloppe en partie fibreuse, en partie musculaire, surtout à la surface postérieure, laquelle s'introduit entre les sinuosités de son canal, les réunit les unes aux autres, et passe comme une large bande musculaire d'une vésicule séminale sur l'autre. Le contenu des vésicules séminales est normalement un liquide clair, un peu visqueux, qui se prend en colle après la mort, mais qui, un peu plus tard, devient complétement fluide, et renferme un composé protéique très-légèrement soluble dans l'acide acétique, qui, évidemment, est identique avec la substance contenue dans le liquide provenant d'une éjaculation. On rencontre si fréquemment des filamens séminaux dans les vésicules, qu'on pourrait assigner à celles-ci le double rôle, de produire une sécrétion particulière et d'être un réservoir pour la semence.

Les nerfs des vésicules proviennent du sympathique et de la moelle épinière, et avant tout du riche réseau des vésicules séminales, le plexus séminal, dont les fibres entrent en partie, sans pouvoir être suivies plus loin dans les membranes des vésicules, en partie passent dans la prostate, dont le réseau, *plexus prostaticus*, s'accroît de filets provenant des plexus de la vessie et du petit bassin.

La prostate, d'après les recherches de Kölliker, est un organe très-musculeux, à tel point, que la substance glandulaire forme à peine le tiers ou la moitié de la masse totale. De dedans en dehors, on rencontre d'abord une membrane muqueuse mince, dont l'épithélium est composé de deux couches, savoir, une couche superficielle, formée de cellules cylindriques, et une couche jaunâtre, à fibres longitudinales, qui en partie vient du trigone vésical et s'étend jusqu'au veru montanum, et en partie n'a aucune annexion avec les muscles de la vessie et se compose, moitié de tissu fibreux avec des fibres élastiques, moitié de muscles à fibres lisses.

Au-dessous de cette couche on trouve une agglomération de lobules glanduleux, formant une masse d'un gris rougeâtre, assez ferme, qui se déchire en filamens avec beaucoup de facilité dans le sens du diamètre transversal de l'organe, et dont la structure rayonnante, à partir des tubercules séminaux vers la surface externe de l'organe, se compose de faisceaux plus ou moins forts, de muscles lisses, réunis par du tissu fibreux et des glandules prostatiques. Ceux-ci, au nombre de 30 à 50, sont des glandes en grappe, dont la forme générale est conique ou piriforme, qui se distinguent des glandes en grappes ordinaires par leur structure lâche, la disposition pédiculée de beaucoup de vésicules et le peu de développement des derniers lobules glandulaires, ce qui est en harmonie en partie avec le riche tissu filamenteux qui sépare les élémens de la glande. Les vésicules glandulaires sont rondes ou piriformes, leur diamètre varie de $0^{mm},11 - 0^{mm},22$, elles sont recouvertes de cellules épithéliales, polygonales ou cylindriques, longues de $0^{mm},0087 - 0^{mm},011$ avec des granules bruns de pigment dans les conduits excréteurs; ces cylindres sont semblables à ceux de la portion de l'urètre. La sécrétion de la prostate paraît être analogue à celle des vésicules séminales. On trouve, dans les vésicules, de petits calculs prostatiques qui ont de $0^{mm},065 - 0^{mm}318$ de diamètre, et de grosses concrétions de la même substance protéique, qui se rencontre dans les vésicules séminales. La prostate se compose donc d'une membrane fibreuse, entourant solidement le tissu glandulaire, pourvue de faisceaux, de fibres musculaires lisses et d'un assez grand nombre de vaisseaux, enveloppant de leurs capillaires les élémens de la glande.

Quant aux nerfs, leur trajet dans l'intérieur de cet organe est inconnu.

Les *glandes de Cowper* sont des glandes en grappes conglomérées, dont les vésicules terminales de $0^{mm},044 - 0^{mm}11$ de diamètre, sont revêtues d'un épithélium pavimenteux qui se change en épithélium à cylindres, dans les conduits excréteurs. L'enveloppe délicate qui environne les glandes, aussi bien que le stroma filamenteux qui se trouve dans leur intérieur, est assez riche en muscles lisses que Kölliker a retrouvé, se formant en couche longitudinale mince dans les conduits excréteurs, larges de $0^{mm},5$. Ces glandes sécrètent un mucus qui ne diffère en rien des autres produits du même genre, et qu'on extrait facilement des conduits excréteurs.

Le *pénis* ou *verge* constitue chez l'homme l'organe de la copulation. Il est formé de trois corps érectiles richement vasculaires, attaché au bassin, et traversé par le canal de l'urètre.

Les corps caverneux du pénis représentent deux cylindres, écartés à leur partie postérieure, réunis au contraire, en avant, où ils ne sont séparés que par une cloison incomplète, dans lesquels on doit distinguer une membrane fibreuse particulière, la *tunique albuginée* et un tissu spongieux intérieur. La première est une membrane blanche, d'un éclat argental, épaisse de $1^{mm},09$ et d'une très grande solidité, qui forme l'enveloppe extérieure des corps caverneux, ainsi que la cloison lamelleuse qui les sépare dans sa moitié antérieure, et se compose de tissu fibreux ordinaire avec de nombreuses fibres élastiques, telles qu'on les trouve dans les tendons et les ligamens. En dedans de cette enveloppe est le tissu spongieux, constitué par une quantité innombrable de fibres, de trabécules et de lamelles, réunies de manière à former un réseau à mailles fines et qui, par ses petits sinus, communiquant les uns avec les autres dans tous les sens, et remplis pendant la vie de sang provenant des veines caverneuses, représente parfaitement une éponge.

Tous les trabécules sans exception ont exactement la même structure.

En outre, ils sont revêtus par une simple couche de cellules d'épithélium pavimenteux qui leur est intimement unie, et ne peut souvent en être séparée, et qui forme l'épithélium des sinus veineux. Sous cette couche épithéliale, se trouve le tissu filamenteux propre, qui est composé, d'un côté, de parties égales de tissu fibreux et de fibres élastiques déliées, de l'autre, de fibres musculaires lisses. C'est dans un grand nombre de ces trabécules, mais non pas dans tous que serpentent les artères et les nerfs de diverses grosseurs. Les élémens musculaires se reconnaissent au moyen de l'acide acétique; par leurs noyaux tout-à-fait caractéristiques, ils se laissent facilement isoler sous l'action de l'acide nitrique étendu de 4/5e d'eau, et se présentent alors comme des cellules filamenteuses, longues de 0^{mm},044—0^{mm},065, et larges de 0^{mm},0044—0^{mm},0053.

Le *corps caverneux* de l'urètre a essentiellement la même structure que les corps spongieux du pénis, seulement, 1° sa tunique fibreuse, qui offre aussi dans le bulbe des traces de cloison, est beaucoup plus mince, moins blanche et plus riche en élémens élastiques; 2° les sinus sont plus étroits, les plus petits se trouvent dans le gland; 3° les trabécules enfin, sont plus délicats, plus riches en fibrilles élastiques, quoique ayant cependant la même structure.

L'urètre n'a de parois propres que dans sa partie membraneuse; au commencement et à sa terminaison, il se compose seulement du canal formé par la membrane muqueuse, doublé par la prostate ou par le corps caverneux de l'urètre. La membrane muqueuse présente, sous une couche longitudinale de tissu fibreux très riche en fibres élastiques, une couche de muscles à fibres lisses, mélangés de tissu filamenteux ordinaire, disposés longitudinalement ou transversalement, qui font suite aux fibres volontaires du muscle urétral. Cette couche musculaire se rencontre non-seulement dans la portion prostatique, ainsi qu'on l'a déjà mentionné, mais dans la partie membraneuse de l'urètre. Le tissu sous-muqueux de la portion caverneuse contient encore çà et là de ces fibres musculaires de la vie organique. L'épithélium est formé d'une couche de cellules cylindriques de 0^{mm},026 sous laquelle on trouve encore, dans certains cas, deux couches de cellules rondes ou ovalaires. Dans la moitié antérieure de la fossette de Malpighi on rencontre déjà des papilles, qui ont 0^{mm},065 de long et un épithélium pavimenteux feuilleté, dont l'épaisseur est de 0^{mm},087. Dans l'isthme et dans la partie caverneuse de l'urètre, se rencontrent d'assez nombreuses glandules, qu'on nomme les *glandules de Littré*, qui ont de 0^{mm},7—1^{mm},09 disposées, en général, à la manière des glandes en grappe, dont elles se distinguent cependant par leur forme utriculaire et les ondulations souvent très prononcées de leurs vésicules glandulaires, larges de 0^{mm},087—0^{mm},17. On trouve aussi çà et là, au milieu des précédentes, des formes plus simples de ces glandes qui, dans la portion prostatique, ressemblent aux follicules muqueux du col de la vessie. Les glandules de Littré et les conduits excréteurs, longs de 2^{mm}—4^{mm}, dirigés d'arrière en avant, et traversant obliquement la membrane muqueuse, sont revêtus d'un épithélium cylindrique, qui tend cependant à prendre plus ou moins la forme pavimenteuse; ils sécrètent du mucus qui ne diffère en rien de celui de toutes les glandes de même espèce. On a nommé *lacunes de Morgagni* de petites fossettes de la membrane muqueuse, dont la présence n'est pas constante, et dans lesquelles, Kölliker n'a jamais trouvé aucun caractère glanduleux.

Le *fascia du pénis* est une bandelette riche en fibres élastiques, qui entoure le pénis depuis la racine jusqu'au gland, qui à la racine s'unit aux ligamens du périnée et de la région inguinale, et participe à la formation du ligament supérieur du pénis, véritable tissu élastique, qui s'étend de la symphyse au dos de la verge. Il se prolonge sans interruption dans la peau du pénis, qui est tout-à-fait semblable à la peau des autres parties du corps, mais qui se fait remarquer par son extrême délicatesse due à l'absence de tissu cellulaire graisseux. La tunique du dartos lui envoie une couche mince de muscles lisses.

Les artères de la verge proviennent des artères honteuses, et ne présentent de particularités que quand elles arrivent aux corps spongieux, elles se rendent dans les corps caverneux du pénis, à l'exception de quelques petits rameaux.

DU SPERME.

Nous dirons peu de mots de ce liquide dont il a été déjà longuement parlé.

Il est composé par un grand nombre d'élémens anatomiques nommés *spermatozoïdes* ou mieux, *filamens spermatiques*, nageant dans une petite quantité de liquide visqueux et filant qui contient aussi quelques globules granuleux, et un nombre variable de granulations élémentaires. Quelquefois il se forme des cristaux dans le sperme éjaculé.

Il arrive souvent qu'on ne peut pas distinguer de liquide, mais on le fait apparaître, en ajoutant au sperme un peu d'alcool, qui y forme un précipité granuleux.

Les filamens spermatiques se rencontrent chez tous les animaux mâles aptes à la reproduction. Chez l'homme, ils se composent d'une partie large et aplatie, nommée le *corps* ou *la tête*, et d'un long appendice cylindrique, nommé la *queue*.

Le corps offre une largeur d'environ 0^{mm},0037, et une longueur de 0^{mm},0044, il est ovale et aplati; au centre, il paraît tantôt plus opaque, et tantôt plus clair que le reste, de sorte qu'on avait cru y voir un suçoir, mais c'est un effet analogue à celui qui se produit par les globules du sang, dont la cavité présente toujours une teinte plus claire que le reste de l'organe.

La queue est implantée immédiatement au bord postérieur du corps suivant son axe longitudinal. Au voisinage du corps elle est assez épaisse, on y distingue un double contour, puis elle va en s'amincissant, et finit par échapper complétement à la vue armée des plus forts grossissemens.

Les filamens spermatiques ne présentent aucune trace d'organisation intérieure. C'est dans l'épididyme et dans le conduit déférent qu'ils paraissent avoir atteint leur plus haut degré de développement.

Ces filamens paraissent animés de mouvemens volontaires, et leur progression a quelque chose de celle des têtards.

Ils peuvent rester vivans dans le mucus normal du vagin et de l'utérus pendant assez longtemps.

On les a comparés à des cellules pourvues de cils vibratiles; ils se forment d'ailleurs, à l'intérieur des cellules, par une génération endogène.

Le sperme contient encore des corpuscules de mucus, provenant de la prostate et des glandes de Cowper, et des cristaux de phosphate de chaux, sous forme de rhomboèdres.

ORGANES SEXUELS DE LA FEMME.

Les organes sexuels de la femme se composent des *ovaires* et des *trompes*, de la matrice, du vagin et des parties génitales externes.

1° *Ovaires*. Les ovaires, au nombre de deux, sont formés par des enveloppes propres et par un *stroma* ou parenchyme, dans lequel sont les œufs. Les ovaires sont entourés par une membrane fibreuse, solide et blanche, *tunique propre* ou *albuginée*, de 0^{mm},51 d'épaisseur, qui enveloppe tout le parenchyme et lui adhère intimement, sans avoir avec lui de limites tranchées, cependant elle n'envoie pas de prolongemens dans son intérieur comme la tunique correspondante du testicule, avec laquelle elle présente, du reste, beaucoup d'analogie. Le stroma ou couche des germes est une substance d'un gris-rougeâtre, assez résistante, composée par du tissu fibreux contenant des noyaux, compacte, filamenteux, sans pourtant être complétement fibrillaire. Ce tissu supporte les capsules ovariennes et les vaisseaux de l'organe. A partir du bord postérieur de l'ovaire, par lequel arrivent les vaisseaux, et où il n'y a jamais d'ovules, le stroma s'étend comme une lamelle compacte dans l'intérieur de l'organe et fournit, en rayonnant vers les deux surfaces et le bord libre de l'organe, une espèce de pinceau formé par des faisceaux, les uns faibles, les autres assez forts.

Les ovules, nommés aussi *vésicules de Graaf*, *follicules ovariens*, sont de petites utricules rondes complétement closes, dont la grosseur moyenne varie de 0^{mm},5—0^{mm},6, et qui sont enfoncées dans les parties périphériques du stroma, de sorte que, par une coupe transversale, faite sur un ovaire bien développé, le parenchyme parait constitué par une substance médullaire et par une substance corticale, laquelle contient les follicules. Il faut employer des ovaires bien développés, quand on veut avoir des notions exactes sur la grandeur, la place et le nombre des follicules de Graaf. Ceux-ci se rencontrent au nombre de 20, 50, 100 dans chaque ovaire; on en trouve même quelquefois jusqu'à 200, mais sur des organes atrophiés, tels qu'il y en a chez les vieilles femmes, on n'en rencontre souvent que de 10 à 2, et quelquefois même pas du tout.

Chaque follicule, dans son état complet de développement, est formé par une enveloppe et par un contenu. La première peut être assez convenablement comparée à une membrane muqueuse et présente, 1° une couche fibreuse vasculaire, *theque* du follicule de Baër ou tunique fibreuse, qui est unie avec le parenchyme de l'ovaire, au moyen d'un tissu assez lâche, et peut, par conséquent, s'extraire avec assez de facilité. La couche extérieure, un peu plus solide, d'un blanc-rougeâtre, a été distinguée par Baër, de la couche interne, plus épaisse, plus molle et plus rouge.

Il faut aussi remarquer que la couche externe se laisse également diviser, et que ses deux feuillets se composent de cellules formatives non développées, contenant un noyau, la plupart du temps fusiformes et entremêlées de tissu fibreux. Une membrane propre, délicate, amorphe, tapisse, à l'intérieur, la tunique fibreuse du jeune follicule, et à une époque plus avancée, l'action des alcalis permet d'en démontrer l'existence comme une pellicule particulière; 2° un épithélium ou couche granuleuse, *membrane granuleuse* des auteurs. Celle-ci entoure tout le follicule en formant une couche, d'une épaisseur de 0^{mm},017—0^{mm},026, et présente, au côté qui est tourné vers l'ovaire, un épaississement en forme de mamelon, de 0^{mm},7 d'étendue, et qu'on appelle le *cumulus proligère*. Les cellules grandes, de 0^{mm},0065—0^{mm},0087, disposées en plusieurs couches, polygonales à angles arrondis, avec des noyaux d'une grosseur proportionnelle, et le plus souvent, des granules de graisse jaune, sont extrêmement délicates, et bientôt après la mort, elles ne peuvent plus guère être distinguées, de sorte qu'alors tout l'épithélium ne semble plus être qu'une membrane finement granuleuse présentant beaucoup de noyaux.

Dans l'intérieur du follicule on trouve un liquide clair, légèrement jaunâtre, nommé *liqueur du follicule*, qui est de même nature que le sérum du sang; presque toujours il contient des cellules, des noyaux et quelques granules, que l'on ne doit guère considérer que comme des parties détachées de la membrane granuleuse.

C'est dans le cumulus, au voisinage de la membrane fibreuse du follicule, que se trouve l'œuf ou l'*ovule*, entouré de toutes parts par les cellules du cumulus.

L'œuf est une vésicule sphéroïdale qui, quand il a atteint son développement, présente un diamètre de 0^{mm},3—0^{mm},2.

La membrane vitelline a une épaisseur de 0^{mm},0087—0^{mm},011 et enveloppe le jaune ou vitellus, autour duquel elle forme un bord translucide, qui a reçu le nom de *aura pellucida*.

Cette membrane est amorphe, très élastique et résistante, de sorte qu'elle peut supporter, sans se rompre, une pression assez notable. Quant à ses caractères chimiques, elle est tout à fait analogue avec les *membranes propres*. Le jaune, qui, sur un œuf frais, remplit complétement la membrane vitelline, se compose d'un liquide visqueux renfermant un grand nombre de fines granulations, qui s'accompagnent, sur les œufs mûrs, de granules graisseux.

Dans l'œuf arrivé à sa maturité, on trouve, plus près du centre que de la périphérie, un beau noyau vésiculiforme de 0,02''' de diamètre, renfermant un contenu transparent et un gros granule homogène, rond, attaché aux parois de la vésicule, ce sont, d'une part, la *vésicule germinative* de *Purkinye* et la *tache germinative* de *Wagner*.

Les artères, les veines et les nerfs ayant été décrits ailleurs, nous n'y reviendrons pas ici.

Trompes et matrice. Des trois membranes qui constituent la trompe, l'externe, qui appartient au péritoine, ne présente rien de remarquable. La moyenne ou couche de muscles lisses est particulièrement assez épaisse vers la moitié interne de la trompe, elle se compose de fibres externes qui sont longitudinales, et de fibres internes transversales, dont les élémens, même à l'époque de la grossesse, sont assez difficiles à isoler, et sont entremêlés avec une grande quantité de tissu cellulaire fibreux qui affecte la même forme que dans le stroma de l'œuf. La membrane interne est constituée par la membrane muqueuse qui forme une couche mince, molle, d'un blanc-rougeâtre, unie par une petite quantité de tissu sous-muqueux avec la couche musculaire. Elle n'a ni papilles ni villosités, mais elle présente quelques plis longitudinaux, et se compose de tissu fibreux peu développé avec de nombreuses cellules fusiformes. A sa surface interne, depuis l'utérus jusqu'au bord libre du pavillon, se trouve une couche simple de cellules vibratiles, globulaires ou filiformes, de 0^{mm},013—0^{mm},022, dont le mouvement vibratile, dirigé de l'ouverture abdominale à l'ouverture utérine, concourt à faciliter la marche de l'ovule, mais doit s'opposer à la progression du sperme.

L'utérus a la même composition que la trompe, seulement les couches musculaire et muqueuse y sont beaucoup plus épaisses et s'y disposent différemment. Quant à la couche musculaire d'un rouge pâle, on y trouve trois couches qui cependant ne sont pas aussi nettement séparées les unes des autres que dans d'autres points, à l'intestin, par exemple. La couche externe se compose de fibres longitudinales et de fibres transversales, dont les premières, formant une couche mince intimement unie avec la membrane séreuse, s'étendent au-dessus du fond, de la face antérieure et postérieure jusqu'au col de l'organe, tandis que les fibres transversales constituent autour de l'organe une couche plus épaisse, et se prolongent dans les ligamens ronds, dans les ligamens larges et dans les ligamens de l'ovaire. La *couche moyenne* est la plus épaisse de toutes, elle présente des faisceaux plats, transverses, longitudinaux et obliques, qui s'entrelacent dans tous les sens, et renferment de gros vaisseaux, particulièrement des veines, d'où résulte l'aspect spongieux de l'utérus en état de grossesse. La *couche interne* est mince, formée d'un réseau de fibres longitudinales plus fines, et de fibres transverses et obliques plus fortes, qui constituent autour des orifices des trompes un anneau souvent très visible. Au fond, là où l'utérus a sa plus grande épaisseur, c'est la couche moyenne qui est la plus forte, elle paraît souvent comme composée de plusieurs couches au voisinage du col: ce sont les fibres transverses qui dominent; il en est de même à l'orifice de l'utérus où elles forment une espèce de sphincter.

La muqueuse de l'utérus est une membrane blanche ou d'un blanc-rougeâtre, qui adhère fortement à la couche musculaire dont on ne saurait la détacher facilement. Sur une coupe transversale, on peut l'en distinguer par sa coloration un peu plus claire, mais la limite n'est jamais bien nette, à l'exception de la couche fondamentale, qui ne manque jamais dans les parties génitales de la femme, et se compose de tissu fibreux sans élémens élastiques, contenant des noyaux non entièrement développés, et des cellules fibreuses de l'épithélium vibratile, dont les cellules pâles ont jusqu'à $0^{mm},036$, et offrent un tourbillonnement qui va de dehors en dedans.

La muqueuse présente une structure différente dans le corps, dans le fond et dans le col de l'utérus.

Dans le corps, elle est plus délicate, plus rouge et plus mince, elle a de 1^{m} à 2 millimètres; lisse et sans papilles à sa surface interne, elle offre çà et là quelques gros plis. Dans son épaisseur, on trouve un très grand nombre de petites glandes, qui sont les *glandes utriculiformes* de l'utérus, nommées aussi *glandes utérines*, qui ont une grande ressemblance avec les glandes de Luberkuhn; elles sont souvent simples ou bifurquées, leur extrémité est assez souvent tournée en spirale, elles se présentent comme de petites utricules, dont la longueur égale l'épaisseur de la muqueuse, et dont la largeur est de $0^{mm},044—0^{mm},065$. Ces glandes se composent d'une membrane amorphe très délicate, d'un épithélium cylindrique régulièrement disposé, et débouchent deux ou trois ensemble par une même ouverture, de $0^{mm},07$. Elles ne contiennent, normalement, aucune partie solide, mais leur épithélium se détache très facilement, et peut être pris comme un produit de sécrétion grisâtre remplissant leur cavité.

Dans le col de l'utérus, la muqueuse est plus blanche, plus solide et plus épaisse, elle a de 2^{m} à 3^{mm}, particulièrement à la paroi antérieure et postérieure où se rencontrent les *plis palmés*, entre lesquels se trouvent des fossettes, les unes plus grandes, les autres plus petites, ayant jusqu'à 2^{mm} et au delà de profondeur, qui sont revêtues par un épithélium cylindrique. Elles diffèrent notablement des glandes muqueuses, mais cependant, ce sont des organes qui sécrètent le mucus visqueux du col de l'utérus.

Dans cette région, on trouve aussi très souvent des vésicules closes, remplies de la même sécrétion, formées par la couche de tissu fibreux et par les cellules cylindriques ordinaires, ayant $0^{mm},7$ à $2^{mm}—4^{mm}$, et au delà, et qu'on appelle les *œufs de Naboth*. On peut les regarder avec raison comme des vésicules glandulaires closes, qui crèvent de temps en temps et laissent écouler leur contenu au dehors. Le tiers de la moitié inférieure du col de l'utérus contient des papilles de $0^{mm},22—0^{mm},66$ de largeur, recouvertes d'un épithélium vibratile, mamelonné ou filiforme, contenant dans leur intérieur un plexus vasculaire plus ou moins riche en vaisseaux, un très grand nombre de noyaux et de pâles gouttelettes de graisse.

La distribution des vaisseaux, dans un utérus qui n'est pas en état de gestation, ne présente rien de particulier. Les rameaux artériels volumineux circulent dans la substance musculaire; la membrane muqueuse offre, comme partout, des vaisseaux plus gros dans ses parties profondes, plus fins dans ses parties superficielles; ces derniers, après avoir entouré les glandes de capillaires plus fins, forment à la surface un réseau extrêmement riche et élégant de rameaux, ayant de $0^{mm},013—0^{mm},022$ de diamètre. De ce réseau proviennent ensuite les veines, qui ont des parois très minces, sont dépourvues de valvules et se comportent, dans leur trajet, comme les artères.

Les lymphatiques, qui probablement commencent dans la membrane muqueuse sont extrêmement nombreux, ils forment des réseaux plus ou moins déliés sous l'enveloppe péritonéale, et se jettent dans les ganglions du bassin, ou dans les plexus lombaires, par des rameaux volumineux.

Les nerfs de l'utérus, qui se composent d'un grand nombre de tubes nerveux fins et de quelques-uns plus épais, proviennent des plexus hypogastrique et honteux. On ignore la manière dont ils se terminent.

Changemens de l'utérus à l'époque de la grossesse. La membrane muqueuse s'accroît considérablement, elle s'épaissit jusqu'à 2, 4 et même 6 millim., et dans les plis qu'elle présente son épaisseur peut aller jusqu'à 10 à 12 millim.; elle devient plus molle et offre des utricules glandulaires remarquables, faciles à isoler, de 2 à 6 millim. de long et de $0^{mm},075—0^{mm},087$ de large, ainsi qu'un certain nombre de jeunes cellules, rondes, fusiformes, enfoncées dans son tissu. Les vaisseaux sanguins de la muqueuse, d'où provient le sang menstruel, sont sur toute la circonférence de l'utérus, particulièrement dans le corps et dans le fond, extrêmement nombreux et étendus, c'est pourquoi la muqueuse paraît colorée en rouge vif.

Les changemens les plus remarquables se passent dans la tunique musculaire dont les élémens s'accroissent extraordinairement; ainsi, les fibres contractiles, au lieu de présenter une longueur de $0^{mm},04—0^{mm},065$ comme ailleurs, et une largeur de $0^{mm},004$, ont, au 5me mois, $0^{mm},13—0^{mm},26$ de long, $0^{mm},0054—0^{mm},013$ et même $0^{mm},022$ de large; dans la 2me moitié du 6me mois, elles atteignent $0^{mm},22—0^{mm},54$ de long, $0^{mm},0087—0^{mm},013$ de large, et $0^{mm},004—0^{mm},006$ d'épaisseur; de sorte que leur longueur devient 7 à 11 fois plus grande, et leur largeur 2 à 5 fois.

Il se fait également une nouvelle formation de muscles dans la première moitié de la grossesse et particulièrement dans les couches les plus internes de la muqueuse. Cette nouvelle formation n'a plus lieu à partir du 6me mois.

Parties génitales externes. Les parois du vagin, épaisses de $2^{mm},18$, se composent d'une membrane fibreuse externe, d'une couche musculaire moyenne et d'une membrane muqueuse. La tunique fibreuse, mince et blanchâtre est formée de tissu fibreux assez lâche en dehors, plus compacte en dedans, avec beaucoup de fibres élastiques et de réseaux veineux; elle passe sans limites précises à une 2me couche plus rouge qui, indépendamment du tissu fibreux et de nombreuses veines, contient, particulièrement pendant la grossesse, un assez grand nombre de fibres musculaires lisses qui forment une véritable tunique musculaire, composée de faisceaux transverses et longitudinaux de cellules fibreuses, longues de $0^{mm},087$—$0^{mm},165$.

La membrane muqueuse est d'un rouge pâle, pourvue d'un grand nombre de plis et d'éminences de diverses dimensions et formée par un tissu fibreux extrêmement riche en élémens élastiques, qui lui donnent sa grande solidité et son extensibilité. Sa surface interne présente de très nombreuses papilles filiformes ou coniformes, de $0^{mm},13$—$0^{mm},17$ de long sur $0^{mm},054$—$0^{mm},065$ de large, qui sont plongées dans un épithélium pavimenteux, épais de $0^{mm},15$ - $0^{mm},19$, dont les plaquettes supérieures, pour un diamètre de $0^{mm},022$—$0^{mm},033$, contiennent des noyaux de $0^{mm},0065$.

L'hymen est un repli de la muqueuse vaginale et se compose des mêmes élémens.

La muqueuse du vagin s'étend aussi sur les parties génitales externes, elle revêt le gland du clitoris, l'ouverture du conduit de l'urètre et forme dans ces replis le prépuce du clitoris et les petites lèvres, puis sur les grandes lèvres elle se continue avec la peau. La couche fondamentale de la muqueuse des parties génitales externes est un tissu fibreux spongieux, richement vasculaire, dépourvue de graisse, contenant un assez grand nombre de fibres élastiques déliées qui, dans sa couche externe, épaisse de $0^{mm},5$—$0^{mm},4$, correspondant au chorion, présente partout des papilles très développées, aux petites lèvres, de $0^{mm},22$—$0^{mm},011$, au clitoris, de $0^{mm},01$ —$0^{mm},008$, et un épithélium pavimenteux, de $0^{mm},087$—$0^{mm},26$, dont les cellules les plus superficielles mesurent de $0^{mm},022$— $0^{mm},044$.

Les parties génitales externes présentent des glandes de diverses grandeurs. Les glandes sébacées, la plupart en forme de rosette et d'une grosseur remarquable ($0^{mm},5$—$2^{mm},2$), se rencontrent sur les grandes lèvres, en connexion avec les poils. Les petites lèvres en présentent aussi une très grande quantité, seulement elles ne sont plus placées à la base des poils, qui n'existent pas là; elles sont un peu plus petites ($0^{mm},22$—$1^{mm},09$). Enfin, on en rencontre çà et là, auprès de l'orifice de l'urètre et à l'ouverture du vagin.

On trouve également autour de l'ouverture de l'urètre, et sur les parties latérales de l'orifice vaginal, un nombre variable de glandes muqueuses en grappe, de $0^{mm},17$—$3^{mm}3$ de grandeur, avec des orifices, les uns à peine visibles, les autres assez grands. Les conduits excréteurs de ces glandes sont tantôt courts, tantôt d'une longueur qui va jusqu'à 13 millim.. Il y a enfin les glandes de Bartholin qui correspondent aux glandes de Cowper, de l'homme qui sont des glandes mucipares grandes de 12 millim. environ, avec des vésicules glandulaires piriformes, revêtues par un épithélium pavimenteux, de $0^{mm},04$—$0^{mm},11$, qui sont enfoncées dans un tissu fibreux à noyau compacte et traversé par des fibres musculaires. Les conduits excréteurs de ces glandes, longs de 14 à 16 millim., larges de $1^{mm},1$ sont revêtues, à l'extérieur, par une membrane muqueuse pourvue d'un épithélium cylindrique, de $0^{mm},02$, et contiennent toujours un mucus visqueux, amorphe, limpide et jaunâtre.

Le clitoris, ainsi que les deux corps caverneux, ont la même structure que les parties correspondantes chez l'homme.

Les vaisseaux sanguins du vagin ne présentent rien de remarquable. Dans les papilles, on trouve le plus souvent de simples anses vasculaires.

Les vaisseaux lymphatiques sont très nombreux.

Les nerfs proviennent du sympathique et du plexus sacré: on ne peut les suivre jusqu'à leur terminaison.

Des glandes mammaires.

Les glandes mammaires sont deux glandes en grappe, composées, rudimentaires chez l'homme, qui atteignent chez la femme leur entier développement, et sécrètent le lait après l'accouchement.

Quant à leur structure, elle est essentiellement la même que celle des autres grosses glandes en grappe, par exemple, la parotide et le pancréas. Chaque mamelle se compose de 15 à 24 lobes et même davantage, plats, irréguliers, dont les contours présentent des angles arrondis, gros de $1^{mm},1$—$2^{mm},2$; chacun de ces lobes est formé par un certain nombre de lobules qui se subdivisent eux-mêmes, en dernier lieu, en vésicules glandulaires. Ces dernières sont rondes ou piriformes, mesurant en moyenne, de $0^{mm},11$—$0^{mm},15$, parfaitement distinctes de leurs plus fins conduits excréteurs, et formées d'une membrane amorphe et d'un épithélium pavimenteux qui, à l'époque de la lactation, subit une métamorphose particulière à tous les élémens glandulaires; elles sont entourées par un tissu fibreux solide, très abondant, surtout entre les vésicules et les plus petits lobules, et réunies en une grosse masse compacte qui, en définitive, est revêtue d'un tissu graisseux, et en partie, par la peau.

Les glandes mammaires doivent donc être considérées comme des aggrégats de glandes simples. La réunion des conduits excréteurs de chaque lobe et lobule constitue, en dernier lieu, un canal plus ou moins long, large de $2^{mm},28$—$4^{mm},36$, qui est le conduit galactophore dirigé vers le mamelon. Avant de s'ouvrir à l'extérieur, ce conduit se renfle et forme un petit sac allongé, large de 4^{mm}—8 millim., appelé le *sacculus lactiferus*, puis se rétrécit jusqu'à n'avoir plus qu'un diamètre de 1^{mm}—2 millim., et enfin, s'ouvre sur un petit tubercule qui se trouve à la pointe du sein, par un orifice qui a seulement $0^{mm},7$—$0^{mm},4$.

Tous ces canaux excréteurs sont revêtus d'un épithélium qui, dans les plus gros conduits, est formé de cellules cylindriques, longues de $0^{mm},033$—$0^{mm},022$, mais qui deviennent plus petites, rondes ou polygonales dans les plus fines ramifications. Sous cet épithélium, on trouve une couche homogène, qui est doublée elle-même d'une membrane fibreuse, blanche et solide, à plis longitudinaux dans les plus gros conduits, dans laquelle Kölliker n'a jamais su trouver de fibres musculaires, mais seulement un tissu fibreux longitudinal, présentant des noyaux et de fines fibres élastiques. Cependant, Henle croit avoir récemment rencontré des muscles longitudinaux dans la profondeur de la glande.

Le mamelon est pourvu de muscles lisses très nombreux qui lui communiquent sa contractilité. Il est revêtu par une peau délicate, dont la couche cornée n'a pas plus, chez la femme, de 0mm,013, tandis que la couche de Malpighi a une épaisseur de 0mm,087, et est colorée dans sa profondeur. Les papilles agglomérées dans ce point, portent de 0mm,22—0mm,07. Sur la poitrine elle-même, les papilles sont petites, elles ont de 0mm,03—0mm,02; l'épiderme est encore plus fin, il a de 0mm,069—0mm,087. Cependant la couche cornée est plus épaisse, puisque elle porte de 0mm,044—0mm,053.

Les vaisseaux de la glande mammaire sont nombreux et environnent les vésicules glandulaires par un réseau de capillaires assez étroit. Les lymphatiques, assez répandus dans la peau qui revêt la glande, n'ont pu être poursuivis dans la glande elle-même. Les nerfs cutanés proviennent des nerfs supra-claviculaires et des ramuscules principaux des 2e et 4e intercostaux. On ne peut pas les suivre non plus dans l'intérieur de la glande, si ce n'est qu'on voit quelques fins ramuscules accompagner les vaisseaux.

Leur terminaison est inconnue.

Du lait.

Nous nous bornerons seulement à ses caractères microscopiques.

Le lait est un liquide composé de sérum transparent et de globules, qui lui donnent son opacité et sa couleur blanche opaline. Ils sont en nombre extrêmement considérable et si l'on veut les voir, il est nécessaire d'ajouter un peu d'eau à la gouttelette de lait qu'on examine, afin de pouvoir les considérer isolés. Leur diamètre est très variable : il y en a qui sont de simples granules ponctiformes, d'autres atteignent jusqu'à 0mm,017. Ils sont animés d'un mouvement moléculaire très vif. Leur forme est circulaire et leurs contours foncés comme les gouttelettes de graisse ; ils sont entourés d'une membrane très pâle, formée par de la caséine. Cette membrane se détruit dans l'acide acétique, car, en ajoutant à cet acide un peu de lait, on observe, au microscope, que les gouttelettes de graisse deviennent libres et finissent par se confondre.

L'éther s'endosmose dans l'intérieur du globule, y dissout la graisse et laisse la membrane intacte.

On peut ensuite dissoudre cette membrane dans l'acide acétique.

Ces globules renferment donc le beurre. Le battage de la crème a pour effet de détruire la membrane d'enveloppe ; le beurre de tous les globules se réunit alors en une masse compacte ; opération qui est facilitée par la formation de l'acide acétique dissolvant la membrane des globules.

Le colostrum renferme une espèce de globules, nommés par Donné *corps granuleux*. Ce sont de petits corps circulaires ou ovalaires dont le diamètre varie de 0mm,013—0mm,053. Parmi ces corpuscules, les uns sont granuleux et ressemblent à des amas de globules de beurre, les autres, plus petits, ont des contours bien délimités, et renferment une substance légèrement granuleuse, avec quelques globules de graisse. D'après les observations de Gerlach, il y aurait, avant la délivrance, un noyau dans ces corpuscules, ce qui a porté cet auteur à établir leur nature circulaire.

ORGANES DES SENS

ORGANE DE LA VUE.

L'appareil de la vision se compose du globe oculaire, qui est l'organe propre du sens et des parties accessoires qui sont destinées, les unes à la protection, les autres aux mouvemens du globe oculaire : ce sont les paupières, les muscles, les glandes lacrymales. Le globe oculaire lui-même est un organe très compliqué, qui présente dans sa structure la réunion de presque tous les autres tissus ; il se compose de trois membranes, une fibreuse, la *sclérotique* et la *cornée transparente*, une vasculaire, la *choroïde* et l'*iris*, une nerveuse, la *rétine*, puis de milieux internes qui réfractent la lumière et qui sont le *corps vitré* et le *cristallin*.

Membrane fibreuse de l'œil. L'enveloppe externe du globe oculaire est formée principalement par une couche de tissu fibreux très solide qui, à première vue, se divise en deux parties, l'une plus petite, antérieure, transparente, qui est la cornée, l'autre plus grande, postérieure, opaque, qui est la sclérotique. Mais cette distinction est purement superficielle, car l'histoire du développement aussi bien que l'étude de leur structure, montre dans ces deux parties la même composition.

La sclérotique, nommée aussi l'*albuginée de l'œil*, est une membrane fibreuse blanche, très dure et très solide, qui commence à la partie postérieure du globe de l'œil, où elle adhère directement à la gaîne du nerf optique, qui décroît en épaisseur, d'arrière en avant, et renforcée antérieurement par les tendons des muscles droits, se prolonge sans discontinuité dans la cornée transparente ; elle donne de la colle par la coction, et se compose d'un véritable tissu fibreux, dont les fibrilles sont extrêmement évidentes, aussi bien par la lacération que sur une coupe transversale traitée par l'acide acétique. Les faisceaux formés par ces fibrilles sont d'ailleurs intimement réunis, comme dans les tendons, en ligamens plus ou moins épais qui, alternant assez régulièrement à travers toute l'épaisseur sous des directions longitudinales et transversales, déterminent ainsi, sur une coupe perpendiculaire, une structure lamelleuse. Cependant, il n'y a nulle part de véritables feuillets ayant une existence propre, car les diverses couches longitudinales se réunissent fréquemment les unes aux autres, et il en est de même des couches transversales. Seulement, à la surface externe, et surtout à la surface interne de la sclérotique, les fibres longitudinales se réunissent pour former des lamelles plus épaisses, qui acquièrent ainsi une plus grande indépendance.

Le tissu fibreux de la sclérotique est traversé par un très grand nombre de fins élémens élastiques de la même forme que ceux qui existent dans les tendons et dans les ligamens, c'est-à-dire présentant un tissu réticulé composé de filamens de plus en plus fins, dans lequel les points, où étaient les cellules primitives de formation, se font reconnaître par leurs épaississemens, avec des rudimens de noyaux, de telle sorte que la totalité est souvent très analogue à des cellules fusiformes ou stelliformes anastomosées. Pendant la vie, les élémens de ce réseau paraissent encore contenir des cavités, dans lesquelles on trouve un contenu liquide, au moins voit-on de l'air sur des segmens secs de sclérotique, dans tous les corps de cellule (ce sont les corpuscules crayeux de Huschke), et on pourrait admettre avec Virchow, que de telles cavités sont des espèces de canaux nutritifs, d'autant plus que les vaisseaux de cette membrane y sont très clair-semés. Ceux-ci proviennent principalement des artères ciliaires et de celles des muscles de l'œil, et forment, ainsi que Kölliker et Brucke l'ont trouvé, un réseau de capillaires du dernier ordre, à mailles assez larges.

Bochdalek et Rahm, chez les chiens, ont décrit dernièrement des nerfs dans la sclérotique, mais Kölliker, Arnold et Huschke n'ont pas encore pu parvenir à en découvrir.

La cornée est une membrane complétement transparente, encore plus ferme et plus difficile à diviser que la sclérotique, et se compose de trois couches particulières, savoir : 1° la conjonctive ou membrane cellulaire; 2° la cornée proprement dite; et 3° la membrane de Descemet. La première et la dernière sont formées par un épithélium, au-dessous duquel se trouve une membrane amorphe, la deuxième, au contraire, est constituée par une espèce particulière de tissu filamenteux.

La *cornée transparente proprement dite*, ou la couche filamenteuse, qui est de beaucoup la partie la plus épaisse de cette membrane, se compose d'une substance filamenteuse très voisine du tissu fibreux, mais qui, d'après J. Müller, donnerait par la coction de la chondrine au lieu de colle. Ses élémens, faisceaux pâles de $0^{mm},0044$—$0^{mm},0087$ de diamètre, dans lesquels, au moins par dilacération, les fibrilles encore plus fines deviennent plus au moins visibles, sont réunis en faisceaux plats, à faces constamment parallèles à la surface de la cornée, et qui s'entrecroisant dans tous les sens, bien que ne constituant pas des lamelles complètes, communiquent cependant à la cornée un aspect feuilleté. Il résulte de cette disposition que tandis que cette membrane se laisse déchirer dans le sens longitudinal, avec la plus grande facilité, elle présente dans le sens de son épaisseur une extrême résistance.

La similitude des élémens de la cornée transparente avec le tissu fibreux se démontre encore par les considérations suivantes : 1° les élémens de cette membrane se prolongent directement et sans interruption dans les fibres de la sclérotique, à la limite de laquelle on ne peut saisir aucune séparation naturelle; 2° entre des faisceaux, ainsi que Virchow l'a parfaitement établi le premier, se trouve un nombre infini de cellules à noyau, fusiformes et stelliformes anastomosées, comme celles qui sont propres au tissu élastique non développé (corpuscules du tissu fibreux de Virchow), cellules qui se rencontrent aussi dans la sclérotique, mais plus ramifiées.

Il est extrêmement probable que les liquides nutritifs dont la cornée est abreuvée en si grande quantité, et qu'on en fait sortir par la moindre pression sont conduits à travers ces cellules, dans la profondeur de la membrane, et s'y étendent; ces cellules, dans des maladies de la cornée, contiennent dans leur intérieur, très fréquemment, des globules de graisse et quelquefois, suivant Donders, des grains de pigment.

Il ne faut pas confondre ce réseau de cellules avec les *tubes cornéens* injectés par Bowmann sur les yeux de bœuf et d'homme. Ces derniers sont vraisemblablement des dilatations artificielles des petits intervalles qu'on rencontre normalement entre les élémens du tissu de la cornée, lorsqu'on l'étudie au microscope.

La *conjonctive* se compose principalement d'un épithélium mou, feuilleté, épais de $0^{mm},050$—$0^{mm},109$, dont les cellules de la couche profonde sont allongées et perpendiculaires sur la cornée, tandis que les moyennes ont une forme plus ronde, et forment la transition au feuillet superficiel, épais de $0^{mm},017$—$0^{mm},022$, correspondant à la couche cornée de l'épiderme, et composé de petites écailles molles, présentant pourtant encore des noyaux. Un grand nombre de ces dernières cellules, par suite de leur pression réciproque, présentent des dépressions plus ou moins prononcées, analogues à ce qui se rencontre dans certaines cellules de la vessie, de sorte qu'à première vue, elles présentent un aspect stelliforme, ce qui avait déterminé Valentin, qui les avait observées le premier, à les considérer comme des cellules avec des rejetons. Sous l'épithélium, qui après la mort, et par le contact de l'eau et de l'acide acétique, perd bientôt sa transparence, on trouve une lamelle amorphe, mentionnée pour la première fois par Bowmann (lamelle élastique antérieure), et qui a une épaisseur de $0^{mm},0065$—$0^{mm},0087$. On l'aperçoit distinctement sur une coupe perpendiculaire et sur des plissemens de tranches superficielles minces, surtout après l'action des alcalis. Cependant elle est loin de se séparer aussi nettement de la cornée proprement dite que cela a lieu pour la membrane de Descemet, et ne paraît pas non plus avoir la même importance que cette dernière. Elle n'est que le reste de la couche vasculaire dans l'état fœtal. — On voit çà et là des filamens infléchis, ou des fibres élastiques, sortir de cette lamelle, entrer et se perdre dans la couche cornée.

La *membrane* de *Descemet* ou de *Demours*, nommée aussi *membrane* de l'*humeur aqueuse*, est formée par une tunique élastique, adhérente d'une manière assez lâche au tissu de la cornée, et d'un épithélium qui revêt sa face interne. La tunique élastique a la transparence de l'eau ou du verre, elle est complétement amorphe, facilement déchirable, quoique cependant assez solide. Son élasticité est telle que, après l'avoir détachée de la cornée, par la coction dans l'eau, ou la macération dans les alcalis, ce qui généralement ne lui enlève pas sa transparence, si on vient à la pincer, elle s'enroule toujours fortement sur elle-même dans la direction d'arrière en avant. Vers le bord de la cornée, la membrane de Descemet, dont l'épaisseur porte de $0^{mm},013$—$0^{mm},017$ et qui, dans sa composition chimique, se rapproche complétement des membranes homogènes, se résout en un système particulier de filamens qui ont été décrits exactement, pour la première fois, par Bowmann. Ce système commence à une petite distance du bord de la cornée, sur la face antérieure de la membrane de Descemet, par un tissu réticulé à mailles allongées, formé de fibrilles analogues aux fibrilles élastiques; il devient successivement de plus en plus fort, jusqu'à ce que, du bord même de la cornée, la membrane de Descemet se résolve, dans toute son épaisseur, en un réseau de filamens plus forts, et de trabécules qui s'infléchissent sur le bord de l'iris et se confondent avec la face antérieure de cette membrane. Par conséquent, la membrane de Descemet ne finit pas comme on le croit communément par un bord libre, mais sur tout le pourtour de la chambre antérieure de l'œil, elle envoie dans l'iris des prolongemens que Huck a nommés les *ligamens pectinés de l'iris*, et qui, d'après Luschka, seraient plus visibles sur les yeux de certains animaux (le chien, par exemple), que sur l'œil humain. D'après Kölliker, ces ligamens tiendraient le milieu, quant à leur structure, entre le tissu fibreux et le tissu élastique; car les faisceaux en question, par leur largeur de $0^{mm},0087-0^{mm},026$ et leur pâleur, et par les fines fibrilles qu'on distingue en eux, se rapprochent des faisceaux de tissu fibreux, tandis que par leur raideur et leurs réactions chimiques ils ont de l'analogie avec le tissu élastique.

L'épithélium de la membrane de Descemet forme une simple couche de $0^{mm},004-0^{mm},007$ d'épaisseur, composée de belles et grandes cellules polygonales, dont la dimension est de $0^{mm},013-0^{mm},022$, et qui contiennent un noyau rond, de $0^{mm},0065-0^{mm},011$ et des granulations pâles extrêmement fines.

Chez l'adulte, la cornée transparente est presque complétement dépourvue de vaisseaux, mais on trouve, au contraire, dans la conjonctive, comme J. Müller et Henle l'ont observé, pour la première fois, dans les embryons d'homme et de mouton, un réseau vasculaire très abondant, qui pourtant ne paraît pas s'étendre jusque dans le milieu. Vers la fin de la vie fœtale et après la naissance, ce réseau se reforme, de sorte que, chez l'homme, on rencontre des vaisseaux sanguins sur un bourrelet large de $1^{mm},1-2^{mm},2$ au plus, qui se trouve au bord de la cornée. Ceux-ci sont la plupart du temps des capillaires très fins, de $0^{mm},0044-0^{mm},0087$, qui forment une ou plusieurs rangées d'arcades, et on les trouve aussi dans la conjonctive.

On ne connaît rien de positif au sujet des vaisseaux lymphatiques de la cornée; cependant, Kölliker a vu chez un jeune chat des canaux qu'il est porté à regarder comme des lymphatiques. Dans ce cas, sur le bord de la cornée, auprès des anses de capillaires sanguins très visibles et contenant des globules du sang, il y avait des vaisseaux pâles, beaucoup plus larges, de $0^{mm},02-0^{mm},04$, et même $0^{mm},06$, qui s'étendaient sur la cornée aussi loin que les vaisseaux sanguins, soit isolés, soit en formant deux, trois et même plusieurs anses, d'où sortaient aussi des prolongemens terminés en cœcums terminés par des renflemens ou par des extrémités pointues. Malgré leur largeur ces vaisseaux n'étaient formés que d'une seule membrane amorphe et délicate avec quelques noyaux isolés, et contenaient un suc transparent, dans lequel on pouvait voir des cellules rondes et transparentes, tantôt isolées, tantôt agglomérées, qui ressemblaient beaucoup aux globules de lymphe.

Le même auteur a trouvé également ces vaisseaux chez d'autres animaux, mais quoiqu'il lui semble très vraisemblable de les regarder comme les origines des vaisseaux lymphatiques de la conjonctive, il ne peut cependant donner la chose comme complétement démontrée; car, quoiqu'il ait pu montrer à Müller et à Virchow, d'une manière très évidente, ces vaisseaux dans les deux cornées d'un chat, cependant depuis lors il n'a pu retrouver rien de semblable, ni chez des animaux de même espèce, ni chez les chiens, les bœufs, les brebis, les porcs et les lapins. On sait, il est vrai, que ces origines des vaisseaux lymphatiques qu'on rencontre une fois, d'une façon très évidente, par exemple, dans les villosités intestinales, échappent souvent 20 à 30 fois de suite aux recherches les plus minutieuses. Si les vaisseaux en question n'étaient pas des lymphatiques, il faudrait les considérer comme des cavités pathologiques, ou des modifications des vaisseaux embryonnaires de la cornée; mais la première de ces opinions trouve contre elle la membrane nettement limitée de ces vaisseaux, et la seconde, que les canaux se trouvent dans le même plan que les vaisseaux véritables, sans qu'il soit possible de découvrir la moindre anastomose entre les uns et les autres. (Kölliker.)

Les nerfs de la cornée, découverts par Schlemm, proviennent des nerfs ciliaires. Ils pénètrent dans cette membrane vers le contour antérieur de la sclérotique, et passent de là dans la couche fibreuse. On les trouve facilement vers le bord de la cornée, ils sont au nombre de 24—36 ramuscules, les uns fins, les autres assez épais, sans cependant que leur diamètre dépasse $0^{mm},044$. Ces nerfs se distinguent, non-seulement par la manière dont s'opèrent leurs bifurcations et leurs anastomoses qui forment, sur toute l'étendue de la cornée, un riche réseau veineux, mais surtout par ce fait qu'ils ne contiennent de tubes primitifs à contours obscurs, quoique fins, de $0^{mm},0022-0^{mm},0044$, que dans une zone partant d'une étendue égale, située au bord de la cornée, tandis que, dans le reste de leur trajet, ils présentent seulement des filamens non médullaires, complétement clairs et *transparens*, de $0^{mm},0011-0^{mm},0022$ ou plus. De cette façon, ils n'interceptent pas plus que les autres élémens de la cornée les rayons lumineux efficaces, ce qui explique aussi la difficulté qu'on éprouve à les apercevoir dans les recherches microscopiques. On rencontre quelquefois, mais rarement dans des filets de ces nerfs, des bifurcations des tubes primitifs, mais on n'en trouve jamais dans le réseau qui provient de leurs divisions, et cela, à cause de leur extrême transparence, qui rend très peu certaines les observations à leur égard.

Dans l'état normal les vaisseaux sanguins de la conjonctive de la cornée sont extrêmement rares, et Kölliker, Bömer, Arnold, regardent leur existence comme un cas exceptionnel, mais dans les inflammations de l'organe ils prennent alors un développement tel, qu'ils recouvrent souvent une grande partie, ou la presque totalité de la cornée.

Tunique vasculaire ou *uvée*. La deuxième membrane du globe oculaire est entièrement colorée par des grains de pigment et richement vasculaire. Elle se divise en deux parties, l'une postérieure, plus étendue, la *choroïde*, l'autre extérieure, plus petite, l'*iris*.

La choroïde occupe le fond de l'œil, son épaisseur est de $0^{mm},14-0^{mm},7$, et elle est facile à déchirer; elle s'étend depuis l'entrée du nerf optique, par un orifice circulaire, jusqu'au bord antérieur de la sclérotique; là, elle forme une partie plus épaisse, le *corps ciliaire*, et se prolonge ensuite dans l'iris sans présenter de discontinuité. Sa surface externe adhère assez intimement à la sclérotique, et non pas seulement au moyen des gros vaisseaux et des nerfs; quand on veut l'en séparer, une partie de cette membrane reste toujours adhérente à la sclérotique, sous forme d'un tissu brun délicat. C'est la *lamina fusca* des auteurs, dont l'existence comme membrane particulière, distincte de la choroïde, n'a aucun fondement, bien que, dans quelques cas, des cellules pigmentaires isolées s'étendent jusque dans le tissu fibreux de la sclérotique. La surface interne de la choroïde est lisse, elle n'est liée à la rétine que d'une manière assez lâche. En avant de l'*ora serrata*, et particulièrement auprès des procès ciliaires, elle s'unit très intimement avec la membrane *hyaloïde* (*zonula* de *Zinn*), de telle sorte qu'on ne peut jamais l'en détacher complétement.

La choroïde se compose essentiellement de deux parties, une couche externe plus épaisse, riche en vaisseaux, qui constitue la choroïde proprement dite, et une couche interne visiblement colorée, le pigment noir de l'œil. La première peut se partager encore en trois lamelles qui, à vrai dire, ne sont pas parfaitement distinctes les unes des autres et qui sont : 1° une lamelle externe molle et brune, qui porte les nerfs et les longs vaisseaux ciliaires, et contient en avant le muscle ciliaire, c'est la couche pigmentaire externe; 2° la couche vasculaire proprement dite, moins colorée, avec de grosses artères et veines, et 3° une lamelle interne, incolore, délicate, contenant un réseau capillaire extrêmement riche, la *membrane chorio-capillaire*, qui cependant ne s'étend pas en avant plus loin que l'*ora serrata*.

Quant aux tissus qui forment la choroïde proprement dite, abstraction faite d'une partie sans doute très importante, consistant en vaisseaux et en nerfs, on y trouve un tissu propre qui, de même que les fibres du ligament pectiné de l'iris, mais d'une manière un peu différente, tient le milieu entre le tissu fibreux et le tissu élastique. Dans les parties externes de cette membrane, le *stroma* est formé de cellules à noyau, de $0^{mm},017$—$0^{mm},04$, fusiformes ou stelliformes très irrégulières, tout-à-fait pâles ou plus ou moins colorées en brun par du pigment, lesquelles, avec des prolongemens plus ou moins larges, le plus souvent très déliés (jusqu'à $0^{mm},0011$), mais un peu raides forment, par leurs fréquentes anastomoses et leur grand nombre, un tissu membraneux lâche. Il n'y aurait en cela rien à voir de particulier, et ces réseaux cellulaires se placeraient à côté d'autres cellules pigmentaires à anastomoses analogues, par exemple de celles des larves de batraciens (surtout chez l'alytes), seulement dans la couche interne de la *choroïde*, et surtout dans la *membrane chorio-capillaire*, ces cellules se transforment peu à peu en un tissu à noyau, d'abord peu pigmentaire, et qui finit par ne plus l'être du tout et devenir homogène. Ce tissu, quoique très analogue par son aspect au tissu fibreux homogène, s'en distingue pourtant par la résistance qu'il présente aux acides et aux alcalis, et se rapproche du tissu élastique dont il s'éloigne d'un autre côté, par une moindre élasticité et sa pâleur, c'est pourquoi il vaut mieux le considérer comme un tissu *sui generis*.

Le ligament ciliaire des auteurs ou *muscle ciliaire, tenseur* de la *choroïde*, reconnu presqu'en même temps par Brucke et Bowmann, comme d'une structure véritablement musculeuse, est une couche assez épaisse de faisceaux musculaires lisses, rayonnés, qui passent du bord antérieur de la sclérotique dans le corps ciliaire et se perdent dans la moitié antérieure de cet organe, là où se placent, en dedans, les procès ciliaires. D'une manière plus précise, le muscle ciliaire prend naissance dans le point où la sclérotique présente un sillon pour la formation du sinus veineux de *Schlemm*, et d'une bandelette lisse et dure spéciale qui, en même temps qu'elle forme la paroi interne dudit canal, se confond avec la sclérotique et reçoit, en même temps, une partie du réseau filamenteux dans lequel commence la membrane de Demours. Le muscle ciliaire se termine auprès de la partie adhérente des procès ciliaires, sans pénétrer dans ces derniers, et quant à ses élémens, ceux-ci sont un peu plus courts ($0^{mm},04$) et plus larges ($0^{mm},006$—$0^{mm},008$) que les cellules fibreuses ordinaires, en outre, finement granulés, délicats, et si fugitifs, qu'on a de la peine à les découvrir chez l'homme.

Le pigment noir revêt complètement comme une couche continue, purement cellulaire, la surface interne de la choroïde et se compose, jusqu'à l'*ora serrata*, d'une couche unique formée de belles cellules emboîtées les unes dans les autres, presque régulièrement homogènes, grandes de $0^{mm},013$—$0^{mm},017$ et épaisses de $0^{mm},087$, qui présentent l'aspect d'une mosaïque élégante, et laissent distinguer au centre leur noyau transparent, comme une tache blanche au milieu d'une riche accumulation de grains de pigment brun-noirâtre. Cependant, vers l'intérieur, à côté de la rétine, on voit fréquemment un faible bourrelet transparent qu'on doit considérer, ou comme un contenu d'une nature différente, ou comme la membrane cellulaire épaisse. Les cellules pigmentaires de l'*ora serrata* forment au moins deux couches, deviennent plus rondes, plus petites, et se remplissent complètement de pigment, de telle sorte que les noyaux euxmêmes sont à peine visibles. Toutes les cellules de pigment ont des parois très minces et crèvent par la pression avec une extrême facilité. Leur pigment se compose de corpuscules microscopiques excessivement petits, aplatis par la pression, ovales, larges au plus de $0,0007''$, qui offrent le phénomène de mouvemens moléculaires, même dans l'intérieur des cellules, mais d'une manière bien plus sensible quand ils sont libres.

Le pigment de la choroïde manque dans les yeux d'albinos, ainsi que dans la région du tapis chez les animaux. Cependant on trouve encore dans ces points des cellules qui contiennent des granulations pigmentaires, seulement, celles-ci sont tout à fait incolores.

On trouve également dans la membrane irienne un véritable tissu fibreux qui représente la masse principale du *stroma* de cette membrane. Ses faisceaux délicats et bombés, en partie rayonnés, en partie concentriques au bord ciliaire, sont entrelacés les uns dans les autres, et vers la surface de l'iris ils se présentent sous l'aspect d'une couche homogène. On y rencontre aussi une grande quantité de noyaux allongés qui sont situés, au moins en partie, dans des cellules fusiformes analogues à celles de la choroïde, quelques filamens pâles et raides qui s'étendent sur une portion de la face antérieure, comme des prolongemens du ligament pectiné de l'iris ou de la membrane de Demours, et enfin, les muscles lisses de l'iris qui sont exactement de même nature que ceux de la choroïde. Ceux-ci constituent, chez l'homme, le *sphincter de la pupille* qui est très évident, et forme un anneau lisse de $0^{mm},5$ de largeur, tout autour du cercle pupillaire de l'iris, et un peu plus près de la surface postérieure que de l'antérieure. Cet anneau se laisse facilement distinguer sur les yeux bleus, par suite de l'absence du pigment postérieur, avec ou sans emploi d'acide acétique. On peut aussi le décomposer en ses élémens, longs de $0^{mm},04$—$0^{mm},06$. Indépendamment de ce grand anneau musculaire, Kölliker en trouve encore un autre plus voisin de la face antérieure de l'iris, et qui n'a qu'une largeur de $0^{mm},05$. Le même auteur n'a pu parvenir à suivre avec Brucke ce dilatateur de la pupille jusqu'au ligament pectiné et jusqu'au bord de la lamelle vitrée de la cornée, il lui semble plutôt que ce muscle commence dans la substance même de l'iris, au bord ciliaire, et autant qu'il lui a été possible de le voir, à cause de la difficulté des recherches à ce sujet, il se compose d'un grand nombre de faibles faisceaux qui, loin de former une membrane continue, s'insèrent isolément les uns des autres au bord du sphincter, en se dirigeant en dedans, dans l'intervalle des vaisseaux.

L'iris, en s'éloignant de la choroïde, possède une couche cellulaire à sa face antérieure et à sa face postérieure. Cette dernière, l'*uvée* des auteurs, ou pigment noir de l'iris, est une couche épaisse de $0^{mm},02$, composée de petites cellules remplies de pigment, semblables à celles du corps ciliaire, avec lesquelles elles se continuent sans interruption, qui revêt toute la face postérieure de l'iris et s'étend jusqu'au bord de la pupille. A l'endroit où l'iris se replie, cette couche de pigment paraît limitée à sa surface libre par une ligne fine, mais nettement tracée, que quelques anatomistes ont décrite comme une membrane particulière et qui, dans le fait, chez les yeux de vieillards et par le contact des alcalis, se sépare par places du pigment.

La couche cellulaire antérieure est un épithélium formé de cellules plus rondes et notablement aplaties qui, à l'ouverture pupillaire de l'iris, forment un bord continu, partout également large, mais qui est remarquable par les petites proéminences qu'il présente.

La coloration de l'iris, dans les yeux bleus, provient du miroitement du pigment postérieur; dans les yeux jaune-bruns, bruns et noirs, la couleur résulte d'un pigment spécial qui est irrégulièrement réparti et communique à la face antérieure ces diverses nuances. Ce pigment se présente, tantôt dans le stroma lui-même et surtout dans les cellules de celui-ci; on le trouve aussi à l'état de liberté entre les fibres et les vaisseaux, ainsi que dans les cellules fibreuses du sphincter de la pupille, enfin, on le rencontre dans la couche épithéliale antérieure, et il se compose de cellules de diverses dimensions, de noyaux irréguliers bruns ou d'un jaune d'or, en stries ou en grumeaux, mais jamais on n'y trouve les granules de pigment réguliers qui constituent le pigment propre de l'œil.

Les vaisseaux de la tunique vasculaire sont excessivement nombreux et se comportent d'une manière différente dans les différens points. La choroïde reçoit les siens des artères ciliaires postérieures courtes, par environ 20 artérioles, qui percent la sclérotique dans le contour postérieur du globe de l'œil; plus ou moins loin du nerf optique, ils se bifurquent dans la couche moyenne ou vasculaire de cette membrane, et se partagent en trois ordres de branches: 1° des branches externes qui, après avoir atteint une certaine finesse par suite de leurs divisions, se jettent dans les veines *vorticosæ*; 2° les branches internes, qui se jettent dans un réseau capillaire, situé immédiatement au-dessous du pigment, dans la membrane de Ruysch, et 3° les branches antérieures qui se prolongent dans le corps ciliaire et dans l'iris. Le réseau capillaire de la couche la plus interne de la choroïde, qui se présente comme une membrane particulière, lorsque la préparation réussit par places chez l'homme sur des pièces fraîches et injectées, est un des plus élégans et des plus serrés qu'il y ait. Ses mailles ont seulement $0^{mm},004$—$0^{mm},0011$, tandis que la largeur des vaisseaux est de $0^{mm},0087$, et les capillaires sortent des plus gros vaisseaux en forme d'étoiles. Ce réseau s'étend jusqu'à l'*ora serrata* et y forme un gâteau de circonvolutions vasculaires un peu plus grossières, avec des vaisseaux de $0^{mm},0087$ qui, provenant des vaisseaux antérieurs des artères postérieures courtes, forment les procès ciliaires et sont tellement serrés que, en outre des vaisseaux et d'une enveloppe plus homogène, pour appuyer les procès ciliaires, on ne trouve là aucun autre tissu. De ces divers points et du muscle ciliaire qui reçoit quelques ramuscules des artères précédentes, le sang revient principalement par les veines *vorticosæ*, qui forment quatre élégantes étoiles vasculaires, deux supérieures et deux inférieures, et traversent plus loin le fond du globe de l'œil, par quelques petites veines ciliaires postérieures courtes, qui se comportent de la même manière que les artères.

L'iris reçoit son sang et des artères de la choroïde et des artères ciliaires postérieures longues, ainsi que des artères ciliaires antérieures. Les premières, en partie, pénètrent directement par leurs rameaux antérieurs, entre les procès ciliaires, dans le diaphragme pupillaire, et en partie, après avoir fourni au bord et à l'extrémité antérieure de ces mêmes procès ciliaires, de petits ramuscules, arrivent également dans l'iris. Les ciliaires longues, au nombre de deux, traversent la sclérotique à droite et à gauche, en avant des ciliaires courtes, serpentent dans la couche externe du pigment de la choroïde, jusqu'au tenseur de cette membrane, et, après que chacun d'eux s'est divisé en deux branches et réuni aux ciliaires antérieures qui, au nombre de 5 à 6 rameaux, traversent en avant la sclérotique, ils forment dans le muscle et à sa surface un anneau artériel irrégulier, le grand cercle artériel de l'iris. De cet anneau, ou des vaisseaux qui concourent à sa formation, procèdent en outre de petits rameaux qui, avec les artères déjà nommées, sortant de la choroïde, donnent naissance, d'une part, à une petite quantité de capillaires dont une couche se trouve sous le pigment, à la face postérieure du bord pupillaire, et de l'autre, arrivent jusqu'au bord pupillaire, où ils se replient en anses pour se jeter dans les veines, sans avoir produit, quoique arrivés à une assez grande ténuité, de véritables ramuscules capillaires, mais après avoir formé toutefois, dans la région de l'*annulus medio minor*, un deuxième cercle artériel plus petit et le plus souvent irrégulier. Les veines de l'iris prennent naissance des artères et des capillaires précédemment nommés, et sauf leurs fréquentes anastomoses transversales, offrent pareillement une direction rayonnée et débouchent: 1° dans les *vasa vorticosa*; 2° dans les veines ciliaires postérieures longues; 3° d'après *Arnold* et *Retzius*, dans le canal de *Schlemm*, lequel canal, étroit et annulaire, se trouve entre le bord antérieur de la choroïde et la sclérotique, duquel ensuite, les veinules ciliaires antérieures conduisent le sang au dehors, à travers la sclérotique.

Les veines de la tunique vasculaire sont aussi très nombreuses, mais elles sont uniquement destinées au muscle ciliaire et à l'iris. Ce sont les nervules ciliaires qui, au nombre de 15—18 ramuscules, traversent la sclérotique à la partie postérieure, puis s'avancent dans la lamelle externe de la choroïde, en partie dans le sillon de la sclérotique, et se divisent déjà, en se dichotomisant avant leur entrée dans le muscle ciliaire. Dans ce dernier, ils forment une trame abondante et serrée d'où proviennent de nombreux filamens destinés, en partie audit muscle et à la cornée transparente, en partie aux nerfs propres de l'iris. Ces derniers se rendent avec les vaisseaux sanguins, après de nombreuses bifurcations, et surtout avec de nombreuses formations anastomotiques situées dans l'*annulus minor*, jusqu'au bord pupillaire où ils se terminent d'une manière qui n'est pas connue. Les élémens de ces nerfs sont dans les troncs, petits et moyens, de $0^{mm},004$—$0^{mm},0087$, et ne mesurent dans l'iris que $0^{mm},022$ — $0^{mm},044$. Kölliker n'y a jamais vu de cellules ganglionnaires, pas même dans le muscle ciliaire où Bochdalek les a décrites.

Quelques anatomistes, et ce dernier en particulier, croient aussi avoir vu quelques plis nerveux dans la choroïde, mais Kölliker n'est pas encore parvenu, jusqu'à présent, à constater le fait.

Dans ces derniers temps, Raynei a aussi décrit un muscle à stries transversales qui occuperait la partie postérieure de la choroïde, s'étendrait dans toute son épaisseur en formant des couches diverses et entrecroisées, et qui serait surtout facile à voir sur l'œil de la brebis. Henle et Kölliker pensent que c'est une illusion, car pour eux ils n'ont jamais pu découvrir de telles fibres musculaires, ni chez les animaux ni chez l'homme.

Rétine ou membrane nerveuse. La rétine est la plus interne des cinq membranes du globe oculaire, et se place immédiatement sur la membrane vasculaire. Elle ne s'étend cependant pas aussi loin que cette dernière, car elle finit déjà à l'*ora serrata* par un bord ondulé qui, d'un côté, est très intimement uni avec la choroïde, de l'autre, avec la membrane hyaloïde. Le prolongement de la rétine sur la partie ciliaire de la membrane hyaloïde, qui est admis par beaucoup d'auteurs, n'existe pas.

La rétine est une membrane délicate qui, quand elle est fraîche, est claire et presque complétement transparente, mais qui, après la mort, devient blanchâtre et opaque. Elle commence au point d'entrée du nerf optique qu'elle continue en partie. A l'origine, son épaisseur est de $0^{mm},22$, mais en se portant en avant, elle se réduit bientôt à $0^{mm},33$ et à $0^{mm},087$, vers son bord antérieur qui cesse brusquement. Malgré ces épaisseurs diverses, on y distingue partout, en allant de dehors en dedans, les couches suivantes :

1° La couche des cônes et bâtonnets; 2° la couche granuleuse; 3° la couche de substance nerveuse grise; 4° la couche du nerf optique, et 5° la tunique limitante. Ces couches, à l'exception de la plus interne, présentent partout des épaisseurs égales, mais décroissantes, en général, avec la rétine elle-même.

1° *Couche des cônes et bâtonnets*, ou *membrane de Jacob.* C'est une couche très remarquable, extrêmement régulière, composée d'une infinité de corpuscules en forme de cônes ou de petits bâtons, reflétant fortement la lumière. Elle comprend deux espèces d'élémens, les *bâtonnets* et les *cônes* qui forment par leur réunion, une couche unique, qui au fond de l'œil a une épaisseur de $0^{mm},077$, plus en avant $0^{mm},051$, et à la partie la plus antérieure, seulement $0^{mm},032$. Ils sont en général disposés de telle sorte, que les bâtonnets, qui sont les plus nombreux, ont leur extrémité la plus épaisse tournée vers l'extérieur, tandis que c'est précisément l'inverse pour les cônes. C'est pourquoi ces derniers semblent former, dans des observations incomplètes, une couche intérieure spéciale, plus faible, placée entre les extrémités internes des bâtonnets.

Les bâtonnets sont, chez l'homme, des corpuscules cylindriques grêles, allongés, dans lesquels on distingue une extrémité externe épaissie, ou bâtonnet proprement dit, et une extrémité interne, plus mince, qui en est le filament ou queue. La première, qui n'était jusqu'ici presque que la seule partie connue, est un cylindre long de $0^{mm},0154-0^{mm},0257-0^{mm},0328$, large de $0^{mm},0017$, tronqué transversalement à son bout extérieur, tandis que l'interne se prolonge par une pointe courte, de $0^{mm},004-0^{mm},006$, qui ordinairement est séparée du reste du bâtonnet par une ligne mince transversale, et peut être, si l'on veut, considéré comme appartenant déjà au filament. Celui-ci est un prolongement extrêmement délicat, car il n'a que de $0^{mm},0004-0^{mm},0006$ d'épaisseur, dont la largeur est partout la même, qui procède immédiatement de la pointe du bâtonnet, traverse la moitié interne de la couche des bâtonnets et s'unit aux autres élémens de la rétine d'une manière que nous décrirons plus tard. Ce filament est si délicat que, par la moindre action mécanique sur la couche des bâtonnets, il se rompt le plus souvent auprès de son point d'origine. C'est pourquoi les observateurs, jusqu'ici, ne connaissaient guère que le bâtonnet proprement dit, et quand il leur était arrivé de voir le filament qui en était la suite, ils le regardaient comme un produit artificiel.

La substance des bâtonnets est claire, homogène, avec un éclat graisseux, molle et flexible, et en même temps facile à rompre. Sa délicatesse est telle que l'eau seule leur fait subir diverses modifications qui les rendent souvent complétement méconnaissables; ils se courbent en forme de crochet, s'incurvent, s'enroulent, se crispent, se rompent en deux ou trois morceaux, et laissent écouler des gouttelettes claires qui, en quantité innombrable, provenant, en partie des bâtonnets, en partie des cellules pigmentaires de la choroïde qui se sont creusées, se rencontrent à la face externe de la choroïde. Une autre modification très commune, est celle qui arrive, lorsque la pointe, quand elle ne se détache pas, devient variqueuse, prend la forme d'une lancette, ou même d'une boule, à laquelle tient encore le filament, tandis que l'extrémité tronquée du bâtonnet peut aussi se recourber en crochet, ou présenter un léger renflement. Sous l'action des réactifs, ces petits organes s'altèrent beaucoup, surtout le bâtonnet proprement dit qui, malgré sa plus grande largeur, présente une moindre résistance que le filament lui-même. L'alcool et l'éther les froncent et les ratatinent au point que souvent on ne les reconnaît plus, mais sans les dissoudre; dans l'eau contenant 10 pour cent d'acide acétique, ils se raccourcissent instantanément et d'une manière très énergique, ils se renflent en beaucoup de points, et se divisent en gouttelettes claires qui résistent d'abord, mais finissent plus tard par disparaître. L'acide acétique concentré les dissout plus rapidement, il en est de même des alcalis et des acides minéraux; au contraire, l'acide chromique étendu, quoiqu'il les fronce un peu, les conserve assez bien.

Les cônes sont des bâtonnets qui, au lieu d'un filament, sont pourvus à leur extrémité interne d'un corps conoïde ou piriforme, dont la longueur, de $0^{mm},015-0^{mm},033$, égale la moitié de l'épaisseur de la couche des bâtonnets, et dont la largeur est de $0^{mm},0054-0^{mm},0097$. Chacun de ces cônes se compose d'une extrémité externe plus épaisse et plus allongée, finement granulée, et plus ou moins renflée, qui se transforme, en s'amincissant, en un bâtonnet ordinaire, et d'une partie interne plus courte, le plus souvent un peu étranglée par une légère sinuosité, dans laquelle se trouve renfermé un corps allongé ou piriforme, de $0^{mm},006-0^{mm},006$ de long. Par la partie interne, ces cônes, dans lesquels Kölliker n'a pu voir qu'une cellule avec un noyau, se prolongent dans les couches suivantes de la rétine, au moyen d'un filament délié, de $0^{mm},0008-0^{mm},0013$, semblable à ceux des bâtonnets.

La situation des bâtonnets et des cônes est telle qu'ils forment, par leur juxta-position, une sorte de palissade perpendiculaire au plan de la rétine, et par conséquent, qu'une de leurs extrémités est tournée vers la choroïde, tandis que l'autre regarde la couche des granules.

Les cônes forment dans le voisinage de la tache jaune une couche presque continue, qui ne laisse de place que pour un seul rang de bâtonnets; plus en avant, ils s'écartent les uns des autres, si bien que leurs intervalles, qui étaient d'abord environ de $0^{mm},004-0^{mm},006$, deviennent, dans les parties antérieures de la rétine, environ de $0^{mm},0087-0^{mm},0109$, de sorte qu'il se trouve entre eux un plus grand nombre de bâtonnets. Considérée de l'extérieur, la couche des bâtonnets, quand on a enlevé sa surface la plus externe, présente des trous ronds, plus ou moins éloignés les uns dee autres, remplis par une substance claire qui se trouve aussi entre les élémens de cette couche. Dans ces lacunes qui correspondent aux cônes, apparaît un cercle obscur plus petit, représentant la face terminale ou la coupe transversale visible du bâtonnet qui prolonge le cône, et tout autour des rangées simples, doubles ou multiples unies en manière de réseaux, formées par les extrémités terminales des bâtonnets proprement dits, qui, étroitement pressées les unes contre les autres, déterminent une espèce de mosaïque.

La couche granuleuse se compose de corps granulés de forme ronde ou ovale, mesurant de 0mm,0044—0mm,0087, réfléchissant assez fortement la lumière, qui se présentent tantôt comme des noyaux libres, tantôt comme de petites cellules remplies presque complétement de gros noyaux. Kölliker a trouvé, surtout sur des préparations au moyen de l'acide chromique, que de chaque grain partaient régulièrement des deux côtés des filamens très fins, de 0mm,0004—0mm,0006 d'épaisseur, de telle sorte que l'ensemble est semblable, en petit, aux cellules ganglionnaires bipolaires. Chez l'homme, ces grains, qui forment la plus grande partie de la rétine, sont disposés sur deux couches, l'une externe, plus forte, de 0mm,028—0mm,035, et une interne, plus mince, de 0mm,013—0mm,017, séparées l'une de l'autre par une couche intermédiaire transparente, finement granulée, d'une épaisseur de 0mm,013 - 0mm,017, finement granulée, et présentant des stries perpendiculaires. Cette dernière disparaît auprès de l'*ora serrata* de sorte que ce système se réduit à une couche unique, de 0mm,033 d'épaisseur. Les grains de la couche interne sont un tant soit peu plus gros que ceux de la couche externe. Kölliker a trouvé que les premiers, quand ils sont ovales, ce qui est le cas le plus fréquent, ont leur grand axe dirigé suivant l'épaisseur de la rétine, de sorte que leurs prolongemens vont de l'extérieur à l'intérieur.

La couche de substance grise est assez nettement séparée de la couche granuleuse, mais elle l'est moins de celle des fibres du nerf optique qui s'introduisent plus ou moins entre ses élémens. Elle se compose d'une matière finement granulée, qui ressemble exactement à celle de la substance grise, à la surface du cerveau et du cervelet, et contenant un très grand nombre de cellules nerveuses disséminées.

Parmi ces cellules, les unes, particulièrement celles de la moitié externe de cette couche, épaisse de 0mm,017—0mm,025—0mm,044, sont petites, peu apparentes, et ne peuvent être reconnues ordinairement, sur des préparations fraîches, qu'à leurs jolis noyaux vésiculiformes; les autres, qui forment à la partie interne une couche presque continue, sont plus grandes, elles ont de 0mm,013—0mm,037; elles sont le plus souvent piriformes ou arrondies, quelquefois aussi présentant cinq à six angles, avec des prolongemens pâles, semblables à ceux des cellules nerveuses centrales qui ont été observés, pour la première fois, par Bowmann, puis décrits par *Hassal*, *Corte* et Kölliker. Ces prolongemens sont au nombre de 1, 2, 6 et plus; ils ont au commencement jusqu'à 0mm,0044 de largeur, mais ils s'amincissent dans leur trajet extérieur en se subdivisant de plus en plus, jusqu'à se réduire à des filamens fins, ayant à peine 0mm,0008, qui se terminent à des cellules isolées. Dans tous les cas où Kölliker a pu voir ces cellules nerveuses en place, elles émettaient des prolongemens vers l'extérieur, lesquels, sans entrer dans la couche granuleuse, s'infléchissent, pour se ramifier dans l'intérieur de la couche nerveuse grise. Les noyaux de ces cellules nerveuses qui, à l'endroit des réactifs, se comportent comme celles de la substance cérébrale, mesurent de 0mm,0067—0mm,0011, et ont le plus souvent un nucléole tout à fait visible.

En dedans de la couche précédente, vient celle où se fait l'expansion du nerf optique. Depuis le chiasma jusqu'à son entrée dans le globe oculaire, ce nerf ne présente rien de particulier, et les fibres à contours obscurs, larges de 0mm,0011—0mm,0044, très sujettes à des varicosités, entre lesquelles, d'après Hassal, on trouverait aussi des cellules nerveuses, forment des faisceaux polygonaux enveloppés d'un névrilème, et d'une épaisseur de 0mm,11. Arrivée à l'œil, la gaîne du nerf optique se perd dans la sclérotique qui présente, pour l'entrée du nerf, une ouverture infundibuliforme qui va en se rétrécissant, de dehors en dedans. Le névrilème interne disparaît au niveau de la surface interne de ladite membrane, de sorte que les tubes nerveux du nerf optique arrivent à l'intérieur de l'œil sans leur enveloppe fibreuse. En dedans du canal de la sclérotique et jusqu'au collet du nerf optique, celui-ci est encore blanc et pourvu de tubes à contours obscurs. A partir de ce point, les élémens nerveux deviennent complétement diaphanes, jaunâtres ou grisâtres par transparence, comme les tubes les plus fins des organes centraux. Leur diamètre transversal ne dépasse pas 0mm,0013—0mm,0017; un grand nombre atteignent seulement 0mm,0004—0mm,0008, mais quelques-uns aussi s'élèvent jusqu'à 0mm,0033 et même 0mm,004. Ce qui les distingue des autres terminaisons nerveuses pâles, c'est l'absence de noyaux sur leur trajet, un pouvoir de réfraction pour la lumière un peu plus fort, et la présence ordinaire de varicosités. Quoiqu'on n'ait pu jusqu'alors découvrir de filamens centraux, ni d'enveloppes dans les fibres de la rétine, cependant il ne faudrait rien en conclure quant à leur absence. Ces fibres ne paraissent pas dépourvues de moelle nerveuse, car, bien qu'elles soient traitées par l'éther qui les pénètre profondément, elles restent, il est vrai, plus faibles, mais plus visibles et plus obscures qu'auparavant. Ainsi traitées, ces fibres se gonflent dans l'acide acétique à froid, et se dissolvent dans les alcalis; elles se composent donc, sans aucun doute, d'une substance azotée.

Quant à ce qui concerne le trajet des filamens nerveux dans la rétine, ceux-ci, à partir du collet du nerf, vont en rayonnant dans tous les sens et forment, par leur expansion, une membrane continue qui s'étend jusqu'à l'*ora serrata*, et n'offre une interruption assez grande, que sous la région de la tache jaune. Dans cette tunique nerveuse proprement dite, les filamens sont réunis en faisceaux plus ou moins gros, la plupart du temps larges de 0mm,02—0mm,026, légèrement comprimés par les côtés, qui s'anastomosent les uns avec les autres sous des angles très aigus, ou qui marchent parallèlement les uns auprès des autres pendant un long espace. On peut affirmer que les terminaisons de ces fibres nerveuses sont encore complétement inconnues. Kölliker a trouvé que chez l'homme leur diamètre au fond de l'œil était de 0mm,076 à 4mm; en dehors de la tache jaune, de 0mm,013—0mm,017; et auprès de l'*ora serrata*, de 0mm,004.

La *membrane limitante* est une pellicule délicate de 0mm,0011 d'épaisseur, intimement unie avec le reste de la rétine, qui se détache quelquefois en lambeaux assez grands par la déchirure de la rétine, ou par l'action des réactifs et se présente comme une substance tout à fait amorphe. A sa face interne, appliquée contre la membrane hyaloïde, on y reconnaît çà et là des noyaux cellulaires aplatis, qui certainement n'appartiennent pas à un épithélium, et dépendent à peine du corps vitré, car ce dernier se sépare toujours facilement de la rétine.

Au milieu de la tache jaune, on trouve une place incolore, amincie, manquant de couche granuleuse, de 0^{mm},17—0^{mm},21 de diamètre, à travers laquelle on aperçoit le pigment de la choroïde et qui, par conséquent, apparaît comme un point obscur, appelé le *foramen centrale*. Le pli central n'existe pas sur le vivant, mais la coloration jaune, qui dépend d'un pigment dont tous les élémens de la rétine, à l'exception des bâtonnets, sont imprégnés, s'y rencontre toujours. Ces derniers ne se rencontrent jamais dans ce point que sous la forme de *cônes*, ils manquent complétement dans la tache jaune et dans les parties environnantes les plus voisines de ce point. Les cônes forment là une couche continue, ils sont plus petits qu'ailleurs, car ils n'ont que de 0^{mm},0043—0^{mm},0052 : leur extrémité, comme le croyait *Henle*, ne se termine pas par une petite pointe, mais bien par un véritable bâtonnet dont la largeur est seulement de 0^{mm},0013 —0^{mm},0015.

Les vaisseaux de la rétine proviennent de l'artère centrale de la rétine, qui commence à se ramifier à partir du collet du nerf optique; ils se terminent dans un réseau très délié, dont les mailles n'ont pas plus de 0^{mm},004—0^{mm},006. Les veines commencent au *cercle veineux de la rétine*, auprès de l'*ora serrata*, se placent à côté des artères et se réunissent à la veine centrale qui abandonne l'œil auprès des artères.

La *lentille* ou *cristallin* est un corps parfaitement transparent, uni par sa face postérieure avec le corps vitré, par ses côtés avec la fin de la membrane hyaloïde ou zonule de Zinn. Il se compose du cristallin proprement dit et de la capsule cristalline.

La capsule cristalline est formée de deux élémens, la capsule proprement dite et l'épithélium. La première est une membrane complétement amorphe, ayant la transparence de l'eau, très élastique, qui fait au cristallin une enveloppe complète et le sépare des formations voisines. Si l'on place dans l'eau un cristallin avec sa capsule, celle-ci en absorbe une quantité considérable, ce qui montre que de telles membranes, malgré leur structure évidemment homogène, sont cependant très facilement perméables, et que, par conséquent, la nutrition du cristallin complétement privé de vaisseaux peut s'opérer sans difficulté, au moyen de substances pénétrant de l'extérieur. La capsule, qui, à sa face extérieure, a une épaisseur de 0^{mm},011—0^{mm},017, s'amincit en arrière de la zonule de Zinn et ne mesure plus que 0^{mm},005 —0^{mm},006. Elle se laisse très facilement déchirer, percer ou couper, mais elle présente, au contraire, à un instrument mousse, une remarquable résistance. Si l'on vient à piquer une capsule intacte, elle se contracte, tellement en vertu de son élasticité, qu'il n'est pas rare de voir le cristallin en sortir de lui-même. Dans ses réactions microchimiques, elle se comporte comme toutes les autres membranes transparentes, mais en outre elle peut être, d'après *Strahl*, dissoute par la coction dans l'eau.

L'épithélium de la capsule cristalline ne se trouve pas à la face externe de cette dernière, comme le croyait Brücke, mais bien à sa face interne, vers le cristallin. Il revêt ainsi la moitié antérieure de la capsule d'une couche simple de belles cellules polygonales diaphanes, de 0^{mm},013—0^{mm},002, avec des noyaux arrondis. Après la mort, les élémens de cette membrane se détachent facilement les uns des autres; ils se gonflent de manière à former des vésicules globulaires et transparentes, crèvent souvent et laissent échapper quelques gouttes d'humeur aqueuse, ou liquide de Morgagni, qu'ils contenaient. Ce phénomène n'a pas lieu pendant la vie lorsque l'épithélium est exactement appliqué à la surface du cristallin.

Le cristallin lui-même est formé, d'un bout à l'autre, par des élémens longs, aplatis, hexaédriques, larges de 0^{mm},0053—0^{mm},0109, épais de 0^{mm},0019—0^{mm},0031, ayant la transparence de l'eau, une grande souplesse, mous et notablement visqueux, qui sont désignés communément sous le nom de *fibres du cristallin*, mais qui cependant ne sont rien autre chose que des tubes à minces parois, contenant un liquide transparent visqueux, albuminoïde, qui s'échappe, par une déchirure du tube, en grosses gouttes irrégulières et qu'il convient, par conséquent, de nommer *tubes du cristallin*. Au point de vue microscopique, ils se distinguent en ce que dans toutes les substances qui coagulent l'albumine, ils deviennent plus obscurs et plus visibles, c'est pourquoi les réactifs, tels que l'acide nitrique, l'alcool, la créosote, l'acide chromique, sont particulièrement propres aux recherches sur le cristallin; ces élémens, au contraire, se dissolvent très vite dans les alcalis caustiques, et sont également attaqués par l'acide acétique. La réunion des tubes du cristallin qui, dans les couches internes de ce corps, constituent le noyau, sont plus compactes, plus minces et plus obscurs que dans les parties externes plus molles, s'opère par une simple juxta-position des tubes. Ceux-ci sont tous, sans exception, placés parallèlement à la surface de la lentille oculaire, s'emboîtent exactement les uns dans les autres, par leurs pans nettement arrêtés, de telle sorte que, dans l'intérieur du cristallin, chaque tube est enveloppé par six autres, et que dans une coupe transversale ils présentent l'aspect d'une muraille formée par des briques hexagonales, ces tubes sont pour la plupart un peu inégaux et même hérissés de pointes sur leurs bords et sur leurs faces marginales, de sorte que leur réunion latérale est plus intime que celle de leurs plus larges faces, et il en résulte que la division du cristallin en lamelles, parallèlement à la surface de cet organe, est plus facile que la division en feuillets perpendiculaires à cette direction. On peut donc décrire le cristallin comme offrant une structure lamelleuse, et c'est ce qui a été fait ordinairement. On l'a considéré comme composé de feuillets emboîtés les uns dans les autres à la manière d'un ognon, seulement on ne doit pas perdre de vue que ces feuillets ne sont pas des couches régulièrement limitées, et qu'ils ne se composent jamais d'une seule rangée de tubes; en outre, ce qui physiologiquement pourrait être de la plus grande importance, les élémens du cristallin sont disposés d'une façon encore plus régulière, dans le sens de l'épaisseur, de manière à se recouvrir les uns les autres à travers la totalité de la lentille, ce qui permet de regarder cet organe comme formé d'un très grand nombre de segmens perpendiculaires à ses deux surfaces, et ayant pour épaisseur celle d'une fibre elle-même.

Les tubes du cristallin, aussi bien à la surface que dans la profondeur, décrivent dans chaque lamelle le trajet suivant: ils partent du milieu de l'organe, et se dirigent en rayonnant vers les bords sur lesquels ils s'infléchissent, pour passer sur la face opposée à celle dont ils sont partis. Cependant aucune fibre ne décrit un demi-cercle complet, comme, par exemple, celui qui résulterait de ce que l'une, partant du milieu de la face antérieure, atteindrait le milieu de la face postérieure. Les tubes n'arrivent jamais tout-à-fait jusqu'au centre de chacune des deux faces, ils se terminent à une figure étoilée qui se trouve en ce point.

Chez le fœtus et chez le nouveau-né, l'étoile cristalline présente à l'œil nu trois rayons qui se rencontrent sous des angles de 120°. Sur la face antérieure, l'étoile présente deux rayons en bas et un en haut, *et vice versa* pour la face postérieure, de telle sorte, que chaque rayon d'un face forme, avec les deux rayons voisins de la face opposée, des angles de 60°. Maintenant les tubes du cristallin qui partent du milieu de l'étoile antérieure, n'arrivent sur la face postérieure qu'à l'extrémité d'un des trois rayons de cette face, et réciproquement, les fibres commençant au pôle postérieur n'atteignent pas le centre antérieur. Du reste, tous les tubes appartenant à une mince couche ont une longueur égale. Le noyau du cristallin de l'adulte se comporte aussi exactement de même; mais, au contraire, dans les lamelles superficielles, et à la surface elle-même, l'étoile se compose de 9—16 branches de diverses longueurs, et rarement tout-à-fait régulières, quoique cependant on y distingue toujours trois rayons principaux. Le trajet des fibres devient, par cela même, plus compliqué, et les fibres qui s'attachent en s'infléchissant sur les rayons, donnent à ceux-ci l'apparence d'une plume munie de ses barbes, et quoique l'étoile antérieure et l'étoile postérieure ne se correspondent pas, et qu'aucune fibre n'aille d'un pôle à l'autre, le trajet que nous venons de décrire reste néanmoins essentiellement le même. Dans l'étoile, la substance du cristallin n'est pas formée par des tubes, elle est en partie homogène et en partie finement granuleuse, et comme l'étoile traverse toutes les couches, il en résulte qu'il y a dans chaque moitié du cristallin trois ou plus de lamelles perpendiculaires non fibreuses. Du reste, au voisinage de cette partie centrale, les véritables tubes deviennent moins visibles, ils se confondent peu à peu les uns dans les autres, et se perdent enfin dans la matière de remplissage, sans qu'on puisse dire là où ils finissent.

Le corps vitré remplit complétement l'espace compris entre le cristallin et la rétine; il s'applique à la rétine proprement dite, d'une manière assez lâche, à l'exception du point d'entrée du nerf optique où son union est un peu plus intense, mais il est très fortement uni avec la couronne ciliaire et la lentille elle-même. La membrane enveloppante, ou membrane hyaloïde, présente la transparence de l'eau, au point qu'on peut à peine la distinguer au microscope. Derrière l'*ora serrata* elle est excessivement fine et délicate, en avant elle devient un peu plus solide et se rend, comme partie ciliaire de l'hyaloïde, au zonule de Zinn, ou ligament suspenseur du cristallin, jusqu'au bord du cristallin, dans la capsule duquel elle se perd.

Depuis l'*ora serrata* jusqu'au cristallin, on distingue deux lamelles, une postérieure qui se confond avec la face postérieure de la capsule, un peu derrière le bord du cristallin, où l'on ne peut plus la distinguer, ce qui fait que la paroi postérieure de la capsule cristalline est directement en contact avec le corps vitré, et une antérieure unie avec les procès ciliaires, qui s'appliquent sur la capsule, un peu en avant du cristallin. Entre ces deux lamelles et le bord de la lentille, persiste un écartement qui forme, tout autour du cristallin, un canal triangulaire nommé *canal de Petit*, très étroit pendant la vie et contenant une petite quantité de liquide transparent, dont la paroi antérieure, zonule de Zinn, forme une membrane plissée, qui adhère aux procès ciliaires. Ces plis sont encore visibles, là où la zonule, abandonnant les procès ciliaires, devient libre et passe sur le bord du cristallin, en formant la paroi postérieure de la chambre postérieure de l'œil, et s'applique sur la capsule en décrivant des lignes ondulées.

Quant à la structure de ces parties, on a eu, dans ces derniers temps, beaucoup de peine à éclaircir celle du corps vitré lui-même, sans qu'on puisse garantir encore que la vérité soit connue à ce sujet. Suivant Brucke, le corps vitré serait formé de lamelles concentriques séparées par un liquide gélatineux. Bowmann combat cette opinion, et montre que la dissolution concentrée d'acétate de plomb employée par Brucke pour la démonstration de ces lamelles, produisait une apparence feuilletée, sans pourtant rendre visibles des lamelles véritables. L'opinion d'Hannover paraît plus probable: il trouve dans le corps vitré traité par l'acide chromique une quantité de cloisons qui de la surface se dirigent vers l'axe du corps vitré, de telle sorte que, dans une section transverse et verticale, on voit apparaître un grand nombre de noyaux partant du point milieu, et semblables à ceux d'une orange.

Le corps vitré des nouveau-nés présente, en effet, d'après Bowmann, quand on l'a traité par l'acide chromique, cet aspect cloisonné, seulement il faut remarquer que, d'après les recherches du même auteur sur l'œil de l'adulte, les dispositions sont assez différentes, puisque sur des préparations à l'acide chromique on trouve extérieurement quelques lamelles concentriques, puis des cloisons rayonnées très irrégulières, et enfin, une cavité centrale également irrégulière. On admet que ces lamelles, formées par l'acide chromique, ne sont pas de véritables membranes, car on n'en voit pas la moindre trace sur le corps vitré frais.

L'histoire du développement paraît devoir fournir une idée plus juste sur la composition du corps vitré. On sait déjà depuis long-temps que le corps vitré, chez le fœtus, contient des vaisseaux dans son intérieur et à sa surface, on devait conclure de là qu'il fallait un tissu pour les supporter, mais personne, jusqu'avant ces derniers temps, n'avait cherché à obtenir à ce sujet plus d'explications. Bowmann annonça le premier que le corps vitré des nouveau-nés offrait une structure fibreuse particulière très évidente, puisqu'il se composait d'un réseau compacte de fibres qui présentaient à leur point de rencontre de petits corpuscules obscurs comme des noyaux, de telle sorte, qu'on pouvait considérer le corps vitré comme ayant une ressemblance remarquable avec l'organe formateur de l'émail, ou plutôt avec le tissu fibro-gélatineux du sac dentaire de l'embryon. L'opinion de Virchow s'accorde assez avec la précédente. D'après cet auteur, le corps vitré d'un embryon de porc long de 4 lignes se compose d'une substance contenant du mucus, homogène, légèrement striée en quelques points, dans laquelle sont disséminées, à des intervalles réguliers, des cellules à noyau, rondes et granulées. Au contour du corps vitré se trouve une fine membrane avec des réseaux vasculaires très élégans et un tissu aréolaire à filamens fins, qui contient des noyaux aux points d'intersection et renferme également dans ses mailles un mucus gélatineux avec des cellules rondes. Puisqu'on a trouvé aussi du mucus dans le corps vitré de l'adulte, Virchow croit être fondé à admettre que, dans le cours du développement, les cellules disparaissent et que la substance intercellulaire seule persiste. Kölliker est, jusqu'à un certain point, de l'avis de ces auteurs; il n'a jamais trouvé aussi bien dans le corps vitré des embryons humains et animaux, que chez les enfans et les jeunes mammifères, autre chose qu'une substance fondamentale homogène renfermant du mucus et un très grand nombre de cellules à noyau de $0^{mm},008$—$0^{mm},022$, granulées, rondes ou ovales, séparées assez régulièrement les unes des autres par des intervalles de $0^{mm},022$—$0^{mm},044$, et même $0^{mm},067$. Il a vu également des cellules étoilées anastomosées, mais seulement à la face externe de la membrane hyaloïde; mais quant aux membranes décrites par Hannover, il n'a jamais pu en constater avec certitude l'existence qui, si elle était réelle, ne saurait échapper aux recherches microscopiques, au moins par les plis qu'elles formeraient nécessairement dans les préparations. Il ne reste donc que la substance homogène fondamentale, et les cellules disparaissent; cependant dans quelques cas, on en trouve quelques-unes éparses et peu visibles auprès du cristallin et de la membrane hyaloïde qui limite cet organe. De tout cela, il faut conclure, avec le dernier auteur que nous venons de citer, que le corps vitré comporte bien une espèce de structure qui rappelle, dans les premiers temps de la vie, le tissu cellulaire de l'embryon, mais qui disparaît plus tard sans laisser aucune trace, et à la place duquel on ne trouve plus qu'un mucus plus ou moins consistant.

Zonule de Zinn. Vers l'*ora serrata*, la membrane vitrée se met en contact intime avec la rétine, et celle-ci avec la choroïde, de telle sorte, qu'il est extrêmement difficile de débrouiller le véritable rapport des parties qui touchent la zonule de Zinn. Si on en détache ce qui est à l'extérieur, il y reste presque toujours attaché, en certain points, une assez grande étendue de pigment noir provenant des procès ciliaires. Si l'on observe les points où cela n'a pas lieu, on constate comme la plus externe, une couche grisâtre qui ne s'étend pas aussi loin que les procès ciliaires adhérens à la zonule et qui se termine en avant, par un bord irrégulier, légèrement déchiqueté. Sous le microscope même, quand on a choisi une zone tout-à-fait transparente de cette couche, on y reconnaît toujours une assez grande quantité de cellules de pigment de la choroïde, disposées par rangées, qui se trouvent surtout dans les plis où viennent se loger les procès ciliaires, et qui communiquent à l'ensemble de la zonule une apparence striée. En dedans, on rencontre une couche simple plus transparente, composée de cellules à noyau, de $0^{mm},013$—$0^{mm},025$, polygonales et souvent très pâles, qui cependant n'est jamais complète, car il s'en enlève toujours une partie avec les procès ciliaires. Cette couche cellulaire n'appartient pas à la rétine, comme l'admettent la plupart des auteurs, encore moins à la membrane hyaloïde, mais bien à la choroïde; elle n'est rien autre chose qu'une couche de cellules non pigmentaires à l'intérieur du pigment, et dépendant de la couronne ciliaire. Ce n'est pas, à proprement parler, une couche épithéliale spéciale, mais simplement la portion la plus interne, incolore de la couche pigmentaire, avec laquelle elle se comporte de même que les cellules incolores et les cellules colorées de l'épiderme des nègres. Cet épithélium incolore de la couronne ciliaire, ainsi que le nomme Kölliker, se voit le mieux auprès des procès ciliaires. Là, il se présente souvent comme un bourrelet transparent, large de $0^{mm},013$—$0^{mm},017$, nettement limité vers l'intérieur, dont les cellules grandes, quelquefois cylindriques deviennent toujours visibles par l'action de l'acide acétique, ce qui fait voir que ce bourrelet est réellement cellulaire et ne forme pas une membrane spéciale. En arrière, cette couche cellulaire va jusqu'à l'*ora serrata;* en avant, jusqu'à la terminaison des procès ciliaires, et elle se perd à ces deux points dans la couche cellulaire, parce que ces cellules, d'abord transparentes, se chargent peu à peu de grains de pigment.

La zonule est une pellicule mince, transparente, mais assez résistante, qui s'étend depuis l'*ora serrata* de la rétine jusqu'au bord du cristallin, et semble être un prolongement de la membrane hyaloïde. Elle se compose de filamens particuliers pâles, très bien caractérisés par Henle, lesquels rappellent certaines formes du tissu fibreux réticulé, si ce n'est qu'ils sont plus raides, qu'ils ne présentent pas de fibrilles distinctes et ne se gonflent que très peu dans l'acide acétique. Ils commencent un peu en arrière de l'*ora serrata* de la rétine, à la face externe de la membrane hyaloïde, avec laquelle ils sont très intimement unis. Ils sont alors très fins, comme les fibrilles du tissu fibreux, forment une couche d'abord assez lâche, mais qui devient successivement de plus en plus dense à mesure que son épaisseur va en croissant (jusqu'à $1^{mm},0087$—$0^{mm},0218$ et plus), et sous de fréquentes divisions et anastomoses; parallèles entre eux en grande partie, ils se dirigent en avant, jusqu'à ce qu'ils forment une couche complétement adhérente aux parties libres de la zonule, mais dans laquelle cependant, on peut toujours encore isoler quelques faisceaux, et se confondent enfin avec la capsule du cristallin. Depuis l'*ora serrata* jusqu'au commencement du canal de Petit, on ne peut plus distinguer une membrane hyaloïde d'avec les fibres de la zonule, mais au contraire, auprès dudit canal où la masse du corps vitré se sépare de la couche fibreuse, elle redevient apparente.

Organes accessoires de l'œil.

Les paupières sont soutenues par les cartilages palpébraux ou cartilages tarses, minces, semi-lunaires, flexibles, mais assez élastiques; en dedans et en dehors, par des ligamens fibreux, les ligamens tarses, qui par leur structure appartiennent au tissu fibreux compacte à élémens distincts, mais qui cependant, contiennent çà et là une certaine quantité de petites cellules cartilagineuses.

Ces lamelles épaisses de $0^{mm},65$—$0^{mm},87$, dont les fibres sont parallèles à leurs bords, sont revêtues en dehors par l'orbiculaire des paupières et la peau, en dedans par la tunique fibreuse. La peau extérieure est très mince en cet endroit ($0^{mm},4$—$0^{mm},3$). Il en est de même du tissu fibreux sous-cutané qui est lâche et ne contient pas de graisse. L'épiderme est très fin, son épaisseur varie de $0^{mm},119$—$0^{mm},126$, les papilles sont courtes et ont à peine de $0^{mm},129$—$0^{mm},143$. La peau offre cependant sur sa surface de petites glandes sudoripares de $0^{mm},218$—$0^{mm},195$, et presque sans exception un grand nombre de petits poils, à la base desquels se trouvent ordinairement, peut-être pas toujours, des glandes sébacées. Ces poils acquièrent, sur le bord des paupières, un développement remarquable et deviennent des cils, qui sont pourvus à leur base de petites glandes sébacées. Les *glandes de Meibomius*, qui, sous le rapport de la structure et de la sécrétion, se rapprochent complétement des glandes sébacées, mais qui s'en rapprochent un peu quant à leur forme, au nombre de 20 à 40, constituent de petites grappes allongées, blanches, élégantes, qui se plantent l'une auprès de l'autre, sur le cartilage palpébral, de sorte que leur axe longitudinal soit perpendiculaire à l'axe des cartilages tarses. Chacune de ces glandes, que l'on peut voir à l'œil nu quand la paupière est renversée, et qui ne prennent pas toute la largeur des cartilages tarses, se compose d'un conduit excréteur droit, large de $0^{mm},087$ — $0^{mm},109$, qui a son embouchure à l'angle du bord libre de la paupière, est encore revêtu d'un épiderme ordinaire avec sa couche cornée et sa couche muqueuse; il se comporte ultérieurement comme dans les glandes sébacées. Ce conduit excréteur est garni tout le long de son trajet de vésicules glandulaires, mesurant de $0^{mm},087$—$0^{mm},151$—$0^{mm},218$, rondes ou pyriformes, à courts pédoncules, isolées les unes des autres, ou réunies plusieurs ensemble, dans lesquelles, et de la même manière que cela a lieu pour les glandes sébacées, s'opère une production continuelle de cellules, mesurant $0^{mm},011$—$0^{mm},022$, rondes, contenant de la graisse, qui se distinguent des cellules sébacées seulement en ce que leurs gouttes graisseuses ne se réunissent pas pour former une goutte plus grosse, mais restent séparées. Au moment où ces cellules s'approchent du conduit excréteur elles se divisent peu à peu en une boue blanchâtre de gouttes graisseuses et forment ce qu'on appelle le *lema* ou la cire.

L'orbiculaire des paupières est formé par des fibres musculaires transversalement striées, pâles et un peu plus minces que les autres. Il est appliqué immédiatement sur la peau et est séparé des cartilages tarses par une couche lâche de tissu fibreux, en partie graisseux, de sorte qu'il peut se plisser avec facilité, en même temps que la peau dans les mouvemens de la paupière. Mais ce muscle adhère plus solidement au bord libre de la paupière, il envoie même, à travers les follicules des cils, un faisceau séparé du reste du muscle qui se trouve dans le bord lui-même, et qu'on nomme *muscle ciliaire de Riolan*.

La conjonctive commence au bord libre de la paupière, comme le prolongement immédiat de la peau extérieure, elle revêt toute la face postérieure de la paupière, et se réfléchit ensuite sur tout le globe de l'œil, pour revêtir la partie antérieure de la sclérotique de toute la cornée. La conjonctive palpébrale est une pellicule rougeâtre, de $0^{mm},026$—$0^{mm},037$ d'épaisseur, qui adhère très intimement avec la face postérieure des cartilages tarses. Elle se compose d'une couche de tissu fibreux compacte, correspondant au derme, épais de $0^{mm},17$—$0^{mm},22$, et d'un épithélium feuilleté, d'une épaisseur de $0^{mm},087$, qui est formé par des cellules à noyau, allongées, polygonales ou légèrement aplaties, qui chez l'homme, ainsi que Kölliker l'a constaté souvent, ne sont pas vibratiles. On trouve aussi dans la couche unissante de la paupière des papilles semblables à celles du derme, les unes plus petites et plus cylindriques, les autres, particulièrement vers le point de réflexion, où l'épaisseur de la membrane est plus considérable, plus grandes, longues de $0,^{mm}22$ et en forme de mamelons et de poils, au point même de la réflexion. Krause décrit de petites glandules muqueuses en grappes, de $0^{mm},44$—$0^{mm},08$ de grandeur, dont l'existence, cependant, n'est pas constante. La conjonctive de la sclérotique est blanche, moins solide et moins épaisse qu'à la paupière, assez riche en filamens élastiques déliés. Elle adhère à la sclérotique au moyen d'un tissu fibreux, sous-muqueux, lâche et mobile, pourvu de cellules graisseuses plus ou moins abondantes. Les papilles et les glandes manquent complétement en ce point, mais l'épithélium y est, au contraire, richement développé, de même que la conjonctive de la cornée, et au-dessous de ce point on voit assez fréquemment un bord mince, amorphe, mais très évident, qui est comme la couche la plus extérieure de la membrane muqueuse proprement dite. Sur le contour de la cornée, la conjonctive de la sclérotique forme, surtout chez les vieillards, un léger bourrelet annulaire, large de $0^{mm},11$—$2^{mm},2$, anneau conjonctival qui, en bas, mais particulièrement en haut, s'avance un peu sur la cornée. Comme il a déjà été question de la conjonctive de la cornée, il nous reste à parler seulement du *repli semi-lunaire*, ou troisième paupière qui se trouve à l'angle interne de l'œil. Celle-ci est un simple repli de la conjonctive de la sclérotique qui, sur une éminence en forme de mamelon ou caroncule lacrymale, contient peut-être une douzaine de poils fins avec autant de glandes sébacées, de $0^{mm},44$—$0^{mm},55$, formant autour de ceux-ci une espèce de rosette avec de nombreuses cellules de graisse.

L'*appareil lacrymal* se compose, en premier lieu, des glandes lacrymales et d'un certain nombre de glandes en grappe, conglomérées, de grosseur variable, qui se divisent en deux groupes : les glandes lacrymales supérieures et les glandes lacrymales inférieures; elles ressemblent complétement aux glandes salivaires. Nous renvoyons à ce qui a déjà été dit au sujet de l'œil, dans une autre partie de cet ouvrage.

Les vaisseaux sanguins et lymphatiques ne présentent rien de particulier.

Les paupières sont abondamment pourvues de nerfs. Kölliker y a trouvé, chez l'homme, un plexus terminal comme dans la peau extérieure, dont les nombreuses divisions avaient des tubes nerveux de $0^{mm},002$—$0^{mm},013$; ils se terminaient librement et en anses.

ORGANES DE L'AUDITION.

L'appareil auditif se compose d'une partie interne, sentante, où se fait l'expansion du nerf acoustique et qui est logée dans la masse osseuse du labyrinthe, et d'un appareil accessoire spécial pour favoriser l'exercice du sens, qui se compose de l'oreille moyenne et de l'oreille externe.

Oreille externe. La conque et le conduit auditifs externes ont pour charpente le cartilage de l'oreille, dont l'épaisseur varie depuis $0^{mm},25$—$2^{mm},18$, et qui est pourvu d'un périchondre épais. Ce cartilage très flexible, mais aussi extrêmement cassant, se rapproche, quant à sa structure intime, des cartilages jaunes ou articulés. Cependant il s'en distingue, par une notable prépondérance des cellules cartilagineuses de $0^{mm},0218$ de sa substance fondamentale striée. Il est revêtu par la peau extérieure qui, à l'exception du lobule de l'oreille, est presque complétement dépourvue de graisse, adhère fortement au cartilage à la face interne de la conque, et là, se distingue par une remarquable abondance de glandes. Celles-ci sont d'abord des glandes sébacées ordinaires, qui présentent leur plus grand développement dans la conque et dans la fosse scaphoïde, où elles atteignent un diamètre de $0^{mm},15$—$2^{mm},28$, puis de petites glandes sudoripares de $0^{mm},12$, qui se trouvent à la face convexe de la conque auditive, et enfin, les glandes cérumineuses que l'on trouve dans le conduit auditif cartilagineux. Ce dernier est tapissé par une peau, dont le derme mesure une épaisseur de $0^{mm},4$—$0^{mm},25$, sous l'épiderme qui a $0^{mm},045$—$0^{mm},036$. Dans le tissu sous-cutané compacte on trouve, indépendamment des glandes cérumineuses, de petits poils et des glandes sébacées. La peau devient extrêmement mince dans le méat osseux, elle manque de tous les organes accessoires et se confond avec le périoste du conduit avec lequel elle est très solidement unie.

L'oreille moyenne, dans toutes ses cavités, de même que les osselets auditifs, les tendons, les nerfs qu'elle contient, est revêtue par une membrane muqueuse, encore plus mince que celle des cavités nasales, et qui présente sa plus grande épaisseur dans la trompe d'Eustache. Celle-ci est tapissée d'un épithélium vibratile, feuilleté, de 0,024'' d'épaisseur, qui dans la caisse du tympan, se transforme en un épithélium pavimenteux mince, à un ou deux feuillets, et s'étend ainsi dans toutes les cavités accessoires. La membrane du tympan, qui, d'après *Todd* et *Bowmann*, présente un épithélium vibratile, se compose d'une lamelle moyenne fibreuse, qui commence au sillon tympanique en connexion avec le périoste de la cavité du tympan et du méat osseux et avec le derme qui revêt ces parties, par une bande épaisse, formée spécialement de fibres annulaires et qu'on appelle l'*anneau cartilagineux*. A partir de cet anneau, cette couche moyenne est composée surtout de faisceaux formés par de fines fibres élastiques peu développées, en partie rayonnés et convergeant alors vers le milieu du manche du marteau qui s'enfonce dans cette couche, en partie aussi réticulés. Cette tunique moyenne est revêtue en dehors, par l'épiderme du conduit auditif externe, et en dedans, par un prolongement de la muqueuse de la caisse du tympan.

Les osselets de l'oreille se composent principalement d'une substance osseuse, spongieuse, dans une écorce mince, mais compacte; malgré leur petitesse, ils ressemblent par leurs articulations et leurs ligamens, à tous les autres os, jusque dans la couche cartilagineuse à un seul feuillet de leurs diarthroses. Leurs muscles sont transversalement striés comme ceux de l'oreille externe. La trompe d'Eustache a, en partie, comme couche fondamentale, un cartilage assez semblable aux véritables cartilages, cependant, sa plus grande partie est formée par une substance fondamentale filamenteuse pâle. Elle contient dans sa portion cartilagineuse, surtout vers son embouchure, un très grand nombre de glandes muqueuses en grappe, tout-à-fait semblables à celles du pharynx, dans la muqueuse duquel celle de la trompe se perd sans ligne de démarcation.

Les vaisseaux et les nerfs de l'oreille externe n'offrent rien de particulier, c'est la même disposition que dans la peau. Dans l'oreille moyenne, la muqueuse des parois de la caisse du tympan est très vasculaire; il en est de même de la trompe d'Eustache et de la membrane du tympan. Dans cette dernière, les plus fortes artères et les veines accompagnent le manche du marteau dans la tunique moyenne, des anneaux vasculaires artériels et veineux prennent naissance à la circonférence de cette membrane, et envoient en outre dans la muqueuse un grand nombre de branches. Les nerfs proviennent principalement de la 9e et de la 5e paire. Leurs terminaisons sont inconnues, mais on sait que le nerf tympanique renferme un très grand nombre de grosses cellules ganglionnaires, isolées ou placées les unes auprès des autres, dans de petites nodosités.

Le *vestibule* et les *canaux semi-circulaires* sont revêtus à leur surface interne par un périoste excessivement mince, qui se compose d'un tissu fibreux, raide, finement filamenteux, sans filamens élastiques, mais avec de nombreux noyaux, lequel rappelle, jusqu'à un certain point, la forme filamenteuse de la paroi interne du canal de Schlemm dans l'œil. A la surface du périoste se trouve un épithélium pavimenteux à un seul feuillet, composé de cellules à noyau, délicates, polygonales, de $0^{mm},015$ —$0^{mm},019$. La membrane de la fenêtre ronde est composée, comme le tympan lui-même, d'une couche moyenne filamenteuse, avec des vaisseaux et quelques filets nerveux et de deux couches épithéliales.

Les deux saccules et les canaux membraneux contenus dans l'intérieur du vestibule et des canaux semi-circulaires osseux, présentent partout essentiellement la même structure. Les parois assez épaisses, eu égard à la petitesse des parties (de $0^{mm},025$— $0^{mm},033$ pour les tubes, $0^{mm},037$ pour les saccules) solides, transparentes et élastiques, sont formées, tout-à-fait à l'extérieur, par une membrane composée de filamens déliés, disposés en réseau, qui se rapproche beaucoup de la couche pigmentaire la plus externe de la choroïde ou *lamina fusca*, et contient comme celle-ci, mais par places, des cellules de pigment, irrégulières et brunâtres.

Puis, vient une membrane de $0^{mm},0087$—$0^{mm},0174$ d'épaisseur, nettement limitée, surtout à l'intérieur, transparente comme du verre, qui présente par places et distinctement une situation longitudinale, délicate, et laisse apparaître, par le contact de l'acide acétique, une certaine quantité de noyaux allongés; on peut donc, par conséquent, la mettre à côté des *membranes propres* de la capsule du cristallin, etc., d'autant plus qu'elle s'en rapproche encore davantage par ses réactions chimiques.

Enfin, la couche la plus interne est formée par un épithélium pavimenteux, dont les élémens se désagrègent facilement, qui a une épaisseur de $0^{mm},0065$ et se compose, tantôt de grosses, tantôt de petites cellules polygonales, depuis $0^{mm},0087$ jusqu'à $0^{mm},0174$. En contact avec cet épithélium se trouve l'*endo lymphe* ou *humeur vitrée auditive*, dans laquelle Barruel a démontré l'existence du mucus (chez les poissons).

Les vaisseaux du labyrinthe membraneux sont assez nombreux, ils s'étendent en artérioles, veinules et réseaux capillaires abondans dans la tunique fibreuse et dans la tunique vitrée. Ils sont surtout abondans auprès des terminaisons nerveuses.

Les nerfs proviennent seulement de l'acoustique qui, par le nerf du vestibule, fournit aux trois canaux membraneux et au saccule elliptique, et par un rameau du nerf cochléen, fournit au saccule rond. Les nerfs ne s'épanouissent que dans les ampoules et dans leur trajet, comme *Steifensand* l'a démontré, chacun d'eux est situé dans une sinuosité ou duplicature de la paroi située à la face concave du canal, qui de l'intérieur apparaît comme une saillie transversale, occupant environ un tiers de la circonférence du canal. Les nerfs se divisent dans l'intérieur de ce pli, d'abord en deux branches principales qui vont en divergeant et se résolvent dans la membrane vitreuse de l'ampoule, en un riche pinceau de petites branches fréquemment anastomosées qui, en définitive, semblent se terminer librement par des filets, composés de 2 à 10 fibres primitives, d'une épaisseur de $0^{mm},0022$—$0^{mm},0033$. L'épanouissement des nerfs dans les saccules se fait de la même manière, seulement il occupe un plus grand espace et ne se trouve pas dans une saillie de la paroi.

A l'endroit de l'épanouissement nerveux, on rencontre dans chacun des saccules une tache à bords tranchés, d'un éclat soyeux, facilement visible à l'œil nu, qui est fortement attachée à leur paroi interne par une membrane transparente, épaisse de $0^{mm},0218$, peut-être de nature épithéliale. C'est ce qu'on appelle l'*otoconie* de Breschet ou les *otolithes*. Cette tache est formée d'une quantité innombrable de corpuscules, de $0^{mm},0087$ —$0^{mm},0109$ de long, et de $0^{mm},0022$—$0^{mm},0044$ de large pour les plus grands, ronds, allongés ou en forme de petites colonnes à six pans et pointus à leurs extrémités, tenus en suspension dans une substance homogène. Ces corpuscules se composent de carbonate de chaux, et laissent pour résidu un peu de matière organique.

Limaçon. Le canal cochléen rempli par le liquide labyrinthique est, sur ses deux rampes, recouvert par un périoste présentant çà et là quelques grains de pigment, dont la structure est la même que celle du vestibule, et qui revêt aussi en partie, la lame spirale osseuse. Un épithélium, d'une épaisseur de $0^{mm},0109$, avec des cellules minces, aplaties, polygonales, dont la dimension varie de $0^{mm},015$—$0^{mm},017$, recouvre cette membrane fibreuse et se prolonge aussi sur la lame spirale membraneuse, où sa nature se modifie en partie. La portion la plus importante du limaçon est la lame spirale qui présente dans sa zone osseuse des canaux anastomosés formant des mailles étroites pour recevoir les nerfs cochléens. La zone membraneuse dont la largeur constante est de $0^{mm},44$, se divise en deux, une *zone denticulée* et une *zone pectinée*. La première occupe environ les deux tiers internes, la deuxième, le tiers externe de la largeur de la lame spirale membraneuse, et toutes deux se distinguent par la grande complication de leur structure qui a été, dans ces derniers temps, débrouillée par Corti.

La *zone denticulée* peut se diviser de nouveau en deux parties, une interne, la *bandelette* interne ou *sillonnée*, une externe, la *bandelette* externe ou *denticulée*. La première forme le prolongement immédiat du périoste de la lame spirale, ou plutôt elle commence seulement à la partie de cette lame, qui est tournée vers la rampe du vestibule, et diminue de largeur et d'épaisseur depuis son commencement jusqu'à l'extrémité du canal cochléen, sa surface inférieure, dans les deux premiers tours du limaçon, repose à la place du périoste, sur la portion la plus externe du périoste osseux, dans le dernier demi-tour, au contraire, elle est limitée seulement par l'épanouissement des nerfs, de sorte que cette bandelette sillonnée, dans le sens propre du mot, n'est qu'une partie de la lamelle spirale membraneuse. A la face supérieure de cette couche et à son bord externe, se trouve une série non interrompue de petites crêtes allongées, transparentes ou plutôt brillantes, un peu plus étendues que cette couche, que Corti nomme les *dents de la première rangée* qui, dans le premier tour du limaçon, présentent une longueur de $0^{mm},044$, une largeur de $0^{mm},0087$—$0^{mm},0109$, et une épaisseur de $0^{mm},0065$. Dans le dernier tour, au contraire, leur longueur n'est plus que de $0^{mm},033$ et leur largeur, de $0^{mm},0065$. Ces dents font saillie dans la rampe vestibulaire et s'étendent au-dessus du commencement de la bandelette externe, de manière à former un sillon assez profond qui reste ouvert vers l'extérieur, et qu'on nomme le *sillon spiral* de *Huschke*. Les dents se prolongent vers l'axe du limaçon, en formant un bourrelet ou côte produit de la même manière, qui çà et là se réunit à un deuxième, ou se divise en deux, et encore plus loin, en se dirigeant vers l'intérieur.

DE L'ODORAT.

L'organe de l'odorat se compose des deux fosses nasales, qui ont pour charpente, des os et des cartilages revêtus par une membrane muqueuse, et d'un certain nombre de cavités accessoires, sinus frontaux, sphénoïdaux, ethmoïdaux et antre d'Highmor. De toutes ces cavités, les parties supérieures où se fait l'épanouissement des nerfs olfactifs servent seules à l'odorat, toutes les autres n'ont pas un rapport direct avec l'exercice de ce sens.

Les parties dures ne présentent ici rien de bien remarquable, si ce n'est que dans les points les plus minces de l'ethmoïde l'os se compose seulement d'une substance fondamentale et de filamens osseux sans canaux d'Haver. Les cartilages du nez sont de vrais cartilages et ressemblent, pour la plupart, à ceux du gosier, seulement, le contenu des cellules cartilagineuses est le plus souvent très pâle, avec peu de graisse; les parois des cellules sont moins épaissies et la substance fondamentale finement granulée. Sous le périchondre, se trouve également ici une couche de cellules aplaties qui, à la cloison, atteint une épaisseur de $0^{mm},057$, tandis que dans l'intérieur, les cellules sont plus rondes, plus grandes, et disposées en lignes dans la direction de l'épaisseur.

La peau du nez se distingue par un épiderme mince, de $0^{mm},052$—$0^{mm},0069$, par un derme fortement tendu, de $0^{mm},54$ d'épaisseur, avec de petites papilles peu développées, de $0^{mm},05$—$0^{mm},03$ et de petits poils fins. Au-dessous du derme on rencontre un tissu graisseux, compacte, de $2^{mm},18$ d'épaisseur, intimement uni avec le cartilage, de grosses glandes sébacées et de petites glandes sudoripares. Cette peau extérieure, avec les glandes sébacées et des poils un peu plus forts entre un tant soit peu dans les fosses nasales elles-mêmes, puis elle se confond insensiblement avec la membrane muqueuse de l'organe olfactif, qui revêt toutes les sinuosités, sans cependant présenter partout la même composition. D'après la découverte de *Todd* et *Bowmann*, cette membrane muqueuse se divise en partie vibratile et partie non vibratile. Celle-ci occupe les parois supérieures des fosses nasales proprement dites, là où se fait l'épanouissement du nerf olfactif, et doit recevoir le nom de *muqueuse olfactive* proprement dite, tandis que l'autre peut garder l'ancien nom de *membrane de Schneider*.

Cette dernière, bien que pourvue partout d'un épithélium vibratile, ne présente pourtant pas la même structure dans tous ses points, et on peut bien y distinguer la muqueuse richement glandulaire et plus épaisse des fosses nasales proprement dites, d'avec la muqueuse plus mince des cavités accessoires et des cornets.

Toutes ces cavités sont tapissées par un épithélium pavimenteux à feuillets semblables à celui du larynx, avec une épaisseur qui ici, est de $0^{mm},039$—$0^{mm},044$, qui là, s'élève à $0^{mm},087$, et des cellules pâles, finement granulées, dont les plus externes, vibratiles, portent jusqu'à $0^{mm},065$, et produisent chez les animaux un courant d'avant en arrière. Au-dessous de cette première couche vient la muqueuse proprement dite, manquant complétement d'élémens élastiques, ou au moins n'en présentant que très peu, composée principalement de tissu fibreux ordinaire avec des noyaux, dans lequel sont enclavées un très grand nombre de glandules mucipares en grappe, avec des vésicules glandulaires de $0^{mm},043$—$0^{mm},087$, de sorte que cette membrane présente dans certains points, et particulièrement aux bords du cartilage de la paroi et dans le cornet inférieur, une épaisseur de 2—4 millimètres. Au reste, l'épaisseur de la muqueuse dans ces points, ne dépend pas seulement de la quantité de glandes qu'elle renferme, mais aussi, surtout sur le bord et à l'extrémité postérieure du cornet inférieur du réseau veineux très abondant et presque spongieux qu'elle contient. Dans les cavités nasales accessoires les glandes manquent presque complétement. Kölliker, jusqu'à présent, n'en a trouvé que çà et là dans l'antre d'Highmor où elles se trouvaient former des espèces de kystes contenant du mucus, et atteignant la grosseur de 1 millimètre.

La muqueuse olfactive proprement dite n'occupe que la partie supérieure de la cloison et des parois latérales des fosses nasales proprement dites, là où se trouvent les cornets supérieurs, dans un espace de $1^{mm},51$—$2^{mm},18$, au bas et à partir de la lame criblée de l'ethmoïde. Elle se distingue à l'œil nu, des parties vibratiles qui viennent immédiatement après, par une plus grande épaisseur et par une coloration qui est, tantôt jaunâtre, comme chez l'homme, le veau, la brebis, tantôt jaune-brun ou même brune, comme chez le lapin et le chien. Sous le microscope, on voit qu'elle se termine par un bord assez net, dentelé ou ondulé. Les diversités de structure consistent dans la composition de l'épithélium et la présence de glandes d'une nature propre, glandes de Bowman, ainsi que dans la manière dont s'y comportent les nerfs. Son épithélium n'est pas vibratile, ce dont il est difficile de s'assurer chez l'homme, où Kölliker remarque qu'il n'a jamais pu bien en avoir la preuve; mais ce qui ne saurait faire de doute chez les animaux, il est beaucoup plus épais, de sorte que chez la brebis, où la partie vibrante a une épaisseur de $0^{mm},065$, il mesure $0^{mm},109$, et chez le lapin, $0^{mm},153$. Malgré cette épaisseur remarquable il est extrêmement délicat et mou; tous les réactifs l'altèrent avec une telle rapidité qu'on a beaucoup de peine à l'étudier. Kölliker le range dans la classe des épithéliums pavimenteux; sa couche externe se compose d'un ou deux rangs de cellules grêles, longues de $0^{mm},0109$—$0^{mm},153$, disposées sur un ou deux rangs, et perpendiculaires à la surface de la membrane, tandis que dans les couches profondes il paraît n'y avoir que des élémens arrondis, mesurant de $0^{mm},0065$ —$0^{mm},0087$. Toutes ces cellules ont de petits noyaux ronds, contiennent une substance finement granuleuse, pâle la plupart du temps, et sont enveloppées d'une membrane si mince, qu'elle crève dans l'eau instantanément. Les cellules vibratiles des cavités nasales sont déjà beaucoup plus modifiables dans l'eau que celles des autres points du corps, mais celles de la région olfactive le sont encore à un bien plus haut degré, ce qui explique l'influence perturbatrice qu'exerce sur les fosses nasales, la présence de l'eau ou d'autres liquides, et ce qui permet de comprendre le passage facile des substances volatiles à travers l'épithélium. Les glandes de Bowman, si abondantes dans cette région, sont destinées à lubréfier et à protéger cet épithélium, ce qui est d'autant plus remarquable, que la muqueuse vibratile environnante est très pauvre en glandes et même en est complétement dépourvue. Ces glandes de Bowman sont de simples cylindres rectilignes ou légèrement contournés à leur extrémité inférieure, longs de $0^{mm},174$—$0^{mm},218$, ou des utricules allongés et pyriformes qui, principalement entre les plus gros rameaux des nerfs olfactifs, sont en lignes serrées, en partie aussi, plus isolées à la limite inférieure de la région olfactive. Elles rappellent certaines formes des glandes de Lieberkuhn et des glandes sudoripares à l'état embryonnaire. Kölliker n'a jamais pu constater s'il y avait des divisions dans ces glandes; mais il serait possible, ainsi qu'il le fait remarquer, qu'elles lui aient échappé, car ces organes sont très délicats et très variables. Leurs canaux, larges de $0^{mm},031$—$0^{mm},054$, présentent un bel épithélium simple, composé de cellules polygonales ou arrondies, mesurant $0^{mm},0131$—$0^{mm},0174$, dans lesquelles sont renfermés des granules de pigment plus ou moins jaunâtres ou bruns, ce qui concourt aux diverses colorations de la muqueuse olfactive. Les conduits excréteurs sont un peu plus étroits que les canaux glandulaires, ils ont de $0^{mm},0174$—$0^{mm},026$, et toujours recouverts par de grandes cellules rondes, traversent en ligne droite l'épithélium, pour se terminer par des orifices de $0^{mm},0218$, entourés de quelques grosses cellules. Le tissu qui environne ces glandes est, comme dans d'autres régions, un tissu fibreux mou sans élémens élastiques.

La membrane muqueuse nasale est très riche en vaisseaux dans les fosses nasales proprement dites, au moins dans les cavités accessoires. Ceux-ci forment avec leurs terminaisons, tantôt un plexus lâche autour des glandes et entre les branches et les rameaux des nerfs olfactifs, tantôt à la surface de la membrane muqueuse elle-même, un réseau très serré avec un grand nombre d'anses horizontales qui font croire, à première vue, à l'existence de papilles, ce qui pourtant n'a pas lieu. Les rameaux artériels et nerveux s'anastomosent très fréquemment, et ces derniers forment, surtout au cornet inférieur, un riche plexus spongieux.

On ne connaît rien des lymphatiques de la muqueuse nasale.

Les nerfs qui la distribuent aux parties vibratiles proviennent de la 5e paire, et s'y comportent comme dans toutes les muqueuses sensibles, par exemple au pharynx; quelques-uns de leurs filets gagnent la région olfactive proprement dite, et ainsi que Kölliker l'a vu sur un veau, ils envoient quelques tubes primitifs à contours obscurs sur le trajet des rameaux des nerfs olfactifs. Ceux-ci ne contiennent pas de fibres blanches à moelle, mais ils se composent de filamens pâles à noyaux allongés, légèrement granulés, plats, et larges de $0^{mm},0044$—$0^{mm},0066$. Quant à l'origine de ces fibres très semblables aux élémens nerveux embryonnaires, on n'a pas encore pu décider la question chez l'homme, de savoir si elles provenaient du bulbe du nerf olfactif ou du cerveau lui-même; cependant les recherches de Leydig, chez les plagiostomes, rendent la première supposition plus vraisemblable. Leur mode de terminaison est encore plus douteux. On voit facilement que les nerfs olfactifs se bifurquent très fréquemment sous des angles aigus, et en devenant ainsi de plus en plus fins, produisent un plexus, qu'on peut suivre presque partout dans la région olfactive, mais qui échappe toujours aux regards lorsqu'il arrive un peu en avant du bord de cette région, de sorte qu'on ne peut voir les filets terminaux. Il est très probable que cet épanouissement terminal n'a son siége que dans la région non vibratile, car on n'a jamais pu trouver de filets olfactifs, que l'on peut suivre jusqu'à ce qu'ils n'aient plus que $0^{mm},0109$—$0^{mm},0218$, dans la muqueuse vibratile. Kölliker n'a jamais pu constater non plus la présence de glandes ganglionnaires signalées par Valentin, à la face interne de ces plexus.

SYSTÈME VASCULAIRE.

Le système vasculaire comprend tous les organes qui fournissent toutes les parties du corps des animaux, les élémens de la nutrition sous forme de liquides, qui sont: le sang, la lymphe, le chyle. Il se compose donc du cœur, des vaisseaux sanguins artériels et veineux, des capillaires et des vaisseaux lymphatiques. Il y a lieu à juste titre de rapporter à ce même système certaines formations glanduliformes que l'on a désignées jusqu'à présent sous le nom de *glandes vasculaires sanguines*, et dans lesquelles s'effectue une certaine modification des liquides vivans qui y pénètrent, seulement les produits qui résultent de ces changemens ne sont pas versés au dehors, mais rentrent directement dans le torrent circulatoire. A cette catégorie d'organes appartiennent la rate, la thyroïde, les capsules surrénales, le thymus, et la plus grande partie du corps pituitaire.

DU COEUR.

Le cœur constitue une poche musculeuse à parois très épaisses, divisée en quatre compartimens, enveloppée par une membrane séreuse, nommée *péricarde*, et tapissée par une autre membrane interne, nommée *endocarde*. Son tissu propre, situé entre ces deux membranes, peut être considéré comme un prolongement des parois des gros vaisseaux.

Le péricarde, dans sa structure, n'offre aucune différence essentielle avec les autres membranes séreuses, par exemple, avec le péritoine. Le feuillet externe est notablement épaissi et se compose, à l'extérieur d'une couche fibreuse, et à l'intérieur d'une couche d'épithélium pavimenteux à un ou deux feuillets avec de nombreux réseaux élastiques. Ces élémens se trouvent également en très grande quantité dans le feuillet pariétal qui est, en partie, intimement uni avec la couche musculaire propre du cœur, en partie et particulièrement, dans les sillons, séparés d'elle par du tissu graisseux qui se trouve quelquefois envelopper l'organe tout entier. Les vaisseaux se comportent comme dans les autres séreuses.

Il y a également des nerfs, quoiqu'on ait beaucoup de peine à les découvrir. *Luschka* a poursuivi dans le feuillet externe du péricarde, des filets qui provenaient du phrénique et du pneumo-gastrique droit, par le récurrent.

Entre le feuillet viscéral du péricarde et l'endocarde, se trouve la substance propre du cœur qui se compose de fibres musculaires. Quoique le cœur soit soustrait à l'influence de la volonté, cependant ses fibres offrent le caractère qui distingue les muscles volontaires des muscles involontaires, c'est-à-dire qu'elles sont transversalement striées, mais il y a pourtant des différences avec les autres muscles.

Et d'abord, il faut remarquer une moindre largeur des filamens musculaires du cœur, qui ne va guère au-delà de $0^{mm},0065$—$0^{mm},0130$. Si l'on traite les fibres musculaires du cœur par l'acide acétique, on y aperçoit plus rarement des noyaux, toujours allongés et placés au milieu du filament musculaire. Les gaînes, le sarcolème des filamens musculaires du cœur sont aussi beaucoup moins visibles sous l'action de l'acide acétique que pour les muscles volontaires. Cependant Gerlach ne croit pas que l'existence de ces gaînes puisse être mise en doute, et il pense que les lignes des contours, si nettement marquées par les muscles traités par l'acide acétique, proviennent évidemment d'une membrane amorphe. Une autre propriété, c'est que sur ces fibres se trouvent disposés très régulièrement à la suite les uns des autres, de petits granules, probablement graisseux, qui ne manquant que très rarement et dans certaines formes de l'hypertrophie du cœur, deviennent excessivement nombreux. Mais la différence la plus importante qui existe entre les muscles du cœur et ceux de la vie animale se trouve dans leur mode de connexion. Les premiers en effet, à l'exception des muscles pectinés et papillaires, ne sont pas à la façon des muscles volontaires qui ont des gaînes propres, composés de tissu fibreux, mais ils sont joints les uns aux autres, par des fibres de tissu fibreux clair-semés, rapprochés les uns des autres; ils se divisent et adhèrent ensemble par des fibres courtes obliques ou transversales, la plupart du temps assez minces.

Ces divisions et ces anastomoses des fibres musculaires du cœur donnent à la substance de cet organe, vue sur une coupe mince, une texture réticulée, ainsi qu'un degré particulier de cohérence qui distingue les muscles du cœur de tous les autres muscles.

La disposition des fibres musculaires de cet organe est extrêmement compliquée, quoiqu'elles ne soient pas réunies en faisceaux distincts, mais en réseaux ; on peut cependant, aussi bien dans les ventricules que dans les oreillettes, qui comportent, du reste, une musculature entièrement distincte, distinguer les tractus musculaires qui marchent dans certaines directions. Le point de départ de la plus grande partie de ces tractus, aussi bien pour les oreillettes que pour les ventricules, est dans les anneaux fibreux (anneaux fibro-cartilagineux) qui entourent les ouvertures veineuses des cavités.

La disposition de ces divers faisceaux musculaires ayant été décrite à propos de l'anatomie du cœur, nous n'avons pas à y revenir ici.

L'endocarde est une membrane délicate presque transparente, qui revêt la surface interne du cœur en s'appliquant sur toutes les inégalités, qui est très mince dans les ventricules, particulièrement dans le droit, qui est au contraire, plus épaisse dans les oreillettes. Elle est constituée par les mêmes élémens qui se rencontrent dans toutes les séreuses, savoir: du tissu fibreux, des fibres élastiques et des cellules épithéliales. Celles-ci forment une couche simple, qui serait quelquefois double, d'après Huschke, et composée de cellules polygonales, un peu allongées, claires, aplaties, avec un noyau reposant immédiatement sur la couche la plus superficielle de la membrane élastique qui n'est, pour ainsi dire, composée que de fibres élastiques longitudinales très fines. Le tissu fibreux ordinaire constitue la base de cette couche moyenne; il est parsemé de noyaux et traversé par de très abondans réseaux élastiques plus ou moins déliés, et se trouve dans les oreillettes, en telle quantité, mêlé avec de véritables membranes fenêtrées, que l'endocarde paraît complètement formé par plusieurs couches de membranes jaunes élastiques. A l'extérieur enfin, est une couche mince de tissu fibreux qui, dans les parties avoisinant la précédente, contient encore quelques fibres élastiques, et se présente comme une couche plus lâche, servant à unir les muscles de l'endocarde proprement dit, analogue, par exemple, au tissu fibreux sous-séreux.

Les valvules musculo-ventriculaires sont des anneaux fibreux provenant des feuillets des *ostiu venosa*, dans lesquels on peut distinguer quand elles sont suffisamment épaisses, une couche moyenne de tissu fibreux avec de nombreux réseaux élastiques, unie à deux lamelles de l'endocarde.

Vers le bord libre de ces valvules, ces trois couches se fondent en une seule, formée par du tissu fibreux avec de fins réseaux élastiques, sur laquelle s'étend encore l'épithélium. Les valvules semi-lunaires se comportent comme les précédentes, et les cordes tendineuses sont formées de tissu tendineux ordinaire, revêtu d'une mince couche d'endocarde, composé seulement d'épithélium et de fines lamelles élastiques.

Les vaisseaux du tissu musculaire du cœur sont très nombreux, mais ils ne diffèrent en rien de ceux des muscles de la vie de relation. Seulement, leurs capillaires, à cause de la finesse des fibres musculaires, en enveloppent plusieurs à la fois. La couche fibreuse de l'endocarde est elle-même assez riche en vaisseaux, mais on en rencontre très peu dans les deux autres parties de cette membrane. On voit aussi facilement chez les animaux et chez l'homme, dans les valvules auriculo-ventriculaires, quelques fins ramuscules qui arrivent en partie des muscles papillaires, et s'étendent même jusque dans la gaine endocardique, mais en général ils sont rares. Les valvules semi-lunaires ne présentent pas de traces de vaisseaux.

On ne trouve que peu de lymphatiques dans le feuillet pariétal du péricarde; dans le feuillet interne, au contraire, et sur la couche musculaire, il y en a une grande quantité qui sont faciles à découvrir, quand on a laissé le cœur plongé pendant quelques jours dans l'eau, ainsi que l'a fait Cruiksank. Leurs rameaux se réunissent dans les sillons de cet organe, marchent conjointement avec les vaisseaux sanguins et se jettent dans les ganglions situés en arrière et au-dessous de la crosse de l'aorte, auprès de la bifurcation de la trachée, dans le point où arrivent également ceux des poumons. Malgré l'avis de quelques observateurs, il n'est pas encore prouvé que la substance même du cœur et l'endocarde soient pourvus de vaisseaux lymphatiques.

Les nerfs du cœur sont très nombreux et proviennent du plexus cardiaque, formé particulièrement par le pneumo-gastrique et le sympathique, et situé en arrière et au-dessous de la crosse de l'aorte. Ils constituent deux plexus, l'un plus faible, le *plexus coronaire droit,* l'autre plus fort, le *plexus coronaire gauche,* pour les moitiés correspondantes du cœur. Les filets nerveux se dirigent vers la pointe du cœur, les uns parallèlement aux vaisseaux sanguins, les autres en se croisant avec ceux-ci, et après s'être envoyé pendant le trajet, de nombreuses anastomoses, sous des angles le plus souvent aigus, ils s'enfoncent en différens points dans la partie musculaire, où ils se terminent en partie, tandis que d'autres arrivent jusqu'à la couche fibreuse de l'endocarde. Les nerfs cardiaques, chez l'homme, sont grisâtres et, à l'exception des plus gros, ils ne contiennent que des tubes nerveux fins et très pâles, mais en grand nombre, mélangés de nombreuses fibres à noyau. Quoique les nerfs aient encore dans l'endocarde des contours obscurs et qu'ils y soient assez fréquens, il a été jusqu'à présent impossible, dans cette membrane, aussi bien que dans les muscles, de les suivre jusqu'à leurs terminaisons. On suppose, quoique cela ne soit point encore démontré, qu'ils se comportent de la même manière que dans les muscles volontaires.

On trouve sur le trajet des fibres nerveuses du cœur, dans la substance de cet organe, au voisinage du sillon transverse et surtout dans la cloison interventriculaire, de nombreux petits ganglions microscopiques. Les renflemens aplatis des rameaux nerveux superficiels ne se rencontrent pas à l'état normal, dans le cœur de l'homme, mais Gerlach les a parfaitement vus sur celui du bœuf, du veau et de la brebis, ainsi que sur le côté gauche du cœur humain fortement hypertrophié. On ne connaît pas encore leur nature. Ce ne sont pas de véritables ganglions, car on ne peut y rencontrer la présence de la cellule nerveuse.

Des vaisseaux sanguins.

Les vaisseaux sanguins se divisent en artères, capillaires et veines. La structure de ces trois ordres de canaux est différente quand on les prend dans des points où leurs caractères sont bien tranchés, mais les artères passent aux capillaires, ces derniers aux veines, sans qu'il soit possible d'assigner de limites précises des premiers aux seconds et des seconds aux troisièmes, de sorte que les capillaires semblent se prolonger d'une manière insensible, d'un côté dans les artères, de l'autre dans les veines.

Tandis que les capillaires véritables se composent d'une seule membrane complétement amorphe, les gros vaisseaux, à peu d'exceptions près, présentent trois couches fondamentales qui sont, en procédant du dedans au dehors : 1° la *tunique interne;* 2° la *tunique moyenne* ou à *fibres circulaires;* 3° la *tunique externe* ou *membrane adventive.* On rencontre avant tout, dans ces tuniques, du tissu élastique et du tissu musculaire, fibres lisses, puis aussi du tissu fibreux et même des muscles à stries transversales. On y trouve en outre, des épithéliums, des membranes homogènes particulières, des vaisseaux et même des nerfs, de sorte que, dans les points où ces tissus apparaissent sous des formes très diverses, il en résulte une telle complication, que toute description générale devient presque impossible, et qu'on ne peut s'en faire une idée exacte, qu'en suivant pas à pas chacun de ces élémens. Tous ces tissus ont une tendance très prononcée à se disposer en feuillets. La membrane interne est la plus mince des trois et se compose, sans exception, d'une couche épithéliale, épithélium des vaisseaux; le plus souvent aussi d'une membrane élastique dont les filamens affectent la direction longitudinale. A ces deux couches peuvent venir s'en joindre d'autres de même espèce que les deux dont nous venons de parler et qui prendront, aussi sans exception, la même disposition.

La tunique moyenne forme une couche ordinairement épaisse et est principalement le siége des élémens transverses des vaisseaux, ainsi que des muscles; elle contient pourtant dans les veines un grand nombre de fibres longitudinales, et présente dans tous les gros vaisseaux des élémens élastiques, et du tissu fibreux en plus ou moins grande quantité. La direction filamenteuse longitudinale prédomine dans la tunique adventive qui a une épaisseur au moins égale, ou même supérieure à celle de la tunique moyenne et se compose, le plus souvent, seulement de tissu fibreux et de réseaux élastiques.

Si l'on pousse plus avant l'étude de chacun de ces tissus des membranes des vaisseaux, on trouve que le tissu élastique se montre presque partout, complétement développé, avec des faisceaux, les uns fins, les autres plus épais, et des fibrilles distinctes, seulement dans les artères et les veines de la plus petite dimension, ce tissu est remplacé par un tissu contenant des noyaux, confusément filamenteux, qui se transforme, en définitive, en une membrane tout-à-fait homogène, mince, qui présente encore çà et là des noyaux. Le tissu élastique ne se présente nulle part sous des apparences plus diverses que dans les vaisseaux. Tantôt il forme des réseaux à larges mailles composés de fibres très fines, moyennes ou grosses, tantôt il forme un tissu très dense à mailles très étroites, membraniformes, avec tous les intermédiaires entre les unes et les autres. En outre on y trouve tous les degrés de passage entre les membranes à réseaux élastiques et les véritables membranes élastiques. Tantôt ces dernières portent encore des traces de leur origine, par les réseaux fibreux élastiques plus ou moins modifiés, et les lacunes clair-semées qu'elles contiennent, tantôt elles sont complétement changées et forment alors des plaques entièrement homogènes, pourvues d'interstices en plus ou moins grand nombre.

Dans les plus fins vaisseaux, au lieu des élémens élastiques, on trouve çà et là, particulièrement dans la tunique adventice, des cellules fusiformes qu'on doit regarder comme les cellules formatives de cette couche, non arrivées à leur complet développement.

On ne rencontre les muscles à stries transversales que dans les plus grosses veines, à leur embouchure, dans le cœur, mais les muscles à fibres lisses apparaissent dans les vaisseaux moyens et sont très développés dans les gros. Leurs élémens ou les cellules contractiles n'offrent, dans le plus grand nombre des vaisseaux, aucune autre particularité que leur longueur, qui ne dépasse guère 0,04''', et ils sont réunis les uns aux autres, soit immédiatement, soit par du tissu fibreux et des fibrilles élastiques en bandelettes plates ou en membranes musculaires. Ils forment plus rarement des réseaux. A leur place, on trouve dans les plus grosses artères des lamelles plus courtes ressemblant à des cellules épithéliales qui ont toujours des noyaux allongés, et dans les plus petites artères et veines des cellules courtes qui s'approchent même de la forme ronde. Ces deux états indiquent un moindre degré de développement.

La tunique interne des plus gros vaisseaux contient un tissu filamenteux particulier, que depuis *Henle*, on doit considérer comme de l'épithélium modifié. Ce sont des lamelles pâles, le plus souvent striées, homogènes, avec des noyaux ovalaires dont le grand diamètre est parallèle à l'axe longitudinal du vaisseau. Ces lamelles se laissent souvent diviser en fibres fusiformes grêles, chacune avec un noyau ressemblant à certaines cellules épithéliales; d'autres fois, elles sont plus homogènes et privées de noyaux, ou ailleurs, elles paraissent tendre à se transformer en membranes fibreuses très fines, comme les réseaux élastiques les plus serrés. La ressemblance de ces couches, que Kölliker nomme les *lamelles striées de la membrane interne*, avec l'épithélium des vaisseaux n'autorise pas encore à les faire dériver de ce dernier. Rien ne prouve que les véritables cellules épithéliales et les lamelles striées procèdent de la même source, de sorte que celles-ci auraient été, d'abord l'épithélium de la couche interne des vaisseaux, puis se seraient repoussées à l'extérieur, avec fusion de leurs élémens.

Kölliker est d'avis que les cellules épithéliales et les cellules formatives des lamelles striées ont originairement une importance égale, et que, dans le cours du développement, elles se modifient de manière à constituer, en définitive, des tissus plus ou moins différens.

L'épithélium des vaisseaux apparaît sous deux formes. Dans les grosses veines, particulièrement, il est pavimenteux, avec des cellules polygonales, la plupart du temps un peu allongées. Dans presque toutes les artères il est fusiforme, avec des cellules grêles, terminées en pointe, et longues de 0^{mm},0218—0^{mm},0436. Ce dernier se rencontre normalement dans tous les vaisseaux et se laisse, presque sans exception, décomposer dans ses élémens avec assez de facilité; il n'est point assujetti à une mue et à une reproduction continuelles.

Tous les gros vaisseaux, jusqu'à ceux qui ont 1/2''' et moins, présentent des capillaires destinés à la nutrition de leurs parois, et nommés les *vasa vasorum*. Ces derniers proviennent des artérioles voisines et s'étendent principalement dans la tunique adventice, dans laquelle ils forment un riche réseau capillaire à mailles arrondies, duquel naissent ensuite les veines qui marchent à côté des artères et qui, dans les *vasa vasorum* des veines, versent directement leur sang dans la veine dont elles alimentent les parois. La tunique moyenne des grosses artères et veines contient aussi, d'après le témoignage de beaucoup d'auteurs, un petit nombre de vaisseaux, et seulement dans la couche externe, tandis que la couche interne de la tunique moyenne et la tunique interne en paraissent complétement dépourvues, quoique cependant, quelques observateurs prétendent y en avoir trouvé. (Chez le bœuf, par exemple, la *veine cave inférieure* est pourvue de nombreux vaisseaux qui pénètrent jusqu'à la tunique interne.)

Les nerfs provenant du sympathique et des nerfs spinaux sont faciles à trouver dans beaucoup d'artères dont ils semblent, à la vérité, n'être le plus souvent que les satellites. Lorsqu'ils en pénètrent les parois, on ne les rencontre que dans l'adventice, et dans des cas favorables, chez les animaux, il est possible d'apercevoir les divisions et les terminaisons libres de leurs tubes primitifs (Kölliker). Quelques artères sont complétement dépourvues de nerfs, ainsi qu'on le constate pour les artères de la substance cérébrale et médullaire, de la choroïde du placenta, pour beaucoup de celles qui alimentent les muscles, les glandes et les membranes. Il en est de même et à un bien plus haut degré pour les veines, où l'on ne trouve encore que dans les plus grosses de rares filets très déliés. Luscka en a vu dans les sinus de la dure-mère, dans les veines du canal vertébral, dans les veines cave, jugulaire, iliaque, crurale; Kölliker en a constaté dans les veines hépatiques. Suivant le premier de ces anatomistes, les filets nerveux s'étendraient dans les veines, jusqu'à la membrane la plus interne du vaisseau, mais Kölliker n'a jamais réussi à en observer jusque-là.

Artères. Les artères se divisent en petites, moyennes et grosses, suivant que leur tunique moyenne est purement musculeuse, musculo-élastique, ou presque entièrement élastique. Leur caractère général consiste en ce que leur tunique moyenne, dont l'épaisseur est extraordinaire, se compose d'un grand nombre de couches régulièrement disposées, dont les élémens présentent une direction transversale. Dans les plus grosses artères, cette tunique est jaune, très élastique à la périphérie du corps, son épaisseur décroît, elle devient plus rouge et plus contractile, s'amincit considérablement ou immédiatement en avant des capillaires, et finit par disparaître complétement.

La tunique interne, blanchâtre, est beaucoup plus mince, et son épaisseur, toujours cependant proportionnée à la grosseur du vaisseau, oscille entre des limites plus étroites. L'adventice, au contraire, est, dans les plus grosses artères, notablement plus mince que dans celles de moyen calibre, où souvent elle égale, et surpasse même en épaisseur la tunique moyenne.

La structure des plus petites artères étant beaucoup plus simple que celle des grosses, c'est par elles qu'il convient de commencer la description spéciale de cet ordre de vaisseaux.

La tunique interne des artères, dont le diamètre est moindre que 1^{mm}60—2^{mm}2, se compose de deux couches, un épithélium et une membrane propre brillante, moins transparente, que Kölliker nomme la *tunique élastique interne*.

La première de ces deux couches se compose de cellules pâles, fusiformes, avec des noyaux ovales allongés, qui adhèrent les uns aux autres, de manière à former, en se détachant des parties voisines, un tube complet. On peut se les figurer par la ressemblance qu'elles ont, d'une part, avec les cellules fusiformes des anatomo-pathologistes, et avec les cellules formatrices des fibres élastiques et du tissu fibreux, d'autre part, par l'analogie qu'elles présentent avec les cellules des fibres contractiles; cependant elles se distinguent des premières par leur pâleur et leurs extrémités moins pointues, des secondes par leur rigidité. La membrane élastique a une épaisseur moyenne de $0^{mm},0022$ sur le vivant, elle est lisse et parfaitement tendue sous l'épithélium; au contraire, dans les artères vides, elle présente presque toujours un nombre plus ou moins grand de plis longitudinaux, et souvent aussi de nombreuses rides transversales qui, bien qu'elle soit complètement homogène, lui communiquent un aspect strié. Du reste, cette membrane apparaît presque toujours comme une membrane fenêtrée, avec des fibres formant un réseau, très bien marquées, et de petites ouvertures allongées. Il est plus rare qu'elle se présente comme un réseau véritable mais très serré, principalement formé de fibres élastiques longitudinales, avec des plis étroits et allongés, et qui se rapproche par sa grande élasticité et ses réactions chimiques des lamelles élastiques de la tunique moyenne des grosses artères.

La tunique moyenne des petites artères est purement musculeuse, sans offrir la moindre trace de tissu fibreux et d'élémens élastiques; son épaisseur varie suivant l'importance du vaisseau, elle peut aller jusqu'à $0^{mm},065$. Ses fibres cellulaires réunies en lamelles sont assez faciles à isoler jusque dans les vaisseaux de $0^{mm},218$, par la coction et la macération dans l'acide nitrique étendu de quatre fois son volume d'eau, elles se laissent décomposer en élémens plus petits et se présentent alors, comme des fibres cellulaires de $0^{mm},0436-0^{mm},0654$ de longueur et de $0^{mm},0044-0^{mm},0054$ de largeur.

L'adventice se compose de tissu fibreux et de filamens élastiques fins. La plupart du temps son épaisseur est presque aussi grande que celle de la tunique moyenne, ou un peu moindre.

La structure que nous venons de décrire peut s'appliquer jusqu'aux artères de $0^{mm},27$, mais au-delà, elle se modifie de plus en plus jusqu'aux capillaires. Dans celles de $0^{mm},218$, la tunique adventice ne contient déjà plus de tissu élastique, mais elle se compose encore de tissu fibreux avec des noyaux allongés. Dans les premiers degrés elle est encore fibreuse; plus loin, quoique présentant toujours des noyaux, elle paraît plus homogène, et enfin, elle se présente comme une enveloppe mince, complétement amorphe, qu'on ne retrouve plus dans les vaisseaux qui ont moins de $0^{mm},0153$.

La tunique à fibres annulaires présente encore, dans les artères de $0^{mm},218-0^{mm},087$ de diamètre, deux ou trois couches d'une épaisseur de $0^{mm},0109-0^{mm},0174$; dans les artères encore plus petites, il n'y a plus qu'une couche dont les élémens deviennent de plus en plus courts, et finissent par se réduire dans les vaisseaux, entre $0^{mm},065-0^{mm},0152$, à des cellules allongées ou ovales, de $0^{mm},0327-0^{mm},0131$, avec des noyaux plus petits.

La tunique interne offre, jusqu'aux vaisseaux de $0^{mm},065$, une membrane interne qui est élastique, et qui n'est tout-à-fait développée que dans les artères de $0^{mm},0131-0^{mm},074$. On peut suivre l'épithélium jusqu'aux artères de $0^{mm},0218$, et même de $0^{mm},153$.

Les artères moyennes supérieures à $1^{mm},74$ ou $2^{mm},18$, jusqu'à celles qui ont de $4^{mm},36-6^{mm},54$ de diamètre, ne présentent d'abord dans leurs couches externes et internes, aucun changement considérable; la tunique moyenne, au contraire, non seulement devient plus épaisse en proportion de l'accroissement du vaisseau, mais encore sa structure se modifie. A côté des couches musculaires, toujours plus nombreuses, dont les élémens sont les mêmes que ceux que nous avons décrits précédemment, viennent se placer des filamens élastiques qui, réunis en réseaux à larges mailles, traversent les élémens musculaires d'une façon d'abord tout-à-fait irrégulière, s'accompagnent, sur les plus gros vaisseaux de cette classe, d'un peu de tissu fibreux, et çà et là manifestent la tendance à alterner en couches particulières avec les élémens musculaires, sans cependant perdre le caractère d'un réseau continu à travers toute la tunique moyenne. Cette dernière tend à perdre ainsi sa structure éminemment contractile; cependant, il faut convenir que les fibres musculaires conservent encore ici une prépondérance très notable.

La tunique interne des artères moyennes présente souvent, entre la couche élastique interne et l'épithélium, plusieurs couches, dont les lamelles striées que nous avons décrites plus haut sont les plus marquantes: celles-ci, avec les réseaux élastiques déliés, situés vers l'extérieur, qui ont leur siége dans une matière unissante homogène, granulée ou fibrillaire, forment, sous une épaisseur de $0^{mm},006-0^{mm},05'''$, une couche moyenne dans la tunique interne dont les élémens, tous à direction longitudinale, se distinguent pourtant avec facilité des couches musculaires de la tunique moyenne qui leur ressemblent en partie.

La tunique adventice enfin est, dans presque toutes les artères, plus forte que la tunique moyenne, car son épaisseur peut aller jusqu'à $0^{mm},109-0^{mm},350$. Ses filamens élastiques sont aussi toujours plus forts, et s'accumulent en plus grande quantité vers la limite toujours extrêmement tranchée que forme cette couche avec la tunique moyenne. Cette membrane élastique de l'adventice atteint son plus haut point de développement dans les plus gros vaisseaux de cette classe, dans les carotides externe et interne, dans la crurale, dans la brachiale, la fémorale profonde, la mésentérique, la cœliaque, où son épaisseur mesure de $0^{mm},0283-0^{mm},0872$ et même plus; elle y est parfaitement divisée en feuillets, avec des lamelles dont la structure est souvent extrêmement analogue à celle des véritables membranes élastiques. Du reste, les couches externes de l'adventice contiennent aussi des réseaux élastiques, seulement leurs élémens sont un peu plus fins, ne forment pas de lamelles, mais se joignent les uns aux autres avec plus d'irrégularité. Les plus grosses des artères moyennes commencent à se rapprocher des artères de premier ordre, en ce sens que certaines parties des réseaux élastiques se constituent nettement en lamelles élastiques un peu plus épaisses, qui cependant s'enchaînent les unes aux autres à travers toute l'épaisseur de la tunique moyenne, et forment aussi plus rarement des membranes élastiques véritables, ce qui les distingue très bien des plaques élastiques de la tunique annulaire fibreuse des plus grosses artères que nous aurons à décrire plus tard. Ces lamelles commencent à se montrer dans la couche interne de la tunique médiane des artères crurales, mésentérique supérieure, cœliaque, iliaque externe, brachiale, carotide externe et interne; mais à l'origine des tibiales antérieures et postérieures et dans la poplitée, elles se trouvent d'une manière remarquable dans toute la tunique moyenne, et surtout dans la dernière de ces artères, qui offre aussi le plus souvent des parois un peu plus épaisses que celles de la crurale: elles sont très bien développées.

Ces modifications de la tunique moyenne préparent le passage des artères de deuxième ordre aux plus grosses artères. Pour ce qui concerne la tunique interne, les cellules épithéliales ne sont pas aussi allongées que dans les petites artères, elles conservent cependant encore la forme de fuseaux de o^{mm},0131—o^{mm},218. Le reste de cette membrane n'a pas toujours une épaisseur relative proportionnelle à la grosseur du vaisseau, elle présente surtout dans l'aorte une tendance prononcée à des épaississemens, de sorte qu'il est souvent très difficile de déterminer son épaisseur véritable. Quant à sa structure, elle se compose principalement de lamelles d'une substance transparente, tantôt homogène, tantôt striée, et même visiblement fibrillaire qui, le plus souvent, offre l'apparence de tissu fibreux et est traversée par des réseaux élastiques longitudinaux, les uns fins, les autres plus gros. D'ordinaire, les réseaux deviennent de plus en plus serrés en s'approchant de l'extérieur, leurs élémens sont plus volumineux, et la membrane interne se termine auprès de la moyenne par une membrane réticulée élastique serrée, ou par une véritable membrane fenêtrée plus ou moins fibreuse, qui correspond évidemment à la tunique élastique interne des petites artères. Immédiatement sous l'épithélium se trouvent des réseaux filamenteux élastiques, très fins, quelquefois remplacés par plusieurs couches transparentes, les lamelles striées. Celles-ci, quand elles contiennent des noyaux, semblent se composer de cellules épithéliales modifiées qui, quand elles sont homogènes et dépourvues de noyaux, se rapprochent des membranes pâles élastiques.

Dans la tunique fibreuse annulaire, on voit apparaître comme nouvel élément des membranes élastiques ou plaques qui, en faisant abstraction de la direction transversale de leurs fibres, sont essentiellement formées comme la tunique élastique interne des petites artères, et se présentent tantôt comme les réseaux très serrés des gros filamens élastiques, tantôt comme de véritables membranes fenêtrées. Ces membranes, dont l'épaisseur est de o^{mm},0022—o^{mm},0026, dont le nombre peut s'élever jusqu'à 50 à 60, offrent entre elles des écartemens réguliers de o^{mm},0065—o^{mm},0174, et alternent avec des couches transversales de muscles lisses, entremêlés de tissu fibreux et de réseaux élastiques. On ne doit cependant nullement les considérer comme emboîtées régulièrement les unes dans les autres, isolées les unes des autres et formant des tubes dont les intervalles seraient remplis par des muscles ; car, en premier lieu, elles sont placées les unes sur les autres, tantôt en grand nombre, tantôt clair-semées et réunies par un réseau élastique fin, entrelacé avec les fibres musculaires; en second lieu, elles sont assez fréquemment interrompues dans certains points, et remplacées par des réseaux élastiques ordinaires. Ces plaques sont surtout très belles et très régulières dans l'aorte abdominale, dans le tronc innominé, dans la carotide primitive et dans les petites artères qui en émanent. Cependant ces dispositions sont sujettes chez les divers individus à tant de variétés, que, sans être en possession d'observations très étendues, on peut à peine établir quelque chose de général à ce sujet.

La tunique moyenne se distingue encore par le peu de développement de son tissu musculaire. Les cellules fibreuses contractiles se rencontrent encore dans les plus grosses artères, à travers toutes les couches de la tunique moyenne; seulement, ces dernières, comparées avec les autres élémens, les plaques élastiques, le tissu fibreux et les fins réseaux élastiques, ne forment qu'une partie insignifiante de cette membrane, et en second lieu, leurs élémens sont si peu développés qu'il semble fort douteux qu'ils possèdent un pouvoir contractile digne de ce nom. On trouve dans les couches internes de la tunique moyenne, particulièrement dans l'aorte et dans le tronc de l'artère pulmonaire, les cellules fibreuses qui n'ont souvent pas plus de o^{mm},0218 de longueur, et o^{mm},0087—o^{mm},0131 de largeur, et tout-à-fait plates, de manière à ressembler à certaines cellules épithéliales. Dans les couches externes, les cellules fibreuses deviennent plus grêles et plus longues, elles atteignent jusqu'à o^{mm},0436, et en même temps elles ressemblent davantage aux cellules fibro-musculeuses des autres organes; cependant elles conservent dans leur physionomie quelque chose de roide et de particulier. Dans les carotides, les sous clavières, les axillaires, les iliaques, les élémens contractiles sont déjà plus développés, d'où il suit que la tunique moyenne de ces artères ne présente pas la coloration jaune pur qu'elle offre dans les artères les plus grosses, elle tourne déjà davantage au rougeâtre.

La tunique adventice des grosses artères est, relativement et absolument, plus mince que celle des petites, elle porte de o^{mm},0872—o^{mm},0436 d'épaisseur. Sa structure est en tout la même que celle que nous avons donnée plus haut, seulement sa couche élastique interne est beaucoup moins développée.

La tunique interne de certaines artères contient aussi des muscles lisses, ainsi que Kölliker l'a constaté dans l'axillaire et la poplitée chez l'homme, où elle se trouve très souvent fort épaissie dans les grosses artères, et se présente avec un accroissement considérable des lamelles striées.

Les parties musculaires manquent complétement dans la tunique moyenne des petites artères. Quant à la tunique adventice, elle offre, chez les animaux, des fibres musculaires qu'on ne rencontre pas chez l'homme.

Des veines. Les veines se laissent aussi partager en trois groupes : les *petites*, les *moyennes* et les *grosses;* cependant leur distinction est beaucoup moins tranchée que celle des artères. Les parois veineuses sont, sans exception, plus minces que les parois artérielles, ce qui dépend d'un développement moindre des élémens contractiles et des parties élastiques; c'est pourquoi les veines sont plus flasques et moins contractiles.

La tunique interne des grosses veines n'est pas plus épaisse que celle des veines du second ordre, elle est moins développée que celle des artères, mais d'ailleurs, sa structure est essentiellement la même. La tunique moyenne qui n'est jamais jaune, mais le plus souvent d'un gris-rougeâtre, contient beaucoup plus de tissu fibreux, mais beaucoup moins de fibres élastiques et musculaires, et, ce qui est une différence capitale, présente toujours des couches longitudinales, indépendamment des couches transversales. Elle est généralement faible; cependant, dans les veines moyennes, son épaisseur absolue est plus considérable que dans les plus grosses, et la partie musculaire y atteint son plus haut degré de développement. La tunique adventice enfin est ordinairement la couche la plus forte de toutes, et son épaisseur relative et absolue est en rapport, le plus souvent, avec celle des vaisseaux. Quant à sa composition, elle se rapproche complétement de celle des artères, seulement que dans beaucoup de veines, particulièrement dans celles des cavités abdominales, on y trouve des muscles longitudinaux très développés, qui donnent un caractère particulier à toute la paroi veineuse.

Les plus petites artères se composent, pour ainsi dire, d'un tissu fibreux à noyaux, confusément filamenteux ou homogène et d'un épithélium. Les élémens de celui-ci sont ronds ou allongés, avec des noyaux ovales ou même ronds, tandis que la première forme une adventice relativement épaisse, et en outre, une autre couche plus mince remplaçant la tunique moyenne, toutes deux présentent une direction longitudinale de leurs fibres. Au-dessous de $0^{mm},0218$, les veines perdent successivement leur tissu fibreux extérieur et leur épithélium, et leur couche moyenne prend peu à peu l'apparence de la tunique amorphe des capillaires. Une tunique musculaire et une couche principale de fibres annulaires se présentent pour la première fois dans les veines supérieures à $0^{mm},0436$, et constituées par des cellules ovalaires, transversales, au commencement largement écartées les unes des autres, avec des noyaux courts, ovales, et même en partie ronds. Transversalement placées, ces cellules deviennent peu à peu plus longues et plus nombreuses, et forment enfin, dans les vaisseaux de $0^{mm},131$—$0^{mm},174$, une couche continue qui est toujours plus développée que la couche correspondante des artères. Cette structure persiste ainsi jusque dans les veines de $0^{mm},218$, puis il se montre successivement en dehors de l'épithélium, dans les tuniques musculeuses et adventices, des réseaux élastiques, au commencement déliés, et en même temps les couches musculeuses s'accroissent et admettent entre leurs élémens du tissu fibreux et de fines fibres élastiques.

Les veines de diamètre moyen, depuis 2, 6—9 millimètres, comme les veines cutanées et les veines profondes des extrémités, jusqu'à la brachiale et la poplitée, les veines viscérales et céphaliques, à l'exception des troncs principaux, se distinguent surtout de celles des extrémités inférieures, par le développement considérable de leur tunique à fibres circulaires qui, de même que dans les artères, est d'une couleur jaune-rougeâtre et transversalement striée. Sa plus grande épaisseur qui n'égale jamais celle de la couche correspondante des vaisseaux artériels ne dépasse pas $0^{mm},131$—$0^{mm},153$. Ce qui la distingue de celle des artères, c'est qu'elle se compose d'une couche transversale et d'une couche longitudinale. La première est représentée par du tissu fibreux ordinaire, ondulé, avec des fibres élastiques, dites fibres à noyau, lâches, plus isolées et est constituée par une grande quantité de muscles lisses, dont les élémens fusiformes, sur une longueur de $0^{mm},0436$—$0^{mm},0872$ et une largeur de $0^{mm},0087$—$0^{mm},0153$, offrent le caractère habituel des cellules contractiles.

La couche longitudinale se compose de véritables fibres élastiques réunies en réseau. Quant au mode de distribution de ces tissus, il s'opère dans certaines veines (la poplitée, la profonde fémorale, les deux saphènes) de la manière suivante : sur la tunique interne se trouve une seule couche de $0^{mm},0218$—$0^{mm},0872$, formée seulement de fins réseaux élastiques à disposition longitudinale, c'est la couche longitudinale de la tunique moyenne, tandis que, dans les autres veines, les élémens musculeux s'étendent aussi dans les couches les plus intérieures. Dans ces cas, on rencontre, immédiatement en dehors de la tunique interne, une couche transversale de muscles avec du tissu fibreux et des fibrilles élastiques. Ces trois tissus s'accompagnent toujours les uns les autres dans les veines que nous venons de nommer ; à leur suite viennent des réseaux élastiques, membraneux et longitudinaux, alternant avec des muscles transverses et du tissu fibreux, de telle sorte que la tunique moyenne de ces veines présente un aspect feuilleté qui rappelle, jusqu'à un certain point, celui que présente la même tunique dans les plus grosses artères. Il faut cependant remarquer que les réseaux membraneux élastiques, quand même leur entrelacement serait très serré, ne deviennent jamais des membranes élastiques homogènes ; en outre, ils sont çà et là interrompus, et, comme on peut le voir dans des coupes transversales unis les uns avec les autres, à travers toute l'épaisseur de la tunique moyenne. Le nombre de ces lamelles élastiques varie de 5—10, et les intervalles qui les séparent sont de $0^{mm},0087$—$0^{mm},0218$.

La tunique interne des veines de deuxième ordre comporte de $0^{mm},0218$—$0^{mm},0087$, et se compose, dans les points où elle est le plus mince, seulement d'un épithélium avec des cellules assez courtes, d'une lamelle striée à noyaux, et d'une membrane longitudinale élastique qui correspond à la tunique élastique interne des artères. Cette dernière présente à peine l'apparence d'une véritable membrane homogène fenêtrée, mais le plus souvent elle se montre comme un réseau superficiel extrêmement dense, de fibrilles de toutes dimensions. Dans les points où la tunique est la plus épaisse, les lamelles striées s'accroissent et offrent encore quelques-uns, ou même un grand nombre de ces réseaux de fines fibres élastiques à l'intérieur de la membrane élastique qui enveloppe la tunique interne. Kölliker a également vu des muscles lisses dans la tunique interne des veines de l'utérus en état de gestation, dans la grande saphène et la poplitée.

Quant à la tunique adventice, il est rare que son épaisseur égale celle de la tunique moyenne, elle est ordinairement le double. Elle contient normalement des membranes à réseaux élastiques souvent très belles, longitudinales, fréquemment réunies les unes aux autres, et du tissu fibreux ordinaire.

Les plus grandes veines se distinguent de celles de second ordre, particulièrement par le peu de développement de la tunique moyenne, et surtout de la partie musculaire de cette même tunique. La tunique interne présente ordinairement une épaisseur de $0^{mm},0218$, et se comporte comme celle des veines de second ordre. Cette épaisseur s'élève plus rarement, comme cela a lieu çà et là dans la veine cave inférieure, dans les troncs de l'hépatique, dans le tronc innominé, jusqu'à $0^{mm},0436$ et $0^{mm},0654$, mais cela n'arrive jamais que sur les lamelles striées avec des noyaux, et sur les réseaux élastiques ; on ne trouve pas cet épaississement dans les muscles. La tunique moyenne présente une épaisseur transversale de $0^{mm},0436$—$0^{mm},0872$, qui peut cependant, exceptionnellement, comme au commencement des rameaux de la veine porte, dans les parties supérieures de la portion abdominale de la veine cave inférieure et aux points d'embouchure des veines du foie, mesurer $0^{mm},109$—$0^{mm},261$, ou bien manquer complétement dans les plus grosses portions de la veine cave, auprès du foie, et dans le trajet ultérieur des plus grosses veines hépatiques. Sa structure est essentiellement la même que celle que nous avons vue précédemment, seulement les réseaux élastiques longitudinaux présentent, les uns avec les autres, de fréquens points de réunion, et sont moins visiblement, ou même en aucune façon, disposés en lamelles. En outre, les muscles transverses sont rares et peu distincts, même là où la tunique moyenne comporte sa plus grande épaisseur. Kölliker a vu cette couche musculaire atteindre son plus haut degré de développement dans les veines porte et linéale, elle semble, au contraire, manquer complétement dans la portion abdominale de la veine cave, au-dessous du foie, dans la sous-clavière et dans les troncs terminaux des deux veines caves.

La tunique adventice des plus grosses artères l'emporte toujours sur la tunique moyenne, son épaisseur peut aller au double de celle de cette dernière, et même au quintuple. Elle présente dans sa structure une notable différence en ce que, ainsi que Rémack l'a remarqué à juste titre, elle contient une quantité considérable de muscles longitudinaux. C'est surtout dans la partie hépatique de la veine cave inférieure qu'ils sont le plus développés, ainsi que l'a vu M. Bernard. Là, ils forment avec des faisceaux, gros de 0mm,0218—0mm,0872, un tissu réticulé occupant la moitié ou les deux tiers internes de la tunique externe, qui, dans les points où la tunique moyenne fait défaut, s'applique directement sur la tunique interne, et peut atteindre une épaisseur de 0mm,40. En outre, Kölliker a trouvé, ainsi que Rémack, que ces faisceaux longitudinaux contractiles, qui ne contiennent jamais de tissu fibreux, mais bien des fibres élastiques en certain nombre, sont très développés dans les troncs des veines hépatiques, dans le tronc de la veine porte, dans le reste des parties de la veine cave inférieure, et le même observateur les a suivis jusque dans la liénale, la mésentérique supérieure, l'iliaque externe et la rénale. La veine azygos en a aussi présenté quelques traces, mais ils manquaient complétement dans les veines supérieures. Seulement dans la rénale et la veine porte, ces muscles s'étendent à travers toute l'épaisseur de l'adventice, tandis qu'il n'en est pas de même pour les autres veines, dont une partie extérieure, plus ou moins grande de cette tunique, se compose simplement d'un tissu fibreux longitudinal et de réseaux élastiques à gros filamens. Cette couche musculaire de l'adventice contient toujours, outre de nombreux réseaux élastiques longitudinaux et les élémens contractiles qui présentent le caractère ordinaire et une longueur de 0mm,0436—0mm,0872, une certaine quantité de tissu fibreux à direction constamment transversale. Toutes les grosses veines qui débouchent dans le cœur ont, dans une courte étendue, une couche extérieure annulaire de ces mêmes muscles, que l'on trouve aussi dans le cœur, avec anastomoses de leurs faisceaux primitifs. Ceux-ci, d'après Räuschel, s'étendent dans les veines caves jusqu'aux sous-clavières, ainsi que dans les rameaux principaux des veines pulmonaires.

Il faut accorder une mention spéciale aux veines dans lesquelles la partie musculaire est extrêmement développée, et à celles dans lesquelles elles manquent complétement. Parmi les premières on doit noter les veines de l'utérus des femmes grosses, chez lesquelles les tuniques externe et adventice présentent des couches musculaires à fibres longitudinales dont les élémens, vers 5 ou 6 mois de la grossesse, offrent un développement colossal, comme celles de l'utérus lui-même.

Cette musculature appartient encore: 1° aux veines de la portion maternelle du placenta, dans lesquelles les parois présentent en dehors de l'épithélium, de grosses cellules et des fibres que Kölliker regarde comme du tissu fibreux non développé; 2° à la plupart des veines de la substance cérébrale et de la pie-mère. Celles-ci se composent d'un épithélium à cellules rondes formant une simple couche, d'une couche mince, longitudinale, de tissu fibreux avec quelques noyaux isolés, qui tient la place de la tunique moyenne, et d'une adventice fibrillaire et contenant des noyaux dans les plus gros vaisseaux, mais qui devient homogène dans les plus petits. On ne trouve que rarement de faibles traces de ces muscles dans la tunique moyenne des plus grosses de ces artères; 3° aux conduits sanguins de la dure-mère et aux veines osseuses de Breschet, qui en dehors d'un épithélium cylindrique, offrent une couche de tissu fibreux contenant de fins filamens élastiques; 4° aux sinus veineux des corps caverneux, de la rate et de la rétine.

Les valvules des veines sont constituées dans leur masse principale par du tissu fibreux dont le sens est parallèle à leur bord libre, et qui contient un grand nombre de noyaux allongés, ainsi que des filamens élastiques isolés, ondulés, le plus souvent libres. A leur surface se trouve seulement un épithélium à courtes cellules, dans lequel, dans d'autres cas, on rencontre encore un réseau élastique très fin, à direction longitudinale prépondérante, c'est pourquoi les valvules peuvent être regardées comme des prolongemens des tuniques moyenne et interne malgré l'absence de fibres musculaires.

SYSTÈME CAPILLAIRE.

M. Ch. Robin admet dans les vaisseaux capillaires, trois variétés qui correspondent, mais avec plus de précision, aux trois catégories que Proschaska désigne sous les expressions de *tenuia*, *tenuiora*, *tenuissima*.

La première de ces variétés, répondant au *tenuissima* de Proschaska, comprend les capillaires dont le diamètre varie de 0mm,007 à 0mm,030. Ils sont constitués par une seule tunique.

La deuxième variété comprend ceux dont le diamètre varie de 0mm,030 à 0mm,060. Ils sont constitués par deux tuniques.

Enfin, dans la troisième, sont les capillaires visibles à l'œil nu, surtout dans les cas de congestion dont le diamètre va de 0mm,060—0mm,120, constitués par trois tuniques, qui établissent la transition des capillaires aux vaisseaux de distribution proprement dits, et dans lesquels on trouve la distinction impossible à établir pour les premiers, entre ceux qui appartiennent au système artériel et ceux du système veineux.

Les capillaires de la première variété, dont le diamètre varie depuis 0mm,007, qui est celui du globule sanguin, jusqu'à 0mm,025 et même 0mm,030, observés à un grossissement de 500 diamètres après avoir été isolés par la dilacération, se présentent sous la forme d'un petit cylindre flexueux ou rectiligne, transparent, incolore, à bords nets, régulièrement parallèles, et s'écartent peu à peu à mesure que le conduit s'élargit; les acides acétique et nitrique étendus les ramollissent en les gonflant légèrement, mais ne les dissolvent pas.

Leur paroi présente une épaisseur variable de 0mm,001—0mm002, donc le calibre intérieur de ceux qui n'ont que 0mm,007, se trouve réduit à 0mm,005. Elle est formée d'une substance entièrement homogène sans stries ni fibres, qui ne présente ni trous, ni fissures, ni éraillures. Il n'y a donc ni hémorrhagie par exsudation, ni nutrition par imbibition directe. On y trouve des noyaux qu'on ne peut en séparer que par l'action de réactifs énergiques. Ces noyaux sont généralement ovoïdes, quelquefois ronds, et présentent leur plus grand diamètre parallèlement dirigé à l'axe du vaisseau, ou à peine oblique. Leur diamètre longitudinal varie entre 0mm,01 et 0mm,02, leur largeur est moitié moindre. Quelquefois ils s'allongent davantage et deviennent flexueux. Ces noyaux présentent encore quelques granulations grisâtres, et peuvent même offrir un ou deux nucléoles de 0mm,001—0mm,002 de diamètre.

Le plus souvent ils se trouvent contenus dans le milieu même de l'épaisseur de la paroi, mais quelquefois aussi, ils font saillie soit à l'intérieur, soit à l'extérieur. Dans les capillaires de 0mm,007—0mm,010, les noyaux forment une série simple, dans laquelle ils sont assez régulièrement espacés, parfois aussi on les voit très rapprochés les uns des autres. Du reste, ils présentent plusieurs modes de disposition.

Il est important de remarquer que les noyaux ovales ont leur plus grand diamètre parallèle à l'axe longitudinal du vaisseau, ce qui nous servira pour distinguer les deux tuniques des capillaires de la seconde variété.

Dans les capillaires des vieillards, la tunique homogène se remplit naturellement de granulations graisseuses, de sorte que cette altération athéromateuse, qui souvent devient cause de phénomènes morbides, est un fait de modification sénile naturelle aux capillaires.

Deuxième variété. Quand on examine des capillaires qui ont plus de $0^{mm},025$ ou $0^{mm},030$, et ordinairement moins de $0^{mm},070$ de diamètre, on rencontre toujours deux parois, dont la plus interne n'est que le prolongement de celle qui constitue seule les capillaires de la première variété, seulement le canal qu'elle forme est plus grand. Appliquée et soudée à la face interne de la tunique extérieure, on n'aperçoit entre elles, ni intervalles ni lignes de démarcation, de sorte qu'on ne peut les distinguer que par leur structure microscopique.

La tunique interne se distingue facilement de la suivante, d'abord par la disposition de ses noyaux, puis par une particularité relative au mode de rupture des deux tuniques dont nous parlerons tout à l'heure.

La deuxième membrane, qui caractérise les capillaires de cette variété, est plus épaisse que la précédente, elle a de $0^{mm},002$ jusqu'à $0^{mm},004$. Sa substance amorphe aurait le même aspect que celle des plus petits capillaires si elle n'était toujours finement granuleuse (Ch. Robin); en outre, le plus grand diamètre de ses noyaux est dirigé perpendiculairement à l'axe du vaisseau, au lieu d'être parallèle à cet axe, comme cela a lieu pour la tunique interne.

Cette tunique ne présente pas non plus ni fibres visibles, ni stries, ni éraillures. Elle ne se dissout pas dans l'acide acétique; mais elle devient seulement plus transparente, et ses noyaux plus nets.

Les noyaux de cette seconde tunique sont plus nombreux que ceux de la couche interne. Ils sont ovales, allongés, étroits, leur longueur peut aller jusqu'à $0^{mm},045$, mais leur largeur ne dépasse pas $0^{mm},005$ ou $0^{mm},006$. Ils sont souvent légèrement flexueux, à bords irréguliers, avec des extrémités terminées en pointe. Ils sont un peu grisâtres, ce qui est dû à la présence de fines granulations, et ne contiennent pas de nucléoles.

On distingue encore facilement ces deux tuniques, car quand elles viennent à se rompre, c'est presque toujours à des niveaux différens.

La couche d'épithélium nucléaire interne qu'a décrite Henle n'est pas admise par tous les micrographes, et en particulier par Ch. Robin.

Troisième variété. Vaisseaux capillaires de $0^{mm},060—0^{mm},130$. Ceux-ci présentent trois tuniques.

La troisième tunique est extérieure, c'est une véritable couche adventice, onduleuse, longitudinalement striée. Ces stries dépendent de la présence de fibres analogues à celles du tissu lamineux, qui sont flexueuses dans le sens de la longueur du vaisseau. Cette couche s'ajoute progressivement aux capillaires de la deuxième variété, et finit par acquérir une épaisseur de $0^{mm},010—0^{mm},012$. Traitée par l'acide acétique, elle double et triple d'épaisseur, on y voit alors des noyaux fibro-plastiques offrant diverses directions, et des fibres de tissu élastique.

La complexité de ces capillaires est déjà assez prononcée, pour qu'on puisse distinguer ceux qui s'abouchent avec les artères, de ceux qui se continuent avec les veines. En effet, à diamètre égal, la paroi totale du capillaire veineux est plus mince que celle du capillaire artériel, en outre, ce dernier contient toujours très peu de globules sanguins, tandis que l'autre en est ordinairement gorgé.

Quant à la distribution des capillaires dans les divers organes, Kölliker pose en principe, que les réseaux vasculaires dépendent de la répartition, de la disposition des élémens anatomiques et de l'énergie des fonctions. M. Robin remarque, en outre, que là où l'énergie des fonctions est en rapport avec une plus grande proportion de capillaires, ceux-ci ne dépendent plus, dans leur disposition, de l'arrangement des élémens du tissu qui leur sert de support.

Parmi les tissus formés de cellules et d'une manière amorphe plus ou moins abondante, il en est un grand nombre qui ne présentent pas de vaisseaux. Ainsi, tous les tissus épithéliaux, et le blastoderme résultant de la segmentation du vitellus, la corde dorsale, les tissus cornés, dentaires, celui du cristallin sont dans le même cas.

Les cartilages d'encroûtement ne sont jamais vasculaires. Dans le tissu adipeux, les vésicules ovoïdes, devenues poliédriques par pression réciproque, sont entourées d'une maille capillaire qui en reproduit la forme.

Les mailles vasculaires du tissu médullaire des os ont partout un égal diamètre; elles sont polygonales, et cinq ou six fois plus larges que les capillaires qui les forment.

Dans le tissu lamineux, dans l'épaisseur du derme et du chorion des muqueuses, dans l'épaisseur des séreuses et des synoviales, dans le périoste, la dure-mère, la pie-mère, la tunique externe des artères et les diverses tuniques des veines, les ramifications capillaires suivent la direction et le mode d'entre-croisement des faisceaux de fibres.

Les muscles à fibres lisses offrent des mailles allongées, à angles aigus.

Les muscles à fibres striées sont remarquables par la disposition allongée des mailles de leurs capillaires.

Dans les glandes, un fait général, très remarquable, résulte de ce qu'on ne rencontre pas de réseau capillaire entourant immédiatement la membrane des surfaces sécrétantes. Ainsi, dans une glande en grappe, ou composée, tandis que des réseaux de capillaires lymphatiques viennent s'appliquer à la périphérie de l'*acinus*, au contraire, le réseau capillaire sanguin chemine plus en dehors. On trouvera, du reste, la disposition de ce système, à propos de la texture de chacun des organes.

DES VAISSEAUX LYMPHATIQUES.

En comparant, sous le rapport de leur structure, les vaisseaux lymphatiques et les veines, on voit qu'ils sont construits sur le même type.

Les capillaires lymphatiques commencent, les uns par de libres prolongemens, les autres dans des réseaux. Leurs parois sont extrêmement minces, amorphes, formées de noyaux qui deviennent visibles par l'action de la potasse, et leur épaisseur est de $0^{mm},0065—0^{mm},0109—0^{mm},0218$. Leur structure est analogue à celle des vaisseaux chylifères simples, des villosités intestinales chez les mammifères, sauf que ces derniers mesurent $0^{mm},0261—0^{mm},0567$, et ont une paroi un peu plus épaisse, mais les vaisseaux lymphatiques découverts par Kölliker dans la queue des têtards de grenouille, ressemblent complétement aux capillaires sanguins, par la présence de noyaux, à la face interne de la membrane amorphe qui est ici très délicate, avec cette différence qu'ils présentent un grand nombre de petits sacs et de prolongemens ou rejetons qui ne se trouvent pas dans les derniers. Le diamètre des capillaires lymphatiques est de 0^{mm},0044—0^{mm},0327, et les deux troncs principaux de la queue ont, comme dans le système sanguin, une structure entièrement capillaire.

Personne n'a encore vu ni recherché la manière dont les capillaires lymphatiques se transformaient en plus gros canaux. D'après Kölliker, les plus forts vaisseaux mesuraient 0^{mm},218 —0^{mm},311—0^{mm},353 et, abstraction faite de l'épaisseur des parois, ils avaient tout à fait la même structure que ceux de 2^{mm},18 —3^{mm},27 de diamètre.

Ces derniers, ou lymphatiques moyens, sont formés de trois tuniques: une interne ou séreuse, une moyenne fibreuse et élastique, la troisième externe, de nature celluleuse.

La *tunique interne* qui participe plus que les deux autres à la formation des valvules, présente aussi une plus grande étendue. Elle est revêtue d'un épithélium pavimenteux et peut se décomposer en deux couches, l'une interne ou épithéliale dont les cellules sont allongées quoique assez courtes, et une autre couche simple, rarement double, formée par une membrane à réseau élastique, dont les fibres ont la direction longitudinale qui, sous le rapport de la grosseur de ses filamens, et de l'étroitesse de ses mailles, comporte une multitude de variétés, sans devenir cependant jamais une véritable membrane élastique. Ces deux couches sont unies entre elles de la manière la plus intime.

La *tunique moyenne* ou *élastique* est plus épaisse, elle se compose de fibres musculaires lisses à direction transversale, et de filamens élastiques également transversaux.

La *tunique externe* ou *adventice* est formée par du tissu fibreux longitudinal, par des réseaux clair-semés de fines fibres élastiques, et par un faisceau musculaire lisse. Suivant M. Sappey, elle serait constituée par une simple lamelle s'enroulant cylindriquement sur les vaisseaux, et unie assez faiblement, d'une part, à la tunique moyenne, et de l'autre, au tissu cellulaire ambiant. Kölliker a rencontré cette tunique dans les extrémités des vaisseaux de 0^{mm},218, et il la regarde comme un bon caractère pour distinguer les lymphatiques d'avec les petites veines.

Le conduit thoracique s'écarte, à quelques égards, des autres lymphatiques. Sur un épithélium de même nature viennent se placer quelques lamelles striées, puis une membrane à réseaux élastiques, avec une direction longitudinale de ses filamens; cependant la totalité de la tunique interne mesure à peine 0^{mm},0131—0^{mm},0218.

La tunique moyenne, épaisse de 0^{mm},053, commence par une couche tout à fait mince de tissu fibreux longitudinal avec des filamens élastiques déliés, et se compose, dans le reste de son étendue, d'une couche musculaire transversale avec de fins filamens élastiques. L'adventice enfin, contient un tissu fibreux longitudinal joint à des fibrilles élastiques et quelques faisceaux de muscles longitudinaux entre-croisés en réseau.

La structure des valvules est identique à celle des veines.

Cruiksanck a découvert des artères dans les lymphatiques, mais on n'y a point encore vu de nerfs.

Ganglions lymphatiques. Les ganglions lymphatiques s'écartent des autres glandes à vaisseaux sanguins, à côté desquelles on les place ordinairement; ils se rapprochent bien plus des amas de Peyer, sans cependant leur être complétement analogues. Chaque ganglion lymphatique normal présente une enveloppe mince mais résistante, formée d'un tissu fibreux à noyaux et de fines fibrilles élastiques, et à l'intérieur, d'un parenchyme mou, d'un blanc-rougeâtre, dans lequel on distingue avant tout, trois élémens, savoir: un tissu filamenteux, une pulpe et des vaisseaux sanguins. Le tissu filamenteux, composé d'un tissu fibreux, en partie filamenteux, en partie homogène avec quelques fins filamens élastiques, dans un ganglion bien développé, comme on n'en rencontre pas toujours chez l'homme, mais qui se trouvent presque sans exception chez les chats, les chiens, les lapins, les rats, présente un grand nombre de feuillets minces, provenant de l'enveloppe, mesurant de 0^{mm},0087—0^{mm},0109, qui sont réunis les uns aux autres d'une manière tellement régulière, qu'il en résulte un cloisonnement s'étendant dans la totalité du ganglion, dont les intervalles arrondis, de 0^{mm},353—0^{mm},706 de diamètre, sont en libre communication les uns avec les autres, quoique cependant, ils soient beaucoup plus distincts que ceux des corps caverneux. Tous ces compartimens sont remplis par une pulpe grisâtre, de sorte que ces ganglions présentent à l'extérieur, et en partie aussi sur une coupe transversale, une apparence vésiculaire à gros grains, déjà bien connue des anciens anatomistes, et dans ces vésicules, on reconnaît une grande quantité de corps transparens ronds, enveloppés d'un bord mince, un peu plus obscur que le reste. Si l'on cherche à isoler ces formations, on s'aperçoit que les cloisons qui les séparent appartiennent à plusieurs à la fois, comme cela a lieu pour les parois des alvéoles pulmonaires chez un adulte. Il y a d'ailleurs, malgré la ressemblance extérieure, une différence très essentielle entre les follicules des amas de Peyer, la rate, les tonsilles et les cavités des ganglions lymphatiques.

La pulpe grise, à réaction alcaline, qui remplit les intervalles sus-mentionnés est analogue en presque tout, avec celle qui remplit les follicules de Peyer, et se compose d'une certaine quantité de liquide et d'un très grand nombre d'élémens solides. Ces derniers sont en partie des noyaux libres, de 0^{mm},0044—0^{mm},0065, le plus souvent sans nucléoles distincts, avec un contenu homogène, qui cependant, se trouble par le contact de l'eau, et en partie, de véritables cellules rondes, à un seul noyau, pâles, le plus grand nombre de 0^{mm},0065—0^{mm},0087, avec des noyaux semblables à ceux qui sont libres, et une petite quantité de plus grosses cellules, mesurant de 0^{mm},0109—0^{mm},0153, avec de plus gros noyaux, souvent visiblement vésiculiformes, contenant des nucléoles, et çà et là, quelques granules graisseux. Ces parties se rapprochent souvent d'une manière complète, des cellules de la lymphe et du chyle. L'analogie du contenu des amas de Peyer devient encore plus claire, à cause d'un réseau vasculaire très fin qui le traverse, et dont Kölliker avait déjà signalé l'existence. Ainsi, les nombreux vaisseaux sanguins des ganglions lymphatiques, qui pénètrent par un petit enfoncement en forme de hile, ne se ramifient pas seulement, comme on l'avait cru jusqu'ici, dans les cloisons fibreuses, mais, ainsi que Kölliker l'a vu chez l'homme, ils entrent dans la pulpe qui remplit les alvéoles, et de là, passant librement entre les élémens, ils forment un réseau capillaire qui a la plus grande ressemblance avec le réseau capillaire des follicules de Peyer, seulement, il est en général plus étendu et souvent variqueux.

Le point le plus important de l'anatomie des ganglions lymphatiques, c'est la manière dont les vaisseaux lymphatiques se comportent par rapport à eux.

Les auteurs sont loin d'être d'accord sur ce sujet, et ont émis un grand nombre d'opinions. D'après M. Sappey, qui a étudié si complétement cette matière, le ganglion lymphatique reçoit des vaisseaux afférens et émet des vaisseaux efférens. Les premiers se divisent à leur entrée dans les ganglions, en branches, rameaux et ramuscules, qui pénètrent de la périphérie vers le centre de la glande, en formant un pinceau de capillaires; les vaisseaux efférens naissent de l'intérieur de cette même glande par un pinceau de capillaires semblables, mais dirigés en sens inverse et continu à leur origine, avec la terminaison des précédens. Si un ganglion reçoit plusieurs afférens et émet plusieurs efférens, il n'y aura pas seulement deux vaisseaux qui se continueront par leur extrémité opposée, mais quatre, six, dix, qui s'entre-croiseront sous des angles divers; chaque ganglion se trouvera ainsi composé de capillaires lymphatiques qui s'anastomosent, se croisent, s'entrelacent et constituent, en un mot, un véritable peloton de vaisseaux.

Les vaisseaux lymphatiques des ganglions conservent leurs tuniques jusqu'au ganglion. Arrivés là, tout en se ramifiant et devenant plus fins, ils perdent leur tunique musculaire et passent dans les alvéoles, avec une simple couche de tissu fibreux mélangé de fibres élastiques, et un épithélium.

Les ganglions reçoivent des artères qui entrent par une de leurs extrémités en formant un tronc commun, qui se ramifie ensuite dans toute leur étendue. Cette disposition est assez rare, le plus souvent elles proviennent de différentes sources, et arrivent dans la glande par plusieurs troncs séparés, puis elles s'anastomosent dans son intérieur, en formant des réseaux d'une extrême délicatesse.

Les veines, prenant leur origine dans le réseau capillaire, se comportent à peu près comme les artères. Celles des ganglions mésentériques vont se jeter dans la veine porte, et on les injecte facilement, car elles ne présentent pas de valvules.

La présence des nerfs dans les ganglions lymphatiques est encore douteuse; Bœrhaave qui les admet, n'en donne pour preuve que le grand nombre de filets nerveux qui accompagnent l'artère mésentérique; mais ces filets nerveux se dérobent à la vue dans l'intérieur du ganglion.

STRUCTURE DU PONT DE VAROLE, CHEZ L'HOMME, D'APRÈS STILLING.

Nous croyons devoir en terminant, emprunter au beau travail de M. Stilling, l'exposé suivant que donne cet auteur de la structure du pont de Varole, chez l'homme, comme nous avons extrait de son atlas quelques-unes de ses magnifiques planches.

Dans la quatrième partie de cet ouvrage, qui est un résumé concis de ce qu'il a établi dans les trois premières, l'auteur décrit d'abord les fibres longitudinales parallèles à l'axe, puis les fibres transverses qui se trouvent dans des plans plus ou moins horizontaux, puis les fibres obliques. De là, il passe à la description des trajets centraux des nerfs et des noyaux nerveux, et termine enfin par l'étude des substances noire et grise.

1° *Fibres longitudinales du pont de Varole.* Parmi celles-ci il faut compter le plus grand nombre des fibres qui arrivent de la moelle épinière et de la moelle allongée dans la protubérance, et celles qui naissent dans la protubérance elle-même et constituent une partie des pédoncules cérébraux.

De la moelle épinière, à travers la moelle allongée, arrivent dans le pont toutes les fibres des cordons blancs antérieurs, latéraux et postérieurs (une partie de ces derniers seule se retrouve dans les fibres longitudinales de la protubérance).

De la moelle allongée elle-même, viennent les fibres des pyramides, et les fibres des pédoncules du cerveau prennent naissance ou finissent dans la protubérance. On peut considérer le pont de Varole, comme formé des moitiés de deux cylindres de diverse grandeur, coupés suivant leur longueur, dont la moitié la plus grande constitue la partie antérieure, et la moitié la plus petite, la partie postérieure du pont, tandis que les plans de la coupe se regardent et sont juxtaposés, d'où il résulte que la convexité du plus grand cylindre est tournée en avant, tandis que la convexité du petit cylindre est dirigée en arrière. Si maintenant nous nous figurons à la partie antérieure du plus gros cylindre, les fibres longitudinales des processus pyramidaux, et le commencement des fibres qui constituent les pédoncules du cerveau, recouvertes à l'extérieur par une couche épaisse de fibres transversales à trajet plus ou moins oblique, et à la partie postérieure du petit cylindre, les processus des cordons blancs antérieurs latéraux, et en partie postérieurs, provenant de la moelle épinière et de la moelle allongée, nous aurons une image grossière, mais vraie, de la disposition des fibres longitudinales dans le pont de Varole.

Dans la couche limitrophe inférieure du pont, entrent comme fibres longitudinales : les pyramides et tous les prolongemens des précédens cordons blancs de la moelle épinière, les antérieurs, les latéraux, les postérieurs. De ces fibres longitudinales sortent, par la couche limitrophe supérieure de la protubérance et passent dans les pédoncules du cerveau : les pyramides, les cordons antérieurs et une partie des cordons latéraux, dont l'autre portion va se jeter, après avoir formé une espèce de nœud, dans les corps quadrijumeaux postérieurs. Au contraire, une partie des cordons postérieurs passe par le pédoncule du cervelet dans le cervelet; une autre portion passe dans la racine du nerf trijumeau, de sorte que les cordons postérieurs n'atteignent ni les pédoncules du cerveau, ni le cerveau lui-même. La plus grande partie des fibres des pédoncules du cerveau prend naissance dans la protubérance et sort par la couche limitrophe supérieure, sans avoir existé dans la couche inférieure.

Considérons maintenant :

1° Les prolongemens des cordons blancs de la moelle épinière dans le pont de Varole et d'abord :

(a) *Les cordons antérieurs.* On les trouve dans les couches limitrophes inférieures du pont, des deux côtés du raphé, et remplissant l'espace qui existe entre les pyramides et la substance cendrée (mélangée) du fond du 4me ventricule des deux moitiés latérales de la protubérance. Ils sont divisés en petits faisceaux cylindriques ou polyédriques, entre lesquels sont interposés de la substance grise et des fibres transverses. Ils ne se séparent pas nettement par leur bord externe des cordons latéraux. Leur forme, dans une coupe transverse horizontale, est celle d'un quadrilatère allongé et irrégulier. La texture de leur coupe est la même que celle de ces mêmes cordons dans la moelle. Leur position change d'autant plus qu'ils s'avancent davantage dans le pont, et en effet :

(aa) La partie antérieure, qui constitue presque la plus grande moitié des cordons antérieurs, se déplace peu à peu de dedans en dehors, et enfin, se place devant les cordons latéraux. De cette manière, la masse totale de cette portion antérieure des cordons antérieurs prend, dans les deux tiers supérieurs du pont, une position, par rapport au raphé, tout à fait opposée à celle qu'elle avait à son entrée dans la couche inférieure de la protubérance. Ici, son plus grand diamètre horizontal est parallèle au raphé, c'est-à-dire que sa plus grande dimension transversale est dirigée d'avant en arrière, là au contraire, son plus grand diamètre horizontal forme presqu'un angle droit avec le raphé, c'est-à-dire que la plus grande dimension transversale est dirigée dans le pont, de dedans en dehors. Aussitôt que ces rapports sont clairement établis, et cela a lieu, depuis le commencement du tractus du nerf trijumeau, à travers toute la masse supérieure de la protubérance, on peut alors distinguer, dans la partie antérieure des cordons antérieurs, trois portions plus petites des fascicules extérieurs, médians et intérieurs. Les intérieurs sont contigus au raphé ; les médians se placent avant les cordons latéraux et derrière la substance grise, qui sépare les pyramides et les cordons antérieurs.

(α) Les fascicules extérieurs se déplacent dans les couches supérieures du pont, de plus en plus de dedans en dehors, et finissent par former une partie de la surface latérale externe de la protubérance, très près, au-dessus du *nœud*, dans le point où celui-ci se replie en arrière, vers les tubercules quadrijumeaux, et très près, au-dessous des processus des tubercules quadrijumeaux postérieurs. Entre ceux-ci, les pédoncules du cerveau et les touffes, se trouve une place triangulaire, dont la base est dirigée en avant, et le sommet en arrière. Dans cet espace, passent les fascicules extérieurs de la portion antérieure des cordons antérieurs qui, en avant, sont limités immédiatement par les fibres les plus postérieures des pédoncules du cerveau, quoique extérieurement ils en soient séparés par une ligne assez nette. Dans les couches encore plus élevées, qui ne font pas partie du pont, les fascicules des cordons antérieurs se dirigent en haut, et en même temps un peu en arrière, ainsi qu'il en sera question plus tard.

(β) *Les fascicules médians* de la portion antérieure des cordons antérieurs ont, dans toutes les couches de la moitié supérieure du pont, la même direction, de bas en haut, et un peu aussi, de dedans en dehors. Ils forment une lame compacte de fibres longitudinales, entre lesquelles se trouvent interposées de la substance grise en petite quantité, et des fibres transversales. A leur sortie des couches supérieures du pont et par leur passage dans les pédoncules du cerveau, ils changent de position, et le plus grand diamètre horizontal de leur masse, qui était dirigé obliquement de dedans en dehors, prend une direction antéro-postérieure. Cette lame de fibres se rencontre partout immédiatement derrière la substance grise qui, en dedans et au-dessus de la protubérance, sépare les pyramides et les fibres des pédoncules du cerveau, des prolongemens de la moelle épinière. Quant à leur trajet ultérieur, dans les pédoncules du cerveau, il sera exposé autre part.

(γ) *Les fascicules intérieurs* de la partie antérieure des cordons antérieurs se dirigent assez directement, de bas en haut, dans la moitié supérieure du pont, et plus encore dans les couches inférieures des pédoncules cérébraux. Ils se dirigent en avant et passent dans les pédoncules du cerveau.

Les fascicules des trois parties que nous venons de décrire, de la moitié antérieure des cordons antérieurs, ne sont en aucun point nettement limités ; mais cette division est nécessaire pour s'en former une idée plus facile.

(bb) *La partie postérieure des cordons antérieurs* est, dans le plus grand nombre des couches du pont, particulièrement dans les deux tiers inférieurs de la protubérance, plus ou moins en contact avec la partie antérieure. Au contraire, dans le tiers supérieur, au-dessus du trajet du nerf trijumeau, ces deux parties sont complétement séparées. Cette séparation s'effectue : par les prolongemens des processus du cervelet aux corps quadrijumeaux, vers le lieu de leur décussation. Elles restent encore tout à fait distinctes dans les pédoncules du cerveau. Les fibres de cette partie postérieure des cordons antérieurs se dirigent assez directement de bas en haut. Elles forment une masse assez compacte de fibres longitudinales, entre lesquelles sont interposées un peu de substance grise et des fibres transverses. Cette partie postérieure des cordons antérieurs, tout le long de son trajet, reste contiguë à l'extrémité postérieure du raphé, et se trouve immédiatement en avant de la substance grise ou mélangée, qui constitue le fond du quatrième ventricule et la paroi antérieure de l'aqueduc de Sylvius. Le plus grand diamètre horizontal de cette masse suit une direction transversale ou presque transversale de dedans en dehors. Dans leur trajet, avant les tubercules quadrijumeaux, les faisceaux cessent d'être parallèles au raphé, aussi bien qu'à l'axe longitudinal de la protubérance ; la plupart d'entre eux s'infléchissent en avant et en dehors.

(b) *Cordons latéraux.* A leur entrée dans les couches les plus inférieures du pont, les cordons latéraux se placent au côté externe des cordons antérieurs, dans chaque moitié latérale du pont. Leur masse est plus considérable que celle des cordons antérieurs, et ils sont comme eux, divisés en petits faisceaux. Leur forme générale est dans ce lieu, celle d'un prisme quadrangulaire irrégulier qui serait situé derrière les pyramides et les parties supérieures du corps olivaire, limitrophes aux couches inférieures du pont, et qui remplirait l'espace au côté externe des cordons antérieurs, entre les pyramides et la substance cendrée, mélangée, qui se trouve de chaque côté, au fond du quatrième ventricule, en avant et en dehors. Quelques faisceaux de ces cordons latéraux (entre le bord supérieur de l'olive et le corps restiforme) apparaîtraient à la surface, s'ils n'étaient recouverts par une couche mince de fibres obliques et transversales, les fibres arciformes ou transverses. Dans toute la moitié inférieure du pont, les faisceaux s'éloignent de la surface latérale pour se rapprocher du plan médian, car ils sont extérieurement recouverts par les prolongemens des pédoncules cérébraux. Pendant leur trajet à travers la moitié supérieure de la protubérance, les cordons latéraux se séparent en deux portions, une antérieure, l'autre postérieure. En effet, dans les couches du pont dans lesquelles les processus du cervelet aux corps quadrijumeaux, s'étendent en dedans et en avant, jusqu'aux processus des cordons de la moelle épinière, — ce qui arrive dans la moitié supérieure de la protubérance, après qu'une partie des cordons postérieurs est passée dans la plus grosse portion du nerf trijumeau — ces processus tombent presqu'au milieu de la surface externe des cordons latéraux. Dans leur trajet ultérieur, en dedans et en avant, ces processus, à la manière de coins, s'insinuent entre les cordons latéraux et les divisent en deux parties, l'une antérieure, l'autre postérieure.

(aa) *La partie antérieure* qui se trouve directement derrière la portion correspondante des cordons antérieurs, se déplace de dedans en dehors, à mesure qu'elle passe dans des couches du pont de plus en plus élevées. On peut distinguer deux parties, qui naturellement ne le sont pas, les cordons externes et les cordons internes.

(α) *Les fascicules externes* de la portion antérieure des cordons latéraux, qui forme de beaucoup leur plus grosse masse, arrivent au-dessus des couches supérieures des cuisses du cervelet à la protubérance, libres à la surface latérale du pont, et forment ce qu'on appelle les touffes.

(β) *Les fascicules internes* se dirigent à peu près en ligne droite, de bas en haut, à travers toute la moitié supérieure du pont, et à leur entrée dans les enveloppes des pédoncules du cerveau, on les retrouve de nouveau réunis avec les fascicules de la partie postérieure des cordons latéraux, au côté interne de la partie antérieure des cordons antérieurs.

(bb) *La partie postérieure* de ces mêmes cordons conserve une direction assez rectiligne, de bas en haut, pendant son trajet à travers la moitié supérieure de la protubérance. Pendant que les processus cérébelleux passent devant elle, ils la repoussent quelque peu en arrière, et elle se trouve alors très en avant de la partie postérieure des cordons antérieurs, dont elle n'est pas séparée d'une manière nette ; mais après que les dits processus ont opéré leur entière décussation avec les cordons latéraux, et sont parvenus à leur côté interne (lieu de l'entre-croisement des processus du cervelet, passage dans les pédoncules du cerveau) les faisceaux de la partie postérieure des cordons latéraux se dirigent de nouveau en partie un peu en avant, et forment avec le reste de la division antérieure de ces mêmes cordons (qui ne prennent aucune part à la formation des touffes, et restent comme fascicules intérieurs), une portion des faisceaux fibreux longitudinaux, dont le trajet ultérieur se fait au côté externe des noyaux rouges des tégumens des pédoncules du cerveau.

(c) *Cordons postérieurs*. Ceux-ci, dans leur passage à travers la moelle allongée, mais surtout à leur entrée dans le pont, sont assez nettement séparés en deux parties distinctes.

(aa) La portion postérieure des cordons blancs postérieurs se trouve placée ici avant l'antérieure. La première se trouve entre le cordon latéral et le corps restiforme, tout auprès et derrière l'angle que ledit cordon forme avec le corps restiforme dans chaque moitié latérale de la moelle allongée. Cette même portion des cordons postérieurs arriverait là, tout-à-fait à la surface, si elle n'était pas recouverte par une couche de fibres transversales, qui viennent du corps restiforme et passent dans la moelle allongée.

Dans ce point, cette portion des cordons postérieurs, forme une masse de fibres longitudinales convexo-concave (semilunaire dans une coupe transverse dont la cavité regarde en arrière et en dedans), qui va de bas en haut, avec une direction assez rectiligne dans la moitié inférieure du pont. Dans le point de réunion des deux moitiés supérieures du pont, l'inférieure et la supérieure, la dite portion des cordons postérieurs abandonne la direction qu'elle avait eue jusqu'alors, se dirige en formant des arcs en dehors et en avant, passe dans la racine de la plus grosse portion du nerf trijumeau et en compose la masse principale. Pendant son trajet à travers la moitié inférieure du pont, comme faisceau de fibres longitudinales, elle n'est pas exclusivement avoisinée par les corps restiformes et les cordons latéraux, mais à son côté externe (entre elle et le corps restiforme), vient se placer le faisceau central du nerf acoustique, et à son côté interne (entre elle et les cordons latéraux), on rencontre de dedans en dehors, les racines centrales du facial. Au-dessus, cette même portion des cordons postérieurs s'incurve en dehors et en avant, pour passer dans le faisceau d'origine du nerf trijumeau avec lequel il se termine à la périphérie.

(bb) La précédente partie antérieure des cordons blancs postérieurs se rencontre dès son entrée dans le pont immédiatement derrière les parties que nous venons de décrire, au côté interne du corps restiforme (dans chaque moitié latérale). Son trajet est tout-à-fait le même que celui des corps restiformes dont il sera parlé plus bas. A proprement parler elle n'appartient pas à la protubérance.

2. Les prolongemens des pyramides doivent être mis au nombre des fibres longitudinales, quoique comme ces dernières elles ne suivent pas un trajet tout-à-fait parallèle à l'axe. A leur entrée dans la protubérance ils forment une masse compacte de fibres, qui se croisent dans diverses directions et se présentent comme fibres longitudinales et non plus comme fibres transversales. Plus les prolongemens des pyramides s'élèvent dans le pont, plus ils se divisent en faisceaux de plus en plus petits. Pendant leur trajet de bas en haut, ceux ci divergent les uns en arrière, les autres en dehors et en avant, très peu ou même point du tout en dedans. C'est pourquoi les processus pyramidaux de la moitié latérale gauche du pont ne viennent point au contact de ceux de la moitié latérale droite. Il y a cependant, pendant tout le trajet à travers le pont, un croisement de quelques fibres, et quelques faisceaux s'envoient réciproquement des fibres primitives. La division des pyramides en faisceaux plus petits s'effectue par l'interposition soit de substance grise finement granuleuse, soit de fibres transversales. Toutes les fibres des pyramides passent dans les pédoncules cérébraux, dont ils forment dès leur sortie du pont les parties antérieures et internes.

3. Les fibres d'origine des pédoncules cérébraux proprement dites (c'est-à-dire ne provenant pas des pyramides), descendent jusqu'au-dessous des couches médianes du pont, ou jusque dans le tiers inférieur de chaque moitié latérale de la protubérance. Elles se placent là au côté externe des fascicules pyramidaux. Le nombre de ces fibres augmente d'autant plus qu'on s'élève vers le bord supérieur de la protubérance. Le trajet de leurs fibres ressemble, en général, à celui des prolongemens pyramidaux. Elles sont réunies en fascicules de diverses grosseurs, qui sont séparés les uns des autres par de la substance grise et des fibres transverses, ce qui n'a plus lieu à la sortie des couches supérieures de la protubérance, et alors les pédoncules cérébraux forment une masse compacte de fibres blanches qui s'entrecroisent dans diverses directions, mais qui conservent cependant leur caractère de fibres longitudinales.

II. *Fibres transverses.* Comme fibres transverses on doit considérer celles qui, dans des plans horizontaux ou presque horizontaux, croisent les fibres longitudinales sous des angles plus ou moins voisins de l'angle droit, en les séparant en fascicules de diverses grandeurs, ou les enveloppant d'une sorte de ceinture. Elles se caractérisent en ce que des deux moitiés latérales de la protubérance elles rayonnent les unes vers les autres, et se réunissent sur la ligne médiane pour former un raphé, si bien que les fibres transversales de la moitié droite sont en continuité avec les fibres correspondantes de gauche, et réunies les unes aux autres forment un demi-cercle plus ou moins régulier dont le milieu se trouve dans la protubérance et les extrémités dans le cervelet.

A ces fibres transverses appartiennent toutes les fibres qui des processus du cervelet à la protubérance, passent dans les couches extérieures et internes du pont, aussi bien que celles qui du fond du quatrième ventricule et de l'aqueduc de Sylvius s'engagent au travers des fibres longitudinales, ainsi que les fibres transverses droites qui dépendent du raphé.

Les fibres des cuisses du cervelet à la protubérance, qui dans l'intérieur de celle-ci s'entrecroisent de mille manières à leur passage dans le pont peuvent être divisées en fibres transversales, demi-circulaires, antérieures ou externes, internes, moyennes ou postérieures. La couche transversale externe du pont qui en forme la surface antérieure et latérale est la plus épaisse de toutes. Les couches moyennes ou internes, divisées en faisceaux ou lamelles plus minces, rayonnent entre les prolongemens pyramidaux et les fibres des pédoncules du cerveau; quelques-unes de ces fibres transverses, mais de beaucoup le plus petit nombre rayonne entre les prolongemens des cordons médullaires.

Toutes les fibres transverses s'entrecroisent de mille manières sous des angles obliques, c'est-à-dire que chaque fascicule envoie au fascicule voisin tout ou partie de ses fibres et réciproquement; cependant dans l'ensemble les fibres de chaque faisceau sont parallèles durant un trajet plus ou moins long. Les fibres transverses qui sortent du fond du quatrième ventricule et de la substance cendrée qui l'entoure ne rayonnent qu'à travers les fascicules postérieurs des cordons de la moelle épinière.

Il n'a pas été possible jusqu'ici de donner une description isolée de chacun des faisceaux des fibres transverses. On ne peut faire à ce sujet que des remarques générales : tandis que l'épaisseur de la couche externe des fibres transverses est déjà très considérable dans le tiers inférieur de la protubérance, la masse des fibres transverses qui existent entre les processus pyramidaux et les commencemens des pédoncules du cerveau prend un accroissement de plus en plus grand depuis le milieu de la protubérance dans toute sa moitié supérieure et, dans le tiers inférieur de la protubérance, les fibres des pyramides ne sont que peu ou même point croisées par les fibres transverses.

Les prolongemens des cordons de la moelle épinière sont croisés dans le tiers inférieur du pont par les fibres transverses qui arrivent des pédoncules cérébelleux à la protubérance.

La formation du raphé au moyen des fibres droites et transverses s'opère de la manière suivante : d'un faisceau du plan antérieur et externe des fibres transverses de la protubérance, par exemple de la moitié latérale droite, part une portion des fibres qui passent, non en ligne droite, mais en formant un demi-cercle dans le plan antérieur de la moitié latérale gauche, mais après s'être repliée d'abord d'avant en arrière; puis elle parcourt entre les deux moitiés latérales un trajet plus ou moins long d'avant en arrière, et quand elle est arrivée au milieu de l'espace compris entre la face antérieure et la face postérieure, elle se jette dans la moitié latérale gauche pour se continuer avec une égale quantité de fibres transverses. Le trajet de ces fibres à direction rectiligne entre les deux moitiés latérales de la protubérance constitue une partie des fibres droites du raphé. D'autres fibres, plus voisines du plan postérieur que les premières, ont aussi la même direction d'avant en arrière, et enfin, du fond du quatrième ventricule ou de l'aqueduc de Sylvius, arrivent des fibres qui présentent entre les deux moitiés latérales du pont une direction rectiligne d'arrière en avant et plus ou moins étendue. Ainsi de cette façon des fibres arrivant de la partie postérieure de la protubérance concourent à la formation des fibres droites du raphé.

Cependant le plus grand nombre des fibres transverses du pont passent directement de droite à gauche sans parcourir le trajet que nous venons de décrire; elles croisent alors sous des angles droits ou presque droits les fibres droites du raphé.

III. *Fibres obliques.* Elles comprennent : 1° les fibres des cordons cunéiformes et grêles; 2° les fibres des corps restiformes; 3° les fibres de la partie antérieure des cordons blancs postérieurs de la moelle épinière; 4° les fibres des processus du cervelet avec corps quadrijumeaux (et avec encore plus d'exactitude, les fibres des touffes appartiennent aussi à cette catégorie). Toutes ces fibres obliques, sous le rapport de leur situation et de leur trajet, se rapprochent plus des fibres longitudinales que des fibres transverses. A proprement parler, les fibres susdites, à l'exception des processus du cervelet aux corps quadrijumeaux, n'appartiennent pas à la protubérance, avec les élémens de laquelle elles ne sont en contact que dans un espace assez court.

1° *Cordons cunéiformes et grêles.* Ceux-ci finissent à la périphérie dans la moelle allongée, ils proviennent du cervelet. Les fibres de ces cordons, à leur entrée dans la couche terminale inférieure du pont, se placent au côté interne de la partie antérieure des cordons blancs postérieurs de la moelle épinière, et se trouvent ainsi derrière la partie postérieure de ces mêmes cordons, derrière la substance gélatineuse au côté externe des faisceaux postérieurs des cordons latéraux et un peu en avant du fond du quatrième ventricule dont elles sont séparées par une couche étroite de substance grise mélangée, et en partie aussi par les fibres transverses des racines des nerfs acoustiques qui se trouvent en ce point. Les cordons cunéiformes et grêles n'ont point en ce lieu de limites bien tranchées. Ils sont divisés par les fibres transverses et la substance cendrée en assez gros faisceaux. Ceux-ci, à leur entrée dans la couche inférieure du pont, ont l'apparence de fibres longitudinales. Mais dès qu'ils arrivent jusqu'au collet des pédoncules du cervelet, ils s'infléchissent d'avant en arrière et de dedans en dehors, et présentent un trajet rétrograde à la face interne des couches inférieures des pédoncules cérébraux. Pendant ce trajet, ils sont séparés de la paroi latérale du quatrième ventricule par une couche étroite de substance tantôt blanche, tantôt grise (fibres qui du cervelet gagnent le fond du quatrième ventricule.

2° et 3° *Les corps restiformes* et la *partie antérieure des précédens cordons* blancs postérieurs de la moelle épinière, qui n'ont pas de limites bien nettes, se placent à leur entrée dans la couche inférieure de la protubérance, surtout en arrière et en dehors. Dans cette couche, dans laquelle la racine du nerf acoustique sort du pont, cette portion de la racine qui naît du quatrième ventricule, contourne presqu'en demi-cercles les corps restiformes, passe de leur face postérieure et externe sur leur face antérieure et les recouvre ainsi extérieurement. Sur des préparations fraîches ou durcies par l'alcool, les corps restiformes présentent, dans une coupe transversale de ces parties, une masse ovale presque ronde, blanche, qu'on peut suivre sans difficulté jusque dans le cervelet. Les fibres susdites se dirigent obliquement de haut en bas, de dedans en dehors et en arrière, à travers toute l'épaisseur des pédoncules cérébelleux et comme les parties les plus internes des couches supérieures de ces pédoncules passent en arrière dans la masse du cervelet.

4° *Les processus du cervelet aux corps quadrijumeaux* se rendent du cervelet aux tubercules postérieurs. Ils ne s'arrêtent pas là, mais en convergeant l'un vers l'autre d'arrière en avant et de dehors en dedans, ils se rendent d'abord derrière la substance gélatineuse qu'ils traversent pour se placer entre les cordons latéraux, puis ils s'infléchissent toujours de plus en plus en dedans et en avant, s'enfoncent ainsi comme des coins entre les cordons latéraux qu'ils divisent en deux parties, s'introduisent entre la portion postérieure et la portion antérieure des cordons antérieurs, atteignent le raphé où ils s'entrecroisent complétement. Cette décussation a lieu au niveau du point de séparation de la protubérance et du cerveau, et occupe une certaine étendue de l'une et de l'autre de ces deux portions. Après cet entrecroisement, les fibres qui appartenaient aux processus du cervelet à droite, passent à gauche dans l'*integumentum pedonculi* gauche et *vice versâ*. Puis leur trajet se fait de bas en haut vers les noyaux rouges des *integumentorum*.

IV. *Trajets centraux des nerfs.* Tous les nerfs qui appartiennent à la protubérance, l'abducteur, l'acoustique, le facial, le trijumeau, et l'oculo-moteur qui à la rigueur n'en dépend pas, se continuent de dehors en dedans à travers toute la profondeur de la protubérance, sous des directions droites ou curvilignes, et, à l'exception du pathétique, se comportent comme les rayons ou les diamètres d'une sphère. Les fibres de tous les nerfs tirent leur origine en partie de noyaux particuliers de substance grise, qui se compose de corpuscules nerveux de la plus grande dimension. Pour un nerf, le trijumeau, une partie des cordons, cordons blancs de la moelle épinière, ainsi que d'autres fibres naissant du cervelet, concourent à sa formation.

On peut conjecturer, sans que cela soit encore parfaitement démontré, que tous les autres nerfs se composent : 1° de fibres sortant de noyaux de substance grise, de corpuscules médullaires du plus grand diamètre ; 2° de fibres de la moelle épinière ; 3° de fibres provenant du cervelet. Cela paraît cependant très vraisemblable.

Trois des nerfs que nous venons de nommer, l'abducteur, l'acoustique et le facial appartiennent à la moitié inférieure de la protubérance, et se dirigent dans des plans parallèles ou presque parallèles à l'horizon vers le fond du quatrième ventricule. Ils traversent toute l'épaisseur de chaque moitié latérale de la protubérance pour se rendre en des points différens quoique voisins dans le fond du quatrième ventricule, et ils se comportent ainsi comme trois rayons d'un cercle dont le centre serait le quatrième ventricule. Le nerf abducteur va presque directement d'avant en arrière, et un peu en dedans. Le nerf facial d'avant en arrière, et de dehors en dedans, part d'un point encore plus extérieur et va en dedans et en arrière. Ces trois nerfs ont du reste un trajet légèrement incliné de bas en haut. Tous se terminent un peu en avant de la surface libre du fond du quatrième ventricule, entre la moitié inférieure du *locus cœruleus* et la portion de la ligne médiane du fond du quatrième ventricule, au-dessus des fibres transverses qu'on trouve là, et qui appartiennent au nerf acoustique. Tout auprès des nerfs faciaux en dehors et un peu en haut finissent les nerfs abducteurs. Un peu plus en dehors une autre portion du nerf facial et encore plus loin, par conséquent beaucoup plus en dehors, en avant de la partie antérieure du *locus cœruleus*, s'arrêtent les nerfs acoustiques. Il est démontré que les extrémités centrales des nerfs faciaux et abducteurs arrivent au contact, mais cela est moins certain pour les nerfs acoustiques.

A la moitié supérieure du pont aboutissent : les trajets centraux des nerfs trijumeaux (la grosse portion) et des nerfs pathétiques. Ils ne se comportent pas entièrement comme les autres, cependant ils arrivent aussi, en grande partie, dans le fond, ou en avant du fond du quatrième ventricule. Cette portion du fond du quatrième ventricule qui existe entre la moitié supérieure du *locus cœruleus* et la partie correspondante, placée en face de la ligne médiane de ce fond, contient les extrémités centrales de la plus grande partie du nerf trijumeau et d'une partie du pathétique ; de là, le nerf trijumeau, dans la moitié latérale correspondante, se dirige en dehors et en avant, et le nerf pathétique, en arrière et en haut, et dans la moitié opposée, en dehors. Une autre portion du nerf pathétique qui touche aux extrémités centrales du nerf oculo-moteur, descend dans la protubérance après être parti des couches externes des pédoncules cérébraux.

1° *Nerf abducteur.* Une partie des faisceaux de la racine de ce nerf entre par une portion de la ligne antérieure, limitrophe à la moelle allongée et à la protubérance ; leur autre portion pénètre dans la masse du pont, entre les fibres transverses externes des couches inférieures du pont, de dehors en dedans et d'avant en arrière. Les faisceaux centraux de sa racine présentent d'abord un trajet légèrement oblique de bas en haut et d'avant en arrière ; ils croisent les fibres contenues dans les plans des couches fibreuses transversales externes de la protubérance ; ensuite, ils s'infléchissent en forme d'S, entre les processus des pyramides et la couche externe des fibres transverses de la protubérance, un peu de bas en haut, puis ils s'introduisent, en faisceaux isolés, et d'avant en arrière, entre les fibres des pyramides, croisent de cette manière ces fibres des pyramides sous des angles droits ou presque droits, surtout leurs parties extérieures qui sont plus éloignées du raphé, continuent leur trajet obliquement en arrière, un peu en haut et en dedans, entre les faisceaux de fibres longitudinales des cordons antérieurs, enfin ils s'approchent du fond du quatrième ventricule. Arrivés là, c'est-à-dire auprès de l'extrémité postérieure du raphé, à un quart, ou une demie, ou une ligne de cette extrémité, les trajets centraux et la racine du nerf abducteur se jettent dans une masse de substance grise, contenant des corpuscules nerveux du plus grand diamètre, qui a reçu le nom de *noyau du nerf abducteur* (commun aussi au facial). Les parties les plus remarquables que le nerf abducteur croise dans son trajet sont : 1° les faisceaux externes et internes des fibres transverses de la protubérance : 2° les prolongemens des pyramides ; 3° les prolongemens des cordons blancs antérieurs de la moelle épinière ; 4° la racine postérieure constante du nerf trijumeau, qui se trouve entre l'extrémité postérieure du raphé et le lieu d'entrée du nerf abducteur dans le noyau commun, entre l'abducteur et le facial.

2° *Nerf acoustique.* On connaît le point par où ce nerf entre dans le pont de Varole, de même que la partie de son trajet central, qui vient du fond du quatrième ventricule, il n'y a pas à y revenir. Au point où elle entre dans le pont, la racine du nerf acoustique est, soit environnée, soit pénétrée par une assez grande quantité de substance cendrée, composée de corpuscules nerveux, semblables à ceux des ganglions spinaux. Les fibres de cette racine pénètrent d'abord par les couches inférieures des fibres transverses externes du pont, un peu en avant et au-dessus du point par où les corps restiformes passent de la moelle allongée dans la protubérance. Les fibres de ces nerfs, un peu arciformes, se dirigent de bas en haut et de dehors en dedans, vers le *locus cœruleus.* Après avoir croisé les fibres externes transverses de la protubérance, elles s'appliquent au côté interne des corps restiformes qui se prolongent dans les pédoncules du pont, au cervelet et au côté externe de la portion postérieure des cordons blancs postérieurs, les séparant tous deux l'un de l'autre. Dans cette direction, ils se dirigent ultérieurement en haut et en dedans, un peu en avant des prolongemens des cordons cunéiformes et grêles, en partie à leur face externe, et ils se terminent à environ une ligne avant le fond du quatrième ventricule, dans cette masse de substance grise qui remplit la moitié inférieure du *locus cœruleus.* Cette terminaison se fait par le rayonnement dans tous les sens, au milieu de la substance grise de ces faisceaux qui étaient auparavant réunis. Il n'est pas encore démontré que les fibres primitives de ces nerfs naissent des corpuscules nerveux de la plus grande dimension, ni si chacune des fibres qui proviennent du fond du quatrième ventricule, par conséquent du cervelet, passent dans le trajet central du nerf acoustique.

Les parties les plus remarquables que touche ou croise le trajet central du nerf acoustique sont : 1° La partie des fibres transverses externes et moyennes de la protubérance ; 2° les faisceaux postérieurs de fibres, répondant aux externes de la portion postérieure des cordons blancs postérieurs de la moelle épinière (après toutefois, les parties de la plus grosse portion du trijumeau) ; 3° les fibres intérieures des corps restiformes ou la précédente portion antérieure des cordons blancs postérieurs de la moelle ; 4° les fibres des cordons cunéiformes et grêles.

3° *Nerf facial.* Au moment de leur entrée dans la protubérance, les fibres de la racine du nerf facial pénètrent d'abord à travers les couches extérieures des fibres transversales externes de la protubérance, puis se replient en forme d'S, d'avant en arrière, de dehors en dedans et de bas en haut. Après avoir traversé une partie de la couche moyenne des fibres transverses de la protubérance, ils se dirigent en s'appliquant au côté interne de la portion postérieure des cordons blancs postérieurs de la moelle épinière, et de la substance gélatineuse qu'ils renferment, ils passent tout près du côté externe des cordons latéraux, les séparent, ainsi que les cordons postérieurs et la substance gélatineuse, s'avancent dans la même direction jusque en avant du fond du quatrième ventricule, en avant de la portion inférieure du *locus cœruleus ;* de là, ils se replient en formant un arc, et en dedans, vers le raphé, se dirigent ainsi, un peu en avant du quatrième ventricule, dont ils ne sont séparés que par une couche très mince de substance grise, et en avant de la racine postérieure, non constante, du nerf trijumeau, si toutefois elle existe, et enfin, se terminent tant dans la portion extérieure et supérieure du noyau commun de l'abducteur et du facial, tant au-dessus de ce noyau, dans un point postérieur du raphé, suivant des rapports qui n'ont pas encore été assez explorés. Ces fibres qui ne se terminent pas dans le noyau de l'abducteur et du facial, traversent ou passent derrière les éminences rondes, croisent la racine constante postérieure du trijumeau, ou l'embrassent en avant et en arrière à la manière d'une fourche, et passant en partie à travers elle, mais toujours derrière les derniers faisceaux des cordons antérieurs de la moelle et enfin se dirigeant les uns vers les autres, des deux moitiés latérales de la moelle, se réunissent dans la partie postérieure du raphé.

Les parties les plus remarquables que touche ou croise le trajet central du nerf facial sont : 1° Une portion des plans des fibres transverses extérieures et internes de la protubérance ; 2° une portion des faisceaux internes de la partie postérieure des cordons blancs postérieurs de la moelle épinière ; 3° les derniers faisceaux des cordons blancs latéraux ; 4° une portion de la substance gélatineuse ; 5° la racine postérieure constante du nerf trijumeau ; 6° les derniers faisceaux des cordons blancs antérieurs de la moelle épinière ; 7° les commencemens du nerf abducteur dans l'intérieur du noyau commun de l'abducteur et du facial ; 8° les fibres du cervelet qui constituent le fond du quatrième ventricule, lesquelles croisent en partie, comme fibres transverses de la protubérance, le trajet central du facial ; 9° la racine postérieure inconstante du trijumeau.

4° *Nerf trijumeau.* Comme la grosse et la petite portion de ce nerf ont un trajet propre et une origine différente, il importe de les étudier isolément.

(a) *Grosse portion.* Depuis le point d'entrée de cette racine dans la protubérance, les fibres séparées en un petit nombre de faisceaux épais, se dirigent en dedans, en arrière et en bas, entre les couches des fibres transverses de la protubérance, vers le *locus cœruleus,* dans un plan presque horizontal.

Mais avant d'arriver en cet endroit, environ une ligne et demie à deux lignes avant le fond du quatrième ventricule, on remarque une notable diversité dans le trajet ultérieur des divers faisceaux de fibres : 1° une grande partie des fibres de cette grosse portion du trijumeau se replie en forme d'arc de haut en bas, et se continue avec la partie postérieure des cordons blancs postérieurs, ou en d'autres termes, cette grosse racine du trijumeau n'est rien autre chose que le prolongement immédiat de ladite portion des cordons spinaux. 2° Une autre portion formant une masse plus petite, se dirige ultérieurement en arrière, atteint le fond du quatrième ventricule, dans le point où, entre la moitié supérieure du *locus cœruleus* et la partie limitrophe des éminences rondes, naît un sillon oblique lamelliforme. Depuis ce sillon, les fibres dont il s'agit s'infléchissent en dedans, vers la partie la plus proche de la ligne médiane du fond du quatrième ventricule, passent en partie à la surface des éminences rondes de cet endroit, en partie dans l'intérieur de leur masse, et se terminent en divers points. Quelques-unes gagnent l'extrémité postérieure du raphé, et là semblent se réunir les unes aux autres; d'autres se terminent à l'intérieur des éminences rondes dans la substance mélangée dont ces éminences sont formées. 3° Une autre portion se dirige presque directement en arrière, et semble finir dans la substance grise qui compose la moitié supérieure du *locus cœruleus*. 4° Un autre petit faisceau s'avance jusqu'au point milieu du *locus cœruleus*, c'est-à-dire jusqu'à cet endroit du fond du quatrième ventricule où la moitié supérieure et la moitié inférieure du sillon se réunissent à la manière d'un <; de là il se replie en dedans en forme d'arc, se dirige transversalement jusque tout auprès de la ligne médiane du fond du quatrième ventricule (sauf qu'il est séparé de la surface libre des éminences rondes par une couche très mince de substance grise), et atteint ainsi l'extrémité postérieure du raphé. Puis le même faisceau se replie de nouveau, et se dirige directement de haut en bas tout auprès du lieu correspondant à la ligne médiane du fond du quatrième ventricule, et, se plaçant parallèlement à cette ligne, s'étend très près au-dessus des fibres transverses qui passent dans la racine du nerf acoustique. De cet endroit ce faisceau se replie pour la troisième fois en forme d'arc presque rectangulairement d'arrière en avant, et, tandis que ses fibres vont en divergeant et en se dispersant dans tous les sens à partir de ce point, il s'avance presque jusqu'à la couche inférieure limitrophe du pont, entre les prolongemens des cordons blancs lateraux et enfin se jette dans le noyau inférieur du nerf trijumeau. Ce faisceau constitue la racine constante postérieure du nerf trijumeau. 5° Un autre faisceau, presque de même volume que le précédent, dont il a le même trajet, mais un peu au-dessus, s'avance jusqu'auprès du *locus cœruleus*, puis après être parvenu à la surface libre du fond du quatrième ventricule, se replie obliquement en bas et en dedans et offre un trajet qui apparaît immédiatement et à l'œil nu au fond du quatrième ventricule comme une strie blanche ou un faisceau semi-cylindrique large de 1/8 à 1/2 ligne de fibres et s'étend jusqu'à ce point de la ligne médiane du fond du quatrième ventricule d'où proviennent en dehors les fibres transverses de la racine du nerf acoustique. Le faisceau dont il s'agit, rayonne pour ainsi dire dans l'angle ainsi formé, et le plus souvent se dirige en bas et un peu en avant tout près de la face externe de la racine constante du trijumeau; c'est pourquoi il disparaît de la surface libre du quatrième ventricule et se termine auprès des parties supérieures du noyau du nerf hypo-glosse. Stilling nomme ce faisceau la racine inconstante postérieure du nerf trijumeau. 6° Quelques faisceaux prennent naissance des faisceaux de fibres supérieures de la grosse portion, c'est-à-dire des plus voisines de la petite portion, du noyau supérieur du nerf trijumeau, d'où partent en divergeant les divers trajets centraux du trijumeau.

(b) *Petite portion*. Cette portion pénètre dans la protubérance au peu au-dessus de la précédente, mais un peu plus en arrière, c'est-à-dire plus près des pédoncules du cervelet. Elle se compose de quatre ou cinq petits faisceaux qui, dans l'intérieur du pont, décrivent un trajet oblique et irrégulier, quoiqu'à sa sortie ils ne forment qu'un seul rameau. Le faisceau supérieur entre dans la protubérance un peu au-dessous du bord supérieur. Toutes ces fibres pénètrent dans la profondeur de la protubérance d'avant en arrière, de haut en bas et de dehors en dedans, jusqu'un peu au-dessus du point d'où s'échappent, dans plusieurs directions, les faisceaux centraux de la grosse portion. Là, environ une demi-ligne à une ligne en avant du *locus cœruleus* (portion supérieure), tous les faisceaux des branches centrales de la petite portion du trijumeau entrent dans le noyau gris formé de corpuscules nerveux de la plus grande dimension, et s'y terminent. C'est le noyau supérieur du trijumeau. De là, tous les faisceaux de cette petite portion vont en divergeant en haut, en avant et en dehors, ou réciproquement convergent vers ce noyau comme vers le centre d'une sphère.

Les parties les plus remarquables que touche le trajet central de la grande portion du nerf trijumeau sont les suivantes :

1° Les fibres transverses de la protubérance, les externes, les moyennes et les postérieures, c'est-à-dire les fibres transverses des cuisses du cervelet à la protubérance; 2° les faisceaux postérieurs de la partie postérieure des cordons antérieurs et les faisceaux externes des cordons latéraux de la moelle épinière; 3° les prolongemens des corps restiformes; 4° le trajet central du nerf acoustique; 5° celui du nerf facial; 6° la substance gélatineuse; 7° le trajet central du nerf abducteur (à travers la racine constante postérieure du nerf trijumeau); 8° les fibres du cervelet pendant leur trajet dans le fond du quatrième ventricule; 9° probablement aussi une petite portion des prolongemens des fibres des cordons cunéiformes et grêles.

La petite portion est en contact :

1° Avec les fibres transverses de la moitié supérieure de la protubérance;

2° Avec toutes les fibres de la grosse portion qui sortent du noyau supérieur du nerf trijumeau, par l'intermédiaire de ce noyau;

3° Avec le trajet central du nerf pathétique, par sa partie inférieure qui sort du noyau supérieur du nerf trijumeau.

5° *Nerf pathétique*. Depuis le point d'entrée des racines de ce nerf, sous les corps quadrijumeaux postérieurs, les fibres de cette racine se dirigent transversalement dans un plan presque horizontal, dans la partie supérieure de la valvule du cervelet. Les prolongemens de la racine droite du nerf pathétique passent au delà de la ligne médiane, dans son congénère du côté gauche et arrivent jusqu'au-dessous du tubercule quadrijumeau postérieur gauche, tout auprès et en dedans du point d'entrée du nerf pathétique gauche, dont les fibres suivent de la même manière, une direction inverse. Ces fibres des deux pathétiques, droit et gauche, se rencontrent dans la valvule du cervelet, et y forment un réseau de fibres transverses entre-croisées. A partir de ce point de croisement, les prolongemens du nerf pathétique de l'une et de l'autre moitié latérale, ceux de droite, tout auprès et au-dessous du tubercule quadrijumeau postérieur gauche *et vice versâ*, sont divisés en deux parties égales, l'une inférieure, l'autre supérieure, qui se replient en forme d'arc dans des directions opposées.

(a) La *partie inférieure* se dirige avec un trajet faiblement arciforme, en bas, en dehors et un peu en avant du quatrième ventricule, et distant de la ligne médiane presque de une à deux lignes, jusqu'en avant de la partie supérieure du *locus cœruleus*, et se termine dans la partie supérieure du noyau supérieur du nerf trijumeau. Pendant ce trajet elle se place sur la face externe de la portion postérieure des cordons blancs antérieurs de la moelle épinière, dans l'intérieur de la substance ferrugineuse.

(b) La *partie supérieure* se dirige obliquement en haut, en avant et en dedans, en formant un arc en avant des tubercules quadrijumeaux postérieurs et se termine dans le noyau du nerf pathétique qui se trouve en avant du tiers supérieur des corps quadrijumeaux postérieurs de l'une et l'autre moitié latérale, tout auprès de la ligne médiane de la paroi antérieure de l'aqueduc de Sylvius, en avant de cette substance grise qui sépare la portion postérieure des cordons blancs antérieurs de la moelle épinière de l'aqueduc dont nous venons de parler. Pendant ce trajet, le faisceau nerveux se trouve placé en partie au côté extérieur de la partie postérieure des cordons blancs antérieurs, et en partie, pendant et après son reploiement, jusqu'à son entrée dans le noyau du nerf pathétique, derrière la susdite partie des cordons antérieurs. En même temps, dans la plupart de ces points cette racine est entourée par de la matière ferrugineuse. La partie inférieure de ce trajet central du pathétique est au moins deux fois plus longue que la partie supérieure. La racine du nerf pathétique de chaque moitié latérale se compose donc de fibres qui naissent de deux noyaux situés dans la moitié latérale opposée à celle d'où sort chaque racine. Le trajet central de chacune d'elles contient deux portions verticales et une portion horizontale transverse. Les parties horizontales de l'un et l'autre nerf s'entre-croisent et produisent un véritable chiasma des nerfs pathétiques, dans la partie supérieure de la valvule du cervelet.

Les parties les plus remarquables avec lesquelles le trajet central du nerf pathétique se trouve en contact sont les suivantes :

(a) Pour la portion inférieure : 1° Le noyau supérieur du nerf trijumeau, et en même temps toutes les fibres de la grosse et de la petite racine de ce nerf qui en naissent; 2° la plupart des faisceaux extérieurs de la partie postérieure des cordons blancs antérieurs de la moelle; 3° les faisceaux postérieurs de la partie postérieure des cordons latéraux; 4° une portion des processus du cervelet aux corps quadrijumeaux; 5° les fibres de la substance grise placées en avant de l'aqueduc de Sylvius, et qui viennent vraisemblablement du cervelet; 6° la substance ferrugineuse.

(b) Pour la portion horizontale : 1° Les fibres de la valvule du cervelet; 2° quelques faisceaux des rubans; 3° les fibres des processus du cervelet aux corps quadrijumeaux.

(c) Pour la portion supérieure : 1° Les faisceaux extérieurs et postérieurs de la partie postérieure des cordons blancs antérieurs; 2° les derniers faisceaux de la partie postérieure des cordons latéraux; 3° les processus du cervelet aux corps quadrijumeaux; 4° la substance ferrugineuse; 5° les fibres de la substance grise qui se trouve en avant de l'aqueduc de Sylvius; 6° les fibres qui vont au noyau du nerf oculo-moteur, et par conséquent le trajet central du nerf oculo-moteur. Stilling n'a pu encore déterminer si quelques fibres de la valvule du cervelet, des processus du cervelet aux corps quadrijumeaux, des cordons antérieurs et latéraux, passent dans le trajet central du nerf pathétique.

6° *Nerf oculo-moteur.* La plupart des faisceaux de fibres de ce nerf pénètrent de dehors en dedans, à travers les prolongemens de la partie antérieure des cordons blancs antérieurs de la moelle épinière (et à la vérité, des faisceaux profonds les plus voisins du raphé); une portion plus petite des faisceaux de cette racine se dirige en dedans, à travers les lames profondes du reste des fibres des pédoncules du cerveau. De là le trajet central de ce nerf marche dans des plans horizontaux, avec une direction plus ou moins arciforme et tortueuse d'avant en arrière, jusque un peu en avant de l'aqueduc de Sylvius, et se termine dans le noyau de substance grise, contenant des corpuscules nerveux de la plus grande dimension, qui se trouve derrière la partie postérieure des cordons blancs antérieurs, et en avant de la substance grise qui entoure l'aqueduc de Sylvius. Tous les faisceaux du trajet du nerf oculo-moteur, se comportent presque comme des portions de cercles concentriques, en ce sens que ceux qui regardent le plus en dehors, c'est-à-dire ceux qui sont le plus écartés du raphé ont la plus grande dimension, *et vice versâ.* La plus grande connexité de ces cordons regarde le raphé. Pendant leur trajet, les faisceaux centraux de ce nerf divisent les parties suivantes : 1° Les faisceaux des cordons antérieurs; 2° d'autres fibres des pédoncules du cerveau; 3° les prolongemens des processus du cervelet aux corps quadrijumeaux, au-dessus de leur point de croisement, et au-dessous des noyaux rouges des pédoncules du cerveau; 4° la partie postérieure des cordons antérieurs; peut-être aussi, 5° quelques faisceaux de la partie postérieure des cordons latéraux. Ils traversent en outre la substance grise qui se trouve derrière les fibres des pédoncules du cerveau de la substance noire.

Comme le noyau du nerf oculo-moteur se trouve uni au noyau du nerf pathétique, le trajet central de l'oculo-moteur est également uni au trajet central du nerf pathétique, et, par conséquent, l'union avec le nerf trijumeau n'est que médiate.

V. *Substance grise.* La substance grise ne se trouve jamais, ou presque nulle part pure dans la protubérance, elle se trouve mélangée en partie avec des faisceaux de fibres très manifestes, tantôt de fibres qui présentent des réseaux. Elle présente de la matière gélatineuse et des corps nerveux de toutes dimensions, très grands, moyens, très petits. Les corpuscules nerveux du plus grand diamètre sont, ou dispersés, ou réunis en amas.

1° *Corps nerveux de la plus grande dimension.* a. *Épars.* Ils se trouvent entre chaque faisceau des cordons latéraux et antérieurs, surtout dans la moitié ou le tiers inférieur de la protubérance. Leur nombre paraît être en rapport direct avec celui des fibres transverses des dites parties. On les rencontre également entre les faisceaux de fibres des cordons cunéiformes et grêles pendant tout le trajet vertical de ces fibres dans la protubérance. Les plus gros de ces corpuscules nerveux sont contenus dans la substance mélangée, qui existe en avant de la partie inférieure du *locus cœruleus.* Là elles semblent être en rapport avec les fibres appartenant au trajet central du nerf acoustique.

(b) *Rassemblés en amas.* Ils forment des masses qu'on appelle *noyaux,* d'où naissent les trajets centraux de différens nerfs. Chaque nerf qui appartient à la protubérance, excepté le *nerf* acoustique, a ses noyaux particuliers.

(a a) *Noyau inférieur du nerf trijumeau.* A une ou deux lignes plus haut que les couches inférieures, limitrophes de la protubérance, entre les faisceaux antérieurs des prolongemens des cordons latéraux, on trouve une masse, le plus souvent presque cylindrique, ou irrégulièrement quadrangulaire, composée des corps nerveux du plus grand diamètre, dont le diamètre transverse, dans le point le plus large est de une ligne à une ligne et demie et qui se termine par des sommets pointus, en haut et en bas. C'est à la partie postérieure de ce noyau que prend naissance la racine postérieure constante du trijumeau.

(b b) *Noyau du nerf abducteur.* Très près, au devant du fond du quatrième ventricule, et derrière les derniers faisceaux des cordons blancs antérieurs de la moelle épinière, environ à une ligne à une ligne et demie au-dessus des fibres transverses qui gagnent la racine du nerf acoustique, se trouve une masse presque globuleuse de corps nerveux de la plus grande dimension; dont le diamètre est d'une ligne à une ligne et demie, et qui est recouverte par une couche très mince de fibres entrelacées. Elle n'est séparée de l'extrémité postérieure du raphé, que par la racine constante du trijumeau. Elle se distingue au moyen d'une protubérance des éminences rondes. Toutes, ou au moins la plupart des fibres du trajet central du nerf abducteur, naissent de la face latérale interne de cette masse.

(c c) *Noyau du nerf facial.* Une grande partie des fibres du trajet central du nerf facial naissent de la face latérale externe de ce même noyau, qui a reçu, pour cette raison, le nom de *noyau commun du facial et de l'abducteur.*

(d d) *Noyau supérieur du nerf trijumeau.* Avant la partie supérieure du *locus cœruleus*, à une ligne environ en avant du fond du quatrième ventricule, se trouve une masse presque ronde, de une ligne à une ligne et demie de diamètre, formée de corpuscules nerveux de la plus grande dimension.

Les fibres du trajet central de la grosse portion, et celle de la petite portion tout entière, naissent de la face antérieure et supérieure de ce noyau.

(e e) *Noyau de la portion inférieure du trajet central du pathétique* ou *noyau inférieur du pathétique.* Des fibres qui appartiennent à la portion inférieure centrale du nerf pathétique naissent de la face supérieure du noyau du trijumeau dont nous venons de parler. Il serait à propos d'appeler ce noyau : *noyau commun du trijumeau et du pathétique*, car il n'y a pas plus de limite entre les parties qui appartiennent à l'un et l'autre nerf, qu'il n'y en a dans le noyau commun de l'abducteur et du facial.

(f f) *Noyau du nerf pathétique*, ou plutôt *noyau supérieur du nerf pathétique.* Il se trouve devant le tiers supérieur des corps quadrijumeaux postérieurs, très près derrière les derniers faisceaux des prolongemens des cordons blancs antérieurs de la moelle épinière, un peu en avant de l'aqueduc de Sylvius. Il se présente comme une masse presque globuleuse, dont le diamètre est d'une demie à trois quarts de ligne. De sa face inférieure et postérieure naissent des fibres qui appartiennent à la portion supérieure du trajet central du nerf pathétique.

(g g) *Noyau du nerf oculo-moteur.* (Ce noyau et le précédent ne dépendent pas à proprement parler de la protubérance, mais ils ont avec elle des connexions intimes). Immédiatement au-dessus du noyau supérieur du nerf pathétique, et derrière les derniers faisceaux des prolongemens des cordons antérieurs de la moelle épinière, et avant l'aqueduc de Sylvius, se trouve le noyau du nerf oculo-moteur, masse fusiforme de corpuscules nerveux de la plus grande dimension. Le noyau de droite s'unit par sa face interne avec celui de gauche, de façon à constituer une masse unique. Les extrémités inférieures de ces noyaux vont en divergeant. La plus grande dimension de bas en haut est de deux lignes et demie à trois lignes et demie, leurs diamètres latéraux et antéro-postérieurs sont de une ligne et demie à deux lignes. Les fibres du trajet central du nerf oculo-moteur naissent de leur face antérieure.

2° *Corpuscules nerveux de dimensions moyennes et petites.* Ils accompagnent les précédens presque partout. En outre, ils forment comme une enveloppe aux fibres blanches, comme une matière de remplissage entre les intervalles que laissent entre eux les fibres et les faisceaux de fibres. Le plus souvent ils ne constituent que des masses assez petites dans la protubérance, mais ils sont en bien plus grande quantité derrière des fibres blanches, dans les pédoncules cérébraux.

3° *Substance gélatineuse.* Elle se rencontre dans les couches profondes, limitrophes de la protubérance, au côté interne de la portion postérieure des cordons blancs postérieurs de la moelle. A cause de cette situation, elle s'élève dans la protubérance comme une masse cohérente, jusque auprès du lieu de passage de la portion des fibres dont nous venons de parler, dans la grosse racine du trijumeau. Au-dessus de ce point, la substance gélatineuse se dirige de plus en plus vers la partie supérieure, et se trouve en partie, au côté interne du ruban, en partie, au côté externe et interne des prolongemens du cervelet aux corps quadrijumeaux, immédiatement au-dessous des corps quadrijumeaux postérieurs, elle est placée de nouveau au côté externe des dits processus, au côté interne du ruban. Cette matière gélatineuse ne se rencontre pas en même quantité dans toutes les couches de la protubérance. La plus grande accumulation est au-dessous du noyau supérieur du nerf trijumeau.

VI. *Substance noire.* A proprement parler, il n'y a dans le pont que la substance ferrugineuse du *locus cœruleus*, et celle qui se trouve au-dessus de ce point. Cette masse forme dans l'une et l'autre moitié latérale de la protubérance, une strie légèrement arquée, large d'environ trois quarts de ligne, longue de sept à neuf lignes, qui s'étend depuis le *locus cœruleus* jusque devant le milieu des corps quadrijumeaux postérieurs. Elle accompagne exclusivement le trajet central du nerf pathétique, auquel elle forme une espèce d'enveloppe, et lui adhère fortement. Une portion de cette substance qui appartient à la partie supérieure du trajet du nerf pathétique (derrière le noyau de ce nerf), renferme des corpuscules nerveux, dont les noyaux sont moins opaques que ceux du *locus cœruleus*. La substance noire des pédoncules du cerveau n'appartient pas proprement au pont de Varole. Je ne pourrais décider maintenant, quoique cela soit assez vraisemblable, si cette matière noire a les mêmes rapports avec le trajet central du nerf oculo-moteur, que celle du *locus cœruleus* par le nerf pathétique.

(*Voir* les Planches 33, 34, 35, 36, 37 et 38 du VIIIe volume.)

FIN DU HUITIÈME ET DERNIER VOLUME.

TABLE DES MATIÈRES

CONTENUES

DANS LE HUITIÈME VOLUME.

VASA VASORUM.

NERFS DES VAISSEAUX.

PROPRIÉTÉS DES TISSUS VASCULAIRES.

STRUCTURE DES VAISSEAUX LYMPHATIQUES.

VAISSEAUX LYMPHATIQUES DU SYSTÈME NERVEUX.

Rétine ou *membrane nerveuse.*

ORGANES ACCESSOIRES DE L'ŒIL.

ORGANES DE L'AUDITION.

ORGANES DE L'ODORAT.

FIN.

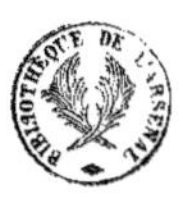

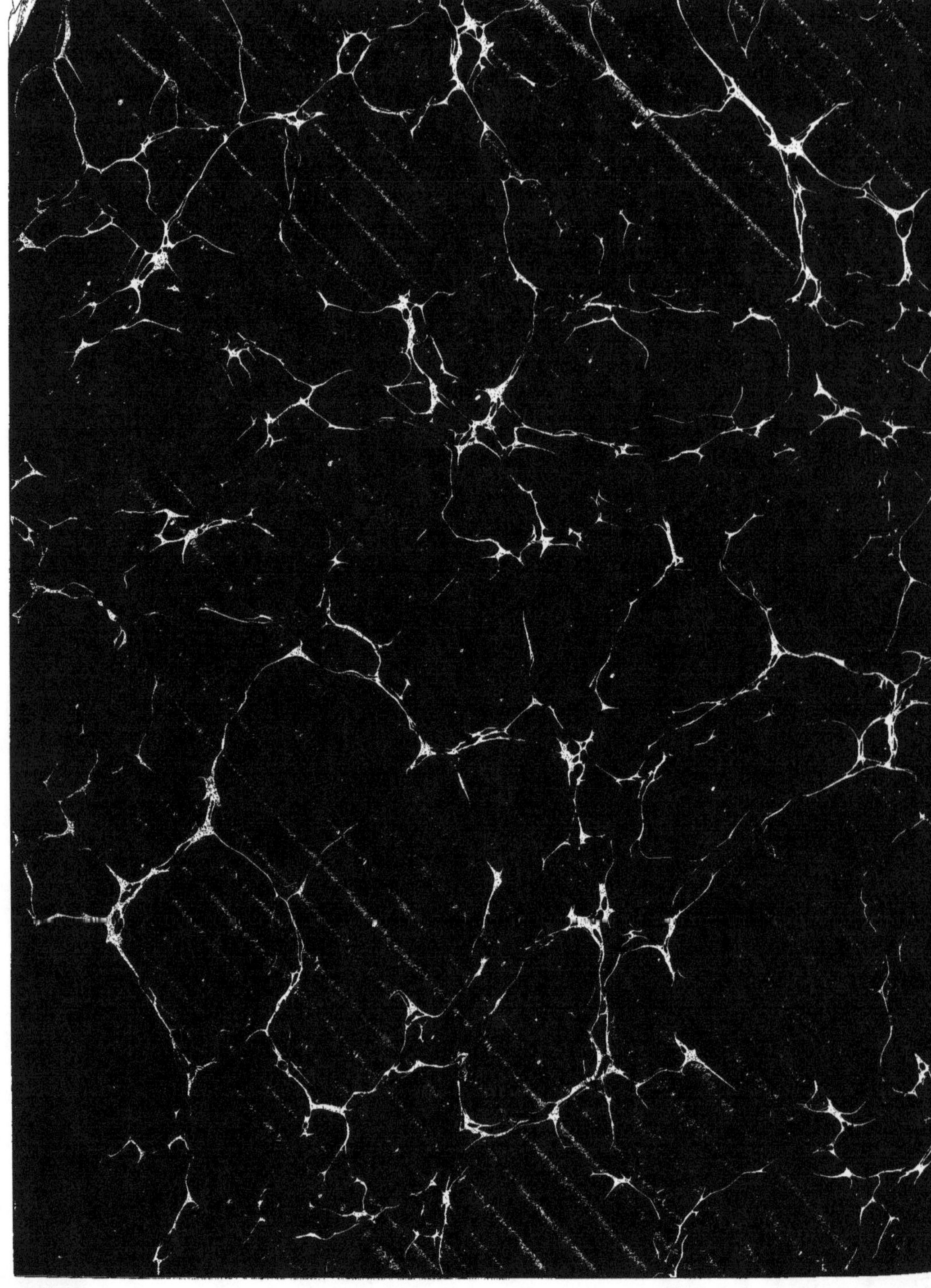

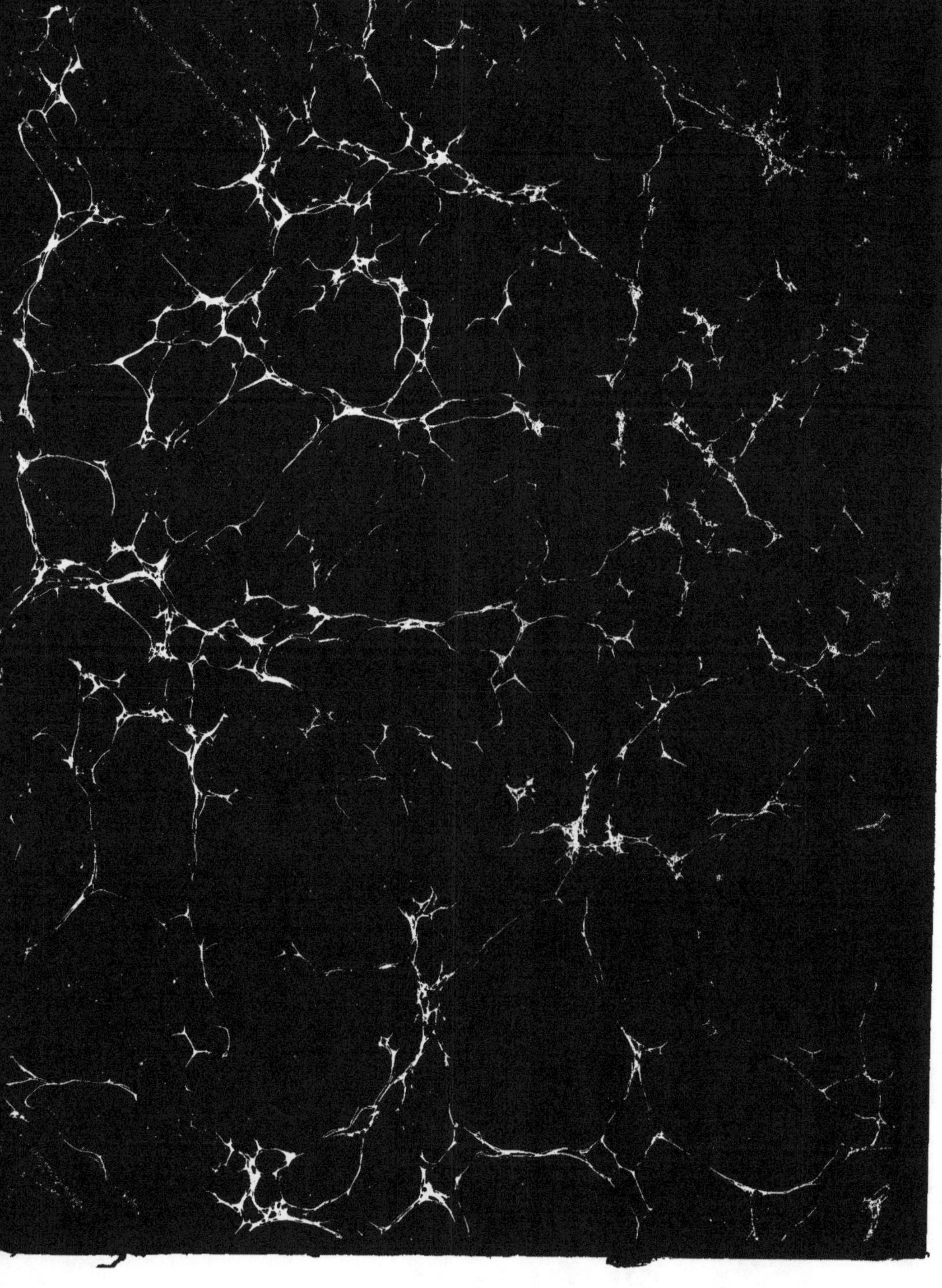